# 中华输血学

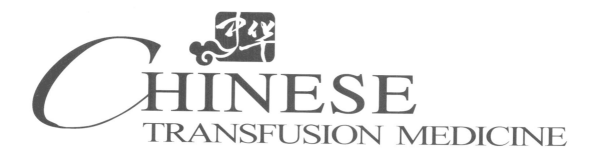

# 中华输血学

主　　编　杨成民　刘　进　赵桐茂

副 主 编（按姓氏拼音排序）

　　　　　兰炯采　廖清奎　刘嘉馨　刘良明　刘文芳
　　　　　刘　忠　钱宝华　邵宗鸿

主　　审　王正国　张明瑞　田兆嵩

特邀评审　朱永明

人民卫生出版社

图书在版编目（CIP）数据

中华输血学/杨成民,刘进,赵桐茂主编.—北京:人民卫生出版社,2017

ISBN 978-7-117-25242-3

Ⅰ.①中… Ⅱ.①杨…②刘…③赵… Ⅲ.①输血 Ⅳ.①R457.1

中国版本图书馆 CIP 数据核字（2017）第 236558 号

| 人卫智网 | www.ipmph.com | 医学教育、学术、考试、健康,购书智慧智能综合服务平台 |
| 人卫官网 | www.pmph.com | 人卫官方资讯发布平台 |

ISBN 978-7-117-25242-3

**中华输血学**

主　　编：杨成民　刘　进　赵桐茂
出版发行：人民卫生出版社（中继线 010-59780011）
地　　址：北京市朝阳区潘家园南里 19 号
邮　　编：100021
E - mail：pmph @ pmph.com
购书热线：010-59787592　010-59787584　010-65264830
印　　刷：北京人卫印刷厂
经　　销：新华书店
开　　本：889×1194　1/16　印张：59　插页：8
字　　数：1828 千字
版　　次：2017 年 11 月第 1 版　2017 年 11 月第 1 版第 1 次印刷
标准书号：ISBN 978-7-117-25242-3/R·25243
定　　价：298.00 元

打击盗版举报电话：010-59787491　E-mail：WQ @ pmph.com
（凡属印装质量问题请与本社市场营销中心联系退换）

# 编　委

（按姓氏拼音排序）

| | | |
|---|---|---|
| 陈　超 | 西北大学生命科学学院 | 教授 |
| 陈　强 | 中国医学科学院北京协和医学院输血研究所 | 研究员 |
| 陈　青 | 江苏省血液中心 | 研究员 |
| 崔徐江 | 广州中医药大学第二附属医院 | 教授 |
| 邓一芸 | 四川大学华西医院 | 副主任医师 |
| 高　峰 | 上海市血液中心 | 研究员 |
| 龚仁蓉 | 四川大学华西医院 | 副主任护师 |
| 龚玉萍 | 四川大学华西医院 | 教授 |
| 郭坤元 | 南方医科大学珠江医院 | 教授 |
| 胡朝阳 | 四川大学华西医院 | 副研究员 |
| 胡丽华 | 华中科技大学同济医学院附属协和医院 | 教授 |
| 黄炳镠 | 新行健医药科技公司 | 教授 |
| 黄宇彬 | 中科院长春应用化学研究所 | 研究员 |
| 黄宇光 | 中国医学科学院北京协和医院 | 主任医师 |
| 纪宏文 | 中国医学科学院北京协和医学院阜外医院 | 主任医师 |
| 季　阳 | 中国医学科学院北京协和医学院输血研究所 | 研究员 |
| 贾苍松 | 四川大学华西第二医院 | 主任医师 |
| 兰炯采 | 南方医科大学南方医院 | 研究员 |
| 兰礼吉 | 四川大学华西医学中心 | 教授 |
| 李长清 | 中国医学科学院北京协和医学院输血研究所 | 研究员 |
| 李忠俊 | 陆军军医大学第二附属医院 | 教授 |
| 廖　刃 | 四川大学华西医院 | 副主任医师 |
| 廖清奎 | 四川大学华西第二医院 | 教授 |
| 刘　进 | 四川大学华西医院 | 主任医师 |
| 刘　霆 | 四川大学华西医院 | 教授 |
| 刘　忠 | 中国医学科学院北京协和医学院输血研究所 | 教授 |
| 刘嘉馨 | 中国医学科学院北京协和医学院输血研究所 | 研究员 |
| 刘良明 | 第三军医大学野战外科研究所 | 教授 |
| 刘文芳 | 中国医学科学院北京协和医学院输血研究所 | 研究员 |
| 马　峰 | 中国医学科学院北京协和医学院输血研究所 | 教授 |
| 缪长虹 | 复旦大学附属肿瘤医院 | 主任医师 |
| 牛　挺 | 四川大学华西医院 | 教授 |
| 钱宝华 | 上海长海医院 | 教授 |

## 杨成民

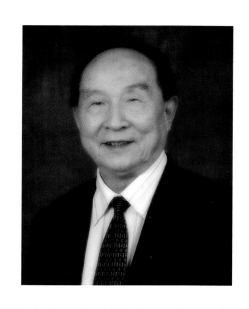

中国医学科学院输血研究所前所长、研究员,原中国红十字血液中心主任,中国输血协会与《中国输血杂志》筹办人之一,并任中国输血协会第一、二届副理事长兼秘书长,曾任中国红十字总会等理事以及《中国输血杂志》等三个核心期刊编委。现任国际人工细胞血液代用品与生物技术学会执行顾问及 *Artificial Cells, Nanomedicine and Biotechnology* 编委。于 1948 年从江苏农村通过全国统考以原国立药专附设高级药剂科的榜首成绩被录取为"奖学金生"。次年在党的领导下竞选为学生会主席与南京市学联领导成员,参与组织著名的"四一"学生革命运动。1951 年参加了"南京市抗美援朝医疗团",当年入朝在志愿军第二基地医院工作,在战地条件下,创制出无热原静脉大输液。次年底奉命参加"军委卫生部中心血库"筹建,与肖星甫教授分别将第一批血液护运至朝鲜东西线战地血库。战后参加了战地输血考察和总结工作。1955 年调第二军医大学筹建急症外科医院和学习,先后五次立功并被评为总后勤先进工作者,受到了毛泽东主席、刘少奇副主席、周恩来总理等党和国家领导人的接见。1957 年参加军事医学科学院输血及血液学研究所的筹建,次年转归中国医学科学院领导并工作至离休。60 多年来先后主持研究和完成了国家或省部级重大项目"中国塑料血袋系统"、8 种国内空白的医用材料及其制品。先后获得国家科学大会奖、国家科技三等奖与省级科技一等奖各 1 项,省部级二等奖和三等奖各 5 项,又得到 5 个发明专利授权。主编我国首部《临床输血学》(第二主编)、《基础输血学》(第一主编)。在国内外发表学术论文 60 余篇,被誉为"中国塑料血袋系统及一次性医用制品的开拓者之一"。近 20 多年来又在中国率先领导开展血红蛋白类血液代用品与纳米携氧剂研究。提出了诸多创新性研究与设计理念并取得了重大进展,曾 5 次被国际血液代用品和纳米医学学术会议邀请作大会主旨或特约报告,并曾担任前者国际会议执行主席,受到国内外同行的赞誉。

# 主编简介

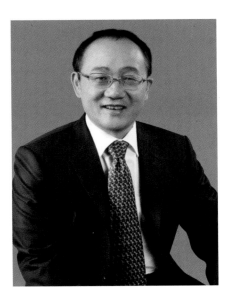

## 刘 进

医学博士,麻醉学教授和博士生导师,四川大学华西医院麻醉手术中心主任、麻醉与危重症医学教研室主任,转化神经科学中心主任,*Journal of Anesthesia and Perioperative Medicine* 主编。21 世纪我国现代住院医师规范化培训的倡导者和实践者。国家自然科学基金杰出青年基金获得者,教育部"长江学者"特聘教授。中国医师协会麻醉学医师分会首任会长(2005—2008),中华医学会麻醉学分会第十一届委员会主任委员(2012—2015)。主要从事围术期血液保护、新型麻醉药研发和围术期超声的研究。主持"重大新药创制"等国家部委科研项目 20 余项。吸入麻醉的研究获国家科技进步二等奖;围术期血液保护获四川省科技进步一等奖(均排名第一)。拥有自主知识产权的Ⅰ类新药(磷丙泊酚钠)和Ⅱ类新药(异氟烷注射液)正进行Ⅲ期和Ⅱ期临床研究。主编专著 5 本,发表 SCI 论文 180 余篇。已培养博士后 12 名,博士 70 名,硕士 70 名。

30 年来,刘进教授一直在围术期血液保护方面坚持开展临床和研究工作并取得一定成就。他在中国医学科学院北京阜外心血管病医院主持开展并推广了心脏手术中体外循环机器余血回输技术,现此技术每年全国节约用血约 60 吨。20 世纪末,北京阜外心血管病医院就达到 30% 心脏手术不用库血的世界先进水平。21 世纪以来,他在四川大学华西医院继续这个领域的临床和研究工作。2002 年以来开展的主动脉内球囊阻断术实施骶尾部肿瘤手术获得较大成功;拥有发明专利的"输血指征动态仪"已在全国多家医院使用;2007 年主编专著《血液保护与输血安全》;近年创建"华西刘氏输血评分",在世界上率先根据科学客观的标准实现围术期个体化红细胞输注。

## 赵桐茂

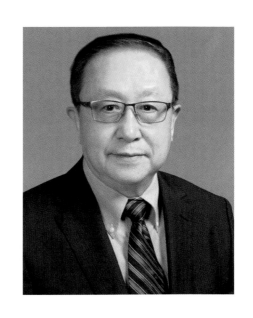

　　1943 年 10 月 6 日生于吉林省长春市。1965 年毕业于上海科学技术大学生物物理化学专业。1970 年在上海市血液中心从事人类血型研究工作，1974 年开始研究人类白细胞抗原（HLA），是我国 HLA 领域开拓者之一。1979 年受中国红十字会总会派遣赴瑞士进修免疫血液学和免疫遗传学。1982 年和 1985 年 2 次获得卫生部科技成果奖；1985 年因在国内首先创建"亲子鉴定技术"获国家科技进步奖三等奖，同年被评选为上海市医务界十杰之一。1985 年任上海市输血研究所副所长，1986 年被破格晋升为正研究员。1987 年根据免疫球蛋白遗传标记 Gm 因子在中国人群中的分布提出"中华民族以北纬 30°为界分南北两大发源地"的假说。1991 年至 2011 年在美国国立卫生研究院（NIH）国家过敏和传染病研究所从事分子和细胞免疫遗传学，以及细胞因子生物学研究。先后主编出版《HLA 分型原理和应用》（1984 年，上海科学技术出版社）、《人类血型遗传学》（1987 年，科学出版社）、《亲子鉴定》（1988 年，人民卫生出版社）、《骨髓移植 HLA 配型》（2015 年，上海科学技术出版社）等专著。20 世纪 90 年代曾任《遗传学报》《人类学学报》《中华器官移植杂志》等学术刊物编委；现任《中国输血杂志》国外编委、《临床输血与检验》杂志顾问。目前已在国内外发表论文 160 多篇。

# 内容提要

　　本书是根据输血医学学科发展的需要,由国内百余位有丰富输血专业经验的知名专家学者所撰著。全书由 62 章组成,其内容涵盖现代输血医学领域几乎所有的议题。以输血医学的最新理念、最新成果及发展方向为主线,既全面展示了国际相关的先进科学和经验,也突出反映了国内包括作者的成功技术和发展。基础篇包括输血原理、免疫血液学基础、血细胞生物学与保存、组织氧供与氧耗原理、缺血再灌损伤发生机理及防治、血浆成分及其生化与生理功能、血液流变学与血液携氧释氧动力学、循证医学与输血伦理等 13 章;临床输血部分除了对内、外、妇、儿和肿瘤患者输血及实体器官移植输血中常遇到的难题予以全面阐述外,又新增了老年、高原、战/创伤等患者输血治疗和中医与输血,并撰写了输血前评估与输血后评价;另对输血技术学与献血服务学及输血管理学亦作了撰述。本书可作为输血医学工作者一本综合性读本,也可作为医学教育和住院医师规范化培训的重要参考。

# 序 一

自 1900 年 Landsteiner 发现 ABO 血型,1907 年将其用于输血前配型,使输血成为一种临床治疗方法以来,至今已有 100 余年的历史,输血由一种治疗手段已发展为多学科交叉融合的一门新型医学分支学科,即输血医学(transfusion medicine)或输血学(transfusion science)。

近百年来,我国在发展输血学方面有着不少创新和贡献,并发表了不少专著,运用输血技术挽救了无数病人/伤员的生命;可是,由于基础研究不够,一些科学问题未能解决,因而造成少数病例因输血不当而引起并发症,甚至丧命。国内外学者在临床实践中也都遇到同样的问题。为此,各国输血学工作者积极进行有关输血的基础和临床的探索研究。由此使输血医学有所突破,临床输血理念不断更新,技术操作不断改进,本书作者杨成民、刘进、赵桐茂教授等吸收了国内外新进展,将原先编著的两本专著《临床输血学》(1993 年出版;主编为杨天楹、杨成民、田兆嵩)及其姊妹篇《基础输血学》(2001 年出版;主编为杨成民、李家增、季阳)更新整合为《中华输血学》,增加了新的内容(如细胞疗法、个体化策略、DNA 分析技术、重编码干细胞再生医学与输血学的关系等),达到了基础与临床相结合,使现代输血学更完善,应用上更安全。

本书分为四篇六十二章,包括输血原理;分子免疫血液学;血细胞生物学;组织氧供与耗氧原理;血液流变学与血液携氧释氧动力学;全血及其成分的保存;临床应用循证输血;中医与输血;实验室生物安全与管理等。

我深信,本书的出版不仅集中体现了我国输血学的理论进展,而且提高了输血的临床应用水平,是我国输血学的一本权威性著作。相信本书的出版一定会在推动我国输血学的发展和救死扶伤、治病救人方面发挥积极作用。

王正国

中国工程院院士

国际交通医学学会主席

2016 年 12 月 30 日

# 序　二

近年来,输血医学的发展突飞猛进,取得令人瞩目的成就,它作为一门跨学科性的医学科学,重要性愈发凸显。其中,中国学者在输血学科学和临床领域的创新、发展和经验获得了世界性的广泛关注和认可。中国,作为拥有 13 亿人口的大国,正在努力建设一支专业化的无偿献血和血液采集管理团队。目前中国造血干细胞捐献者资料库(中华骨髓库)的干细胞自愿供者数已经超过 200 万人,还发现了 1429 个新的 HLA 等位基因。此外,中国在工业化生产血浆蛋白质产品的领域处于世界领先地位。在中国,遵循科学理念和道德准则,临床输血的概念得以不断地更新和完善。与此同时,中国的血液代用品技术也获得了显著的发展和提升,包括在部分领域的全新创举。以上涉及的由中国输血医学研究者和临床工作者取得的成就,为世界输血医学研究的发展和进步做出了巨大的贡献。

本书主编杨成民教授是中国输血学领域的先驱者之一,在该领域拥有极其丰富的经验。他是中国医学科学院输血研究所的教授,在输血界拥有很高的声望。杨成民教授和他的同事们为本书编写充实了诸多内容,其中涉及当代输血医学在基础科学和临床领域的现状。本书亦涵盖了过往中国学者和临床工作者的科学理念和成功经验。除此之外,本书还着重记述了中国学者的研究成果与研究方法。

本人身为国际人造细胞、血液代用品和生物科学协会的名誉主席,在血液代用品领域有诸多创见,因此对中国在红细胞、血小板和血浆代用品领域所投入的科研力量和所取得的进展深感振奋。本书既回溯了血液代用品的发展背景和历程,亦记述了当前该领域的发展重点,并对未来的发展前景作了展望。就涵盖内容的全面性和翔实程度而言,目前中国输血医学著作尚无可与该书媲美的。该书为输血学术工作者和临床工作者提供了完备的知识库。血液代用品的快速发展和可观前景在相当程度上可能改变现有输血医学领域的诸多方式和理念,该书的重要性更可见一斑。例如,现有的实验和临床研究结果表明,以纳米生化技术为基础的血红蛋白类血液代用品没有血型之分,因而可以在急救现场直接进行输血,省却了血型确定和配对所耗费的时间。与红细胞不同,血红蛋白类血液代用品可以通过消毒清除受到感染的微生物,并可在室温下长时间保存,为运输带来极大便利。以上这些特质对于医院外的急救现场,尤其是对地震、战争这样的严重灾害现场,有极其重要的意义。动脉阻塞是冠状动脉缺血和脑卒中的常见诱因之一。与血红细胞粒子不同的是,基于纳米生物技术制造的红细胞代用品是水溶液,能够更好地渗透部分受阻的血管,并最终送达心脏和大脑。因此,针对血液代用品的研究以

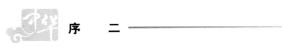 

及对其的成功应用将会给输血学界带来难以估量的改变。

　　毫无疑问,这部权威的著作对国内外输血界都具有重要的参考价值。在此,我衷心地向为本书编纂和出版付出巨大时间和精力的作者们致以崇高的敬意!

张明瑞

Thomas Ming Swi Chang,O. C. ,M. D. ,C. M. ,Ph. D. ,F. R. C. P. (C). ,F. R. S. (C)

Director, Artificial Cells & Organs Research Centre

Emeritus Professor of Physiology, Medicine and Biomedical Engineering

Faculty of Medicine, McGill University

Montreal, Quebec, Canada

2017 年 4 月 14 日

# 前　言

　　输血医学是一部充满曲折、艰辛、磨难，甚至以生命为代价，而今迎来绚丽多彩的"英雄史诗"。早在17世纪，人们就已开始探索血液的奥秘，试图通过输动物血液挽救生命或延年益寿。自1818年James Blundell尝试人与人间输血开始，至今已走过近200年的历程，直到1900年Landsteiner发现ABO血型，并于1907年Reuben Ottenberg开始将其用于输血前配型，输血才避免或减少危及生命的风险。1914年血液抗凝集方法的发明使得血液可以成功保存，输血才开始成为临床治疗方法，并为日后建立血库奠定了基础。Chon发明了血浆蛋白低温乙醇分离法在二战救治伤员中发挥了重大作用。之后，输血疗法也从主要作为战场创伤抢救性治疗转变成医院一种常规治疗方法。至20世纪后期，随着生物医学的突飞猛进，输血也成为医药科学中一门新兴学科——输血医学。临床用血量的急剧增长，自愿无偿献血理念与实践已日益扎根全球，全血输注逐步被成分输血所取代，免疫血液学研究揭示所有血液成分都有与输血反应相关的同种抗原，血液安全问题的凸显促使强化血液管理以及敏感、特异性强等相关新技术得以广泛应用于献血者筛查和输血前检测，各种预防输血传播疾病的措施得以迅速发展，同时出现了研发血液代用品的热潮。在新旧世纪交替之时，我国首部《临床输血学》（1993年；杨天楹，杨成民，田兆嵩主编）及其姊妹篇《基础输血学》（2001年；杨成民，李家增，季阳主编）面世，近十多年来又有多种输血医学专著出版。

　　21世纪生物医药领域进入后基因组时代，信息学、计算生物学和互联网等新技术彻底改变了传统生物医学，也为输血医学开辟了一个新天地。如今高通量基因检测技术不仅用于检测输血相关病原体，而且用于检测人类血型；蛋白组学被用于研究血液成分的变化；诱导造血干细胞体外扩增为人工血细胞带来一个新途径；细胞疗法日渐应用，给输血服务增添了新的内容；使用生物工程技术制备的重组蛋白制品相继问世。临床输血理念不断更新，临床输血策略也由"开放性策略"转变为"限制性策略"，并正在探索更加科学性的"个体化策略"。一言以蔽之，输血医学步入了一个快速发展的"好时代"，DNA分析技术、重新编码干细胞以及再生医学、精准医学、循证医学为输血医学开辟了一个崭新的天地。为了跟上时代步伐，我们决定在《临床输血学》和《基础输血学》的基础上整合升级，出版这部经人民卫生出版社选题委员会批准定名为《中华输血学》的新著。

　　《中华输血学》全书由62章组成，由百余位中国输血领域专家和学者执笔撰写。本书共分四篇，其内容涵盖现代输血医学领域几乎所有议题。第一篇属基础输血学，包括输血原理、免疫血液学基础、血细胞生物学和保存、组织氧供与氧耗原理、缺血再灌注损伤发生机制与防治、血浆成分及其生化与生理功能、血液流变学与血液携氧释氧动力学、失血性休克与容量治疗病理生理等共13章；第二篇属输血技术学，包括血型血清学检验技术、血型基因检测技术与亲子鉴定、相容性输血及其临床应用等共7章;第三篇属献血服务学与输血管理学,包括输血相关法律法规、献血者的招募与管理、采血与输血应用医学伦理学等共6章;第四篇属临床输血学,这部分除了对内、外、妇、儿和肿瘤患者输血等常遇到的疑难问题予以全面阐述外,又新增了老年患者输血治疗、高原患者输血治疗、战场输血治疗、输血前评估与输血后评价、中医与输血、血液代用品等内容,并重点介绍了临床输血存在的风险等,共36章。

《中华输血学》力求做到临床输血实践与基础理论相结合,力争适应输血医学发展的需要,侧重面向临床输血的实践需求,以输血医学的最新理念、最新成果以及发展方向为主线,既全面展示了国际上的先进理念和经验,也突出反映了国内包括作者自己的成功技术和发展。对中医与输血做了探索性的阐述。企望本书能成为有益于临床输血、输血医学研究乃至所有输血从业人员的一本综合性读本,对读者在树立创新思维、思考当前工作和未来发展时能有所借鉴。当然,本书也可以作为高等医学院校输血医学及其相关专业的教材和住院医师规范化培训与考核的重要参考。

因本书涉及面广,囿于主编的专业水平和视角,难免有疏漏和不妥当之处,恳请读者提出批评指正,以便今后再版时得以改进。另外,本书由于各章相关专业发展状况不同,故在篇幅上有所差异。

本书承蒙国际知名的"人工细胞之父"、加籍华裔功勋科学家张明瑞院士与我国著名创伤外科学专家、中国工程院王正国院士和我国著名的临床输血专家田兆嵩教授的支持,担任主审;我国著名的输血医学专家朱永明教授担任特聘评审;吴国光、林武存和李勇等教授也为评审做出了贡献;此外,本书还得到张一峰医师和杨晓峰医师"助学基金"的资助以及《中国输血杂志》编辑部蔡辉主任等的大力支持;另外,本书特约编辑蔡辉、刘晓明以及本书学术秘书周文涛等做了大量辛勤、细致和有效的工作,谨此一并表示衷心感谢!

杨成民　　刘　进　　赵桐茂

2017年5月16日

# 目　　录

## 第一篇　基础输血学

# 第二篇　输血技术学

# 第三篇　献血服务学与输血管理学

# 第四篇　临床输血学

# 第一篇

## 基础输血学

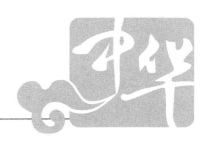

第一章 概 论

我们期望《中华输血学》能作为输血医学学科性专著,其编撰的初衷是展示输血医学诞生、发展的历程,介绍基础和临床输血学以及献血服务和输血管理学等输血医学的内涵与外延,阐释输血医学与相关学科科学技术交叉融合与相互促进的壮举和规律,力求使读者"展卷有益",并对思考未来输血医学创新发展有所启迪。本章简要回顾了输血医学演进、变革的历程,尤其是向在输血从蒙昧到科学的历史长河中,对输血关键科学技术的创立和发明、临床输血理念的更新做出历史性贡献的科学家和先行者表达了敬意。"温故"旨在"知新"——展望输血医学未来发展的挑战与大趋势,目的在于造福广大需要输血的患者群。

血液对人的生命与健康发挥着极其重要的作用。这不仅体现在自古以来人类称血液是"生命之本"、"生命之源"所反映出的朴实而深切的认知上[1];而且更能从如今战伤、创伤、大手术等引起的大量出血,或相关疾病造成的血细胞病理变化和血浆成分的改变而使人降低或丧失正常生理功能时,及时、科学、合理地输血及其相关成分,已成为临床治疗乃至挽救生命不可替代的手段得到证明。正是在第一次世界大战后期,输血首次应用于战场伤员的抢救并成功地挽救了众多生命,才使人们开始认识到输血是战伤急救的首选措施,"输血医学诞生于战争中"的说法虽然不尽准确,但的确是人类不幸中的一幸!随着临床输血风险的不时发生和相关基础科学研究深化,也使人们日益深刻地认识到输血是典型的"双刃剑"[2,3]。像药物一样,输血既可能治病救人,又可能有夺命风险。但是输血又不同于一般药物,科学、合理的输血疗效往往是立竿见影,甚至能起死回生,反之则可能引起输血不良反应,严重者如输血相关传染病、急性肺损伤、机体免疫功能紊乱乃至致死性的溶血性反应和移植物抗宿主病等,会给生命造成不可挽回的后果[4,5]。因此,"趋利避

害"是临床医师与相关学者开展输血治疗与研究的前提,这也正是撰写本书的首要目的。

## 第一节 输血医学的定义与基本任务

### 一、输血医学的定义与内涵

输血医学(transfusion medicine)或习惯称为"输血学"。其定义国内外有不同的界定。输血医学综述杂志(*Transfusion Medicine Reviews*)主编 Bajamin 对其定义概括为:"输血医学是一门多学科医学交叉学科,充分利用现有医学及其他科学和技术的知识,来造福接受血液或其他相关产品的患者。"对其内涵,他提出:"输血医学整合了多学科的概念、技术和相关知识,如临床医学、流行病学、血液病、造血干细胞、免疫学、微生物学、分子遗传学、蛋白质化学、移植免疫学,以及献血者征募、质量保证、血液和相关制品的采集制备和相关法律及伦理问题。"[6]中国卫计委 2016 年 3 月对 2001 年发布的行业标准(WS/T 203-2001)中关于输血医学的定义修改为:"输血医学是临床医学重要的组成部分。主要研究与血液和输血相关的基础理论、血液免疫机制与临床治疗、技术应用与扩展、献血服务与血液质量、成分输血与血液制品应用、经血液传播疾病的预防与治疗、信息化管理等,研究和推广输血新技术,达到输血的科学性、安全性、有效性和可及性。"[7]而输血医学有它自身的服务和研究对象以及独特的服务与研究方法,它与姊妹学科血液学不同的是它所研究的方向不仅涉及血液与造血组织,以及血液疾病发生和防治的机制。而且还要面对血液离体后在特定保存包括保存液与容器种类及保存温度等条件下可能发生的变化及其机制和干预措施,特别要研究相容性输血及其配型技术、最大限度地在临床输血实际中趋利避害,

使血液及其相关制品能安全有效地输给患者,达到临床输血治疗的预定目的。由此可以想到输血医学的内涵是随着临床输血的发展和理念的演变及相关科学技术的新进展而不断地在丰富、拓宽和深化的。目前而言它涉及人类的遗传学、干细胞与血细胞的生物学、免疫血液学、血液的生化与生理学、病理学、病理生理学、输血相关的病毒学、微生物学、分子生物学、生物物理学、献血的动员组织和血液保存以及采血分血和输血的管理与技术学及相关的法规等学科,是一门典型的多学科交叉融合的医药科学中的独立学科。

## 二、输血医学基本任务与扩展

关于输血医学的基本任务,在原卫生部2001年发布的行业标准中亦明确定位为:"其主要研究对象、采供血机构及其管理、献血者的征募与管理、血液制品的采集及检验、血液成分的研制及质量控制、血型及配血、HLA分型和组织相容性试验、外周血保存、骨髓和脐血干细胞分离与信息保存、血液代用品研制、输血指征和各种成分血适应证、自身输血、治疗性输血单采、输血相关疾病和输血并发症及其预防方案"。作者认为要回答输血医学基本任务和发展的趋势是什么,首先应明确临床输血和输血医学研究的服务最终对象应是临床需要输血及其相关制品的患者群,而他们的要求及愿望正是从事输血医学研究及服务工作的出发点与归宿点。而这个患者群普遍对输血的心愿和需求是什么呢?从目前全球到中国已有的信息和来自广大输血患者所反馈的意见看大致可归纳为四个方面:一是大家所熟知的"安全",这既包含能满足患者需要输血时能及时得到足量品质优良和对症需要的血液品种的保障;同时期望对患者达到不仅是对机体与精神在输血实践过程中短期的安全,而且不能给患者终生留下潜在的安全风险[8];二是"高效",这就要求输血适应证选择准确,应用的血液品种恰当和输血技术精湛等全面优良才可达到[9];三是要"节源",也就是最大限度地控制和减少不合理输血,节省来之不易充满爱心的国家战略性资源血液及其制品;四是"减负",这既要求尽可能地减轻患者的经济负担,更要千方百计避免或减少患者在输血实践中可能带来的精神与机体上的痛苦。

近几年临床上日益普及应用静脉留置针,看起来这只是一项简单技术,但对需要反复输血特别是肿瘤患者,大大减轻了穿刺给他们带来的痛苦。但

是要满足患者上述四方面的切身需求,很显然我们现有的基础研究、献血征募、服务管理工作特别是近年来临床输血的理念的变迁:"能不输就不输"、"能少输就少输"、"需要输血者尽量使用血液成分"等已不能完全满足患者所期望的上述心愿。近期临床开展的"个性化科学合理输血"的研究就是为满足患者的这些愿望,并日益成为广大临床输血工作者奋力追求的关键课题。刘进与严敏等对此研究已获得可喜进展,并受到了国内外输血业界的高度关注[10],这也是精准医学和循证医学引入输血医学的例证,也必然会进一步推动输血医学内涵的外延、扩展和深化。在本书基础输血学篇中,重点阐述了"输血原理""免疫血液学基础""血细胞生物学""组织氧供与氧耗平衡""循征输血"以及"献血与输血管理学"等内容,其目的是适应深入开展临床个性化科学合理输血发展的需要。另外,从输血医学发展的大趋势出发,还应积极合乎规律地去大力引入相关学科,如分子免疫学、基因组学、蛋白组学、器官与组织移植学、伦理学、循证医学、法医学、信息与互联网学、大数据科学等融入输血医学,力求更快地加速推动输血医学的进一步提高和发展。在这里还要特别提出"中西医结合"是我国保护人民健康和疾病防治的重大方针之一。而在输血医学研究和临床输血实践中如何贯彻实施这一方针也是全体输血工作者面对的重大问题。本书中由崔徐江教授所撰写的"中医与输血"一章就是我们试图提出的一个大胆探索。他首先以中医理论对"血液"和"血液循环"作解析,并用中医传统的科学理念对红细胞、血小板、粒细胞和血浆及其蛋白制品的临床输用原理和作用,以及如何避免或减少这些血液制品的不必要用量作了阐述;还从中医"外邪入里"的观点说明输血不良反应发生的机制和防治措施,我们希望在临床输血中进行中西医互补的尝试,也期望通过中国输血工作者的长期奋斗创立中西医结合输血医学的新体系。

# 第二节  输血医学发展中的科学技术突破和重大事件

正如本书前言所云,输血医学从古代民间传说,到近代梦想的探索,再到现代临床输血观念的演变和现代输血医学的形成,一步步从神秘到科学走上历史舞台,是一部充满曲折、磨难和光明,甚至以生命为代价而又交织着诸多传奇故事的漫长英雄史诗。其中最为壮丽的一幕就是输血医学发展史上关

键的科学技术突破。输血的发展历史已在不少著作中进行过详述，这里无需赘言，但在输血医学发展中作出历史性贡献的科学技术和值得后人永远铭记的科学家及其史实在这里应做记载[11-13]。

## 一、饮血、放血

早在史前时代，人们就在壁画上留下了被武器杀伤或被伤害出现的血迹图案，这就意味着人类开始意识到血液的存在，并且从暴力争斗中看到流血和流血太多而导致的死亡。古人把血液和生命相联系，把血液视为一种赋予生命的力量，在宗教仪式中或祭祀中被称颂、被膜拜。

人类对血液需求的开端，是从饮血和放血开始的。

罗马人以血浴祈祷灵魂再生，以求返老还童，或喝角斗士所流出的血液来增强勇气和力量，古罗马诗人 Publius Ovidius Naso（图 1-1）在其著作《变形记》中讲述了放出衰老者鲜血，然后从口中灌入黑山羊血和"神草"等制作的液汁而得以返老还童的故事。在《圣经》"leviticus"一章中也提到"肉体的生命在血液之中"。埃及人进一步将血浴作为康复秘方。在东方，中国和日本都流行饮血对人体有益乃至可以拯救生命的观点，中国人甚至从汉代起就在皇家设立鹿苑，采集鹿血作为皇家补药，日本的一部古典戏剧甚至有放出主人公的血液给儿子服用来治疗麻风病的情节。这些都是古人认为血液对生命具有神奇力量的一些例证。1492 年，意大利米兰的一位名叫 Giacomo di San Genesio 的名医试图为病危的罗马教皇 Pope Innocent 八世注入三个 10 岁男孩的血液以挽救其生命，结果三个男孩不久即死亡，教皇也未获救，最后还是与常人一样死亡。但是这个故事被 Lindeboon 在 1954 年一篇综述中提出过异议，他查阅了若干原始文献后认为，当时三个男孩被放血后立即死亡，而教皇拒绝给他输血，并下令惩罚这位犹太医生，而这位医生逃避了处罚。Lindeboon 的结论是，这个故事可能只是历史上第一个设想输血的传说。

同样，放血也被认为有生理作用。哥伦布到达美洲之前，印第安人以放掉他们称之为"身体中强大力量"的血作为自我惩罚。中世纪以来放血一直被认为可以治疗疾病，人们设想精神错乱、抑郁、癫狂等病症都是血中"有毒"所致，应该放血。15 世纪中叶就有人提醒人们定期放血保持健康的记述。因而放血疗法相当盛行，此举一直延续到 16 世纪乃至更

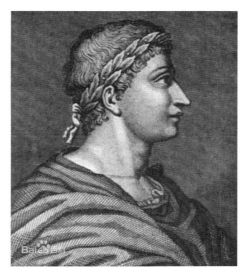

图 1-1　Publius Ovidius Naso 像

为久远，值得一提的医学界鼎鼎大名的"柳叶刀"，就是那个时代放血的工具。

## 二、血液循环的发现

1242 年阿拉伯医生 Ibna1 Nafis（约 1210—1288）是第一个描述血液在人体的循环过程，特点是以肺循环为中心，因此，他被认为是血液循环生理之先驱。西班牙医生 Michael Servetus（1511—1553）和意大利医生 Realdo（1516—1559）均描述过相同或类似的血液循环过程。

1616 年英国医学家 William Harvey（图 1-2）用动物实验的方法详细阐明了血液在体内的环流方向和运行途径。Harvey 提出了如下的血液循环理论：血液自左心室流出，经主动脉流经身体各处，再通过腔静脉流入右心室，由肺循环回到左心室。心脏搏动是血液循环永不停息的动力。1628 年 Harvey 正式发表了《动物心血运动的解剖研究》，他在书中系统总结了血液循环运动的规律及其实验依据，这部只有 72 页的著作堪称生理学史上划时代的杰作。不仅如此，他通过实验方法发现了血液循环，为整个生物学和医学的实验研究奠定了基础。

在 Harvey 逝世之后，显微镜又得以改进，意大利的解剖学家 Marcello Malpighi 在 1661 年借此发现了动脉和静脉之间的毛细血管，从而完善了 Harvey 的血液循环学说。

## 三、血液注入血流的开端

英国皇家学会会长、著名建筑家、天文学家和解剖学家 Christopher Wren（图 1-3）于 1656 年用银制

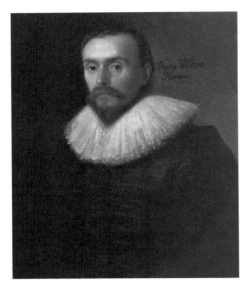

图 1-2 William Harvey 像

成小管,将动物膀胱作为注射器,这是现代注射器的雏形,他将鸦片、催吐剂以及其他药物注射到狗的血流中,从此就有人开始尝试其他很多东西,包括将血液注入血管,意大利医生 Folli 在 1654 年首先宣称"发明"了输血,1680 年出版的书记述了有关他用漏斗、金属管进行输血的实验。

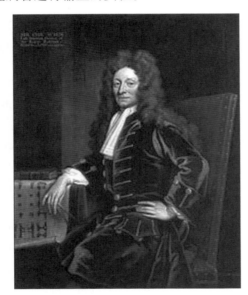

图 1-3 Christopher Wren 像

## 四、动物间输血的首创

1665 年 2 月,英国生理学家和医生 Richard Lower(图 1-4),首先将一条放血后濒临死亡的狗的静脉与另一条健康狗的动脉用鹅毛管连接起来进行输血,受血狗竟然从濒临死亡中恢复过来。这一发现证明输血能够救命,从此开创了动物间输血的先河。

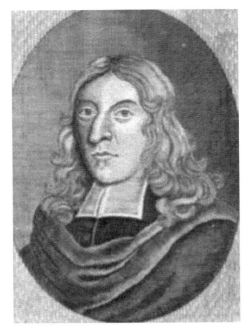

图 1-4 Richard Lower 像

## 五、动物与人体间输血的探索

真正有记载的第一次人体成功输血的实践是 1667 年,在英法两地几乎同时展开。

在英国开创这一先河的是前文提到的英国年轻的 Richard Lower,在 1667 年夏天,他用银管将羊的动脉连接到人的肘静脉,把羊血输给人获得成功(图 1-5)。同年 11 月 23 日,他被英国皇家协会邀请,在许多专家面前从 22 岁的教会志愿输血者 Coga 的肘静脉先放血 6~7 盎司(1 盎司等于 28.3ml),再将他的肘前静脉与羊的颈动脉用银管相连。两分钟后有 9~10 盎司的羊血输入 Coga 的血管,受血者自觉良好。6 天后患者在皇家协会报告了他的自我感觉,此事发表在 Pepy 日报上,震动了当时的社会。

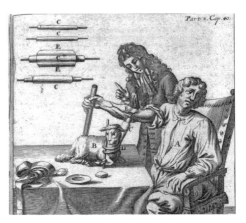

图 1-5 羊血输入人体图

同一时期法国哲学家、数学家和宫廷御医 Jean Baptiste Denis(图 1-6)经过对狗的输血实验后,萌发了将动物血液输入人体以改变性格或精神状态的念头,为此,Denis 写了一篇严谨的学术论文,从哲学假设开始,到人类获取和利用动物血液的正当性,最后从动物实验显示了输血的有益性。由此他建议把动物血液输注给人类,计划治疗麻风、溃疡、癫狂病等一系列他自认为由于血液的缘故导致的疾病。在 1667 年 6 月 15 日,他为一位 15 岁男孩输羊血 9 盎司,输入者因长期发热而昏睡,经 20 次放血和输血治疗,患者身体有所恢复,治疗获得了成功。此后,Denis 又对 1 位健康志愿者输入 20 盎司羊血,受血者只是感觉到臀部发热,后有"酱油色尿"(这是当时的形象描述)。之后 Denis 还给其他志愿者或者要求输血的患者输入了动物血。

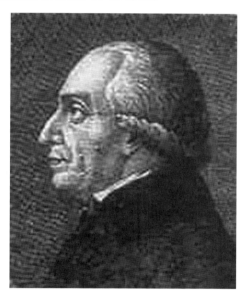

图 1-6　Jean Baptiste Denis 像

这两位英法先驱者究竟谁第一个在人体上实践了输动物血成了两国争论的公案,最终因为发现了 Denis 1667 年 7 月 22 日给伦敦一家杂志社详述人输血过程的投稿而平息,目前公认的观点是英国的 Lower 首先进行了动物间输血,而法国的 Denis 是第一个在人体上输动物血。

处在当时的迷离时代,输血当然会出现意外。不久 Denis 就遇到了大麻烦,而且这使得人类输血史进入了一段低潮而被禁止。

一位患有狂躁症的患者,奄奄一息,濒临死亡,被一位瑞典贵族带到 Denis 那里请求给他输血治疗,当时虽然有人反对,但是 Denis 为了治病救人于 1667 年 12 月 9 日还是给患者输入了 5～6 盎司小牛血液,输入后患者自觉有好转,数日后又输入了一次。却在输入后发生了严重的不良反应,有"黑色尿",患者第二天死亡。反对者将 Denis 告上了法庭,甚至以谋杀罪起诉他,虽然法庭宣布 Denis 无罪,但是巴黎医师会权威会员并不认同,并且一致反对这类输血。于是法庭判决自 1668 年 4 月 17 日起,未经巴黎医学部批准,不准再行输血。

1678 年,法国议会首先明令禁止输血,随后英国皇家协会和罗马教廷都下令禁止输血。在当时未认识异种间免疫排斥的情况下,输血确实是一件危险的事情,输入动物血改变人类性格和行为的说法被妖魔化,让人们产生恐惧。从此输血的探索进入了一个低谷,并持续 150 年之久。

## 六、人与人之间输血的创举

虽然输血在欧洲被禁止,但是此后世界各地仍然陆续有输血个案的实验报告。当时的适应证仍然是精神错乱、癫狂和长期治不好的疾病,并且输入的是动物血。到 1774 年 Priestley 以及 1777 年 Lavoisier 在呼吸实验氧的作用研究时,人们认识到血液可以将氧气从肺带到组织中,这一科学发现才证明输血是一个有效的治疗手段。

1817—1818 年,英国生理学家和产科医生 James Blundell(图 1-7)经常目睹产妇大出血死亡,为此他产生了输血是否可以使失血产妇脱离死亡危险的想法。通过动物实验发现因出血而濒临死亡的狗,若输入另外一条狗的血液即可得到治疗,由此他设想严重大出血的孕妇可以通过输血得到救治,1818 年,他发表了第一篇关于输血的论文,在几次狗间输血的试验后,于 1818 年 12 月 22 日,James Blundell 从助手身上采来 336～392ml 血液,输给一名即将死于内出血的患者,成功地挽救了该患者的生命。但是随后他试图用输血来抢救另一名胰腺出血的年轻妇女却未成功。之后他连续进行了两次以上的输血,也没有收到明显效果,接连四次失败,最终,他又给一位因出血而濒临死亡的妇女输入了 168ml 血液,获得了成功。11 年间,James Blundell 共给 10 名患者输过血,其中 5 例获救。作为把人血输给人的开创者,他总结出两条输血原则:①只能使用人血;②只能输给大失血而濒临死亡的患者;他同时发明了人与人之间的直接输血法,并开创设计了整套输血器材(1 把椅子、1 个漏斗、黄铜注射器和导管,见图 1-8),此后他还发明了重力输血器,利用重力输血,这一方法一直沿用约 100 年。

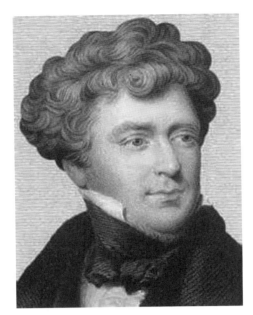

图 1-7 James Blundell 像

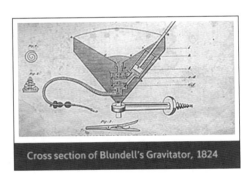

图 1-8 Blundell 发明的输血用具

James Blundell 因摒弃异种输血进行人类同种间输血取得了成功,甚至有很多追随者重复和模仿其工作,但是 James Blundell 本人却没有沉浸在这种热烈的气氛中,他对可能产生的副作用而对人类同种间输血抱有十分谨慎的态度。从现代输血的观点看,James Blundell 的数次成功案例有侥幸的成分,在尚未发现血型和血液抗凝剂的年代输血确实十分冒险,成功概率很低。

在那个科学朦胧的时代,各种不确定的疗法也同时并行,甚至在 1854 年欧洲流行霍乱时,J. Bovell 曾经认为乳汁在体内可以变成血液,他给患者输注牛奶;1881 年 Shwarz 则认为生理盐水可以取代血液,之后瑞士的 J. L. Bischoff 首次把生理盐水输注给产后大出血的产妇,这是晶体代血浆输给人的首创,在输血输液史中作出了创新性的贡献。

1873 年波兰医生 G. Gesellius 收集了此前几十年他能获得的所有输血记录,统计显示 44% 的患者因输血获救,本来他们是必死无疑的。这项研究使

得支持输血的声音在医学界占了上风。然而,输血仍然是一项高风险的医疗行为,患者输注后不良反应率较高,主要表现在三个方面:①患者输血容易发生的感染风险;②输注后出现"黑色尿";③血液很容易凝结。这些问题正是促使大量的学者投身于上述障碍的克服中,黎明即将出现。

## 七、消毒方法的发明

1867 年英国外科医生 Joseph Lister(图 1-9)首创了消毒法,将器具消毒,在进行直接输血手术时实行无菌操作,解决了当时棘手的输血感染问题。

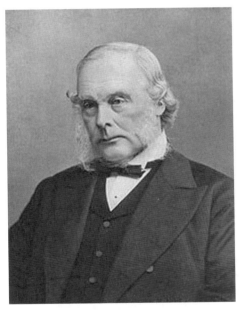

图 1-9 Joseph Lister 像

## 八、划时代的贡献——人类血型的发现

溶血反应无疑是安全输血中最大的难题之一,更是当时一种相当复杂的病理反应,德国学者 Emil Ponfick(图 1-10)和 Leonard Landois(图 1-11)很早就开始对此做了系统的研究。1874 年,Ponfick 描述一种输血后的溶血反应时,认为患者尿中的血红蛋白可能源自于供血者的红细胞破坏,于是他首先提出了"血色尿"(blood urine),而不是"血尿"(hematuria)的概念,强调是"血红蛋白尿"(hemoglobinuria),他也是最早提出血红蛋白"hemoglobin"一词的人。Landois 则对 Denis、Lower 的大量病历作了分析,于 1875 年正式在论文中提出血液不合或者血液相异导致的溶血反应是输血失败甚至死亡的原因,Ponfick 和 Landois 被誉为人类血型发现的启蒙者是

当之无愧的。

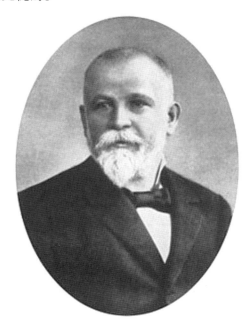

图 1-10 Emil Ponfick 像

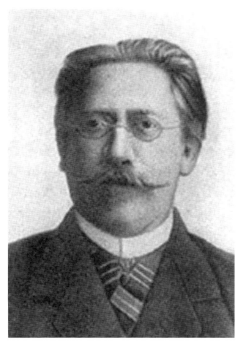

图 1-11 Leonard Landois 像

奥地利维也纳大学助教 Karl Landsteiner（图 1-12）在 1900 年发现不同人之间的血液混合有时会发生凝集，他为此写了一篇论文讨论，此现象是细菌污染引起还是其他原因？紧接着他做了一个巧妙的研究，他取了包括自己和助手在内的 22 人份血样，进行血细胞和血清的分离，做相互反应实验，结果发现了 3 种不同的反应类别：被标记为 A 组的血浆可以引起被标记为 B 组的红细胞的反应；反之亦然，即 B 组血浆可以凝集 A 组的红细胞。但是他本人的红细胞分别和 A、B 两组血浆融合都不发生凝集，但是他自己的血浆却可以把 A、B 两组红细胞都凝聚。他一开始称之为 C 型，后来人们改称为 O 型。1901 年他把文章发表在维也纳的医学杂志上，将 O 型定为 I 类反应，A 型为 II 类反应，B 型为 III 类反应。

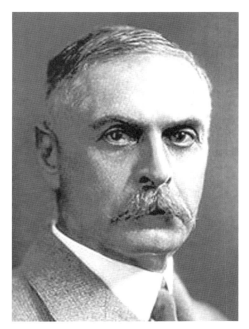

图 1-12 Karl Landsteiner 像

当时为什么没有发现 AB 型血即 IV 类反应呢？原来白种人 AB 血型者较少，占 3%～5%，实验又只有 22 名人员参加，恰恰没有 AB 型血的人。第二年他的学生，Alred von Decastello 和 Sturli 把实验人员的数量增加到 155 例，结果发现了 IV 类反应（AB 血型），遗憾的是却把这一反应当做一种例外，没有作为独立血型被发现，直到 1906 年，Jansky 负责对当时的研究报告进行复查时才明确了 IV 类反应（即后来 AB 血型）。

1910 年德国的 Von Dungern 和 Hiszfeld 发现血型有遗传性并符合孟德尔定律，而且发表了 O、A、B、AB 血型命名的方法。

最早发现人类血型的 Landsteiner 则获得 1930 年的诺贝尔生理与医学奖，被誉为"血型之父"。70 年以后的 2001 年，在南非举行的第八届自愿无偿献血者招募国际大会上，世界卫生组织（WHO）、国际红十字与红新月会和国际输血协会等四家国际组织共同建议以 Landsteiner 的生日 6 月 14 日为"世界献血日"。

1939 年 Rh 血型被发现,它是造成 Rh 新生儿溶血病的原因。当时 Levine 和 Stetson 从 1 例 O 型血妇女输入其丈夫的 O 型血后,发现她的血清可凝集她丈夫的红细胞,最后这位妇女生了一个死胎,有严重的贫血性溶血,他们将之称为原始型红细胞增多症,据此他们设想,此婴儿通过遗传从其父亲获得了一种能形成某一种抗原,而其母缺乏的物质,是母亲在妊娠期间产生了与抗原相应的抗体,此抗体再通过胎盘进入胎儿,而体内导致的胎儿红细胞破坏。当时,Landsteiner 和 Winner 将猕猴(rhesus)的血注射到豚鼠体内,结果产生了一种新抗体,进一步研究发现,孕妇的血,不与豚鼠抗猕猴血清凝集,而丈夫的血则凝集,于是将妻子血型命名为 Rhesus 阴性血型,简称 Rh 阴性,丈夫的血为 Rhesus 阳性血型,简称 Rh 阳性。

红细胞的其他血型以及血液中其他成分的抗原也被陆续发现(详见第三章"免疫血液学基础")。

## 九、直接输血法的创立和抗凝剂的发明

法国 Alexis Carrel(图 1-13)发明了特别的血管吻合及其所用的针和线。于 1908 年 3 月将他的助手刚刚出生 5 天而出血不止奄奄一息的女儿的腘静脉与助手的桡动脉相连进行了输血,最终婴儿获救而供血者恢复良好。这是美国历史上第一次输血成功,Carrel 一夜之间迅速成名,被誉为显微外科的开创者,1912 年获得了诺贝尔生理与医学奖。

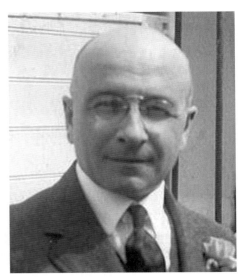

图 1-13 Alexis Carrel 像

尽管直接输血法堪称人类输血史中一件划时代的贡献,但它遇到了极大地难点,一是对供血者的手伤害极大。二是无法知道输了多少血液,有时会发生供血者失血过多差点死亡的事情。于是人们开始研究间接输血法,这就必然遇到了使血液在整个过程中不凝集成为必须解决的问题。

1774 年英国解剖学家 William Hewson(图 1-14)发现中性盐类有抗凝作用,但未应用。

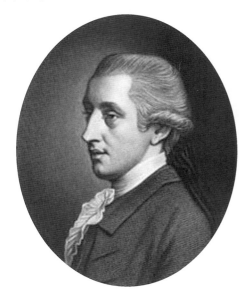

图 1-14 William Hewson 像

1821 年法国科学家 Prevost 和 Dumas 发现去纤维蛋白可以使血液不凝固。1835 年 Bischoff 证明,将去纤维蛋白的血液给濒死动物输血,可以使动物起死回生。

1868 年英国产科医生 Hicks 在血液中加入了磷酸钠溶液抗凝;1890 年瑞士两位生理学家 Arthus 和 Pages 以实验证明血液中加入少许草酸盐或枸橼酸盐能防止血液离体后凝固,但未实用化;1892 年研究水蛭的德国学者 Landois 从水蛭中提取出一种水蛭素,发现其有抗凝血作用,亦未曾使用;1894 年英国病理学家 Wright 发现某些酸性可溶盐类可以长时间延缓血液凝固。

在第一次世界大战爆发的 1914 年到 1915 年间,比利时科学家 Hustin、阿根廷的 Agota、美国的 Lewisohn(图 1-15)和 R. Weil 4 位科学家几乎同时提出了用枸橼酸来解决血液凝固问题,其中 Lewisohn 经过动物实验和人体实验证实 0.2% 的枸橼酸是一种安全有效的血液抗凝剂。1955 年,他获得美国血库协会颁发的 Landsteiner 奖。

此后进一步发现红细胞在偏酸的情况下可以更好地被保存,加入葡萄糖可以作为能量来源,能进一步改善红细胞的活力,因而发展了一种带酸性含葡萄糖的抗凝剂,在这基础上使血液抗凝技术又不断

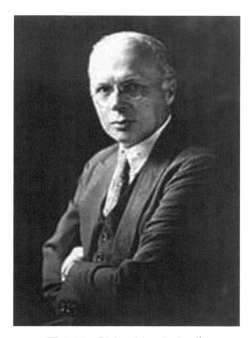

图 1-15 Richard Lewisohn 像

地改进。

## 十、战争与输血[14]

从美国南北战争期间的史料开始记载了 2 个战场输血的记录,第一例是 1864 年 7 月,给一位名叫 B. E. Fryer 的 37 岁伤兵进行左脚截肢,输了 16 盎司血,但是伤员最终死亡。第二例是同年 8 月,E. bentley 医生给一位右脚负伤并且并发坏疽的 19 岁伤兵截肢时输血 2 盎司,这位伤兵被救活。

一次世界大战的巨大伤亡对输血抢救提出很多新的要求,也直接推动了输血科技的发展,在这段期间,两位 Robertson 作出了重大贡献,其中一位是来自加拿大的 Lawrence Bruce Robertson,他以注射器不经交叉配血就直接给伤员输血的实践证明了战场输血可以挽救生命,他在《英国医学杂志》上发表的论文中首次主张将血液作为出血治疗的最佳替代物。后一位是美国 Oswald Hope Robertson,他在战场上建立了世界第一个血库。在他的论文中曾描述在 1917—1918 年期间他和他的助理们作了 200 例的输血救治。

二次世界大战中,英军建立了美国 Robertson 输血模式的血液保障系统。美国是在战争开始的第二年参战的,由于在世界范围内的血液保障十分困难,美国开始用人血白蛋白来治疗失血性休克,但战伤者的抢救效果不佳。后改由美国本土空运血液到欧洲和太平洋战场,1945 年间达到峰值,平均每天

2000 单位(450ml/U),是美国在战争中储运血液历史上的最高值。

在此后的朝鲜、越南、海湾与科索沃等战争中,血液保障系统与输血治疗技术均被纳入后勤保障中极为重要的组成部分。美国在朝鲜战争中共发生伤员 103 284 名,仅 1950 年 9 月至 1951 年 10 月达到月平均 10 000 名。3 年期间美国从本土运至日本和朝鲜的血液量为 40 万个单位。但由于 ACD 保存液的保存血液有效期为 21 天,而运至朝鲜平均的有效期只有 9 天,有一半血液因过期作废。从中人们越来越深刻地认识到输血是战伤救治的首选治疗措施之一,而二战对输血医学发展也发挥了推动作用。

当时是将 AB 血型和 A 型归为一类,输给 A 型血患者;B 和 O 型归为一类,输给 O 型血患者。

另外,在西班牙内战期间,有人提出利用尸体血作为血源。前苏联的 S. S. Yudin1932 年在莫斯科急救医院就展开了尸体输血实践,1937 年他发表了 1000 例尸体采血的论文。但是这一意见由于人道主义和伦理问题没有被公认。

## 十一、血液保存

1923 年,F. B. Seiber 发现了蒸馏水中的"热原"并提出这是来自细菌污染,通过严格无菌操作可以大大降低保存血输注的这种不良反应。

1943 年 Loutit 和 Mollison(图 1-16)发明了 ACD 保存液,可以有效保存血液 21 天,并且成为大规模推广的标准方法。二战期间,欧洲战场以此溶液保存 38 万单位的血液,太平洋战争也以此方法储备了 18 万单位的血液用于战伤的救护。这两位是当之无愧的被誉为血液保存液的先驱者。

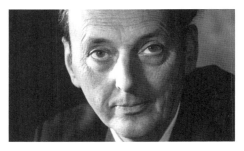

图 1-16 Patrick London Morrison 像

此后,Gabrio 和 Nakao 又做了进一步改进,他们发现在 ACD 基础上加入核苷类似物,如次黄嘌呤核苷酸和腺嘌呤,可以显著延长保存时间,如果适当调整其 pH 值,就可以使红细胞保存有效期延长至 42 天或以上,这就是现用 CPD 类血液保存液的来源

（详见第十二章"血细胞保存"）。

## 十二、献血的组织和血库的建立

美国的 Oswald Hope Robertson（图 1-17）发明了新的输血瓶，于 1918 年在第一次世界大战的西线建立了第一个血库，被誉为"血库之父"，1958 年美国血库协会（AABB）也授予他 Landsteiner 奖。

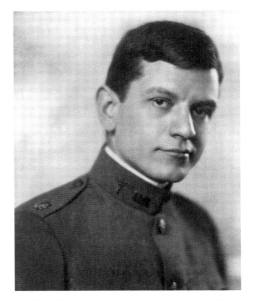

图 1-17　Oswald Hope Robertson 像

1921 年，在英国伦敦红十字会支持下，组织了输血研究所，在几个大医院周围组织了区域性的服务中心，同年英国的 Percy Oliver 组织了一个志愿献血协会，志愿献血者首先检测血型，需要输血时，再被呼叫而前往献血。1927 年美国开始出现有偿供血的组织。到 1928 年美国开始有了无偿供血的团体。在当时，无论什么国家什么组织都是派遣献血者到患者病房进行直接输血。1937 年美国的 Bernard Fantus（图1-18）在芝加哥库克乡村医院组织了第一个医院血库，后改名为"血液银行"（blood bank），他建立了标准化的采血、配型、保存血等操作流程，不断扩大组织血源甚至开始买血，血库的操作经验由此建立。随后美国各大医院相继建立了血库，1947 年美国红十字会开始建立区域血液中心，至 1963 年，共建立了 56 个。至1967 年美国共建立了 4400 个医院血库与 123 个社会和地区医学会血库。至 1948 年这些组织联合成立了美国血库协会（AABB）。

## 十三、新型输血器材与塑料<br>血袋的发明

Blundell 在首次开展人体输血时采用的是一个

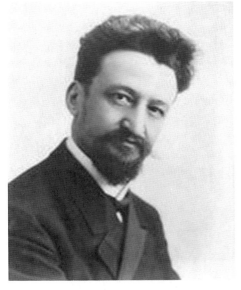

图 1-18　Bernard Fantus 像

金属杯。周围有温水保温，下端连接在一个推进器上，这些器材安装在一个椅子上（图 1-19）。1915年，Henry 和 Jouvelet 设计了一个有 4 个通道的活塞栓，可将献血者的血液抽到注射器里，再将血液输注到受者静脉。

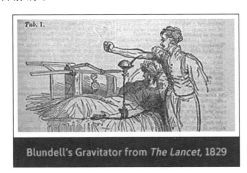

图 1-19　Blundell 输血图

以后发展了采集血液技术，将血液采集到含抗凝剂带橡皮塞的玻璃瓶里保存，输用时倒入带有刻度的玻璃瓶吊桶内，并且还用纱布或金属网过滤。

此时的输血器材仍然是橡胶，玻璃以及金属材质的，反复清洗消毒使用，残留的蛋白质会造成输血反应，而且也不便于运输携带。

1949 年美国哈佛医学院 Carl W. Walter（图 1-20）发明了塑料血袋和输、采血器具，并于 1955 年应用于越南战争，作为血液容器，在战伤抢救中发挥了前所未有的作用。在 20 世纪 70 年代，也为推动临床输血，从输全血时代过渡到成分输血的历史变革提供了技术条件。其安全、洁净、坚固、柔软、方便等特点得到了公认，目前已经完成了世界性的普及，此举被

誉为输血器材史上重大创新性的贡献。

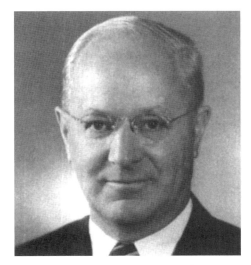

图 1-20　Carl W.Walter 像

### 十四、血浆蛋白分离技术的开创

第二次世界大战中,美国哈佛大学物理化学家 Edwin Cohn(图 1-21)发明了乙醇低温分离血浆蛋白的方法,这套方法主要控制了 pH 值、离子强度、乙醇浓度、蛋白浓度以及温度等 5 种能够影响不同蛋白质的因素,从而分离出血浆的不同成分,包括白蛋白、球蛋白等,并在美国迅速形成了产业化生产。珍珠港事变后期,在夏威夷使用血浆蛋白制品抢救伤员,对烧伤患者取得了显著疗效,用 25% 的人血清白蛋白 100ml 抢救休克,其扩容效应相当于人血浆 500ml(见第十七章"血液制品分离与纯化")。

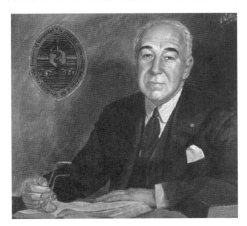

图 1-21　Edwin Cohn 像

### 十五、成分输血——输血史中划时代的发展

单采血浆技术是第二次世界大战期间,因为紧急大量使用血浆,而由美国科学家 Charles R. Drew(图 1-22)发明的,再加上全封闭的塑料袋、分血袋的应用。这为后来的成分输血提出了创新的思路与可能。1959 年 Gibson 对成分输血提出了新概念,到了 20 世纪 70 年代,输血从全血时代进入了成分输血的时代。到 20 世纪 80 年代,发达国家成分输血成为了主流。这是输血发展历史中一项革命性的发展。成分输血的比例大小特别是红细胞输血是衡量一个国家或地区医疗技术水平高低的重要标志之一。

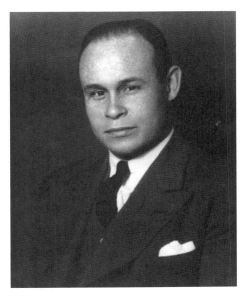

图 1-22　Charles R. Drew 像

### 十六、自体输血的出现

1818 年 Blundell 就给一例产后输血的妇女自身输血获得成功,到了 1874 年,英国的 W. Highmore 认为在没有供血者的时候,可以将产妇流出的血液收集起来,进行自身输血,他认为这是治疗产后大出血的良好方法。但当时由于未解决血液凝固而未能推广。

1917 年,Lockwood 对一例出血性疾病患者进行脾切除时,将其自身血液用机器回收成功,1921 年 Davis 等在术中以水唧筒吸收患者术中自身血,用于治疗神经外科手术患者,到 20 世纪 30 年代手术采用自身输血已有几百例的报告,此后得到了迅速发展(详见第三十一章"自体输血")。

## 第三节　中国输血的起步

中国古代历史上几乎没有输血的记录,历史上著名的关云长刮骨疗毒的故事,也没有关于术后给予输血之类的辅助治疗的记载。近代中国实行输血是随着西方医学科学进入中国而发展起来的,是对传统中医的补充,到目前不足百年。在这段历史中,中国也涌现了一批彪炳史册的人物,是他们的努力使输血逐渐在中国发芽、生根、开花和结果,无数中国输血史上的重要大事使中国输血蓬勃发展。以下回顾这些主要的人与事,让读者体味输血在中国的起步与梦想。

## 一、中国人的血型分布及其检测技术的兴起[15]

1918 年,北京协和医院院长刘瑞恒(图 1-23)、Kilgore 等在上海首先报道中国人的血型分布(即后来命名的 ABO 血型)。

1931 年,北平协和医院用 ABO 国际命名法代替 Jansky 血型命名法。

1936 年,我国著名的教育家、翻译家胡步蟾编著的血型学专著《血液型》由商务印书馆出版。

1948 年易见龙和周淑椒首次报道 782 名中国人的 Rh 血型,主要是医学生和护士,阴性率为 1.9%。在 1949 年中华人民共和国成立之后,严眉南、陈稚勇等诸多学者调查与报道了中国人的各族血型及分布,并发表了诸多论文和出版了相应的专著。1987 年赵桐茂编著的《人类血型遗传学》对中国各族群体的血型做了全面地介绍(详见第三章"免疫血液学基础")。

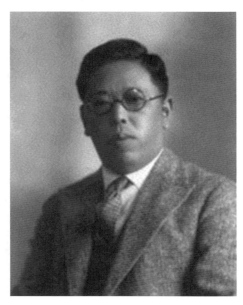

图 1-23　刘瑞恒　像

## 二、临床输血起步

1921 年,北平协和医院为中国临床输血的领军

者,当时供血者多为患者的家属。1928 年,该院对供血者实行登记编号并施行体格检查。1932 年在协和医院工作的 Chue C. Y. 和 Wang S. H. 报道了组织和检测有偿供血者的方法,自 1925 年起,登记供血者 1265 人,一次采血量最大为 500ml,两次采血之间的间隔为 4 周。

1938 年 5 月起白求恩以伟大的国际主义精神,在中国抗日战场艰苦的情况下,在 20 个月内三次主动献血抢救伤员,并且在晋察冀军区推广输血技术。白求恩医师(图 1-24)是国际特别是中国开展战场输血救治的先驱者,对我国推动临床输血特别是战伤输血救治发挥了先锋推动作用,他是国际战伤输血事业的奠基人,更在中国人民的心目中留下全心全意为伤员的精神遗产!

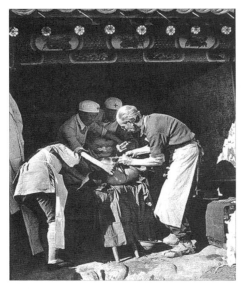

图 1-24　白求恩医师为抗日伤员做手术照片

## 三、输血组织的诞生

1938—1945 年的中国抗日战争是日本帝国主义强加给中国人民的空前灾难,是一场民族存亡之战,在中华民族危机存亡的紧要关头,全国人民奋起抗战,并为此做出了空前的牺牲,同时援助中国人民的抗战活动也在全球迅速兴起,其中美国医药援华会(American Bureau of Medical Aids to China, ABMAC)就是最无私、最被中国人民永远铭记的国际援助组织之一。这个援华会的发起人是美国输血界前辈、芝加哥大学医学院教授 O. H. Robertson 和三位美籍华人,他们得到了热心助我抗日战争的美国医学家的热诚支持,于 1938 年 1 月 24 日在纽约注册成立。曾在北京协和医学院工作的 Frank L.、Meleney、John

Scudder 等医师成为该协会的骨干。他们深知中国当时医药状况落后，特别是军队医疗人员奇缺（当时500万国军当中医生的比例为 0.2/1000 人，而美国军队为 3~6/1000 人），也深悉日本帝国主义对中国人民和军队强权压迫和残暴杀害，给中华民族带来的空前痛苦与灾难。为此，这些爱我中华的人士，从血库设备、技术到人员招募等做了细致的准备，先后筹资 20 余万美元、物资总重量超过 67 吨、消耗器材足够两年之用，在全球招募包括易见龙、樊庆生、黄若珍等 10 名骨干人员，准备运到中国抗日战场建立"援华血库"。

　　1941 年在加拿大留学的中国医学学者易见龙医师（1904—2003 年，图 1-25），在祖国人民正处于与日寇浴血奋战的水深火热之中，在国家民族生死存亡的严峻时刻，他毅然决定放弃世界一流的实验室的工作及优厚的生活待遇，果断地向美国医药援华会申请参加在纽约筹备的援华血库。他立即被批准为援华血库筹备主持人，时在美国威斯康星大学从事微生物研究的黄庆生博士为第二主持人。易见龙师从美国纽约中央医院血库主任、医药援华会血库设计委员会主席 John Scudder 教授学习全面血库技术，后到费城 Bryn Mawr 医院随 Strumia 学习血浆冻干技术。在中国抗日战争的艰难岁月——1943年 6 月 7 日，易见龙等主持的援华血库在纽约正式揭幕，半年之内献血者高达 1157 人，捐血人除华人外，还有美国人包括黑种人、印第安人、日本后裔等。特别是前中央卫生署署长刘瑞恒、中央卫生实验院院长朱章庚、中国驻纽约总领事于峻吉等人都率先献了血。当年年底援华血库即开始将全部器材跨过大西洋、穿越加勒比海、经过巴拿马运河进入太平洋，绕道新西兰的惠灵顿港到印度加尔各答，再由美国空军空运越过"驼峰航线"，全程 800 余公里，海拔4500~5000m。这条航线是当时中国和盟军的一条重要通道，由于路程极为艰险和日本疯狂的空袭，故称之为"死亡航线"。援华血库的物资，就是经过这条千难万险的运输线才到达中国战场的后方昆明。血库地址设在昆明市金碧路昆华医院（现在的云南省人民医院），1944 年 7 月 12 日，这个援华血库更名为"军医属昆明血库"，在昆明正式成立，易见龙任主任、黄若珍任副主任，还有雷滋德、林如斯（著名作家林语堂之女）、陈秀英、伍葆春、刘覃志、窦路德等为主要成员。当时全国各大报纸和通讯社均纷纷报道这个隆重的开幕仪式。血库开始运行后，昆明各界人士和部队、学生们热情献血。该市的中国银行经理王正芳先生携其子捐出了"父子血"，西南联大学生们更是踊跃捐血者。盟国部队米道顿上校、弗朗哥上校、培根少校等 7 名官兵慷慨献出他们宝贵的鲜血；中国士兵有 200 多人在战火纷飞和英勇杀敌的间歇中也为受伤战友们献血。援华血库在昆明运行 13 个月，无偿献血者达 7000 多人，采血总量超过 300 万 ml，并制成冻干血浆 3000 余瓶，全部用于为抗日负伤的英勇儿女们。该血库向无偿献血者颁发了《献血证》（图 1-26）。以易见龙教授为首的昆明华人血库英雄们为浴血抗战负伤的勇士们的输血救护做出了前所未有的贡献，挽救了无数的中华优秀儿女的可贵生命，也是世界输血医学发展的一个重大事例，更是中国战伤血液保护智库中的历史性创举。易见龙教授成为我国战伤输血救护的领跑人和奠基者是当之无愧的，他的名字在中国输血医学发展历史中永垂青史！

　　1945 年 8 月 1 日，日本投降后军医署血库奉命复原。于 1946 年 6 月 1 日与当时上海的国防医学院（后改为第二军医大学）静脉液部合并，改名为血液血浆静液系血库，并于 1948 年 4 月 19 日成立了"自动捐血团"。我国杰出的生理科学家、蜚声国内外的学者、荣获美国自由勋章和美国罗斯福总统授予的荣誉勋章的林可胜教授，时任军医总署署长兼国防医学院院长，首先带头献了血。

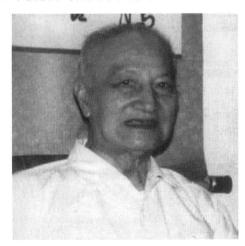

**图 1-25　易见龙　像**

　　1947 年 9 月，南京中央医院（后改名为华东军区医院）血库由罗伯特林主持成立，开始在冷藏箱内保存全血。此时中国只有上海南京等少数城市的大医院有血库，20 世纪 40 年代中期，中国输血单纯用枸橼酸钠抗凝，供血者和受血者并排躺在手术室内，用大注射器采血输血。

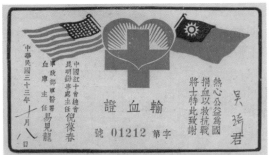

图1-26　二战时期由中国红十字总会与国民政府军政部颁发的《献血证》

1951年1月该院肖星甫(1919—2009年,图1-27)引进并改良梨型输血瓶采血储血和输血(图1-28)。这是中国迈向半封闭式采血、输血的开端。

1951年2月南京市抗美援朝医疗团中的血库队到达长春,肖星甫担任队长。他率先采用解放战争缴获的国民党军队的美式输血器材,开始以密闭式血瓶采血,用密闭式重力输血法,创造性地利用长春18陆军医院一段地下巷道代替冷藏箱保存血液。肖星甫领导的血库队创造了新中国输血史第一次制定献血者体检和实验室检测标准;第一次采用密封玻璃瓶连同其他器械消毒后备用;第一次对医院随时配备了已经消毒的输血器材;又第一次在输血后常规填写不良反应卡。1951年11月他入朝主持重伤员的输血救治和急性手术,并在志愿军第二基地医院院长董炳昆支持下利用山洞建立起第一个野战血库。后来在我国他第一次主持输血专业技术培训班,首次在中国开启成分输血,创建中国输血协会并任首届理事长,担任第一任中国医学科学院输血研究所所长,主持起草若干有关输血法规的草案,主编第一部《中国输血》《输血技术手册》等。他终身为输血事业奋斗,为新中国现代输血事业的发展做出了有口皆碑的历史性贡献。肖星甫教授以一颗对中国输血事业的赤诚之心,对输血工作炽烈的情怀,终身孜孜不倦、勇于探索、奋斗不息,他淡泊名利、敦厚朴实,被我国输血界人士高度敬仰和深切怀念。他不愧为中国输血事业的领军者和现代输血医学学科建设的奠基人之一。

1953年1月1日,我国第一所自行筹备的大型血库——原军委卫生部中心血库在沈阳成立,由我国著名的医学教育家、军事医学科学与外科学的奠基人沈克非教授任主任(图1-29),易见龙教授任顾问,上海医学院副院长、著名的外科专家左景鉴教授和内科学权威朱益栋教授及肖星甫医师任副主任,

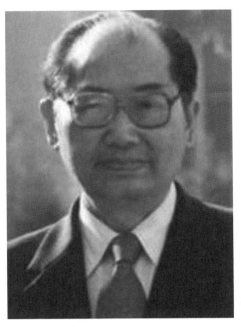

图1-27　肖星甫　像

微生物专家杨叔雅教授与药物学家徐择隣教授任特邀专家。在短短3个月内建成了我国自行设计的第一个大型血库,并完成了运血箱、冷链送血车的设计与陆地长途运血及分离血浆等研究。自当年的4月1日即向朝鲜前线的中国人民志愿军供应全血、红细胞及血浆。同时供应已包装和消毒的输血器材,首次由肖星甫、杨成民在敌人的疯狂空袭和冰雪封路的艰难情况下,将祖国人民对志愿军无限尊敬和热爱所献的鲜血(图1-30),分别护送至志愿军第一和第二基地战地血库。运到的血液由于长途颠簸,经肉眼检查全部有不同程度的溶血。到战争结束,总共向前线运送全血和血浆101万ml。3个月内受血伤员总数超过以前2年多的总和,战伤休克死亡率明显降低,志愿军某兵站医院领导曾激动地告诉杨成民等来访者,该院伤员现场死亡率自中心血库供血后,下降了90%,原军委卫生部中心血库全体英雄们付出了巨大的辛劳,他们并为现代战争中血液保障系统建设取得了重要经验,做出了历史性贡献(图1-31)。

1957年8月军事医学科学院在天津建立了输血及血液学研究所,著名的血液学家邓家栋教授任首届所长,次年该研究所归中国医学科学院领导,在该所内设立了血站,肖星甫任主任,承担中国封闭式采输血、成分输血等研究和培养我国输血事业技术骨干等工作。成立的当年在天津由原卫生部召开了第一次输血会议,钱信忠部长到会并对加强我国输血研究与临床输血安全工作做了重要讲话,随后又举

办了首届输血培训班。1965 年该血站迁驻四川成都,次年在此基础上经原卫生部批准建立了中国医学科学院输血研究所,成为中国国家级输血医学和输血事业的研究机构。此后 31 个省级血液中心先后建立,而地区城市的中心血站及三甲医院的输血科相继覆盖全国。

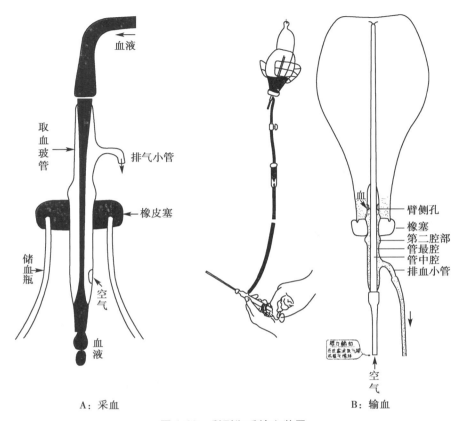

A:采血        B:输血

图 1-28 梨型瓶采输血装置
(摘自肖星甫《输血与血库》)

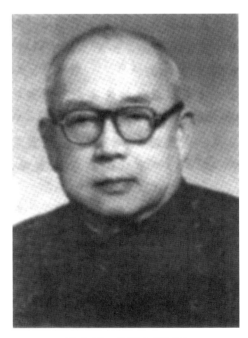

图 1-29 沈克非教授像

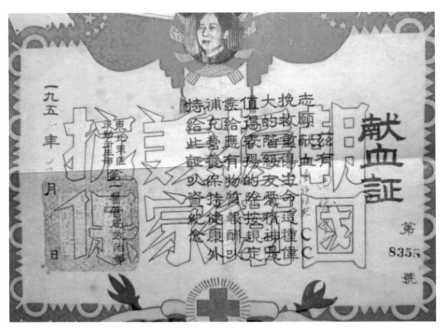

图 1-30 抗美援朝时期中国的《献血证》

1987年中国输血协会筹备委员会在成都建立，次年，经原卫生部批准成立中国输血协会，肖星甫任首届理事长，才生嘎、张钦辉、王培华、胡开瑞任副理事长，杨成民任副理事长兼秘书长。于1987年9月11～14日在成都召开我国第一次输血专业学术交流大会，到会者400余人。

在这里特别应该提出，原卫生部医政司副司长才生嘎教授，他孜孜不倦地为中国输血事业特别是中国输血协会和有关输血组织及相关法规的建立和输血专业人才的培养及对外学术交流等做出了突出的贡献，并编写了我国第一部《血站管理学》，使血站管理工作开始走向规范化。

1988年由中国输血协会筹备委员会与中国医学科学院输血研究所联合创办了《中国输血杂志》。我国著名的书法家赵朴初先生为杂志提名（图1-32）

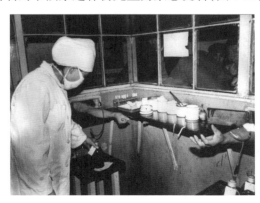

图 1-31 抗美援朝时期军委卫生部中心血库采血室

（图1-26、30、31引自王丹《中国输血杂志》2016年第6期）

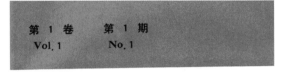

第 1 卷 第 1 期
Vol. 1 No. 1

中国输血杂志
ZHONGGUO SHUXUE ZAZHI
CHINESE JOURNAL OF BLOOD TRANSFUSION

图 1-32 赵朴初为《中国输血杂志》题名

1988年9月经原卫生部批准，在上海血液中心建立"世界卫生组织输血服务发展和研究合作中心"。

2003年中华医学会输血学分会成立，2005年中国医师协会输血科医师分会成立，刘景汉教授任两会会长。

## 四、血源组织及相关法规

从1949年前的中国和之后新中国成立以来，有偿供血是一直延续的血源供应方式，直到1978年11月24日国务院以国发（78）242号文，批准原卫生部《关于加强输血工作的请示报告》，决定实行公民义务献血动员制度，对献血者出于精神奖励发给适当营养补助费。1987年6月8日原卫生部和中国红十字会总会联合发布无偿志愿献血奖励办法（图1-33）。1989年1月28日，上海市人民代表大会常务委员会通过《上海市公民义务献血条例》，这是我国献血管理方面第一部地方法规。此后,若干省市也通过建立地方相应的输血法规。

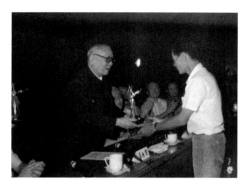

图 1-33 时任中华人民共和国主席李先念向无偿献血金杯奖获得者颁奖

1997 年 12 月 29 日国家人大常委会通过了中华人民共和国"献血法",1998 年 10 月 1 日实施。从此使中国公民义务无偿献血制度纳入了法制化轨道。此后,原卫生部也相继发布了有关临床输血和献血及血站管理等法规(详见第二十一章"输血相关法律与法规")。

### 五、血液相关制品研发的开端

1953 年至 1959 年梁文熙等在 Coln 发明的基础上,采用低温乙醇法分离血浆白蛋白和丙种球蛋白,凝血酶原及纤维蛋白原获得成功,并于 1960 年逐步推广生产。刘文芳、王清和等为中国血浆蛋白制品产业化做出了重大贡献。

1958 年中国医学科学院输血及血液学研究所黄寅章教授等筛选出右旋糖酐第 1226 号肠膜状明串珠菌新菌种显著提高了右旋糖酐的产率,并研发出我国第一个右旋糖酐制品,且迅速在叶秀明工程师努力下在国内形成了产业化,黄寅章教授成为中国胶体代血浆的创始人之一。

1958—1966 年期间范启修教授曾任中国医学科学院输血研究所副所长,在输血及血液学研究所期间,他开创性的承担血液体外保存研究,他发明了采用华伯氏呼吸仪评价体外保存红细胞生理功能的变化,其结果与同位素标记的体内检测红细胞寿命相一致。论文在"中国科学"发表,范启修教授被誉为中国血液保存研究的开创人之一。

1958—1968 年杨成民、肖星甫领导的课题组先后研发成功具有中国特色和国际创新性的塑料采、分和输血袋与采分输血全新封闭系统。并迅速在中国形成产业化和全国普及应用。为我国临床输血从

输全血迈向成分输血的变革创造了有利条件,为降低输血不良反应发挥了重大作用。为此获得了 1978 年中国科学大会奖,他们被誉为中国塑料血液袋及采、分输血装置的开拓者。上海市医学化验所血库(现上海市血液中心),上海化工厂等 12 个单位郎洁先、沈思约等约 200 余人对此做出了重大贡献(详见第十三章"生物医用材料在输血领域的应用")。

1970 年李华居等在中国首先研制成功低分子羟乙基淀粉代血浆,商品名为 706 代血浆,并初步在我国形成了产业化。

1975 年全氟碳化合物类血液代用品是中国科学院有机化学研究所与第三军医大野战外科研究所等六个单位在陈惠孙教授等主持下研制成功的,并于 1980 年在上海中山医院进行临床试用,获得军队科技成果一等奖。

1992 起年杨成民等在中国首先开展人源性血红蛋白类血液代用品研发,在国际上第一个使用人胎盘血为原料,立足国情,坚持自主创新,在实验研究中降低应用剂量、药物剂型设计和抗自由基氧化应激反应等方面均有所革新。2005 年北京凯正生物技术公司刘谦、苏志国等研制的牛源性血红蛋白类制品被国家批准进入一期临床试用。苏志国、陈超、王子元、黄宇彬等分别开展了 PEG-Hb、戊二醛交联的猪血红蛋白、基因重组型血红蛋白、微囊型血液代用品的临床前研究(详见六十章"红细胞代用品")。

此后,中国输血战线上的诸多学者们相继取得了许多独特的临床输血和输血科学技术的成果,为中国输血事业和输血医学的发展作出了各种贡献。

## 第四节 输血医学的形成与发展

### 一、输血技术的形成与应用

输血技术涵盖很多方面,从总体而言应源于 ABO 血型的发现。1818 年,美国妇产科医生 James Blundell 对一产后大出血的患者实施了第一例人和人之间的输血,获得了成功,使停止了 150 年的输血研究又得以兴起,从此,世界各国的医学家与相关科技工作者又纷纷开始研究输血,但人们发现:虽然输血可以挽救生命,但研究表明总有一部分患者出现意外死亡。1849 年,美国学者 C. H. F. Routh 对当年部分学者所做的输血研究进行总结发现:在所观察

的 48 例输血病例中,总死亡人数有 18 例,但他惊奇地发现这 18 名患者都是死于"黑色血尿"(溶血)。后来的研究也得到基本相同的结论,大约三分之一的病例发生意外死亡,而且死亡病例均是由于同种原因导致死亡,但原因不能解释。也正是由于这些无法解释的死亡病例,输血作为临床一门技术一直没有在临床上进行良好的应用和推广。直到 1900 年,奥地利免疫学和病理学家 Karl Landersteiner 发现了 ABO 血型,找到了溶血性输血反应的原因,以及 1914—1915 年期间血液抗凝剂的发明,输血技术才正式开始应用于临床。随着输血技术的不断普及和发展,输血医学也从此逐渐应运而生。

## 二、输血医学的兴起

输血从作为临床治疗中一门专有技术,至输血医学发展成医学科学中一门独立的二级学科——输血医学(transfusion medicine),经历了一个漫长的发展历程。概括地说,输血医学是随着血库的诞生而发展起来的。1918 年,美国 Oswald Hope Robertson 提出了血库的概念,并在第一次世界大战的西线建立了第一个战备血库。1921 年,在红十字会支持下,第一个为社会服务的血库在英国伦敦建立。1937 年美国在芝加哥建立了第一个医院血库,后改名为"血液银行"(blood bank),同时建立了初步的标准化的采血、配型、保存、运输等操作流程。输血作为临床不可替代的手段逐步普及,并日益显示其在临床治疗中的独特效果。从此,世界各国纷纷建立了血库以满足临床输血的需求。

随着血库的建立和血液在临床应用的扩展,围绕血液采集和供应展开了一系列的临床和应用技术的研究,世界各国的研究人员在血液来源、血液采集、血型及其配型技术、血液保存及临床应用等各个分支领域进行了探索,并不断涌现出创新性的研究成果,随着这些成果不断地应用于临床输血之中,从而逐步构成了输血医学的雏形。至约在 20 世纪中期起,临床输血技术经过多种相关学科的交叉、融合、深化而逐渐发展成为一门不可代替的独特地位的学科。恰在这个时期,1957 年中国军事医学科学院输血及血液学研究所正式成立,次年划归中国医学科学院领导,这是中国输血医学学科开始形成的一个标志。

## 三、输血医学的发展

输血医学近几十年主要在以下几个方面得到了快速发展。

### (一)免疫血液学的突起

如上所述,输血技术起始于血型的发现。从而开启了输血医学的大门。从 Karl Landersteiner 发现 ABO 血型起,至随后新的红细胞血型不断地被发现,截至 2016 年,国际输血协会(ISBT)认可的血型抗原增加到 346 个,确定了 36 个血型系统。红细胞血型的分子生物学背景也不断地被认知,而后又发现 Rh 血型系统,并且成功地应用到临床输血中。临床输血的安全和有效性也进一步得到了保障。人们公认,红细胞血型的发现开启了红细胞输注的大门,而人类白细胞血型的发现,开启了移植治疗的窗口。1958 年法国科学家 Jean Dausset 发现了人类第一个白细胞抗原(Mac),这是人类白细胞抗原(human leukocyte antigen,HLA)的一种。而 HLA 血型系统,是人类白细胞抗原中最重要的一类。目前,已发现的 HLA 抗原有 144 种以上,这些抗原分为 A、B、C、D、DR、DQ 和 DP 7 个系列。此外,还有粒细胞抗原(HNA)、血小板抗原(HPA)、免疫球蛋白同种异型等。随着红细胞、白细胞以及其他血型系统的陆续发现,以及分子生物学的渗入,形成分子免疫血液学。免疫血液学以及分子免疫血液学的发展,推动了输血医学学科的形成和进步(详见第三章"免疫血液学基础")。

### (二)无偿献血的确立

1921 年第一家血库在英国伦敦建立,为了保证有充足的血液来源,当时是通过健康人的有偿供血来满足的,是通过经济补偿来换取更多的人来供血。但是随着社会的发展,这种有偿的供血模式逐渐显现出其局限性,出现了穷人供血,富人用血等社会伦理问题。职业供血者也在这个时期出现,由于供血的目的是为了获取经济利益,部分高危人群进入了职业供血者的队伍,隐瞒病史、冒名顶替供血等时有发生。1942 年美国出现有偿供血导致 HBV 病原体传播的事件。鉴于有偿供血的安全性和伦理及社会因素等,人们开始反省有偿供血,部分国家开始尝试"义务献血""互助献血"等模式,但血液的供应和安全问题始终得不到良好的解决。1972 年,时任美国社会福利与保障部部长 Elliot Richardson 提出"用什么样的制度,才能保证血液供应的充足与安全?"并要求研究部门开展研究。随后,很多社会学家和伦理学家纷纷对这个问题开展研究。其中,英国著名社会学家 Richard Titmuss 提出无偿献血的理念[16],提出无偿献血是供血者给受血者的一种礼物,只有无偿献血,才能有效地建立血液供应和安全的良好机制。他的观点很快被社会各界所接受,被很多国家用来作为国家血液保障的政策,我国1998年制定的《献血法》也是涵盖了这一理论并使无偿献血走向法制化(详见第二十章"献血者的招募和管理")。

### (三)成分输血的出现

早期的临床输血是全血的输注,但在临床应用中,很多患者实际上缺少的并不是全血,而是血液中的某一种成分,如地中海贫血的患者实际上只需要输注红细胞,血栓性血小板减少性紫癜(TTP)的患者实际上只需要输注血小板等。大量临床资料证实:80%以上的患者不需要全血。而只需要输注血液中的一种或者两种血液成分。因此,从20世纪60年代起,随着封闭无菌采、分血塑料血袋系统的发明和应用,临床输血已经从全血的输注向成分血输注过渡,这是临床输血史中一项历史性的变革。临床对成分血的需求推动了血液的采集,从而使全血的采集发展到血液成分的单采,开始出现血液成分机器单采。人们已公认,成分输血具有很多优点:①一血多用,节约用血;②制品的浓度和纯度高,疗效好;③降低输血不良反应及输血相关疾病的传播;④使用方便,便于保存和运输等。

### (四)血液保存液的发展与血液保存

正如本章第二节所述,血液保存液的发展一般认为经历了三个阶段,即1914年由Hustin应用的枸橼酸;1915年由Ross和Turner应用的枸橼酸钠和葡萄糖;目前所使用的在1943年由Loutin和Mollison研制的枸橼酸-枸橼酸钠-葡萄糖(简称ACD液),可以保存全血3周(21天)。为了延长血液有效保存期,各国学者分别在此基础上加以调整和增添。例如欧美等国在此基础上添加腺嘌呤和磷酸盐,可提高红细胞的生存率和维持细胞内的ATP水平,并使其保存期增加到5~7周,红细胞在体内的存活率可在80%~85%。另外,还有欧洲使用的SAGM液,日本的MAP保存液。其中MAP保存的红细胞溶血程度最低。最新的研究显示,按照目前的储存标准,新型的红细胞保存液可以将红细胞保存期延长到56天。但是,总的说来,血液保存不论对相关基础和保存液及其各种血细胞在体外保存中的生化、生理变化均缺乏深入研究。而血小板的体外保存技术和相关机制的研究更有待大力开展(详见第十二章"血液保存")。

### (五)血液安全理念的普及

WHO对安全血液的最新定义是:不含有任何病毒、寄生虫、药物、乙醇、化学物质或其他能够使受血者遭受损害、危险或疾病的外来物质的血液。血液安全首先是传染性血液安全:近几十年来,各国发生了一些输血不安全事件,如20世纪80年代,日本、法国和加拿大发生上万名受血者感染HIV的严重事件。目前100%的发达国家和66%的发展中国家对所有捐献的血液检测HIV抗体,并分别有100%和92%开展了阳性确证实验。并且发达国家对于乙型肝炎表面抗原和梅毒检测分别达到了100%和94%;而发展中国家为72%和71%。2015年底我国实现了核酸检测,使得窗口期检测明显缩短(HIV窗口期由22天缩短到12天;HCV由70天缩短到10~14天),从而避免或减少了不必要的经血传播。然而,还要根据病原体传播的地域性,在部分地区进行针对性的血液安全检测;随着新的传染病的出现,血液安全问题仍存在着新的挑战。另外,血液安全也涉及非传染性输血安全,即主要来自血液免疫学方面的输血相容性,随着对血型研究的日趋深入而广泛,以及对于免疫细胞和免疫分子的深入研究,非传染性输血安全威胁也日显突出,并成为血液安全研究的主流方向(详见第五十一章"输血相关传染病")。

### (六)临床输血的发展

输血的最终目的是应用并服务于临床需要输血的患者,围绕最大限度地保证临床输血做到"安全、有效"和控制或减少血液的浪费。近几十年来,随着临床输血实践中经验教训的积累。首先在临床输血理念上有很大的发展和变化:①血液不仅是临床治疗中一种有效手段,更是国家宝贵的战略资源,关系到国家的安全和稳定。因此,世界各国均把血液纳入法制化管理的轨道;②临床输血是双刃剑,使用适当即能有效的治病以致起死回生,而用之不当会有诸多风险的发生乃至危及生命;③输血适应证,从血液中血红蛋白含量水平<100g/L,除心血管患者外,一般降至<60~70g/L。不仅如此,更要强调必须根据患者本人具体情况而综合衡量是否需要输血;④临床输血由过去的经治医生自主决定即所谓"开放式输血",而过渡到受相关法规管控,即称之为"限制性输血",而当前更向个性化科学合理输血过渡,即应用循证医学等走向精确医学输血的道路;⑤对需要多次输血的患者,提倡或规定要输用去除白细胞血液及其成分;⑥大量输血患者需辅以新鲜冰冻血浆或凝血因子包括血小板等联合应用,以防止继发性出血;⑦对输注"新鲜全血"和"库血"效果和不良反应的评价,目前尚有争论甚至有相反观点。但

对大量失血性休克患者,我国《创伤学》编著者王正国院士提倡输新鲜全血(保存 1 周内)为优选[17]。临床输血不仅是这些理念的发展和变化,对临床输血安全、有效和节约用血发挥了重要的作用。然而,由于检测技术的局限性和临床输血操作技术上的差异,目前临床输血仍面临一系列的安全风险。临床工作者在开展输血中如何有效开展输血前评估和输血后疗效评价,最大限度地做好趋利避害,已成为人们高度关注和深入研究的重大课题。

### (七)自体输血

自体输血可以有效减少免疫相容性问题引起的输血不良反应和输血相关传染病的发生。已日益得到广大输血工作者的认知和关注,并创造条件在临床中应用。但是目前,我国主要是在一些大型综合医院开展自体输血,范围仍比较局限。在我国面临血液紧张和存在输血风险的情况下,开展自体输血可以在一定程度上缓解血液紧张的局面,降低输血风险,应大力提倡(详见第三十一章"自体输血")。

### (八)单采治疗

单采治疗是通过单采某种血液成分或置换血液中某种成分或物质的方法,达到临床治疗疾病的目的。目前,单采治疗在美、日等发达国家已经广泛用于临床治疗,针对不同的疾病制定了不同的指南[18]。但单采治疗技术在我国发展较慢,目前只有少数大型医疗机构开展单采治疗。随着中国临床输血治疗发展的需要和对外学术和科技交流的增加,单采治疗将在中国广泛开展,成为输血医学发展的一个重要方向(详见第四十八章"治疗性血液成分单采和血浆置换")。

### (九)血液代用品的进展

血液代用品(blood substitutes)主要是红细胞代用品,其次是血小板代用品。近几十年来通过诸多科学家和专业研究人员长期艰辛不懈的努力,在相关基础科学和制备工艺技术取得了突破。其中血红蛋白类红细胞代用品自 1989 年美国 FDA 批准第一个制品开始 I 期临床研究后,至目前已有 7 家试品投入临床试用,其中四种已完成或进入 III 期临床研究。Natason[19]和 Silverman[20]分别总结报告了 3711 例次和 4107 例的临床研究报告。主要用于骨科和心脏手术中大失血的患者,近期存活率达 90% 左右,与红细胞、羟乙基淀粉和生理盐水对照组综合比较无显著性差异。但对心肌损伤、高血压发生率等严重不良反应显著高于对照组。为此,美国未批准上市,但允许在血液不足情况下用于院外抢救和治疗

急性贫血及拒绝输血的宗教患者。而南非和俄罗斯已先后批准医院使用。当前全球包括中国相关学者,针对上述不良反应,以不同理念和技术途径,积极投入研究,并已逐渐取得了有针对性解决瓶颈问题的结果,他们坚信在不久的将来,可望有多种更安全有效的红细胞代用品再付诸临床研究,但是他们客观的认为,由于当代科技水平的局限和血液功能的复杂性,在很长的历史时间内不可能研发出能全面代替人正常红细胞生理功能的替代品,而只能是红细胞输血治疗的一种安全有效的辅助手段。但是由于这些替代品可室温长期保存、无血型之分、已经病毒灭活更无传染病之忧、适于产业化、便于运输等特点,对医院外急救和建立国家战创伤急救体系中的血液保障有其独特的作用。可以说红细胞代用品的研究成功和应用,是替代医学中一大标志性的发展,血小板代用品目前仍处于临床前的多种类型的优选研究(详见第五十九章"血液代用品概述"、第六十章"红细胞代用品"和第六十一章"血小板代用品")。

## 四、输血医学学科的形成

面对全球性血液安全形势的挑战和各相关学科知识的更新以及信息交流爆发性的增长,输血医学与各相关学科更广泛、更深入地杂交、糅合,而 21 世纪高通量基因检测技术、蛋白组学、生物工程技术、材料学以及信息学、计算生物学和互联网等各领域最新的研究成果都开始应用于输血医学,推动着输血医学的快速进步,从而使输血医学从一门技术为主慢慢地走向理论与技术的结合,输血医学本身的理论研究也不断地突起和输血医学的知识不断更新。在这一背景下,输血医学专科教育也随之发展起来。伴随着现代医学教育的变革,在基础医学、临床医学和预防医学等学科中逐步出现了相应的基础输血学、临床输血学和输血技术学等输血医学的分支学科,约在 20 世纪 70 年代,即完整地形成了医学科学中一门多学科交叉融合的分支学科——输血医学。同现有的内、外、妇、儿、肿瘤、眼、耳、鼻、喉、皮肤、神经、麻醉等学科发展直至形成的历程和特点来看,输血医学作为一门独立的学科形成,具备了以下条件:一是输血的不可替代性,是当前科学技术水平下临床救治中不可替代的治疗手段,也是大出血抢救时首选的治疗措施;二是输血医学的研究方向和方法自成体系,正如本章第一节对输血医学的内涵所述,它涉及从临床医学、生物学、遗传学到社会学、

伦理学、化学、物理等很多学科;三是输血医学又有着自己独特的内涵和外延,它整合了多种学科的概念、技术和相关知识。因此,从事输血医学实践需要相对的博学,并做好输血医学的教育培训和科学研究。

在输血医学专科教育中,在学系建设上,国外部分医学院校特别是欧洲的部分医学院设置了输血医学部或输血医学系来推动发展,在医师培训上,部分医学院特别是以美国为代表的美式医学高等教育,开始了输血医学专科医师培训项目来培养专门的输血医学人才。

我国在输血医学高等教育上,1987 年合肥学院举办了我国第一个输血医学大专班,开启了输血医学的高等专科教育。与此同时,原上海第二医学院与上海市血液中心合作在临床医学教育中增加了输血医学教育的学时,先后又有大连医科大学、南方医科大学、成都医学院和佳木斯医学院等院校开办了输血医学的临床本科教育。北京协和医学院于 2013 年成立了输血医学系,并系统地开始了输血医学学科建设。至目前,国内已有 6 所高校开设了输血医学本科生教育点,10 余所高校和科研院所开设了输血医学研究生教育。我国的输血医学学科建设正在快速发展。2016 年,输血医学被国家正式批准为临床医学中的"二级学科",这也为我国输血医学的发展带来新的机遇。

目前,输血医学在我国既然已经发展成为一门专业性独特的医学交叉学科,它整合了多种学科的概念、技术和相关知识。而且又面临以下 8 个核心领域的挑战,如:①基础输血学亟待加强;②加速临床个性化科学合理输血研究;③输血风险有待进一步防治;④自身免疫的研究;⑤移植;⑥治疗性单采和机采;⑦血液代用品研发的推进和应用;⑧血细胞保存;⑨细胞治疗。这些重大课题正是输血工作者面临的历史性责任。

# 第五节 输血医学的未来

输血医学在未来发展中可能在以下诸多方面取得成效。

## 一、降低输血不良反应

如上所述,血液是一种特殊的药物,输血也像药品一样,也有不良反应的发生,而且输血不良反应比一般的药品不良反应发生频率更高,危害性也更大,致死率和致病率也更高。正如本章第一节所提到的,输血是一把双刃剑,在挽救生命的同时,也带来了风险。根据英国严重输血危险(Serious Hazards of Transfusion,SHOT)年度报告统计[21],输血不良反应的发生率约为 0.15%,输血不良反应致死率大约为每百万袋血液中 5~6 份。而且目前很多的输血不良反应如输血相关急性肺损伤(TRALI)、血栓性血小板减少性紫癜(TTP)等发生和发展机制仍不明,临床上也没有很好的手段去预防、干预和治疗。随着社会对输血治疗效果的日益提高,研究输血不良反应的发生机制、降低输血不良反应的发生已成为未来输血医学的一个重要方向。此外,医疗机构应积极做好患者的血液管理,准确判断患者的输血指征,选择合适的血液成分,控制输血数量,加强个性化科学输血研究,把握输血时机,做到精准合理输血,提高输血疗效,减少输血不良反应的发生。同时,开展血液储存损伤对输血不良反应的发生机制的研究。

## 二、高度关注和严格控制 血液安全的风险

虽然重视了控制和减少输血不良反应,但血液安全仍是世界性的大课题。血液安全包括非传染性血液安全和传染性血液安全。

非传染性血液安全主要是指免疫性输血安全等。免疫性问题引起的输血反应发生比例依然很高,是当前输血发生死亡的主要原因。直接威胁到患者的生命安全。如何精准匹配供受者血液也成为输血医学的一个重要课题。

传染性输血安全依然面临着极大的挑战。一方面,新发输血传播病原体不断增加,目前,美国血液筛查项目已达 16 项,2016 年新增加了寨卡病毒的筛查。另一方面,由于检测灵敏度、病原体变异等,导致血液仍有一定的残余风险,威胁着血液安全。血液筛查策略的调整成为各国提高血液安全的一个重要任务。对于目前已经开展的病原体检测,应加强新设备、新方法和新试剂的使用,提高检测灵敏度、缩短"窗口期"、降低残余风险。此外,应积极开展新发病原体和再发病原体的检测。

提高血液安全的另一条重要手段就是推进血液病原体灭活技术的研究和应用。在开展病原体检测的同时,应积极推进病原体灭活技术的研究和应用。目前的病原体灭活技术由于降低了疗效、增加了副作用等问题,其应用一直受到限制,因此推进病原体

灭活技术的研发和应用,可以弥补检测遗留病原体的残余风险,进一步保障血液安全(详见第十八章"血液制品的病原体灭活")。

### 三、血液替代品的研究和应用

正如本书第五十九章"血液代用品概述"中对此项研究的背景、意义及发展现状中的评述,但是,当代临床输血依然是来自人体的一种医疗资源。因此,血液的供应、安全等受限于人体资源的开发。一直以来,血液替代品研究始终是输血医学的一项重要课题。尽管血液替代品和血液替代技术的研究已经取得了很大的进步,但到临床应用仍有距离,还有诸多安全性等瓶颈问题需要研究解决,因此,血液代用品和一些可代替输血技术的研究依然是输血医学重要的研究方向。

### 四、细胞治疗应用于临床

1908 年,柏林血液学会议第一次提出"干细胞"的概念,推测有造血干细胞的存在。干细胞的发现和实验进展进一步拓展了新的细胞治疗的可能性。1931 年瑞士 Paul Niehans 博士首先注射胎牛的组织以治疗疾病,开创了今天的细胞治疗方法(cellular therapy)的模式,因此他被称为"细胞治疗之父"[22]。1968 年,美国明尼苏达州的 Gatti 和 Good[23]、威斯康星州的 Bach 等[24]先后开展了真正意义上的骨髓移植成功,患者至今仍存活。现代细胞治疗两种类型:①主流医学体系里的细胞治疗,涉及应用人类胚胎来源的细胞治疗时牵涉到伦理和法律问题而受限;②动物材料替代疗法因为缺乏科学和临床的证据,已基本被否定。现在,用人体的组织细胞进行治疗已日益被广泛认可并探索作为重要的疾病治疗手段。

根据细胞的来源不同,细胞治疗可分为免疫细胞治疗和干细胞治疗。前者是利用自身的免疫细胞以治疗癌症肝炎和其他各种无法用别的手段治愈的疾患。包括:DC 细胞、NK 细胞、CIK 细胞、Treg 细胞和 CAR-T 细胞治疗等。来源于各种间质组织的间充质干细胞(mesenchymal stem cell)目前备受青睐,试探用于治疗相关疾病,包括免疫调节治疗,骨和软骨的替代治疗,心肌替代治疗以及其他神经和组织退行性疾患。其中造血干细胞治疗是目前最为广泛认可并施行的干细胞治疗,随着干细胞向成熟细胞分化诱导的研究日益成熟,人们期望献血和组织器官捐献可以被个性化的细胞治疗来替补(详见第五十二章"免疫细胞治疗")。

### 五、加强血细胞保存的研究

血液保存主要是红细胞和血小板保存,不论对保存液和各种血细胞在离体后各种保存液中的生化和生理变化等各个方面近几十年来均无突破性进展。首先表现在体外保存中检测指标及其方法学均很局限,不足以深入了解各种血细胞的生化、结构和生理功能的实质变化。如对红细胞过去衡量其标准只侧重于携供氧功能而对其细胞膜的变化、免疫功能的变化及其机制,则很少有全面深入的研究。膜硬性增加的原因在哪里?对红细胞的重要功能"变形性"和细胞内外 $K^+$、$Na^+$ 的平衡造成什么样的影响?这与用"库血"和"新鲜血"的流行病研究存在完全不同的观点,有什么关系?血小板保存只注意到止血功能及其相关指标的观察,而对其关键的问题,体外保存中可能导致的"激活"而引起输后严重"血检"等问题。在研究血小板体外保存中往往研究和阐明不清等,这正是输血医学工作者亟待列入日程而且迫切亟待解决的大课题。

### 六、血源短缺亟待解决

无偿献血已成为全球血液来源的普遍制度,但是由于种种原因,临床用血的短缺情况特别在我国和亚洲时有发生。唯一解决的办法,一是开源,二是节流,两者均有很大的研究空间。前者要大力提高无偿献血者的荣誉感和自豪感,使"献血救人,光荣一生"做到深入人心并得全社会公认。同时要加强研究献血者特别是初次献血者可能产生的不良反应并控制在最低限度。Dongen A. 等报告初次献血者因为采血过程中出现"血肿"、"疼痛"、"晕针"等轻度不良反应而退出献血群体者约占 9%[25];后者对临床医学严格掌控输血适应证直接有关,同时加强用血的管理也有助于减少不合理的用血(详见第二十三章"献血者招募与管理")。

当然,输血医学的未来不仅限于以上这几个方面,再者,人们对其发展展望亦难以作出全面的预测。但是,我们坚信输血医学的发展永远是进行式,并不断地为丰富临床医学作出贡献,为需要输血的患者不断地雪中送炭,使他们得到实实在在的福祉。

(杨成民　刘　忠　肖昆华　闫　熙)

# 参考文献

1. 杨天楹,杨成民,田兆嵩.临床输血学.北京:北京医科大学,中国协和医科大学联合出版社,1993.

2. 杨成民,李家增,季阳.基础输血学.北京:中国科学技术出版社,2001.

3. 陈小伍,于新发,田兆嵩.输血治疗学.北京:科学出版社,2012.

4. Toby L Simon, Edward L Snyder, Bjarte G Solheim, et al. Rossi's Principles of Transfusion Medicine.4th ed.USA:Wiley-Blackwell,2008.

5. Jeffrey McCullough.Transfusion Medicine.3rd ed.USA:Wiley-Blackwell,2011.

6. Blajchman.Definition of transfusion medicine.Transfusion Medicine Reviews,2002,16(2).

7. 输血医学常用术语.WS/T 203-2001.

8. WHO.The Clinical Use of Blood,2002.

9. WHO.Clinical Transfusion Practice,2002.

10. 严敏.围手术期合理用血.北京:人民卫生出版社,2014.

11. Kaadan AN, Angrini M.Blood Transfusion in History.Journal of the International Society for the History of Islamic Medicine,2009-2010,8-9:15-18.

12. Harvey G Klein, David J Anstee.Mollison's Blood Transfusion in Clinical Medicine,11th ed.USA:Wiley-Blackwell,2008.

13. 罗卫芳,郭树人.血:一种作为神奇液体的传奇史诗.海口:海南出版社,2001.

14. 雷二庆,李芳,栾建凤.野战输血史研究.北京:军事医学科学出版社,2013.

15. 肖星甫.中国输血.深圳:海天出版社,1993.

16. Titmuss RM.The Gift Relationship:From Human Blood to Social Policy.New York:A Division of Random House,1970.

17. 王正国.创伤学.武汉:湖北科学技术出版社,2007.

18. Guidelines on the use of therapeutic apheresis in clinical practice--evidence-based approach from the Apheresis Applications Committee of the American Society for Apheresis. J Clin Apher,2010,25(3):83-177.

19. Natanson C, Kern SJ, Lurie P, et al. Cell-free hemoglobin-based blood substitutes and risk of myocardial infarction and death:a meta-analysis.JAMA,2008,299(19):2304-2312.

20. Silverman TA, Weiskopf RB.Hemoglobin-based oxygen carriers:current status and future directions.Transfusion,2009,49(11):2495-2251

21. Robyn MP, Newman AP, Amato M, et al. Q fever outbreak among travelers to Germany who received live cell therapy-United States and Canada, 2014. MMWR, 64 (38):1071-1073.

22. Gatti RA, Meuwissen HJ, Allen HD, et al.Immunological reconstitution of sex-linked lymphopenic immunological deficiency.Lancet,1968,2(7583):1366-1369.

23. Bach FH, Albertini RJ, Joo P, et al.Bone-marrow transplantation in a patient with the Wiskott-Aldrich syndrome.Lancet,1968,2(7583):1364-1366.

24. E Wolff.Vor 50 Jahren:Paul Niehans bringt den Begriff《Zellulartherapie》in die Öffentlichkeit. Schweizerische Ärztezeitung,2002,83:Nr 32/33,S.1726f

25. van Dongen A, Abraham C, Ruiter RA, et al.The influence of adverse reactions,subjective distress,and anxiety on retention of first-time blood donors.Transfusion,2013,53(2):337-343.

# 第二章
## 输血原理

输血治疗常常是现代医学中挽救患者生命和治疗血液相关性疾病的关键举措，输血医学也是现代医学的重要组成部分。然而，面对血液的大量使用[1]，血源供不应求的矛盾凸显和输血相关并发症的频频发生[2]，要提高临床输血水平，更好地发挥输血治疗效果，就必须做好科学合理的临床输血。做好科学合理输血的前提则是透彻了解和正确掌握输血原理。由于输血之主要目的是：①补充因创伤或疾病而减少的血液成分并恢复其生理功能；②消除病变的血液和造血系统的病理作用并恢复其生理功能；③调节失衡的血液生理功能，故了解血液的基本生理功能是理解输血原理的基础。本章首先介绍血液的主要生理功能，继之介绍临床输血原理的四种主要机制。

## 第一节　血液的主要生理功能

血液是生物进化到一定阶段形成的一种含有复杂成分的体液。血液在全身不停地循环流动，通过其复杂的成分及其发挥的功能，起着连接和支持体内各种器官组织和结构的重要作用。所以，认识输血治疗机制的基础首先是认识血液的各种成分及其功能。血液分为血细胞和血浆两部分。血细胞分为红细胞、白细胞和血小板三类。血浆中水分约占90%，另有10%为溶质。血浆中的溶质以血浆蛋白为主（用盐析法可分为白蛋白、球蛋白和纤维蛋白原三类），还有电解质、各种营养物质和代谢产物、酶（包括多种凝血因子）、激素、胆固醇和其他重要成分。血液依赖上述成分的正常含量和质量来实现其主要生理功能：运输、凝血与纤溶、维持内环境稳态和免疫防御。

### 一、运输功能

#### （一）运输营养物质

运输 $O_2$ 是血液最重要的功能。红细胞内的血红蛋白（hemoglobin，Hb）是血液将 $O_2$ 由肺经心脏向组织输送的主要载体。95%的 $O_2$ 与 Hb 在肺泡结合，然后通过心脏的泵血将被带往全身组织。此外，另有 5%的 $O_2$ 以物理溶解于血浆的形式被运输。由于红细胞是 $O_2$ 运输的主要载体，而 $O_2$ 供应又是保障全身细胞中线粒体能量代谢并维持全身细胞基本功能的基础，按用量计算，红细胞输注在各种输血中最常用和最多用。

除 $O_2$ 外，血液还将被消化道吸收的营养物质运送到全身各组织的细胞供新陈代谢所用。血浆中不稳定的小分子物质多与血浆中的蛋白质结合而被运输，例如难溶于水的胆固醇及脂类等；而溶于水的电解质等则主要被血清运输。

#### （二）运输代谢产物

$CO_2$ 是必须被及时排出体外的细胞能量代谢产物。化学结合途径运输的 $CO_2$ 占其总量的94%左右。组织代谢产生的 $CO_2$ 扩散入血后大部分在红细胞内生成 $H_2CO_3$，$H_2CO_3$ 又解离成 $HCO_3^-$ 和 $H^+$。血液中的红细胞将 $HCO_3^-$ 运输到肺部。由于肺泡气中的 $CO_2$ 分压低于静脉血，以 $HCO_3^-$ 形式运输的 $CO_2$ 从血中逸出，扩散到肺泡被呼出体外。除 $CO_2$ 外，血液还将细胞产生的各种代谢产物运送至肾脏和汗腺等排泄器官排出体外，将多种药物和毒物运输到肝脏分解。

#### （三）运输免疫细胞和免疫分子

体内多种免疫细胞和免疫分子经过血液运输，在血液和全身发挥其免疫功能。

#### （四）运输激素

激素由内分泌器官和组织释放后直接进入毛细血管，经血液循环运送到远距离的靶器官发挥作用。部分神经细胞合成的激素沿轴浆流动被运送到神经末梢释放入毛细血管，再由血液运送至靶细胞发挥其生理功能。

此外，经肌内注射吸收入血，或经消化道和皮肤吸收入血,或直接注射入血的药物和毒物,也多是通过血液的运输到达靶器官发挥治疗或致毒作用的。

## 二、凝血与纤溶功能

### (一)凝血功能

血液中主要是血小板和凝血因子参与凝血功能。血管损伤可导致内皮下胶原暴露,激活血小板。血小板通过黏附于血管内皮下组分,并通过血小板与血小板之间的相互黏附先形成血小板血栓,再释放其内容物,促进凝血块形成和血块收缩,达到止血之目的。人体至少有 13 种凝血因子,除 FⅢ存在于组织外,其余均存在于血浆中。血液通过内源性凝血途径(参加凝血的因子全部来自于血液)或外源性凝血途径(参加凝血的因子有来自于血液外的组织因子),以凝血瀑布学说所描述的一系列凝血因子活化的酶促反应,生成纤维蛋白,形成止血栓,实现其凝血功能。

### (二)纤溶功能

由纤维蛋白溶解系统参加的纤溶过程也是一系列蛋白酶催化的连锁反应。其作用是将纤溶酶原转变成纤溶酶,纤溶酶再降解血管内因凝血系统被激活而沉积的纤维蛋白,使止血栓在完成止血使命后逐渐溶解,进而保持血管畅通。

## 三、维持内环境稳态功能

### (一)调节电解质及酸碱平衡

血液依靠其中的多种缓冲对来调节细胞外液的电解质及酸碱平衡。血液中的缓冲对包括碳酸氢盐体系、血浆蛋白体系和磷酸盐体系等,其中碳酸氢盐体系发挥着重要作用。当酸性或碱性物质进入血液循环后,血中缓冲物质可有效减轻酸性或碱性物质对 pH 的影响。

### (二)维持渗透压和体液平衡

由血浆中不能自由透过毛细血管的蛋白质所产生的渗透压称为胶体渗透压。血浆白蛋白分子量虽小但分子数很多,其产生的渗透压占血浆总胶体渗透压的80%。正常的血浆胶体渗透压约为 3.3kPa,其主要功能是保持血液中的水分不透过毛细血管壁进入血管外组织,进而维持正常的循环血液容量。血液的晶体渗透压主要由其中的电解质等小分子维持,与所有细胞外液的晶体渗透压相等,是调节细胞内外水平衡的最重要因素。

### (三)调节体温

血液中的水分有很高的比热,血液循环高效地在机体各部位间传输热能,是人体将体温维持在相对恒定范围的重要环节。

## 四、免疫功能

人体免疫系统由免疫器官、免疫细胞、免疫分子组成,其基本功能是"清除异己、保护自身"。血液中存在多种免疫细胞,包括吞噬细胞(含中性粒细胞和单核细胞)、树突状细胞、自然杀伤(nature killers,NK)细胞、嗜酸性粒细胞、嗜碱性粒细胞、T 细胞和 B 细胞等。血液中还有很多免疫分子,包括黏附分子、免疫球蛋白、补体、各种细胞因子等。血液循环系统是人体免疫系统的重要组成部分,参与机体的体液免疫和细胞免疫。进入血液的病原体和同种异体的异体成分都被视为外来抗原,外来抗原进入机体后被免疫系统识别并产生免疫应答。在体液免疫中,B淋巴细胞表面特异性受体与入侵抗原结合后被致敏,然后分化和增殖,产生相应抗体并释放到血液和其他体液中。抗体具有各自的特异性,能够特异性地结合对应的抗原。细胞免疫主要涉及 NK 细胞和T 淋巴细胞。T 淋巴细胞在外来抗原的刺激下发生增殖反应,转化为效应 T 细胞。效应 T 细胞不仅可以直接杀死被感染的细胞,而且释放一类能在细胞间传递信息、具有免疫调节功能的具有杀伤作用的细胞因子,如白细胞介素、干扰素、肿瘤坏死因子(tumor necrosis factor,TNF)等。

血液的免疫功能在临床输血中意义重大。红细胞血型抗原,尤其是 ABO 血型的发现,以及此后建立的临床鉴定 ABO 血型方法,为选择 ABO 血型配合的血液输注奠定了现代输血医学的基础。

血液的主要生理功能详见本书中的第三章、第五章、第六章、第七章和第十一章。

## 第二节 临床输血原理

血液含有极其复杂的成分,而这些成分又都依赖其在血液中的正常含量而各司其职完成自己的功能。这些功能再有机整合形成全血的主要生理功能,输血正是要恢复因各种原因而受到损伤的血液功能。因此,输血的基本原理和机制总是与血液成分的含量以及其相应的功能有关。由于血液各成分都有自己的生成(造血)、运输、转化等代谢动力学过程,而这些代谢过程又直接决定血液中各成分的含量及其功能,故输血的基本原理也必然与血液成分的代谢动力学(特别是造血)相关联。血液的免疫功能与血液中免疫细胞和免疫分子的功能关系密切，通过输血将其调节在合理的范围常常可以有效地预防和治疗相关疾病。基于上述分析，我们将输血治疗的机制分为：输血的外源性替补机制；输血的内生性替补机制；输血的去除机制和输血的免疫调节机制。而对于一些尚未阐明或显然不属于上述机制的输血治疗方法，则暂时将其归列为"其他"。

## 一、输血的外源性替补机制

自古以来严重创伤和产妇大失血致死的事实使人类认识到血液为"生命之河"，也很自然地产生了给那些因大失血而濒于死亡的人补充血液，挽救他们生命的想法。事实上，这就孕育了人类最初对输血替补机制的认识。在这种认识的驱动下，经历了许多曲折的尝试，终于在1818年由英国的妇产科医师James Blundell完成了将一个人的血输给另一个人的创举。此后，替补性输血在临床治疗大失血的患者中得到日益广泛的应用，并挽救了无数患者的生命。但是，在相当长的时期内，丢失全血就应该输注全血成为一种传统观念，也正是这种传统观念阻碍了成分输血的开展。后来发现，在许多血源缺乏的条件下抢救失血性休克的患者时，只要能补充足够的晶体液或胶体液，能维持正常的循环血容量就可以挽救患者的生命。即使有些患者的失血进一步增多，在补充血容量的基础上只输注已几乎没有凝血功能的库存全血，能提高血红蛋白浓度并恢复血液携氧能力，也可以挽救患者生命。经过反复的临床实践，人们逐渐认识到，尽管血液有复杂的成分及各司其职的生理功能，尽管丢失全血时血液的运输、凝血与纤溶、维持内环境稳态和免疫防御等四大功能均受到不同程度的受损，但机体对这些成分的丢失及其受损功能的耐受能力各异。一般而言，平素健康者在急性失血时，对血容量丢失而导致的血液组织灌注及其综合运输功能受损；对红细胞丢失而导致的血液携氧功能受损；对凝血因子丢失而导致的凝血功能受损；对血小板丢失并导致的止血功能受损；对血液稳定内环境功能的受损和免疫防御功能的受损，机体的耐受能力按上述顺序依次更强。替补性输血的目的主要是修复因血液及其成分丢失而受损的血液生理功能，所以，在对急性失血患者实施科学合理的替补性输血治疗时，应该是在不同的阶段补充不同的血液成分。对库存全血缺点的认识、对血液各成分分离技术的掌握，以及对血液各主要成分有效保存条件的了解和应用[3]，最终使临床

常规开展按需补充单一血液成分成为可能。成分输血已成为当今输血治疗的一个基本指导思想，替补性输血的基本原则也发展为"按功能需求缺什么补什么，按最低需求缺多少补多少"。

### （一）血细胞成分输注

1. 红细胞输注　在相当长的时间里，输注红细胞被认为可用于维持有效循环血容量和提高血液的携氧能力。但在理解血容量的维持主要是依赖于血液中胶体渗透压，使用血浆代用品就可以有效补充血容量，输注红细胞的风险远大于血浆代用品后，输注红细胞的绝对适应证被确定为提高血液的携氧能力[4]。当血液的供氧能力主要因血红蛋白浓度下降，单位容积血液的携氧能力太低而不能满足机体耗氧时，应输注红细胞以提高单位容积血液的携氧能力，进而提高血液循环的供氧能力来满足全身和重要器官的供氧耗氧平衡。

输注红细胞可以治疗先天性核苷酸代谢酶缺乏所致的免疫缺陷性疾病。这类患者由于先天性缺乏核苷酸代谢酶，造成有毒性的核苷酸代谢中间产物在淋巴细胞内大量积累，抑制淋巴细胞的增殖，发育和分化，从而使其免疫功能受损，甚至因反复感染而死亡。令人惊奇的是，这类患者可以通过定期输注浓缩红细胞而得以生存。其原因是正常人体的红细胞中富含核苷酸代谢酶。输入他们的红细胞相当于给患者的血管内输入了半存活期长的酶，使累积于淋巴细胞内的毒性代谢中间产物可以经正常途径被代谢，从而恢复患者淋巴细胞的免疫功能。许多学者仍然认为这种治疗方法实际上还是基于输血的外源性替补机制。因为，虽然红细胞和淋巴细胞是两种不同的血细胞，但实际上两者均含有功能相同的酶。输注红细胞实际上是为淋巴细胞补充了缺少的核苷酸代谢酶，使其能恢复正常的代谢功能和免疫功能，达到治疗免疫缺陷型疾病之目的。

2. 白细胞输注　各种原因使粒细胞减少到一定阈值，血液在外来病原体入侵后不能有效地发挥其趋化运动、吞噬作用和杀菌功能，致使感染难以有效控制时，可考虑输注浓缩白细胞。输注的浓缩白细胞中实际有治疗作用的主要是粒细胞。由于各种高效抗生素及基因重组造血生长因子更加广泛的应用、对输注浓缩白细胞引起的严重不良反应的认识加深，以及不用动员剂就难以获得足量粒细胞供临床输注等原因，目前浓缩白细胞的应用已日益减少[5]。

3. 血小板输注　各种原因导致血小板数量和

（或）功能下降，已出现或极可能出现致命性的大出血，或重要脏器和部位出血（如颅内出血）时，应考虑输注血小板。

研究表明，一种血细胞对其他血细胞的生长或功能也有一定的调控作用。例如，红细胞在机体的免疫防御方面也有重要的作用，有人还提出了红细胞免疫系统的概念。红细胞的免疫功能主要是以其细胞膜表面存在的 I 型补体受体为基础，在清除循环免疫复合物方面起主要作用。此外，研究还发现红细胞有促进吞噬、识别和存储抗原，以及抗原呈递、增强 T 细胞免疫反应性等免疫功能。而以免疫防御为主要功能的白细胞，则在调节造血方面有重要作用。如 T 细胞产生的白细胞介素 3，对红系、髓系、巨核系的祖细胞都有刺激其增殖和分化的作用。单核-巨噬细胞则通过直接或分泌多种调控因子（也可能与 T 细胞协同），对红系造血有重要的调控作用。血小板富含的转化生长因子 β 就是一种重要的造血负调控因子。这些发现提示，各种血细胞的成分输注可能不仅仅限于简单的替补作用，其作用也可能是多样性的。

**（二）血浆输注及冷沉淀输注**

现在临床使用的血浆主要是新鲜冰冻血浆（fresh frozen plasma，FFP），系单采获得的血浆或全血采集后于 6~8 小时内在 4℃ 离心制备的血浆，迅速在 -30℃ 以下冰冻成块而制成。FFP 含有全部的凝血因子及血浆蛋白，其浓度与 6~8 小时内采集的全血相似。通过补充 FFP 能向循环血液中补充各种凝血因子，纠正各种原因导致的因凝血因子浓度下降而引发的凝血功能异常，维持血液的正常凝血功能。例如，机体大失血时可因大量的凝血因子丢失，出现病理性凝血功能障碍而加重失血，甚至引发弥散性血管内凝血（disseminated intravascular coagulation，DIC）。此时，应及时给患者输注 FFP。

冷沉淀中含有丰富的因子Ⅷ、纤维蛋白原及血管性血友病因子等。因此，冷沉淀输注对甲型血友病患者、各种先天性或获得性纤维蛋白原缺乏症（如严重创伤大失血患者及 DIC 患者）、血管性血友病等，是重要的替补治疗方法。

**（三）人血白蛋白输注**

由于替补机制主要是将水平低下的血液成分补充到能发挥正常生理功能所需的最低水平，所以临床上常常结合疾病的病因、发病机制、血液成分的代谢动力学过程和该成分的生理功能来制订疾病的治疗方案。利用人血白蛋白的替补性机制治疗某些疾

病就充分地体现了这一临床思维和决策的逻辑性。例如：①肝脏合成白蛋白需要从消化系统获得氨基酸等营养物质，故输注人血白蛋白可治疗营养不良时的低白蛋白血症及其导致的组织水肿。②白蛋白由肝脏合成，其寿命只有 20 余天，故输注人血白蛋白是纠正急性肝衰竭后低白蛋白血症的唯一有效措施。③白蛋白在肝脏合成后约 40% 分布于血管内以维持 80% 的血浆胶体渗透压，进而保持水分在血管内，故在成人呼吸窘迫综合征或脑水肿等重要脏器和组织水肿时，输注人血白蛋白可有效地减轻肺间质水肿和脑水肿。④在一些病理情况下白蛋白的分解会加快，当其丢失的速度超过肝脏的合成速度时，低白蛋白血症随之发生。严重感染、严重创伤和烧伤时白蛋白分解加速（如烧伤面积达 50% 时，白蛋白的分解速度是正常的 2 倍）。此时临床上常常使用人血白蛋白来治疗低白蛋白血症。⑤白蛋白异常丢失。如多种急性肾炎时肾小管的通透性增加，使大量白蛋白经肾脏和尿液丢失。给这类患者输注 25% 白蛋白溶液对缓解全身水肿常有满意的疗效。⑥医源性血浆低胶体渗透压。心脏手术体外循环时因使用额外的管道使循环血量增加约 50%。如果体外循环前仅在管道内预充晶体液则可导致体外循环中血液的胶体渗透压下降，全身组织水肿。用晶体液和白蛋白合用作为体外循环预充液则可避免或减轻这一问题。长期接受血液透析的患者也可因白蛋白的丢失导致医源性的低白蛋白血症和血容量减少，输注 25% 白蛋白可治疗胶体渗透压和血容量的不足。

如前所述，尽管丢失全血时血液的所有成分及其功能均有不同程度的受损，但机体对这些成分的丢失及其受损功能的耐受能力各异。因此，利用替补机制进行成分输血时，临床医师应根据病程和病情的发展选择输注一种血液成分，或选择同期联合使用多种血液成分，或选择前后序贯使用不同的血液成分。例如，对一位平素健康但在手术中急性失血的患者，早期失血时（丢失<50% 的循环血容量）只需单一使用血浆代用品以维持循环的总血容量和综合运输功能即可；若失血增加到中度失血时（丢失>50% 的循环血容量），常常需要同期联合输注血浆代用品以维持有效循环血容量和输注红细胞以维持血液的携氧能力；若失血进一步增加影响到凝血功能时，需在以前成分输血的基础上，序贯联合使用 FFP、纤维蛋白原和冷沉淀、甚至血小板以维持凝血功能的基本正常；如果仍然持续快速失血，则需要按照采自全血量 1:1:1 的比例将红细胞、FFP 和血

小板同期打包输注。

长期的临床输血实践和相关的科学研究使人们认识到,依据外源性替补性机制实施的成分输血,其主要目的是恢复血液中该成分所发挥的基本生理功能。如果能够人工合成具有某种血液成分或细胞的功能,又能安全使用和工业化批量生产的药品(特别是不传播传染病和不干扰免疫功能的药品),就应该能替代这种成分的输血。这在输血替补性机制的认识上又是一次质的飞跃。基于这种认识上的深化和积极实践,人们在血浆代用品,特别是人工胶体液的研制和生产,以及使用人工胶体液替代血浆和白蛋白治疗低血容量取得了巨大成功[6]。近年来,人们又在积极研制具有红细胞携氧功能的红细胞代用品[7]和具有止血功能的血小板代用品。当然,人工产品能完成红细胞和血小板的主要功能要比血浆代用品完成维持血容量的功能复杂得多,其研制并能成功用于临床所需的投入也要更多,所需时间也将更长。

## 二、输血的内生性替补机制——再生与移植

利用再生与移植的机制,可通过给患者使用造血生长因子,或造血干细胞来修复或再建造血功能低下或病变的造血系统,将血液中的血细胞恢复到正常浓度,进而恢复其正常生理功能,达到对造血系统相关疾病进行治疗之目的。

### (一)造血生长因子

生物学的再生(regeneration)是指生物体对失去的结构重新自我修复和替代的过程。造血生长因子(haematopoietic growth factors)是机体对造血干细胞的自我再生、增殖、分化、成熟及凋亡进行调控的一类关键物质。早年,输血的主要成分主要是来源于同种异体献血者的全血和血细胞。随着促红细胞生成素、人粒细胞集落刺激因子和血小板生成素的先后发现,以及对它们主要生理功能的确定,人们意识到使用这些造血生长因子可以自我修复患者的造血功能,达到内生性血液替代治疗之目的。自20世纪70年代以来,基因重组蛋白工程技术的飞速发展使得造血生长因子的生物工程取得了革命性的突破,可以规模化生产大量纯化的重组人促红素、重组人粒细胞集落刺激因子、重组人血小板生成素等,使造血生长因子的研究从实验室进入了临床应用,由此产生的内生性血液替代疗法取得了令人鼓舞的治疗效果[8]。

1. 重组人促红素 促红细胞生成素主要在肾脏合成,可以促进红系细胞的生长和分化,刺激红系池的扩大并促进红细胞的成熟。重组人促红素的应用填补了在临床上利用再生机制治疗重度贫血的空白。重组人促红素的主要适应证为慢性肾衰竭引起的重症贫血和恶性肿瘤化疗中的继发性贫血。对准备接受大失血手术的患者在实施贮存式自体输血时,术前应用重组人促红素可发挥其对红细胞的动员作用,使患者自体红细胞生成和成熟的速度加快,进而实现:①提高手术期间患者血液中红细胞浓度而增强对失血的耐受力;②手术后可通过内生性血液替代机制使患者的贫血状态尽快得到纠正。

2. 重组人粒细胞集落刺激因子 正常人体中粒细胞刺激因子由活化的单核细胞、成纤维细胞、内皮细胞等分泌,其最主要的生理作用是特异性刺激和调节粒系祖细胞的增殖、分化、成熟和功能活化。因此,重组人粒细胞集落刺激因子能增加血液中性粒细胞的浓度,其适应证为肿瘤化疗引起的中性粒细胞减少症,各种骨髓移植后的骨髓功能重建,再生障碍性贫血和骨髓增生异常综合征等各种特发性和先天性中性粒细胞减少症。

3. 人促血小板生成素 人血小板生长因子(thrombopoietin,TPO)主要由肝细胞生成,是促进巨核细胞和血小板生成最主要的特异性调节因子。TPO多用于各种肿瘤放疗和化疗导致的血小板减少症,慢性非特异性血小板减少性紫癜等。TPO还可用于提高健康献血者的血小板采集量。

### (二)造血干细胞移植

造血干细胞(hemopoietic stem cell,HSCs)是一切血细胞的源头细胞,骨髓是其主要来源。当机体需要时,部分HSCs被动员并可进一步分化为各血细胞系,如红细胞系、粒细胞系、单核-巨噬细胞系、巨核细胞系以及淋巴细胞系。因此,骨髓HSCs可作为种子细胞被移植在活体来重建全部造血细胞。如果HSCs来自于患者自身或同卵双胎的孪生兄弟或姐妹,这称为同基因HSCs移植,理论上可视为前述的再生机制。但现在临床上更多应用的是异基因HSCs移植,按照供者与患者有无血缘关系分为:血缘关系供者HSCs移植和无血缘关系供者HSCs移植(即无关移植);按照采用的HSCs来源又可分为三种:①经动员采集的外周血造血干细胞;②骨髓造血干细胞;③脐带血造血干细胞。与造血生长因子通过再生机制来修复造血系统的最本质区别在于,异基因HSCs移植是重建一个基因与受体完全不同

的造血系统,最终通过新的造血系统生成与原有血细胞具有不同基因,但生理功能又是完全一样的血细胞,来治疗与原造血系统相关的疾病。HSCs 移植的过程首先是"清髓或减毒预处理",即患者先接受超大剂量(通常是致死剂量)的放疗或化疗,有时还联合使用其他免疫抑制药物,以清除患者骨髓中的肿瘤细胞和异常克隆细胞,同时也清除了患者自身原有的 HSCs。此后再通过回输采自他人的 HSCs,重建正常的造血系统、恢复其正常的造血功能、生成正常的血细胞。异基因 HSCs 移植时的 HSCs 来源于正常供者,无肿瘤细胞污染,且移植物有免疫抗肿瘤效应,故复发率低,长期无病生存率(也可以理解为治愈率)高,适应证广泛,甚至是某些疾患唯一的治愈方法。基于上述机制,HSCs 移植可用于治疗许多造血系统疾病,包括:①HSCs 异常引起的造血系统恶性肿瘤,如急性白血病、慢性粒细胞白血病、淋巴瘤、多发性骨髓瘤、骨髓增生异常综合征等。异基因 HSCs 移植常常是治愈这些疾病的唯一手段。②某些非恶性肿瘤的造血系统疾病,如重型再生障碍性贫血、地中海贫血等。

### 三、输血的去除(置换)机制

从认识和实践的发展规律上看,把替补人体所缺少的正常血液或血液成分的治疗原则,延伸到去除人体血液中多余的或病变的血液成分必然是顺理成章的事。从治疗机制上说,前者为替补,后者则为去除。成分输血中使用的血液成分单采技术的发展导致了基于去除机制的输血治疗,即治疗性血液成分去除或置换术(therapeutic blood components apheresis,TBCA)的出现。TBCA 主要通过血细胞分离机将患者血液引入体外,经重力离心或膜分离等方法集中分离并去除病理性的血细胞或其他血液成分,再将正常的血液成分回输给患者。这样就可以减少和去除血液中多余或病变的成分,达到治疗疾病之目的。有的血细胞分离机不仅可以将血浆和血细胞分开,还能将血细胞分成红细胞、白细胞或血小板,这就为去除人体血液中多余的或发生病理变化的某一种血细胞创造了条件。在此基础上,人们还采用多克隆或单克隆抗体免疫吸附柱,以去除血液中特定的血细胞或蛋白质成分。其中最令人感兴趣的是,通过特异性去除免疫细胞亚群来控制和调节免疫系统功能。这些都可望将来在临床上有广泛的应用。

根据疾病类型、治疗目的及血细胞分离机应用

程序,可将 TBCA 分为治疗性血细胞去除术和治疗性血浆成分置换术。这些技术已用于几十种疾病的治疗,涉及血液学、肿瘤学、产科学、心脏病学、临床免疫学、内分泌学、神经学等(详见本书第四十四章)。

#### (一)治疗性血细胞去除术

1. 治疗性红细胞去除术 应用这项技术可去除造血系统恶性增生所产生的过量红细胞,如真性红细胞增多症;治疗由于遗传等因素所致的红细胞功能异常性疾病,如遗传性血色病和镰状细胞贫血;去除有病原体寄生的红细胞,控制某些严重的寄生虫疾病,如脑型疟疾等。

2. 治疗性白细胞去除术 本技术可去除各类造血系统恶性增生性疾病产生的过量病理性白细胞,以减轻过量粒细胞或淋巴细胞对机体的致病作用。常用于多种白血病,如慢性粒细胞白血病、慢性淋巴细胞白血病、高白细胞性白血病和毛细胞白血病等。

3. 治疗性血小板去除术 利用血细胞分离机通过血小板单采程序去除患者体内异常增多的血小板,可使血小板计数在短期内迅速下降,减少功能异常的血小板和改善患者血液的高黏滞状态,预防出血和血栓的发生。治疗性血小板去除术最多用于原发性血小板增多症。

#### (二)治疗性血浆置换术

治疗性血浆置换术(therapeutic plasma exchange,TPE)是先将患者血液采集到体外,通过离心、膜滤或吸附等方法分离并去除患者血浆中的关键病理性成分,再将正常血液回输给患者,达到治疗疾病之目的。使用 TPE 时选用不同吸附柱安装在分离机上就可以有针对性地治疗不同疾病。例如,葡萄球菌蛋白 A 制成的免疫吸附柱可特异性去除免疫球蛋白和免疫复合物,从而使一些自身免疫性疾病的病情得以缓解。有人把这种治疗方法称之为选择性或特异性血浆置换法,符合当今个体化和精准治疗理念的发展方向。现在,TPE 已被列为吉兰-巴雷综合征、重症冷球蛋白血症、重症肌无力胸腺切除手术前、噻氯匹定导致的药物相关的血栓性微血管病等20 种疾病的一线治疗方案[9](详见第四十四章"治疗性血浆置换")。临床上 TPE 常用于:

1. 去除抗体 例如:①部分甲型血友病患者在接受Ⅷ因子后产生同种抗体而对输注Ⅷ因子无效。血浆置换可快速清除抗Ⅷ因子抗体,达到治疗目的。②骨髓移植时,受者与供者的 ABO 血型不合可使受

者产生抗 A 或抗 B 抗体而引起溶血反应。对此类患者在移植时采用大剂量血浆置换来去除上述抗体，则可防止此类溶血的发生。③应用免疫吸附柱的 TPE 可迅速选择性降低对规范治疗无效的重症肌无力患者体内的乙酰胆碱受体的抗体（一种自身抗体）效价，恢复神经肌肉接头功能和呼吸肌及吞咽肌的正常收缩，缓解致命的呼吸困难和吞咽困难。

2. 去除过多的血浆蛋白　家族性高胆固醇血症是由于肝脏中特异性的低密度脂蛋白-受体减少或缺乏，导致肝脏对血液循环中低密度脂蛋白-胆固醇的清除能力下降，进而引起循环血液中低密度脂蛋白-胆固醇的水平明显升高而伴肌腱黄色瘤和早发冠心病。血浆置换疗法可有效降低过高的低密度脂蛋白水平，减轻其对皮肤和血管的损伤，达到缓解病程、改善症状及延长生存期之目的。

3. 去除过多的激素　血液有运输激素的功能，因此也可以将血液设置为一个调节靶器官激素水平的关卡。应用 TPE 就可以清除甲状腺功能亢进危象患者循环血液中过多的甲状腺素，迅速降低其血中水平，缓解甲亢危象，提高抢救成功率。

4. 去除外源性毒物或过量药物　同理，利用血液的运输功能和 TPE 技术，也可将血液设置为一个降低靶器官中药物和毒物水平的关卡。对急性重症有机农药中毒、重度毒菌中毒、某些药物（如镇静催眠药、麻醉药、洋地黄等）中毒以及某些中毒物不详的患者，在常规方法无效的情况下可应用 TPE 来降低过量药物和致毒物质在血中和靶器官中浓度，挽救患者生命。

### 四、输血的免疫调节机制

利用输血的免疫调节机制可以抑制过强的免疫反应，也可以增强过低的免疫功能，使受血者体内的免疫功能达到新的平衡而治疗与免疫功能相关的疾病。

#### （一）抑制免疫功能的机制

现在认为同种异体输血可广泛地降低患者对各种抗原攻击的免疫应答，导致免疫抑制。早期，确认输血具有免疫抑制作用与发现输血能改善肾移植的存活率有关。1973 年 Opelz 等人首先发现，接受肾移植前输过血的患者，其移植物存活率高于未曾输过血的患者。后来，Opelz 等又通过对 19 个国家 200 多个单位收集到的 2014 例肾移植数据分析，证明肾移植前输过血的患者存活率高于未输血患者。输血能改善肾移植存活率，可用下述机制加以解释：①输

血后的非特异性免疫抑制。这包括降低辅助 T 细胞，抑制 T 细胞的比率，降低 NK 细胞活性，降低巨噬细胞抗原呈递功能等；②抗原特异性免疫抑制。输血可通过直接的细胞克隆灭活作用、抗独特型网络的形成和抑制性 T 细胞的生成，影响抗原特异性免疫抑制。基于上述临床发现和对机制理解，在过去很长一段时间，肾移植前给患者输血在许多移植中心都很普遍。近年来，由于高效免疫抑制剂，如环孢素和他罗利姆（tacrolimus）等药物的问世，术前未输血患者的移植肾存活率已大为改善，输血的"有益效应"逐步减弱。目前大多数移植中心并未特意为延长移植肾的存活期进行输血，而是根据病情需要决定是否输血[10,11]。

用静脉注射免疫球蛋白（intravenous immuno-globulin，IVIG）治疗原因不明的习惯性流产，也可以用其抑制孕妇的某种特异性免疫反应来解释。原因不明的习惯性流产占流产的 70% 以上，通常被认为与免疫因素有关。按免疫学观点，妊娠也属一种异体移植。正常情况下，孕妇在妊娠过程中受到来自异体（丈夫和胎儿）的人类白细胞抗原（human leukocyte antigen，HLA）致敏，其 B 淋巴细胞可产生针对丈夫淋巴细胞的 HLA 抗体，形成了复杂的保护性免疫应答，可保护胎儿不受排斥。而原因不明习惯性流产的妇女，常常缺乏 HLA 抗体和这种保护性免疫应答。由于 IVIG 制品是从上万份健康人群混合血浆中分离得到的，含多价的完整抗体谱，自然也包括 HLA 抗体，因此能有效地治疗原因不明的习惯性流产。

IVIG 治疗自身免疫性中性粒细胞减少症和原发免疫性血小板减少症（immunologic thrombocytopenic purpura，ITP），也被认为是其能通过调节机体免疫功能而治疗自身免疫性疾病的例子。以 ITP 为例，患者的血小板先被自身免疫性血小板相关抗体特异性结合并覆盖，然后巨噬细胞通过其表面的 Fc 受体和覆盖在血小板上的 IgG 结合，将血小板迅速但是又有限度地从循环血液中吞噬清除，导致血小板减少并出现自发性出血。大剂量 IVIG 输注后，有数量比血小板更多的红细胞被 IgG 覆盖，致使大量巨噬细胞的 Fc 受体被饱和，相对减少了巨噬细胞与覆盖 IgG 的血小板结合的机会，从而减慢了血小板被廓清的速度，延长了血小板在循环中的生存时间，血小板迅速升高，出血症状得到很好控制。

#### （二）增强免疫功能的机制

1. 免疫细胞治疗　这种疗法主要是将患者自

体的免疫细胞分离采集,在体外培养、增殖、激活,再回输到患者体内,以增强这些免疫细胞杀伤肿瘤细胞和一些病毒的功能。免疫细胞治疗中可使用 NK 细胞、树突状细胞和 T 淋巴细胞等。

(1)NK 细胞:NK 细胞是一种细胞质中具有大颗粒的细胞,因其非专一性的细胞毒杀作用而被命名。NK 细胞识别靶细胞是非特异性的,活化的 NK 细胞可合成和分泌多种能杀伤靶细胞的细胞因子,包括:①能溶解多种肿瘤细胞的穿孔素;②可选择性杀伤和裂解靶细胞的 NK 细胞毒因子;③能改变靶细胞溶酶体的稳定性,导致多种水解酶外漏的 TNF 等。所以,NK 细胞可用于:抗病毒感染,选择性地杀伤被病毒感染的靶细胞,而对正常细胞有保护作用;免疫监视和增强免疫功能,杀伤突变的白血病和骨髓瘤等肿瘤细胞。

(2)树突状细胞:树突状细胞(dendritic cell, DC)是由加拿大学者 Steinman 于 1973 年发现的,因其成熟时伸出许多树突样或伪足样突起而得名。未成熟 DC 具有较强的迁移能力和抗原吞噬能力,在摄取抗原或受到某些因素刺激时即分化为成熟 DC。成熟 DC 由接触抗原的外周组织迁移进入次级淋巴器官,与 T 细胞接触后可有效激活初始型 T 细胞。以 DC 为基础的细胞治疗是目前肿瘤生物治疗的发展方向之一。应用肿瘤相关抗原或抗原多肽在体外冲击致敏 DC,再回输于载瘤宿主,可诱发特异性的抗肿瘤免疫反应。DC 在治疗乙型肝炎方面也有报道。

(3)嵌合抗原受体 T 细胞(chimeric antigen receptor T-cell,CAR-T):CAR-T 免疫治疗的概念虽已出现多年,但近几年才被改良使用到临床上。CAR-T 的基本原理是在体外对肿瘤患者自身的 T 细胞经过嵌合抗原受体的改造,赋予这些 T 细胞以 HLA 非依赖方式的识别肿瘤抗原的能力后再回输给患者,进而实现对相应肿瘤的特异性治疗。当前,CAR-T 被认为是最有广阔前景的肿瘤治疗方式之一,在急性白血病和非霍奇金淋巴瘤的治疗上有着显著的疗效,也有治疗肺癌、卵巢癌和前列腺癌等肿瘤的报道。

2. 免疫调节性单克隆抗体治疗 应用单克隆抗体蛋白或单克隆抗体融合蛋白,调节免疫细胞与肿瘤细胞交互反应的信号系统,可阻断"负性"信号传递,解除免疫抑制;或增加"正性"信号传递,增强对免疫效应细胞的活性激发。免疫调节性单克隆抗体治疗能明显提升免疫系统对恶性淋巴瘤等多种实

体肿瘤杀灭的深度和广度,提升治疗效果和延长患者的生存时间。

3. 免疫球蛋白治疗 免疫球蛋白是正常人体血液中存在的具有抗体活性的免疫分子。临床上常用的 IVIG 是从上万份健康人群混合血浆中分离得到的浓缩免疫球蛋白制品,含有正常人的 $10^7$ 种特异性 IgG,具有针对非自身抗原和自身抗原完整功能的正常抗体谱。IVIG 是临床用量较大的血液制品之一,静脉注射后能在短时间内使血液循环中的 IgG 水平高达健康人水平的 3~6 倍,而发挥较好的抗感染效果和免疫调节效果。经静脉注射体内的 IVIG 常用于各种免疫缺陷性疾病,如艾滋病;细菌、病毒、真菌等多种病原体导致的各种感染性疾病,特别是重症病毒性感染、新生儿感染,防治干细胞移植和器官移植后感染。

4. 具有免疫功能的细胞因子治疗 现在临床上最为多用的具有免疫功能的细胞因子有干扰素和 IL-2。

(1)干扰素:干扰素是特异性信号糖蛋白,能激发免疫系统连锁性的保护性免疫,清除病原和肿瘤。Ⅰ型干扰素可诱导其他细胞产生一些生物活性分子,抑制病毒 DNA 和 RNA 的生成及复制,进而干扰病毒的复制,保护细胞避免病毒的继续感染。Ⅰ型干扰素常用于治疗乙型和丙型肝炎。Ⅱ型干扰素具有调节免疫系统的功能,激活巨噬细胞和 NK 细胞清除肿瘤的作用。Ⅱ型干扰素可与其他规范治疗方法合用于多种肿瘤,如慢性粒细胞白血病,多发性骨髓瘤和皮肤 T 细胞淋巴瘤等。

(2)白细胞介素 2:IL-2 是细胞因子家族中白细胞介素 36 个亚家族的一个成员。IL-2 由活化的 T 细胞产生,能与 T 细胞、B 细胞、NK 细胞、树突状细胞和巨噬细胞上相应的受体结合,刺激这些细胞增殖和成熟而发挥各自的功能。IL-2 对血液肿瘤,特别是白血病的治疗有一定作用。

## 五、其 他

紫外线照射自身血的回输。先抽取患者少量的自身静脉血(2.0ml/kg),经紫外线照射后再输回体内。该治疗技术的机制尚未完全阐明,一般认为紫外线为高能量的光量子,经其照射后血液中的酶类和其他大分子产生能量跃迁,诱发体内一系列化学反应后产生以下三种生物效应:①杀菌消炎、提高机体免疫功能;②增加血氧饱和度和组织供氧;③改善微循环和纠正脂质代谢。紫外线照射自体血回输在

临床上有一定的适应证，尤其是治疗败血症和感染性休克。对各型白血病和恶性淋巴瘤等可提高抗癌药物的疗效，减轻化疗和放疗后的各种不良反应。也有报道对缺血缺氧性疾病、神经系统及心血管疾病的治疗效果显著。在此需要指出的是，上述治疗作用目前均尚无强有力的循证医学证据。

人血白蛋白治疗胆红素脑病（核黄疸）。白蛋白的分子中带有 19 个负电荷，能结合血中的药物和内源性物质，如胆红素、脂肪酸及激素等。新生儿溶血病时血中胆红素增高，主要是未结合胆红素增高。后者可透过血脑屏障进入中枢神经系统，在大脑基底核、视丘下核、苍白球等部位引起病变。给新生儿溶血病患者输注的白蛋白可以结合血液中游离的未结合胆红素，减少其进入中枢神经系统而降低胆红素脑病的发生率。

中医学虽然在传统上没有西方医学的输血，但中医学以"调和"为医治目标，仍然有很多治疗方法同样能达到现代西医输血治疗的一些目的。如中医的"补血载气和补气活血"就是一种有效的内生性造血替代疗法；"清热凉血"可以减少血小板的破坏；"疏肝健脾"能促进凝血因子的生成；"养肝固肾"可提升血浆蛋白。

依据本章对输血治疗机制的分类可以看出，有些输血技术防治疾病的原理可被归类为不同的机制。如使用治疗性血浆置换术去除某些抗体来治疗甲型血友病、骨髓移植后的溶血、或重症肌无力，按照使用的基本技术可归类于输血的去除机制，而按治疗目的又都可以归类于输血的免疫调节机制。

同其他事物一样，基于任何机制的输血治疗都有其优点和局限性。临床医师应根据疾病的发病机制、病程进展和是否合并其他疾病等特点，利用不同机制输血方法之间的优点互补，科学地采取同期联合使用不同机制的输血治疗方法，或前后序贯使用不同机制的输血治疗方法，来获得对疾病的最佳治疗效果。如采用血浆置换术治疗血栓性血小板减少性紫癜（thrombotic thrombocytopenia purpura，TTP）时，选用正常人 FFP 为置换液会有更好的疗效。因为这样既可通过血浆置换术（利用去除机制）减少患者血浆中聚集血小板的成分，又可通过使用正常人的 FFP（利用外源性替补机制）增加患者血浆中所缺少的、可抑制血小板聚集的活性成分，最终使患者的血液组成趋于正常，取得良好的治疗效果。

输血治疗与非输血方法的联合应用也十分重要。如抢救大失血患者时，输注 FFP 和血小板可利用外源性替补机制恢复血液的凝血功能，但同时必须与患者保温措施相结合。因为，大失血极易导致体温下降，而凝血是一系列的酶促反应，所有凝血因子在正常体温才能发挥其最大的作用。又如，现已认识到对于很多恶性肿瘤，任何一种单一方法的治疗方案都难以达到满意的治疗效果。人们正在探讨如何在规范的化疗、放疗和手术治疗的基础上，科学地结合输血领域的免疫细胞治疗、单克隆抗体治疗和细胞因子治疗，制订更加优化的组合治疗方案，获得更佳的治疗效果。

与现代医学的其他分支相比，输血医学毕竟是一门年轻的学科。虽然在临床的实际应用方面已有了长足的进步，但输血医学的基础研究还较薄弱，有关输血治疗机制的研究更少，目前也还没有提出一个满意的归类方法。随着临床实践经验和基础科学研究成果的积累，对输血机制的认识必将更加全面和深入，这必将为科学安全输血奠定更好的基础，为输血医学的发展开拓更为广阔的空间，为患者带来更多的福音。

（刘　进）

# 参 考 文 献

1. World Health Organization. 10 fats on blood transfusion. http://www. who. int/features/factfiles/blood_transfusion/en/. Reviewed June 2015.［2017-01-09］.

2. World Health Organization. Adverse effects of transfusion// Clinical transfusion Practice：Guidelines for Medical Interns. 2010,19-26.

3. Koch CG，Li L，Sessier DI，et al. Duration of red-cell storage and complications after cardiac surgery. N Engl J Med，2008, 358(12)：1229-1239.

4. Carson JL，Grossman BJ，Kleinman S，et al. Red blood cell transfusion：a clinical practice guideline from the AABB. Ann Intern Med，2012,157(1)：49-58.

5. 付涌水，钱开诚. 血液成分的临床应用// 付涌水. 临床输血. 第 3 版. 北京：人民卫生出版社，2013.

6. Alderson P，Bunn F，Li Wan，et al. Human albumin solution for resuscitation and volume expansion in critical ill patients. Cochrane Database Syst Rev，2012,6：567-571.

7. Djordjevich L，Miller IF. Synthetic erythrocytes from lipid encapsulated hemoglobin. Exp Hemotol，1980,8(5)：584-592.

8. Mikhail A and Farouk M. Epoetin biosimilars approved in Europe：Five year on. Adv Ther，2013,30(1)：28-40.

9. Schwartz J，Winters JL，Padmanabhan A，et al. Guidelines on the use of therapeutic apheresis in clinical practice-evdence-based approach from the Writing Committee of the American

Society for Aoheresis：The Sixth Special Issue. J Clin Aphre，2013，28（3）：145-284.

10. Ramsey G，Mintz PD. Transfusion practice in solid organ transplantion//Mintz PD. Transfusion Therapy：Clinical Principles and Practice. 3rd ed. Bethesda：AABB Press，2011：339.

11. 田路.实体器官移植患者的输血治疗//田兆嵩，田路.临床输血进展.成都：四川出版集团.四川科学技术出版社,2010.

# 第三章
## 免疫血液学基础

免疫血液学（immunohematology）是免疫学的一个分支，主要研究血液成分的抗原、抗体以及抗原和抗体的相互作用。1900年ABO血型的发现，不仅象征免疫血液学的诞生，而且使数百年来人们尝试以输血挽救生命成为一种科学的临床治疗方法。免疫血液学在输血医学中扮演重要角色，当今临床输血不良反应的首要原因仍然涉及免疫血液学方面的问题。血型是人类的一种遗传性状，其最初定义是指红细胞表面抗原的遗传学差异，而后发现血液中的白细胞、血小板、粒细胞等有形成分，以及血浆蛋白等无形成分都具有各自的遗传标记，因此广义的血型定义扩展为血液成分的遗传多态性。20世纪60年代，人类白细胞抗原被发现，免疫学衍生出另一个分支免疫遗传学（immunogenetics）。进入21世纪，随着人类基因组DNA序列的破解，人们开始在分子水平上研究血型抗原的分子结构、血型基因的结构和表达，并根据血型基因的DNA序列来检测血型，由此产生了分子免疫血液学（molecular immunohe-matology）、血型基因组学（blood group genomics）等新的学科。本章将介绍免疫血液学及其相关学科的基本原理和应用，一些过于详细的描述可以查阅本章的参考文献。

## 第一节　免疫血液学发展简史

### 一、免疫血液学的诞生

1900年2月奥地利免疫学家Karl Landsteiner（1868—1943年）在他发表的第13篇论文注解中，描述了人类红细胞的凝集作用，指出同一物种的不同个体之间存在差异[1]。一年后他发表了具有历史意义的第17篇论文《正常人血液的凝集作用》[2,3]。这篇以德文发表的论文，描述了人类血液中存在一些天然产生的凝集素，它们能够凝集其他人的红细

胞，导致发现人类第1个ABO血型系统，也是第1个被确认的人类孟德尔遗传性状。

1901年到1903年间，Landsteiner曾指出人血相输可能产生休克、黄疸、血红蛋白尿等症状。1907年Hektoen报告输血有引起溶血反应的危险性[4]。1911年美国血清学家Ottenberg建立了临床鉴定ABO血型方法，并选择ABO血型配合血液输注[5]，自此输血疗法走上了一条康庄大道，为日后的输血医学学科奠定了基础。

虽然Landsteiner已被人们以"血型之父"的誉称在历史上定位，但是他的学术思想、他所开拓的研究领域以及他对人类生活的贡献，远远超越血型研究范畴。终其一生，总共发表345篇学术论文，出版《血清学反应特异性》专著。他的血清学理论统治了免疫学近半个世纪[6-8]。在近代免疫学革命兴起之际，他重拾被他推倒的细胞免疫学说，返回免疫学的正确方向，并荣获1930年诺贝尔医学奖。在1912年到1966年间的24位诺贝尔医学奖获得者中，只有Landsteiner可以和物理学家Albert Einstein（1879—1955年）相媲美[9]。

### 二、免疫血液学技术

以抗原抗体反应为基础的血清学方法，是免疫血液学的经典技术。在发现ABO血型后近一个世纪中，使用细胞凝集技术在几乎所有血液成分中都检测出同种抗原，从广义上说它们都属于人类血型。正如血型研究权威、英国知名学者Race和Sanger在他们的经典著作《人类血型》一书中所说，"有关血型的巨大知识源于简单的凝集反应试验"[10]。如今红细胞凝集试验已成为检测红细胞血型的"金标准"[11]。1945年Coombs发明抗球蛋白技术，可以检测被不完全抗体致敏的红细胞[12]，导致发现大量红细胞血型系统[13]。同样使用细胞凝集技术，1956年检测出血清免疫球蛋白同种异型Gm因子[14]，1958

年检测出人类白细胞抗原 HLA 系统[15]，1959 年检测出血小板抗原 HPA 系统[16]，1960 年检测出中性粒细胞抗原 HNA 系统[17]。

### 三、分子免疫血液学

在免疫血液学的历史中，20 世纪基本上使用血型血清学和生物化学技术，以及经典遗传学方法，研究血液组分的抗原、抗体及其相互作用，在表型水平上阐述血型抗原及其多态性的遗传学基础。20 世纪后半期，分子生物学领域建立起 DNA 重组和基因克隆技术，为体外研究基因结构和表达提供了必不可少的工具。1990 年 ABO 血型基因被克隆，可谓免疫血液学从凝集反应走进 DNA 的里程碑[18]。从 20 世纪 90 年代起，血型基因相继被克隆，基因结构被阐明并在体外得到表达[19,20]。进入 21 世纪，人类基因组的研究带动了整个生物医学向分子水平发展，在此背景下产生了"分子免疫血液学"学科。它作为免疫血液学的一个新分支，使用分子生物学技术，在基因水平上研究血型抗原多态性的分子基础，解释免疫血液学中观察到的一些现象。2003 年"人类基因组计划"完成后，生物医学研究进入了后基因组时代，一门新的"血型基因组学"学科应运而生。今日不仅有可以从分子水平上解释人类血型的生物学功能，而且建立了一套以 DNA 为基础的血型基因分型技术，某些血型表型分型已被基因分型所取代[21]。

## 第二节 免疫学基础

免疫学是一门诞生于 19 世纪 80 年代的古老的学科，在器官、细胞和分子水平上研究机体免疫系统组织结构和生理功能。在人类与疾病长期斗争过程中，免疫学与生物科学相互渗透形成众多边缘学科，跨越 3 个世纪经久不衰。特别是在 21 世纪后基因组时代，免疫学研究进入基因水平，继续保持旺盛的创新活力，成为现代生命科学领域的前沿学科之一。本章仅介绍与输血相关的一些免疫学基本概念，如果想更深入了解，请见本章的主要参考书籍[22-26]。

### 一、人体免疫系统和免疫应答

人体免疫系统器官又被称为淋巴器官，它们遍布全身，由胸腺和法氏囊等中枢免疫器官、脾脏、淋巴结等外周免疫器官、血液循环系统中的免疫活性细胞（T 细胞、B 细胞等）以及免疫活性分子（抗体、淋巴因子、补体等）所组成。骨髓是所有血细胞包括免疫细胞的来源，胸腺是 T 淋巴细胞成熟的地方，淋巴结、脾脏和扁桃体是聚集免疫细胞并和抗原发生免疫应答的地方。免疫系统器官通过淋巴管网络彼此连接，并与身体的其他器官连接，免疫活性细胞和抗体可以通过血液和淋巴系统被运送到身体各组织。免疫应答是指免疫系统对抗原刺激所产生的一系列生理反应过程，包括免疫活性细胞活化、抗原识别和呈递、淋巴细胞增殖和分化、免疫分子形成、抗原被破坏和（或）被清除等免疫效应。免疫应答可以分为体液免疫和细胞免疫 2 大类型，两者共同构建成一个极为复杂而完善的防御体系。免疫应答有如下几个特点：

#### （一）自身识别作用

免疫系统的核心功能是"清除异己，保护自身"，它具有识别"非我"的能力。人体每个细胞都携带一组独特的表面蛋白，它可以作为识别"自我"的标记。这组独特的蛋白标记被称为主要组织相容性复合物（major histocompatibility complex，MHC），它被分为 MHC-Ⅰ 和 MHC-Ⅱ 两类蛋白分子，人类的 MHC 就是人类白细胞抗原（human leukocyte antigen，HLA）。通常人体免疫细胞不攻击自身组织，因为它们都携带相同的 HLA 抗原，这个现象又被称为自我耐受作用。能够引发免疫应答的任何"非我"物质被称为抗原。它们包括细菌、病毒、真菌、寄生虫等病原体；蛋白质、多糖、脂质、药物等分子；输入人体的各种血液成分；进入母体的胎儿血液成分；移植的异体组织器官等。免疫识别功能对保证机体的健康十分重要，如果识别功能下降可能减弱或丧失对传染病或肿瘤的防御能力，识别功能紊乱可能把自身组织器官或细胞会当成外来物加以攻击，造成自身免疫性疾病。

#### （二）特异性免疫和免疫记忆

在机体初次接触外来抗原刺激时，免疫活性 T 细胞可以特异性地识别外来抗原，产生特异性免疫应答。除了产生特异性抗体以及能够分泌抗体的 B 细胞之外，同时也形成具有免疫记忆功能的 T 细胞和 B 细胞。以后再次接触到同一种抗原时，能迅速产生比初次接触更强烈的免疫应答，产生更多的抗体。

#### （三）先天性免疫

先天性免疫是指出生时就存在的一种防御功能，又被称为固有性免疫。先天性免疫在脊椎动物长期进化中得以维持，是机体抵御病原入侵的第一道防线，一旦外来物入侵就可以立即产生非特异性免疫应答。特异性抗原的反复刺激不会改变其免疫应答机制,也不产生免疫记忆细胞。先天性免疫通过物理的和生物化学的屏障来保护自身。物理屏障包括完整的皮肤、黏膜、黏膜纤毛、咳嗽反射等;生化屏障包括溶菌酶、RNA 酶、脂肪酸、汗液、唾液中的消化酶、胃酸和低 pH 分泌液等。参与先天性免疫的物质包括体内的杀菌物质、补体、炎症因子、巨噬细胞、树突状细胞、粒细胞和自然杀伤细胞(natural killer cell,NK 细胞)等。存在于组织器官和血液中的不同类型巨噬细胞,它们作为第一道防线吞噬并消化入侵的病原体。存在于骨髓、脾脏和外周血的 NK 细胞,属于非特异性免疫细胞,负责早期(小于 4 小时)的先天性抗感染作用。NK 细胞可以使用穿孔素、颗粒酶等细胞毒性直接杀伤被病原体感染的细胞和肿瘤细胞,也可以释放细胞因子和趋化因子,调控获得性免疫反应和造血功能。

### (四)获得性免疫

获得性免疫是机体在后天受到外来入侵物质刺激而产生的免疫清除作用,又被称为适应性免疫或特异性免疫。它仅见于脊椎动物,必须与外来物接触后才能获得免疫应答,是先天性免疫的补充防线。

获得性免疫具有识别新入侵的病原体的能力,并产生特异性免疫反应。在特定抗原刺激下,免疫系统可以从机体的淋巴细胞库中选择出识别该抗原的 T 细胞或 B 细胞克隆,然后与抗原特异性结合。T 细胞和 B 细胞在初次免疫应答后都会产生记忆细胞,当再次遇到相同抗原时,可出现潜伏期短、强度大、持续时间长的再次免疫应答。获得性免疫应答大致可分为 3 个阶段:①T 细胞和 B 细胞通过细胞表面抗原受体,识别外来抗原。其中 T 细胞识别的抗原必须由抗原呈递细胞呈递;②识别抗原后的淋巴细胞,在协同刺激分子的参与下发生细胞的活化、增殖、分化,产生效应细胞(如杀伤性 T 细胞)、效应分子(如抗体、细胞因子)和记忆细胞;③由效应细胞和效应分子清除外来抗原。

先天性免疫一般是获得性免疫的先决条件,比如树突状细胞吞噬病原体实际上是一个呈递抗原的过程,为获得性免疫的抗原识别提供了基础。而获得性免疫应答的效应分子可以促进先天性免疫应答,比如许多由 T 细胞分泌的细胞因子可促进并参与先天性免疫应答细胞的成熟和杀伤功能。两者特点比较见表 3-1。

表 3-1　先天性免疫和获得性免疫的比较

| 先天性或天然免疫 | | 获得性或适应性免疫 |
| --- | --- | --- |
| 非特异性反应 | | 与病原抗原特异性反应 |
| 病原暴露后即刻强烈反应 | | 病原暴露后一段时间才有反应 |
| 无免疫记忆 | | 具有免疫记忆 |
| 存在所有生物体内 | | 仅存在脊椎动物体内 |
| 第 1 防线 | 第 2 防线 | 第 3 防线 |
| 全身皮肤、黏膜、黏膜纤毛、咳嗽反射 | 吞噬细胞、树突细胞、单核细胞、大核细胞、天然杀伤细胞 | T 淋巴细胞、T_H 辅助细胞、Tc 细胞毒细胞、T 记忆细胞 |
| 汗液、唾液消化酶、黏液、酸性阴道分泌液和胃液、乳汁溶菌酶 | 补体替代途径、细胞因子、干扰素、白细胞介素、炎症反应 | B 细胞、B 记忆细胞、浆细胞、抗体、补体经典途径、细胞因子 |
| 参与病理应答:多发性硬化症,类风湿关节炎,1 型糖尿病,移植物抗宿主反应(GVHD) | | 参与病理应答:系统性红斑狼疮、过敏疾病 |

## 二、细胞免疫

造血干细胞能够自身复制和分化,通常处于静止期,当机体需要时淋巴干细胞进一步分化成 T 淋巴细胞和 B 淋巴细胞。T 淋巴细胞介导的免疫应答被称为细胞免疫。T 细胞协调整个免疫应答,并消除隐藏在感染细胞中的病毒;B 细胞在 T 细胞的协助下产生抗体,但是在某些情况下 B 细胞也可控制或增强 T 细胞的功能。

**（一）T 细胞和 T 细胞亚群**

T 淋巴细胞在外来抗原刺激下发生活化和增殖，产生细胞毒 T 细胞（cytotoxic T cell）、辅助 T 细胞（helper T cell）、调节/抑制 T 细胞（regulatory/suppressor T cell）和记忆 T 细胞（memory T cell）等效应 T 细胞。效应 T 细胞以多种方式参与免疫防御，并协助调节复杂的免疫应答。比如细胞毒 T 细胞可以直接杀死被病毒感染的细胞，杀死被肿瘤转化但尚未逃避免疫检测系统的细胞；辅助 T 细胞可以释放多种淋巴因子，激活 B 细胞和其他多种 T 细胞，通过它们的协同作用达到清除外来抗原的目的。虽然细胞毒 T 细胞和 NK 细胞都可以杀伤被病原体感染的细胞，但是前者需要识别与自身 HLA 结合的特异性抗原，而后者可以直接识别并攻击细胞。

未接触过抗原的 T 细胞被称为 Th 细胞前体（Th cell precursor），在接触天然免疫细胞摄取的抗原后分化成 Th0 细胞。Th0 细胞既分泌 Th1 型细胞因子 IL-2 和 IFN-γ，又分泌 Th2 型细胞因子 IL-4，可在不同信号刺激下分化为 Th1、Th2 和 Th17 等不同的亚群。这些细胞的主要特点如下：①Th1 细胞可产生 IL-2 等细胞因子，促进 Th1 细胞、Th2 细胞、细胞毒 T 淋巴细胞（CTL）、中性粒细胞和 NK 细胞的活化和增殖，从而放大免疫效应。Th1 细胞分泌的 IFNγ 可促进 B 细胞产生抗体，进一步增强巨噬细胞对病原体的吞噬作用。②Th2 细胞产生 IL-4、IL-5、IL-10 和 IL-13 等细胞因子，可以促进 B 细胞分化为浆细胞产生抗体，辅助体液免疫应答；也可以激活肥大细胞、嗜碱性粒细胞和嗜酸性粒细胞，参与超敏反应的发生和抗寄生虫感染。③Th17 细胞分泌 IL-17，刺激上皮细胞、内皮细胞、成纤维细胞和巨噬细胞等分泌多种细胞因子，诱导局部炎症反应，在先天性免疫中发挥重要作用（表 3-2）。

表 3-2 T 细胞亚群及其在免疫反应中的效应

| 细胞类型 | CD4⁺ Th1 | CD4⁺ Th2 | CD4⁺ Th17 | CD8⁺ CTL |
|---|---|---|---|---|
| TCR 配体 | MHC-Ⅱ分子 | MHC-Ⅱ分子 | MHC-Ⅱ分子 | MHC-Ⅰ分子 |
| 诱导分化细胞因子 | IL-12、IFN-γ | IL-4 | IL-1，IL-6，TGF-β（小鼠） | IL-2 |
| 产生的细胞因子 | IFN-γ，IL-2，IL-10，TNF-β | IL-4，IL5，IL-9，IL 10，IL-13，IL-25 | IL-17A，IL-17F，IL-21，IL-22 | IFNγ，TNFα，穿孔素，颗粒酶 |
| 应答类型 | 细胞免疫 | 体液免疫 | 先天性免疫 | 细胞免疫 |
| 免疫保护 | 病原体感染细胞 | 清除蠕虫等 | 抗细菌、真菌、病毒 | 病毒感染细胞、肿瘤细胞 |

Th1 和 Th2 细胞分泌不同的细胞因子，分别参与细胞免疫和体液免疫，各自细胞表面受体也有不同。这些表面受体不仅可以作为分离 Th1/Th2 细胞的表面标志物，而且直接影响 Th1/Th2 细胞对一些细胞因子的反应能力，调控 Th1/Th2 细胞的分化与功能。在机体正常时，Th1/Th2 细胞处于动态平衡状态，维持机体正常的免疫应答功能。当机体受到外来抗原攻击时，Th1 和 Th2 细胞中某一亚群功能升高，另一亚群功能降低，出现 Th1/Th2 漂移现象，最终影响到机体的正常免疫应答能力。

**（二）T 细胞介导的免疫应答**

T 细胞介导的免疫应答首先需要 T 细胞活化。T 细胞活化包括接受识别信号、刺激信号、转导信号、细胞内酶活化、基因转录表达和细胞扩增等复杂过程。大致可以分为如下几个步骤：①首先是抗原识别。CD4⁺ T 细胞的 T 细胞受体（TCR）分子和抗原呈递细胞（APC）表面的 HLA-Ⅱ类分子，以及多肽抗原三者形成复合物，该复合物与 T 细胞协同受体 CD4 结合；CD8⁺ T 细胞 TCR 分子与 APC 细胞表面 HLA-Ⅰ类分子以及多肽抗原形成复合物，该复合物与 T 细胞协同受体 CD8 结合。②第二步是细胞活化。APC 细胞表面 B7 家族分子和 T 细胞受体 CD28 结合，刺激 CD4⁺ 和 CD8⁺ 细胞活化，产生抗原特异性 T 细胞克隆。③第三步是细胞增殖和分化。被活化的 T 细胞迅速进入细胞周期，在多种细胞因子的参与下，发生克隆扩增并进一步分化为效应细胞。CD4⁺ T 细胞分化成不同类型的辅助细胞，分泌多种细胞因子，CD8⁺ T 细胞分化为细胞毒 T 淋巴细胞（CTL）。④最后阶段是产生记忆 T 细胞和记忆 B 细胞（图 3-1）。

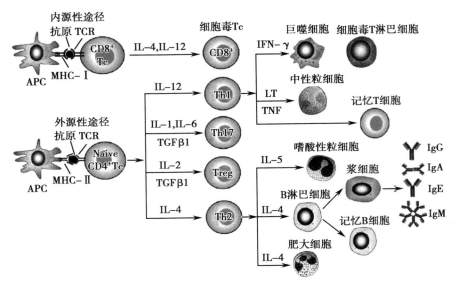

图 3-1 T 细胞活化和增殖示意图

注:抗原呈递细胞(APC)分子表面的主要组织相容性抗原Ⅰ类和Ⅱ类分子,分别结合内源性和外源性抗原分子,然后和 T 细胞(Tc)表面的 T 细胞受体(TCR)形成复合物,激活 T 细胞免疫应答。CD4 阳性的幼稚 T 细胞(naive T cell)在诱导分化的细胞因子的参与下,分化成 Th1、Th2、Th17 辅助细胞,以及 T 调节细胞(Treg),这些细胞可以进一步增殖分化为功能各异的细胞,并且产生多种类型的细胞因子,参与细胞介导的免疫应答和体液免疫应答

### (三)HLA 限制作用

HLA 限制作用是指一个给定的 T 细胞,只识别结合在宿主自身 HLA 分子上的多肽抗原,因此又被称为 HLA 识别限制作用。正常情况下,T 细胞仅在自身 HLA 分子存在情况下被激活,而且只能识别结合到自身 HLA 分子上的多肽。原始淋巴细胞在胸腺或骨髓发育和分化过程中,HLA 限制作用特别重要,在此阶段如果 T 细胞对 HLA 分子呈递的自身抗原表达高亲和力,或是对自身 HLA 表达过低亲和力,T 细胞将由于细胞凋亡作用而死亡。

### (四)细胞活化的信号转导

为了诱发细胞特定的免疫应答,免疫活性细胞通过其表面或细胞内的受体,与相应配体结合后导致细胞内信号转导系统活化,从而影响相应生物学功能,这个过程被称为细胞信号转导。免疫识别和细胞信号转导涉及如下一些分子:①主要组织相容性抗原分子,包括 HLA-Ⅰ类和 HLA-Ⅱ类抗原;②细胞黏附分子,它们是参与细胞与细胞之间,以及细胞与细胞外基质之间相互作用的分子;③白细胞分化抗原,又被称为簇分化抗原(CD 抗原),它们是白细胞、血小板和血管内皮等细胞在不同成熟阶段以及活化过程中,出现或消失的细胞表面标记。

### (五)参与免疫调节的细胞因子

细胞因子(cytokine)是一类由免疫细胞分泌的蛋白质或小分子多肽,通过结合细胞表面的相应受体,在细胞间传递信息,在免疫应答、免疫调节和炎症反应中起重要作用。由单核-吞噬细胞产生的细胞因子称为单核因子(monokine);由淋巴细胞产生的细胞因子称为淋巴因子(lymphokine)。参与免疫反应的细胞因子主要有以下几种:①干扰素(interferon,IFN)是由病毒刺激有核细胞产生的糖蛋白,有 IFN-α、IFN-β 和 IFN-γ 等 3 种类型,具有抑制病毒在细胞内增殖、抑制细胞分裂和抗肿瘤作用;②白细胞介素(interleukin,IL)简称白介素,在白细胞之间传递信息,激活与调节免疫细胞,介导 T 和 B 细胞活化、增殖与分化,在炎症反应中起重要作用;③集落刺激因子(colony stimulating factor,CSF)也被称为造血生长因子,刺激骨髓前体细胞的生长与分化,以及造血生成;④肿瘤坏死因子(tumor necrosis factor,TNF)又被称为淋巴毒素,有生物学功能类似的 TNF-α 和 TNF-β 两种。它们对肿瘤细胞和病毒感染细胞具有抑制或细胞毒作用,可以激活中性粒细胞和巨噬细胞,增强吞噬杀菌功能,增强 T 和 B 细胞对抗原刺激的增殖反应;⑤转化生长因子-β(transforming growth factor-β,TGF-β)是调节细胞生长和分化的多肽,体内一些组织细胞以及几乎所有肿瘤细胞都能分泌。某些肿瘤细胞可以通过分泌大量的 TGF-β 而逃避免疫攻击;⑥趋化因子(chemokines)有能力将特定类型细胞吸引到感染区域,并呼唤该区域的其他免疫细胞帮助修复损害和防御感染。

## 三、体液免疫

B 淋巴细胞介导的免疫应答被称为体液免疫。在体液免疫中,B 细胞表面特异性受体与入侵抗原结合后被致敏,然后分化为成浆细胞并大量增殖,生产数以千计的各种特异性抗体,通过抗体发挥免疫效应。成浆细胞生产相同拷贝抗体分子的速度非常快,每小时可以制造 1000 万份拷贝。引起体液免疫应答的 B 细胞有 B1 及 B2 两个亚群,B1 细胞增殖并分化为浆细胞,产生 IgM 类抗体,不能形成记忆细胞,故无再次应答;B2 细胞产生 IgG 类抗体,在免疫应答过程中有记忆细胞形成,能发生再次应答。

### (一)B 细胞活化

B 细胞识别的抗原有 T 细胞依赖抗原(TD 抗原)和 T 细胞非依赖抗原(TI 抗原)等 2 种。TD 抗原又被称为胸腺依赖性抗原(thymus dependent antigen),比如细胞、病毒及各种蛋白质均为属于 TD 抗原。TI 抗原又被称为胸腺非依赖性抗原(thymus independent antigen)。TD 抗原需要在抗原呈递细胞参与和 T 细胞辅助下,才能刺激 B 细胞产生抗体。TI 抗原可以刺激活化未成熟 B 细胞,诱导产生 IgM 抗体,不需要 T 细胞辅助的参与,TI 一般只引起体液免疫应答,不引起细胞免疫应答和回忆应答。B 细胞对 TD 抗原免疫应答:有如下几步:①B 细胞表面的 B 细胞受体(BCR)和 HLA-Ⅱ类分子以及抗原肽形成复合物,呈递给抗原特异性 Th 细胞识别。②活化的 Th 细胞表达 CD40L,与 B 细胞上 CD40 结合,提供共刺激信号。③分泌多种 IL 细胞因子调节 B 细胞分化方向。例如 Th1 支持分化产生 IgG1 的浆细胞,Th2 支持产生 IgE 的浆细胞。④被 TD 抗原诱导活化的 B 细胞进入细胞周期大量增殖。⑤B 细胞进一步分化形成浆细胞。浆细胞产生的 Ig 类型,受 B 细胞分化中不同 IL 的影响。比如 IL-2、4、5 促进 IgM 的合成;IL-2、4、6 和 IFN-γ 刺激产生 IgG;IL-5 和 TGF-β 诱导 IgA 合成;IgE 的合成与 IL4 有关。⑥产生记忆性 B 细胞。

### (二)抗体的产生

根据刺激抗原的不同,产生的抗体具有各自的特异性,能够特异性地结合相应抗原。抗体的产生有以下一些规律:①抗原和相应抗体不能同时存在一个正常个体中。②对于初次入侵机体的抗原,免疫系统产生初次应答,带低亲和力受体的 B 细胞与抗原结合,经过一段潜伏期出现比较弱的抗体,保持一定时间后逐渐消失。一般先出现 IgM 类型抗体,然后出现 IgG 抗体。③对于再次入侵抗原,免疫系统产生再次应答,特异性免疫记忆细胞再次接触抗原后,能很快增殖、分化,急速产生大量抗体,通常为高亲和力的 IgG 抗体,保持一段较长时间后缓慢下降。④机体产生记忆细胞,再次接触到该抗原时会产生回忆应答,已经消失的抗体会急剧上升。

### (三)抗体的效应

体液免疫通过抗体发挥的效应包括:①中和作用。抗体与病毒或外毒素结合,具有中和病原体抗感染作用。抗体可以特异性识别相应抗原,但是不具有杀伤作用,还需借助免疫细胞或免疫分子的协同作用,才能发挥清除入侵异物的功效;②通过激活补体引起溶菌、溶解细胞等效应;③通过抗体依赖的细胞介导的细胞毒作用,与结合在病毒感染细胞或肿瘤细胞等靶细胞表面的 IgG 抗体 Fc 片段结合,杀伤这些靶细胞;④通过免疫调节作用,增强吞噬细胞的活性;⑤在某些情况下,抗体还可参与超敏反应,引起病理性损伤。

### (四)同种抗体和自身抗体

抗体可以是同种反应性的或自身反应性的两大类。同种抗体是指受到同种异体免疫刺激后产生的抗体,比如输注其他个体血液或血液制剂产生的抗体,或是胎儿刺激母亲产生抗体,这些抗体都对应非自身抗原。自身抗体是针对自身抗原而产生的抗体,携带这类抗体的个体通常患有自身免疫性疾病。在临床输血中,一般难以鉴定自身抗体的特异性,而且自身抗体可以在不同的温度下反应。在血型检测中要特别注意自身抗体的干扰。

## 四、免疫球蛋白结构和功能

抗体分子是免疫球蛋白(immunoglobulin,Ig),占人体血清球蛋白总量的 15%~20%。目前已经鉴定出 IgG1、IgG2、IgG3、IgG4、IgA1、IgA2、IgM、IgE 和 IgD 9 种 Ig。Ig 分子由 2 条重链和 2 条轻链,通过二硫键连接组成 Y 型分子。轻链含有 214 个氨基酸,重链含有 446 个或更多氨基酸。轻链 N 末端的 134 个氨基酸和重链 N 末端 144 个氨基酸为抗原结合点,被称为可变区。2 条链的其余部分称为恒定区。

形成重链需要由可变区段、多样性区段和连接区段的基因组合,这使得编码单独重链的 DNA 有 24 000 种可能的组合。根据 Ig 分子重链氨基酸序列,Ig 被分为 IgG(γ 链)、IgA(α 链)、IgM(μ 链)、IgD(δ 链)和 IgE(ε 链)等 5 类。根据二硫键位置,轻链分为 κ 和 λ 等 2 种型(表 3-3)。

血清中的 Ig 主要是 IgG,IgM 和 IgA。IgG 单体分子量较小,由 2 条重链(γ₂)和 2 条轻链(κ₂ 或 λ₂)组

成。根据 IgG 重链氨基酸序列以及二硫键的数目和位置,IgG 又被分为 IgG1、IgG2、IgG3 和 IgG4 等 4 个亚类。IgM 分子量较大,由 5 个 IgG 分子单体连接组成的五聚体。二硫苏糖醇(DTT)和巯基乙醇(2-ME)是很强的二硫键还原剂,它们能够打开 IgM 分子 J 链的二硫键,使 IgM 抗体失去活性。在血清学中,经常使用 DTT 或 2-ME 处理血清,来区分 IgG 和 IgM 抗体[27]。血清 Ig 的一些主要特性见图 3-2 和表 3-4。

表 3-3 免疫球蛋白分类

| 类型名称 | 人类免疫球蛋白 |
| --- | --- |
| 类 | IgM,IgG,IgA,IgE,IgD |
| 亚类 | G1,G2,G3,G4,A1,A2,M1,M2 |
| 型 | κ,λ |
| 亚型 | $C_κ,λ_1,λ_2,λ_3$ |
| 群 | $V_κ,V_λ,V_H$ |
| 亚群 | $V_κ Ⅰ,V_κ Ⅱ,V_κ Ⅲ;V_λ Ⅰ,V_λ Ⅱ,V_λ Ⅲ,V_λ Ⅳ,V_λ Ⅴ;V_H Ⅰ,V_H Ⅱ,V_H Ⅲ$ |

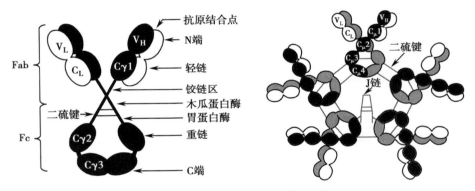

图 3-2 免疫球蛋白分子结构示意图

注:左图为 IgG1 分子,重链 H 和轻链 L 的恒定区 C 和可变区 V,通过二硫键连接;$V_H$ 和 $V_L$ 末端形成抗原结合位点;IgG 分子被木瓜蛋白酶水解成 Fab 和 Fc2 个片段,被胃蛋白酶水解成(Fab')2 和 Fc 片段。右图为 IgM 分子,由 5 个分子单体通过二硫键和 J 链连接成为 1 个大分子,允许 2 个或更多的抗原与 IgM 分子结合

表 3-4 血清免疫球蛋白的一些主要特性

| 特性 | IgG | IgM | IgA |
| --- | --- | --- | --- |
| 重链/轻链 | γ/κ 和 λ | μ/κ 和 λ | α/κ 和 λ |
| 分子组成 | $γ_2κ_2,γ_2λ_2$ | $(μ_2κ_2)_5 J,μ_2λ_2)_5 J$ | $(α_2κ_2)_1$ 或 $(α_2κ_2)_2$ |
| 基本单位 | 单体 | 单体,五聚体 | 单体,二聚体 |
| 分子量 | 150 000 | 970 000 | 160 000 |
| 血清平均含量(mg/ml) | 12.4 | 1.2 | 2.5 |
| 半衰期(d) | 30 | 5.1 | 5.8 |

| 特性 | IgG | IgM | IgA |
| --- | --- | --- | --- |
| 通过胎盘能力 | 能 | 不能 | 不能 |
| 血型抗体血清学特性 | 不完全抗体,暖抗体 IgG1,IgG2,IgG3 结合补体,IgG4 不结合补体 | 完全抗体,冷凝集素天然抗体,盐水抗体结合补体 | 冷凝集素 |
| 56℃灭活 3h | 无影响 | 活力下降 | 无影响 |
| 二硫键还原剂的影响 | 不影响凝集活性 | 失去凝集活性 | 失去部分活性 |

免疫球蛋白的主要生物学功能为:①IgG 是血液中的主要免疫球蛋白,是再次免疫应答产生的主要抗体。IgG 合成速度快、分解慢、半衰期长,多以单体形式存在。能够特异性地结合入侵的外来病原体,中和毒素和病毒,介导抗体依赖的细胞毒作用,能够激活补体经典途径,是唯一能通过胎盘的抗体。胎盘内 IgG 含量远比血清浓度高,对新生儿抵抗感染起重要作用。②IgM 是初次免疫应答早期阶段中产生的主要 Ig,其分子量大,主要分布在血液中,不能通过胎盘。在人体发育过程中,无论是 B 细胞膜表面 Ig、还是经抗原刺激后合成分泌到血清中的 Ig,IgM 都是出现最早的 Ig,在抗原的反复刺激下,可通过 Ig 基因的类转换而转向合成 IgG。天然的血型抗体属 IgM,输入血型不合的血液将引起严重的血管内溶血反应。③IgA 有血清型和分泌型 2 种,都不能通过胎盘。血清型 IgA 主要在血液中,由肠系膜淋巴组织中的浆细胞产生,有 IgA1 和 IgA2 两个亚类。血清型 IgA 可以结合抗原,但不能激活补体的经典途径,因此不能像 IgG 那样发挥许多的生物学效应。分泌型 IgA 是由呼吸道、消化道、泌尿生殖道等处黏膜固有层中的浆细胞产生的,在局部浓度大,常被称为局部抗体。它能抑制病原体和有害抗原黏附在黏膜上,构成了黏膜第一线防御机制。母乳中分泌型 IgA 提供了婴儿出生后的局部免疫屏障。④IgD 几乎全部集中在 B 细胞膜表层,血清内 IgD 浓度很低。其功能主要是作为 B 细胞表面的抗原受体,B 细胞向浆细胞分化中起调节作用。⑤IgE 以微量存在于呼吸道和肠道黏膜上。IgE 不能激活补体及穿过胎盘,但它的 Fc 片段能与肥大细胞和嗜碱性粒细胞表面的受体结合,当变应原再次进入机体,与已固定在上述细胞上的 IgE 结合时,可引起 I 型超敏反应。

## 五、免疫球蛋白同种异型

免疫球蛋白是具有抗体活性的球蛋白分子,通过其可变区识别外来抗原,但是它本身又具有抗原性。20 世纪中叶人们发现将 Ig 注入人体或动物体内可产生抗 Ig 抗体。Ig 抗原决定簇是由基因决定的遗传标记,可以用血清学方法检测。Ig 抗原可以分为 3 种类型。

### (一)同种型

同种型(isotype)是指同一物种的所有个体有共同的 Ig 抗原决定簇。人类 Ig 同种型包括 IgM,IgG,IgA,IgD 和 IgE 等 5 类;G1,G2,G3,G4,A1 和 A2 亚类;κ 和 λ 型;在 λ 型链上还有 Oz,Kern 和 Meg 同种型。同种型不表现遗传多态性。

### (二)独特型

独特型(idiotype)是指在同一个体内每个 B 细胞克隆所产生的 Ig 分子可变区有不同的抗原决定簇,由此而区分的型别称为独特型,其抗原决定簇可以刺激异种和同种异体产生抗体。独特型的差异是由 $V_L$ 和 $V_H$ 超变区氨基酸序列不同所致,这是抗体特异性的分子基础。从分子结构上看,Ig 的可变区、抗原结合部位和独特型抗原决定簇是免疫球蛋白的同一结构。Ig 独特型抗原决定簇也可诱导产生抗独特型抗体(idiotype antibody),它和体内的独特型组成的独特型抗体网络在免疫调节中有重要作用。

### (三)同种异型

同种异型(allotype)是 Ig 重链或轻链肽链氨基酸的变异,由染色体 14q32 上编码高度同源的 3 个紧密连锁基因 IGHG1、IGHG2 和 IGHG3 所决定。表 3-5 为目前已经检测出来的免疫球蛋白同种异型[28]。检测同种异型的抗体主要来自类风湿关节炎患者、输血患者、正常人、IgA 缺乏患者和免疫动物血清。血凝抑制试验是检测同种异型的主要方法,近年来在逐步建立 DNA 检测方法。Gm 同种异型不仅与多发性硬化等多种疾病易感性相关,而且与抗体依赖性细胞介导的细胞毒性、补体依赖性细胞毒性、病毒免疫逃避以及治疗用单克隆抗体相关[29]。

表 3-5　已识别的免疫球蛋白同种异型一览表

| 位置 | WHO 命名 | 抗体来源 | 检测方法 |
|---|---|---|---|
| IgG1 | G1m（1），（2），（3），（17） | N，R，H | 1 |
| IgG2 | G2m（23） | H | 1，2 |
| IgG3 | G3m（11），（5），（13），（14），（10），（6），（24），（21），（15），（16），（26），（27），（28） | N，R，H | 1，2 |
| IgA2 | A2m（1），（2） | ID | 1，2 |
| IgE | Em（1） | M | 3 |
| $V_H$ | Hv（1） | H | 1 |
| κ 轻链 | Km（1），（2），（3） | N，TR | 1 |

注：R，类风湿关节炎患者；N，正常人；TR，输血患者；H，免疫动物血清；ID，IgA 缺乏患者或输血患者；M，单克隆抗体。检验方法：1，血凝抑制试验；2，凝胶沉淀；3，放射免疫分析

Gm 单体型显示出种族特异性，常被用于人类学和群体遗传学研究。比如高加索人种缺少 Gm（1）因子；Gm（6）为尼格罗人种特有；Gm（16,17）是蒙古人种特有的标记。中国人常见 5 种 Gm 单体型，北方人带有高频率的 $Gm^{1;2}$ 和 $Gm^{1,2;21}$ 单体型；南方人带有 $Gm^{1,3;5}$ 单体型。$Gm^1$ 单体型在南北人群之间无显著性差异。在维吾尔族、哈萨克族、东乡族和回族中存在高加索人种的 $Gm^{3;5}$ 单体型[30,31]。

## 六、补体系统

补体系统是一组广泛存在于血清、组织液和细胞膜表面的蛋白质，占血浆总蛋白含量的 5% 左右，含有至少 25 个可溶性蛋白和 10 个细胞表面受体和调节蛋白，它们在破坏细菌中显示"补充"抗体的作用。血清补体组分以非活性酶的形式存在，当第 1 补体分子 C1 遇到抗原抗体复合物中的抗体时，补体组分被依次激活，称为补体级联反应。每个补体组分蛋白执行其专职，依次作用于下游分子，最终刺穿细胞膜，允许流体分子流入和流出靶细胞。

### （一）补体活化途径

根据起始物和活化顺序的不同，补体的激活分为 3 条途径。①经典激活途径是由 IgM，IgG1，IgG2 和 IgG3 抗体和抗原复合物启动的补体激活途径，依次活化 C1q、C1r、C1s、C2、C4 和 C3，形成 C3 转化酶与 C5 转化酶。该途径依赖抗体，参与特异性体液免疫；②凝集素激活途径起始物为病原体表面甘露糖残基，参与天然免疫，不依赖抗体；③旁路途径由细菌、内毒素、酵母多糖和葡聚糖激活，参与天然免疫，不依赖抗体。3 条途径共同点是都需要补体组分 C3 的参与；具有共同的末端反应成分 C5、C6、C7、C8 和 C9；具有共同的末端效应，C5 转化酶把 C5 裂解成 C5a 和 C5b，C5b 与 C6、C7、C8 和 C9 形成膜攻击复合物（MAC），介导靶细胞溶解，参与炎症反应。这 3 条激活途径间密切关联，比如经典途径产生的 C3b 可以触发旁路途径，旁路途径的 C3 转化酶对经典途径的补体活化也有放大效应，这使得补体系统可以在不同活化阶段参与机体抗感染反应及其他多种生物学功能（图 3-3）。

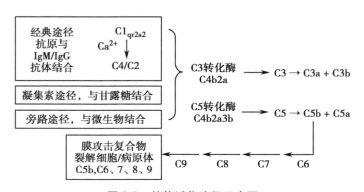

图 3-3　补体活化途径示意图

## （二）抗补体活性

补体激活经典途径活化 C1 需要 $Ca^{2+}$ 参与,替代途径形成 C3 需要 $Mg^{2+}$ 参与,因此 $Ca^{2+}$ 和 $Mg^{2+}$ 的螯合剂 EDTA 能够阻断补体的激活。肝素具有抑制补体 C4 激活作用,因此也具有抗补体作用。血清加热至 56℃ 30 分钟,可以使 C1 和 C2 完全失活,但是对 C4 损害程度较小。补体激活替代途径中的白介素因子 B,加热至 50℃ 20 分钟,可以失活。

## 七、抗原抗体相互作用

抗原与相应抗体具有互补的立体结构,抗原分子表面特定的抗原决定簇部位可以与抗体结合。在免疫血液学中,抗原和抗体结合被称为致敏,致敏作用可以发生在体内或体外。抗原和抗体以非共价键结合形成的复合物,具有可逆性反应性。单价抗体只和一种抗原结合;多价抗体可以和一组结构类似的抗原结合。经动物和人体免疫在体内产生的是多克隆抗体;通过细胞融合技术在体外制备的是单克隆抗体。

### （一）抗原抗体反应动力学

抗原(Ag)和抗体(Ab)通过氢键、疏水键、离子团静电吸力、范德瓦尔斯力的作用相互结合,形成抗原抗体复合物(AbAg),它们之间是可逆反应,处于动态平衡。其反应式可以写为:

$$Ab+Ag \underset{k2}{\overset{k1}{\rightleftharpoons}} AbAg$$

$k1$ 是正反应速率常数,$k2$ 是逆反应速率常数,根据质量作用定律有如下关系:

$$[AbAg]/[Ab] \times [Ag] = k1/k2 = K$$

$[Ab]$,$[Ag]$,$[AbAg]$ 分别为 Ab,Ag 和 AbAg 的浓度,$K$ 为平衡常数。从上式可见,平衡常数愈高,在平衡时抗原抗体复合物愈多。$K$ 受到以下因素影响。

1. 介质离子强度　反应体系离子强度降低时 $K$ 值升高,即有利于生成抗原抗体复合物。使用低离子强度溶液(LISS)可以降低红细胞 ζ 电位,允许抗体更有效地与红细胞膜抗原结合,可以增加摄取抗体的速率,减少反应孵育时间。

2. 反应温度　根据抗体结合抗原的最适温度,有冷抗体和暖抗体之分,这对于临床输血中的抗体检测非常重要。对于冷抗体和低亲和力抗体,降低反应温度有利于正反应,促进抗原抗体结合;升高温度有利于逆反应,抗体倾向从红细胞膜上放散出来。ABO 抗体和大多数具有临床意义的抗体属于暖抗

体,它们反应最适温度为 37℃ 。如果反应温度高于 37℃ ,抗原抗体复合物可能分解。临床抗体检测利用这个特点,将反应温度升高到 56℃ ,可以将结合在红细胞膜上的抗体解离。如果反应温度低于 37℃ ,需要延长反应时间使抗原抗体充分结合。IgM 抗体最佳反应温度在 22℃ 左右,IgG 抗体通常在 37℃ 左右。

3. 反应介质 pH 值　检测抗原抗体反应最适 pH 范围在 6.5~7.5,这类似于正常血浆或血清的 pH 值范围。pH 值在 7.0 时,红细胞携带阴电荷,pH 值在 7.0 到 7.5 时大多数抗体携带弱阳电荷,这有利于红细胞凝集或红细胞被抗体致敏。pH 值降低使 $K$ 值降低,有利于逆反应。酸放散法就是降低介质 pH 值使抗体从红细胞上脱落下来。

4. 抗原抗体最适比例　红细胞表面抗原位点的多寡,影响到需要结合的抗体分子数。如果抗原数量过多、抗体分子过少,有一些位点没有被抗体结合而降低凝集反应,因此临床检验上一般使用过量的抗体。在血清学反应中,血清和细胞的比例非常重要。比如在 LISS 介质中,血清对红细胞的比例最低要求是 40:1,如果低于这个比例可能降低检测灵敏度。血清对红细胞的比例,可以用如下公式计算:

（血清体积×100）/（细胞体积）×（细胞悬液浓度的百分比）

比如在 LISS 介质中,2 体积血清和 2 体积 1.5% 红细胞悬液,血清对红细胞的比例为（2×100）÷（2×1.5）,等于 66:1,高于最低要求比例。

如果抗体的平衡常数 $K$ 值较低,增加抗体可以提高检测灵敏度,但是如果抗体太多反而抑制了红细胞凝集,产生"前带"现象。这是由于抗体结合了所有的抗原位点,没有剩余的位点供细胞之间连接产生凝集反应。适当稀释抗体可以避免前带现象。

### （二）检测抗原抗体反应的技术

在免疫血液学和免疫遗传学领域,体外检测抗原抗体反应有如下一些技术:①凝集反应。以肉眼或在显微镜下观察红细胞、白细胞和血小板的凝集现象;②溶血和细胞毒性反应。在补体存在的情况下,某些红细胞血型抗体可以溶解相应红细胞,产生溶血现象;某些白细胞抗体可以破坏白细胞膜,使染料进入使细胞被染色;③免疫荧光技术。使用荧光染料标记抗体,然后在荧光显微镜下观察被荧光染色的细胞。如果使用流式细胞仪,可以定量分析抗原抗体反应的程度;④沉淀反应。对一些可溶性抗原,与相应抗体结合后可产生肉眼可见的沉淀反应;

⑤抗体抑制作用。某些可溶性抗原和相应抗体结合,抑制了抗体反应性,导致抗体效价下降,从而间接地检测出抗原抗体反应;⑥补体结合。某些抗体和抗原结合涉及补体的参与,测定反应系统中补体被消耗程度,也可以间接地检测出抗原抗体反应。

### (三)补体介导的红细胞溶血作用

某些血型抗体和红细胞表面相应抗原结合后,可以引起补体级联反应,产生膜攻击复合物并导致红细胞裂解。在以红细胞凝集试验为基础的血型检测中,这个现象容易被误判为凝集反应阴性结果。特别是在 ABO 反定型试验中,供者的血清可能造成 ABO 不匹配的受者红细胞溶血。IgM 抗体分子 Fab 片段有 10 个抗原结合点,可以有效地激活补体产生溶血现象。IgG 抗体只有 2 个抗原结合点,需要至少 2 个在红细胞表面相近的抗原,才能激活补体,而且通常只能激活到 C3 阶段,因此基本上不产生溶血反应。有可能造成红细胞体内溶血的常见抗体有抗-A、-B、-H(表型 $O_h$ 个体)、-AB、-I、-$Le^a$、-$Le^b$、-$PP1P^k$、-P、-$Jk^a$、-$Jk^b$、-$Jk^3$、-Ge3 和-Vel;罕见抗体有抗-Sc1、-Lan、-$Jr^a$、-$Co^3$、-Emm,和-Milne 等。抗 $Jk^a$ 抗体与红细胞结合的同时还结合补体组分 C3d,属于"结合补体抗体"。在使用抗球蛋白试验检测这类不完全抗体时,相应的抗球蛋白试剂含有抗人 C3d 抗体成分。使用 EDTA 抗凝血样,或是使用 EDTA 盐水配制红细胞悬液可以避免发生溶血情况,因为 EDTA 是钙离子螯合剂,可以抑制补体激活 C1q 阶段需要的二价钙离子。

## 八、免疫应答的遗传

每个人的免疫系统对入侵病原体的免疫应答不尽相同,比如输入血型抗原不匹配的血液,不是所有受者都产生抗体;再如对某些药物的过敏反应或耐药性,也是各有所异。个体独特的免疫应答能力是由遗传所决定的,在 20 世纪中期诞生的"免疫遗传学"学科,专门从事这方面的研究。人类免疫应答的遗传,主要是由主要组织相容性复合物,也就是 HLA 系统所决定。HLA 与免疫反应密切相关,从功能上可分为 3 大类:①HLA-Ⅰ类抗原是指 HLA-A、B、C 座位上的抗原,又被称为移植抗原,与移植排斥反应密切相关,它们能引起宿主对移植物或移植物对宿主的免疫排斥反应;②HLA-DR、DQ、DP 等基因编码的 HLA-Ⅱ类抗原,它们与免疫应答密切相关,故又被称为免疫反应基因;③HLA-Ⅲ类抗原是补体组分 C2、C4、Bf 和一些细胞因子,它们的生物学功能也涉及免疫反应。关于 HLA 的遗传和生物学功能,在本章第六节有详细描述。

## 第三节　血型遗传学

### 一、细胞与染色体

#### (一)细胞

细胞是具有生命功能的基本单位。根据细胞的结构,可以分为真核细胞和原核细胞等 2 种类型。原核细胞通常是独立的,比如细菌属于原核细胞,其结构简单,比真核细胞小,没有细胞核和其他细胞器。而真核细胞往往存在于多细胞生物体中。真核细胞细胞膜分子参与细胞代谢活动,含有细胞核和细胞器。其细胞核内的 DNA 与组蛋白结合成染色体。如果将正在分裂的细胞用碱性染料染色,可以观察到细胞核中被染成深色的染色体。正常人的体细胞含有 23 对染色体,其中 22 对为常染色体,另外 1 对为性染色体。女性为 XX,男性为 XY。

#### (二)染色体

在细胞繁殖过程中,1 个母细胞经过分裂后形成 2 个新生的子细胞。在细胞核分裂过程中,母细胞把遗传物质 DNA 传给子细胞。单细胞生物的细胞分裂就是为了繁殖;多细胞生物中的细胞分裂,是为了生物自身生长发育以及产生生殖细胞。真核细胞的分裂主要可分为有丝分裂和减数分裂等 2 类。在有丝分裂中,1 个细胞变成 2 个细胞,子细胞中的染色体数目保存不变。而在减数分裂过程中,染色体只复制 1 次,而细胞分裂 2 次,成熟生殖细胞中的染色体数目比原始生殖细胞的减少一半。人类精子和卵子分别携带 23 条染色体,在精子和卵子结合后,23 条同源染色体配对形成 46 条。子代染色体分别来自父母,所以子代携带的遗传基因总是一半和父亲相同,一半和母亲相同。

### 二、经典遗传学

#### (一)孟德尔遗传定律

孟德尔(Gregor Mendel,1822—1884 年)是经典遗传学奠基人,他通过对豌豆等植物杂交研究,早在 1865 年他就提出遗传规律的一些重要假设,后来这些假设被大家所公认并称之为孟德尔遗传定律。其主要内容包括:①存在一些控制遗传性状的颗粒,它们从一代传递给下一代。从现代观点看,这些颗粒就是遗传基因。②每个个体对每 1 种遗传性状,都带有 2 个这种颗粒。在形成配子（即生殖细胞，精子或卵子）时，每 1 对颗粒中仅其中之一移到 1 个单独配子中（分离定律）。③对于给定的遗传性状，1 个个体可能含有 2 种不同的颗粒，其中只有 1 个决定该性状的颗粒遗传到下一代（显性的概念）。④每对颗粒的组合，与其他颗粒对的组合相互独立（自由组合定律）。因此 1 个单独配子中的颗粒，是该个体所带有的颗粒随机分配的结果。⑤婚配结果可以用数学概率来描绘。

根据现代遗传学观点，可以把孟德尔遗传定律概括为 3 条法则：①分离法则。每 1 种遗传性状都是由 1 对基因所决定。亲代基因随机分离到生殖细胞，因此生殖细胞只含有 1 个基因。生殖细胞结合产生子代时，子代带有 1 对基因，分别来自双亲。②自由组合法则。不同基因的遗传都是独立的，彼此不相关地分配到子代并自由组合。③显性法则。

如果 1 对基因有不同的表达性状，显示出来的表型是显性基因。

**（二）显性和隐性基因**

基因的产物是蛋白质。如果 1 个基因能够正常表达产生蛋白质，在遗传学上表现为显性基因。由于基因突变或基因调控等原因，造成某些基因不能够正常表达，它们没有能力产生完整的蛋白质产物，被称为无效基因，在遗传学上通常表现为隐性基因。带有显性基因的个体，无论是纯合子还是杂合子，都会表现出相应的性状，而隐性基因只有在纯合子时表现出相应性状。ABO 血型是人类中首先被确认的一种孟德尔遗传性状，在 ABO 血型系统中常见 3 个等位基因，A 和 B 基因是显性基因，而 O 基因是隐性基因。MN 血型系统中常见的 2 个等位基因 M 和 N 都是显性基因，又称为共显性基因。这 2 个血型系统基因型和表型关系（表 3-6）。

表 3-6　ABO 和 MN 血型系统的表型和基因型

| ABO 血型系统 | | MNS 血型系统 | |
|---|---|---|---|
| 表型 | 基因型 | 表型 | 基因型 |
| A | AA, AO | M | MM |
| B | BB, BO | N | NN |
| O | OO | MN | MN |
| AB | AB | | |

**（三）基因型和表型**

在染色体同 1 个遗传位点（又被称为遗传座位）上的各种形式基因，被称为等位基因。同 1 个位点上的等位基因，可以有 2 个或 2 个以上，比如到 2017 年 9 月为止，在 HLA-A 位点上检测出来的等位基因已经有 3968 个。显然这些等位基因之间是相互排斥的，因为每个位点只能被 1 个等位基因占据。每个个体都带有 2 个分别来自父亲和母亲的等位基因。如果 2 个等位基因相同，被称为纯合子；如果 2 个等位基因不同，被称为杂合子。1 个个体所带有的基因总和，被称为基因型或遗传型，而实际表现出来性状被称为表型。在每个遗传位点上的 2 个等位基因，可以都是显性基因或隐性基因，也可以是 1 个显性和 1 个隐性基因所组成。

**（四）基因型的检测**

如果知道双亲的基因型，根据孟德尔遗传法则很容易预测子女的基因型。比如在 ABO 血型中，基因型为 AO 的父亲，可以产生分别携带 A 和 O 基因的两种精子；基因型为 BO 的母亲可以产生分别携带 B 和 O 基因的两种卵子。他们的子女可能有 A、B、O 和 AB 等四种表型，对应的基因型分别为 AO，BO，AB 和 OO。在血型基因分型技术建立前，人们只能采用血清学方法鉴定 ABO 血型，得到是 ABO 表型结果，不能确定 ABO 基因型。因此如果根据血清学表型预测子女血型时，需要考虑双亲各种可能的基因型组合。

**（五）哈代-温伯格平衡定律**

哈代-温伯格平衡定律（Hardy-Weinberg equilibrium）又被称为遗传平衡定律，是群体遗传学研究中最基本的一个统计学工具。其主要内容是指在 1 个随机婚配和足够大的群体中，在无基因突变、无新基因加入以及无自然选择作用的条件下，各等位基因的基因型频率世代稳定不变，即保持着基因平衡。该定律可以用数学公式表示，假设有 A 和 a 2 个等位基因，它们的基因频率分别是 p 和 q，在遗传平衡的条件下，A 和 a 基因频率应该满足以下数学公式：

$$p^2 + 2pq + q^2 = 1$$

## 三、分子遗传学

孟德尔经典遗传学主要研究基因在亲代和子代之间的传递规律,在表型水平上研究基因和遗传变异体之间的关系。分子遗传学研究对象是DNA、核酸和蛋白质等具有特异性结构的生物大分子。在分子水平上研究它们结构单元的排列序列、DNA复制、原核生物的转录和调控、蛋白质合成、基因结构和功能,以及生物学活性的表达等内容。

### (一) DNA和RNA

1. DNA化学结构　DNA是脱氧核糖核酸的简称,是染色体的主要化学成分,同时也是组成遗传密码的物质。原核细胞的染色体是由1条长DNA分子组成。真核细胞核中含有多条染色体,每条染色体也只含1个和蛋白质结合在一起的DNA分子。DNA的化学成分是磷酸、脱氧核糖和碱基。1个磷酸分子,1个脱氧核糖和1个碱基组成1个单核苷酸,单核苷酸是构建DNA分子的基本单位。总共有腺嘌呤(A)、鸟嘌呤(G)、胞嘧啶(C)和胸腺嘧啶(T)等4种碱基。核苷酸通过三磷酸根互相连接形成单股多聚核苷酸链。参与形成DNA多聚核苷酸的核苷酸有4种,分别是2′-脱氧腺苷5′-三磷酸(dATP或A),2′-脱氧胞苷5′-三磷酸(dCTP或C),2′-脱氧鸟苷5′-三磷酸(dGTP或G)和2′-脱氧胸苷5′-三磷酸(dTTP或T)。单股DNA的一端称为5′端,另一端称为3′端,两端以外有不同的DNA序列。在书写DNA序列时,总是将5′端写在纸的左面。DNA分子是由2条单核苷酸链以互补配对原则所构成的双螺旋结构,1条单链的5′端对应另一条单链的3′端。2条DNA链中的对应碱基A-T以双氢键形式连接,C-G以三氢键形式连接,因此G-C较A-T的连接牢固。DNA双螺旋骨架的糖-磷酸-糖形成的主链在螺旋外侧,通过磷酸二酯键相连,配对的碱基在螺旋内侧,2条链皆为右手螺旋。双股DNA的长度用碱基对(bp)来计量,1000bp用1kb表示。

2. RNA化学结构　RNA是核糖核酸的简称,它的化学成分是磷酸、核糖和碱基。也含有4种碱基,其中腺嘌呤(A)、鸟嘌呤(G)、胞嘧啶(C)和DNA一样;另一碱基是尿嘧啶(U)。RNA由几十个到上千个核苷酸组成,每个核糖核酸由1个磷酸分子,1个核糖和1个碱基所组成。核苷酸之间连接成核苷酸链。RNA分子只含有1条核苷酸链。带有编码蛋白质信息的mRNA是单股。和mRNA序列互补的DNA称为cDNA,它的序列和mRNA序列相同,

在书写时也是从5′写到3′。

3. DNA生物复制　DNA是遗传信息的载体,在生物复制中亲代DNA以自身分子为模板复制成2个拷贝,分配到2个子细胞中去。而DNA的双链结构对于维持遗传物质的稳定性和复制的准确性是极为重要的。DNA在复制过程中,碱基间的氢键通过解旋酶的作用首先断裂,双螺旋结构解旋分开,每条链分别作模板合成新链。由于每个子代DNA的1条链来自亲代,另一条链是新合成的,故称之为半保留式复制。2股DNA的核苷酸序列相互互补,因此只要知道1股DNA的序列,就能得到另一股DNA的序列。在文献中一般只给出DNA编码股的序列,它和mRNA序列相同。

### (二) 基因

1. 基因结构　人类基因结构一般可以分为4个区域:①转录区。该区域包含外显子与内含子,其两侧被称为侧翼序列,分别用5′UTR和3′UTR表示。②前导区。位于基因编码区上游,相当于RNA的5′末端非编码区(非翻译区)。③尾部区。位于RNA的3′编码区下游,相当于末端非编码区。④调控区位于基因编码区域两侧,含有启动子和增强子等基因调控序列。启动子包括某些保守序列,能促进转录过程。真核基因转录起始点的上游或下游一般都有增强子,它不能启动基因转录,但有增强转录的功能。

2. 基因长度　不同基因的大小差异甚大,如LW血型基因跨度仅2600bp;而编码S抗原的*GYPB*基因全长58 000bp,该基因含有较长的内含子序列,实际编码序列仅为276bp,只占全部序列的0.5%。

3. 外显子和内含子　基因中的编码片段又被称为外显子,它们的DNA序列决定编码产生的氨基酸多肽序列。外显子被非编码的内含子序列所隔离开。我们通常所说的基因序列是指mRNA序列。不同基因的外显子和内含子数目不同。比如ABO血型基因有7个外显子,Duffy血型基因只有2个外显子,而Knops血型基因含有47个外显子。编码SS血型抗原的血型糖蛋白基因B(*GYPB*)含有5个具有编码功能的外显子和1个无功能的假外显子。每个外显子编码不同的肽链区域。外显子和内含子接头区都有一段高度保守序列,内含子5′端大多数是GT开始,3′端大多是AG结束,称为GT-AG法则,是普遍存在于真核基因中RNA剪接的识别信号。

4. 基因突变　由于DNA分子中发生碱基对的改变、增添或缺失而引起的基因结构改变,被称为基

因突变。基因突变通常发生在 DNA 复制时期,即细胞分裂间期,包括有丝分裂间期和减数分裂间期。在进化中,一些基因序列由于突变而不能产生相应的蛋白质,这些无功能的基因被称为假基因。

5. 等位基因 在同 1 个遗传位点上,由于基因突变产生的变异体被称为等位基因,由此产生遗传多态性。单核苷酸取代产生的多态性简称 SNP(single nucleotide polymorphism),是最为常见的基因突变。人类血型遗传多态性的基因突变机制主要有:①单个或多个内含子 SNP,单个外显子 SNP,基因调节序列区域的 SNP;②单核苷酸或多核苷酸的

插入或缺失;③外显子或整个基因缺失;④基因转换和基因重组。

（三）基因产物

1. 基因转录 从基因到蛋白质遗传信息传递的第 1 步是 DNA 被转录为 mRNA。基因转录在细胞核内进行的,其中转移 RNA(tRNA)的合成发生在核仁,mRNA 的合成在核质中进行。转录过程首先是以 DNA 的 1 条链为模板,按照碱基互补配对原则转录成前 mRNA。然后通过剪接加工,内含子片段被去除,外显子片段连接在一起产生 mRNA。mRNA 只含有外显子顺序,保留了编码序列的连续性(图3-4)。

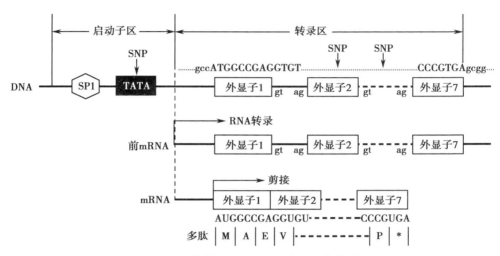

**图 3-4 从基因到蛋白质遗传信息的传递**

注:启动子区域是非编码区,含有 TATA 框、SP1 框等与转录相关的序列。转录区由外显子和内含子序列组成。大写英文字母代表外显子序列,小写英文字母代表内含子序列。内含子 5′和 3′端总是 GT 和 AG 碱基。在剪接过程中内含子被去除,成为只含有外显子的mRNA,它含有可阅读框。转录起始密码子总是 AUG,编码甲硫氨酸(M),是合成蛋白质的起始信号,因此合成蛋白质的第 1 个氨基酸是甲硫氨酸,但是某些成熟的蛋白质甲硫氨酸被去除。UAG、UGA、UAA 是合成蛋白质的终止信号,被称为终止密码子,不编码任何氨基酸,一般用 * 号表示。SNP 位点可以发生在启动子、外显子、内含子等区域,可以有 1 个或多个

2. 遗传密码 细胞从 RNA 合成蛋白质的过程被称为翻译。在此过程中,tRNA 以 mRNA 为模板将氨基酸运送到核糖体上,核糖体阅读 mRNA 上的遗传密码,将 mRNA 序列转换为氨基酸序列。在mRNA 序列上,由 3 个连续的核苷酸为 1 组决定 1 个氨基酸或提供终止信号,这 3 个核苷酸组称为 1 个密码子。例如密码子 UCU(在 DNA 中为 TCT)编码丝氨酸,密码子 GCA 编码丙氨酸。1 个氨基酸可以被 1 个以上的密码子所编码,例如 UCC,UCA,UCG 都编码丝氨酸。蛋白质多肽的氨基端总是以甲硫氨酸开始,由 mRNA 的 AUG 密码子编码。UAA,UAG 和 UGA 是终止密码子,它们决定蛋白质羧基末

端。每 1 套密码子称为 1 个可读框,含有起始密码子和终止密码子。虽然任何 DNA 链序列可以有 3 种不同的读码方式,但是只有 1 种能够合成完整的蛋白质。

3. 基因表达调控 基因表达受到转录起始点上游的启动子 DNA 序列的调控。启动子可以延伸至上游1000 多个碱基,其他影响转录的调节因子序列可以在更远的位置上。位于启动子区域的 TATA盒存在于大多数基因中,它的功能是将 RNA 聚合酶定位于适当位置以起始转录。启动子区域中的突变有可能导致失去起始转录能力,结果无转录产物。比如 Duffy 血型基因启动子 TATA 盒内序列突变,导

致不能产生 Duffy 血型抗原蛋白。

4. 蛋白质 蛋白质是由单个氨基酸连接组成的大分子。总共有 20 种氨基酸。为书写方便,用 1 个大写英文字母或缩写代表 1 种氨基酸。符号如下:A,丙氨酸(Ala);R,精氨酸(Arg);N,天冬酰胺(Asn);D,天冬氨酸(Asp);C,半胱氨酸(Cys);E,谷氨酸(Glu);Q,谷氨酰胺(Gln);G,甘氨酸(Gly);H,组氨酸(His);I,异亮氨酸(Ile);L,亮氨酸(Leu);K,赖氨酸(Lys);M,蛋氨酸(Met);F,苯丙氨酸(Phe);P,脯氨酸(Pro);S,丝氨酸(Ser);T,苏氨酸(Thr);W,色氨酸(Trp);Y,酪氨酸(Tyr);V,缬氨酸(Val)。多肽序列一般从左端的氨基末端开始向右书写,右面的终端是蛋白质羧基末端。

## 第四节　血型基因组学及其应用

### 一、分子生物学技术

#### (一) DNA 和基因克隆

1. DNA 变性 通过加热、碱(NaOH)或极性溶剂(DMSO)等变性剂处理,可以破坏双股 DNA 氢键而产生单股 DNA。加热使溶液中 50% 的 DNA 分子成为单股,50% 仍为双股时所需要的温度,被称为"变性温度"或"解链温度",一般用符号 Tm 表示。Tm 取决于双股 DNA 的碱基组分及其长度。DNA 加热到 94℃ 或更高,将使所有的双股 DNA 变性成单股 DNA。

2. DNA 杂交 在一定条件下,单股 DNA 可以通过碱基配对重新形成双 DNA,被称为杂交作用,又被称为退火。杂交作用的效率受温度、DNA 浓度、杂交作用时间以及 DNA 碱基组分等因素的影响。在 DNA 检测试验中,通常将受检 DNA 连接到尼龙薄膜或纤维薄膜等固体上,然后和特异性探针杂交;或是将探针连接到薄膜或微球上与受检 DNA 杂交。这些探针是单股 DNA,是人工合成的寡核苷酸,长度一般在 12~20 个核苷酸。用于血型基因分析的探针多为序列特异性寡核苷酸探针(SSOP),它能够与特定序列的 DNA 片段结合。

3. 基因克隆 基因克隆技术可以用来研究大片段 DNA 碱基序列。为取得足够数量的基因拷贝进行测序,被限制性内切酶切割的目标 DNA 或 cDNA 片段插入 1 个质粒或病毒载体,然后转移到细菌中,它们将随细菌的繁殖而扩增,得到数百万个拷贝。经过纯化后的质粒等载体,可以进一步用于基

因测序。

#### (二) 聚合酶链反应

聚合酶链反应(polymerase chain reaction,PCR)是在体外大量扩增 DNA 片段的快速方法,此方法可以将 1 个 DNA 片段扩增为上百万个拷贝。PCR 需要下列材料:①耐热的 DNA 聚合酶,在高温时不被破坏。最常用的是 Taq 聚合酶;②纯化的 DNA 样板;③4 种三磷酸碱基脱氧核苷酸(dATP,dCTP,dGTP,dTTP),它们是合成 DNA 的原料;④人工合成的寡核苷酸 PCR 引物。

1. PCR 引物 PCR 需要使用 1 对引物,它们连接在被复制的 DNA 两侧,与其方向相反的 1 股 DNA 杂交,因此 2 股 DNA 可以同时被复制。在 5′端的引物,被称为正向引物,或编码引物;在 3′端的引物,被称为反向引物,或非编码引物。引物序列必须与它们的靶序列完全互补。

2. PCR 操作程序 PCR 反应一般需要 4 个步骤:①DNA 变性。DNA 被加热到 94~96℃,变性产生单股 DNA 样板;②引物退火。根据引物的变性温度 Tm,降低反应温度,使引物与其序列匹配的 DNA 特异性地结合;③DNA 的延伸。在 72℃ 左右合成新的 DNA;④然后循环重复①到③程序,一般进行 30~40 个循环,DNA 片段被扩增几百万倍。

#### (三) 凝胶电泳

凝胶电泳通常被用于 DNA 片段的分离纯化和鉴定。凝胶本身是个基质,由于 DNA 带负电荷,在电场作用下 DNA 片段在凝胶介质中向阳极移动。移动速度与 DNA 片段大小相关。使用溴乙锭或其他化学试剂染色,可以用肉眼观察到凝胶层中的 DNA 片段。聚丙烯酰胺凝胶用于分离 5~500bp 的小片段 DNA,琼脂糖凝胶用于分离 200bp~50kb 的大片段 DNA。

#### (四) DNA 序列测定

测定 DNA 序列可以使用两种检材:①如果以 RNA 为检材,首先需要通过反转录制备互补 cDNA,再以 cDNA 为模板通过 PCR 扩增,然后对扩增产物测序。或是将 cDNA 扩增片段克隆到载体后再测序,这样得到待测基因的编码序列;②如果以 DNA 为检材,可以直接通过 PCR 扩增特定基因片段,然后对扩增产物测序。如果将该扩增片段克隆到载体后测序,这样得到的是待测基因在基因组中的序列,即包含外显子和内含子的全部序列。与基因克隆测序相比,使用 PCR 产物直接测序比较简便。但是需要注意的是,除非使用单体型特异性引物做 PCR 扩

增,否则 PCR 扩增得到的是 2 条单体型基因序列的总和。因此如果待测基因是杂合子时,难以确定哪条单体型带有突变基因。

## 二、血型基因分型

由于绝大多数血型多态性都表现为 SNP,因此检测 SNP 的分子生物学技术都适用于血型基因分型。目前已报告的方法多以 PCR 为基础,所不同的只是在于 PCR 引物设计以及检测 PCR 产物的方法而异。

### (一)PCR-序列特异性引物(PCR-SSP)分型

此技术采用序列特异性引物(SSP)作 PCR 扩增。SSP 的 3' 端具有独一无二的序列,在退火时只能与某特定等位基因结合,因此能够特异性地扩增该基因片段,然后通过凝胶电泳或酶联反应等方式检测 PCR 产物。PCR-SSP 技术具有简便快速等特点,大部分红细胞血型基因分型、血小板 HPA 基因分型、粒细胞 HNA 基因分型和 HLA 基因分型均可采用此技术。

### (二)荧光标记 PCR-SSP 分型

使用实时(real time)PCR 扩增仪,结合使用荧光标记的 SSP 引物,可以测定 PCR 反应过程中荧光强度的变化,根据熔解温度曲线可以检测特定的等位基因。此法又被称为 TaqMan 分析,具有敏感度高,可自动记录分析结果等特点。胎儿血型的产前鉴定常用此方法。

### (三)PCR-序列特异性寡核苷酸探针(PCR-SSOP)分型

此方法的第 1 步是使用 PCR 扩增某段待检基因,然后通过与序列特异性寡核苷酸探针(SSOP)杂交来鉴定相应基因。杂交反应可以在尼龙薄膜、玻璃或塑料片等固体支持物上进行,通过化学显色或软片显影显示出杂交结果。

### (四)Luminex 流式荧光技术

在此方法中 SSOP 探针和微球偶联,1 次反应最多可同时检测 100 多种指标,可以鉴定 100 多个等位基因。Luminex 技术被用于 HLA 高分辨分型,HPA 基因分型等方面。

### (五)RFLP 分型

如果 SNP 序列改变涉及限制性内切酶的识别位点,不同基因型个体 DNA 被酶切后将得到长度不一的片段,被称为限制性片段长度多态性(RFLP)。使用 PCR 扩增待检基因片段后,用特定的限制性内切酶水解,然后凝胶电泳分离被酶解的 DNA 片段,根据这些片段的分布格局指定相应的基因型。

### (六)PCR-测序分型

PCR-测序分型(PCR-SBT)可以提供更精确的 DNA 碱基序列信息,并有可能发现新的等位基因。为取得足够数量的基因拷贝用于测定序列,受检基因组 DNA 样品一般先用 PCR 扩增,然后对扩增的 DNA 模板测序。普遍使用的是 Sanger 双脱氧核糖核苷酸测序方法。PCR-SBT 的缺点是可能产生模棱两可分型结果。

### (七)二代测序技术

该技术采用微乳液 PCR 或桥式 PCR 等方法获得测序模板,DNA 片段的 PCR 扩增产物聚集在微珠的表面,不需要电泳之类的物理分离方法来区分碱基序列。二代测序技术允许检测单独 1 条单体型的 DNA 序列,因此用于 HLA 基因分型时可以避免模棱两可的分型结果。

### (八)基因克隆测序

使用 PCR 扩增和分子克隆技术,将待测基因克隆到载体后再测序,每个克隆只含有 1 条单体型的基因片段。此法优点是不存在模棱两可的测序结果,缺点是比较费时费力,因此一般只用于鉴定新发现的等位基因。

## 三、红细胞血型基因

### (一)血型基因多态性的产生机制

表 3-7 摘要描述 35 个血型系统基因的一般特性,包括基因符号、在染色体上的位置、外显子组成,GenBank 中的基因编号、mRNA 和参考基因的编号,在网页上可以查到相关信息[33-35]。根据目前资料,产生血型基因多态性的机制大致可以归为 10 类,在表 3-7 中用数字 1~10 表示。数字 1 代表最常见的单核苷酸取代产生的 SNP,比如编码红细胞 $Lu^a$ 和 $Lu^b$、$Au^a$ 和 $Au^b$、K1 和 K2、$Jk^a$ 和 $Jk^b$、$Di^a$ 和 $Di^b$,以及 $Do^a$ 和 $Do^b$ 等所谓对偶抗原的等位基因之间,都是由于 1 个碱基取代而产生;数字 2 代表缺失,最典型的例子是白种人中 RhD 阴性个体缺失整个 RHD 基因;数字 3 表示存在插入 1 个或多个核苷酸碱基。比如在黑种人中,RHD 基因内含子 3 和外显子 4 之间有 1 段 37bp 的插入片段,导致产生 RhD 阴性表型;数字 4 代表基因重复作用,比如 C4A 和 C4B 基因之间的不等交换使 1 条单体型带有重复的 C4A 基因片段;数字 5 代表基因重排。比如 Gerbich 血型基因含有的 4 个外显子,通过重排产生新的基因型和新的表型;由于信息 RNA 剪接位点突变产生的多态

性用数字 6 表示;在 MMS 和 Rh 血型系统中常见的
基因重组和基因转换作用分别用数字 7 和 8 表示;

数字 9 代表不等重组作用;由于转录产物不同产生
的多态性用数字 10 表示。

表 3-7　红细胞血型基因一般特征

| 系统 | 基因符号 | 基因编号 | 染色体位置 | 外显子数 | mRNA 编号 | 参考基因编号 | 多态性机制 |
|---|---|---|---|---|---|---|---|
| ABO | ABO | 28 | 9q34.2 | 7 | NM_020469.2 | NG_006669.1 | 1,2,3,5 |
| MNS | GYPA | 2993 | 4q28.2~31 | 7 | NM_002099.7 | NG_007470.3 | 1,7,8,9 |
| | GYPB | 2994 | 4q28~31 | 5(1) | NM_002100.5 | NG_007483.1 | |
| | GYPE | 2996 | 4q31.21 | 3(2) | NM_002102.3 | NG_009173.1 | |
| P1PK | A4GALT | 53947 | 22q13.2 | 1 | NM_017436.4 | NG_007495.1 | 1,2,3 |
| RH | RhCE | 6006 | 1p36.11 | 10 | NM_020485.4 | NG_009208.3 | 1,2,3,7,8 |
| | RHD | 6007 | 1p36.11 | 10 | NM_016124.4 | NG_007494.1 | 1,2,3,7,8 |
| LU | LU,BCAM | 4059 | 19q13.32 | 15 | NM_005581.4 | NG_007480.1 | 1 |
| KEL | KEL | 3792 | 7q34 | 19 | NM_000420.2 | NG_007492.1 | 1,2,3 |
| LE | FUT3 | 2525 | 19p13.3 | 1 | NM_000149.3 | NG_007482.1 | 1,3 |
| | FUT6 | 2528 | 19p13.3 | 1 | NM_000150.2 | NG_007505.1 | 1,3 |
| | FUT7 | 2529 | 9q34.3 | 2 | NM_004479.3 | NG_007527.1 | 1,3 |
| FY | FY,DARC | 2532 | 1q23.2 | 2 | NM_002036.3 | NG_011626.1 | 1,2 |
| JK | JK,SLC14A1 | 6563 | 18q12.3 | 11 | NM_015865.4 | NG_011775.3 | 1 |
| DI | DI,SLC4A1 | 6521 | 17q21.31 | 20 | NM_000342.3 | NG_007498.1 | 1,2,3 |
| YT | YT,ACHE | 43 | 7q22.1 | 3 | NM_000665.4 | NG_007474.1 | 1,2 |
| XG | XG | 7499 | Xp22.33 | 10 | NM_175569.2 | NG_011627.1 | |
| | CD99 | 4267 | Xp22.32 | 11 | NM_002414.3 | NG_009174.1 | |
| SC | SC,ERMAP | 114625 | 1p34.2 | 9 | NM_018538.3 | NG_008749.1 | 1 |
| DO | DO,ART4 | 420 | 12p12.3 | 3 | NM_021071.2 | NG_007477.2 | 1,2 |
| CO | CO,AQP1 | 358 | 7p14.3 | 4 | NM_198098.2 | NG_007475.2 | 1,2,3 |
| LW | LW,ICAM4 | 3386 | 19p13.2 | 3 | NM_001544.4 | NG_007728.1 | 1,2 |
| CH/RG | RG,C4A | 720 | 6p21.3 | 41 | NM_007293.2 | NG_011638.1 | 1,4,5 |
| | CH,C4B | 721 | 6p21.3 | 41 | NM_001002029.3 | NG_011639.1 | 1,4,5 |
| H | FUT1 | 2523 | 19q13.33 | 1 | NM_000148.3 | NG_007510.1 | 1,2,3,9 |
| | FUT2 | 2524 | 19q13.33 | 1 | NM_000511.5 | NG_007511.1 | 1,2,3,9 |
| XK | XK | 7504 | Xp21.1 | 3 | NM_021083.2 | NG_007473.1 | 1,2,3 |
| GE | GE,GYPC | 2995 | 2q14.3 | 4 | NM_002101.4 | NG_007479.1 | 1,5 |
| CROM | CROM,CD55 | 1604 | 1q32.2 | 11 | NM_000574.4 | NG_007465.1 | 1 |
| KN | KN,CR1 | 1378 | 1q32.2 | 39/47 | NM_000573.3 | NG_007481.1 | 1,2,4,10 |
| IN | IN,CD44 | 960 | 11p13 | 20 | NM_000610.3 | NG_008937.1 | 1 |
| OK | OK,BSG | 682 | 19p13.3 | 8 | NM_001728.3 | NG_007468.1 | 1 |
| RAPH | RAPH,CD151 | 977 | 11p15.5 | 7 | NM_004357.4 | NG_007478.1 | 1 |
| JMH | JMH,SEMA7A | 8482 | 15q24.1 | 13 | NM_003612.3 | NG_011733.1 | 1 |
| I | GCNT2 | 2651 | 6p24.2 | 3 | NM_145649.4 | NG_007469.3 | 1,2 |

| 系统 | 基因符号 | 基因编号 | 染色体位置 | 外显子数 | mRNA 编号 | 参考基因编号 | 多态性机制 |
|---|---|---|---|---|---|---|---|
| GLOB | B3GALNT1 | 8706 | 3q26.1 | 1 | NM_003781.3 | NG_007854.1 | 1,2,3 |
| GIL | GIL,AQP3 | 360 | 9p13.3 | 6 | NM_004925.4 | NG_007476.1 | 6 |
| RHAG | RHAG | 6005 | 6p12.3 | 10 | NM_000324.2 | NG_011704.1 | 1 |
| FORS | GBGT1 | 26301 | 9q34.2 | 7 | NM_021996.5 | NG_033868.1 | 1 |
| JR | JR,ABCG2 | 9429 | 4q22.1 | 16 | NM_004827.2 | NG_032067.2 | 1 |
| LAN | LAN,ABCB6 | 10058 | 2q36 | 19 | NM_005689.2 | NG_032110.1 | 1,2,3 |
| VEL | SMIM1 | 44204 | 1p36.32 | 2 | NM_001163724.2 | NG_033869.1 | 2 |
| CD59 | CD59 | 966 | 11p13 | 3 | NM_000611.5 | NG_008057.1 | 2 |
| AUG | SLC29A1 | 2030 | 6p21.1 | 13 | NM_001304463.1 | NG_042893.1 | 1 |

注:外显子一栏中,Knops 基因有两种转录产物,含不同数量外显子基因编号、mRNA 编号、参考基因编号内容见参考文献[35]。多态性机制一栏中的数字代表不同机制,详细描述见正文

## (二) 无效等位基因

无效型个体的红细胞表面不表达相应抗原。产生无效型的机制包括:①转录突变。比如在表型 Fy(a-b-)的黑种人中,由于红细胞转录因子 GATA 中-46位置上 T→C 突变,改变增强子 GATA 结合位点,结果不产生 Duffy 蛋白;②表型 S-s-、Gy(a-)、Dr(a-)等缺失型的产生,是由于转录过程中剪接位点核苷酸突变,使部分或全部外显子被跳过;③由于碱基缺失、插入或取代作用,导致阅读框架移位而产生终止信号,不能产生完整的蛋白质。比如 ABO 血型中的 O 基因,由于外显子 6 中 261 位置上单核苷酸缺失,导致产生终止信号,不能产生完整的 ABO 转移酶;④表型 Rh$_{null}$、K$_o$、McLeod 是由于核苷酸错义突变而改变了氨基酸序列;⑤表型 Co(a-b-)是由于错义突变而降低蛋白质的表达;⑥Rh 血型中的 RhD 缺失型是由于基因交换或基因转换而产生;⑦Kell 和 Ge 抗原弱表达涉及蛋白相互作用,它们分别缺少 Kx 和 4.1 蛋白;⑧由于修饰基因的作用,产生 Lu(a-b-)、Jk(a-b-)等表型。

## (三) ABO 血型基因

ABO 基因位点位于第 9 号染色体 9q34.1~34.2 位置,跨越 19.5kb。cDNA 长度为 1062bp,编码 354 个氨基酸,含有 7 个外显子。到 2016 年 10 月为止,已被命名的 ABO 等位基因数达到 381 个,绝大多数是根据外显子 6 和外显子 7 的序列而命名。一般而言,通过血清学方法检测出来的 ABO 变异体,都有各自的分子基础,目前有关这方面的报道仍在不断增加。其中发现特别的基因突变可以改变 ABO 表型,比如在 1 个日本家庭中母亲的表型为 B,基因型为 B101/O01,由于基因内重组产生杂交基因,该杂交基因和 A104 等位基因序列相同,对应表型是 A 型。该 B 型母亲和 O 型丈夫生出了表型为 A 型的孩子。虽然发生这类突变的机会很低,但是提示在亲子鉴定中应该注意不能排除 B 型和 O 型婚配产生 A 型孩子的可能性[36]。

## (四) Rh 血型基因

Rh 血型受控于 RHD 和 RHCE 2 个基因,分别编码 RhD 和 C、c、E、e 抗原。每个基因都含有 10 个外显子,在染色体上 3' 端以相对方向排列,中间被一个大约 30kb 的 SMP1(小膜蛋白1)基因隔开(图3-5)。RHD 基因和 RHCE 基因的长度分别为 57 931bp 和 67 884bp,98.3%的碱基序列相同。差异最大的序列在内含子 4 区域,RHCE 基因比 RHD 基因多 1 个 600bp 的片段。RHD 基因的上游和下游分别有 1 个 9kb 长的 Rh 盒(Rh Box),它们 98.6% 的序列类同。到 2016 年 10 月为止,已检测出 154 个 RHCE 等位基因和 228 个 RHD 等位基因,涉及的序列变异位点分布在全部外显子,因此鉴定 Rh 血型变异体的分子基础,需要测定编码区的全部序列。

1. RHD 和 RHCE 基因组重排 RHD 和 RHCE 基因在染色体上紧密连锁,而且碱基序列非常类似,因此在基因复制过程中很容易产生基因转换作用。其中 1 个基因的若干碱基、单个或多个外显子与另一基因交换产生杂交基因,产生带有部分 RhD 和部分 RhCE 抗原的杂交蛋白分子。比如编码部分 D 抗原 DBT1 基因,外显子 1 到 4 和 8 到 10 来自 RHD 基因,而外显子 5、6 和 7 来自 RHCE 基因。

2. RhD 抗原阴性个体基因结构 几乎所有白种人 RhD 阴性个体都缺失整个 RHD 基因。缺失片段是在两个 Rh 盒的 1463bp 位置之间,结果产生由

部分上游和部分下游 Rh 盒片段组成的杂交 Rh 盒。在黑种人 RhD 阴性个体中,70% 左右带有 *RHD* 假基因,该基因的内含子 3 和外显子交界处存在 37bp 的插入片段,使阅读框架位移产生终止信号,结果无转录产物;15% 左右是缺失全部 *RHD* 基因;另外 15% 左右是 *RHD-CE-D* 杂交基因。在东方人中,60%~70% 的 RhD 阴性个体一般都带有 *ce* 基因,但是缺失 *RHD* 基因;30% 左右带有不完整的 *RHD* 基因,这些个体都带有 *C* 基因和至少 1 个 *RHD* 基因外显子;其余包括 *RHD-CE-D* 杂交基因等。

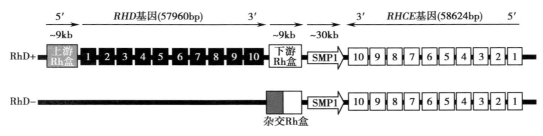

图 3-5 RH 血型基因结构

注:*RHD* 基因外围区含有 2 个 Rh 盒,3′端和 *RHCE* 基因 3′端反方向排列,某些黑种人的 *RHD* 基因内含子 3 和外显子 4 交界处含有 37bp 的插入片段,决定 *C/c* 基因特异性的碱基取代分别在外显子 1 和外显子 2 区域;*E/e* 基因特异性碱基取代在外显子 5 区域。*C* 基因内含子 2 含有 109bp 插入片段。*RHCE* 基因内含子 4 区域含有 648bp 插入片段

3. Rh 关联糖蛋白 *RHAG* 基因　沉淀分离细胞膜 Rh 抗原时,CD241 蛋白(Rh50 糖蛋白)总是和 Rh 抗原一起沉淀,故又被称为 RhAG 蛋白。编码 RhAG 蛋白的基因位于第 6 号染色体,基因结构类似 *RHD* 和 *RHCE* 基因,含 10 个外显子。由于 Rh 血型抗原在细胞膜上的表达必须存在 RhAG 糖蛋白,故 *RHAG* 基因曾被认为是 Rh 血型家族的一员。*RHAG* 失活突变基因纯合子个体,是造成 Rh$_{null}$ 无效型的主要原因。带有该突变基因个体的红细胞呈圆形,伴有慢性溶血型贫血,被称为 Rh 缺失综合征。因此对 Rh 无效型的基因分析,应该包括对 *RHAG* 基因序列分析。

4. *RHC/c* 基因结构　*RHC* 和 *RHc* 基因特异性碱基序列首先在白种人中得到阐明。突变碱基位置涉及外显子 1 的第 48 位和外显子 2 的第 178、203 和 307 位。在血清学表型为 Rhc 的群体中,第 48 位上的碱基因种族而异。100% 的白种人是 G;中国人大约 66% 为 G,34% 为 C;74% 的黑种人是碱基 C,26% 是碱基 G。这些结果再次显示同一种血清学表型,在不同的种族群体中可能有不同的分子基础。因此在基因分型中,如果单独根据第 48 位上的碱基来指定 *RHc* 基因,显然不够可靠。对不同种族的 *RHC* 和 *RHc* 基因序列分析发现,*RHC* 基因的内含子 3 区域存在 1 段 109bp 的插入片段,因此在 *RH* 基因分型中,可以利用这个特点来区分 *RHC* 和 *RHc* 基因。

5. Rh 盒变异体　比较白种人 RhD 阴性和 RhD 阳性单体型基因结构发现,RhD 阴性单体型不仅缺失整个 *RHD* 基因,而且缺失上游 Rh 盒和下游 Rh 盒的部分片段,这两个缺失的 Rh 盒连接产生杂交 Rh 盒。杂交 Rh 盒和 RhD 阳性单体型上的 Rh 盒碱基序列差异可以通过基因分型技术加以辨别,这为鉴定 RhD 阳性个体的基因型提供了有力工具,也成为 RhD 新生儿溶血病产前诊断基础。最近发现杂交 Rh 盒也存在变异体,其结构因种族和不同的等位基因而异,因此在做 *RHD* 杂合性鉴定时需要考虑种族背景而区别对待。

## 四、血型基因组学的应用

### (一)疑难血型鉴定

鉴定红细胞直接抗人球蛋白试验阳性和具有多凝集作用红细胞的血型,通常都会遇到麻烦,在这种情况下可以使用基因分型技术鉴定血型。对于新近输血患者或多次输血患者,由于外周血中含有供者的血液细胞,使用经典的红细胞凝集试验不能正确鉴定血型,可以使用基因分型方法鉴定[37]。

### (二)无效型鉴定

无效型个体比较少见,通常是在患者已经产生抗体后才被发现,这些抗体一般对应高频率抗原。现在可以在输血前对患者做无效型基因检测,确认患者是否是无效型,以避免输血后产生抗体。

### (三)筛选罕见血型供者

筛选罕见血型供者需要大量标准抗血清,在缺少相应抗血清的情况下,可以使用 DNA 分型技术进

行筛选。比如使用 PCR-SSP 技术,已经成功地在中国人中筛选到 Do(b-)和 Di(b-)等罕见表型供者[38,39]。

#### (四)无关骨髓供者和脐带血 HLA 分型

为了解决造血干细胞移植中的供者细胞来源问题,自 20 世纪 80 年代末起,在世界范围内建立了无关供者骨髓库和脐带血库。

早期的 HLA 分型采用血清学方法,现已完全被 DNA 基因分型方法所取代[40]。

#### (五)血小板 HPA 基因分型

选择 HLA 和 HPA 配合的血小板输注,是避免输注血小板无效的方法之一。鉴定 HPA 抗原的标准抗体来源非常少,不可能使用血清学方法去筛选合适的供者。由于 HPA 基因分型方法已经建立,可以大规模地筛选和建立已知 HPA 型的血小板供者库。

#### (六)胎儿血型鉴定

使用高灵敏度的 PCR 扩增技术,可以鉴定胎儿的 $RhD$、$Rhc$、$RhE$、$K$、$Fy^a$ 和 $Jk^a$ 等血型基因[41]。

#### (七)DNA 免疫制备单克隆抗体

在经典免疫学方法中,一般使用完整的细胞或纯化的抗原蛋白免疫动物制备红细胞血型抗体。早在 20 世纪 90 年代初就观察到使用含有编码特定蛋白质基因的质粒 DNA 免疫动物,可以诱导产生体液和细胞介导的免疫反应,同时产生相应抗体。根据这一原理,使用含有编码 $Kell$ 基因的质粒 DNA 免疫小鼠,制备出抗-K,抗-k 以及抗 $Kp^a$ 等单克隆抗体[42]。由于克隆 1 个单独基因比纯化抗原来得方便,故为制备单克隆抗体提供了新途径。

#### (八)使用异种细胞鉴定红细胞抗体

患者血清中的抗体鉴定是临床输血前的常规工作,需要 1 组血型已知的标准红细胞。为了克服罕见抗原红细胞来源以及保存期等限制,可以将特定红细胞血型基因克隆到表达载体,然后转染到小鼠等异种或人类细胞株中并获得稳定表达,制备"人造标准细胞"。这些细胞表面带有单一的红细胞血型抗原,可以用来鉴定血清中的特异性抗体,其敏感程度相当于常规标准红细胞。已报告的血型抗原包括 Kell,Duffy 和 Knops 等血型[43]。

## 第五节　人类红细胞血型系统

### 一、红细胞血型的命名

根据国际输血协会(ISBT)的定义,红细胞血型是指使用人类同种抗体检测的红细胞表面抗原,它们是由基因所决定的一种遗传性状[19]。红细胞血型抗原的名称,最初一般由发现者自行命名,直到 1982 年 ISBT 给予统一的数字命名。到 2017 年 7 月为止,被 ISBT 认可的红细胞血型抗原总数为 346 个,其中 308 个分属 36 个血型系统,其余 38 个抗原尚未被归类(表 3-8),它们受控 45 个基因和 1802 个等位基因[33,34]。ISBT 将血型命名分为 4 大类:①血型系统:指被单独 1 个位点,或 2 个及 2 个以上紧密连锁位点上的基因所编码的抗原;②血型组:由若干个在血清学、生物化学或遗传学上有关的血型抗原组成,尚未达到可以定义为"系统"的抗原。目前有编号为 205,207,208,209,210 和 213 等 5 组;③700 系列低频率血型抗原:它们的抗原频率小于 1%(表 3-9);④901 系列高频率血型抗原。它们的抗原频率大于 90%(表 3-9)。

36 个血型系统基本特征摘要(表 3-10)。根据临床输血产生红细胞血型抗体的情况,血型系统的临床重要性大致可以分为以下 4 类:①通常具有临床意义:ABO,Rh,Diego,Duffy,Kell,H,Kidd,P1PK 和 Ss 系统;②在某些情况下具有临床意义:Colton,Cromer,Dombrock,Gerbich,Indian,Landsteiner-Wiener,Scianna 和 Yt 系统;③如果相应抗体在 37℃ 不反应无临床意义,如 Lutheran 和 MN 等系统;④通常无临床意义:Chido/Rodgers,JMH,Knops 和 Xg 等系统[32]。

表 3-8　红细胞血型抗原

| 系统 | | 抗原编号 | | | | | | | | | | |
|---|---|---|---|---|---|---|---|---|---|---|---|---|
| 编号 | 符号 | 001 | 002 | 003 | 004 | 005 | 006 | 007 | 008 | 009 | 010 | 011 | 012 |
| 001 | ABO | A | B | A,B | A1 | … | | | | | | | |
| 002 | MNS | M | N | S | s | U | He | $Mi^a$ | $M^c$ | Vw | Mur | $M^g$ | Vr |
| 003 | P1PK | P1 | … | $P^k$ | NOR | | | | | | | | |
| 004 | RH | D | C | E | c | e | f | Ce | $C^w$ | $C^x$ | V | $E^w$ | G |

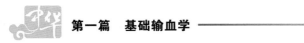

续表

| 系统 | | 抗原编号 | | | | | | | | | | | |
|---|---|---|---|---|---|---|---|---|---|---|---|---|---|
| 编号 | 符号 | 001 | 002 | 003 | 004 | 005 | 006 | 007 | 008 | 009 | 010 | 011 | 012 |
| 005 | LU | $Lu^a$ | $Lu^b$ | Lu3 | Lu4 | Lu5 | Lu6 | Lu7 | Lu8 | Lu9 | ... | Lu11 | Lu12 |
| 006 | KEL | K | k | $Kp^a$ | $Kp^b$ | Ku | $Js^a$ | $Js^b$ | ... | ... | $Ul^a$ | K11 | K12 |
| 007 | LE | $Le^a$ | $Le^b$ | $Le^{ab}$ | $Le^{bH}$ | $ALe^b$ | $BLe^b$ | | | | | | |
| 008 | FY | $Fy^a$ | $Fy^b$ | Fy3 | ... | Fy5 | Fy6 | | | | | | |
| 009 | JK | $Jk^a$ | $Jk^b$ | Jk3 | | | | | | | | | |
| 010 | DI | $Di^a$ | $Di^b$ | $Wr^a$ | $Wr^b$ | $Wd^a$ | $Rb^a$ | WARR | ELO | Wu | $Bp^a$ | $Mo^a$ | $Hg^a$ |
| 011 | YT | $Yt^a$ | $Yt^b$ | | | | | | | | | | |
| 012 | XG | $Xg^a$ | CD99 | | | | | | | | | | |
| 013 | SC | Sc1 | Sc2 | Sc3 | Rd | STAR | SCER | SCAN | | | | | |
| 014 | DO | $Do^a$ | $Do^b$ | $Gy^a$ | Hy | $Jo^a$ | DOYA | DOMR | DOLG | DO9 | DO10 | | |
| 015 | CO | $Co^a$ | $Co^b$ | Co3 | Co4 | | | | | | | | |
| 016 | LW | ... | ... | ... | ... | $LW^a$ | $LW^{ab}$ | $LW^b$ | | | | | |
| 017 | CH/RG | Ch1 | Ch2 | Ch3 | Ch4 | Ch5 | Ch6 | WH | | | | Rg1 | Rg2 |
| 018 | H | H | | | | | | | | | | | |
| 019 | XK | Kx | | | | | | | | | | | |
| 020 | GE | ... | Ge2 | Ge3 | Ge4 | Wb | $Ls^a$ | $An^a$ | $Dh^a$ | GEIS | GEPL | GEAT | GETI |
| 021 | CROM | $Cr^a$ | $Tc^a$ | $Tc^b$ | $Tc^c$ | $Dr^a$ | $Es^a$ | IFC | $WES^a$ | $WES^b$ | UMC | GUTI | SERF |
| 022 | KN | $Kn^a$ | $Kn^b$ | $McC^a$ | Sl1 | $Yk^a$ | $McC^b$ | Sl2 | Sl3 | KCAM | | | |
| 023 | IN | $In^a$ | $In^b$ | INFI | INJA | | | | | | | | |
| 024 | OK | $Ok^a$ | OKGV | OKVM | | | | | | | | | |
| 025 | RAPH | MER2 | | | | | | | | | | | |
| 026 | JMH | JMH | JMHK | JMHL | JMHG | JMHM | JMHQ | | | | | | |
| 027 | I | I | | | | | | | | | | | |
| 028 | GLOB | P | GLOB2 | | | | | | | | | | |
| 029 | GIL | GIL | | | | | | | | | | | |
| 030 | RHAG | Duclos | $Ol^a$ | DSLK | RHAR4 | | | | | | | | |
| 031 | FORS | FORS | | | | | | | | | | | |
| 032 | JR | $Jr^a$ | | | | | | | | | | | |
| 033 | LAN | Lan | | | | | | | | | | | |
| 034 | VEL | VEL1 | | | | | | | | | | | |
| 035 | CD59 | CD59.1 | | | | | | | | | | | |
| 036 | AUG | AUG1 | AUG2 | | | | | | | | | | |

| | | 013 | 014 | 015 | 016 | 017 | 018 | 019 | 020 | 021 | 022 | 023 | 024 |
|---|---|---|---|---|---|---|---|---|---|---|---|---|---|
| 002 | MNS | $M^e$ | $Mt^a$ | $St^a$ | $Ri^a$ | $Cl^a$ | $Ny^a$ | Hut | Hil | $M^v$ | Far | $s^D$ | Mit |
| 004 | RH | ... | ... | ... | ... | $Hr_o$ | Hr | $hr^S$ | VS | $C^G$ | CE | $D^w$ | ... |

| 系统 编号 | 符号 | 001 | 002 | 003 | 004 | 005 | 006 | 007 | 008 | 009 | 010 | 011 | 012 |
|---|---|---|---|---|---|---|---|---|---|---|---|---|---|
| 005 | LU | Lu13 | Lu14 | ··· | Lu16 | Lu17 | Au$^a$ | Au$^b$ | Lu20 | Lu21 | LURC | LU23 | LU24 |
| 006 | KEL | K13 | K14 | ··· | K16 | K17 | K18 | K19 | Km | Kp$^c$ | K22 | K23 | K24 |
| 010 | DI | Vg$^a$ | Sw$^a$ | BOW | NFLD | Jn$^a$ | KREP | Tr$^a$ | Fr$^a$ | SW1 | DISK | | |
| 021 | CROM | ZENA | CROV | CRAM | CROZ | | | | | | | | |

| | | 025 | 026 | 027 | 028 | 029 | 030 | 031 | 032 | 033 | 034 | 035 | 036 |
|---|---|---|---|---|---|---|---|---|---|---|---|---|---|
| 002 | MNS | Dantu | Hop | Nob | En$^a$ | ENKT | "N" | Or | DANE | TSEN | MINY | MUT | SAT |
| 004 | RH | ··· | c-like | cE | hr$^H$ | Rh29 | Go$^a$ | hr$^B$ | Rh32 | Rh33 | Hr$^B$ | Rh35 | Be$^a$ |
| 006 | KEL | VLAN | TOU | RAZ | VONG | KALT | KTIM | KYO | KUCI | KANT | KASH | KELP | KETI |

| | | 037 | 038 | 039 | 040 | 041 | 042 | 043 | 044 | 045 | 046 | 047 | 048 |
|---|---|---|---|---|---|---|---|---|---|---|---|---|---|
| 002 | MNS | ERIK | Os$^a$ | ENEP | ENEH | HAG | ENAV | MARS | ENDA | ENEV | MNTD | MNS47 | MNS48 |
| 004 | RH | Evans | ··· | Rh39 | Tar | Rh41 | Rh42 | Crawford | Nou | Riv | Sec | Dav | JAL |
| 006 | KEL | KHUL | | | | | | | | | | | |

| | | 049 | 050 | 051 | 052 | 053 | 054 | 055 | 056 | 057 | 058 | 059 | 060 |
|---|---|---|---|---|---|---|---|---|---|---|---|---|---|
| 004 | RH | STEM | FPTT | MAR | BARC | JAHK | DAK | LOCR | CENR | CEST | CELO | CEAG | PARG |

| | | 061 |
|---|---|---|
| 004 | RH | CEVF |

注:资料来源见文献[32,34,35],符号···表示已经被删除的抗原

表3-9 低频率700系列和高频率901系列抗原

| 低频率700系列抗原 | | | | | | 高频率901系列抗原 | | |
|---|---|---|---|---|---|---|---|---|
| 编号 | 名称 | 符号 | 编号 | 名称 | 符号 | 编号 | 名称 | 符号 |
| 700.002 | Batty | By | 700.039 | Milne | | 901.8 | | Emm |
| 700.003 | Christiansen | Chr$^a$ | 700.040 | Rasmussen | RASM | 901.9 | Anton | AnWj |
| 700.005 | Biles | Bi | 700.044 | | JFV | 901.12 | Sid | Sd$^a$ |
| 700.006 | Box | Bx$^a$ | 700.045 | Katagiri | Kg | 901.14 | | PEL |
| 700.017 | Torkildsen | To$^a$ | 700.047 | Jones | JONES | 901.15 | | ABTI |
| 700.018 | Peters | Pt$^a$ | 700.049 | | HJK | 901.16 | | MAM |
| 700.019 | Reid | Re$^a$ | 700.050 | | HOFM | | | |
| 700.021 | Jensen | Je$^a$ | 700.054 | | REIT | | | |
| 700.028 | Livesay | Li$^a$ | | | | | | |

注:资料来源见文献[32,34,35]

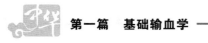

表 3-10　血型系统基本特征描述

| ISBT 编号 | ISBT 符号 | 系统名称 | 抗原数 | 发现年代 | 遗传位点 | 等位基因 | 克隆年代 | 文献 |
|---|---|---|---|---|---|---|---|---|
| 001 | ABO | ABO | 4 | 1901 | ABO | 353 | 1990 | 44 |
| 002 | MNS | MNS | 46 | 1926 | GYPA | 55 | 1986 | 45 |
| | | | | | GYPB | | 1987 | 46 |
| 003 | P1PK | P1 | 3 | 1926 | A4GALT | 52 | 2000 | 47 |
| 004 | RH | Rh | 52 | 1939 | RhCE | 129 | 1990 | 48 |
| | | | | | RHD | 289 | 1990 | 49 |
| 005 | LU | Lutheran | 20 | 1945 | BCAM | 20 | 1995 | 50 |
| 006 | KEL | Kell | 34 | 1946 | KEL | 84 | 1991 | 51 |
| 007 | LE | Lewis | 6 | 1946 | FUT3 | 75 | 1990 | 52 |
| 008 | FY | Duffy | 5 | 1950 | DARC | 14 | 1993 | 53 |
| 009 | JK | Kidd | 3 | 1951 | SLC14A1 | 36 | 1994 | 54 |
| 010 | DI | Diego | 22 | 1955 | SLC4A1 | 91 | 1988 | 55 |
| 011 | YT | Yt | 2 | 1956 | ACHE | 4 | 1991 | 56 |
| 012 | XG | Xg | 2 | 1962 | XG | 2 | 1994 | 57 |
| 013 | SC | Scianna | 7 | 1962 | ERMAP | 9 | 2000 | 58 |
| 014 | DO | Dombrock | 8 | 1965 | ART4 | 23 | 2000 | 59 |
| 015 | CO | Colton | 4 | 1967 | AQP1 | 12 | 1991 | 60 |
| 016 | LW | Landsteinr-Wiener | 3 | 1940 | ICAM4 | 10 | 1994 | 61 |
| 017 | CH/RG | Chido-Rodgers | 9 | 1967 | C4A,C4B | 7 | 1991 | 62 |
| 018 | H | H | 1 | 1952 | FUT1 | 57 | 1990 | 63 |
| | | | | | FUT2 | 63 | 1995 | 64 |
| 019 | XK | Kx | 1 | 1975 | XK | 35 | 1994 | 65 |
| 020 | GE | Gerbich | 11 | 1960 | GYPC | 10 | 1986 | 66 |
| 021 | CROM | Cromer | 17 | 1965 | CD55 | 15 | 1987 | 67 |
| 022 | KN | Knops | 9 | 1970 | CR1 | 32 | 1989 | 68 |
| 023 | IN | Indian | 4 | 1974 | CD44 | 4 | 1990 | 69 |
| 024 | OK | Ok | 3 | 1979 | BSG | 5 | 1998 | 70 |
| 025 | RAPH | Raph | 1 | 1987 | CD151 | 4 | 1996 | 71 |
| 026 | JMH | John Milton Hagen | 6 | 1981 | SEMA7A | 12 | 1999 | 72 |
| 027 | I | I | 1 | 1956 | GCNT2 | 13 | 1993 | 73 |
| 028 | GLOB | Globoside | 1 | 1955 | B3GALNT1 | 13 | 1998 | 74 |
| 029 | GIL | GIL | 1 | 1981 | AQP3 | 8 | 1995 | 75 |
| 030 | RHAG | Rh-associated glycoprotei | 4 | 1978 | RHAG | 26 | 1992 | 76 |
| 031 | FORS | Forssman | 1 | 1987 | GBGT1 | 2 | 1996 | 77 |

续表

| ISBT 编号 | ISBT 符号 | 系统名称 | 抗原数 | 发现年代 | 遗传位点 | 等位基因 | 克隆年代 | 文献 |
|---|---|---|---|---|---|---|---|---|
| **032** | **JR** | **JR** | 1 | 1970 | ABCG2 | 23 | 2012 | 78 |
| **033** | **LAN** | **LAN** | 1 | 1961 | ABCB6 | 42 | 2012 | 79 |
| **034** | **VEL** | **VEL** | 1 | 1952 | SMIM1 | 4 | 2013 | 80 |
| **035** | **CD59** | **CD59** | 1 | 2014 | CD59 | 3 | 1989 | 81 |
| **036** | **AUG** | **Augustine** | 2 | 1967 | SLC29A1 | 2 | 2015 | 33 |

注:资料来源见文献[32,34,35]

## 二、红细胞血型抗原的分子基础

红细胞血型基因产物有糖基转移酶和糖蛋白等 2 种。除了 Lewis 和 Ch/Rg 抗原是红细胞从血浆等体液中吸附获得之外,其余 33 个血型系统的抗原都是红细胞表面特有的。血型抗原决定簇的化学成分可以分为 2 大类,ABO、P1PK、Lewis、H、I 和 GLOB 血型抗原特异性取决于多糖链的结构;其他血型系统的抗原特异性与抗原蛋白质的结构有关,即取决于蛋白质的氨基酸序列。携带血型抗原的分子、氨基酸残基数以及基因库中相应蛋白质的注册号等信息(表 3-11)。

表 3-11　血型抗原或血型基因产物分子结构

| 系统 | CD 编号 | 血型抗原或血型基因产物 | 抗原分类 | 氨基酸数 | 蛋白质登记号 |
|---|---|---|---|---|---|
| ABO | | α1,3-N-乙酰半乳糖基转移酶(A 糖基转移酶) | 多糖 | 354 | NP_065202.2 |
| | | α1,3-半乳糖基转移酶(B 糖基转移酶) | | | |
| MNS | CD235a | 血型糖蛋白 A | I | 131 | NP_002090.4 |
| | CD235b | 血型糖蛋白 B | I | 72 | NP_002091.3 |
| | | 血型糖蛋白 E 前体 | | 78 | NP_002093.2 |
| P1PK | CD77 | 半乳糖基转移酶 | 多糖 | 353 | NP_059132.1 |
| RH | CD240CE | RhCE 蛋白 | N12 | 417 | NP_065231.3 |
| | CD240D | RhD 蛋白 | M12 | 417 | NP_057208.2 |
| LU | CD239 | 基底细胞黏附分子(BCAM) | I | 597 | NP_005572.2 |
| KEL | CD238 | Kell 血型糖蛋白 | II | 732 | NP_000411.1 |
| LE | CD174 | α3,4-岩藻糖转移酶-3(FUT3) | 多糖 | 361 | NP_000140.1 |
| | | α1,3-岩藻糖转移酶-6(FUT6) | | 359 | NP_000141.1 |
| | | α1,3-岩藻糖转移酶-7(FUT7) | | 342 | NP_004470.1 |
| FY | CD234 | Duffy 抗原趋化因子受体(DARC) | M7 | 336 | NP_002027.2 |
| JK | | 溶质载体家族 14 成员 1(SLC14A1) | M10 | 389 | NP_056949.4 |
| DI | CD233 | 溶质载体家族 4 阴离子交换器(SLC4A1) | M14 | 911 | NP_000333.1 |
| YT | | 乙酰胆碱酯酶 | GPI | 557 | NP_000656.1 |
| XG | | Xg 血型糖蛋白 | I | 180 | NP_780778.1 |
| | | CD99 抗原 | | 185 | NP_002405.1 |
| SC | | 红细胞膜结合蛋白(ERMAP) | I | 475 | NP_061008.2 |
| DO | CD297 | ADP-核糖基转移酶-4(ART4) | GPI | 314 | NP_066549.2 |
| CO | | 水通道蛋白 1(AQP1) | M6 | 269 | NP_932766.1 |

续表

| 系统 | CD 编号 | 血型抗原或血型基因产物 | 抗原分类 | 氨基酸数 | 蛋白质登记号 |
|---|---|---|---|---|---|
| LW | CD242 | 细胞间黏附分子 4（ICAM4） | I | 241 | NP_001535.1 |
| CH/RG | | 补体组分 4A | S | 1741 | NP_009224.2 |
| | | 补体组分 4B | S | 1744 | NP_001002029.3 |
| H | CD173 | α1-2 岩藻糖基转移酶 | 多糖 | 365 | NP_000139.1 |
| | | 半乳糖苷 2-α-L-岩藻糖基转移酶 2 | | 343 | NP_000502.4 |
| XK | | Kx 血型糖蛋白 | M10 | 444 | NP_066569.1 |
| GE | CD236 | 血型糖蛋白 C（GPC） | I | 128 | NP_002092.1 |
| CROM | CD55 | 衰变加速因子（DAF） | GPI | 347 | NP_000565.1 |
| KN | CD35 | 补体受体 1（CR1） | I | 1998 | NP_000564.2 |
| IN | CD44 | In 相关血型糖蛋白 | I | 341 | NP_000601.3 |
| OK | CD147 | 细胞外基质金属蛋白酶诱导因子 CD147 | I | 248 | NP_001719.2 |
| RAPH | CD151 | 单克隆 Eleanor Roosevelt-2（MER2） | M4 | 253 | NP_004348.2 |
| JMH | CD108 | Semaphorin-7A（SEMA7A） | GPI | 666 | NP_003603.1 |
| I | | β1,6-N-乙酰葡糖基转移酶 | 多糖 | 400 | NP_663624.1 |
| GLOB | | β1,3-N-乙酰半乳糖基转移酶 | 多糖 | 331 | NP_003772.1 |
| GIL | | 水通道蛋白 3（AQP3） | M6 | 292 | NP_004916.1 |
| RHAG | CD241 | Rh 相关血型糖蛋白 | M12 | 409 | NP_000315.2 |
| FORS | | 红细胞糖苷脂 α1,3-N-乙酰半乳糖基转移酶 1 | 多糖 | 294 | NP_068836.2 |
| JR | | ATP 结合盒，亚家族 G 成员 2（ABCG2） | M6 | 611 | NP_004818.2 |
| LAN | | ATP 结合盒亚家族 B 成员 6（ABCB6） | M11 | 842 | NP_005680.1 |
| VEL | | 小整合膜蛋白 1 | | 78 | NP_001157196.1 |
| CD59 | CD59 | 调节补体介导细胞溶解的糖蛋白 | | 128 | NP_000602.1 |
| AUG | | 平衡核苷转运蛋白 1 | | 456 | NP_001071643.1 |

注：抗原分类详细描述见正文，蛋白质登记号见参考文献[35]

蛋白类抗原大致可以分为 5 种类型（图 3-6）：①Ⅰ类分子的蛋白多肽 N 末端在细胞膜外。Y 代表连接在多肽链上的一个或数个 O 型链或 N 型链多糖；②Ⅱ类分子的蛋白多肽 N 末端在细胞膜内；③Ⅲ类是多次穿跨细胞膜的蛋白分子，在表 3-11 中用 M 表示。M 后面数字代表穿跨次数。除了 Duffy 抗原蛋白分子的 N 末端在细胞膜外，其他Ⅲ类分子的 N 末端都在细胞膜内；④第 4 类蛋白分子多肽链不穿跨细胞膜，而是通过糖基磷脂酰肌醇（glycosylphosphatidylinositol, GPI）固定在细胞膜上。蛋白分子的 C 末端通过葡糖胺-多糖-乙醇胺桥，和磷酸化和酰化的丙三醇分子连接在细胞膜上；⑤Ch/Rg 抗原以及 Lewis 抗原是血浆中的可溶性抗原，被吸附到红细胞膜上。

## 三、红细胞血型抗体

### （一）天然抗体和免疫抗体

天然抗体指在没有已知免疫刺激情况下天然存在人体中的抗体，比如最常见的 ABO 血型系统中的抗 A 和抗 B 抗体。在 Hh，Ii，Lewis，MN 和 P 等血型系统存在天然抗体情况比较多见。天然抗体大多数为 IgM，偶见 IgG。血液中的 IgM 冷凝集素也属于天然抗体，其最佳反应温度是室温或更低，在 37℃ 能够活化补体产生溶血能力。免疫抗体是由于输血、妊娠等同种免疫作用产生的抗体，大多数红细胞免疫抗体为 IgG 类型，最适反应温度为 37℃。在 Rh，

Kell,Duffy,Kidd 和 Ss 等血型系统中发现的抗体多为免疫抗体。在血清中可以同时存在特异性相同的 IgM 和 IgG 抗体。比如尽管每个人血清中都有 IgM 类型的 ABO 抗体,但是某些产妇血清可以有同种免疫产生的 IgG 抗-A 和 IgG 抗-B,这些抗体可以通过胎盘进入胎儿血液循环造成 ABO 新生儿溶血病。虽然目前已经检测出 35 个血型系统,但是相应抗体对于临床输血和新生儿溶血病的意义不尽相同,有的没有临床意义(表 3-12)[32]。

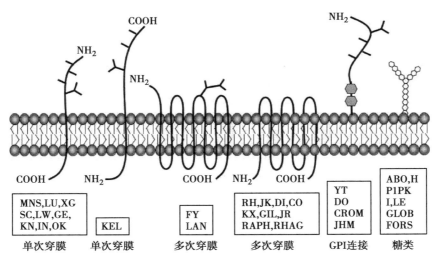

图 3-6 红细胞膜血型抗原示意图

表 3-12 红细胞同种抗体及其临床意义

| 同种免疫产生抗体 | | | | 天然产生抗体 | |
|---|---|---|---|---|---|
| 通常有意义 | 有时有意义 | 37℃以外无意义 | 无意义 | 系统 | 抗原 |
| A,B | An,Wj | A1 | Chido/Rodgers | ABO | A,B,H,A1 |
| Diego | At$^a$ | H | Cost | Lewis | Le$^a$,Le$^b$ |
| Duffy | Colton | Le$^a$ | JMH | P1PK | P$^k$,PP$_1$P$^K$,P$_1$ |
| O$_h$ 个体 H | Cromer | Lutheran | HLA/Bg | I | I |
| Kell | Dombrock | M,N | Knops | MNS | M,N,S,V$^w$,M$^g$ |
| Kidd | Gerbich | P1 | Le$^b$ | RH | E,C,C$^w$,C$^x$,D(cold) |
| P1PK | Indian | Sd$^a$ | Xg$^a$ | DI | Wr$^a$ |
| PP1P$^k$ | Jr$^a$ | | | LU | Lu$^a$ |
| Rh | Kx | | | | Sd$^a$ |
| S,s,U | Lan | | | | |
| Vel | LW | | | | |
| | Scianna | | | | |
| | Yt$^a$ | | | | |

### (二)完全抗体和不完全抗体

IgM 类型的血型抗体,可以在 0.9% 氯化钠溶液(生理盐水)中凝集相应红细胞,被称为完全抗体或盐水抗体。IgG 类型抗体分子比较小,在生理盐水介质中一般只能致敏相应红细胞,不产生凝集反应,被称为不完全抗体。IgG 抗体通常需要借助抗人球蛋白试剂,或使用蛋白酶处理红细胞后才能显示出红细胞凝集现象。表 3-13 列出一些主要血型抗体的特性。在含有 IgG 和 IgM 抗体的血清或血浆中,使用 DTT 或 2-ME 处理可以去除 IgM 抗体活性,只保留 IgG 抗体活性。因此可以用来区分 IgG 和 IgM 血型抗体。

表 3-13　主要血型同种抗体的特性

| 抗体特异性 | 分子类型 | | 临床输血反应 | 新生儿溶血病 |
|---|---|---|---|---|
| | IgM | IgG | | |
| ABO | 大多数 | 某些 | 急性,轻度至严重 | 常见,轻度至中度 |
| Rh | 某些 | 大多数 | 急性/迟发,轻度至严重 | 常见,轻度至严重 |
| Kell | 某些 | 大多数 | 急性/迟发,轻度至严重 | 偶见,轻度至严重 |
| Kidd | 少数 | 大多数 | 急性/迟发,轻度至严重 | 罕见,轻度 |
| Duffy | 罕见 | 大多数 | 急性/迟发,轻度至严重 | 罕见,轻度 |
| M | 某些 | 多数 | 迟发,罕见 | 罕见,轻度 |
| N | 大多数 | 罕见 | 无 | 无 |
| S | 某些 | 大多数 | 迟发,轻度 | 罕见,轻度至严重 |
| s | 罕见 | 大多数 | 迟发,轻度 | 罕见,轻度至严重 |
| U | 罕见 | 大多数 | 急性/迟发,轻度至严重 | 罕见,严重 |
| PI | 大多数 | 罕见 | 无 | 无 |
| Lutheran | 某些 | 大多数 | 迟发 | 罕见,轻度 |
| Le$^a$ | 大多数 | 少数 | 急性 | 无 |
| Le$^b$ | 大多数 | 少数 | 无 | 无 |
| Diego | 某些 | 大多数 | 迟发,无至严重 | 轻度至严重 |
| Colton | 罕见 | 大多数 | 迟发,轻度 | 罕见,轻度至严重 |
| Dombrock | 罕见 | 大多数 | 急性/迟发,轻度至严重 | 罕见,轻度 |
| LW | 罕见 | 大多数 | 迟发,无至轻度 | 罕见,轻度 |
| Yt$^a$ | 罕见 | 大多数 | 迟发(罕见),轻度 | 无 |
| I | 罕见 | 大多数 | 无 | 无 |
| Ch/Rg | 罕见 | 大多数 | 过敏(3) | 无 |
| JMH | 罕见 | 大多数 | 迟发(罕见) | 无 |
| Knops | 罕见 | 多数 | 无 | 无 |
| Xg$^a$ | 罕见 | 大多数 | 无 | 无 |

### (三)红细胞凝集反应

红细胞血型是根据细胞和相应抗体的凝集反应来鉴定的。从使用的检测器材来分,有玻片法、试管法和凝胶卡法等;从检测技术上可以分为直接凝集方法和间接凝集方法。IgM 抗体分子比较大,可以跨越悬浮在生理盐水中的红细胞,直接引起红细胞凝集。IgG 分子较小,不能直接凝集红细胞,但是可以与红细胞表面抗原结合,然后加入第二抗体抗球蛋白试剂,间接地使 IgG 致敏的红细胞凝集在一起,这个技术又被称为抗球蛋白试验(Coombs 试验)。在反应介质中加入牛血清白蛋白、聚乙烯乙二醇(PEG)、聚凝胺、聚乙烯吡咯烷酮(PVP)和鱼精蛋白等可以降低红细胞 ζ 电位,增强抗人球蛋白凝集反应的强度。使用低离子强度溶液(LISS),也可以降低红细胞 ζ 电位,允许抗体更有效地与红细胞抗原结合,减少孵育反应的时间。使用蛋白水解酶去除红细胞表面携带负电的神经氨酸残基或糖蛋白,可以增强对某些抗原的反应,但是需要注意酶处理可能会破坏或降低对其他抗原的反应(表 3-14)。

表 3-14 红细胞凝集技术

| 试剂或预处理 | 作用 | 操作要点 | 检测抗体 |
| --- | --- | --- | --- |
| AHG | 连接致敏红细胞,产生红细胞凝集现象 | 1. DAT:AHG 直接加入洗涤后的红细胞<br>2. IAT:红细胞和血清先 37℃ 孵育,洗涤后加 AHG | 1. 多特异性 IgG 抗体;结合补体抗体<br>2. 单特异性 IgG 抗体 |
| 牛血清白蛋白,鱼精蛋白 | 降低红细胞 ζ 电位,促进细胞与抗体结合 | 红细胞和血清加入白蛋白 37℃ 孵育 15~60 分钟,洗涤后做 IAT 试验 | IgG 抗体 |
| PEG | 提高试验灵敏度 | 细胞和血清 37℃ 孵育 10~30 分钟,洗涤后做 IAT 试验 | IgG 抗体 |
| LISS | 降低红细胞 ζ 电位,加速抗原抗体结合 | 37℃ 孵育 5~15 分钟,细胞洗涤后做 IAT 试验 | IgG 抗体 |
| 木瓜蛋白酶,无花果蛋白酶,胰蛋白酶,菠萝蛋白酶 | 去除细胞表面神经氨酸等残基,降低红细胞 ζ 电位,促进细胞与抗体结合 | 酶可以直接加入红细胞和血清混合物;也可以用酶先处理红细胞后再加血清 | 增强 Rh,Kidd,P1,Lewis 和 I 抗原抗体反应;破坏 $Fy^a$,$Fy^b$,M,N 和 S 抗原 |

注:AHG,抗球蛋白;DAT,直接抗球蛋白;IAT,间接抗球蛋白;PEG,聚乙烯乙二醇;LISS,低离子强度溶液

## 四、ABO 血型系统

ABO 血型抗原特异性是由红细胞表面 ABH 物质的多糖链结构所决定,不是 ABO 基因的直接产物,ABO 基因产物是糖基转移酶。为数众多的 ABO 等位基因编码的酶,具有不同的特异性和活力,它们合成的 A、B 抗原强度以及特异性也有所不同。由于 ABO 基因序列差异产生的变异体大致上可以分为 3 类:①正常 A 基因编码的 A 糖基转移酶,产生常见的 A1 表型抗原。A 等位基因编码的转移酶产生一系列抗原性减弱的 A 亚型抗原;②正常 B 基因编码的 B 糖基转移酶,产生常见的 B 表型抗原。B 等位基因编码的转移酶产生一系列抗原性减弱的 B 亚型抗原;③A 和 B 基因相互作用产生的等位基因,它们编码的转移酶同时具有 A 酶和 B 酶两种特异性,因此在红细胞表面上产生强度不一的 A 和 B 抗原,表现出 B(A)、A(B) 和 cis-AB 等表型。这类罕见等位基因通常是在和 O 基因组成的杂合子个体中被发现,因为在和 A 或 B 基因组成的杂合子个体中,这些等位基因的表达将被掩盖。

### (一)常见 ABO 表型

1. ABO 抗原 ABO 血型是临床输血中最重要的血型系统,最常见的有 A 型、B 型、AB 型和 O 型等 4 种表型。鉴定 ABO 血型有正定型和反定型等 2 种方法。在正定型中,使用抗 A 和抗 B 标准抗血清和受检者红细胞做凝集反应,根据红细胞凝集与否判断血型。

2. ABO 抗体 正常人体血清中存在天然抗 A 和天然抗 B 抗体。A 型个体血清含有抗 B 抗体;B 型个体血清含有抗 A 抗体;O 型个体血清含有抗 AB 抗体;AB 型个体血清不含抗 A 和抗 B 抗体。抗 A 和抗 B 抗体可以有 IgA,IgM 和 IgG 等类型,它们的血清学特征不尽相同(表 3-15)。使用受检者血清和标准 A 型和 B 型红细胞做凝集反应,根据凝集情况也可以判断 ABO 血型,被称为反定型。

表 3-15 不同免疫球蛋白类型的抗-A 和抗-B 比较

| 特征 | IgM | IgG | IgA |
| --- | --- | --- | --- |
| 未接受同种免疫个体 | 普遍存在 | 偶见 | 罕见 |
| 曾接受同种免疫个体 | 普遍存在 | 常见 | 常见 |
| 凝集红细胞能力 | 是 | 是 | 是 |
| 在血清介质中凝集增强 | 否 | 是 | 是 |
| 溶血能力 | 是 | 是 | 否 |

续表

| 特征 | IgM | IgG | IgA |
|---|---|---|---|
| 结合补体 | 是 | 是 | 否 |
| 在抗人球蛋白试验中凝集增强 | 否 | 是 | 是 |
| 被分泌型唾液或纯化 ABH 糖蛋白中和 | 容易中和 | 很少 | 可以中和 |
| 最适凝集温度 | 4℃ | 4~37℃ | |
| 2-ME 或 DTT 破坏活性 | 是 | 否 | 部分 |
| 56℃ 加热破坏活性 | 是 | 否 | 否 |

注:DTT,二硫苏糖醇;2-ME,2-巯基乙醇;见参考文献[13]

### (二) ABO 亚型

　　根据红细胞与抗血清或血凝集素的反应强度、血清中抗体以及唾液等分泌液中血型物质的存在情况,ABO 血型又可以进一步分为 A 亚型和 B 亚型。

除了表 3-16 和表 3-17 列出的 A 亚型和 B 亚型之外,已经报告的 A 弱表型还有 $A_{finn}$ 和 $A_w$;B 亚型还有 $B_w$[13]。

#### 表 3-16　弱 A 亚型血清学特点

| 名称 | 与红细胞的反应 | | 血清中的抗体 | | 分泌型唾液中抗原 | 血清中 A 转移酶 |
|---|---|---|---|---|---|---|
| | 抗-A | 抗-AB | 抗-A | 抗-$A_1$ | | |
| $A_3$ | mf | mf | 无 | 某些 | A H | 某些 |
| $A_{end}$ | mf | mf | 无 | 某些 | H | 无 |
| $A_x$ | $-^*$/w | + | $-$/+ | 常见 | $(A_x)$ H | 罕见 |
| $A_m$ | $-^*$/w | $-$/+ | 无 | 无 | AH | 有 |
| $A_y$ | $-^*$ | $-$ | 无 | 无 | AH | 微量 |
| $A_{el}$ | $-^*$ | $-$ | 某些 | 有 | H | 无 |

注:表中所列 A 亚型与抗 A1 均无反应,与抗 H 阳性反应;mf,混合凝集视野;w,非常弱凝集反应;* 某些 A 亚型与抗-A 不显示凝集反应,但是可以结合和放散抗 A 抗体

#### 表 3-17　弱 B 亚型血清学特点

| 名称 | 与红细胞的反应 | | | 血清中抗 B | 分泌型唾液中抗原 | B 转移酶 | |
|---|---|---|---|---|---|---|---|
| | 抗 B | 抗 A,B | 抗 H | | | 血清 | 红细胞 |
| $B_3$ | mf | mf | + | 无 | BH | 有 | 无 |
| $B_x$ | w | w | + | 有 | $(B_x)$ H | 无 | 无 |
| $B_m$ | $-^*$/w | $-$/w | + | 无 | BH | 有 | 微量 |
| $B_{el}$ | $-^*$ | $-$ | + | 某些 | H | 无 | 无 |

注:mf,混合凝集视野;w,非常弱凝集反应;* 某些 B 亚型与抗 B 不显示凝集反应,但是可以结合和放散抗 A 抗体

## 五、H 和 Lewis 血型系统

　　ABO、H 和 Lewis 血型系统和 ABH 物质的表达密切相关,它们受 *ABO*、*FUT1*、*FUT3* 和 *FUT2* 等 4 个座位上基因的影响。这 4 个基因分别编码 ABH 抗原、Lewis 抗原以及 ABH 分泌型。ABH 抗原不仅在红细胞表面表达,而且还存在于血清、唾液、胃液、精液、腹水和卵巢囊肿等体液中。ABH 物质分泌受基因 *Se* 和 *se* 控制。

### (一) ABH 和 Lewis 抗原生物合成途径

　　*ABO*、*FUT1*、*FUT2* 和 *FUT3* 基因的产物都是糖基转移酶,它们依次作用前身物多糖 R,产生抗原特

异性的多糖结构(图 3-7)。在 Lewis 系统中的 *Le* 基因作用下,可以直接从前身物多糖合成 Le$^a$ 抗原,从 H 物质合成 Le$^b$ 抗原。*FUT1* 座位上 H 缺失型基因 *h*,产生孟买型(Bombay phenotype)或类孟买型(Bombay-like phenotype)。*FUT2* 座位分泌型 *Se* 基因的缺失型基因 *se*,产生非分泌型。*ABO* 座位上的缺失基因 *O*,不能产生具有活力的转移酶,故 O 型个体只带有 H 抗原,而无 A 和 B 抗原。红细胞表面上 Lewis 抗原是从血浆中吸附获得,其表型由 *FUT2* 和 *FUT3* 两个座位上的基因所决定。*Le* 基因缺失型(*le*)不产生 Lewis 物质。

### (二) *FUT1* 等位基因

*FUT1* 基因编码 H 转移酶,合成红细胞上和分泌液中的 H 物质。*H* 基因缺失型纯合子个体,不能合成 H 抗原,表型为孟买型 O$_h$。某些个体带有突变的 *H* 基因,导致酶活力减弱,表现为类孟买型。这些个体的分泌液表现出分泌型或非分泌型。突变机制包括碱基取代和缺失。表 3-18 描述 H 缺失型的一些特征[13]。

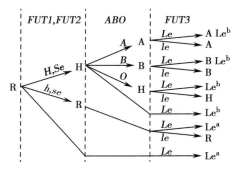

图 3-7　ABH 和 Lewis 生物合成途径

表 3-18　H 缺失表型

| 表型 | 名称 | | 红细胞* | | | 分泌液 | | | 抗体 | 血清 | | | 红细胞 | | |
|---|---|---|---|---|---|---|---|---|---|---|---|---|---|---|---|
| | | | A | B | H | A | B | H | | A | B | H | A | B | H |
| H 缺失 | O$_h$ | O$_h^O$ | − | − | − | − | − | − | 抗 H | − | − | − | − | − | − |
| 非分泌型 | O$_h$ | O$_h^A$ | − | − | − | − | − | − | 抗 H | + | − | − | + | − | − |
| 孟买型 | O$_h$ | O$_h^B$ | − | − | − | − | − | − | 抗 H | − | + | − | − | + | − |
| H 部分缺失 | O$_h$** | | − | − | −/w | − | − | − | 抗 H | − | − | −/+ | − | − | − |
| 非分泌型 | A$_h$ | | +/w | − | −/w | − | − | − | 抗 H | + | − | −/+ | − | − | − |
| | B$_h$ | | − | +/w | −/w | − | − | − | 抗 H | − | + | −/+ | − | + | − |
| H 缺失 | O$_h^O$ 分泌型 | | − | − | −/w | − | − | + | 抗 HI | − | − | −/+ | − | − | − |
| 分泌型 | O$_h^A$ 分泌型 | | +/w | − | −/w | + | − | + | 抗 HI | + | − | −/+ | − | − | − |
| 类孟买型 | O$_h^B$ 分泌型 | | − | +/w | −/w | − | + | + | 抗 HI | − | + | −/+ | − | + | − |
| H$_m$(显性) | OH$_m$ | | − | − | w | − | − | + | 无 | − | − | + | − | − | + |
| | AH$_m$ | | w | − | w | + | − | + | 无 | + | − | + | + | − | + |
| LAD Ⅱ | | | − | − | − | − | − | − | 无 | − | + | + | nt | nt | nt |

注:*,红细胞凝集试验;**,仅在家系研究中与"非典型"的 O$_h$-非分泌型区别;nt,未试;w,弱表达抗原

### (三) *FUT2* 等位基因

ABH 分泌型表型 Se 受控于 *FUT2* 基因。目前已检测出 60 余个等位基因,他们编码非分泌型表型 *se* 和部分分泌型表型 Se$^w$。最早在白种人中检测出的非分泌型基因,是由于 G428A 突变导致产生终止信号,不能编码完整的 H 转移酶分子,因此在分泌液中无 H 物质。而后在其他群体中发现大量非分泌型等位基因,其形成机制包括单核苷酸碱基取代,碱基或外显子缺失,以及杂交基因等。所有这些突变都导致 H 转移酶活力减弱或失活。*FUT2* 基因只含 1 个外显子,通过测序分析检测基因突变相对简便。

### (四) *FUT3* 等位基因

*FUT3* 基因编码 Lewis 转移酶。在所有人种中 *Le* 基因频率在 0.5 ~ 0.7 之间。红细胞表型 Le(a-b-)的遗传基础,多涉及编码 Lewis 转移酶催化功

能域的基因突变。在目前已检测出的 40 余个 *le* 等位基因中,最常见的突变是 Leu20Arg。亚洲和中国人中常见突变还有 Gly170Ser 和 Lle356Lys。

## 六、Rh 血型系统

### (一) Rh 血型命名

根据对 Rh 抗原及其遗传位点的不同解释,Rh 抗原有 3 种不同的命名方法。美国学者 Wiener 认为 Rh 抗原受控于 1 个遗传位点,该位点上的等位基因决定细胞表面的 Rh 凝集原,而每个凝集原又是由若干个因子所组成。英国学者 Fisher 和 Race 认为

Rh 抗原表型由 3 个紧密连锁的遗传位点决定,每个位点上有 2 个等位基因。这 2 个学派分别使用 Rh-Hr 命名法和 CDE 命名法。1962 年 Rosenfild 根据 Rh 抗原血清学反应格局引进数字命名,表 3-19 为部分 Rh 抗原的 3 种命名比较。目前已知的全部 Rh 抗原命名(表 3-8)。由于 CDE 命名法比较简单,故被广泛使用。1986 年 Tippett 曾提出 Rh 血型受控 RhD 和 RhCE2 个紧密连锁位点的假说,在 Rh 血型基因被克隆后得到证实。这 2 个位点都含有 10 个外显子,外显子区域 DNA 序列变异导致产生 Rh 抗原的血清学多态性。

表 3-19 主要 Rh 抗原的 3 种命名法

| 数字法 | CDE 法 | Rh-Hr 法 | 数字法 | CDE 法 | Rh-Hr 法 |
| --- | --- | --- | --- | --- | --- |
| 1 | D | $Rh_0$ | 9 | $C^X$ | $rh^x$ |
| 2 | C | rh′ | 10 | V,$ce^s$ | $hr^v$ |
| 3 | E | rh″ | 11 | $E^W$ | $rh^{w2}$ |
| 4 | c | hr′ | 12 | G | $rh^G$ |
| 5 | e | hr″ | 17 | – | $Hr_0$ |
| 6 | f,ce | hr | 18 | – | Hr |
| 7 | Ce | $rh_i$ | 19 | – | $hr^s$ |
| 8 | $C^W$ | $rh^{w1}$ | 20 | VS,$e^s$ | – |

### (二) Rh 表型和基因型

1. Rh 抗原 Rh 血型是仅次于 ABO 血型与临床输血密切相关的血型。Rh 血型抗原活性,由红细胞表面上的 Rh 蛋白和 Rh 相关糖蛋白组装而成的复合物所决定。它们分别受控于 1 号染色体上 2 个紧密连锁的 *RHD* 和 *RHCE* 基因,以及 6 号染色体上的 *RHAG* 基因。Rh 抗原由 30 多个表位镶嵌而成。使用血清学方法检测出的 Rh 血型抗原有 50 多种。常见抗原有 C、c、E、e 和 D 等 5 个。RhD 抗原具有较强的免疫原性。由于 D 抗原不合,输血和妊娠可以产生 Rh 抗体,溶血性输血反应,以及新生儿溶血病,因此鉴定 RhD 表型被列为临床输血检验常规。红细胞表面携带 RhD 抗原的个体,被称为 Rh 阳性;不带有 RhD 抗原的个体,被称为 Rh 阴性。Rh 阴性个体的比例因种族群体而异。在白种人中约占 15%,在黑种人中占 8%,在中国汉族人群中占 0.4%~1%,维吾尔族中占 6% 左右[13,82]。

2. RhD 抗原位点数 红细胞表面 RhD 抗原数因表型而异:①常见表型每个红细胞带有 1 万~3.3 万个抗原;②罕见的 Rh 缺失型($Rh_{null}$,$Rh_{mod}$),红细胞不带 D 抗原,它们与 *RHAG*、*RHCE* 基因突变相关;③不表达 *RHCE* 位点抗原的 D-表型,其红细胞表面 D 抗原数可增高到 7.5 万~20 万,其分子基础与 *RHCE* 基因突变相关;④D 抗原数量减少的变异体,每个红细胞携带的 D 抗原介于 200~1 万[32]。

3. 常见 Rh 表型和基因型 通常使用 5 种抗血清检测 Rh 抗原,有 18 种可能的表型(表 3-20),对应 36 种可能的基因型。*RHD* 和 *RHCE* 遗传位点紧密连锁,常见单体型有 8 种。不同种族群体 Rh 单体型频率差异甚大(表 3-21),中国南方人和北方人之间也有明显差异[13,82]。在 RhD 阴性的中国人中,约 60% 缺失 *RHD* 基因,25% 携带不完全 *RHD* 外显子,15% 只携带 1 个 *RHD* 外显子[83]。

表 3-20　使用 5 种 Rh 抗体检测的 Rh 血型表型和基因型

| 抗原 | | | | | 表型 | 对应的基因型 |
|---|---|---|---|---|---|---|
| D | C | c | E | e | | |
| + | + | − | − | + | DCe/DCe | *DCe/DCe, DCe/dCe* |
| + | − | + | + | − | DcE/DcE | *DcE/DcE, DcE/dcE* |
| + | − | + | − | + | Dce/dCe | *Dce/dce, Dce/Dce* |
| + | + | − | + | − | DCE/DCE | *DCE/DCE, DCE/dCE* |
| + | + | + | − | + | DCe/dce | *DCe/dce, DCe/Dce, Dce/dCe* |
| + | − | + | + | + | DcE/dce | *DcE/dce, DcE/Dce, Dce/dcE* |
| + | + | − | + | + | DCe/DCE | *DCe/DCE, DCE/dCe, DCe/dCE* |
| + | + | + | + | − | DcE/DCE | *DcE/DCE, DCE/dcE, DcE/dcE* |
| + | + | + | + | + | DCe/DCe | *DCe/DCe, DCe/dCe* |
| − | + | + | − | + | DCe/DcE | *DCe/DcE, DCe/dcE, DcE/dCe, DCE/dce, Dce/DCE, Dce/dCE* |
| − | − | + | + | − | dCe/dCe | *dCe/dCe* |
| − | − | + | − | + | dcE/dcE | *dcE/dcE* |
| − | + | − | + | − | dce/dce | *dce/dce* |
| − | + | + | − | + | dCE/dCE | *dCE/dCE* |
| − | + | + | + | + | dCe/dce | *dCe/dce* |
| − | + | − | + | + | dCe/dCE | *dCe/dCE* |
| − | + | + | + | − | dcE/dCE | *dcE/dCE* |
| − | + | + | + | + | dcE/dCe | *dcE/dCe* |

表 3-21　Rh 血型系统常见的 8 种单体型及其频率

| 3 种命名法的单体型名称 | | | 中国人群中的频率 | | 白种人 | 黑种人 |
|---|---|---|---|---|---|---|
| CDE | Rh-Hr | 数字 | 南方人 | 北方人 | | |
| *dce* | *r* | *RH*-1,-2,-3,4,5 | 0.0067 | 0.0380 | 0.3886 | 0.2028 |
| *dCe* | *r'* | *RH*-1,2,-3,-4,5 | 0.0216 | 0.0125 | 0.0098 | 0.0311 |
| *dcE* | *r"* | *RH*-1,-2,3,5,-5 | 0.0046 | 0.0209 | 0.0119 | 0 |
| *dCE* | *r^y* | *RH*-1,2,3,-4,-5 | 0.0000 | 0.0003 | 0 | 0 |
| *Dce* | *R^0* | *RH*1,-2,-3,4,5 | 0.0725 | 0.0672 | 0.0257 | 0.0598 |
| *DCe* | *R^1* | *RH* 1,2,-3,-4,5 | 0.7248 | 0.5901 | 0.4205 | 0.0602 |
| *DcE* | *R^2* | *RH*1,-2,3,4,-5 | 0.1416 | 0.2417 | 0.1411 | 0.1151 |
| *DCE* | *R^z* | *RH*1,2,3,-4,-5 | 0.0246 | 0.0293 | 0.0024 | 0.0000 |

注：中国人群资料见文献[82]，白种人和黑种人资料见文献[13]

## （三）RhD 抗原变异体

根据红细胞与 IgM 抗 D 抗体的凝集反应强度，以及 *RHD* 基因突变位点所在位置，D 抗原变异体表型大致分为弱 D（weak D）、部分 D（partial D）和 DEL

（D_el）等 3 类[84,85]。

1. **弱 D 型** 弱 D 型曾被称为 D^u 型。弱 D 抗原的原始定义是需要用间接抗球蛋白试验才能检测出来的 D 抗原。带有弱 D 抗原个体红细胞表面 D 抗原数量减少，抗原质量未变。接受 D 阳性红细胞输注一般不产生抗 D 抗体。弱 D 个体的 *RHD* 基因至少含有 1 个碱基突变，突变的碱基位置位于 D 抗原分子的细胞膜层或细胞膜内。中国人中最常见的弱 D 型是弱 D 型 15，该型个体的 *RHD* 基因外显子 6 中发生 845G>A 碱基突变[84]。在 D 变异体分类中，有人将弱 D 型 15 归为部分 D。目前已检测出 50 多个弱 D 型等位基因。

2. **部分 D 型** Rh 抗原分子由多个表位镶嵌而成，使用同种或单克隆抗体已检测出 30 多个表位。部分 D 型曾被称为 category 型，这些个体红细胞缺少某些 RhD 表位[85]。和正常 D 抗原相比，抗原的质量发生变异，因此和某些抗 D 抗体试剂不发生凝集反应。*RHD* 基因内单核苷酸和多核苷酸碱基取代，以及 *RHD* 和 *RHCE* 交换重组产生的 *RHD-CE-D* 杂交基因，都可以导致产生部分 D 表型。与弱 D 型不同的是，部分 D 型中所改变的氨基酸一般位于 Rh 抗原分子细胞膜外的部分，因此表现出强抗原性。这些个体接受正常 RhD 阳性血液，可以产生针对所缺少表位的抗体。实际上某些部分 D 型是在抗体产生后才被识别。

3. **DEL 型** DEL 是一种罕见的 Rh 型，常见亚洲人。DEL 型红细胞表面 D 抗原数量比弱 D 型还要少，而且质量上也有所变化。只能使用吸收放散方法检测出 D 抗原。由于间接抗球蛋白检测也呈阴性，因此易被误定型为 RhD 阴性。通常只有在 RhD 阴性个体接受 DEL 红细胞后产生了 D 抗体，DEL 型才被识别。DEL 型的分子基础包括 *RHD* 基因内单核苷酸碱基突变，核苷酸片段插入和缺失，以及 *RHD* 基因剪接位点突变等。在中国人 RhD 变异体中以 DEL 型居多。而在 DEL 型中，绝大多数等位基因是 *RHD( K409K)* 或称为 1227A。携带该基因个体的 *RHD* 基因内含子 9 剪接点 5′ 端发生 G>A 突变，核苷酸位置 1127 发生 G>A 碱基取代。虽然 409 位置氨基酸未改变，但是剪接点突变导致产生不正常的 D 抗原。其他 DEL 型主要是缺失 1013bp 片段，包括内含子 8、9 和外显子 9。由于 DEL 型并非真正的 RhD 阴性，因此对于中国人 RhD 阴性血液供者，需要通过基因分型排除 DEL 型[84]。

4. **RhD 变异体患者的输血策略** 其策略是：

①弱 D 型个体带有完整的 D 抗原，一般认为它们对 RhD 阳性血液和 RhD 阳性胎儿的免疫刺激不会产生抗 D 抗体。早期资料表明，90% 的白种人弱 D 型不产生抗 D 抗体，因此可以作为 RhD 阳性供者，也可以接受 D 阳性血液。对生产 RhD 阳性婴儿的 RhD 阴性产妇，也不必注射抗 D 免疫球蛋白。但是最近发现例外，在亚洲人群中最常见的弱 D 型 15，以及白种人中最常见的弱 D 型 1，都可以产生抗 D 抗体，因此相应的输血策略需要重新评估。②部分 D 型血液能够刺激 RhD 阴性个体产生抗 D 抗体，因此作为血液供者时被标记为 RhD 阳性。由于他们的 D 抗原缺失某些表位，在接受输血时被作为 Rh 阴性处理，接受 RhD 阴性血液，RhD 的阴性产妇在生产 RhD 阳性婴儿后将给予抗 D 免疫球蛋白处理。③DEL 型通常被鉴定为 RhD 阴性，估计 10%～13% 的亚洲 D 阴性个体曾接受 DEL 血液。Daniels 等认为凡是与单克隆 IgM 抗-D 明确为阳性反应者，鉴定为 D 阳性；如果受检者红细胞与不同来源抗-D 反应强度明显差异，在 D 抗原状况被彻底查明前，该受检者作为 Rh 阴性处理。对于 RhD 变异体个体，既要警惕他们血液可能使受血者产生抗体，又要避免不加区分地给他们输注 RhD 阴性血液[86]。

5. **RhD 变异体基因检测和筛查** 目前商品 RhD 血清学分型试剂还不能检测全部 D 变异体，采用 DNA 分型检测 D 变异体已成为一项辅助工具。由于大多数 D 变异体都表现为单核苷酸多态性，检测 SNP 的分子生物学技术都可以检测 RhD 变异体。根据中国人 RhD 阴性群体基因结构的特点，检测和筛查常用程序如下：①对于与 IgM 抗-D 反应为阴性的个体，先与抗 RhC 抗体反应，分为 RhC 抗原阴性和 RhC 抗原阳性两大组。②对 RhC 抗原阴性组个体，先检测 Rh 盒基因片段。如果只带有杂交 Rh 盒，可以鉴定为缺失 *RHD* 基因，即真正的 Rh 阴性；如果带有杂交 Rh 盒和下游 Rh 盒，再做弱 D 表型基因分型检测。③对于 RhC 抗原阳性个体，先做 DEL 表型血清学和基因分型检测。排除 DEL 表型后，再检测 *RHD* 外显子 1 和外显子 10。如果带有两者，继续检测 *RHD* 基因其他外显子和内含子；如果发现缺失某些外显子，提示可能带有 *RHD-CE* 杂交基因。对于不带有外显子 1 和 10 的个体，做弱 D 表型基因分型检测。④测序分析作为最后的检测手段[85]。

## 七、其他血型系统

### （一）MNS 血型

在 MNS 血型系统中已检测出 40 余个抗原，相关的血型糖蛋白分子受控于 3 个连锁基因，在染色体上按 5′-GYPA-GYPB-GYPE-3′ 顺序排列。GYPA 含有 7 个外显子；GYPB 含有 6 个外显子，其中一个是假基因；GYPE 含有 6 个外显子，其中 2 个假基因。由于 GYPA 和 GYPB 基因序列约 95% 相同，因此容易产生杂交基因，这是造成 MNS 系统存在大量抗原的主要原因。一些主要抗原的分子基础为：① MN 抗原特异性由血型糖蛋白 GPA 分子 1~5 位置上的氨基酸序列所决定。M 抗原分子序列为 Ser-Ser-Thr-Thr-Gly，N 抗原分子为 Leu-Ser-Thr-Thr-Glu。由于 GYPA 和 GYPB 基因连锁，它们可以产生 MS、Ms、NS 和 Ns 等四种单体型。② Ss 抗原特异性由血型糖蛋白 GPB 分子所决定。值得注意的是，除了缺失型外，所有的 GPB 分子 1~5 位置上氨基酸序列都是 Leu-Ser-Thr-Thr-Glu 和 N 抗原特异性一样。为了区别起见，将 GPB 分子上的 N 抗原指定为 N′ 抗原。作为分型用的抗 N 血清，只与 GPA 分子上的 N 抗原决定簇反应。③ MNS 系统包含大量低频率抗原，其中少数是由于 GPA 和 GPB 分子上的氨基酸取代，大部分是 GPA 和 GPB 形成的杂交分子，它们受控 GYPA-GYPB 杂交基因。④ 罕见的 En(a-) 表型是由于缺失 GYPA 外显子 2~7 以及 GYPB 基因的外显子 1，形成 GYP(A-B) 杂交基因。该杂交基因纯合子个体表现为 En(a-)，不产生 GPA，只有 GPB。⑤ 表型 M^k 缺失 GYPA 外显子 2~7，整个 GYPA 编码区以及 GYPE 基因外显子 1，形成 GYP(A-E) 杂交基因。

### （二）P1PK 血型

目前检测出 P^k，P 和 P1 等 3 个抗原，它们的表位是指连接的直链碳水化合物，由 1 个共同前体通过糖基转移酶的顺序作用合成。这些抗原的组合及其存在或不存在的相互作用来定义该系统的 5 种表型。P2 型表示不存在 P1 抗原，p 型表示不存在 P^k、P 和 P1 抗原。

### （三）Lutheran 血型

已被鉴定命名的抗原有 20 个，基本上都是单核苷酸碱基取代产生的变异体。其中 4 对抗原表现为对偶关系：Lu^a 和 Lu^b；Lu6 和 Lu9；Lu8 和 Lu14；Au^a 和 Au^b。罕见的 Lu(a-b-) 表型，又称为无效型 Lu_{null}，是 C733A 突变纯合子，该突变导致终止信号而不能产生完整的 Lu 抗原分子。

### （四）Kell 和 Kx 血型

这两个血型系统抗原的表达密切相关。已检测出的 Kell 血型抗原有 34 个，主要由于单核苷酸碱基取代而产生。与临床输血和新生儿溶血病相关的抗原包括 K、k、Kp^a、Kp^b、Js^a 和 Js^b 等。表型为 K-k-、Kp(a-b-) 的红细胞记为 Ko 型。其分子基础包括单核苷酸取代产生终止信号，以及内含子 5′ 剪接点突变不能正常转录。Kx 血型受控 X 染色体连锁的基因 XK。在红细胞表面上，Kx 蛋白分子和 Kell 蛋白分子通过二硫键连接成为复合体。因此如果红细胞缺少 Kx 抗原，将极大减弱 Kell 抗原的表达。McLeod 综合征（MLS）个体红细胞表现为 McLeod 型，MLS 是由于 XK 基因突变所产生，突变机制涉及部分外显子或整个基因缺失，或内含子剪接点碱基取代。

### （五）Duffy 血型

Fy^a 和 Fy^b 是最常见的 2 个等位基因。绝大多数黑种人表现为 Fy(a-b-)，该表型受控于 Fy 等位基因。Fy 和 Fy^b 基因编码区的序列完全相同，可是在 FY 基因增强子序列中存在 1 个碱基取代，导致不能正常转录产生 Duffy 蛋白。Duffy 抗原是多种趋化因子受体（DARC）。早就注意到黑种人对间日疟有抵抗作用，间日疟原虫是传染该病的病原体。疟原虫裂殖子入侵红细胞时是以 Duffy 抗原作为受体，由于 Fy(a-b-) 表型个体红细胞表面缺少 Duffy 抗原，故可以抵抗间日疟原虫感染。体外试验也表明疟原虫裂殖子不能入侵 Fy(a-b-) 红细胞。

### （六）Kidd 血型

Kidd 糖蛋白是红细胞尿素转运子，常见的 Jk^a 抗原和 Jk^b 抗原为对偶关系，受控于 Jk^a 和 Jk^b 等位基因。JK3 抗原曾被称为 Jk^{ab} 和 Jk^aJk^b 抗原，抗 Jk3 抗体来自 1 名无输血史的男子，JK3 抗原的分子基础未知。罕见的 Kidd 无效型 Jk(a-b-)，是由于碱基取代、部分外显子缺失等机制产生。在浓度为 2M 的尿素溶液中，带有常见 Kidd 抗原的红细胞在 1 分钟内会溶血，而表型 Jk(a-b-) 红细胞至少需要 30 分钟才发生溶血，据此可以采用 2M 尿素筛选 Jk(a-b-) 红细胞。

### （七）Diego 血型

Diego 系统含有 Di^a 和 Di^b、Wr^a 和 Wr^b 等 2 对对偶抗原，以及至少 17 个低频率抗原，SNP 是产生多态性的分子基础。Diego 抗原位于红细胞膜带 3 蛋白分子上，该蛋白是阴离子交换器，在红细胞膜上穿越 14 次。如果红细胞缺失全部带 3 蛋白，将产生 Diego 无效型。由于缺失带 3 蛋白被认为是致死性的,故尚未见 Diego 缺失型报告。在亚洲人群中 Di<sup>a</sup> 抗原频率较高。

### (八) Yt 血型

Yt 抗原是红细胞表面上的胆碱酯酶,Yt<sup>a</sup> 是高频率抗原,Yt<sup>b</sup> 抗原罕见,两者为对偶关系,由 1 个碱基突变而产生,未见 Yt 缺失型报告。

### (九) Xg 血型

XG 系统含有 Xg<sup>a</sup> 和 CD99 等 2 个抗原。控制 Xg<sup>a</sup> 抗原的基因 *XG* 位于 X 染色体 Xp22.33,是至今所知唯一伴性遗传的血型。CD99 是细胞表面糖蛋白,属于 T 细胞黏附蛋白,受控于 Xp22.33 和 Yp11.2 区域的 *MIC2* 基因。

### (十) Scianna 血型

人类红细胞膜蛋白携带 SC 血型抗原,目前检测出 4 个抗原。Sc1 和 Sc2 为对偶抗原,Sc1 为高频率抗原。Sc3 抗原存在表型 Sc:-1,-2,-3 以外的所有人群中。Sc4 抗原曾用名 Rd 抗原,抗原频率小于 0.01%,相应抗体来自新生儿溶血病患者母亲。

### (十一) Dombrock 血型

DO 血型系统至少检测出 5 个抗原和 3 个无效型。Do<sup>a</sup> 和 Do<sup>b</sup> 是 2 个对偶抗原。Gy<sup>a</sup> 抗原属于高频率抗原,相应抗体来自 DO 无效型 Gy(a-) 个体。几乎所有人都携带 Hy 抗原和 Jo<sup>a</sup> 抗原。

### (十二) Colton 血型

CO 血型抗原位于红细胞上的水通道蛋白 1 (AQP1) 分子上,美国学者 Peter Agre 因发现红细胞水通道蛋白而荣获 2003 年诺贝尔化学奖。Colton 血型系统含有高频率的 Co<sup>a</sup> 抗原,及低频率的对偶抗原 Co<sup>b</sup>。该系统的另一个高频率 Co3 抗原,相应抗体来自罕见的 Co(a-b-) 表型个体,该表型受控于无效等位基因 Co<sub>null</sub>。CO 无效型个体带有尿液浓缩功能缺陷、肺血管渗透性降低等症状。

### (十三) Landsteiner-Wiener 血型

该血型最初在 1940 年,由 Landsteiner 和 Wiener 使用人红细胞免疫家兔获得的"抗 Rh 抗体"所检出。1963 年发现该抗体检测出来的 LW 抗原和 Rh 血型相互独立,不属于 Rh 血型系统。为纪念该血型抗原发现者被命名为 LW 血型。LW 血型含有 LW<sup>a</sup> 和 LW<sup>b</sup> 2 个对偶抗原,LW<sup>a</sup> 是高频率抗原。LW(a-b-) 型罕见,其中 1 例是 LW<sup>a</sup> 基因外显子 1 中缺失 10 个碱基的纯合子。

### (十四) Chido/Rodgers 血型

CH/RG 血型受控于 2 个高度同源性的紧密连锁基因 *C4A* 和 *C4B*,位于第 6 号染色体上的主要组织相容性复合物 III 类区域。不同单体型携带不同数量的基因,某些个体可能缺乏 *C4A* 或 *C4B* 基因。Ch 和 Rg 抗原不是红细胞表面的结构组分,是血浆中的补体组分 C4B 和 C4A 被吸附到红细胞表面上所致。目前已经检测出 9 个抗原,其遗传多态性是由于多位点 SNP 所造成。通常使用血凝抑制试验检测这个系统的抗原和抗体。CH/RG 血型系统抗体对临床输血和新生儿溶血病无意义。

### (十五) Gerbich 血型

GE 血型受控于 *GYPC* 基因,该基因含有 4 个外显子,编码 3 个高频率抗原 Ge2、Ge3、Ge4 和一系列低频率抗原。目前已经检测出至少 7 个抗原。Ge 缺失型 Yus 型 (Ge:-2,3,4) 的基因缺失外显子 2;Gerbich 型 (Ge:-2,3,4) 缺失外显子 2 和 3;Leach 型 (Ge:-2,3,4) 缺失外显子 2、3 和 4。

### (十六) Cromer 血型

衰变加速因子 (DAF) CD55 分子携带 CROM 血型抗原。CD55 具有补体调节功能,通过抑制经典途径和替代途径的 C3 和 C5 转化酶的装配和加速衰变,来保护宿主细胞和组织免受补体介导的损伤。目前检测出 11 个抗原,所有人群都携带 Cr<sup>a</sup> 抗原、Dr<sup>a</sup> 抗原、Es<sup>a</sup> 抗原、IFC 抗原、UMC 抗原和 GUTI 抗原;Tc<sup>a</sup>、Te<sup>b</sup> 和 Tc<sup>c</sup>3 个抗原为对偶关系,几乎所有人都有 Tc<sup>a</sup> 抗原;WES<sup>a</sup> 抗原和 WES<sup>b</sup> 抗原为对偶关系,WES<sup>b</sup> 为高频率抗原。

### (十七) Knops 血型

补体受体 1 (CR1) 分子携带 Knops 血型抗原。检测 Kn<sup>a</sup> 抗原的抗体来自表型 Kn(a-) 患者,而后发现该患者属于血清学无效型,可能是由于红细胞上 CR1 低拷贝数所致。目前检测出 8 个抗原,包括 3 对对偶关系的抗原 Kn<sup>a</sup> 和 Kn<sup>b</sup>;McC<sup>a</sup> 和 McC<sup>b</sup>;Sl<sup>a</sup> 和 Vil。Yk<sup>a</sup> 和 Sl3 是另外 2 个高频率抗原。这个血型系统对临床输血和新生儿溶血病无意义。

### (十八) Indian 血型

CD44 抗原携带 IN 血型抗原,到目前为止只检测出 2 个对偶抗原 In<sup>a</sup> 和 In<sup>b</sup>。在所有群体中 In<sup>b</sup> 表现为高频率抗原,而 In<sup>a</sup> 抗原仅在中东和印度群体中有相对高的频率。在阿拉伯人中 In<sup>a</sup> 抗原频率为 11.8%,伊朗人为 10.6%,南亚印第安人为 4%。在高加索人、亚洲人和黑种人中 In<sup>a</sup> 抗原的频率只有 0.1% 左右。

### (十九) OK 血型

CD147 是免疫球蛋白超家族的成员之一,又被称为细胞外基质金属蛋白酶诱导因子 (EMMPRIN),它携带 Ok<sup>a</sup> 抗原。自 1999 年 OK 血型系统被正式命名至今，仅在 8 个日本家庭中发现 Ok(a-)无效表型，对其中 2 个姐妹和 1 个无关个体基因分析显示，在 OK 基因外显子 4 区域发生的 1 个碱基突变导致无效型。在其他人群中 Ok^a 抗原频率接近 100%。

### (二十) RAPH 血型

Raph 抗原最初被单克隆抗体 MER2 所识别，约 92% 的白种人红细胞携带 MER2 抗原。而后在 4 例 MER2 阴性个体血清中发现抗 MER2 同种抗体，Raph 抗原被正式命名为血型抗原，该抗原位于 CD151 糖蛋白上。

### (二十一) JMH 血型

鉴定 JMH 抗原的同种抗体来自患者 John Milton Hagen，故以其姓名命名，CD108 糖蛋白携带该抗原。CD108 又被称为信号素 7A，在红细胞和活化的淋巴细胞表面上表达，是蛋白质信号素家族的成员，在调节免疫应答和某些神经元功能中起主要作用。几乎所有人群都带有 JMH 抗原。

### (二十二) I 血型

I 抗原与 i 抗原最初被分类在 Ii 血型集合中，直到 Iβ-1,6-N-乙酰葡糖胺转移酶(Iβ-1,6-GlcNAcT,GCNT2)被克隆后，发现该酶可以将 i 抗原转化成 I 抗原，而且又发现 i 抗原的一些变异体，因此将 Ii 血型集合提升为血型系统。i 和 I 抗原特异性决定簇为碳水化合物结构。类似于 ABO,Hh 或 Lewis 系统，I 基因实际上编码糖基转移酶，通过 β-1,3-乙酰氨基葡萄糖基转移酶和 β-1,4 半乳糖基转移酶对 I 前体 i 抗原的顺序合成，产生 I 抗原。胎儿和新生儿红细胞携带大量 i 抗原，而后逐渐下降。所有成人红细胞完全表达 I 抗原，仅携带少量 i 抗原。类似于其他糖类血型抗原，除了红细胞膜蛋白和糖脂之外，在唾液、乳汁、血浆、胃液、卵巢囊液和羊水中含有可溶性 I 和 i 糖蛋白。

### (二十三) Globoside 血型

这个血型系统只检测出 1 个抗原，被命名为 P 抗原，曾用名 Globoside 抗原，使用来自 p^k 表型个体的抗 P 抗体所鉴定。几乎所有人都携带此抗原。

### (二十四) GIL 血型

红细胞表面水通道蛋白 3(AQP3)分子携带 GIL 抗原，其结构类似于水通道蛋白 1 携带的 Colton 血型抗原。在 2 例缺少水通道蛋白 3、不表达 GIL 抗原的患者血清中发现抗 GIL 抗体，该抗体可以造成溶血性输血反应。几乎所有人都带有 GIL 抗原。

### (二十五) RHAG 血型

Rh50 糖蛋白分子携带 RHAG(Rh-associated gly-coprotein)抗原，该抗原在结构上和 RhCE,RhD 抗原密切相关。红细胞表面的 Rh 抗原，是以 RHCE/D 和 RHAG 抗原复合物的形式表达，所以任一座位上的基因突变都可能导致产生 Rh 缺失型。RHAG 基因与 RHCE/D 基因 36% 的序列一致，也是含有 10 个外显子，但是它受控于第 6 号染色体 6p12.3 位置上的 RH50 基因。

### (二十六) FORS 血型

Forssman(Fs)抗原最初被认为是 A_{pae} 表型的 ABO 血型 A 抗原的变异体，该表型红细胞与部分抗 A 或抗 AB 抗体凝集，但是不被单克隆抗 A 所凝集。而后发现 FORS 抗原实际上是 Fs 糖脂，与 ABO 血型抗原无关后，为此 ISBT 正式命名为 FORS 抗原，以纪念该抗原发现者 John Forssman。某些个体存在天然抗 FORS 抗体。

### (二十七) JR 血型

很久以前就知道 Junior(JR 或 Jr)抗原是个高频率抗原，直到 2012 年在 Jr(a-)表型个体血清中发现抗 Jr^a 抗体后，才将其升级为 JR 血型。在除了日本和欧洲吉普赛人之外的全球人群中，Jr(a-)表型罕见。抗 Jr^a 抗体可以引起急性溶血输血反应和致死性新生儿溶血病。

### (二十八) LAN 血型

Lan 是 50 多年前被同种抗体检测出来的高频率抗原，直到 2012 年其分子基础被阐明后升级为 LAN 血型。除日本外，在世界范围内只有少数人携带抗 Lan 抗体。抗 Lan 抗体可引起严重的溶血反应，以及胎儿和新生儿的溶血性疾病。Lan 抗原由 ABCB6 基因编码，该基因是 ATP 结合盒蛋白家族中的一员。到目前为止已经检测出 250 多个等位基因，大多数等位基因导致红细胞膜上不表达 Lan 抗原。

### (二十九) VEL 血型

早在 1952 年 Vel(SMIM1)抗原就被检测出来，抗体来自 1 名 Vel 抗原阴性的输血反应患者，该抗体凝集 1 万多例红细胞，故被 ISBT 归类为 901 系列的高频率抗原。直到近年发现 SMIM1 基因编码的膜整合蛋白质携带 Vel 抗原，VEL 抗原被 ISBT 列为待升级血型系统。SMIM1 外显子 3 中缺失 17 个核苷酸导致产生 Vel 阴性表型，该表型个体频率约为 0.04%，但在瑞典北部略高。

### (三十) CD59 血型

CD59 是细胞表面糖蛋白，存在于红细胞及其他各类细胞上。CD59 的主要功能是保护细胞免受补体攻击。尽管 CD59 被单克隆抗体定义为红细胞抗原,但由于缺少相应人类同种抗体而未被正式认可。直到2014年在1例CD59缺失纯合子儿童患者中发现抗CD59抗体,CD59才被ISBT确认为1个新的红细胞血型抗原。

### (三十一)Augustine血型

Augustine(AUG)抗原最初发现时是由At$^a$抗体检测出来的1个高频率抗原,抗体来自1例At$^a$抗原无效型个体。红细胞膜蛋白平衡核苷转运蛋白1(ENT1)携带该抗原。由无效表型产生的抗体定义的抗原被命名为AUG1,由氨基定义的抗原酸Glu391(Ata)被命名为AUG2。

## 八、中国人血型基因频率

### (一)中华民族的遗传异质性

中国是多民族国家,根据2010年第6次全国人口普查资料,汉族占91.51%,55个少数民族约占8.49%。1987年赵桐茂等根据汉族和23个少数民族群体免疫球蛋白遗传标记Gm因子的分布,提出中华民族以北纬30度为界分南北两大发源地的假说[30,31]。2009年Xu等分析中国汉族约16万个单核苷酸碱基多态性SNP标记,表明汉族大致可以分为北方汉族和南方汉族2大类,居住在上海、江苏、安徽地区汉族介于南北类型之间[87];同年Chen等分析中国汉族约35万个SNP分布,发现汉族遗传结构可以分为南北2个亚群,从基因组水平证明了中国南北汉族之间的遗传学差异[88]。

### (二)中国人血型基因频率

表3-22所列资料调查对象主要是汉族人群,由于汉族在遗传学上的杂合性,某些血型基因频率在南北人群中相差甚大,故列出其范围。

表3-22 中国汉族人群某些血型基因频率

| 系统 | 基因 | 基因频率 | 文献 | 系统 | 基因 | 基因频率 | 文献 |
|---|---|---|---|---|---|---|---|
| ABO | A | 0.1986～0.2080 | 82 | KEL | K | 0 | 82 |
| | B | 0.1819～0.2331 | 82 | | k | 1.0000 | 82 |
| | O | 0.5683～0.6101 | 82 | JK | Jk$^a$ | 0.3865～0.4900 | 82,90 |
| MNS | MS | 0.0186～0.0325 | 82 | | Jk$^b$ | 0.5100～0.6135 | 82,90 |
| | Ms | 0.4688～0.6347 | 82 | DI | Di$^a$ | 0.0295～0.0375 | 39,82,91 |
| | NS | 0.0083～0.0156 | 82 | | Di$^b$ | 0.9625～0.9705 | 39,82,91 |
| | Ns | 0.3384～0.4831 | 82 | YT | Yt$^a$ | 0.9400～0.9928 | 90,91 |
| P1PK | P1 | 0.1714～0.2265 | 82 | | Yt$^b$ | 0.0072～0.0600 | 90,91 |
| LU | Lu$^a$ | 0.0035 | 82 | XG | Xg$^a$ | 0.3841 | 82 |
| | Lu$^b$ | 0.9965 | 82 | SC | Sc1 | 1.0000 | 90 |
| | Au$^a$ | 0.8695 | 89 | DO | Do$^a$ | 0.1027～0.1159 | 38,91 |
| | Au$^b$ | 0.1304 | 89 | | Do$^b$ | 0.8841～0.8973 | 38,91 |
| FY | Fy$^a$ | 0.8996～0.9400 | 82,90 | CO | Co$^a$ | 1.0000 | 90 |
| | Fy$^b$ | 0.0600～0.0863 | 82,90 | LW | LW$^a$ | 1.0000 | 92 |
| | Fy | 0～0.0141 | 82,90 | OK | Ok | 0 | 91 |

注:表中所列血型基因频率资料使用血清学分型或基因分型所取得

### (三)稀有血型

稀有血型的定义是指基因频率小于0.1%的血型,粗略地说在1000个随机个体中可能会找到1例。ISBT于1965年建立国际"稀有血型供者库",通过国际大合作的方式,在全球范围筛选寻觅稀有血型供者[93]。筛选方法一般采用血清学方法和基因分型方法。被列入的稀有血型包括:孟买型,Rh缺失型,LW(a-b+),LW(a-b-),S-s-U-,S-s-U(+), pp,Pk,Lu(a+b-),Lu(a-b-),Kp(a+b-),Kp(a-b-),Js(a+b-),Ko,Fy(a-b-),Jk(a-b-),Di(b-),J-,Yt(-),Co(a-),Vel-,Ge-,Lan-,Gy(a-),Hy-,At(a-),Jr(a-),Ok(a-)和JMH-。根据中国人血型分布情况,稀有血型还应该包括Do(b-)和Di(b-)等表型。

# 第六节 人类白细胞抗原系统

## 一、人类白细胞抗原

本节简要介绍人类白细胞抗原(human leukocyte antigen),白细胞表面有3类抗原:①红细胞血型抗原,如ABH、$Le^a$、$Le^b$、$Jk^a$和$Jk^b$等;②白细胞自身特有的抗原,如人类中性粒细胞抗原(HNA);③与其他组织细胞共有的,也是免疫原性最强的HLA同种抗原。

### (一)人类白细胞抗原的检测

HLA是细胞表面上的一种蛋白质,它刺激宿主免疫系统产生相应抗体和特异性细胞免疫应答。检测HLA有2种方法:①血清学方法。最初使用"白细胞凝集试验",而后被重复性好、使用抗血清量少的"依赖补体的微量淋巴细胞毒试验"所取代。鉴定HLA-A、B、C抗原需要使用纯化的淋巴细胞,鉴定HLA-DR、DQ、和DP位点抗原,需要使用B淋巴细胞。②细胞学方法。1964年发现2个无关个体白细胞在体外混合培养会发生增殖反应,淋巴细胞转化成淋巴母细胞。这个现象被称为混合淋巴细胞反应(mixed lymphocyte reaction,MLR),它可以作为评估2个个体组织相容性匹配程度的量度,故又被形容为"试管中的组织器官移植"。使用纯合子分型细胞和MLR检测出HLA-D抗原,后来发现D遗传区实际包含DR,DQ和DP等3个遗传座位[94]。

### (二)人类白细胞抗原分子结构

HLA-Ⅰ类分子(HLA-A,B,C)由1个细胞膜糖蛋白重链(分子量44kDa)和1个β2微球蛋白轻链通过共价键连接组成。编码重链和β2微球蛋白的基因分别在第6号和第15号染色体上。HLA-Ⅱ类分子(HLA-DR,DQ,DP)是膜糖蛋白,由1条α多肽链(分子量34kDa)和1条β多肽链(分子量28kDa)通过共价键连接组成。结晶HLA分子看上去像驼鹿的角,在角枝之间有1个凹槽状结构,被称为结合槽,它的功能是和外来多肽结合[40]。

### (三)人类白细胞抗原的生物学功能

HLA分子是一种多肽受体,它们的主要生物学功能是结合细胞内需要被处理的多肽,然后将这些多肽运送到细胞表面。在细胞表面上,HLA分子和多肽复合物与T细胞受体结合后引起免疫反应。生物体对外来抗原的加工处理主要有2条途径:①HLA-Ⅰ类抗原分子负责和细胞内源性多肽以及病毒等外来蛋白质多肽结合,然后由$CD8^+$细胞毒T细胞识别并杀死被感染的疾病细胞,以避免病毒的繁殖;②HLA-Ⅱ类抗原分子负责和外来病原体多肽结合。病原体侵入人体后,抗原呈递细胞吞噬这些病原体并将它们切割成约9个氨基酸长的多肽,它们与Ⅱ类分子结合后被$CD4^+$T辅助细胞识别,进而协助B淋巴细胞产生免疫球蛋白抗体。正常情况下,T细胞仅在自身HLA分子存在情况下被激活,也只能识别结合到自身HLA分子上的多肽。人类HLA系统的高度多态性,为最大限度地预防自然界中形形色色病原体感染提供了一个免疫保障。人类基因组中储存大量HLA等位基因,有助于增强机体免疫防御能力,可以应付潜在的特别病原体的感染和流行。

## 二、人类白细胞抗原基因

### (一)HLA遗传区基因

HLA遗传区位于在第6号染色体短臂6p21.31~21.33区域,约含360万个碱基对,占人体基因组DNA的0.1%左右[95]。在该区域中被定位的遗传基因超过200个,被分为Ⅰ类、Ⅱ类和Ⅲ类,它们的功能大部分与免疫应答相关。到2015年为止,总共有44个HLA基因和9个非HLA基因被世界卫生组织(World Health Organization,WHO)HLA命名委员会正式命名(表3-23)[96]。HLA是迄今所知最复杂的一个人类遗传多态性系统,不仅遗传位点众多,而且等位基因数量庞大。到2016年10月为止,被正式命名的HLA-Ⅰ类和Ⅱ类等位基因数为15 635个,而且还在继续增长之中。HLA等位基因多态性来自基因突变,主要机制包括:①编码区碱基取代、碱基缺失或插入;②编码区中发生沉默取代;③无效等位基因;④非编码区中的碱基取代、缺失或插入DNA片段等。如果将HLA等位基因的定义扩展到整个HLA编码区DNA序列,可以预期几乎没有2个人的HLA遗传型完全相同。

表 3-23　已自己检测的 HLA 遗传区域基因以及基因产物[97]

| HLA 抗原或基因 | | 数量 | HLA 遗传区域基因位点 | | | | | | |
|---|---|---|---|---|---|---|---|---|---|
| | | | A | B | C | DRB1 | DQB1 | DPB1 | MICA |
| 细胞表面 | HLA 抗原 | 133 | 28 | 62 | 10 | 24 | 9 | 6 | 非 HLA |
| | 等位基因 | 15 183 | 3657 | 4459 | 3290 | 1 977 | 978 | 716 | 106 |
| 基因分类 | HLA 蛋白分子 | 10 688 | 2480 | 3221 | 2196 | 1 440 | 678 | 591 | 82 |
| | 无效基因 | 521 | 166 | 138 | 119 | 50 | 27 | 19 | 2 |
| HLA-I 类基因 | 表达基因 | A,B,C,E,F,G | | | | | | | |
| | 假基因 | H,J,K,L,Y | | | | | | | |
| | 基因片段 | N,P,S,T,U,V,W,X,Z | | | | | | | |
| | 等位基因数 | 9437 | | | | | | | |
| HLA-II 类基因 | 基因座位 | DRA,DRB,DQA1,DQB1,DPA1,DPB1,DMA,DMB,DOA,DOB | | | | | | | |
| | DRB 基因 | DRB1,DRB3,DRB4,DRB5 | | | | | | | |
| | DRB 假基因 | DRB2,DRB6,DRB7,DRB8,DRB9 | | | | | | | |
| | 等位基因数 | 3105 | | | | | | | |

1. HLA-I 类基因　I 类基因靠近染色体端粒（图 3-8），其中 A、B、C、E、F 和 G 等 15 个座位上的基因为表达基因；H、J、K、L 和 Y 等 5 个座位上是假基因，它们与 A、B、C 基因有类似的核苷酸序列。HLA-A、B、C 基因具有类似的基因结构，都含有 8 个外显子。第 1 外显子编码前导区；第 2、3、4 外显子分别编码 HLA 分子细胞外的 3 个活性区，它们决定 HLA 抗原的血清学特异性。到 2016 年 10 月为止，被检出的 A、B、C 等位基因分别为 3657、4459 和 3290 个，对应的使用血清学鉴定的抗原特异性有 80 余种[97]。

2. HLA-II 类基因　II 类基因靠近染色体着丝点，6 个基因在染色体上排列次序为 DP、DN、DM、DO、DQ 和 DR（图 3-8）。在 WHO 命名的 24 个 HLA-

II 类基因中，13 个是表达基因，11 个是假基因。到 2016 年 10 月为止，被鉴定的 II 类等位基因数超过 4082 个，其中 DRB1、DQB1 和 DPB1 等位基因数分别为 1977,978 和 716 个[97]。所有 HLA-II 类分子都是由 α 和 β 两个基因编码多肽组成的复合物，α 和 β 链多肽通常不单独存在。HLA-II 类基因结构具有高度类似性，所有的 α 基因和 β 基因都含有 6 个外显子。HLA-DR、DQ 和 DP 抗原特异性由 β 基因所决定。不同个体的染色体所携带的 DR 基因数目不等，但都只带有 1 个 DQA1，1 个 DQB1，1 个 DPA1 和 1 个 DPB1 基因。DQA1 和 DOB1 基因编码的蛋白分子决定 DQ 抗原特异性；DPA1 和 DPB1 基因编码的蛋白分子决定 DP 抗原特异性。

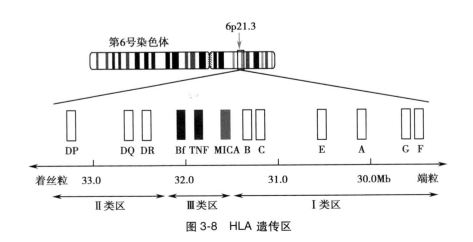

图 3-8　HLA 遗传区

3. HLA-DR 位点　编码 HLA-DR 抗原的座位最为复杂。*DRA*、*DRB1*、*DRB3*、*DRB4* 和 *DRB5* 为表达基因,已检出 2207 个等位基因,对应 22 种血清学方法检出的 DR 特异性[97]。所有人的 *DRA* 基因均相同。*DRB2*、*DRB6*、*DRB7*、*DRB8* 和 *DRB9* 是假基因,共检出 8 个等位基因。HLA-DR 抗原特异性取决于 *DRB1* 基因。HLA-DR 基因结构的一个重要特点是,每种单体型上的 *DR* 基因数量和排列相对位置不同,因此每种单体型 DNA 长度不一。至少有 5 种 DR 单体型已被鉴定,其基因排列(图 3-9)。

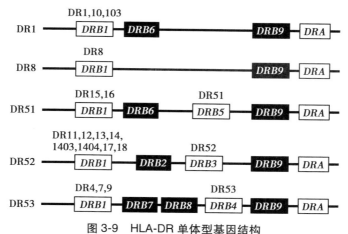

图 3-9　HLA-DR 单体型基因结构

注:黑底白字为假基因,白底黑字为表达基因,方框上的字母和数字代表 HLA-DR 抗原

4. HLA-Ⅲ类基因　Ⅲ 类基因编码 C2,C4,Bf 等补体组分,肿瘤坏死因子(TNF)等细胞因子,以及热休克蛋白 HSP-70 等与免疫应答相关的蛋白。

### (二)人类白细胞抗原基因命名

自 1987 年起,WHO HLA 因子命名委员会开始对 *HLA* 等位基因命名,基本采用数字和字母结合的命名方法[98]。*HLA* 等位基因的名称,依次由座位名字、星号以及代表等位基因的 4 到 9 个数字和符号表示。命名的基本原则见图 3-10。其主要内容有:①HLA 座位用大写字母右上角加星号表示;②星号后第 1、2 位数字通常对应血清学特异性。比如 HLA-*B* * 07 基因对应血清学特异性 HLA-B7;HLA-*B* * 15 对应血清学特异性 HLA-B15;③第 3、4 位数字代表等位基因,它们编码的氨基酸序列不同。一般按被发现的先后次序编号;④第 5、6 位表示外显子中的同义取代,即碱基突变不改变所编码的氨基酸序列,因此对应的 HLA 抗原分子结构也未改变。比如 *HLA-B* 座位等位基因 *B* * 15:01:01、*B* * 15:01:02、*B* * 15:01:03 一直到编号 *B* * 15:01:38 等 38 个等位基因,虽然它们核苷酸序列不同,但都编码相同的 B15 抗原分子;⑤第 7、8 位代表内含子区域中的碱基取代。比如 *B* * 15:17:01:01 和 *B* * 15:17:01:02 之间的差异,仅在内含子 2 区域 528 位置 C→G 碱基取代。内含子碱基取代一般不改变外显子编码的氨基酸序列,所以不影响 HLA 抗原特异性;⑥对某些等位基因的特别表达情况,用第 9 位后的后缀字母表示。字母 L 表示在细胞表面低表达;S 表示编码的抗原不在细胞膜上,而是以可溶性分子形式存在;C 表示其产物存在细胞内的细胞质,而不在细胞表面表达;A 表示相应蛋白是否异常表达尚存疑问;Q 代表该突变影响正常表达,但尚未确认;N 代表无效等位基因,该基因不产生完整的 HLA 抗原分子。

### (三)人类白细胞抗原等位基因分型

在 1996 年第 12 届国际组织相容性讨论会后,HLA 基因分型基本取代了经典的 HLA 血清学分型[99]。先后采用过如下一些技术:①早期曾使用限制性片段长度多态性(RFLP)检测 HLA 基因片段多态性,但很快被以 PCR 为基础的 HLA 快速分型方法所取代;②PCR-序列特异性寡核苷酸探针(PCR-SSOP)分型;③PCR-序列特异性引物(PCR-SSP)分型;④PCR 测序分型(PCR-SBT)。此方法的缺点是产生很多模棱两可分型结果,使用 PCR-SBT“一步法”技术可以减少模棱两可分型结果[100];⑤第 2 代测序技术:该技术可以检测单独 1 条 DNA 的序列,可以解决 HLA 分型模棱两可结果的问题;⑥基因克隆测序分型。使用 PCR 扩增和分子克隆技术,可以将 1 个人的 2 条 HLA 单体型分别克隆后测序,这样可以得到单独 1 条 HLA 单体型 DNA 序列资料。此法精准,但是比较费时费力,一般用于鉴定新发现的等位基因[101,102]。

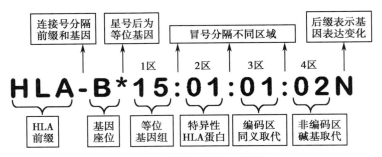

图 3-10　HLA 基因命名原则

1 区代表属于 HLA-*B*\* 15 的一组等位基因,目前已检测出 400 多个;
2 区代表每个等位基因的编号;3 区表示 HLA 编码区碱基同义取代;
4 区为非编码区碱基取代。后缀符号 N 代表无效型,细胞表面不表
达相应抗原。在本例中,由于内含子 1 中缺失 10 个碱基,导致外显
子 2 中产生终止信号

### 三、人类白细胞抗原的遗传

HLA 遗传区域紧密连锁的遗传位点"串联"成单体型,以共显性等位基因的遗传方式,从上一代传给下一代。不同位点上的等位基因之间存在连锁不平衡,即实际上观察到的某两个基因出现在同一条单体型的频率与预期频率有显著性差异,显示这些等位基因倾向组合成特定单体型传递。不同种族群体中的连锁不平衡单体型不尽相同[94]。每个人从父母各得到 1 条带有 HLA 基因复合物的第 6 号染色体,因此父母和孩子之间总是共有 1 条 HLA 单体型,属于 HLA 半相同。在同胞之间,有 1/4 机会得到 2 条相同的单体型,被称为 HLA 全相同同胞;有 1/4 的机会得到 2 条不相同的单体型,成为 HLA 不相同同胞;还有 1/2 机会得到 1 条相同和 1 条不同的 HLA 单体型,成为 HLA 半相同同胞。在遗传过程中,带有 HLA 基因的第 6 号染色体之间可能交换一些片段,造成 HLA 位点之间的重组,其子女有可能遗传到这个新的重组体。图 3-11 中,孩子 5 得到 a、b 重组的单体型,B 和 DRB1 位点之间交换产生新的单体型 A1-Cw6-B57-DR3-DQ2。

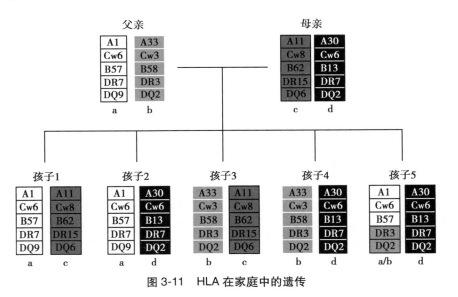

图 3-11　HLA 在家庭中的遗传

### 四、人类白细胞抗原的抗体

鉴定 HLA 抗体来源,主要有同种免疫抗体、纯化 HLA 免疫动物获得的异种抗体以及使用杂交瘤技术制备的单克隆抗体。有如下 3 种同种免疫途径可以产生 HLA 抗体:①输血。临床输血要求供者和受者之间 ABO 和 RhD 等红细胞血型抗原相容,不考虑白细胞 HLA 是否匹配,因此输血有可能产生 HLA

抗体。特别是多次输血患者,产生 HLA 抗体机会较高,而且往往产生多特异性 HLA 抗体;②同种异基因器官或造血干细胞移植。如果移植受者和供者 HLA 型不相同,受者有可能产生针对供者错配 HLA 抗原的抗体;③胎母免疫作用。在妊娠期间胎儿和母亲血液通过胎盘相互交换,如果母子之间 HLA 不匹配就有可能产生 IgG 类型的 HLA 抗体。在大约 5%~20% 的孕妇和非孕经产妇血清中可以检测出 HLA-Ⅰ类抗体,其中大约 30% 的血清同时含有 HLA-DR 抗体[94]。孕妇血清中 HLA 抗体阳性比例高于非孕经产妇,因为分娩后 HLA 抗体效价逐渐下降,有的甚至消失。大约 4% 的经产妇可以长期稳定保留 HLA 抗体,有的可达 20 余年。有报告在脐血中检测出母亲过去妊娠产生的 HLA 抗体;也有报告在脐血中检测出针对母亲的 HLA 抗体,提示胎儿在子宫内可能对母亲 HLA 抗原产生了免疫反应[94]。

检测 HLA 抗体主要有如下 2 类技术:①微量淋巴细胞毒试验。多数 HLA 抗体具有补体依赖的细胞毒性,部分 HLA 抗体同时具有凝集白细胞作用。通常使用"依赖补体的微量淋巴细胞毒"试验检测 HLA 抗体。筛查和鉴定 HLA 抗体特异性,需要 1 组 HLA 型已知的标准淋巴细胞。移植前的交叉配型以及检测供者特异性抗体,需要使用患者血清和供者淋巴细胞作为检材;②使用纯化 HLA 检测抗体。在微量淋巴细胞毒试验中,必须使用具有活性的淋巴细胞,这对 HLA 抗体筛查和特异性鉴定带来不便。为此发展出以纯化 HLA 为基础的一些技术,如酶联免疫吸附测定法、在流式细胞仪或 Luminex 平台上进行的荧光标记微球技术[103]、流式细胞计数仪交叉配型和固相免疫分析技术[104]。

## 五、人类白细胞抗原的临床意义

### (一)人类白细胞抗原与临床输血

与 HLA 相关的输血不良反应包括:①患者体内 HLA 抗体可以造成非溶血性输血发热反应;②如果患者体内有 HLA 抗体,接受血小板输注可能造成血小板输注无效;③如果输注的全血或血液制剂中含有 HLA 抗体,可以造成输血相关急性肺损伤(transfusion related acute lung injury,TRALI);④如果在全血或血液制剂含有与受者 HLA 匹配的淋巴细胞,可以造成输血相关移植物抗宿主病(transfusion associated graft versus host disease,TA-GVHD)。

### (二)器官和骨髓移植人类白细胞抗原配型

在同种异基因器官或骨髓移植中,都可能发生宿主对移植物的排斥反应,以及移植物抗宿主病(graft versus host diseas,GVHD)。发生排斥反应和 GVHD 的危险程度,与供受者之间 HLA 匹配程度密切相关。通过 HLA 配型选择合适的供者,可以减少发生急性排斥的危险,提高移植物存活期,避免患者被致敏,以及减少患者对免疫抑制药物的依赖。

1. 器官移植 供者器官所携带的 HLA 是移植抗原,能够被受者免疫系统识别为外来异物而产生排斥反应。在急性排斥反应发生后,移植物被逐渐破坏而失去功能。在肾等实体器官移植中,一般根据供者的 HLA 型选择与其匹配的等候移植患者,HLA 匹配程度越高,移植效果越好。移植前必须检测患者是否带有 HLA 抗体,患者血清还必须与供者的 T 淋巴、B 淋巴细胞做交叉配型试验。如果 T 淋巴细胞交叉配型试验为阳性,即患者血清含有 HLA-Ⅰ类抗体,可能导致严重的排斥反应,被认为是移植禁忌。

2. 骨髓移植 骨髓移植又被称为造血干细胞移植的一种,其中涉及两方面的免疫反应。一方面是移植物被患者的免疫系统所破坏,产生排斥反应;另一方面是来自供者的骨髓或造血干细胞物中含有免疫活性细胞,它们可能攻击患者的细胞,产生 GVHD 并可能导致患者死亡。因此在骨髓移植中,要求受者和供者的 HLA 尽量匹配。造血干细胞的潜在来源有骨髓、外周血干细胞和脐血干细胞等 3 种,都涉及 HLA 配型的问题。选择 HLA 匹配供者的标准不尽相同:①无关供者的选择。通常检测 HLA-A、B、C,DRB1 和 DQB1 等 5 个位点上的等位基因,最理想的供者是 10/10 匹配。如果找不到 5 个位点全匹配的供者,也可以选择 8/10 匹配的供者。HLA 配型可以扩展到 DRB3,DRB4,DRB5 和 DPB1 等位点;②亲属供者。首选 HLA 全相同同胞,其次是父母、兄弟姐妹、子女等 HLA 半相同亲属;③脐血移植。脐血干细胞的 HLA 抗原免疫原性尚未成熟,比较容易跨越 HLA 障碍,因此对 HLA 匹配程度可以降低。允许 A 和 B 位点 1~2 个抗原错配,但是要求 DRB1 位点等位基因必须匹配,而且避免使用 3~4 个抗原错配脐血。部分错配脐血移植物可能会增加 T 细胞和自然杀伤细胞同种异体免疫应答性,有潜在的移植物抗白血病作用。此外,脐血中含有微嵌合母亲抗遗传性父源抗原特异性 T 细胞,具有潜在的抗肿瘤细胞作用[40]。

# 第七节　人类血小板抗原系统

本节简要介绍人类血小板抗原(human platelet antigen,HPA)系统。血小板表面携带的抗原可以分为2大类型:①一类是与其他细胞或组织共有的抗原,包括ABH、Ii、Lewis和P等红细胞抗原,HLA-Ⅰ类抗原,血小板糖蛋白4(GPⅣ)等。GPⅣ又被称为CD36,它携带血小板同种抗原Nak[105];②另一类是血小板特异性抗原,是指用同种免疫抗体检测出的血小板表面抗原。自1959年第1个HPA被鉴定以来,至今使用血清学方法已检出35个HPA[106]。

## 一、人类血小板抗原

2003年由ISBT和国际血栓和止血协会(international society on thrombosis and haemostasis)联合成立"血小板命名委员会",建立了HPA命名原则和认可新抗原的标准[107]。在目前已检测出的35个血小板抗原中,除了Mou[a]抗原尚未达到国际命名要求外,其余34个抗原已被正式命名,相应的基因结构也被阐明[106]。在此34个抗原中,12个抗原被列入6个遗传系统,其余22个抗原尚未达到系统标准。

### (一)人类血小板抗原国际命名

HPA命名原则是以HPA为字头,然后连接数字表示。在由2个对偶抗原组成的遗传系统中,对偶基因分别用英文小写字母a和b表示。字母a代表其中基因频率大于50%的等位基因,字母b代表基因频率小于50%的另一等位基因。如果某血小板抗原的对偶抗原尚未被发现,将给予暂时命名,在等位基因数字后加后缀w表示,如HPA-6bw,HPA-7bw等。只有在2个对偶抗原全被检测出来后,才能被称为系统。目前已被正式命名的HPA(表3-24)。

表3-24　血小板抗原

| 系统 | 抗原 | 曾用名称 | 糖蛋白 | CD名称 | 基因频率 | 相关抗体 | 文献 |
|---|---|---|---|---|---|---|---|
| HPA-1 | HPA-1a | Zw[a],Pl[A1] | GPⅢa | CD61 | 0.9940 | PTP | 108 |
| | HPA-1b | Zw[b],Pl[A2] | GPⅢa | | 0.0060 | PTP | 109,110 |
| HPA-2 | HPA-2a | Ko[b] | GPⅠbalpha | CD42b | 0.9515 | NAIT | 111 |
| | HPA-2b | Ko[a],Sib[a] | | | 0.0485 | NAIT | 112 |
| HPA-3 | HPA-3a | Bak[a],Lek[a] | GPⅡb | CD41 | 0.5945 | NAIT | 113 |
| | HPA-3b | Bak[b] | | | 0.4055 | PTP | 114 |
| HPA-4 | HPA-4a | Yuk[b],Pen[a] | GPⅢa | CD61 | 0.9955 | NAIT | 115 |
| | HPA-4b | Yuk[a],Pen[b] | | | 0.0045 | NAIT | 116,117 |
| HPA-5 | HPA-5a | Br[b],Zav[b] | GPⅠa | CD49b | 0.9860 | NAIT | 118 |
| | HPA-5b | Br[a],Zav[a],Hc[a] | | | 0.0140 | NAIT | 119,120 |
| | HPA-6bw | Ca[a],Tu[a] | GPⅢa | CD61 | 0.0135 | NAIT | 121,122 |
| | HPA-7bw | Mo[a] | GPⅢa | CD61 | 0 | NAIT | 123 |
| | HPA-8bw | Sr[a] | GPⅢa | CD61 | 0 | NAIT | 124 |
| | HPA-9bw | Max[a] | GPⅡb | CD41 | 0 | NAIT | 125 |
| | HPA10bw | La[a] | GPⅢa | CD61 | 0.0005 | NAIT | 126 |
| | HPA11bw | Gro[a] | GPⅢa | CD61 | 0 | NAIT | 127 |
| | HPA12bw | Iy[a] | GPⅠbbeta | CD42c | 0 | NAIT | 128 |
| | HPA13bw | Sit[a] | GPⅠa | CD49b | 0 | NAIT | 129 |
| | HPA14bw | Oe[a] | GPⅢa | CD61 | 0 | NAIT | 130 |

| 系统 | 抗原 | 曾用名称 | 糖蛋白 | CD 名称 | 基因频率 | 相关抗体 | 文献 |
|---|---|---|---|---|---|---|---|
| HPA-15 | HPA-15a | Gov[b] | CD109 | CD109 | 0.5320 | PTP | 131 |
| | HPA-15b | Gov[a] | | | 0.4680 | PTP | 132 |
| | HPA-16bw | Duv[a] | GPⅢa | CD61 | 0 | NAIT | 133 |
| | HPA-17bw | Va[a] | GPⅡb/Ⅲa | CD61 | 0 | NAIT | 134 |
| | HPA-18bw | Cab[a] | GPⅠa | CD49b | | NAIT | 135 |
| | HPA-19bw | Sta | GPⅢa | CD61 | | NAIT | 136 |
| | HPA-20bw | Kno | GPⅡb | CD41 | | NAIT | 136 |
| | HPA-21bw | Nos | GPⅢa | CD61 | | NAIT | 136 |
| | HPA-22bw | Sey | GPⅡb | CD41 | | NAIT | 137 |
| | HPA-23bw | Hug | GPⅢa | CD61 | | NAIT | 137 |
| | HPA-24bw | Cab2[a+] | GPⅡb | CD41 | | NAIT | 138 |
| | HPA-25bw | Swi[a] | GPⅠa | CD49b | | NAIT | 139 |
| | HPA-26bw | Seca | GPⅢa | CD61 | | NAIT | 140 |
| | HPA-27bw | Cab[3a+] | GPⅡb | CD41 | | NAIT | 141 |
| | HPA-28bw | War | GPⅡb | CD41 | | NAIT | 142 |
| | HPA-29bw | Kha[b] | GPⅢa | CD61 | | NAIT | 143 |
| | | Mou[a] | | | | NAIT,PTR | 144 |

注:相关抗体来源:PTP:输血后紫癜;NAIT:新生儿同种免疫血小板减少症;PTR:血小板输注无效。中国人群中的基因频率见参考文献[145]

### (二)人类血小板抗原的新抗原定义

血小板命名委员会定义的 HPA 新抗原标准包括:①必须阐明该同种抗原的遗传学基础,提供相应基因和基因组 DNA 序列资料,或至少是 cDNA 序列资料;②必须使用特异性蛋白免疫分析方法,阐明基因突变和相应蛋白之间的关联;③至少有 2 个参比实验室证实血清学和分子生物学的鉴定结果;④必须提供该抗原的群体资料,如果提供家系资料将更有价值;⑤应尽可能建立细胞株[107]。

### (三)携带人类血小板抗原的分子

携带 HPA 的血小板膜糖蛋白主要有 3 种类型:①富含亮氨酸糖蛋白带有 HPA-2、HPA-12bw 等抗原;②CD109 蛋白携带 HPA-15 抗原;③其他血小板抗原均位于整连蛋白上。整连蛋白是 1 个质膜糖蛋白家族,属于受体蛋白,它们涉及细胞和细胞外间质,以及细胞和细胞之间的黏附作用。

### (四)人类血小板抗原的分布

目前已发表的 HPA 群体遗传学资料甚多[106]。初步结果显示中国汉族和白种人 HPA-1 抗原和 HPA-5 抗原分布差异较大,其他抗原的分布无显著性差异[145]。

## 二、人类血小板抗原基因

### (一)人类血小板抗原等位基因

目前被检测出来的 HPA 基因,受控于位于第 5、6、17 和 22 染色体上的 6 个遗传位点。同一个遗传位点可以有不同的名称。比如 ITGB3 位点,又被称为 GP3A 或 CD61。HPA 等位基因用斜体字母右上角加星号,后缀加数字表示。比如 ITGB3 * 001 表示 ITGB3 位点上的第 1 号等位基因。1 个 HPA 等位基因,可以编码 1 个或数个 HPA 抗原表位。比如 ITGB3 * 001 基因编码 HPA-1a 和 4a 抗原表位;ITGB3 * 003 基因编码 HPA-1a,4a 和 10bw 抗原表位;ITGA2B * 001 编码 HPA-3a 表位;ITGA2B * 002 编码 HPA-3b 表位。在正式命名的 HPA 中,除了 HPA-14bw 抗原是由于在核苷酸第 1901 到 1911 位置上缺失 AAG 碱基外,其余均由于 SNP 而产生。各 HPA SNP 以及相应氨基酸的改变如表 3-25 所示。某些 HPA 基因结构及 SNP 位置如

图 3-12 所示。

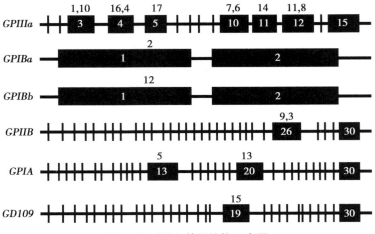

图 3-12　HPA 基因结构示意图

注:黑框中的白色数字代表外显子编号。比如编码血小板糖蛋白Ⅲa 的 ITGB3 基因含有 15 个外显子。目前检测出来的编码血小板抗原1, 4,6bw,7bw,8bw,10bw,11bw,14bw,16bw 和 17bw 的 SNP 分别位于外显子 3,4,5,10,11 和 12。最上排数字代表抗原特异性,省略后缀 bw

表 3-25　HPA 基因信息

| 系统 | 基因 | 基因编号 | 染色体 | 基因突变 | 氨基酸改变 | 参考基因编号 |
|---|---|---|---|---|---|---|
| HPA-1 | ITGB3 | 3690 | 17 | 176T>C | L59P | NM_000212 |
| HPA-2 | GP1BA | 2811 | 17 | 482C>T | T161M | NM_000173 |
| HPA-3 | ITGA2B | 3674 | 17 | 2621T>G | I874S | NM_000419 |
| HPA-4 | ITGB3 | 3690 | 17 | 506G>A | R169Q | NM_000212 |
| HPA-5 | ITGA2 | 3673 | 5 | 1600G>A | E534K | NM_002203 |
| HPA-6w | ITGB3 | 3690 | 17 | 1544G>A | R515Q | NM_000212 |
| HPA-7w | ITGB3 | 3690 | 17 | 1297C>G | P433A | NM_000212 |
| HPA-8w | ITGB3 | 3690 | 17 | 1984C>T | R662C | NM_000212 |
| HPA-9w | ITGA2B | 3674 | 17 | 2602G>A | V868M | NM_000419 |
| HPA-10w | ITGB3 | 3690 | 17 | 263G>A | R88Q | NM_000212 |
| HPA-11w | ITGB3 | 3690 | 17 | 1976G>A | R659H | NM_000212 |
| HPA-12w | GP1BB | 2812 | 22 | 119G>A | G40E | NM_000407 |
| HPA-13w | ITGA2 | 3673 | 5 | 2483C>T | T828M | NM_002203 |
| HPA-14w | ITGB3 | 3690 | 17 | 1909-1911 缺失 AAG | K637 缺失 | NM_000212 |
| HPA-15 | CD109 | 135228 | 6 | 2108C>A | S703Y | NM_133493 |
| HPA-16w | ITGB3 | 3690 | 17 | 497C>T | T166I | NM_000212 |
| HPA-17w | ITGB3 | 3690 | 17 | 662C>T | T221M | NM_000212 |
| HPA-18w | ITGA2 | 3673 | 5 | 2235G>T | Q745H | NM_002203 |

续表

| 系统 | 基因 | 基因编号 | 染色体 | 基因突变 | 氨基酸改变 | 参考基因编号 |
|---|---|---|---|---|---|---|
| HPA-19w | *ITGB3* | 3690 | 17 | 487A>C | K163Q | NM_000212 |
| HPA-20w | *ITGA2B* | 3674 | 17 | 1949C>T | T650M | NM_000419 |
| HPA-21w | *ITGB3* | 3690 | 17 | 1960G>A | E654K | NM_000212 |
| HPA-22bw | *ITGA2B* | 3674 | 17 | 584A>C | K195T | NM_000419 |
| HPA-23bw | *ITGB3* | 3690 | 17 | 1942C>T | R648W | NM_000212 |
| HPA-24bw | *ITGA2B* | 3674 | 17 | 1508G>A | S503N | NM_000419 |
| HPA-25bw | *ITGA2* | 3673 | 5 | 3347C>T | T1116M | NM_002203 |
| HPA-26bw | *ITGB3* | 3690 | 17 | 1818G>T | K606N | NM_000212 |
| HPA-27bw | *ITGA2B* | 3674 | 17 | 2614C>A | L872M | NM_000419 |
| HPA-28bw | *ITGA2B* | 3674 | 17 | 2311G>T | V771L | NM_000419 |
| HPA-29bw | *ITGB3* | 3690 | 17 | 98C>T | T33M | NM_000212 |

注:基因编号和参考基因编号见参考文献[35]

### (二)人类血小板抗原基因分型

由于检测 HPA 的抗体来源非常有限,目前 HPA 血清学分型已被以 DNA 为检材的基因分型所取代。目前已报告的方法有 PCR-RFLP、PCR-SSP、PCR-SSOP、SSCP(单链构型多态性)、使用荧光标记 SSP 引物的 TaqMan 方法[146,147] 以及 DNA 测序分型方法[148]。

## 三、血小板同种抗体

### (一)血小板抗体的产生

血小板同种抗体一般由输血、妊娠或骨髓移植等同种免疫刺激而产生。在输血患者中约 1.7% 带有血小板抗体,而在多次输血患者中,约 8% 产生血小板特异性抗体;约 2.5% 的妊娠妇女会产生血小板抗体[149,150]。在白种人中最常见的抗体是 HPA-1b 和 HPA-5b 抗体。

### (二)同种免疫血小板减少症

血小板抗体是造成同种免疫血小板减少症的直接原因[151]。母体的血小板抗体进入新生儿循环系统,可以造成新生儿同种免疫血小板减少症(neonatal alloimmune thrombocytopenia)和新生儿血小板减少紫癜(neonatal thrombocytopenic purpura)。如果患者带有血小板抗体,输入 HPA 不配合的血小板,也可能产生输血后紫癜(post-transfusion purpura)。如果患者接受含有血小板抗体的血液制剂,可能造成被动性血小板减少症(passive alloimmune thrombocytopenia),和移植相关的血小板减少症(transplant-related thrombocytopenia)。

### (三)血小板抗体的检测技术

检测血小板自身抗体和血小板同种抗体,都比检测其他血液成分抗体困难。虽然现存的检测技术甚多,但是在检测特异性和敏感性两方面都嫌不足。检测血小板抗体的早期方法,是以检测血小板是否活化为指标,由于敏感性和特异性偏低而被淘汰。而后发展出来的技术大致可以分为以下两大类[152]。

1. 检测 PAIgG 技术 血小板抗体一般都属于免疫球蛋白 IgG,在和血小板结合时通常会涉及结合补体。PAIgG 技术原理是检测结合在血小板膜表面上的 IgG 或补体成分。根据不同的操作程序又可分为 3 种方法:①直接结合法。使用标记的抗 Ig 抗体,直接和血小板悬液孵育,然后测定和血小板结合的 Ig 抗体数量;②两步法,又被称为消耗试验。在此方法中加入定量的抗 Ig 抗体,和血小板悬液孵育后去除血小板,然后测定上清悬液中剩余的 Ig 抗体的数量;③血小板相关 IgG 总量分析法。使用清洁剂将血小板溶解,然后使用免疫扩散技术测定血小板总的 IgG 含量。此方法的缺点是对血小板 IgG 总量和表面结合 IgG 之间相关的生物学基础尚未肯定。

2. 检测与血小板抗原特异性结合的抗体 此方法的特异性和敏感性相对比较好。主要有 3 种技术:①免疫印迹技术。此方法是将血小板溶解后电泳分离,转移到纤维素等膜上后与受检血清杂交,然后加入标记的抗 IgG 抗体,检测是否存在相应的血小板抗体;②放射免疫沉淀。在此方法中使用放射性同位素标记的血小板膜蛋白,与受检血清结合,电泳分离后采用自身显影原理检测是否存在血小板抗体;③单克隆抗体免疫固定血小板抗原方法,简称 MAIPA。这是目前使用最为广泛的方法。可以定量测定特定的血小板抗体。根据第 11 届国际输血协会血小板基因分型和血清学专题讨论会的报告,25 个实验室使用此方法检测 HPA-1 和 HPA-5 抗体的一致性达到 90%[153]。

# 第八节　人类中性粒细胞抗原系统

本节简要介绍人类中性粒细胞抗原系统(human neutrophil antigen,HNA),粒细胞表面同种抗原可以分为两大类,一类是粒细胞以及其他细胞共有的抗原,如 HLA,红细胞 ABH 抗原等;另一类是中性、嗜酸性和嗜碱性粒细胞所特有的抗原。1960 年首例 HNA 被发现后,至今已检测出 8 个 HNA。

## 一、人类中性粒细胞抗原

### (一)人类中性粒细胞抗原命名

HNA 特异性是由相应的抗体而定义。早期表示粒细胞抗原系统的符号有 NA、NB、NC、ND1 和 NE1 等。1998 年由 ISBT 对 HNA 做系统命名[154]。其基本原则包括:①采用符号 HNA 表示人类中性粒细胞抗原;②不同抗原系统用数字表示;③如果同一个蛋白分子携带多个粒细胞抗原,根据检测出来的先后次序用字母表示,如 HNA-1a,HNA-1b,HNA-1c 和 HNA-d 等;④对于新检测出的粒细胞抗原,应先给予字母缩写命名,待 ISBT"粒细胞抗原工作小组"认可后再给予 HNA 命名;⑤编码区等位基因的命名,采用人类基因图谱国际专题讨论会命名。

### (二)人类中性粒细胞抗原系统抗原

目前检测出的 8 个 HNA 抗原属于 HNA-1,HNA-2,HNA-3,HNA-4 和 HNA-5 等 5 个系统。其中 HNA-1 系统含有 4 个抗原;HNA-2、HNA-3、HNA-4 和 HNA-5 系统各含 1 个抗原[155]。携带 HNA 抗原的蛋白分子以及抗体相关疾病(表 3-26)。

表 3-26　人类中性粒细胞抗原命名以及相应抗体的临床意义

| ISBT 命名 | | 曾用名 | | 携带抗原分子 | CD 命名 | 抗体相关疾病 | 文献 |
|---|---|---|---|---|---|---|---|
| 系统 | 抗原 | 系统 | 抗原 | | | | |
| HNA-1 | HNA-1a | NA | NA1 | FcγRⅢb | CD16b | 1,2,3 | 156 |
| | HNA-1b | NA | NA2 | FcγRⅢb | CD16b | 1 | 157 |
| | HNA-1c | SH | SH | FcγRⅢb | CD16b | 1 | 158 |
| | HNA-1d | | | FcγRⅢb | CD16b | 1 | 159 |
| HNA-2 | HNA-2a | NB | NB1 | NB1 糖蛋白 | CD177 | 1,2,3,4,5 | 160 |
| HNA-3 | HNA-3a | 3 | 5b | CTL2 | | 3 | 161 |
| HNA-4 | HNA-4a | MART | Mart[a] | CR3 | CD11b | 1,2 | 162 |
| HNA-5 | HNA-5a | OND | Ond[a] | LFA-1 | CD11a | 6 | 163 |

注:Fc(RⅢb,IgG Fc 受体Ⅲ-B;CTL2,胆碱运转类蛋白 2;CR3,补体组分受体 3;LFA-1,白细胞功能相关分子 1;CD11a,整连蛋白,淋巴细胞功能相关抗原-1,α L 亚基;CD11b,整连蛋白,补体组分 3 受体 3 亚单位,(M 亚基;CD16b,免疫球蛋白 IgG Fc 结构域低亲和性受体ⅢB;CD177,CD177 分子。1. 新生儿同种免疫中性粒细胞减少症;2. 自身免疫性中性粒细胞减少症;3. 输血相关急性肺损伤;4. 药物诱发中性粒细胞减少症;5. 骨髓移植后移植物被排斥;6. 血小板输注无效

1. HNA-1 系统　首例 HNA-1a 抗原于 1960 年被检测出来,相应抗体来自新生儿粒细胞减少症患儿的母亲,该抗体造成新生儿粒细胞减少症。HNA-1b 抗原于 1972 年被检测出,HNA-1c 抗原又被称为 SH 抗原,于 1997 年被鉴定,在白种人中占 5% ~ 10%,在黑种人中占 20% ~ 30%,东方人中罕见。

HNA-1d 抗原和 HNA-1b 抗原受等位基因编码。

2. HNA-2 系统　HNA-2a 抗原在中性粒细胞亚群、中性晚幼粒细胞和中幼粒细胞上表达。约 50% ~ 60% 的中性粒细胞带有 HNA-2a 抗原。该抗原在中性粒细胞的表达,女性高于男性,特别是妊娠期妇女 HNA-2a 中性粒细胞数增加。HNA-2a 在不同人群中

的抗原频率为 0.90~0.97。

3. HNA-3 系统　HNA-3 系统最初在 1964 年被鉴定,含有 5a 和 5b 抗原,而后分别被命名为 HNA-3b 和 HNA-3a 抗原。HNA-3 系统抗原存在于粒细胞、血小板、淋巴细胞、内皮细胞、肾脏、脾脏和胰脏细胞上。HNA-3a 抗体是白细胞凝集素,在输血相关急性肺损伤病例中常被检测出。不同人群中 HNA-3a 抗原的表型频率 0.90~0.99。

4. HNA-4 系统　1986 年报告的 Mart[a] 抗原是在筛选粒细胞分型血清中所发现,而后被命名为 HNA-4a 抗原。粒细胞、单核细胞、巨噬细胞和淋巴细胞带有 HNA-4a 抗原,血小板和红细胞不表达该

抗原。不同人群中 HNA-4a 抗原频率高于 0.90。

5. HNA-5 系统　1979 年报告的 Ond[a] 抗原被命名为 HNA-5a。检测该抗原的抗体,来源于 1 名长期接受血小板输注治疗的男性患者血清。该抗体只能在间接免疫荧光试验中被检测。HNA-5a 抗原频率在白种人、巴西印第安人、中国汉族和南非黑种人中分别为 0.855,0.791,0.854 和 0.881。

## 二、人类中性粒细胞抗原基因

### (一)人类中性粒细胞基因系统

目前检测出来的 5 个 HNA 系统,受控于 5 个遗传位点。相应基因的一般信息(表 3-27)。

表 3-27　HNA 基因一般信息

| 抗原 | 基因 | 染色体 | 基因编号 | 外显子数 | 氨基酸数 | mRNA 编号 |
|---|---|---|---|---|---|---|
| HNA-1a,1b,1c,1d | *FCGR3B* | 1q23.3 | 2215 | 7 | 233 | NM_000570.4 |
| HNA-2a | *CD177* | 19q13.3 | 57126 | 11 | 437 | NM_020406.3 |
| HNA-3a | *SLC44A2* | 19p13.1 | 57153 | 22 | 706 | NM_020428.3 |
| HNA-4a | *ITGAM* | 16p11.2 | 3684 | 32 | 1152 | NM_001145808.1 |
| HNA-5a | *ITGAL* | 16p11.2 | 3683 | 33 | 1170 | NM_001114380.1 |

注:基因编号和 mRNA 编号见参考文献[35]

### (二)人类中性粒细胞基因变异体分子基础

目前已检测出的 HNA 等位基因,基本上都是由于 SNP 所造成。

1. HNA-1 系统　FCGR3 位点包含 *FCGR3A* 和 *FCGR3B* 等 2 个基因,分别编码免疫球蛋白 IgG 的 Fc 结构域低亲和性受体ⅢA[Fc(RⅢa,CD16a)]和Ⅲ B[Fc(RⅢb,CD16b)]。其中 CD16b 分子携带 HNA-1 系统抗原。*CD16b* 基因由 5 个外显子组成,含有 699 个碱基,编码 233 个氨基酸,包括 17 个氨基酸的信号多肽。多态性核苷酸碱基取代发生在第 3 外显子区。HNA-1a 和 HNA-1b 分子之间有 4 个氨基酸取代;HNA-1c 和 HNA-1b 之间表现为 SNP。携带 HNA-1c 抗原的个体可以产生抗 HNA-1d 抗体,提示两者受等位基因控制。缺失 FcγRⅢb 基因的纯合子个体,表现为无效型,他们的粒细胞不带 HNA-1 抗原,可以产生抗 CD16 抗体,并导致发生新生儿粒细胞减少症。在细胞减数分裂中,如果 FCGR3 位点发生不等交换,可以导致产生基因重复和基因缺失。已发现同时带有 HNA-1a,1b 和 1c 等 3 个抗原的个体。此外还发现 FCGR3A 和 FCGR3B 位点之间重组产生新的变异体[164]。

2. HNA-2 系统　HNA-2a 抗原位于中性粒细胞表面 NB1 糖蛋白分子上,由 *CD177* 基因编码。*CD177* 基因 cDNA 由 1311 个碱基组成,编码 437 个氨基酸,其中包括 21 个氨基酸的信号多肽。目前在该系统中检测出 *NB1* 和 *PRV-1* 等 2 个等位基因,它们的 cDNA 序列之间有 4 个碱基不同,其中外显子 1 第 42 位置上的碱基取代决定 HNA-2 系统的抗原特异性。

3. HNA-3 系统　虽然 HNA-3 抗原早在 1964 年就被检测出来,但是直到 2009 年由 2 组研究人员,分别通过对 HNA-3a/b 个体 DNA 测序和基因组 SNP 扫描,以及对 HNA-3 抗原糖蛋白序列分析等不同途径,发现胆碱输送类蛋白 2(CTL2)分子携带 HNA-3 抗原[165,166]。该蛋白分子由 *SLC44A2* 基因编码。*HNA-3* 基因 cDNA 含有 2118 个碱基,编码 706 个氨基酸。外显子 7 中的 1 个单核苷酸取代产生 HNA-3 系统的多态性。

4. HNA-4 系统　整合蛋白补体组分受体 3(CR3)的 αM 链(CD11B)携带 HNA-4a 抗原,受控于 *ITGAM* 基因。该基因 cDNA 含有 3456 个碱基,编码 1152 个氨基酸。外显子 3 中的 1 个单核苷酸取代产

生 HNA-4 系统的多态性。

5. HNA-5 系统 淋巴细胞功能相关抗原(LFA-1)分子 αL 亚基(CD11A)携带 HNA-5a 抗原,受控于 *ITGAL* 基因。该基因 cDNA 含有 3510 个碱基,编码 1170 个氨基酸。外显子 21 中的 1 个单核苷酸取代产生

HNA-4 系统的多态性。

**(三)HNA 基因分型**

由于 HNA 多态性分子基础都已经阐明,因此可以采用 DNA 作为检材做 HNA 基因分型[167-169]。所检测的 SNP 位点如表 3-28 所示。

表 3-28 HNA 等位基因以及 SNP

| 抗原 | 等位基因 | SNP 位置 | 氨基酸改变 | 对照基因 | 基因频率 | 文献 |
|---|---|---|---|---|---|---|
| HNA-1a | *FCGR3B*01* | 227A,349G | 65N,106V | NG_032926.1 | 0.613~0.667 | 170 |
| HNA-1b | *FCGR3B*02* | 147T,266C | 381L,78A | | 0.331~0.387 | 171 |
| HNA-1c | *FCGR3B*03* | 147T,266A | 381L,78D | | 0 | 172,173 |
| HNA-1d | *FCGR3B*02* | 266C,277G | 78A,82D | | 未知 | 159 |
| HNA-2a | *CD177*01* | 42C | 3P | NC_000019.10 | 0.681~0.690 | 174,175 |
| HNA-2b | *CD177*02* | 42G | 3G | | 0.310~0.319 | 174,175 |
| HNA-3a | *SLC44A2*01* | 461G | 154R | NC_000019.10 | 0.654~0.738 | 165,166 |
| HNA-3b | *SLC44A2*02* | 461A | 154Q | | 0.262~0.346 | 165,166 |
| HNA-4a | *ITGAM*01* | 302G | 77R | NG_011719.1 | 0.996~1.000 | 176 |
| HNA-4b | *ITGAM*02* | 302A | 77H | | 0~0.004 | 176 |
| HNA-5a | *ITGAL*01* | 2466G | 766R | NC_000016.10 | 0.854~0.896 | 176 |
| HNA-5b | *ITGAL*02* | 2466C | 766T | | 0.104~0.146 | 176 |

注:中国人基因频率见文献[167,168]

## 三、人类中性粒细胞抗原的抗体及其临床意义

### (一)人类中性粒细胞抗原的抗体检查方法

检测粒细胞抗体方法甚多,但都不尽完善。一般是使用新鲜制备的配组粒细胞和受检血清试验[177]。常用方法有:①粒细胞凝集试验:粒细胞和受检血清在 30℃孵育后观察粒细胞是否凝集。该方法可靠,可以检测所有 HNA 系统抗原,但敏感性较低。HNA-3 系统抗原只能被该方法鉴定;②粒细胞免疫荧光试验:粒细胞表面上的粒细胞抗体,可以被荧光标记的抗人 IgG 第 2 抗体所检测。在荧光显微镜下,观察粒细胞荧光的状况来判断是否结合抗体;③流式细胞计数:使用流式细胞计数仪替代荧光显微镜,来评估粒细胞是否结合抗体;④混合反相凝集作用:从粒细胞抽提制备 HNA 抗原,然后包被在 Terasaki 微量试验板 U 型孔中,受检血清与孔中粒细胞抽提物孵育。使用抗人 IgG 致敏的山羊红细胞检测结合的粒细胞抗体。可以检测 HNA-1a、1b、2a 和 3a 抗体;⑤单克隆抗体免疫固定试验:受检血清

先和粒细胞结合,然后与特异性的小鼠抗人中性粒细胞糖蛋白单克隆抗体反应,洗涤去除未结合的抗体后溶解细胞,获取可溶性糖蛋白和单克隆抗体复合物。该复合物可以被与固定在反应板孔底的小鼠抗 IgG 抗体"捕捉",然后使用碱性磷酸酶标记的抗人 IgG 抗体以及相应底物,通过显色反应鉴定是否存在抗体,以及粒细胞糖蛋白的类型。可以检测 HNA-1、2、4 和 5 系统的抗体。由于该技术使用的是抗人中性粒细胞糖蛋白单克隆抗体,所以即便受检血清中含有 HLA 抗体,也不会干扰鉴定结果。

### (二)人类中性粒细胞抗原的抗体特异性鉴定

鉴定 HNA 抗体的特异性,需要一组 HNA 特异性已知的标准粒细胞配组,根据与受检血清反应格局来指定抗体特异性。这个方法需要新鲜制备的粒细胞悬液,而且受检血清样品中的 HLA 抗体可能干扰鉴定结果。为了克服这些局限性,可以采用稳定表达 HNA 的细胞株来代替"标准粒细胞"。其制备原理是采用基因克隆技术,将 HNA 基因克隆到反转录病毒载体,然后转染到不表达 HNA 和 HLA 的细胞株中,制备成稳定表达 HNA 的细胞株。目前已成

功制备出表达 HNA 以及 CD36 抗原的细胞株,使用流式细胞计数仪检测抗体[178]。

### (三)人类中性粒细胞抗原抗体的意义

其临床意义是:①母亲体内同种免疫产生的中性粒细胞抗体,可以破坏胎儿血液循环系统中的粒细胞,导致新生儿粒细胞减少症。已报告的病例涉及 HNA-1a、HNA-1b、HNA-1c、HNA-2a、HNA-3a 和 HNA-4a 等抗体;②粒细胞抗体还可以造成自身免疫中性粒细胞减少症,药物诱发中性粒细胞减少症,以及骨髓移植后移植物被排斥;③在临床输血中,粒细胞抗体除了可以引起发热性非溶血性输血反应外,还可以造成 TRALI[179]。大多数免疫性 TRALI 与 HLA 抗体和 HNA 抗体相关。已报道涉及 TRALI 的 HNA 抗体有 HNA-1a、HNA-1b、HNA-2a 和 HNA-3a 抗体,其中以 HNA-3a 抗体最为常见。为了预防抗体介导的 TRALI,ISBT"粒细胞免疫生物学工作小组"建议筛选供血者的 HNA 抗体以及 HLA-Ⅰ类和 HLA-Ⅱ类抗体[179],并推荐联合使用粒细胞免疫荧光试验和粒细胞凝集试验来检测粒细胞抗体。

## 第九节　新生儿溶血病免疫学基础

### 一、胎母免疫作用

在妊娠过程中,孕妇和胎儿之间通过血液循环系统进行血液交流。胎儿所携带的遗传基因有一半来自父亲,因此胎儿细胞表现的来自父亲的抗原,对母亲免疫系统来说是外来物,由此可以引起母体的同种免疫反应,产生抗胎儿细胞表面抗原的抗体和特异性免疫记忆细胞。在以后再次怀孕时,如果胎儿携带致敏抗原,母体记忆细胞可以引起更强的反应。产生的抗体包括红细胞血型抗体、HLA 抗体、HNA 抗体以及 HPA 等抗体。其中 IgG 类型的抗体可以造成胎儿和新生儿的一些疾病,比如新生儿溶血病[10,13]、新生儿同种免疫粒细胞减少症[180]、新生儿同种免疫血小板减少症等[181]。使用 PCR 基因扩增技术发现,胎儿淋巴细胞可以稳定地留在母体达几十年,反之母亲的淋巴细胞也可以长期留在子女体内,形成微嵌合现象。一些自身免疫性疾病被认为与该微嵌合相关[182]。

### 二、新生儿溶血病

由于母子红细胞血型不配合的妊娠,或是经输血等同种免疫作用产生红细胞抗体的孕妇,其血液中 IgG 类型的抗体,可以进入胎儿血液循环系统而破坏胎儿的红细胞,导致新生儿溶血病。严重者可以造成胎儿水肿、早产或死胎。根据致病抗体特异性,最常见的是 ABO 血型和 Rh 血型不相容产生的新生儿溶血病。其他已报告的可造成新生儿溶血病的还有 Kell、Kidd、Duffy、MNS、Lutheran、Diego、Colton、Dombrock 和 LW 等血型系统[27,32]。

### (一)ABO 新生儿溶血病

由于母子 ABO 血型不合妊娠的机会较高,故产生此病机会较大。其中多见于 O 型孕妇和 A 型胎儿,母体含有较高效价的 IgG 抗 A 抗体。ABO 新生儿溶血病症状一般较轻,出生后接受蓝光照射治疗即可。严重时可使用 AB 型供者血浆和 ABO 同型洗涤红细胞做换血治疗。

### (二)Rh 新生儿溶血病

在 Rh 新生儿溶血病中,以母子 RhD 抗原不合最为常见。如果 RhD 阴性孕妇无妊娠或输血史,第 1 胎 RhD 阳性胎儿不会受害,因母体内无 Rh 抗体。但是在妊娠期间以及分娩时,RhD 阳性胎儿红细胞进入母体会刺激母体产生抗 D 抗体。该抗体可以造成第 2 胎 RhD 阳性胎儿产生新生儿溶血病。Rh 血型系统的其他 C、c、E、e 抗原也会造成 Rh 新生儿溶血病[10,13]。Rh 新生儿溶血病症状通常比 ABO 新生儿溶血病严重,多需要换血治疗。为了避免 RhD 阴性初产妇被 RhD 阳性孩子红细胞所致敏,可以在分娩 72 小时内注射抗 RhD 免疫球蛋白,可防止产生 RhD 抗体。

### (三)产前诊断

主要的诊断项目有:①使用红细胞凝集试验检测母亲血清中的 IgG 抗体特异性以及效价,对新生儿溶血病产前诊断提供间接信息;②早期鉴定胎儿血型,有助于评估发生新生儿溶血病的风险;③检测胎儿生物学父亲血型基因型,预测胎儿发病风险。比如父亲为 RHD 基因纯合子,他的孩子必定为 RhD 阳性;而 RHD 基因杂合子父亲的孩子,有一半机会不是 RhD 阳性。

### 三、无创伤胎儿血型鉴定

胎儿血型鉴定对新生儿溶血病的产前诊断有重要意义。过去一般是在产前抽取羊水,再从中取得胎儿细胞做血型鉴定。抽取羊水是一种有危险性的临床手术,不易被产妇接受。近年来发现在妊娠期以及产后 3 天内,母亲血浆中含有游离的胎儿 DNA。从母亲血浆或血清中提取胎儿 DNA,使用高敏感度的实时 PCR 扩增等技术,可以鉴定胎儿的血型。该技术不受母亲血液可能残留以前妊娠胎儿的淋巴细胞的干扰[183,184]。这个无创伤胎儿血型产前鉴定技术,不仅可以鉴定胎儿 Rh 血型,而且可以同时鉴定胎儿性别[185]。目前已成功地鉴定了胎儿 ABO、RhD、Rh CE、Kell 和 Duffy 血型基因[186-188]。此技术也被用于产前检测胎儿 HPA 型[189]。使用二代测序技术,成功地从母体血浆游离胎儿 DNA 检测出 21 三体综合征[190],该测序技术也被用于鉴定胎儿血型[191]。

在使用基因分型技术鉴定胎儿 *RHD* 基因时应该注意,由于不同种族的 *RHD* 基因结构不尽相同,相应的基因分型方法也有所不同。比如在白种人中,RhD 阴性个体主要是由于缺失整个 *RHD* 基因。而在东方人中,RhD 阴性个体除了缺失整个 *RHD* 基因外,也可以是缺失 *RHD* 基因中的某些外显子,或 *RHD* 基因中的点突变等多种机制[85]。

# 第十节　临床输血的免疫应答

在输血传染疾病被基本控制之后,与同种免疫应答相关的输血不良反应成为临床输血的主要问题。从免疫学角度看,同种异体输血或同种异基因输血(allogeneic blood transfusion)是一种同种免疫作用。无论输注全血还是输注血液成分,受者和供者的免疫活性细胞都会将对方识别为外来物,进而引发人体的免疫应答。其结果不仅有产生同种抗体的潜在风险,而且影响到人体的免疫平衡,产生一系列免疫并发症。使用去除白细胞血液和经过洗涤的新鲜红细胞制剂,以及使用男性血浆,可以有效地减少与输血相关的免疫并发症[192,193]。本节概要介绍临床输血的免疫应答及其对受血者免疫学方面的负面效应,更详细地描述可见本书其他章节。

## 一、全血输注的免疫应答

全血主要由红细胞、白细胞、血小板等有形成分,以及血浆等无形成分组成。血浆除了含有水、电解质、酶、激素和血浆蛋白之外,还含有细胞因子和可溶性 HLA 等生物活性物质。全血不仅具有免疫原性,而且还含有免疫活性细胞和免疫相关分子,因此可以直接参与并影响受者的免疫应答。输注全血产生的免疫应答表现出以下多种结果。

### (一)产生同种免疫抗体

人体血液成分结构的遗传变异体被称为遗传标记。在免疫血液学领域,遗传标记以及相应的遗传多态性,被定义为由抗体检测出来的、符合孟德尔遗传定律的抗原。目前在几乎所有的血液成分中都检测出遗传标记,提示它们都具有免疫原性。表 3-29 是到 2016 年 10 月的统计资料。除了同卵双生子外,没有 2 个人的基因组是完全相同的,这就注定在同种异体输血中,供者和受者之间大部分基因产物是不匹配的,因此尽管患者接受 ABO 和 RhD 血型匹配的全血输注,仍然有被其他血液成分抗原致敏的风险。

表 3-29　已经识别的血液遗传标记

| 血液成分 | 遗传位点 | 抗原或抗原变异体数 | 检测出的等位基因数 |
| --- | --- | --- | --- |
| 红细胞 | 45 个位点 | 大于 320 | 大于 1779 |
| 白细胞 | HLA-A | 2 480 | 3 657 |
| | HLA-B | 3 221 | 4 459 |
| | HLA-C | 2 196 | 3 290 |
| | HLA-DRB1 | 1 440 | 1 977 |
| | HLA-DQB1 | 678 | 978 |
| | HLA-DPB1 | 591 | 716 |
| 中性粒细胞 | HNA | 8 | 8 |
| 血小板 | HPA | 35 | 35 |
| 血浆免疫球蛋白 | Gm | 18 | 18 |
| | Km | 3 | 3 |
| | Am | 2 | 2 |

## （二）非溶血性发热反应

发热反应是最常见的输血不良反应，通常指非败血症和非溶血性输血反应所引起的、输血后 3 小时内基础体温升高 1℃ 或以上的反应，它对患者无显著伤害。多次输血患者的发热反应主要与患者产生的 HLA 抗体相关。血小板和红细胞在储存期间释放的，或血浆中原本存在的细胞因子和其他生物调节物，也可能导致产生发热反应。比如血浆中的补体蛋白 C3C5 在储存期间产生了过敏毒素 C3a 和 C5a，输注后可以促进激肽原的激活和释放缓激肽，引起发热反应。使用去除白细胞的储存血液可以减少发热反应。

## （三）过敏反应

输血过敏反应发生率约 1%~3%，其临床症状表现不一，最常见的是荨麻疹、弥漫性荨麻疹、皮疹、广泛性瘙痒等。这些过敏反应一般是暂时性的，通常认为是由供者血浆中的可溶性抗原所引起，不会造成持久性伤害。严重的过敏性输血反应发生率极低，表现为支气管痉挛，喘鸣，低血压和胃肠道不适等全身过敏症状，可能威胁到生命。过敏反应机制主要有两种，Ⅰ 型过敏反应是由 IgE 介导的针对外来蛋白质的免疫反应；另一种是由补体介导的内源性过敏毒素而产生，比如补体活化过程中产生的、具有炎症介质作用活性的 C3a、C4a 和 C5a 片段。IgA 缺乏个体带有高效价抗 IgA 抗体，这些抗体可以激活补体并发生过敏反应，因此遇到这类过敏反应的个体，应该考虑是否属于 IgA 缺乏。

## （四）溶血性输血反应

急性溶血反应定义为在输血后 24 小时内发生，是由受者体内针对供者红细胞抗原的同种抗体所引起。延迟性溶血反应通常发生在输血后 24 小时至 7 天之间，被认为是由先前输血获得的抗红细胞抗体所引起。如果误输 ABO 血型不匹配的血液，输入红细胞与受者体内 ABO 天然抗体结合，将发生溶血性输血反应，严重者危及生命。接受多次输血、器官移植和造血干细胞移植的患者，以及经产妇或孕妇，都有可能产生 ABO 血型以外的红细胞同种抗体，如果他们接受携带相应抗原的血液，也可以产生溶血性输血反应，其中以 RhD 抗体最为常见。

## （五）输血相关性急性肺损伤

如果供者血液中含有白细胞抗体，该抗体可以激活受者肺的中性粒细胞，活化的粒细胞破坏自身肺内皮细胞，产生输血相关急性肺损伤（TRALI）。通常在输血后 6 小时之内发生，典型症状是急性呼吸窘迫，低氧血症，低血压。根据发病机制，TRALI 分为"免疫型"和"非免疫型"等 2 类。大多数免疫型 TRALI，是由于输注的全血、血浆、红细胞和浓缩血小板悬液等血液制剂中的 HLA 抗体，或 HNA 抗体所引起。预防办法之一是避免采用女性供者血浆，因为有妊娠史的妇女产生 HLA 和 HNA 抗体的机会比较高。非免疫型 TRALI 是由血浆中的脂质、细胞因子等生物活性物质所引起[194,195]。

## （六）输血相关免疫调节

早在 20 世纪 80 年代就发现，尸体肾移植患者在移植前接受输血有较好的移植结果。Opelz 等分析了 1360 例尸体供者肾脏移植，发现移植前输血数量增加与改善移植生存明显相关，并将移植前输血，作为改善尸体肾移植的治疗方案[196]。临床资料和动物试验表明，同种异体输血可以对受者产生免疫抑制作用，从而改变受者对感染和肿瘤抗原的反应能力，这个概念基本上获得认可。一般认为输血相关免疫调节（transfusion related immunomodulation，TRIM）与输注的同种异体白细胞密切相关，但其确切机制尚不清楚。发生 TRIM 涉及同种异体单核细胞、白细胞衍生的可溶性物质，或可溶性 HLA 多肽等多种因素。输注储存前去除白细胞的血液和洗涤后的红细胞悬液，可以有效地减少输血免疫调节作用[197]。

输血对受者免疫系统的影响，观察到如下一些现象：①促进 Th2 细胞生产细胞因子，因此提高体液免疫应答；降低 Th1 细胞生产细胞因子，减弱细胞免疫应答，从而影响到 Th1/Th2 的免疫平衡；②在体外混合淋巴细胞培养试验中，细胞免疫刺激反应降低，对可溶性抗原的增殖反应降低；③在体外试验中，$CD8^+$ T 细胞数量和抑制功能增加，$CD4^+$ 辅助 T 细胞数量减少，自然杀伤细胞数量和活性下降，细胞介导的细胞毒性细胞减少；④T 调节细胞的数量增加；⑤输注的可溶性 HLA-Ⅰ 类抗原和 CD40L 抗原，以及储存的血小板浓缩物的上清液，可以以某种方式诱导 TRIM[198]。

## （七）输血相关移植物抗宿主病

输血相关移植物抗宿主病（TA-GVHD）是输血引起的最严重并发症之一，病死率高达 90% 以上。如果受者接受 HLA 不匹配的全血或白细胞输注，受者免疫系统可以识别供者淋巴细胞为外来物而加以排斥。如果受者和供者的 HLA 匹配，受者免疫系统不能识别供者为外来物，使供者的免疫活性细胞得以在患者体内生存和增殖，并将患者的组织器官和细胞作为"非己"而进行攻击破坏，产生移植物抗宿主病，这类似于组织器官移植和造血干细胞移植中常见的 GVHD。TA-GVHD 极其罕见,其主要症状为发热,肝功能障碍,皮疹,腹泻和全血细胞减少。在患者使用亲属血液输血时,由于患者与亲属的 HLA 匹配程度较高,发生 TA-GVHD 的风险也高。预防办法之一是使用 γ 射线处理灭活供者的免疫活性细胞。

### (八)围术期输血与癌症复发风险

自 1981 年 Gantt 发现围术期同种异体输血与切除治疗恶性肿瘤患者的复发率升高相关后[199],有大量的回顾性研究报告。可能是由于标本的异质性,得到的结果不尽相同,甚至有相互矛盾的结果。目前比较一致的看法包括:①输血影响手术治疗癌症患者的血细胞比容[200];②输血与手术后结肠癌复发率升高相关[201,202];③输注红细胞浓缩液对手术后癌症患者预后有负面影响[203,204];④血小板制剂和血浆含有多种血细胞衍生物,输注后对癌症患者有负面影响[205]。虽然目前对围术期输血是否降低癌症患者的免疫反应能力尚无定论,但是输血的负面影响基本被认可,因此对这类疾病患者的输血阈值应谨慎处理,尽量避免不必要的输血[206]。

### (九)输血相关微嵌合作用

输血相关微嵌合作用(transfusion associated microchimerism)是指携带不同遗传基因的细胞,共同存在于同一个宿主的血液循环中。在接受大量异体输血的患者中,大约 10% 的受者血液含有供者细胞,而且可持续几十年之久。在接受骨髓移植的患者和正常妊娠妇女的血液中,也可以检出来自骨髓供者和孕妇胎儿的细胞。虽然理论上微嵌合体有发生移植物抗宿主病,或自身免疫或炎性疾病的风险,但其真实的临床意义尚不明了[207]。

### (十)输血后紫癜

输血后紫癜是罕见的输血并发症,通常在输血后 5~10 天出现紫癜、出鼻血、胃肠道出血和血小板减少等症状。主要是由于患者体内血小板抗体与输入的或自身的血小板抗原相互反应所致。一般采用静脉注射免疫球蛋白治疗,对于有输血后紫癜史的患者,避免使用血小板抗原阳性的血液制剂。

### (十一)低血压输血反应

低血压输血反应(hypotensive transfusion reactions)可在发生在输血期间,可能是由于凝血级联途径被激活而产生缓激肽,导致血压下降。在正常生理情况下,缓激肽被血管紧张素转化酶所分解代谢,因此服用血管紧张素转换酶抑制剂的患者,有增加低血压输血反应的风险。

## 二、红细胞输注的免疫应答

### (一)红细胞同种抗原免疫作用

在临床输血配型中,目前国内只要求 ABO 血型和 Rh 血型中的 D 抗原相容,基本上不考虑其他血型是否匹配的问题。如果患者体内带有红细胞血型抗体,在输血前交叉配型中可以检测出来,然后根据抗体的特异性选择匹配血液输注。但是对于初次接受输血的患者,如果接受 ABO 血型或 RhD 抗原以外的不匹配血液,面临产生同种抗体的风险。受者对不匹配血型抗原的免疫应答能力,个体之间差异很大,而且与红细胞表面抗原数量、免疫原性以及受者 HLA-Ⅱ类分子等多种因素相关。表 3-30 是一些主要血型抗原在红细胞表面上的位点数量。此外,随机输注红细胞产生红细胞抗体的机会,与随机人群血型不匹配的比例有关。不匹配比例越低,产生抗体的机会越低。比如中国人的 Kell 表型几乎全部为 K-k+,因此在中国人之间随机输血产生抗 K 抗体机会几乎为零。

表 3-30　携带血型抗原的红细胞表面蛋白

| 蛋白名称 | 符号 | 每个细胞拷贝数 ×10³ | 携带抗原 |
| --- | --- | --- | --- |
| 阴离子转运体 | AE1,Band 3 | 1000 | ABH,Ii,Di[a],Di[b] |
| 血型糖蛋白 A | SGP α | 1000 | M,N |
| 葡萄糖转运蛋白 | GLUT 1,band 4,5 | 500~700 | ABH,Ii |
| 血型糖蛋白 B | SGP δ | 250 | Ss,'N' |
| 水通道蛋白 1 | CHIP | 200 | ABH,Co[a],Co[b] |
| Rh 多肽(D;CE) | | 100~200 | Rh 抗原,Duclos,OI[a] |
| RhAG | Rh 血型糖蛋白 | 100~200 | ABH |
| 血型糖蛋白 C | SGP β | 60~120 | Ge |

续表

| 蛋白名称 | 符号 | 每个细胞拷贝数 ×10$^3$ | 携带抗原 |
|---|---|---|---|
| 血型糖蛋白 D | SGP γ | 15 ~ 20 | Ge |
| 乙酰胆碱酯酶 | | 3 ~ 10 | Yt$^a$, Yt$^b$ |
| Dombrock | | ? | Do$^a$, Do$^b$, Gy$^a$, Hy, Jo$^a$ |
| Duffy | DARC | 10 ~ 12 | Fy$^a$, Fy$^b$ |
| Kell | | 4 ~ 18 | K |
| Kx | | ? | Kx |
| Kidd | HUT-11 | 14 | Jk$^a$, Jk$^b$, Jk$^3$ |
| Lutheran | | 1 ~ 4 | Lu 抗原 |
| LW | ICAM-4 | 3 ~ 5 | LW$^a$, LW$^b$, LW$^{a+b}$ |
| Xg$^a$ | | ? | Xg$^a$ |
| JMH | CDW108,信号素 7A | ? | JMH |
| OK$^a$ | EMMPRIN, CD147 | ? | OK$^a$ |
| Scianna | ERMAP | ? | Sc1, Sc2, Rd |
| CD35 | CR1(C3 受体) | < 1 | Kn$^a$, McC$^a$, Sl$^a$, Yk$^a$ |
| CD44 | | 5 ~ 10 | In$^a$, In$^b$ |
| CD47 | | 10 ~ 50 | |
| CD55 | 衰减加速因子 | 10 ~ 20 | Cromer 抗原 |
| CD59 | 膜反应性溶解抑制因子 | 20 ~ 40 | |
| CD151 | RAPH | < 1 | MER2 |

注:参考资料见参考文献[27]

### （二）红细胞输注与癌症患者手术预后

一些小型研究观察到输注红细胞有助于晚期癌症患者症状缓解,但是一些大样本研究显示围术期红细胞输注可能有免疫抑制作用,导致术后并发症、感染率和复发率增加,降低无复发生存率。在结肠直肠癌肝转移、食管癌、胃癌、肝细胞癌、泌尿道上皮恶性肿瘤、晚期卵巢癌、宫颈癌、口腔和口咽鳞状细胞癌等患者中,观察到红细胞输注的负面影响,而且发现输血次数越多预后越差。但是也有结果相反的报告,目前对于红细胞输注是否有免疫抑制作用尚存争议[206]。

### （三）输注储存红细胞的负面作用

红细胞在储存期间会发生结构和生理变化,被统称为储存损伤。有一些报告显示接受储存 2 到 3 周以上的红细胞的患者,特别是心脏手术的患者更容易发生输血不良反应[208-211]。Cholette 等发现输注长时间存储红细胞与术后医院感染率增加相关,即便输注洗涤过的陈旧红细胞也增加感染率[212]。但是也有报告显示,红细胞存储持续时间的长短与输注不良反应无关[213]。Steiner 等发现在接受复杂心脏手术的 12 岁或以上的患者中,没有发现输注储存 10 天或更短的红细胞优于储存 21 天或更长时间的红细胞[214]。

## 三、血小板输注的免疫应答

### （一）同种免疫作用

血小板表面除了 ABH 等红细胞抗原之外,还有携带 CD36,CD109,HLA 以及血小板特有的 HPA,接受血小板输注的受者都有产生相应抗体的风险。如果供者血小板制剂中含有同种抗体,可以造成受者不同程度的输血反应,甚至危及生命。

1. ABH 抗原　血小板携带 ABH,Ii,Lewis 和 P 抗原,未检测出 Rh,Duffy,Kidd,Kell 和 Lutheran 抗原。血小板上 ABH 物质的量在个体之间存在差异,A 抗原数量高于 B 抗原。输注 ABO 不相容的血小板影响血小板恢复,因此临床血小板输注要求 ABO

血型匹配[215,216]。

2. CD36抗原 血小板糖蛋白4（GPⅣ）是血小板表面主要糖蛋白，是血小板反应蛋白（thrombospondin）受体，在细胞分化抗原命名中被称为CD36抗原。缺乏CD36抗原的个体可以产生抗CD36抗体。CD36同种抗体与血小板输注无效相关，可以造成输血相关急性肺损伤，以及胎儿水肿等疾病[217-219]。

3. CD109抗原 血小板表面CD109是α2-巨球蛋白/补体基因家族的成员，它携带血小板特异性抗原HPA-15a和HPA-15b。与大多数血小板特异性抗原不同，这2个等位基因都高度表达，但是它们的免疫原性较低，抗HPA-15a或抗HPA-15b抗体罕见[220,221]。

4. HLA 血小板表面携带大量HLA-Ⅰ类抗原，接受血小板输注的受者可以产生HLA抗体，并可能导致血小板输注无效。输注去除白细胞的ABO匹配血小板，可以减少血小板输注无效[222-225]。如果输注的血小板制剂含有HLA或特异性HNA抗体，可能发生输血相关急性肺损伤。

5. HPA 目前使用血清学方法已经检测出35个特异性HPA，相应抗体来自接受输血患者、新生儿同种免疫血小板减少症患儿母亲或血小板输注无效患者。输注HLA匹配的亲属或无关供者血小板，仍然有将近20%的患者发生血小板输注无效，这与血小板特异性HPA抗体相关[226]。在已经产生HLA抗体的受者中，大约25%同时产生HPA抗体[227]。

### （二）血小板输注疗法的风险

血小板输注是治疗恶性血液病的方法之一。随机试验表明，预防性血小板输注可以减轻急性髓性白血病患者的出血，但是多达75%的患者还是遇到出血问题[228]。近年来发现血小板可能是促炎症的免疫调节剂[229]，主要基于如下一些认识：①血小板衍生的脂质与TRALI相关；②血小板也是免疫细胞，因为血小板制剂上清液中的IL-6，IL-27，可溶性CD40L和OX40L与发热反应密切相关，而且可溶性CD40L还与TRALI密切相关；③血小板输注是促炎症的，而且可能促血栓形成；④抗A抗体和抗B可以结合ABO不匹配的受者或供者血小板和可溶性抗原，这有损止血作用，增加了出血；⑤储存的血小板上清液含有可能损害宿主对肿瘤反应的生物活性物质，比如血管内皮生长因子（VEGF）和转化生长因子TGF-b1等。

肿瘤细胞可以激活自体的和输入的血小板，吸引到肿瘤部位的血小板微粒（platelet microparticle，PMP）可以释放血管内皮生长因子、血小板衍生生长因子和转化生长因子β等物质，这有利于肿瘤生长和增殖[230]。血小板还能够帮助肿瘤细胞的侵袭，迁移和外渗扩散，形成远处转移[206,231]。因此对化疗诱导血小板减少症的恶性肿瘤患者，是否采用围术期血小板输注需要仔细评估[232]。

## 四、粒细胞输注的免疫应答

粒细胞浓缩物制剂含有大量具有免疫活性的T淋巴细胞，对于接受粒细胞输注的受者，特别是准备做同种异体移植手术的受者，容易发生TA-GVHD。为了避免TA-GVHD，粒细胞浓缩物使用前通常需要接受25Gy的γ射线辐照，以抑制淋巴细胞的增殖能力[233]。选择和受者白细胞抗原匹配的供者，可以达到较好的效果，一般不需要做粒细胞交叉配型。虽然引起临床问题的不总是HLA抗体[234]，但是对于已经被HLA致敏的受者，不宜输注随机供者的粒细胞。在这种情况下，应该使用受者的血清和供者白细胞或粒细胞做交叉配型试验，选择匹配的供者[235]。粒细胞浓缩物也会污染红细胞，通过沉降处理可以降低红细胞污染。对被红细胞致敏的儿童患者输注含有红细胞的粒细胞制剂，未发现溶血现象[236]。

## 五、血浆输注的免疫应答

新鲜冷冻血浆（FFP）含有非常丰富的来自多种血液细胞的微粒（microparticle，MP），其中70%～90%是由血小板产生的微粒（platelet microparticle，PMP）。血浆中MP的水平可以影响细胞刺激的平衡、细胞增殖和死亡，具有输血相关免疫调节作用。PMP具有完整的血小板膜蛋白和膜脂质等膜结构，输入人体后仍然能发挥其生物学功能，比如可以诱导血栓形成，也可以作为肿瘤启动子直接刺激肿瘤生长和扩散[206]。因此输注FFP产生的免疫并发症高于其他血液成分[237]。使用有机溶剂和去污剂处理的血浆（SD血浆）可以降低免疫并发症的风险，故有人认为SD血浆比FFP更安全[238]。与血浆输注相关的不良反应主要有如下几种。

### （一）速发型超敏反应

接受血浆输注受者可能发生过敏性输血反应（allergic transfusion reactions，ATR）。轻度ATR仅限于荨麻疹、瘙痒、皮肤发红等症状。速发型超敏反应表现出支气管痉挛、血管性水肿或低血压等全身症状,严重者可以发生过敏性休克。常见的皮肤过敏反应是 IgE 介导的,一些严重的过敏反应也可以由 IgE 介导,涉及补体成分片段,类胰蛋白酶,细胞因子,白三烯和血小板激活因子。过敏性休克一般归因于抗 IgA 抗体。

### (二)溶血性输血反应

FFP 输注指南要求给予患者输注 ABO 匹配的 FFP,如果输注 ABO 不相容的 FFP 可能造成溶血性输血反应,特别是使用含有高效价抗 A 或抗 B 抗体的血浆。FFP 输注发生的溶血反应程度,比输注 ABO 不相容红细胞造成的溶血性输血反应为轻。

### (三)红细胞同种免疫作用

在欧洲一般要求每升 FFP 制剂含有的红细胞少于 $6.0 \times 10^9$,美国没有相应标准。血浆制剂内残留的红细胞和红细胞碎片,可以导致红细胞同种异体免疫作用,但是发生率很低。已经有输注 FFP 后产生抗 D,抗 E,抗 $Jk^a$ 和抗 $Fy^a$ 抗体的报道。对 RhD 阴性患者,不需要提供 RhD 阴性血浆。

### (四)与白细胞相关的风险

FFP 制剂被认为是不含有细胞的,但是一些研究显示血浆污染大量的白细胞,每个单位血浆可以含有 $(1 \sim 3) \times 10^6$ 个白细胞。虽然经过冰冻保存,融化后仍然有一小部分白细胞存活,而且即使死亡的白细胞也仍然携带 HLA 抗原分子。它们可以刺激受者发生免疫应答,导致产生输注白细胞相关的并发症,如非溶血性发热性输血反应、TA-GVHD 以及产生白细胞同种抗体。在制备 FFP 前去除白细胞,有助于减少这类并发症。

### (五)输血相关性急性肺损伤

免疫机制发生的 TRALI,是由供者的 HLA 抗体或中性粒细胞 HNA 抗体所介导[239-242]。非免疫机制发生的 TRALI,与血液储存期间产生的溶血磷脂酰胆碱、非极性脂质、CD40 配体、细胞因子等生物活性物质相关[243-246]。根据美国 FDA 统计资料,在 2003 年 TRALI 是输血相关死亡的主要原因,涉及的最常见血液制剂是 FFP。大多数严重和致命的 TRALI 是抗体介导的,其中将近 80% 是由于 HLA 抗体造成的。由于胎母免疫作用使相当比例的经产妇携带 HLA 抗体,避免 TRALI 的策略之一是停止使用从经产妇或有妊娠史妇女制备的血浆。荷兰实施使用男性血浆后,TRALI 病例减少 33%[247]。

### (六)输液相关循环负荷过重

输液相关循环负荷过重( transfusion associated circulatory overload,TACO)被定义为在输血的 6 小时内发生的急性静脉性肺水肿,其症状为急性呼吸窘迫、缺氧和肺水肿,类似于 TRALI。尽管两者有不同的发病机制,但是临床上难以区分。输注血浆的体积以及快速输注,被确定为发生 TACO 的危险因素。此外,左心室功能障碍,以及输注 FFP 时要求使用抗凝血逆转剂的数量,被认为是发生 TACO 的预测因子[248]。

### (七)FFP 输注和癌症

输注血浆和其他血液成分可能对手术癌症患者产生副作用,成为近年来人们关注的议题。接受手术治疗的癌症患者,在手术过程中或手术后通常需要输注血液制品。对于出现凝血障碍的患者一般输注 FFP,冷沉淀物或血小板。血浆中的凝血因子有助于凝血,但是含有大量从激活或凋亡血细胞表面脱落的微粒。在体外制备血浆的离心处理或单采血浆过程中也可以产生微粒,释放肿瘤启动子和细胞因子,特别在长期储存的血液中更为明显。微粒具有双层磷脂结构,表达多种膜受体,暴露的磷脂酰丝氨酸具有凝血活性,并且它们可以携带脂质、生长因子、微小 RNA 以及线粒体等生物活性分子,在细胞之间穿梭[249]。因此输注血浆可能对手术癌症患者有副作用[206],两项荟萃分析表明,输注血液制品与结肠直肠癌手术后的无复发生存期和总生存期相关[250]。在其他类型的癌症患者中是否也存在这种关联,有待进一步研究。虽然现今的血浆输注比过去更安全,但必须意识到血浆输注伴随的潜在危险,减少输血相关死亡的策略之一是避免不必要的输血。

(赵桐茂)

## 参 考 文 献

1. Landsteiner K.Zur kenntnis fer antifermentativen,lytischen und agglutinierenden Wirkungen des Blut serums und der Lymphe. Zentralbl Bakteriol,1900,27:357-362.

2. Landsteiner K. Agglutination phenomena in normal human blood.Wien Klin Wochenschr,1901,14:1132-1134.

3. Landsteiner,K.On agglutination of normal human blood.Transfusion,1961,1(1):5-8.

4. Hektoen L.Iso-agglutination of human corpuscles.JAMA,1907,48(21):1739-1740.

5. Ottenberg R. Studies in agglutination I. Transfusion and the question of intravascular hemolysis.J Exp Med,1911,13(4):425-438.

6. Mazumdar PMH. Species and specificity:an interpretation of the history of immunology. Melbourne:Cambridge University

Press,1995:136-151.

7. Gottlieb AM.Kar Landsteiner,the melancholy genius:His time and his colleagues,1968-1943.Transfus Med Rev,1998,12（1）:18-27.

8. 赵桐茂.卡尔·兰斯坦纳和他的学术思想:纪念 ABO 血型发现 100 周年.上海免疫学杂志,2000,20（2）:65-68.

9. Kantha SS.Is Karl Landsteiner the Einstein of the biomedical sciences? Med Hypotheses,1995,44（4）:254-256.

10. Race RR and Sanger R.Blood Groups in man.6th ed.Oxford:Blackwell Scientific Publications,1975.

11. Reid ME.Transfusion in the age of molecular diagnostics.Hematology Am Soc Hematol Educ Program,2009:171-177.

12. Coombs RRA,Mourant AE,Race RR.A new test for the detection of weak and 'incomplete' Rh agglutinins.Br J Exp Pathol,1945,26（4）:255-266.

13. Daniels G.Human blood group.2nd ed.Oxford:Blackwell Science Ltd,2002.

14. Grubb R. Agglutination of erythrocytes coated with 'incomplete' anti-Rh by certain rheumatoid arthritic sera and some other sera;the existence of human serum groups. Acta Pathol Microbiol Scand,1956,39（3）:195-197.

15. Dausset J.Iso-leuco-anticorps.Acta Haematol,1958,20（1-4）:156-166.

16. van Loghem J J J,Dorfmeijer H,van Hart M,et al.Serological and genetical studies on a platelet antigen（Zw）.Vox Sang,1959,4（2）:161-169.

17. Lalezari P,Nussbaum M,Gelman S,et al.Neonatal neutropenia due to maternal isoimmunization.Blood,1960,15（2）:236-243.

18. Yamamoto F,Clausen H,White Y,et al.Molecular genetic basis of the histo-blood group ABO system.Nature,1990,345（6272）:229-233.

19. Daniels GL,Fletcher A,Garratty G,et al.Blood group terminology 2004:from the International Society of Blood Transfusion committee on terminology for red cell surface antigens. Vox Sang,2004,87（4）:304-316.

20. Denomme GA.Molecular basis of blood group expression.Transfus Apher Sci,2011,44（1）:53-63.

21. Reid ME,Denomme GA.DNA-based methods in the immunohematology reference laboratory.Transfus Apher Sci,2011,44（1）:65-72.

22. Owen J,Punt J,Stranford SA.Immunology.7th ed.New York:W.H.Freeman and Company,2013.

23. Abbas AK,Lichtman AH,Pillai S.Cellular and molecular immunology.8th ed.Philadelphia:Elsevier,2015.

24. Murphy K,Weaver C.Janeway's Immunobiology.9th ed.New York:Garland Science,2016.

25. Quinley ED.Immunohematology:Principles and Practice.3rd ed.Philadelphia:Lippincott Williams & Wilkins,2011.

26. Delves PJ,Martin SJ,Burton DR,Roitt IM.Roitt's Essential Immunology,12th ed.West Sussex:Wiley Blackwell,2011.

27. Klein HG,Anstee DJ.Mollison's Blood Transfusion in Clinical Medicine.12th ed.West Sussex:John Wiley & Sons,Ltd.,2014,53-117.

28. van Loghem E,de Lange G.Immunoglobulin epitopes in primates.Vox Sang,1979,37（6）:329-337.

29. Pandey JP,Li Z. The forgotten tale of immunoglobulin allotypes in cancer risk and treatment. Exp Hematol Oncol,2013,2（1）:6.

30. 赵桐茂,张工梁,朱永明,等.免疫球蛋白同种异型 Gm 因子在四十个中国人群中的分布.人类学学报,1987,6（1）:1-9.

31. 赵桐茂,张工梁,朱永明,等.中国人免疫球蛋白同种异型的研究:中华民族起源的一个假说.遗传学报,1991,18（2）:97-108.

32. Reid ME,Lomas-Francis C,Olsson ML. The blood group antigen facts book.3rd ed.London:Academic Press,2012.

33. The Blood Group Antigen Gene Mutation Database.

34. Red cell immunogenetics and blood group terminology.

35. The National Center for Biotechnology Information.

36. Suzuki K,Iwata M,Tsuji H,et al.A de novo recombination in the ABO blood group gene and evidence for the occurrence of recombination products.Hum Genet,1997,99（4）:454-461.

37. Reid ME.Applications of DNA-based assay in blood group antigen and antibody identification.Transfusion,2003,43（12）:1748-1757.

38. Wu GG,Jin SZ,Deng ZH,et al. Polymerase chain reaction with sequence-specific primers-based genotyping of the human Dombrock blood group DO1 and DO2 alleles and the DO gene frequencies in the Chinese blood donors.Vox Sang,2001,81（1）:49-51.

39. Wu GG,Su YQ,Yu Q,et al. Development of a DNA-based genotyping method for the Diego blood group system.Transfusion,2002,42（12）:1553-1556.

40. 赵桐茂.骨髓移植 HLA 配型.上海:上海科学技术出版社,2015.

41. Avent ND,Finning KM,Martin PG,et al.Prenatal determination of fetal blood group status.Vox Sang,2000,78（suppl 2）:155-162.

42. Chu TT,Halverson GR,Yazdanbakhsh K,et al.A DNA-based immunization protocol to produce monoclonal antibodies to blood group antigens.Br J Haematol,2001,113（1）:32-36.

43. Yazdanbakhsh K,Oyen R,Yu Q,et al.High-level, stable expression of blood group antigens in a heterologous system.A J Hematol,2000,63（3）:114-124.

44. Yamamoto F,Marken J,Tsuji T,et al.Cloning and characterization of DNA complementary to human UDP-GalNAc:Fuc alpha 1-2Gal alpha 1-3GalNAc transferase（histo-blood group A transferase）mRNA. J Biol Chem, 1990, 265（2）:1146-1151.

45. Siebert PD, Fukuda M. Isolation and characterization of human glycophorin A cDNA clones by a synthetic oligonucleotide approach: nucleotide sequence and mRNA structure. Proc Natl Acad Sci U S A, 1986, 83 (6): 1665-1669.

46. Siebert PD, Fukuda M. Molecular cloning of a human glycophorin B cDNA: nucleotide sequence and genomic relationship to glycophorin A. Proc Natl Acad Sci U S A, 1987, 84 (19): 6735-6739.

47. Thuresson B, Westman JS, Olsson ML. Identification of a novel A4GALT exon reveals the genetic basis of the P1/P2 histo-blood groups. Blood, 2011, 117 (2): 678-687.

48. Cherif-Zahar B, Bloy C, Le Van KC, et al. Molecular cloning and protein structure of a human blood group Rh polypeptide. Proc Natl Acad Sci U S A, 1990, 87 (16): 6243-6247.

49. Avent ND, Ridgwell K, Tanner MJ, et al. cDNA cloning of a 30 kDa erythrocyte membrane protein associated with Rh (Rhesus)-blood-group-antigen expression. Biochem J, 1990, 271 (3): 821-825.

50. Parsons SF, Mallinson G, Holmes CH, et al. The Lutheran blood group glycoprotein, another member of the immunoglobulin superfamily, is widely expressed in human tissues and is developmentally regulated in human liver. Proc Natl Acad Sci U S A, 1995, 92 (12): 5496-5500.

51. Lee S, Zambas ED, Marsh WL, et al. Molecular cloning and primary structure of Kell blood group protein. Proc Natl Acad Sci U S A, 1991, 88 (14): 6353-6357.

52. Kukowska-Latallo JF, Larsen RD, Nair RP, et al. A cloned human cDNA determines expression of a mouse stage-specific embryonic antigen and the Lewis blood group alpha (1, 3/1, 4) fucosyltransferase. Genes Dev, 1990, 4 (8): 1288-1303.

53. Chaudhuri A, Polyakova J, Zbrzezna V, et al. Cloning of glycoprotein D cDNA, which encodes the major subunit of the Duffy blood group system and the receptor for the Plasmodium vivax malaria parasite. Proc Natl Acad Sci U S A, 1993, 90 (22): 10793-10797.

54. Olives B, Neau P, Bailly P, et al. Cloning and functional expression of a urea transporter from human bone marrow cells. J Biol Chem, 1994, 269 (50): 31649-31652.

55. Tanner MJ, Martin PG, High S. The complete amino acid sequence of the human erythrocyte membrane anion-transport protein deduced from the cDNA sequence. Biochem J, 1988, 256 (3): 703-712.

56. Lapidot-Lifson Y, Prody CA, Ginzberg D, et al. Coamplification of human acetylcholinesterase and butyrylcholinesterase genes in blood cells: correlation with various leukemias and abnormal megakaryocytopoiesis. Proc Natl Acad Sci U S A, 1989, 86 (12): 4715-4719.

57. Ellis NA, Ye TZ, Patton S, et al. An MIC2-related gene that spans the pseudoautosomal boundary on chromosome Xp. Nat Genet, 1994, 6 (4): 394-400.

58. Xu H, Foltz L, Sha Y, et al. Cloning and characterization of human erythroid membraneassociated protein, human ERMAP. Genomics, 2001, 76 (1-3): 2-4.

59. Gubin AN, Njoroge JM, Wojda U, et al. Identification of the dombrock blood group glycoprotein as a polymorphic member of the ADP-ribosyltransferase gene family. Blood, 2000, 96 (7): 2621-2627.

60. Preston GM, Agre P. Isolation of the cDNA for erythrocyte integral membrane protein of 28 kilodaltons: member of an ancient channel family. Proc Natl Acad Sci U S A, 1991, 88 (24): 11110-11114.

61. Bailly P, Hermand P, Callebaut I, et al. The LW blood group glycoprotein is homologous to intercellular adhesion molecules. Proc Natl Acad Sci U S A, 1994, 91 (12): 5306-5310.

62. Yu CY. The complete exon-intron structure of a human complement component C4A gene. DNA sequences, polymorphism, and linkage to the 21-hydroxylase gene. J Immunol, 1991, 146 (3): 1057-1066.

63. Larsen RD, Ernst LK, Nair RP, et al. Molecular cloning, sequence, and expression of a human GDP-L-fucose: beta-D-galactoside 2-alpha-L-fucosyltransferase cDNA that can form the H blood group antigen. Proc Natl Acad Sci U S A, 1990, 87 (17): 6674-6678.

64. Lowe JB. Biochemistry and biosynthesis of ABH and Lewis antigens: characterization of blood group-specific glycosyltransferase. In: Cartron JP, Rouger P. Molecular Basis of Human Blood Group Antigens. New York: Plenum Press, 1995, 75-115.

65. Ho M, Chelly J, Carter N, et al. Isolation of the gene for McLeod syndrome that encodes a novel membrane transport protein. Cell, 1994, 77 (6): 869-880.

66. Colin Y, Rahuel C, London J, et al. Isolation of cDNA clones and complete amino acid sequence of human erythrocyte glycophorin C. J Biol Chem, 1986, 261 (1): 229-233.

67. Medof ME, Lublin DM, Holers VM, et al. Cloning and characterization of cDNAs encoding the complete sequence of decay-accelerating factor of human complement. Proc Natl Acad Sci U S A, 1987, 84 (7): 2007-2011.

68. Wong WW, Cahill JM, Rosen MD, et al. Structure of the human CR1 gene. Molecular basis of the structural and quantitative polymorphisms and identification of a new CR1-like allele. J Exp Med, 1989, 169 (3): 847-863.

69. Screaton GR, Bell MV, Jackson DG, et al. Genomic structure of DNA encoding the lymphocyte homing receptor CD44 reveals at least 12 alternatively spliced exons. Proc Natl Acad Sci U S A, 1992, 89 (24): 12160-12164.

70. Biswas C, Zhang Y, DeCastro R, et al. The human tumor cell-derived collagenase stimulatory factor (renamed EMMPRIN)

is a member of the immunoglobulin superfamily.Cancer Res,1995,55(2):434-439.

71. Bill J,Palmer E,Jones C. Molecular cloning of MER-2, a human chromosome-11-encoded red blood cell antigen, using linkage of cotransfected markers.Somat Cell Mol Genet,1987,13(5):553-561.

72. Lange C,Liehr T,Goen M,et al.New eukaryotic semaphorins with close homology to semaphorins of DNA viruses. Genomics,1998,51(3):340-350.

73. Bierhuizen MF,Mattei MG,Fukuda M.Expression of the developmental I antigen by a cloned human cDNA encoding a member of a beta-1,6-N-acetylglucosaminyltransferase gene family.Genes Dev,1993,7(3):468-478.

74. Amado M,Almeida R,Carneiro F,et al.A family of human beta3-galactosyltransferases.Characterization of four members of a UDP-galactose:beta-N-acetyl-glucosamine/beta-nacetyl-galactosamine beta-1,3-galactosyltransferase family. J Biol Chem,1998,273(21):12770-12778.

75. Ishibashi K,Sasaki S,Fushimi K,et al.Molecular cloning and expression of a member of the aquaporin family with permeability to glycerol and urea in addition to water expressed at the basolateral membrane of kidney collecting duct cells.Proc Natl Acad Sci U S A,1994,91(14):6269-6273.

76. Ridgwell K,Spurr NK,Laguda B,et al.Isolation of cDNA clones for a 50 kDa glycoprotein of the human erythrocyte membrane associated with Rh(rhesus)blood-group antigen expression.Biochem J,1992,287(1):223-228.

77. Haslam DB,Baenziger JU.Expression cloning of Forssman glycolipid synthetase:A novel member of the histo-blood group ABO gene family.Proc Natl Acad Sci U S A,1996,93(20):10697-10702.

78. Doyle LA,Yang W,Abruzzo LV,et al.A multidrug resistance transporter from human MCF-7 breast cancer cells.Proc Natl Acad Sci U S A,1998,95(26):15665-15670.

79. Helias V,Saison C,Ballif BA,et al.The human porphyrin transporter ABCB6 is dispensable for erythropoiesis but responsible for the new blood group system Langereis. Nat Genet,2013,44(2):170-173.

80. Cvejic A,Haer-Wigman L,Stephens JC,et al.SMIM1 underlies the Vel blood group and influences red blood cell traits.Nat Genet,2013,45(5):542-545.

81. Anliker M,von Zabern I,Höchsmann B,et al.A new blood group antigen is defined by antiCD59,detected in a CD59 deficient patient.Transfusion,2014,54(7):1817-1822.

82. 赵桐茂.人类血型遗传学.北京:科学出版社,1987.

83. Lan JC,Chen Q,Wu DL,et al.Genetic polymorphism of RhD-negative associated haplotypes in the Chinese.J Hum Genet,2000,45(4):224-227.

84. Rhesus Base. http://www.uni-ulm.de/~fwagner/RH/RB/,2016.

85. 赵桐茂.RhD 抗原变异体及其在输血中的意义.中国输血杂志,2008,21(1):1-4.

86. Daniels G,Poole G,Poole J. Partial D and weak D:can they be distinguished? Transfus Med,2007,17(2):145-146.

87. Xu S,Yin X,Li S,et al.Genomic dissection of population substructure of Han Chinese and its implication in association studies.Am J Hum Genet,2009,85(6):762-774.

88. Chen J,Zheng H,Bei JX,et al.Genetic structure of the Han Chinese population revealed by genome-wide SNP variation. Am J Hum Genet,2009,85(6):775-785.

89. Zeng JQ,Deng ZH,Yang BC,et al.Polymorphic analysis of the Lutheran blood group system in Chinese. Ann Clin Lab Sci,2009,39(1):38-42.

90. Yan L,Zhu F,Fu Q,et al.ABO,Rh,MNS,Duffy,Kidd,Yt,Scianna,and Colton blood group systems in indigenous Chinese.Immunohematology,2005,21(1):10-14.

91. Liu M,Jiang D,Liu S,et al.Frequencies of the major alleles of the Diego,Dombrock,Yt,and Ok blood group systems in the Chinese Han,Hui,and Tibetan nationalities.Immunohematology,2003,19(1):22-25.

92. Su YQ,Yu Q,Liu X,et al.Polymorphism of LW blood group gene in Chinese population.Zhongguo Shi Yan Xue Ye Xue Za Zhi,2008,16(3):691-693.

93. Anstee D,Levene C,Mallory D,et al.Rare blood. An ISBT Working Party report on rare blood donors. International Society of Blood Transfusion.Vox Sang,1999,77(1):58-61.

94. 赵桐茂.HLA 分型原理和应用.上海:上海科学技术出版社,1984.

95. Complete sequence and gene map of a human major histocompatibility complex. MHC Sequencing Consortium. Nature,1999,401(6756):921-923.

96. Robinson J,Halliwell JA,Hayhurst JH,et al.The IPD and IMGT/HLA database:allele variant databases.Nucleic Acids Res,2015,43(Database issue):D423-431.

97. The TMGT/HLA database.http://www.ebi.ac.uk/ipd/imgt/hla,2016.

98. Marsh SGE,Albert ED,Bodmer WF,et al.Nomenclature for factors of the HLA system,2010.Tissue Antigens,2010,75(4):291-455.

99. 赵桐茂.HLA 分子生物学研究技术.// 郑德先.现代实验血液学研究方法与技术,北京:北京医科大学中国协和医科大学联合出版,1999,385-408.

100. Tu B,Cha N,Yang R,et al.A one-step DNA sequencing strategy to HLA type hematopoietic stem cell donors at recruitment-rethinking typing strategies.Tissue Antigens,2013,81(3):150-160.

101. Erlich RL,Jia X,Anderson S,et al.Next-generation sequencing for HLA typing of class I loci. BMC Genomics,2011,

12:42.

102. Mori A, Deola S, Xumerle L, et al. Next generation sequencing: new tools in immunology and hematology. Blood Res, 2013,48(4):242-249.

103. Lachmanna N, Todorova K, Schulze H, et al. Luminex and its applications for solid organ transplantation, hematopoietic stem cell transplantation, and transfusion. Transfus Med Hemother,2013,40(3):182-189.

104. Eng HS, Leffell MS. Histocompatibility testing after fifty years of transplantation. J Immunol Methods, 2011, 369 (1-2): 1-21.

105. Tomiyama Y, Take H, Ikeda H, et al: Indentification of the platelet-specific alloantigen, Nakᵃ, on platelet membrane glycoprotein IV. Blood,1990,75(3):684-687.

106. The IDP-HPA database. http://www. ebi. ac. uk/ipd/hpa/,2016.

107. Metcalfe P, Watkins NA, Ouwehand WH, et al. Nomenclature of human platelet antigens. Vox Sang, 2003, 85 (3): 240-245.

108. Engelfriet CP, van der Hart, van Loghem JJ. The use of chicken red cells in the Coombs consumption test as a specific and simple. Vox Sang,1959,4(6):485-492.

109. Shulman NR, Aster RH, Leitner A, et al. Immunoreactions involving platelets. V. Post-transfusion purpura due to a complement-fixing antibody against a genetically controlled platelet antigen. A proposed mechanism for thrombocytopenia and relevance in "autoimmunity". J Clin Invest, 1961, 40 (9):1597-1620.

110. van der Weerdt CM, Veenhoven-Vonriesz LE, Nijenhuis LE, et al. The Zw blood group system in platelets. Vox Sang, 1963,8(5):513-530.

111. van der Weerdt et al, Proc.8th Congress European Society of Haematology, Vienna, Basel:Karger, 1961, 379.

112. van der Weerdt Thesis 1965, University of Amsterdam.

113. von dem Borne AE, von Riesz E, Verheugt FW, et al. Baka, a new platelet-specific antigen involved in neonatal alloimmune thrombocytopenia. Vox Sang,1980,39(2):113-120.

114. Kickler TS, Herman JH, Furihata K, et al. Identification of Bakb, a new platelet-specific antigen associated with posttransfusion purpura. Blood,1988,71(4):894-898.

115. Friedman JM, Aster RH. Neonatal alloimmune thrombocytopenic purpura and congenital porencephaly in two siblings associated with a "new" maternal antiplatelet antibody. Blood,1985,65(6):1412-1415.

116. Shibata Y, Matsuda I, Miyaji T, et al. Yuka, a new platelet antigen involved in two cases of neonatal alloimmune thrombocytopenia. Vox Sang, 1986,50(3):177-180.

117. Shibata Y, Miyaji T, Ichikawa Y, et al. A new platelet antigen system, Yuka/Yukb. Vox Sang,1986,51(4):334-336.

118. Kiefel V, Santoso S, Katzmann B, et al. A new platelet-specific alloantigen Bra. Report of 4 cases with neonatal alloimmune thrombocytopenia. Vox Sang,1988,54(2):101-106.

119. Kiefel V, Santoso S, Katzmann B, et al. The Bra/Brb alloantigen system on human platelets. Blood, 1989, 73 (8): 2219-2123.

120. Santoso S, Kiefel V, Mueller-Eckhardt C. Immunochemical characterization of the new platelet alloantigen system Bra/Brb. Br J Haematol,1989,72(2):191-198.

121. Kekomäki R, Jouhikainen T, Ollikainen J, et al. A new platelet alloantigen, Tua, on glycoprotein IIIa associated with neonatal alloimmune thrombocytopenia in two families. Br J Haematol,1993,83(2):306-310.

122. McFarland JG, Blanchette V, Collins J, et al. Neonatal alloimmune thrombocytopenia due to a new platelet-specific alloantibody. Blood,1993,81(12):3318-3323.

123. Kuijpers RW, Simsek S, Faber NM, et al. Single point mutation in human glycoprotein IIIa is associated with a new platelet-specific alloantigen(Mo) involved in neonatal alloimmune thrombocytopenia. Blood,1993,81(1):70-76.

124. Kroll H, Kiefel V, Santoso S, et al. Sra, a private platelet antigen on glycoprotein IIIa associated with neonatal alloimmune thrombocytopenia. Blood, 1990, 76 (11): 2296-2302.

125. Noris P, Simsek S, de Bruijne-Admiraal LG, et al. Max(a), a new low-frequency platelet-specific antigen localized on glycoprotein IIb, is associated with neonatal alloimmune thrombocytopenia. Blood,1995,86(3):1019-1026.

126. Peyruchaud O, Bourre F, Morel-Kopp MC, et al. HPA-10w(b) (La(a)): genetic determination of a new platelet-specific alloantigen on glycoprotein IIIa and its expression in COS-7 cells. Blood,1997,89(7):2422-2428.

127. Simsek S, Vlekke AB, Kuijpers RW, et al. A new private platelet antigen, Groa, localized on glycoprotein IIIa, involved in neonatal alloimmune thrombocytopenia. Vox Sang,1994,67(3):302-306.

128. Kiefel V, Vicariot M, Giovangrandi Y, et al. Alloimmunization against Iy, a low-frequency antigen on platelet glycoprotein Ib/IX as a cause of severe neonatal alloimmune thrombocytopenic purpura. Vox Sang,1995,69(3):250-254.

129. Santoso S, Amrhein J, Hofmann HA, et al. A point mutation Thr(799)Met on the alpha(2) integrin leads to the formation of new human platelet alloantigen Sit(a) and affects collagen-induced aggregation. Blood, 1999,94(12): 4103-4111.

130. Santoso S, Kiefel V, Richter IG, et al. A functional platelet fibrinogen receptor with a deletion in the cysteine-rich repeat region of the beta(3) integrin: the Oe(a) alloantigen in neonatal alloimmune thrombocytopenia. Blood, 2002, 99 (4):

1205-1214.

131. Kelton JG, Smith JW, Horsewood P, et al. Gov a/b alloantigen system on human platelets. Blood, 1990, 75 (11):2172-2176.

132. Smith JW, Hayward CP, Horsewood P, et al. Characterization and localization of the Gova/b alloantigens to the glycosylphosphatidylinositol-anchored protein CDw109 on human platelets. Blood, 1995, 86(7):2807-2814.

133. Jallu V, Meunier M, Brément M, et al. A new platelet polymorphism Duv (a+), localized within the RGD binding domain of glycoprotein IIIa, is associated with neonatal thrombocytopenia. Blood, 2002, 99(12):4449-4456.

134. Kekomäki R, Raivio P, Kero P. A new low-frequency platelet alloantigen, Vaa, on glycoprotein IIbIIIa associated with neonatal alloimmune thrombocytopenia. Transfus Med, 1992, 2 (1):27-33.

135. Bertrand G, Jallu V, Saillant D, et al. The new platelet alloantigen Cab a: a single point mutation Gln 716 His on the alpha 2 integrin. Transfusion, 2009, 49(10):2076-2083.

136. Peterson JA, Gitter ML, Kanack A, et al. New low-frequency platelet glycoprotein polymorphisms associated with neonatal alloimmune thrombocytopenia. Transfusion, 2010, 50 (2): 324-333.

137. Peterson JA, Pechauer SM, Gitter ML, et al. New platelet glycoprotein polymorphisms causing maternal immunization and neonatal alloimmune thrombocytopenia. Transfusion, 2012, 52 (5):1117-1124.

138. Jallu V, Dusseaux M, Kaplan C. A new Ser472Asn (Cab2 (a+)) polymorphism localized within the αIIb "thigh" domain is involved in neonatal thrombocytopenia. Transfusion, 2011, 51(2):393-400.

139. Kroll H, Feldmann K, Zwingel C, et al. A new platelet alloantigen, Swi (a), located on glycoprotein Ia identified in a family with fetal and neonatal alloimmune thrombocytopenia. Transfusion, 2011, 51(8):1745-1754.

140. Sachs UJ, Bakchoul T, Eva O, et al. A point mutation in the EGF-4 domain of β(3) integrin is responsible for the formation of the Sec (a) platelet alloantigen and affects receptor function. Thromb Haemost, 2012, 107(1):80-87.

141. Jallu V, Bertrand G, Bianchi F, et al. The αIIb p.Leu841Met (Cab3(a+)) polymorphism results in a new human platelet alloantigen involved in neonatal alloimmune thrombocytopenia. Transfusion, 2013, 53(3):554-563.

142. Polesz A, Woźniak MJ, Walser P, et al. A V740L mutation in glycoprotein IIb defines a novel epitope (War) associated with fetomaternal alloimmune thrombocytopenia. Transfusion, 2013, 53(9):1965-1973.

143. Sullivan MJ, Peterson J, McFarland JG, et al. A new lowfrequency alloantigen (Kha(b)) located on platelet glycoprotein IIIa as a cause of maternal sensitization leading to neonatal alloimmune thrombocytopenia. Transfusion, 2015, 55(6 Pt 2): 1584-1585.

144. Masters R, Taaning E, Three cases of platelet alloimmunisation associated with the presence of a novel platelet-specific antibody. Vox Sang, 1998, 75(3):242-246.

145. Feng ML, Liu DZ, Shen W, et al. Establishment of an HPA-1-to-16-typed platelet donor registry in China. Transfus Med, 2006, 16(5):369-374.

146. Hurd CM, Cavanagh G, Schuh A, et al. Genotyping for platelet-specific antigens: techniques for the detection of single nucleotide polymorphisms. Vox Sang, 2002, 83(1): 1-12.

147. Jones DC, Bunce M, Fuggle SV, et al. Human platelet alloantigens(HPAs): PCR-SSP genotyping of a UK population for 15 HPA alleles. Eur J Immunogent, 2003, 30(6):415-419.

148. Wu GG, Tang QM, Shen WD, et al. DNA sequencing-based typing of HPA-1 to HPA-17w systems. Int J Hematol, 2008, 88(3):268-271.

149. Boehlen F, Bulla O, Michel M, et al. HPA-genotyping and antiplatelet antibodies in female blood donors. Hematol J. 2003, 4(6):441-444.

150. Kiefel V, Konig C, Kroll H, et al. Platelet alloantibodies in transfused patients. Transfusion, 2001, 41(6):766-770.

151. Salama A. Alloimmune thrombocytopenias. J Pediatr Hematol Oncol, 2003, 25(Suppl 1):S39-41.

152. Kaplan C. Evaluation of serological platelet antibody assays. Vox Sang, 1998, 74(Suppl.2):355-358.

153. Goldman M, Trudel E, Richard L. Report on the Eleventh International Society of Blood Transfusion Platelet Genotyping and Serology Workshop. Vox Sang, 2003, 85(2):149-155.

154. Bux J. Nomenclature of granulocyte alloantigens. ISBT Working Party on Platelet and Granulocyte Serology, Granulocyte Antigen Working Party. International Society of Blood Transfusion. Transfusion, 1999, 39(6):662-663.

155. Bux J. Human neutrophil alloantigens. Vox Sang, 2008, 94 (4):277-285.

156. Lalezari P, Nussbaum M, Gelman S, et al. Neonatal neutropenia due to maternal isoimmunization. Blood, 1960, 15(2):236-243.

157. Boxer LA, Yokoyama M, Lalezari P. Isoimmune neonatal neutropenia. J Pediatr, 1972, 80(5):783-787.

158. Bux J, Stein E-L, Bierling P, et al. Characterisation of a new alloantigen(SH) on the human neutrophil FcγReceptor IIIb. Blood, 1997, 89(3):1027-1034.

159. Reil A, Sachs UJ, Siahanidou T, et al. HNA-1d: a new human neutrophil antigen located on Fcγ receptor IIIb associated with neonatal immune neutropenia. Transfusion, 2013, 53 (10):2145-2151.

160. Lalezari P, Murphy GB, Allen FH Jr. NB1, a new neutrophil specific antigen involved in the pathogenesis of neonatal neutropenia. J Clin Invest, 1971, 50(5): 1108-1115.

161. van Leeuwen A, Eernise JG, van Rood JJ. A new leukocyte group with two alleles: leukocyte group five. Vox Sang, 1964, 9(4): 431-437.

162. Kline WE, Press C, Clay M, et al. Three sera defining a new granulocyte-monocyte-T-Lymphocyte antigen. Vox Sang, 1986, 50(3): 181-186.

163. Decary F, Verheugt FWA, van Helden-Henningheim L. Recognition of a non-HLA-ABC antigen present on B and T lymphocytes and monocytes only detectable with the indirect immunofluorescence test. Vox Sang, 1979, 36(3): 150-158.

164. Blum KS, Tong Y, Siebert R, et al. Evidence for gene recombination in FCGR3 gene variants. Vox Sang, 2009, 97(1): 69-76.

165. Curtis BR, Cox NJ, Sullivan MJ, et al. The neutrophil alloantigen HNA-3a(5b) is located on choline transporter-like protein 2 and appears to be encoded by an R>Q 154 amino acid substitution. Blood, 2010, 115(10): 2073-2076.

166. Greinacher A, Wesche J, Hammer E, et al. Characterization of the human neutrophil alloantigen-3a. Nat Med, 2010, 16(1): 45-58.

167. Xia W, Bayat B, Sachs U, et al. The frequencies of human neutrophil alloantigens in the Chinese Han population of Guangzhou. Transfusion, 2011, 51(6): 1271-1277.

168. He J, Zhang W, Wang W, et al. Genotyping of human neutrophil antigens by polymerase chain reaction sequence based typing. Blood Transfus, 2014, 12(Suppl): s292-s298.

169. Veldhuisena B, Porcelijna L, van der Schootb CE, et al. Molecular typing of human platelet and neutrophil antigens (HPA and HNA). Transfus Apher Sci, 2014, 50(2): 189-199.

170. Ravetch JV, Perussia B. Alternative membrane forms of FcγRIII(CD16) on human natural killer cells and neutrophils. J Exp Med, 1989, 170(2): 481-497.

171. Ory PA, Clark MR, Kwoh EE, et al. Sequences of complementary DNAs that encode the NA1 and NA2 forms of Fc receptor III on human neutrophils. J Clin Invest, 1989, 84(5): 1688-1691.

172. Bux J, Stein E-L, Bierling P, et al. Characterization of a new alloantigen(SH) on the human neutrophil Fc gamma receptor IIIb. Blood, 1997, 89(3): 1027-1034.

173. Koene HR, Kleijer M, Roos D, et al. FcγRIIIB gene duplication: evidence for presence and expression of three distinct FcγRIIIB genes in NA(1+, 2+) SH(+) individuals. Blood, 1998, 91(2): 673-679.

174. Kissel K, Santoso S, Hofmann C, et al. Molecular basis of the neutrophil glycoprotein NB1(CD177) involved in the pathogenesis of immune neutropenia and transfusion reactions. Eur J Immunol, 2001, 31(5): 1301-1309.

175. Caruccio L, Bettinotti M, Director-Myska AE, et al. The gene overexpressed in polycythemia rubra vera, PRV-1, and the gene encoding a neutrophil alloantigen, NB1, are alleles of a single gene, CD177, in chromosome band 19q13.31. Transfusion, 2006, 46(3): 441-447.

176. Simsek S, van der Schoot CE, Daams M, et al. Molecular characterization of antigenic polymorphisms(OND(a) and MART(a)) of the β2 family recognized by human leukocyte alloantisera. Blood, 1996, 88(4): 1350-1358.

177. Stroncek D. Granulocyte antigens and antibody detection. Vox Sang, 2004, 87(Suppl): s91-94.

178. Hirayama F. Recent advances in laboratory assays for nonhemolytic transfusion reactions. Transfusion, 2009, 50(1): 252-263.

179. ISBT Working Party on Granulocyte Immunobiology, Bierling P, Bux J, Curtis B, et al. Recommendations of the ISBT Working Party on Granulocyte Immunobiology for leucocyte antibody screening in the investigation and prevention of antibody-mediated transfusion-related acute lung injury. Vox Sang, 2009, 96(3): 266-269.

180. Tomicic M, Starcevic M, Ribicic R, et al. Alloimmune neonatal neutropenia in Croatia during the 1998-2008 period. Am J Reprod Immunol, 2014, 71(5): 451-457.

181. Espinoza JP, Caradeux J, Norwitz ER, et al. Fetal and neonatal alloimmune thrombocytopenia. Rev Obstet Gynecol, 2013, 6(1): e15-e21.

182. Nelson JL. Microchimerism in human health and disease. Autoimmunity, 2003, 36(1): 5-9.

183. Zimmermann BG, Maddocks DG, Avent ND. Quantification of circulatory fetal DNA in the plasma of pregnant women. Methods Mol Biol, 2008, 444: 219-229.

184. Keshavarz Z, Moezzi L, Ranjbaran R, et al. Evaluation of a modified DNA extraction method for isolation of cell-free fetal DNA from maternal serum. Avicenna J Med Biotechnol, 2015, 7(2): 85-88.

185. Avent ND, Chitty LS. Noninvasive diagnosis of fetal sex utilisation of free fetal DNA in maternal plasma and ultrasound. Prenat Diagn, 2006, 26(7): 598-603.

186. Song W, Zhou S, Shao L, et al. Non-invasive fetal ABO genotyping in maternal plasma using real-time PCR. Clin Chem Lab Med, 2015, 53(12): 1943-1950.

187. Manzanares S, Entrala C, Sánchez-Gila M, et al. Noninvasive fetal RhD status determination in early pregnancy. Fetal Diagn Ther, 2014, 35(1): 7-12.

188. Picchiassi E, Di Renzo GC, Tarquini F, et al. Non-invasive prenatal RHD genotyping using cell-free fetal DNA from maternal plasma: an Italian experience. Transfus Med

Hemother,2015,42(1):22-28.

189. Wienzek-Lischka S,Krautwurst A,Fröhner V,et al.Noninvasive fetal genotyping of human platelet antigen-1a using targeted massively parallel sequencing.Transfusion,2015,55(6 Pt 2):1538-1544.

190. van den Oever JM,Balkassmi S,Verweij EJ,et al.Single molecule sequencing of free DNA from maternal plasma for noninvasive trisomy 21 detection.Clin Chem,2012,58(4):699-706.

191. Webb A,Madgett T,Miran T,et al.Non-invasive prenatal diagnosis of aneuploidy:next generation sequencing or fetal DNA enrichment? Balkan J Med Gent,2012,15(Suppl):17-26.

192. Gilliss BM,Looney MR,Gropper MA. Reducing noninfectious risks of blood transfusion. Anesthesiology,2011,115(3):635-649.

193. Lannana K,Sahlera J,Spinellib SL et al.Transfusion immunomodulation-the case for leukoreduced and (perhaps) washed transfusions. Blood Cells Mol Dis,2013,50(1):61-68.

194. Sayah DM,Looney MR,Toy P.Transfusion reactions:newer concepts on the pathophysiology,incidence,treatment and prevention of transfusion related acute lung injury(TRALI). Crit Care Clin,2012,28(3):363-372.

195. Sigle JP,Thierbach J,Infanti L.Anti-leucocyte antibodies in platelet apheresis donors with and without prior immunizing events:implications for TRALI prevention. Vox Sang,2013,105(3):244-252.

196. Opelz G,Terasaki PI.Improvement of kidney-graft survival with increased numbers of blood transfusions.N Engl J Med,1978,299(15):799-803.

197. Refaai MA,Blumberg N.Transfusion immunomodulation from a clinical perspective:an update.Expert Rev Hematol,2013,6(6):653-663.

198. Ghio M,Contini P,Ubezio G,et al.Blood transfusions with high levels of contaminating soluble HLA-I correlate with levels of soluble CD8 in recipients'plasma;a new control factor in soluble HLA-I-mediated transfusion-modulated immunomodulation Blood Transfus,2014,Suppl 1:s105-108.

199. Gantt CL.Red blood cells for cancer patients.Lancet,1981,2(8242):363.

200. Al-Refaie WB,Parsons HM,Markin A ,et al.Blood transfusion and cancer surgery outcomes:a continued reason for concern.Surgery,2012,152(3):344-354.

201. Busch O,Hop W,van Papendrecht MH,et al.Blood transfusions and prognosis in colorectal cancer. N Engl J Med,1993,328(19):1372-1376.

202. Blumberg N,Agarwal MM,Chuang C.Relation between recurrence of cancer of the colon and blood transfusion.BMJ,1985,290(6474):1037-1039.

203. Ejaz A,Spolverato G,Kim Y,et al.Impact of blood transfusions and transfusion practices on long-term outcome following hepatopancreaticobiliary surgery. J Gastrointest Surg,2015,19(5):887-896.

204. Komatsu Y,Orita H,Sakurada M,et al.Intraoperative blood transfusion contributes to decreased long-term survival of patients with esophageal cancer.World J Surg,2012,36(4):844-850.

205. Burnouf T,Chou ML,Goubran H,et al.An overview of the role of microparticles/microvesicles in blood components:are they clinically beneficial or harmful? Transfus Apher Sci,2015,53(2):137-145.

206. Goubran HA,Elemary M,Radosevich M,et al.Impact of transfusion on cancer growth and outcome.Cancer Growth Metastasis,2016,9:1-8.

207. Bloch EM,Jackman RP,Lee TH,et al.Transfusion associated microchimerism:the hybrid within.Transfus Med Rev,2013,27(1):10-20.

208. Triulzi DJ,Yazer MH.Clinical studies of the effect of blood storage on patient outcomes.Transfus Apher Sci,2010,43(1):95-106.

209. Zimrin AB,Hess JR.Current issues relating to the transfusion of stored red blood cells.Vox Sang,2009,96(2):93-103.

210. Lelubre C,Piagnerelli M,Vincent JL.Association between duration of storage of transfused red blood cells and morbidity and mortality in adult patients:myth or reality? Transfusion,2009,49(7):1384-1394.

211. Vamvakas EC.Meta-analysis of clinical studies of the purported deleterious effects of"old"(versus"fresh")red blood cells:are we at equipoise? Transfusion,2010,50(3):600-610.

212. Cholette JM,Pietropaoli AP,Henrichs KF,et al.Longer RBC storage duration is associated with increased postoperative infections in pediatric cardiac surgery. Pediatr Crit Care Med,2015,16(3):227-235.

213. Qu L,Triulzi DJ.Clinical effects of red blood cell storage. Cancer Control,2015,22(1):26-37.

214. Steiner ME,Ness PM,Assmann SF,et al.Effects of red-cell storage duration on patients undergoing cardiac surgery. N Engl J Med,2015,372(15):1419-1429.

215. Pavenski K,Warkentin TE,Shen H,et al.Posttransfusion platelet count increments after ABO-compatible versus ABO-incompatible platelet transfusions in noncancer patients:an observational study.Transfusin,2010,50(7):1552-1560.

216. Meyer E,Delaney M,Lin Y,et al.A reporting guideline for clinical platelet transfusion studies from the BEST Collaborative.Transfusion,2013,53(6):1328-1334.

217. Greenwalt DE,Lipsky RH,Ockenhouse CF,et al.Membrane

glycoprotein CD36:a review of its roles in adherence,signal transduction,and transfusion medicine.Blood,1992,80(5):1105-1115.

218. Lee K,Godeau B,Fromont P,et al.CD36 deficiency is frequent and can cause platelet immunization in Africans. Transfusion,1999,39(8):873-879.

219. Curtis BR,Ali S,Glazier AM,et al.Isoimmunization against CD36 ( glycoprotein IV ): description of four cases of neonatal isoimmune thrombocytopenia and brief review of the literature.Transfusion,2002,42(9):1173-1179.

220. Solomon KR,Sharma P,Chan M,et al.CD109 represents a novel branch of the alpha2-macroglobulin/complement gene family.Gene,2004,327(2):171-183.

221. Smith JW,Hayward CP,Horsewood P,et al.Characterization and localization of the Gova/b alloantigens to the glycosylphosphatidylinositol-anchored protein CDw109 on human platelets.Blood,1995,86(7):2807-2814.

222. Engelfriet CP,Reesink HW,Lee K,et al. Detection of platelet-reactive antibodies in patients who are refractory to platelet transfusions,and the selection of compatible donors. Vox Sang,2003,84(1):73-88.

223. Petz LD,Garratty G,Calhoun L,et al.Selecting donors of platelets for refractory patients on the basis of HLA antibody specificity.Transfusion,2000,40(12):1446-1456.

224. Seftel MD,Growe GH,Petraszko T,et al. Universal prestorage leukoreduction in Canada decreases platelet alloimmunization and refractoriness. Blood, 2004, 103 ( 1 ): 333-339.

225. Pavenski K,Freedman J,Semple JW.HLA alloimmunization against platelet transfusions:pathophysiology,significance, prevention and management.Tissue Antigens,2012,79(4): 237-245.

226. Schiffer CA.Management of patients refractory to platelet transfusion-an evaluation of methods of donor selection.Prog Hematol,1987,15:91-113.

227. Schnaidt M,Northoff H,Wernet D.Frequency and specificity of platelet-specific alloantibodies in HLA-immunized haematologic-oncologic patients. Transfus Med, 1996, 6 ( 2 ): 111-114.

228. Heddle NM,Klama LN,Griffith L et al.A prospective study to identify the risk factors associated with acute reactions to platelet and red cell transfusions. Transfusion, 1993, 33 ( 10 ):794-797.

229. Stolla M,Refaai MA,Heal JM et al.Platelet transfusion-the new immunology of an old therapy. Front Immunol, 2015, 6:28.

230. Falanga A,Tartari CJ,Marchetti M.Microparticles in tumor progression.Thromb Res,2012,129(suppl 1):S132-136.

231. Goubran HA,Stakiw J,Radosevic M,Burnouf T.Platelet-

cancer interactions.Semin Thromb Hemost,2014,40(30): 296-305.

232. Schiffer CA,Anderson KC,Bennett CL,et al.Platelet transfusion for patients with cancer:clinical practice guidelines of the American Society of Clinical Oncology.J Clin Oncol, 2001,19(5):1519-1538.

233. Klein HG, Anstee DJ. Mollison's Blood Transfusion in Clinical Medicine. West Sussex: John Wiley & Sons, Ltd., 2014,626-633.

234. Adkins DR, Goodnough LT, Shenoy S, et al. Effect of leukocyte compatibility on neutrophil increment after transfusion of granulocyte colony-stimulating factor-mobilized prophylactic granulocyte transfusions and on clinical outcomes after stem cell transplantation. Blood, 2000, 95 ( 11 ):3605-3612.

235. Heim KF, Fleisher TA, Stroncek DF, et al. The relationship between alloimmunization and posttransfusion granulocyte survival:experience in a chronic granulomatous disease cohort.Transfusion,2011,51(6):1154-1162.

236. Depalma L, Leitman SF, Carter CS, et al.Granulocyte transfusion therapy in a child with chronic granulomatous disease and multiple red cell alloantibodies. Transfusion, 1989, 29 ( 5 ):421-423.

237. Pandey S and Vyas GN. Adverse effects of plasma transfusion.Transfusion,2012,52(Suppl 1):65S-79S.

238. Marietta M, Franchini M, Bindi ML, et al. Is solvent/ detergent plasma better than standard fresh-frozen plasma? A systematic review and an expert consensus document. Blood Transfus,2016,14(4):277-286.

239. Sachs UJ,Wasel W,Bayat B,et al.Mechanism of transfusionrelated acute lung injury induced by HLA class II antibodies.Blood,2011,117(2):669-677.

240. Reil A,Keller-Stanislawski B,Gunay S,et al.Specificities of leucocyte alloantibodies in transfusion-related acute injury and results of leucocyte antibody screening of blood donors.Vox Sang,2008,95(4):313-317.

241. Porretti L,Cattaneo A,Coluccio E,et al.Implementation and outcomes of a transfusion-related acute lung injury surveillance programme and study of HLA/HNA alloimmunisation in blood donors.Blood Transfus,2012,10(3):351-359.

242. Storch EK,Hillyer CD,Shaz BH.Spotlight on pathogenesis of TRALI:HNA-3a( CTL2) antibodies.Blood,2014,124(12): 1868-1872.

243. Silliman CC,Paterson AJ,Dickey WO,et al.The association of biologically active lipids with the development of transfusion-related acute lung injury:a retrospective study.Transfusion,1997,37(7):719-726.

244. Silliman CC,Clay KL,Thurman GW,et al.Partial characterization of lipids that develop during the routine storage of

blood and prime the neutrophil NADPH oxidase.J Lab Clin Med,1994,124(5):684-694.

245. Khan SY,Kelher MR,Heal JM,et al.Soluble CD40 ligand accumulates in stored blood components,primes neutrophils through CD40,and is a potential cofactor in the development of transfusion-related acute lung injury.Blood,2006,108(7):2455-2462.

246. Silliman CC,Moore EE,Kelher MR,et al.Identification of lipids that accumulate during the routine storage of prestorage leukoreduced red blood cells and cause acute lung injury.Transfusion,2011,51(12):2549-2554.

247. Wiersum-Osselton JC,Middelburg RA,Beckers EA,et al. Male-only fresh-frozen plasma for transfusion-related acute lung injury prevention:before-and-after comparative cohort study.Transfusion,2011,51(6):1278-1283.

248. Li G,Rachmale S,Kojicic M,et al.Incidence and transfusion risk factors for transfusion-associated circulatory overload among medical intensive care unit patients. Transfusion, 2011,51(2):338-343.

249. Burnouf T,Chou ML,Goubran H,et al.An overview of the role of microparticles/microvesicles in blood components: Are they clinically beneficial or harmful Transfus Apher Sci, 2015,53(2):137-145.

250. Cata JP,Gottumukkala V.Blood transfusion practices in cancer surgery.Indian J Anaesth.Indian J Anaesh,2014,58(5):637-642.

血液中的有形成分,包括红细胞、白细胞及血小板,这些细胞在机体代谢、防卫及止血等方面起着重要作用。本章将详细讲述血细胞的发生,发育,分化到成熟血细胞的结构及功能等内容。

# 第一节　血细胞的发生

随着个体发育的进展,造血中心由胚胎期卵黄囊转移到肝、脾,并逐渐过渡到骨髓,出生后骨髓成为主要的造血组织。血细胞的生成经历了一个较长的细胞增生、分化、成熟及释放的过程。

血液中的有形成分,包括红细胞、白细胞和血小板,这些细胞分别在机体代谢、防卫及止血等方面起着重要的作用,除淋巴细胞以外,其余血细胞在血液中的寿命或停留的时间有限。以红细胞为例,其在血液中的寿命约为 120 天。正常成年人每天约有 $10^{11}$ 个红细胞衰老死亡,同样,有相近数量的粒细胞和血小板消失。因此,正常成年人每天每公斤体重需要补充新的血细胞 $1 \times 10^9/L$ 以上,造血组织要不断地增生更新,才能保证机体所需的血细胞[1]。

## 一、造血细胞的发育

血细胞的发育是连续的。根据造血细胞的功能与形态特征,一般把血细胞的生成过程分为多能干细胞池(multipotentia stem cell pool)、定向干细胞池(committed stem cell pool,又称祖细胞池)及形态学上可辨认的细胞池三个阶段。在这一发育过程中,细胞要经过一系列的增殖、分化和成熟,最终转变为具有特定功能的终末细胞,释放到外周血中成为循环的血细胞。

"增生"是细胞通过一次或两三次有丝分裂进行复制及 DNA 合成增加各系祖细胞的数量。造血细胞在发育成终末细胞前均有增殖能力。"分化"是细胞发育过程中失去某些潜力同时又获得新的功能,细胞内部结构有相应的变化(如细胞膜表面标记的改变),细胞获得定向发育的潜力,在适宜条件下,可继续发育为有特定功能的终末细胞。细胞分化过程伴随着分化潜力的受限,定向干细胞失去了多向分化能力,只能定向发育。"成熟"包含在整个细胞发育过程中。造血细胞的每一次有丝分裂及分化都伴有细胞的成熟。从形态上能辨认的阶段开始到最终成为终末细胞,在其成熟过程中表现出一些规律性的变化,如细胞核逐渐变小、胞质增多、出现具有特殊功能的细胞器或蛋白等。成熟使血细胞的功能更完善。"释放"是终末细胞通过骨髓屏障进入血液循环的过程。骨髓是血管外造血,静脉窦被一种特殊的内皮细胞所覆盖,可使未成熟的幼稚细胞不能进入血液循环。血细胞的发育是受多种调节因素调控的,如血管内皮生长因子(VEGF)、GATA1 等。最新来自美国辛辛那提儿童医院医学中心的研究人员发现发育中的血细胞在最终决定变成哪种类型细胞之前陷入竞争性的基因调控网络之间的拉锯战之中[2]。

## 二、造血干细胞

造血干细胞被公认为是具有自我更新能力以保持相当数量的干细胞,并可向各系血细胞分化的细胞群。

### (一)干细胞的概念

从 20 世纪 50 年代初,造血干细胞这个名词就已提出,直到 1961 年,加拿大生物学家 Till 和 Mc-Culloch 发现将正常小鼠的骨髓细胞悬液静脉注入致死剂量 X 射线辐射小鼠,经 8~10 天后,受体小鼠脾脏上生成了肉眼可见的,由骨髓红系、粒系、巨核系细胞或混合组成的脾结节,染色体研究证明,结节集落中的细胞为单克隆性质,即每个脾结节中的细胞都源于单一细胞。作者根据集落细胞的多样性,认为形成集落的细胞具有多向分化能力,为干细胞,称为脾集落形成单位（colony forming unit-spleen，CFU-S）。

通过脾集落的研究方法，现已公认各种血细胞均来源于骨髓造血干细胞（hemopoietic stem cell）。在骨髓中存在不同阶段的造血干细胞，其中最原始的细胞命名为多能干细胞（multipotential stem cell），一方面进行自我更新，另一方面分化为粒、红、单核、巨核细胞集落形成单位（CFU-GEMM）和淋巴细胞集落形成单位（CFU-L），这一阶段合并命名为多能造血干细胞（pluripotential hemopoietic stem cell）。多能干细胞经定向分化成定向干细胞，又称祖细胞，祖细胞的发育能力有限，只能向终末细胞发育。干细胞的增殖、分化调控依赖于骨髓微环境及造血系统生长因子和抑制因子的调节。

干细胞不仅具有非常高的自我更新与多向分化的潜力，而且具有特异的归巢特性（homing property）。干细胞的定义是基于细胞的功能，目前尚无特异的形态学方法识别造血干细胞。在形态上干细胞显示原始细胞的外观，光镜下，干细胞与中小淋巴细胞类似，染色质更细致疏松；电镜下，造血干细胞无内质网、溶酶体及高尔基体，但核糖体丰富，核仁发达。

干细胞可经其功能特性和特定分化相关大分子的表达加以识别。能识别和分离干细胞的方法，有赖于对造血干细胞表面分子的研究及其特异性单克隆抗体的制备。如，在人的造血系统中，CD34抗原是重要的分化标志，多能干细胞表达CD34，不表达CD38和HLA-DR；反之，表达CD34$^+$、CD38$^+$和（或）HLA-DR$^+$的祖细胞，则属于定向干细胞范畴。但CD34$^+$CD38$^-$细胞并非骨髓中最早阶段的干细胞，1996年，Osawa等报道了从人脐血、外周血、骨髓或胎肝中分离出来的CD34$^-$Lin$^-$细胞比CD34$^+$CD38$^-$细胞更原始。

### （二）干细胞的分化和发育

干细胞在体内数目极少，且正常情况下，95%以上的干细胞处于G0静止期。干细胞是祖细胞的来源。正常干细胞进行不对称有丝分裂（asymmetrical mitosis），即一个造血干细胞进行分裂所产生的两个子细胞，只有一个分化为早期的祖细胞，而另一个子细胞则继续保持干细胞的全部特征不变。此为造血干细胞的自我更新及自我维持功能。当其自我更新和自我维持功能减弱时，可能发生以下两种病理状态：干细胞发生对称性有丝分裂，1个干细胞变为2个祖细胞，干细胞数量不断减少，直至消耗殆尽；或

1个干细胞在对称性有丝分裂过程中变为2个干细胞，使其自身不断扩增，并分化受阻滞即恶性增殖。

造血干细胞可以分化为髓系或淋巴系祖细胞，因此可称之为全能干细胞（totipotent stem cell）。许多试验证实淋巴系和髓系祖细胞是共同来源的，确定了造血干细胞是髓系和淋巴系祖细胞发生的共同根源。

造血干细胞95%以上处于静止期，因此，造血干细胞又有增殖态和静止态之分，且不断地在两态之间转换。造血干细胞经过有丝分裂的次数作为细胞的"代龄"（generation age）。不同代龄的干细胞，形成了干细胞的多态性。随着代龄的增大，干细胞自我更新和自我维持能力逐渐下降。

造血干细胞一旦分化为早期祖细胞时，不对称性有丝分裂能力消失，出现对称性有丝分裂（symmetrical mitosis）。随着进入对称性有丝分裂的祖细胞逐渐增加，其自我更新能力下降。而晚期祖细胞则已完全丧失自我更新能力。

造血干细胞抗原性极弱，仅有极少的表面抗原，反映干细胞的原始性。细胞表面CD34抗原在干细胞阶段为强阳性，在早期祖细胞阶段仍为阳性，并一直持续到晚期祖细胞。在造血干细胞初期分化产生的早期祖细胞出现了CD33、CD38、HLA-DR及CD45RO等分化抗原。当祖细胞定向分化时会出现系特异性抗原，即粒系的CD11、CD13、CD15、CD16等；单核系的CD14；T/B淋巴系的CD3、CD4、CD8、CD19、CD20、CD21、CD22等；T/NK系的CD2、CD7、CD11、CD25、CD56等；红系的CD47、CD59、CD71及巨核系的CD41、CD42、CD61等。以上统称为Lin抗原。随着流式细胞术的发展，目前可以对造血干/祖细胞进行检测。并且，可以通过流式细胞术或磁珠对造血干/祖细胞进行体外的富集。

## 三、造血干细胞的调节

对造血干细胞的调节过程复杂，通过应用异种移植、体外分析等研究发现人类造血干、祖细胞调节过程中所涉及的一些分子及某些可调控造血干细胞的基因或信号通路（图4-1，图4-2）。目前发现HSC转录因子HoxB4：在白血病转化率最低的基础上，对鼠HSC逆转录HoxB4，可以活化其自我更新机制，使其数量增加1000倍，但对于人类HSC，只能增加24倍，在某些方面可调节人类HSC功能。同时发现敲除人CD34+HSC的BMI1可导致其丧失克隆潜能，而过表达会导致多系细胞增加。目前的证据说明，

Notch 通路对于对人类造血有保护作用。其配体 DLKD1 可促进 HSC 的分化。P53、PGE2、SR1、PU1、 GFI1、MAF 及 IRF8 等均在 HSC 的自我更新和分化过程中起到重要作用[3]。

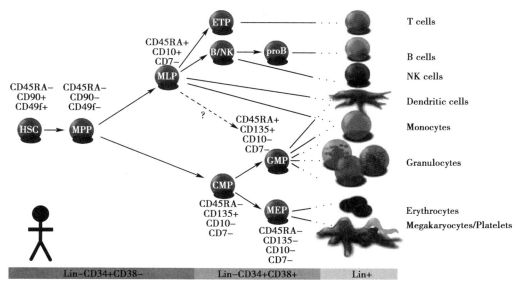

图 4-1 造血干细胞的分化

注:HSC,造血干细胞;MPP,多能祖细胞;MLP,淋巴祖细胞;
CMP,髓系红系共同祖细胞;GMP,粒单系祖细胞;MEP,巨核系红系祖细胞

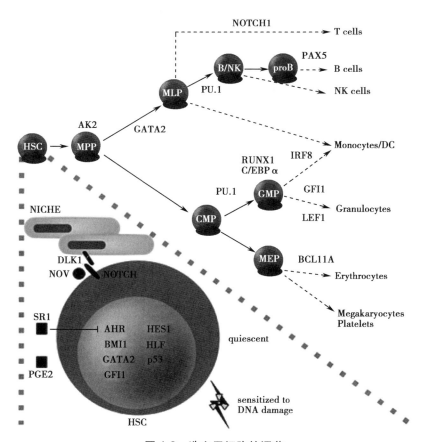

图 4-2 造血干细胞的调节

注:HSC,造血干细胞;MPP,多能祖细胞;MLP,淋巴祖细胞;CMP,髓系红系
共同祖细胞;GMP,粒单系祖细胞;MEP,巨核系红系祖细胞

## 第二节 红细胞系统

人的成熟红细胞无细胞核,缺乏合成蛋白质、脂质的能力。其活动所需的能量依靠葡萄糖的酵解来解决,因此细胞的结构比较简单。以下叙述红细胞的具体组成[4]。

### 一、红细胞膜结构与功能

#### (一)红细胞膜的组成

红细胞在低渗溶液中破溶,血红蛋白等内容物溢出,可得到较纯的红细胞膜,称为血影(ghost)。人红细胞膜由蛋白质、脂质、糖类及无机离子等组成,其中蛋白质占49.2%、脂质占43.6%、糖类约占8%。

1. 膜脂质

(1)磷脂与胆固醇:膜脂质主要由磷脂和胆固醇组成,其中,磷脂占60%,胆固醇和中性脂肪占33%,其余为糖脂类化合物。主要磷脂有四种即磷脂酰胆碱(phosphatidylcholine,PC)又称卵磷脂、磷脂酰乙醇胺(phosphatidylethanolamine,PE)、磷脂酰丝氨酸(phosphatidylserine,PS)、鞘磷脂(sphingomyelin,SM)。磷脂均含有两个脂肪酸,但鞘磷脂及溶血磷脂酰胆碱只含有一个脂肪酸。各种磷脂所含的脂肪酸都不同,一般在甘油的α-碳联结的是饱和脂肪酸,β-碳联结的是不饱和脂肪酸。但脂肪酸含量不稳定,依据饮食及外环境的改变而异。磷脂在膜脂双层中的分布是不均匀但是有规律的:SM 和 PC 膜脂外层占80%,PE80%在内层,全部 PS 在内部。

红细胞无合成脂类的能力,膜脂与血浆脂类有交换和平衡关系。磷脂中以 PC 交换最快,1%/h,SM 最慢。红细胞膜上的非酯化胆固醇与血浆中非酯化胆固醇交换很快,由于血浆内卵磷脂-胆固醇酰基转移酶(lecithin-cholesterol acetyltransferase)可将胆固醇酯转化成胆固醇,所以膜与血浆中胆固醇可很快达到平衡。胆固醇含量是红细胞病理性变形的主要原因。

(2)糖脂:也是膜脂的一部分,组成红细胞膜的糖脂(glycolipid)主要是鞘糖脂。鞘糖脂是以鞘氨醇为骨架,通过酰胺键与一个脂肪酸相连,其极性头部是单糖或多糖。红细胞膜中的鞘糖脂由于糖的组分及结构的不同,也有多种。

2. 膜蛋白 红细胞膜蛋白分为膜周边蛋白(peripheral protein)和膜内在蛋白(integral protein);前者借磷脂酰肌醇结合于外膜层,后者嵌入膜脂,必须用去污剂提取。采用十二烷基磺酸钠聚丙烯酰胺电泳(SDS-PAGE),用考马斯蓝(Coomassie blue)染色,可将红细胞膜的蛋白质分成7(或8)条主带,按 Fairbanks 命名为 1~8。主带之下还有一些细条带,将其所处位置称为 2.1~2.9,4.1,4.2,4.5 等。用过碘酸-雪夫(periodic acid-Schiff)试剂染色可见 4 条主带,即 4 种糖蛋白:PAS-1,PAS-2,PAS-3,PAS-4。当红细胞膜用 Triton X-100 处理约 1 小时,去除大部分膜磷脂及胆固醇,余下的膜在相差显微镜下观察仍为双凹圆盘形,这时的膜组成有区带 1、2、2.1、4.1、4.9 及 5,这些蛋白被称为"膜骨架蛋白"(cytoskeleton protein),它们在维持红细胞形态及功能上起着重要的作用。

3. 膜酶 红细胞膜酶可分为两大类:一类位于膜上,胞质内不存在,如糖代谢酶类、核苷酸代谢类(腺苷酸环化酶等)、ATP 酶($Na^+$,$K^+$-ATP 酶、$Ca^{2+}$,$Mg^{2+}$-ATP 酶)、蛋白激酶及乙酰胆碱酯酶等;另一类则在膜与胞质中均存在,如葡萄糖代谢酶类(3-磷酸甘油醛脱氢酶、乳酸脱氢酶等)、某些磷酸酶类(酸性磷酸酶、2,3-二磷酸甘油酸磷酸酶等)、谷胱甘肽代谢酶类(谷胱甘肽过氧化物酶、谷胱甘肽还原酶)。这两类酶不能完全区分,由于处理红细胞的方法不同,可能使酶失去本性,发生聚集或解聚,会得到不同的结果。

4. 膜糖 红细胞膜上的糖类很多,有半乳糖、甘露糖、岩藻糖、葡萄糖和唾液酸,含量较多的有乙酰半乳糖胺和 N-乙酰神经氨酸,这些糖多存在于伸展在膜外肽链上的多侧链糖链中,有多种功能,如抗原性、受体反应、信息传递等均与糖蛋白的糖链有关。

#### (二)红细胞膜的结构

红细胞膜的结构与其他细胞膜结构相似,根据"流动镶嵌学说"的基本论点,红细胞膜以脂质双层为主要支架,蛋白质镶嵌或贯穿脂双层(膜内在蛋白),或者处于脂双层的两侧(膜周边蛋白)。内外两层脂类分子分布是不对称的。红细胞膜有很强的变形性、柔韧性及可塑性。正常成熟红细胞寿命 120 天,期间不仅通过脾窦,还经过心脏瓣膜受涡流冲击,红细胞膜表现的变形性、柔韧性及可塑性主要是红细胞膜的骨架蛋白起着重要的作用。

红细胞膜骨架 红细胞膜骨架是由血影蛋白、锚蛋白、肌动蛋白、4.1 和 4.9 蛋白,加肌球蛋白和原肌球蛋白等膜骨架蛋白在膜胞质侧表面相互连接构成一层具有五边或六边形网格的网络状结构。

从干/祖细胞发育至红细胞的过程中,骨架蛋白亦在不断地合成和组装。CFU-E 阶段,收缩蛋白、4.1 及 2.1 蛋白已合成,但代谢很快,没等网形成即分解了。到原始红细胞阶段,收缩蛋白的两个亚基合成的速度不同,α 亚基合成的速度大约是 β 亚基的 4 倍。只有当带 3 蛋白、2.1 及 4.1 蛋白合成后,才形成真正的网状骨架结构。从原始红细胞到网织红细胞阶段,即细胞核从有到无的阶段。在细胞核存在时,核膜外弹丝蛋白(vimentin)和韧蛋白(desmin)组成的中间丝,这些中间丝盘成套,围在核的周围,核膜内侧有层粘连蛋白通过核孔与弹丝蛋白相互联结,中间丝的另一侧与骨架蛋白相连。脱核时,弹丝蛋白与韧蛋白和核一起脱落,所以,成熟红细胞没有此两种蛋白。

膜骨架对于维持红细胞的正常形态、变形性、稳定性及膜脂流动性起着重要作用。如果红细胞膜骨架出现异常,红细胞容易破溶。

(1)骨架蛋白的磷酸化:骨架蛋白网在不同生理情况下,有时松散、有时紧密,主要依赖于磷酸化和脱磷酸化的调节。比如,将完整的红细胞与 $^{32}P$ 一定温度混合,检测骨架蛋白磷酸化水平,发现除肌动蛋白以外,其他的骨架蛋白均可磷酸化,磷酸化时,骨架趋于松散,脱磷酸化时,骨架蛋白网较为紧密。

(2)肌醇磷脂对骨架蛋白的调节作用:肌醇磷脂有多种,即磷脂酰肌醇;4,1-磷酸磷脂酰肌醇(PIP);4,5,2-磷酸磷脂酰肌醇。它们在红细胞膜上含量很少,约占总磷脂的 2%~5%,但在信息传递中起着非常重要的作用。膜内的肌醇磷脂分布在脂质双层的内侧,红细胞内存在各种肌醇磷脂的激酶,可使肌醇磷脂磷酸化,同时,有磷酸酶可以使它们脱磷酸化,形成一个循环,依不同生理情况进行反应。

### (三)红细胞膜的功能

红细胞膜在红细胞生活过程中起重要作用,除了维持红细胞的正常形态以外,红细胞与外界环境发生的一切联系和反应,如氧的传送、物质运输、免疫反应、信息传递和药物的作用等,这些作用都必须通过红细胞膜。

1. 物质运输 细胞内外物质交换必须通过膜,红细胞内外气体、无机离子、糖、氨基酸等物质的浓度差别很大,许多物质的转运都有各自的转运机制。

膜脂是疏水的,一般水分子很难通过,因此,它与离子一样需要有水的通道。研究发现,有 7 种水通道蛋白,成为 AQP(aquaporin),红细胞上的为 AQP1。红细胞依赖水通道蛋白,维持细胞内外水平衡,保持红细胞不被破溶。

葡萄糖在红细胞的转运依靠葡萄糖运转体(glucose transporter),称 GLUT,这个运转体家族共有 5 种,即 GLUT1-5。GLUT 的结构特点是它的 C 端及 N 端均伸向胞质面,跨膜部分穿膜 12 次。红细胞存在的是 GLUT1,通过变构将葡萄糖从胞外运到胞内。

带 3 蛋白是阴离子通道,其对阴离子的转运不需要能量,但与细胞代谢有关。带 3 蛋白主要介导 $HCO_3^-$ 与 $Cl^-$ 穿过红细胞膜呈 1:1 交换,在组织 $CO_2$ 运输和肺 $CO_2$ 排出过程中起重要作用,以维持体内酸碱平衡。

红细胞膜内外阳离子浓度差别很大,如胞外钙离子浓度是胞内钙的 1000 倍,它们主要依赖于 ATP 酶的主动运输:红细胞内 $K^+$ 含量相当于血浆中 $K^+$ 含量的 30 倍,这是由于 $Na^+/K^+$-ATP 酶起作用的结果,$Na^+/K^+$-ATP 酶是膜内在蛋白,由四个亚基组成,大亚基为 120kD,小亚基 55kD,依赖它们的变构将阳离子运转;$Ca^{2+}/Mg^{2+}$-ATP 酶是需 ATP 转运 $Ca^{2+}$ 的酶,其作用是将胞内 $Ca^{2+}$ 泵出胞外,亦称为 Ca 泵,使细胞内 $Ca^{2+}$ 浓度维持恒定。红细胞依赖这些 ATP 酶的作用以维持细胞内、外渗透压的平衡,使红细胞不被破溶。

2. 信息传递功能 细胞外的信息物质都要通过与细胞膜上(或胞质中)相应的受体结合后才能使细胞产生一系列反应,这个过程称为信息传递。目前所知,红细胞膜表面上至少有四类受体:第一类为激素受体(如胰岛素受体);第二类为递质受体(如去甲肾上腺素受体);第三类为丙种球蛋白受体,如血型抗原可与相应的抗体结合;第四类为病毒(或细菌、寄生虫等)受体。除此以外,红细胞膜上还有两个特异受体,即红细胞生成素受体和转铁蛋白受体。

EPO 受体是由两条肽链组成,一个 100kD,一个 85kD,为跨膜蛋白,C 端伸向胞内,N 端在胞外。EPO 受体数目随细胞不同发育阶段而异,在 BFU-E 阶段,受体开始形成,CFU-E 阶段达到最高峰,到早幼至成熟红细胞阶段逐渐减少至消失。

转铁蛋白受体是跨膜糖蛋白,有两个同型亚基,以二硫键相连,分子量 180kD。每个亚基结合一个转铁蛋白,一个转铁蛋白结合两个铁,因此,每个转铁蛋白受体可带四个铁。转铁蛋白与受体的亲和力很强,正常人血浆含量为 50μmol/L。当转铁蛋白与其受体结合后,通过吞饮方式转入细胞内,以供血红蛋白的合成。

3. 免疫功能　早在1953年,Nelson报道了红细胞可以黏附抗原-抗体-补体免疫复合物(immune complex,IC),促进巨噬细胞吞噬。1981年,Siegel提出"红细胞免疫系统"的概念,认为红细胞对防止IC在组织沉积,并清除过程中起重要作用。从此,大量研究证明红细胞不仅参与机体的免疫反应,还参与免疫调控,红细胞的一些免疫功能是其他免疫细胞所不能替代的。因此,红细胞的输注亦可以增强机体的免疫功能。

清除IC的作用:红细胞表面有C3b受体(Ⅰ型补体受体,CR1),CR1和补体的作用是红细胞具有免疫功能的重要因素。由于红细胞数量众多,血液循环中95%的CR1位于红细胞膜上,因此,红细胞清除IC的机会比白细胞大500~1000倍。红细胞与IC的结合,减少IC对组织细胞的损伤,对稳定机体免疫功能起到重要调节作用。如果IC过多的黏附在巨噬细胞等免疫细胞上,则会削弱它们的免疫功能。红细胞竞争性黏附IC,有助于消除IC对巨噬细胞、淋巴细胞等免疫细胞的抑制作用,间接提高了它们的免疫功能。

对淋巴细胞的调控作用:红细胞能将IC结合的补体降解为C3dg,后者可与红细胞膜上的CR2(Ⅱ型补体受体)结合,可诱导B淋巴细胞由静止期转向有丝分裂期,促使其增殖、分化并产生抗体。红细胞膜上的淋巴细胞功能抗原3(LEA-3)与T淋巴细胞CD2作用,激活T淋巴细胞免疫功能。红细胞还可增强NK细胞抗肿瘤作用。

对吞噬细胞的作用:因红细胞膜上的CR1、CR3可与吞噬细胞上的CR1、FCR、CR3和CR4等共同作用,红细胞可明显促进吞噬细胞的功能。同时,吞噬细胞在吞噬过程中释放大量氧自由基,可对吞噬细胞造成损伤,红细胞上的超氧化物歧化酶(SOD)能够及时清除氧自由基,从而,对吞噬细胞有保护作用。

对补体活性的调节:当抗原抗体反应后,免疫瀑布激活,最终形成补体的复合物,使细胞破溶。红细胞膜表面存在三种抑制补体的分子:C3转化酶衰变加速因子(DAF,CD55),可以下调C3转化酶的活性,使C3不能转化为C3b,使补体反应不能进行;反应性溶血的膜抑制剂(MIRL,CD59),可抑制C9与C5b-8复合物的形成,或抑制C9多聚化,抑制其对膜的攻击;补体8结合蛋白,可以阻止C9的聚合及膜复合体的攻击。

4. 红细胞膜抗原　红细胞膜的抗原物质由遗传基因所决定。化学组成为糖蛋白或者糖脂。目前,已发现400多种抗原物质,分属于20多个血型系统。近年来,研究发现许多红细胞膜上的蛋白与血型抗原相关。

5. 变形能力　红细胞具有变形性有利于其自身通过微循环。衰老或有病变的红细胞变形能力下降,在通过微血管时受挤压而破溶,或受阻于脾窦裂隙,被脾窦巨噬细胞吞噬清除。

影响红细胞变形性主要有以下几个因素:①膜骨架蛋白组分和功能状态,骨架僵硬则不易变形,松散则易于脆裂;②膜脂流动性,流动性变化取决于膜脂质组分的改变,流动性大有利于变形;③细胞表面积与细胞体积的比值,正常红细胞为双凹盘状,比值较大,变形性良好,如果比值减小,细胞趋于口形或球形,变形性降低;④血红蛋白(Hb)的质和量,Hb浓度增高,或有变性Hb附着于膜上,均可使变形性降低;⑤膜离子通透性,红细胞通透性改变,无论细胞给水或脱水,均可导致红细胞变形性降低。

**(四)红细胞的老化**

1946年,Shemin等通过$^{14}$C-甘氨酸标记法测定红细胞的寿命,发现红细胞成熟后细胞核脱落,在血液循环中存活期为120天。血液循环中的红细胞基本是成熟红细胞,少数网织红细胞。成熟红细胞自身无修复能力,老化红细胞消亡途径有以下两种:一是老化红细胞本身破溶;二是被吞噬细胞吞噬。

1. 老化红细胞膜的变化　红细胞膜老化是胆固醇含量增高,磷脂含量相对降低,致红细胞膜脂流动性降低。同时,老化的红细胞膜脂不对称性减弱,PS在脂双层外层增多。正常红细胞膜骨架,在电镜观察下呈6角或8角不等的网架,而老化红细胞网架则有不均匀的大的空孔出现。红细胞膜骨架的变化主要与骨架蛋白的磷酸化有关,老化红细胞膜蛋白磷酸化加强,磷酸化的2.1、4.1蛋白与收缩蛋白的亲和力减弱,骨架蛋白网架松散,造成老化红细胞变形能力差,最终导致红细胞破溶。老化红细胞膜糖成分亦有变化,如唾液酸含量的降低,导致暴露的半乳糖基与IgG结合,最终被吞噬细胞吞噬。

2. 红细胞老化的机制　ATP的消耗和钙的聚集:红细胞能量来源主要依靠糖代谢产生ATP,老化红细胞内糖代谢的酶活性降低,因此,ATP来源减少,一些需能反应的酶,如红细胞膜上的钠钾泵、钙泵等难以行使其正常功能,导致红细胞内$Ca^{2+}$增多,$K^+$减少。$Ca^{2+}$在细胞内的聚集,致使膜蛋白交联,细胞变形性降低,细胞易破溶。

氧化损伤机制:红细胞有一个有效的抗氧化防御体系,因此能在自由基的侵袭中生存。这个体系主要由抗氧化酶类,如超氧化物歧化酶、过氧化氢酶、谷胱甘肽过氧化物酶等组成。正常情况下,红细胞的氧化与抗氧化作用处于相对平衡状态,如自由基产生过多,或抗氧化体系有缺陷,均会导致红细胞氧化损伤。老化红细胞的抗氧化酶类活性均明显减低,表明自由基的氧化作用是老化红细胞膜损伤的重要因素。同时,红细胞内的自由基,如不及时清除,长期积累则能诱导膜脂及膜蛋白发生过氧化作用。

老化的红细胞膜脂质结构紊乱,骨架蛋白被破坏,血红蛋白变性,膜蛋白-骨架蛋白-血红蛋白互相交联,致红细胞膜变形性及稳定性下降,红细胞最终破溶,或被吞噬细胞吞噬。

## 二、血红蛋白的结构与功能

### (一)血红素的结构

血红素亦称亚铁血红素,化学名为亚铁原卟啉Ⅸ,为血红蛋白的辅基,分子量 614kD,化学结构见图 4-3。血红素中的亚铁原子位于卟啉环的中心,有六个配位键,其中四个是与原卟啉分子中心的四个氮原子偶联,与卟啉环处于同一平面。另两个即第五及第六配位键,分别位于血红素平面的两侧。当血红蛋白分子中亚铁血红素与珠蛋白肽链 F 螺旋段 F8 组氨酸的咪唑氮原子结合,不论与氧结合与否,这个占据第五配位位置的组氨酸称为近位组氨酸。但位于亚铁血红素平面一侧的第六配位位置情况不同,此位置为氧结合部位,并与 E 螺旋段第 7 位(E7)中的组氨酸残基发生间接作用,E7 位置的组氨酸称为远位组氨酸。当血红蛋白没有与 $O_2$ 结合时,第六位配位位置空置,发生氧合时,此位置被 $O_2$ 占有,从而体现了血红蛋白的生理功能。但如果血红素中的亚铁 $Fe^{2+}$ 被氧化为高价铁 $Fe^{3+}$,血红蛋白转变为高铁血红蛋白,此时铁原子的第六位配位位置被水分子占有,$O_2$ 被排斥在外,这样,血红蛋白就不能与 $O_2$ 结合,从而失去运 $O_2$ 的功能。

### (二)血红蛋白的结构与功能

Hb 是存在于红细胞内的一种主要结合蛋白质,约占红细胞中总蛋白量的 90%。Hb 由珠蛋白肽链与血红素组成,其主要功能是向机体各组织器官运输氧。Hb 是不均一的,在人体不同发育阶段,合成多肽链种类是不同的,因此这些多肽链组成不同种类的血红蛋白。

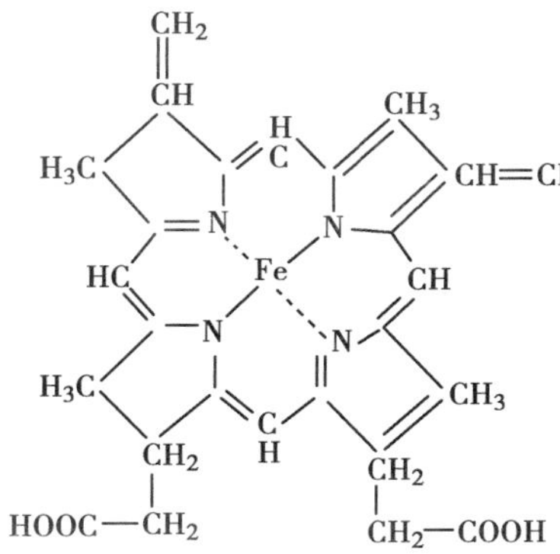

图 4-3　血红素的结构

1. Hb 结构　Hb 的分子结构可划分为一、二、三级或四级。人的 Hb 是由 4 个亚单位组成的,每个亚单位含有一个亚铁血红素和一条多肽链。组成 Hb 的多肽链分为两大类:①α 类链:ζ、α 和 θ 链;②非α 类链:ε、γ、β 和 δ 链。α 链由 141 个氨基酸组成,N-末端为缬氨酸(Val),C-端为精氨酸(Arg);ε、γ、β 和 δ 链由 146 个氨基酸组成,除了 γ 链的 N-末端为甘氨酸(Gly)外,β 和 δ 链的 N-末端为 Val,β、γ 和 δ 链 C-末端均有组氨酸(His)。

Hb 的一级结构,即化学结构,是指氨基酸残基在珠蛋白肽链上的线性排列顺序,两个相邻氨基酸之间以肽键相连接。Hb 的一级结构对 Hb 的立体结构起决定性作用。

Hb 的二级结构是指多肽链主链骨架中若干肽段在一个方向上按一定规律盘绕成 α 螺旋结构。α 螺旋结构是链内肽链间氢键使肽链中有些段落以 3、6 个氨基酸残基为一周,盘成一个右手螺旋。珠蛋白肽链 70% 以上的氨基酸处于螺旋形位置,组成 7 或 8 个阶段,称为螺旋段。α 链有 7 个螺旋段,分别用 A,B,C,E,F,G,H 表示;β 链有 8 个螺旋段,分别用 A,B,C,D,E,F,G,H 表示。非螺旋段位于其间,用 CD,EF 等表示。

Hb 的三级结构:是指在 Hb 二级结构的基础上,珠蛋白肽链借助次级键(主要为疏水键),或按一定方式再折叠盘曲,使本来较长的肽链,在空间上形成较紧密的球状三维构象,内部多为疏水性氨基酸,为血红素提供必要的疏水环境,外部多为极性氨基酸,使 Hb 高度可溶并具有稳定的立体结构。

Hb 的四级结构:组成 Hb 的四个亚基在三级结构的基础上,借助亚基间的次级键,按一定空间关系组成一个完整的、椭圆形的四聚体,即有功能的 Hb 分子。每个 Hb 分子均有两种不同的四级结构,一个是易于氧合、高亲和力的 R 型(松弛态),另一个是易于放氧、低亲和力的 T 型(紧张态)。

2. Hb 功能 Hb 是一种双向呼吸载体,既能将 $O_2$ 由肺运送到组织,又能将 $CO_2$ 由组织运送至肺。血液中绝大部分的 $O_2$(约 96.4%)是和红细胞中的 Hb 结合而运输的,同时人体代谢过程中产生的 $CO_2$ 约 30% 由 Hb 运输到肺排出体外。

Hb 与 $O_2$ 结合后形成氧合 Hb($HbO_2$),两者既能迅速结合,也能迅速解离,主要取决于氧分压($PO_2$)的高低。在肺内,血液中 $PO_2$ 增高,血液中大部分 Hb 与 $O_2$ 结合生成 $HbO_2$;组织内,$O_2$ 从血液弥散进入组织细胞,血液 $PO_2$ 降低,一部分 $HbO_2$ 解离成 Hb 和 $O_2$,释放出的 $O_2$ 供组织和细胞利用。$O_2$ 与 Hb 结合与解离变化不成直线关系,而是"S"形曲线,称为 $HbO_2$ 解离曲线(图 4-4)。

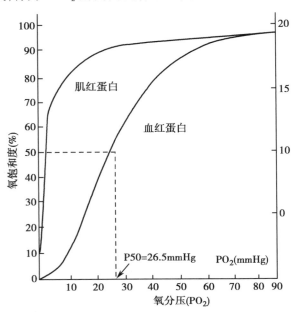

图 4-4 氧合血红蛋白的氧解离曲线

Hb 的氧亲和力随着血液中 $H^+$ 浓度增加和 $CO_2$ 分压($PCO_2$)的增高而减弱,Hb 分子由 R 型转化为 T 型,促使 $HbO_2$ 解离释放出 $O_2$;反之,当 $PCO_2$ 增高时,$O_2$ 和 Hb 结合时 Hb 分子由 T 型转化为 R 型,促使 Hb 释放 $H^+$ 和 $CO_2$。此现象称为 Bohr 效应。Bohr 效应具有重要的生理作用。

## 三、红细胞的生成与破坏

### (一)红细胞的生成

正常人红细胞的生成包括以下阶段,即造血干细胞阶段、红系祖细胞阶段、红系前体细胞增殖分化阶段、网织红细胞的增殖及成熟阶段以及网织红细胞向外周血释放成熟红细胞的阶段。

1. 造血干细胞阶段 造血干细胞在体内数量极少,且正常情况下,99.5% 以上干细胞处于 G0 静止期。造血干细胞具有自我更新及多向分化的能力,通过不对称性分裂,维持干细胞数量不变,维持正常机体长期恒定的造血。其分化,受到骨髓微环境、细胞表面受体、基因突变等多种因素调节。

2. 红系祖细胞阶段 造血干细胞一旦分裂变为早期祖细胞,则立即变为对称性有丝分裂,其自我更新、自我维持的能力下降。晚期祖细胞全部为对称性有丝分裂,完全丧失自我更新的能力。红系祖细胞表面有系特异性生长因子受体,如红细胞生成素(erythropoietin,EPO)受体等。红系祖细胞可以在 EPO 的作用下向红系前体细胞的方向分化、增殖。

3. 红系前体细胞阶段 红系前体细胞阶段可以用形态学标注来区分,包括原始红细胞、早幼红细胞、中幼红细胞、晚幼红细胞及网织红细胞。细胞逐渐成熟的过程为血红蛋白增加和细胞核活性衰减的过程。随着细胞的成熟,红系细胞的直径逐渐缩短,细胞体积逐渐缩小。是因为细胞内一些用于合成血红蛋白、基质蛋白及各种酶的细胞器(如线粒体、高尔基体、核糖体等)逐渐减少,细胞器亦逐渐退化消失。

4. 红细胞的脱核与释放 晚幼红细胞通过自身的波状运动,再经过几次收缩,把核挤到胞质的一极之后脱出。网织红细胞通过骨髓-血液屏障是一个复杂的过程。红细胞通过骨髓的窦壁、内皮细胞联合处的胞质而释放入血。当红细胞进入血窦时,易变形的胞质先入,把胞核留在血窦处,红细胞进入血窦后,内皮细胞即收缩而使血窦孔闭合。

### (二)红细胞生成的调节

在生理情况下,循环中的红细胞总量是通过对红细胞生成速率的反馈调节而维持恒定。当机体红细胞的数量改变时,造血组织通过各种途径进行自身调节维持动态平衡。研究认为,当外周血红细胞数量减少和血红蛋白浓度减低时,红细胞携氧能力下降,血液和组织内氧张力减低,刺激肾脏产生并释放红细胞生成素(erythropoietin,EPO),促进骨髓内红系的生成[5]。

1. 红细胞生成素 EPO 是由肾皮质肾小管周围间质细胞和肝脏分泌的一种激素样物质,能够促进红细胞生成。人体缺氧时,此种激素生成增加,并导致红细胞增生。EPO 是一种糖蛋白激素,基因定位于 7 号染色体。体内产生 EPO 的主要部位是在肾的肾小管周围细胞。正常人约有 5%~10% 的

EPO 是由肾外组织,主要是肝细胞或肝内的 Kupffer 细胞产生。EPO 在人体内的半衰期约为 1~2 天。EPO 主要作用于红系祖细胞阶段,与幼红细胞表面红细胞生成素受体(EPOR)结合后,EPOR 形成二聚体,再通过 JAK/STAT 和 Ras/MAP 激酶等信号传导途径调节红系的增生和分化,促进其增殖与成熟。在红细胞生成过程中 EPO 主要与其他生长因子,如肝细胞生长因子(SCF)、胰岛素生长因子(CIGF-1)共同协同作用于未成熟红系祖细胞的增殖期与分化期,通过:①刺激有丝分裂,促进红系祖细胞增殖;②激活红系的特异基因,并诱导分化,使红细胞大量增殖与分化;③显著减缓 CFU-E DNA 的降解速率,阻抑红细胞集落形成单位 CFU-E 到早幼红细胞阶段的凋亡,并加速网织红细胞的释放,提高红细胞膜的抗氧化功能,促使红系祖细胞的生长与繁殖。

同时,EPO 接受两种反馈调节。机体缺氧时,肾脏反应性地分泌红细胞生成酶,促进 EPO 生成,EPO 增多一方面刺激骨髓造血组织,使周围血液中红细胞增加,另一方面又反馈性地抑制肝脏中的红细胞生成素原的合成,使血浆中的 EPO 水平不致过高。

2. 其他红细胞生成的调节物质 红系分化因子、红系分化去核因子等细胞因子可以促进红系生长,并减少凋亡。某些核激素的受体(NHRs),如雌激素受体、肾上腺糖皮质激素受体和胸腺激素受体等,表现出开关红系分化的功能,未予配体结合的 NHRs 维持细胞处于未成熟的祖细胞期,抑制分化;一旦同配体结合,却表现出刺激红系祖细胞产生、促进红系分化的调控作用。从红系多能造血细胞到红系前体细胞,红系造血祖细胞的分化、增殖和分列的调控由某些在造血早期有重要作用的因子承担,如 SCL 和 LMO2。它们在多能造血祖细胞中表达极低,随着红系造血祖细胞的产生,其表达上调,并持续高水平至红系前体细胞。同时某些转录因子可通过与红系特异转录因子相互作用形成多聚体来发挥调控作用,如 CBFβ、E2A 和 MAFs 等。

### (三)红细胞的破坏

红细胞在体内破坏的场所主要在单核-吞噬细胞系统。首要器官是脾和肝,其次为骨髓。脾具有清除老龄红细胞并消除已收损伤红细胞的功能。

1. 红细胞老龄化的改变 红细胞在成熟后,核糖体消失,细胞不能再合成蛋白,随着红细胞老化,红细胞的体积、密度、胞质及质膜成分均有所改变,其内所含的许多酶系统的生物活性亦逐渐降低。因此随着红细胞的老龄化,其生理和生化功能均有改变。

首先是糖酵解的改变,老龄红细胞内葡萄糖酵解途径中的 3 个限速酶,包括己糖激酶、磷酸果糖激酶和丙酮酸激酶的活性均降低,参加磷酸戊糖旁路的葡萄糖 6-磷酸脱氢酶(G-6-PD)等酶的活性亦减低,最终导致糖酵解速率减低,红细胞变形性下降,易被破坏。其次,老龄红细胞膜脂质含量降低,膜表面积减少,膜糖蛋白含量减低。且由于 ATP 不足,钠泵失调,致细胞内 $K^+$ 减低,$Na^+$ 增多,细胞肿胀,变形性减低。

也有人认为老龄红细胞中的血红蛋白成分也有所改变。正常人血红蛋白中 HbA($\alpha_2\beta_2$)占绝大多数,HbA$_2$($\alpha_2\delta_2$)仅占 2%~3%,而在老龄红细胞,HbA$_2$ 的比例明显增多。

由于红细胞上述改变,老龄红细胞的体积缩小,细胞密度增高,变形性降低,渗透脆性明显增高,易于破坏,是导致衰亡的重要因素。

2. 老龄红细胞的衰亡 红细胞老化后,易导致血管堵塞,老龄的红细胞可能通过红细胞碎裂、渗透性溶解、噬红细胞作用、补体诱导的红细胞溶解等方面的作用导致老龄红细胞的清除。老化的红细胞,主要在脾脏及肝脏的单核-吞噬细胞系统中破坏分解,血红素(heme)变为胆红素,血球蛋白和铁。血浆的颜色就是由胆色素所构成的,因此血红素变为胆红素的过程使血浆变为淡黄色,被释出的铁离子大部分都会被保留起来,可利用于血红素的再合成,胆红素与白蛋白结合,运往肝脏,经处理后,以胆汁的形式排出。同时血球蛋白可成为氨基酸,利于蛋白质的再合成。人体每天有四五万个红细胞在脾脏及肝脏被破坏。一方面,红细胞衰老过程中细胞内酶活性减低、膜生理功能所需能量减少、膜脂质成分发生变化,使红细胞膜变形性减低、脆性增加,使红细胞容易被脾脏"阻滞"而吞噬、破坏;另一方面,衰老红细胞膜表面所带负电荷减少、红细胞间排斥效应减低、易于聚集、体积增大,使红细胞容易被脾脏"阻滞"而吞噬、破坏。当衰老的血红素于脾脏和肝脏中分解后,它们的铁离子会被释放到血浆中并与铁传递蛋白(transferrin)结合,大部分的铁便是由此蛋白质被送回骨髓,以作为合成新红细胞的原料。

# 第三节　白细胞系统

## 一、中性粒细胞结构、生化与功能

### (一)中性粒细胞的细胞结构

中性粒细胞由造血干细胞的粒细胞系发育而来,是一种分化完全的终末细胞。中性粒细胞占血液中白细胞总数的 50% ~ 70%。在骨髓成熟后进入血液循环,并可逸出血管壁进入组织或炎症部位。

1. 一般形态　成熟中性粒细胞直径 12~15μm,呈椭圆形或圆形,细胞核浓缩并凹陷形成多个核叶,不含有核仁,核叶一般 2~5 个,核叶间有染色质细丝相连。中性粒细胞的颗粒主要有两种,依发育顺序先后分为原发颗粒或称嗜天青颗粒及继发颗粒或称特异颗粒。由于在骨髓细胞阶段不再生成原发颗粒只生成继发颗粒,到成熟中性粒细胞时继发颗粒在数量上约为原发颗粒的 2~3 倍。

2. 细胞核　成熟中性粒细胞胞核高度浓缩。染色质内陷成为块状,称为分叶核(multilobed nucleus),各核叶之间由 15~30nm 宽的细丝相连。核叶的数量反映了中性粒细胞的成熟度,有 3~4 个核叶的中性粒细胞比只有 2 个核叶的细胞更加成熟。

3. 糖原　成熟中性粒细胞富含糖原颗粒。应用偶氮胭脂红和 PAS 染色均呈阳性,电镜下糖原呈颗粒状,大多均是直径为 2nm 左右的颗粒,称为 β-糖原颗粒。糖原从中幼粒细胞阶段开始出现,随着细胞成熟逐渐增多,因中性粒细胞线粒体退化,糖原

通过糖酵解提供其能量来源。

4. 微管和微丝　微管和微丝是中性粒细胞质中的重要结构。微管是一种中空的管状结构,内径为 18nm±2nm,外径为 24nm±2nm。微管由管蛋白构成,管蛋白是由 α 亚基和 β 亚基形成的异二聚体,占微管总蛋白的 80%±95%。管蛋白与微管相关蛋白聚合成原纤维,而后由 13 条原纤维以右手螺旋方式围绕成中空的微管结构。平均每个管蛋白可结合两个 GTP,在管蛋白的聚合中起重要作用。微管形成的细胞骨架可以维持细胞形体、控制细胞器的运动、参与中性粒细胞的游走、吞噬体的形成和黏附作用。

微丝(microfilament)是球形肌动蛋白的双股螺旋的聚集体,直径 4nm±6nm,存在于中性粒细胞的胞质中。微丝参与中性粒细胞受刺激引起的各种运动性反应和黏附作用及胞质在伪足中的流动及物理状态的变化。

5. 质膜　中性粒细胞质膜是典型的流动镶嵌模式结构,厚度约 7.5~10.0nm,磷脂分子以亲水性头部外向、疏水性尾部对接方式排列形成脂质双层,膜蛋白以各种方式镶嵌其间。膜脂主要由磷脂、甘油三酯、糖脂和胆固醇组成。由于膜脂中饱和脂肪酸比例较高,因而刚性较好,对水溶性物质的渗透性较差。中性粒细胞质膜含有丰富的膜蛋白,如各种受体蛋白、离子通道蛋白、各种膜功能酶等。

6. 中性粒细胞颗粒　根据标志酶等特征,中性粒细胞颗粒分为 4 个亚系,即嗜天青颗粒、特异颗粒、白明胶酶颗粒和分泌性囊泡(表 4-1)。

表 4-1　中性粒细胞亚系的组分

| 颗粒 | 嗜天青颗粒 | 特异颗粒 | 白明胶酶颗粒 | 分泌泡 |
|---|---|---|---|---|
| 标志酶 | 髓过氧化物酶 | 乳铁蛋白 | 白明胶酶 | 碱性磷酸酶 |
| 膜 | CD63 | CD15 CD66 CD67 | CD11b/CD18 | CD10 |
| | CD68 | CD11b/CD18 | | CD13 |
| | Granulophysin | Gp91 phox/p22phox | | CD45 |
| | | | | CD35(CR1) |
| 氧化酶受体 | | 细胞色素 b | 细胞色素 b | 细胞色素 b |
| 其他受体 | | Rap1A | Rap1A | Rap1A |
| | | FMLP R | FMLP R | FMLP R |
| | | C3bi R | C3bi R | C3bi R |
| | 层粘连蛋白 R | | | CR4 R |

| 颗粒 | 嗜天青颗粒 | 特异颗粒 | 白明胶酶颗粒 | 分泌泡 |
|---|---|---|---|---|
| | | 玻连蛋白 R | | C1q R |
| | | | | FcγⅢ R |
| | | | | 纤维蛋白原激活物 R |
| 信号传递 | 血小板反应蛋白 R | | | |
| | Gi2 蛋白亚基 | | | |
| 其他 | NB 抗原 19kD 和 155kD 蛋白 | 二酰基甘油 | 蜕变加速因子 | |
| | | 脱乙酰酶 | | |
| 基质 | | | | |
| 杀菌物 | 髓过氧化物酶 | 乳铁蛋白 | 溶菌酶 | |
| | 氧化氮合酶（NOS） | 溶菌酶 | | |
| | 溶菌酶 | | | |
| | BPI 蛋白 | | | |
| | 防御素 | | | |
| | Serprocidins | | | |
| | 弹性蛋白酶 | | | |
| | 组织蛋白酶 G | | | |
| | 蛋白酶 3 | | | |
| | Azurocidin（CAP37） | | | |

### （二）中性粒细胞质膜功能蛋白的生化性质

中性粒细胞质膜含有丰富的受体蛋白分子，这与其复杂的行为、功能的多样及精细的调节相适应。随着研究的不断进展深入，会有更多的受体分子被发现，现重点阐述以下三种。

1. 趋化性受体　人中性粒细胞质膜上已发现存在多种趋化性受体。中性粒细胞可依靠特异性受体的调节或通过特异性受体在细胞表面的表达而感受趋化信息。报道较多的是 FMLP、C5a、LTB4、IL-8 受体。每个中性粒细胞上有 50 000 个 FMLP 受体，Kd 为 20nm，FMLP 受体储存在特异颗粒和分泌泡中。用放射标记 C5a 证明每个中性粒细胞上有 50 000~100 000 个 C5a 受体，Kd 为 2nm，C5a 受体目前已被克隆。研究证实，C5a 受体与 G 蛋白的偶联密切相关。

趋化因子（chemokine）是组织衍生的趋化物中对中性粒细胞具有强趋化活性的物质，是一种 70~80 个氨基酸组成的低分子量蛋白，具有四个半胱氨酸并形成两个二硫键：一个在较短的 α-末端区，一个在较长的羧基末端区。趋化因子结构序列中前两个半胱氨酸的位置决定其功能：两个半胱氨酸被另一个氨基酸隔开的称为 CXC 趋化因子，其基因簇位于 4 号染色体；CC 趋化因子的两个半胱氨酸是邻位，对中性粒细胞无激活作用，但对于单核细胞、嗜碱性粒细胞、嗜酸性粒细胞及 T 淋巴细胞均有激活作用。属于 CXC 趋化因子的有 IL-8、NAP-2 和 GRO-α。目前所发现的趋化因子已超过 50 种，所有趋化因子均需要通过七次跨膜受体才能起作用。迄今，已发现 6 种 CXC 受体和 10 种 CC 受体。

2. 调理素受体　调理素受体包括：免疫球蛋白（IgG，IgA）受体和补体 C3 受体。这一类受体与 IgG（IgA）和 C3 补体分子中的 Fc 段结合，从而使中性粒细胞识别经它们调理后的病原体颗粒或免疫复合体。免疫球蛋白受体亦称 Fc 受体，分以下几型：属 IgG 的 FcγRⅡ，FcγRⅢ；属 IgA 的有 FcαR；补体 C3 受体有 CR1（CD35）和 CR3（CD11b/CD18，Mac-1）。调理素受体具有介导吞噬作用的能力，CR1 主要促使对病原体等的黏附作用，促进由 CR3 介导的 C3b/C3b 调理颗粒的吞噬。Fc 受体亦能增进细胞对病原体颗粒的吞噬和消化。

3. 中性粒细胞 P2 受体 核苷酸可以通过与特定细胞表面受体作用,对调节细胞信号传递和转录有重要影响。胞外核苷酸通过对 ROS 生成的调节,在调节炎症、介质生成、介导细胞杀伤及凋亡等方面起到重要作用;且可以增强 NO 及其他自由基的泛式增强细菌的 LPS 功效,激活巨噬细胞和单核细胞。其必须通过核苷酸受体起作用。胞外的核苷酸受体均属于 P2 受体,且分为 2 个亚族,即 P2Y 和 P2X 亚族。现已鉴定出 P2Y 亚族中的 8 个成员,分别是 P2Y1、P2Y2、P2Y4、P2Y6、P2Y11、P2Y12、P2Y13 和 P2Y14。P2Y 受体含有 7 次跨膜微区,且与异三聚体 G 蛋白活化有关。P2X 受体是一个含有 7 种不同的同工型亚基家族,包括 P2X1-7,大多是同种三聚体配体,为门控、阳离子选择性通道,含有两个跨膜微区。

### (三)中性粒细胞的功能

中性粒细胞是体内最重要的防御细胞,是机体抵抗病原体入侵的第一道防线。主要功能是吞噬和杀伤细菌,包括黏附、趋化、吞噬和杀菌作用 4 个方面。以下将做详细阐述。

1. 趋化因子及中性粒细胞的黏附作用 细菌或组织坏死会产生大量的代谢物,有些代谢物具有引诱中性粒细胞的性质,有些则与血浆中蛋白质作用形成复合物后亦具有上述性质,这些物质扩散后形成浓度梯度诱导中性粒细胞运动至感染源。上述可以刺激中性粒细胞诱导其游走的物质称为趋化因子(chemotactic factor)。近年来,已把广义细胞因子中对各种白细胞亚类如中性粒细胞、单核细胞和淋巴细胞中具有趋化和预活化的低分子量蛋白称为趋化因子(chemokine)。根据其 4 个保守半胱氨酸残基中前两个位置不同而分成 α 趋化因子(CXC)和 β 趋化因子(CC)两个亚族。"C"代表半胱氨酸,"X"代表任一其他氨基酸。随着研究的进展,趋化因子或称趋化物的范围愈加扩大,包括蛋白类的补体系统产物、多肽类细菌释放的趋化三肽及其类似物、属脂代谢产物的血小板脂氧合酶途径产物 12-羟二十碳四烯酸(12-HETE)、LTB4 和血小板活化因子等。

黏附作用是中性粒细胞的重要功能之一。黏附作用能使中性粒细胞接受信息并作出相应的反应来调节细胞行为。中性粒细胞的黏附作用包括细胞-细胞、细胞-细胞外基质(extracellular matrix,ECM)的黏附作用。研究发现至少有三种黏附分子家族的成员参与了中性粒细胞-内皮细胞的黏附作用,分别是免疫球蛋白家族、选择素家族和整合蛋白家族。免疫球蛋白家族的主要成员有:细胞间黏附分子 1 和 2(intercellular adhesion molecule,ICAM-1,ICAM-2)和血管细胞黏附分子(vascular cell adhesion molecule,VCAM)。选择素家族成员包括选择素-E、选择素-P 和选择素-L。参与中性粒细胞黏附反应的整合蛋白家族成员主要是 β 亚族中的 β2 亚族。中性粒细胞如何通过黏附分子与内皮细胞发生黏附作用,机制有待进一步研究。

炎症期间,中性粒细胞与内皮细胞的黏附分以下三个阶段进行。第一阶段:中性粒细胞未受到炎性因子刺激被激活,中性粒细胞与血管内皮细胞的相互作用主要通过选择素-P 调控。选择素-P 迅速增加识别中性粒细胞表面的相应配体 CD15 上的糖类配基,中性粒细胞上的选择素-L 也可识别血管内皮细胞上的 Le$^x$。循环血中的中性粒细胞减速,逐渐向血管壁靠近并沿着内皮细胞表面移动。

第二阶段:由于炎性因子 LPS、TNF 或 FMLP 等中性粒细胞和内皮细胞均可产生激活作用,促进两种细胞表面黏附分子受体等(如中性粒细胞表面的 LFA-1、Mac-1、ICAM-1 和选择素-E)的表达和活化。另外,内皮细胞被激活后可产生细胞因子,可直接作用于中性粒细胞,增强黏附性。

第三阶段:当内皮细胞暴露在免疫调节剂(如 γ-干扰素、TNF 或 LPS)4-24 小时后,中性粒细胞黏附性的驱动主要是通过内皮细胞活化产生的 ICAM-1 和选择素-E 进行。ICAM-1 可与中性粒细胞表面整合蛋白 LFA-1 和 Mac-1 结合。黏附在血管内皮细胞上的中性粒细胞通过整合蛋白分子调整自身的细胞骨架,变形从而从内皮细胞间隙"挤"出去。脱离血管的中性粒细胞在趋化因子的作用下,顺浓度梯度通过趋化运动到达感染源。

2. 中性粒细胞的吞噬作用及消化作用 中性粒细胞的吞噬作用:中性粒细胞到达感染源后即可通过各种受体识别经补体/抗体调理的细菌颗粒。免疫球蛋白和补体 C3b、C3bi 是机体非常重要的调理素,它们在细胞表面相应的受体分别为:FcR Ⅰ、FcR Ⅱ、FcR Ⅲ 和 CR1、CR3。调理后的细菌与受体接触并被中性粒细胞表面的黏附分子黏住,随即开始了吞噬作用:首先由伪足沿着与细菌结合的部位向四周伸展包抄,最后收口脂质脱离质膜形成吞噬体。

中性粒细胞的杀菌消化作用:吞噬体形成后即脱离质膜与胞质中的颗粒发生膜融合,形成吞噬-溶酶体或称消化泡。颗粒中的各种抗菌物质随即释放,此过程称为脱颗粒作用(degranulation),标志着非氧杀菌作用的启动,亦为依氧杀菌做准备。①非氧杀菌机制:脱颗粒作用在机体防御方面有以下作用,首先,释放含髓过氧化物酶(MPO)、阳离子蛋白和酸性水解酶的原发颗粒,加强对吞噬体的消化和杀菌性能。其次,含有溶菌酶、胶原酶、乳铁蛋白等的继发颗粒(特异颗粒)和富含白明胶酶的白明胶酶颗粒同时释放,一方面加强杀菌作用,同时特异颗粒膜上含有的细胞色素 $b_{558}$ 迅速转移到质膜上,从而触发依氧型杀菌过程。同时,特异颗粒、白明胶酶颗粒和区室含有诸如 FMLP 受体、纤连蛋白受体、层粘连蛋白受体、CD11b/CD18、Mac-1、CR1 等多种受体,脱颗粒作用产生的膜易位可增强中性粒细胞的黏附作用、趋化作用、吞噬作用及呼吸爆发作用,提高中性粒细胞的活化水平,有助于杀菌和消化细菌。非氧杀菌是依氧杀菌的补充,中性粒细胞的防御作用主要是通过氧化型杀菌途径实现。②依氧杀菌机制:依氧杀菌作用主要是通过 NADPH 氧化酶的激活、利用 $O_2$ 大量生成超氧阴离子($O_2^-$),并可形成一系列有强氧化作用的衍生物,如 $H_2O_2$、$ClO^-$、$OH^-$ 及氯胺等实现杀菌作用,这些物质统称为活性氧物质(reactive oxygen species,ROS),ROS 破坏细菌的蛋白质分子、核酸及酶等重要生物分子从而杀死细菌。依氧性杀菌过程由多个环节组成,包括磷酸己糖通路激活和 NADPH 氧化酶激活,氰化物不敏感性氧消耗激增及 ROS 大量生成。

### (四)胞内信号传递及刺激的偶联反应

中性粒细胞的激活是一个非常复杂的生理、生化进程,始动于趋化物质与中性粒细胞表面受体的结合。目前研究所知,来自细胞渗出的因子、组织因子、细菌因子和白细胞衍生物及大多数能激活中性粒细胞的趋化物都可以和中性粒细胞的相应受体结合,启动相关信息途径而激活 NADPH 氧化酶。研究显示,这些趋化物,大都与中性粒细胞的 7 次跨膜受体相结合,触发了包括蛋白激酶 C(PKC)、酪氨酸激酶(TPK)、促分裂原活化的蛋白激酶(MAPK)和 $PI_3K$ 等与 NADPH 氧化酶的激活密切相关的上游信号传导系统。

1. 经典的 PLC-PKC 信息传递途径对 NADPH 氧化酶的激活  CtxR-G 蛋白偶联是趋化信息分子传递信号跨膜的必经之路。趋化物与中性粒细胞的 7 次跨膜受体结合后,致与该受体下方邻近的由 α、β 和 γ 三个亚基组成的异三聚体 G 蛋白构型发生改变,激活了异三聚体中的 α 亚基并具有 GTP 酶活性;而后 α 亚基和 β、γ 亚基分开,分开的 α、β、γ 亚

基均可独立启动相应的信号传递途径,βγ 亚基可激活磷脂酶 C(PLC),PLC 可使 4,5-磷脂酰肌醇二磷酸($PIP_2$)产生 1,4,5-三肌醇磷酸(IP3)和二酰甘油 DG,从而引起质膜磷脂的混乱。IP3 和 DG 都是细胞功能的重要调节因子,具有第二信使功能。DG 可直接激活 PKC,IP3 可促使内质网钙库释放 $Ca^{2+}$,而后激活 PKC。PKC 属丝氨酸激酶,是 NADPH 氧化酶上游最主要的信号传递途径。激活的 PKC 可使 NADPH 氧化酶的胞质组分 P47-phox 和 P67-phox 磷酸化使其活化,同时,中性粒细胞被激活后,上游信息促使 Rac 蛋白活化,而后 Rac 作为分子伴侣把 P47-phox、P67-phox-P40-phox 携送至质膜与细胞色素 $b_{558}$ 结合,完成 NADPH 氧化酶激活。

在 PLC 激活的同时,发现 PLD 和 PLA 也同时激活。PLD 可促使磷脂酰胆碱产生磷脂酸,磷脂酸进一步衍生成 DG 再激活 PKC。PLA 可促进磷脂酰胆碱产生花生四烯酸,可能对中性粒细胞的趋化反应起到调节作用。

2. TPK 信息传递途径对 NADPH 氧化酶的激活  研究发现,抑制 PKC 后中性粒细胞磷酸化水平并未完全丧失,表明除了 PKC 系统以外,还存在别的激酶系统。应用 TPK 抑制剂抑制 TPK 的活性后,中性粒细胞 NADPH 氧化酶的活性会部分受抑,反之亦然。表明 TPK 对 NADPH 氧化酶有调控作用。主要通过以下途径进行:趋化物与 7 次跨膜受体结合后,由异三聚体 G 蛋白的 α 亚基激活与 Src 相关的非受体型酪氨酸激酶的 Lyn,后 Lyn 与接头分子 SHC 结合。

SHC 是庞大的接头蛋白分子家族的成员,在结构上有大量可结合 SH2 及 SH3 蛋白的基序。一方面可以和 TPK 上的 SH2 和 SH3 结合,另一方面可以和生长因子受体结合蛋白 2(GRB2)上的 SH2 和 SH3 结合。GRB2 常与一种鸟苷酸交换因子 SOS 蛋白相连,SOS 可以激活低分子量 G 蛋白家族的重要成员 Ras,使之转变为活化状态。活化的 Ras 再激活 Raf 蛋白,经过对 MAPK 的三级激活是 MAPK 激活,进而激活 PLA,进一步激活 PKC 并直接激活 NADPH 氧化酶。

3. $PI_3K$ 信息传递途径对 NADPH 氧化酶的激活  有研究发现,$PI_3K$ 亦参与 NADPH 氧化酶激活的调控。$PI_3K$ 是参与细胞生长和骨架蛋白组装信息传递的重要成员。$PI_3K$ 活化后可使 $IP_3$ 磷酸化变成 $PIP_3$,而后 $PIP_3$ 激活 Rac 蛋白。活化的 Rac 蛋白以分子伴侣的角色携带 P47-phox、P67-phox-P40-

phox 至质膜与细胞色素 b558 结合,使 NADPH 氧化酶激活。

由趋化物配体与 7 次跨膜受体结合始动的 PLC-PKC 途径、TPK-Ras-MAPK 途径和 PI₃K 途径均能正调控 NADPH 氧化酶的活性,使 ROS 水平增高,有利于机体抵抗入侵的病原菌。

## 二、中性粒细胞的生成、分布及死亡

### (一)中性粒细胞的生成及其调节

中性粒细胞在骨髓中从祖细胞始,经过增殖、分化逐渐发育成熟。其发育顺序即原始粒细胞→早幼粒细胞→中性中幼粒细胞→中性晚幼粒细胞→中性杆状核粒细胞→分叶核粒细胞。正常人的中性粒细胞生成的速率,即每天每千克体重细胞数,为 $(0.85 \sim 1.6) \times 10^9 / (kg \cdot d)$,成熟的中性粒细胞在血液中大约循环 6 个小时,随后进入组织发挥作用。

参与粒细胞生成的体液性调节因子早已通过体外培养系统予以确定,通常以能刺激骨髓祖细胞生成集落的能力来判别,这种促血细胞生成素称为集落刺激因子(CSF)。人中性粒细胞的生成至少与 3 种 CSFs 有关,即 GM-CSF、G-CSF 和 IL-3。GM-CSF 是相对分子量 22kD 的糖蛋白,能够刺激中性粒细胞、单核细胞和嗜酸性粒细胞的生成。G-CSF 是一分子量为 20kD 的糖蛋白,仅能刺激中性粒细胞的生成。IL-3 又称多能性 CSF,分子量为 20kD,是一种对造血早期起作用的造血生长因子,多能干细胞起作用。G-CSF 和 GM-CSF 可直接对中性粒细胞起作用,并增强该细胞的功能。因成熟的中性粒细胞缺乏 IL-3 受体,因而 IL-3 对其无影响。这些促血细胞生成素在调节中性粒细胞的生成和功能活动等方面起到重要作用。

在宿主防御期间(如细菌入侵),巨噬细胞和 T 淋巴细胞被激活,它们释放 CSFs、细胞因子和淋巴因子,引起内皮细胞核间质细胞产生 CSFs,刺激骨髓细胞生成中性粒细胞。当微生物病原体被吞噬消化后,由于清除了诱导 CSF 基因表达的刺激,中性粒细胞的生成就恢复到基础水平。

### (二)中性粒细胞的分布

中性粒细胞的分布,或称为中性粒细胞的生命时相,可从骨髓、血液循环和组织 3 个方面进行叙述。

1. 骨髓中的中性粒细胞　骨髓中的中性粒细胞可分为增殖和成熟储存两个区群。原始粒细胞、中性早幼粒细胞、中性中幼粒细胞具有复制能力,组成增殖区群。中性晚幼粒细胞和成熟中性粒细胞失去复制能力,组成成熟储存区群。通过不同标记检测数据统计,估算出从中幼粒细胞阶段到血液中转化时间为 5~7 天,而在感染期,中幼粒细胞到进入血液的转换时间则可短至 48 小时。随着成熟的完成,中性粒细胞被储存在骨髓中。在某种病理条件下,成熟期可能缩短,细胞可能在成熟前被提前释放入血。

2. 血液中的中性粒细胞　中性粒细胞离开骨髓储存区,随即进入血液,且不再重新返回骨髓。血液中性粒细胞有一部分不参加循环,而是黏附在血管内皮细胞上。因此,在血液中存在两个中性粒细胞池:循环池和边缘池。通过锻炼、注射肾上腺素等方法可以使中性粒细胞从边缘池移动至循环池,并最终进入组织。中性粒细胞一旦进入组织,就不能再返回至血液,细胞的流动则呈现出单向性特征。

3. 组织中的中性粒细胞　在感染部位或损伤组织,中性粒细胞黏附在血管内皮细胞上,通过趋化作用数秒内可游移到组织。黏附作用和趋化作用是两个相独立的过程,分别由自身相应的配体-受体所介导。白细胞黏附到内皮细胞主要有 3 个黏附分子介导,包括 Mac-1、LAF-1 和 P150/45。中性粒细胞在组织中发挥其吞噬消化及作用。

## 三、淋巴细胞结构与功能

### (一)淋巴细胞的形态及功能

淋巴细胞是具有特异免疫识别功能的细胞系。血液中的淋巴细胞以小淋巴细胞为主,具有典型的均一形态特征:直径 6μm、圆形,胞质少,略嗜碱,胞核圆形或有凹陷,染色质呈粗团状分布。同其他血细胞一样,淋巴细胞也来源于骨髓干细胞。按其个体发生、表面分子和功能的不同,可将淋巴细胞系分为 T 细胞、B 细胞和 NK 细胞。它们执行着不同的功能。T 细胞的前身细胞在胸腺内进行加工后,成熟为有功能活性的 T 淋巴细胞,主要负责细胞免疫。B 细胞参与体液免疫,原于骨髓。NK 细胞形态上属大颗粒淋巴细胞,平均直径 13.5μm,胞质丰富,着色较浅,细胞核呈肾型。NK 细胞具有多种免疫功能,如抗肿瘤、抗感染及免疫调节等。

### (二)淋巴细胞的发育与分化

1. T 淋巴细胞　胸腺是 T 细胞发育成熟的主要部位,胸腺微环境为 T 细胞发育创造了条件。胸腺微环境主要由胸腺间质细胞、细胞外基质和细胞因子组成。当原 T 细胞进入胸腺后,在胸腺微环境作用下,诱导其发育及分化。在其分化成熟过程中,先后可发生多种分化抗原的表达,各种细胞受体的表达,并通过正负选择过程,最终形成 T 细胞库。最终,成熟的 T 细胞迁移出胸腺,并定居于周围淋巴器官,参与淋巴细胞循环,分布于全身组织等一系列复杂过程。

通过对小鼠 T 细胞发育的研究发现,T 细胞在胸腺内的分化发育分为三个阶段,每一发育阶段其 TCRαβ、CD3 以及协同受体 CD4 和 CD8 等分子的表达水平不同。首先,是表型为 CD4⁻和 CD8⁻的双阴性细胞(DN),进而经单阳性细胞(CD4⁻CD8⁺)分化为双阳性细胞(CD4⁺CD8⁺,DP)。第三阶段由 DP 细胞经正与负选择过程,分化为具有免疫功能的成熟 T 细胞,只表达 CD4⁺或 CD8⁺,而后迁出胸腺,移居周围淋巴器官。

依据 T 细胞表面标志和功能的差异,可将 T 细胞划分为不同的亚群:根据主要的表面抗原不同,分为 CD4⁺和 CD8⁺细胞;根据分泌的因子及介导免疫功能不同,又将 CD4⁺ T 细胞再分为 Th1 及 Th2 细胞;根据执行功能分工不同,可将 CD8⁺ T 细胞再分为细胞毒性 T 细胞及抑制性 T 细胞。在机体内发挥其相应的免疫调节功能。

2. B 淋巴细胞　哺乳类动物在胚胎早期,B 细胞分化的最早部位是卵黄囊,此后在脾和骨髓,出生以后在骨髓内分化和成熟。B 细胞分化过程可分为两个阶段,抗原非依赖期和抗原依赖期。在抗原非依赖期,B 细胞分化与抗原刺激无关,主要在中枢免疫器官内进行。抗原依赖期指成熟 B 细胞受抗原刺激后,可继续分化成合成和分泌抗体的浆细胞阶段,主要在周围免疫器官内进行。

B 淋巴细胞由多能干细胞与造血微环境中的基质细胞相互作用,分化并发育至成熟。B 细胞免疫球蛋白基因位点的功能性重排是淋巴细胞发育为 B 细胞的基本条件。重排的过程包括重链基因位点上 *VDJ* 基因片段的重排和轻链基因位点的 *VJ* 基因片段重排。

B 细胞在骨髓内的发育,可经过原 B 细胞(pro-B cell)、前 B 细胞(pre-B cell)、未成熟 B 细胞(immature B cell)及成熟 B 细胞(mature B cell)四个阶段。成熟 B 细胞释放至周围淋巴组织,构成 B 淋巴细胞库。在此阶段,B 细胞经抗原刺激后,可继续分化为浆细胞,即抗原依赖的分化阶段。

成熟 B 细胞在周围淋巴器官接受抗原刺激,在 Th 及抗原呈递细胞的协助及其产生的细胞因子的作用下,可使 B 细胞活化、增生及分化为合成及分泌抗体的浆细胞。这个阶段的 B 细胞可逐渐丢失一些膜分子如 CD19 和 CD22 等,并发生 Ig 的类别转换,从而产生 IgG、IgA 或 IgE 等的 B 细胞。当成熟 B 淋巴细胞分化为浆细胞后,B 细胞表面的大部分标志均可丧失,并出现一些新的浆细胞标志。

3. T、B 细胞间相互作用　抗原蛋白进入机体后,免疫反应须有 T、B 细胞对同一抗原的识别。MHC 分子诱导 T 细胞识别抗原呈递细胞(APC)表面呈递的抗原,B 细胞通过递呈抗原与 T 细胞作用,反过来又接受抗原辅助(图 4-5)。同时,免疫反应的强弱由抗原位置和剂量决定。T、B 细胞需要协调作用,仅仅依靠抗原受体识别抗原不够,还需要其他辅助信号。抗原识别发生于淋巴器官,T 细胞主要在副皮质区,而副皮质区最为丰富的 APC 即 DC 细胞。DC 细胞的激活可能由细菌或病毒的产物激活的巨噬细胞释放的细胞因子如 TNF-α 和 IL-1 所致。DC 的激活可刺激 T 细胞激活,产生克隆性增殖。这

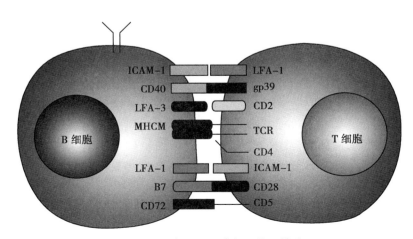

图 4-5　T 细胞和 B 细胞相互作用的分子

一反应启动了 DC、T 细胞及其他细胞间的瀑布反应。TNF-α 和 IL-1 启动 DC 上 CD40 的表达,加强 T 淋巴细胞 CD40 配体的作用。CD40/C40L 相互作用可促进 B7 表达,并通过 CD28 信号途径引起更强的 T 细胞反应。这一共刺激途径主要作用是防止凋亡和促进增殖。

T 细胞可以辅助 B 细胞分化。B 细胞激活和分化的每个步骤都涉及分化信号,该信号或通过与 T 细胞接触,或通过细胞因子传导。辅助 T 细胞与 B 细胞形成紧密偶联。IL-4 可加强偶联作用。接触作用可借助 T、B 细胞偶联所涉及的膜分子或是接触后释放的可溶性介导剂进行。T、B 细胞之间相互作用涉及许多分子,如 LFA1/ICAM 等,最终 CD40/CD40L 和 CD28/B7 相互作用提供共刺激。B 细胞激活 T 细胞,由激活的 T 细胞释放辅助因子。T 辅助细胞的激活可触发早期活性基因的表达,如 c-myc 和 erg1。

4. NK 细胞  自然杀伤细胞(natural killer cells, NK 细胞)从造血干细胞(CD34$^+$ HSC)发育分化而来,其过程可分为三个阶段,以出现 NK 前体细胞(NKP)、未成熟 NK 细胞(iNK)和形成有功能的成熟 NK 细胞(mNK)为标志。整个过程依赖于骨髓基质微环境,因为后者可以提供 NK 细胞发育分化必需的多种细胞因子。首先,在早期造血生长因子,如 FLT-3 配体和 c-kit 配体等作用下,CD34$^+$ HSC 上调 IL-2/IL-15Rβ(CD122)的表达,逐渐分化为 CD34$^+$CD122$^+$CD56$^-$NKP,这些前体细胞通过 CD122 分子获得对 IL-15 的应答能力。而在骨髓微环境中 IL-15 主要由骨髓基质细胞产生,对 NK 细胞发育成熟起关键作用,最终可促进 CD56 的表达,形成 CD3-CD56+NK 细胞。近年来的研究证实,肝脏、淋巴结、脾脏亦存在 NKPs,提示这些组织器官可能是 NK 细胞发育分化的场所。NK 细胞是一群不同于 T、B 淋巴细胞的大颗粒淋巴细胞,分布于外周各淋巴器官及血液循环系统,无需抗原的预先刺激与活化即可发挥细胞毒效应,分泌多种细胞因子及趋化因子。NK 细胞表达一系列活化性受体及抑制性受体,两者间的平衡是控制 NK 细胞是否被激活的重要机制。在人类,NK 细胞具有其特有的表面标志 CD56 及 CD16 分子,根据此表面标志表达水平的不同将 NK 细胞分为不同的亚群,即 CD56bright 和 CD56dim 细胞。另外,依据 NK 细胞在免疫应答过程中功能的不同又可将 NK 细胞分为辅助性(helper)NK 细胞、调节性(regulatory)NK 细胞,杀伤性(cytotoxic)NK 细胞以及抗原呈递(antigen-presenting)NK 细胞等[5]。

## 第四节  血小板生物学特性

### 一、血小板的结构、生成及其调节

#### (一)血小板的结构

正常状态下,血小板呈两面微凸的圆盘状,平均直径 2~3μm,平均体积为 8μm$^3$。血小板为无核细胞,在光镜下无特殊结构,通过电镜等途径可以观察到其超微结构。

1. 血小板的表面结构  血小板的表面结构主要由细胞外衣和细胞膜组成。血小板细胞外衣由各种糖蛋白(glycoprotein, GP),如 GP Ⅰa、Ⅰb、Ⅱa、Ⅱb、Ⅲa、Ⅳ、Ⅴ和Ⅸ,及这些 GP 的糖链部分组成。

电镜下,血小板膜呈典型的三层结构,厚度为 7.5nm。冰冻蚀刻研究表明,血小板膜内颗粒数比红细胞少,分布也不同,颗粒代表了膜类脂双分子层中的蛋白质,其中包括多种酶及各种受体,如凝血酶受体、肾上腺素受体等,在激活血小板过程中起着重要作用。血小板细胞膜中有 Ca$^{2+}$ 通道、钠泵(Na$^+$/K$^+$-ATP 酶)和阴离子泵,维持细胞内外的离子浓度梯度。血小板因子Ⅲ亦位于细胞膜中,在血液凝固反应中起催化作用。

2. 血小板的溶胶-凝胶区  血小板膜内侧有三种细丝状结构:微管、微丝和膜下细丝。上述物质构成了血小板的骨架和收缩系统,在血小板变形、颗粒成分释放、伸展和血块收缩中起重要作用。

微管是一种非膜性管道结构,呈环形排列于血小板周围,有 8~24 层,每层直径在 25nm 左右。构成微管的主要成分是微管蛋白,由两种结构基本相同的单体聚合而形成的二聚体。

微丝是一种实心的细丝状结构,血小板静止状态下一般看不到微丝。当血小板被激活,细胞基质中出现大量微丝。微丝主要含有肌动蛋白细丝,直径 5nm,另有少量短的肌球蛋白粗丝,两者比例 100:1。

3. 血小板的细胞器和内含物  在电镜下,可见血小板内含有多种细胞器,其中最重要的是各种颗粒成分,如 α 颗粒、致密颗粒(δ 颗粒)与溶酶体等(表4-2)。

表 4-2 血小板颗粒组分

| 致密颗粒 | α 颗粒 | 溶酶体 |
|---|---|---|
| ADP | 血小板因子Ⅳ(PF4) | 酸性水解酶 |
| ATP | β血小板球蛋白(β-TG) | 组织蛋白酶 |
| 5-羟色胺 | 血小板衍生生长因子(PDEF) | |
| 钙离子 | 通透性因子 | |
| 抗纤溶酶 | 趋化性因子 | |
| 焦磷酸盐 | 凝血酶敏感蛋白(TSP) | |
| | 纤连蛋白(FN) | |
| | 纤维蛋白原(Fg) | |
| | 因子Ⅴ | |
| | 因子Ⅷ,vWF | |
| | 清蛋白 | |

4. 血小板膜糖蛋白 血小板膜含有多种蛋白质,其往往连接大量的糖链形成糖蛋白。血小板膜糖蛋白及其结构、功能特征(表 4-3)。依照蛋白质结构、功能和配体的性质,将其归入一些大的基因家族,支持止血及血栓形成的血小板膜受体包括整合素基因家族、富含亮氨酸糖蛋白基因家族、选择素基因家族和免疫球蛋白基因家族。

表 4-3 主要的血小板糖蛋白

| 名称 | 亚单位 | 分子量(kDa) | 生化特征 | 功能特征 |
|---|---|---|---|---|
| GPⅠb-Ⅸ | GPⅠbα | 135 | 含糖丰富,属富含亮氨酸蛋白家族成员,GPⅠbα 对蛋白酶敏感 | VWF、凝血酶受体,与膜骨架的连接结构 |
| | GPⅠbβ | 25 | | |
| | GPⅨ | 22 | | |
| VLA2 | α2 | 160 | 整合素家族成员 | Ⅰ型Ⅳ型胶原受体 |
| (α2β1) | β1 | 130 | | |
| VLA5 | α5 | 148 | 整合素家族成员 | FN 受体 |
| (α5β1) | β1 | 130 | | |
| VLA6 | α6 | 148 | 整合素家族成员 | 层黏蛋白(LN)受体 |
| (α6β1) | β1 | 130 | | |
| GPⅡb-Ⅲa | GPⅡbα | 125 | 整合素家族成员 | 纤维蛋白原、VWF、FN 及 Fva 受体 |
| (αⅡbβ3) | GPⅡbβ | 22 | 钙依赖性复合物 | |
| | GPⅢa | 95 | | |
| GPⅣ | | 88 | 凝血酶的主要底物 | TSP 受体不明 |
| GPV | | 82 | 附膜蛋白 | |
| GPⅥ | | 62 | | |
| PECAM-1 | | 150 | 免疫球蛋白家族成员 | 可能参与细胞黏附 |
| P-selsctin | | 140 | 选择素家族成员 | Lewis X 氨基多糖受体参与细胞黏附 |

(1)富含亮氨酸糖蛋白基因家族:GPⅠb-Ⅳ-Ⅴ复合物是血小板主要糖蛋白之一,属异质多聚体,GPⅠb 由 GPⅠbα(CD42b)、GPⅠbβ(CD42c)以二硫键相连而成,其与 GPⅨ以 1:1 比例组成复合物,

GPV以1:2分子比例参与复合物形成。每个血小板上约有25 000个GPIb-IV-V复合物分子，主要分布在血小板表面，少数位于OCS。它们均是富含亮氨酸的超家族成员，参与细胞信号传导、细胞黏附和细胞生长发育。目前已知GPIb-IV-V复合物的主要功能：①vWF受体功能：正常人血浆vWF不能直接与复合物结合，只有当vWF-A3区与血管破损处的内皮下胶原结合时，vWF发生构型改变，vWF-A1区才能与GPIbα的氨基端His1-Glu282结合。②凝血酶受体功能：凝血酶高亲和力结合位点位于GPIbα的氨基端His1-Glu282上，一个在阴离子化的硫酸化Tyr序列，一个在富含亮氨酸序列的羧基端侧翼片段。③维持血小板结构的完整性：GPIb-IV-V复合物是血小板膜骨架与血小板膜间主要的附着物，静息血小板中70%以上的GPIb-IV-V与膜骨架相连。GPI与vWF结合需要完整和骨架蛋白存在，无骨架蛋白网的血小板，缺乏与vWF的结合能力。

（2）整合素家族受体：整合素促进内皮细胞对内皮下基质的黏附，参与血管发生过程中内皮细胞的迁移；炎症发生过程中白细胞在内皮细胞中的黏附、迁移；介导血管损伤过程中血小板对暴露的内皮下组织的黏附、聚集及血栓的形成。

GPIIb/IIIa属于整合素受体家族（αIIbβ3），是血小板上含量最丰富的膜糖蛋白，是$Ca^{2+}$依赖性二聚体复合物。EDTA等$Ca^{2+}$螯合剂可使之解离，解离后受体功能丧失。GPIIb/IIIa复合物的三级结构对受体的功能有很大影响，其构型的改变是调节GPIIb/IIIa功能状态的主要机制。

GPIIb与GPIIIa在复合物状态下能表达血小板多种受体功能，联结的配体包括纤维蛋白原、纤维连接蛋白（Fn）、玻璃连接蛋白、vWF等黏附蛋白分子。GPIIIa是结合这些配体的主要受体。

（3）选择素基因家族受体：血小板P-选择素是一个富含半胱氨酸，高度糖化的蛋白质，分子骨架由一条多肽链构成，分子量140kDa。P-选择素在蛋白质水平上有两种存在形式，一是具有跨膜区域的整合型，主要存在于静止血小板的α颗粒上和活化血小板的质膜上，另一种则是缺乏跨膜区域的分子，为可溶性P-选择素（sP-selectin），血小板活化时sP-selectin释放入血浆中，因此，P-选择素是反映血小板活化的分子标志。

（4）腺苷二磷酸受体：腺苷二磷酸（ADP）是人体内重要的血小板诱导剂。ADP受体属于嘌呤类受体（$P_2$受体），分为两类，即G蛋白偶联的受体$P_2Y$和配体门控离子通道的受体$P_2X_1$。人类$P_2Y_1$受体具有典型的G蛋白偶联受体的结构特征，$P_2Y_{12}$受体为Gi蛋白偶联的ADP受体。$P_2X_1$受体参与ADP诱导的血小板$Ca^{2+}$快速内流，为ATP门控通道，介导快速和选择性的阳离子通道。$P_2Y_1$和$P_2Y_{12}$分别激活Gq和Gi途径，抑制任一受体均可阻断血小板的聚集。$P_2Y_1$受体在早期血小板活化中起作用，参与血小板形态的改变；$P_2Y_{12}$受体对于血小板的聚集具有协同放大的作用，参与ADP对于血小板的刺激过程。

（5）胶原受体：GPVI为I型单链跨膜糖蛋白，分子量为62kDa，属免疫球蛋白超家族成员，与Fcγ链形成复合物，参与胶原结合。血小板被活化后，GPIa-IIa构象改变，与胶原亲和力增加，但GPIa-IIa和GPVI的作用不足以使血小板黏附至胶原，还必须要有GPIb和vWF的参与。

**（二）血小板的生成及调节**

巨核细胞由骨髓干细胞分化而来、经历混合巨核细胞祖细胞、早期巨核细胞祖细胞、巨核细胞祖细胞、最终转变为成熟巨核细胞。血小板来源于巨核细胞，在骨髓内逐渐成熟的巨核细胞含有细胞器的突起进入空腔后断裂，形成$25\mu m \times 120\mu m$的前血小板，每个巨核细胞可生成6~8个前血小板。前血小板在肺、脾内循环后形成正常循环血小板，具体机制不明。

刺激血小板的生成主要受以下物质调节：一是巨核细胞集落刺激因子（MK-CSF）调节巨核细胞系祖细胞增殖；二是血小板生成素（TPO）调节巨核细胞成熟，促进血小板生成。近年来，也发现白细胞介素-3、白细胞介素-6、GM-CSF、EPO、白细胞介素-11等亦能非特异性刺激巨核细胞生成血小板。

血小板的生成还受自身反馈机制及组织因子的控制。抑制血小板生成的因子主要来源于血小板本身，如血小板第4因子、α-血小板球蛋白等，其通过抑制巨核细胞生长或抑制巨核细胞系的祖细胞从而抑制血小板生成。由巨噬细胞和T细胞产生的α和γ干扰素亦有抑制巨核细胞生成的作用。

**（三）血小板的寿命及转归**

1. 血小板寿命　一般应用核素法或非核素法测定血小板的寿命。用$^{51}Cr$标记法测定人的血小板寿命平均为9~12天。正常状态下，血小板生成和破坏处于动态平衡的状态，每日更新率为$(35\pm43)\times 10^9/L$。

2. 血小板归宿　脾脏是血小板的主要归宿,其次是肝脏和骨髓及淋巴结。正常人体中,血小板在维持血管完整性方面存在恒定的丢失,速率为$(7\pm10)\times10^9/L$。在病理状态下,如血小板受 ADP、5-HT、凝血酶、抗原抗体复合物及细菌或病毒的作用,可以诱发血小板聚集,纤维蛋白原参与稳固血小板聚集体的作用。

## 二、血小板的功能及活化

### (一) 血小板的功能

血小板的主要功能是参与正常的止血功能和防止外伤后的血液丢失。在某些生理或病理状态下,血小板可被活化,发生变形、黏附、聚集、释放反应,参与凝血过程。

1. 血小板黏附功能　血小板与非血小板表面发生的黏着称为血小板黏附作用,是血管受损后参与正常止血的最初反应。除外血液流变学因素,主要有以下三种成分起作用,即血小板膜糖蛋白、vWF和内皮下组织。血管内皮下组织由各种大分子结缔组织成分组成,如微纤维、胶原、弹性蛋白、纤连蛋白等,其中胶原和微纤维是促进血栓形成的主要成分。vWF在血浆中不仅作为因子Ⅷ的载体,且与血小板的黏附功能,在内皮下胶原与血小板 GPⅠb 之间起桥联作用。GPⅠb 是参与血小板黏附的主要蛋白。GPⅠb 与 vWF 结合后,血小板流速减慢并在血管受损表面滚动,而后其表面胶原受体糖蛋白 GPⅥ结合至胶原,介导血小板内信号转导发生血小板活化,该活化信号激活整合素 $\alpha_2\beta_1$(GPⅠa-Ⅱa)使血小板黏附在血管壁,从而引发血小板聚集,最终导致止血栓的形成。

2. 血小板聚集功能　血小板之间的相互黏着现象称为聚集。当血小板黏附与血管破损处或者受到活化剂作用后,在 $Ca^{2+}$ 的参与下,活化血小板膜的 GPⅡb-Ⅲa,暴露出纤维蛋白原受体。一个纤维蛋白原分子可同时与至少 2 个 GPⅡb-Ⅲa 结合,因此,血小板可以通过各自表面的 GPⅡb-Ⅲa 和纤维蛋白原结合而聚集成团。血小板聚集由两类不同机制诱发,一是各种化学诱导剂;二是流动状态下的剪切力作用所致。血小板聚集功能在生理性止血和病理性血栓形成中起着重要的作用。

3. 血小板释放反应　血小板受到刺激后,贮存在致密颗粒、α 颗粒或溶酶体内的许多物质排出细胞,称为释放反应。释放反应是通过微管环状带和骨架蛋白的收缩作用引起的。收缩作用即将细胞内颗粒压缩在细胞中央,通过颗粒膜与开放管道膜的融合作用,将颗粒内容物挤压至细胞外。

4. 血块回缩　血块回缩起始于血小板黏附在纤维蛋白素。血小板体部黏着在纤维蛋白原的交叉点上,或通过伪足黏着在纤维蛋白原上,从而构成一个三维结构联结。因此,当伪足收缩时,被黏着的纤维蛋白原之间角度缩小,并导致整个血块收缩。血小板中存在收缩蛋白系统,包括肌动蛋白、肌凝蛋白、微管及各种相关蛋白。

5. 血小板在凝血反应中的作用　血小板可参与多种凝血反应,加速内源性凝血过程,促进血液凝固。首先,促进凝血酶原酶的形成:凝血酶原转化为凝血酶的过程发生在血小板表面。由血小板表面的凝血酶原酶介导的凝血酶生成大致经历四个过程:①因子Ⅴa 与血小板受体作用,形成血小板-因子Ⅴa 结合;②因子Ⅹa 与血小板表面的因子Ⅴa 结合,形成血小板-因子Ⅴa-因子Ⅹa 复合物;③凝血酶原与复合物作用;④凝血酶原酶活性形成,产生凝血酶。

其次,当血小板受到胶原、凝血酶等刺激时,血小板膜外侧的鞘磷脂、磷脂酰胆碱与内侧的磷脂酰乙醇胺、磷脂酰丝氨酸发生翻转,使膜表面的磷脂酰乙醇胺、磷脂酰丝氨酸含量增高。磷脂酰丝氨酸是因子Ⅹ和凝血酶原活化的基本成分,参与内源性凝血过程。

第三,吸附和浓缩凝血因子。静息的血小板不与因子Ⅷ:C 结合,而在血小板活化时,由 α 颗粒释放的 vWF 与膜结合,而 vWF 有结合因子Ⅷ:C 的能力,从而提高血小板表面因子Ⅷ:C 的浓度。

受胶原和 ADP 刺激后的血小板,对因子Ⅺ和Ⅻ有活化作用。胶原刺激的血小板,可以在无因子Ⅻa、激肽释放酶和高分子激肽原的参与下,直接活化因子Ⅺ。

血小板除了上述功能外,还有炎症及免疫反应、Fc 受体作用、内皮支持功能、胞饮作用、运输等作用。

### (二) 血小板活化的信号转导

1. 整合素 $\alpha$Ⅱb$\beta$3(GPⅡb-Ⅲa)活化的信号转导　整合素 $\alpha$Ⅱb$\beta$3 是一个跨膜蛋白,$\alpha$Ⅱb$\beta$3 主要通过结构和空间构象的修饰进行信号的转导。目前认为通过以下 3 种信号转导机制调节 $\alpha$Ⅱb$\beta$3 的状态:①磷脂酶 C(PLC$\beta$)激活途径:PLC$\beta$ 激活途径是 $\alpha$Ⅱb$\beta$3 激活的经典途径。凝血酶、ADP 及血栓素 $A_2$ 等与血小板上相应受体结合后,通过激活鸟嘌呤核苷酸结合蛋白(Gq 蛋白)介导,激活 PLC$\beta$,特异性水解 PIP$_2$ 产生第 2 信使 IP$_3$ 和 DAG。IP$_3$ 动员细胞内 Ca$^{2+}$ 库,导致胞内 Ca$^{2+}$ 浓度升高,促进了血小板整合素 αⅡbβ3 结合于纤维蛋白原受体,从而引起血小板的聚集。DAG 可引起 PKC 的激活,可通过调节 β3 亚单位胞质的丝/苏氨酸磷酸化水平调节整合素 αⅡbβ3 活化状态。②非受体酪氨酸激酶激活途径:Fc 受体(FcγRⅡA)胞质尾上含有一个免疫受体酪氨酸激活模序(ITAM)。聚合的免疫球蛋白和 FcγR ⅡA 结合后,ITAM 上的两个酪氨酸在非受体酪氨酸激酶 Src 家族激酶的作用下,发生磷酸化,从而结合含有两个 SH2 结构域的 Syk 酪氨酸激酶和其他含有 SH2 结构域的蛋白质,引发 Syk 的激活,导致 PLCγ、调节蛋白 LAT、SLP276 酪氨酸发生磷酸化被激活,最终引起血小板聚集。③腺苷酸环化酶激活途径:凝血酶、ADP 及血栓素 A$_2$ 等与血小板上相应受体结合后,还可通过 Gi 蛋白抑制腺苷酸环化酶活性使 cAMP 含量减低,抑制 PKA,引起 αⅡbβ3 活化。

2. GPⅠb-Ⅸ-Ⅴ活化的信号转导　GPⅠb-Ⅸ-Ⅴ 复合物是血小板表面的主要黏附受体,由 GPⅠbα、GPⅠbβ、GPⅨ和 GPⅤ四类亚基组成,可与多种配体结合,包括 vWF、凝血酶、P-选择素、FⅥ、FⅫ等。在高剪切力条件下,血小板表面 GPⅠb-Ⅸ-Ⅴ复合物与受损内皮下结合的 vWF 相互作用,激活产生一系列血小板活化转膜信号转导,最终导致整合素 αⅡbβ3 活化和血小板聚集。

(邵宗鸿　张　薇)

## 参 考 文 献

1. 张之南.血液病学.第 2 版.北京:人民卫生出版社,2011:2-11,26-43.
2. Olsson A,Venkatasubramanian M,Chaudhri VK,et al.Single-cell analysis of mixed-lineage states leading to a binary cell fate choice.Nature.2016,537:698-702.
3. Doulatov S,Notta F,Laurenti E,et al.Hematopoiesis:a human perspective.Cell Stem Cell,2012,10(2):120-136.
4. 邓家栋.临床血液学.上海:上海科学技术出版社,2002:67-102.
5. 魏海明,田志刚.NK 细胞的发育分化与功能极化.中国免疫学杂志,2014,01:14-17.

# 第五章
# 血浆成分及其生化与生理功能

血浆是血液的重要组成部分,主要由水、无机盐、糖类、核酸、蛋白质、机体代谢产物以及其他可溶性物质(氧气、二氧化碳、一氧化氮)构成。血浆的主要功能是运输功能,可以将氧气和营养物质送到组织细胞,同时带走组织细胞的代谢废物。血浆蛋白是血浆成分中除水之外含量最多的物质,多达1000种以上,目前有所了解的约有500种,蛋白质是人体生命活动中最重要的物质,而血浆总蛋白含量已成为衡量机体营养状态的指标。血浆蛋白主要可分为清蛋白和球蛋白;采用不同的电泳可获得不同的血浆蛋白图谱,如聚丙烯酰胺凝胶电泳可分出30多种血浆蛋白成分,其中清蛋白含量最高。按功能分,血浆蛋白中有参与止血的凝血和抗凝系统蛋白、参与纤溶系统的蛋白以及与免疫相关的免疫球蛋白和补体等。本章将对血浆的组成以及主要血浆蛋白的生化与生理功能进行介绍。

## 第一节 血浆的组成及理化性质

### 一、血浆的主要组成

#### (一)血浆的定义

血浆是指细胞的细胞外液,是内环境中最活跃的部分,也是机体内外环境物质交换的场所。

血液是由血浆和血细胞组成,血浆约占全血容积的 55% ~ 60%,血细胞约占全血容积的 40% ~ 45%。将血液采入盛装抗凝成分的容器中,通过离心、沉淀等方法将其分为沉淀及上清,上清淡黄色液体即为血浆[1]。

#### (二)血浆的主要组成

血浆主要由大量的水分、蛋白质、多肽及无机盐等多种化合物组成。每种成分根据其特性发挥不同的功能。具体包括以下几种[2]。

1. 水 血浆主要成分为水,约占血浆容积的

90%左右,血浆中的营养物质、代谢产物均是溶解于水中而被运输,水还能运输热量,参与体温调节。

2. 盐离子 血浆中的无机盐约占血浆总量的 0.9%,主要以离子状态存在。正离子以 $Na^+$ 为主(浓度大约140mmol/L),还有 $K^+$、$Ca^{2+}$、$Mg^{2+}$、$Cu^{2+}$、$Fe^{2+}$ 等;负离子主要是 $Cl^-$,还有 $HCO_3^-$、$HPO_4^{2-}$、$SO_4^{2-}$ 等。它们在维持血浆晶体渗透压、保持酸碱平衡和神经肌肉兴奋性等方面具有重要作用。

3. 低分子量物质 血浆中含有许多低分子量物质:糖类[例如,葡萄糖,果糖,正常人血浆中的葡萄糖浓度约为(3.9 ~ 5.8)mmol/L],氨基酸,核酸(例如三磷酸腺苷和环磷酸腺苷),维生素,激素,脂肪酸,脂质和甘油三酸酯,胆汁酸,尿素等。

4. 高分子量物质 血浆中含有许多高分子量物质:肽,蛋白质,低聚糖,多聚糖,核苷酸(如 DNA 和 RNA)等。

血浆蛋白是血浆中多种蛋白质的总称,在血浆中约占7%,总量约为 65 ~ 85g/L,主要包括白蛋白、球蛋白和纤维蛋白原等。目前已知的血浆蛋白成分有两百多种(包括血浆中脂蛋白和糖蛋白),已分离纯化的有百余种,研究较多的有七十余种。

5. 可溶性气体 血液中含有许多可溶性气体,包括氧气、二氧化碳以及一氧化氮等。

6. 代谢产物 血浆作为媒介不仅用于上述成分的运输,同时也可运输血液代谢产物,如尿素、肌酐、尿酸等。

### 二、血浆的理化性质

#### (一)血浆比重

血浆比重为 1.025 ~ 1.030,主要取决于血浆蛋白含量。

#### (二)血浆黏度

以水黏度为 1 作为标准,血浆黏度为 1.6 ~ 2.4,主要取决于血浆蛋白含量。

**（三）血浆酸碱度**

血浆 pH 值为 7.35~7.45,其相对恒定有赖于血液内的缓冲物质及肺和肾的正常功能。pH 值增高或降低都会影响酶活性。当 pH<7.35 时,形成酸中毒;pH>7.45 时,为碱中毒。血浆内的主要缓冲对有:①碳酸氢盐缓冲:$NaHCO_3/H_2CO_3$;②蛋白质缓冲对"蛋白质/蛋白质钠盐;③磷酸氢盐缓冲对:$Na_2HPO_4/NaH_2PO_4$。

此外,肺和肾能排出体内过多的酸或碱,从而使血浆 pH 值的波动范围很小[3]。

**（四）血浆渗透压**

渗透压是指溶液所具有的吸引水分子透过半透膜的能力,一般可分为晶体渗透压和胶体渗透压。

渗透压的大小与溶质颗粒数目的多少成正相关,而与溶质的种类和颗粒的大小无关[4]。

1. 血浆晶体渗透压　血浆晶体渗透压(crystal osmotic pressure)是由血浆中晶体物质如无机离子、尿素、GS 等所形成的渗透压,约为 300mOsm/$kgH_2O$。其生理作用主要是维持细胞内外水的平衡和细胞正常体积、形态和功能。

2. 血浆胶体渗透压　血浆胶体渗透压(colloid osmotic pressure)是血浆蛋白等高分子量物质所形成的渗透压,约为 1.3mOsm/$kgH_2O$,其中白蛋白因为分子量小、数量多,从而成为胶体渗透压的主要来源。胶体渗透压的主要生理作用是维持血管内外水的平衡和血浆容量(图 5-1)。

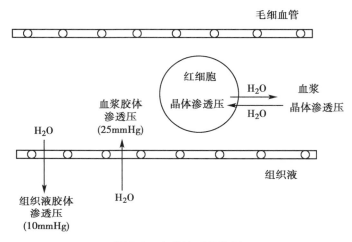

图 5-1　血浆渗透压作用

由于人体组织液中蛋白质很少,所以血浆的胶体渗透压高于组织液。而在血浆蛋白中,白蛋白的分子量远小于球蛋白,故血浆胶体渗透压主要来自白蛋白。若白蛋白明显减少,即使球蛋白增加而保持血浆蛋白总含量基本不变,血浆胶体渗透压也将明显降低。

3. 等渗、低渗和高渗溶液　与血浆渗透压相比,若溶液渗透压与血浆渗透压相近或相等,为等渗溶液,如 5% 葡萄糖溶液、0.9%NaCl 溶液;溶液渗透压高于血浆渗透压,为高渗溶液,如 10% 葡萄糖溶液;溶液渗透压低于血浆渗透压,则为低渗溶液,如 0.45%NaCl 溶液。

# 第二节　血浆蛋白质

## 一、血浆蛋白质的分类

### （一）按盐析法分离分类

盐析法是根据血浆蛋白质在不同浓度的盐溶液中溶解度的差异而加以分离的方法。按盐析法进行分类,血浆蛋白可分为清蛋白、球蛋白和纤维蛋白原三类。其中,清蛋白与球蛋白的比值(A/G)为(1.5~2.5):1。

1. 清蛋白　清蛋白(albumin)是血浆中含量最多的蛋白质,由肝实质细胞合成,合成速率主要由血浆胶体渗透压和蛋白摄入量调节。清蛋白主要生理功能为保持血浆胶体渗透压;是血浆中重要的营养蛋白和主要的载体蛋白,具有缓冲人体血液酸碱的能力。

2. 球蛋白　球蛋白(globulin)是一种存在于人体中的血清蛋白,球蛋白是一种常见的蛋白,基本存在于所有的动植物体中。球蛋白具有免疫作用,因此,也有人称球蛋白为免疫球蛋白。

3. 纤维蛋白原　纤维蛋白原(fibrinogen)是一种由肝脏合成的具有凝血功能的蛋白质。

### （二）按电泳迁移率分类

电泳法是利用各类蛋白质分子大小不同,表面电荷不同,在电场中移动速度不同而加以分离的方法。

以醋酸纤维薄膜为支撑物进行电泳,可将血浆蛋白质分为清蛋白(57%~68%)、$\alpha_1$-球蛋白(1.0%~5.7%)、α2-球蛋白(4.9%~11.2%)、β-球蛋白(7%~13%)和γ-球蛋白(临床最常用,9.8%~18.2%)等5个组分。

1. α1-球蛋白　主要包括α1-抗胰蛋白酶、α1-酸性糖蛋白、高密度脂蛋白、甲胎蛋白。

2. α2-球蛋白　主要包括结合珠蛋白、α2-巨球蛋白及铜蓝蛋白。

3. β-球蛋白　主要包括β1-球蛋白(转铁蛋白、补体C4、补体C3、低密度脂蛋白)和β2-球蛋白(β2-微球蛋白、纤维蛋白原)。

4. γ-球蛋白　主要包括C反应蛋白、IgG、IgM、IgA、IgE、IgD等。

### (三)按功能分类

血浆蛋白质多种多样,各种血浆蛋白有其独特的功能,除按分离方法分类外,亦可采用功能分类法。可分为以下8类:①凝血系统蛋白质:包括12种凝血因子(除$Ca^{2+}$外);②纤溶系统蛋白质:包括纤溶酶原、纤溶酶、激活剂及抑制剂等;③补体系统蛋白质;④免疫球蛋白;⑤脂蛋白;⑥血浆蛋白酶抑制剂:包括酶原激活抑制剂、血液凝固抑制剂、纤溶酶抑制剂、激肽释放抑制剂、内源性蛋白酶及其他蛋白酶抑制剂;⑦作为与各种配体(ligands)结合的载体,主要起运输功能;⑧未知功能的血浆蛋白质。

## 二、主要血浆蛋白及其生理功能

### (一)清蛋白

1. 含量　清蛋白(又称白蛋白,albumin,Alb)在血浆中含量最高,约占血浆总蛋白的40%~60%,每100ml血浆中含量3500~5500mg[1]。

2. 理化性质　清蛋白相对分子质量约为66kDa,由584个氨基酸残基构成,富含门冬氨酸和谷氨酸,色氨酸含量很少。清蛋白强有力的内部结构,使它比血浆内绝大多数其他蛋白质稳定。亲水氨基酸在分子内部决定了清蛋白的高度可溶性,可产生的渗透压大而黏度低,是有效的血容量扩张剂。20℃时白蛋白单体的沉降系数为$4.6×10^3$Svedberg单位,它的负电性强,在离子强度0.15时,等电点为4.7;电泳中向阳极泳动快,在pH 8.6,离子强度0.15条件下,电泳迁移率为5.9Tiselius单位[1,5]。

3. 合成部位　清蛋白在肝脏中产生,主要在肝实质细胞中合成,占肝脏合成分泌蛋白质总量的50%。人的清蛋白基因位于4号染色体上,其初级翻译产物为前清蛋白原(preproalbumin),在分泌过程中切除信号肽生成清蛋白原(proalbumin),继而在高尔基复合体由组织蛋白酶B切除N末端的6肽片段(精-甘-缬-苯丙-精-精),成为成熟的清蛋白。据报道每个肝脏细胞每秒钟能合成约7000个白蛋白分子,但需要约20分钟才能穿过内质网逸出。以此计算,每千克体重每天合成白蛋白3g(静止状态)至9g(活动状态),但在正常生理状态下,只有1/3~1/2的肝脏细胞合成白蛋白,在失血的状态下可以提高2~3倍。因此,在肝脏功能正常、营养充足的情况下,白蛋白损失补充很快,一般损失400ml血浆,1~2天即可恢复[1]。清蛋白合成后通过两条途径进入循环:一条直接通过细胞壁进入肝窦;另一条进入细胞间隙和窦壁,通过肝淋巴循环系统进入胸导管,最后进入血液循环。在血浆中约40%的清蛋白分布在血管内,60%在血管外;每小时约5%由血液循环进入组织液,再经淋巴系统,主要通过胸导管重新返回血液循环,即全部血管内清蛋白每天与血管外交换1次[5]。

清蛋白在血浆中的半衰期约为15~20天,其合成率除受到食物中蛋白质含量的影响,也受到其在血浆中水平的调节,在肝细胞中几乎没有储存,在所有细胞外液中都含有微量的白蛋白。

4. 结构　人血清蛋白是一种一级结构简单的单链蛋白,无碳水化合物侧链,仅含少量脂肪酸。清蛋白分子呈椭圆形,构形较对称,长径与横径轴比约4∶1(分子大小3.8nm×15nm),是由单条肽链盘曲形成的球状分子,由610个氨基酸组成(Behrens报道由584个氨基酸组成)。白蛋白的结构中包含3个功能区和9个亚功能区,且链内半胱氨酸残基间有17个二硫键交叉连接,维持天然的四级结构,稳定性好[1]。

5. 功能

(1)维持血浆胶体渗透压与体液平衡:胶体渗透压与溶液内的大分子数目成正比,清蛋白约占血浆总蛋白的58%,清蛋白相对分子质量较高,与盐类和水分相比,透过膜内速度较慢,使清蛋白的胶体渗透压与毛细血管的静压力相平衡,以此来维持正常的血浆容量。清蛋白的胶体渗透压占血浆总胶体渗透压的80%,主要调节血管与组织之间水分的动态平衡。20%~25%的白蛋白溶液是高渗溶液,能调节由于胶体渗透压紊乱而引起的机体障碍,如水肿、腹水等[6]。

（2）参与血液中金属离子的结合和运输：清蛋白是一个单链，三级结构富有弹性，易于与许多物质可逆性结合，是血浆蛋白中重要的载体蛋白。清蛋白携带 19 个高纯负电荷，对于无机或有机化合物均有很强的亲和力，能转运各种离子、脂肪酸和激素、胆红素等[5]。许多药物在体内是与清蛋白结合在一起进行转运，利用这一特点，能使我们更好地控制和了解药物在体内的分布、分解、代谢以及活性物质的积累和逐渐释放。在各种血浆蛋白中，清蛋白作为"最适合"的药物携带者，起着极其重要的作用[6]。

（3）解毒作用：清蛋白可以与毒性物质结合，从而将其运送至解毒器官并排出体外。如清蛋白可与汞离子结合治疗汞中毒等。

（4）营养供给：组织蛋白和血浆蛋白可以相互转化，清蛋白在体内分解可产生各种氨基酸，参与氨基酸代谢，合成组织蛋白。还可氧化分解供给能量或转变为其他含氮物质，在氮代谢出现障碍时，清蛋白可作为氮源为组织提供营养。此外，清蛋白还可促进肝细胞的修复和再生等[6]。

（5）抗休克作用：清蛋白能增加血液的有效循环量，对创伤、手术、烧伤或血浆蛋白迅速流失所引起的休克具有明显的疗效[1]。

### （二）免疫球蛋白

1890 年，德国生理学家 Emil von Behring 和其同事日本学者 Shibasaburo Kitasato 在接受灭活的白喉杆菌或破伤风杆菌免疫的动物血液中发现了可以中和这些毒素的物质。利用含这种物质的动物血清可以治疗未经免疫过但患有这些疾病的动物。Behring 也因开创了血清疗法而在 1901 年获得首届诺贝尔生理学或医学奖。现在我们已经知道，这种具有抗毒素作用的物质属于免疫球蛋白（immunoglobulin，Ig），又被称为抗体。1939 年，瑞典生化学家 Arne Tiselius 和 Elvin A. Kabat 采用电泳技术分离被卵白蛋白免疫过的兔子血清，证实了抗体主要存在于 γ 球蛋白组分中。随后的研究表明还有部分抗体属于 α 和 β 球蛋白。1964 年，世界卫生组织召开会议，将具有抗体活性的球蛋白或者化学结构上与抗体相似的球蛋白统一命名为免疫球蛋白[7]。免疫球蛋白具有分泌型和跨膜型两种形式，存在血浆中的为分泌型，所以下面主要介绍分泌型免疫球蛋白的结构和生理功能。

1. 免疫球蛋白的结构　抗体属于免疫球蛋白超家族（immunoglobulin superfamily，IgSF）。它们的单体形式很相似，是由两条相同的轻链（light chain，L chain）和两条相同的重链（heavy chain，H chain）组成的一个四肽链结构。轻链有 κ 链和 λ 链两种，分子量约为 25kDa。在人群中，κ 链和 λ 链的比例为 2：1。根据重链的结构 Ig 可分为 α、γ、δ、ε 和 μ 五种，分子量范围约在 53~75kDa。相对应的免疫球蛋白分别为 IgA（α）、IgG（γ）、IgD（δ）、IgE（ε）和 IgM（μ）。轻链和重链间以二硫键以及非共价键如：盐桥、氢键和疏水键形成异二聚体（H-L）。两个 H-L 异二聚体再通过重链间的非共价键和二硫键形成"Y"字形的四肽链结构[8]（图 5-2）。

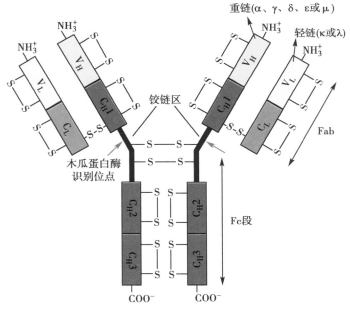

图 5-2　免疫球蛋白的结构示意图

轻链和重链都含有两个或多个免疫球蛋白结构域，每个结构域由约 $110 \sim 130$ 个氨基酸组成。这些结构域含有两个大致平行、由二硫键连接的 $\beta$ 片层结构。氨基端（N 端）的结构域氨基酸序列可随抗体特异性而变化，所以被称为可变区（variable region，V 区）。轻链的可变区简写为 $V_L$，而重链的可变区为 $V_H$。事实上，同类型的免疫球蛋白绝大部分差异都体现在 $V_L$ 和 $V_H$ 上，这二者含有免疫球蛋白的互补决定区（complementarity-determining regions，CDRs），这也是抗体与抗原特异结合的结构基础。可变区以外结构域的氨基酸序列较为稳定，因此被称为恒定区（constant region，C 区）。$\kappa$ 和 $\lambda$ 两类轻链都只含有一个恒定区，简写为 $C_L$，而 $\alpha$、$\gamma$ 和 $\delta$ 三种重链含有三个恒定区，自 $V_H$ 向羧基端（C 端）依次为 $C_H1$，$C_H2$ 和 $C_H3$，$\varepsilon$ 和 $\mu$ 链含有四个恒定区，与另外三种重链相比多出一个 $C_H4$。

在 $\alpha$、$\gamma$ 和 $\delta$ 链的 $C_H1$ 和 $C_H2$ 结构域之间存在一个富含脯氨酸的结构域，该结构域具有柔性，被称为铰链区（hinge region）。IgA、IgG 和 IgD 借助铰链区可以使它们的两臂伸展和回缩，进而调整两臂的角度促进其更易与抗原结合，但也使得该区域容易被蛋白酶水解。木瓜蛋白酶可水解铰链区二硫键的氨基侧，得到三个分子量基本相当的片段，其中两个片段结构相同，具有抗原结合活性，被称为 Fab 片段（fragment antigen binding）。Fab 片段由轻链和重链的 $V_H$ 和 $C_H1$ 组成。另一个片段不具有抗原结合活性，但是在冷藏后容易形成晶体，被称为 Fc 段（fragment crystallizable）（图 5-2）。胃蛋白酶水解铰链区的羧基侧后，免疫球蛋白的两个 Fab 片段仍然通过二硫键相连，故称 F(ab′)₂ 片段，而 Fc 片段则被酶切成多个小片段。英国学者 Rodney R. Porter 即因采用木瓜蛋白酶水解兔 IgG 研究抗体的结构因而获得了 1972 年诺贝尔生理学或医学奖。$\varepsilon$ 和 $\mu$ 链没有铰链区，但是它们的 $C_H2$ 结构域具有铰链样特征。

五种免疫球蛋白中，IgG、IgE 和 IgD 只存在单体形式，而 IgM 和 IgA 可以形成多聚体[9]。在血浆中，IgM 主要以五聚体的形式存在，也存在少量六聚体。IgM 和 IgA 多聚体都是由相同的单体组成的。在 $\varepsilon$ 和 $\alpha$ 链恒定区的羧基端存在额外的 18 个氨基酸片段，该片段含有一个半胱氨酸，可在单体间形成二硫键。此外，生成 IgM 或者 IgA 的 B 细胞，还会分泌一个约 15kDa 的 J 链（J chain），其中 J 链的半胱氨酸残基除可形成链内二硫键，还可以与 IgM 或者 IgA 尾部的半胱氨酸以二硫键相连，进而形成多聚体。

IgM CH3 结构域的半胱氨酸残基之间也可以形成二硫键，有利于多聚体的形成。带有 J 链的 IgA 二聚体在合成后与黏膜上皮细胞表面的 poly-Ig 受体（pIgR）结合，随后，pIgR-IgA 复合物被上皮细胞内吞，借助囊泡运输到黏膜表面，之后 pIgR 会被水解，但其胞外部分仍然结合在 IgA 二聚体的 Fc 段上，pIgR 未被降解的胞外部分被称为分泌片（secretory component）。分泌片可以掩盖 IgA 上面的一些酶切位点，从而保护 IgA 免遭酶解。

2. 免疫球蛋白的特性及生理功能

（1）免疫球蛋白的功能：免疫球蛋白作为免疫系统，特别是体液免疫应答的重要成分，其功能可以归纳为中和作用、激活补体和调理作用，其中最主要的功能是借助 Fab 片段识别并结合外来抗原，阻止病原体与宿主细胞的结合，然后通过激活补体或招募其他效应细胞或分子来清除带有这些抗原的病原微生物。

1）中和作用：病毒和胞内感染菌为了进入宿主细胞，需要同靶细胞表面一些特异的受体分子相互作用。机体在抗感染过程中产生的抗体能特异性识别病原微生物上能与宿主细胞结合的位点并与之结合，阻止病原微生物同宿主细胞的结合，避免它们进入细胞内。此外，产生的抗体还能结合细菌毒素，防止毒素进入细胞。这种能够封闭病原微生物的结合位点使其不再具有感染能力的效应称为中和作用（neutralization）。具有中和作用的抗体被称为中和抗体（neutralizing antibody），中和抗体能够有效地防止病原微生物感染。黏膜表面和分泌液中含有大量抗体，主要类型是 IgA，这些抗体对防止病原微生物通过黏膜进入机体起着非常重要的作用。但在获得性免疫过程中，抗体的产生滞后于初次感染，因此为了获得针对特异病原微生物的抵抗能力，人们通过注射疫苗这种主动免疫方式来提前获得中和抗体。另外，妊娠期胎儿可以通过胎盘获得母体 IgG，这是一种天然的被动免疫机制。在一些特殊情况下，人们还可以利用被动免疫的方式抵御或者预防疾病。例如：为防止乙型肝炎的垂直传播，给予出生 24 小时内的新生儿注射乙型肝炎人免疫球蛋白（HBIG）等。

2）激活补体：补体系统由一系列蛋白组成，它们激活后行使调理吞噬、破坏或者清除免疫复合物（包括与抗体结合的细胞）功能。补体有多种激活途径，其中经典途径就是抗原和抗体结合后形成的免疫复合物引发的。抗原和抗体结合后，抗体分子 Fc 段发生构象变化,暴露出能与补体 C1q 结合的位点。但是,只有 IgG1、IgG2、IgG3 和 IgM 与抗原结合形成的免疫复合物才能有效激活补体,而 IgG4、IgA 和 IgE 则不能激活补体。IgM 是感染后最早生成的抗体,它激活补体的效率最高,因此 IgM 有助于在早期控制感染。IgM 可激活补体,而 IgG 至少需要两个分子,这也意味着与抗体结合的抗原是多价的,这样抗原才能结合两个或者多个 IgG 分子。C1q 与 IgM 结合的位点在 $C_H3$ 结构域,而 IgG 上的 C1q 结合位点在 $C_H2$,所以不含 Fc 段的 Fab 即使与抗原结合也不能激活补体。

　　3)调理作用:抗原与抗体的结合本身并不能清除病原微生物,要去除病原体尚需借助其他的效应机制,比如补体的调理吞噬作用。抗体和补体都可借助相应的配体与吞噬细胞表面受体结合进一步增强细胞的吞噬功能,这一过程被称为抗体或补体的调理作用(opsonization)。

　　抗体的调理作用主要依靠抗体 Fc 段与吞噬细胞表面的 Fc 受体(Fc receptors,FcR)结合。FcR 大部分属于免疫球蛋白超家族,能够识别抗体的 Fc 段,多表达于单核细胞、巨噬细胞、中性粒细胞、嗜酸性粒细胞、嗜碱性粒细胞、NK 细胞和肥大细胞等。五类抗体均有相应的 FcR,FcαR 结合 IgA,FcγR 结合 IgG,FcδR 结合 IgD,FcεR 结合 IgE,FcμR 结合 IgM。当 FcR 与结合了抗原的抗体的 Fc 结合后,激活效应细胞,从而借助抗体调理作用、抗体依赖的细胞毒作用、超氧离子、细胞因子和溶菌酶等的释放来清除病原体。

　　(2)各类免疫球蛋白的特性和生理功能:不同种类的免疫球蛋白因结构不同从而具有不同的特性及生理功能(表 5-1)。

表 5-1　各种人免疫球蛋白的理化和生物学性质

| 性质 | 类型 | | | | | | | | |
|---|---|---|---|---|---|---|---|---|---|
| | IgA1 | IgA2 | IgG1 | IgG2 | IgG3 | IgG4 | IgD | IgE | IgM |
| 分子量(kDa) | 160(单体) | 160(单体) | 146 | 146 | 165 | 146 | 184 | 188 | 970 |
| 重链 | α1 | α2 | γ1 | γ2 | γ3 | γ4 | δ | ε | μ |
| C 区结构域数 | 4 | 4 | 3 | 3 | 3 | 3 | 3 | 3 | 4 |
| 主要存在形式 | 单体和二聚体 | 单体和二聚体 | 单体 | 单体 | 单体 | 单体 | 单体 | 单体 | 五聚体 |
| 正常人血清含量(mg/ml) | 3 | 0.5 | 9 | 3 | 1 | 0.5 | 0.03 | $5×10^{-5}$ | 1.5 |
| 半衰期(天) | 6 | 6 | 21 | 21 | 7 | 21 | 2.8 | 2.5 | 10 |
| 胎盘转运 | − | − | + | +/− | + | + | − | − | − |
| 跨黏膜上皮转运 | +++ 二聚体 | +++ 二聚体 | − | − | − | − | − | − | + |
| 结合嗜碱性粒细胞和肥大细胞 | − | − | − | − | − | − | − | +++ | − |
| 结合巨噬细胞和其他吞噬细胞 | + | + | + | − | + | − | − | + | − |
| 中和作用 | ++ | ++ | ++ | ++ | ++ | ++ | − | − | + |
| 激活补体经典途径 | − | − | ++ | + | +++ | − | − | − | +++ |
| 调理作用 | + | + | +++ | ++ | ++ | + | − | − | − |

　　1)IgA:人每天合成的 IgA 约为 66mg/kg 体重,但因 IgA 的半衰期较短,仅为 6 天,故其在血液中的含量低于 IgG。血液中 IgA 占免疫球蛋白的含量百分比约为 10%~15%,而在黏膜表面和分泌液,如唾液、乳汁中,IgA 是主要的免疫球蛋白。在血液中,IgA 主要以单体形式存在,分子量为 160kDa。依据

IgA 重链 α 链的差异，α 链可以分为 α1 和 α2 两个亚类，因而 IgA 又进一步被分为 IgA1 和 IgA2。它们在血液中的浓度分别为 3 和 0.5g/L。其中 IgA1 的铰链区比 IgA2 的要多 13 个氨基酸，尽管该区域富含 O 糖基化位点，但其仍易被细菌水解酶降解，这也解释了为什么在黏膜表面，不含此片段的 IgA2 含量比 IgA1 多。黏膜表面和分泌液中的 IgA 以含有 J 链和分泌片的 IgA 二聚体为主。

IgA 可以通过直接的中和作用保护黏膜表面免遭毒素、病毒和细菌的侵袭。结合了病原体的 IgA 可与中性粒细胞和单核细胞上的 FcαR 结合，借助抗体依赖的细胞毒作用清除病原微生物。

2）IgG：IgG 是人血液中含量最高的免疫球蛋白，人每天合成的 IgG 大约为 33mg/kg，占血液免疫球蛋白总量的 80% 左右。IgG 可分为四个亚类，按它们在血液中的含量，由高到低分别命名为 IgG1、IgG2、IgG3 和 IgG4；与之相对应的重链 γ1、γ2、γ3 和 γ4 由不同的 $C_H$ 基因编码，同源性为 95% 左右，IgG 亚类间存在铰链区长度、二硫键位置和数目的差异。人 IgG1、IgG2 和 IgG4 的分子量为 146kDa，IgG3 因铰链区较长，分子量为 165kDa。IgG1 的含量远大于其他三种，为 9mg/ml，IgG2 为 3mg/ml，IgG3 为 1mg/ml，IgG4 最低，仅为 0.5mg/ml。IgG1、IgG2 和 IgG4 的半衰期为 21 天，IgG3 的半衰期较短，只有 7 天，这可能是由于 IgG3 的长铰链区更易被蛋白酶水解所致。

IgG 是机体再次免疫应答的主要效应分子，对抗原有着很高的亲和力，但不同的抗原诱导产生不同的 IgG 亚类。例如：蛋白类抗原主要诱导 IgG1 和 IgG3 的产生，而多糖类抗原主要诱导 IgG2 和 IgG4 的产生。IgG 可以中和一些毒素和病毒，但是不同亚类的中和效果不一。比如：在艾滋病患者中，IgG3 比 IgG1 能更有效地中和 HIV 病毒。IgG 与抗原结合后可与 C1q 结合激活补体，进而清除病原体。三种 IgG 亚类激活补体的能力不同（IgG3 > IgG1 > IgG2）。不同亚类对三种 FcγR（Ⅰ、Ⅱ和Ⅲ）的亲和力也不尽相同。IgG1 和 IgG3 可以结合三种 FcγR，IgG4 只能结合和 FcγRⅢ，但亲和力要弱于 IgG1 与受体的结合，IgG2 只能结合 FcγRⅡ。

3）IgD：IgD 的分子量为 184kDa，只存在单体形式，在血液中的浓度非常低，约为 0.03mg/ml。它的铰链区很容易被水解，故其半衰期很短，约为 2.8 天。血液中 IgD 的功能目前尚不清楚。它不能通过胎盘，也不能激活补体。它可以与特殊的细菌蛋白

相互作用，比如卡他莫拉菌（Moraxella catarrhalis）的 IgD 结合蛋白。但是这个相互作用却不依赖于 IgD 的可变区，而是细菌蛋白与恒定区结合。同时，膜 IgD 是 B 细胞成熟的主要标志。

4）IgE：IgE 的分子量为 190kDa，也只存在单体形式，它的糖基化水平很高，糖基占分子量的 13%，半衰期最短，仅有 2.5 天。血液中 IgE 的含量是五种免疫球蛋白中最低的，约为 50ng/ml。IgE 对 FcεRI 有着极高的亲和力，它可介导速发型超敏反应以及抗寄生虫感染应答。血液中的 IgE 可以上调肥大细胞、嗜碱性粒细胞、朗格汉斯细胞和嗜酸性粒细胞上的 FcεRI 表达。IgE 和 FcεRI 的结合以及 FcεRI 的上调大大提高了上述细胞的脱颗粒和释放炎性介质的能力。IgE 还能结合 FcεRⅡ，不过亲和力要低得多。

5）IgM：IgM 是 B 细胞发育过程中第一个表达的免疫球蛋白，单体 IgM 是膜结合型（mIgM），存在于未成熟 B 细胞表面，分子量为 180kDa。血液中的 IgM 多为成熟浆细胞分泌的 IgM 五聚体，分子量约为 970kDa，占总免疫球蛋白的 5% ~ 10%，浓度约为 1.5mg/ml，每天新合成的量约为 7mg/kg 体重，半衰期为 10 天。

尽管单体 IgM 对抗原的亲和力（affinity）很低，但是它的多聚体却与抗原有很高的亲合力（avidity），特别是抗原含有多个重复表位的情况下。IgM 抗体又被称为自然抗体，IgM 可通过调理作用摧毁抗原，也可以激活补体，特别是多聚体 IgM。机体对抗原的初次入侵即可产生 IgM，也是新生儿体内最早出现的抗体类型，因此它的含量也经常被用于一些感染的早期诊断。因为 IgM 是在 B 细胞发育早期表达的，此时 $V_H$ 和 $V_L$ 并未经过太多的体细胞突变，这也导致 IgM 较其他抗体对抗原具有多反应性，同时，也是携带 IgM 的 B 细胞能对各种各样的抗原进行快速应答的原因。

**（三）补体系统**

补体（complement，C）是存在于人和脊椎动物血清及组织液中一组不耐热、活化后具有酶活性的糖蛋白。补体不是单一成分，而是包含 30 多种可溶性蛋白和膜结合蛋白，补体成分在发挥效应上是以连续反应的程序进行，故称为补体系统（complement system）[10]。

早在 19 世纪末，德国细菌学家 Hans Ernst August Buchner 发现血清中存在一种"物质"可以杀灭细菌，1896 年，比利时免疫和微生物学家 Jules

Bordet 发现血清中的这种"物质"包括两个组分:其中一个组分经过热处理后仍保持其生物活性,另一个组分经过热处理后,其生物功能丧失。1890 年,德国科学家 Paul Ehrlich 将"不耐热"的成分命名为补体,意为:"免疫系统细胞和抗体功能的补充"。1930 年爱尔兰科学家 Jackie Stanley 在发现了补体片段 C3b 的调理作用后,全面扩展了 Ehrlich 的研究,其团队验证了补体在固有免疫和细胞免疫中的作用。

补体系统的组成成分:补体系统由固有成分、调控蛋白和受体等 30 多种蛋白质组成,补体系统固有成分的命名是大写的英文 C,后加阿拉伯数字构成,如 C1(q、r、s),C2,C3……C9,其中罗马数字代表的是补体成分被发现的顺序,而不是补体在发挥作用时的激活顺序;其他成分以英文大写字母表示,如 B 因子、D 因子、P 因子、H 因子。补体活化的裂解片段的命名为该补体成分符号,后加小写英文字母,如:C3a,C3b 等,一般裂解的小片段用 a 表示,大片段用 b 表示(C2 例外,大片段为 C2a,小片段为 C2b);具有酶活性的成分或者复合物,可在其符号上加一横线(也可不加),如:$\overline{C4b2a}$,$\overline{C3bBb}$;灭活的补体片段,在其符号前加小写的英文字母 i,如:iC3b。

虽然补体系统各组分均为糖蛋白,但肽链结构各异,多数属 β 球蛋白,少数属 α 球蛋白(C1r,C9)及 γ 球蛋白(C1q,C8),各补体组分分子量相差较大,D 因子分子量最低,为 25kDa,分子量最大的为 C1q 为 400kDa。正常血清中补体蛋白总量相对稳定,约占总蛋白的 5%~6%,但各组分间含量差异较大,比如 C3 含量最高,可达(1~2)g/L,D 因子含量最低,仅(1~2)mg/L。血浆中的补体成分代谢主要在血液和肝脏进行,代谢速度快,每天约有 50% 的血浆补体蛋白被替换,体内的不同组织细胞均能合成补体蛋白,以肝脏、脾脏、小肠等组织和巨噬细胞、上皮细胞、血小板等合成为主。血浆中的补体大部分由肝细胞合成分泌,而炎症局部的补体主要来自巨噬细胞。而且,不同的组织细胞各自调控补体的生物合成,例如:家族性 C3 缺乏症患者,其肝细胞合成 C3 的量不足正常人的 1%,但患者巨噬细胞生成 C3 的量却超出正常水平;另外,某些补体成分属于急性时相蛋白,它的生成受某些细胞因子和激素的调节。如:机体应激所产生的细胞因子 IL-1、IL-6、TNF、γ-IFN 等都可调节补体的生成。

补体的性质不稳定,易受各种理化因素的影响:加热、紫外线照射、机械震荡、酸碱和乙醇等均可破坏补体。加热 56℃、30 分钟可灭活补体,0~10℃ 条件下补体活性可保持 3~4 天,冷冻干燥可长时间维持补体的活性。因此,临床上如需检测补体的活性,标本应置于-20℃ 以下。

1. 补体的活化 正常情况下,补体蛋白都以无活性的酶原形式存在于体液中。在特定的激活物或特定的反应表面,补体各组分可遵循不同的途径依次被激活,表现出生物活性,进而发生一系列级联放大反应,最终形成膜攻击复合物,溶解靶细胞。因此,补体活化的过程是一连串的级联酶促放大反应。

补体活化依据不同的起始激活物及参与活化的不同补体成分,可以将补体的活化前端分为三条途径:经典途径、甘露聚糖结合凝集素途径、旁路途径和末端的共同途径[11]。

(1)经典途径:经典途径(classical pathway,CP)最早被人们所识,又被认为第一途径或传统途径,是机体体液免疫应答的主要效应方式之一。主要激活物是免疫复合物(immune complex,IC),活化起始于 C1 的激活,活化级联反应过程为:C1q(C1 的亚基)与 IC 结合,被激活后,依次活化 C1r、C1s、C4、C2、C3,形成 C3 转化酶(C $\overline{4b2a}$)和 C5 转化酶(C $\overline{4b2a3b}$)(图 5-3)。C1q 与 IC 的结合特点是:①C1q 只能和 IC 中的 IgM 或某些 IgG 亚类(IgG1~3)结合;②C1q 必须同时结合 2 个或 2 个以上的结合位点,才能被激活,因此,IgM 活化 C1q 的能力比 IgG 强。

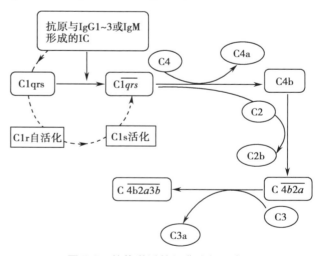

图 5-3 补体激活的经典途径示意图

经典途径的起始分子 C1 是由 1 个 C1q、2 个 C1r、2 个 C1s 组成的复合物,外观类似郁金香花束,C1q 为六聚体蛋白,其氨基端呈束状,形成郁金香花束的茎部,羧基端与 C1r、C1s 形成头部(图 5-4),主要由未成熟的树突状细胞、单核细胞和吞噬细胞合成。机体生成的特异性抗体与抗原结合后,抗体发生构象改变,暴露出补体结合部位,补体 C1 与结合位点结合并被激活,C1 借助 C1q 与 IC 中的抗体结合,促使 C1r 自身的活化,进而裂解活化 C1s;活化后的 C1s 依次裂解 C4、C2 形成 C3 转化酶(C $\overline{4b2a}$),随后 C $\overline{4b2a}$ 裂解 C3 从而形成 C5 转化酶(C $\overline{4b2a3b}$)。C1s 将 C1 裂解为 C4a 和 C4b,C4a 释放进入液相,C4b 黏附于 IC 或靶细胞表面,发挥激活下级补体成分的

作用;C2 分子与附着有 C4b 的细胞或 IC 结合后,被 C1s 裂解为片段 C2b 和片段 C2a,C2a 与 C4b 结合形成经典途径的 C3 转化酶:C $\overline{4b2a}$,C $\overline{4b2a}$ 复合物中的 C4b 可与 C3 结合,而片段 C2a 可将 C3 裂解为片段 C3a 和片段 C3b,大部分的 C3b 转变为无活性的 C3b 副产物,不再参与补体级联反应,约 10% 左右的 C3b 可与 C4b2a 形成 C $\overline{4b2a3b}$ 复合物,即经典途径的 C5 转化酶,进而裂解 C5,随后进入补体活化的末端共同通路。

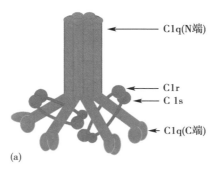
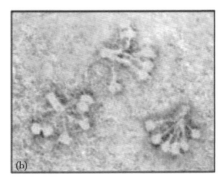

C1q(N端)
C1r
C 1s
C1q(C端)

(a)　　　(b)

**图 5-4　C1 结构示意图**
(a)结构示意图　(b)电镜图

除 IC 之外,某些多聚分子(肝素、多核苷酸)、糖类(硫酸葡萄糖)、蛋白质(C-反应蛋白、鱼精蛋白复合物)、脂质体及含胆固醇的微脂粒等也可激活补体经典途径,但其意义和机制尚不明确。

(2)甘露聚糖结合凝集素途径:甘露聚糖结合凝集素途径(mannan-binding lectin pathway,MP)又称凝集素途径(lectin pathway,LP),其激活物是机体在炎症急性期产生的甘露聚糖结合凝集素(MBL)和 C-反应蛋白等。级联酶促反应过程为:MBL 或纤维胶原素直接识别病原体表面的糖结构并与之结合,随之活化 MBL 相关丝氨酸蛋白酶(MBL associated serine protease,MASP)、C4、C2、C3 形成 C3 转化酶(C $\overline{4b2a}$ 和 C $\overline{3bBb}$)和 C5 转化酶(C $\overline{4b2a3b}$ 和 C $\overline{3bBb3b}$)(图 5-5)。MBL 结构与 C1q 相似,在病原微生物感染早期,由肝细胞合成和分泌,是急性时相蛋白的一种,为 Ca²⁺ 依赖性 C 型凝集素,属胶原凝集素家族,成熟的 MBL 从 N 端到 C 端依次为富含半胱氨酸(Cys)的信号肽区、胶原样区、α 螺旋构成的颈和糖识别区(carbohydrate recognition domain,CRD)(图 5-6)。MBL 分子借助 CRD 可直接与病原微生物表面的糖结构(甘露糖、岩藻糖及 N-乙酰葡糖胺等)结合,从而激活补体。脊椎动物细胞表面的糖结

构都被其他成分覆盖,因此,MBL 途径可以借此来识别"自己"和"非己"。此外,血清中的纤维蛋白凝胶素也能直接识别 N-乙酰葡糖胺,进而活化 MASP 启动凝集素途径。参与 MBL 途径的 MASP 有两类:①MASP-2,可以裂解 C4 和 C2,功能类似于 C1s;②MASP-1,可直接裂解 C3,形成旁路途径的 C3 转化酶(C $\overline{3bBb}$),因此,MBL 途径可交叉促进经典途径和旁路途径,另一类 MASP-3 的功能不明。

(3)旁路途径:旁路途径(alternative pathway,AP)又称第二途径、备解素途径或替代途径。该途径的级联反应可以跳过 C1、C4、C2,从 C3 开始。正常情况下,体液中的 C3 可被某些酶类裂解释放 C3b,当 C3b 结合在病原微生物表面后,在 B 因子和备解素 P(properdin,P 因子,fP)参与下,形成 C3 转化酶(C $\overline{3bBb}$ 或 C $\overline{3bBbp}$),进一步裂解 C3,形成正反馈的放大环路,生成更多的 C3 转化酶和 C5 转化酶(C $\overline{3bBb\ 3b}$)(图 5-7)。旁路途径级联反应的核心内容是"C3 慢速转运机制",即正常生理条件下,C3 可被血清中某些蛋白酶持续、低水平裂解并产生 C3b。虽然,持续被裂解的 C3 生成的 C3b,会因 C3b 内部硫酯键不稳定而被快速水解灭活;在体液中维持极低的浓度,并不会引起明显的补体激活,也不会对机

体造成损伤。当 C3b 与某些细菌、内毒素、酵母多糖、葡聚糖或其他哺乳动物细胞等表面的蛋白或多糖的氨基酸或羟基反应生成酰胺或酯时,才可稳定的存在于这些固相表面,引起下游的级联反应。在 $Mg^{2+}$ 存在下,B 因子与自发产生的 C3b 或经典途径产生的 C3b 结合形成 C3bB,D 因子将 B 因子裂解为 Ba 和 Bb。

Ba 释放入液相,Bb 与 C3b 形成 $C\overline{3bBb}$ 即旁路途径 C3 转化酶,可裂解更多的 C3,生成的 C3b 沉积在固相表面,与 $C\overline{3bBb}$ 结合生成 $C\overline{3bBb}3b$ 或 $C\overline{3bnBb}$,即旁路途径的 C5 转化酶,可裂解 C5。$C\overline{3bBb}$ 极不稳定,易被降解。P 因子可与 $C\overline{3bBb}$ 结合使之稳定。

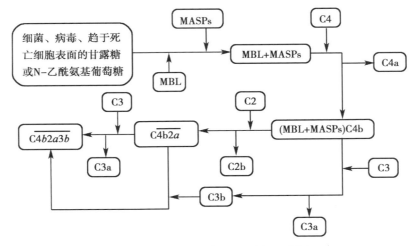

图 5-5 补体活化的 MBL 途径示意图

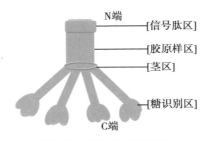

图 5-6 MBL 结构示意图

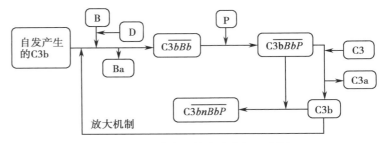

图 5-7 补体激活的旁路途径示意图

旁路途径的特点:①可以识别"自己"和"非己",液相游离的 C3b 数秒内即被灭活;沉积在自身细胞表面的 C3b,可被细胞表面的调节蛋白快速灭活;只有 C3b 与表面缺乏调节蛋白的微生物结合,才能引起下游的补体反应。从而保证 C3 慢转运机制产生的 C3b 不会引起级联反应,对自身造成损伤。②存在放大效应,$C\overline{3bBb}$ 裂解 C3 生成 C3b,生成的 C3b 与 B 因子结合,进而裂解更多的 C3,产生更多的 C3b,因此,C3b 既是 C3 转化酶的产物又是 C3 转化酶的组成成分。上述过程构成了旁路途径的放大效应。

(4)末端通路:末端通路(terminal pathway)上述 3 条补体激活途径都生成了 C5 转化酶($C\overline{4b2a3b}$、$C\overline{3bnBb}$ 或 $C\overline{3bBb}3b$),3 种 C5 转化酶都可裂解 C5 生成 C5a 和 C5b。裂解 C5 的步骤也是 3 条补体活

化通路进入共同末端通路的开端,C5 与 $C\overline{4b2a3b}$、$C\overline{3bnBb}$ 或 $C\overline{3bBb}3b$ 中的 C3b 结合,并被 $C\overline{4b2a3b}$ 中的 C2b 和 $C\overline{3bnBb}$ 或 $C\overline{3bBb}3b$ 中的 Bb 裂解生成 C5a 和 C5b,该过程是补体级联反应中最后的酶促步骤;此后,C5b 与 C6、C7、C8、C9 结合形成膜攻击复合物(membrane attack complex,MAC)的过程只是蛋白成分的结合和聚合(图 5-8)。C5b 是形成 MAC 的起始点,C5b 与 C6 的 C 端结合,形成游离的 C5b6;紧接着 C7 与 C5b6 复合物中的 C5b 结合形成 C5b67 复合物,并引起 C5b67 复合物的构象改变暴露出 C7 的疏水域,从而 C5b67 复合物借助 C7 结合在靶细胞脂质双层的表面;随后,C8(由 α、β、γ 链构成)借助 β 链与 C5b 结合而形成 C5b678 复合物,结合后的 C8 构象发生变化,暴露 α 链的疏水结构区,从而加强 C8 分子 α-γ 异二聚体链入侵靶细胞脂质双层的能力;C5b678

复合物加快了 C9 分子在靶细胞表面聚合,结合后的 C9 分子暴露出疏水区,促使 12~18 个 C9 分子形成一个中空的、内经约 10nm 的环状结构被称为 MAC(图 5-9)。中空多聚 C9(MAC)的外表面是疏水性的,以便更好的插入脂质双层,在靶细胞表面形成圆柱状的管道;MAC 内表面是亲水性的,使水、离子、小分子可溶物可自由透过细胞膜,而蛋白等大分子物质却很难透过,导致胞内渗透压降低,靶细胞溶解。

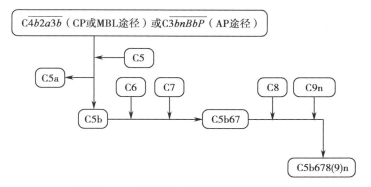

图 5-8　补体激活的末端共同通路示意图

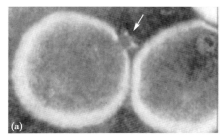

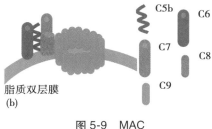

脂质双层膜
(b)

图 5-9　MAC
(a)电镜图[12],(b)结构示意图

补体活化的三条途径,除了 CP 途径,MBL 途径和 AP 途径的活化不依赖与抗体的结合,因此两条途径在机体抗感染的早期阶段发挥着重要的作用,同时在免疫系统尚未完全建立的儿童或免疫缺陷个体的固有免疫中也起着非常重要的作用。CP 途径主要参与机体的适应免疫,是体液免疫的主要效应之一。

2. 补体系统的调控　补体系统具有强大的损伤和致炎能力,其内含的自我放大机制对机体是一个潜在的威胁,因此必须存在非常精细、严密、有效的补体调控机制。机体调控补体的机制可归为两点:首先,被活化的补体成分自身,如果没有和病原微生物等其他固相表面结合,就会被迅速灭活。其次,体液和细胞表面存在多种可与补体成分相结合的补体调控蛋白(complement control complex,CCP),从而保证在宿主细胞免受活化补体的损伤。参与补体调控的主要成分(表 5-2)。

表 5-2　补体调控蛋白及其功能

| 调控蛋白 | 功能 |
| --- | --- |
| 液相调控蛋白 | |
| C1NIH | 抑制 C1r、C1s 和 MASP 活性,阻断 $\overline{C4b2a}$ 形成 |
| C4bP | 抑制 $\overline{C4b2a}$ 和 $\overline{C4b2a3b}$ 形成及活性 |
| fI | 抑制 $\overline{C4b2a}$、$\overline{C4b2a3b}$、$\overline{C3bBb}$、$\overline{C3bBb\,3b}$ 形成及活性 |
| fH | 抑制 $\overline{C3bBb}$ 和 $\overline{C3bBb\,3b}$ 形成及活性 |
| fP | 稳定 $\overline{C3bBb}$ |
| SP | 抑制 MAC 形成 |
| SP40/40 | 抑制 MAC 形成 |
| 跨膜调控蛋白 | |
| CR1 | 抑制 $\overline{C4b2a}$、$\overline{C4b2a3b}$、$\overline{C3bBb}$、$\overline{C3bBb\,3b}$ 形成及活性 |
| DAF | $\overline{C4b2a}$、$\overline{C4b2a3b}$、$\overline{C3bBb}$、$\overline{C3bBb\,3b}$ 形成及活性 |
| MCP | $\overline{C4b2a}$、$\overline{C4b2a3b}$、$\overline{C3bBb}$、$\overline{C3bBb\,3b}$ 形成及活性 |
| MIRL | 抑制 MAC 形成 |
| HRF | 抑制 MAC 形成 |

补体的调控除了自身的调控外,借助 CCP 的调控主要表现为 4 个层次的负向调节和 1 个正向调节:①围绕补体活化起始步骤的负向调节,②围绕 C3 转化酶的负向调节,③围绕 C5 转化酶的负向调节,④围绕膜攻击复合物负向调节;⑤替代途径备解素(properdin,P 因子)的正向调节。

(1)围绕补体活化起始步骤的负调节:C1 抑制因子(C1 inhibitor,C1INH)可与 C1r、C1s 共价结合,使 C1 复合物解离或直接抑制 C1s 的酶活性,从而阻断围绕 C3 转化酶的负调节的形成;C1INH 也可抑制 MASP-2 的活性。使之不能裂解 C4、C2 形成 C3 转化酶。

(2)围绕 C3 转化酶的负向调节:补体受体 1(complement receptor type 1,CR1)又称为 C3/C4 受体,属于补体活化调节蛋白家族(regulator of complement activation,RCA),CR1 为单链跨膜蛋白,含有 RCA 家族共有的短同源重复序列(short consensus repeats,SCR),广泛存在于红细胞及有核细胞表面,CR1 可与 C4b 进行可逆性结合,从而阻断 C3 转化酶即 C$\overline{4b2a}$ 的形成,CR1 在清除免疫复合物方面也起着很重要的作用。

补体受体 2(complement receptor type 2,CR2)为单链跨膜蛋白,与 CR1 一样同属 RCA 家族,CR2 的功能与 CR1 类似,可与 C4,C3 结合,从而调节补体的活化。

C4 结合蛋白(C4 binding protein,C4BP)富含脯氨酸,由 α 链和 β 链组成。α 链和 β 链分别含有 8 个和 3 个 SCR 结构域。C4BP 可与 C4b 结合,抑制 C4b 与 C2 结合,进一步阻断 C$\overline{4b2a}$ 的组装;同时,C4BP 可置换出 C$\overline{4b2a}$ 中的 C4b,从而分解已形成的 C3 转化酶。C4BP 还可作为 fI 的辅助因子,促进 fI 对 C4b 的裂解作用。

I 因子(factor I,fI)又称 C3b/C4b 灭活因子,分子量约为 63kDa,属于肽酶 S1 家族,具有丝氨酸蛋白酶活性,可水解 C3b 和 C4b 以及它们的裂解产物,如将 C4b 水解为 C4c 和 C4d,将 C3b 水解为 C3f 和 iC3b(进一步将 iC3b 水解为 C3dg、C3c 和 C3d),从而阻断 C$\overline{4b2a}$ 的组装或分解已形成的 C$\overline{4b2a}$,C$\overline{3bBb}$。

补体衰变加速因子(complement decay-accelerating factor,DAF,CD55)为单链膜糖蛋白,分子量约为 35kDa,属于 RCA 家族,借助 C 端的 GPI 锚连在细胞表面;DAF 可与 C4b 或 Bb 结合,从而抑制 C$\overline{4b2a}$ 和 C$\overline{3bBb}$ 的组装或分解已形成的 C$\overline{4b2a}$ 和 C$\overline{3bBb}$。

膜辅蛋白(membrane cofactor protein,MCP,CD46)为单链的糖蛋白,分子量约为 39kDa,属于 I 型膜糖蛋白。MCP 功能类似其他的 C3/C4 结合蛋白,如 C4BP、DAF、CR1 和 CR2,主要表现为辅助 fI 水解 C3b 和 C4b,阻断 C$\overline{4b2a}$ 和 C$\overline{3bBb}$ 的组装。

H 因子(complement factor H,H)为单链糖蛋白,分子量约为 155kDa,结构类似 DAF、C4BP、MCP、CR1 和 CR2。H 因子可与 C3b 结合,阻断 C$\overline{3bBb}$ 的组装或分解已形成的 C$\overline{3bBb}$,同时 H 因子可辅助 fI 水解 C3b,抑制 C$\overline{3bBb}$ 的活性。

(3)围绕 C5 转化酶的负向调节:3 条补体活化途径的 C5 转化酶即 C$\overline{4b2a3b}$、C$\overline{3bBb}$ 3b 或 C$\overline{3bnBb}$ 同样受 CR1、CR2、C4BP、fI、DAF、MCP 和 H 因子的调节,作用原理见"围绕 C3 转化酶的负向调节"。

替代途径的备解素(properdin,P 因子)的正向调节:也可成为 AP 途径的正向调节,在该过程中起主要作用的是 P 因子,一种单链糖蛋白,主要由脾脏、肺合成。AP 途径中的 C3 转化酶:C$\overline{3bBb}$ 和 C5 转化酶 C$\overline{3bBb}$ 3b 或 C$\overline{3bnBb}$ 易被降解,P 因子可与 C$\overline{3bBb}$、C$\overline{3bBb}$ 3b 或 C$\overline{3bnBb}$ 结合形成稳定的 C3 转化酶 C$\overline{3bBbP}$ 和 C5 转化酶 C$\overline{3bBb}$ 3P 或 C$\overline{3bnBbP}$,延长两种酶的半衰期,从而增强两种酶的作用。

(4)围绕膜攻击复合物负向调节:S 蛋白(S protein,SP)又称为玻璃连结蛋白(vitronectin),可与 C5b67 复合物结合,阻碍 C5b67 插入膜脂质双层膜。

CD59 又称为膜反应性溶解抑制物(membrane inhibitor of reactive lysis,MIRL)或同源限制因子 20(homologous restriction factor 20,HRF20),为单链的膜表面糖蛋白,分子量约为 18~25kDa,广泛的表达于各类组织器官及血细胞表面。CD59 可阻碍 C8 与 C5b67 结合,及 C9 与 C5b678 的结合,从而抑制 MAC 形成,保护自身细胞免遭补体攻击。

C8 结合蛋白(C8 binding protein,C8BP)存在于血细胞表面,可阻碍 C9 与 C5b678 结合及 C9 的聚合,从而使自身细胞免受 MAC 的攻击。

群集素(SP40/40)是由分子量均为 40kDa 的 α 链和 β 链组成的异二聚体,所以又称为 SP40/40,SP40/40 可与 C5b67、C5b678、C5b6789 结合,阻碍 MAC 组装;SP40/40 还可与 SP 协同作用,使与细胞膜结合的 MAC 游离出来,抑制 MAC 的溶细胞作用。

3. 补体的生物学作用

（1）溶菌、溶解病毒和细胞的细胞毒作用：补体活化后，通过在靶细胞表面形成 MAC，导致靶细胞溶解，即为补体依赖的细胞毒作用（complement dependent cytotoxicity，CDC）。补体的这一功能在机体的免疫系统中起重要的防御和免疫监视作用，可以抵抗病原微生物的感染，消灭病变衰老的细胞。由于大量的 MAC 插入脂质双层可导致脂质双层膜的全面崩解，因此补体也是机体抵抗包膜病毒的机制之一。补体的溶细胞效应具有重要生理意义：抗菌（主要是 G⁻菌）、抗病毒（包膜病毒）、抗寄生虫和抗肿瘤。因而，当某些病人出现先天性或后天性的补体缺陷时，最重要表现是容易遭受病原微生物的侵袭而出现反复性感染，在某些病理条件下，补体活化会导致自身细胞溶解，造成组织损伤和疾病。

（2）调理作用：补体活化过程产生的片段，如：C3b、C4b、iC3b 等黏附沉积在颗粒性抗原或细菌表面，吞噬细胞借助细胞表面的 CR1、CR3 或 CR4 来识别被补体成分"包裹"的病原微生物进而吞噬，使机体的抗感染能力增强。因该过程类似抗体的调理作用，因此把 C3b、C4b、iC3b 等能够增强吞噬细胞吞噬能力的成分称为调理素（opsonin）。

（3）免疫黏附作用：血液循环中中等分子量的 IC 有时会沉积在血管壁，进而激活补体引发炎症反应，而补体的免疫黏附作用可清除 IC，当细菌或 IC 激活补体，形成 C3b 或 C4b 后，若与表面具有相应补体受体 1（CR1）的红细胞和血小板结合，则可形成较大的聚合物，通过血液循环到达肝脏和脾脏，被巨噬细胞吞噬。其中，C3b/C4b 与细胞表面相应的 CR 结合的过程称为免疫黏附。此外，补体与抗体结合后，干扰抗体 Fc 段之间的相互作用，从而抑制新 IC 的形成或使以形成的 IC 易解离。

（4）炎症介质作用：补体活化过程中产生的 C3a、C4a 和 C5a，具有过敏毒素作用，可使表面具有相应受体（C3aR 和 C5aR）的肥大细胞和嗜碱性粒细胞等脱颗粒，释放组胺等血管活性物质，从而引起血管扩张、通透性增强、平滑肌收缩和支气管痉挛等局部炎症反应。C3a 和 C5a 对中性粒细胞具有趋化作用，吸引具有相应受体的中性粒细胞和单核吞噬细胞向补体激活的炎症区域游走和聚集，增强炎症反应。C2a 具有激肽样作用：使小血管扩张、通透性增强、引起炎症性充血和水肿作用[13]。

（5）补体是固有免疫和适应性免疫间的桥梁：病原微生物侵入机体后，在特异性抗体产生前数天内，机体有赖于固有免疫机制发挥抗感染效应。补体旁路途径和 MBL 途径通过识别微生物表面或其糖链组分进而触发级联反应，所产生的裂解片段和复合物通过调理吞噬、炎症反应和溶解细菌而发挥抗感染作用。在特异性抗体产生之后，可触发经典途径活化，参与机体的抗感染防御。

（6）补体参与免疫应答的诱导：补体片段 C3b、C4b 等可沉积在病原微生物表面，从而网罗、固定抗原，使抗原易被抗原呈递细胞（APC）识别、处理与呈递。

1）补体参与 B 细胞、T 细胞的活化与增殖：①与抗原结合的 C3d、iC3b 与 B 细胞表面的 CR2（CD21）结合，CR2 与 B 细胞表面的 CD19/CD81 结合形成共受体复合物，借助抗原与 BCR 结合，使 BCR 与 CR2/CD19/CD81 交联，促使 B 细胞活化，以及向分泌 IgG 抗体的浆细胞分化。②C4BP 与 B 细胞表面 CD40（B 细胞活化的共刺激信号）结合，C4BP 与 CD40 结合的位点不同于 CD40 与 CD40L 的结合位点，上调 CD54、CD86 的表达，诱导 B 细胞活化、增殖以及产生 IgE 型抗体。③C3d 可作为一种免疫佐剂，降低 B 细胞活化阈值。C4 参与 B 细胞发育成熟过程中阴性选择，有助于 B 细胞发育为对自身抗原无反应的 B 细胞。④ C3a 和 C5a 与 T 细胞、APC 细胞相应受体结合后，上调 Bcl-2 表达，下调 Fas，促使 T 细胞增殖及 T 细胞向 Th1 细胞发育。⑤CR1（CD35）和 CD59 可调节 T 细胞的活化，CD55、CD59 借助蛋白酪氨酸激酶（PTK）和蛋白激酶 C（PKC）途径参与 T 细胞的增殖。⑥不同的 CD46 亚型表达在不同的细胞上，体现不同的功能，如：表达在 CD4⁺T 细胞的 CD46 亚型可增强 Th1 细胞的免疫活性，当 IL-2 分泌过多时，可借助 CD46 减少 IL-2 的分泌，增加 IL-10 的分泌，而表达在 γδT 细胞上的 CD46 亚型却没有此功能；⑦T 细胞表面的 CR1 和 CR2 与 C3 结合后，可促进 T 细胞与抗原呈递细胞（APC）的接触，从而促进抗原特异性 T 细胞增殖。

2）补体参与免疫应答效应的调节：①补体具有细胞毒、调理以及黏附清除 IC 等作用，是发挥体液免疫效应的重要分子；②补体可调节多种免疫细胞的效应功能，也可增强抗体的 ADCC 效应；③C3a-C3R 相互作用，可促进 Th2 细胞应答，并影响 B 细胞分泌 IgE 的水平；④C3b 或 C4b 与 MCP 相互作用，诱导调节性 T 细胞产生抑制性细胞因子 IL-10 和 TGF-β。

3）补体参与免疫记忆形成：FDC（滤泡树突细

胞)表面的 CR1 和 CR2 与沉积在抗原表面的 C3d 结合,将抗原固定于生发中心,从而持续刺激免疫系统,维持记忆性 B 细胞的数量。

(7)补体系统与其他酶系统存在相互作用:机体除了补体的酶联放大反应,还有其他类似的酶反应系统,如凝血系统、激肽系统及纤维溶解系统。补体系统的激活物如 IC、脂多糖可激活凝血因子Ⅻ,进而活化凝血、纤溶、激肽系统;同样,补体调节蛋白 C1INH 可以抑制凝血因子Ⅻ、激肽释放酶、纤溶酶等的活性;纤溶酶、缓激肽等成分也可激活补体系统。四个酶反应系统之间的相互作用往往是介导炎症、超敏反应、休克、DIC 等病理过程发生、发展的机制之一。

(8)补体与疾病和临床诊治:正常情况下,补体系统在精密的调控下,发挥着生物学效应。但某些情况下,补体系统会发生异常,并伴随一些疾病的发生。在临床上偶尔可以见到一些补体先天性缺陷的病人,除了 C2 缺陷和 C1INH 缺陷相对较常见外,其他补体成分的缺陷均非常罕见。补体先天性缺陷患者的两大临床表现是反复感染和自身免疫病。例如:遗传性血管神经性水肿(hereditary angioedema,HAE),因缺乏 C1INH 所致,属常染色体显性遗传;C1INH 缺乏导致 C1 过度活化,C4 和 C2 裂解生成大量的 C4a、C4b、C2a 和 C2b,引起血管扩张、通透性增高,出现皮肤黏膜水肿;同时,也导致凝血、激肽、纤溶系统过度活化,进一步释放活性物质加重水肿症状,水肿可累及全身各处及组织器官,严重可引起喉头水肿而导致窒息死亡。近年来,已有多种药物被用于治疗 HAE,如:Lev Pharmaceuticals 公司的 Cinryzn、Pharming Group NV 公司的 Ruconest 等[14]。

阵发性睡眠性血红蛋白尿(paroxysmal nocturnal hemoglobinuria,PNH)由一种或多种 GPI 锚链蛋白(DAF 或 CD59)缺乏引起,患者细胞易受补体攻击;临床表现为血管内溶血,全血减少、长期贫血伴反复发作的血红蛋白尿,2007 年,Alexion Pharmaceuticals 公司推出 Soliris,有助于缓解患者症状。

C1q、C2、C4、C3、CR1 单一缺乏或混合缺乏的患者常伴免疫相关疾病,如 SLE、肾小球肾炎、血管炎等。临床上对补体缺乏的治疗原则为:抗感染,输注纯化补体成分或新鲜血浆,补充缺乏的补体成分,对补体引起的自身免疫病,采用免疫抑制疗法。

另外,病原微生物可借助补体受体入侵细胞,如病原微生物与 C3b、iC3b、C4b 等补体片段结合后,通过 CR1、CR2 进入细胞,使感染播散;或借助补体调节蛋白作为其受体而感染细胞(如 EB 病毒通过 CR2 感染 B 细胞,麻疹病毒通过 MCP 感染机体细胞,柯萨奇病毒、埃可病毒和肠道病毒可通过 DAF 感染细胞等);在临床上,可考虑应用补体受体的阻断剂治疗。一些病原微生物感染细胞后,可产生类似 MCP、CD59、DAF 样的调节蛋白,从而躲避补体系统的攻击。近年来发现,多种肿瘤细胞也可在瘤细胞表面高表达一种或多种 CCP,从而躲避补体攻击和抵抗补体治疗。补体成分,如 C5a、C3a、C4a 在促进炎症反应中起重要作用,可引起自身免疫病、心血管疾病、感染过程中的炎症性组织损伤、超急性移植排斥等。上述情况下,通过抑制补体有可能取得治疗疾病的效果。目前研究结果表明,超急性移植排斥的主要原因是补体系统的全身性激活,导致对机体自身的广泛性组织损伤,产生致命的后果。目前临床研究的解决方案有:利用补体抑制剂,如可溶性 CR1 进行药物治疗;应用转基因技术,如已开展了 CR1、DAF、CD59、MCP 等膜表面补体调节蛋白转基因猪的实验研究,将这些人类基因在胚胎期转入猪胚胎细胞后,使其发育成含有人类基因的转基因猪,将其器官移植至灵长类动物后,由于补体调节蛋白对补体的抑制作用,可有效阻止超急性移植排斥的发生,使移植的器官存活时间明显延长。

**(四)凝血、纤溶与抗凝系统蛋白质**

详见本书相关"第六章 凝血、纤溶与抗凝"部分章节内容。

(李长清 刘文芳 张 容 蒋 鹏 曹海军)

# 参 考 文 献

1. 倪道明,朱威.血液制品.北京:人民卫生出版社,2013:19-41.

2. SCHALLER J, GERBER S, KäMPFER U, et al. Human blood plasma proteins:Structure and function.West SussexJohn Wiley & Sons Ltd. ,2008:17-20.

3. 罗自强.血液//朱大年,王庭槐.生理学.北京:人民卫生出版社,2013:55-86.

4. 肖业伟.血液//冉兵.生理学.北京:中国协和医科大学出版社,2012:39-58.

5. 姚一芸,胡钧培.血浆和血浆蛋白制品的临床应用//王鸿利,高峰.血浆和血浆蛋白制品的临床应用.上海:上海科学技术文献出版社,2002:44-126.

6. 林园,王嵘.血液制品及血液代用品的临床应用//刘景汉,汪德清,兰炯采.临床输血学.北京:人民卫生出版社,2011:41-96.

7. Cohen S. Nomenclature of human immunoglobulins. Immunology,1965,8:1-5.

8. 曹雪涛,何维.医学免疫学.北京:人民卫生出版社,2015:62-89.

9. Schroeder H W,Jr.,Cavacini L.Structure and function of immunoglobulins.J Allergy Clin Immunol,2010,125（2 Suppl 2）:S41-S52.

10. 曹雪涛,何维.医学免疫学.北京:人民卫生出版社,2015:90-106.

11. Merle N S,Church S E,Fremeaux-Bacchi V,et al.Complement system part i-molecular mechanisms of activation and regulation.Front Immunol,2015,6:262.

12. SCHALLER J,GERBER S,KäMPFER U,et al.Human blood plasma proteins:Structure and function.West Sussex,John Wiley & Sons Ltd.,2008:17-20.

13. Merle N S,Noe R,Halbwachs-Mecarelli L,et al.Complement system part ii:Role in immunity.Front Immunol,2015,6:257.

14. Ricklin D,Lambris JD.Complement-targeted therapeutics.Nat Biotechnol,2007,25（11）:1265-1275.

# 第六章
# 凝血与纤溶及抗凝

正常情况下,血液在血管内流动,不会溢出血管外引起出血,也不会在血管内凝固引起血栓,这与人体具有完善的止血和凝血功能有关,其中包含凝血系统、纤溶系统和抗凝系统三部分。完善的血栓与止血功能将有助于减少失血及对异体血液的依赖;病理条件下,合理地使用凝血因子制剂是成分输血的范畴,为改善止血功能起到积极作用。本章节主要介绍凝血、纤溶和抗凝三大系统中的组成成分,并对各组分在血栓与止血过程中所发挥的作用及其机制进行阐述,为临床输血制剂的选择提供理论依据。

## 第一节 凝 血 系 统

凝血即血液凝固,是指血液由液体状态转为凝胶状态的过程,它是哺乳类动物止血功能的重要组成部分,由血管壁、血小板及一系列凝血因子参与的复杂的生理过程。

### 一、血 管 壁

完整的血管壁对防止出血有着重要作用,当血管壁的结构发生缺陷或受到损伤时便会引起出血。

#### (一)血管壁的结构和调控

参与止血作用的血管主要是小动脉、小静脉、毛细血管和微循环血管,其基本结构可分为内膜层、中膜层和外膜层。

1. 内膜层 由内皮细胞组成,含血管性血友病因子(von Willebrand factor,vWF)、组织纤溶酶原激活物(tissue plasminogen activator,t-PA)、纤维连接蛋白(fibronectin,Fn)、层粘连蛋白(laminin,Ln)、纤溶酶原激活物抑制剂-1(plasminogen activator inhibitor-1,PAI-1)和血栓调节蛋白(thrombomodulin,TM)等。内皮细胞表面有糖萼(glycocalyx),它是多种受体所在的部位。内皮细胞之间由黏合性物质连接,这是内皮细胞信息传递和维持血管通透性的物质基础。

2. 中膜层 介于内皮细胞和外膜层之间的血管壁结构,包括基底膜、微纤维、胶原、平滑肌和弹力纤维等。基底膜是一种胶原蛋白,作用为支撑内皮细胞及诱导血小板黏附和聚集,并可启动内、外源性凝血途径;平滑肌和弹力纤维参与血管的收缩功能。此外,内皮细胞和中膜层还含有组织因子(tissue factor,TF)、前列环素(prostacyclin,PGI2)合成酶和ADP酶等。

3. 外膜层 由结缔组织构成,是血管壁与组织之间的分界层。

#### (二)血管的调控

血管的收缩、舒张反应受神经和体液调控。

1. 神经调控 血管壁中的平滑肌受神经的支配,当神经张力增强时,血管收缩;张力减弱时,血管舒张,这些都是通过神经轴突反射来实现的。

2. 体液调控 内皮细胞产生的内皮素-1(endothelin-1,ET-1)、血管紧张素等活性物质可致血管收缩;内皮细胞产生的$PGI_2$、内皮细胞衍生的松弛因子(endothelial cell-derived relaxing factor,EDRF)有舒张血管的作用。此外,还有其他调控血管舒缩反应的体液活性物质。

#### (三)血管壁的止血功能

小血管受损后的止血主要通过下列功能实现。

1. 增强收缩反应 当小血管受损时,通过神经轴突反射和收缩血管的活性物质如儿茶酚胺、血管紧张素、血栓烷A2(thromboxane A2,TXA2)、5-羟色胺(5-hydroxytryptamine,5-HT)和ET等的作用使受损的血管收缩,损伤的血管壁相互贴近,伤口缩小,血流减慢,凝血物质积累,局部血黏度增高而有利于止血。

2. 激活血小板 小血管损伤后,血管内皮下组分暴露,致使血小板发生黏附、聚集和释放反应,结果在损伤的局部形成血小板血栓,堵塞伤口,也有利于止血。

3. 激活凝血系统　小血管损伤后，血管内皮下组分暴露，激活凝血因子Ⅻ，启动内源性凝血系统；释放组织因子，启动外源性凝血系统。最后在损伤局部形成纤维蛋白凝血块，堵塞伤口，有利于止血。

4. 增高局部血黏度　血管壁损伤后，通过激活凝血因子Ⅻ和激肽释放酶原(prekallikrein,PK)，生成激肽(kinin,K)，激活的血小板释放出血管通透性因子。激肽和血管通透性因子使局部血管通透性增加，血浆外渗，血液浓缩，血黏度增高，血流减慢，有利于止血。

## 二、血　小　板

### (一)结构和生化组成

电子显微镜(电镜)下，血小板分为表面结构、骨架、细胞器和特殊膜系统等四部分，现结合它们的生化组成作一概述。

1. 表面结构和生化组成　正常血小板表面光滑，有些小的凹陷是开放管道系统(open canalicular system,OCS)的开口。表面结构主要由细胞外衣(exterior coat)和细胞膜组成。细胞外衣(糖萼)覆盖于血小板的外表面，主要由糖蛋白(glycoprotein,GP)的糖链部分组成，是许多血小板膜受体的(如ADP、肾上腺素、胶原、凝血酶等)所在部位。细胞膜主要由蛋白质(包括糖蛋白)和脂质(包括糖脂)组成。

(1)膜脂质：磷脂占总脂质量的75%～80%，胆固醇占20%～25%，糖脂占2%～5%。磷脂主要由鞘磷脂(sphingomyelin,SPH)和甘油磷脂组成，后者包括磷脂酰胆碱(phosphatidylcholine,PC)、磷脂酰乙醇胺(phosphatidylethanolamine,PE)、磷脂酰丝氨酸(phosphatidylserine,PS)、磷脂酰肌醇(phosphatidylinositol,PI)以及少量溶血卵磷脂等。各种磷脂在血小板膜两侧呈不对称分布。在血小板未活化时，SPH、PC和PE主要分布在质膜的外侧面，而PS主要分布在内侧面；血小板被激活时，PS转向外侧面，可能成为血小板第3因子(platelet factor 3,PF3)。

(2)膜蛋白：血小板膜含有多种蛋白质，主要是糖蛋白：①GPⅠb-Ⅸ复合物：它由GPⅠb和GPⅨ二个亚单位组成，其基因位于第17号染色体短臂上。GPⅠb-Ⅸ对血小板黏附功能有着重要作用。②GPⅡb-Ⅲa复合物：它由GPⅡb和GPⅢa所组成。其基因位于第17号染色体长臂上。GPⅡb由α链和β链以二硫链相连接而成，GPⅢa为单一肽链，它们与血小板聚集功能有关。③其他GP：如GPⅠa-Ⅱa复合物，由GPⅠa和GPⅡa组成，是胶原的受体。GPⅠc-Ⅱa复合物，由GPⅠc和Ⅱa结合而成，可能是Fn的受体。GPⅣ是单一肽链，是凝血酶敏感蛋白(TSP)的受体。GPⅤ与GPⅠb-Ⅸ相似，参与血小板黏附功能发挥。

(3)其他：血小板质膜上还有$Na^+$-$K^+$-ATP酶(钠泵)、$Ca^{2+}$-$Mg^{2+}$-ATP酶(钙泵)和其他阴离子泵，它们对维持血小板膜内外的离子梯度和平衡起着重要作用。

2. 骨架系统和收缩蛋白　电镜下，血小板的胞质中可见微管、微丝及膜下细丝等。它们构成血小板的骨架系统，在维持血小板的形态、释放反应和收缩活动中起重要作用。

(1)微管(microtubes)：呈束状排列于血小板的包膜下。它由微管蛋白(tubulin)排列成细丝状微丝，再由后者围成微管，对维持血小板的形状有着重要作用。

(2)微丝(microfilaments)：微丝主要由肌动蛋白细丝及肌球蛋白粗丝组成。肌动蛋白和肌球蛋白构成血小板收缩蛋白，其作用是参与血小板收缩活动、伪足形成和释放反应。

3. 细胞器和内容物　电镜下血小板内有许多细胞器，其中最为重要的是α颗粒、致密颗粒(δ颗粒)和溶酶体颗粒(λ颗粒)三种。

(1)致密颗粒(δ颗粒)含有：①ATP和ADP：血小板被激活时，ADP由致密颗粒中释放至血浆，是促进血小板聚集和释放的重要物质；ATP是维持血小板形态、功能和代谢活动所需能量的来源。②5-HT：5-HT贮存于致密颗粒中，当血小板受到凝血酶刺激时，5-HT释放到血浆，促进血小板聚集和血管收缩。

(2)α颗粒内含有：①β-血小板球蛋白(β-thromboglobulin,β-TG)：是血小板特异的蛋白质。它抑制血管内皮细胞产生$PGI_2$，间接促进血小板聚集和血栓形成。当血小板被激活，β-TG从α颗粒中释出，使血浆β-TG含量升高。②血小板第4因子(platelet factor 4,PF4)：是血小板又一特异的蛋白质。$PF_4$的作用是中和肝素的抗凝活性，促进血栓形成。③凝血酶敏感蛋白(thrombospondin,TSP)：是一种糖蛋白，主要存在于血小板α颗粒、血管内皮细胞、巨噬细胞、平滑肌细胞及纤维细胞内，故TSP不是血小板特异性蛋白质，它有促进血小板聚集的作用。④血小板衍生生长因子(platelet derived growth factor,PDGF)：是一种碱性糖蛋白，来自巨核细胞，存在于

血小板 α 颗粒中。PDGF 的作用是刺激 DNA 合成和细胞增殖,促进细胞生长;促进细胞内胆固醇脂化,增强细胞对低密度脂蛋白的反应性,最终可导致动脉粥样硬化斑块的形成。

(3)溶酶体颗粒(λ 颗粒)内含有:多种酸性水解酶及组织蛋白酶,是血小板的消化结构。

4. 特殊膜系统和生化组成　血小板的特殊膜系统主要包含开放管道系统及致密管道系统。

(1)开放管道系统(open canalicular system,OCS):是血小板膜凹陷于血小板内部形成的管道系统。它是血小板内与血浆中物质交换的通道,在释放反应中血小板贮存颗粒内容物经 OCS 排至细胞外。

(2)致密管道系统(dense tubular system,DTS):散在分布于血小板胞质中,不与外界相通。它参与花生四烯酸代谢、前列腺素合成、血小板收缩活动和血小板释放反应等。

### (二)止血功能

1. 黏附功能　血小板黏附(platelet adhesion)是指血小板附着于血管内皮下组分或其他异物表面的功能。受损血管内皮下成分暴露时,血液中 vWF、内皮下成分和血小板 GPⅠb-Ⅸ复合物结合,导致血小板黏附反应。

2. 聚集功能　血小板聚集(platelet aggregation)是指血小板与血小板之间相互黏附形成血小板团的功能。在 $Ca^{2+}$ 存在的条件下,激活的血小板以其 GPⅡb/Ⅲa 与纤维蛋白原(Fg)结合,血小板发生聚集。血小板聚集有两种类型:①第一相聚集(初级聚集):指由外源性致聚剂诱导的聚集反应;②第二相聚集(次级聚集):指由血小板释放的 ADP 诱导的聚集。

3. 释放反应　在诱导剂作用下,血小板贮存颗粒中的内容物通过 OCS 释放到血小板外的过程称为释放(分泌)反应(platelet release reaction)。常用诱导剂有 ADP、肾上腺素、5-HT、花生四烯酸、凝血酶、胶原等。诱导剂作用于血小板膜上的相应受体,释出 $Ca^{2+}$ 促进肌球蛋白聚合形成微丝。肌动蛋白细丝和肌球蛋白粗丝相互作用,收缩蛋白使储存颗粒移向中央,储存颗粒膜与 OCS 膜融合,颗粒内容物经 OCS 向外释放。

4. 促凝功能　指血小板参与血液凝固的过程。

(1)PF₃ 的促凝活性:血小板激活时,PF₃ 参与凝血因子Ⅸa-Ⅷa-$Ca^{2+}$ 复合物和凝血因子Ⅹa-Ⅴa-$Ca^{2+}$ 复合物的形成,这两种复合物分别参与凝血因子Ⅹ的活化及凝血酶原酶的生成。

(2)接触产物生成活性(contact product-forming activity,CPFA):血小板受 ADP 或胶原刺激时,CPFA 从血小板膜磷脂成分释出,激活因子Ⅺ,参与始动凝血反应。

(3)胶原诱导的凝血活性(collegen induced coagulant activity,CICA):血小板受 ADP 或胶原刺激时,CICA 从血小板膜磷脂成分中释出,激活因子Ⅺ,参与内源性凝血途径。

5. α 颗粒中凝血因子的释放　血小板激活时,α 颗粒中所含的 FⅤ、Fg 和 FⅪ等均可释放至血浆,参与凝血过程。

6. 血块收缩功能　血小板具有使血凝块收缩的作用,其机制是:激活的血小板由于肌动蛋白细丝和肌球蛋白粗丝的相互作用,使血小板伸出伪足,当伪足向心性收缩,纤维蛋白束弯曲,存留在纤维蛋白网间隙内的血清被挤出,血凝块缩小并得以加固。血凝块的收缩,有利于伤口的缩小和愈合。

7. 维护血管内皮的完整性　血小板能充填受损血管内皮细胞脱落所造成的空隙,参与血管内皮细胞的再生和修复过程,故能增加血管壁的抗力,减低血管壁的通透性和脆性,血小板的止血功能(图6-1)。

## 三、凝血因子

### (一)凝血因子特性

凝血因子(coagulable factor,F)迄今已知至少有14种,包括经典凝血因子12个和激肽系统的2个。国际凝血因子命名委员会规定经典凝血因子以罗马数字命名。除 FⅣ是无机钙离子($Ca^{2+}$)外,其余均是蛋白质,而且多数是蛋白酶(原);除 FⅢ存在于组织外,其余均存在于血浆中。FⅥ是 FⅤ的活化形式,不再视为一独立的凝血因子,故已被废除。这些凝血因子的活化形式以在它们名字右下脚加英文字母 a 表示,如因子Ⅶa,因子Ⅷa 等。凝血因子的理化特性列于表6-1。

### (二)凝血机制

20世纪60年代初期 Davis 与 Ratnoff 等提出了凝血瀑布学说,认为血液凝固是一系列凝血因子活化的酶促反应过程,每个凝血因子都被其前因子所激活,最后导致纤维蛋白生成。凝血过程一般被分为内源性凝血途径和外源性凝血途径(其中包括凝血的共同途径),两条凝血途径的主要区别在于启动方式及参加的凝血因子不同,结果形成两条不同的因子Ⅹ激活通路。两条凝血途径并不是各自完全独立,而使相互密切联系,在机体的整个凝血过程中发挥着不同的作用。

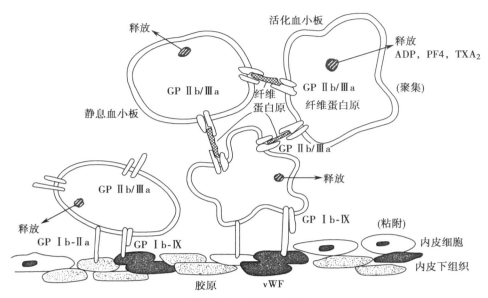

图 6-1 血小板止血功能

1. 内源性凝血途径 内源性凝血途径（intrinsic pathway）是指参加的凝血因子全部来自于血液（内源性），是指由 FⅫ被激活到 FⅨa-Ⅷa-Ca²⁺-PF₃复合物形成的过程，通常是因血液与带负电荷的表面接触而启动（接触激活）。

（1）因子Ⅻ的激活：①固相激活：FⅫ与带负电荷的物质（如体内的胶原、微纤维、基底膜、长链脂肪酸等，或体外的玻璃、白陶土、硅藻土等）接触后，分子构型发生改变，活性部位暴露，成为活化因子Ⅻ（FⅫa）；②液相（酶类）激活：在激肽释放酶的作用下，FⅫ被激活（FⅫa）。因子 FⅫa 的主要作用是激活 FⅪ和 FⅦ，并激活激肽释放酶原（PK）和纤溶酶原（PLG）。

（2）因子Ⅺ的激活：在 FⅫa 的作用下，FⅪ被激活为 FⅪa。FⅪa 的作用是激活因子Ⅸ。

（3）激肽释放酶原（prekallikrein，PK）的激活：在 FⅫa 的作用下，PK 被激活成激肽释放酶（kallikrein，KK）。KK 的作用是激活 FⅫ、FⅪ和 FⅦ，使高分子量激肽原（high molecular weight kininogen，HMWK）转变成激肽，使纤溶酶原转变成纤溶酶。

（4）高分子量激肽原（HMWK）的作用：HMWK 为接触反应的辅因子，参与 FⅫ、Ⅺ的激活，生成的徐缓激肽（bradykinin）有扩张血管、增加血管通透性及降低血压的作用。

（5）因子Ⅸ的激活：FⅪa 激活 FⅨ为 FⅨa。相比其他凝血因子的激活，FⅨ的激活有以下特点：①激活速度相对较慢；②激活反应主要在液相中进行；③FⅨ的激活无需辅因子的参与。这些特点（尤其激活速度相对较慢）可能具有重要的生理功能，能为凝血过程

的进行提供一重要的调速步骤。此外，FⅨ也能被外源性凝血途径中的 TF-Ⅶa-Ca²⁺复合物激活。

（6）因子Ⅷ的作用：FⅧ被凝血酶激活成 FⅧa，后者与 FⅨa、Ca²⁺和磷脂（PF₃）结合，形成 FⅨa-Ⅷa-Ca²⁺-PF₃复合物，此复合物有激活 FⅩ的作用，因此又称为因子Ⅹ酶复合物。

在经典的凝血途径中，FⅪ被 FⅫa 活化。但近年的研究发现 FⅫ的重度缺乏并不会引起严重的出血表现，提示 FⅫ、PK 和 HMWK 并非体内凝血所必需。但对 FⅪ严重缺乏的患者而言，其在术后或外伤时会有严重的出血表现。因此，在体内，除了 FⅫa，FⅪ一定能被其他的蛋白酶活化。曾有学者提出，凝血酶可通过反馈作用上调自身的表达从而激活 FⅪ，进而使凝血酶持续生成，并通过激活 TAPI 降低纤溶的发生。这一理论的问题在于，FⅪ通过凝血酶或 FⅪa 活化（即 FⅪ的自身活化）的速率非常缓慢，除非存在非生理性的聚阴离子，如硫酸葡聚糖、肝素或高浓度的硫脂。这使得 FⅪ在体内是否可通过凝血酶或 FⅪa 而活化成为谜题。近期的研究发现，无机多磷酸（poly P）与凝血酶和 FⅪ具有很高的亲和力，活化血小板所分泌的 poly P 可加快凝血酶或 FⅪa 活化 FⅪ的效率[1]。因此，poly P 是凝血酶或 FⅪa 活化 FⅪ的天然辅因子，解开了体内 FⅪ如何在 FⅫ缺乏的情况下被激活，启动正常凝血途径的谜题。

2. 外源性凝血途径 外源性凝血途径（extrinsic pathway）是指参加的凝血因子并非全部存在于血液中，所需凝血因子有来自于血液以外的（外源性），即组织

因子(凝血因子Ⅲ)。这一凝血途径是因组织因子暴露于血液而启动，因此又可称为凝血的组织因子途径，通常指从 TF 释放到 TF-Ⅶa-Ca²⁺复合物形成的过程。

因子Ⅲ(TF)：是一种跨膜糖蛋白，N 端位于胞膜外侧，是 FⅦ的受体，可与 FⅦ或 FⅦa 结合，C 端插入胞质中，提供凝血反应的催化表面。

因子Ⅶ的激活：①构型改变激活：当组织损伤时，TF 被释放到血液中，FⅦ与其结合，分子构型发生改变，活性部位被暴露，成为活化因子Ⅶ(FⅦa)；②酶激活：FⅦ还可被 FXa、Ⅸa、Ⅻa、凝血酶等激活成 FⅦa。

TF-Ⅶa-Ca²⁺复合物形成：TF 与 FⅦa 和 Ca²⁺结合形成 TF-Ⅶa-Ca²⁺复合物，后者可激活 FX 和 FⅨ，使内源及外源性凝血途径相沟通，具有重要的生理和病理意义。

3. 共同凝血途径　共同凝血途径(common pathway)是指从 FX 的激活到纤维蛋白形成的过程，它是内、外源性凝血途径后的共同凝血阶段。

(1)凝血酶原酶的形成：①因子X的激活：在 FⅨa-Ⅷa-Ca²⁺-PF₃ 和(或)TF-Ⅶa-Ca²⁺复合物的作用下，FX 被激活为 FXa；②因子V的激活：在凝血酶的作用下，FV 转变成活化的 FVa，FVa 为 FXa 的辅因子。在 Ca²⁺的参与下，FXa、Va、PF₃(磷脂)结合形成 FXa-Va-Ca²⁺-PF₃ 复合物即凝血酶原酶。

(2)凝血酶的生成：凝血酶原酶使凝血酶原裂解为片段 1+2(F₁₊₂)，而片段 1+2 被凝血酶自身水解，裂解为片段 1(F₁)和片段 2(F₂)，此时生成凝血酶。凝血酶生成后，主要作用是催化纤维蛋白原向纤维蛋白单体转变。除此之外，它还可通过多条途径加速和巩固凝血过程，主要包括：①激活 FV 和 FⅧ，使其分别转为 FVa 和 FⅧa；②激活 FⅦ使其变为 FⅦa；③激活因子ⅩⅢ，促进纤维蛋白交联；④激活 FXI；⑤引起血小板活化，为因子X酶和凝血酶原酶复合物的形成提供有效的膜表面等。但在另一方面，当大量凝血酶生成后，它又可通过直接裂解或间接激活蛋白 C 的途径灭活 FVa 和 FⅧa，从而阻碍凝血过程的继续进行。

(3)纤维蛋白的形成：①纤维蛋白的形成：纤维蛋白的形成至少需三个步骤：其一，纤维蛋白单体(FM)的形成：在凝血酶作用下，Fg 的 α(A)链上精(16)-甘(17)键和 β(B)链上精(14)-甘(15)键先后被裂解，分别释出纤维蛋白肽 A(fibrinopeptide A，FPA)和纤维蛋白肽 B(fibrinopeptide B，FPB)。此时 Fg 分别转变成纤维蛋白Ⅰ(Fb-Ⅰ)和纤维蛋白Ⅱ(Fb-Ⅱ)，二者形成 FM。其二，FM 的聚合：FM 形成

后就开始聚合，但这种聚合物以氢键相连，很不稳定，可溶于 5mol/L(30%)尿素或 1%单氯(碘)醋酸溶液中，故称为可溶性 FM 聚合物(SFM)。其三，交联纤维蛋白形成：SFM 在 FⅩⅢa 和 Ca²⁺作用下，形成不溶性 FM 聚合物，此即纤维蛋白(fibrin，Fb)。②因子ⅩⅢ的激活：FⅩⅢ在凝血酶和 Ca²⁺的作用下，生成有转谷氨酰胺酶(transamidase)活性的 FⅩⅢa，后者可使可溶性纤维蛋白单体(SFM)发生交联变成不溶性的纤维蛋白。

外源性凝血系统即外源性凝血途径加共同凝血途径；内源性凝血系统即内源性凝血途径加共同凝血途径。尽管凝血过程分为内源性和外源性两条途径，但两条凝血途径并不完全独立，而是相互联系。同时，无论哪条凝血途径生成的凝血酶和 FXa 都可通过正反馈作用同时加速内源性和外源性凝血途径的进行。两条凝血途径在整个凝血过程中所起的作用有所不同。一般认为外源性凝血途径在体内生理性凝血反应的启动中起关键作用，组织因子被认为是生理性凝血反应的启动物，而内源性凝血途径对凝血反应开始后的维持巩固阶段非常重要。血液凝固机制见图 6-2。

最新研究表明，相对于止血功能，凝血途径中的某些成分在血栓形成方面起着更为重要的作用，如 FⅫ、组织因子微颗粒(tissue factor-positive micropa-rticles，TF⁺PS⁺MP)和中性粒细胞胞外管道(neutrophil extracellular traps，NETs)[2]。在细胞受损或感染时会释放细胞外 RNA、DNA 和无机多磷酸(inorganic polyphosphate，poly P)，这些带负电荷的磷酸可激活 FⅫ，导致血栓的发生[3]。微颗粒(microparticles，MPs)是由活化或凋亡的细胞分泌的小的膜囊泡，其来源包括血小板、单个核细胞、内皮细胞以及肿瘤细胞。所有的 MPs 都具有促凝活性，因为它们能为凝血途径反应提供膜表面。当 MPs 存在磷脂酰丝氨酸(PS)以及组织因子(TF)时，其促凝活性增加[45]。健康人群体内存在大量的血小板来源的 PS⁺MP，但 TF⁺PS⁺MP 的含量极低。而胰腺癌患者血浆中的 TF⁺PS⁺MP 水平有所上升[6]，同时小鼠模型中，组织因子微颗粒增强血栓的发生[78]。因此 TF⁺PS⁺MP 可作为肿瘤患者静脉血栓风险评估的重要生物指标[4]。NETs 由染色质纤维构成，后者由正在死亡的中性粒细胞释放[9]。NETs 可以捕获血小板，增加纤维蛋白沉积[10-12]。已有研究表明，在小鼠模型中，NETs 在静脉血栓形成中发挥着重要的作用[13-14]，其在人血栓中的存在也已得到证实[15-17]。

表 6-1　凝血因子的理化特性

| 因子 | I | II | III | V | VII | VIII | IX | X | XI | XII | PK | HMWK | XIII |
|---|---|---|---|---|---|---|---|---|---|---|---|---|---|
| MW ($\times 10^4$) | 34 | 6.8 | 4.6 | 33 | 6.0 | 25~30 | 6.0 | 5.5 | 21 | 8.0 | 8.8 | 12 | 32 |
| 氨基酸残基数 | 2964 | 579 | 263 | 2196 | 406 | 2332 | 416 | 448 | 607 | 596 | 619 | 626 | 2744 |
| 基因所在染色体 | 4q28~31 | 11 |  | 1q21~25 | 13 | Xq28 | Xq27 | 13 | 4q35 | 5q23 | 9 | 9 |  |
| 基因长度 (kb) | 50 | 34 | 12.4 |  |  | 186 | 35 | 25 |  | 11.9 |  | 2.7 |  |
| 外显子 | 18 | 14 | 6 |  |  | 26 | 8 | 8 |  | 14 |  | 11 |  |
| 内含子 | 16 | 13 |  |  |  | 25 | 7 | 7 |  | 13 |  | 10 |  |
| 酶原结构 含CHO% | [α(A)β(B)γ]$_2$ | 单链 7~10 | 单链 | 单链 | 单链 50 | 单链 | 单链 17 | 单链 10 | 双链 5.0 | 单链 13.5 | 单链 12.9 | 单链 | ($\alpha_2\beta_2$)4.9 |
| 激活后结构 |  | A链 B链 |  |  | 重链 轻链 |  | 重链 轻链 | 重链 轻链 | 二重链, 二轻链 | 重链 轻链 |  |  | $\alpha_2$ |
| 酶活性 |  | 丝氨酸蛋白酶 | 辅因子 | 辅因子 | 丝氨酸蛋白酶 | 辅因子 | 丝氨酸蛋白酶 | 丝氨酸蛋白酶 | 丝氨酸蛋白酶 | 丝氨酸蛋白酶 | 丝氨酸蛋白酶 | 辅因子 | 转谷氨酰胺酶 |
| 电泳球蛋白部位 | Γ | α | β α |  | β | $\alpha_2$ β | β | α | β α | β α | γ | α | $\alpha_2\beta$ |
| 半存期 (h) | 46~144 | 48~60 |  | 12~15 | 4~6 | 8~12 | 24~48 | 48~72 | 48~84 | 48~60 |  | 144 | 48~122 |
| 合成部位 | 肝 | 肝 | 组织内皮细胞, 单核细胞 | 肝 | 肝 | 不明 | 肝 | 肝 | 肝 | 肝 | 肝 | 肝 | 肝, 血小板 |
| 依赖维生素 K | 是 | 是 |  |  | 是 |  | 是 | 是 |  |  |  |  |  |
| 血浆浓度 (mg/L) | 2000~4000 | 200 |  | 5~10 | 2 | <10 | 3~4 | 6~8 | 4 | 2.9 | 1.5~5.0 | 7 | 2.5 |
| $BaSO_4$ 吸浆中 | 有 | 无 |  | 有 | 无 | 有 | 无 | 无 | 有 | 有 | 有 | 有 | 有 |
| 血清中 | 无 | 有（10%~15%） |  | 无 | 有 | 无 | 有 | 有 | 有 | 有 | 有 | 有 | 无 |
| 储存稳定性 | 稳定 | 稳定 |  | 不稳定 | 稳定 | 不稳定 | 较稳定 | 稳定 | 稳定 | 稳定 | 稳定 | 稳定 | 稳定 |
| 参与凝血途径 | 共同 | 共同 | 外源 | 共同 | 外源 | 内源 | 内源 | 共同 | 内源 | 内源 | 内源 | 内源 | 共同 |

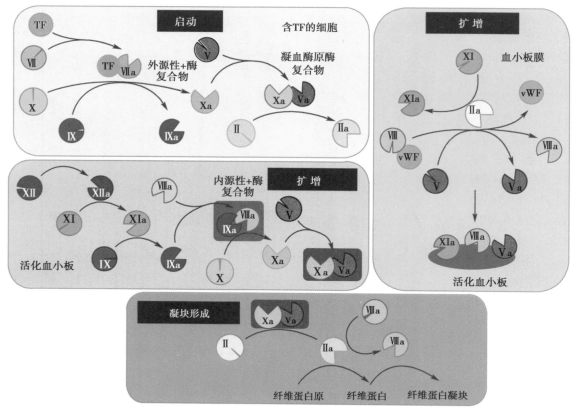

图 6-2　血液凝固机制示意图

# 第二节　纤维蛋白溶解（纤溶）系统

纤维蛋白溶解系统（fibrinolysis system）简称纤溶系统，是指纤溶酶原（plasminogen，PLG）转变成纤溶酶（plasmin，PL），以及纤溶酶降解纤维蛋白（原）[fibrin（ogen）]和其他凝血蛋白的过程。其主要功能是溶解血管内因凝血系统被激活而沉积的纤维蛋白，这对防止血管内血栓形成、保持血管畅通具有重要意义。

## 一、纤溶系统的组成及其特性

### （一）组织型纤溶酶原激活物

组织型纤溶酶原激活物（tissue plasminogen activator，t-PA）是一种丝氨酸蛋白酶，正常人血浆中 t-PA 浓度约为 2~5μg/L。t-PA 由血管内皮细胞合成，其基因位于第 8 号染色体。t-PA 有单链和双链两种类型。在纤溶酶（PL）或尿激酶（urokinase，UK）的作用下，单链 t-PA（sct-PA）转变成以二硫键联结的双链 t-PA（tct-PA）。t-PA 的主要功能是激活 PLG，其催化活性受纤维蛋白的调节，纤维蛋白的存在可大大增加这一激活过程。而 t-PA 的纤维蛋白结合特征使 PLG 激活局限于纤维蛋白沉积部位，从而使纤溶活性限制在血栓表面。除纤维蛋白外，t-PA 的活性还可受其他大分子的调节，如纤维连接蛋白等细胞外基质，这对纤溶酶介导的细胞外机制蛋白溶解有重要的意义。此外，t-PA 也能与纤溶酶原激活物抑制剂（PAI-1）结合，形成 1∶1 比例的复合物，从而使 t-PA 失活。

### （二）尿激酶型纤溶酶原激活物

尿激酶型纤溶酶原激活物（urokinase type plasminogen activator，u-PA）是一种单链糖蛋白，由肾小管上皮细胞和血管内皮细胞等产生。其基因位于第 10 号染色体。u-PA 可分为两种类型，单链 u-PA（single chain urokinase type plasminogen activator，scu-PA）和双链 u-PA（two chain urokinase type plasminogen activator，tcu-PA）。纤溶酶或激肽释放酶可使 scu-PA 转为 tcu-PA。一般认为 scu-PA 的活性很低，仅为 tcu-PA 的 0.1%，只有当 scu-PA 转变为 tcu-PA 才能有效地激活 PLG 发挥纤溶作用。u-PA 可直接激活 PLG 而不需要纤维蛋白作为辅因子。scu-PA 不能与纤维蛋白结合，但对纤维蛋白却有特异性溶解作用,此作用机制尚不清楚。

### (三)纤溶酶原

纤溶酶原(plasminogen,PLG)是一种单链糖蛋白,主要由肝细胞合成,但也存在于其他细胞和大多数细胞外组织,嗜酸性粒细胞及肾脏也能合成 PLG。PLG 是纤溶系统的核心成分,人血浆中 PLG 的浓度为 $1.5 \sim 2.0\mu mol/L$,其基因位于第 6 号染色体(6q 26~27)。天然 PLG 的 N 端氨基酸为谷氨酸,故称为谷氨酸 PLG(Glu1-PLG);谷氨酸 PLG 的 N 端赖氨酸 77-赖氨酸 78 键易被有限的蛋白酶裂解,生成 N 端为赖氨酸 78 的 PLG,称为赖氨酸 PLG(Lys78-PLG)。当血液凝固时,PLG 在 t-PA 或 u-PA 的作用下,激活成纤溶酶(PL),后者促使纤维蛋白溶解。

### (四)纤溶酶

在 t-PA 或 u-PA 的作用下,单链 PLG 的精氨酸(560)-缬氨酸(561)肽键断裂,形成由重链和轻链连结的双链纤溶酶(plasmin,PL)。PL 是一种活性较强的丝氨酸蛋白酶,其作用为:①降解 Fg 和 Fb;②水解多种凝血因子(V、Ⅷ、X、Ⅶ、Ⅺ、Ⅱ);③水解补体等。

### (五)纤溶抑制物

1. 纤溶酶原激活物抑制剂(plasminogen activator inhibitor,PAI) 能特异地抑制 t-PA。主要有两种:①纤溶酶原激活物抑制剂-1(PAI-1):是一种单链糖蛋白,由血管内皮细胞和血小板合成,其基因位于第 7 号染色体,它的主要作用是与 t-PA 和(或)u-PA 形成 1∶1 复合物,使它们失去活性。正

常情况下,血浆中的 PAI-1 水平很低,平均为 20ng/ml,PAI-1 水平升高与血栓性疾病(心肌梗死、深静脉血栓形成等)有明显相关性。②纤溶酶原激活物抑制剂-2(PAI-2):是一单链糖蛋白,来源于胎盘和单核-巨噬细胞。正常人血浆中无 PAI-2,但在妊娠早期开始出现,随着妊娠期延长而增高,产后迅速减少或消失,这可能与妊娠高凝状态有关。PAI-2 是 u-PA 和双链 t-PA 的有效抑制物,但它对 u-PA 的抑制作用较 PAI-1 低约 20 倍,对双链 t-PA 的抑制作用较 PAI-1 低约两个数量级。

2. 纤溶酶抑制物 ①$\alpha_2$-纤溶酶($\alpha_2$-antiplasmin,$\alpha_2$-AP):亦称 $\alpha_2$-纤溶酶抑制物($\alpha_2$-plasmin inhibitor,$\alpha_2$-PI),是由肝脏合成的单链糖蛋白,其作用是抑制纤溶酶和 FXa、FXIa 和 FXⅢa;FXⅢa 使 $\alpha_2$-AP 以共价键与纤维蛋白结合,减弱了纤维蛋白对纤溶酶作用的敏感性;②AT、$\alpha_2$-巨球蛋白($\alpha_2$-MG)和 $\alpha_1$-抗胰蛋白酶($\alpha_1$-antitrypsin,$\alpha_1$-AT)等也有抗纤溶酶的作用。

## 二、纤维蛋白溶解的机制

纤溶过程也是一系列蛋白酶催化的连锁反应,纤溶酶原在激活物作用下转变为纤溶酶以水解纤维蛋白(原)和其他凝血蛋白(凝血因子V、Ⅷ和XⅢ等)。

### (一)纤溶酶原激活的途径

主要分为内激活途径、外激活途径和外源(药物)激活途径(图 6-3)。

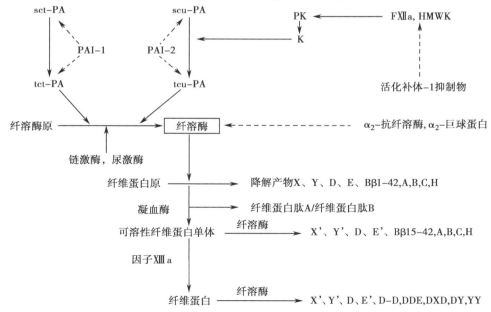

图 6-3 纤溶酶原激活途径及纤维蛋白(原)降解

注:scu-PA,单链尿激酶型纤溶酶原激活剂;tcu-PA,双链尿激酶型纤溶酶原激活剂;PAI-1,纤溶酶原激活抑制剂-1;
PAI-2,纤溶酶原激活抑制剂-2;PK,激肽释放酶原;K,激肽释放酶;HMWK,高分子量激肽原

1. 内激活途径 是由内源性凝血途径(FⅫa 和 K)裂解 PLG,形成 PL 的途径。FⅫa 使 PK 转变为 KK,KK 使 scu-PA 转变成 tcu-PA,从而使 PLG 激活为 PL。此是继发性纤溶的理论基础。在病理情况下,FⅫ缺乏可引起血栓,可能与此途径激活发生障碍有关。

2. 外激活途径 主要是指体内生理性纤溶酶原激活物 t-PA 和 u-PA 裂解 PLG 形成 PL 的途径。此是原发性纤溶的理论基础。t-PA 和 u-PA 又受纤溶酶原激活物抑制物(PAI-1、PAI-2 等)的抑制,它们之间的作用、激活和抑制调节着纤溶活性,具有重要的生理和病理意义。

3. 外源激活途径 是由外界进入体内的溶栓药物如链激酶(SK)、尿激酶(UK)和重组 t-PA 等,使 PLG 激活成 PL 的途径。这是溶栓治疗的理论基础。

### (二)纤维蛋白(原)降解机制

1. 纤维蛋白原的降解 PL 首先作用于 Fg 的 β(B)链,降解出肽 Bβ1～42;随后,又作用于 Aα 链,降解出极附属物(碎片 A、B、C、H),剩余的 Fg 片段即为 X 碎片(fragment X,相对分子质量 250 000);X 碎片继续被 PL 作用,降解出 Y 碎片(fragment Y,相对分子质量 150 000)和 D 碎片(fragment D,相对分子质量 80 000);Y 碎片在 PL 的作用下降解成碎片 D 和碎片 E(fragment E,相对分子质量 50 000)。

2. 非交联纤维蛋白的降解 ①纤维蛋白 I(Fb-I)的降解:在 PL 作用下,Fb-I 中的 β(B)链上继续裂解出肽 Bβ 1～42;然后又从 Aα 链裂解出 A、B、C、H 极附属物,最终先后裂解出碎片 X′、Y′、D 和 E′;②纤维蛋白 II(Fb-II)的降解:在 PL 的作用下,Fb-I 中 β(B)链上继续裂解出肽 Bβ15～42;然后又从 Aα 链上裂解出 A、B、C、H 极附属物,最终也先后裂解出碎片 X′、Y′、D 和 E′;③纤维蛋白的降解:Fb-I 和 Fb-II 自行聚合成非交联的纤维蛋白,经 FⅩⅢa 作用后,形成交联的纤维蛋白。后者在 PL 作用下,除降解出碎片 X′、Y′、D 和 E′外,还生成 D-D 二聚体(D-Dimer,DD)、γ-γ 二聚体、复合物 1(DD/E)、复合物 2(DY/YD)和复合物 3(YY/DXD)等。

上述碎片及多聚体统称为纤维蛋白降解产物(fibrin degradation product,FbDP)(图 6-3)。

### (三)纤维蛋白(原)降解产物的作用

FgDP 和 FbDP 统称为纤维蛋白(原)降解产物(FDP),它们具有抗血小板聚集和抗血液凝固的作用。①碎片 X(X′):由于与 Fg 及 FM 的结构相似,

故可以与 Fg 竞争凝血酶,并可与 FM 形成复合物,阻止 FM 的交联;②碎片 Y(Y′):可抑制 FM 的聚合及(或)抑制 FM 形成不溶性纤维蛋白;③碎片 D 和 E(E′):碎片 D 抑制 FM 的聚合,碎片 E(E′)竞争凝血酶而具有抗凝作用;④极附属物 A、B、C、H:可延长活化部分凝血活酶时间(activated partial thromboplastin time,APTT)和凝血时间(clotting time,CT)。

## 第三节 抗血液凝固系统

凝血系统由凝血和抗凝两方面组成,两者间的动态平衡是机体保持正常止血功能的关键。正常的抗凝血机制是由细胞和体液两方面因素来完成的。

### 一、细胞抗凝作用

#### (一)单核-吞噬细胞系统

进入血液循环中的组织因子、免疫复合物、内毒素、红细胞溶解产物、凝血酶原酶、纤维蛋白(原)的降解产物等促凝物质可被单核-巨噬细胞系统细胞所吞噬和清除。

#### (二)肝细胞

被激活的凝血因子,如 FⅨa 和 Ⅶa 等可被肝脏摄取和灭活。

### 二、体液抗凝作用

#### (一)抗凝血酶

1. 特性 抗凝血酶(antithrombin,AT)由肝脏、血管内皮细胞和巨核细胞合成,属于 $\alpha_2$-球蛋白。其基因位于第 1 号染色体(1P23),正常血浆浓度为 0.18～0.3g/L 或 2.6μmol/L。是体内主要的抗凝物质。

2. 作用 AT 是依赖肝素的丝氨酸蛋白酶抑制物,肝素与 AT 的赖氨酸残基结合,导致 AT 的构型发生改变,暴露活性中心精氨酸,后者与凝血酶或 FⅩa、FⅫa、Ⅺa、Ⅸa、纤溶酶、K 等丝氨酸蛋白酶以 1:1 的比例形成复合物,从而使这些酶失去活性。此时肝素可从复合物中重新释出,再与其他游离的 AT 结合,继续发挥肝素增强 AT 的抗凝作用。

#### (二)肝素辅因子Ⅱ

肝素辅因子Ⅱ(heparin cofactor Ⅱ,HCⅡ)是一种单链糖蛋白,由肝脏合成。其基因位于第 22 号染色体(22q11)。正常人血浆中的浓度为(31～67)mg/L 或(0.47～1.02)μmol/L。HC-Ⅱ 主要与凝血酶以 1:1 的比例形成复合物,使凝血酶失去活性。

在适量肝素或硫酸皮肤素的存在下,对凝血酶的抑制作用可加快 1000 倍。HC-Ⅱ 对 FXa 也有缓慢的抑制作用,该作用能被硫酸软骨素 B 大大加速。

### (三) 蛋白 C 系统

主要由蛋白 C、蛋白 S、血栓调节蛋白及活化的蛋白 C 抑制物组成。

1. 蛋白 C 系统的组成与特性 ①蛋白 C (protein C,PC):是由肝脏合成的依赖维生素 K 的双链糖蛋白,其基因位于第 2 号染色体(2q13~14)。正常人血浆中浓度为(2~6)mg/L;②蛋白 S(protein S,PS):是由肝脏和血管内皮细胞合成的依赖维生素 K 的单链糖蛋白,其基因位于第 3 号染色体(3p21)。PS 在人血液中以两种形式存在:60%~70% PS 以非共价键与 C4b 结合蛋白(C4b binding protein,C4bP)结合成复合物,几乎没有活性;30%~40% PS 以游离(free protein S,FPS)形式存在,具有活性。正常人血浆中 PS 总量(包括结合和游离部分)约 346nmol/L。PS 为活化蛋白 C(APC)的辅因子;③血栓调节蛋白(thrombomodulin,TM):TM 是内源性抗凝物质,由血管内皮细胞合成,位于内皮细胞表面。它与凝血酶结合后可加速 PC 的活化,并能抑制凝血酶介导的凝块形成;④活化蛋白 C 抑制物(activated protein C inhibitor,APCI):由肝脏合成单链蛋白质,可抑制活化蛋白 C(APC)的活性。在正常人血浆中的浓度为(5.3±2.7)mg/L。

2. 蛋白 C 系统的作用 ①蛋白 C 的作用:凝血酶与 TM 以 1:1 的比例结合形成复合物,后者使 PC 生成活化蛋白 C(activated protein C,APC)。APC 的主要作用是:灭活 FVa 和Ⅷa,并因此而抑制 FXa 激活凝血酶原;APC 还能灭活细胞膜上 FⅧa 的生物活性,从而调节 FⅨa 介导的 FXa 的生成。上述过程均需要 PS、磷脂和 Ca²⁺ 参与。PC 也能激活纤溶系统,通过灭活纤溶酶原激活物抑制剂(PAI-1)而激活纤溶系统。此外,APC 具有细胞保护特性,表现为抗细胞凋亡及抗炎等功能,并能在血管受损时稳定内皮细胞层。同时,APC 也具有再生特性,刺激机体神经重生、血管再生以及伤口愈合等[18](图 6-4);②蛋白 S 的作用:具有直接和间接的抗凝活性。作为 APC 的辅因子,PS 具有间接抗凝作用,其与 APC 形成 PS-APC-磷脂复合物,从而加速灭活 FVa 和Ⅷa;PS 也可以直接与 FVa 和 FXa 可逆性结合,从而直接抑制凝血酶原酶复合物的活性;PS 还可以与 FⅧa 结合,从而抑制 FX 的激活;或作为组织因子途径抑制物的辅因子抑制 FXa。PS 与 C4bP 结合成复合物,阻断补体系统的激活;当底物为 FVa 时,PS 的 APC 辅因子活性就因与 C4bP 结合而被中和;当底物为 FⅧa 或凝血酶原酶复合物时,与 C4bP 结合则不影响其 APC 辅因子活性[19];③血栓调节蛋白的作用:TM 与凝血酶形成 1:1 复合物,加速 PC 转变为 APC;此外凝血酶-TM 复合物减弱了凝血酶激活 FV 和血小板以及凝集纤维蛋白的能力。因此,TM 不仅能加速依赖凝血酶的 PC 活化,还能部分抑制凝血酶的促凝活性。除抗凝作用之外,TM 也具有抗炎特性,能干扰补体活化、灭活高迁移率族蛋白 B1 等[20];④APC 抑制物(APCI)的作用:APCI 与 APC 形成复合物,使 APC 失去灭活 FVa 和Ⅷa 的活性。

### (四) 组织因子途径抑制物

组织因子途径抑制物(tissue factor pathway inhibitor,TFPI)是一种与脂蛋白结合的生理性丝氨酸蛋白酶抑制物,由血管内皮细胞、血小板、单核细胞和肝细胞合成,是抑制 TF 活性的主要的生理性抑制物。正常成人血浆中 TFPI 的含量为 1.35~3.6nmol/L。TFPI 有 3 个呈串联排列的抑制区(K1、K2 和 K3),其通过 K1 区抑制 TF-Ⅶa 复合物活性,通过 K2 区抑制 FXa 活性。K3 区可能与 TFPI 和肝素结合有关。TFPI 主要由 2 种异构型组成,TFPIα 和 TFPIβ。两种异构型在各细胞中的表达各不相同,与辅因子蛋白 S 的相关性也有差异,因此提示着两种异构型有不同的生理功能。所有血小板中的 TFPI 均为相对保守的 TFPIα。血小板 TFPI 可在血管受损时使血栓形成受限。研究表明,蛋白 S/TFPI 复合物可有效地抑制低浓度 TF 所诱导的凝血过程,但当 TF 的浓度高于 14pM 时,即使 TFPI 的浓度是 TF 的 10 倍以上,蛋白 S/TFPI 复合物抑制 TF 促凝活性的能力也明显减弱。这可能是由于 TFPI 与 FXa 相互作用启动较慢所致。因此蛋白 S/TFPI 在高浓度 TF 的条件下抑制 FXa 可能是蛋白 S/TFPI 与活化蛋白 C/蛋白 S 抗凝系统的协同作用结果。

### (五) 其他凝血抑制物

1. α₂-巨球蛋白 α₂-巨球蛋白(α₂-macroglobulin,α₂-MG)是一种大分子量糖蛋白,血浆中的含量为 2500mg/L,主要由肝脏合成,其他细胞如淋巴细胞和内皮细胞也能合成。α₂-MG 是一种广谱的蛋白酶抑制物,对凝血酶、激肽释放酶和纤溶酶等有抑制作用。其机制也是通过形成复合物,但这种结合并不封闭丝氨酸蛋白酶的活性中心,因此,在某种条件下复合物中的酶活性可能恢复。α₂-MG 和 C1 抑制物共同抑制 90% 激肽释放酶的活力,其中 α₂-MG 的

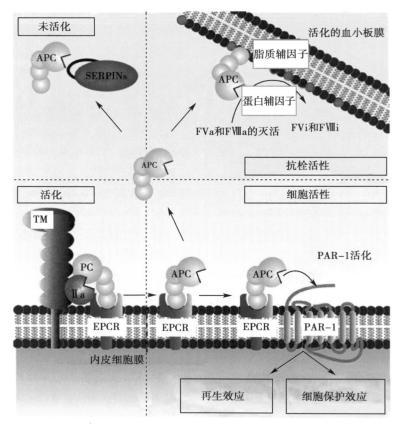

图 6-4　蛋白 C 的活化及各种活性功能

作用占 35%~50%。

2. α1-抗胰蛋白酶　α1-抗胰蛋白酶(α1-antitrypsin, α1-AT)是一种单链糖蛋白,血浆中含量为 2.5~3g/L,由肝细胞合成。体外实验表明它对凝血酶有缓慢的灭活作用,但在体内对凝血酶的灭活作用不明显,而是对 F X a 有强大的灭活作用。此外, α1-AT 对激肽释放酶和纤溶酶也有抑制作用,同时也是 APC 的抑制物。

3. C1 抑制物　C1 抑制物(C1 inhibitor, C1-INH)是一种单链糖蛋白,血浆中的含量为 180mg/L,由肝细胞合成。其作用是抑制 F XII a、XI a、激肽释放酶、纤溶酶、补体 1(C1)等。

4. 肝素　肝素(heparin)是一种分子量为 357kDa 的酸性黏多糖,由肥大细胞合成。肝素与 AT 结合引起 AT 的构象发生改变,进而活化 AT。活化的 AT 可灭活多种以丝氨酸为活性中心的蛋白酶,包括凝血酶和 F X a。肝素也能与血小板结合,抑制血小板聚集,起到抗凝的作用。

(王学锋　周景艺)

# 参 考 文 献

1. Morrissey JH. Polyphosphate: a link between platelets, coagulation and inflammation. Int J Hematol, 2012, 95: 346-352.

2. Geddings JE, Mackman N. New players in haemostasis and thrombosis. Thromb Haemost, 2014, 111: 570-574.

3. Allen KS, Sawheny E, Kinasewitz GT. Anticoagulant modulation of inflammation in severe sepsis. World J Crit Care Med, 2015, 4: 105-115.

4. Owens AP 3rd, Mackman N. Microparticles in hemostasis and thrombosis. Circ Res, 2011, 1284-1297.

5. Burnier L, Fontana P, Kwak BR, et al. Cell-derived microparticles in haemostasis and vascular medicine. Thromb Haemost, 2009, 101: 439-451.

6. Geddings JE, Mackman N. Tumor-derived tissue factor-positive microparticles and venous thrombosis in cancer patients. Blood, 2013, 122: 1873-1880.

7. Thomas GM, Panicot-Dubois L, Lacroix R, et al. Cancer cell-derived microparticles bearing P-selectin glycoprotein ligand 1 accelerate thrombus formation in vivo. J Exp Med, 2009, 206 (9): 1913-1927.

8. Wang JG, Geddings JE, Aleman MM, et al. Tumor-derived tissue factor activates coagulation and enhances thrombosis in a mouse xenograft model of human pancreatic cancer. Blood, 2012, 119:5543-5552.

9. Fuchs TA, Abed U, Goosmann C, et al. Novel cell death program leads to neutrophil extracellular traps. J Cell Biol, 2007, 176:231-241.

10. von Bruhl ML, Stark K, Steinhart A, et al. Monocytes, neutrophils, and platelets cooperate to initiate and propagate venous thrombosis in mice in vivo. J Exp Med, 2012, 209:819-835.

11. Fuchs TA, Brill A, Duerschmied D, et al. Extracellular DNA traps promote thrombosis. Proc Natl Acad Sci U S A, 2010, 107:15880-15885.

12. Fuchs TA, Bhandari AA, Wagner DD. Histones induce rapid and profound thrombocytopenia in mice. Blood, 2011, 118:3708-3714.

13. Martinod K, Demers M, Fuchs TA, et al. Neutrophil histone modification by peptidylarginine deiminase 4 is critical for deep vein thrombosis in mice. Proc Natl Acad Sci U S A, 2013, 110:8674-8679.

14. Brill A, Fuchs TA, Savchenko AS, et al. Neutrophil extracellular traps promote deep vein thrombosis in mice. J Thromb Haemost, 2012, 10:136-144.

15. Fuchs TA, Kremer Hovinga JA, Schatzberg D, et al. Circulating DNA and myeloperoxidase indicate disease activity in patients with thrombotic microangiopathies. Blood, 2012, 120:1157-1164.

16. van Montfoort ML, Stephan F, Lauw MN, et al. Circulating nucleosomes and neutrophil activation as risk factors for deep vein thrombosis. Arterioscler Thromb Vasc Biol, 2013, 33:147-151.

17. de Boer OJ, Li X, Teeling P, et al. Neutrophils, neutrophil extracellular traps and interleukin-17 associate with the organisation of thrombi in acute myocardial infarction. Thromb Haemost, 2013, 109:290-297.

18. Griffin JH, Zlokovic BV, Mosnier LO. Activated protein C: biased for translation. Blood, 2015, 125:2898-2907.

19. van der Meer JH, van der Poll T, van't Veer C. TAM receptors, Gas6, and protein S: roles in inflammation and hemostasis. Blood, 2014, 123:2460-2469.

20. Martin FA, Murphy RP, Cummins PM. Thrombomodulin and the vascular endothelium: insights into functional, regulatory, and therapeutic aspects. Am J Physiol Heart Circ Physiol, 2013, 304:H1585-1597.

# 第七章
## 血液流变学与血液携氧-释氧动力学

临床输血的基础物质是血液与药物,主要作用是保持患者在大量失血后或手术中保持正常的代谢与氧气供给。血液本身的健康情况对于输血治疗尤为重要,目前库存血液的质量监控主要包括:生化指标分析、疾病控制与流变学检测等方法,它们共同确保了临床输血的安全与疗效;其中血液流变学检测反映了血液在血管中的流动状态:一方面发生着与血管流动同向的剪切拉伸作用;另一方面血液中的细胞在不同的流动环境下也体现出不同的变形能力;正是这种血液流变特性保证了血液能有效地通过各种大小不同的血管,以保证血液不断地向机体的组织细胞、器官传递物质、能量和信息,保证机体的正常运转,维持生命的延续和进化。

血液流变学(hemoheology)是从生物流变学(biorheology)衍生而发展开来的一门交叉学科。流变学是研究物质变形与流动的科学,流变学探索物质的变形、流动等力学行为与其物质结构之间的关系;生物流变学是流变学与生物学和医学交叉的边缘学科,是以生命体(动物、植物、微生物)及其结构体(躯体、器官、细胞和亚细胞器)为研究对象,应生物学、医学的实际需要而发展起来的流变学的一个分支。在生物流变学中,研究最广泛且深入的是关于血液和血管的流变学,通常称这一领域为血液流变学;血液流变学是在宏观、微观、亚微观水平上,研究血液中的细胞成分和血浆成分的变形和流动性以及与血液直接接触的血管结构的流变学特征,血液流变学的理论和研究方法已渗入到基础医学研究和临床医学实践等方面[1]。

最早于公元前 5 世纪,中医理论中就提出了一系列关于血液流动受阻与发生病变的现象关系,以及后来提出的有关"活血化瘀"中医的基本思想,"活血化瘀"更是中医一大重要的治疗手段,这理论与观点均与现代的血液流变学的基本理论观点不谋而合。而国外的研究者从解剖学入手从血液循环学说的建立开始,也逐渐认识到血液流动情况对于身体健康的重要作用。作为中西医都认可的结论:血液流变学一方面是预防及检测医学的重要一环,一方面是治疗多种疾病的辅助途径。

## 第一节　输血血液流变学

为了在临床检验和输血实践中更好地应用血液流变学方法来分析和解决问题,需要了解和学习流变学的基本概念、血液流变学的基本原理;掌握血液的流变学性质。从泛用的牛顿黏滞力学到泊肃叶定律斯托克斯公式再到 Casson 方程在血液流变学领域的应用;血液流变学分析仪器研制与数据分析的基础为血液流变学,学习血液流变学有助于了解熟悉血液流变分析仪的理论和临床应用。

### 一、流变学基本理论

#### (一)牛顿黏滞定律

在流变学研究中,牛顿黏滞定律作为基础定律,起到了提出定义并计算黏度的重要意义。为了观察流体的这一属性[见图 7-1(a)]。开启阀门 K,当流体开始流动可以看到,在流动的过程中液体呈现凹液面,也就是说中间的流速明显高于管壁处的流速[见图 7-1(b)]。与此同时,离管中心轴等距离的圆周上(如 A、B 等点)流速相同[见图 7-1(c)]。由此可见,圆管纵截面上各处流速均不相同,紧贴管壁处流速明显低于中心处,中心轴处流速最大,横截面每一同心圆周上流速相同。根据这一流速分布,圆管内的流体具有层状流动的性质,即可将流体细分成许多圆柱面薄层,同一薄层流体流速相同,不同薄层流速不同,流体的这种流动状态称为层流。

实际流体都具有黏性也可理解为内摩擦力,当其流动时都需要克服内摩擦力做功而消耗其动能。如桶中的水停止搅动后,其运动速度会逐渐慢下来,

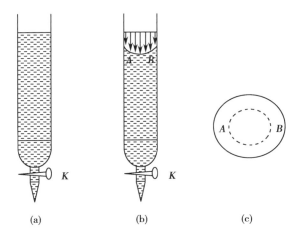

图 7-1　层流的流速分布

同,黏性的大小用黏度来度量。流体的黏度与温度有关,因为分子密度的不同,液体的黏度随温度的升高而减小,而气体的黏度随温度的升高而增大。

对于一定的液体在一定的环境下做层流,那么其内部某一处所受内摩擦力与其到管壁的距离有关,参考 Couette 流动有(图 7-2)的实验。下板固定不动,当对上板施一切向力时,板间流体发生连续形变,流体和板一起开始运动。若将板间流体细分成许多薄层(液层均与板平行),可发现各薄层流体流速大小均不相同。可以看出贴着上板的流层流速最快而底层流速最慢,从上到下流速依次递减。而内摩擦力在相邻两个流层之间大小相等方向相反,流体出现流层之间速度差是因为每个流层上表面和下表面的内摩擦力不同,说明其与到管壁的距离有关。由于内摩擦力作用,整体流体的流速趋向均匀,不随时间变化,各薄层流体间存在流速差,即速度梯度,流体的这种流动称为 Couette 流动。

最终完全静止,这就是运动的水不断克服内摩擦力做功而消耗其动能的缘故,说明水具有黏性。若桶内装的是甘油,受到同样的搅动,甘油静止下来要比水快,说明甘油的黏度比水大。所有流体都具有黏性,液体的黏性比气体大。各种流体的黏性一般不

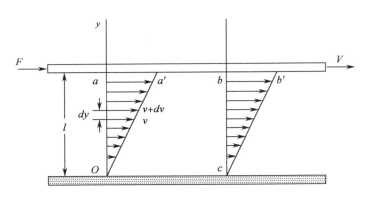

图 7-2　Couette 流动

实验表明,作用于流体的内摩擦力 $F$ 与相邻薄层的面积 $S$ 成正比,与流体沿 $y$ 方向的速度变化的快慢程度即速度梯度成正比,其数学微分表达公式为

$$dF = \eta \frac{dv}{dy} dS \qquad (7\text{-}1)$$

公式(7-1)称为牛顿黏滞定律。公式中:$\eta$ 称为流体的内摩擦因数,或黏滞系数,或牛顿黏度;$\frac{dv}{dy}$ 表示流速沿流体薄层法线方向的变化率。黏度是度量流体黏性大小的物理量,在数值上等于流体速度梯度为 1 个单位时单位面积上的内摩擦力或黏滞力。即黏性越大,内摩擦力也越大。

当流体 $abcO$ 在切向力作用下,流体发生变形,

经时间 $t$ 后形变为 $a'b'cO$,这种形变称为切变(或切应变),其切变程度用 $\gamma$ 表示,则

$$\gamma = \tan\theta = \frac{aa'}{l} = \frac{vt}{l} \qquad (7\text{-}2)$$

若在流体中取一厚度为 $dy$ 的薄流层,流层上下的速度差为 $dv$,则将公式(7-2)写成微分形式更具有普遍性,即

$$\gamma = \frac{dv}{dy} \qquad (7\text{-}3)$$

即切变率的大小等于速度梯度。

由牛顿黏滞定律,得

$$\frac{dF}{dS} = \eta \frac{dv}{dy}$$

$\frac{dF}{dS}$ 为流层单位面积上的内摩擦力,即相邻流体

薄层界面之间单位面积上的相互作用力,称为切应力,用 $\tau$ 表示,则

$$\tau = \eta \frac{dv}{dy} \qquad (7\text{-}4)$$

$$\tau = \eta\gamma \qquad (7\text{-}5)$$

当 $\eta$ 不变时,$\tau$ 越大,各流层相对位移就越大,则 $\gamma$ 也越大;当 $\tau$ 不变时,$\eta$ 越大,各流层相对位移就越小,$\gamma$ 也越少。

### (二)牛顿型流体与非牛顿型流体

通常把 $\eta$ 是常数的流体称为牛顿型流体,它反映了切应力与切变率是线性关系;而 $\eta$ 不是常数的流体称为非牛顿型流体。一般低分子的简单液体,如水、乙醇、汽油、血浆等属牛顿型流体;染料水溶液、石膏水溶液、油脂混浊液、胶体溶液及高聚物溶液、血液等属非牛顿型流体。

牛顿型流体与非牛顿型流体可用流动曲线(见图7-3)来描述切应力与切变率间的关系。流体的流动性质不同,即不同,流动曲线形状就不相同。对于牛顿型流体,切应力与切变率间成正比关系。在应力与应变率坐标系中,流动曲线是过坐标原点的一条直线[见图7-3(a)],其黏度为一常数,称为牛顿型黏度。对于非牛顿型流体,切应力与切变率间不再是正比关系,一般表现为函数关系。即,$\gamma = f(\tau)$,其黏度不是一个常数,而是 $\gamma$ 随或 $\tau$ 的变化而变化。在应力与应变率坐标系中,流动曲线是过原点的一条曲线[见图7-3(b)]。

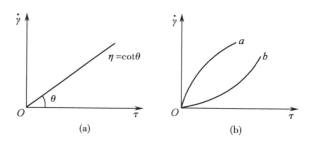

图 7-3 牛顿型与非牛顿型流体流动曲线

### (三)圆管内的定常流动

1. 流速分布 流体在一水平均匀直圆管中流动,当速度不太大或管径足够小,圆管中流体呈层流状态。

取一段长为 $l$、半径为 $R$ 的直圆管,其中的流体在压强差 $\triangle p = p_1 - p_2$ 的作用下从左向右流动。设想在流体中取一半径为 $r$、厚度为 $dr$ 的圆柱面状薄层(图7-4),由牛顿黏滞定律,薄层内的流体作用在薄层内壁上的内摩擦力

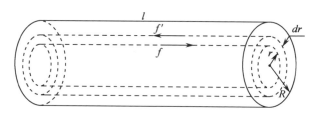

图 7-4 流体水平均匀直圆管中流体呈层流状态
(引自袁观宇. 生物物理学. 北京:科学出版社,2006)

$$f = \eta \frac{dv}{dr} S$$

$f$ 的方向向右,牵引流层运动;$S = 2\pi r l$,是薄层的侧面积,于是得

$$f = \eta \cdot \frac{dv}{dr} \cdot 2\pi r l = 2\pi r l \eta \frac{dv}{dr} \qquad (7\text{-}6)$$

薄层外的流体作用在薄层外壁上的内摩擦力 $f' = f + df$,$f'$ 的方向向左,阻滞流层运动,故作用在薄层流体上的内摩擦力的合力为

$$f - f' = f - (f + df) = -df$$

显然,$f > f'$,故 $-df$ 为正值。对公式(7-7)求微分,得

$$-df = -2\pi l \eta d\left(r\frac{dv}{dr}\right)$$

因速度 $v$ 沿 $r$ 方向是逐渐减小的,在 $r = 0$(中心)处 $v$ 最大,所以 $\frac{dv}{dr}$ 为负值,故有 $-df$ 为正值,与上面的分析是一致的。

流体作定常流动时,力 $-df$ 应该等于由于压强差 $\triangle p$ 而作用在这一薄层上的力,此力应等于 $\triangle p$ 乘以薄层横截面的面积($S = 2\pi r dr$),故

$$-2\pi l \eta \cdot d\left(r\frac{dv}{dr}\right) = 2\pi r dr \cdot \triangle p$$

$$d\left(r\frac{dv}{dr}\right) = -\frac{\triangle p}{\eta l} r dr \qquad (\text{I})$$

积分式(I),得

$$r\frac{dv}{dr} = -\frac{\triangle p}{2\pi l} r^2 + c \qquad (\text{II})$$

因在圆管中心($r = 0$)处,速度 $v$ 有最大值。故公式(2)当 $r = 0$ 时,$\frac{dv}{dr} = 0$,由此得 $c = 0$,于是公式(II)变为

$$\frac{dv}{dr} = -\frac{\triangle p}{2\eta l} r$$

或

$$dv = \frac{\triangle p}{2\eta l} r dr \qquad (\text{III})$$

积分式（Ⅲ），得

$$v = -\frac{\Delta p}{4\eta l}r^2 + c'$$

令 $r = R$（管壁处），$v = 0$，得

$$c' = \frac{\Delta p}{4\eta l}R^2$$

于是得到

$$v = \frac{\Delta p}{4\eta l}(R^2 - r^2) \tag{7-7}$$

公式（7-7）给出了圆管横截面上任一点的流速与到管轴的距离之间的关系（图7-4）。这就是圆管内流速的分布规律，显然是一个抛物线规律，如图7-5所示。

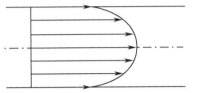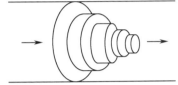

图 7-5　圆管内的层流

2. 泊肃叶定律流体作层流时，单位时间内流经圆管截面的流体体积称为流量（flowrate）。考查图7-5，在单位时间内，通过半径为 $r$、宽度为 $dr$ 的圆环形面积上的流量

$$dQ = v \cdot 2\pi r dr$$

将公式（7-7）代入上式，得 $dQ = \frac{\pi\Delta p}{2\eta l}(R^2 r - r^3)dr$

将上式从 0～R 积分，得 $Q = \frac{\pi\Delta p}{2\eta l}\int_o^R (R^2 r - r^3)dr$

$$= \frac{\pi\Delta p}{2\eta l}\left(\frac{R^4}{2} - \frac{R^4}{4}\right) = \frac{\pi R^4}{8\eta}\frac{\Delta p}{l} \tag{7-8}$$

上式称为泊肃叶（Poiseuille）定律。$\frac{\Delta p}{l}$ 称为压力梯度，亦即流量与压力梯度成正比。测量液体黏度的黏度计就是根据公式（7-8）设计的。只要测得 $Q$、$\frac{\Delta p}{l}$ 及 R 的值即可求得黏度 $\eta$。若计算非水平放置的圆管的流量，还要考虑圆管两端的高度差（或高度梯度），需对公式（7-8）进行修正，即 $Q = \frac{\pi R^4}{8\eta l}(\Delta p + \rho g\Delta h)$（7-9）式中：$\Delta h$、$\rho$、g 分别为圆管两端的高度差、管中流体的密度和重力加速度。当圆管水平放置时，$\Delta h = 0$ 则公式（7-9）即可转换为公式（7-8）。

### （四）层流与湍流

尽管黏滞液体流动状态的稳定对于黏度的测定分析非常重要，但黏滞液体在流动中必定存在能量的损耗转移，这也导致了液体在流动过程中状态的改变。所以在仪器的研制和实际测量中，我们需要保证这种损耗最小。而实验证明能量的损耗与流体

的流动状态是可以相互体现的，这就是下面要讨论的层流与湍流。流体流动时，如果流体质点的轨迹（一般说随初始空间坐标 $x$、$y$、$z$ 和时间 $t$ 而变）是有规则的光滑曲线（最简单的情形是直线），这种流动叫层流；若流场中，流体质点做不规则运动，各种量随时间和空间坐标发生紊乱的变化，这种性质的流动叫湍流。雷诺在1883年用玻璃管做试验，区别出发生层流或湍流的条件。把试验的流体染色，可以看到染上颜色的质点在层流时都走直线。当雷诺数 $R_e$ 超过临界值时，可以看到质点有随机性的混合，在对时间和空间来说都有脉动时，就是湍流。

影响层流或者湍流的主要因素为流速与液体本身的性质，它们的共同影响可以用—雷诺数 $R_e$ 表示，其表达公式为：

$$R_e = \frac{r\rho v}{\eta} \tag{7-10}$$

$R_e$ 是一无量纲的数。对于某种给定的液体（确定的 $\rho$ 和 $\eta$），当它以一定的速度 $v$ 沿半径为 $r$ 的管道流动时，可根据公式（7-10）计算出此时的雷诺数 $R_e$。$R_e$ 可作为决定层流和湍流相互转化的条件。实验指出，当 $R_e < 1000$ 时，流体的运动为层流；当 $R_e > 2300$ 时，流体的运动为湍流；当 $1000 < R_e < 2300$ 时，流体可能作层流流动，也可能作湍流流动。由于水的黏滞系数很小（在 0℃ 时，$\eta = 1.8 \times 10^{-2}$ Pa，温度升高，$\eta$ 将更小），当水在半径为 1cm 的管中，流速超过 40cm/s 时，根据公式（7-10）计算，$R_e$ 已大于2300，则此时的流动为湍流。由此可知，在一般的管和渠中水的流动多是湍流而不是层流。还可看出，在同样条件下，流体的 $\eta$ 越大，$R_e$ 就越小，就越不容易出现

湍流。

## 二、血液的流变学性质

血液为多相的悬浮体系，由富含水、电解质、溶解气体、蛋白质、脂质和糖等高分子组成的复杂溶液，其中悬浮着大量的血细胞（如红细胞、白细胞和血小板等）；属于在液相（血浆）中分布有固相（血细胞）的多相悬浮液。

血液中血细胞的体积占血液总体积的 40% ~ 45%；血细胞并非悬浮的刚性球体，而是具有双凹圆盘形的黏弹性体；血细胞的溶剂为血浆，含有近 9% 的蛋白质，并且对红细胞的集结和黏弹性有重大影响。所以血液是一种非牛顿型流体，具有复杂的流变特性。决定血浆流变性质的主要是其中的血浆蛋白大分子，而影响全血流变性质的主要是其中的红细胞[2]。

### （一）血液的非牛顿性

血液是一种非牛顿型流体，而血液是由血浆和红细胞等内容物组成，其非牛顿性来源何处，以下分析了血浆和血液的 $Q \cdot \Delta p$ 曲线。

1. $Q \cdot \Delta p$ 曲线用毛细管式黏度计测量血浆在不同压力下流经毛细玻璃管的体积流量，发现血浆在整个压力范围内都服从泊肃叶定律，即流体流量 $Q$ 与压力变化 $\Delta p$ 成正比，这两个变量的关系在 $Q\text{-}\Delta p$ 坐标系中表现为通过坐标原点的直线（图 7-6）。这根直线的恒定斜率证实了血浆的黏度与切变应力、压力无关，说明血浆和水一样属于牛顿型流体，其黏度属于牛顿型黏度。

如采用全血来做同样的实验，发现血液在较高的压力变化范围（在 $Q\text{-}\Delta p$ 坐标系中）仍可建立起一个直线关系，即流量和压力仍成正比关系。这说明在较高的压力变化范围，血液和血浆一样具有牛顿型流体的流动性。但血液在较低的压力范围内，就呈现图 7-7 所示的曲线关系，即流量与压力已不再成正比关系。可见在低压力变化范围内，血液显示出非牛顿型流体的流动性。

2. ηa-γ 曲线血液在高压力变化范围其黏度属于牛顿型黏度，而在低压力变化范围其黏度属于非牛顿型黏度。血液黏度的这一特点，可以用旋转式黏度计直接测定血液黏度与切变率的关系曲线予以说明。图 7-7 描述了用旋转式黏度计所测得的全血、含有红细胞的生理盐水悬浮液、血浆的切变率与黏度的变化曲线。可以看出，在整个切变率的变化范围内，不含血细胞的血浆的黏度与切变率变化无

关，是一个不变量，表明血浆属于牛顿型流体，其黏度为牛顿型黏度。而全血和含有红细胞的生理盐水悬浮液，在高切变率的变化范围，其黏度为一恒量，即不随切变率的变化而改变，和血浆一样属于牛顿型黏度（两者黏度值不相同，前者大于后者）；而在低切变率的变化范围，两者的黏度值不再是恒量，即随切变率的降低而增高，说明它们的黏度属于非牛顿型黏度。

通过这两个曲线图的分析，我们同样也可以看出赋予血液非牛顿性的正是红细胞。

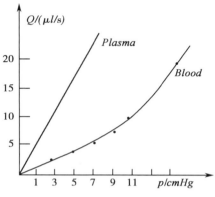

图 7-6 血浆和血液的压力—流量曲线

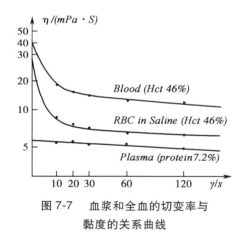

图 7-7 血浆和全血的切变率与黏度的关系曲线

### （二）血液的黏度

黏度是量度流体黏性大小的物理量，流体黏性愈大，流动性愈小。血液的黏度是血液流变学研究的主要内容之一，是血液流变学的重要指标。为了准确地反映血液的黏滞性，这里介绍几种常用的黏度。

1. 全血黏度和表观黏度 全血黏度是反映血液流变学基本特性的指标，其受许多因素的影响。全血属于非牛顿型流体，其黏度大小是随着切变率和切变力变化的一条曲线。

对于牛顿型流体,其黏度大小不随切变率的变化而改变,流体的黏度与所受到的切应力 $\tau$ 和切变率 $\gamma$ 间的关系可用牛顿黏滞定律来描述,即 $\tau = \eta\gamma$ 对全血而言,其黏度是流场切变率 $\gamma$ 的函数,在 $\tau$-$\gamma$ 坐标系中呈曲线关系,曲线上每一点 $\tau$ 与对应的 $\gamma$ 之比,称为液体在该切变率 $\gamma$ 时的表观黏度,常用 $\eta_a$ 表示,即:

$$\eta_a = \tau / \gamma_a \qquad (7\text{-}11)$$

2. 相对黏度和比黏度　溶液或悬浮液的黏度与其相应的溶剂或悬浮剂黏度之比称为相对黏度,亦即两种流体黏度的比值,常用 $\eta_r$ 表示,是一无量纲的纯数。血液是血细胞在血浆的悬浮液,其相对黏度是全血黏度 $\eta_b$ 与血浆黏度 $\eta_p$ 之比,即 $\eta_r = \dfrac{\eta_b}{\eta_p}$,某一液体的黏度与标准参照液的黏度之比称为比黏度。一般以水作为标准参照液。血液的比黏度等于全血黏度与水黏度之比。比黏度也是一种相对黏度,为一无量纲的纯数。

3. 还原黏度　红细胞容积对全血容积的百分比称为红细胞比积。全血黏度随红细胞比积而变化,红细胞比积越高,全血黏度就越大。为了比较红细胞比积对不同血样黏度的影响,引入全血还原黏度的概念,将红细胞比积对血液黏度的贡献转化为单位红细胞比积对血液黏度的贡献。全血还原黏度 $\eta_{re}$ 定义为 $\eta_{re} = \dfrac{\eta}{H}$ 式中:$\eta$ 为全血黏度;$H$ 为红细胞比积。还可用全血的相对黏度定义还原黏度,即 $\eta_{re}^* = \dfrac{\eta_b - \eta_p}{\eta_p} \cdot \dfrac{1}{H}$,各种血样的还原黏度都是建立在单位红细胞比积基础上的,其大小差异主要来自红细胞的流变性质。还原黏度也是一个无量纲(或单位)的纯数。

### (三) Fahraeus-Lindqvist 效应

在等截面直圆管内,牛顿型流体做定常层流时服从泊肃叶定律,即流量 $Q$ 与压差 $\Delta p$ 满足:$Q = \dfrac{\pi R^4 \Delta p}{8\eta} \cdot \dfrac{1}{l}$,式中:$l$ 为管长;$R$ 为管内径。

假设圆管定常层流的均质非牛顿型流体遵循公式(7-11),通过测定 $\Delta p$、$Q$ 所确定的表观黏度 $\eta_a$ 与管径 $R$ 无关。

但血液的流动性质却与此不同。Fahraeus 和 Lindqvist 测量了血液在不同管径的玻璃圆管内的表观黏度,发现管径大于 1mm 时,血液的黏度不随管径的变化而改变;管径小于 1mm 时,血液的表观黏度随管径的减小而降低。其直接原因是当血液从一直径较大的血管流经细小的分支血管时,流入的血浆比例增加,分支血管中的红细胞比积较大血管中的要小,故血液的表观黏度因红细胞比积减小而降低,这种现象称作 Fahraeus-Lindqvist 效应(简称 F-L 效应)。

F-L 效应揭示血液表观黏度随管径减小而降低,但这种变化效应是有一定限度的。当血管管径减小到与红细胞直径相当或更小时,血液的表观黏度不再随管径减小而降低,相反随管径减小而急剧增高,这种现象称作 Fahraeus-Lindqvist 逆转效应。开始发生逆转效应的管径称为临界管径或临界半径。管径大于临界管径时,存在 F-L 效应,而小于临界管径时出现逆转效应。同一机体由于存在各种不同大小的血管组织,因而不同的机体部位也有不同大小的临界半径,最小的为 $2\mu m$,最大的为 $50\mu m$,正常情况下临界半径约为 $2 \sim 3\mu m$。

影响临界半径的因素有多种,如 pH、血小板聚集、红细胞比积、红细胞变形性与聚集性等。例如,红细胞变形性降低时不易通过毛细血管,这时临界半径增大。细胞团块和微血栓的形成都能显著增加外周阻力。当白细胞异常增多或血小板聚集,由于其细胞膜的刚性大,会显著增加微循环血流障碍。红细胞出现皱缩或镰状异常时,也将增大临界半径。另外,红细胞通过毛细血管的能力还与其侧面形成滑润的血浆层有关。在临界半径时,滑润的血浆层消失,阻力增加,红细胞不易通过毛细血管。上述各种因素都对逆转现象产生不同程度的影响。红细胞刚性增加会导致血管临界半径增大,其结果将导致血液灌流不足,进一步导致红细胞变形能力降低,形成滚雪球似的恶性循环。F-L 效应及其逆转效应对微循环血流动力学、物质交换等研究具有十分重要的意义。

### (四) 血液的触变性和黏弹性

1. 触变性凝胶被摇振后液化,当其静止后又恢复成凝胶,此种现象称为触变性(thixotropy)。触变性亦可定义为溶胶—凝胶的等温可逆变换。多数纯胶体并不显示触变性,但加入适当浓度的电解质或非电解有机物质,则大部分胶体会呈现出触变性。

触变流体有以下特性:①当某一机械扰动施于(或作用)流体,能引起流体等温结构变化;②机械扰动撤除,经一定时间后流体恢复其原有的结构状态;③流体的流动曲线具有滞后环。通俗地说,对某一流体系统,用振荡、搅拌可以使之液化,而在静止状态下放置一段时间它又重新凝胶,这种等温、可逆的凝胶—溶胶转换性质称该系统具有触变性。

非牛顿流体的表观黏度及其所受的切应力或切变率随时间而变化,这种具有时间效应的非牛顿流体将呈现出触变性,具有触变性的流体亦具有屈服应力。

血液是一种复杂的非牛顿流体。血液的表观黏度除了与切变率大小有关,随切变率的变化而变化外,还与切应力的作用时间有关。即在某一给定的切变应力下,血液的黏度会随着切变应力作用时间的延长而减小。血液的这种在给定的切应力下其黏度随作用时间而变化的流变特性,称为血液的触变性。

人体血液的流变性很大程度上取决于其所受到的切变率。当作用的切变率大于 200/s 时,血液表现为牛顿流体;当切变率小于 0.1/s 时,血液表现为黏弹流体;当切变率在 0.1~10/s 范围内,血液具有触变特性。

2. 黏弹性物体同时具有黏性和弹性,即说明该物体具有黏弹性。许多流体只有黏性而无弹性,但一些大分子液体和多数生物流体不仅有黏性而且具有弹性。如蛋清是黏弹性流体,它具有黏性,搅拌或捏取时呈现“收缩”现象,又具有弹性。

血液是非牛顿流体,其非牛顿性的一个重要表现是它不仅具有黏性而且具有弹性,即血液是黏弹性流体。血液作定常流动时,其弹性并不影响血液流动的宏观行为;血液作非定常流动时,其弹性效应将显示出来。在人体血流循环系统内,血液流动是非定常的。

一般而言,流体的黏弹性具有以下三个特点:①流体突然发生应变时,若应变保持一定,则相应的应力将随时间的增加而减小,这种现象称为应力松弛。②应变发生时,若应力保持一定,流体的应变将随时间的增加而增大,这种现象称为蠕变。③对流体做周期性的加载和卸载,则加载时的应力-应变曲线与卸载时的应力-应变曲线不重合,这种现象称为弹性滞后,形成的闭合曲线称为滞后环。

血液的黏弹性是血液的重要流变性,同其他流变性一样是血液各组元的物理、化学性质及其相互作用的一种宏观表现。实验表明,血液的黏弹性指标与许多疾病的发生、发展有密切关系。结缔组织病、血液病、糖尿病、肿瘤、感染等患者的血液都呈现出较高的黏弹性。血液的凝固对血液黏弹性影响

显著。

#### (五)体内的血液流动

人体内血液循环的机制使得血液流动具有多种流态与调节变化的流速,整个血液循环系统可以看作是一个心脏动脉微循环端静脉心脏的一个封闭系统,血液在动脉中的流动具有一定的脉动性与湍流的流动形式,从心脏到微血管在血管变窄的过程中,血液也从湍流向层流转变,一方面是对心脏泵血方式的妥协,一方面更是人体保证输送营养到器官的均衡。血液从心脏泵出,从主动脉、大动脉、动脉、小动脉、微动脉到达毛细血管,随着内径的不断减小使得其流速逐渐减小并无法满足脉动和湍流所需的流量,心脏一次泵输的血液或者说施加进动脉压力需要更长的时间通过毛细血管。因此我们看到心脏的泵输能力一定,血液流变性质的变化会影响血液循环流动的情况。

与此同时对应不同的流动状态红细胞也发挥着自己维持血液正常流动的作用,在动脉静脉中红细胞依靠自身的双凹碟盘结构和变形性保持在血流中的径向迁移作用,血管管壁的血浆层也是因此出现,这保证了血管上的微孔不会导致红细胞的溢出,并不易使红细胞附着。在毛细血管往往出现血管不足 $7\mu m$ 粗的情况,这时候红细胞的变形性使得其可以顺利通过。

### 三、红细胞的流变性质

血细胞的流变学特性与血液流变学关系密切,直接影响全血的流变特性。血细胞流变学描述红细胞、白细胞、血小板的流变行为。红细胞是血液中最主要的有形成分,占血液中有形成分的95%,红细胞的流变特性对全血的流变特性、血液循环特别是微循环影响很大。本节主要讨论微观血液流变学,研究有形成分红细胞的形态结构、力学行为、变形性和聚集性等。健康人血红细胞呈双凹圆盘形,平均直径约 $8\mu m$,凹处最小厚度约 $0.81\mu m$,周边最大厚度约 $2.57\mu m$。红细胞体积约 $94\mu m^3$,体表面积约 $134\mu m^2$,其表面积与体积之比值较大(比球形大),可供气体交换的面积也大。红细胞的这种特有形状有利于红细胞可塑性变形,能通过比自身圆盘直径小得多的毛细血管(脾脏最小微血管直径约为 $3\sim 4\mu m$,其表面积与体积的比值愈大,变形能力愈强。

成熟的红细胞无细胞核,结构比较简单,红细胞由细胞膜及其内胞质组成,胞质为血红蛋白液。平均血红蛋白液浓度(MCHC)约330g/L,其黏度约6~

7m/Pa·s;红细胞膜由磷脂双层和膜骨架构成,两者共同决定了膜的力学性质。膜的厚度约 7~10nm,很容易弯曲和变形。细胞膜和细胞内液的组成和结构特点为红细胞在流场中容易变形提供了物质条件。

红细胞保持其特有的双凹圆盘形态的机制目前尚不清楚,现有以下几种推测:①双凹面是由于红细胞内纤维物质——收缩蛋白的骨架支撑作用。②在一定的红细胞体积和表面积条件下,双凹圆盘形使红细胞膜的弯曲总能量最小,符合能量最低的原理。③红细胞的表面积 $S$ 与体积 $V$ 之比($S/V$)大于圆球的 $S/V$。球形红细胞变形能力最小,而正常红细胞却有很好的变形性。

静止时,红细胞为直径 $8\mu m$ 的双凹圆盘形,但受外力作用易变形,除去外力又恢复原状。这种在外力作用下的变形能力称作红细胞的变形性。红细胞的变形能力在血液循环中,特别是在微循环中起着重要的作用。由于红细胞显著的可变形性,使红细胞可以通过比其双凹圆盘直径还要小的毛细血管。所以,红细胞可以根据流场情况和血管粗细不断改变自己的形状。

血液循环的主要功能是向组织和器官输送氧气和营养物质,进行代谢活动。红细胞是氧的携带者,通过微循环将 $O_2$ 送到人体各组织和器官并带走 $CO_2$。如果没有红细胞的变形性,组织和器官的代谢就无法实现。如红细胞变形性降低,则通过毛细血管的阻力增加,使血液与组织之间气体和物质的交换受阻。另一方面红细胞变形性是影响血液黏度的重要因素之一。红细胞变形性低下,可引起血液表观黏度升高,血流阻力增大,进而引起组织缺血和缺氧。

红细胞在外力作用下的变形性受很多因素的影响,大致可分为红细胞内在因素和外在因素。内在因素主要指细胞自身结构、组成和代谢状态等对红细胞可变性的决定作用,主要包括细胞膜的黏弹性、胞质黏度(内黏度)和细胞的几何形状等(图7-8)。外在因素主要指环境因素对红细胞变形的影响,主要包括流场中的切变率、介质黏度、血细胞浓度、血管直径、渗透压、pH 和温度。

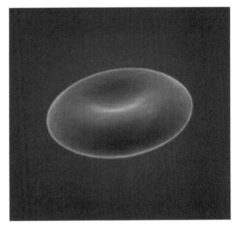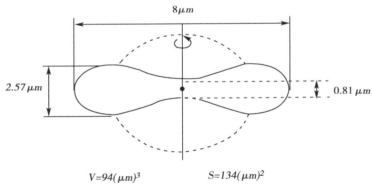

图 7-8 红细胞几何形体

### (一)影响红细胞变形的内在因素

1. 细胞膜的黏弹性 红细胞膜内部由蛋白骨架支撑限制再由脂质双分子层包被。脂质膜中的脂类主要包括磷脂、胆固醇和糖脂。脂双分子层具有流动性,脂质分子中脂肪链的长短、不饱和的程度都影响其流动性。脂肪链愈长则饱和程度愈高,而脂双层的流动性愈小。此外,膜的流动性还受脂质种类的影响,若膜中胆固醇和磷脂之比增高,则膜的流动性减小。红细胞膜的流动性直接影响红细胞的变形性。

膜上磷脂能以凝胶相和溶胶相两种状态存在。凝胶相是磷脂的脂肪酸链排列整齐而致密,脂双层流动性小,膜硬度大,变形性低;溶胶相是脂肪酸链排列疏松,脂双层流动性大,膜易变形。正常情况下红细胞膜的磷脂大多处于溶胶状态,允许蛋白质跨膜自由运动,所以红细胞膜具有一定的流动性。

红细胞膜的骨架主要是由膜血影蛋白、肌动蛋白、锚蛋白为主体构成的纤维网状结构,通过膜蛋白与脂双层联系在一起。这种结构增强了膜的机械强度,使膜具有抵抗剪切的能力,即膜具有弹性。红细胞膜不仅具有弹性而且具有黏性,红细胞膜的黏性特点主要是由蛋白组成成分或蛋白-脂质相互作用所致。红细胞变形性与膜骨架密切相关。一些研究结果表明膜的剪切弹性模量、弯曲模量、表面黏性系数等力学参量均与膜骨架直接相关。红细胞膜的弹性模量愈小，黏性系数愈小，红细胞愈易变形。所以，红细胞的变形性受膜的流动性和黏弹性影响。红细胞膜正常组分和结构的任何变化都可导致膜性质的变化，使红细胞膜的流动性和黏弹性异常，影响红细胞的变形性和流变性。

2. 细胞的内黏度 红细胞的细胞质（胞质）黏度称为红细胞的内黏度。血红蛋白是红细胞内最主要的蛋白，其理化性质（浓度、溶解度和稳定性）对红细胞内黏度影响很大。红细胞内黏度随血红蛋白浓度（MCHC）非线性增加。正常红细胞的 MCHC 为 330g/L，内黏度约为 7m/Pa·s，其对红细胞变形的影响不大，变形时能量主要消耗在细胞膜上。当 MCHC 增至 370g/L 时，内黏度升至 15m/Pa·s；当 MCHC 为 400、450、500g/L 时，内黏度为 45、170、650m/Pa·s。内黏度升高成为影响红细胞变形的决定因素。红细胞的 MCHC 还与细胞年龄有关，随细胞的老化，MCHC 升高，内黏度增加，细胞变形性降低。如果血红蛋白的溶解度降低、不稳定、发生聚合和沉淀，可引起内黏度增加，变形性降低。未成熟的含有细胞核的人血红细胞的变形性低于成熟的无核红细胞。

3. 细胞的几何形状 红细胞特有的双凹圆盘形状能确保红细胞良好地变形。这种特有形状使红细胞的表面积与体积的比值较大，为红细胞实施各种变形时的面积变化提供保证。如果表面积与体积的比值减小，则变形能力降低。球形细胞的表面积与体积的比值最小，其变形受到限制；扁平椭圆形和口形红细胞变形性都很低。红细胞表面积与体积之间的关系可用球形指数 $S_i$ 来表示：

$$S_i = 4.84 \frac{V^{2/3}}{S}$$

式中，系数取 4.84 是为了使球形的 $S_i = 1$。正常红细胞的 $S_i = 0.7$。$S_i$ 越大，红细胞变形性越小。

**（二）影响红细胞变形的外在因素**

1. 流场中的切变率 研究表明，红细胞在流场中形变大小（线度）是切应力的函数。实验测得红细胞在均一流场中沿切应力方向的延伸长度与切应力间的关系曲线（图 7-9）。该应力等于流场的介质黏度与细胞表面切变率的乘积。由图可见，在一定切应力范围内（0.002N/cm² 以下），正常红细胞延伸量随切应力的增加而增大；当切应力超过该值，则细胞延伸量不再显著增加。这一现象说明红细胞在外力作用下的延伸变形有一定的限度，应力过大，会使

细胞膜骨架结构缺损，膜稳定性降低，最终失去变形能力而破碎。

2. 介质黏度 研究表明，在相同切变率下，红细胞的变形性随细胞所处的介质黏度的变化而变化。图 7-10 表示红细胞在不同黏度的介质中细胞形变长度随切应力（或切变率）变化的曲线。由图 7-10 可见，在相同切应力下，介质黏度愈高，红细胞变形将愈大。

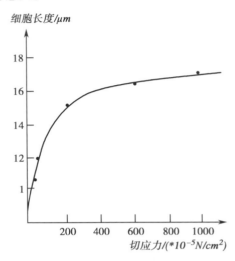

图 7-9 红细胞的变形与切应力之间的关系

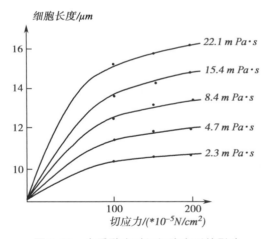

图 7-10 介质黏度对红细胞变形的影响

3. 血细胞浓度 研究表明，血细胞（主要是红细胞）浓度增加导致细胞之间局部切应变增大，红细胞随流场的取向发生改变，变形程度亦增加。血细胞浓度（或比积）影响到血液的黏度和血细胞的变形。

4. 血管直径 大部分毛细血管直径均小于红细胞平均直径，红细胞受环境因素作用变形才能通过这些毛细血管。在不同粗细的血管中，血液黏度、切变率均不相同，都影响细胞的变形。红细胞在不

同粗细的血管中运动时,存在 Fahraeus-LindqVist 效应或 Fahraeus-Lindqvist 逆转效应。

5. 渗透压　红细胞所处介质的渗透压可影响红细胞的变形。红细胞处于低渗介质中,水分由介质进入细胞使红细胞体积膨胀而球形化,细胞体积增大,表面积不变,球形指数增大。与此同时,水分进入细胞可使血红蛋白浓度降低,从而使细胞内黏度降低,改善红细胞的变形性。当球形指数增大、红细胞变形性降低成为影响变形的主要因素时,则红细胞变形性显著降低。红细胞处于高渗介质中,细胞内水分外流,细胞萎缩体积减小,球形指数减小,细胞变形性增大。与此同时,水分外流,胞内血红蛋白浓度增大,导致细胞内黏度增大,细胞变形性降低。当内黏度增大成为影响变形的主要因素时,则红细胞变形性降低。

6. pH　红细胞所处环境介质的 pH 可以改变细胞膜的性质,影响红细胞的变形性。pH 增高,红细胞变得扁平,变形性减小;pH 降低,细胞直径变小球形化,膜弹性降低,变形性也减小。如用细胞长轴与短轴之比表示红细胞变形指数($DI$),则红细胞变形指数随介质 pH 的变化关系(图 7-11)。由图可见,在 pH 7.4 时红细胞的变形指数最大,变形能力最佳。pH 升高或降低,均使红细胞变形性降低。

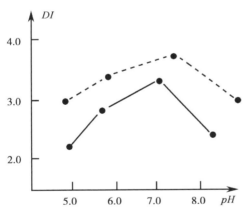

图 7-11　红细胞变形指数 DI 随 pH 的变化

7. 温度　红细胞膜磷脂双层具有流动性,其流动性受温度影响。膜磷脂能以凝胶相或溶胶相两种相态存在,这种相态的转变与相变温度有关。在相变温度以上,脂双层处于溶胶状态,膜易变形;在相变温度以下,脂双层处于凝胶状态,膜硬度增加,变形性降低。

红细胞的胞质中富含血红蛋白,胞质黏度随温度降低而升高,进而使细胞变形降低。因此温度对红细胞膜的流动性和变形性的影响不可忽视。研究表明,红细胞在 37℃ 时变形最大,温度低于或高于 37℃ 变形性降低。

### (三)红细胞在微血管的力学行为

通过内外双向的作用,红细胞在微血管与毛细血管中发生着各种各样的力学行为,这也是红细胞得以行使其功能的重要保障。红细胞在血管中随血流以一定的速度运动的同时,会围绕细胞内容物连续旋转,旋转的速度与所受到的切变率大小呈线性关系。切变率越大,旋转频率越高。所以,在血管中运动的红细胞,受旋转时的惯性离心力的作用,使红细胞发生变形,或呈现双凹圆盘形态[3]。

正常红细胞在自然状态下呈双凹圆盘形,细胞内外压力相等,如不计膜的弯曲刚度,其膜应力为零。所以红细胞的自然形状完全取决于膜自身的性质。如果考虑膜的弯曲刚度,则红细胞内、外压力略有差别,膜应力不为零而且很大,由于膜的弯曲刚度远小于拉伸刚度,绝大部分载荷必须由膜应力平衡,故红细胞就会发生明显的变形,不能维持自然状态。

正常红细胞在血管中流动时,截面上的流速按公式(7-7):$v=\dfrac{\Delta p}{4\eta l}(R^2-r^2)$,当红细胞处在偏离管轴处时[见图 7-12(a)],红细胞受到两种作用:一是伯努利力(横向力),即在血流速度梯度场中产生的由管壁指向管轴的力。伯努利力对红细胞作用的结果,引起红细胞横向动量变化,因不同部位的动量变化率不同,对红细胞的压力大小也不同。伯努利力对红细胞作用不对称,使之产生横向移动。二是轴向力,即沿管轴血流对红细胞作用而引起轴向动量变化,沿血流方向产生对红细胞的压力。血流对红细胞的压力产生三个效应。

红细胞运动红细胞沿管轴方向向前运动。

红细胞旋转由于 $v_C>v_A$,故 A、C 两点的动量矩不同,使红细胞产生旋转。

红细胞变形由图 7-12(a)知,由于红细胞 A、B、C 三处的速度 $v_C>v_B>v_A$,因此作用于这三点的血流压力 C 处最大,B 处次之,A 处最小。另外,作用在红细胞上的血流压力通过细胞传递给细胞内液,使细胞内液由压力大的一侧压向压力小的一侧,细胞产生变形,靠近管壁一侧膨胀,靠近管轴一侧紧缩,使红细胞形成"液滴形",简称"滴形"。当红细胞处于管轴处时,此时作用在细胞上的伯努利力是对称的,不会引起细胞的横向运动,而作用在细胞上血流压力也是对称的[见图 7-12(b)]。轴上血流压力产生两个效应:一是使细胞克服内摩擦力保持原方向向前运动;二是使红细胞变形。由于红细胞在管轴处 B 点受到的压力大于两侧 A、C 点的压力,结果使红细胞卷曲形成"帽形"。这一系列的变化使得红

细胞在微血管里与血液一同流动的同时不会因为流速梯度而贴边,这避免了红细胞在管壁的附着也避免了红细胞从白细胞可通过的缝隙进入身体组织。

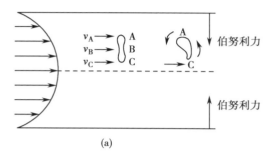

(a)

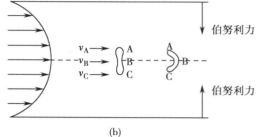

(b)

图 7-12　流场中红细胞形变

### (四)红细胞的变形和聚集

红细胞同时还受内、外环境的共同影响,细胞的变形性和聚集性也具有一定的相互制约关系。红细胞在低切变率下形成聚集体的性质称为红细胞的聚集性。红细胞的聚集性是影响血液流变学性质的重要因素。红细胞的聚集可引起低切变率下血液黏度升高,增加血液流动阻力;还可导致毛细血管临界半径增大,微循环淤滞障碍,血液流动速度降低。最终导致红细胞再聚集,血液流动阻力进一步增强,红细胞进一步聚集化,从而构成恶性循环。从本质上来看,红细胞聚集是细胞间发生可逆性黏附,是由大分子在细胞之间桥联作用而引起的。血浆中的高分子物质,如纤维蛋白原、凝血酶原、球蛋白等可吸附于红细胞表面,通过分子桥联作用促进红细胞聚集。血浆蛋白分子愈大,几何形状愈长,愈不对称,其桥联作用愈强;蛋白分子浓度愈高,其桥联作用亦愈强。红细胞聚集与细胞表面电荷有关。红细胞、白细胞、血小板均带负电荷,健康人的红细胞所带负电荷为 $2.45 \times 10^{-6}$C。由于静电排斥作用,红细胞的聚集性受到抑制。如细胞负电性增加,不易发生聚集,反之则易聚集。红细胞聚集受血液流场切应力作用。在不同切变率下,红细胞聚集发生变化,黏度亦随之改变。当切变率小于 1/s 时,红细胞可形成稳定聚集态;当切变率为 1~50/s 时,红细胞聚集性与切变率成反比关系;当切变率为 100~200/s 时,红细胞呈离散状态。红细胞的聚集通常是可逆的,切应力对红细胞聚集起抑制作用。当作用在红细胞上的切应力足够大时,可克服血浆蛋白的桥联作用而解聚,使血液黏度降低,流动性增强。在一定黏度范围内,血液黏度大,则流场对细胞的切应力大,细胞变

形性大,聚集性小。在较大切应力作用下,细胞以变形和获得较大的表/体比为主,而比较弱的细胞聚集性就降低;在较低的切应力作用下,红细胞间大分子桥联结合增加,促进红细胞聚集增加黏弹性发生变化,进而使细胞变形性降低。红细胞聚集还受血浆渗透压、pH 和温度等因素的影响。红细胞的聚集(聚集速度和强度)也受细胞年龄、硬度和膜黏弹性影响。高密度年老的红细胞较低密度年轻的红细胞易形成较强的聚集,要使老龄细胞解聚需要更大的切应力。

pH 对红细胞聚集速度有一定影响。当悬浮介质的 pH 增高时,红细胞聚集速度增加,所形成的聚集叠连体增大。在高切变率环境中,高 pH 情况下形成的聚集体比低 pH 情况下形成的聚集体更稳定;但随着 pH 增高,红细胞的直径增大、厚度变薄、体积缩小,表面积与体积的比值增大,致使红细胞变形能力降低。当 pH 低于 6.0,红细胞变形性降低,细胞剪切弹性模量增加,聚集速度减小。红细胞聚集对 pH 的依赖性还与大分子的相互作用有关。pH 在 6.5~8.0 范围内,纤维蛋白原分子与红细胞桥联结合作用变化不大,而在 pH 低于 6.5 时这种结合明显增强。而环境温度升高可使膜的黏弹性发生变化,细胞变形性增强,而聚集性降低。

综上所述,红细胞聚集能显著改变血液的黏度。血液的流变性与红细胞聚集性相关。聚集性是血液的流变特性之一。

## 四、临床输血中的血液流变学应用

### (一)库存血液流变学研究的现状

血库中的血液以及血液相关的生物制品不但可

以治病救人,也可以作为许多传染病病原体的载体,如艾滋病病毒、乙型肝炎病毒、丙型肝炎病毒等引起传染病的流行,可以给个人、家庭和社会带来极大伤害,所以血液以及血液相关的生物制品的安全备受关注。目前大多数血库中血液的储存更多关注的是血液的安全性保障和防止血液的污染等[4]。

但是除了血液的安全问题之外,库存血液流变学也必须予以重视[5]。已有文献报道,由于红细胞保存期间由于储存、保养条件的限制,引起血液流变学指标发生变化,导致血库红细胞变形性下降、聚集性增加、增加了微循环障碍,提高了临床输血实践中的风险[6]。也有相关的研究在致力于改善库存血的流变学特性,如一氧化氮(NO)对库存悬浮红细胞变形性的影响,NO对库存血红细胞具有调控作用,通过补充最佳浓度的NO,会使红细胞变形性增加;适当补充相应浓度NO可以改善红细胞的变形性[7]。

### (二)库存血液黏度的分析

在临床输血实践中,必须进行复杂的血液检测,确保从库存中拿出的血液没有传播严重疾病的风险;即使如此,库存血直接用于患者也存在着引起血流微循环障碍、诱发缺血缺氧性损伤,并最终导致器官衰竭的风险。而输血前血液流变学检测可以有效地降低或减少临床输血中的这类风险,是可行的能宏观体现血液可用程度的途径。血液表观黏度的影响因素有血细胞比容,红细胞变形性与血浆黏度,为了更好的分析血液表观黏度,应分析黏度随切变率变化 $\eta_a$-$\gamma$ 曲线[8,9]。

对于 $\eta_a$-$\gamma$ 曲线的分析我们主要分别观察低剪切率 1/s、中切变率 50/s、高切变率 200/s 三个特定剪切率下血液的表观黏度,通过对比正常值区间来判断。低剪切率主要体现的是红细胞的聚集性,中切变率主要体现的是血液正常流动时的黏度,高切变率主要体现的是红细胞的变形性,对于微循环流动有重要意义。血液流变学 $\eta_a$-$\gamma$ 曲线临床检测能比较直观的体现血样的流变学特征是否正常[10]。

### (三)临床血液黏度检测与面临的标准化问题

现阶段下血液黏度临床检测面临的标准化问题,阻碍血液黏度这一指标的广泛应用与发展。血液黏度检测发展至今已经出现了多种多样的仪器,主要包括毛细管黏度仪与旋转式黏度仪,它们主要都是通过力学传感器控制剪切率或剪切力的方式收集数据并计算黏度。

无论哪一种仪器或测试原理,为了准确测量流体黏度,都需要作为流体黏度参比的标准物质[11]。

而主要问题是来自仪器的标准化与质控物的使用。目前对于黏度的标准化,普遍使用的是标准油(通过对不同黏度的牛顿流体-标准油的标定来完善仪器对非牛顿流体的检测),其优点是可控性强而且易于普及。而通过牛顿流体标定的仪器来测量非牛顿流体会存在少许的误差,这在仪器统一的情况下是可以接受的,但在目前的大环境下其已经不能满足血液黏度检测的发展需要了。目前迫切需要一种模拟血液黏度的非牛顿标准品来完成对仪器的标定,因为只有这种标准品才易于普及各种不同的仪器[12]。

### (四)关于临床输注的建议

1. 如何应用血液黏度检测库存血　最主要存在的问题往往就是红细胞的功能衰退甚至衰亡,这虽然不易导致患者出现严重的病变,但如红细胞衰亡情况严重则会导致患者微循环障碍与器官衰竭,这是除了供应氧气以外我们还需要重视的一点。但复杂的检测往往对于医院是个不小的负担,这恰恰就是血液黏度检测存在的价值,通过不到半个小时的测量可以检测数十个血样。而红细胞功能衰退与老化可以从其力学性质上明显显示出来,也就是红细胞的聚集性和变形性。从血液流变学的角度,不建议把聚集性增高与变形性变差的红细胞输入患者体内。

2. 建立血液黏度检测的长效机制　为了达到应用血液黏度检测来避免输注不适当的血液给患者,建议定期对将用于患者的库存血液进行黏度检测,将库存血液进行分类,有严重问题的血液不能用于输注,问题较轻的血液可用于大量出血的患者而不能用于器官衰弱的患者。通过这个低成本的自检程序可以改善治疗效果,对于医院和患者是一个双赢的途径。

## 第二节　血液携氧-释氧动力学

血液在心脏的推动下,循着心血管系统按一定方向周而复始地在全身循环流动,将机体各组织器官紧密联系成一个有机的整体。红细胞是人血液中数量最多的一种血细胞,主要功能是为机体各组织器官运输 $O_2$ 和 $CO_2$。通常研究血液的携氧功能主要是通过氧解离曲线分析。目前人们通过对氧解离曲线的研究,对血红蛋白与氧的亲和力有了比较深入地了解,可以通过 $P_{50}$ 了解 Hb 与氧的亲和力。在临床医学研究中已根据对氧解离曲线的研究,开发出血气分析装置,在呼吸系统疾病的诊疗中发挥了巨大的作用。氧解离曲线描述了在热力学平衡的条件下血氧饱和度与氧分压的关系，反映了血红蛋白与氧气亲和力的大小，但无法体现氧解离的具体过程，即在氧解离曲线中不能体现出红细胞携氧过程中氧饱和度与时间的关系。然而，从动力学角度考虑，红细胞结合/释放氧的过程，氧分子需要两次穿越红细胞膜并实现与血红蛋白亚基的结合/解离，是一个复杂而有序的动力学过程。因此，研究血液携氧-释氧功能，对于深入认识该功能的生理学病理学意义尤为重要。

## 一、血液携氧功能与释氧功能

目前认为大气中的氧进入肺泡及其毛细血管的过程为：①大气与肺泡间的压力差使大气中的氧通过呼吸道流入肺泡；②肺泡与肺毛细血管之间的氧分压差又使氧穿过肺泡呼吸表面而弥散进入肺毛细血管，再进入血液。血液中 $O_2$ 和 $CO_2$ 只有极少量以物理溶解形式存在，大部分的 $O_2$ 与血红蛋白（Hb）结合成氧合血红蛋白（$HbO_2$）的形式存在，并进行运送。

血红蛋白（Hb）的特殊分子结构以及红细胞本身的特性使其成为组织输送氧气的理想载体。Hb 与氧气（$O_2$）结合具有以下的重要特征：反应速度快，可逆，不需要酶的催化等在 $O_2$ 传输的整个过程中，均有赖于 Hb 载体对 $O_2$ 的亲和力：当氧分压（$PO_2$）升高时，促进 $O_2$ 与 Hb 结合，$PO_2$ 降低时，$O_2$ 与 Hb 解离。肺部 $PO_2$ 高（100mmHg）（1mmHg = 0.133kPa，下同），Hb 与 $O_2$ 结合；相反，组织中 $PO_2$ 低（37~40mmHg），$O_2$ 从 $HbO_2$ 中解离释放到组织细胞供利用（图 7-13）。

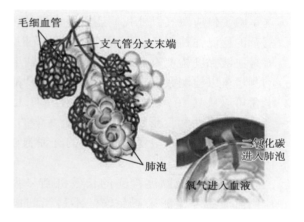

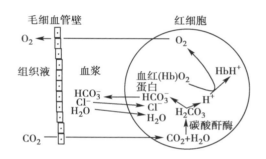

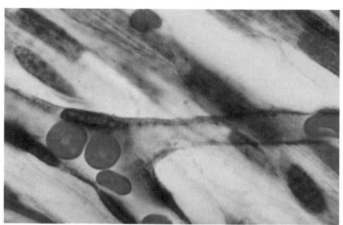

图 7-13　红细胞在肺组织微血管运动、血红蛋白、携氧功能等相互关系

当动脉血到达外周毛细血管时，$CO_2$ 被碳酸酐酶快速的水合成 $H_2CO_3$，$H_2CO_3$ 及时游离出 $H^+$ 和 $HCO_3^-$。带 3 蛋白用血浆里的 $Cl^-$ 交换细胞里的 $HCO_3^-$，这个酸化过程激发了血红蛋白解离释放出氧气到组织中。红细胞形成的质子被参与"Bohr"效应的脱氧血红蛋白接受。由于阴离子的交换活动所激发的瞬间酸化活动，产生较多 $CO_2$ 的组织可由血红蛋白提供的氧气来补充。影响血液携氧功能的因素：①pH 值：当血液 pH 值由正常的 7.40 降至 7.20 时，Hb 与 $O_2$ 的亲和力降低，氧解离曲线右移，释放

$O_2$ 增加。pH 上升至 7.6 时，Hb 对 $O_2$ 亲和力增加，曲线左移，这种因 pH 值改变而影响 Hb 携带 $O_2$ 能力的现象称为 Bohr 效应。②二氧化碳分压（$PCO_2$）：$PCO_2$ 对 $O_2$ 运输的影响与 pH 作用相同，一方面是 $CO_2$ 可直接与 Hb 分子的某些基团结合并解离出 $H^+$，也可以是 $CO_2$ 与 $H_2O$ 结合形成 $H_2CO_3$ 并解离出 $H^+$，上述两方面因素增加了 $H^+$ 浓度，产生 Bohr 效应，影响 Hb 对 $O_2$ 的亲和力，并通过影响 $HbO_2$ 的生成与解离，来影响 $O_2$ 的运输。③温度：当温度升高时，Hb 与 $O_2$ 亲和力变低，氧解离曲线右移，释放出 O2；当温度降低时，Hb 与 $O_2$ 结合更牢固，氧解离曲线左移。④2,3-二磷酸甘油酸（2,3-DPG）：2,3-DPG 是红细胞糖酵解中 2,3-DPG 侧支循环的产物。2,3-DPG 浓度高低直接导致 Hb 的构象变化，从而影响 Hb 对 $O_2$ 亲和性。因为脱氧 Hb 中各亚基间存在 8 个盐键，使 Hb 分子呈紧密型（taut 或 tense form，T form）即 T 型，当氧合时（$HbO_2$），这些盐键可相继断裂，使 $HbO_2$ 呈松弛型（relaxed form，R form）即 R 型，这种转变使 $O_2$ 与 Hb 的结合表现为协同作用（coordination）。Hb 与 $O_2$ 的结合过程称为正协同作用（positive cooperation），当第一个 $O_2$ 与脱氧 Hb 结合后，可促进第二 $O_2$ 与第二个亚基相结合，以此类推直到形成 $Hb(O_2)_4$ 为止。第四个 $O_2$ 与 Hb 的结合速度比第一个 $O_2$ 的结合速度快百倍之多。同样，$O_2$ 与 Hb 的解离也表现出负协同作用。

## 二、血液携氧-释氧功能的生理意义

血液在心脏的推动下，循着心血管系统内按一定方向周而复始地在全身循环流动，将机体各组织器官紧密联系成一个有机的整体。血液在人体生命活动中主要具有运输、参与体液调节、防御、保持内环境稳定四方面功能。运输是血液的基本功能，自肺吸入的氧气以及由消化道吸收的营养物质，都依靠血液运输才能到达全身各组织。同时组织代谢产生的二氧化碳与其他废物也依赖血液运输到肺、肾等处排泄，从而保证身体正常代谢的进行。

## 三、血液携氧-释氧功能的平衡稳态表征

### （一）血液携氧功能的临床指标

血液氧容量与血红蛋白含量在医学上，氧容量的定义为氧分压为 150mmHg（19.95kPa），二氧化碳分压为 40mmHg（5.32kPa），温度 37℃，在体外 100ml 血液内红细胞所结合的氧量（不包括血浆中

的物理溶解氧）。氧容量取决于单位体积血液内血红蛋白的量。正常血红蛋白在上述条件下，每克能结合氧 1.34~1.36ml。若按每 100ml 血液含量含血红蛋白 15g 计算，动脉血和静脉血氧容量约 20ml。

血液氧饱和度在人机体内，红细胞实际运输到各组织的氧气量与动脉血氧分压（或者氧饱和度）及组织的部位有关。不同组织部位的氧分压不同，红细胞在该部位实际释放的氧气量也有所不同。正常生理条件下，动脉血氧饱和度约 95%~97%，混合静脉血氧饱和度约 70%~75%，所以红细胞实际运输的平均氧气量为其氧结合量的 1/5~1/4，约每克血红蛋白 0.27~0.34ml。

20 世纪 70 年代，人们发现红细胞无氧酵解的重要中间产物——2,3-二磷酸甘油酸（2,3-DPG）能特异性的与血红蛋白（Hb）结合降低血红蛋白的氧亲和力，从而调节血红蛋白氧的释放。后来进一步明确了红细胞 2,3-DPG 水平和携氧量的关系为 $Y=0.34X+3.5$，其中 Y 是携氧量，X 是 2,3-DPG 水平。因此，高携氧量的红细胞可以通过调节 2,3-DPG 水平获得。

血液氧分压为物理溶解于溶液中的氧所产生的张力。正常人的动脉血氧分压（简称 $PaO_2$）约为 100mmHg，主要取决于吸入气体的氧分压和外呼吸功能；静脉血氧分压（简称 $PvO_2$）为 40mmHg，主要取决于组织摄氧和用氧的能力。

在人机体内红细胞实际运输到各组织的氧气量与动脉血氧分压（或者氧饱和度）及组织的部位有关。不同组织部位的氧分压不同，红细胞在该部位实际释放的氧气量也有所不同。如，正常人动脉血氧饱和度约 95%~97%，混合静脉血氧饱和度约 70%~75%，所以红细胞实际运输的平均氧气量为其氧结合量的 1/5~1/4，即人红细胞在正常生理条件下的有效携氧量约为 4~5ml。

### （二）氧解离曲线与氧亲和力（$P_{50}$）

氧解离曲线的平衡稳态特征血液与不同氧分压的气体接触，待平衡时，其中与 $O_2$ 结合成为氧合血红蛋白（$HbO_2$）的量也不同，$PO_2$ 越高，变成 $HbO_2$ 量就越多，反之亦然。血液中 $HbO_2$ 量与 Hb 总量（包括 Hb 和 $HbO_2$）之比称为血氧饱和度。

血氧饱和度 $=HbO_2/(Hb+HbO_2)$

血氧饱和度的大小取决于血液中氧分压（$PO_2$）的高低。若以 $PO_2$ 值为横坐标，血氧饱和度为纵坐标作图，求得血液中 $HbO_2$ 的 $O_2$ 解离曲线，称为氧解离曲线。

氧解离曲线与氧亲和力氧解离曲线(图7-14)反映血氧饱和度与血氧分压之间的关系。氧解离曲线既表示不同$PO_2$下,$HbO_2$解离情况,同样也反映不同$PO_2$下,$O_2$与Hb结合情况。血氧饱和度达到50%时相应的$PO_2$称为$P_{50}$。$P_{50}$的值反映了红细胞氧亲和力的大小。$P_{50}$值越小则氧亲和力越大,红细胞结合氧的能力也越强,但不利于氧的释放;反之,氧亲和力越小,红细胞结合氧的能力越弱,更容易释放氧。

氧亲和力($P_{50}$)是决定红细胞向组织传输及释放氧能力的重要因素。氧解离曲线右移(低$O_2$亲和力,高$P_{50}$)有利于红细胞向组织中释放氧,但这可能导致氧不能有效地传输到氧分压较低的个别组织。另一方面,氧解离曲线左移(高$O_2$亲和力,低$P_{50}$)则会造成红细胞实际释放到组织的氧量减少。正常情况下人红细胞的$P_{50}$值为$26\sim27$mmHg,高于或低于这一值都可能影响到红细胞携氧功能的正常发挥。

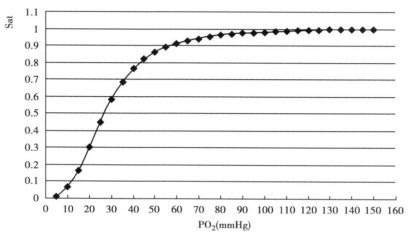

图7-14 红细胞的氧解离曲线

## 四、血液携氧-释氧功能的动态表征与评价

氧解离曲线描述了在热力学平衡的条件下血氧饱和度与氧分压的关系,$P_{50}$反映红细胞氧亲和力的强弱。然而,从动力学角度,红细胞结合/释放氧的过程,氧分子需要两次穿越红细胞膜并实现与血红蛋白亚基的结合/解离,是一个复杂而有序的动力学过程。对此,我们提出携氧动力学研究方法,针对红细胞携氧/释氧的具体动力学过程进行研究。

### (一)血液携氧-释氧的动力学过程

在氧解离的过程中,随溶液中氧分压的下降,血红蛋白逐渐释放出氧气,血氧饱和度不断降低。实验数据显示,红细胞氧解离过程血氧饱和度随时间变化呈较明显的"S"型曲线特征。血氧饱和度在开始阶段下降缓慢,随后进入急剧变化阶段,最后下降速率趋向平缓。红细胞在氧解离过程中,血氧饱和度随时间变化的动力学曲线的S型特征与血红蛋白结合$O_2$的协同效应相关。由于血红蛋白4个亚基中一个亚基的血红蛋白与$O_2$结合后,能促进四聚体分子的其余亚基血红蛋白与$O_2$结合。与之相反,氧合血红蛋白的一个亚基释放$O_2$,能促进其余亚基释放出$O_2$。

从动力学曲线进行分析,在通入氮气后,溶液中的物理溶解氧首先释放,红细胞中血红蛋白单个亚基先释放出少量氧,这一阶段(0~6.7分钟)血红蛋白的氧饱和度缓慢下降;随后的一段时间(6.7~18.25分钟),由于协同效应,其余亚基也开始大量释放氧,红细胞内血红蛋白氧饱和度迅速下降,曲线以较大斜率下降;当血红蛋白氧饱和度下降到一定程度后,血红蛋白氧饱和度下降变化趋慢,曲线斜率变小。

### (二)携氧-释氧动力学曲线与动力学参数T50

携氧-释氧动力学曲线红细胞氧解离动力学曲线(图7-15),即血氧饱和度(Sat)随时间变化曲线,描述了在氧解离过程中血氧饱和度与时间的关系,可以对氧在红细胞与溶液之间的传递及红细胞中血红蛋白氧解离速率进行分析,是一种新的表征红细胞携氧功能的方法。同时与红细胞氧解离曲线参数$P_{50}$相对应,建立了氧解离动力学参数T50。T50定义为在一定条件(标准大气压,37℃,固定通气速率)下血红蛋白氧饱和度从100%下降到50%所需要的时间。

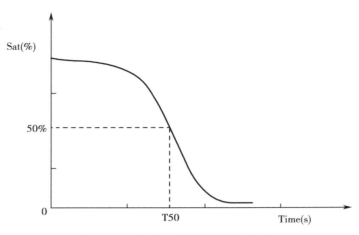

图 7-15 氧解离动力学参数 T50 示意图

与经典的氧解离曲线相比,动力学曲线能更直观和具体地描述红细胞在氧饱和度高段血红蛋白与氧结合/释放氧的过程与特点。氧解离动力学参数 T50 描述红细胞有效传输氧的时间。较高的 T50 表明其可以运送更多的氧气到所需部位,即更大的有效携氧量,显然这对于临床急救具有重要意义。

影响动力学曲线的因素 T50 的大小与溶液中红细胞总量,红细胞本身性质以及实验时的通气速率等因素相关。然而,在测定时将样品溶液中红细胞含量,通气速率等条件都固定后,T50 的大小就由红细胞本身性质决定。在特定实验条件下 T50 具有稳定值。如,在标准大气压,37℃,氮气通入速率 13ml/min 的实验条件下,测得正常的人红细胞 T50 值为(12.95±1.23)分钟。虽然 T50 的生理意义还需要进一步研究,但此参数决定氧解离动力学曲线的位置,在一定程度反映了红细胞结合/释放氧的细节,是表征红细胞携氧效能的重要动力学参数。

动力学参数 T50 的测定用血氧分析仪(HEMOX-ANALYZER)测定红细胞在释放氧的过程中血氧饱和度(Sat)及氧分压($PO_2$)随时间的变化。根据血红蛋白在高氧分压下与氧结合,低氧分压下氧解离氧的特性,在标准大气压,室温,pH = 7.4 条件下,通过人为改变血样的环境氧分压,实时监测样品的血氧饱和度与氧分压变化。血氧饱和度用双波长分光光度法测定。血红蛋白与氧和血红蛋白的吸收光谱不同(图 7-16),在氧解离过程中,等吸收点(568nm)处吸收值保存不变,而 558nm 处吸收值变化剧烈。利用这一特性,通过双通道同时测定两个波长处的光吸收可计算出血氧饱和度。氧分压通过 Clark 电极直接测定。

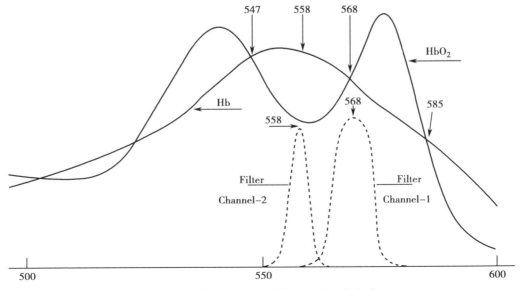

图 7-16 血红蛋白与氧合血红蛋白吸收光谱

### （三）血液携氧-释氧功能的动力学评价

通常研究红细胞的携氧性能都是采用分析氧解离曲线这一经典方法。氧解离曲线描述了在热力学平衡条件下溶液氧饱和度与氧分压的依赖关系。氧解离曲线反映了氧载体与氧气亲和力的大小，但无法体现氧解离的具体过程，即携氧效率上的差异。对此，提出了携氧功能的动力学研究方法，对氧载体携氧/释氧的具体动力学过程进行研究。

氧分压衰减曲线直观地描述了发生氧解离时血红蛋白释放氧的具体过程。血红蛋白作为载氧溶液中氧气的"储备池"，当溶液处于低氧环境（实验中为连续通入氮气）时能够不断解离结合氧以补充溶液中物理溶解氧的释放，使溶液氧分压衰减更加缓慢。血红蛋白能够储备氧的总量及其解离释放氧的方式决定了在同等条件下溶液氧分压的衰减时间和氧分压衰减曲线的下降趋势。血红蛋白可结合的氧气越多，溶液氧分压衰减到零所用时间越长。如前文所述，含1%体积红细胞的溶液氧分压衰减总时间是空白缓冲液的2.3倍。血红蛋白与氧结合的协同效应使得含红细胞的实验组溶液氧分压衰减曲线在高氧阶段（$PO_2 > 130mmHg$）和低氧阶段（$PO_2 < 30mmHg$）比空白对照组溶液变化更为平缓。

红细胞氧解离动力学曲线，即血氧饱和度随时间变化曲线，描述了在氧解离过程中血氧饱和度与时间的关系，可以对氧在红细胞与溶液之间的传递及红细胞中血红蛋白氧解离速率进行分析，是一种新的表征红细胞携氧功能的研究方法。经典的氧解离曲线反映了红细胞在不同氧分压环境下与氧结合的程度，而氧解离动力学曲线则能反映红细胞结合/释放氧的细节。

从人体生理角度分析，正常人体动脉血的血氧饱和度为98%，静脉血为75%，这表明在人体内红细胞传输氧的过程实际上工作在高氧饱和度段。与传统氧解离曲线相比，红细胞氧解离动力学曲线能更直观和具体地描述红细胞在氧饱和度高段血红蛋白与氧结合/释放的过程与特点。与氧解离曲线参数 $P_{50}$ 相对应而建立了氧解离动力学参数 T50。传统的 $P_{50}$ 是血红蛋白到达50%氧饱和度时溶液的氧分压，而 T50 是在标准条件下红细胞氧饱和度从100%下降到50%所需要的时间。两者具有不同生理意义：$P_{50}$ 体现红细胞与氧的亲和力，而 T50 体现红细胞有效传输氧的时间。T50 可以作为表征红细胞携氧效能的重要动力学参数。

目前在人工血液制品的研制过程中，对携氧能力的考查常通过动物实验来进行，而携氧血液代用品的体外评价体系还不健全。国外有人发现，在休克模型实验中，血红蛋白载氧体（hemoglobin-based oxygen-carriey，HBOC）溶液，是一类通过化学交联和（或）包装增加有效半径后的血红蛋白溶液，具有一定携氧/释氧功能（37℃，$P_{50}$ 为 32～34mmHg），与Hespan（一类临床治疗休克复苏液，主要用于增加血液循环体积，无携氧能力）对休克急救的效用几乎是相同的，HBOC 的携氧能力在实验中几乎未对休克动物复苏发挥应有的效果。对于这种现象，利用传统氧解离曲线难以合理的解释。但从动力学角度，其原因可能正是由于 HBOC 携氧和释氧动力学周期过短所造成的。由于动力学周期短，HBOC 携氧后迅速释氧，在还没有到达微循环以前就可能已经将所携带的氧部分释放，使得机体缺氧组织不能获得足够的氧，使得 HBOC 的携氧能力在实验中毫无体现。

研究中，携氧动力学曲线能有效的对红细胞携氧与释氧过程进行分析。因此，可根据天然红细胞建立标准血红蛋白携氧/释氧动力学曲线，然后对人工血液携氧制品进行携氧动力学测试，将两者数据进行比较，从而在体外获得人工血液携氧制品携氧效能的数据。此方法可暂不考虑人工血液携氧制品的组成特点，重点关注其携氧过程与天然血液间的差异。由此可获得一种有效的人工血液代用品体外分析手段，对人工血液携氧制品的研制提供帮助。

（王　翔　王若峰　李遥金）

## 参 考 文 献

1. 翁维良，廖福龙，吴云鹏.血液流变学研究方法及其应用.北京:科学出版社,1989.

2. 王鸿儒.血液流变学.北京:北京医科大学、中国协和医科大学联合出版社,1997.

3. 胡金麟.细胞流变学.北京:科学出版社,2000.

4. 赵春亭，赵子文.临床血液流变学.北京:人民卫生出版社,1997.

5. 王竹筠，滕本秀.去除白细胞对库存血流变学特性的影响.第三军医大学学报,2001,23(8):984-985.

6. 冯双利.库存血乏氧性血管舒张功能的重建.中国人民解放军军事医学科学院博士论文.2012,07.

7. 桂林，黄远帅，李代渝.一氧化氮对库存悬浮红细胞变形性的影响.现代预防医学,2015,42(16):3001-3003.

8. 施永德.血液黏度存在的问题及其如何应用卡松方程解决.中国血液流变学杂志,1998,4:4-7.

9. Ping R, Jun-guang Y, Yong-de S. Analysis and significance of whole blood apparent viscosity, Casson viscosity and yield

stress in hemorheology.Chinese Journal of Clinical Rehabilitation,2005,15:192-193.

10. 秦任甲.血液流变学及其医学应用.桂林:广西师范大学出版社,1996,2:117-120.

11. Malkin Y.Non-Newtonian viscosity in steady-state shear flows. Journal of Non-Newtonian Fluid Mechanics,2013,192（2）: 48-65.

12. 袁观宇.生物物理学.北京:科学出版社,2006.

# 第八章
# 组织氧供与氧耗原理及其监测

氧是维持生命必需的物质，但人体内氧的储备极少，健康成人体内氧的储存量仅 1.0~1.5L，仅够机体 3~4 分钟的消耗，人体氧的供给由呼吸、循环和血液系统共同协作完成。正常情况下，氧气经上呼吸道进入肺部，在此与血红蛋白（Hb）结合后被带至全身各细胞，在线粒体内合成 ATP。ATP 是体内组织一切生命活动所需能量的直接来源，ATP 不能在机体内被储存，其合成后短时间内即被消耗，人体中 ATP 的总量只有大约 0.1mol，因此机体合成和消耗 ATP 是不间断进行的。以葡萄糖代谢为例，一分子葡萄糖通过无氧酵解只产生 2 分子 ATP，而通过有氧氧化则产生 36 或 38 分子 ATP。因此，任何供氧环节异常即可引起 ATP 生成障碍，导致机体代谢异常和组织器官功能障碍。为了更好地了解组织氧供与氧耗的关系，本章分别就氧的交换与运输、氧供需平衡生理、低氧血症以及氧供需平衡的监测与调控四个部分进行阐述。

## 第一节　氧的交换与运输

### 一、"氧瀑布"生理过程

空气中的氧进入到机体细胞线粒体供其利用的

传送过程，是呈瀑布式逐级递减降低的，涉及的过程包括：氧的输送，氧的摄取，氧的运输和氧的代谢四个步骤，故也称为"氧瀑布"生理过程。

#### （一）氧的输送

氧的输送（oxygen transport）即空气中的氧气进入肺泡的阶段。海平面吸空气时，因氧输医的影响，正常人呼吸道、血液和组织中的 $O_2$ 和 $CO_2$ 分压会发生较大变化，而 $N_2$ 和饱和蒸气压不变。（表 8-1）。决定肺泡氧浓度的两个重要因素是肺泡通气量和吸入气中的氧浓度，而肺泡通气量又受潮气量（正常情况下不低于 8ml/kg）、呼吸无效腔和呼吸频率的影响。

#### （二）氧的摄取

氧的摄取（Oxygen uptake）是指氧通过肺泡和毛细血管膜进入血液的肺内交换过程，影响气体交换率的因素均会影响氧的交换（见公式 8-1）。此外，肺血流灌注状态、肺泡通气的分布以及肺泡通气与血流的匹配均影响肺内氧的交换。

$$D = \frac{\Delta P \times T \times A \times C}{d} \tag{8-1}$$

注：其中 D 为气体交换率，$\Delta P$ 为气体分压差，T 表示温度，A 为扩散面积，C 为扩散系数，d 为扩散距离

表 8-1　人体内气体分压（kPa/mmHg）

| 气体 | $O_2$ | $CO_2$ | $N_2$ | $H_2O$ | 合计 |
|---|---|---|---|---|---|
| 吸入气 | 21.15/159 | 0.04/0.3 | 79.93/601 | 0 | 101/760 |
| 肺泡气 | 13.30/100 | 5.32/40 | 76.21/573 | 6.25/47 | 101/760 |
| 动脉血 | 12.64/95 | 5.32/40 | 76.21/573 | 6.25/47 | 100/755 |
| 静脉血 | 5.32/40 | 6.12/46 | 76.21/573 | 6.25/47 | 93.90/706 |
| 组织 | 3.99~6.65/30~50 | 6.12/46 | 76.21/573 | 6.25/47 | 93.90/706 |

## （三）氧的运输

氧的运输（Oxygen delivery）主要由呼吸和循环系统完成，呼吸的运输是一种外输送形式，是将氧带至肺泡。血液携氧是内输送形式，以物理溶解和化学结合两种形式将氧带至细胞以供机体代谢，氧运输量与心排血量成正比。

1. 物理溶解　血液中以物理溶解形式存在的氧量，仅约占血液总氧气含量的 1.5%，受氧分压和溶解系数的影响。

2. 化学结合　98.5% 的氧气在血液中与血红蛋白结合成氧合血红蛋白（HbO₂），是氧运输的主要方式。血液内溶解的氧以扩散方式自由通过红细胞膜与血红蛋白结合，这种结合为可逆性。每一血红蛋白分子由 4 个亚基单元折叠成一个球形分子，每个亚基单元由亚铁血红素与珠蛋白结合而成。每一亚铁离子能够可逆地与一分子氧气结合，与氧结合后形成饱和状态，每 1g 血红蛋白最多可结合 1.39ml 氧气。

## （四）氧的代谢

氧的代谢（oxygen metabolism）即毛细血管内血液与组织之间氧的交换。氧的释放主要与以下因素有关：①弥散距离，氧在组织间的弥散距离大于在肺间质中的距离，即使在血管丰富的脑组织，毛细血管供应脑组织细胞的半径也有 $20\mu m$，而在横纹肌高达 $200\mu m$，在脂肪及软骨的半径则更长；组织氧分压也不一致，不仅器官之间存在差异，同一器官不同部位的细胞氧分压也不一样，其中接近毛细血管占优势地位的氧分压高于远离毛细血管的细胞。当组织水肿时，细胞与毛细血管的距离增大，从而引起氧弥散障碍导致组织低氧。②氧的释放因素，组织氧弥散的压力梯度等于毛细血管氧分压 6.65kPa（50mmHg）与组织细胞氧分压 2.66kPa（20mmHg）的差值，正常情况下组织氧弥散的压力梯度大约有 3.99kPa（30mmHg），是影响氧释放的主要因素。此外，血红蛋白与氧的亲和力也对氧的释放有影响。

## 二、氧 离 曲 线

氧离曲线反映血红蛋白与氧分子的结合或分解能力，显示的是血红蛋白的氧饱和度（SaO₂）与动脉血氧分压（PaO₂）之间的关系（图 8-1）。氧离曲线呈 S 形，这与血红蛋白的变构效应有关。当前认为血红蛋白有两种构型：去氧血红蛋白为紧密型（tense form，T 型），氧合血红蛋白为疏松型（relaxed form，R 型）。当氧与血红蛋白的 $Fe^{2+}$ 结合后，盐键逐步断裂，血红蛋白逐步由 T 型变为 R 型，对氧的亲和力逐

步增加，R 型血红蛋白与氧的亲和力为 T 型的数百倍，也即血红蛋白的 4 个亚单位无论在结合 O₂ 或释放 O₂ 时，彼此间有协同效应，当一个血红蛋白的亚单位与氧结合后，由于变构效应，其他亚单位更易与氧结合；反之，当氧合血红蛋白的一个亚单位释放出氧后，其他亚单位更易释放氧。氧离曲线也可表示动脉血氧含量（CaO₂）与 PaO₂ 之间的关系，每 100ml 血浆中物理溶解的氧量为 0.003ml，每克血红蛋白结合的氧量为 1.39ml 乘以 SaO₂，表示为：

$$CaO_2 = 1.39 \times Hb \times SaO_2 + 0.003 \times PaO_2 \ (ml) \quad (8-2)$$

CaO₂ 为动脉血氧含量，Hb 为血红蛋白浓度，SaO₂ 为动脉血氧饱和度，PaO₂ 为动脉血氧分压。

氧离曲线也可以反映氧运输量或氧供（DO₂）和 PaO₂ 之间的关系，即：

$$DO_2 = CO \times CaO_2 \times 10 \ (ml/min) \quad (8-3)$$

DO₂（ml/min）为氧运输量或氧供，CO（L/min）为心排血量，CaO₂（ml/100ml）为动脉血氧含量，10 表示从 100ml 到 L 的转换系数

## （一）氧离曲线的生理意义

1. 氧离曲线的上段　S 型氧离曲线的上段稍平坦，相当于 PO₂ 为 8 ~ 13.33kPa（60 ~ 100mmHg），即 PO₂ 较高的水平，可以认为是 Hb 与 O₂ 结合的部分，PO₂ 的变化对血红蛋白氧饱和度影响不大。例如 PO₂ 为 13.33kPa（100mmHg）时，血红蛋白氧饱和度为 97.4%，血氧含量约为 194ml/L；如将吸入气氧分压提高到 20kPa（150mmHg），Hb 氧饱和度为 100%，只增加了 2.6%；反之，如使吸入气氧分压下降到 9.31kPa（70mmHg），血红蛋白氧饱和度为 94%，也只降低了 3.4%。因此，即使吸入气或肺泡气氧分压有所下降，如在高原、高空或患某些呼吸系统疾病时，只要 PO₂≥8kPa（60mmHg），血氧饱和度仍保持在 90% 以上，血液仍可携带足够的氧，不致发生明显的低氧血症。同理，增加吸氧浓度对血氧饱和度改善也不明显。

2. 氧离曲线的中段　该段曲线陡峭，相当于 PO₂ 为 5.32 ~ 8kPa（40 ~ 60mmHg），是 HbO₂ 释放 O₂ 的部分，即 PO₂ 轻度下降，就能促使大量 O₂ 与 Hb 解离，血氧饱和度下降显著。PO₂ 为 5.32kPa（40mmHg），相当于混合静脉血的 PO₂，此时动脉血氧饱和度为 98%，混合静脉血氧饱和度（$S\bar{v}O_2$）为 75%，例如当 Hb = 15g/100ml，PaO₂ = 13.33kPa（100mmHg），$P\bar{v}O_2$ = 5.3kPa（40mmHg），血浆溶解氧为 0.003ml/100ml 代入公式 8-2 得：

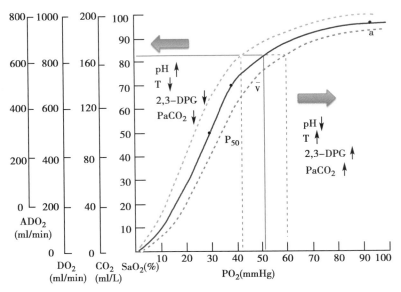

图 8-1 氧离曲线及其意义

注:从左至右纵坐标分别表示可利用氧($ADO_2$ ml/min),氧供($DO_2$ ml/min),氧含量($CO_2$ ml/L)和氧饱和度($SaO_2$%),横坐标为氧分压($PO_2$ mmHg);曲线上的三个点分别是:a,正常动脉血;$\bar{v}$,正常混合静脉血;$P_{50}$,血红蛋白氧饱和度为50%时,$PO_2$为 3.59kPa(27mmHg)

动脉血氧含量 $CaO_2 = 1.39×15×0.98+0.003×100$
$= 20.4+0.3 = 20.7$ml/100ml(207ml/L)　　　(8-4)
混合静脉血氧含量 $C\bar{v}O_2 = 1.39×15×0.75+0.003×40$
$= 15.6+0.1 = 15.7$ml/100ml(157ml/L)　　(8-5)

则动静脉的氧含量差 a-v$DO_2$ 约为5%(50ml/L),也可以说每升血液流过组织时释放50ml的氧。a-v$DO_2$ 常常作为组织灌注好坏的指标,a-v$DO_2$ 变化的趋势比其绝对值更重要。血液流经组织时释放出的氧容积所占动脉血氧含量的百分数称为氧气的利用系数,安静时为25%左右。以心排血量5L/min计算,安静状态下人体每分钟耗氧量($VO_2$)约为250ml。

3. 氧离曲线的下段　氧离曲线的下段相当于 $PO_2$ 为 2~5.32kPa(15~40mmHg),这也是 $HbO_2$ 解离 $O_2$ 的部分,位于 S 曲线坡度最陡的一段,即 $PO_2$ 稍降就可引起 $HbO_2$ 显著下降,该段曲线代表氧的储备。当 $PO_2$ 下降至2kPa(15mmHg)时,$HbO_2$ 进一步解离,血氧饱和度降至更低的水平,该段血氧含量仅约4.4%,这样每100ml血液能供给组织15ml $O_2$,$O_2$ 的利用系数提高到75%,是安静状态下的3倍。氧离曲线也可反映实际供给组织可利用的氧量与氧分压的关系。如果输送1000ml/min的氧量到外周,由于 $PO_2$ 过低[<2.66kPa(20mmHg)],其中的200ml/min不能被组织摄取,组织实际可利用的氧量为800ml/min,大约为静息状态下机体 $VO_2$ 的3~

4倍。当心排血量为5L/min,$SaO_2$<40%时,输送至外周的氧量降至400ml/min,而可利用的氧量约200ml/min,刚好等于氧需。因此,在低动脉氧饱和度情况下,组织氧需只能通过增加心排血量和血红蛋白含量来调节。

（二）$P_{50}$ 及其意义

$P_{50}$ 是指血液 pH 值为7.40、$PaCO_2$ 为40mmHg、温度为37℃条件下,$SaO_2$ 为50%时的 $PO_2$,正常人约为26.6mmHg。$P_{50}$ 的意义在于反映血红蛋白与氧的亲和力。$P_{50}$ 增大表明氧离曲线右移,血红蛋白与氧的亲和力降低,不易达到饱和,但容易释放氧,较低的组织灌注也可释放出正常的氧量。氧离曲线右移的原因有:酸中毒[代谢性或呼吸性,波尔效应(Bohr effect)];温度升高;异常血红蛋白、红细胞2,3-二磷酸甘油酸(2,3-DPG)含量增加和使用吸入麻醉药。激素对血红蛋白与氧的亲和力也有影响,如甲状腺素可增加2,3-DPG的合成,降低血红蛋白与氧的亲和力,皮质醇和醛固酮都降低血红蛋白与氧的亲和力。

$P_{50}$ 减小则表明氧离曲线左移,血红蛋白与氧的亲和力增加,使50%血红蛋白与氧结合所需的 $PO_2$ 降低,同时也意味着在任何 $PO_2$ 下血红蛋白与氧有较高的亲和力,因此正常情况下更易达到饱和。但 $P_{50}$ 较低时可能需要较正常更高的组织灌注来保证有足够的氧被解离出来。引起氧离曲线左移的原因有：碱中毒（代谢性或呼吸性，Bohr 效应），低温，血红蛋白异常，高铁血红蛋白和 2,3-DPG 含量降低等。红细胞年龄也对血红蛋白与氧的亲和力有影响，新生红细胞血红蛋白与氧的亲和力小，随着红细胞老化，可能因糖酵解活性下降而使 2,3-DPG 下降，血红蛋白与氧的亲和力增加。

### （三）影响氧离曲线的因素

1. pH 值与 $PCO_2$ 的影响　当 pH 值降低或 $PCO_2$ 升高时，可使血红蛋白与氧的亲和力降低，从而引起 $P_{50}$ 增大，氧离曲线右移；反之，pH 值升高或 $PCO_2$ 降低时，血红蛋白与氧的亲和力增加，$P_{50}$ 减小，氧离曲线左移。酸度对血红蛋白与氧的亲和力的这种影响称为 Bohr 效应。Bohr 效应的机制与 pH 值改变时血红蛋白构型发生变化有关。酸度增加时，$H^+$ 与血红蛋白多肽链某些氨基酸残基的基团结合，促进盐键形成，使血红蛋白的分子构型变为 T 型，从而降低了对氧的亲和力，氧离曲线右移；酸度降低时，则促使盐键断裂放出 $H^+$，血红蛋白变为 R 型，对氧的亲和力增加，曲线左移。$PCO_2$ 对氧离曲线的影响，一方面是 $PCO_2$ 改变时，pH 也会发生改变产生间接效应；另一方面也通过 $CO_2$ 与血红蛋白结合而直接影响血红蛋白与氧的亲和力，不过后者的效应极小。

Bohr 效应有重要的生理意义，它既可促进肺毛细血管内血液的氧合，又有利于组织毛细血管血液释放氧。当血液流经肺时，$CO_2$ 从血液向肺泡扩散，血液 $PCO_2$ 下降，$[H^+]$ 也降低，均使血红蛋白与氧的亲和力增加，曲线左移，在任何 $PO_2$ 下血氧饱和度均增加，血液运送氧量增加。当血液流经组织时，$CO_2$ 从组织扩散进入血液，血液 $PCO_2$ 和 $H^+$ 升高，Hb 对氧的亲和力降低，曲线右移，促使 $HbO_2$ 解离向组织释放更多的氧。

2. 温度的影响　温度升高时，氧离曲线右移，促使氧释放；温度降低时，曲线左移，不利于氧的释放。温度对氧离曲线的影响，可能与温度影响了 $H^+$ 活性有关，温度升高，$H^+$ 活性增加，降低了血红蛋白对氧的亲和力。当组织代谢活跃时，可使局部组织温度升高，加之 $CO_2$ 和酸性代谢产物增加，均有利于 $HbO_2$ 解离，从而使代谢活跃的组织获得更多的氧以适应其代谢的需要。

3. 2,3-DPG 的影响　红细胞中含有很多有机磷化合物，特别是 2,3-DPG，在调节血红蛋白与氧的亲和力中起重要作用。2,3-DPG 浓度升高，可使血红蛋白与氧的亲和力降低，氧离曲线右移；2,3-DPG 浓度降低，可使血红蛋白与氧的亲和力增加，氧离曲线左移。其机制可能是 2,3-DPG 与血红蛋白 β 链形成盐键，促使血红蛋白变成 T 构型的缘故。此外，2,3-DPG 可以提高 $[H^+]$，由 Bohr 效应来影响血红蛋白对氧的亲和力。2,3-DPG 是红细胞无氧糖酵解的产物，高山缺氧时，糖酵解可加强，使红细胞 2,3-DPG 增加，氧离曲线右移，有利于氧的释放，曾认为这可能是低氧适应的重要机制之一。但是，因为缺氧时肺泡 $PO_2$ 也随之降低，此时红细胞内过多的 2,3-DPG 反而妨碍了 Hb 与氧的结合。因此缺氧时，2,3-DPG 使氧离曲线右移是否有利，还存在争议。

4. Hb 自身性质的影响　除上述因素外，血红蛋白与氧的结合还受其自身性质的影响。例如，当血红蛋白的 $Fe^{2+}$ 氧化成 $Fe^{3+}$ 时，血红蛋白便失去运输氧的能力。由于胎儿血红蛋白和氧的亲和力大，有助于胎儿血液流经胎盘时从母体摄取氧。异常血红蛋白也降低其运输氧的能力。

如果一氧化碳与血红蛋白结合，就会占据其与氧的结合位点，使 $HbO_2$ 含量下降。由于一氧化碳与血红蛋白的亲和力是氧的 250 倍，这就意味着极低浓度的一氧化碳就可以从 $HbO_2$ 中取代氧，阻断其结合位点。此外，一氧化碳还有一极为有害的效应，即当一氧化碳与血红蛋白分子中某个血红素结合后，将增加其余 3 个血红素对氧的亲和力，使氧离曲线左移，妨碍氧的解离。所以一氧化碳中毒既妨碍血红蛋白与氧的结合，又妨碍氧的解离，危害极大。

很多疾病状态也可改变血红蛋白与氧的亲和力：①酸碱平衡失调可导致 2,3-DPG 代谢改变，这样在 24～48 小时内可以代偿性地使氧离曲线保持正常位置，其机制是当急性酸碱平衡失调时，血红蛋白与氧的亲和力发生改变导致氧离曲线的位置移动，随着酸碱失衡的时间延长，2,3-DPG 水平改变使氧离曲线移动，因此氧的亲和力趋于正常。②心力衰竭时通过 2,3-DPG 的中介作用使氧离曲线右移，其幅度与心衰程度呈正比。③低氧血症时也通过 2,3-DPG 作用使血红蛋白与氧的亲和力下降，肺部疾患伴有低氧血症者 2,3-DPG 和 $P_{50}$ 均增高。④贫血时由于 2,3-DPG 的影响使氧离曲线右移，其程度与贫血的严重程度呈正比。⑤甲状腺功能亢进时氧离曲线右移，甲状腺功能不足则氧离曲线左移，垂体功能不足时 2,3-DPG 含量下降。⑥肝

硬化时 $P_{50}$ 增加。

库存血在冷藏过程中红细胞内 2,3-DPG 含量逐渐下降,2,3-DPG 的半量恢复期约为 4 小时,输入大量库血以后数日才能恢复到正常水平,故输入大量库血会影响氧的释放,用枸橼酸盐-磷酸盐-葡萄糖溶液(CPD)代替酸性枸橼酸盐-葡萄糖溶液(ACD)作为库血保存液可减轻 2,3-DPG 下降的程度。甲泼尼龙可降低库血中血红蛋白与氧的亲和力,有利于氧的释放[1]。多数吸入麻醉药有使氧离曲线右移的作用,1MAC 的异氟烷可使 $P_{50}$ 增加(0.34kPa ± 0.009kPa,2.6mmHg±0.07mmHg),而 1~2MAC 的七氟烷、大剂量的芬太尼、吗啡和哌替啶(杜冷丁)并不会使氧离曲线位置改变[2,3]。

## 第二节　氧供需平衡生理

根据 Fick 原理,任何物质由器官摄取或释放的总量是到达该器官的血流量与动、静脉血中此物质的浓度差的乘积。基于 Fick 原理的氧耗计算方法即为离开肺血中的氧量(CO·$CaO_2$)减去回到肺血中的氧量(CO·$C\bar{v}O_2$)(图 8-2),

即　$VO_2 = (CO \cdot CaO_2) - (CO \cdot C\bar{v}O_2) = CO(CaO_2 - C\bar{v}O_2)$ 　　　(8-6)

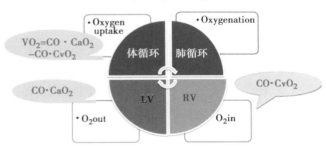

图 8-2　Fick 原理的氧耗计算

注:$VO_2$ 为氧耗量,CO 为心输血量,$CaO_2$ 为动脉氧含量,$C\bar{v}O_2$ 为混合静脉氧含量

机体的 $VO_2$ 也等于每分钟由吸入气带入肺内的氧量减去由呼出气排出的氧量,即

$VO_2 = (VI)(FiO_2) - (VE)(FeO_2)$　　(8-7)

其中 VI 为每 1 分钟吸入气体量,$FiO_2$ 为吸入氧浓度,VE 为每 1 分钟呼出气体量,$FeO_2$ 为呼出气氧浓度。因为 VI 和 VE 间的差值主要取决于 $VO_2$(250ml/min)和排出 $CO_2$(200ml/min)的量,由于两者数值相近,故可用 VI 代替 VE。

此外,Fick 原理对于理解 CO 的变化对于 $PaO_2$ 和 $P\bar{v}O_2$ 的影响十分有用。如果 $VO_2$ 是一保持不变的常数 K,而 CO 降低,动静脉氧含量的差值[C(a-$\bar{v}$)$O_2$]则肯定要增大,因此,动静脉氧含量的差值增大常常提示 CO 下降,也可见于血红蛋白浓度下降。

基于 CO 降低所致的 C(a-$\bar{v}$)$O_2$ 增大主要由于 $C\bar{v}O_2$ 减低,而 $CaO_2$ 降低较少,则 CO 改变使 $C\bar{v}O_2$ 的变化较 $CaO_2$(或 $PaO_2$)更大,因此,$C\bar{v}O_2$ 是反映 CO 变化的一个敏感指标。

## 一、基本概念

### (一)氧供

氧供(oxygen delivery,$DO_2$)是指单位时间内循环系统向全身组织输送的氧量,由 CO 及 $CaO_2$ 决定(式 8-8)。如果忽略物理溶解的氧(0.0031×$PaO_2$),上式可简化成(式 8-9)。故 $DO_2$ 受 Hb、$SaO_2$、CO 和 $PaO_2$ 四个因素的影响,由于提高 $SaO_2$ 是有限的(最大为 100%),Hb 过高会增加血液黏滞度,从而减少组织灌注,故在通常情况下最有效地增加 $DO_2$ 的方法是增加 CO。在某些特殊情况下可通过增加 $PaO_2$ 来增加物理溶解的氧量,如使用高压氧舱。

$DO_2 = (0.0031×PaO_2 + 1.39×Hb×SaO_2)× CO(L/min)$　　(8-8)

$DO_2 = 1.39×Hb×SaO_2×CO$　　(8-9)

### (二)氧耗

氧耗(oxygen consumption,$VO_2$)是指单位时间内机体从毛细血管扩散至细胞线粒体的氧量。根据 Fick 原理计算的 $VO_2$ 见(式 8-6),正常人静息状态下 $VO_2$ 约 250ml/min(180~280ml/min),或(110~130)ml/min·$m^2$,如果一个人的 $DO_2$ 是 1000ml/min,则正常安静状态下组织 $VO_2$ 大约为 $DO_2$ 的 25%,但在应激和运动情况下,$VO_2$ 会增加 3 倍,即消耗 $DO_2$ 的 75%。组织 $VO_2$ 的变化受血流变化的调节,不同器官的 $VO_2$、血流量及其占全身血流量的比例(表 8-2)[4]。

### (三)氧需

氧需(oxygen demand)是指单位时间内机体实际所需要的氧量,是无法测量的。正常情况下,$VO_2$ 等于氧需,而在危重患者 $VO_2$ 是小于氧需的,因此存在无氧代谢,血浆中的乳酸水平将增加。

表 8-2　不同器官的氧耗、血流量及其占全身血流量的比例

| 器官 | 血流量(ml/min) | 氧耗量(ml/min) | 占心排血量% |
|---|---|---|---|
| 心脏 | 210 | 26 | 10 |
| 脑 | 750~800 | 56~60 | 15 |
| 肾脏 | 1200~1300 | 15~20 | 20 |
| 肌肉 | 750~800 | 50 | 15 |
| 肝脏 | 500 | 65~75 | 10 |

### (四)氧摄取率

氧耗(VO$_2$)与氧供(DO$_2$)之比即为氧摄取率(oxygen extraction ration,O$_2$ER)(式8-10),在一定程度上反映组织微循环灌注状态和细胞线粒体呼吸功能,将(式8-3)代入(式8-10)则氧摄取率可表示为(式8-11),将(式8-2)和(式8-3)代入(式8-10)则氧摄取率可表示为(式8-12)。氧摄取率正常值为0.22~0.3,小于0.22表明存在氧摄取障碍,大于0.3表明氧需增加。氧耗或氧供发生变化都可影响氧摄取率,生理状态下,氧供在一定范围内发生变化时,机体可通过氧摄取率的改变来代偿氧供的改变,从而维持机体氧耗恒定,即氧供增加,氧摄取率降低;氧供降低,氧摄取率增高,从而维持氧耗不变。氧摄取率与静脉血氧饱和度呈反相关系。氧供是以扩散的方式进行的,当血液氧分压接近20mmHg时,也即静脉血氧饱和度接近于30%时,血液与组织间的氧分压差消失,组织不能从血液中摄取氧。

$$O_2ER = (VO_2/DO_2) \times 100\% \qquad (8-10)$$

$$O_2ER = [(CaO_2-C\bar{\nu}O_2)/CaO_2] \times 100\% \qquad (8-11)$$

$$O_2ER = [(SaO_2-S\bar{\nu}O_2)/SaO_2] \times 100\% \qquad (8-12)$$

## 二、氧供与氧耗的关系

氧供和氧耗的关系可以用氧供依赖来表示,氧供依赖即机体的氧耗随着氧供的变化而变化,可分为生理性氧供依赖和病理性氧供依赖这两种情况。

### (一)生理性氧供依赖

生理性氧供依赖(physiological supply dependence)是指在正常静息状态下,氧需和氧耗保持恒定,此时所测得的氧耗为实际氧需,在一定范围内,氧供增加,氧摄取率下降;氧供下降,氧摄取率增加。机体通过氧摄取率的改变来代偿氧供的变化,以维持机体氧耗的稳定。当氧供下降至某一临界值时,机体的摄氧率增至最大,此时随着氧供的下降,氧耗也随之下降,即形成生理性氧供依赖,正常情况下氧供和氧耗的比例为4:1,增加或降低氧供对氧耗无影响,二者为一平台关系(图8-3)。

### (二)病理性氧供依赖

危重患者的氧供处于正常或高于正常时,便可出现氧供依赖性氧耗,即氧供上升或下降时,氧摄取率均保持不变,氧耗和氧供呈线性关系,这种在病理状态下形成的氧供依赖称为病理性氧供依赖(pathological supply dependence),与生理性氧供依赖的区别在于其氧供临界阈值较高,在病理性氧供依赖关系中,随着氧供增加,氧耗增加(图8-4)。常见于ARDS、脓毒性休克、呼吸衰竭、肺高压以及慢性心衰等危重患者。浅低温可能会导致组织摄氧障碍,其原因可能是氧供降低和氧释放困难。吸入麻醉药氟烷可增加不同氧供状态下的摄氧率,有利于机体在低氧供状态下对氧的利用[2]。病理性氧供依赖可能的病理基础有:①血管功能紊乱,主要与微血管自身调节功能障碍和血管栓塞有关;②氧摄取功能紊乱,细胞利用氧的能力降低,氧摄取率降低且不变;③弥散障碍,弥散距离增加或氧释放时间不足。

### (三)氧供需平衡的影响因素

氧供与氧需之间不匹配即会导致氧供需失衡。氧供由 Hb、SaO$_2$ 以及 CO 决定,故任何影响 Hb、SaO$_2$、CO 和 PaO$_2$ 的因素都会影响氧供。影响氧耗的因素包括使氧耗增加和氧耗降低的因素,氧耗增加的因素有:体温升高,体温每升高1℃,氧耗增加10%~15%;危重患者氧耗增加25%~100%;感染或全身炎症反应综合征氧耗增加60%;寒战时氧耗增加100%;烧伤、创伤或手术;交感神经兴奋、疼痛、癫痫发作;β$_2$ 受体激动剂、苯丙胺和三环类抗抑郁药;高代谢状态或摄入高糖饮食等。氧耗降低的因素有:应用镇静药、镇痛药或肌松药可降低细胞代谢率;低体温,体温每降低1℃,代谢率约降低7%;存在组织摄氧障碍等。

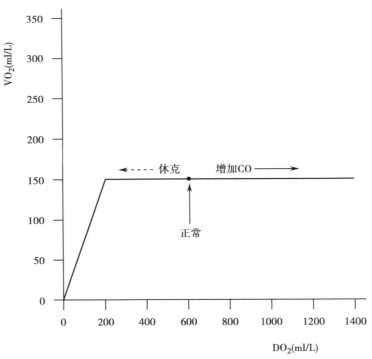

图 8-3 正常情况下氧供（$DO_2$）和氧耗（$VO_2$）的关系

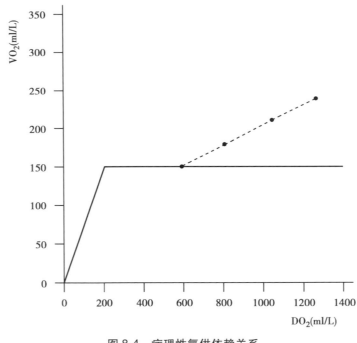

图 8-4 病理性氧供依赖关系

# 第三节 氧的储备和低氧血症

## 一、氧供需失衡时机体的代偿机制

### （一）增加心排血量（CO）

根据公式 8-9，可以通过增加 Hb、$SaO_2$、CO 来提

高氧供。当机体氧供需失衡时，机体首先是增加心排血量，心排血量为每搏量与心率之积，每搏量又决定于前负荷、后负荷及心肌收缩力。因此机体可以通过调节心率、前后负荷以及心肌收缩力来提高心排血量以增加氧供。

### （二）血流再分布

当机体因心排血量降低或低血容量而发生缺血

缺氧时,血液将发生重分布,皮肤、肌肉、胃肠等组织器官的血流灌注将减少以首先满足心脑等氧代谢需求量大的脏器的需要。微血管的自身调节和交感神经血管张力变化共同作用使血流发生再分布,以调节氧供和氧耗之间的平衡。

### (三) 细胞摄氧率提高

增加氧摄率是机体维持有氧代谢的代偿机制之一。氧供在一定范围内发生变化时,机体可通过氧摄取率的改变进行代偿,从而维持机体氧耗恒定,即当氧供降低时,氧摄取率增高,氧供增加式,氧摄取率降低,以维持氧耗不变。但氧摄取率不能无限制的增加,当氧供低于某一临界值时,氧摄取率增加到最大仍不能满足机体代谢需要,则氧耗量下降,出现病理性氧供依赖。

## 二、氧的储备

人体内的氧储备量很少,一旦供应停止,能维持机体供氧的时间仅几分钟,且氧储备中还有一部分是无法被组织细胞所利用的。例如一个体重 70kg 的成年男性,如功能残气量为 3L,Hb 150g/L,体内氧储备为:吸空气时肺内氧储量约为 370ml,血液内共储氧 880ml,二者共计 1250ml。组织液含氧约 56ml,由于量较小,无实际意义;肌肉内氧与肌红蛋白结合储量 240ml,除非血氧分压降至 2.66kPa(20mmHg)以下,否则不会供应机体。吸空气时,氧的储备主要在血液内,如果吸入 100% 的纯氧,肺内氧储备上升至约 2 300ml,血内氧储备量上升至 900ml,故此时肺为主要的氧储备场所,以下列举不同情况下呼吸暂停的时限。

### (一) 正常人呼吸停止时限

正常人呼吸空气时,体内维持生命所需的氧储备只能够供应呼吸停止 3.5 分钟,如果吸入 40% 的氧,体内氧储备量上升至 1600ml,可耐受呼吸停止 5 分钟;如果吸入 100% 氧,肺内及血液内的氧含量可达 3300ml,呼吸停止时限延长至 11 分钟。但并非体内所有的氧都能被利用,当 $PaO_2$ 降至 2.66kPa(20mmHg)以下时,心脏停搏,此时体内氧储量仍有约 700ml 左右。

### (二) 低氧血症患者呼吸停止时限

在慢性肺部疾患患者,用 100% 的氧过度通气 3 分钟,虽然 $PaO_2$ 的峰值只能达到 36.57kPa(275mmHg),但呼吸停止 3 分钟,$PaO_2$ 仍保持在 20kPa(150mmHg)。若用空气行过度通气,$PaO_2$ 只能达到 8.91kPa(67mmHg),停止呼吸 1 分钟,$PaO_2$ 便下降至 6.52kPa(49mmHg)。

### (三) 婴儿呼吸停止时限

新生儿代谢率高于成年人,故要求 2 倍于成年人的氧供量,静息状态下需氧 7ml/(kg·min),婴儿每 1 分钟需氧约 2ml。婴儿体内氧储备总共有 60ml,其中 10ml 在肺内,血液储氧 50ml(动脉血含氧 17ml,静脉血含氧 33ml),可供呼吸停止 2.5 分钟之需。呼吸空气的新生儿呼吸停止 10~15 秒 $PaO_2$ 即下降,而成人呼吸则要停止 1 分钟 $PaO_2$ 才下降。

### (四) 贫血患者氧储备量

当每升血液中 Hb 为 150、100 及 50g 时,吸入 40% $O_2$ 时体内氧储备量分别为 1700、1500 及 1200ml,而血液内氧含量由 762ml 降至 95ml,几乎下降了 90%。已知体内大约有 700ml 的氧不能被机体利用,氧供与氧耗 200~250ml 的比例分别为 4∶1,3∶1 和 2∶1。因此,严重贫血时,如 Hb 低至 5g/L,几乎没有血液氧储备,患者很难耐受呼吸停止。

## 三、围术期低氧血症的原因

低氧血症(hypoxemia)是指吸入空气时,动脉血中氧分压低于 60mmHg。围术期发生低氧血症的原因主要是由患者本身的疾病情况和麻醉中呼吸管理不当造成的。

### (一) 术前低氧血症的原因

氧输送是由呼吸和循环及血液系统共同完成的。如果术前患者存在上述系统中任一系统的疾病或功能不全,就可能存在低氧状态或容易在麻醉状态下发生低氧。

呼吸功能不全主要涉及引起通气功能障碍和弥散功能障碍的肺部疾患,常见的有慢性支气管炎、支气管哮喘、肺气肿、各种肺尘埃沉着病、ARDS 等。引起肺通气功能障碍的常见肺外因素有:呼吸中枢受损、吉兰-巴雷综合征、重症肌无力、胸廓畸形或顺应性下降,以及上呼吸道阻塞,如小儿扁桃体和增殖体肥大、喉部新生物、Pierre-Robin 综合征等。

循环系统障碍包括:①心排血量降低,可引起全身或局部低血流灌注导致淤滞性低氧的各种疾病和病因,如心力衰竭、休克。②局部循环障碍,可见于血管痉挛、动脉血栓或硬化。③右向左分流,即静脉血掺杂而致动脉血低氧状态,如右向左分流的各种先天性心脏病,肺内的分流,如肺不张、肺栓塞、支气管扩张、血运丰富的肺部肿瘤等。此外,血液系统疾病也可造成术前低氧血症。

## （二）术中低氧血症的原因

1. 吸入氧浓度过低　麻醉机供氧系统机械故障,如氧压不足或无氧、误接其他供气管、供气系统管道与接头脱落,氧流量不足,吸入氧浓度报警失灵等。

2. 气管导管位置变动　气管导管插入食管可导致通气停止,发现不及时可导致严重缺氧;而气管导管本身的一些机械问题,如导管打折、分泌物阻塞

和气囊破裂等可造成通气不足;气管导管脱出。

3. 通气量过低　全麻引起通气量降低的原因有:气道阻力增加和肺顺应性降低,自主呼吸减弱,呼吸频率减少,一侧肺萎陷,腹部手术时填塞物或牵拉影响膈肌运动及麻醉机回路漏气等。图 8-5 显示:在不同吸入氧浓度($FiO_2$)情况下,肺泡通气量与肺泡氧分压的关系,当吸入氧浓度增加时,如果降低肺泡通气量,低氧血症产生的可能性将大大增加。

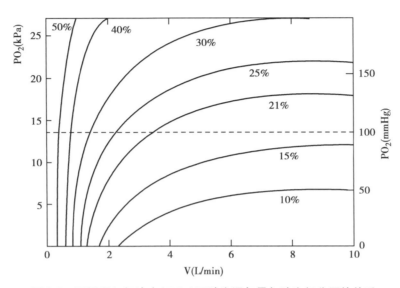

图 8-5　不同吸入氧浓度($FiO_2$)下肺泡通气量与肺泡氧分压的关系

4. 通气量过高　通气量过高也可能导致低氧血症,可能是由于过度通气可引起低碳酸血症,进而引起下列改变,包括心排血量减少,氧耗增加,氧离曲线左移,低氧性血管性收缩反应减弱;气道阻力增加,肺顺应性下降等,从而导致 $PaO_2$ 降低。

5. 肺内分流($\dot{Q}_S/\dot{Q}_T$)　对动脉血氧含量的影响 $\dot{Q}_S/\dot{Q}_T$ 是指每分钟从右心室排出的血中未经过肺内氧合而直接进入左心的血流量和右心排血量的比值,包括解剖分流和肺内毛细血管分流,后者是由于肺组织仅有灌注而无通气造成的。正常情况下,不存在肺毛细血管分流,解剖分流也小于 5%。当不存在肺内分流的情况下,$PaO_2$ 与 $FiO_2$ 呈线性关系,随着肺内分流增加,二者的线性关系逐渐消失,当 $\dot{Q}_S/\dot{Q}_T$ 为 50% 时,$FiO_2$ 的增加对 $PaO_2$ 几乎没有影响。因此减轻因分流所致的低氧血症的方法不是提高 $FiO_2$,而是尽量降低分流(如纤支镜检查、PEEP、患者体位、抗生素、吸引和利尿剂等)。

当肺内分流增加、右心排血量降低而氧耗稳定或右心排血量稳定而氧耗增加时,都会使动脉血氧含量

降低。如伴有恒定的右向左分流,组织从单位血容量中摄取的氧增多,因此当氧含量较低静脉血液分流到肺部必定与氧合的肺毛细血管内血液混合,引起动脉血氧含量继发性下降。肺内分流越大,动脉血氧含量降低幅度越大,这是因为更多的氧含量低的静脉血与肺毛细血管末梢内氧合的动脉血混合的结果。

6. 功能性血红蛋白减少　丙胺卡因、普鲁卡因均可抑制高铁血红蛋白还原酶而引起高铁血红蛋白血症,使血红蛋白无法发挥其正常的携氧功能。高铁血红蛋白含量大于 1.5% 时可引起发绀;血红蛋白含量过低可导致氧供不足。

7. 心血管功能抑制　麻醉与手术可引起心血管功能严重抑制,包括麻醉过深所致心脏功能抑制或血管过度扩张,严重酸中毒和心律失常,低血压和休克等。

8. 低氧性肺血管收缩(HPV)　抑制肺血管阻力增加抑制 HPV 反应,使因肺不张而导致低氧的静脉血混杂增加,动脉血氧含量降低。引起肺血管阻力增高的因素有:二尖瓣狭窄、容量负荷过重、低体温等。血管扩张药如硝酸甘油和吸入麻醉药等也可

直接抑制 HPV 反应。

9. 组织细胞水平氧释放障碍 包括局部血流障碍,过度通气导致碱血症或大量输入库血使红细胞内 2,3-DPG 含量下降造成氧离曲线左移,硝普钠过量引起氰化物中毒,使细胞色素氧化酶失去电子传递能力,致使组织无法利用氧。

**(三)术后低氧血症的原因**

其原因:①术前存在易发生低氧的因素,如肥胖、高龄和心肺疾病等。②红细胞补充不足。③N$_2$O 麻醉后弥散性低氧。④呼吸循环功能尚未稳定时,未吸氧或频繁吸痰,体内酸碱失衡未及时纠正。⑤有效通气量下降,如呼吸道阻塞或浅快呼吸,残余肌松作用致使呼吸肌无力,麻醉药或麻醉性镇痛药对呼吸的抑制,术后疼痛或包扎过紧限制呼吸运动等。⑥氧耗增加,术后患者发热、寒战、烦躁、用力呼吸等都会使氧耗明显增加。⑦肺损伤,术中输液或输血过多可增加肺的水分,炎性因子所致的白细胞黏附和库血中的碎片都会产生肺损伤,如合并感染、肺不张或吸入性肺炎等疾病其低氧血症更严重。

# 第四节 氧供需平衡的监测与调控

## 一、氧供需平衡的常用监测方法

1. 心排血量的测定 心排血量的监测方法有无创和有创监测两大类,无创的监测方法有:胸部生物阻抗法、超声心动图、超声多普勒(经食管超声多普勒 EDM 和经气管超声多普勒 TTD)[5]、二氧化碳无创心排血量测定。有创的心排量监测方法有:Fick 法、染料稀释法、锂稀释法、温度稀释法(TDCO)、连续温度稀释法(CCO)、温度稀释结合动脉搏动曲线分析(PiCCO)。

2. Hb 和 Hct 的测定 测定 Hb 和 Hct 的方法有多种,全血细胞分析仪、血气分析、血红蛋白分光度仪等。近年,由 Masimo 公司推出的 Masimo Rainbow Pulse CO-Oximetry,可以通过置于指端的脉搏氧传感器连续监测 Hb、SpO$_2$、血氧含量、碳氧血红蛋白及高铁血红蛋白等参数,但当组织灌注不足时,测量准确性较差,所以目前临床应用并不理想[6]。

3. 动脉血氧饱和度的监测

(1)经皮脉搏血氧饱和度(SpO$_2$):根据 Hb 和 HbO$_2$ 对 660nm 的红光和 940nm 的红外光吸收差值

最大这一现象,用红光和红外光照射手指或耳垂等末梢组织,根据 Lambert-Beer 定律计算其对红光和红外光光吸收量的比值,由公式 SpO$_2$ = C$_{HbO_2}$/(C$_{HbO_2}$ + C$_{Hb}$)便可确定 SpO$_2$。为了排除组织和静脉血的干扰,SpO$_2$ 测定技术还采用了容积锚定法,选择性地监测搏动性动脉血流信号。与 SaO$_2$ 相比,SpO$_2$ 的误差在 ±2% 以内,有简便、无创、不受皮肤色素影响和可以连续监测的优点。尽管 SpO$_2$ 是目前在临床上广泛应用的动脉氧和状态监测指标,但它具有以下一些局限性,需要在使用中加以注意:①不能反映 PaO$_2$ 的变化,尤其当 FiO$_2$ 升高而使 PaO$_2$ > 13.33kPa(100mmHg)时。②周围组织灌注不良时,可导致信号不稳定甚至无法获得准确信号。③存在一氧化碳结合血红蛋白(COHb)、甲基血红蛋白(MetHb)时,无法判断真实的 SaO$_2$。④注射静脉染料可引起 SpO$_2$ 迅速下降,但 SaO$_2$ 并无明显变化。⑤与动脉紧邻的静脉搏动会使 SpO$_2$ 读数掺杂静脉血的信号。⑥探头人为活动,患者有肢体运动时可引起光吸收信号不稳定,从而使探头无法正常使用。

(2)经皮氧分压监测:经皮氧分压传感器是一种可测量从皮肤基层毛细血管到其表面弥散的氧张力大小的 Clark 电极,可提供连续无创的组织氧供监测,皮肤的血流灌注差时,与动脉氧分压差距较大。在使用前要先校正,并需要 10 ~ 15 分钟预热至 43℃。

(3)血气分析:血气分析是临床上常用的监测 PaO$_2$、SaO$_2$、pH、PaCO$_2$、Hb 以及乳酸等参数的方法,是监测氧供、肺通气和肺换气功能以及判断酸碱状态的重要依据。

4. 混合静脉血氧饱和度 混合静脉血中血红蛋白的氧饱和度即为混合静脉血氧饱和度(S$\bar{v}$O$_2$),正常情况下,循环中 25% 的氧被组织细胞所利用,则 S$\bar{v}$O$_2$ 维持在 60%~80%,当氧供在一定范围内降低时,氧摄取率相应升高以减少无氧代谢,表现为 S$\bar{v}$O$_2$ 降低,表 8-3 为常见的 S$\bar{v}$O$_2$ 变化的原因。S$\bar{v}$O$_2$ 是反映组织氧利用能力和组织氧供需动态平衡的指标,S$\bar{v}$O$_2$ 下降是组织氧合障碍的早期指标,对于早期诊断和治疗有重要意义。根据公式 VO$_2$ = CO×(CaO$_2$-C$\bar{v}$O$_2$) = CO×1.36×Hb×(SaO$_2$-S$\bar{v}$O$_2$),因此 S$\bar{v}$O$_2$=SaO$_2$-VO$_2$/1.36×CO×Hb。测定 S$\bar{v}$O$_2$ 可通过肺动脉漂浮导管,将漂浮导管插入肺小动脉,抽取混合静脉血作血气分析,还可通过光导纤维肺动脉导管送入肺小动脉直接测定 S$\bar{v}$O$_2$。S$\bar{v}$O$_2$ 受 CO、Hb、SaO$_2$ 以及氧耗等因素的影响,任何导致以上因素发生变化的生理状态都会使 $S\bar{v}O_2$ 改变。此外,临床上有以下因素可影响 $S\bar{v}O_2$ 的准确性,如①导管的位置不当,如导管尖端贴壁;②导管受损或尖端被蛋白沉积或血块形成;③异常血红蛋白增多;④血液过度稀释;⑤$S\bar{v}O_2$ 过低等;⑥血气分析 $S\bar{v}O_2$ 由 $P\bar{v}O_2$ 推算,故受 pH、$P\bar{v}O_2$ 等因素的影响。因此评估 $S\bar{v}O_2$ 时,需结合临床实际情况。

5. 持续经动脉氧分压测量 目前对动脉血氧分压、pH 值和动脉血二氧化碳分压等血气指标的连续监测还处于研究阶段,主要有将用于血气分析的电极微型化后通过动脉导管放入,如最先使用的 Clark 电极,传统用于实验室血气分析的氧电极、纤维光学探头等。由于校正和血栓形成这两大难题没有彻底解决,该技术还限于小范围应用。

表 8-3 $S\bar{v}O_2$ 变化的常见原因

| $S\bar{v}O_2$ | | 生理改变 | 临床常见原因 |
|---|---|---|---|
| 增高 | 80%~90% | $VO_2$ 降低 | 麻醉、低温、休克、一氧化碳中毒、ARDS |
| | | $DO_2$ 增加 | 高氧血症 |
| | | 其他 | 左向右分流等 |
| 正常 | 60%~80% | $DO_2 = VO_2$ | 组织灌注良好 |
| | | | 氧摄取降低感染性休克、ARDS |
| 降低 | <60% | $VO_2$ 增加 | 高热、寒战、感染、疼痛、吸痰、癫痫发作、焦虑、低心排、低 |
| | | $DO_2$ 降低 | 灌注、贫血、低氧血症 |

6. 血乳酸浓度的监测 乳酸是糖无氧代谢的产物之一,血乳酸的正常值为小于 1mmol/L,升高至 2~5mmol/L 可诊断为高乳酸血症,大于 5mmol/L 则为乳酸酸中毒。血乳酸浓度监测是反映组织氧供需平衡重要指标之一。

7. 胃黏膜 pH(pHi)和胃黏膜 $PCO_2$ 监测 当机体血流动力学发生明显改变时如休克、多器官功能障碍综合征(MODS)等时,可导致全身各组织脏器灌注不足,而胃肠道是灌注不足发生最早最明显的脏器,此时测定胃黏膜 pH(pHi)明显下降和胃黏膜 $PCO_2$ 升高,甚至 pHi 值的下降可早于血压、尿量、心排血量和血 pH 等指标的改变。因此,pHi 和胃黏膜 $PCO_2$ 是反映机体氧供需平衡的敏感指标,可准确地反映胃肠道以及内脏系统的组织缺血缺氧,并可作为监测休克和 MODS 发展的指标[7]。pHi 和胃黏膜 $PCO_2$ 测定方法是将特制的、尖端带有能透过二氧化碳球囊的胃管送入胃内,测定球囊内的 $PCO_2$,同时测定动脉血中($HCO_3^-$),则 pHi = C($HCO_3^-$/$PCO_2$),C 为常数 6.1,pHi 的正常值一般为 7.32,小于 7.32 属异常,表明胃肠道的氧供不能满足氧耗。近年采用光导纤维传感探头,能直接测出胃肠黏膜的 $PO_2$ 和 $PCO_2$。

## 二、常用的氧供需平衡调控方法

危重患者围术期管理的主要目标之一是维持机体各重要脏器组织细胞的氧供和氧需平衡。

1. 增加氧供 由于氧供主要由血红蛋白含量、动脉血氧饱和度和心排血量决定,增加血红蛋白浓度可提高动脉血氧含量和氧供水平,但血红蛋白含量过高将增加血黏滞度,使组织血灌流减少;血红蛋白浓度与血流速度呈反比关系,在血液稀释时,虽然血红蛋白浓度下降,但血液黏滞度也下降,血液阻力(后负荷)下降,因此,心排血量不变时,通过组织的血流量会增加,以保持组织氧供,这也是体外循环血液稀释及放血等容稀释的理论依据。一般认为血红蛋白浓度应保持在 100g/L 或 Hct 0.30 以上即可。改善通气,维持动脉血氧饱和度在 95% 以上,因为通过增加血氧饱和度以提高氧供是有限的。提高氧供最有效的途径是增加心排血量,可通过调控心率、前负荷、后负荷以及心肌收缩力这几大参数来增加心排血量。

2. 降低氧耗 降低氧耗可预防组织缺氧性损害,可通过镇静、镇痛、控制体温、机械通气以及降低代谢等措施来适当降低氧耗。

## 三、组织和器官氧饱和度监测进展

1. 颈内静脉血氧饱和度(SjO₂) 监测 SjO₂ 为监测颈内静脉球部的血氧饱和度,根据公式 $CMRO_2 = CBF \times (CaO_2 - CjO_2)$,其中 $CMRO_2$ 为脑氧代谢率,CBF

脑血流量,则 $CjO_2 = CaO_2 - CMRO_2 / CBF$, $SjO_2$ 可反映脑氧供需平衡,当 $SjO_2 > 75\%$ 时,脑血流携氧量能满足脑代谢的需求,而 $SjO_2 < 50\%$ 时,则存在脑组织氧供需失衡。目前经颈内静脉逆行放置光纤导管至颈静脉球部连续监测 $SjO_2$ 已用于临床。

2. 脑氧饱和度($rSO_2$)　监测脑氧饱和度的原理与脉搏氧饱和度监测相似,但脉搏氧饱和监测的是外周搏动小动脉内的信号,而脑氧饱和度监测的是局部脑组织中动脉血和静脉血氧饱和度的混合值[8]。影响脑氧饱和度的因素有动脉血氧饱和度、颈内静脉血氧饱和度、脑血流量及脑动静脉容量的变化等,一般 $rSO_2 < 55\%$ 时,认为存在脑组织的缺氧,动态观察脑氧饱和度较单次观察更有意义。

3. 肌氧饱和度监测　肌氧饱和度监测是将传感器置于手掌鱼际、咬肌、三角肌等区域,可反映外周组织的微循环灌注和氧合情况。在低血容量休克、感染性休克等危重患者中,血液重分布导致外周微循环缺血缺氧,肌氧饱和监测能够早期敏感地发现机体氧供需失衡的发生[9]。肌氧饱和度在局部监测部位组织血流灌注阻断及再通时可发生显著的变化[10](图 8-6)。

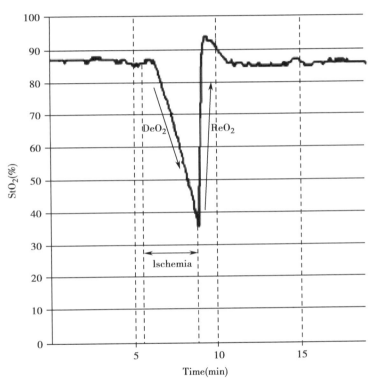

图 8-6　监测部位肌氧饱和度在血管阻断及再通后的变化

4. 经结膜氧分压($PcjO_2$)监测　经结膜氧分压监测是将传感器 Clark 电极直接放置在睑结膜表面测得氧分压,睑结膜的血供来自眼动脉,而眼动脉得分支来自同侧颅内动脉,因此监测经结膜氧分压可一定程度反映脑组织的氧供[11]。

5. 连续混合静脉血氧饱和度($S\bar{v}O_2$)监测　近年,笔者尝试了一种新的经气管监测肺动脉脉搏氧饱和度的方法,与同时由血气测定的肺动脉血氧饱和度有很好的一致性,基本上可以实现连续 $S\bar{v}O_2$ 监测,但目前还限于研究阶段[12]。在气管隆突附近,主肺动脉及其左右分支与气管隆突和左、右支气管前壁相邻,通过带有 $SpO_2$ 探头的气管导管,将附着于其上面的 $SpO_2$ 探头置入气管隆突附近,传感器所发射的红光和红外光就可透过其前方的气管壁,进入与其相邻的主肺或左(右)肺动脉,并将信号反射回来,通过对接收到的反射信号分析和处理便可得到肺动脉的脉搏氧饱和度。

6. 内脏器官血氧饱和度监测　近年,随着化学计量学、光纤和计算机技术的发展,近红外光谱技术和微血氧饱和度传感器实现了内脏器官如食管[13]、胃肠[14]、肝脏[15]、肾脏[16]等的血氧饱和度监测,可以连续监测目标器官组织的血氧饱和度。

(魏　蔚　彭　玲)

## 参 考 文 献

1. Kalter ES, Carlson RW, Thijs LG, et al. Effects of methylprednisolone on hemodynamics, arteriovenous oxygen difference, $P_{50}$, and 2,3-DPG in bacterial shock: a preliminary study. Crit Care Med, 1982, 10: 662-666.

2. Rock P, Beattie C, Kimball AW, et al. Halothane alters the oxygen consumption-oxygen delivery relationship compared with conscious state. Anesthesiology, 1990, 73: 1186-1197.

3. Kambam JR, Horton BF, Parris WC, et al. Effect of sevoflurane on $P_{50}$ and on measurement of oxygen tension. J ClinMonit, 1988, 4: 261-263.

4. 王伟鹏, 胡小琴. 围术期体外循环监测//佘守章, 岳云. 临床监测学. 北京: 人民卫生出版社, 2005: 627-660.

5. Perrino AC Jr, O'Connor T, Luther M. Transtracheal Doppler cardiac output monitoring: comparison to thermodilution during noncardiac surgery. AnesthAnalg, 1994, 78: 1060-1066.

6. Naftalovich R, Naftalovich D. Error in noinvasive spectrophotometric measurement of blood hemoglobin concentration under conditions of blood loss. Med Hypotheses, 2011, 77: 665-667.

7. Santoso JT, Wisner DH, Ballistella FD, et al. Comparison of gastric mucosal pH and clinical judgement in critically ill patients. Eur J surg, 1998, 164: 521-526.

8. Hirasawa A, Kaneko T, Tanaka N, et al. Near-infrared spectroscopy determined cerebral oxygenation with eliminated skin blood flow in young males. J Clin Moni Comput, 2016, 30 (2): 243.

9. Dure J, Pottecher J, Bouzat P, et al. Skeletal muscle oxygenation in severe trauma patients during haemorrhagic shock resuscitation. Crit Care, 2015, 19 (1): 141.

10. Mesquida J, Gruartmoner G, Espinal C. Skeletal muscle oxygen saturation (StO2) measured by near-infrated spectroscopy in the critically ill patients. Biomed Res Int, 2013, 2013: 502194.

11. Isenberg SJ, Neumann D, Fink S, et al. Continous oxygen monitoring of the conjunctiva in neonates. J Perinatol, 2002, 22: 46-49.

12. Wei W, Zhu Z, Liu L, et al. A pilot study of continuous trantracheal mixed venous oxygen saturation monitoring. AnesthAnalg, 2005, 101: 440-443.

13. Margreiter J, Keller C, Brimacombe J. The feasibility of transesophageal echocardiograph-guided right and left ventricular oximetry in hemodynamically stable patients undergoing coronary artery bypass grafting. Anesth Analg, 2002, 94: 794-798.

14. Montaldo P, De Leonibus C, Giordano L, et al. Cerebral, renal and mesenteric regional oxygen saturation of term infants during transition. J Pediatr Surg, 2015, 50 (8): 1273-1277.

15. Naulaers G, Meyns B, Miserez M, et al. Measurement of the liver tissue oxygenation by near-infrared spectroscopy. Intensive Care Med, 2005, 31: 138-141.

16. Vidal E, Amigoni A, Brugnolaro V, et al. Near-infrared spectroscopy as continuous real-time monitoring for kidney graft perfusion. Pediatr Nephrol, 2014, 29: 909-914.

休克,一个古老而仍具挑战性的课题,无论是战时,还是平时,其发生率和病死率都很高。资料发现,常规战争中,80%死亡发生在伤后即刻至30分钟内,其中大部分是死于大失血和休克。平时灾难和道路交通伤伤员也是如此,80%的死亡发生在早期6小时以内。全球每年因创伤死亡的人数高达350万~580万,已占疾病死亡谱的第3位,有专家预测到2020年全球每年因各种创伤死亡的人数可高达840万。近年来,针对战(创)伤失血休克病理生理、早期诊断和容量复苏提出了许多新的理念和措施,本章对此做一概述。

## 第一节　休克的研究历史

### 一、休克的临床类别

#### (一)休克的定义

休克是由于各种严重致病因素如严重战、创伤、失血、感染、心脏功能障碍及过敏等所致的机体有效循环血量不足,组织灌流减少,而出现的器官功能障碍的一种常见综合征。

#### (二)休克的分类

根据致病原因,临床一般将休克分为失血性休克、创伤性休克、烧伤性休克、感染性休克、过敏性休克、心源性休克和神经源性休克七类。

1. 失血性休克(hemorrhagic shock)　因大量失血所致,多见于战创伤出血、消化道溃疡出血、食管静脉曲张破裂出血和宫外孕及产后大出血等。休克的发生与否取决于机体血容量丢失的速度和程度,一般15分钟内失血少于全血量的10%时,机体能够通过代偿保持血压和组织血液灌流量处于稳定状态,一般不发生休克,但若快速失血超过总血量的20%,即可引起休克。体液的大量丢失如剧烈呕吐、腹泻、肠梗阻、大量出汗等,使有效循环血量锐减,也

可导致休克。

2. 创伤性休克(traumatic shock)　因战伤或创伤失血、骨折、疼痛等所致。

3. 烧伤性休克(burn shock)　与大面积烧伤伴血浆大量渗出有关。

以上三种休克都有血容量降低,因此统称为低血容量性休克。

4. 感染性休克(infectious shock)　由严重感染引起。最常见的致病原因为革兰阴性菌感染,约占感染性休克病因的70%~80%。细菌内毒素在此型休克中发挥重要作用,故也称内毒素性休克(endotoxic shock)。

5. 过敏性休克(anaphylactic shock)　由某些药物、血液制品等过敏所致。属Ⅰ型变态反应。其发病机制与IgE及抗原在肥大细胞表面结合,引起组胺和缓激肽等血管活性物质释放入血,造成血管床容积扩张,毛细血管通透性增加有关。

6. 心源性休克(cardiogenic shock)　由大面积急性心肌梗死、弥漫性心肌炎、心脏压塞、严重心律失常等疾病所引起的心脏泵血功能严重障碍,心排血量急剧减少所致。

7. 神经源性休克(neurogenic shock)　因高位脊髓损伤或剧烈疼痛,通过影响交感神经的缩血管功能,导致血管紧张性降低,外周血管扩张、血管容量增加、有效循环血量相对不足所致。

### 二、休克研究的历史概略

尽管希腊内科医师Hippocrates和Galan对创伤后综合征很早就有认识,但休克(shock)一词的来源还是应归功于法国外科医生Henri Francois Le Dran,他在他的文章"枪伤治疗经验"中创造了休克一词(法语"choc"),表示严重打击。1743年,英国内科医生Clarke将其翻译为Shock,表示严重创伤后患者状态的突然恶化。1867年,Moses在他论文"手术和

创伤后休克的治疗中"开始传播休克这一术语,并将休克定义为"各种严重创伤或精神创伤给机体带来的一种特殊影响"。虽然这一定义离目前的休克的标准定义不完全准确,但这是第一次将创伤的直接损伤和创伤给机体带来的反应区分开来了。

19世纪后期,出现了较为盛行的两种理论,一是Fischer提出的血管动力麻痹理论,认为休克是由于血管动力麻痹导致血液淤滞于内脏所致。另一种理论是Mapother提出的,他认为创伤后心排出量下降是由于血液从血管进到组织中所致,而且这是由于舒血管神经衰竭所引起的血管收缩所致。1899年Crile发表论文"外科休克的实验研究",为血管麻痹理论提供了科学依据[1]。

休克研究大的进展出现在第一次世界大战和第二次世界大战期间。一战期间Cannon及其他生理学家研究了战场休克的临床反应,并于1923年出版了经典专著《创伤休克》。他第一次将创伤后低血压与血容量降低和酸性物质堆积联系起来。其他的一些研究用热稀释技术直接证明了休克的严重程度与血管容量降低的关系。这些研究成果为休克的液体复苏提供了直接的理论依据。二战期间,Beecher等进一步证实了出血和血液丢失所引起的代谢性酸中毒是休克的重要原因。1943年Cournard等第一次用染料技术研究血流量,证明了休克后心排出量是显著降低的。20世纪40年代,著名的心血管生理学家Wiggers,发表了系列具有里程碑意义的文章,他用标准动物模型证明了休克后的血容量下降,血管容量向组织转移,以及长时间休克对液体复苏的抵抗现象,提出了难逆性休克的概念,并将休克定义为有效循环血量下降而致的不可逆循环衰竭。朝鲜战争,加速了循环休克与急性肾小管坏死和急性肾衰竭间的关系研究。越南战争,随着通气技术的广泛应用,休克后的感染和休克肺成为研究的主流,直至如今的多脏器功能不全综合征的研究。

# 第二节　失血性休克的病理生理

## 一、失血性休克血流动力学紊乱

### (一)心排血量变化

心排血量(cardiac output,CO)是反映心脏泵功能的综合指标,如以单位体表面积计算,称为心脏指数(cardiac index,CI)。心排血量是由心率和每搏量决定的,而每搏量又依赖于前负荷、后负荷以及心肌收缩力。在失血性休克过程中,CO或CI都有绝对或相对降低,成人CO的正常值为(3.5~5.5)L/min,心功能不全和衰竭时CO常低于2.5L/min。前负荷代表心肌纤维在收缩前的牵张程度。前负荷依赖于循环血量、静脉张力、动脉收缩以及胸腔压力。心源性休克或某些阻塞性休克前负荷明显增加,低血容量休克则出现前负荷明显降低。后负荷主要是指在心脏收缩过程中血液从心室射出的阻力。后负荷的增加可导致心肌收缩程度和速度降低。主动脉剥离或肺栓塞时后负荷明显增加进而引起阻塞性休克。后负荷也相当于心肌壁张力,这说明后负荷可代表心肌固有的器质及功能特性。低动力型休克心脏后负荷是增加的,而高动力型休克心脏后负荷是降低的。心肌收缩力是指在给定负荷条件下心肌固有的收缩能力。在正常情况下,心肌的收缩力由心肌体积和交感肾上腺系统活性状态决定的。失血休克后组织缺血缺氧可损害心肌收缩力[2,3]。

### (二)动脉血压变化

尽管心排血量受平均动脉血压和血管阻力变化的影响,但在许多生理状态下心排血量并不直接依赖于平均动脉血压,相反血压却明显依赖于心排血量和血管阻力。正常情况下,各器官均可在一定血压范围内维持正常的血液供应,一些重要器官特别是心脏和大脑可在较大的血压范围内自动调节血液供应。在低灌注性的循环性休克中,当平均动脉血压和灌注压不能维持在自动调节范围内时说明心排血量严重降低。一些升压药物如α受体激动剂通常是通过敏感血管的收缩和全身血管阻力增加而实现升压作用,它可引起全身灌注明显降低,但由于器官的自动调节功能,重要器官可维持血流灌注。有效的器官灌注除了需要足够的心排血量外,还需要合适的血流分布。当血压不能维持在器官可调节范围时,器官的血流将发生明显的分布不合理,在重症休克晚期主要表现为由毛细血管前括约肌扩张引起的微血管血流异常。

### (三)心力储备变化

心力贮备是指心排血量随机体代谢需要而增长的能力,亦称心泵功能贮备。心力贮备的降低是各种心脏疾病使心功能降低时最早出现的改变,研究发现休克后心力贮备明显降低。

## 二、失血性休克心脏功能障碍

### （一）心功能障碍特点

以往的观点认为，除了心源性休克伴有原发性心功能障碍外，其他类型的休克，在休克早期心脏的血液灌注一般无明显减少，一般不会出现心肌缺血缺氧损害，心功能障碍一般发生较晚。但近年来发现，在严重创伤、失血性休克情况下，心功能多有不同程度的损害。有研究发现失血休克引起心肌缺血缺氧损伤可在伤后1小时内出现，与心肌收缩力减弱和心排血量减少有密切关系。由于心脏的特殊性，这种早期心功能损害引起心脏的泵血功能障碍，是造成全身循环紊乱、全身组织器官缺血缺氧性损害以及休克进一步加重的重要因素。

### （二）心功能障碍诱发因素

1. 心肌组织血液灌注不足及分布异常　心肌是人体耗氧量最多的组织，一般组织从动脉血液中大约摄取20%~30%的氧，而心肌组织摄取的氧可高达动脉氧含量的65%~70%。在严重创伤失血休克后冠状动脉血流量显著减少，致使心肌缺血、缺氧，造成心肌细胞代谢障碍和结构损伤，继而引起心肌细胞供能不足、心肌收缩力下降、心泵功能障碍。

2. 心率加快，心肌耗氧量增加　休克时由于交感神经-儿茶酚胺系统兴奋，通过β肾上腺素受体使心率加快、心肌收缩力加强。心率加快在一定范围内时，由于可提高心排血量，具有代偿意义。但心率过快时，一方面因心率过快可导致心室充盈不足、心排血量减少；另一方面心率过快可使心肌耗氧量增加，加重心肌组织缺氧。心脏每收缩一次，心肌约耗氧（5~15）ml/min·100g组织，舒张一次约耗氧2ml/min·100g组织，故心率由正常75次/分增加到100次/分时，心肌耗氧量可增加113%。心率愈快，心肌耗氧量愈高。

3. 心肌抑制因子（MDF）和炎性因子作用　早在1966年发现出血性休克猫的血浆中有一种能抑制心肌的物质叫心肌抑制因子MDF，以后相继报道在脓毒性、创伤性以及心源性休克的患者也存在这种物质，研究认为MDF可能是两种不同大小分子量物质，一种是小分子量MDF对心肌可能发挥早期快速抑制作用，另一种是大分子量MDF，对心肌发挥晚期延迟性抑制作用。另外，休克后许多炎性因子及细胞因子如肿瘤坏死因子（TNF-α），白介素（IL-1β）等均可诱发休克后心脏功能的损害。

### （三）心功能障碍发生机制

1. 受体失敏机制　正常心脏功能的维持有赖于中枢神经系统和内分泌系统共同调节，肾上腺素能受体系统功能紊乱在失血休克心脏功能障碍中起重要作用。

肾上腺素受体有α（1,2）受体和β（β1,β2受体），参与体内多数脏器功能的调节。分布在心肌细胞膜上的受体主要有β1,β2和α1受体。β1受体多分布于心肌窦房结以及冠状血管中，约占总受体数的70%~80%，β1和α1受体主要分布于心肌细胞如血管壁、心内膜、外膜和传导系统，两者占受体总数的20%~30%。

休克时由于交感神经和心肌交感神经末梢去甲肾上腺素（NE）以及循环血中去甲肾上腺素水平升高，在休克早期去甲肾上腺素可通过β肾上腺素受体信息传递系统加强心肌的收缩。但在休克中、晚期，由于β1受体长期暴露于高浓度NE的环境下，则发生下调，而β2和α1受体主要分布在非心肌组织中，受高NE的影响较小，故变化不大。休克时β-肾上腺受体及其信息传递系统各环节均明显受抑，从而导致对儿茶酚胺敏感性降低，心脏功能下降[4]。

2. 钙稳态失衡机制　心肌细胞内$Ca^{2+}$浓度的调控是决定心肌舒缩的枢纽。它受心肌膜，线粒体尤其肌质网膜上各种钙运转系统的控制。当心肌细胞兴奋时，首先心肌上心肌膜的电压依赖性钙通道开放，使远高于胞内的胞外钙通过L-型通道流入胞内，并诱发肌质网释放大量的$Ca^{2+}$进入胞质；当其浓度迅速升高时，$Ca^{2+}$与调节蛋白结合，导致构型改变，使肌球蛋白横桥作用点暴露，形成有效横桥；与此同时，$Ca^{2+}$激活肌球蛋白ATP酶分解ATP放出能量，致使心肌收缩。当心肌复极化时，通过肌质网钙泵对$Ca^{2+}$的摄取以及$Na^+$-$Ca^{2+}$交换等外移，使$Ca^{2+}$浓度降低，导致心肌舒张。在心肌兴奋-收缩和复极-舒张的偶联中，膜钙通道和肌质网对胞内游离钙浓度的调控起着关键作用，休克时膜钙通道和肌质网对钙的摄取和释放都可发生改变，出现钙稳态紊乱，心肌收缩力下降[5]。

3. 钙失敏机制　保证和维持心肌正常舒缩功能，除了β-受体信息传递系统和心肌细胞内$Ca^{2+}$的维持平衡稳定外，尚须心肌收缩蛋白和调控蛋白功能正常。当心肌缺血、缺氧损害时，由于心肌发生局部性或弥漫性坏死，使大量的心肌收缩成分丧失，可使心室的收缩性减弱。笔者实验室发现，休克时，尤其晚期，由于心肌的缺血缺氧、各种细胞毒性物质及其代谢产物等对心肌的作用,可通过各种途径和机制,使 $Ca^{2+}$ 与钙结合蛋白的结合力降低(如 $H^+$ 和 $Ca^{2+}$ 竞争结合钙蛋白位点),或使肌原纤维对 $Ca^{2+}$ 反应减弱,或因 ATP 不足和 ATP 酶活性降低,使心肌化学能变为机械能障碍,也或因收缩蛋白结构和功能的被破坏,其结果都可导致心肌舒缩功能下降[6]。

4. 线粒体功能障碍机制 休克可严重损害细胞"能量加工厂",即线粒体功能。在失血性休克和脓毒性休克中均存在心肌细胞线粒体功能障碍,主要表现为休克后心肌细胞线粒体超微结构被破坏,呼吸功能的紊乱以及细胞利用氧能力降低,能量产生受抑,心脏功能下降。

总之,休克时引起心脏功能障碍及其舒缩性能改变的原因、机制是极其复杂。不但与休克种类、发展阶段和严重程度有关,还与不同的诱发因素分别或同时通过器官、细胞、亚细胞和分子水平发挥作用有关。

### 三、失血性休克微循环功能障碍

#### (一)微循环障碍特点

休克时微循环障碍大多以微血管收缩、缺血,微血管扩张、淤血和微血管麻痹、血流停滞的顺序发展。在此过程中,微血流的改变常表现为线流、线粒流、粒线流、粒流、粒缓流、粒摆流、血流停滞等不同流态。失血休克微循环呈典型的三期改变。

1. 休克早期/微循环收缩期 失血休克早期微血管的自律运动增强,血管反应性亢进,微动脉收缩反应增强,收缩期延长,血管平滑肌对儿茶酚胺的敏感性升高,微动脉、微静脉和毛细血管前括约肌收缩使血液流入真毛细血管网减少,部分组织器官(尤其是皮肤和腹腔脏器)持续性缺血缺氧。

2. 失血休克进展期/微循环淤血缺氧期 失血休克进入中晚期,微动脉、后微动脉和毛细血管前括约肌不再收缩,反而松弛和扩张,毛细血管后阻力大于前阻力,大量血液涌入真毛细血管网,多灌少流,灌大于流,微循环淤血。毛细血管内压增高,缺氧和众多炎症介质、细胞因子的作用使微血管通透性增加,大量血浆超滤液从毛细血管进入组织间隙。组织的胶体渗透压升高,血液浓缩,黏滞性增高,血流更加缓慢,呈粒缓流、粒摆流、血流停滞等不同流态,并出现白细胞滚动、贴壁嵌塞、红细胞聚集、血小板聚集等改变。组织处于严重的低灌注状态,组织细胞缺氧更加严重。

3. 失血休克晚期/微循环衰竭期 失血休克进

入晚期,微血管发生麻痹性扩张,对血管活性药物失去反应。微循环中可有微血栓形成,又由于凝血因子耗竭,纤溶亢进,可有出血症状,以及并发 DIC。毛细血管大量开放,微循环血流停止,不灌不流,组织几乎得不到氧气和营养物质供应,致机体出现重要器官功能衰竭。

#### (二)微循环障碍机制

微循环作为全身循环的一部分,受神经内分泌系统、免疫系统、营养和代谢以及其他内环境状态的整体因素调节。但目前研究认为,休克病程中微循环功能的调节以局部因素为主,局部因素即在组织细胞水平上出现的能促进微循环障碍的因素,主要有以下方面:

1. 微循环血管舒缩功能障碍 正常微血管有自动的节律性舒缩运动,血管舒缩功能失调表现为动脉和静脉的过度收缩或扩张,动、静脉之间收缩、扩张的不协调,或者动静脉吻合支大量开放等。严重创伤、大量失血或失液引起休克时,微循环血管舒缩功能障碍常是最先发生的病理变化。

无论全身性还是局部的微循环血管舒缩功能失调,都可导致微循环障碍。在组织局部,如果从微动脉到微静脉都收缩,则毛细血管网趋于关闭,所支配区域的组织细胞缺血缺氧,持续时间过久就会引起细胞缺血性损伤;当微动脉收缩更明显时,由于毛细血管内压降低,可使静脉端的细胞间液回流增加;当微静脉收缩更明显时,由于毛细血管内压增高,可使细胞间液生成量增加,导致水肿和血液浓缩,还可使微循环内血液流速减慢,导致淤血或血流停止。如果从微动脉到微静脉都扩张,则毛细血管网大量开放,微循环的血流量增多;当微动脉与微静脉的扩张程度明显不同时,由于显著影响毛细血管内压,可出现血管内外体液交换失衡和血流速度改变。全身性循环功能变化可以直接或间接的影响各器官系统的血液供应、组织细胞的代谢和功能,例如广泛的小动脉、微动脉收缩可增高心脏后负荷及血压,导致脏器血供减少;广泛的小动脉、微动脉扩张可减少心脏后负荷,但不利于维持正常血压;广泛的小静脉和微静脉扩张可使回心血量和心排血量明显降低,导致有效循环血量减少和血压降低。

2. 血管通透性增高 微血管通透性增高是休克过程中一种重要的病理现象,是微循环障碍的又一主要促进因素,对休克的发展与转归有很大影响。血管通透性增高使大量血浆成分如水、电解质、甚至大分子蛋白质和白细胞等进入组织间隙,导致血液浓缩,血流减慢和淤滞,还可以使血管受压,氧的弥散距离增大;细胞间液蛋白质含量的增高还可进一步加重组织水肿,而且水肿液中还积聚了许多损伤性因子,包括各种酶、代谢产物和毒性物质。因此,血管通透性增高及其引起的组织水肿不但可加剧微循环障碍和组织细胞缺血缺氧,也可加重对包括微血管和微小淋巴管在内的组织细胞的损伤。

微循环血管通透性增高的主要部位是在毛细血管和微静脉,关于休克时血管通透性增高的原因,以往认为是由于病理状态下的细胞毒性导致细胞间缝隙的形成,近十多年的研究表明休克后微循环血管通透性增高除细胞间连接破坏、细胞间隙增宽外,内皮细胞激活,穿细胞转运增强也起主要作用[7,8]。休克后早期的血管渗漏主要是由于内皮细胞受到炎症介质如凝血酶、组胺、缓激肽、白三烯 B₄ 等的作用,属于信号转导效应中的非基因型反应,后期的持续渗出则是由于免疫反应中的细胞因子(如 IL-1、TNF和 γ-干扰素等)的作用,属于信号转导效应中的基因型反应。

## 四、失血性休克血液流变学变化

血液流变学变化是休克微循环障碍的结果,也是促进休克微血管损伤和加重的重要因素之一。在微循环由收缩、缺血过渡到扩张、淤血的过程中,微血流的改变常表现为线流、线粒流、粒线流、粒流、粒缓流、粒摆流、血流停滞等不同流态,微血管中血流由正常的"丸流"(红细胞悬浮在血浆中,单行通过微血管)变成"撒流"(红细胞与血浆分离,有血浆流过,而无红细胞进入)。这些改变导致血管内皮损伤、白细胞聚集激活、血小板聚集、凝血系统激活、血流停滞等,加重微循环障碍和组织细胞损伤。微循环中血液流变学的改变是各种血细胞和血浆性质变化的综合结果,其影响因素包括:

### (一)红细胞聚集和变形能力降低

红细胞聚集是休克时红细胞流态紊乱最早的表现,严重的红细胞聚集使结合氧的细胞表面积明显减少,同时聚集形成的大团块可以堵塞微血管,加重机体缺氧。红细胞聚集的原因包括:①血浆中异常蛋白如纤维蛋白原浓度增高,吸附在红细胞表面,遮盖了红细胞膜表面的负电基团,使红细胞表面负电荷减少;②血细胞比容(hematocrit,Hct)增加,引起血流减慢,甚至血流停滞,使血细胞碰撞概率增加,从而容易发生聚集;③休克时血压下降,使血流速度缓慢,血液流动的切应力和切变率减低,促使红细胞聚集。

红细胞变形性降低是红细胞流态紊乱的另一重要表现,变形性降低的红细胞僵硬,无法顺利通过毛细血管,影响微循环的血液灌流,甚至阻塞微循环,造成组织器官缺血。休克时红细胞变形性降低的原因包括:①ATP 缺乏使红细胞有变圆的趋势,即几何形状改变(细胞表面积/体积比改变),导致红细胞变形能力降低;②红细胞内酸中毒和渗透压增高,使红细胞内液黏度增高,变形性下降;③休克时红细胞膜分子结构变化,如 LPS 刺激后红细胞膜骨架蛋白(血影蛋白)构型发生变化,使红细胞膜的黏弹性和流动性降低,引起变形性下降。

### (二)白细胞扣押和嵌塞毛细血管

白细胞扣押和嵌塞毛细血管指白细胞变形速度减慢,通过毛细血管时间延长,甚至嵌塞毛细血管的现象。参与了休克淤血期和难治期无复流(no-reflow)现象的发生,还可通过释放自由基、溶酶体酶和白三烯等多种毒性物质直接损伤细胞,是休克后期多器官功能障碍综合征(MODS)的发生因素之一。其发生机制包括:①白细胞变形能力下降,表现为硬度增大,白细胞体积变大变圆,这是白细胞扣押初始阶段的重要因素,但其信号传导途径不清;②血压下降使驱动白细胞流动的灌流压降低,导致白细胞在毛细血管中嵌塞和扣押;③休克时细胞缺氧缺能量以及酸中毒,导致毛细血管内皮肿胀,毛细血管管腔狭窄,引起白细胞嵌塞;④休克后白细胞表达白细胞黏附分子(Leu-CAMs),内皮细胞表达细胞间黏附分子 1(ICAM-1)和内皮细胞白细胞黏附分子(E-LAM),这些黏附分子的作用使白细胞-内皮细胞间黏着力增加,阻碍白细胞通过毛细血管。

### (三)血小板黏附和聚集

在休克早期,血小板的黏附性与聚集性即开始升高,血小板聚集可以启动血管内凝血过程,引起微血栓形成,堵塞微静脉、毛细血管和微动脉入口,引起微循环血流淤滞;还可释放 β-血小板球蛋白(β-thromboglobulin,βTG)、血栓素 A₂ 和神经肽 Y(NPY),β-血小板球蛋白可抑制动脉血管内皮细胞生成前列腺素 I₂,血栓素 A₂ 和神经肽 Y 有很强的缩血管作用,从而影响微血管舒缩功能;血小板聚集可释放 5-羟色胺和产生血小板活化因子,使粒细胞激活,引起粒细胞依赖性的血小板对血管内皮细胞的黏附作用;还可释放 5-羟色胺、ADP、组胺、前列腺素 E₂ 和阳离子蛋白,直接损伤血管内皮细胞。

血小板黏附和聚集的发生机制包括:①微血管

内皮细胞损伤引起内皮细胞下血小板黏附部位的胶原、微纤维暴露，同时内皮细胞产生的前列腺素 $I_2$、NO、胞外-ADP 酶（ecto-ADP 酶）减少，释放 ADP、$Ca^{2+}$ 增多，导致血小板聚集；②休克时产生多种体液因子，其中有属于血小板强激动剂的胶原、血小板活化因子、血栓素 $A_2$，以及属于弱激动剂的 ADP、肾上腺素、5-羟色胺等，它们分别作用于血小板膜上相应的受体引起血小板活化和聚集；③血流减慢后聚集的红细胞团块把血小板推向血管中切应力高的边流，加上切应力的作用，血小板膜糖蛋白 IIb-IIIa（GP IIb-IIIa）和血小板膜糖蛋白 Ib（GP Ib）发生构型改变，导致血小板聚集。切应力还可通过促使红细胞释放 ADP，使血小板聚集。

### （四）血浆黏度增大

血浆黏度主要取决于血浆蛋白质的相对分子量、浓度、蛋白质分子的形态和结构对称性等。休克时，由于血浆中纤维蛋白原（Fbg）、$\alpha_2$ 巨球蛋白（$\alpha_2$-MG）、免疫球蛋白 M（IgM）、脂类（胆固醇及三酰甘油）与脂蛋白增多，使血浆黏度增大。

## 五、失血性休克凝血功能变化

当休克引起微血管和微血流障碍时，血管内皮细胞、血小板等血细胞、凝血系统、纤溶系统、激肽系统和补体系统等都可发生病理改变，并成为加重微循环障碍的重要因素。休克时凝血功能紊乱有两种主要表现，血栓形成和止、凝血功能障碍。弥散性血管内凝血（disseminated intravascular coagulation, DIC）是一种典型的凝血与抗凝血平衡紊乱，其主要的病理变化是微循环系统广泛的微血栓形成并导致继发性止、凝血功能障碍，本质上是微循环障碍的一种表现形式，并对微循环障碍的发展具有促进作用。休克晚期，若并发 DIC，可使休克病情加重，其机制包括：①引起血容量和回心血量进一步减少，加重组织器官缺血缺氧；②使血管通透性增高，加重微循环功能障碍；③使肠道来源的内毒素和各种有害毒物不能及时被有效清除，促进炎症反应的发生发展；④引起重要器官的功能障碍甚至衰竭。

## 六、休克血管低反应性

血管低反应性是指在严重创伤、休克、多脏器功能不全综合征（MODS）等临床重症时血管对血管活性物质反应性降低或不反应，它严重影响着创伤、休克等的治疗，一直是困扰休克等临床重症治疗的一大难题。近年来有关休克后血管低反应性的问题日益受到重视，目前对其诱发因素、发生特点、发生机制以及防治措施等进行了较为深入的研究，并取得了较大进展。

### （一）低反应性特点和规律

失血性休克后血管反应性存在双相变化规律和器官差异，早期血管反应性升高，表现为多种动脉包括肠系膜上动脉、肾动脉、肺动脉对去甲肾上腺素（NE）收缩反应升高，随着休克时间延长，血管反应性逐渐降低，在休克后 1 小时，2 小时，4 小时血管反应性明显降低。失血性休克后血管反应性还存在器官差异，即休克后不同器官血管反应性变化程度不同，腹腔动脉、左股动脉血管反应性丢失程度最重，其次为肠系膜上动脉和肾动脉，各器官血管反应性的丢失程度与其一氧化氮合酶，细胞因子以及 ET-1 表达不同有关[9,10]。

失血性休克后大鼠血管反应性呈现不同年龄差异，研究发现 7 周龄大鼠休克后血管反应性最高，随着年龄增大大鼠休克后血管反应性逐渐降低，与同龄正常大鼠相比，在 7 周龄和 10 周龄时血管反应性在休克后降低幅度最明显，均大于 30%，随着年龄的增长，血管反应性在休克后丢失程度逐渐降低，24 周龄大鼠血管反应性降低大约为正常 24 周龄大鼠的 10%。除了有年龄差异外，休克血管反应性存在性别差异，与雄性大鼠相比，雌性对 LPS 引起的内毒素血症表现更强的趋炎反应，而血管反应性丢失更少，雌性大鼠失血性休克后血管反应性丢失率比雄性大鼠丢失率低。结果说明休克血管反应性呈现休克时间、器官、年龄以及性别差异[11]。

### （二）低反应性的诱发因素

多种因素可诱发休克血管低反应性的发生。最初研究认为，酸中毒、能量代谢是引起休克血管低反应发生的主要原因，通过纠正酸中毒和补充能量对恢复休克血管低反应性有一定的作用但效果有限；随后研究发现一氧化氮（NO），内皮素（ET）在诱发休克血管低反应性中起重要的作用，其中 NO 在休克血管低反应性的发生中研究较多，用 NO 和 ET 的抑制剂防治休克血管低反应性有一定的效果。

随着研究不断深入，近年来研究发现除了上述因素外，细胞因子，内源性阿片肽以及肾上腺髓质素等在休克血管低反应性的发生中也发挥重要作用，其中细胞因子类在诱发休克血管低反应性的发生中受到较多关注，细胞因子引起血管反应性的变化有时间依赖关系。短时间作用，主要表现为缩血管作用，在长时间作用，细胞因子刺激可引起血管反应性降低。在休克后期,细胞因子大量释放在血管低反应性的发生中具有重要的作用,细胞因子可通过引起肾上腺素能受体失敏而参与了休克血管低反应性的发生。此外,研究发现内源性阿片肽和肾上腺髓质素在休克血管低反应性的发生中也发挥重要作用,内源性阿片肽可能通过抑制肾上腺素能受体,调节血管平滑肌细胞大电导钙依赖的钾通道(BK$_{Ca}$)通道调节休克后血管反应性[12,13];肾上腺髓质素通过诱导 NO 产生而参与休克血管低反应性的发生过程。

#### (三)低反应性的发生机制

国内外学者对休克血管低反应性的发生机制进行了大量研究。现有研究认为参与休克血管低反应性发生的机制有受体失敏机制,膜超极化机制和钙失敏机制。

1. 受体失敏机制　膜受体失敏机制是指在高浓度的细胞因子、受体激动剂和内源性阿片肽、NO 等刺激引起肾上腺素能受体数目减少,受体亲和力降低,导致受体失敏,从而引起血管低反应性的发生[11]。

2. 膜超极化机制　膜超极化机制是指休克后由于 ATP 减少和一些炎性因子刺激,使血管平滑肌细胞 BK$_{Ca}$ 通道和 K$_{ATP}$ 通道过度开放,导致血管平滑肌细胞膜超极化,抑制电压依赖性钙通道,钙离子内流不足而致血管低反应[12,13]。

3. 钙失敏机制　尽管受体失敏和膜超极化学说在一定程度上解释了休克血管低反应性发生的机制,但随着研究不断深入,发现它们不能完全解释休克后的血管低反应发生的某些现象,它们的中心思想认为休克血管低反应性的发生是由于休克后血管平滑肌细胞内钙离子升高不足所致,但在重症休克或休克晚期,血管平滑肌细胞并非少钙,而是多钙,甚至存在钙超载,但仍然存在血管反应性降低的问题。基于此现象,笔者实验室提出了休克血管低反应性的钙失敏机制,即休克后血管平滑肌细胞肌肉收缩蛋白存在钙失敏,钙失敏可能在休克后血管低反应性的发生中起重要作用。研究发现 Rho kinase 和 PKC 是调节休克后血管平滑肌细胞钙敏感性的主要通路,休克后其活性变化和调节是休克后血管平滑肌细胞钙失敏的主要机制[11,14,15]。

## 第三节　失血性休克临床诊断与监测

### 一、诊断与程度判定

失血性休克诊断并不难,有创伤或失血诱因,符合下列表现一条或多条,即可诊断:①有诱发休克的病因,创伤或失血;②意识异常;③脉搏细数,超过 100 次/分钟或不能触及;④四肢湿冷,胸骨部位皮肤指性(指压后再充盈时间>2 秒),皮肤花纹、黏膜苍白或发绀,尿量 30 < ml/h 或无尿;⑤收缩压< 80mmHg;⑥脉压<20mmHg;⑦高血压者收缩压在原基础上下降30%以上。凡符合①,以及②、③、④项中两项,或⑤、⑥、⑦项中一项,即可诊断为休克。失血休克的程度判定:临床上失血休克可分为轻、中、重三度(表 9-1)。

表 9-1　休克程度判定

| 指标 | 轻度 | 中度 | 重度 |
| --- | --- | --- | --- |
| 失血量 | 15%~20% | 20%~40% | >40% |
| 血压 | 收缩压偏低或接近正常 | 收缩压 60~80mmHg,脉压<20mmHg | 收缩压<60mmHg 或测不到 |
| 心率 | 快,尚有力 | 脉搏细数 | 脉搏微弱,几乎摸不到 |
| 意识 | 神志清晰,可焦虑或激动 | 表情淡漠、反应迟钝 | 昏迷 |
| 皮肤黏膜 | 面色皮肤苍白、肢体湿冷 | 皮肤黏膜苍白 | 发绀 |
| 尿量 | 减少 | 少尿或无尿 | 无尿 |

### 二、器官功能监测

为了及时掌握休克进程,制订或修正诊疗方案,需要对休克进行严密的监测。休克的基本监测指标包括基本生命体征、血流动力学、组织灌注和氧合、血生化检验等。

#### (一)基本生命体征监测

休克是一种以组织灌注不足为特征的临床病理状态,所以作为传统的循环动力学监测指标,血压、心率、尿量仍是休克监护的基本指标,结合患者的神志、呼吸、四肢末梢的温度等可了解组织灌注情况，以评估出血量和出血速度，以及制订治疗方案。这些指标在一定程度上反映了血液循环系统的功能状态，对以血压过低、心动过速和少尿为特征的失代偿性休克是适用的，但对于以组织血流和氧供异常的代偿性休克，则有明显的局限性。

休克血压指动脉收缩压<90mmHg（国内定为<80mmHg），脉压<20mmHg，高血压患者收缩压较原水平下降30%以上，表明回心血量严重不足。诊断中应当正确认识血压，由于休克时通常有血压下降，因此低血压是判定休克的重要指标，但低血压不是判定休克及休克程度的唯一标准，因为低血压不一定都是休克，血压正常也不能排除组织器官的低灌流。如有些高血压患者，又伴有高张力性脱水，血压就常常偏高，但实际上处于低灌流状态。另外，血压本身也有不敏感的地方，实验证明，当心排血量大幅度下降时，血压至少40分钟后才见下降，而且在心排血量尚未能完全恢复时，血压却最先恢复正常。

相比之下，心率和尿量的变化比血压更敏感。心率是最简明、快捷的指标，通过心率可以判断休克病情，指导补液和血管活性药物的应用。尿量是判断肾脏等内脏系统灌流的重要指标，尿量正常值为（0.5～1）ml/（kg·h），或成人24小时尿量不<700ml，每小时不<30ml。休克时，肾脏灌流量降低使肾小球滤过压降低，导致尿量降低；反过来，尿量降低也可能是由于肾脏灌流量减低，提示血压维持不足，休克未得到根本改善。休克时的尿量常先于血压的降低而降低，又后于血压的升高而升高。

**（二）血流动力学监测**

休克时的血流动力学监测主要包括血压、心排血量（CO）、中心静脉压（CVP）、肺动脉楔压（PCWP）、体循环阻力、肺循环阻力等[16,17]。

1. 动脉血压　对血压进行监测是休克时的最重要最基本的监测手段，外周动脉血压在急性创伤监测中用处很大，可为显著失血提供证据。最常见的是用袖袋式血压计监测外周动脉血压，然而，由于休克时外周血管收缩，手动的血压测定和无创的自动血压示波技术均不准确，即使失血量达血容量的30%，所测血压也可能表现为正常。而且这些技术均不能快速、连续的检测不稳定患者的血流动力学改变。因此，对于严重休克和血压不稳的患者，使用直接有创血压监测更为有效和安全。动脉导管插入术被认为是一种在正常血流状态下测量收缩压和平均动脉压（MAP）的准确方法，但在低血容量性休克，由于小血管阻力升高，可导致反弹波进入放置导管的大动脉，致使所测收缩压值的假性升高，而动脉内测量平均动脉压则受小血管收缩的影响小，因此在低血流状态的失血性休克中准确性更高。

2. 心排血量　心排血量（cardiac output，CO）指心脏每分钟射出血液的量，是反映心泵功能的重要指标，计算公式为CO＝每搏输出量×心率，正常值为（4～8）L/min，受回心血量、心肌收缩力、心率、心排阻力、氧需求和氧消耗等多种因素影响。监测心排血量有助于诊断休克的类型、时期，判断疗效和预后。当心排血量<4L/min时，提示有低血容量休克，心排血量过低是危险的信号，而在感染性休克，心排血量可较正常值高。测定心排血量常采用心阻抗血流图、多普勒、肺动脉导管热稀释法等方法，其中肺动脉导管热稀释法为有创检查，但准确率较高。

3. 中心静脉压、肺动脉楔压

（1）中心静脉压：指右心房和胸腔内大静脉的血压，反映右心前负荷及右心功能，同时也反映血容量、回心血量及右心室排血功能之间的动态变化。正常值为6～12cmH₂O，它受血容量、静脉血管张力、右心室排血能力、胸腔或心包内压力及静脉回心血量等多种因素影响，休克时的变化一般早于动脉压的变化，且动态观察中心静脉压（central venous pressure，CVP）的趋势比测定单一的数值更有意义。低血压时，若中心静脉压低于6cmH₂O，提示血容量不足；若高于15cmH₂O，提示心功能不全、静脉血管过度收缩或肺循环阻力增加；若高于20cmH₂O，提示有充血性心力衰竭。中心静脉压可用于区分不同类型的休克，如低容量休克时中心静脉压降低，心脏压塞时中心静脉压增高。但中心静脉压不能准确评价危重症患者的左心室前负荷，而且在存在瓣膜病变以及胸、腹腔压力增高的情况下，其意义也受到限制。

（2）肺动脉楔压：代表左心前负荷，反映肺循环阻力和左心室充盈压，正常值为8～12mmHg，不超过18mmHg。若<8mmHg提示血容量不足，准确性高于中心静脉压；若>20mmHg提示左心功能不全，若≥30mmHg常提示发生肺水肿。如果肺动脉楔压（pulmonary artery wedge pressure，PAWP）已经增高，即使中心静脉压不高，也应避免输液过多，以防肺水肿，并应考虑降低肺循环阻力。肺动脉楔压是临床上鉴别心源性休克和非心源性休克时的重要方法，但其测定值受瓣膜病变、心肌顺应性以及心室率等因素的影响。

中心静脉压和肺动脉楔压在心功能正常时，可反映血容量是否充足;在血容量正常时,可反映心脏和血管的功能状态。尽管这些参数可用来指导液体复苏,但若存在心功能障碍,则均不能准确预示急性失血。而且,中心静脉压和肺动脉楔压都是通过以压力代容积的方法来反映心脏的前负荷,因此受心室顺应性的影响。低血容量会造成心室顺应性降低,使中心静脉压和肺动脉楔压增高,使其测量值不可靠。而在超声下直接测定左、右心室舒张末容积被认为是准确反映心脏前负荷的最有效的方法,可以在其余监测方法存在疑问时用来判定心脏前负荷。

4. 体循环血管阻力、肺循环血管阻力　根据平均动脉压(MAP)、中心静脉压(CVP)和心排血量(CO),可以算出体循环血管阻力(SVR),公式为 $SVR = (MAP-CVP) \times 7.5 \times 80/CO$,其正常值为 $700 \sim 1500/dsc^5$。根据肺动脉压(PAP)、肺动脉楔压(PAWP)和心排血量(CO)可以算出肺循环血管阻力(PVR),公式为 $PVR = (PAP-PAWP) \times 7.5 \times 80/CO$,其正常值为 $100 \sim 250/dsc^5$。临床上通常以体循环阻力作为监测左心室后负荷的主要指标,肺循环阻力作为监测右心室后负荷的指标。

### (三)组织灌流和氧合的监测

由于机体的代偿机制,在一定范围的失血情况下,心排血量、平均动脉压、心脏灌注压也可以维持,因此单纯的血流动力学变化不足以评估患者是否出现失血性休克,而确定具有可积累性的氧债对于正确评估患者病情和复苏效果、防止多器官功能衰竭有重要意义。氧债、器官耗氧量、组织酸中毒是评价组织灌注和氧合状况的主要指标。

1. 氧饱和度　氧饱和度是评估组织血液灌注的重要指标,包括混合静脉氧饱和度($SmvO_2$)和中心静脉氧饱和度($ScvO_2$)。$SmvO_2$ 指来自全身血管床的混合静脉血氧饱和度的平均值,此时组织中毛细血管静脉端血液氧分压与组织氧分压达到平衡,所以这些组织的静脉血氧分压与血氧饱和度可以反映全身氧输送($DO_2$)和氧消耗($VO_2$)的平衡,以及组织的氧合状态,其正常范围是 $60\% \sim 80\%$。临床上普遍将测量 $SmvO_2$ 作为监测组织氧合的方法,并将由 Swan-Ganz 导管抽取的肺动脉血作为测试标本。休克时氧运输不足,组织细胞的氧摄取增加,从而使 $SmvO_2$ 下降,若<60%提示全身组织氧供不足或氧耗增加,若<50%提示出现无氧代谢和酸中毒,若<40%提示代偿已达极限,若<30%则提示濒临死亡,若>80%则提示氧供增加或氧耗减少,一般不会

超过 90%。

2. 氧输送和氧消耗　氧输送(oxygen delivery,$DO_2$)指心脏每分钟向外周组织输送的氧量,由血红蛋白(Hb)水平,动脉血氧饱和度($SaO_2$)和心指数(CI,=CO/体表面积)共同决定,公式为 $DO_2 = CI \times 13.4 \times Hb \times SaO_2$,静息状态的正常值为 $(520 \sim 720)$ ml/$(min \cdot m^2)$。氧消耗(oxygen consumption,$VO_2$)指机体每分钟实际的耗氧量,需乘上动脉血氧饱和度($SaO_2$)和混合静脉血氧饱和度($SmvO_2$)之差,公式为 $VO_2 = CI \times 13.4 \times Hb \times (SaO_2 - SmvO_2)$,静息状态的正常值为 $(100 \sim 180)$ ml/$(min \cdot m^2)$,氧消耗在正常情况下反映了机体的氧需求量,但并不代表组织的实际需氧量。氧摄取率(oxygen extraction rate,$ERO_2$)指每分钟氧的利用率,即组织从血液中摄取氧的能力,公式为 $ERO_2 = VO_2/DO_2$,氧摄取率反映了组织的内呼吸,与微循环灌注及细胞内线粒体的功能有关,正常值为 $20\% \sim 25\%$,最高极限值为 75%。

氧摄取率($ERO_2$)是一个比单纯应用 $DO_2$ 和 $VO_2$ 评价氧供需平衡更敏感的指标,可以判断患者预后。$ERO_2 > 0.4$ 提示氧供不足、氧债积累;危重患者若 $ERO_2$ 接近 0.5 则提示非常危险。在一定的心排血量和血压范围内,若 $DO_2$ 下降,$ERO_2$ 可以增高以维持 $VO_2$ 不变(即 $VO_2$ 不受 $DO_2$ 的影响);但若 $DO_2$ 降至临界值以下时,$ERO_2$ 即使增高也无法满足有氧代谢的需要,此时 $VO_2$ 则随着 $DO_2$ 的下降而线性下降,同时伴有高乳酸血症等机体缺氧的表现,这种状态称为氧供依赖,此时的 $DO_2$ 值称为氧输送临界值 330ml/$(min \cdot m^2)$,即维持组织细胞有氧代谢的最低氧需求量。另外,在脓毒症高代谢状态,存在"病理性氧供依赖"现象,表现为即使 $DO_2$ 正常或增高,$VO_2$ 仍然依赖于 $DO_2$,提示 $ERO_2$ 下降和组织氧供不足、氧债存在。但有研究认为,这样反映全身灌注和氧合的数据在大量危重患者的预后中有意义,而对于个别患者的意义还存在争议。

3. 血清乳酸盐和碱缺失　血清乳酸盐和碱缺失是最常见的休克诊断和复苏监测的血清标记物,可反映创伤患者全身灌注和氧合以及厌氧代谢程度的信息。

(1)血清乳酸盐:作为糖酵解的产物,血清乳酸盐可间接反映氧债,它可在血流动力学发生改变之前反映组织低灌注和酸中毒,是评估组织低灌流和组织氧债的可靠指标,可间接反映休克的严重程度,也是评价休克患者预后的一个良好指标。动脉血清

乳酸盐的正常值为（0.1~1）mmol/L，危重患者允许达2.0mmol/L，若>2mmol/L则为高乳酸血症，若>4mmol/L则为乳酸中毒。休克时，由于缺氧，导致动脉血清乳酸盐浓度增高，并常伴酸中毒。有资料显示，血清乳酸盐浓度<4mmol/L尚多可救治，若>4.0mmol/L则仅有11%生存，若>8.0mmol/L则鲜有存活，若血清乳酸盐浓度在12~24小时内迅速降低到正常水平，常提示休克复苏理想、组织灌流和氧合在短时间内得到了改善。越来越多的研究表明，血清乳酸盐可以作为提示休克复苏终点的指标。

（2）碱缺失：碱缺失（BD）反映了组织低灌注时乳酸等无氧代谢产物的水平，能快捷敏感的反映组织低灌流和酸中毒的程度以及持续时间。在代偿性休克，碱缺失比其他生理指标（如心率、平均动脉压、心排血量、混合静脉血氧饱和度）更敏感的反映容量的实际丧失。在容量不足、缺血缺氧的患者中，碱缺失水平的持续降低往往与危重患者的器官衰竭和死亡密切关联。Davis等研究发现，碱缺失能准确反映休克的严重程度和复苏效果，且与成人呼吸窘迫综合征、多器官功能衰竭的发生率和死亡率密切相关，他们观察了大量伤后1小时内碱缺失≤-6的创伤患者，发现存活者的碱缺失值一般在伤后4小时内就开始恢复，16小时内达正常；未存活者的碱缺失值在伤后24小时后仍处于低水平。因此，采用碱缺失值将休克患者分为三度，2~-5为轻度，-6~-14为中度，-15及以下为重度，并以此估计患者的平均动脉压和复苏所需液体量。还有研究发现，在进行复苏而碱缺失值持续下降的患者中，65%有活动性出血，因此认为碱缺失是评价微循环灌注不足的严重程度和持续时间的重要指标，并用碱缺失来判断复苏终点。

4. 胃黏膜内pH　胃黏膜内pH（pHi）是反映胃黏膜缺血缺氧的敏感指标，在临床上常规应用，其正常值为7.32~7.44，pH<7.32提示胃黏膜有酸血症，内脏血流灌注不足；维持pHi在7.35以上，可提高存活率。胃黏膜内pH与全身和器官氧消耗、器官衰竭以及危重患者预后密切相关，纠正胃黏膜内pH可以改善存活率，并成为休克复苏的目标，以及检验复苏是否有效的重要指标。研究表明胃黏膜内pH作为组织缺氧指标，非常敏感，即使在休克和灌注的其他指标（如血清乳酸盐、碱缺失、心排血量等）都未出现异常时，胃黏膜内pH即已降低；而当休克复苏后，即使平均动脉压恢复正常，胃黏膜内pH依然低于正常。而且，胃黏膜内pH是诊断"隐型代偿性休克"（指一般传统的监测方法都无明确显示、但局部组织器官确实处于缺血和缺氧的状态）并指导复苏的唯一方法，比其他指标更能准确的预测患者的预后。甚至有人认为，胃黏膜内pH是入院24小时预示多器官功能不全死亡率的唯一可靠指标。但是，如果胃黏膜内pH值是根据Henderson-Hasselbach公式$pH=6.1+\log[HCO_3^-/(0.03\times PCO_2)]$计算出的，那么公式中使用的动脉血$HCO_3^-$会降低胃黏膜内pH作为胃肠道参数的特异性，所提供治疗信息可能过晚。如果胃黏膜内pH值是通过插鼻胃管的方法直接检测的，那么操作将比较麻烦，且盐溶液与胃黏膜的交换平衡需要1小时的时间。

近年来研究显示，胃黏膜$PCO_2$也能准确反映胃肠道的缺血缺氧变化，胃黏膜$PCO_2$与动脉血$PCO_2$的差值是反映胃肠黏膜氧代谢的指标。有研究发现，皮下组织$PO_2$、经皮$PO_2$、胃黏膜$PO_2$和$PCO_2$的相关性很好，均可准确反映失血程度。还有研究发现，在休克复苏后全身氧合正常时，胃黏膜$PO_2$仍然低下，表明胃黏膜$PO_2$比全身$PO_2$和血流动力学参数对缺血更为敏感，但胃黏膜$PO_2$与急性期阶段处理的临床关系还需进一步研究。而且，监测胃黏膜$PO_2$实施起来比较麻烦，在复苏初期进行的可能性小，与急诊科和创伤科的处理关系不大。近年来，采用光导纤维传感探头直接测出胃黏膜$PO_2$和$PCO_2$，可明显缩短测定时间（60秒内即可显示$PCO_2$变化），可望为危重患者的处理提供直接依据。

另外，还有研究者在胃肠道以外的其他位置测量$PCO_2$，如食管$PCO_2$、舌下黏膜$PCO_2$（Psl $CO_2$）。Povoas等发现舌下黏膜$PCO_2$与组织氧合状态有良好的相关性，随着休克的加重，舌下黏膜$PCO_2$升高，当休克纠正时，舌下黏膜$PCO_2$也下降至正常，而且舌下黏膜$PCO_2$与动脉血乳酸盐变化呈高度一致性。因此认为连续性监测舌下黏膜$PCO_2$对休克复苏具有指导意义。Weil等通过比较临床患者资料，认为舌下黏膜$PCO_2$高于70mmHg提示临床休克存在。这些指标的监测与胃黏膜$PCO_2$相比，无创且应用简单，可望成为有用的临床应用手段。

5. 脑组织灌注　大脑是对缺氧最敏感的器官，而且与其他组织相比，大脑缺血后的恢复能力较差，梗死后的细胞难以再生，因此大脑灌注的监测在患者处理中尤为重要。

脑组织氧分压（PbtO₂）：局部脑氧合主要通过直接测量脑组织氧分压获得，它能在创伤患者的早期复苏阶段发现脑组织低灌注的存在。研究证明测定 $PbtO_2$ 具有很强的临床预测价值。虽然这是最准确的脑灌注监测方法，但由于其有创、需要直接接近脑组织本身，因而限制了其临床应用。

颈静脉氧饱和度（$SjvO_2$）：是反映大脑氧耗量、脑组织灌注和氧合的首要指标。局灶性水肿、颅内压（ICP）增高、平均动脉压降低、贫血和组织缺氧所致的大脑灌注降低均可导致颈静脉氧饱和度的降低。但颈静脉氧饱和度监测对头部外伤患者治疗结果的影响尚不清楚。留置颈静脉球囊（JVB）导管可在原位用分光光度计持续测量氧饱和度，在复苏后期以及神外科和心血管外科广泛运用。

### （四）新的监测技术

1. 脉搏轮廓动脉压波形分析法　脉搏轮廓动脉压波形分析法（PiCCO）的基本原理是基于每搏输出量与主动脉压力曲线的收缩面积成正比，它结合了经肺热稀释技术和动脉脉搏波形分析技术，仅需要一条中心静脉和一条较大的动脉通路（首选股动脉）。应用 PiCCO 可连续监测的数据有连续心排血量（CCO）、连续心脏指数（CCI）、每搏输出量（SV）、心搏量变量（SVV）、外周阻力（SVR）等，可量化的数据有胸内血容量（ITBV）、血管外肺水（EVLW）等，这些变量联合起来可展示完整的血流动力学状态图。

PiCCO 与 Swan Ganz 导管温度稀释法的相关性良好，且比 Swan Ganz 导管获得的参数更全面、容易和便捷。同 Swan Ganz 导管相比，PiCCO 具有如下的优点：①利用中心静脉和动脉通道，侵害较少，可避免一系列致命的并发症，如心脏或瓣膜损伤、动脉破裂或出血、导管打结等；②特殊的动脉导管更经济，留置时间可长达 10 天；③可以连续监测高度特异的变量，如连续心排血量（CCO）、连续心脏指数（CCI）、每搏输出量（SV）、心搏量变量（SVV）、外周阻力（SVR）等，以及可量化的数据，如胸内血容量（ITBV）、血管外肺水（EVLW），较 Swan-Ganz 导管更能完整的反映血流动力学状态，增加危重患者处理的有效性，减少医疗费用。但是，若单独用动脉脉搏图分析法，其与肺热稀释法的相关性差，需先用肺热稀释法校准心排血量初始值，但校准中需用肺动脉导管，仍有一定损伤性。也有研究者将冷盐水注入中心静脉导管，测量股动脉导管的温度改变计算心排血量，据此校准主动脉阻抗，这样比置入肺动脉导管创伤小，且测量结果与用肺动脉导管校准测量的结果相关性很好。最近，又发明了一种用指头获得

动脉脉搏图的无创方法，但仍需用热稀释法来校准阻抗才能确保其准确性。校准这一步骤限制了动脉脉搏图分析法在创伤复苏处理中的应用，而且患者体位、呼吸方式、导管放置位置变化也会影响测量结果。

2. 部分 $CO_2$ 重复呼吸法（NICO）　NICO 是近年来发展的一种新的连续的心排血量无创监测方法，其原理是利用二氧化碳弥散能力强的特点作为指示剂，根据间接 Fick 公式测定心排血量（CO），公式为 $CO(L/min) = VCO_2(ml/min)/[CvCO_2 - CaCO_2(ml/L)]$，$VCO_2$ 为 $CO_2$ 生成量，$CaCO_2$ 为动脉血 $CO_2$ 含量，$CvCO_2$ 为静脉血 $CO_2$ 含量。Osterlund 等在 1995 年首先将该法用于测定人的心排血量，同时与热稀释法进行比较，结果相关性显著（$r = 0.8$）。随后，国外有关二氧化碳重复吸入法用于心胸外科术中和术后心排血量监测的报道不断出现，测定心排血量的优越性及准确程度也被国外较多的研究报告所证实，但在国内应用还很少。

NICO 无创心排血量监测系统的优点包括无创、监测准确、可实时连续监测、费用低廉、操作简便。NICO 所测心排血量的重点在于心排血量的有效部分（即积极完成气体交换的血流量），就此点的意义来说 NICO 优于经典的温度稀释法，而且 NICO 所测心排血量的数值改变大多发生于温度稀释法测量值变化之前，即 NICO 对血流动力学改变的反映快于经典的温度稀释法，这对于休克诊断和复苏观察很有意义。由于该技术的应用需要有闭合气路，所以特别适合于 ICU 内机械通气患者及麻醉和手术期间患者心排血量的连续监测。但 NICO 也有其局限性，例如必须在有气管导管行有创机械通气的条件下进行，在未插管患者不能使用；在呼吸频率过快、通气量较高而 $PCO_2$ 低于 18mmHg 时，由于 $PCO_2$-血红蛋白（Hb）解离曲线在此水平之下为非线性，所以也不能测量。NICO 的不足之处在于，由呼气末二氧化碳分压（$PetCO_2$）和 $CO_2$ 解离曲线推测动脉血 $CO_2$ 含量（$CaCO_2$）时需要血红蛋白这一参数，NICO 法是采用估计值取代真实值。另外，计算分流量需要采集动脉、混合静脉血气值，而无创估计分流时会产生 2% 的心排量偏差。而且，由于 NICO 是建立在假设每次 3 分钟的测量期间混合静脉血 $CO_2$ 浓度、心排血量、解剖无效腔/潮气量（$V_D/V_T$）基本不变的基础上的，所以凡是影响混合静脉血 $CO_2$、$V_D/V_T$ 及肺内分流的因素均可能影响 NICO 结果的准确性，尤其是刚给完 $NaHCO_3$ 后立即测量的 NICO 结果常不可

靠，因为 $NaHCO_3$ 可以影响呼气末二氧化碳分压（$PetCO_2$）。

3. 光电容积脉搏波描记法（PPG）　目前临床上应用光电容积脉搏波描记法（PPG）检测的两项常规指标是血流容积描记（plethysmography，Pleth）和血氧饱和度（$SpO_2$）。Pleth 是持续测量血液流过外周毛细血管床时容积变化的参数，结合其他指标可以指导休克治疗。Pleth 参数是由一个波形及心率数显示出来的，Pleth 波幅下降、波形平坦，提示有效灌注减少；如果同时 $SpO_2$ 下降提示局部组织缺氧，在排除呼吸道疾病因素后常提示严重休克发生；还可结合心电图、心率、血压、每小时尿量等常用指标鉴别心源性休克。Pleth 中包含有心搏功能、血液流动等诸多心血管系统的重要信息，同时容积脉搏血流主要存在于外周血管中的微动脉、毛细血管中，所以 Pleth 中同样包含丰富的微循环信息。大量研究表明，Pleth 与桡动脉压力波、肺小动脉楔压、每搏输出量、脑血流量均有良好的相关性，在正压通气情况下，甚至比肺小动脉楔压更能准确反映左室舒张末期容量的变化。

4. 胸部电生物阻抗法（TEB）　TEB 利用胸阻抗的原理，即人体中血液、骨骼、脂肪、肌肉具有不同的导电性，血液和体液阻抗最小，骨骼和空气阻抗最大，随着心脏收缩和舒张，主动脉内的血流量发生变化，电流通过胸部的阻抗也产生相应变化。胸部电生物阻抗法可监测多个血流动力学参数，包括每搏输出量/每搏输出量指数（SV/SVI）、心排血量/心脏指数（CO/CI）、外周血管阻力/外周血管阻力指数（SVR/SVRI）、胸液成分（TFC）、速度指数（VI）、加速度指数（ACI）、射血前期（PEP）、左室射血时间（LVET）、收缩时间比率（STR）和左室作功/左室作功指数（LCW/LCWI）。

TEB 测定的心排血量与热稀释法测定的相关性好，可连续的动态监测参数的变化趋势，且操作简便，完全无创，患者无任何并发症，每例患者检查只需 5~10 分钟，尤其适合不宜或不能接受有创检查的患者。近年来，TEB 被广泛应用于临床，国内外已有很多关于 TEB 的临床研究，研究结果均肯定了 TEB 的准确性以及较以往传统的血流动力学监测法有无法比拟的优点。但随着患者年龄增高和动脉壁弹性降低，胸部电生物阻抗测量的准确性也会降低，而且，对于胸骨切开、活动过多、心率>250 次/分钟以上以及主动脉瓣关闭不全的患者，准确性也是有限的。还不能反映高度水肿或过度肥胖患者的血流动力学情况（可能由于电阻抗信号太弱，干扰性的生物电过高所致）。在创伤/休克患者中运用 TEB 的准确性、可行性以及对临床结果的影响仍需进一步研究。

5. 超声心动图显像　应用超声心动图显像可以对患者进行间歇性的血流动力学监测，广泛应用超声心动图显像技术有望减少有创监测技术包括肺动脉导管的应用，并成为危重病处理的一个可喜进展。超声心动图显像除了可以发现解剖学损伤（如心脏压塞、心包流出、室间隔缺损、心瓣膜病、主动脉夹层）之外，还可以直接测定心排血量、每搏输出量、前负荷（心室容积）、心脏收缩力（射血分数）、舒张功能、基础水平和应激条件下的局部运动异常，并可用于诊断血流动力学异常的肺栓塞。应用先进的软件分析数据，还发展出了新的高分辨的超声心动图显像技术，如食管超声心动图技术（TEE）。

食管超声心动图技术（TEE）是目前唯一能在术中对患者进行常规监测的影像诊断技术，通过测定降主动脉内血液流速的变化，计算出每搏量及心排量（CO），测量结果与热稀释法相关性好（$r = 0.74 \sim 0.98$），而且可清楚地观察到每次心搏时降主动脉的血流情况及心脏血管形态，对呼吸困难和引起急性左心衰的病因诊断和及时处理具有非常重要的意义。但是，TEE 技术操作费时，超声探头让清醒患者难以耐受，故仅适用于全麻状态下的患者，而且技术要求较高，还可能因探头位置不固定或获得信号不稳定而影响心排血量的测定，以及可能有心律失常、食管损伤或穿孔等并发症。

6. 近红外光谱分析　近红外光谱分析是一种测定局部组织血流、氧输送和氧利用的无创方法，可用来监测局部组织血液循环以及细胞水平的氧代谢。优点是无创、简易、且数据连续。其原理是近红外区域光（700~1000nm）在透射皮肤、骨骼和肌肉时很少发生衰减，血红蛋白、肌红蛋白、细胞色素 aa3 在不同氧合状态其吸收光谱也不同，利用氧合血红蛋白与去氧血红蛋白在吸收光谱上的差别，可以监测局部的氧输送（$DO_2$）和动脉氧饱和度（$SaO_2$）。应用此方法可在休克患者复苏处理中实时监测组织灌注是否充分，如测量大脑氧合和灌注。

# 第四节　失血性休克的容量复苏

## 一、战创伤休克早期复苏新理念

资料显示全球每年因创伤死亡的人数高达 350

万~580万,已跃居疾病死亡谱的第3位,有专家预测到2020年全球每年因各种创伤死亡的人数可高达840万。资料显示,无论战伤还是创伤,大部分死亡均发生伤后早期。战伤死亡,80%发生在伤后即刻至30分钟内,灾难和道路交通伤伤员80%的死亡发生在伤后6小时以内[18,19],因此对战创伤,特别失血休克黄金1小时和白金10分钟早期救治非常重要,这一理念的提出,为战创伤早期救治技术和措施的研究提出了新的要求和方向。几个发达国家包括其军队针对这一理念在战创伤休克救治时采取了相应的策略和措施,取得了显著效果,值得借鉴和推广。

英、美军队对战伤失血休克采取的新的治疗原则是:对出血控制的伤员、伤情稳定的,可不予输液,对有休克表现的(桡动脉脉搏微弱或缺失),可用乳酸林格液或6%的羟乙基淀粉维持平均动脉压在7mmHg左右;对未控制出血性休克者,给予小剂量补液,维持机体基本需要,考虑到液体携带的问题,美国其初始复苏液体为7.5%氯化钠和6%右旋糖酐(HSD)250ml(缓慢输注,至少10~15分钟),如伤员无反应再给250ml,总量不超过500ml,其后根据情况可给一定的等渗溶液,目前已改用Hextent(6%的羟乙基淀粉乳酸林格液)。复苏的标准是桡动脉脉搏可触及(收缩压约80~90mmHg)和恢复意识。以色列军队因所有的战争都发生于其国境边缘,伤员受伤地离国内最先进的医疗中心最远不过100km,加上以军强大的军事力量和先进的空中救护直升机后送系统,所以其战伤及休克的救治与其他国家有不同之处。以军的医疗救治阶梯分级不明显,因为伤员一般可很快(平均50分钟左右)被送到国内的非军队医疗中心治疗,所以以军对战伤出血及休克的治疗进行了调整。即对已控制出血者,在后送途中输液;对出血未控制者不输液;如后送时间在1小时内,保持呼吸正常后立即后送,在途中建立静脉通道;如后送时间超过1小时,在晶体液中加入胶体液,在出血未控制的情况下,输液速度调整至以防止再出血为度。

## 二、战创伤休克早期复苏新方法

严重战(创)伤休克传统的复苏原则是主张积极快速复苏,及时使用正性肌力或血管活性药物以尽快恢复血压至正常水平,即所谓的积极(正压)复苏(aggressive/normotensive resuscitation)或即刻复苏(immediate resuscitation),但近年来随着休克病理生理研究的不断深入和对组织体液和氧代谢的深入研究,这些传统的休克液体复苏概念正受到挑战。提出了一些新的复苏理念,包括限制性(低压性)液体复苏(limited/hypotensive fluid resuscitation)、延迟性液体复苏(delayed fluid resuscitation)和低温复苏(hypothermic resuscitation),这些新的战创伤休克早期复苏理念和方法为战创伤休克患者的早期救治带来了新的措施,正日益受到临床医生的重视和接受,目前欧美大出血处理指南已纳入这些新的理念和措施[20]。

1. 允许性低压复苏 休克后快速恢复血压的传统复苏概念主要源于Wiggers控制性出血性休克(controlled hemorrhagic shock)模型。但在临床,特别是战(创)伤休克大多为非控制性出血休克(uncontrolled hemorrhagic shock),近年的研究表明,对于非控制出血休克患者在手术彻底止血前大量快速液体复苏可增加血液丢失,引起稀释性凝血功能障碍和代谢性酸中毒。同时大量快速液体输注可影响血管收缩反应,导致血栓易位或引起伤口再次出血。实验研究结果表明允许性低压复苏(permissive hypotensive resuscitation)的目标复苏压力以收缩压控制在90mmHg,平均动脉压控制在50~60mmHg较为理想,低压复苏时间不宜过长,最好不超过90分钟,若超过90分钟,可应考虑器官功能保护措施,否则会加重缺血缺氧性损伤,影响复苏效果[21-23]。虽然这一新的方法在实验室和临床复苏战创伤休克中已取得良好效果,但尚需更多的临床研究以进一步验证此方法的有效性、安全性和适用范围。

2. 延迟复苏 传统观点认为,战创伤休克低血压,应立即进行液体复苏,使用血管活性药物,尽快提升血压。但近年的研究发现严重战创伤休克,特别是非控制出血休克,在手术彻底止血前若过早使用血管活性药物或大量液体提升血压,并不能提高患者的存活率,事实上有增加病死率和并发症的危险。基于实验室和临床研究结果,对于严重战创伤休克,特别是非控制性出血休克,近年来提出了延迟复苏(delayed resuscitation)的新概念,即对创伤失血性休克,特别是有活动性出血的休克患者,在彻底手术止血前不主张快速给予大量的液体进行即刻复苏,而主张在到达手术室彻底止血前,只给予少量的平衡盐液维持机体基本需要,在手术彻底处理后再进行大量复苏,这样比即刻积极复苏会有更好的复苏效果。但具体在手术前(或在后送途中)给多少液体,给什么液体合适,尚需进一步研究明确。

3. 低温复苏　低温复苏(hypothermic resuscitation)一直是一个有争议的课题,长时间深度低温会影响机体代谢,影响凝血功能和心血管功能[24]。但目前越来越多的研究表明,对于严重创伤失血休克,给予短时轻度的低温复苏可增强低压复苏的效果。本实验室研究表明,在伤后到彻底手术前这段时间给予短时间(1小时)轻度低温(34℃)可显著增强低压复苏效果,降低组织细胞代谢率,降低机体对氧的需求,延长休克的黄金抢救时间,同时防止毛细血管通透性升高[21]。但未来需要深入研究的是在临床如何实施低压复苏,用什么方法降低体温,如何与限制性液体复苏配合的问题。值得指出的是,此处所说的治疗性、控制性低温与发生在创伤患者的自发性、非控制性低温是不同的,前者对创伤患者的治疗是有益的,而后者是有害的。

4. 损害控制复苏　对严重创伤患者,近年来除限制性液体复苏外,又提出了损害控制性复苏(damage control resuscitation)的概念[4]。损害控制性复苏是指在对非常严重的创伤患者最初24~48小时的治疗中,用非手术治疗策略来防止或者逆转包括血液丢失性贫血、凝血功能障碍、酸中毒以及低体温(自发性)等一系列减轻损害,提高复苏效果的措施。这些措施具体包括:允许性低压复苏的应用;集被动和主动加温方法于一体的预防和治疗低体温;用外源性缓冲液等措施纠正酸中毒;直接应用1:1解冻血浆和悬浮红细胞;早期应用血小板;早期应用重组细胞因子Ⅶa等[25,26]。损害控制复苏在战创伤休克早期救治中虽然已得到广泛应用,但一些具体的方案和措施,特别是对凝血功能障碍的处理尚需深入研究,以提高救治效果。

### 三、战创伤休克液体复苏终点标准

恢复血容量、恢复组织灌流和氧供是休克复苏的核心问题。传统的液体复苏标准是恢复血压,心率和尿量。但这些指标不能很好地反映组织灌流和氧合状况,特别是当患者处于代偿期时或使用了缩血管药物后。近年来许多学者提出了许多新的复苏参考指标,包括氧供($DO_2$)、氧耗($VO_2$)、血乳酸盐、碱缺失和胃黏膜pH值等,为战创伤休克的理想复苏和提高复苏成功率提供了客观可靠的指标。

#### (一)氧供和氧耗

研究表明,严重创伤休克、脓毒休克患者,组织细胞缺血、缺氧并非单纯血供不足所致,而是与组织的氧供($DO_2$)和氧摄取($VO_2$)密切相关,所以近年来休克复苏除用心脏指数(CI)作为复苏标准外,有学者提出了用$DO_2$和氧耗($VO_2$)作为复苏标准的观点,且强调在复苏时使$DO_2$和$VO_2$复苏达超常值。一些临床研究表明,休克患者获得$DO_2$、$VO_2$超常值复苏的休克患者活存率明显高于未达超常值复苏者[27]。常用的提高$DO_2$、$VO_2$的方法包括:①扩容,提高有效循环血量;②使用正性肌力药物(多巴胺,多巴酚丁);③多巴胺无效或高动力型休克患者应用血管收缩剂(肾上腺素,去甲肾上腺素,去氧肾上腺素);④改善通气,维持动脉血氧饱和度。

#### (二)血乳酸盐、剩余碱和胃黏膜pH值

许多研究表明血乳酸盐水平、剩余碱和胃黏膜pH值与严重休克患者的预后及病死率密切相关,是较好的复苏终点指标和预后预测指标。研究发现血乳酸盐水平在复苏后24小时内达到正常的,患者100%存活,在24~48小时达正常的,78%存活,超过48小时达正常的,仅14%存活。胃黏膜pH值<7.32,在最初24小时内纠正的患者病死率为零,未纠正的病死率50%。胃黏膜pH值未纠正的平均每个患者有2.6器官发生器官功能障碍,胃黏膜pH值纠正的每个患者仅有0.62器官发生器官功能障碍。

### 四、战创伤休克复苏液体选择

复苏液体通常分为晶体液和胶体液,晶体液又分为等渗液和高渗盐液,胶体液有白蛋白,右旋糖酐,明胶和羟乙基淀粉。它们有各自的优势,也有自己的不足(表9-2)。

表9-2　各复苏液体优劣

| | 优点 | 不足 |
| --- | --- | --- |
| 等渗盐液 | 易储存,价格便宜 | 效率低(仅为全血的25%),输注量多,易致血液稀释、水肿、凝血功能障碍 |
| 高渗盐液 | 少量高效,效率高(450%),有增加心肌收缩力作用,作用时间长于生理盐水 | 过量使用可致高氯酸中毒 |

续表

| | 优点 | 不足 |
|---|---|---|
| 白蛋白 | 扩容作用强,可1:1替代血液 | 过量使用,漏入组织,影响组织功能 |
| 右旋糖酐 | 扩容作用时间长 | 影响凝血功能,影响配血,过敏反应 |
| 明胶 | 对凝血功能影响较小 | 扩容作用时间较短,过敏反应较高 |
| HES | 扩容效率150%~200% | 无明显副作用,对创伤失血休克早期急救合适,但到后期,特别有肾脏功能损害时慎用 |

　　一个理想的战伤复苏液体应满足以下几个要素:①能快速恢复血浆容量,改善微循环灌流和氧供;②有携氧功能;③无明显的副作用,如免疫反应等;④具备细胞保护作用;⑤易储存、运输,且价格便宜。很明显目前临床用的这些液体均不能满足这些要求。因此人们一直在努力试图解决这问题:①努力在研究修饰血红蛋白溶液,试图利用人的废血、动物血通过人工修饰或分子间交联的方式研制出能模拟人体的血红蛋白,同时消除其免疫原性、消除过敏反应,免除交叉配血及感染等问题。近年来美国、日本、加拿大等国一直在花大量资金研发这类产品,虽然在技术上已取得很多进展,许多产品已进入Ⅲ期临床,部分产品已在南非和墨西哥等国上市,但因一些毒性(如缩血管反应、肾脏毒性和氧化损伤毒性)反应未能克服,所以此类产品尚未大规模上市,还需继续深入研究,以克服这些问题。②努力在研究具有细胞保护作用的功能液体,防止战创伤休克引起的组织细胞缺血缺氧损害或休克后液体复苏引起的再灌注损伤,但目前尚无这类产品用于临床。③近年来研究表明,大量输注乳酸林格液(LR)后可激活中性粒细胞(PMN),导致组织损伤。研究证实,LR中的D-型乳酸是其激活PMN的主要原因。LR中含有L-乳酸和D-乳酸各14mmol/L,若用含有28mmol/L的L-乳酸则激活PMN的作用明显降低,若将乳酸完全用酮体取代,结果相似,说明D-乳酸与PMN激活作用有关。因此,美军建议改进现在的LR,去除D-乳酸,降低L-乳酸的总量,加入酮体作为能源物质。目前已研制出一种酮体林格液,并证明有良好的抗休克作用。

　　对于失血休克早期目前比较一致的看法是晶体液与胶体液两者兼补为宜,资料显示非控出血容许性低压复苏期间,乳酸林格液和羟乙基淀粉复合液按照2:1比率有较好效果[28]。

(刘良明　李　涛)

# 参 考 文 献

1. Cantor D, Ramsden E. Stress, shock, and adaptation in the twentieth century. New York: University of Rochester Press, 2014.

2. Otterbein LE, Foresti R, Motterlini R. Heme oxygenase-1 and carbon monoxide in the heart: the balancing act between danger signaling and pro-survival. Circ Res, 2016, 118: 1940-1959.

3. Granfeldt A. Organ dysfunction following regional and global ischemia/reperfusion. Intervention with postconditioning and adenocaine. Dan Med J, 2012, 59: B4496.

4. Mansart A, Bollaert PE, Seguin C, et al. Hemodynamic effects of early versus late glucocorticosteroid administration in experimental septic shock. Shock, 2003, 19: 38-44.

5. Zhang C, Mo M, Ding W, et al. High-mobility group box 1 (HMGB1) impaired cardiac excitation-contraction coupling by enhancing the sarcoplasmic reticulum (SR) Ca (2+) leak through TLR4-ROS signaling in cardiomyocytes. J Mol Cell Cardiol, 2014, 74: 260-273.

6. Ming MJ, Hu DY, Chen HS, et al. Effects of MCI-154, a calcium sensitizer, on cardiac dysfunction in endotoxic shock in rabbits. Shock, 2000, 13: 459-463.

7. Vestweber D. Relevance of endothelial junctions in leukocyte extravasation and vascular permeability. Ann NY Acad Sci, 2012, 1257: 184-192.

8. Zhang J, Yang GM, Zhu Y, et al. Role of connexin 43 in vascular hyperpermeability and relationship to Rock1-MLC20 pathway in septic rats. Am J Physiol Lung Cell Mol Physiol, 2015, 309: L1323-1332.

9. Liu LM, Dubick MA. Hemorrhagic shock-induced vascular hyporeactivity in the rat: relationship to gene expression of nitric oxide synthase, endothelin-1, and select cytokines in corresponding organs. J Surg Res, 2005, 125: 128-136.

10. Li T, Fang YQ, Yang GM, et al. Effects of the balance in activity of RhoA and Rac1 on the shock-induced biphasic change of vascular reactivity in rats. Ann Surg, 2011, 253 (1): 185-193.

11. Duan C, Yang G, Li T, et al. Advances in vascular hyporeactivity after shock: the mechanisms and managements. Shock, 2015,44(6):524-534.

12. Zhou R, Liu LM, Hu D. Involvement of BKca alpha subunit tyrosine phosphorylation in vascular hyporesponsiveness of superior mesenteric artery following hemorrhagic shock in rats. Cardiovasc Res, 2005,68:327-335.

13. Zhao G, Zhao Y, Pan B, et al. Hypersensitivity of BKCa to $Ca^{2+}$ sparks underlies hyporeactivity of arterial smooth muscle in shock. Circ Res, 2007,101:493-502.

14. Xu J, Liu L. The role of calcium desensitization in vascular hyporeactivity and its regulation after hemorrhagic shock in the rat. Shock, 2005,23:576-581.

15. Li T, Fang YQ, Yang GM, et al. The mechanism by which RhoA regulates vascular reactivity after hemorrhagic shock in rats. Am J Physiol Heart Circ Physiol, 2010,299:H292-299.

16. 姚咏明.急危重症病理生理学.北京:科学出版社,2013.

17. 姚咏明,刘良明,梁华平.中华创伤学-基础卷.北京:人民卫生出版社,2016.

18. 刘良明.战创伤休克早期救治研究进展.创伤外科杂志,2013,15:100-103.

19. Beekley AC. Damage control resuscitation: a sensible approach to the exsanguinating surgical patient. Crit Care Med, 2008,36(S):267-274.

20. Riha GM, Schreiber MA. Update and new developments in the management of the exsanguinating patient. J Intensive Care Med, 2013,28:46-57.

21. Li T, Lin XL, Zhu Y. Short term, mild hypothermia can increase the benefit of permissive hypotension on uncontrolled hemorrhagic shock in rats. Anesthesiology, 2012,116:1288-1298.

22. Li T, Zhu Y, Fang YQ. Determination of the optimal mean arterial pressure for postbleeding resuscitation after hemorrhagic shock in rats. Anesthesiology, 2012,116:103-112.

23. Li T, Zhu Y, Hu Y. Ideal permissive hypotension to resuscitate uncontrolled hemorrhagic shock and the tolerance time in rats. Anesthesiology, 2011,114:111-119.

24. Mohr J, Ruchholtz S, Hildebrand F, et al. Induced hypothermia does not impair coagulation system in a swine multiple trauma model. J Trauma Acute Care Surg, 2013,74(4):1014-1020.

25. Palm K, Apodaca A, Spencer D, et al. Evaluation of military trauma system practices related to damage-control resuscitation. J Trauma Acute Care Surg, 2012,73(6 Suppl 5):S459-S464.

26. Gruen RL, Brohi K, Schreiber M, et al. Haemorrhage control in severely injured patients. Lancet, 2012,22,380(9847):1099-1108.

27. van Beest P, Wietasch G, Scheeren T, et al. Clinical review: use of venous oxygen saturations as a goal - a yet unfinished puzzle. Crit Care, 2011,15(5):232-240.

28. Hu Y, Wu Y, Tian K, et al. Identification of ideal resuscitation pressure with concurrent traumatic brain injury in a rat model of hemorrhagic shock. J Surg Res, 2015,195:284-293.

# 第十章

# 缺血再灌注损伤发生机制与防治

缺血再灌注损伤是由于缺血的组织器官再恢复血供时,产生的损伤加重的现象。其发病机制复杂,涉及诸多病理生理过程,且这些致病因素相互作用,相互制约。缺血再灌注损伤的严重程度与缺血时间、部位及早期干预措施有关,而缺血再灌注损伤的严重程度与患者的预后密切相关。在防治缺血再灌注损伤的临床策略中,明确缺血病因,减少组织细胞缺血时间,改善缺血组织的代谢,消除自由基,减轻钙超载,尽快恢复组织器官的血流,是防治缺血—再灌注损伤的重要措施。本章就缺血再灌注损伤的特点,机制以及防治和临床治疗,多方面综合进行叙述和讨论,旨在更深入地了解其发病机制,用以指导临床治疗,从而减少患者病死率,提高其生存质量。

## 第一节  缺血-再灌注损伤的概念和原因

### 一、概　　念

缺血再灌注损伤(ischemia reperfusion injury,IRI)是指:组织器官缺血后,再重新使其血供恢复,从而造成损伤加重的一种病理生理过程。较多的临床证据显示,单纯的缺血造成的组织损伤往往轻于由于缺血后血管再通形成的再灌注损伤,这引起了广大医务工作者的极大重视[1]。

### 二、原　　因

#### (一)发生的临床背景

造成缺血再灌注损伤的原因主要是各器官或者组织因为各种原因引起暂时的供血障碍,在解除病理因素后,血管再通,供血逐渐恢复,常见于:失血,休克,心肌缺血后再灌注,脑缺血后再灌注,以及肺,肾等脏器。也有医源性的因素,例如:临床上的冠脉搭桥手术,血管吻合术等。此外,失血、休克后的液体复苏也可引起缺血再灌注损伤的发生。

#### (二)损伤的原因

1. 缺血程度和耗氧程度　缺血-再灌注损伤的严重程度直接和组织的缺血程度以及组织本身的耗氧程度相关。耗氧量大的重要脏器,如:心,脑,肾,肝脏等器官在遭受缺血后再灌注损伤时,其组织的损伤程度更加严重。

2. 再灌注建立　缺血-再灌注损伤后,再灌注损伤主要是发生在血供恢复后,当再灌注建立时,各器官组织自身是否存在良好的侧支循环至关重要。对于血供较为丰富的器官和组织,在发生缺血情况后,可以及时通过侧支循环的血供有效的满足的其本身的代谢需要,这样,再灌注造成的损伤较小,器官功能不会受到明显影响。反之,缺乏有效侧支循环的脏器和组织则更加容易遭受严重的再灌注损伤。

## 第二节  缺血-再灌注损伤发生的机制

缺血再灌注损伤发生的机制复杂,包括自由基作用,钙超载,免疫细胞作用,炎症反应作用,能量代谢障碍,细胞凋亡等。这些因素相互作用并且相互制约,在缺血再灌注损伤的病理生理作用过程中扮演着重要的角色[2](图 10-1)。

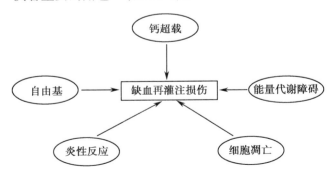

图 10-1　缺血再灌注损伤发生的可能机制示意图

195

## 一、自由基的作用

### （一）自由基的概念

自由基指的是在外层轨道上具有不配对电子的原子、原子团、离子和分子，又被称为游离基。由氧激发的自由基称为氧自由基。存在于人体内的大部分自由基中，相对由氮元素激发的氮自由基而言，活性的氧自由基占据了大部分。

### （二）自由基的代谢

1. 自由基的产生和消除　人体在代谢过程中不断产生各种自由基，其中常见的自由基是氧自由基。氧自由基是机体代谢的一种正常产物，氧自由基是由于氧分子接受电子引起氧自身稳定性改变而形成的。主要包括：超氧阴离子（$O_2^-$）、过氧化氢（$H_2O_2$）、羟自由基（$OH\cdot$）等。正常情况下，自由基可以通过清除系统而消除。清除系统主要存在于在细胞内，由抗氧自由基还原物质和抗氧自由基酶组成。酶性清除剂包括分为超氧化物歧化酶（superoxide dismutase，SOD）和过氧化氢酶（catalase，CAT）。SOD属于酸性蛋白酶，分为Cu/Zn-SOD，Mn-SOD，Fe-SOD，都可以催化$O_2^-$生成$H_2O_2$和$O_2$，从而清除体内的超氧化物，防止其对机体的损伤。

2. 自由基生成增多的机制

（1）黄嘌呤-黄嘌呤氧化酶系统：黄嘌呤脱氢酶（XDH）存在于内皮细胞中，黄嘌呤-黄嘌呤氧化酶系统会在不同状态下进行激活：缺血缺氧时，细胞内钙离子蓄积，黄嘌呤脱氢酶大量转变为黄嘌呤氧化酶，后者可以将胞内的氧气转变为氧自由基。另外ATP分解产生大量次黄嘌呤，恢复再灌注后，缺血区氧供逐渐增加，次黄嘌呤转化为黄嘌呤，分子氧也在此过程中转变为活性氧，形成氧自由基。

（2）中性粒细胞：①中性粒细胞NADP/NADPH氧化酶系统是自由基的又一来源。再灌注过程中，中性粒细胞被激活，在进行吞噬活动时耗氧量显著增强，其获得的大部分$O_2$在还原型辅酶Ⅰ氧化酶（NAPH oxidase）和还原型辅酶Ⅱ氧化酶（NADPH oxidase）的催化下，接受电子形成氧自由基。②激活的中性白细胞还可分泌髓过氧化物酶，后者作用于过氧化氢和氯离子形成次氯酸，与其他自由基一起，使氨基酸和蛋白质降解，引起组织广泛损伤。

（3）线粒体呼吸链电子传递异常：线粒体也是氧自由基的重要来源。细胞缺血、缺氧可使细胞色素氧化酶功能失调。使细胞内线粒体膜电势丧失。呼吸链功能障碍，在缺血阶段，随缺血程度加重，呼吸链电子漏增多，再灌注期间电子漏进一步增加，影响呼吸链电子传递，ATP生成减少，抗氧化机制减弱，从而促进氧自由基的积累。

（4）磷脂-花生四烯酸途径：细胞内$Ca^{2+}$可以激活烯脂酶引起膜磷脂破坏，产生花生四烯酸。花生四烯酸产物白三烯$B_4$可以刺激白细胞释放氧自由基，另外在再灌注阶段，血栓素以及IL-1，TNF-α等花生四烯酸产物也能刺激相关组织和细胞产生大量自由基。

（5）儿茶酚胺氧化增强：机体组织器官发生缺血时，由于应激反应的刺激导致机体交感-肾上腺髓质系统兴奋，引起大量儿茶酚胺的释放，肾上腺素和去甲肾上腺素等在分子结构中的羟基与氧接触时可以被氧化，即"儿茶酚胺的自氧化"。自氧化在单胺氧化酶作用下可以产生"单电子还原"，从而产生超氧阴离子等活性氧。

（6）血红蛋白：红细胞内的氧合血红蛋白可自发转变为高铁血红蛋白，在这一过程中，电子转移到氧分子，产生超氧阴离子（$O_2^-$）。

### （三）自由基引起缺血再灌注损伤的机制

1. 细胞膜脂质破坏　①自由基激活磷脂酶使其结构发生变化，造成细胞膜中多价不饱和脂肪酸断裂，膜脂质降解，膜结构破坏。②脂质过氧化可以造成膜磷脂分解，影响花生四烯酸的代谢，伴随炎性介质的产生，从而加重再灌注损伤。

2. 细胞膜蛋白破坏　自由基激活钙离子依赖蛋白酶，破坏相关蛋白肽链结构，从而蛋白变性丧失正常功能；另外脂质过氧化作用间接抑制钙泵和$Na^+$-$Ca^{2+}$交换蛋白导致细胞内钙超载，引起细胞内相关损害和功能障碍；同时，脂质过氧化抑制G蛋白和效应器偶联，引起细胞信号传导功能障碍。

3. 核酸及染色体破坏　$OH\cdot$易与脱氧核糖及碱基反应并使其发生改变（$OH\cdot$由于具有强氧化性，可以获取脱氧核糖上的电子，造成DNA中脱氧核糖电子不配对，从而发生DNA断裂）。

4. 破坏糖类结构　在细胞膜中存在少量的糖类，主要是以寡糖和多糖存在，自由基可以氧化寡糖中的羟基碳成为不饱和碳，造成细胞膜破坏，引起细胞损伤。

## 二、钙　超　载

在缺血再灌注损伤的病理生理过程中，钙超载是细胞发生不可逆损伤的最后通路。所谓钙超载（calcium overload）是指：各种生理性或者病理性原因导致细胞内钙浓度增高,从而引起细胞结构破坏和功能障碍的现象。

### (一)正常钙稳态的调节

正常情况下,钙离子处于稳态,其调节主要通过胞内钙离子的升高和降低,以及钙池的储备作用。

1. 细胞膜对钙离子的通透性的影响　由于胞内钙离子浓度低,细胞外钙浓度高,这种顺浓度梯度的跨膜钙内流,可以增加胞内钙浓度。

2. 钙通道　钙通道主要分为电压依赖性钙通道和钙库调控性钙通道。电压依赖性钙通道分为 L型,P 型/O 型,N 型,R 型和 T 型。另外 1,4,5 三磷酸肌醇或内质网钙泵抑制剂等可以通过耗竭细胞内钙库的方式激活容积性钙内流,这种由钙库耗竭激活的通道称为钙库调控型钙通道。钙离子通道是一种跨膜结构,其开放和关闭受到钙调蛋白的调节,钙通道精确调控钙离子进入细胞膜的过程,其通道通透性的改变直接带来导致钙超载,从而引起组织损伤。

3. 细胞膜钙泵($Ca^{2+}$-$Mg^{2+}$-ATP 酶)　钙泵主要功能是结合细胞内钙,将 $Ca^{2+}$ 输送到细胞外,或摄取胞质钙并贮存于钙库以维持细胞内钙浓度在正常范围。它可以使得细胞膜上 ATP 水解后释放能量,驱动细胞内外的钙离子移动,这种钙离子外流或者储存进细胞器中的内质网的过程,可以维持细胞内的钙离子浓度平衡。

4. 离子交换　主要是 $Na^+$-$Ca^{2+}$ 进行交换,另外反向 $Na^+$-$Ca^{2+}$ 交换蛋白也是钙内流的一种方式。$Na^+$-$Ca^{2+}$ 交换蛋白受到跨膜钠,钙离子浓度的影响,$Na^+$-$Ca^{2+}$ 按固定比例对细胞内外的钠,钙离子进行双向转运。已有研究证明,$Na^+$-$Ca^{2+}$ 例子交换是缺血再灌注损伤是发生细胞内外离子平衡失调,钙超载的重要原因。

5. 细胞内钙池的调节机制　细胞内钙的交换与钙池的功能相关,通过钙池中的转运蛋白和钙结合蛋白,共同完成对钙的运输和调节。

### (二)钙超载发生的机制

1. 离子交换异常　由于缺血期缺氧状态的持续,导致 ATP 产生减少,$Na^+$ 转运障碍大量积累在细胞内,从而激活钠钙交换蛋白,再灌注开放后,钠钙交换蛋白大量排出钠离子,钙离子随交换作用进入细胞造成细胞内钙离子浓度增加。同时,氢离子在缺血期无氧酵解下产生增多,恢复血供后,由于 $Na^+$/$H^+$ 交换蛋白转运,造成胞内钠离子浓度进一步增加,也会造成细胞内离子比例失调,钠钙交换异

常,造成胞内钙离子浓度超过正常水平。

2. 生物膜损伤　自由基与膜磷脂作用形成脂质过氧化物,导致膜结构破坏,通透性增强,还引起溶酶体释放磷脂酶,破坏磷脂双层膜。由于在缺血再灌注期间,大量自由基形成,因此对细胞膜和细胞器膜产生损伤作用。①细胞膜磷脂组分中不饱和脂肪酸减少,使膜流动性减弱,通透性增加,膜外较高浓度钙离子顺梯度流入细胞内,从而引起细胞内钙离子增高,这种现象称为细胞膜钙漏。②自由基破坏肌质网膜,致使钙泵功能失调,导致钙蓄积。③线粒体膜脂质过氧化导致线粒体功能抑制,能量代谢障碍。过量的活性氧还可以促使线粒体渗透性转导孔(mPTP)开放,增加线粒体活性氧释放,形成活性氧激活活性氧释放的正反馈通路,造成活性氧进一步增加,从而加重细胞膜损伤,使得细胞膜上的离子通道发生异常,钙离子转运失调,钙超载现象的发生。更进一步,细胞内高钙使得黄嘌呤氧化酶合成增加,进一步促使自由基大量增加,从而加重细胞膜的损伤,使得钙离子泄漏和超载。

3. 蛋白激酶 C(PKC)　蛋白激酶 C 是丝氨酸/苏氨酸蛋白酶家族中的一类,参与缺血再灌注损伤的主要是 PKC,同时 c-AMP 可以作用钙通道促进钙内流,升高细胞内钙离子浓度。同时,钙超载可以激活相关依赖钙离子的磷脂酶,蛋白酶和核酸内切酶。达到分解膜磷脂,促进自由基产生,水解 DNA 阻断细胞内遗传物质转录等作用。

4. 线粒体功能障碍再灌注损伤　可以引起细胞线粒体功能受损,能量代谢障碍,使得钙泵功能下降,胞内的钙离子不能顺利泵到细胞外,造成胞内钙堆积。此外,由于细胞内钙离子浓度过高,线粒体摄取过多的钙离子后以磷酸钙形式集聚在线粒体内,阻碍线粒体合成 ATP,更进一步抑制细胞能量代谢。同时钙离子可以通过激活磷脂酶,破坏线粒体膜结构,增加其通透性,使线粒体结构不可逆的损伤。

## 三、缺血再灌注损伤与炎性反应

缺血时,组织细胞水肿,再灌注更使缺血区水肿加重,炎性细胞因子释放和活化,大量炎性介质产生,黏附分子上调,创造了再灌注损伤具有炎症反应的病理条件基础。由于再灌注期间形成的钙超载和大量自由基对细胞膜造成破坏,引起中性粒细胞等炎性细胞在微循环系统浸润和聚集,同时释放各种炎性介质。聚集的炎性细胞,增多的氧自由基和炎性因子等能对内皮细胞产生直接损伤,改变微循环

的稳态和血液流变学,使微血管狭窄和阻塞,造成"无复流"现象(即再灌注后,缺血组织循环血流并未能有效恢复正常的现象)的发生,从而加重器官损伤和器官组织缺血。此外,受损组织微血管聚集大量炎性细胞,趋化吸引更多的中性粒细胞,使得炎症加重。

**(一)炎性细胞因子**

1. 肿瘤细胞坏死因子-α(tumor-necrosis factor-α,TNF-α) TNF-α主要由巨噬细胞、单核细胞等合成释放,参与了多种疾病的发生、发展过程,是缺血再灌注损伤细胞因子连锁反应中的一个关键性介质,TNF-α在缺血再灌注损伤过程中发挥重要作用。在健康组织中表达不高,但受到刺激后,如缺血再灌注损伤,则可以大量表达。TNF-α的过度表达或释放,可以改变血管内皮细胞通透性,促进中性粒细胞等炎性细胞聚集,刺激黏附分子的释放,引发细胞因子级联反应。过度的炎性反应致使白细胞贴壁附着,导致微血管的阻塞;并能够激活血管内皮细胞,改变血管通透性。还可导致器官损伤,触发细胞凋亡级联反应,加重缺血再灌注损伤。

2. 白细胞介素(interleukin,IL) 与再灌注损伤炎性反应关系密切的白细胞介素分为致炎细胞因子(IL-1,IL-6,IL-8)及抑炎细胞因子(IL-10)。其中,IL-1β是IL-1的亚类,通过IL-1β前体在IL-1β转化酶的作用下转化而成,它是炎性细胞的趋化因子,能诱导和促进缺血再灌注损伤后炎性介质的释放,发挥对细胞的损伤作用。IL-6被广泛认为属于炎性前细胞因子,主要由巨噬细胞,T细胞,B细胞等多种炎性细胞产生,具有广泛的生物学活性,是一种多功能单链糖蛋白细胞因子。IL-6作用于多种细胞的生长和分化,其表达异常与缺血再灌注损伤密切相关。IL-8是机体主要的炎性趋化因子,也是一种多源性细胞因子,它由包括中性粒细胞,内皮细胞等多种细胞在机体缺血缺氧条件下诱发产生,可以促进炎性细胞趋化和诱导细胞增殖。IL-8同时参与了中性粒细胞和内皮细胞黏附过程的调节,在炎症过程中起重要作用。IL-10对缺血再灌注损伤起正反馈调节,可以减少再灌注引发的组织和器官损伤。

3. 转化生长因子-β(transforming growth factor-β,TGF-β) TGF-β涉及细胞生长、分化、炎症和组织修复等多种功能。TGF-β的各个亚族(TGF-β1、TGF-β2、TGF-β3)分别来源于不同的细胞,位置在不同的染色体位点。其中,TGF-β1所占的比例(>90%)和活性最大。TGF-β是中性粒细胞的有效趋化剂,它可诱导其他生长因子的产生。TGF-β的表达和生成对保护和修复缺血再灌注损伤具有重要作用。研究显示,内源性TGF-β在缺血再灌注损伤的组织中表达显著变化,其活性的改变贯穿缺血再灌注损伤的整个过程,是缺血再灌注损伤的重要发病机制,其活性程度可反映缺血再灌注损伤后,组织的炎性反应程度。虽然目前对其具体的机制并不清楚,但可能的机制关联到中性粒细胞的黏附和细胞凋亡方面。

4. 髓过氧化物酶(myeloperoxidase,MPO) MPO由单核细胞,中性粒细胞和巨噬细胞分泌,是一种含血红素辅基的血红素蛋白酶。MPO是中性粒细胞的特异性酶,属于血红素过氧化物酶超家族成员。中性粒细胞聚集后大量产生MPO,因此,其含量高低和活性大小直接反映中性粒细胞的浸润情况和功能状态。MPO参与炎性反应的诸多过程,能催化产生多种活性氧化物质,形成超氧化物,从而导致氧化应激反应和组织损伤。在缺血再灌注损伤的发生过程中,MPO至关重要。

**(二)核转录因子**

核转录因子(NF-κB)普遍存在于细胞中,能调节淋巴细胞增殖和分化,能和多种基因的启动子、增强子κB位点特异性结合后启动基因转录,可诱导多种细胞因子表达,促进炎性反应,是具有多向性调节作用的核转录因子。许多编码趋化因子、细胞因子和生长因子的基因启动子上都有NF-κB的结合位点,其有关免疫和炎性反应都受NF-κB的影响。许多关键的炎性因子如TNF-α、IL-1,IL-6和黏附分子的表达受到NF-κB的介导和调控。NF-κB作用于炎症的早期,直接影响"无复流"现象的发生和发展过程。再灌注损伤发生时,TNF-α与NF-κB相互作用,促进各种炎性因子和黏附分子的产生,进而介导中性粒细胞在组织器官中的浸润,造成"无复流"现象,加重了再灌注损伤。

**(三)黏附分子**

细胞黏附分子分布于细胞表面与细胞外基质。与心肌缺血再灌注损伤有密切关系的黏附分子可分为:①选择素超家族,其中,E-选择素(CD62E)在受到诸如TNF-α,IL-1等细胞因子的刺激后在内皮细胞膜上表达,E-选择素可以有细胞内皮细胞产生后形成可溶性的分子,诱导多种免疫细胞和因子活化,对中性粒细胞产生趋化作用;P-选择素(CD62P)位于内皮和血小板表面,在受到外界刺激下,如凝血酶,组织胺等,很快翻转到细胞外膜进行表达,P-选择素可快速表达于血管内皮细胞表面。其表达速度快，与炎症早期有关；L-选择素（CD62L）在淋巴细胞，中性粒细胞和单核细胞中都有表达。L-选择素可以和内皮细胞膜上的细胞黏附分子等形成黏附，且可从活化的白细胞表面快速脱落，成为可溶状态的黏附分子。②整合素家族，是位于细胞膜表面的跨膜蛋白，受到细胞因子的激活，对稳定白细胞和血管内皮细胞黏附起重要作用，是细胞黏附分子超家族的重要成员。整合素表达在几乎所有的动植物细胞中，受到钙离子的调控，整合素可以介导诸多信号通路，以及细胞之间，细胞和胞外基质之间的黏附，将细胞外基质的信息传递给细胞，同时，也将细胞内的信号信息传递给胞外。③免疫球蛋白超家族，免疫球蛋白超家族大部分是整合膜蛋白，在淋巴细胞表面表达。在正常情况下黏附分子免疫球蛋白超家族各个成员在组织细胞中表达微弱，但在炎症过程中，当受到炎性细胞因子（IL-I，TNF-α，IFN-7等）或内毒素刺激后，可以大量表达，并调控中性粒细胞的活化黏附和渗出，参与组织损伤，能介导同嗜性和异嗜性的细胞黏着。

### （四）蛋白水解酶

基质金属蛋白酶（matrix metalloproteinases，MMPs）是一类依赖于锌离子为辅助因子的蛋白水解酶家族，参与炎症反应，肿瘤发生和发展，以及机体的损伤过程。MMPs 的产生主要来源于中性粒细胞，内皮细胞，巨噬细胞等。基质金属蛋白酶家族成员参与缺血再灌注损伤的病理生理过程。但正常状态下，MMPs 的表达水平较低，而在再灌注损伤的组织器官中，MMPs 表达升高。MMPs 以原酶的形式存在，当受到激活后，其活性程度大幅度增加；此外，酶原的活性可以受到不同因素的调节，参与多种疾病的发生发展过程。一些抑制剂，诸如 TIMPs，也可以不同程度的抑制 MMPs 的酶原活性，从而阻断 MMPs 与底物的结合。

### （五）趋化因子

趋化因子（chemokines）是一类小分子多肽，它可趋化激活包括：中性粒细胞，淋巴细胞，单核细胞等炎性细胞的定向移动，来调节炎症应答。缺血再灌注损伤过程中，趋化因子通过和相应受体结合后，调控各种炎性细胞的免疫应答反应，从而完成对血管的黏附，转移，以及各类炎症反应。通过干预趋化因子与相应受体的结合，可促进组织修复，降低炎性分子的黏附，减轻再灌注损伤的炎性反应。

## 四、能量代谢障碍

### （一）缺血再灌注损伤能量代谢变化特点

组织器官发生缺血，使其能量代谢发生变化，缺血早期，葡萄糖氧化磷酸化受抑制，此时能量代谢以糖酵解为主，细胞内乳酸增加，pH 下降。随着细胞中储存的高能磷酸化合物的不断降解，细胞内的无机磷酸含量升高，乳酸等代谢产物积聚增多，胞内 pH 值进一步下降。再灌注开始时，血管再通冲刷堆积的乳酸等代谢终产物和无机磷酸时，也使 ADP 和 AMP 含量降低，造成合成 ATP 的底物不足。同时，缺血和再灌注损伤引起的细胞线粒体的损伤，使得线粒体膜发生脂质过氧化，线粒体结构受损，使得细胞的有氧氧化利用度和 ATP 的合成水平仍旧很低，因此，该时期细胞还是以糖酵解方式供能。脂肪酸过度氧化同时抑制了葡萄糖氧化磷酸化，负反馈调节细胞再灌注损伤。

### （二）缺血再灌注损伤相关能量代谢障碍机制

1. 能量代谢障碍与 $Ca^{2+}$ 超载　缺血和再灌注期间，细胞内代谢产物堆积，pH 值下降，细胞以无氧糖酵解为主要供能方式。ATP 水平低下，细胞代谢紊乱。$Na^+$-$H^+$ 泵的激活使得胞内 $Na^+$ 潴留，但由于 $Na^+$-$K^+$-ATP 酶的活性受到能量代谢障碍的抑制，使得 $Na^+$ 外流受到限制，引发 $Na^+$ 超载。最终导致胞内 $Ca^{2+}$ 超载。同时，依赖 ATP 的肌质网 $Ca^{2+}$-ATP 酶，$Ca^{2+}$-$Mg^{2+}$-ATP 酶活性降低，$Ca^{2+}$ 外流受阻，更加重了细胞内钙超载。此外，过高的胞内 $Ca^{2+}$ 还可通过特殊受体激活 $Ca^{2+}$ 内流，从而能加重 $Ca^{2+}$ 超载。钙超载是缺血再灌注损伤的重要原因。钙超载可引起过多的 $Ca^{2+}$ 沉积在线粒体内，影响线粒体合成 ATP，造成能量生成障碍，同时可以通过激活线粒体膜上的酯酶，改变线粒体对物质的通透性，对细胞造成不可逆损伤。

2. 能量代谢障碍和氧自由基的关系　自由基可以使细胞膜磷脂分子发生脂质过氧化反应而致细胞组织结构功能受损。线粒体作为细胞氧化还原的主要场所，其细胞膜含有大量不饱和脂肪酸，容易遭受自由基脂质过氧化的攻击，使得氧化磷酸化减少，造成细胞能量合成代谢进一步紊乱。氧自由基还可改变细胞膜表面包括 $Ca^{2+}$ 通道在内的离子通道的通透性，造成更多 $Ca^{2+}$ 内流，加重钙超载，使细胞能量合成降低。

## 五、细胞凋亡

细胞凋亡的发生由特定的基因调控，且无明显的细胞坏死过程。缺血再灌注损伤可以诱发组织器官的细胞凋亡,它是组织缺血再灌注损伤发病机制的重要病理机制之一,也是缺血再灌注损伤影响组织器官功能的重要途径和表现形式。

### (一)丝裂原活化蛋白激酶信号通路

丝裂原活化蛋白激酶(mitogen-activated protain-kinase,MAPK)信号通路通过三级酶促级联反应将信号逐级放大,传导到细胞内乃至细胞核,激活其下游转录因子,参与细胞增殖、分化、转化及凋亡的调节。已经发现 MAPKs 家族亚类包括 ERKs(extracel-lular signal-regulated kinases)、JNKs/SAPKs(c-Jun NH$_2$-terminal kinases/stress-activated protein kinases)、p38MAPK 等。

### (二)缺血再灌注损伤的线粒体途径

缺血再灌注损伤使得线粒体通透性转换孔大量开放,线粒体肿胀坏死,能量代谢障碍,导致线粒体功能严重破坏。同时,缺血再灌注损伤导致细胞出现功能性坏死和大量的细胞凋亡。在缺血再灌注损伤过程中,伴随大量组织细胞的坏死和凋亡,而线粒体途径中的各个凋亡相关成员在其中发挥了重要的作用。Bcl-2 家族,作为线粒体途径的重要成员,发挥着重要的作用。其中的抗凋亡和促凋亡成员相互作用,共同调控凋亡的发生和发展过程。抗凋亡成员可形成异二聚体,共同稳定促凋亡蛋白的空间分布,使细胞远离凋亡程序,同时抑制细胞色素 c 的释放和 Caspase 的激活从而抑制细胞凋亡。

### (三)死亡受体途径

死亡受体通路是细胞凋亡的重要途径之一。Fas 是一种细胞膜受体,广泛存在于多种组织细胞。其相应的配体 Fas-L(CD95L)为 TNF 家族细胞因子成员之一。Fas 与其配体结合,启动细胞凋亡通路。Fas 在缺血再灌注后表达增强,促发凋亡。但 TNFR1 与 TNF-α 结合后,根据信号分子的不同调控机制,可以发生促进凋亡或者抑制凋亡的不同结局。

### (四)热休克蛋白

热休克蛋白(heat shock proteins,HSP)又被称为"应激蛋白"。作为真核细胞最重要的分子伴侣,生物界进化最保守的成分,HSP 在蛋白质折叠、装配、转运,降解和细胞凋亡过程中起着重要作用。哺乳类动物组织细胞应激反应时主要合成 HSP70,它可通过减轻细胞内和线粒体内 Ca$^{2+}$ 超载而发挥其细胞保护效应,减轻再灌注损伤。此外,还可以干扰细胞凋亡程序,抑制膜死亡受体信号通路,降低 Caspase-3,Caspase-9 的活性,从而发挥其抗再灌注损伤的效应。

### (五)p53 基因

p53 基因是一种抗癌基因,编码蛋白质分子量为 53kDa。野生型 p53 基因可以促进细胞凋亡,而突变型 p53 基因可抑制凋亡。p53 基因编码的蛋白主要在胞质中表达,Bcl-2 蛋白家族亦可与 p53 相互作用,共同调控细胞凋亡,影响缺血再灌注损伤的病理生理发生和发展过程。p53 基因突变或者其编码的蛋白与其他蛋白相互作用,则可以引起其生理功能改变。

## 第三节　全身主要器官的缺血-再灌注损伤

缺血是机体重要的病理改变。血管原发性病变、血管离断引起的大量失血、炎症引起的血管闭塞以及肿瘤导致的血管压迫等均可导致相应组织和器官的缺血,引起相关功能障碍。当引起组织或器官缺血的相关因素被解除,缺血部位血流再次灌注,出现该部位结构破坏加剧,功能障碍加重等现象,被称为缺血再灌注损伤。缺血再灌注损伤的严重程度与缺血时间、部位及早期干预措施有关,而缺血再灌注损伤的严重程度与患者的预后密切相关。

### 一、心脏缺血-再灌注损伤

#### (一)病理生理表现

在心脏,引起心肌缺血的主要原因是冠状动脉粥样硬化导致的冠脉狭窄。随着心脏溶栓术,冠脉搭桥术等治疗手段的广泛开展和应用,心肌缺血再灌注损伤(myocardial ischemia-reperfusion injury,MIRI)成为影响心梗患者预后的重要病理因素。MIRI 是指缺血心肌恢复血流灌注后,心肌细胞结构破坏加重,引起细胞死亡,导致梗死范围扩大,造成心功能的进一步损害。其主要病理生理表现为细胞水肿,细胞超微结构的改变如细胞和细胞器的膜性结构破坏,以及微血管损伤和无复流。

#### (二)临床相关表现

主要临床表现为心电活动的改变和心功能的异常。

#### (三)发生机制

钙是维持心脏正常功能的重要因素。它不仅通过与肌钙蛋白结合调节心肌细胞的舒缩功能,也与心肌细胞的电活动密切相关。因此当心肌细胞内钙浓度发生变化时,心脏功能出现异常。

心肌缺血再灌注损伤时,心肌细胞内钙离子浓度增加,出现钙超载。MIRI 时,引起钙超载的主要原因有:缺血时由于心肌细胞膜受损,可导致胞外的 $Ca^{2+}$ 直接进入胞内;再灌注时,大量氧自由基的产生、酸中毒引起细胞膜上的离子泵功能失调均可导致胞内 $Ca^{2+}$ 超载。心脏细胞中钙离子浓度过高,引起心肌舒张期 $Ca^{2+}$ 浓度持续升高,$Ca^{2+}$ 不能与肌钙蛋白完全解离,肌球蛋白和肌动蛋白保持结合状态,从而造成心肌张力的持续增高,引起心脏舒张功能障碍,长时间的心肌张力改变可以引起心室重构。钙离子浓度升高,钠离子内流受抑制,心肌细胞阈电位上移,兴奋性降低;0 期除极化速度降低,传导性降低。MIRI 早期,心电图主要表现为 ST 段抬高和 R 波高度增加,随后可出现 R 波高度降低,Q 波形成。MIRI 后期,常出现心律失常如室上性心动过速和室颤,主要与缺血心肌组织与正常心肌组织之间传导性异常和不应期差异以及 α 受体对儿茶酚胺反应性的改变和致颤阈值降低有关。

心肌发生缺血再灌注损伤是个多因素综合作用的复杂病理生理过程,除以上提到的因素外,氧自由基对心肌细胞膜的直接损伤、线粒体受损引起的心肌能量代谢障碍、中性粒细胞与炎性因子、肾素-血管紧张素系统、血小板、补体系统和一些信号通路也在其中扮演重要角色。

## 二、脑缺血-再灌注损伤

### (一)病理生理表现

脑是人体各器官中对缺血耐受程度最差的器官,缺血将会导致相应部位脑组织结构和功能的损害,其损害程度与缺血时间长短及残存血流量多少有关。脑缺血再灌注损伤(cerebral ischemia-perfusion injury,CIRI)是指脑组织缺血一定时间后血流重新恢复,脑组织结构破坏和功能损害加重的现象。CIRI 常见于脑血管疾病、颅脑创伤、脑梗死溶栓术后等。主要病理生理表现为脑细胞水肿和脑组织坏死。

### (二)临床相关表现

脑缺血-再灌注损伤的主要表现为脑水肿引起的颅内压增高引起的相关症状如头痛、恶心、意识障碍甚至昏迷等;以及相应区域神经元受损引起的功能障碍,如偏瘫。

### (三)发生机制

脑是氧耗极大的器官。虽脑重仅占体重的1/50,但脑的血流量却占心排血量的1/5,且脑组织几乎没有能量储备,需要持续血流灌注来供应氧和葡萄糖以维持其正常生理功能,故脑对缺血、缺氧极为敏感。因此,能量代谢障碍是引起脑缺血再灌注损伤的重要机制。在缺血期,首先,脑的主要供能物质——葡萄糖含量减少,致直接能量来源 ATP 减少,脑能量代谢出现异常;其次,脑内氧分压迅速下降,氧化磷酸化减弱,无氧糖酵解增强,ATP 生成减少,乳酸堆积,细胞内 $H^+$ 增多,出现能量供应障碍和酸中毒;再者,缺血时除了能量供应障碍,脑组织代谢所需的酶、神经、体液相关营养物质也因灌注减少而同时缺乏,从而引起脑组织代谢异常。在再灌注期,氧自由基的大量释放破坏了线粒体的正常结构,进一步导致能量代谢障碍。

此外,值得注意的是兴奋性氨基酸(excitatory amino acids,EAAs)的毒性作用。EAAs 是兴奋性神经递质,主要存在于神经元突触末梢。脑内的 EAAs 主要有谷氨酸、天门冬氨酸。CIRI 时,神经细胞和胶质细胞摄取 EAAs 的能力下降,产生大量的谷氨酸和天冬氨酸。EAAs 通过改变细胞膜离子通道或离子泵的通透性,使诸如 $Na^+$、$Cl^-$ 等进入细胞,造成神经元细胞水肿。同时引发细胞内 $Ca^{2+}$ 超载。此外,EAAs 还参与脑组织多种代谢过程,使 ATP 生成减少,加重能量代谢障碍。

在 CIRI 中,氧自由基、钙超载、炎性因子的大量激活,炎症级联反应的激活等机制均发挥了重要作用,它们与上述机制相互结合激发一系列瀑布样病理生理过程,进一步导致神经元的死亡,引起神经功能障碍。

## 三、肺缺血-再灌注损伤

肺缺血-再灌注损伤(lung ischemia-reperfusion injury,LIRI)是指肺组织在缺血复灌后,肺功能下降,肺组织结构破坏的现象。常见于肺移植术后、袖式肺叶手术、心脏外科手术、心肺复苏后综合征等。主要表现为肺泡正常结构破坏,肺组织受损,通气血流比例失调,氧合功能异常。

### (一)临床相关表现

肺缺血再灌注损伤主要临床表现为氧饱和度降低、肺水肿、肺动脉压升高、肺出血、急性呼吸窘迫综合征和急性呼吸功能衰竭等。

### (二)发生机制

肺表面活性物质(pulmonary surfactant,PS)是由肺泡 II 型上皮细胞分泌的一种脂蛋白,其主要成分为二棕榈酰卵磷脂(DPPC)和表面活性物质结合蛋白(SP)。主要分布于肺泡液体分子层表面,具有降低肺泡表面张力的作用,在维持肺泡容量和肺泡毛细血管稳定性中扮演重要角色。LIRI 时,肺泡表面肺组织由于受到再灌注的破坏,使得 PS 合成原料不足,直接导致其合成减少;加之肺泡毛细血管通透性增加,肺泡腔内液体增多,PS 活性降低。这两者共同作用,促使肺泡被破坏,肺组织损伤加重。

LIRI 时,血浆中一氧化氮(NO)和内皮素-1(ET-1)的平衡失调,引起肺泡细胞损伤。LIRI 时细胞产生大量炎性反应,炎性细胞因子(如 TNF-α、IL-1),趋化因子大量合成释放,共同构成缺血-再灌注损伤的重要致病机制。转录因子 NF-κB 和 AP-1 通过调控与其相关基因的表达来调控肺缺血-再灌注损伤一些内源性受体如腺苷受体、Toll 样受体(TLR)和晚期糖基化终产物受体(RAGE)已被证明参与肺缺血再灌注损伤。此外,补体系统和纤溶系统在肺缺血-再灌注损伤过程中起重要作用。

## 四、肝缺血-再灌注损伤

### (一)病理生理表现

肝脏缺血再灌损伤(hepatic ischemia-reperfusion injury,HIRI)是指肝脏组织缺血一段时间后,当血流再通后,肝脏进一步受到损害的现象,如肝细胞水肿,脂肪样变甚至坏死。HIRI 常发生于肝移植、肝叶切除术、休克等。

### (二)临床相关表现

肝脏缺血再灌损伤主要表现为肝脏相关酶学指标如丙氨酸氨基转移酶、谷氨酸氨基转移酶、乳酸脱氢酶等升高、凝血功能障碍、高胆红素血症,严重者可出现肝功能衰竭或多器官功能衰竭。

### (三)发生机制

氧自由基损伤在 HIRI 的早期占有重要地位,其损伤肝细胞的机制主要有:①氧自由基直接损伤肝细胞膜,导致细胞膜的稳态和结构遭到破坏并改变膜的通透性,向外释放细胞内容物,引起细胞结构崩解,并进一步增加炎症过程中氧自由基的产生;②自由基脂质过氧化损伤血管内皮细胞结构和功能,使得血小板,中性粒细胞等炎性细胞和因子在微血管中黏附和聚集,造成微循环阻塞和"无复流"现象;③直接作用于肝细胞核内的脱氧核糖核酸,引起其突变后改变所编码的蛋白质结构,引起肝损伤。

Kupffer 细胞在 HIRI 的后期占有主要地位。Kupffer 细胞是位于肝血窦内的巨噬细胞。HIRI 时,①Kupffer 细胞被过度激活,产生大量自由基,并释放大量炎性因子及蛋白酶,引起炎症瀑布效应,加重肝损伤;②促进 TNF-α 的表达,加重内皮细胞损伤并触发凋亡信号;③诱导合成黏附分子,参与中性粒细胞浸润肝脏组织的过程;④释放蛋白酶,破坏肝窦内皮细胞结构。

中性粒细胞和细胞因子在 HIRI 时也发挥了重要作用,中性粒细胞可通过产生各类因子和致炎成分,炎性反应使得肝血管通透性增加,引起肝组织水肿、循环障碍;而中性粒细胞聚集在肝毛细血管中,堵塞血管,加重微循环障碍导致肝细胞损伤。再灌注可产生大量细胞因子。其中,TNF-α 可激活一系列下游的炎性介质,黏附分子等的表达,引起肝损伤。其他如:IL-6,IL-10,补体系统,趋化因子,黏附分子等多种细胞因子和炎性介质通过多种途径进行相互、协同作用,共同参与肝脏缺血再灌注损伤。

此外,钙超载、细胞凋亡通路的过度激活也与肝脏缺血再灌注损伤密切相关。

## 五、肾缺血-再灌注损伤

### (一)病理生理表现

肾脏缺血再灌注损伤(renal ischemia-reperfusion injury,RIRI)是指缺血再通后,肾脏的功能和结构破坏更加严重的现象。多见于肾脏移植,休克等。主要表现为肾小管上皮细胞、肾小球的肿胀、变性,甚至坏死。

### (二)临床相关表现

RIRI 的主要表现为血液肌酐和尿素氮的含量增加,尿量减少,电解质和酸碱平衡紊乱等综合症状,严重时发生肾衰竭。

### (三)发生机制

MicroRNA 参与了肾脏缺血再灌注过程的调控。microRNA 能够影响 RIRI 的炎性反应。同时,microRNA 也作用于凋亡与增殖相关基因,从而调控 RIRI 时肾小管上皮细胞的增殖与凋亡。此外,microRNA 还可作用于内皮细胞,促进损伤肾组织的血管生成与修复。

RIRI 过程中,肾脏组织中氧自由基的大量产生,细胞内钙超载,炎性反应的激活,肾脏内皮细胞功能紊乱,白介素(IL-1、IL-6、IL-8 等)、TNF-α、P-选择素、细胞间黏附分子-1(ICAM-1)等多种细胞因子及黏附分子产生和释放。这些物质作用于肾小管内皮细胞,导致内皮细胞损伤。此外,活化的核因子-κB(NF-κB)、热休克蛋白(HSPs)及补体系统均在肾脏缺血再灌注损伤中发挥了重要作用。此外,死亡受体凋亡通路的激活,内质网应激的活跃,线粒体功能障碍、一氧化氮/内皮素的比值失调均在肾脏的缺血再灌注过程中发挥了重要作用。

## 第四节 缺血-再灌注损伤的防治

### 一、防治缺血-再灌注损伤的临床策略

#### (一)基本原则

减轻缺血性损伤,去除缺血病因,尽快恢复组织器官的血流,尽量缩短组织器官的缺血时间,是防治缺血-再灌注损伤的基本原则。

在单个器官的缺血再灌注损伤如心肌梗死,脑卒中时,最新的美国心脏协会、美国卒中协会、欧洲心脏协会和中华医学会[3-5]对心肌梗死和急性缺血性脑卒中的治疗指南中都强调了早期、快速和完全开通梗死相关动脉是改善患者预后的关键,包括加强健康教育,缩短自发病至第一次医疗救助的时间;建立协同区域救助网络和规范化的医疗中心(如胸痛中心、卒中单元),缩短首次就医至开通动脉的时间。恢复器官灌注治疗包括血管内介入治疗、溶栓治疗、抗血小板治疗和抗凝治疗等。如心肌梗死时可行直接经皮冠状动脉治疗(PCI)、溶栓后 PCI。急性缺血性脑卒中患者有条件可接受支架取栓器血管内治疗。溶栓治疗快速简便,是目前最重要的恢复血流的措施,尤其在不具备血管内介入治疗条件的医院,及时早期溶栓治疗的即刻疗效与血管内介入治疗相似。常用的静脉溶栓药物有重组组织型纤溶酶原激活剂和尿激酶。抗血小板治疗的常用药物有阿司匹林、P2Y12 受体抑制剂如氯吡格雷,最新的指南特别推荐了具有更强和快速抑制血小板的替格瑞洛和普拉格雷,且替格瑞洛不受基因多态性的影响。抗凝治疗的药物可选用肝素。但最近的一篇 cochrane 系统评价显示,抗凝治疗并不能降低急性缺血性脑卒中随访期末的病死率,它虽可降低脑卒中的复发率,但是可能也增加颅内出血的风险,因此不同患者是否需要抗凝治疗应评估风险和效益比后决定。

在全身缺血再灌注损伤如休克、心搏骤停时同样强调及时救治,这与患者的预后密切相关。如2015 年美国心脏协会发布的心肺复苏指南[6]指出成人生存链一分为二,分为院内急救和院外急救体系,院内建立早期预警系统,院外可充分利用手机等电子设备,建立快速反应小组和紧急医疗团队系统,

提高心肺复苏的成功率。中华医学会重症医学分会发布的低血容量性休克指南[7]中强调去除病因,尽快恢复有效的组织灌注,改善细胞氧供恢复其功能。在治疗中应监测血乳酸和碱缺失的动态变化,这两个指标对患者的预后判断有重要意义。当血红蛋白低于 70g/L,应考虑输血,以保证组织的氧供,大量失血的患者还应考虑补充凝血因子和血小板。当患者血红蛋白大于 70g/L,但小于 100g/L 时,是否需要输血尚缺乏大样本多中心随机对照临床试验的证据。目前由四川大学华西医院麻醉科领导的全国多中心的围术期输血指征评分(POTTS)的随机对照试验正在进行中,其前期结果显示采用围术期输血指征评分指导输血可减少输血量,且不增加术后 30 天的全因死亡率,有望为个体化的输血指南提供证据。

#### (二)改善缺血组织的代谢

组织器官缺血时,线粒体功能受损,合成 ATP 的前体物质减少,细胞合成 ATP 的能力严重下降。因此,可外源性补充 ATP、细胞色素 C、辅酶 A、辅酶 Q 等,直接补充能量或促进能量生成。如心肌梗死时可使用氯化钾、普通胰岛素和葡萄糖液组成的极化液治疗,或滴注维生素 C、肌酐酸钠等。脑卒中治疗时可使用含镁能量合剂。

同时,组织器官缺血时,细胞能量代谢从脂肪酸的氧化磷酸化转变为缺氧性的糖酵解,ATP 的生成下降,但细胞对氧的需求也相应减少,使组织细胞可耐受更长时间的缺氧,保持细胞活性,这是细胞的一种自身适应性的保护机制。基于此研发的 PHD 抑制剂可用于缺血-再灌注损伤的治疗,有研究证明其可增加肾对缺血的耐受性,并具有心肌保护作用。目前,有关 PHD 抑制剂的研究已进入二期临床试验阶段,人体对 PHD 抑制剂耐受性好,将进行更大规模的临床试验证明其治疗作用[8]。

#### (三)消除自由基

缺血再灌注时,受损组织产生大量的氧自由基。酶类自由基清除剂如 SOD、CAT 可清除 $H_2O_2$ 和 $O_2^-$。维生素 C、维生素 E 可提供氢离子,使氧自由基失活去除其细胞毒性。急性脑卒中治疗中常用的神经保护药依达拉奉也是一种抗氧化剂和自由基清除剂,国内外多个随机对照试验提示其能改善患者的脑功能结局。其他药物如甘露醇可清除自由基,其高渗脱水作用还可改善无复流现象。中药如川芎嗪、黄芪等也具有清除自由基的作用,在我国多年来广泛用于缺血性脑卒中的治疗,但其疗效仍需要更多高质量的随机对照试验证实。糖皮质激素可产生膜稳

定作用,达到加固胞膜,避免自由基脂质氧化作用。另外别嘌醇可以抑制黄嘌呤氧化酶,减少自由基产生,从而消除自由基。

此外,过氧化亚硝酸盐和其他活性自由基可引起氧化性的 DNA 损伤,随之可激活 PARP 核聚酶家族中含量最高的同工酶—PARP-1。很多临床研究发现在缺血再灌注损伤相关疾病患者中可检测到 PARP 明显增高,且与器官受损程度相关。使用血管紧张素 2 受体拮抗剂可减少 PARP 的增加,改善微血管功能,减轻自由基损伤,起到器官保护作用。因此更多的抑制 PARP 的药物有望被开发用于治疗缺血-再灌注损伤疾病。

### (四)减轻钙超载

缺血再灌注损伤时,细胞膜通透性增加,$Na^+$-$Ca^{2+}$ 交换增加,儿茶酚胺释放增加,细胞内钙超载,可损伤线粒体的结构和功能,激活钙依赖性的降解酶,促进氧自由基的生成,破坏细胞骨架。钙通道拮抗剂以及部分离子交换阻断剂可减轻再灌注时细胞内钙超载,维持细胞的钙稳态。如蛛网膜下腔出血时常使用尼莫地平,对脑组织受体有高度选择性,可透过血脑屏障。可抑制钙离子内流,解除脑血管平滑肌的痉挛,改善脑组织的供血,提高对缺氧的耐受力。但颅内压增高患者应慎用。心肌梗死治疗中使用钙通道阻滞剂并不能降低心梗后的病死率,且它对某些心血管病可能有害。因此中华医学会心血管分会并不推荐 ST 段抬高的心肌梗死患者使用短效二氢吡啶类钙拮抗剂,只有当房颤或房扑心室率过快,而 β 受体阻滞剂无效或禁忌使用时,才可使用非二氢吡啶类钙拮抗剂如维拉帕米控制心室率。并且钙通道拮抗剂不可用于心肌梗死后心衰、左室功能不全或房室传导阻滞的患者。

此外,$Na^+$-$H^+$ 交换剂(如卡立泊来德),可预防细胞内钠离子和钙离子的增高,明显减少心肌梗死的面积。但随后使用卡立泊来德预防急性冠状动脉不良事件的临床研究发现,虽然卡立泊来德降低了心肌梗死的发生率,却增加了患者的死亡率。这一结果大大限制了此类药物在临床上的应用。因此,未来可能需要对此类药物进行改良,保留其治疗作用,去除不良反应。

## 二、缺血预处理和后处理

### (一)基本概念

缺血预处理(ischemic preconditioning,IPC)是指组织器官在遭受短暂缺血后,会增强其对随后较长时间缺血及再灌注损伤的耐受性。1986 年,Murry 等[9]在狗的心肌缺血再灌注损伤实验中首次发现该现象,后来机体这种内源性保护机制又在许多种属动物的不同器官缺血-再灌注模型中得到证实。随后,Zhao 等[10]在 2003 年发现了缺血后处理(ischemic postconditioning,IPost)的现象,即:缺血发生后,在全面恢复再灌注前或再灌注早期,经过短暂缺血-再灌注处理,可减轻随后长时间更为严重的再灌注损伤。不仅如此,Przyklenk 等[11]发现的远端缺血预处理(remote ischemic preconditioning,RIPC)现象更加丰富了以上两种内源性器官保护方式,即:通过反复多次短暂阻断远端器官或组织(包括肢体)的血流,从而对靶器官随后发生的长时间的缺血再灌注损害产生保护作用。在动物实验中发现,在不同种属的动物中短暂多次阻断不同组织器官(如肠系膜、肾、骨骼肌等)的血流均可对远端的重要脏器产生保护作用。远端缺血保护作用的措施不仅可以在靶器官缺血前进行,还可在靶器官缺血后,再灌注的早期实施(远端缺血后处理)。

### (二)作用机制

缺血预处理和后处理的作用机制尚未完全阐明,两者在器官保护的机制上有很多相似之处。其机制包括 KATP 通道,NO 信号通路,胞内钙稳态,氧自由基,胞内一系列的信号传导通路以及细胞通路等。预处理和后处理可以通过抑制再灌注早期自由基的产生、减轻钙超载、延迟纠正细胞内酸中毒、抑制 MPTP 的开放、抑制细胞凋亡以及激活一系列细胞信号通路,启动机体的内源性保护机制等,发挥其保护效应。

远端缺血处理的机制研究目前尚属起步阶段。阻断远端组织或器官的血流,可产生大量具有活性的物质,如腺苷、缓激肽等,这些物质一方面随着再灌注血液到达靶器官,与相关受体发生作用,激发靶器官的下游信号通路系统,产生信号级联放大效应,发挥靶器官的保护作用;另一方面,这些活性物质将和远端器官上的相应受体结合,激活神经信号系统反应,激发靶器官相应的受体信号通路,从而发挥保护效应。

### (三)临床应用

1. 缺血预处理和后处理的临床应用 缺血预处理和后处理都已用于临床研究中。如各心脏研究中心制订了不同的缺血预处理、后处理方案,研究其在心脏介入、冠脉搭桥手术、心脏瓣膜置换术中的心肌保护作用。在经皮冠脉成形手术中,进行多次球囊成形,短暂阻断冠脉血流后,发现血中 CK-MB、肌钙蛋白和乳酸的水平都有所降低。很多临床研究发现缺血预处理可降低冠脉搭桥手术和瓣膜置换手术患者 CK-MB、肌钙蛋白的水平,具有心肌保护作用。且有 META 分析证明其可减少心律失常的发生,血管活性药物的使用量和 ICU 的住院时间。缺血后处理措施的应用也可减少急性心肌梗死行经皮冠脉支架手术的患者心肌梗死的面积,且心功能恢复较好。除了心肌保护作用,缺血后处理对 1 小时以内短暂的脑缺血发作、急性脑血管事件也可产生保护作用。但上述临床研究的结果都存在样本量较小和缺乏临床终点指标的问题。同时由于器官保护受到预处理和后处理的时程和方式的影响,所以,在临床实践中,缺血预处理和后处理措施的保护效应并未得到一致性的肯定。

2. 远端缺血处理的临床应用 远端缺血处理具有无创,操作简单,安全,具有可预测性的特点,只需运用袖带或类似装置在上肢(或下肢)肢体上进行充气、放气的短暂循环缺血刺激,避免了对重要器官血供的直接干扰,具有更为广阔的临床实用价值。远端缺血预处理可用于择期大血管成形术、冠脉搭桥术和其他一些心脏手术中,可通过监测心肌酶学的变化或磁共振检查来评估心肌受损程度以及心肌梗死面积。研究发现,远端缺血处理可减少患者心肌梗死的面积,保护残余心肌的功能,减少围术期死亡率。远端缺血处理对脑保护的临床试验显示,这种无创的内源性的处理方式能够降低脑卒中(如蛛网膜下腔出血)患者发病可能性,保护脑组织。然而,不同研究中心对远端缺血处理的器官保护作用进行了研究,未能得到一致性的结论。目前,还有几项大样本、多中心的临床试验正在进行,这些研究结果可为我们提供更多关于远端缺血处理减轻缺血-再灌注损伤的证据,指导临床实践[12]。

总的来说,缺血预处理、缺血后处理和远端缺血处理在应用于临床时结果不一致的原因主要是临床患者往往合并各种并发症,如高血压、高脂血症、糖尿病等,治疗并发症需使用各种药物,如降压药、他汀类降脂药、降糖药(包括胰岛素)等,并发症和药物的使用都会影响缺血-再灌注时相关的细胞信号传导,影响缺血预处理、后处理措施的治疗作用。

### 三、药物预处理和后处理

#### (一)基本概念

随着对缺血预处理、后处理作用机制的研究,

阐明了一系列细胞信号传导通路,揭示了大量的治疗缺血再灌注损伤的靶点,同时发现有很多药物可作用于这些靶点,模拟缺血预处理和后处理的器官保护作用。药物进行预处理和后处理简单易行,方便可靠,更具有临床实用价值。常见的用于预处理或后处理的药物包括:他汀类、环孢素 A、美托洛尔、高血糖素类似肽(艾塞那肽)以及吸入麻醉药等。

#### (二)作用机制

药物预处理、后处理的作用机制主要基于缺血预处理、后处理作用机制的研究,涉及缺血-再灌注损伤时各种自体分泌物质和细胞信号传导通路。最近的研究主要聚焦于线粒体在缺血预处理、后处理中的作用,如线粒体通透性转换孔、线粒体连接蛋白-43、线粒体与细胞自噬和程序性死亡的关系、线粒体的能量代谢等。缺血后处理中涉及一系列自体分泌物质包括腺苷、缓激肽、阿片类物质、鞘氨醇等,通过相关药物调节这些介质和其作用的受体,可减轻组织缺血再灌注损伤。

#### (三)常见药物

常见的用于预处理和后处理的药物及其作用机制见表 10-1。如他汀类药物除调脂作用外,还具有改善内皮功能,抗血小板聚集、抗炎和神经保护作用。有临床研究证明他汀类药物可降低心脏搭桥手术患者术后早期全因死亡率,减少心房纤颤、脑卒中的发生率。同时有研究表明脑梗死后短期停用他汀类药物可增加患者 3 个月的病死率和病残率。因此中华医学会心血管分会推荐心肌梗死患者不管其胆固醇水平如何,都应尽早开始他汀类药物治疗。中华医学会神经病学分会推荐缺血性脑卒中患者应继续用他汀类药物治疗。环孢素-A、美托洛尔、艾塞那肽可减少经皮冠脉成形术患者心肌梗死的面积,但仍需要进一步的研究证实这些药物对患者远期预后的影响。目前正在进行多中心大样本的相关试验。吸入麻醉药,如:异氟烷、地氟烷、七氟烷等,被证实在择期心脏手术中能够对心肌产生保护作用。需要指出的是许多药物的临床研究没能得到像基础研究一样理想的器官保护效果,究其原因,实验研究多在健康动物上进行,动物模型对实际临床状况的模拟性较差,或是实验设计本身存在问题。

表 10-1　常见的用于预处理和后处理的药物及其作用机制

| | 给药方式 | 适用器官 | 作用机制 |
| --- | --- | --- | --- |
| 他汀类药物 | 预处理、后处理 | 心、脑 | 改善内皮功能,抗炎,抗血小板聚集 |
| 环孢素 A | 后处理 | 心 | 抑制线粒体通透性转化孔的开放,减少细胞死亡 |
| 美托洛尔 | 后处理 | 心 | 降低氧耗,改善细胞能量代谢 |
| 艾塞那肽 | 后处理 | 心 | 降低血糖,激活 RISK 信号通路 |
| 吸入麻醉药 | 预处理、后处理 | 心、脑 | 抗炎,改善能量代谢,减少细胞凋亡 |
| 心房利尿肽 | 后处理 | 心 | 激活 RISK 和 cGMP-PKC 信号通路 |
| NO | 后处理 | 肝 | 抗炎,改善细胞能量代谢,减少细胞凋亡 |

（胡朝阳　杨　帅　罗金凤　江海霞）

# 参 考 文 献

1. Braunwald E, Kloner RA. Myocardial reperfusion: a double-edged sword? J Clin Invest, 1985, 76(5): 1713-1719.

2. Hausenloy DJ, Yellon DM. Myocardial ischemia-reperfusion injury: a neglected therapeutic target. J Clin Invest, 2013, 123 (1): 92-100.

3. O'Gara PT, Kushner FC, Ascheim DD, et al. 2013 ACCF/AHA guideline for the management of ST-elevation myocardial infarction: a report of the American college of cardiology foundation/American Heart association Task Force on Practice Guidelines. Circulation, 2013, 127(4): e362-e425.

4. 中华医学会心血管病学分会, 中华心血管病杂志编辑委员会. 急性 ST 段抬高型心肌梗死诊断和治疗指南, 2015, 43 (5): 380-393.

5. 中华医学会神经病学分会, 中华医学会神经病学分会脑血管病学组. 中国急性缺血性脑卒中诊治指南, 2015, 48(4): 246-257.

6. Neumar RW, Shuster M, Callaway CW, et al. Part 1: Executive summary: 2015 American Heart Association Guidelines update for cardiopulmonary resuscitation and emergency cardiovascular care. Circulation, 2015, 132(18suppl): S315-367.

7. 中华医学会重症医学分会. 低血容量休克复苏指南. 中国危重病急救医学, 2008, 20(3): 129-134.

8. Eltzschig HK, Eckle T. Ischemia and reperfusion—from mechanism to translation. Nature Medicine, 2011, 17(7): 1391-1401.

9. Murry CE, Jennings RB, Reimer KA. Preconditioning with ischemia: a delay of lethal cell injury in ischemic myocardium. Circulation, 1986, 74: 1124-1136.

10. Przyklenk K, Bauer B, Ovize M, et al. Regional ischemic' preconditioning' protects remote virgin myocardium from subsequent sustained coronary occlusion. Circulation, 1993, 87: 893-899.

11. Zhao ZQ, Corvera JS, Halkos ME, et al. Inhibition of myocardial injury by ischemic postconditioning during reperfusion: comparison with ischemic preconditioning. American Journal of Physiology Heart and Circulatory Physiology, 2003, 285: H579-588.

12. Ferdinandy P, Hausenloy DJ, Heusch G, et al. Interaction of risk factors, comorbidities, and comedications with ischemia/reperfusion injury and cardioprotection by preconditioning, postconditioning, and remote conditioning. Pharmacological Reviews, 2014, 66(10): 1142-1174.

越来越多的证据表明同种异体输血(allogeneic blood transfusion, ABT)会对受血者的免疫系统造成临床效应,异体输血量与术后不良反应呈现剂量相关的联系[1]。事件统称为输血相关的免疫调节(transfusion-related immunoregulation, TRIM)。输血相关免疫调节实质上是一类生物学现象,在人体目前已经证实至少会产生一种有利的临床效果,而所谓的 TRIM 相关的不良临床作用均尚未被确认[2]。TRIM 确切的发生机制目前尚不明确。输血相关的免疫调节作用可能参与影响异体输血后肾移植存活率、恶性肿瘤复发率、术后感染率、病死率等临床现象。

## 第一节 输血相关免疫调节的历史与定义

### 一、输血相关免疫调节的发现

20 世纪初,人们就发现异体输血会影响受血者的免疫系统,只有输注 ABO 血型相合的红细胞才能避免发生溶血的潜在风险。20 世纪 70 年代起,越来越多的临床和基础研究的实验数据显示输血会通过非 ABO 血型系统或红细胞抗原相关的途径影响受血者的免疫系统并产生显著的临床效应。受血者免疫系统,尤其是细胞免疫功能会出现类似免疫抑制性因子介导的变化,称为输血相关的免疫抑制。更有趣的是只有输注异体血液,而非自体血液,受血者的免疫系统才发生输血相关的改变[3]。

1973 年,Opelz 等[4]回顾性分析了肾移植患者的临床数据,发现移植前输血量 10 个单位以上患者的肾脏存活率达 66%,显著高于未输血患者 29% 的移植存活率,后续研究进一步表明存活率与输血次数和多人份的血液有关,输血次数越多、不同人份的血液越多,存活率越高。这是人们第一次认识到输

血免疫调节作用在临床上的重要意义,在免疫抑制剂发展以前,全球范围内曾将异体输血作为肾移植的标准治疗方案之一。

20 世纪 80 年代,Mowbray 等[5]研究发现输血可降低复发性自发性流产的风险,Burrows 等[6]发现输血可减少克罗恩病的复发,同时输血的不良反应如导致癌症复发,增加术后感染和炎症等也逐步被发现[7]。20 世纪 90 年代起,通过系统的动物实验研究和随机临床对照观察,对输血相关免疫调节有了进一步地认识[8],目前输血相关免疫调节依然是一个需要进一步探索研究的输血医学课题。

### 二、输血相关免疫调节的定义

输血相关的免疫调节包括异体输血后免疫学实验室改变及其可能的临床效果。同种异体输血会引入大量外源的抗原、抗体和细胞,在受血者体内既可引起免疫应答又可诱导免疫耐受。通常将异体输血后,因免疫调节所致的各种有利或不利的实验和临床事件统称为输血相关的免疫调节,广义的 TRIM 包括免疫抑制和促炎作用。免疫抑制作用介导的异体输血不良反应,临床表现包括肿瘤复发,术后感染和病毒激活等;促炎机制引起的异体输血反应包括多器官衰竭及死亡等[2]。血液作为一种免疫原性和反应原性物质,在临床替代性治疗过程中伴随产生一系列涉及免疫调节的反应,称之为输血相关免疫调节临床效应。

## 第二节 输血相关免疫调节的临床作用

随着免疫耐受理论知识的不断完善和实验室检测技术的不断提高,越来越多的异体输血相关的免疫学改变及相关的临床作用被检测发现。TRIM 相关的临床效应包括:提高肾脏移植物的存活率;增加

恶性肿瘤切除后复发和术后细菌感染的风险;增加输血后短期(输血后 3 个月内)病死率;与未输血患者相比,激活内源性的巨细胞病毒(CMV)和人类免疫缺陷病毒(HIV)感染等[9]。

## 一、输血相关免疫调节的有利临床作用

### (一)提高肾移植后存活率

提高移植术后肾脏存活率是目前唯一明确的 TRIM 的临床作用[9]。1973 年,Opelz 等[4]观察肾移植术后 1 年生存率发现,未输血患者的存活率为 29%,移植前输血量在 1～10U 的患者的存活率是 43%,而移植前输血量超过 10 个单位的患者的存活率达到 66%。虽然接下来有关输血时间(手术当天还是术前)、类型(全血还是浓缩红细胞)和量(5 到 10 个单位之间还是 10 个单位以上)与肾移植存活率关系的研究结果尚存争议,但是 20 世纪 80 年代初,普遍认为移植前输血是有益的,截至 1983 年,96% 等待肾移植的患者在移植前进行输血治疗[10]。1985 年,绝大多数肾脏移植中心,会在手术前给患者进行 3～5 个单位的输血治疗。1987 年,Opelz 等[11]报道一项多中心超过 15 000 例首次肾脏移植患者的观察结果,发现无论是用环孢菌素还是传统免疫抑制治疗方法,移植后肾脏存活率均无明显改善,但是这次研究未输血组仅 1033 名患者,而输血组人数超过 14 000 例,而且研究者对数据的解读过于保守,认为未输血患者可能基础免疫抑制水平更高且对早期排斥处理更激进。Opelz 明确表示异体输血可改善肾移植的存活率,建议保留移植前输血治疗。1990 年 Iwaki 等[12]报道输血患者的移植后 1 年生存率显著高于未输血患者,尤其对于 HLA 配型不完全相合的患者。除了回顾性研究外,前瞻性随机对照研究[13,14]的结果也支持输血相关的有利作用。1997 年 Opelz 等[15]通过前瞻性临床研究发现异体输血同样可提高应用免疫抑制剂治疗患者的肾移植后存活率。当前随着免疫抑制剂的发展和输血相关疾病传播的蔓延,移植前输血已经不再提倡,但是异体输血提高肾移植生存率是目前唯一确定的输血相关免疫调节的临床效应,而且是有利的作用[9]。

### (二)减少习惯性流产的发生率

习惯性流产与免疫功能紊乱相关,导致正常妊娠期间不会出现的胎儿被排斥。研究发现 HLA 抗原相似的夫妇发生率更高[16]。1985 年 Mowbray 等[5]在一项配对双盲临床试验中,发现将丈夫血液内淋巴细胞注射给孕妇可显著降低习惯性流产的发生,接收自体血细胞注射孕妇的成功率是 10/27,显著低于接收异体血细胞注射孕妇的成功率(17/22)。后续的研究[17]也报道给孕妇接种第三方供者的富含白细胞的浓缩红细胞可显著降低无封闭抗体患者习惯性流产的发生率。动物实验也证明异体输血可预防小鼠流产[18]。

### (三)减少克罗恩病的复发率

克罗恩病是一种病因不明的肠道炎症性疾病,可能与感染、遗传、体液免疫和细胞免疫有关,病程迁延,反复发作,尚无根治方法,易发生并发症,需手术治疗,而术后复发率高。1989 年 Peters 等[19]回顾性分析了 79 例施行肠切除术的克罗恩病患者围术期输血治疗结果,发现 45 例围术期输血患者 3 年复发率是 22%,平均复发时间是 35 个月;34 名未输血患者的复发率是 44%,平均复发时间是 20 个月,差异有统计学意义。尤其是回结肠病变患者,大量输血患者 36 个月的复发率仅 10%,而未输血患者的复发率高达 45%,认为大量输血相关的免疫调节作用可在临床有效抑制克罗恩病的复发。Williams 等[20]的临床试验结果也证实围术期输血可显著降低克罗恩病肠道手术后的复发率。但是也有研究报道[21]围术期输血与克罗恩病术后复发率无关,输血相关的免疫调节是否确实降低克罗恩病术后复发尚存在争议。

## 二、输血相关免疫调节的不良临床作用

### (一)增加恶性肿瘤术后复发率

1982 年 Burrows 等[6]首先报道了异体输血可能会对结直肠肿瘤患者产生不良的临床作用。到 20 世纪 90 年代初有 30 多个回顾研究分析了多个临床实验结果,其中 1/3 的文章报道输血会对预后及生存率造成明显不良的影响;1/3 文章报道虽然输血后会出现不良影响的趋势,但是无统计学意义;另 1/3 文章报道输血对预后无影响[22,23]。其他类型肿瘤的临床实验结果更加不明确,但是也有部分研究报道了在乳腺、肾脏、前列腺、胃肠、子宫、头颈部肿瘤及软组织肉瘤中,异体输血的有害临床作用[24]。输血导致恶性肿瘤患者预后不良,一方面可能是由于异体输血相关的免疫抑制作用,另一方面也与需要输血的患者疾病及基本生理条件更严重有关[18]。由于当前,对肿瘤细胞的异质性、细胞表面抗原、免疫原性等尚未研究透彻,异体输血相关的免疫调节作用是否增加恶性肿瘤的复发率也需要进一

步研究确认[25,26]。

### （二）增加术后感染的风险率

尽管小样本量和短期的临床观察性实验认为输血与术后感染相关[27]，但是要确定输血增加术后感染的风险，必须排除患者创伤指数（软组织、骨骼和内脏损伤程度）、手术时间、出血量、年龄、肿瘤类型与大小、基础疾病等其他风险因素的影响。一些回顾性研究[28]，通过上述多因素回归分析统计发现结直肠肿瘤、腹部贯穿伤、克罗恩病、四肢开放性骨折及多发伤患者围术期输血会增加术后感染性并发症并导致死亡。异体输血同样增加急性胃肠道出血、无组织损伤或污染的患者术后感染风险[29]。Friedman等[30]回顾性分析 12 000 例行髋关节或全膝关节置换术患者的临床资料，并根据输血情况分为 3 组（异体输血、自体输血和未输血组），统计发现异体输血组的术后感染率（上下呼吸道、肺部、伤口炎症等任意类型的感染）显著高于自身输血或未输血组。同年 Newman 等[31]统计 3 352 例行全髋或全膝关节置换术患者 3 个月内由于感染而二次手术的情况，发现输血尽管增加感染风险，但是经过输血量和 ASA 得分的调整，异体输血并不是导致术后感染二次手术的危险因素。这两项临床实验结果不一致与患者纳入标准及术后感染指标不同有关。目前普遍认为异体输血增加术后感染[9,28]。2014 年 Fragkou 等[32]报道一项前瞻性临床群组实验，发现行胃肠道大手术患者围术期输注去白细胞浓缩红细胞也导致术后感染显著增加。异体输血引起感染增加一方面是由于 CMV、HIV、HCV 等血液传播性疾病，另一方面是由于输血相关免疫调节导致的免疫抑制。随着医学和生物学检测技术的不断进步与完善，第一类因素已经得到较好的控制，而输血相关免疫调节由于发生机制仍不明确，对术后感染的影响还需要继续探索和研究。最新的文献报道[33]，通过基因检测技术，异体输血会导致患者创伤相关的特定炎症基因的表达，引起严重的免疫抑制和感染。

### （三）增加术后短期病死率

异体输血会增加输血后短期（3 个月）病死率，多继发于多器官衰竭，认为主要是由异体输血免疫调节导致的促炎机制介导[9]。至 2005 年全球共报道 200 项临床回顾性研究和 22 项随机对照实验探讨 TRIM 相关的临床不良作用[9]。大多数回顾性研究比较输血与未输血患者的临床资料，分析肿瘤复发、术后感染及短期病死率[27]。但是由于输注血液成分类型（全血、白膜法制备的悬浮红细胞、白膜法去白细胞红细胞、存储前/后过滤去白细胞红细胞等）不同，无论是回顾性还是随机对照临床试验的报道结果都不一致。已知术前贫血作为独立的危险因素导致术后死亡率增加 2 倍，但是具体原因是由于贫血本身还是由于异体输血治疗贫血导致仍不明确。有研究报道[26]围术期输注去白细胞的血液成分并不增加患者的不良临床反应。目前围术期异体血液输注及输血相关免疫调节的不良临床作用仍需要进一步实验研究。

## 第三节　输血相关免疫调节的发生机制

尽管有大量实验室和临床研究资料，输血相关免疫调节的可靠临床意义和确切的生物学发生机制尚不明确[27]，原因之一在于输血相关免疫调节并不是"单一"因素的作用，可以和患者的原有疾病等其他因素交织在一起，干扰研究结果的分析。TRIM 的不同临床效应可能也涉及不同的生物学机制。Dzik 等[34]报道输血相关的免疫抑制分为两个类型，一类是 HLA 依赖的特异性免疫效应，主要发生在实体器官移植；另一类是非特异性固有免疫效应，主要发生在一般输血患者，正是这些特异和非特异效应的共同作用，影响输血受者的免疫系统，引发一系列的临床症状。通过大量临床和动物实验，研究者们推测有以下可能导致 TRIM 发生的生物学机制。

### 一、白细胞与输血相关免疫调节

尽管 TRIM 的发生机制尚不明确，异体血浆、异体白细胞及血液存储期间累积的可溶性物质都被认为参与 TRIM 的发生，但是绝大多数动物实验和临床资料均提示输注异体白细胞在介导 TRIM 的发生中发挥极大的作用[27,35]。文献[9]总结 16 项随机对照试验，通过比较输注去白细胞异体红细胞悬液和未去白细胞的异体红细胞悬液或者全血的临床资料，分析报道主要由异体白细胞介导 TRIM 的临床作用；TRIM 的非特异性效应的产生可能是血制品中的白细胞（WBC）引起的，WBC 在血制品储存过程中发生凋亡[36]，小鼠模型发现血液存储 72 小时，30% 的 WBC 发生凋亡[37]。凋亡的 WBC 表达磷脂酰丝氨酸，2000 年巨噬细胞表面的磷脂酰丝氨酸受体被鉴定并克隆[38]。受血者的巨噬细胞通过磷脂酰丝氨酸受体与凋亡细胞结合，不仅释放 TGF-β，还释放 IL-1 和 TGF-α 等其他促炎因子，导致受血者免疫调节功能抑制[39]。异体输血后,来自献血者的白细胞可在患者体内存活多年,导致受者体内存在微嵌合体(microchimerism)[40]。微嵌合体会介导 IL-4、IL-10 和 TGF-β 释放并抑制 Th1 细胞功能,导致 Th1 细胞释放的白细胞介素如 IL-2、IL-12 和 INF-γ 减少,最终导致抗原递呈、巨噬细胞活化、CD8+ T 细胞、中性粒细胞和单核细胞等细胞免疫功能下降。Th1 细胞功能受抑制被认为是降低克罗恩病术后复发率的可能机制。微嵌合体还导致 Th2 细胞分化增加,体液免疫功能增强。受血者体内的微嵌合体甚至会导致输血相关的移植物抗宿主病(transfusion-associated graft-versus-host disease,TA-GVHD)。Clark 等[41]在小鼠异体输血模型中发现 TRIM 的发生与外周血中表达 CD200 分子的树突状细胞密切相关。

近年来,虽然有研究报道[42]患者输注去白或非去白浓缩红细胞后术后感染等 TRIM 不良反应的发生并不一定增加,原因可能与去除白细胞的时机有关:存储前去除白细胞,还是存储后输注前去除白细胞。研究者[43]认为只要微环境合适,极少量的造血干祖细胞就可导致受血者体内存在白细胞微嵌合,而血站只能大部分而不能完全去除白细胞。多中心实验研究报道存储前去白细胞的浓缩红细胞(pres-torage-leukoreduced pRBC)不增加重症患儿感染的发生[42]。Alkayed 等[44]也报道急性淋巴细胞白血病(ALL)患儿输注去白和辐照(LD/IRR)血液制剂不会引起 TRIM 或影响患儿的预后。

## 二、红细胞与输血相关免疫调节

磷脂酰丝氨酸一直是凋亡信号的经典标志,研究者发现红细胞在保存期间同样表达磷脂酰丝氨酸[45],因此输血相关免疫调节需要同时考虑献血者白细胞和红细胞凋亡的作用。TRIM 包含输血后促炎和抗炎反应。已知在体外存储红细胞会抑制 T 细胞增殖,可能与存储红细胞抑制 T 细胞产生细胞因子有关。2009 年 Baumgartner 等[46]进行体外实验研究浓缩红细胞诱导的调节性 T 细胞(Treg 细胞),将浓缩红细胞(PRBC)随机分为两组,一组在采集 1 天后常规去除白细胞,另一组则在保存 42 天后去白细胞,分别采集 PRBC 和上清并与正常人外周血单个核细胞(PBMNC)共培养,发现两组浓缩红细胞及上清均可刺激 Treg 细胞,去除白细胞和延长保存时间对 Treg 细胞活化无作用,认为浓缩红细胞可诱导 Treg 细胞,该 Treg 细胞具有抑制作用,可抑制效应性 T 细胞的增殖,导致 TRIM。2013 年 Long 等[47]将

激活后 T 细胞和 B 细胞分别与血库或新鲜红细胞体外共培养,发现库存后红细胞显著抑制 CD4+ 和 CD8+T 细胞和 B 细胞增殖,而新鲜红细胞无抑制作用,认为库存红细胞的某些特性改变可能导致非特异性抑制细胞增殖,参与 TRIM 作用。2014 年 Long 等[48]将新鲜或储存后红细胞与纯化的 T 细胞共培养 5 天,发现保存前后红细胞均显著抑制 T 细胞增殖,并抑制 IL-10,IL-17α,INF,TNF-α 和 GM-CSF 等细胞因子的分泌,认为与创伤患者输注红细胞后免疫抑制有关,提示红细胞参与 TRIM 的发生。

小鼠动物模型[49]发现存储后红细胞凋亡释放大量的铁离子,可激活单核/巨噬系统,介导 TRIM 相关的炎症反应。存储后红细胞无论洗涤与否,均导致血浆中非转铁蛋白结合铁(nontransferrin bound iron,NTBI)增加,导致组织急性铁沉积并启动炎症反应;输注新鲜红细胞,或者存储后红细胞的上清液则无此作用。血浆 NTBI 还增加体外保存细菌感染率。存储后去白红细胞是否在人体内也有相同的作用需要进一步实验研究。

## 三、血小板与输血相关免疫调节

血小板可参与天然和获得性免疫调节,具有促炎症和促凝血功能。血小板不仅可与血小板、内皮细胞相互作用,还可参与淋巴细胞、树突状细胞及成纤维细胞等结构细胞的作用。血小板来源的微粒子(platelet-derived microparticles,PDMPs)参与止血、血栓、炎症以及 TRIM。Sugawara 等[50]研究发现全血保存前过滤白细胞可显著降低 PDMP 和血小板水平,而且去白细胞全血在 35 天保存期间,PDMP 和血小板计数均维持在低水平,而未去白全血这两项指标呈现指数级增长,认为全血在保存前去除白细胞可降低 PDMP 和血小板水平。血小板可分泌共刺激分子 CD40 配体(CD40L,又称 CD54),人体血液循环内的可溶性 CD40L(sCD40L)几乎完全由血小板分泌。库存浓缩血小板上清包含大量 sCD40L,通过激活 CD40 阳性细胞诱导释放细胞因子、趋化因子和脂质介质,介导 TRIM,导致受血者出现发热、TRALI 等临床症状[51]。Aslam 等[18]通过小鼠血小板输注模型探讨血小板介导 TRIM 作用,发现输注去除白细胞的新鲜血小板可显著降低免疫排斥反应,存储后血小板介导 TRIM 下降可能与保存期间血小板相关 MHCI 类分子丢失,输注可溶性 MHC 分子不能诱导 TRIM,提示新鲜血小板由于 MHC 抗原表达可不依赖白细胞介导 TRIM,而老化血小板由于

MHC 丢失也丧失了介导 TRIM 的能力。去除新鲜血小板 MHC 或者保存期间去除 MHC 可降低 TRIM 相关的不良临床作用。

### 四、血浆中游离蛋白及分子与输血相关免疫调节

血液成分在制备和保存过程中,会产生和积累表达磷脂酰丝氨酸的细胞碎片,主要是凋亡细胞和血细胞来源的微粒子。血液成分内微粒子包括血小板来源的微粒子(PDMP)、白细胞来源的微粒子(LDMP)、红细胞来源的微粒子(RDMP),均被报道介导和参与 TRIM[52]。来源于白细胞的生物活性因子除了 Th1 细胞释放的 IL-2 和 IFN-γ 具有抗肿瘤的免疫作用;其他因子都表现为促肿瘤免疫作用,包括 Th2 细胞释放的细胞因子 IL-4、IL-5 和 IL-10,生长因子如 TGF-β(Transforming growth factor β)、VEGF(vascular endothelial growth factor)、PDGF-D(platelet-derived growth factor)和 FGF(fibroblast growth factor)等,其他因子如血栓环素 $A_2$,PGE2,PGI2,溶血磷脂酰胆碱,Fas 配体,HLA-Ⅰ类分子,泛素,组织纤溶酶原激活剂(tissue plasminogen activator)等[26]。尽管 TRIM 的发病机制尚不明确,但是越来越多的证据显示大量可溶性、细胞相关抗原输注后进入受血者体内是 TRIM 的原因之一,其中可溶性人白细胞抗原Ⅰ(sHLA-Ⅰ)被认为与 TRIM 相关,但是患者输注大量 sHLA-Ⅰ并不一定出现 TRIM。可溶性 CD8(sCD8)分子可分别与膜和可溶性 HLA-Ⅰ结合。Ghio 等[53] 给患者输注储存前或后(分别包含低或高水平 sHLA-Ⅰ)去白红细胞,发现接受储存后去白红细胞输注患者的血浆内 sCD8 含量显著升高,认为 sCD8 可能参与 sHLA-Ⅰ介导的 TRIM。许多生物分子涉及参与 TRIM,其中免疫细胞向 Th2 细胞分化起重要作用。有学者[54] 报道全血保存期间血浆内泛素累积增加,检测发现细胞外泛素可促进 Th2 细胞因子 IL-4 的产生和 Th2 诱导转录因子 STAT6 表达,抑制 Th1 细胞因子 IFN-γ 和 Th1 诱导转录因子 T-bet,同时抑制促炎因子 TNF-α,认为细胞外泛素通过促进辅助性 T 细胞分化参与 TRIM。研究报道[37] 转化生长因子(TGF-β)可介导受血者免疫功能抑制,同时肿瘤细胞生长又会刺激 TGF-β 分泌,增加宿主免疫抑制作用。最新研究[55] 报道存储红细胞上清液内可溶性物质而不是红细胞来源的微泡(RBC-derived microvesicles,MVs),在体外抑制单核细胞功能,认为细胞外与蛋白结合的 RNA,比如小 RNA(microRNA)可能参与 TRIM。

如果血液保存期间细胞凋亡后释放的免疫和炎症因子是介导 TRIM 的可能机制之一,那么自体血液经过存储也可能导致类似的不良反应。2008 年,Frietsch 等[56] 在一项多中心双盲随机对照实验中,将 1089 例符合术前自体血液预存的全髋关节置换患者随机分为输注未处理自体血液组或去白细胞自体血液组,结果发现两组术后感染率和住院天数均无差异,临床数据分析认为自体血液去除白细胞与否不影响患者手术预后,血液保存期间释放的生物反应物质(biologic response modifiers,BRMs)并不是介导 TRIM 的原因。

总之,输血相关免疫调节的机制仍不明确,可能与输注的白细胞、凋亡的红细胞、血小板及保存期间积累的细胞碎片、活性因子、微粒体等相关,需要更多的临床和动物模型试验研究。

## 第四节　输血相关免疫调节的临床意义与干预办法

了解异体输血相关免疫调节反应,对于安全有效地进行输血治疗非常重要。异体输血前临床医师必须对患者进行全面地风险和效果评估,但是当前临床医师对输血相关的免疫调节并未给以足够地重视,没有认识到输注红细胞实际上对患者是一次免疫暴露,不良反应可能远远超过预期的好处[57]。

### 一、输血相关免疫调节的临床意义

随着血液成分制备和保存技术的不断改进,输血相关传染病的发生率和死亡率逐年降低,而异体输血相关的免疫调节作用却越来越被关注。虽然 TRIM 的发生机制尚不清楚,但是 TRIM 可能导致的不良反应如肿瘤患者术后复发、增加术后及院内感染等正被越来越多的临床学者报道并证实[58]。来源于献血者的白细胞成分被认为是导致 TRIM 的主要因素之一,虽然去除白细胞是否确实降低异体输血相关的短期死亡率和感染率仍存在争议。当前,采用更严格的临床输血指征和更保守的输血治疗方案,是减少 TRIM 的最重要措施。

### 二、预防输血相关免疫调节不良作用的方法

#### (一)血液制剂去除白细胞

通过白细胞滤器可去除血液中 99.9% 的白细

胞,储存前去除白细胞的红细胞悬液内残留白细胞数量低于$2.5×10^6$/单位。去除白细胞不仅降低白细胞相关病毒如CMV和EB等的传播,降低HLA同种免疫,还减少细菌和寄生虫感染,降低输血引起的非溶血性发热反应[57]。当前加拿大和大多数欧洲国家的血液制剂均必须在储存前去除白细胞,美国FDA也推荐进行储存前去除白细胞。虽然国外研究报道[59]白细胞过滤器并不能显著降低单采血小板储存期间LDMP和RDMP累积,而且PDMP含量仍不断升高。输注红细胞和血小板在保存期间累积的可溶性因子也是导致输血后不良反应的原因之一。目前白细胞去除和血浆去除仍是显著减少输血相关免疫调节及相关临床效应的重要方法之一[60]。

去除白细胞常规有两种方法:离心法和过滤法。离心法由于去除白细胞不彻底,而且损失红细胞或血小板的较多,应用范围受限。当前普遍推荐白细胞滤器去除白细胞,要求白细胞去除率达99.9%。由于血液在保存过程中,白细胞一方面发生新陈代谢增加氧耗和能量代谢,另一方面不断凋亡释放细胞碎片、酶类和活性因子等,均影响红细胞或血小板的保存治疗,增加输血反应,因此推荐血液保存前去除白细胞。

### (二)血液制剂辐射处理

化疗后或骨髓移植后免疫功能抑制的肿瘤患者,通常均需要异体输血支持治疗,常规推荐输注辐射后血液制剂。研究报道[61]经γ辐射线照射后的白细胞虽然丧失增殖能力,但是仍可释放IFN-γ和TNF-α等细胞因子,免疫调节功能仍和辐射前的白细胞相关,虽然可预防输血后GVHD,但是不能改善TRIM的不良作用。但是Alkayed等[44]的临床试验报道急性淋巴细胞白血病(ALL)患儿输注去白和辐照(LD/IRR)血液制剂均不会引起TRIM或影响患儿的预后,认为辐射后白细胞丧失增殖能力,减少受血者体内输血相关微嵌体的生成。血液制剂辐射处理是否降低TRIM相关的不良发应尚存争议,目前推荐保存前去除白细胞降低TRIM的不良临床作用。

### (三)自身输血与人造血

自身输血是利用患者自体的血液或血液成分为患者自己进行输血治疗,包括回收式、稀释式和储存式三种类型,涵盖自体全血、红细胞、血小板和血浆等血液成分。自体输血不需要交叉配型并且无免疫反应、操作简单、安全经济,可降低同种异体输血相关的免疫调节作用,对于无禁忌证患者实施自身输血,可显著降低异体血液的需求,减少输血不良反应。

随着生物技术的发展,生物医学工程尤其是基因重组克隆技术的应用,目前科学家已经研发出具有部分血液功能的替代品,包括重组人红细胞生成素、促血小板及粒细胞刺激生长因子、人工血液制品如红细胞、血小板、粒细胞等。红细胞代用品包括以血红蛋白为基础的血红蛋白类氧载体(HBOC)和以氟碳化合物为基础的全氟碳化合物(PFC)两种类型。人造红细胞,人造血小板及通用红细胞等的研究成功可彻底解决异体输血相关的不良反应。

(钱宝华 顾海慧)

## 参 考 文 献

1. Dasararaju R, Marques MB. Adverse effects of transfusion. Cancer Control, 2015, 22:16-25.

2. Vamvakas EC, Blajchman MA. Transfusion-related immunomodulation(trim): An update. Blood Rev, 2007, 21:327-348.

3. Blumberg N, Heal JM. Immunomodulation by blood transfusion: An evolving scientific and clinical challenge. Am J Med, 1996, 101:299-308.

4. Opelz G, Sengar DP, Mickey MR, et al. Effect of blood transfusions on subsequent kidney transplants. Transplant Proc, 1973, 5: 253-259.

5. Mowbray JF, Gibbings C, Liddell H, et al. Controlled trial of treatment of recurrent spontaneous abortion by immunisation with paternal cells. Lancet, 1985, 1:941-943.

6. Burrows L, Tartter P. Effect of blood transfusions on colonic malignancy recurrent rate. Lancet, 1982, 2:662.

7. Tartter PI, Driefuss RM, Malon AM, et al. Relationship of post-operative septic complications and blood transfusions in patients with crohn's disease. Am J Surg, 1988, 155:43-48.

8. MacLeod AM. The blood transfusion effect: Clinical aspects. Immunol Lett, 1991, 29:123-126.

9. Murphy MF, Pamphilon DH, Heddle NM. Practical transfusion medicine. Chichester, West Sussex, UK: Wiley-Blackwell, 2013.

10. Stiller CR, Lockwood BL, Sinclair NR, et al. Beneficial effect of operation-day blood-transfusions on human renal-allograft survival. Lancet, 1978, 1:169-170.

11. Opelz G. Improved kidney graft survival in nontransfused recipients. Transplant Proc, 1987, 19:149-152.

12. Iwaki Y, Cecka JM, Terasaki PI. The transfusion effect in cadaver kidney transplants--yes or no. Transplantation, 1990, 49:56-59.

13. Bucin D, Lindholm T, Low B, et al. Blood transfusion and kidney transplantation: A prospective and randomized study. Scand J Urol Nephrol Suppl, 1981, 64:89-92.

14. Jovicic-Pavlovic S, Lezaic V, Simic S, et al. Effect of donor-specific blood transfusion on the outcome of kidney transplantation. Srp Arh Celok Lek, 2003, 131:449-453.

15. Opelz G, Vanrenterghem Y, Kirste G, et al. Prospective evaluation of pretransplant blood transfusions in cadaver kidney recipients. Transplantation, 1997, 63:964-967.

16. Ross WB, Yap PL. Blood transfusion and organ transplantation. Blood Rev, 1990, 4:252-258.

17. Unander AM, Lindholm A. Transfusions of leukocyte-rich erythrocyte concentrates: a successful treatment in selected cases of habitual abortion. Am J Obstet Gynecol, 1986, 154:516-520.

18. Aslam R, Speck ER, Kim M, et al. Transfusion-related immunomodulation by platelets is dependent on their expression of mhc class i molecules and is independent of white cells. Transfusion, 2008, 48:1778-178.

19. Peters WR, Fry RD, Fleshman JW. Multiple blood transfusions reduce the recurrence rate of crohn's disease. Dis Colon Rectum, 1989, 32:749-753.

20. Williams JG, Hughes LE. Effect of perioperative blood transfusion on recurrence of crohn's disease. Lancet, 1989, 2:1524.

21. Hollaar GL, Gooszen HG, Post S, et al. Perioperative blood transfusion does not prevent recurrence in crohn's disease. A pooled analysis. J Clin Gastroenterol, 1995, 21:134-138.

22. Blumberg N, Heal JM. Transfusion and host defenses against cancer recurrence and infection. Transfusion, 1989, 29:236-245.

23. Blumberg N, Triulzi DJ, Heal JM. Transfusion-induced immunomodulation and its clinical consequences. Transfus Med Rev, 1990, 4:24-35.

24. Salo M. Immunosuppressive effects of blood transfusion in anaesthesia and surgery. Acta Anaesthesiol Scand Suppl, 1988, 89:26-34.

25. Velasquez JF, Cata JP. Transfusions of blood products and cancer outcomes. Rev Esp Anestesiol Reanim, 2015, 62(8):461-467.

26. Cata JP, Wang H, Gottumukkala V, et al. Inflammatory response, immunosuppression, and cancer recurrence after perioperative blood transfusions. Br J Anaesth, 2013, 110:690-701.

27. Vamvakas EC, Blajchman MA. Deleterious clinical effects of transfusion-associated immunomodulation: Fact or fiction? Blood, 2001, 97:1180-1195.

28. Tartter PI. Blood transfusion and postoperative infections. Transfusion, 1989, 29:456-459.

29. Christou NV, Meakins JL, Gotto D, et al. Influence of gastrointestinal bleeding on host defense and susceptibility to infection. Surg Forum, 1979, 30:46-47.

30. Friedman R, Homering M, Holberg G, et al. Allogeneic blood transfusions and postoperative infections after total hip or knee arthroplasty. J Bone Joint Surg Am, 2014, 96:272-278.

31. Newman ET, Watters TS, Lewis JS, et al. Impact of perioperative allogeneic and autologous blood transfusion on acute wound infection following total knee and total hip arthroplasty. J Bone Joint Surg Am, 2014, 96:279-284.

32. Fragkou PC, Torrance HD, Pearse RM, et al. Perioperative blood transfusion is associated with a gene transcription profile characteristic of immunosuppression: a prospective cohort study. Crit Care, 2014, 18:541.

33. Torrance HD, Vivian ME, Brohi K, et al. Changes in gene expression following trauma are related to the age of transfused packed red blood cells. J Trauma Acute Care Surg, 2015, 78:535-542.

34. Dzik WH, Mincheff M, Puppo F. An alternative mechanism for the immunosuppressive effect of transfusion. Vox Sang, 2002, 83(Suppl 1):417-419.

35. Bilgin YM, Brand A. Transfusion-related immunomodulation: A second hit in an inflammatory cascade? Vox Sang, 2008, 95:261-271.

36. Snyder EL, Kuter DJ. Apoptosis in transfusion medicine: Of death and dying--is that all there is? Transfusion, 2000, 40:135-138.

37. Vallion R, Bonnefoy F, Daoui A, et al. Transforming growth factor-beta released by apoptotic white blood cells during red blood cell storage promotes transfusion-induced alloimmunomodulation. Transfusion, 2015, 55(7):1721.

38. Fadok VA, Bratton DL, Rose DM, et al. A receptor for phosphatidylserine-specific clearance of apoptotic cells. Nature, 2000, 405:85-90.

39. Fadok VA, Bratton DL, Konowal A, et al. Macrophages that have ingested apoptotic cells in vitro inhibit proinflammatory cytokine production through autocrine/paracrine mechanisms involving tgf-beta, pge2, and paf. J Clin Invest, 1998, 101:890-898.

40. Lee TH, Paglieroni T, Ohto H, et al. Survival of donor leukocyte subpopulations in immunocompetent transfusion recipients: Frequent long-term microchimerism in severe trauma patients. Blood, 1999, 93:3127-3139.

41. Clark DA, Gorczynski RM, Blajchman MA. Transfusion-related immunomodulation due to peripheral blood dendritic cells expressing the cd200 tolerance signaling molecule and alloantigen. Transfusion, 2008, 48:814-821.

42. Parker RI. Transfusion-related immunomodulation: How much of it is due to white cells? Pediatr Crit Care Med, 2011, 12:593-594.

43. Sparrow RL. Red blood cell storage and transfusion-related immunomodulation. Blood Transfus, 2010, 8(Suppl 3):s26-s30.

44. Alkayed K, Al Hmood A, Madanat F. Prognostic effect of blood transfusion in children with acute lymphoblastic leukemia. Blood Res, 2013, 48: 133-138.

45. Keating FK, Butenas S, Fung MK, et al. Platelet-white blood cell (wbc) interaction, wbc apoptosis, and procoagulant activity in stored red blood cells. Transfusion, 2011, 51: 1086-1095.

46. Baumgartner JM, Silliman CC, Moore EE, et al. Stored red blood cell transfusion induces regulatory t cells. J Am Coll Surg, 2009, 208: 110-119.

47. Long K, Meier C, Ward M, et al. Immunologic profiles of red blood cells using in vitro models of transfusion. J Surg Res, 2013, 184: 567-571.

48. Long K, Woodward J, Procter L, et al. In vitro transfusion of red blood cells results in decreased cytokine production by human t cells. J Trauma Acute Care Surg, 2014, 77: 198-201.

49. Hod EA, Zhang N, Sokol SA, et al. Transfusion of red blood cells after prolonged storage produces harmful effects that are mediated by iron and inflammation. Blood, 2010, 115: 4284-4292.

50. Sugawara A, Nollet KE, Yajima K, et al. Preventing platelet-derived microparticle formation--and possible side effects-with prestorage leukofiltration of whole blood. Arch Pathol Lab Med, 2010, 134: 771-775.

51. Blumberg N, Spinelli SL, Francis CW, et al. The platelet as an immune cell-cd40 ligand and transfusion immunomodulation. Immunol Res, 2009, 45: 251-260.

52. Saas P, Angelot F, Bardiaux L, et al. Phosphatidylserine-expressing cell by-products in transfusion: A pro-inflammatory or an anti-inflammatory effect? Transfus Clin Biol, 2012, 19: 90-97.

53. Ghio M, Contini P, Ubezio G, et al. Blood transfusions with high levels of contaminating soluble hla-i correlate with levels of soluble cd8 in recipients′ plasma; a new control factor in soluble hla-i-mediated transfusion-modulated immunomodulation? Blood Transfus, 2014, 12 (Suppl 1): s105-s108.

54. Zhu X, Yu B, You P, et al. Ubiquitin released in the plasma of whole blood during storage promotes mrna expression of th2 cytokines and th2-inducing transcription factors. Transfus Apher Sci, 2012, 47: 305-311.

55. Muszynski JA, Bale J, Nateri J, et al. Supernatants from stored red blood cell (rbc) units, but not rbc-derived microvesicles, suppress monocyte function in vitro. Transfusion, 2015, 55 (8): 1937-1945.

56. Frietsch T, Karger R, Scholer M, et al. Leukodepletion of autologous whole blood has no impact on perioperative infection rate and length of hospital stay. Transfusion, 2008, 48: 2133-2142.

57. Hart S, Cserti-Gazdewich CM, McCluskey SA. Red cell transfusion and the immune system. Anaesthesia, 2015, 70 (Suppl 1): 38-45, e13-e36.

58. Alter HJ, Klein HG. The hazards of blood transfusion in historical perspective. Blood, 2008, 112: 2617-2626.

59. Nollet KE, Saito S, Ono T, et al. Microparticle formation in apheresis platelets is not affected by three leukoreduction filters. Transfusion, 2013, 53: 2293-2298.

60. Refaai MA, Blumberg N. Transfusion immunomodulation from a clinical perspective: An update. Expert Rev Hematol, 2013, 6: 653-663.

61. Fagiolo E, Toriani-Terenzi C. Ifn-gamma and tnf-alpha production in gamma-irradiated blood units by mononuclear cells and gvhd prevention. Transfus Apher Sci, 2002, 27: 225-231.

血液组成及其功能极为复杂,主要由红细胞、血小板、白(粒)细胞等有形成分与血浆及其百余种蛋白质和多肽类物质、凝血因子和无机盐等无形成分组成。这些成分都有其固定的结构、形态、物理化学性质和含量水平,并各司其独特的不可替代的重要生理功能,在体内正常血液循环中保持相对稳定。但离开人体后,在现有保存液、容器与保存温度等条件下,都会发生各种各样可逆与不可逆的复杂变化,从而引起它们生理功能的降低以至产生有害作用,给患者输用后达不到"安全""有效"等预定的治疗或者抢救目的。因此,"血液保存"就成为输血医学,特别是临床输血学中最重要的基础科学和临床应用实践中的课题之一,也正是从事输血医学研究工作者的重大历史责任和面临的挑战。我国范启修教授对此曾做出了突出贡献,被誉为中国血液保存的开拓者。他在《临床输血学》一书中[1],曾撰写一章"血液保存"的专述,为中国输血界所赞誉。本章在此基础上增加了近 20 年来相关的研究进展和实际经验,并报告了相关学者的不同理念,期望能对读者有所裨益。

## 第一节 全血的保存

### 一、血液的组成

血液中的细胞成分约占血液总体积的 40%~45%,数量最多的是红细胞,约为$(3.5~5.5)\times10^{12}$/L,血小板约为$(100~300)\times10^9$/L,白细胞约为$(4.0~10.0)\times10^9$/L。非细胞成分约占血液总体积的55%~60%,由蛋白质(主要是白蛋白、球蛋白和纤维蛋白原)、凝血因子、非蛋白氮化合物(尿素、尿酸、肌酸、肌酐等)、不含氮的有机化合物(葡萄糖、激素、维生素等)、无机盐类(主要是氯化钠,钙、钾、磷、镁等离子)和水组成。

血液中各种细胞的代谢需在适宜稳定的酸碱度条件下通过一系列的酶促反应才能进行。由于血浆中有较强大的缓冲体系如 $H_2CO_3$-$HCO_3^-$ 缓冲体系等,维持血液的 pH 在 7.35~7.45,保证各种细胞的正常代谢。

### 二、全血保存后的主要功能

将献血者的静脉血液采入含有抗凝保存液的血袋中,在 2~6℃贮存,不作任何加工处理,即为全血。人体的血液构成复杂,成分种类繁多,主要含有红细胞、血小板、白细胞及各种血浆蛋白和凝血因子等。由于不同血液成分的寿命不同且需要不同的体外保存条件,在贮存过程中会发生一系列可逆和(或)不可逆的变化。血液中红细胞在血液循环中的正常寿命约 120 天,在 2~6℃保存时,在不同保存液中,有效保存期从 21~42 天;血小板的体内寿命约 12 天,在 2~6℃保存时,血小板迅速被活化并长出伪足,24 小时内至少有 50%丧失功能,72 小时完全失去止血功能并被体内清除。白细胞的体内寿命最长约 12 天,在 2~6℃保存时,只能保存 5~8 天,其中粒细胞保存 1 天后即丧失功能,白细胞的吞噬能力在 7 天后完全丧失;不稳定凝血因子如凝血因子Ⅷ在 2~6℃保存 24 小时后活性下降 50%,凝血因子Ⅴ保存3~5 天也损失50%。所以,全血似乎含有各种血液成分,但实际上血液采集离体后的"全血"不再是真正意义上的全血,输注在 2~6℃保存 5 天后的全血实际上只相当于输注红细胞、血浆蛋白和稳定的凝血因子,希望通过输全血而发挥血液的全部功能是不可能的。

### 三、全血的保存

目前,针对全血保存所设计的抗凝剂是针对血液中重要的红细胞成分的保存,主要是防止血液凝固、维持适宜的 pH 范围、延缓红细胞代谢、保持红细胞的正常生理功能等,主要是给组织器官供氧功能。

血液循环中的成熟红细胞无细胞核和线粒体等细胞器,不能合成蛋白质、不能分裂,在循环内只能存活 120 天。红细胞为维持其形态、结构和组成的稳定,行使其物质运输、免疫反应、信息传递及药物作用等功能,必然要消耗能量。葡萄糖是红细胞代谢的主要能量来源。正常情况下,红细胞代谢所需能量的 90% 是通过葡萄糖的无氧酵解主途径生成三磷酸腺苷(ATP),约 10% 可通过磷酸戊糖旁路(hexose monophophate pathway, HMP)途径生成 ATP,另外,红细胞还保留着核苷酸的降解以及核苷酸的补救途径以提供红细胞的能量并维持其代谢和寿命。作为代谢产物之一的乳酸蓄积将导致 pH 降低,对红细胞造成损伤。

血液中最主要的成分为红细胞,因此全血保存期限以体外红细胞生存期为准。容许红细胞的最长保存时间,称为有效保存期,它是按红细胞输注人体后 24 小时,在受血者循环血中预期至少能够保留输注红细胞有效功能的 70% 而确定的,主要采用输注的放射标记物标记的红细胞在受者体内的 24 小时回收率进行评价,同时,以红细胞破坏造成的溶血率小于 0.8% 作为标准。我国范启修曾发明"华伯仪体外酵解法",用于评估红细胞体外保存的有效期[2]。

### (一)抗凝剂

血液离体后产生血液凝固的主要原因是:①钙离子:钙离子是启动并参与凝血瀑布(coagulation cascade)生成的主要因素;②凝血酶原激活而生成凝血酶。

血液抗凝剂是防止血液凝固的化学物质,目前常用的血液抗凝剂主要有枸橼酸/枸橼酸钠、乙二胺四乙酸二钠(EDTA·2Na)、肝素等。

枸橼酸/枸橼酸钠是目前最常用的血液抗凝剂,其原理是枸橼酸或枸橼酸盐与血液中钙离子结合生成可溶性的螯合物枸橼酸钠钙,抑制了凝血瀑布中几个依赖钙离子的步骤,从而防止血液凝固。枸橼酸钠的最低抗凝浓度为 0.2%,在血液保存液里的浓度是 1.32%~2.63%,一般在保存液里最终浓度为 0.4%~0.6%。由于缺乏葡萄糖等能量物质,单纯枸橼酸钠抗凝的血液不宜长期贮存。目前 0.4% 枸橼酸钠溶液作为血浆单采的抗凝剂使用。

EDTA·2Na 是一种强力抗凝剂,它与钙的结合能力比枸橼酸钠大 10 倍,1.5g EDTA·2Na 的 5% 葡萄糖溶液在 4℃ 保存 500ml 血液的有效期可达 28 天,输入人体后血浆钙离子浓度不变。但 EDTA·2Na 抗凝的血小板对血小板功能有损伤,在体内很快会被脾脏扣留、破坏,不宜作为制备血小板的抗凝剂,主要用于实验室血样分析及特殊血液保存液的配制。

肝素是一种酸性黏多糖,其作用是阻止凝血酶的生成而达到血液抗凝的目的。10mg(1 000 单位)肝素可使 100ml 血液数天不凝固,但由于肝素化血液中没有葡萄糖等能量物质,用肝素抗凝的血液必须在 48 小时内输注。另外,肝素能激活脂蛋白脂酶(lipoprotein lipase),增加循环中的游离脂肪酸并在蛋白结合位点上同胆红素竞争,虽然可避免枸橼酸盐引起的低钙血症,但存在着减少胆红素的风险。目前,肝素主要用于实验室血样分析及外科体外循环手术的输注。

尽管 1916 年 Rous F 和 Turner JR 采用枸橼酸盐和葡萄糖制成血液保持液,在 2℃ 条件下保存血液 2 周,并在 1918 年成功的用于临床输血,但由于当时没有意识到葡萄糖对维持红细胞能量代谢的重要性,直到 20 世纪 30 年代,血液保存仍然没有太多的进步。第二次世界大战期间,由于对血液和血浆蛋白的需求急剧增加,推动了血液保存研究的进展。1943 年,Loutit JF 和 Mollison PL 发明了枸橼酸-枸橼酸钠-葡萄糖保存液(ACD 保存液),在 2~6℃ 条件下可以保存全血 21 天。虽然 ACD 保存液的 pH 值较低(pH 5.03),对红细胞有一定的酸损伤作用,但酸化溶液防止了抗凝剂在高温高压灭菌时葡萄糖被氧化生成有害的糠醛。

1957 年,Gibson 在 ACD 保存液的基础上加入磷酸盐,发明了枸橼酸-枸橼酸钠-磷酸二氢钠-葡萄糖保存液(CPD 保存液),不仅提高了保存液的 pH 值(pH 5.63),减少酸性环境对细胞功能的影响,同时,磷酸盐也可被红细胞利用为能量代谢物质,在 2~6℃ 条件下可以保存全血 21 天,保存的红细胞输入体内后的存活率较 ACD 保存液的红细胞高。CPD 保存液取代了 ACD 保存液作为全血保存的标准保存液。

1962 年,Simon ER 发现,在 ACD 血液保存液中加入少量腺嘌呤,可以提高血液在 4℃ 贮存期间 ATP 的水平和活性。

1975 年,瑞士伯尔尼输血中心在 CPD 保存液中加入腺嘌呤,发明了枸橼酸-枸橼酸钠-磷酸二氢钠-葡萄糖-腺嘌呤保存液(CPD-A 保存液)。腺嘌呤是 ATP 的前体,红细胞可以将腺嘌呤转变成磷酸腺苷(AMP),并进一步磷酸化生成 ATP,为红细胞新陈代谢活动提供高能化合物的物质来源,可使血液在

2~6℃条件下保存全血 35 天。1980 年以后,许多国家开始采用 CPD-A 取代 CPD 作为全血的保存液。

目前常用的血液保存液的种类与配方(表 12-1)。

表 12-1　各种血液保存液配方

|  | 无水葡萄糖(g/L) | 枸橼酸钠(g/L) | 枸橼酸(g/L) | 磷酸二氢钠(g/L) | 腺嘌呤(mg/L) | 溶液 pH | 全血*(ml/L) | 保存天数 |
|---|---|---|---|---|---|---|---|---|
| ACD-A | 24.5 | 22.0 | 8.0 |  |  | 5.03 | 150 | 21 |
| ACD-B | 14.7 | 13.2 | 4.4 |  |  | 5.03 | 250 | 21 |
| CPD | 25.5 | 26.3 | 3.27 | 2.22 |  | 5.63 | 140 | 21 |
| CPDA-1 | 25.5 | 26.3 | 3.27 | 2.22 | 173.0 | 5.63 | 140 | 35 |

注:* 指 1L 全血所需要的保存液用量

## (二)保存条件

1. 保存温度　红细胞的代谢随着温度的降低可以得到明显抑制,可降低乳酸生成速度和蓄积,减少酸性环境,维持 pH 值在适宜的范围。全血应在不使红细胞冻结的 2~6℃静止保存。

2. 保存容器　曾经玻璃瓶被广泛使用于采集和保存血液。自 1950 年后,美国率先使用塑料血袋进行血液采集、分离和保存。血液在代谢过程中会产生乳酸,乳酸与血浆中的碳酸盐反应生成碳酸进而分解为 $CO_2$ 和水,而塑料血袋薄膜具有一定的氧气和 $CO_2$ 的通透能力,可使 $CO_2$ 排出,减少了乳酸蓄积导致的 pH 值下降,有利于血液的保存;另外,塑料血袋的柔软性便于血液成分的分离。塑料血袋的发明是输血医学史上一次重要的革命和里程碑。鉴于塑料血袋与玻璃瓶相比具有非常的显著优势,世界各国现已普遍采用塑料血袋来采集和保存全血和血液成分。我国于 1967 年由杨成民等研究成功并推广应用,至 1970 年已覆盖全国。

## 四、全血保存的不足

1. 形成微聚体　采血后 24 小时就开始形成由全血保存过程中死亡的白细胞、血小板及释放物质和纤维蛋白形成直径约为 10~170μm 的微聚体,输入体内后不能解聚,易造成肺损伤和栓塞。

2. 全血"不全"　全血表面上似乎含有各种血液成分,但实际上血液采集离体后的"全血"不再是真正意义上的全血。希望通过输注保存的全血而发挥血液的全部功能是不可能的。

血液是维持人体生存的基本物质。血液构成复杂,成分种类繁多,主要含有红细胞、血小板、白细胞等细胞成分及各种血浆蛋白、凝血因子等,分别起着各种重要的生理作用,以维持生命的正常活动。针对不同的患者所缺乏的血液成分及病情需要,根据"缺什么,补什么"的原则,不同的血液成分有不同的输血治疗目的。成分输血具有减少血液输注量"过载"、输血疗效好、副反应少、可减低输血风险、节约血液资源等优点,将血液进行成分分离和保存是输血医学史上又一重要的历史性变革。由于不同血液成分的寿命不同且需要不同的体外保存条件,全血保存就显示出它的局限性,目前,不同血液成分的保存是血液保存研究与应用的主要方向。

## 第二节　红细胞的保存

红细胞输注是临床输血的最主要内容之一,因此,红细胞的保存研究是血液保存最重要的研究课题。红细胞制品主要有浓缩红细胞、悬浮红细胞、洗涤红细胞、冰冻红细胞等品种用于临床。红细胞保存的研究方向主要是利用各种技术和保存液,设法延长红细胞的有效保存时间,包括添加剂红细胞的液态保存和红细胞冰冻及冻干保存等。

## 一、红细胞的生理功能及代谢

红细胞是由细胞膜及胞浆组成,红细胞膜的主要成分是蛋白质、脂质、糖类及无机盐,胞质中的主要成分为血红蛋白、水、无机盐、维生素、红细胞糖和少量与核苷酸代谢有关的物质。成熟的红细胞呈双面或单面凹陷的盘状,表面积与体积的比值较大,有利于细胞变形、气体携带和交换。红细胞具有多种重要的生理功能:①物质运输:红细胞内外的气体、无机离子、糖、氨基酸等物质交换必须通过红细胞膜的调控;②信息传递(受体)。细胞外的信息物质通过细胞膜上(或胞质中)的相应受体结合后引发一系列的反应;③免疫功能。红细胞不仅可清除免疫复合物（immune complex，IC），防止 IC 在组织沉积，还可参与免疫调控，而且，红细胞的某些免疫功能是其他免疫细胞所不能替代的；④变形能力：红细胞在外力的作用下具有很强的变形能力。红细胞的直径约为 8m，当其通过直径只有 2~3μm 的脾窦毛细血管时，必然受到挤压，从盘形变为细条状，因此可以顺利通过而不影响其正常功能，不然就难以生存。红细胞的变形能力是红细胞特殊的重要功能。红细胞的携释氧能力是由血红蛋白的解离度决定的。影响因素有 $O_2$ 分压、$CO_2$ 分压、pH 和 2,3-DPG 含量及其生成有关的酶系。当 2,3-DPG 含量减少时，氧解离曲线向左移，血红蛋白与氧亲和性增加，释放氧的能力减弱，会导致对组织氧供给不足。红细胞除运输 $O_2$ 和 $CO_2$ 外，还对维持体内正常的功能稳态（homeostasis）起着重要的作用。维持红细胞代谢所需能量的大部分是通过葡萄糖的无氧酵解主途径获得，生成 ATP，在某些情况下也可通过磷酸戊糖旁路（hexose monophophate pathway，HMP）途径生成 ATP，提供红细胞的能量以维持其代谢和寿命。另外，红细胞还保留着核苷酸的降解以及核苷酸的补救途径。

## 二、红细胞的保存

红细胞的保存主要围绕保持红细胞制品输入体内后具有可接受的功能来确定。开展的体外研究及评价指标主要有：pH、ATP、2,3-DPG、溶血率及游离血红蛋白、$P_{50}$、血浆 $Na^+$、$K^+$ 离子含量、红细胞的变形能力、红细胞膜的变化、NO 的消耗、带 3 蛋白聚簇化、电导率、渗透压、CD47 等。目前国内外使用的红细胞制品及保存条件如下。

### （一）浓缩红细胞

采用特定的方法将采集到多联塑料血袋内的全血中大部分血浆分离出后剩余部分所制成的红细胞成分血。

1. 用 ACD 或 CPD 保存液　采集的全血分离血浆后的浓缩红细胞，血细胞比容<0.70，可在 2~6℃分别保存 21 天和 35 天。

2. 用 ACDA 或 CPDA 保存液　采集的全血分离血浆后的浓缩红细胞，血细胞比容<0.75，可在 2~6℃保存 35 天。

3. 用 CPDA-2 保存液（比 CPDA-1 多 1 倍腺嘌呤和 0.4 倍葡萄糖）　采集的全血分离血浆后的浓缩红细胞，血细胞比容为 0.80 左右，在 2~6℃可以保存 35~42 天。CPDA-2 是较理想的浓缩红细胞保存液。

4. 用浓缩红细胞复苏液　将含有丙酮酸盐、肌苷、葡萄糖、磷酸盐、腺嘌呤及 NaCl 的浓缩红细胞复苏液加入到保存末期的浓缩红细胞中，在 37℃保温 1 小时，复苏后的红细胞可使 ATP 和 2,3-DPG 恢复到正常水平，有正常携氧和放氧能力，并改善输血后红细胞的存活率。复苏后的红细胞用前要去除复苏液，24 小时内输用或甘油化冰冻保存。

浓缩红细胞的优缺点：因去除了全血中的大部分血浆，仅有少量的血浆残留在浓缩红细胞中，可以预防血浆引起的大多数不良反应。但除去大部分血浆后，维持红细胞能量代谢的物质如腺嘌呤和葡萄糖等大部分随血浆被移出，剩下的浓缩红细胞变得非常黏稠，给患者输注时，流速变慢，输注不容易，贮存中也易发生溶血，因此很少使用。目前基本上被悬浮红细胞所取代。

### （二）悬浮红细胞（添加剂红细胞）

在浓缩红细胞中加入红细胞保存液，使浓缩红细胞适当稀释，便于输注，同时因含有红细胞能量来源成分和红细胞膜稳定剂成分，以利于红细胞的有效保存。

1. 晶体盐悬浮红细胞　①浓缩红细胞加入生理盐水，只能保存 24 小时。②浓缩红细胞中加入含 NaCl、腺嘌呤、葡萄糖的 SAG 溶液保存悬浮红细胞，在 2~6℃可保存 35 天。

2. SAGM 保存液悬浮红细胞　在 SAG 保存液中加入细胞膜稳定剂甘露醇，形成了氯化钠-腺嘌呤-葡萄糖-甘露醇的红细胞保存液（SAGM），可减少红细胞悬液的溶血率，在 2~6℃可保存 35 天。

3. MAP 保存液悬浮红细胞　由于浓缩红细胞去掉了大部分的血浆，其抗凝成分也随之减少，长期保存可能有纤维蛋白生成。在 SAGM 保存液的基础上按一定比例加入少量的枸橼酸-枸橼酸钠和磷酸盐，形成 MAP 保存液，可在 2~6℃保存 35 天。

悬浮红细胞的优点：①在浓缩红细胞中加入了各种晶体液溶液，红细胞流动性好、输注方便。②因去除了全血中的大部分血浆，仅有少量的血浆残留在红细胞悬液中，可以预防血浆引起的大多数不良反应。③含有葡萄糖、腺嘌呤等营养物质，同时具有红细胞膜稳定剂的保存液可为红细胞提供足够能量物质，可延长红细胞有效保存期。因此，悬浮红细胞是目前应用最多的一种红细胞制剂。

目前国际上主要使用的红细胞保养液的种类与配方（表 12-2）。

表 12-2　红细胞保养液的种类与配方[2,3]　　　　　　　　　　　　　　　　　　　　　（mg/ml）

| | AS-3（Nutricel） | MAP | SAGM | AS-1（Adsol） | AS-1（Optisol） |
|---|---|---|---|---|---|
| 枸橼酸钠 | 5.88 | 1.50 | — | — | — |
| 枸橼酸 | 0.42 | 0.20 | — | — | — |
| 葡萄糖 | 11.00 | 7.21 | 9.00 | 22.00 | 8.18 |
| 磷酸二氢钠 | 2.76 | 0.94 | — | — | — |
| 氯化钠 | 4.10 | 4.94 | 8.77 | 9.00 | 8.77 |
| 腺嘌呤 | 0.30 | 0.14 | 0.17 | 0.27 | 0.30 |
| 甘露醇 | — | 14.57 | 5.25 | 7.50 | 5.35 |
| 保存天数 | 42 | 35 | 35 | 42 | 42 |

同时国内外还在研发新的红细胞保存液，其主要目的是降低红细胞体外保存损伤，同时延长红细胞体外保存时间，改善红细胞输注时的流动性。输血领域相关杂志一直很关注相关领域的研究进展，目前上市及开发中的新型红细胞保存液包括：PAGGSM、EAS-64、EAS-81、RAS2 等[4]。

**（三）洗涤红细胞**

保存期内的悬浮红细胞、浓缩红细胞、少白细胞红细胞或全血经离心后在无菌条件下分出血浆的制品中加入适量无菌生理盐水混匀，再离心去除上清和白膜，如此反复洗涤 3 次，最终去除98%以上的血浆蛋白，90%以上的白细胞、血小板，同时也去除了红细胞在保存过程中产生的钾、钠、氨、枸橼酸盐、乳酸、IgA 等物质，保留了70%以上红细胞，最后加入适量的生理盐水悬浮，于 2~6℃ 保存。

洗涤红细胞的优缺点：①洗涤红细胞除去了绝大部分的血浆和白细胞组分，可降低非溶血性发热反应，预防血浆蛋白所致的过敏反应和因多次输血而产生白细胞抗体的贫血患者。同时对于器官移植后患者，可以减少排斥反应。洗涤红细胞适用于血浆过敏、自身免疫性溶血性疾病、阵发性睡眠性血红蛋白尿（PNH）和器官移植患者。②由于缺乏葡萄糖等能量物质，洗涤红细胞不能保存，应于 24 小时内输注。

**（四）冰冻红细胞**

血液的长期保存一直是一个重要的问题。虽然冰冻可以降低红细胞的代谢速度，但直接冰冻红细胞会导致红细胞膜的渗透性损伤，在红细胞胞内形成冰晶，对细胞产生机械损伤，造成红细胞破损、溶血。1949 年，Polge 和 Smith 等人发现甘油对牛精子的冰冻保存有保护作用，在 Smith 应用甘油作保护剂冰冻红细胞获得成功后，血液冰冻保存的研究迅

速发展。红细胞的冰冻保护剂可分为胞内保护剂和胞外保护剂，胞内保护剂也称渗透性保护剂，是一些小分子物质，进入细胞内增加胞质浓度，减少水分含量，包括甘油、二甲亚砜（DMSO）、乳酸钠、葡萄糖、乙二醇、丙三醇、甲醇、乙醇、乙酰胺、甲酰胺等；胞外保护剂也称非渗透性保护剂，有大分子聚合物类、蛋白质类、脂类等，可以固形并防止膜损伤等，包括乳糖、麦芽糖、木糖、聚乙烯吡咯烷酮（PVP）、右旋糖酐、白蛋白、羟乙基淀粉、聚乙二醇、甘露醇等。但是由于没能解决去除冰冻保护剂的问题，临床未能得到广泛应用。1956 年，Tullis 应用 Cohn 分离器去除保存红细胞中的冰冻保护剂甘油，从而使冰冻红细胞成功地应用于临床。但因该方法操作复杂，未得到广泛推广。1963 年，Huggins 发现红细胞在糖溶液中有可逆性的聚集反应，可用糖液洗涤法去除冰冻保护剂甘油，冰冻红细胞逐渐在临床上得到广泛应用。之后，Meryman 等人又对去除冰冻保护剂的方法进一步改进，利用不同浓度梯度的氯化钠洗涤红细胞去除冰冻保护剂，并在工艺方法上不断完善，开创了冰冻保存血液的另一重要途径。目前，冷冻红细胞作为一种特殊的血液制剂已经常规供应临床使用。冷冻红细胞保存技术的应用为解决血液的长期贮存、调整血液的季节性供需平衡、稀有血型血液的贮备以及开展自身输血等创造了条件。冰冻红细胞保存研究和临床应用的成功是血液保存研究的重大突破。

冰冻红细胞的优点：①冰冻红细胞是目前已被认可且逐渐推广的一种保存方案，保存期可长达 10 年。为解决血液长期贮存、调节血液供求不平衡、特别是为稀有血型患者输血以及自身输血创造了条件。②与洗涤红细胞一样，可预防和减少输血不良反应。不足之处主要是：①制备、复温和洗涤去除低

温保护剂的操作过程复杂费时,不利于及时应用;②需要超低温冰箱(-80℃)或液氮罐,消耗大量的液氮或电能;③运输困难等。

### (五)冻干红细胞

冷冻干燥法是实现血液长期保存的理想方法。冻干保存血液具有明显的优点,如:①样品室温下即可保存,保存成本低;②使用前不需要复温;③重量和体积大大减轻,易于运输;④可以实现更长时间的保存等。该方法有可能成为最有效、经济的血液长期保存方法,也是目前血液保存研究的热点和重点。

要实现冻干红细胞的制备和保存,首要解决的问题是维持红细胞膜的完整性和功能。低温和干燥是对细胞膜产生损伤的主要因素。冷冻干燥保存对红细胞的损伤主要表现在 4 个方面:①渗透性损伤,细胞的冰点为 0.6℃ 左右,温度不低于-10℃ 时,细胞受膜保护处于过冷状态而不结冰,细胞外液先结冰,渗透压增高,细胞处于高渗环境中,产生渗透休克;②低温损伤,降温过快,细胞内水分来不及移出,当温度降到-10℃ 以下,胞内开始形成冰晶,对细胞产生损伤;③干燥损伤,水分蒸发时,分子间和分子内部之间的联系发生剧烈的变化,膜的完整性受损;④复水损伤,复水时样品吸水,细胞环境溶液渗透压变化,细胞体积变化剧烈,超出细胞所承受的范围,细胞破裂。通过添加冻干保护剂,优化降温速率、冻干程序及复水方法等,可以缓解冻干过程对红细胞膜的损伤。冻干保护剂的作用是保持细胞膜结构和减少渗透性损伤,其构成主要为碳水化合物(糖类)、聚合物、蛋白类和其他一些成分,主要作用原理有以下几个方面:①保护剂的渗透压比较大,加入保护剂预处理,使细胞平衡并适当脱水,以抵抗渗透性损伤;②在降温时保护剂与水分子作用,能降低冰晶形成速度,减小胞内冰晶损伤的程度;③保护剂通过氢键代替水分子与胞膜上的蛋白或脂类结合,避免干燥时胞膜发生融合,维持了细胞膜结构的完整性。目前,研究中常用的红细胞冻干保护剂可分为胞内保护剂和胞外保护剂,胞内保护剂也称渗透性保护剂,是一些小分子物质,进入细胞内增加胞质浓度,减少水分含量,包括甘油、DMSO、葡萄糖、乙二醇、丙三醇、甲醇、乙醇、乙酰胺、甲酰胺等;胞外保护剂也称非渗透性保护剂,有大分子聚合物类、蛋白质类、脂类等,可以固形防止膜损伤等。包括乳糖、麦芽糖、木糖、聚乙烯吡咯烷酮(PVP)、右旋糖酐、白蛋白、羟乙基淀粉、聚乙二醇、甘露醇等。另外还有一些其他类型保护剂如海藻糖、Ectoine 等正在进行研究。

目前还没有制备和保存技术成熟的冻干红细胞制品进入临床应用。

### 三、红细胞保存的研究进展

红细胞在体外保存期间,会发生一系列的生物化学与形态学变化,即"保存损伤"。大量研究发现保存损伤包含以下几个方面:pH、ATP、2,3-DPG、S-NO-Hb、葡萄糖、红细胞内酶活力、变形性降低;而 GSSG、乳酸、丙二醛含量、蛋白质羰基化、$K^+$、ROS 等指标随保存时间延长而逐步增加,以及炎症因子的聚集、流变学性质的变化、红细胞形态变化(棘形红细胞增加、红细胞破裂等)。而保存损伤与红细胞输注后的副作用密切相关,因而受到输血领域研究者的密切关注。红细胞保存损伤的主要指标变化(表 12-3)。

表 12-3　红细胞保存损伤的主要指标变化

| 红细胞变化 | | | 悬浮物变化 |
| --- | --- | --- | --- |
| 代谢变化 | 氧化应激 | 外形和膜变化 | |
| 2,3-DPG 减少,可能对氧输送有损伤 | 蛋白氧化(包括细胞骨架) | 早期可逆棘形红细胞到不可逆棘球状红细胞转移 | pH 下降 |
| 磷酸盐和腺嘌呤(AMP,ADP,ATP)含量减少 | 磷脂过氧化,溶血磷脂生成易于导致 TRALI,生成前列腺素和异前列腺素 | 产生微泡和促凝血特性 | $K^+$ 浓度增加(Na-K-ATP 酶活性减少),增加高钾血症发生 |
| 谷胱甘肽减少 | | 红细胞脆性增加,附于血管内皮 | 前炎性细胞激素(IL-1β,IL-6,IL-8,TNF-α)和补体 |
| 亚硝基血红蛋白减少 | | CD47 表达减少,磷脂酰丝氨酸暴露增加 | 磷脂生物活性比如血小板激活因子 |

续表

| 红细胞变化 | 悬浮物变化 |
|---|---|
| 乳酸增加 | 游离血红(和血红蛋白微粒)蛋白易于结合 NO |
| | 血红素和铁离子具有潜在氧化损伤,细胞毒性和引发炎症反应 |

注:ADP:二磷酸腺苷;AMP:单磷酸腺苷;ATP:三磷酸腺苷;DPG:二磷酸甘油酸的异构酯;Hb:血红蛋白;IL:白介素;RBC:红细胞;TNF-α:肿瘤坏死因子-α;TRALI:输血相关急性肺损伤;S-NO-Hb:亚硝基血红蛋白;NO:一氧化氮

研究者做了大量工作选择指标来建立体外红细胞保存损伤的评价系统,目前该领域最新的进展是将质谱技术纳入到红细胞保存损伤的研究中,从组学的角度来评价红细胞在体外保存中发生的变化,从而改进现有干预措施,优化现有红细胞体外保存条件。目前研究较多的是从代谢组学和蛋白质组学的角度加以研究:代谢组学从糖酵解途径和氧化-还原平衡入手,分析红细胞在体外保存过程中细胞内的动态变化,让研究者得以深入全面的理解体外保存条件下红细胞的生理变化,为改进体外干预措施和调整保养液组分提供了详实的参考文献[5,6];同时研究发现红细胞内的 peroxinredoxin-2 循环因为低温和底物维生素 C 的消耗而受到抑制[7],使得体外保存的红细胞更容易受到氧化损伤,如何在改进保养液成分或改善红细胞体外保存条件来减轻红细胞的氧化损伤,为输血研究者提出了新的课题。而蛋白质组学则从红细胞体外保存的蛋白变化,发掘红细胞膜蛋白的磷酸化变化情况和羰基化修饰位点。研究发现在体外保存过程中氨基酸残基磷酸化变化最大的膜蛋白分别是 α-spectrin,β-spectrin 和带 3 蛋白[8],提示体外保存对以上蛋白的功能具有负面影响,红细胞保养液的组分需要针对以上膜蛋白的磷酸化和氧化损伤情况进行优化。

## 四、库存血和新鲜血在临床输血中的争论

红细胞在体外保存过程中,2,3-DPG 含量降低,氧亲和力($P_{50}$)升高,血浆中钾离子浓度升高,最终红细胞破裂释放游离血红蛋白。除了上述变化外,研究者对关于红细胞在体外保存过程中的变化做了大量的研究,发现在体外保存过程中,红细胞中的亚硝基硫醇血红蛋白含量会随保存时间延长而显著降低[9],而作为一氧化氮(NO)前体的亚硝基硫醇血红蛋白含量降低,会显著影响红细胞的变形性等生理功能。除此之外,还有上面章节提到的

peroxinredoxin-2 活性降低及 α-spectrin,β-spectrin 和带 3 蛋白的磷酸化等蛋白质组学和代谢组学的变化。既然红细胞在体外保存过程中发生了如此多的变化[10],对于输血患者的临床预后又会带来什么影响呢?近几年,许多研究者做了大量的临床研究工作,形成了两种不同的观点和看法。

一项 1998—2006 年的大规模临床实验表明,输注新鲜血(平均保存时间 11 天)与输注库存血(平均保存时间 20 天)会对接受冠状动脉旁路移植术和心瓣膜手术的心脏外科患者(2872 位患者总计输注了 8802 单位的新鲜血,3130 位患者总计输注了 10 782 单位的库存血)的临床预后产生显著影响:输注新鲜血的患者住院死亡率显著低于输注库存血的患者(2.8% vs 1.7%,$P=0.004$),肾衰发生率也显著低于输注库存血组(2.7% vs 1.6%,$P=0.003$),败血症发生率也显著较低(4.0% vs 2.8%,$P=0.01$),其他并发症也显著低于输注库存血组(25.9% vs 22.4%,$P=0.001$)。术后一年,输注新鲜血的患者的死亡率也同样低于输注库存血组(7.4% vs 11.0%,$P<0.001$)[11]。从文献中可以看出,输注库存血对心脏外科患者的预后带来了显著的负面影响,这可能和库存血中较高的钾离子浓度、游离血红蛋白含量和受损的红细胞功能有关。而另一方面,也有更多的临床实验数据显示输注新鲜血与输注库存血对预后没有显著性差异。一项在加拿大和欧洲开展的多中心随机对照实验,显示输注新鲜血(平均保存 6.1 天±4.9 天)与输注库存血(平均保存 22.0 天±8.4 天)的 90 天死亡率没有显著性差异($P=0.38$)[12]。另一项于 2010—2014 年间开展的大规模临床实验($n=1098$)显示,心脏外科患者术中及术后输注新鲜血(保存时间小于 10 天)与输注库存血(保存时间大于 21 天)对患者的多器官功能障碍评分结果(multiple organ dysfunction score,MODS)没有显著性影响(两组评分分别下降 8.5 和 8.7,

221

（95%置信区间，$t$ 值为 $-0.6$ 和 $0.3$；$P = 0.4$）。7 天病死率分别为 2.8% 和 2.0%（$P = 0.43$），28 天病死率分别为 4.4% 和 5.3%（$P = 0.57$）。唯一差别仅在于输注库存血的患者血胆红素指标较高。该项临床实验也显示输注库存血没有对心脏外科患者产生不良预后[13]。

新英格兰医学杂志的编辑 Aaron AR. Tobian 和国际输血协会主席 Paul M. Ness 也对迄今为止输注库存血相关的 13 例临床实验进行了梳理，同样认为输注库存血与输注新鲜血对临床预后并没有显著影响，并以此为基础，对美国输血协会（AABB）的输血指导原则进行了标注：对于输血患者，只要是在保质期内的红细胞制剂都是可用的，没有必要采用保存期较短的血液[14]。并给予"强烈建议"和"稳健的质量证据"评级。上述数据都认为库存血对输血患者的预后没有显著性影响。但红细胞在体外保存中的变化也是确实存在的。很多红细胞功能评价指标在输注到患者体内过后是可逆，可恢复的，如红细胞内 2,3-DPG、S-NO-Hb 含量和 ATP 浓度，但红细胞膜蛋白的磷酸化、羰基化修饰和磷脂氧化损伤、棘形红细胞产生又是不可逆的。如何科学评判红细胞体外损伤（库存血）和临床预后（不仅是上述文献中作为主要评价指标的死亡率，还包括上述文献未提到的副作用发生率）的关系，仍将是输血领域研究工作者未来的工作重点。

## 第三节　血小板的保存

血小板是血液中比重最轻的一种血细胞。利用较大的比重差，采用离心法可以从全血中分离提取浓缩的血小板制品。目前有两种浓缩血小板（platelet concentrate，PC）制品供应临床使用，一是机采血小板，采用血细胞分离机，从单一献血者体内选择性的单纯采集可达 1~2 个治疗剂量的浓缩血小板，将其他的血液成分回输献血者；二是随机供者血小板（random donor platelet，RDP）或称手工血小板，需在 4~6 小时内离心分离新鲜采集的抗凝全血，可采用富含血小板血浆法（platelet-rich plasma，PRP）和白膜法（buffy coat，BC）两种制备方式，普通成年患者一次输注手工血小板一般需要 10~12 单位制备的浓缩血小板（我国 1 单位全血为 200ml）作为一个治疗剂量。

### 一、血小板的生理功能及代谢

血小板来源于巨核细胞，无细胞核。正常状态下，静息血小板呈两面微凸的圆盘状，平均直径 $3.1\mu m \pm 0.3\mu m$，用 $^{51}Cr$ 标记法测得的人体内血小板寿命为 9~12 天。

血小板的主要生理功能作用是参与正常的止血，防止损伤后的血液丢失。血小板的生理功能主要通过如下几种方式完成。①黏附功能：血小板具有黏附在异物表面的功能，正常情况下，血小板不与血管表面的内皮细胞发生反应，只有在血管受损后，内皮细胞的完整性被破坏时，血小板才开始黏附在破损的血管壁上，形成白色血栓。②聚集功能：血小板相互间黏着在一起的现象。当血小板黏附在血管破损处或受到激活剂作用后即被活化，在钙离子的参与下，激活的膜糖蛋白Ⅱb/Ⅲa，暴露出纤维蛋白原受体，血小板通过各自表面的膜糖蛋白Ⅱb/Ⅲa和不同血小板的纤维蛋白原结合聚集成团。③释放功能：血小板在活化过程中将其贮存在致密体、$\alpha$ 颗粒或溶酶体内的内容物释放到细胞外，通过释放反应形成的物质所产生的生物效应实现血小板的止血功能。④凝血功能：活化的血小板通过吸附和聚集凝血因子，刺激凝血因子Ⅷ：C、Ⅹ、Ⅺ、Ⅻ和凝血酶原活化，参与凝血过程。⑤血块回缩功能：血小板通过伪足黏附在纤维蛋白原上，形成三维结构，当伪足收缩时，形成整个血块的收缩。此外，血小板还具有参与炎症、免疫及支持内皮完整性的功能。

血小板的能量代谢十分活跃，能量主要来源于无氧酵解，其次为有氧酵解和 6G 旁路。血小板糖酵解的速度约为红细胞的 15 倍，葡萄糖是其主要的能量来源，代谢产生 ATP 和乳酸等。另外，血小板还具有核苷酸代谢、花生四烯酸代谢和磷脂酰肌醇代谢等途径。血小板对 pH 值非常敏感，适宜的 pH 在 6.8~7.2 之间，当 pH 小于 6.0 或大于 7.4 时，血小板被活化、发生从圆盘状到球形的变化，失去功能。

### 二、血小板的保存

#### （一）血小板保存的评价方法

血小板的主要功能是参与止血，其性质敏感、脆弱，易活化，离体后几小时就会发生变形、破裂和损伤，体外保存困难。自 20 世纪 60 年代起，许多学者对如何保存血小板并延长其体外保存时间进行了大量的研究。血小板保存后输入体内的评价最有效和客观的方法是体内标记法。用 $^{51}Cr$ 或 $^{111}In$ 标记新鲜或保存的血小板，输入人体后 1 小时、24 小时及以后，检测血小板在体内的存活数量和存在时间，判断血小板的回收率及存活时间。但这种方法操作复杂、困难,主要用于基础研究,不适合常规的应用和评价。目前,国内外广泛采用的评价保存血小板输注是否有效的临床验证方法是输入后血小板校正计数值(corrected count increment,CCI)法。

CCI=[输注后血小板计数值-输注前血小板计数值($10^9$/L)]×体表面积($m^2$)/输入血小板总数($10^{11}$),其中体表面积=0.0061×身高(cm)+0.0128×体重(kg)-0.1529。

评价标准一般以英国血液学标准委员会编写的血小板输注指南上的标准来判断:1小时CCI>7.5×$10^9$/L,20~24小时CCI>4.5×$10^9$/L为有效。对于1小时CCI和24小时CCI哪个能更好地反映血小板输注的有效性,大多数研究者更趋向于1小时CCI值,认为"1小时CCI可以了解输入血小板的量是否足够,判断是否输注无效;而24小时CCI可以了解血小板的寿命,决定血小板输注的频率。"除体内验证保存血小板的质量外,研究者也研究制订了体外检查评价血小板质量的指标和方法。主要有pH,血小板计数和形态观察、涡旋、低渗休克(HSR)、聚集与释放、乳酸含量、酶活性、葡萄糖的消耗、血小板活化指标(CD62p)、血栓弹力图等。

目前血小板的保存主要有常温液态保存和冰冻保存两种方法,前者可保存浓缩血小板3~7天,后者则可长期保存血小板。血小板的液态保存温度、保存方式、保存时间、保存液以及保存袋等是影响血小板功能的重要因素。

**(二)血小板的保存方法**

1. 22℃振荡保存法 在1969年,Murphy和Gardner曾对比研究了人体输注22℃振荡保存血小板及4℃冷藏保存血小板的区别,结果发现血小板在4℃冷藏保存环境下会发生一系列分子生物学改变,如血小板发生不可逆转的微管周围带环消逝,导致形状从盘形到球形的变化,容易产生聚集和破坏,血小板活化后的α-颗粒释放和表面糖残基的暴露,输入体内后2~4天将被肝脏巨噬细胞吞噬而清除。而22℃振摇保存的血小板其形态与分子生物学发生上述变化的时间延长,输入人体后可存活于外周血液循环中的时间为7~9天。

目前标准的血小板体外保存方法是22±2℃振荡保存法,一般认为在该条件下保存血小板24小时,仍具有与新鲜血小板相同的效果,保存120小时仍具有止血功能。由于血小板具有黏附、聚集的特性,振荡的目的是使大量、浓缩的血小板处于分散状态,不在体外产生聚集,以保持其输入体内后的黏附与聚集功能。摇动速度以20~30次/分为宜。振荡方式对血小板质量也有影响,滚动式比水平式摇动更易产生异常形态的血小板,所以水平振荡方式较好。血小板贮存过程中,耗氧量较大,易导致$PO_2$下降,乳酸和$PCO_2$水平升高,使pH下降,振荡可减慢这一过程。由于血小板代谢的能量物质葡萄糖等主要来源于血浆,血小板的保存对血浆容量有一定要求。22℃±2℃保存时,两个单位(来自40ml全血)的手工血小板悬浮的血浆容量需50~70ml。

需要特别注意的是:因为浓缩血小板悬浮在血浆中,血浆是细菌的良好生长繁殖基质,22℃±2℃时细菌容易生长繁殖,因此在浓缩血小板的制备和保存过程中要特别注意无菌操作,防止细菌污染。

(1)保存液:血小板保存在全血分离出血小板的血浆中。ACD、CPD或CPDA-1、CPDA-2等血液抗凝剂采集全血后分离制备的浓缩血小板仍然是保存浓缩血小板的较好保存液。它们对血小板的活力和功能均无明显的损害。虽然在ACD或CPD血液抗凝剂采集全血后分离制备的浓缩血小板易聚集,但是解聚后的血小板仍能保持其功能。EDTA抗凝的血小板在体内很快被脾脏扣留、破坏,且对血小板功能有损伤,不宜作制备血小板的抗凝剂。

(2)保养液:由于输注保存在血浆中的浓缩血小板时可能引起血浆对患者的过敏和发热性输血反应等副作用,尤其是欧洲使用较多由多人份的白膜法制备的混合浓缩血小板,其中混合的多人份血浆更有可能导致副作用出现,同时也为了改善血小板在体外的保存质量和增加血液利用率,延长浓缩血小板只能贮存5天的现状,欧洲国家研制了多种血小板保养液(platelets additive solution,PAS)。目前在欧美等国家临床使用较多的血小板保养液有PAS-Ⅱ,PAS-Ⅲ,PAS-ⅢM,Composol等配方[15-17]。血小板保养液配方(表12-4)。

血小板保养液组分中的镁离子、钾离子能够让血小板维持更好的功能状态;枸橼酸盐可防止血小板在介质中的聚集;醋酸盐能够参与细胞的三羧酸循环产生ATP,同时降低糖酵解速度;磷酸盐除了维持体系的pH值稳定外,在糖酵解反应中还具有使3-磷酸甘油醛转变为磷酸甘油酯的作用;同时组分中的葡萄糖等能量物质能够比血浆更好的维持血小板的生理代谢。因而,保养液能够有效降低血小板在保存过程中的活化和凋亡,具有广泛的临床应用价值。在推广混合浓缩血小板的临床应用中扮演着重要的角色。

表 12-4 血小板保养液配方

| 组分(mmol/L) | PlasmaLyte A | PAS-Ⅱ | PAS-Ⅲ | PAS-ⅢM | Composol |
|---|---|---|---|---|---|
| NaCl | 90.0 | 115.5 | 77.0 | 69.0 | 90.0 |
| KCl | 5.0 | — | — | 5.0 | 5.0 |
| $MgCl_2$ | 3.0 | — | — | 1.5 | 1.5 |
| $Na_3$-citrate | — | 10.0 | 11.0 | 10.0 | 11.0 |
| Na-phosphate | — | — | 28.0 | 26.0 | — |
| Na-acetate | 27.0 | 30.0 | 33.0 | 30.0 | 27.0 |
| Na-gluconate | 23.0 | — | — | — | 23.0 |

(3)保存容器:血小板具有亲水性,与湿润或粗糙的玻璃接触便易于黏附于其表面,产生伪足、活化并失去功能。用塑料袋代替玻璃瓶进行采血、血小板制备和血小板保存可以使保存效果明显提高。至今用于保存浓缩血小板的塑料袋已经过多次改进。血小板在贮存过程中利用进入袋内的氧进行有氧代谢,如果通过袋壁的气体交换不能满足血小板对氧消耗的需求,血小板代谢就从需氧代谢转换为无氧代谢。无氧代谢使糖酵解增加而产生过多的乳酸,使 pH 下降,此外 $CO_2$ 的生成而不能逸出袋外也会导致 pH 下降。第一代的血小板保存袋产品是由增塑剂邻苯二甲酸二(2-乙基)己酯(DEHP)增塑的聚氯乙烯(PVC)制成 Fenwal-146 血袋,由于通透气体能力较低,析出的 DEHP 对血小板的功能有一定的损伤等,在 22℃可保存血小板 3 天,3 天以后 pH 常下降到 6.0 以下。第二代血小板保存袋产品是透气性能更好的聚烯烃(Polyolefin)膜材制成的 Fenwal PL-732 血袋,聚烯烃膜透氧性比 PVC/DEHP 膜高 3 倍,$CO_2$ 逸出袋外的能力比 PVC/DEHP 膜高 2.3 倍,可贮存浓缩血小板 5~7 天。随着技术的发展,为了改善血小板贮存袋的透气性和减少血袋中析出的增塑剂对血小板功能的影响,国内外的血袋生产厂商开发了新的增塑剂如偏苯三酸三辛酯(TOTM)、丁酰化枸橼酸己酯(BTHC)以及 DINCH 等增塑的 PVC 血袋,上述产品的透气性都优于 DEHP 增塑的 PVC 血袋,是目前国际市场上的主流产品[18-21],可在 22℃保存血小板 5~7 天。

2. 冷冻保存法 血小板的冰冻保存已有 20 多年历史,目前已在国内部分采供血机构投入临床应用。因为血小板冷冻保存后损失较大,体内存活率较低,一般冷冻血小板融化、洗涤后,止血效果只有新鲜血小板的 55%左右,因此,主要应用于外科、妇产科的应急使用和自体血小板的保存。目前常用的

冷冻保护剂有二甲亚砜(DMSO)和甘油。血小板冷冻保存方法有以下两种。

(1)用 DMSO 作保护剂冷冻保存:将 12%的 DMSO 36ml,在 30 分钟内慢慢加入到 30ml 的浓缩血小板袋中。将血小板袋冷冻,控制降温速度为(2~3)℃/min,然后放置在-80℃低温冰箱中保存。需要使用时,将冷冻保存的血小板放入 37℃水浴中 1~2 分钟进行快速解冻,解冻后在室温放置 30 分钟。用含有 16mlACD 的 2%DMSO 血浆 100ml 洗涤血小板浓缩液,以 4500×g 的离心力离心 5 分钟除去上清液,将沉淀血小板用血浆 30ml 悬浮,室温放置 4 小时后,即可输用。

本法保存的血小板体内回收率是 46%±11%,为新鲜血小板体内回收率的 70%,体内寿命是 8.5 天。新鲜浓缩血小板 90%±4%呈卵圆形,8%±2%呈球形;而冷冻血小板 50%~60%呈卵圆形,20%~30%呈球形。

去除保护剂常使用的洗涤液有:DMSO 血浆洗涤液、含有蛋白质的 NaCl、葡萄糖、磷酸盐洗涤液。DMSO 易引起人恶心、口臭等副作用。

(2)用甘油作保护剂冷冻保存:用含 5%甘油和 4%葡萄糖的生理盐水溶液,以每分钟 30℃的速度降温冷冻血小板,于-150℃保存。输注前不必进行洗涤,或用少量血浆稀释后输注,体外回收率达 90%,在血液循环中相似于新鲜血小板。

日本福冈医院用含有 0.65%NaCl 和 3%甘露醇的 14%的甘油作为血小板保护剂,以每分钟 2℃的降温速度进行冷冻,然后保存在-80℃冰箱中。融化后,用 250ml13%枸橼酸钠洗涤两次,并悬浮于 0.9% NaCl 或原来的血浆内,临床使用效果满意。

3. 冻干保存法 血小板冻干保存的影响因素包括以下四种。

(1)保护剂的预处理:海藻糖是目前研究中最广

泛使用的血小板冷冻干燥保护剂。Wolkers 等首次使用海藻糖做血小板冻干前预处理,发现在 37℃ 条件下,将海藻糖利用液相内吞法载入血小板中再冷冻干燥,血小板回收率高达 85%[22,23]。国内学者卢发强等进一步优化血小板冻干前的最佳负载海藻糖的条件,认为胞外海藻糖浓度应 <50mmol/L[24]。单桂秋研究组在此基础上,采用了海藻糖和前列腺素 E1 等制备冻干预处理液,改进了配方,取得了比较好的冻干效果。近来研究又发现微脂粒通过脂质或者固醇类转移因子来修饰细胞膜,从而在冷冻和干燥过程中稳定血细胞,有望用于冻干前处理血小板[25]。

(2)血小板浓度:冻干液中血小板浓度也是影响血小板回收率的重要因素。Wolkers 等发现血小板回收率与冻干缓冲液中血小板浓度有关,当其浓度 > $0.3×10^9$/ml 时,血小板回收率急剧下降[22]。Zhou 等研究发现当冻干液中血小板浓度在 $(0.2~0.4)×10^9$/ml 时,冻干后血小板回收率达 81.4%,对 1U/ml 凝血酶最大聚集率为新鲜血小板的 83.9%[26]。单桂秋等制备冻干血小板时使用的浓度为 $1×10^9$/ml,冻干后血小板回收率 >90%[25]。

(3)冻干工艺:冻干过主要包括预冻、升华干燥和解析干燥 3 个环节。冻干血小板每个环节的温度和持续时间都需要摸索。

(4)血小板复水化配方及方法:复水化配方从 2001 年 Wolkers 等使用的贫血小板血浆(PPP)/水(体积比 1∶1),发展到 2005 年曹伟等使用 PPP 复水化冻干血小板。2010 年范菊莉和单桂秋则分别使用含 75% 血浆的复水溶液。对于复水化配方中血浆的使用比例,不同研究组的观点略有差异。关于复水化的方法,不同课题组采用的方法也大同小异:Wolkers 采用的是冻干血小板先在 37℃ 湿度饱和密闭环境中预水化 2 小时后,再行复水化,其血小板体积与新鲜血小板相似[22]。范菊莉等采用的是在 37℃ 的饱和水蒸气中预复水 15 分钟[27]。单桂秋等则用实验室内部研制的复水化液(含 75% 血浆)进行等体积复水化[25]。

### 三、存在的问题及展望

血小板作为重要的成分血制剂,在临床的使用量越来越大。不同于红细胞可以低温保存,为了维持血小板正常的生理功能,降低血小板活化,采供血机构主要将血小板置于 22℃ 条件下振荡保存,国家标准规定血小板可在上述条件下保存 5 天。较高的

保存温度使得血小板容易遭受细菌污染;较短的时限也限制了血小板的采集制备,大量贮存容易导致过期报废。为了解决上述问题,一方面输血研究工作者将精力投入到新的血小板保养液开发中;另一方面,研究者也在开发新的血小板贮存手段,如 4℃ 保存和冰冻保存。国内外针对血小板不同保存温度进行了研究。

1. 超低温保存(低温冷冻保存与冷冻干燥保存)[28,29] 需添加深低温保护剂(如 PVP,PEG,海藻糖等),该方法的优点是储存期长,运输方便,输注安全等优点。费用相对较高。

2. 4℃ 低温保存[30] 4℃ 可导致 vWF 因子受体复合物在血小板表面聚集,血小板膜发生脂相转移,膜通透性增加,导致蛋白变性,血小板异常激活。现在研究尝试在 4℃ 液态保存中加入抑制细胞骨架肌动蛋白、第二信使抑制剂、海藻糖和抗冻蛋白等,防止血小板激活。

## 第四节 粒细胞的保存

### 一、粒细胞的生理功能及代谢

当机体受到外来病原体、抗原等入侵,会受到白细胞的保护与防御。由于中性粒细胞迁移快、数量大,首先到达感染部位,释放活性氧物质(reactive oxygen species,ROS)和各种蛋白水解酶,杀伤外来入侵的细菌等病原体,在机体防御中起关键的作用。循环中的中性粒细胞是一种分化完全的终末细胞,占血液中白细胞总数的 50%~60%,在循环系统中循环 4~10 小时后再进入组织存活 1~2 天,发挥吞噬功能。衰老的中性粒细胞发生凋亡,由于其膜的变化,引起巨噬细胞的识别,对其进行吞噬、清除。中性粒细胞具有趋化作用、黏附作用和杀菌作用,但同时,中性粒细胞也是组织损伤的直接参与者,它分泌的 ROS 和蛋白质水解酶是造成组织损伤、导致大多数炎症疾病的主要因素。红细胞、血小板、血管内皮细胞均可因 ROS 过量而受到破坏。因而中性粒细胞具有明显的利弊二重性。因而单采粒细胞的输注仅应用于严重感染以及升粒细胞治疗措施无效的时候。

### 二、粒细胞的保存

粒细胞在采集后应尽快使用,不适于贮存。如确有需要可在 22℃±2℃ 的条件下运输、保存 24 小时,最好是在辐照后使用。粒细胞的体外保存研究

较少,因为普遍认为粒细胞在采集后只能在数小时内维持吞噬活力。为了延长粒细胞的保存,输血研究者尝试将重组人粒细胞集落刺激因子和地塞米松结合用于动员献血者的粒细胞,结合袋式分离法,可提高粒细胞吞噬功能和活力,并使粒细胞体外保存时间延长到 72 小时[31]。

### 三、存在的问题及展望

由于之前单采粒细胞产品的粒细胞采集数量不足以及输注异体粒细胞带来的 HLA 抗原和粒细胞特异性抗原容易引发较强的同种免疫,临床应用一直处于较低水平。同时,由于抗生素和其他抗感染及升粒细胞治疗措施(如重组人粒细胞集落刺激因子的上市)的提高以及对输注粒细胞可能产生不良反应和传播疾病的认识,粒细胞的输注量逐年下降[32]。但临床上白血病和恶性肿瘤患者经化疗和放疗,骨髓受损严重,导致中性粒细胞数下降,继而并发感染,需要输注粒细胞以增加抗感染能力,因此粒细胞输注仍作为中性粒细胞计数低而并发感染患者的一项可选择的治疗措施。另一方面,随着异体白细胞应用于肿瘤患者治疗研究领域的发展,因此单采粒细胞制品可能会引起更多研究者的重视[33]。

## 第五节　血浆的保存

血液中的非细胞成分是血浆,约占血液总体积的 55%~60%,由蛋白质(主要是白蛋白、球蛋白和纤维蛋白原)、凝血因子、非蛋白氮化合物(尿素、尿酸、肌酸、肌酐等)、不含氮的有机化合物(葡萄糖、激素、维生素等)、无机盐类(主要是氯化钠,钙、钾、磷、镁等离子)和水组成,含有氧、二氧化碳、氮等气体。

### 一、血浆的生理功能

1. 调节血浆胶体渗透压和 pH　血浆胶体渗透压约 75% 由血浆蛋白质产生,取决于蛋白质的浓度和分子大小。血浆蛋白质以弱酸或弱酸盐的形式组成缓冲对参与维持血液的 pH 相对稳定在 7.35~7.45。

2. 小分子物质　血浆中一些难溶于水或易从尿液中排出、易被酶破坏及易被细胞摄取的小分子物质,可通过与血浆中的特定蛋白结合进行运输。

3. 免疫功能　血浆中含有抗体活性的免疫球蛋白(immunoglobulin,Ig)和补体(complement),可对

入侵机体的病原体微生物进行防御。

4. 凝血和抗凝血功能　血浆中含有大量的凝血因子和凝血酶原,被激活后发挥其生理功能。

### 二、血浆的保存

根据血浆来源和制备方法的不同分为:新鲜冰冻血浆、普通冰冻血浆、新鲜液体血浆、普通液体血浆、经隔离延迟复检的新鲜冰冻血浆(FFP-donor retested,FFP-DR)、有机溶剂/去污剂处理的血浆和灭活病毒血浆等。

#### (一)液态保存

1. 新鲜液体血浆的保存　采血后 6~8 小时内由全血中分离出的血浆,含有全部的凝血因子,包括第 V 因子和第 Ⅷ 因子,相当于体内生理状况下的血浆成分。采集、制备后尽快输注或在 4℃ 冷藏箱保存,保存期不超过 24 小时。

2. 普通液体血浆的保存　全血采集后,于 4℃ 冷藏箱的保存期中或期末,经自然沉淀或离心分离出的血浆,在 4℃ 条件下可保存 3~4 周。

3. 血浆液态保存的不足　液态保存的血浆许多有效成分会降低或丧失活性,因此,液态保存不是血浆的常规保存方法,仅用于特定情况下使用。

#### (二)冰冻保存

可以有效保存血浆的各种活性成分,是血浆的常规保存方法。根据分离血浆时的状态,可分为两种。

1. 新鲜冰冻血浆　采血后 6~8 小时内迅速由全血中分离血浆,并在 -50℃ 以下的速冻机快速冻结(速冻),然后在 -20℃ 以下冰箱中保存,有效保存时间为 1 年。保存 1 年内,多数凝血因子保持与新鲜时近似,第 Ⅶ、Ⅸ、第 Ⅻ 因子相当于新鲜时的 80%,最不稳定的第 Ⅷ 因子约下降 65%,但在输血时此制剂有良好的止血效果。保存期满后若仍未使用,可改为普通冰冻血浆,可继续保存 4 年。

2. 冰冻血浆　全血采集后,若超过 6~8 小时才分离血浆,则将血浆在 -50℃ 以下的速冻机快速冻结(速冻),然后,置于 -20℃ 以下冰箱中保存,有效期 5 年。

#### (三)血浆的病毒灭活技术(详见第十八章"血液和血液制品的病原体灭活")

为进一步提高输注血浆相关制品的安全性,在不断改进对病原物检测技术的同时,国际上也开展了各种血浆灭活技术的研究。目前使用较多的是亚甲蓝联合可见光照射法。亚甲蓝(methylene blue)属

于吩噻嗪类染料。由于亚甲蓝既可与细胞膜上的脂质和蛋白质结合，又可与核酸结合，经过一定波长的光照后，可产生活跃的氧自由基，能破坏病毒脂包膜并阻止病毒复制[34]。除此之外，以补骨脂素和维生素 B$_2$ 介导的核酸打靶技术（nucleic acid targeted technology），通过和核酸形成特异性的加合物来介导病毒的灭活也取得了显著的进展[35,36]。

## 第六节　冷沉淀的保存

正常人血浆中第Ⅷ因子含量较低，用血浆补充第Ⅷ因子治疗甲型血友病患者，需要的血浆容量大且效果差。新鲜冰冻血浆经 0~4℃ 融化后离心沉淀下来的白色不融物质称为冷沉淀，含有大量、浓缩的第Ⅷ因子、纤维蛋白原和纤维粘连蛋白等。冷沉淀的制备方法于 1965 年由 Pool 建立，冷沉淀的出现是血友病治疗的最重要进展。除甲型血友病患者外，冷沉淀也可治疗 Von Willebrand 病、ⅩⅢ 因子缺乏症及纤维蛋白原缺乏症等。

冷沉淀的保存与使用方法：

冷沉淀的保存对温度要求很严格，温度越低对保持其活性越有利，冷冻保存优于零上温度保存。Ⅷ因子在血浆中比在全血中稳定，在无血小板的血浆中比在富含血小板的血浆中稳定，在冷沉淀中又比在血浆中稳定。在新鲜液体血浆中，4℃冷藏保存 3 天后Ⅷ因子几乎下降一半，可见Ⅷ因子在冷藏箱中活性丧失很快，所以不主张冷沉淀液体贮存，而是在制备后立即输用或冰冻-20℃保存。

冷沉淀在-20℃以下可以保存一年，融化后尽快使用或室温保存 6 小时内输注，不可再次冰冻或冷藏。冷沉淀也可冰冻干燥后在冷藏箱保存，保存期为 2 年。

冷沉淀系冰冻保存，因此，使用前要融化成液态。融化温度不宜超过 37℃，以免引起Ⅷ因子的失活。如冷沉淀在 37℃ 温度下仍不能融化，提示纤维蛋白原已经转化成纤维蛋白则不能使用。此外，冷沉淀在室温下放置过久，Ⅷ因子活性降低，甚至丧失。因此，融化后的冷沉淀应尽快输注，即使没有输注，也不能反复冻存。

冷沉淀黏度较大，如经静脉推注，最好在注射器中加入少量枸橼酸钠溶液，以免推注时针头堵塞。

（刘嘉馨　贺曾　张学俊）

### 参 考 文 献

1. 杨天楹,杨成民,田兆嵩.临床输血学.北京:北京医科大学,中国协和医科大学联合出版社,1993.
2. Practice Guidelines for Blood Transfusion. 2nd ed. American Red Cross,2007.
3. 孔令宜,赵桂珍,刘凤玲,等.红细胞 MAP.中国输血杂志,1996,9(2):105-107.
4. Hess JR.An update on solutions for red cell storage.Vox Sanguinis,2006,91:13-19.
5. James C,Zimring.Established and theoretical factors to consider in assessing the red cell storage lesion.blood,2015,125(4):2185-2190.
6. Roback JD,Cassandra D,Josephson,et al.Metabolomics of ADSOL(AS-1)Red Blood Cell Storage.Transfusion Medicine Reviews,2014,28(2):41-55.
7. Harper VM,Oh JY,Stapley R.Peroxiredoxin-2 recycling is inhibited during erythrocyte storage.Antioxidants & Redox Signaling,2015,22(4):294-307.
8. Rinalducci S,Longo V,Luigi R,et al.Targeted quantitative phosphoproteomic analysis of erythrocyte membranes during blood bank storage.Journal of Mass Spectrometry,2015,50:326-335.
9. James D Reynolds,Gregory S.S-nitrosohemoglobin deficiency:A mechanism for loss of physiological activity in banked blood.Proceedings of the national academy of science of the United States of America,2007,104(43):17058-17062.
10. Rinalducci S,Longo V,Luigi R,et al.Targeted quantitative phosphoproteomic analysis of erythrocyte membranes during blood bank storage.Journal of Mass Spectrometry,2015,50:326-335.
11. Koch CG,Li L,Daniel L,et al.Duration of red-cell storage and complications after cardiac surgery.New England Journal of Medicine,2008,358(12):1229-1239.
12. Lacroix J,Paul C,Hébert D,et al.Age of Transfused Blood in Critically Ill Adults.New England Journal of Medicine,2015,372:1410-1418.
13. Steiner ME,Ness PM,AssmannSF,et al.Effects of Red-Cell Storage Duration on Patients Undergoing Cardiac Surgery.New England Journal of Medicine,2015,372:1419-1429.
14. Aaron A,Tobian R,Paul M.Red cells-aging gracefully in the blood bank.New England Journal of Medicine,2016,375(20):1995-1997.
15. Ringwald J,Walz S,Zimmermann R,et al.Hyperconcentrated platelets stored in additive solutions:aspects on productivity and in vitro quality.Vox Sang,2005,89:11-18.
16. Gulliksson H,AuBuchon JP,Cardigan R,et al.Storage of platelets in additive solutions:a multicentre study of the in vitro effects of potassium and magnesium.Vox Sang,2003,85:199-205.
17. 孙晓红,常缨,李雅静,等.血小板保养液洗涤血小板的低渗休克反应试验.河北医药,2008,9:1424-1425.

18. Shlmizu T, Kouketsu K, Morishima Y. A new polyvinylchloride blood bag plasticized with less-leachable phthalate ester analogue, di-n-decyl phthalate, for storage of platelets. Transfusion, 1989, 29(4):292-297.

19. Bhaskaran Nair CS, Vidya R, Ashalatha PM. Hexamoll DINCH plasticised PVC containers for the storage of platelets. Asian Journal of Transfusion Science, 2011, 5(1):18-22.

20. Gulliksson H, Shanwell A, WikmanA, et al. Storage of Platelets in a New Plastic Container: Polyvinyl Chloride Plasticized with Butyryl-n-Trihexyl Citrate. Vox Sanguinis, 1991, 61(3):165-170.

21. Cardigan R, Sutherland J, Garwood M, et al. In vitro function of buffy coat-derived platelet concentrates stored for 9 days in CompoSol, PASII or 100% plasma in three different storage bags. Vox Sanguinis, 2008, 94(2):103-111.

22. Wolkers WF, Walker NJ, Tablin F, et al. Human platelets loaded with trehalose survive freeze-drying. Cryobiology, 2001, 42(2):79-87.

23. Stoll C, Wolkers WF. Membrane stability during biopreservation of blood cells. Transfus Med Hemother, 2011, 38(2):89-97.

24. 卢发强, 刘景汉, 欧阳锡林, 等. 人血小板冻干前预处理技术的实验研究. 中国医师杂志, 2006, 8(5):599-601.

25. 单桂秋, 马静, 耿文艳, 等. 血小板冻干保存的稳定性研究. 中国输血杂志, 2015, 28(1):4-7.

26. Zhou XL, Zhu H, Zhang SZ, et al. Freeze-drying of human platelets: influence of saccharide, freezing rate and cell concentration. Cryo letters, 2007, 28(3):187-196.

27. 范菊莉, 许先国, 张绍志, 等. 冻干人血小板复水过程的优化研究. 科学通报, 2010, 55(17):738-1743.

28. Choi JW, Pai SH. Influence of Storage Temperature on the Responsiveness of Human Platelets to Agonists. Annals of Clinical & Laboratory Science, 2003, 33(1):79-85.

29. 车辑, 刘景汉. 血小板低温保存保护剂的研究进展. 临床输血与检验, 2007, 9(2):180-182.

30. 赵凤绵, 张爱红, 常缨, 等. 血小板保养液悬浮汇集血小板在4℃和22℃的贮存效果. 河北医药, 2009, 31(3):356-358.

31. Mochizuki K, Kikuta A, Ohto H, et al. Extended storage of granulocyte concentrates mobilized by G-CSF with/without dexamethasone and collected by bag separation method. Transfusion medicine, 2007, 17(4):296-303.

32. 田兆嵩. 临床输学. 北京:人民卫生出版社, 1998:25-29.

33. 苏晓三, 张蕾, 伍尚敏. 灭活同种异基因白细胞输注抗肿瘤转移的研究. 中华肿瘤防治杂志, 2010, 17(13):991-994.

34. Stephen J Wagner. Virus inactivation in blood components by photoactive phenothiazine dyes. Transfusion medicine review, 2002, 16(1):61-66.

35. Keil SD, Bengrine A, Bowen R, et al. Inactivation of viruses in platelet and plasma products using a riboflavin-and-UV-based photochemical treatment. Transfusion, 2015, 55(7):1736-1744.

36. 聂咏梅, 吴伟康. 血浆病毒灭活研究进展. 国际病毒学杂志, 2003, 10(5):146-150.

用塑料制造输血器材始于 20 世纪 40 年代，目前已为世界各国普遍采用，代替了传统的玻璃、橡胶输血输液器材，被公认为是输采血与分血技术上的一次革命。由于这类材料具有透明、柔软、表面光滑、质轻、体积小、原料来源容易、成本低等特点，便于制备成完全密闭灭菌的全套输血用具。多年的临床实践已证明塑料储血袋还可以改善血液及血液成分的保存质量。临床输血从输全血过渡到成分输血的历史性变革和降低常见的"发热"、"微生物感染"等不良反应提供了极为有利的条件。随着高分子合成材料的发展以及输血新概念、新技术的进步，将会有更多的创新性输血器材出现和应用。本章系由徐开云教授在《临床输血学》[1]中撰写的第二十五章"输血新技术及其应用"的基础上整合增新而成的。徐教授在该文中所阐述的医用聚氯乙烯材料等内容比较全面实用，有重要的指导性。他作为杨成民课题组的骨干成员，在 20 世纪 60 年代我国塑料血袋的研发与推广应用中作出了重大贡献。他为此孜孜不倦、勤奋向上、埋头苦干的优良作风为我们留下了宝贵的精神财富，并为之深切的怀念。本章主要简述目前广泛使用的塑料输血器材的性质和特点。

## 第一节　生物医用材料的简述

### 一、生物医用材料的分类

生物医用材料是用以和生命系统结合，以诊断、治疗或替换机体的组织、器官或增进其功能的材料。它涉及材料、医学、物理、生物、化学及现代高技术等诸多学科领域。生物医用材料的研究与开发必须有明确的应用目标[2]，即使化学组成相同的材料，其应用目的不同，不仅结构和性质要求不同，制造工艺也不同。因此，生物医用材料科学与工程总是与其终端应用制品（特别是医用植入体）密不可分，通常谈

及生物医用材料，既指材料自身，也包括其制品。按材料的组成和结构，生物医用材料可分为医用金属、医用高分子、生物陶瓷、医用复合材料、生物衍生材料等。按材料在生理环境中的生物化学反应情况，生物医用材料可分为生物惰性医用材料、生物活性材料、可降解和吸收的生物医用材料。按临床用途，生物医用材料可分为骨科材料，心脑血管系统修复材料，皮肤掩膜、医用导管和容器、组织黏合剂、血液净化及吸附等医用耗材，软组织修复及整形外科材料，牙科修复材料，植入式微电子有源器械，生物传感器、生物及细胞芯片以及分子影像剂等临床诊断材料，药物控释载体及系统等。

### 二、生物医用材料的生物安全性评价与选择

作为和人体直接接触的应用材料，生物医用材料及其应用中可能降解或析出的成分均必须要有非常好的生物相容性，对人体无毒和无过敏反应，并且对机体不能产生免疫排斥反应。与血液接触的生物医用材料，应具有抗凝血和抗血栓性能，不引起血液凝固和溶血现象，不导致血液的生化和生理功能变化。为了推进生物医用材料生物相容性评价标准化的研究，自 20 世纪 70 年代后期起，国际间就进行了协同研究，经过十多年的努力，国际标准化组织（ISO）于 1992 年正式公布了以 10993 编号的生物医用材料系列生物相容性评价标准，共 12 部分。现今已发展成为 20 部分，用作生物医用材料新材料生物相容性评价的筛选方法[3,4]。

目前，对生物医用材料生物相容性的评价主要包括血液相容性评价和组织相容性评价两种方法，前者表示材料与血液之间相互适应的程度，后者表示材料与除血液之外其他组织的相互适应程度。血液相容性是生物医用材料与血液接触时对血液破坏作用的量度，分为五类，包括血栓形成、凝血、血小板

和血小板功能、血液学、补体系统等,而这些作用又是相互联系且同时发生的[5]。血液相容性评价的试验类型主要包括:①体外试验:应考虑的因素包括血细胞比容、抗凝剂、标本采集、标本年龄、标本贮存、供氧,以及 pH 值、温度、试验与对照试验的顺序等,试验应在 4 小时内进行。②半体内试验,适用于半体内器械,例如外部接入器械。半体内试验也适用于像血管移植物这样的体内器械,但这种试验不能替代植入试验;半体内试验与体外试验相比,其优点在于使用流动的本体血(提供了生理血流条件),由于能改变试验容器,故能评价多种材料,还可对一些状况进行实时监测。缺点则是各试验之间的血流条件不一致,动物间血液的反应不同,可供评价的时间

间隔相对较短。一般建议在试验中采用同一动物进行阳性与阴性对照试验。③体内试验,系将材料或器械植入动物体内。用于体内试验的器械有血管补片、血管移植物、瓣膜环、心脏瓣膜和辅助循环器械等。

与血液接触的医疗器械可分成外部接入器械和植入器械。外部接入器械是指不进入血管内部与血液接触或短时间内进入血管与血液接触的器械,如插管、延长器、导管、导丝、血液透析器和血液采输器等。植入器械是指长期置入到血管内的器械,如心血管支架、人工心脏瓣膜、人造血管等,其评价方法(表 13-1)。

表 13-1 外部接入器械和植入器械的试验评价方法[6]

| | 外部接入器械评价方法 | 植入器械评价方法 |
| --- | --- | --- |
| 血栓形成 | 闭塞百分率、流速降低、血栓重量分析、光学显微镜和扫描电镜观察、血栓成分的标记抗体 | 闭塞百分率、流速降低、血栓重量分析、扫描电镜观察、血栓成分的标记抗体、器械剖检、末端器官组织病理学检查 |
| 凝血 | PTT(非活化)凝血酶生成:特异性凝血因子评价、FPA、D-二聚体、F1+2、TAT | PTT(非活化)、PT、TT、Fbg、FDP 凝血酶生成、特异性凝血因子评价、FPA、D-二聚体、F1+2、TAT |
| 血小板 | 血小板计数/黏附、血小板聚集、模板出血时间、血小板功能分析、P 选择素、血小板活化标记、血小板微粒、放射性核素[111]In 标记的残存血小板伽马成像 | 血小板计数/黏附、血小板聚集、模板出血时间、血小板功能分析、P 选择素、血小板活化标记、血小板微粒、放射性核素[111]In 标记的残存血小板伽马成像 |
| 血液学 | 白细胞计数、白细胞活化、溶血、网织红细胞计数、外周血细胞活化特异性释放产物 | 白细胞计数、白细胞活化、溶血、网织红细胞计数、外周血细胞活化特异性释放产物 |

# 第二节 塑料血袋

## 一、聚氯乙烯塑料血袋的性质

### 塑料血袋材料的组成

将适当分子量的医用聚氯乙烯(PVC)树脂粉、油状增塑剂、稳定剂和其他辅料等成分混合,经高温塑化成 PVC 粒料,然后用挤塑或压延等方法成型加工成导管和薄膜,再制成袋体。这类塑料各成分的种类和配比各国相差较大,但大致为:PVC 树脂占65%~68%,增塑剂占 30%~35%,稳定剂 1%~2%。其特点分述如下。

1. 医用聚氯乙烯树脂 为液态氯乙烯单位($CH_2=CHCl$)在一定条件下聚合成大分子量的聚合体,平均由 1000~2000 个单体聚合成一个大分子,除去杂质,干燥成白色粉末或颗粒。PVC 树脂不溶于

水,只溶于少数有机溶剂(如环己酮、四氢呋喃)。由于 PVC 树脂的分子结构中含有氯原子,因而有较强极性,在高温、射线、紫外线等作用下,不同程度地释放氯化氢分子,其大分子链相应地出现降解,外观上可逐渐变为黄色、棕色、甚至黑色,机械强度相应变差。作为聚合物的 PVC 树脂本身无毒,不易生霉,但氯乙烯单体具有强的致癌性,要求医用 PVC 树脂中氯乙烯单体的含量控制在 1ppm 以下。此外,医用 PVC 树脂中若含有过多的亲水性悬浮剂,制成的输血袋膜吸水率高,盛装液体后袋膜不易恢复透明。

2. 增塑剂 增塑剂是高沸点的酯类化合物,属于低分子量物质,它能使坚硬的 PVC 树脂中互相缠绕的大分子链松开,并在高温下塑化成有弹性的塑料。其用量多少不同,PVC 塑料软硬度亦不同,可制成硬管、硬板或柔软的管和膜。增塑剂品种繁多,常用于医用 PVC 塑料血袋及管路制品的增塑剂主要有邻苯二甲酸二(2-乙基)己酯(简称 DEHP)、环氧

油、偏苯三甲酸三辛酯（TOTM）、丁酰柠檬酸三己酯（BTHC）等无毒化合物。这类物质不溶于水，易溶于有机溶剂和油类，能被碱水解、被氧化性酸所氧化，并能被血液中的酯酶部分水解。有些增塑剂还会造成溶血。

3. 稳定剂　稳定剂是一类能吸收 PVC 塑料释放出的氯化氢的化合物，从而阻止 PVC 塑脂的进一步降解。用于 PVC 塑料的稳定剂品种很多，医用无毒的稳定剂品种主要有硬脂酸的钙、锌、铝盐类、环氧化合物（如环氧大豆油或酯）。有机酸的重金属盐类如钡、镉、铅等不能使用，因为它们与氯化氢的反应物易溶于水，有强烈的毒性。无毒稳定剂在塑料配方中的品种搭配和用量，对血袋膜的物理化学性能和袋装液质量有重要的影响。

4. 润滑剂　润滑剂是 PVC 塑料加工中因工艺需要而加入的一种助剂。主要品种有硬脂酸和硅油，前者容易造成液体澄明度不良。用于医用 PVC 塑料的润滑剂主要有甲基硅油和苯甲基硅油。尤其苯甲基硅油与 PVC 塑料有较好的相容性，即使用量较多，薄膜仍可保持透明。在医用 PVC 塑料中加入硅油，还有利于减少 PVC 塑料表面的血小板黏附，提高抗凝血性能。

中国 PVC 血袋及其采、分、输系统装置是在 20 世纪 60 年代由中国医学科学院输血及血液学研究所会同上海化工厂、上海医学化验血库（上海血液中心前身）、上海市药研所、上海长征药厂等 12 个单位组成，以杨成民为组长的共 200 余人参加的研发合作组，在肖星甫教授的指导下，经过 140 个配方的系统对比研究和世界性 PVC、增塑剂、稳定剂等广泛的优选研究，于 1967 年研发开拓成功我国具有自主创新和诸多特色的 PVC 塑料血袋并迅速形成多体原料的国产化和全套制品的产业化。以上海市医学化验的血库郎洁先课题组为主的合作群体为在全国推广应用作出了重大贡献。1992 年中国医学科学院输血研究所杨成民课题组与上海化工厂沈思约等合作又研究成功我国 PVC 塑料血小板储存袋，并获得了国家发明专利授权。

## 二、医用聚氯乙烯塑料血袋的性能

我国研制的 PVC 塑料输血输液袋，按袋的制备工艺可分为二类。第一种由压延薄膜制成，第二种由吹塑工艺制成小口径筒状薄膜经热合成袋。国际上常见的红细胞储存袋（表 13-2）[7]。

表 13-2　国际主要红细胞保存袋

| 公司 | 商品名 | 塑料 | 增塑剂 | 容量(ml) | 膜厚(mm)及结构 | 产品限制 | 用途 |
|---|---|---|---|---|---|---|---|
| Fenwal | PL146 | PVC | DEHP | 100~600 | 0.38,内表面呈方格突起 | 满足红细胞、全血储存要求 | 适用于 CPD,CPD-A1,SAG-M,ADSOL,非透气性塑料,不适用于 PLT 储存,可蒸汽消毒 |
| Fenwal | PL2209 | PVC | BTHC | 400~500 | 0.37,内表面呈方格突起 | 满足红细胞、全血储存要求 | 适用于 CPD,CPD-A1,SAG-M,ADSOL,也适用于 PLT 和血浆储存,可蒸汽消毒 |
| Fenwal | PL1813 | PVC | DEHP | 150~2000 | 0.38,内表面呈方格突起 | 满足红细胞储存要求 | 透气性不佳,不适用于 PLT 储存,辐照灭菌,分离和转移用 |
| Fresenius Kabi | Compoflex | PVC | DEHP | 17~600 | 0.38 | | 经典塑料 |
| Grifols | CPD bag | PVC | DEHP | 450 | 0.40 | | |
| MacoPharma | A | PVC | DEHP | 400~550 | 0.35 | | 适用于浓缩红细胞（包括滤白）,适用于 CPD,CPDA-1,SAG-M,PAGGS-M,AS1 |
| MacoPharma | B | PVC | DINCH | 400~550 | 0.35 | | 适用于浓缩红细胞（包括滤白）,适用于 CPD,SAG-M |

续表

| 公司 | 商品名 | 塑料 | 增塑剂 | 容量(ml) | 膜厚(mm)及结构 | 产品限制 | 用途 |
|------|--------|------|--------|----------|----------------|----------|------|
| Pall | Stand a PVC | PVC | DEHP | 400~650 | 0.43 | 满足红细胞、全血储存要求 | 经典塑料,透气性不足不适用于 PLT 储存,蒸汽消毒,用于 CPD,CPDA-1,和 CP2D 抗凝剂 |
| Terumo | XT-150 | PVC | DEHP | 600 | 0.39±0.05 | 采集全血 450ml ± 10% 或 500ml ±10% | 适用于 CPD,CPD-A1, OPTISOL. 适用于红细胞,血浆储存,适合储存 3 天 PLT |

1. 血袋袋膜的一般性能　膜通常呈无色至微黄色,单层膜厚度 0.35~0.45mm,内表面呈特殊的条纹或小方格。经过研究确定的特殊的条纹或毛玻璃状内表面对静态储存血液和血液成分保存质量没有不良影响,但有利于防止血袋在高压蒸汽灭菌时的内表面彼此粘连。

室温条件下血袋膜的扯断强度(按横段面计)高达 160kg/cm²,但对温度有较大的敏感性。随温度升高其强度下降,当温度升高至 110℃ 以上时强度急剧下降。血袋膜的柔软度随温度降低而减少,0℃ 以下时变硬。然而在静态放置条件下,即使温度降至 -40℃,袋体也不会破裂。有些耐寒的血袋在 -80℃ 静放仍能保持完好。塑料袋膜虽然具有一定弹性,但不如橡胶,穿刺后的孔洞不能自行封闭,使用中应防止尖刺物刺破血袋膜。

血袋长期保存(3~5 年)的研究结果显示,袋膜的物理机械性能、袋内液的理化和生物学性能(包括无菌、无致热原和无毒性)、储血质量(ACD 抗凝的血液保存 28 天)等方面未见明显变化,但是有两个重要问题值得注意,即失水和血袋外表面长霉。血袋在通常的简单包装下,库存时袋内液重量随时间的延长而不断下降,表明水分子能透过袋膜和外包装。失水率的大小受到外包装质量、储存温度和时间、袋膜面积对袋内液量比例等因素的影响。无良好外包装时,室温条件下血袋中的水分月失水率可达 5%~10%,2~6℃ 存放时为 1%~2%。有适当包装时,室温条件下年失水率 5%~10%。铝塑包装时,室温条件下年失水率低于 1%。

实验研究表明,血袋外表面有真菌生长时并未对袋内抗凝剂质量造成有害影响,但是袋外表面真菌对采血环境会造成严重的污染。血袋生产过程的灯检、包装工序难以在无菌环境下完成。但近几十年全世界血袋生产单位都已采取灭活真菌处理工艺,这一问题已得到基本解决。

2. 增塑剂的迁移性　DEHP 是使用最广泛的增塑剂,最初由 Walter 在 20 世纪 50 年代早期选择用于 PVC 袋的增塑,该血袋既可以蒸汽灭菌,同时,弹性和灵活性也能满足冰冻需求。1970 年,英国科学家 Jaeger 和 Rubin 指出从输用 PVC 血袋贮存的血液的受血者人体组织中检测到增塑剂 DEHP,提出对 PVC 塑料血袋储血安全性的疑问。各国科学家花费多年时间,投入大量经费,研究 PVC 塑料血袋膜中 DEHP 的迁移规律、毒理学和病理学等方面的表现。同时研究还表明,血袋膜中的 DEHP 对血液保存中的红细胞膜有增塑作用,改善了红细胞膜的脆性,减少了溶血的发生以及提高了输血后的红细胞有效回收率。一项研究显示红细胞储存在 60ml 丁酰柠檬酸三正己酯(BTHC)增塑的 PVC 袋中,6 个星期后的溶血率是 0.85%±0.08%,高于 DEHP-增塑的 PVC 袋 0.49%±0.08%,而 ATP 含量没有差异[8]。

我们的研究结果表明,袋装葡萄糖、生理盐水、ACD 抗凝液等 8 种液体中,室温下保存 3~5 年,各袋液体中 DEHP 的迁移总量保持不变。DEHP 的小鼠口服半数致死量(LD₅₀)大于 30g/kg,属微毒化合物。各国科学家经广泛深入的研究,得出的主要结论为:PVC 血袋膜中的 DEHP 属无或极微毒型化合物,会污染血液及其制品,但在临床通常输血量情况下,其安全性是有保障的。由于环境污染,未输用 PVC 血袋贮存血液的人体组织中也有 DEHP 的累积。目前,大众对 DEHP 问题的研究与关注较多,从更安全可靠方面考虑,不少研究者仍在努力研制更适于 PVC 血袋的新型增塑剂。

3. 血小板储存袋　血小板的特殊生物学性能,使得离体后保存较困难。血小板是储存在常温代谢非常活跃的细胞,它们在代谢葡萄糖,消耗氧气的同时产生大量的乳酸和二氧化碳,导致 pH 下降,并最终导致血小板储存损伤。pH 值低于 6.8 时,体外血小板激活和凋亡标志物增加,pH 值低于 6 则输入体内的血小板回收率降低。影响离体血小板保存质量的主要因素有保存温度、保存介质、采集和分离方法、血小板中白细胞残留量以及储存容器的性能等。已证明 DEHP 增塑的 PVC 塑料血袋 22℃ 储存血小板只能维持 2~3 天,其主要原因是迁移出的 DEHP 造成血小板低渗休克反应率(HSR)和聚集率等功能下降,对于有氧代谢的血小板生理功能,DEHP 增塑的 PVC 塑料血袋膜的透氧量低。近年来研制血小板储存袋的主要思路是减少增塑剂的迁移,提高血袋膜的透氧速度,使血袋膜的透氧总量满足袋内血小板耗氧总量的需要,从而使保存介质 pH 变化小。按此研制的血小板袋可使血小板储存时间延长到 5~7 天。国际上主要的血小板袋见表 13-3。

(1)血小板离体贮存的耗氧量:离体血小板在 22℃ 摇动保存时,测得其耗氧速度为每 $10^9$ 个血小板耗(1.3~1.5)nmol/min,或为每 $10^{11}$ 个血小板耗氧 9μmol/h。当袋体供氧速度不足时,血小板无氧糖酵

解速度增加 8~9 倍,乳酸生成量因而增加,介质 pH 急剧下降。当介质 pH<6.0 时,保存的血小板回输后体内功能差[9]。当分离血小板的方法改变时,每袋血小板的数量增加,因此血袋需具有更好的通氧性。更高的气体通透性可以促进氧气的进入和二氧化碳的排出,从而改变储存血小板的 pH 值。增加的气体通透性方式可以通过采用不同类型的材料增加血袋的面积和减少膜厚度来达到。然而,当袋体膜透氧总量超过血小板耗氧总量时,保存介质中的碳酸氢钠释放较多的 $CO_2$,介质 pH 上升,已经证明介质 pH 超过 7.5 时,储存血小板输用后丧失了体内功能。现今较流行的观点认为:血小板在 22℃ 储存 5 天以上的指标,包括保存介质的 pH 应维持 6.4~7.4 范围内,保存过程中介质 pH 变化值小于 0.5,每 $10^9$ 个血小板乳酸生成速度小于 100nmol/h。

表 13-3　国际主要血小板保存袋[7]

| 公司 | 袋名 | 塑料 | 增塑剂 | 容量(ml) | 膜厚 | 结构 | 产品限制 | 用途 |
|---|---|---|---|---|---|---|---|---|
| Cerus | PL2411 | 聚烯烃 | 无 | 20 | 0.30 | 方格突起 | N/A | 蒸汽消毒 |
| Fenwal | PL2209 | PVC | BTHC | 400~500 | 0.38 | 方格突起 | 满足 PLT 储存要求 | 蒸汽消毒 |
| Fenwal | PL1240 | PVC | TOTM | 400~500 | 0.38 | 方格突起 | 满足 PLT 储存要求 | 蒸汽消毒 |
| Fenwal | PL2410 | 聚烯烃 | 无 | 1000~1300 | 0.28 | 方格突起 | 满足单采和白膜法汇集血小板的要求 | 透气性佳,特别适合 PLT 储存,可储存 7 天 |
| Fresenius Kabi | N/A | 聚烯烃 | 无 | 1300 | 0.30 | N/A | N/A | 汇集 PLT 储存 |
| Fresenius Kabi | N/A | PVC | TOTM | 1300 | 0.41 | N/A | N/A | 汇集 PLT 储存 |
| Haemonetics | PO80 | 聚烯烃 | 无 | 1500 | N/A | 外表面磨砂,内表面光滑 | N/A | 仅用于日本,PLT 储存 |
| MacoPharma | A | PVC | TOTM | 500-1800 | 0.35 | N/A | N/A | 适用于去白的 PLT 储存 5 天 |
| MacoPharma | B | PVC | BTHC | 500~1800 | 0.38 | N/A | N/A | 适用于去白的 PLT 储存 7 天 |
| Pall | CLX | PVC | TOTM | 400~500 | 0.41 | 内表面细纹 | 满足 PLT 储存要求 | 适宜的透气性,PLT 储存 5 天 |
| Pall | CLX HP | PVC | TOTM | 1500 | 0.41 | 内表面细纹 | 满足 PLT 储存要求 | 适宜的透气性,汇集浓缩 PLT 储存 5 天 |

续表

| 公司 | 袋名 | 塑料 | 增塑剂 | 容量(ml) | 膜厚 | 结构 | 产品限制 | 用途 |
|---|---|---|---|---|---|---|---|---|
| Pall | ELX | 聚烯烃 | 无 | 1300 | 0.32 | 内表面光滑 | 满足PLT储存要求 | 适用于单采PLT,非溶出塑料,适宜的透气性用于白膜法制备的PLT储存7天 |
| Pall | ELX | 聚烯烃 | 无 | 1300 | 0.32 | 内表面光滑 | 满足PLT储存要求 | 单袋连接滤器 |
| Pall | ELX HP | Polyolefin | None | 1300 | 0.27 | 内表面光滑 | 满足PLT储存要求 | 非溶出塑料,适宜的透气性用于白膜法制备的PLT储存7天 |
| Terumo | XT-612 | PVC | DEHP | 500(nominal) | 0.32±0.04 | N/A | N/A | 蒸汽消毒,全血制备的去白或非去白的PLT储存5天,可用于红细胞和血浆储存 |

（2）改善血小板储存袋透氧量的途径和方法:20世纪80年代以来的研究,各国科学家已取得改善血小板储存袋透氧的方法,归纳如下:

首先,采取减薄袋膜厚度并扩大PVC袋体面积的方法,可使血小板储存时间延长到5天。日本Teruflexa有膜厚0.36mm容积800ml的PVC塑料袋（增塑剂DEHP）,透氧速度达到13.5μmol/h,可满足$(70\sim100)\times10^9$个血小板耗氧量。

其次,采用聚烯烃（polyolefin）制作血小板储存袋:聚烯烃是一大类化合物,文献中报告的是乙烯和丙烯酸乙酯的共聚体[poly-(ethylene-co-ehtyl acry-late)],简称EEA。实验研究显示,血小板储存在DEHP-PVC袋三天后,95个单位37%的pH<6.0,而储存在聚烯烃中,pH能更好地维持,101个单位只有1%为6.1。当在DEHP-PVC储存3天,体内血小板平均回收率大约37%,半衰期为2.7天;血小板在聚烯烃中储存5天后,回收率为51%,半衰期为3.1天。结果表明聚烯烃类的血袋储存血小板的效果明显优于DEHP-PVC袋。然而,优良的血小板储存袋却并一定适合储存红细胞。如美国的PL-732,不含增塑剂的非PVC材质,是目前透氧速度最大的血小板袋,能储存最大量血小板,但不能用于储存红细胞,因为它使红细胞渗透脆性显著下降。此类血袋不能用热合方法成型制造。另一类聚烯烃类血小板袋可以用热合方法成型制造血袋的材料,是由3种高聚物混合而成。它的透氧和透二氧化碳速度比PVC血袋分别高2倍和1.6倍,用0.6L容积袋储存

血小板$(1\sim1.9)\times10^{11}$个,保存6天,血浆pH为7.0,乳酸产生速度为$0.8nmol/min\times10^{11}$个血小板。说明此类血小板储存袋具有优良的性能。

另外,可用新增塑剂代替DEHP。PVC材料具有许多优点,用新型增塑剂如偏苯三甲酸三(2-乙基)己酯(简称TOTM)、丁酰化枸橼酸三己酯(BTHC)、邻苯二甲酸二正辛酯(DnDP)、环己烷1,2-二羧酸二异壬基酯(DINCH)等代替DEHP,都取得良好效果。有研究比较了血小板分别储存在DEHP-PVC或者TOTM-PVC血袋中,结果显示,第一天两袋中的pH值分别6.50±0.5 vs 7.52±0.18。储存后的第3天,志愿者体内的同位素标记显示血小板在DEHP-PVC回收率为(31.3±21.5)%,Vs TOTM-PVC回收率为(71.0±9.6)%。DEHP-PVC半衰期为(2.3±0.2)天,TOTM-PVC半衰期为(4.2±1.7)天[10]。用BTHC-PVC塑料袋,透氧性能高于TOTM-PVC,而且可用于血小板和红细胞的储存。

4. 其他种类血袋 为了适应某些血液成分的深低温保存（-80℃）和血液紫外线照射等特殊需要,近年已研制成功耐低温血袋和能透过紫外线的血袋。

### 三、血袋典型结构和质量要求

血袋按用途不同,可分为单袋、二联袋、三联袋、四联袋以及双二联袋等。其规格可分为供采血200~400ml血。它们的结构和质量要求如下。

1. 单袋 单血袋主要用于采集、贮存和输注全

血。由袋体、采血管、采血针和护针帽、隔膜管和护帽(套)等部分组成的密封系统。这是血液采集、储存、输注所必须的基本结构。血袋成品袋内装有足量的血液抗凝剂，并经蒸汽灭菌，应无毒、无菌、无致热原，袋外应有标签，并且不得有肉眼可见的霉斑。使用者注意下列各点：①袋体内腔周边宜圆滑无死角，利于血液与抗凝剂混合均匀，压封线应均匀、牢固，挤压袋体时袋内液应无渗漏。袋内气体宜少，一般不得超过10ml。气体过多会造成采血不足和采血后段速度降低。若袋体容积设计较大时，则不影响采血容量。②采血针和护套及采血管之间的连接应紧密牢固，不得有渗漏，针尖不得刺破软质护针套。先进的产品，其采血管上端、针柄和护针套依次黏封成密闭结构，采血前便于扭断护针套。针尖应无毛刺或弯钩，内壁光滑，内腔直径宜大于1.2mm。先进产品的采血针涂有特定抗凝物质。③采血管通常由内径3mm的PVC管黏接于袋体上，长度为80~100cm。不得有打折或明显压扁，否则会造成采血不畅。先进产品的采血管外有同号数码组若干段，间隔8~10cm，热封成多段血样管时可供血液化验。采血管内宜充满抗凝液，采血时有利于防止内壁吸附的气体激活凝血因子。采血管内流道宜通畅，不得有明显的滞流区。④位于袋头的隔膜管，通常为注塑成型，纵剖面呈H型，中部隔膜不得有裂纹。管口应有保护帽或护套，防止污染。其总长度和输血器引血针长度大体相当，可防止针刺破袋膜。

2. 多联袋　由一个主袋(俗称母袋)和一个以上的转移袋(子袋)或装有红细胞保存液的塑料袋连接成完整的密封管袋系统，供血液及其成分的采集、分离、转移、储存和输用。依主袋连接的子袋数，分别称为二联袋、三联袋、四联袋或双二联袋。这些子袋可分别容纳从主袋分离的少血小板血浆、富血小板血浆、白膜等。带有红细胞添加液的子袋，可在封闭状态下稀释浓缩红细胞，使之能长时间保存。

(1)二联袋：二联袋是在单血袋的基础上，袋头一端经转移管连接一个转移袋，转移管内有阻塞件(俗称折断即通管)，供阻止抗凝液。

(2)三联袋：三联袋是在二联袋转移管上用三通管并连一个子袋，形成一个母袋和两个子袋。这些子袋可分别容纳少血小板血浆和富血小板血浆，如果富血小板血浆中血小板需要保存3天以上，其中一个子袋宜用血小板专用袋。

(3)四联袋：四联袋可分为两种结构，一种是在三联袋的基础上在转移管上增加一个三通管和子袋，供接收白膜用；另一种是在三联袋主袋袋头上连接装用红细胞添加液的子袋，供分离少血小板血浆和富血小板血浆后稀释主袋中浓缩红细胞。

(4)双二联袋：双二联袋是为单采血浆、单针双程采浆而设计的，它可以满足从一个献血者采集300~400ml血浆。其结构特点在于两套二联袋在采血管部位用三通管并联，共用一个采血针，并用阻塞件防止两个主袋内抗凝液串流。第一程采血完成后封闭第一袋血，切断第一采血管分离血浆，同时从采血管旁路回输盐水，保持采血针畅通。待第一袋血浆分出后，浓缩红细胞与生理盐水回输献血者。输毕再作第二程采血和分浆。

随着血液成分分离和临床输血事业发展的需要，将设计出更多适于机采和临床应用的不同式样的多联血袋。

3. 底-顶式血袋

(1)结构：传统血袋将采血、输血和分血的进出口设置于袋体的顶端，底-顶式血袋对转移袋(子袋)结构不作改动的情况下，将主袋(母袋)的进出口分别设置于袋体的底部和顶部。其主袋典型结构为袋体顶部设置血袋出口，底部设置采血入口和浓缩红细胞出口，在主袋与转移袋连接的管路内装设折断即通管。欧洲输血界开发的这种新结构血袋，初始意图在于提高血浆收得率和减低浓缩红细胞中的白细胞污染量，从而减少临床输血时非溶血性发热反应发生率。

(2)使用方法：该种血袋在使用方法上不同于常规血袋，主要为轻重离心次序不同，前者简称为先重离心后轻离心：①采集血液后第一次离心为重离心，主袋内血细胞紧密堆积，上清血浆量增多，污染的细胞成分少，90%的血小板和白细胞富集于浓缩红细胞顶层。②离心后用挤压器使上层血浆和下层浓缩红细胞以主袋上下两端出口分别进入上端连接的空子袋和下端的含红细胞添加液(如SAGM)转移袋，中层白膜(BC)及其相邻的少许血浆(约30ml)和少量红细胞(约25~30ml)则留于主袋内。③主袋内白膜充入血小板添加液(血小板保存介质)，或将4~6个主袋串接后以血小板添加液冲洗入另一个无菌空袋。将含添加液的白膜袋作轻离心，使白细胞和红细胞沉于袋体底部，上层液中为悬浮血小板可转移至血小板贮存袋中贮存。此种方法称为白膜法制血小板(简称BC-PC法)以区别常规的富血小板血浆制备血小板方法(简称PRP-PC法)。

(3)优点：以常规四联袋和底-顶式四联袋对比

研究结果显示,浓缩红细胞中污染白细胞和血小板数约为全血总数的30%和20%,而该新式结构血袋均为6%左右,使浓缩红细胞中白细胞污染总量从$10^9$个降为$10^8$个,因而临床输血反应率下降。此外,欧洲各国利用这种新结构血袋得到的白膜大量用于制取浓缩血小板。即用4~6个BC和血小板保存介质,制得符合临床治疗需要剂量的浓缩血小板。已经证明此法价廉,不但可以代替传统PRP-PCS法且其质量更优。质量已相当于机采血小板(A-PCS)。自20世纪90年代以来,欧洲各国采用BC-PCS法不断增加,有的国家临床使用的80%PCS来自BC-PCS法。

但是在分血时留有少量红细胞于主袋内,因而红细胞回收率有所降低是其缺点。

#### 四、使用塑料血袋的注意事项

1. 外观和包装检查　包括:①血袋成品应有外包装,并具有下列功能:防止真菌污染,防止或减少水分失散,允许观察所包封血袋的外观并有使用方法和注意事项。②血袋外表不得有肉眼可见真菌生长,外包装与血袋之间应无液体。如发现有液体怀疑血袋可能有渗漏。③拆除外包装后,采血前应查看血袋内抗凝液,不得有肉眼可见的异物、混浊或絮状物以及显示细菌生长的其他现象。必要时用手挤压或倒挂袋体,应无液体渗漏。④称量血袋重量,重量比平均重量少10g以上者,应怀疑袋内抗凝液量不足,会造成凝血或袋体有微渗漏。

为了确保安全使用血袋,这些检查宜列入采血前的准备工作条例。

2. 使用血袋时的要点　包括:①血袋和采血管均用软PVC塑料制成,其弹性不如橡胶,刺破后形成的孔道不能回弹封闭,应防止刺破。②在扭断护针套前应将采血管夹紧,防止空气污染采血通道。③血流进入袋体后,应使之与抗凝剂充分混匀,尤其是袋体有滞流区的四角。④采血量以称量法较为准确。⑤终止采血前应先夹紧采血管,防止气体污染袋血。热合封闭采血管前,将管内血液挤入袋内,使之与含抗凝剂血液混合,再回充采血管内,重复4~5次,这样管内血样与袋血成分一样。热合多段供化验和校对之用。⑥离心操作时,用充气空袋裹夹袋血,有利于减少破损和袋头凹陷。⑦分浆操作时,使血浆出口略高一些,有利于提高各成分的收得量。⑧加压输血时,可在袋体外施用挤压力,如手工挤压,或夹板或用气袋包裹挤压等。

### 第三节　塑料输血器

从献血者采集的抗凝血液,由于各种原因在储存过程中可形成小凝块和许多微聚体。滤除这些聚合体对于防止阻塞输血通道和受血者微血管将起重要作用。尽管大量输血时发生的成人呼吸窘迫综合征(ARDS)原因可能是多方面的,但大量微聚体进入肺部T型微血管是重要原因。输注装置中设置滤血网滤除这些聚合体是输血器和输液器的重要区别。

#### 一、常规输血过滤

1. 常规过滤器　目前临床输血常用的过滤器是一种安装于输血器滴斗内的筛网式滤网,它的孔径为170~230μm,过滤面积为24~34cm$^2$。它在滴斗内通常有两种安置方式:垂吊式和钟罩式。主要用于滤除输注血液中肉眼可见的血块,不能滤除小凝块和细胞聚体。

2. 过滤器的材料　塑料输血器管道和滤滴斗的材质为医用PVC塑料,其化学组成与PVC塑料袋基本相同,滤网常采用涤纶或尼龙1010及尼龙6等制成纤维编织成网。为了保证高温灭菌不变形,编网需经定型处理。工业化生产时,产品外包装后用环氧乙烷或γ-射线消毒,因此外包装内包封的区域均已灭菌。

#### 二、微聚体血液过滤器

1. 血液中的微聚体　输注血液中的微聚体主要来自血液贮存过程和血液成分的离心分离过程。Barrett报道离心法制备压积红细胞时,即使稀释到相当于原来红细胞的比容,其所含的微聚体也多于全血。粗略检查血液中微聚体多寡的方法主要是观察血液和血制品通过网孔为20μm的筛网过滤压的升高(SFP)。曾观察到大量输血时,SFP高的血其输入量与肺功能衰竭和死亡率有关。

2. 滤除微聚体的方法　据报道,血液中最小的微聚体都大于外周血细胞(4~10μm),过滤法是目前世界各国采用的有效方法。用于微聚体的过滤器主要有两种。第一种是筛网式微聚体过滤器,用细纤维编织成孔径20~40μm的筛网,如不锈钢网,Pall 40μm涤纶网,Biotest滤器等。第二种滤器为纵深式微聚体过滤器。这类滤器多数用极细纤维封装成柱子,血细胞可以通过,利用其大表面积吸附微聚体。常用的材料有聚氨酯泡沫、涤纶纤维、尼龙纤维以及涤纶无纺布等。目前筛网滤器常用 20~40μm 孔径。动物实验和临床试验都显示,用筛网式微聚体滤器不能很好地维护大量输血时受血者的肺功能,用纵深式微聚体滤器能有效预防大量输血时受血者肺功能变坏和组织学上的损伤。

### 三、输血器使用注意点

检查 包括:①产品外包装应无破损,无漏气现象(可用手挤压外包装)。零部件应齐全,导管应无死折或扭结、压扁等,连接牢固零部件无脱落。②拆除外包装后,夹紧滤滴斗上下导管,用手挤压滤滴斗应能迅速回弹,否则应怀疑滴斗可能漏血。③玻璃瓶输血时宜使用带通气管或双孔穿刺针的输血器,同时输液和输血者宜选用双头输血器。④在输血器排气过滤操作中,操作方法无误时血液不能顺利进入输血器管内,应怀疑输血器内腔有阻塞,宜更换输血器。⑤输血器充血排气速度不宜过快,有利于排除管道内表面的微气泡。如出现微气泡可敲击管道使其流出或浮上滴斗。⑥使用双头输血器应注意区分接瓶针和接袋针。

### 四、一次性输血器在临床的拓展应用

一次性输血器主要应用于医疗行业为患者输注血液制品,然而经过多年的摸索和临床实践,一次性输血器的使用范围已经不仅局限于输注血液制品,利用自身的特殊结构或简单的改进,能衍生出许多新用途,给临床工作带来了很大的便利[11]。

一次性输血器在临床的新用途主要包括以下方面。

1. 胸腔穿刺放液 将输血器针头拔下与 16 号针头相接形成穿刺针,将输血器接瓶端和输血器针头共同插入输液瓶胶盖内形成抽液容器。此法比常规胸穿放液节约时间,且较容易,避免针管和穿刺针反复对接引起感染。

2. 膀胱注水和冲洗 输血器的末端接头与尿管外口连接紧密避免了液体外渗,减少计算误差,提高了诊断准确性,符合无菌操作原则避免发生逆行感染。

3. 输注肠内营养液 采用一次性输血器输注营养液(去掉针头,将乳头与胃管末端连接),效果良好。由于输血器有过滤网,能滤过沉淀、杂质成分,使输入更加畅通。

4. 用于导管连接 利用输血器连接胃管注入植物油治疗肠梗阻,连接紧密,速度均匀,避免了因推注速度过快导致病人的不适。利用一次性输血器终端乳头连接静脉导管,剪下输血器上端过滤部分连接负压引流袋,不仅吻合紧密,而且可以控制引流速度。

5. 过滤作用 使用一次性输血器推注化疗药物不但提高了药物的纯净度,防止变态反应,而且对血管的刺激小,减少了静脉炎的发生。

## 第四节 去白细胞滤器

正常人血液中含有大量白细胞,从献血者采集的单位全血中含有各类白细胞总量达 $(2~3)×10^9$ 个。常规离心法制备的每单位血小板残留有 $10^7~10^8$ 个白细胞。白细胞是人体自然防御系统的重要组成部分。但随同血制品异体输用时产生许多副反应[12]。为防止这些副反应的发生,须控制白细胞输入总量(表 13-4)。

表 13-4 献血者白细胞输注造成的输血不良反应

| 临床问题 | 阈值 | 临床问题 | 阈值 |
|---|---|---|---|
| HLA 同种免疫 | $<5×10^6$ | 潜伏的 HIV 感染 | $<5×10^6$ |
| 血小板排斥 | $<5×10^6$ | 移植物抗宿主病(GVHD) | $<5×10^6$ |
| 发热反应 | $<5×10^8$ | 输血相关的免疫抑制 | $<5×10^6$ |
| 细胞相关病毒传播(主要为 CMV) | $<5×10^6$ | | |

注:对抗 NHFTR 可能须去除白细胞 $<5×10^6$

因此血制品中残留的白细胞被认为是一种污染物,应予以去除,欧美等国家的输血规范中,要求血液中心发送的临床用血制品的残留白细胞应低于 $1×10^6$[13]。

去除红细胞和血小板制品中的白细胞有多种方法,如梯度离心法、右旋糖酐沉降法、细胞洗涤法、甘

油化-冰冻融化法、过滤法等。近来也在探索紫外线照射和 γ-射线照射使白细胞灭活的方法。在这些方法中，较为简单、易行、有效的是过滤法制备少白细胞血成分，并已得到较广泛的使用。经多年研制，国内已有许多高效滤器能脱除 3 个数量级（3log10）的白细胞，使每单位血液成分残留的白细胞少于 $5×10^6$，有的实验滤器可脱除 5~6log10WBC，使残留白细胞低于 $5×10^4$。国外优质高效滤器一般都能使残留白细胞低于 $1×10^6$。

20 世纪 70 年代以来采用过滤法去除血制品中白细胞，主要是在床边输血时进行，其滤除效果受多种因素的影响，包括：①滤器的种类和组成，尤其是滤材和结构；②待滤血中白细胞的初始总量；③单个滤器连续过滤血制品的单位数；④待滤血成分的采集、储存时间和条件；⑤过滤时条件：如温度、流速、气泡排除情况。这些因素导致质量不稳定，使临床研究结果变异大。

近年来的研究证明血液及其成分在储存过程中，白细胞易崩解，其碎片和释放的各种细胞因子（白介素、肿瘤坏死因子、干扰素、克隆刺激因子、转移因子等）难于滤除，许多细胞因子具有强烈的致热作用[14]。因此 20 世纪 90 年代以来白细胞滤除已逐渐转到由血液中心在血液储存前进行。这样有利于保证滤白细胞制品的质量，减少费用。储存前过滤的优缺点如表 13-5 所示。这种发展趋势值得重视。

**表 13-5　血液和血制品储存前过滤的优缺点**

| 优点 |
| --- |
| 1. 改善了过滤过程的一致性，如时间、流速和温度等 |
| 2. 降低了白细胞碎片的污染 |
| 3. 降低了致热性细胞因子的产生作用，尤其是降低 PC 的致热反应 |
| 4. 改进了红细胞的完整性和存活期 |
| 5. 能较好地作滤后血液质量控制 |
| 6. 采血中心可大体积处理，能节约经费和人力 |

| 缺点 |
| --- |
| 1. 采血即时过滤，有可能使污染菌未能被杀灭，需要在室温存放一定时间后（4~24 小时）进行过滤 |
| 2. 血液中心增加工作量并需双份清单 |

## 一、白细胞滤器的发展

1. 发展简况　1926 年 Fleming 首次叙述用棉花柱制备少白细胞血。世界上第一代血液过滤器诞生于 20 世纪 60 年代，主要用于滤除血液中的微聚物，以防止发生成人呼吸窘迫综合征。有人采用不同的合成纤维滤除肝素血中的白细胞，发现尼龙纤维去除粒细胞最有效，但滤血中残留的淋巴细胞最多，并开发出尼龙棉分离淋巴细胞技术[15,16]。1972 年 Diepenhorst 开发出第二代棉花柱型白细胞滤器，可除去全血中 95% 以上的白细胞，红细胞损失率 < 10%。两年后第一个一次性使用的白细胞滤器已常规用于血库，其后有类似的滤器进入市场。棉花滤器使用后很快开发出醋酸纤维素滤器。其滤除效果和性能与棉花纤维相近，但是滤器的热原反应少，质量较稳定。20 世纪 80 年代开发出了第三代高效去除白细胞的滤器，以膜状结构滤材制备的扁平结构，采用聚酯纤维无纺布作滤膜，在纤维中添加了特殊的高分子聚合材料，白细胞滤除率可达 99% 以上。20 世纪 90 年代初的研究发现[17]，白细胞滤除作用主要来自于直接吸附、过筛以及血小板黏附白细胞等作用。其中吸附作用与吸附面积有关，而且发现超细涤纶纤维对白细胞有很大吸附作用。于是推出了以多种新材料如超细玻璃纤维膜、聚酯及聚氨基甲酸乙酯以及不锈钢等复合材料制成的第四代白细胞过滤器，并对滤膜纤维采用了特殊的物理、化学处理，使纤维表面的静电特性改变，滤膜的临界表面张力增加。这些特性的改变使得滤膜浸润性好，血液容易通过，而且对白细胞的吸附力加大，因而过滤性能有较大改善。除此之外，滤膜对血小板的激活作用和血浆蛋白介导的黏附力也有助于白细胞滤除，可以滤除血液中 99.9% 的白细胞，使每单位全血残留的白细胞降至 $5×10^6$。最近报告研制成超高效滤器能滤除 99.9999%（6log10）的白细胞。目前，白细胞滤器对白细胞的清除率已经很高，开发新一代白细胞滤器的研究方向已经从提高对白细胞的清除率逐渐转向降低不良反应以及增加白细胞滤器功能，例如用化学物质修饰滤膜以增强血液的抗氧化作用，改变滤膜的材质以降低对血小板的激活作用等[18]。国内白细胞滤器从 20 世纪 90 年代开始研制，经过十多年的技术改进和发展，用于全血和悬浮红细胞的白细胞过滤滤器，已有十几家生产厂家，国家食品药品监督管理局于 2000 年出台了相关的行业标准。2013 年国家又批准用于血小板制品的白细胞过滤器生产上市。

2. 白细胞过滤原理概要　白细胞滤器过滤属于纵深过滤方式，过滤的基本原理主要包括阻塞、架桥、拦截和黏附等。通常把机械捕集颗粒称作筛分作用,把物理化学捕集颗粒称作黏附。白细胞滤器同时具有这两种作用。

(1)细胞的筛分作用:白细胞变形能力仅是红细胞(RBC)变形能力的1/1000,难于通过小于$5\mu m$的孔径,红细胞很容易通过$3\mu m$的孔。然而白细胞滤器中孔径分布是不均匀的,而且细胞通过这些孔道时受多种因素的影响,如流体静态压力、切变率、孔形状、流速等因素,另外,流体枝孔效应和边界效应都对细胞的筛分作用有影响。

(2)细胞对材料的黏附作用:血细胞对固体表面的黏附是一个复杂的过程。细胞膜表面含有许多糖蛋白,常常是细胞反应的接受器成分。已经知道白细胞膜上有许多特异的黏附接受器。此外,细胞对材料的非特异性黏附方面,已知与材料的许多性质有关,如材料表面化学基团、表面电荷、表面可湿性、表面微结构、表面形态、材料对补体活化和蛋白吸附等因素。

(3)血小板对白细胞黏附的影响:有许多证据表明黏于材料的血小板促进了白细胞的黏附,因活化的血小板释放纤维蛋白原,纤维粘连蛋白等。用扫描电镜观察滤除血液后纤维表面的细胞种类,也证实滤材表面黏附的血小板与白细胞粘连在一起,对于血液滤除白细胞而言,材料-血小板-白细胞的黏附方式起着重要的作用。

3.残留白细胞检测　高效滤器过滤后的血液中残留的白细胞很少,通常小于$1$个/$\mu l$。这种浓度的白细胞难于用常规血球计数板计数,而且低于自动细胞计数仪的灵敏度和检测范围。经过近几年研究证明,宜采用大体积的Nageotte计数板(腔体容积$50\mu L$),或用有荧光物质标记白细胞DNA后,再用流式细胞仪测定。作为简便易行且无需昂贵设备的Nageotte大体积计数法,其设备和操作方法类似于传统的血细胞计数法,已为各国血液中心和临床单位接受并用于滤除白细胞血液质量的常规控制。目前也有采用甲醛固定法来改善这种计数方法。

据统计资料,临床输血时接上白细胞滤器作床边过滤,即使护士经过良好训练而且有责任心,亦有多达30%的机会显著漏过白细胞,未达到滤除效果。特别是当滤器流动受阻或空气进入滤器,以及滤除血液后用生理盐水冲洗滤器时(部分白细胞被洗脱)更为严重。因此作为常规输血,在床边过滤白细胞很难保证滤除白细胞的质量。再者,对滤除血液作残留白细胞量测定需要时间,患者不可能等待分

析结果出来后再开始输血,即使发现残留白细胞量超过标准,此时血液已输入患者。

4.关于储存前过滤　近年来不断有关于血液及其制品做储存前过滤除白细胞的报道。涉及的主要方面有以下两方面。

(1)采血后至过滤除白细胞的时间间隔问题:担心采血后过早滤除白细胞将会削弱对污染菌的杀灭作用。过长时间后再滤除白细胞又会出现部分白细胞崩解,影响滤除血液的质量。因为白细胞离体后在杀菌能力下降的同时发生崩解,释放许多细胞因子物质,已证明白介素(IL-1,IL-6,IL-8)等细胞因子有强烈致热作用,而且其浓度随保存时间的延长和温度升高而急剧增加,并与白细胞数量有关。尽管对存放时间的长短尚有争论,但一些血液中心采取在采血后室温存放4~24小时,个别单位存放24小时后行血液过滤脱除白细胞。荷兰已实行多年,证明是安全有效的。他们采用无菌连接器连接血袋和滤器。近来已有滤器和血袋组成连体装置,以适应该工作。

(2)血液储存前滤除白细胞对血液质量的影响:有报告证明,储存前滤除白细胞对红细胞储存质量没有不良影响,包括各种生化指标、自体血过滤后储存35天同位素标记输用后回收率等指标,与对照组没有差异。但不同厂家的滤器其滤除白细胞后对血液的储存质量的影响有差异,使用前应做好产品的质量评估。

对富血小板血浆作储存前过滤,研究结果显示过滤对血小板储存后体内功能没有不良影响,相反改善了血小板的质量,尤其是降低了细胞因子的浓度。曾证明浓缩血小板(PC)在储存时,血浆中肿瘤坏死因子(TNF-$\alpha$)、白介素(IL-1$\alpha$、$\beta$、IL-6)等细胞因子浓度不断增加。储存5天后IL-6达17 000ng/L,比储存前增加3个数量级,IL-1$\alpha$、IL-1$\beta$、TNF-$\alpha$浓度则增加2个数量级。储存前脱除白细胞的PC,储存5天后未见这些细胞因子增加。静脉注入IL-1 10~100ng/kg体重,出现发热、肌肉痛、关节痛、头痛;静脉注入重组的IL-1$\beta$ 1~10ng/kg体重,出现发热寒战、心跳加快;TNF-$\alpha$则引起全身毒性,包括发热和发冷。这些细胞因子有协同作用,血浆中高浓度的IL-6与发热相关。因此血小板制品储存前去除白细胞更有显著改善质量的意义。

## 二、去除白细胞制品的临床意义

主要有:①降低非溶血性发热反应(NHFTR);

②阻止或延缓HLA同种异体的免疫作用 ③防止白细胞相关的病毒传播。研究报告证明,从输用血液除去2~3个数量级的白细胞,就能防止CMV输血传播。④输用滤除白细胞血液制品给患者还带来了防止寄生虫感染、改善输血相关的GVHD、改善输血相关的免疫抑制,如改善肾移植存活率、减少癌的复发和手术后感染率等方面有好处,然而肯定这些好处尚有许多验证工作。

综上所述,从输血用的血液和血小板成分中滤除白细胞,将会提高临床输血的安全性,但如何普及使用是输血医学工作面临的新课题。

## 三、白细胞滤器在临床治疗中的其他应用

白细胞滤器除了在一般临床输血治疗中的应用外,对临床治疗一些疾病还具有重要作用。

1. 白细胞滤器在体外循环心脏手术中的应用[19]　白细胞滤器在20世纪90年代被引入心脏外科领域,体外循环中使用白细胞滤器的思路是早期排出体内的中性粒细胞,以预防上述白细胞对机体的损伤。目前较为一致的看法是当转机时间超过90分钟时,白细胞滤除的临床效果(如肺功能的改善等)与转机时间呈正相关。有很多证据支持在血液心肌保护液灌注管路使用白细胞滤器可减轻心肌损伤,改善心脏功能。心包腔及术后胸腔引流管回收血液中的白细胞滤除是另一个值得探讨的问题,未经处理的吸引血液中混有大量的组织碎片、可溶性因子如炎性细胞因子和激活的白细胞,对其进行白细胞滤除很有必要。

2. 白细胞滤器在炎症性肠病中的应用　有研究显示[20],应用白细胞滤器去除中度或重度溃疡性结肠炎患者的白细胞可使患者体内炎症因子TNF,IL-1和IL-8的产生立即减少,IL-10立即增加,提示选择性地去除粒细胞、单核细胞和活化的淋巴细胞可抑制炎性细胞因子的产生和增强免疫调理细胞因子的产生。

3. 白细胞滤器在难治性疾病中的应用[21]　采用白细胞去除治疗法已被证明对许多炎症性疾病,如自身免疫性和神经性疾病具有极好的治疗效果。

（刘嘉馨　钟锐　王红）

## 参 考 文 献

1. 杨天楹,杨成民,田兆嵩.临床输血学.北京:北京医科大学,中国协和医科大学联合出版社,1993.
2. 奚廷斐.我国生物医用材料现状和发展趋势.中国医疗器械信息,2013,8:1-5.
3. 杨晓芳,奚廷斐.生物材料生物相容性评价研究进展.生物医学工程学杂志,2001,18(1):123-128.
4. 王喜云,王远亮.生物材料的生物相容性评价方法研究进展.北京生物医学工程,2007,26(1):95-98.
5. GB/T 16886.4-2003 医疗器械生物学评价 第4部分:与血液相互作用试验选择.
6. 杨立峰,许建霞,奚廷斐.生物材料血液相容性的研究与评价.生物医学工程学杂志,2009,26(5):1162-1166.
7. CV Prowse, D Korte, JR Hess, et al. Commercially available blood storage containers.Vox Sanguinis,2014,106:1-13.
8. 李华,王西,朱丽艳,等.一次性输血器拓展使用的研究进展.全科护理,2014,12(16):1453-1454.
9. SO Sowemimo-Coker.Red blood cell hemolysis during processing.Transfusion Medicine Reviews,2001,16(1):46-60.
10. M Shrivastava. The platelet storage lesion. Transfusion and Apheresis Science,2009,41:105-113.
11. S Murphy, S Holme, E Nelsona, et al.Paired comparison of the in vivo and in vitro results of storage of platelet concentrates in two containers.Transfusions,1984,24(1):31-34.
12. Council of Europe.Guide to preparation use and quality assurance of blood components.11th ed.
13. Higgins VL. Leukocyte-reduced blood components:patient benefits and practical applications.Oncol Nurs Forum,1996,23(4):659-667.
14. Masse M. Universal leukoreduction of cellul ar and plasma component s:process control and performance of the leukoreduction process.Transfus Clin Biol,2001,8:297-302.
15. 金明珠,万年青,刘丽丹,等.白细胞滤器滤除血液中白细胞的时效性及临床意义.临床血液学杂志:输血与检验,2007,3:121-122.
16. Yap rak I,Yercen N,Aksit S,et al.A comparison of different filters for white cell reduction. Turk J Pediatr, 1998, 40:89-95.
17. 李映华.去白细胞输血的临床应用及研究进展.内蒙古中医药,2008,11:125-127
18. Fukunaga K,Shimoy ama T,Yamaji K,et al.In vitro comparison study of CD63 and CD62P expression after contacting leukocyte filters.Artif Organs,1999,23:108-113.
19. 郭珊,王中.白细胞滤器在体外循环心脏手术中的应用.中国体外循环杂志,2006,4(2):122-124.
20. Nagase K,Sawada K,Oh nishi K,et al.Complications of leukocy-tapheresis.Ther Apher,1998,2:120-124.
21. 赵树铭,林武存,刘景汉.白细胞去除及其临床应用进展.中国实验血液学杂志,2002,10(5):478-482.

# 第二篇

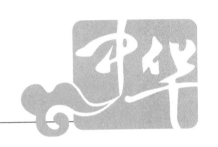

## 输血技术学

# 第十四章

## 血型血清学实验技术

免疫血液学的首要任务和最终目标是预判输血治疗的有效性并且尽可能地避免输血反应。血型血清学检测是完成该目标的主要工具。在血库实践操作中,直接血凝实验和间接抗球蛋白试验是两个最基本的实验,其他的实验基本都是在这两个实验的基础上衍生出来的。适当地提高血型血清学检测体系的灵敏度,将有利于检出较弱的血型同种抗体,从而防止临床上供受者之间由于红细胞血型抗原的不同而导致的溶血性输血反应或无效输血。但是,并非血液中所有的血型抗体都会诱导产生溶血性输血反应或无效输血。因此选择合适的技术和恰当的灵敏度在筛选和鉴定血型抗体的同时,评估这些抗体的临床意义对输血的安全也同样具有价值。

## 第一节 红细胞血型抗原鉴定

### 一、概　　述

红细胞血型抗原鉴定又称血型定型,是所有血型血清学试验中最基本也是最重要的实验[1]。血型鉴定结果是否正确将直接影响到输血的安全。由于ABO抗原和RhD抗原是输血中免疫原性最强的抗原,因此在献血者血液的检测和临床输血前检测中ABO和RhD血型鉴定也成为最重要的血型鉴定项目。

#### (一)凝集试验

凝集试验是最常见的血型抗原鉴定方法,可分为直接血凝实验和间接血凝实验。直接血凝实验是红细胞悬液与抗体混合,通过沉淀或离心检测红细胞凝集与否判定红细胞血型。间接血凝实验需要抗球蛋白(antiglobulin)参与,当血清或血浆中的IgG抗体致敏到红细胞上,或红细胞膜上本身就致敏有抗体,通过加入抗球蛋白起到"桥连"作用,使红细胞表面的IgG抗体与抗球蛋白抗体发生特异性反应,形成肉眼可见的红细胞凝集[2]。

凝集试验是血型检测的经典方法,目前最常用的鉴定技术有玻片法、试管法、微量板法和微柱凝集法,这些技术操作简便,实验耗时短,结果也较为准确可靠。其中试管法是目前公认的特异性最好的血型鉴定方法。

当然,凝集试验也会受到许多因素的影响,如抗原与抗体的比例、抗原的结构与糖基化水平、抗体的亲和力、反应温度、反应介质的离子强度等等。针对部分频率极低的稀有血型抗原,缺乏与之相对应的抗体,也无法通过凝集试验进行血型检测。

#### (二)凝集试验操作技术

根据反应介质的不同,及是否使用增强剂,凝集试验有多种不同的操作技术。

1. 盐水凝集试验　红细胞悬液与相应抗体在盐水介质中反应,抗原决定簇与抗体分子结合,形成肉眼可见的凝集块。盐水凝集试验,根据反应容器的不同,可分为试管法、玻片法、微孔板法等。

(1)试管法:盐水凝集反应在试管中进行,该方法反应快,需时短,特别是紧急输血时,可立即离心观察结果;通过离心增强凝集,可发现亚型和较弱的抗原抗体反应,结果准确可靠,是ABO定型的常规方法[3]。

1)标本:可采用抗凝或者不抗凝血液标本,红细胞经盐水洗涤后制成红细胞悬液。通常情况下,试管法正反定型细胞悬液浓度应为2%~5%。

2)试剂:血型检测抗体试剂;血型检测试剂红细胞。

3)操作:①将一滴血型检测抗体试剂(或待测血浆/血清)加到标有相应标记的洁净试管中;②向每一试管滴加一滴2%~5%的待检红细胞悬液(或血型检测试剂红细胞);③轻轻混匀,900~1000g离心15秒;④轻轻重悬细胞扣,观察、解释、记录试验结果。

4）结果判定：①细胞试验中的凝集以及血清或血浆试验中的溶血或凝集均为阳性结果；②细胞扣重悬后表现为均匀的细胞悬液是阴性结果；③试管法凝集强度结果判断标准（图 14-1 和表 14-1）。

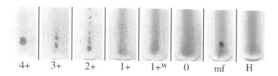

**图 14-1 试管法凝集强度结果判读**

**表 14-1 试管法凝集反应强度解释[2]**

| 肉眼观察 | 凝集强度 | 评分 |
| --- | --- | --- |
| 一个结实的凝集块 | ++++ | 12 |
| 数个大的凝集块 | +++ | 10 |
| 中等大小的凝块，背景清晰 | ++ | 8 |
| 小的凝集块，背景浑浊（颗粒状，但确定成块） | + | 5 |
| 非常细小的凝集，背景浑浊（细小颗粒状） | +w | 4 |
| 几乎看不见的凝集，背景浑浊 | +w 或 +/- | 2 |
| 没有凝集 | 0 | 0 |
| 凝集和不凝集的细胞同时存在，混合视野 | mf | |
| 完全溶血 | H | |
| 部分溶血，还有一些红细胞 | PH | |

5）应用：ABO 正反定型试验、ABO 亚型分析、RhD 血型初筛试验。

（2）玻片法：凝集在玻璃片或白瓷板中进行，该方法操作简单，不需离心设备，适合大规模血型普查。该法反应需时较长，不适于急诊定型；此外由于该法凝集反应慢、凝集强度弱，不易发现弱凝集而导致定型有误，故不适合抗原表达较弱的 ABO 亚型检测。玻片法一般只能做正定型[3]。

1）标本：同试管法，ABO 定型需 10%~15% 待检红细胞悬液。进行 Rh 定型时，待检红细胞悬液的浓度是 40%~50%。

2）试剂：血型检测抗体试剂。

3）操作：①将一滴血型检测抗体试剂加到标记好的洁净玻璃片或白瓷板凹孔中；②向上述玻片上或白瓷板凹孔中的每一种试剂中分别加一滴待检红细胞悬液；③充分混合抗体试剂和红细胞，用竹签将混合物均匀分散；④不断地从一边到另一边轻轻倾

斜转动玻片或白瓷板，持续大概 2 分钟。在此期间不要将玻片或瓷板放在热的表面上；⑤读取，解释并记录所有玻片或白瓷板凹孔中的结果。

4）结果判定：①阳性结果：红细胞凝集；②阴性结果：在反应 2 分钟末红细胞仍呈现均匀悬液；③弱阳性或可疑结果应使用试管法进一步确认。

5）应用：ABO 正定型试验、RhD 血型初筛试验。

6）注意事项：①玻片法可能存在感染性标本暴露的风险，需注意防范；②玻片法不适合反定型试验；③玻片法不适合检测变异型血型。

（3）微孔板法：一块微孔板相当于 96 根"短"试管，故其检测原理与试管法相同。

微孔板材质可以是硬的，也可以是软的，其底部为"U"形或"V"形。"U"形底微孔板使用更为广泛，因为其不仅可以像试管法一样在离心后重悬红细胞，以观察结果，还可通过将微孔板倾斜一定角度，在红细胞流动模式下观察结果。两种判读方法都可以估计凝集强度。另外，微孔板法还可借助微孔板判读仪，通过分析"U"型底孔中的吸光度判定结果，适合血型定型的批量检测[3]。

1）标本：同试管法。

2）试剂：同试管法。

3）仪器：①分配仪（可选）：将等量液体分配到微孔板中的自动仪器；②微孔板结果判读仪（可选）：自动光度仪，通过分析"U"型底孔中的吸光度，判定阳性和阴性结果。仪器的微处理器会显示血型检测的结果。必须根据生产厂商的说明，准备血清、血浆或者细胞标本；③离心机：用于常规台式离心机的特种平板载体。要建立合适的离心条件。根据生产厂商的说明，推荐使用下列离心时间和离心力。A. 对于柔软的"U"型微孔板：红细胞检测、血浆和血清检测均为 700g，5 秒钟。B. 对于硬"U"型微孔板：红细胞检测、血浆和血清检测均为 400g，30 秒钟。

4）操作：①在干净微孔板孔中分别加入 1 滴抗体（或待测血浆或血清）；②在上述微孔中，分别加入 1 滴 2%~5% 红细胞悬液（或待测血浆或血清）；③温和地轻拍微孔板壁，混匀红细胞和试剂；④用合适的条件离心微孔板；⑤轻拍微孔板，或者使用机械摇板器，或者将板放置一定角度，使液体流动，以重悬红细胞；⑥判读，解释，记录结果。

5）结果判定：①阳性结果：红细胞溶血或凝集，②阴性结果：细胞扣重悬后表现为均匀的细胞悬液。

6）注意事项：微孔板可通过室温孵育 5~10 分钟来加强弱反应，然后重复离心、判读、记录的过程。

7）应用：ABO 正反定型试验、RhD 血型初筛试验。

2. 抗球蛋白试验（antiglobulin test, AGT）是抗球蛋白参与的一种间接血凝试验，1945 年由英国免疫学家库姆斯（Coombs）建立，故又称 Coombs 试验。它是检查红细胞上［直接抗球蛋白试验（direct antiglobulin test, DAT）］或血清中［间接抗球蛋白试验（indirect antiglobulin test, IAT）］是否存在不完全抗体的一种经典方法。当血清或血浆中的 IgG 抗体致敏到红细胞上，或红细胞膜上本身就致敏有抗体时，通过加入抗球蛋白（anti-human globulin, AHG）试剂起到"桥连"作用，使红细胞表面的 IgG 抗体与抗球蛋白发生特异性反应，形成肉眼可见的红细胞凝集。抗球蛋白试剂除可以测定红细胞上的 IgG 抗体外，也可以测定补体组分（C3、C4）。

抗球蛋白（AHG）试剂可分为单特异性试剂和多特异性试剂。所谓多特异性 AHG，即包含抗-IgG 和抗-C3d 抗体，其他抗补体抗体（例如抗-C3b、抗-C4b 和抗-C4d）也可能存在。而单特异性试剂即只含有唯一抗体特异性，抗-IgG 或者抗补体抗体（例如抗-C3b 或抗-C3d）[4]。

（1）直接抗球蛋白试验（DAT）：利用抗球蛋白试剂检查红细胞膜上是否已被 IgG 抗体或者补体所致敏[4]。

1）标本：同盐水凝集试管法。

2）试剂：①抗球蛋白（AHG）试剂；②对照试剂：盐水或 6% 白蛋白；③IgG 致敏的试剂红细胞。

3）操作：①向测定管和对照管中分别加入 1 滴 2%~5% 的洗涤红细胞悬液；②立即向测定管中加入抗球蛋白试剂 1 滴，向对照管中加入 1 滴盐水或 6% 白蛋白，混匀；③900~1000g 离心 15 秒；④观察并记录结果；⑤若测定管中未观察到凝集，向含有抗球蛋白试剂的试管中加入 IgG 致敏红细胞，900~1000g 离心 15 秒，观察并记录结果，确认阴性结果的有效性。

4）结果判定：①DAT 阳性判定标准：立即离心后测定管中出现凝集，而盐水或 6% 白蛋白对照管不凝集；②DAT 阴性判定标准：立即离心后测定管不凝集，盐水或 6% 白蛋白对照管不凝集。在测试管中加入一滴 IgG 致敏红细胞，离心后发生凝集；③试验结果无效判定：如果盐水或 6% 白蛋白对照管在离心后出现凝集，则结果判为无效。对于不凝集的结果，如加入 IgG 致敏细胞离心后仍不凝集，则阴性结果无效，需重复实验。

5）注意事项：①DAT 可采用单特异性抗-IgG 和抗-C3d 确认致敏在被检红细胞上的是 IgG 抗体或是补体。②DAT 阴性不一定证明红细胞上没有结合球蛋白分子，多特异性和单特异性抗-IgG 试剂的检测灵敏度通常为每个红细胞上结合有 150~500 个 IgG 分子，但患者体内红细胞上 IgG 致敏的红细胞数量即使低于此水平，仍可能会发生自身免疫性溶血性贫血。③盐水或 6% 白蛋白对照管出现凝集，提示可能存在冷自身凝集素或温反应性 IgM/IgG 抗体导致的自发凝集。37℃ 孵育红细胞或用温盐水（37℃）洗涤，可消除冷自身抗体的反应。自身凝集需要用二硫苏糖醇（DTT）或 2-氨乙基异硫脲溴化物（AET）处理红细胞。④脐血标本中含有华通胶，可能需增加洗涤次数。⑤在利用微柱凝集技术（抗-IgG 卡）进行 DAT 试验检测时，需注意标本中尽量不含凝块、纤维蛋白，以避免假凝集。

6）应用：用于新生儿溶血病（胎儿红细胞被母亲血型抗体致敏）、溶血性输血反应（输入的不相合红细胞被受血者不完全抗体致敏）、自身免疫性溶血性贫血（患者红细胞被自身抗体致敏）以及药物诱导产生的自身抗体（由甲基多巴类药物、青霉素等所致）的检测。

（2）间接抗球蛋白试验（IAT）：用于检测血清中是否存在血型不完全抗体或补体，即用已知抗原表型的红细胞测定受检血清中是否含有相应的不完全抗体（IgG 抗体）；或用已知特异性的抗血清测定受检红细胞上是否含有相应抗原[4]。

1）标本：同盐水凝集试管法。

2）试剂：①抗球蛋白（AHG）试剂，可根据需要选择使用多特异性或单特异性抗-IgG；②O 型抗筛细胞，混合 O 型抗筛细胞只能用于献血者检测，患者标本必须使用非混合细胞；③IgG 致敏的试剂红细胞；④血型检测抗体。

3）操作：①向标记好的试管中加入 2 滴血清或血浆或血型检测抗体；②每管中，加 1 滴 2%~5% 试剂 O 型红细胞悬液或献血者红细胞悬液，混匀；③900~1000g 离心 15 秒，观察溶血和凝集情况，评分并记录结果；④37℃ 孵育 30~60 分钟；⑤900~1000g 离心 15 秒，观察溶血和凝集情况，评分并记录结果；⑥生理盐水洗涤红细胞 3 或 4 次，最后 1 次洗涤尽量扣干上清；⑦根据试剂说明书向细胞扣里加入 1~2 滴 AHG 试剂，充分混匀；⑧900~1000g 离心 15 秒，观察凝集，评分并记录结果；⑨加入 IgG 致敏的试剂红细胞确认阴性结果的有效性。

4）结果判定：①阳性结果：37℃孵育后，出现凝集/溶血为阳性结果；加 AHG 后，出现凝集为阳性结果。②阴性结果：离心后未观察到凝集，加 IgG 致敏试剂红细胞后，离心出现凝集。③无效结果：如果加入的 IgG 致敏试剂红细胞离心后未凝集，阴性结果无效，实验需重做。

5）注意事项：①在间接抗球蛋白试验中，可使用 LISS、白蛋白、PEG 来加快并增强抗原抗体反应。加 LISS 后，孵育时间为 10~15 分钟；加 22% 牛白蛋白后，37℃孵育时间为 15~30 分钟；加 4 滴 20% PEG 后，孵育时间为 15 分钟。加 PEG 的实验，37℃孵育后省略直接离心看结果这一步，因为红细胞无法重悬。②使用 PEG 时，由于血清球蛋白浓度提高，会出现血清蛋白沉淀现象。当 IgG 致敏红细胞不反应或反应很弱时，这一问题会很明显。在 AHG 介质中，至少 4 洗红细胞，并充分摇匀、重悬红细胞通常可防止问题发生，或者用不加 PEG 的方法重复一次实验。③可使用单特异性抗-IgG 试剂替代多特异性 AHG，以避免结合 C3 的自身抗体造成不必要的阳性反应。④步骤⑥~⑨需连续完成，不可中断。

6）应用：于血型鉴定、抗体的筛查和鉴定、输血前交叉配血试验以及其他特殊研究。

（3）微柱凝集卡试验：凝集在柱凝集血型卡中反应，技术具有易于操作、标准化、自动化、判读客观可靠、结果可长期保存、有利于大量标本操作等优点。但在检测过程中，如果红细胞悬液中有颗粒物质，或血标本的血浆中存在冷抗体，蛋白异常，就会干扰检测结果的判读。采用微柱凝集法鉴定血型有可能难于鉴别或漏检某些 ABO 亚型抗原。

根据工作原理，微柱凝集卡有盐水凝集型和抗球蛋白凝集型两种。抗球蛋白凝集型凝胶卡，柱内的凝胶介质中含有抗球蛋白试剂，同时凝胶颗粒又具有分子筛的作用。通过离心，不凝集的红细胞穿过试管，到达试管底部，凝集细胞依旧悬浮在凝胶上部，故采用微柱凝集法进行抗体筛选，细胞无需洗涤亦无需加入 AHG，省时省力。

1）标本：待测红细胞悬液，浓度应符合微柱凝集血型卡说明书要求。用于微柱凝集试验的红细胞悬液浓度通常比试管法低，如 1% 或 0.8%。

2）试剂：①微柱凝集血型卡；②试剂红细胞。

3）仪器：①凝胶孵育箱；②凝胶卡离心机。

4）操作：①盐水凝集型柱凝胶卡，根据微柱凝集血型卡说明书要求，配制相应浓度的待测标本红

细胞悬液和试剂红细胞悬液。通常用于柱凝集试验的红细胞悬液浓度比试管法低，比如可选用 1% 或 0.8% 的红细胞盐水悬液 50μl，个别新生儿卡中选用 5% 的红细胞盐水悬液 10μl；根据要求，将一定量的待测红细胞悬液，或待测血浆/血清加入微柱凝反应室中；在专用微柱凝集离心机中离心；判读并记录凝集反应结果。②微柱凝集法进行直接抗球蛋白实验，挑选抗-IgG 凝胶卡，确保卡完整并且未干涸。在卡上做好标记，每个样品使用卡上的一根微量管；待测红细胞不用洗涤，直接配成 0.8% 红细胞悬液；撕去微量管上的铝制封口膜，将 50μl 混匀的待检红细胞悬液加入标记好的微量管反应室中；用凝胶实验专用离心机离心，观察结果。细胞完全在微量管底部为阴性结果，所有细胞均留在微量管顶部为强阳性结果，说明待测红细胞上存在抗体。③微柱凝集法进行间接抗球蛋白实验，挑选抗-IgG 凝胶卡，确保卡完整并且未干涸。在卡上做好标记，每个样品使用卡上的一根微量管；撕去微量管上的铝制封口膜；将 50μl 混匀的试剂红细胞悬液加入标记好的凝胶柱的反应室中；加入 25μl 血清或血浆至反应室中，轻轻敲打混匀；将凝胶卡放置在凝胶孵育箱中，37℃孵育 15 分钟；离心，判定结果。

5）结果判定：根据红细胞在凝胶柱内的反应情况解释凝集强度。出现凝集和（或）溶血结果为阳性，不凝集为阴性。微柱凝集法凝集强度判读（图 14-2 和表 14-2）。

6）应用：ABO 正反定型试验、ABO 亚型分析、RhD 血型初筛试验、RhD 阴性确认试验、抗体筛选试验、抗体鉴定实验。

7）注意事项：①在微柱凝集法进行直接抗球蛋白实验中，最好使用抗凝血；②在微柱凝集法进行间接抗球蛋白实验中，血清和血浆均可使用；③如果待测的血浆和血清是冰冻保存的，上样前需要离心，确保样品中没有颗粒物质。

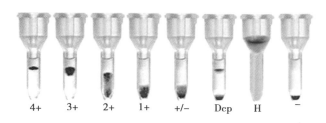

图 14-2　微柱凝集法凝集强度结果判读

表 14-2　微柱凝集法反应强度解释

| 反应强度 | 红细胞在凝胶内的反应情况 |
| --- | --- |
| ++++ | 红细胞全部位于凝胶表面 |
| +++ | 大部分红细胞位于凝胶表面,少部分位于凝胶中上部 |
| ++ | 大部分红细胞位于凝胶中部,少部分位于凝胶中下部 |
| + | 红细胞位于凝胶中下近底部 |
| +/- | 绝大部分红细胞沉积在管尖底部,极少部分位于凝胶中近底部 |
| Dcp | 同时存在两群细胞,分别位于凝胶表面和管尖底部,即混合视野凝集 |
| H | 红细胞复合物部分或完全消失,柱内液体为均匀透明红色,即发生溶血 |
| - | 红细胞全部沉积在管尖底部 |

(4)聚凝胺试验:该技术由 Lalezari 和 Jiang 在 1980 年首先引入采供血机构常规检测。聚凝胺是一种多价阳离子聚合物,在中性溶液带有 4 个正电荷,能中和红细胞表面的负电荷,并借助离心力在正负电荷相互作用下,引起红细胞的非特异性凝集。此种凝集为可逆凝集,当加入枸橼酸钠重悬液时,枸橼酸根的负电荷与聚凝胺上的正电荷中和,重悬后凝聚现象消失。但是,当红细胞与血清在低离子介质中孵育,IgG 抗体和相应的红细胞抗原一旦结合,则红细胞的凝集由 IgG 维持,加入重悬液后,凝集不消失[4]。

聚凝胺技术有经典 Polybrene 方法和改良的 Polybrene 方法两种。

1)经典 Polybrene 方法:①低离子介质(low ion medium,LIM)的配制:25g 葡萄糖,1g $Na_2EDTA-H_2O$ 配制成 500ml 溶液。②Polybrene 溶液的配制:储存液(10%W/V):称 5g Polybrene,生理盐水配成 50ml,1~6℃ 保存。应用液(0.05%W/V):取 0.1ml 储存液与 19.9ml 生理盐水混合,放置于塑料容器中,1~6℃ 保存。重悬液(0.2mol/L 枸橼酸三钠):$Na_3C_6H_5O_7 \cdot 2H_2O$ 5.8g,蒸馏水配制成 100ml 溶液。5% 葡萄糖重悬液应用液:60ml 0.2mol/L 枸橼酸三钠溶液与 40ml 5% 葡萄糖溶液混合。③在试管中加入待测血清 2~3 滴,2%~5% 试剂红细胞 1 滴。④加入 1ml LIM 溶液,混合,室温孵育 1 分钟。⑤加 0.1ml 0.05%Polybrene 应用液,混匀。⑥1000g 离心 10 秒,不要悬浮细胞扣。⑦加 0.1ml 重悬应用液,轻

摇观察结果,存在凝集为阳性反应,说明血清中存在抗体,如果反应很弱,用显微镜观察并与阴性对照比较,不用离心。⑧如果需要可以按以下方法做抗球蛋白试验:加 0.05ml 重悬液应用液。用 0.01mol/L 枸橼酸三钠洗涤细胞三次。加 2 滴抗-IgG 抗体。1000g 离心 15 秒,观察结果。在阴性试管中加入 IgG 致敏红细胞,离心后出现阳性结果,则试验有效,否则结果无效。

2)改良的 Polybrene 方法:①取 1 支试管,加入待检血清或血浆 1 滴。②加入用 LIM 配制的 2% 左右红细胞悬液 2~3 滴,混匀。③室温放置至少 1 分钟(时间越长效果越好)。④加 Polybrene 应用液 1 滴。混匀后 1000g 离心 15~60 秒。⑤轻摇观察由 Polybrene 引起的红细胞非特异性凝集,若未见红细胞凝集,则需重做。⑥加 1 滴重悬应用液轻摇看结果。由 Polybrene 引起的红细胞非特异性凝集在 1 分钟内散开,由免疫抗体引起的凝集反应则不会完全散开。

3)注意事项:①在改良 Polybrene 方法中,用抗凝全血或不抗凝血样中的浓缩红细胞需用 LIM 配制红细胞悬液。若红细胞中含有较多血清或血浆则需要先用 LIM 洗涤细胞 1 次。该悬液可以代替盐水红细胞悬液使用。②在改良 Polybrene 方法中,步骤①中只能加 1 滴血清,多加血清会提高致敏过程中的离子强度,降低致敏效果。③在改良 Polybrene 方法中,只需滴加 1 滴 Polybrene 应用液,多加 Polybrene 可能导致加入重悬液后,无法充分解离非特异性凝集,出现假凝集。如果待测血浆是肝素抗凝的,要多加 1 滴 Polybrene 试剂,中和肝素。④判定结果时,阴性结果为红细胞迅速散开,并在 1 分钟内散开。可以用显微镜观察结果。阳性结果红细胞不完全散开,弱凝集可能在 30 分钟内明显减弱或消失,因此,以立刻判读结果为准。⑤Polybrene 方法对 Kell 系统抗体的检出不理想,阴性结果需要进行抗球蛋白实验,以免漏检。在中国人群中,具有 K 抗原的个体极少,因此,Polybrene 方法适合在中国人群中进行抗体筛查。

4)应用:RhD 阴性确认试验、抗体筛选试验、抗体鉴定实验、交叉配血实验。

(5)酶试验:当血清中可能有多个抗体存在时,可用酶处理谱细胞以帮助区分抗体特异性,方便抗体鉴定。酶可以通过除去唾液酸残基、变性或去除糖蛋白来修饰红细胞表面,从而破坏某些抗原而加强其他抗原的表达。无花果蛋白酶、木瓜蛋白酶、菠

萝蛋白酶、胰蛋白酶等都是常用的处理红细胞的酶[4]。

　　酶法又分为一步法和二步法,一步法操作简便,用于交叉配血时比较方便;二步法更敏感,一般用于抗体筛查和抗体鉴定。在一步酶法中,酶可以被用于代替增强介质,如 LISS 或 PEG。二步法是使先用酶处理谱细胞,然后使用处理过的细胞进行抗体鉴定试验。由于酶可破坏某些抗原,所以单独使用酶处理谱细胞不能排除所有的特异性。如果可能,应比对酶处理前后同一谱细胞的反应性。观察那些在未经处理时反应阳性,但处理后反应消失(或呈弱反应)的细胞,将有助于识别抗体特异性。同样,观察那些在酶处理后反应增强的细胞的也可帮助鉴定。

　　1)选择酶(无花果蛋白酶、木瓜蛋白酶、菠萝蛋白酶、胰蛋白酶均可):根据说明书要求,用磷酸盐缓冲液配制成工作液。

　　2)确定每个批次酶工作液的最佳稀释度和孵育时间:①标记 3 个试管:5 分钟、10 分钟、15 分钟;②在每一个试管中加入等量的洗涤红细胞和酶工作液,混匀;③37℃孵育,先制备时间长的管,确保 3 支试管同时完成孵育;④用大量盐水立刻洗涤红细胞 3 次;⑤用生理盐水将酶处理红细胞配制为 2%~5%的红细胞悬液;⑥标记四支试管:未处理、5、10、15 分钟;⑦在所有试管中加入含有已知抗体的血清;⑧在未处理管中加入 1 滴未处理红细胞悬液,在另 3 支标记管中依次加入 1 滴酶处理红细胞,混匀,37℃孵育 15 分钟;⑨离心,轻轻重悬细胞扣检查凝集;⑩用盐水洗涤 3~4 次,进行间接抗球蛋白实验;根据凝集格局,选择酶的最佳稀释度和孵育时间。

　　3)评价酶处理红细胞:①选择一种不完全抗体,与未处理红细胞只发生抗球蛋白试验,而与酶处理红细胞反应,则不需抗人球介质在孵育后即可出现凝集。②标记 2 支试管:阳性、阴性,分别加入 2 滴含抗体和不含抗体的血清。③各加 1 滴 2%酶处理红细胞悬液,混匀。④37℃孵育 15 分钟。⑤离心,轻轻悬浮细胞,在显微镜下检查凝集。⑥在阳性管内应有凝集,阴性管内不应该有凝集。如果阴性管出现凝集,说明酶处理过度;如果阳性管没有出现凝集,说明酶处理不当。

　　4)一步法:①在试管中加入待测血清 2 滴;②加入 2 滴 2%~5%试剂红细胞悬液;③加入 2 滴酶溶液,混匀;④37℃孵育 30 分钟;⑤离心,轻轻重悬细胞,观察凝集结果;⑥如有需要,进一步进行抗球蛋白实验。

　　5)二步法:①在 1 份洗涤过的压积红细胞内加入 1 份酶溶液;②37℃孵育 15~30 分钟(具体时间需要对该酶进行测试[2]);③用大量盐水将处理的红细胞至少洗涤 3 次,用生理盐水配制成 2%~5%红细胞悬液;④在试管内加入 2 滴待测血清,1 滴酶处理红细胞悬液,混匀;⑤37℃孵育 30 分钟;⑥离心,轻轻重悬细胞,观察凝集结果;⑦如有需要,进一步进行抗球蛋白实验。

　　6)注意事项:①酶的种类很多,不同的酶,具有不同的酶切位点,必须有针对性的进行选择。②酶有可能除去抗原的一部分结构。不过,对于具有糖链结构的抗原(ABO、P1、Lewis、H、I、Sta 等),以及位于特异性蛋白质上的抗原(Rh、Kidd、Diego、Kx、Colton),在经过酶处理后,凝集作用不变甚至增强。③酶法对不少抗原,是破坏其结构,降低抗原活性的,这时,宁可选用抗球蛋白技术检测抗体。

　　(6)增强试验技术:红细胞膜上带负电荷,形成的排斥力(Zet 电位)使单个红细胞之间保持一定距离。某些抗体,只能使红细胞致敏,不出现凝集。通过增强技术处理,可增加抗原抗体之间的引力(或降低 Zet 电位),使原来在盐水介质中不能凝集红细胞的抗体能够发生凝集,如用于间接抗人球蛋白试,可加快反应速度,缩短孵育时间。常用的增强技术有低离子强度盐水(low ion strength sodium,LISS)间接抗球蛋白实验和聚乙二醇(polyethyleneglycol,PEG)间接抗球蛋白实验[4]。

　　1)LISS 间接抗球蛋白实验:①在标记好的试管中加入待检血清 2~3 滴;②用 LISS 配制的 2%~5%抗体筛选试剂红细胞,对应加入试管中,每管 1 滴,混匀;③1000g 离心 15 秒,检查溶血或凝集;④混匀,37℃孵育 10~15 分钟;⑤后续步骤参见间接抗球蛋白试验操作部分⑤~⑧。

　　2)PEG 间接抗球蛋白实验:①在试管中加入 2 滴待测血清,4 滴 20%PEG(按 PEG 供应商提供的说明使用),1 滴试剂红细胞悬液。②37℃孵育 15~30 分钟。③用盐水洗涤 4 次。④加抗球蛋白试剂,混匀。⑤1000g 离心 15 秒,离心观察结果。

　　**(三)凝集试验的质量控制**

　　与所有的临床检验试验一样,血型鉴定试验也需要完善的室内和室间质量监测体系以确保所进行的试验是精确的和可比较的。尽管大多数血型血清学试验是定性的,并且存在反应终点不稳定的缺点,但人们还是通过各种技术上的改进、可溯源的标准品引入以及实验室操作规范的建立,正在极大限度地降低血型定型的差错率。

## 二、ABO 血型鉴定

1900 年 Landsteiner 发现了人类第一个血型系统——ABO 血型系统,它是输血医学及组织移植中最重要的血型系统。在血液中,红细胞、血小板及许多循环蛋白中都发现有 ABO 抗原的分布。ABO 血型系统有四种主要的表现型:A,B,O 和 AB。ABO 血型由红细胞上 A 和 B 抗原的有或无决定;ABO 系统还以血清中存在自然发生的规则抗体为特点,即血清中含有针对自身红细胞所缺的 A 或 B 抗原产生的同种抗体(也称为"天然抗体")。人类红细胞上 A 和 B 抗原的有或无与血浆中抗-A 和抗-B 的产生存在着相对应的互补关系。例如 O 型个体红细胞上缺少 A 和 B 抗原,其血清中含有抗-A 和抗-B 抗体。

### (一) ABO 正反定型试验

利用红细胞凝集试验,通过正反定型可准确鉴定 ABO 血型。正定型,也称为红细胞定型试验,用抗-A 和抗-B 试剂来检测红细胞膜表面的 A 抗原和(或)B 抗原;反定型,又称为血清定型试验,是用 A 型和 B 型试剂红细胞来检测血清/血浆中有无抗-A 和(或)抗-B。血清中的抗-A 和抗-B 是天然存在的,其免疫原可能是肠道及环境中含有 ABO 类似结构的细菌等。常用的 ABO 正反定型的方法主要有试管法、玻片法、微柱凝集法及微孔板法 4 种。

1. 试管法　试管法定型反应快,需时短,特别是紧急输血时,可立即离心观察结果;通过离心增强凝集,可发现亚型和较弱的抗原抗体反应,结果准确可靠,是 ABO 定型的常规方法。

(1)标本:ABO 鉴定试验可采用抗凝或者不抗凝的标本,红细胞经盐水洗涤后制成红细胞悬液。通常情况下,试管法正反定型细胞悬液浓度应为 2%~5%。

(2)试剂:①抗-A;②抗-B;③2%~5% 的 $A_1$ 型、B 型试剂红细胞;④如果需要,可增加抗-A,B 试剂和 $A_2$ 型试剂红细胞。

(3)操作

1)正定型:①分别加一滴抗-A、抗-B 试剂到标有相应标记的洁净试管中;如果需要,可加做抗-A,B。②向每一试管滴加一滴 2%~5% 的待检红细胞悬液。③轻轻混匀,900~1000g 离心 15 秒。④轻轻重悬细胞扣,观察、解释、记录试验结果。

2)反定型:①取 2 支洁净试管,分别标记 $A_1$ 和 B,分别向其中滴加 2 滴待检血清或血浆。②在相应试管中分别滴加一滴 $A_1$ 和 B 型试剂红细胞。如果需要,加做 $A_2$ 试剂红细胞。③轻轻混匀,900~1000g 离心 15 秒。④检查是否有溶血现象。然后轻轻重悬细胞扣,观察、解释、记录试验结果。

(4)结果判定:①细胞试验中的凝集以及血清或血浆试验中的溶血或凝集均为阳性结果。②细胞扣重悬后表现为均匀的细胞悬液是阴性结果。③凝集强度判断标准(表 14-1)。④ABO 定型的血清或血浆试验以及红细胞试验的解释(表 14-3)。⑤如果红细胞定型试验与血清定型试验结果不一致,应通过进一步试验解决,然后才给出 ABO 血型结果。⑥混合视野凝集的情况,应进一步找出原因:例如是否混合血样标本,近期有无输血史,是否白血病急性期或者 ABO 亚型等。

表 14-3　ABO 血型常规定型

| 抗体试剂+待检红细胞反应（红细胞定型） | | | 待检血清+试剂红细胞反应（血清定型） | | 解释 |
|---|---|---|---|---|---|
| 抗-A | 抗-B | 抗-A,B(可选) | A 细胞 | B 细胞 | ABO 血型 |
| + | − | + | − | + | A |
| − | + | + | + | − | B |
| − | − | − | + | + | O |
| + | + | + | − | − | AB |

(5)注意事项:观察结果时既要看有无凝集,更要注意凝集强度,如反应较弱,在室温孵育 5~15 分钟后再离心观测结果,以增强弱凝集反应,有助于弱凝集的发现。

2. 玻片法　玻片法操作简单,不需离心设备,适合大规模血型普查。该法反应需时较长,不适于急诊定型;此外由于该法凝集反应慢、凝集强度弱,不易发现弱凝集而导致定型有误,故不适合抗原表达较弱的 ABO 亚型检测。玻片法一般只能做正定型。

（1）标本：可采用抗凝或者不抗凝的标本，红细胞经盐水洗涤后制成浓度为 10%～15% 的待检红细胞悬液。

（2）试剂：①抗-A；②抗-B。

（3）操作：①分别加一滴抗-A 和抗-B 到标记好的洁净的玻璃片或白瓷板凹孔中。②向以上玻片或白瓷板凹孔中的每一种试剂中分别加一滴待检红细胞悬液。③充分混合抗体试剂和细胞，用竹签将混合物均匀分散。④不断地从一边到另一边轻轻倾斜转动玻片或白瓷板，持续大概 2 分钟。在此期间不要将玻片或瓷板放在热的表面上。⑤读取，解释并记录所有玻片或白瓷板凹孔中的结果。

（4）结果判定：①阳性：红细胞凝集；②阴性：在反应 2 分钟末红细胞仍呈现均匀悬液；③可疑：弱阳性或可疑结果应使用试管法进一步确认。

（5）注意事项：①玻片法可能存在感染性标本暴露的风险，需注意防范；②玻片法不适合反定型试验；③玻片法不适合检测 ABO 亚型；④玻片法可以作为 ABO 血型初筛或复检。

3. 微柱凝集法 微柱凝集试验技术具有易于操作、标准化、自动化、判读客观可靠、结果可长期保存、有利于大量标本操作等优点。但在检测过程中，如果红细胞悬液中有颗粒物质，或血标本的血浆中存在冷抗体，蛋白异常，就会干扰检测结果的判读。采用微柱凝集法鉴定血型有可能难于鉴别或漏检某些 ABO 亚型抗原。

（1）标本：待测红细胞悬液，浓度应符合柱凝集血型卡说明书要求。用于柱凝集试验的红细胞悬液浓度通常比试管法低，如 1% 或 0.8%。

（2）试剂：①ABO 试剂红细胞；②柱凝集血型卡。

（3）操作：①根据柱凝集血型卡说明书要求，配制相应浓度的待测标本红细胞悬液和试剂红细胞悬液。通常用于柱凝集试验的红细胞悬液浓度比试管法低，比如可选用 1% 或 0.8% 的红细胞盐水悬液 50μl，个别新生儿卡中选用 5% 的红细胞盐水悬液 10μl。②根据要求，分别将一定量的待测红细胞悬液加入柱凝集正定型的反应室中。③在柱凝集反定型反应室中，先加入反定型红细胞悬液再加入检测标本的血清或血浆。④在专用柱凝集离心机中离心。⑤判读并记录凝集反应结果。

（4）结果判定：根据红细胞在凝胶柱内的反应情

况解释凝集强度。出现凝集和（或）溶血结果为阳性，不凝集为阴性。微柱凝集法凝集强度判读见图 14-2 和表 14-2。

4. 微孔板法 微孔板技术可用于 ABO 正定型亦可用于反定型。一块微孔板相当于 96 根"短"试管，故其检测原理与试管法相同。

微孔板材质可以是硬的，也可以是软的，其底部为"U"形或"V"形。"U"形底微孔板使用更为广泛，因为其不仅可以像试管法一样在离心后重悬红细胞观察结果，还可通过将微孔板倾斜一定角度，在红细胞流动模式下观察结果。两种判读方法都可以估计凝集强度。另外，微孔板法还可借助微孔板判读仪，通过分析"U"形底孔中的吸光度判定结果，适合血型定型的批量检测。

（1）标本：同试管法。

（2）仪器：①分配仪（可选）：将等量液体分配到微孔板中的自动仪器。②微孔板结果判读仪（可选）：自动光度仪，通过分析"U"型底孔中的吸光度，判定阳性和阴性结果。仪器的微处理器会显示血型检测的结果。必须根据生产厂商的说明，准备血清、血浆或者细胞标本。③离心机：用于常规台式离心机的特种平板载体。要建立合适的离心条件。根据生产厂商的说明，推荐使用下列离心时间和离心力。A. 对于柔软的"U"型微孔板：红细胞检测、血浆和血清检测均为 700g，5 秒。B. 对于硬"U"型微孔板：红细胞检测、血浆和血清检测均为 400g，30 秒。

（3）试剂：①抗-A；②抗-B；③2%～5% 的 $A_1$ 型、B 型红细胞盐水悬液；④如果需要，可增加抗-A，B 试剂和 $A_2$ 血型红细胞。

（4）操作

1）正定型：①在干净"U"形微孔板的两孔中分别加入 1 滴抗-A 和 1 滴抗-B。如果需要，在第 3 孔中加入抗-A，B。②在含有血型检测试剂的孔中，分别加入 1 滴 2%～5% 红细胞悬液。③温和地轻拍微孔板壁，混匀红细胞和试剂。④用合适的条件离心微孔板。⑤轻拍微孔板，或者使用机械摇板器，或者将板放置一定角度，使液体流动，以重悬红细胞。⑥判读，解释，记录结果。

2）反定型：①在每孔中加入 1 滴待测血浆或血清。②在含有血浆或血清的孔中分别加入 1 滴 2%～5% $A_1$ 和 B 型试剂红细胞悬液。如果选择检测 $A_2$，将 $A_2$ 红细胞加到第 3 孔内。③温和地轻拍微孔板壁，混匀各组分。④用合适的条件离心微孔板。⑤轻拍微孔板，或者使用机械摇板器，或者将板放置一定角度,使液体流动,以重悬红细胞。⑥判读,解释,记录结果。比较正反定型结果。

(5)解释

1)阳性结果:红细胞溶血或凝集

2)阴性结果:细胞扣重悬后表现为均匀的细胞悬液。

3)对 ABO 检测的结果说明:见表 14-3。

4)正反定型结果不一致:在判定患者或献血者的 ABO 血型前,必须解决。

(6)注意:微孔板可通过室温孵育 5~10 分钟来加强弱反应,然后重复离心、判读、记录的过程。

5. ABO 正反定型不符

(1)正反定型不符的原因:ABO 血型鉴定必须正反定型都做,相互印证。如果 ABO 正反定型结果不符,需要找到造成不一致的原因,疾病、亚型、不规则抗体、冷抗体以及自身抗体干扰是 ABO 正反定型不一致的主要原因。既可能是技术性问题也可能是红细胞和血清本身的问题,常见有以下几种原因:

1)试剂抗血清效价、亲和力不达标:如抗-A 血清效价低于标准要求的最低反应能力,可将 A 亚型误定为 O 型,AB 型误定为 B 型。

2)红细胞悬液浓度过高或过低致使抗原抗体比例不适当:导致反应不明显,误判为阴性反应。

3)受检者红细胞上抗原位点:红细胞上抗原位点过少(如 ABO 亚型)或抗原性减弱(见于白血病或恶性肿瘤)以及类 B 等。

4)受检者血清:血清中蛋白浓度紊乱(如高球蛋白血症),或实验时温度过高,常引起红细胞呈缗钱状排列;或受检者血清中缺乏应有的抗-A 及/或抗-B,如丙种球蛋白缺乏症;或血清中有 ABO 血型以外的抗体,如自身抗-I 或其他不规则抗体,常引起干扰;或老年人血清中 ABO 抗体水平有所下降。

5)红细胞溶解:各种原因引起的红细胞溶解,误判为不凝集。

6)其他:由细菌污染或遗传因素引起多凝集或全凝集;新生儿 ABO 抗原尚未发育完全。

(2)ABO 亚型:ABO 亚型在常规的 ABO 定型试验中常常表现为正反定型结果不一致。

1)正反定型结果不一致的解决办法:①重复试验并分析可能原因:正反定型结果不符时,应重复试验并分析可能原因。首先应当排除技术性原因造成的正反定型不符。当怀疑正反定型不符是由于 ABO 亚型所致,可增加必要的试验内容,例如正定型补充红细胞与抗-A₁,抗-H,抗-A,B 试剂的反应,反定型增加血清与 A₂ 红细胞的反应。必要时可通过吸收放散试验检测红细胞上的弱 A 和弱 B 抗原,还可以通过检测唾液中的血型物质帮助推测 ABO 亚型(见本章第四节)。②排除技术性原因造成的正反定型不符:严格执行操作规程,使用质量合格的试剂,细心观察和解释试验结果,重新复做试验 1 次。对一些疑难问题必须及时请示上级主管,并进一步检查。

2)初步的检查步骤包括:①重新从受检者采取 1 份新鲜血液标本,这样可以纠正因污染或搞错标本造成的不符合。②将红细胞洗涤 1~3 次,配成 5% 的盐水红细胞悬液,用抗-A、抗-B、抗-A₁、抗-A,B 及抗-H 检测以得到其他有用的信息。③对待检红细胞做直接抗球蛋白试验,如结果呈阳性,表示红细胞已被抗体致敏。④用 A₁、A₂、B、O 红细胞及自身红细胞检查待检血清。如果怀疑是抗-I,用 O 型(或 ABO 相合的)脐血红细胞检查。⑤如果试验结果未见凝集,应将细胞及血清试验至少在室温和 4℃ 放置 30 分钟,用显微镜检查核实。⑥如疑为 A 抗原或 B 抗原减弱,则可将受检红细胞与抗-A 或抗-B 血清作吸收及放散试验,以及受检者唾液作 A、B、H 血型物质测定。人群中大约 80% 的个体属于 ABH 分泌型,可以通过其唾液检测血型物质的种类。⑦如试验结果红细胞呈缗钱状凝集,加 1 滴生理盐水混匀,往往可消除缗钱现象。应注意不应先加盐水于受检者血清中,再加试剂红细胞做试验,以免使血清中抗体被稀释。⑧如受检者为 A 型血而疑为有类 B 抗原时,可用下列方法进行鉴别:观察细胞与抗-A 及抗-B 的凝集强度,与抗-A 的反应要比与抗-B 的反应强。这种区别用玻片法做试验更为明显。用受检者红细胞与自身血清做试验,血清中的抗-B 不凝集自身红细胞上的类 B 抗原。检查唾液中是否有 A、B 物质,如果是分泌型,可检出 A 物质或(和)B 物质。(参见本章第二节)核对患者的诊断。类 B 抗原的形成与结肠癌、直肠癌、革兰阴性杆菌感染有关。⑨如发现多凝集现象,应考虑由遗传产生的 Cad 抗原活性、被细菌酶激活的 T 或 TK 受体、或产生机制不太明了的 Tn 受体所引起。多凝集红细胞具有以下特点:能被人和许多家兔的血清凝集。能与大多数成年人的血清凝集,不管有无相应的同种抗体。不被脐带血清凝集。通常不与自身的血清凝集。如有条件可用外源凝集素加以鉴别。

(二)ABO 亚型分析

ABO 血型系统中除了 A 型,B 型,AB 型和 O 型四种主要的表现型以外,人群中还有一部分 A 和 B

血型的变异型,我们一般把除正常 ABO 血型外,根据红细胞膜上及分泌液中可遗传的 A 或 B 抗原表现的差异,可进一步区分出的 ABO 表型称为 ABO 亚型。最常见的 A 亚型有 $A_1$ 和 $A_2$,其他还有 $A_3$、$A_x$、$A_m$、$A_{el}$ 等,而 B 亚型有 $B_3$、$B_x$、$B_m$ 和 $B_{el}$ 等。B 亚型的命名和血清学特点常常与 A 亚型相对应,但 B 亚型在人群中的数量和种类比 A 亚型少。$A_2$ 是相对常见并且比较重要的一种 A 亚型,但是目前为止尚未发现与 $A_2$ 亚型血清学上相对应的 $B_2$ 亚型。分子检测技术已证明 ABO 亚型是由于 ABO 等位基因突变造成的,这些突变在人群中的频率很低,通常在几千分之一到几万分之一。

1. ABO 正反定型试验　ABO 亚型通常表现为红细胞膜上的 A 和(或)B 抗原数量减少,故在常规的 ABO 定型试验时,正定型相比正常 A 或 B 型红细胞而言,其与抗-A,抗-B 试剂的反应一般会显著减弱,有些甚至不凝集,而红细胞膜表面的 H 抗原表达常常增强。反定型时,某些 ABO 亚型血清中除了 ABO 天然抗体之外,还会产生抗-$A_1$ 或抗-B。所以,ABO 亚型一般会出现正反定型不一致的结果。由于 ABO 亚型种类很多,不同 ABO 亚型经常呈现独特的正反定型结果。

(1)ABO 亚型呈现独特的正反定型结果:每一种亚型红细胞上的抗原与血清中的抗体在 ABO 正反定型试验中表现各不相同,尚无特定的抗血清可以将他们简单地加以区分,比如 $A_2$ 红细胞与抗-A 试剂凝集较强,但不与抗-$A_1$ 试剂反应;$A_3$ 或 $B_3$ 红细胞与抗-A 或抗-B 试剂反应时表现为混合视野凝集反应;与抗-A 相比,抗-A,B 常常与 $A_x$ 红细胞呈增强的凝集反应等。表 14-4 所显示的是不同 ABO 亚型正反定型特点。

### 表 14-4　ABO 亚型正反定型血型血清学特征

| 表型 | 红细胞与抗血清反应 | | | | | 血清与试剂红细胞反应 | | | | 唾液血型物质 |
|---|---|---|---|---|---|---|---|---|---|---|
| | 抗-A | 抗-B | 抗-AB | 抗-A1 | 抗-H | $A_1$c | $A_2$c | Bc | Oc | |
| $A_1$ | ++++ | – | ++++ | ++++ | – | – | – | ++++ | – | A 和 H |
| $A_{int}$ | ++++ | – | ++++ | ++ | +++ | – | – | ++++ | – | A 和 H |
| $A_2$ | ++++ | – | ++++ | – | ++ | 有时* | – | ++++ | – | A 和 H |
| $A_3$ | ++mf | – | ++mf | – | +++ | 偶尔§ | – | ++++ | – | A 和 H |
| $A_m$ | –/± | – | –/± | – | ++++ | – | – | ++++ | – | A 和 H |
| $A_x$ | –/± | – | – | – | ++++ | ++/– | –/+ | ++++ | – | H |
| $A_{el}$ | – | – | – | – | ++++ | ++/– | – | ++++ | – | H |
| B | – | ++++ | ++++ | – | – | ++++ | ++++ | – | – | B 和 H |
| $B_3$ | – | +mf | ++mf | – | ++++ | ++++ | ++++ | – | – | B 和 H |
| $B_m$ | – | – | ± | – | ++++ | ++++ | ++++ | – | – | B 和 H |
| $B_x$ | – | –/± | ± | – | ++++ | ++++ | ++++ | – | – | H |

注:* $A_2$ 亚型的个体,其血清中常含有抗-$A_1$;§:$A_3$ 亚型的个体血清中偶尔也会产生抗-$A_1$

(2)正反定型结果不一致的原因:正定型属于细胞抗原定型,反定型属于血清抗体定型。ABO 血型鉴定必须正反定型都做,相互印证。如果 ABO 正反定型结果不符,需要找到造成不一致的原因,疾病、亚型、不规则抗体、冷抗体以及自身抗体干扰是 ABO 正反定型不一致的主要原因。既可能是技术性问题也可能是红细胞和血清本身的问题,常见的原因详见本节"二、(一)5. ABO 正反定型不符",另外,ABO 亚型在常规的 ABO 定型试验中常常表现为正反定型结果不一致。

(3)正反定型结果不一致的解决办法:参见本节。

(4)A、B 反定型红细胞悬液的制备:①分别采取已知 A、B 血型的红细胞,经盐水洗涤 3 次,以压紧红细胞配成不同浓度的红细胞悬液(见表 14-5)。②为了防止红细胞悬液敏感性不一致,可随机采取 3

个或 3 个以上同型的健康成人血液,按 A、B 型分别混合后,按上法制备。③如条件许可,可分别制备 $A_1$、$A_2$ 及其他亚型的红细胞悬液,以供 ABO 亚型鉴定时参考。④如欲将红细胞保存,应严格注意无菌技术采集血液,以 ACD 保存液按 4:1 抗凝,置 4℃ 冰箱可保存 3 周。临用时取出一部分经盐水洗涤后配制成所需的浓度。如以红细胞保存液保存,在 4℃ 下可保存 4~5 周。红细胞保存液的配法:5.4% 葡萄糖液 640ml 及 109mmol/L 枸橼酸钠 264ml 混合后,加新配的 1% 硫柳汞液 1.8ml,经高压灭菌的 (110℃,15 分钟)溶液最后 pH 值为 7.4,使用时压积红细胞与保存液的容积比为 6:1。

表 14-5 红细胞悬液的配制

| 悬液浓度(%) | 压积红细胞(滴) | 盐水(滴) |
| --- | --- | --- |
| 2 | 50μl(1) | 2ml(40) |
| 5 | 50μl(1) | 0.8ml(16) |
| 10 | 50μl(1) | 0.4ml(8) |
| 20 | 50μl(1) | 0.2ml(4) |

2. 吸收和放散试验确认弱 A 或弱 B 亚型 一些 ABO 亚型的抗原非常弱,以至于直接凝集试验检测不到,甚至在降低孵育温度和增强抗体强度后仍检测不到这些弱抗原。可先用抗-A 或抗-B 吸附于红细胞上的 A 抗原或(和)B 抗原,然后将结合的抗体放散下来,放散液通过与试剂 $A_1$ 和 B 红细胞的反应,来评价放散液中是否有抗-A 或抗-B。对于正定型单克隆抗-A,抗-B 及人源抗-A,抗-B 均无法检出抗原,且反定型检出相应抗体的标本,需要进行吸收放散试验。

(1)标本:待检红细胞。

(2)试剂:人源性抗-A 和(或)抗-B 试剂。由于某些单克隆 ABO 定型试剂对 PH 和渗透压的改变较为敏感,这些试剂可能不适合用于吸收和放散试验。①放散试剂(参见本章第三节)。②3 份不同个体的 O 型红细胞。③3 份不同个体的 $A_1$ 或 B 型红细胞。

(3)操作:①用生理盐水洗涤 1ml 待测红细胞至少 3 遍,最后一遍吸弃所有上清。②加 1ml 抗-A 试剂(如果怀疑 A 亚型)或 1ml 抗-B 试剂(如果怀疑 B 亚型)到洗涤好的压积红细胞。③混匀红细胞和抗体,置 4℃ 孵育 1 小时,这期间可偶尔混匀一下。④离心混合物,移除所有上清试剂。⑤将细胞转移到一个洁净的新试管中。⑥用大量(至少 10ml)冷盐水(4℃)至少洗涤 8 遍。保留末次洗涤上清分装

到新的试管中,与放散液做平行试验。⑦选用一种适合的放散方法(如热放散)重获 ABO 抗体。⑧检测放散液和(第 6 步中获得的)末次洗涤液,分别与 3 个 O 细胞以及 3 个 $A_1$ 或 B 红细胞反应(根据吸收所用抗体选择合适的 $A_1$ 或 B 细胞)。向两组试管中分别加 2 滴放散液和洗涤液,然后向试管中加上述红细胞悬液 1 滴,立即离心检查凝集。⑨如果离心后没有观察到凝集,室温继续孵育 15~30 分钟。⑩如果室温孵育后仍没有凝集,37℃ 孵育 15~30 分钟,进行间接抗球蛋白试验。

(4)结果判定:①放散液中出现抗-A 或抗-B,说明待测红细胞上有 A 或 B 抗原。只有符合以下情况,试验结果才是有效的:A. 任何阶段,放散液与所有 3 个抗原阳性的红细胞反应。B. 放散液与所有 3 个 O 型细胞不反应。C. 末次洗涤液与所有 6 个细胞均不发生反应。②放散液与抗原阳性的红细胞不反应表明待测红细胞上不表达 A 或 B 抗原。不反应也可能是没有正确做好吸收放散试验。③放散液与某些或全部抗原阳性细胞以及 O 细胞反应,说明试验过程中保留了一些额外的抗体。④如果末次洗涤液与具有相应抗原的细胞发生阳性反应,试验是无效的。放散实验前,未结合的试剂抗体没有洗涤干净。⑤$A_1$、B 或 O 细胞或所有 3 种细胞可以平行进行吸收放散试验,作为该实验的阳性或阴性对照。

## 三、RhD 血型鉴定

### (一) RhD 血型定型

Rh 血型系统是输血医学中仅次于 ABO 系统的第二大血型系统。Rh 血型系统常见抗原有 D 和 C、c、E、e 五种,分别由 RHD 基因和 RHCE 基因编码,表达的 RhD 和 RhCE 蛋白均是多次穿膜的蛋白。临床上,D 抗原是 Rh 抗原中免疫原性最强的抗原,也是最具有临床意义的抗原,故常规检测只作 D 抗原鉴定。一般将带有 D 抗原者称为 Rh 阳性,不带 D 抗原者称为 Rh 阴性。采用常规血清学技术,中国汉族人群中 Rh 阳性比例约为 99.7%;欧洲和北美白种人 Rh 阳性率在 82%~88%;而大约 95% 的非洲黑种人是 Rh 阳性。最常用的 Rh 血型鉴定方法有试管法、玻片法和微量板法,另外,也可采用微柱凝集法、酶法和聚凝胺法对 Rh 血型进行鉴定。

1. 试管法

(1)标本:抗凝或不抗凝的血液标本都可以用于 Rh 定型。

(2)试剂:①IgM 抗-D 试剂;②6% 小牛血清白蛋

白,或 Rh 对照试剂。

（3）操作:①在做好标记的洁净试管中分别加一滴抗-D 及一滴 6% 小牛血清白蛋白,或试剂厂商提供的 Rh 对照试剂。②在每支试管中分别加一滴 2%~5% 红细胞悬液。③轻轻混合,通常 900~1000g 离心 15 秒。④轻轻重悬细胞扣,检查凝集。⑤评价反应强度,记录试验管和对照管的试验结果。

（4）结果判定:①RhD 阳性:抗-D 管凝集,对照管不凝集。②RhD 阴性:对照和抗-D 管均不凝集。此时如果检测的是病人标本则可以认为是 RhD 阴性。但根据多数国际行业协会的标准,要求对献血者血样和孕妇血样需做进一步确认实验,以排除弱 RhD 抗原的存在。③如对照管出现凝集则试验无效,可能需要移除红细胞上的 IgM 或 IgG 抗体。

（5）注意事项:①适合的试剂包括低蛋白单克隆抗-D 试剂和高蛋白多克隆抗-D 试剂。②本试验只是 RhD 血型鉴定的初检,如需要,可通过 RhD 阴性确认试验进一步进行弱 D 鉴定。③玻片法、微量板法和柱凝集卡等方法也可用于 RhD 血型的初筛试验。但由于玻片法的灵敏度较低,一般临床 RhD 鉴定试验中很少使用该方法。

2. 玻片法

（1）标本:用玻片法进行 Rh 定型时,待检红细胞悬液的浓度是 40%~50%。

（2）试剂:适合用于玻片法的低蛋白抗-D 试剂。

（3）操作:①试验前,将洁净玻片预热到 40~50℃。②加一滴抗-D 到一洁净的玻璃片或白瓷板凹孔中,并做好标记。③加一滴合适的对照试剂到另一洁净的玻璃片或白瓷板凹孔中,并做好标记。④向以上玻片上或白瓷板凹孔中的每一种试剂中分别加一滴充分混匀的 40%~50% 待检红细胞悬液。⑤充分混合抗体试剂和细胞,用竹签将混合物均匀分散。⑥不断地从一边到另一边轻轻倾斜转动玻片或白瓷板,持续大概 2 分钟。⑦读取,解释并记录所有玻片或白瓷板凹孔中的结果。

（4）结果判定:①RhD 阳性及阴性判定参见试管法。②如果对照反应阳性,在没有进一步试验之前,不能解释为 RhD 阳性。

（5）注意事项:①玻片法可能存在感染性标本暴露的风险,需注意防范。②玻片法不适合进行弱 D 表型检测。

3. 微孔板法

（1）标本:根据生产厂商的说明。自动化技术需要抗凝标本。

（2）试剂:只使用获得许可,能用于微孔板检测的抗-D 试剂。参照生产厂商的说明,使用特定的试剂、仪器及正确的操作。

（3）操作:①在干净的微孔板孔中加入 1 滴抗-D 试剂。如果该试剂需要使用 Rh 对照,在第 2 孔中加入 1 滴 Rh 对照。②在每孔中加入 1 滴 2%~5% 生理盐水红细胞悬液。③轻轻拍打平板的边沿,混匀各组分。④根据生产厂商的说明,使用合适的条件离心平板。⑤轻拍微孔板,或者使用机械摇板器,或者将板放置一定角度,使液体流动,以重悬红细胞。⑥检测凝集,判读、解释、记录实验结果。⑦为加强弱反应,将阴性的标本在 37℃,孵育 15~30 分钟,重复步骤④~⑥。

（4）结果判定:①抗-D 孔中出现凝集,同时,对照组中是均匀的悬液,说明该红细胞是 D 阳性。②抗-D 孔和对照孔中均未出现凝集。来自患者的标本可以被定为 D 阴性。③对于献血者的标本以及来自母亲产生 Rh 抗体的婴儿标本,需进一步检测是否具有弱 D 抗原。

4. 微柱凝集法

（1）标本:同玻片法和试管法。

（2）试剂:已加抗-D 试剂的微柱凝集血型卡。

（3）操作:①配制好检测标本的红细胞悬液和试剂红细胞悬液。通常用于微柱凝集试验的红细胞悬液浓度比试管法低,比如可选用 1% 或 0.8% 的红细胞盐水悬液 50μl,个别新生儿卡中选用 5% 的红细胞盐水悬液 10μl。②在微柱凝集卡的 RhD 检测管中分别加入标本的红细胞悬液。③在专用微柱凝集离心机中离心。④判读并记录凝集反应结果。

（4）结果判定:根据红细胞在微凝胶柱内的反应情况解释凝集强度。出现凝集和(或)溶血结果为阳性,不凝集为阴性。微柱凝集法凝集强度判读参见图 14-2。

**（二）RhD 阴性确认试验和 D 变异型分析**

目前已报道的 *RHD* 等位基因编码的 RhD 蛋白有 100 多种氨基酸置换,这就导致了多种 D 抗原变异型,包括弱 D、部分 D 和 D~el~ 表现型。它们虽然有 RhD 抗原,但与常规使用的抗-D 定型试剂不凝集或弱凝集。因此,当在盐水介质中发现红细胞与 IgM 抗-D 不凝集时,不应立即鉴定为 RhD 阴性,需进一步进行 Rh 阴性确认试验,以排除 D 变异型的可能,但是如果检测的是患者标本,则可不必再确认。

弱 D(weak D)仍被归类为 D 阳性。弱 D 型红细胞与某些抗-D 试剂在盐水介质中通常并不发生凝集，一般需要通过间接抗球蛋白试验才能得到可靠识别。弱 D 的产生主要是由于 *RHD* 基因的单核苷酸替换导致氨基酸替代，预计发生的位置在 RhD 蛋白的细胞内区段或跨膜区，而不是在红细胞膜外。

"部分 D（partial D）"，又称不完全 D 红细胞是由于缺失 D 抗原的一部分抗原表位而得名。目前人们将部分 D 分类为 $D^I \sim D^{VII}$，每个表位中又有若干个亚类。部分 D 可分为两类。大部分的部分 D 是由于 *RHD* 和 *RHCE* 形成杂交基因，导致 *RHD* 基因的部分片段被 *RHCE* 基因替代所造成的。此杂交基因编码的蛋白质不仅使得 D 抗原的部分表位丢失，有时还会产生新的抗原。另外，还有一些新发现的部分 D，其产生机制与弱 D 类似，是由于 *RHD* 基因编码的蛋白质发生氨基酸置换所致，与弱 D 不同的是部分 D 的氨基酸替代常发生在 RhD 蛋白的膜外区。部分 D 表型的个体输入正常 RhD 阳性红细胞，有可能会产生抗-D。

$D_{el}$ 型红细胞表达非常少的 D 抗原，利用常规的血清学定型试验无法检出，需通过更加敏感的吸收放散技术才能检测到。常规血清学诊断的 Rh 阴性个体中，实际上就包含有一部分 $D_{el}$ 表现型。亚洲人中 $D_{el}$ 占到 Rh 阴性的 10%～30%；白种人 $D_{el}$ 的频率要少得多，仅有大约 0.027%。

确定这些红细胞上是否有 D 抗原存在，需进一步采用含 IgG 抗-D 抗体的试剂进行抗球蛋白试验以提高试验灵敏度，达到检测弱 D 的目的；以及采用针对不同 D 表位的抗-D 抗体进行检测，达到检测不完全 D 表型的目的。当确定红细胞上无 RhD 抗原表达时，才能最终判定被检标本为 RhD 阴性。

（1）标本：通常使用洗涤后的红细胞悬液，试管法悬液浓度皆为 2%～5%，微柱凝集法为 0.8% 或 1%。

（2）试剂：通常采用室温反应的单克隆 IgM 抗-D，结合一种用于抗球蛋白试验的单克隆或多克隆 IgG 抗-D，进一步检测弱 D 表现型。①抗-D 试剂。②6% 小牛血清白蛋白，或 Rh 对照试剂。③抗球蛋白试剂，多特异性或抗-IgG。④IgG 抗体致敏的红细胞。

（3）操作：①向标记好的洁净试管中分别滴加一滴抗-D 和一滴 6% 小牛血清白蛋白，或试剂厂商提供的 Rh 对照试剂。②向每支试管加一滴 2%～5% 的红细胞生理盐水悬液。③混匀并孵育测试管和对照管，通常在 37℃ 孵育 15～30 分钟。④孵育后可以离心并轻轻重悬细胞扣，检查凝集。⑤用生理盐水

至少洗涤细胞 3 遍。每次洗涤，通常 900～1000g，离心 1 分钟。弃上清。⑥倒扣吸干剩余上清液后，根据试剂制造商的要求加 1～2 滴抗球蛋白试剂。⑦轻轻混匀，并以校准的速度和时间离心，通常 900～1000g 离心 15 秒。⑧轻轻重悬，检查凝集强度并记录结果。⑨加入 IgG 致敏的质控红细胞以确认阴性抗球蛋白试验的有效性。

（4）结果判定：①阳性结果：抗-D 管凝集，对照管没有凝集。将结果报告成 D 阳性，或者 D 变异型。②阴性结果：抗-D 管和对照管均没有凝集，则提示被检红细胞上无 D 抗原表达，判为 D 阴性。③可使用待检红细胞的直接抗球蛋白试验作为对照，但是在间接抗球蛋白试验过程中，最好使用一种 Rh 或白蛋白作为对照试剂，可以排除所有试剂成分造成的假阳性。④对照管在任何阶段出现凝集，则试验无效。先从红细胞上移除 IgG 抗体可能会对试验有帮助。

（5）注意事项：①在临床输血中弱 D 型个体输注 RhD 阳性红细胞后可产生抗-D 抗体。所以受血者（患者）为弱 D 型，应视作 Rh 阴性，给予输注 Rh 阴性血液；供血者（献血者）为弱 D 型者，应视作 Rh 阳性，不应当输血给 Rh 阴性的受血者。②在选用 IgM 和 IgG 抗-D 试剂时，所选用的抗-D 应能尽可能多的识别不同 D 表位。其中 $D^{IV}$、$D^V$、$D^{VI}$ 表位被认为是必须可识别的。③中国人 RhD 阴性群体中约有 10%～30% 的个体是 $D_{el}$ 表型。这类表型的个体在受到 D 抗原免疫刺激时，几乎不产生应答。$D_{el}$ 表型的鉴定请参见本章第四节吸收和放散试验。④对于"部分 D"表型个体，由于缺失 D 抗原的一部分抗原表位，表现为与某些单克隆抗-D 不凝集而与另外的单克隆抗-D 试剂发生凝集。进一步鉴定其带有或缺失的 RhD 表位，需使用一组分别针对不同 D 表位的特殊抗-D。例如：DIAGAST 公司的 D-Screen 试剂盒，是一组针对 RhD 蛋白不同表位的单克隆抗 D 试剂。有些部分 D 表型的个体，如 $D^{VIII}$ 表型，可产生缺乏其表位的抗-D，$D^{VIII}$ 型妇女与 Rh 阳性丈夫生育的婴儿可能发生新生儿溶血病。

## 四、红细胞自动定型

### （一）分类与应用范围

全自动血型仪根据不同载体分类：主要可分为卡式和板式两类，其中板式又可分为 96 孔板式、120 孔梯度板式。每种类型的全自动血型分析仪根据标准配置的不同又可分成不同型号。

全自动血型分析仪作为血型分析专用设备,适用于各类大中小医院、血站、疾控中心等单位的 ABO 血型正反定型自动化检测、RH(D)血型检测和不规则抗体筛选、交叉配血等领域。

**(二)国内外主流仪器简述**

1. 国内全自动血型分析仪

(1)卡式全自动血型分析仪:①Aigel 100～800 等型卡式全自动血型分析仪(深圳市爱康生物科技有限公司),完全具有独立自主知识产权,已经获得国家知识产权局 3 项发明专利及 6 项实用新型专利。产品是基于微柱凝集试验技术,与适用的微柱凝胶检测卡配合使用,用于 ABO/RhD 血型抗原检测、ABO/RhD 血型定型检测、Rh 血型分型检测、抗球蛋白交叉配血检测、抗球蛋白不规则抗体检测、抗球蛋白试剂分类(IgG/C3d 致敏)检测项目的检测。②采用 BioVueTM 柱凝集检测技术[强生(中国)医疗器械有限公司 AutoVue Innova],微柱中含有玻璃珠介质和试剂。加入红细胞并将试剂卡离心后,发生凝集的红细胞会被阻挡在玻璃珠的上面,而未凝集的游离红细胞则会在离心力的作用下通过玻璃珠之间的间隙到达微柱的底部。可用于人 ABO/RhD 血型抗原检测、ABO/RhD 血型定型检测、Rh 血型分型检测、抗球蛋白交叉配血检测、抗球蛋白不规则抗体检测、抗球蛋白试剂分类(IgG/C3d 致敏)检测项目的检测。③基于微柱凝集试验技术,与适用的微柱凝胶检测卡配合使用,可用于人 ABO/RhD 血型抗原检测、ABO/RhD 血型定型检测、Rh 血型分型检测、抗球蛋白交叉配血检测、抗球蛋白不规则抗体检测、抗球蛋白试剂分类(IgG/C3d 致敏)检测项目的检测(苏州长光华医生物医学工程有限公司 SA-120 型、SA-80 型、SA-60 型)。

(2)板式全自动血型分析仪:Metis 150-4、Metis 150-8、Metis 200-4、Metis 200-8 型板式全自动血型分析仪(深圳市爱康生物科技有限公司),完全具有独立自主知识产权,获得了国家知识产权局 1 项发明专利和 3 项实用新型专利。产品是基于凝集法试验技术,结合 96 孔 UV 型微板作为实验载体,用于 ABO/RhD 血型抗原检测、ABO/RhD 血型定型检测、Rh 血型分型检测、抗球蛋白交叉配血检测、抗球蛋白不规则抗体检测、抗球蛋白试剂分类(IgG/C3d 致敏)检测项目的检测。

2. 国外全自动血型分析仪

(1)卡式全自动血型分析仪:Microlab STAR 系列卡式全自动血型分析仪(瑞士 Hamilton Bonaduz AG 公司)。该产品用于制备红细胞悬液,分配样品和试剂到凝胶卡,随后对凝胶卡孵育、离心和成像,最后进行凝胶卡的图像采集。

(2)板式全自动血型分析仪:①Wadiana Compact(以下简称 Wadiana)基于柱凝胶技术,是一台全自动,结构紧凑的仪器,可完成一系列输血前相关检测项目,包括 ABO 血型正反定型、Rh 血型定型、不规则抗体筛查、不规则抗体鉴定、酶试验,直接抗球蛋白试验,特殊血型抗原鉴定,新生儿溶血病产前滴度检测、免疫性溶血性贫血筛查和各种滴度效价试验等(西班牙 Diagnostic Grifols S. A. 公司)。②Erytra 是 Diagnostic Grifols 公司于 2011 年推出的全自动配血及血型分析仪。基于柱凝胶技术进行输血前相容性检测,是一台全自动、高通量、大容量的仪器。该仪器出色的自行组织能力可以最优化方式完成 ABO 血型正反定型、Rh 血型定型,交叉配血、不规则抗体筛查、不规则抗体鉴定,酶实验、直接抗球蛋白试验,特殊血型抗原鉴定等项目的分析。Erytra 是一台可以真正实现无人值守的仪器,连续自主运作时间长达 4 小时。③PK7300 全自动血型分析系统属于一种板式全自动血型分析仪,集加样和判读为一体、可连续出报告,适合批量检测。系统应用梯度微孔板技术,利用构成的凝集成像来进行血型分析。产品适用于 ABO/RhD 血型抗原检测、ABO/RhD 血型定型检测、Rh 血型分型检测、抗球蛋白交叉配血检测、抗球蛋白不规则抗体检测、抗球蛋白试剂分类(IgG/C3d 致敏)检测项目的检测(日本奥林巴斯公司)。

# 第二节　几种特殊试验及其用途

## 一、中和试验

体内和自然界的有些物质具有与红细胞抗原类似的抗原结构。这些物质可用于中和血清中的抗体,以区分抗体并确定特定抗体的存在。含有意外抗体的血清首先与中和物质孵育,使该物质中的可溶性抗原充分结合抗体。然后用处理过的血清与谱细胞反应。试验必须设定对照(盐水和血清),以证明反应的消失是由于中和作用而不是由于所加入的物质造成了抗体强度的稀释。下列抗体的鉴定可采用中和试验:抗-A、抗-B(可溶性的血型物质,来自分泌型人的唾液、囊肿液等);抗-P1(来自包囊肿液的血型物质);抗-Le$^a$、抗-Le$^b$(血型物质来自分泌型人的唾液);抗-Ch^a、抗-Rg^a(血型物质来自人血清);抗-Sd^a(血型物质来自人尿);以及抗-I(血型物质来自人乳)[4]。

## 二、吸收放散试验

### (一)吸收试验

与中和试验类似,血清中的抗体可通过加入靶抗原与抗体结合的方法被去除。在吸收试验中,抗原-抗体复合物形成固体沉淀,可通过离心从检测体系中去除。被吸收过的血清与谱细胞反应,以检测未被吸收的同种抗体。吸附剂通常是红细胞,但也可选择其他抗原承载物质。

自身吸收指自身抗体通常是通过吸收试验去除。最简单的方法可能就是用患者自身的红细胞进行吸收。自身红细胞充分洗涤以除去未结合的抗体,必要时可处理去除表面结合的自身抗体后,再与患者的血清孵育,以吸收自身抗体。

同种异体吸收指当患者出现贫血,导致没有足量自身红细胞可用于自身吸收,或当患者有近期输血史(血样中的供者红细胞可吸收同种抗体)时,可采用同种异体吸收代替自身吸收。同种异体吸收时,患者定型后,需选择表型匹配的红细胞代替自身细胞进行吸收试验。如果做不到表型完全匹配,可选择某些抗原缺乏的细胞,而这些抗原可能刺激患者产生同种抗体。例如,如果患者的类型为R1R1、K^-、Fya^+、Fyb^+、Jka^-、Jkb^+、S^+、s^-,那么他(或她)可形成抗-E、抗-c、抗-K、抗-JK^a和抗-s。用于吸附的同源供体细胞必须是E、c、K、JK^a和s抗原阴性,以便使那些可能存在的抗体留在血清中[4]。

血清中存在多个同种抗体时,也可采用吸收试验。此时,吸收可选用某一高度怀疑的抗原阳性而其他抗原阴性的细胞。使用吸收后的血清进行检测,可辨别是否有额外的同种抗体反应格局出现。

1. 试剂与器材　①待吸收的血清或血浆。②(自体或异源)红细胞,应有待吸收抗体所对应的抗原。

2. 操作　①盐水洗涤红细胞至少3次。②红细胞末次洗涤后,800~1000g离心至少5分钟,尽量除尽上清液。残余盐水可用滤纸条吸尽。③混匀适量体积的压积红细胞和血清,在适宜的温度下孵育30~60分钟。④孵育过程中,定时混匀血清和细胞。⑤红细胞800~1000g离心5分钟。如有条件,在孵育温度下离心,防止抗体从红细胞膜上解离。⑥将上清液(被吸收的血清)转移至干净的试管。如要

放散液,保留红细胞。⑦取部分吸收后的血清反应,和保留的未用过的吸收红细胞反应,以检查是否所有抗体都被吸收。

3. 结果计算　如果吸收后血清仍有活性,证明抗体未被完全吸收。血清不反应,证明抗体被完全吸收。

4. 注意事项　①压积红细胞和血清可按等体积加入,也可根据实际情况,加大红细胞或血清的量。IgG抗体的最适吸收温度为37℃,IgM抗体的最适吸收温度为4℃。②增大红细胞和血清的接触面积,会提高吸收效率。推荐使用大口径试管(13mm以上)。③要完全除尽抗体,可能需多次吸收。但每增加一次吸收,血清被稀释的可能性会增加,未被吸收的抗体会减弱。④重复吸收时,要用未吸收过的红细胞。⑤对于耐酶处理的抗原,可用酶处理红细胞,以增强对相应抗体的吸收。

### (二)放散试验

红细胞上的抗原与血清中抗体在适合条件下发生结合,但这种结合是可逆的。改变某些物理条件,例如环境热力学、抗原和抗体之间的吸引力、或红细胞表面结构,抗体又可从结合的细胞上放散下来,此时可采用相应的红细胞来鉴定放散液内抗体,或用以判定原来红细胞上抗原的表型。放散试验的方法有很多种。抗体鉴定一般采用完全放散的方法,即抗体放散的同时红细胞抗原也被破坏,如乙醚放散。在红细胞定型或自身抗体吸收之前一般采用部分放散的方法,即抗体放散的同时红细胞抗原保持完整,比如热放散、磷酸氯喹、EGA和ZZAP放散等[4]。

1. 热放散法　①取1份洗涤过的压积细胞,加1份盐水(或Aβ血消或6%白蛋白)。②混匀并在56℃水浴中放置约10分钟,要频频加以摇动。③高速离心,如果可能,则使用预加热过的离心杯。④分离上清液。

放散时应严格注意温度和时间,温度过高细胞易溶解,温度过低抗体放散不完全。

2. 乙醚放散　①1份洗涤过的压积红细胞加1份盐水和2份乙醚。②将塞子塞紧并用力震动1分钟,取下塞子数次,以便排出挥发性醚。③高速离心10分钟,离心后即分成3层,最上层是乙醚,中层是红细胞基质,下层是有抗体的放散液,将醚层取出并丢弃,留下水溶性上消液,其色深红。④打开塞子,在56℃加热以便将乙醚彻底去除。⑤高速离心5分钟,将含有血红蛋白的水溶液(底层)吸出并贮存。

乙醚放散液最好用于抗球蛋白技术,否则检查凝集反应会因红细胞的凝集与暗红色的放散液颜色相似而使盐水介质反应的结果判读发生困难。剩余的醚会使检验用的细胞发生溶解,如果少量的醚留在放散液中,则在加红细胞之前,可以把含 2 滴放散液的试管放在 37℃ 孵育 5 分钟。乙醚放散法,主要用于红细胞上的各种 IgG 抗体的放散。

3. 磷酸氯喹法　当红细胞包被 IgG 抗体,直接抗球蛋白试验阳性时,不能直接用酶法或抗球蛋白试验作血型鉴定,应向将细胞表面包被的抗体放散下来。使用二磷酸氯喹可以分离红细胞上的 IgG,又能保持红细胞膜的完整性和抗原的活性。

(1)试剂:磷酸氯喹溶液的配制:20g 二磷酸氯喹溶于 100ml 盐水中,用 1mol/L NaOH 调至 pH 5.1,2~6℃ 保存。IgG 致敏的直抗阳性的试剂红细胞。用含有已知抗原的对照红细胞,以证实在处理过程中未丢失抗原。

(2)方法:取 0.2ml 洗涤压积红细胞加入 0.8ml 二磷酸氯喹溶液,同样处理对照细胞。混匀,置室温孵育 30 分钟。取 1 滴红细胞悬液用盐水洗涤 4 次。用抗-IgG 检测洗涤红细胞。若与抗-IgG 不反应,可洗涤全部处理的红细胞作试验用。若仍与抗-IgG 有反应,要重复孵育和检测,但总的孵育时间不要超过 2 小时。

(3)注意事项:此方法不能将蛋白质从细胞膜上完全分离,如果细胞被 IgG 和补体包被,氯喹处理后只能用于测定抗-IgG。孵育应不要超过 2 小时,延长室温孵育时间或在 37℃ 孵育可能引起溶血或红细胞抗原的丢失。可能发生 Rh 抗原变性作用,磷酸氯喹处理的红细胞试验应使用高蛋白质试剂和设置对照。当磷酸氯喹处理的红细胞用于抗原定型,但不是 Rh 系统时,应该有平行对照试验,例如 6% 牛白蛋白。此方法不能完全从致敏红细胞上去除抗体,DAT 阳性的结果(特别是最初试验 DAT 阳性),放散后试验结果可能仅仅是强度减弱而已。可用于除去自身抗体,此方法可以从红细胞去除 Bg(HLA)相关抗原。

4. 冷酸放散

(1)试剂:甘氨酸-HCl(0.1mol/L pH 3.0):取 3.75g 甘氨酸和 2.922g 氧化钠,用蒸馏水稀释至 500ml,用 12mol/L HCl 调至 pH 3.0,4℃ 保存。磷酸缓冲液(0.8mol/L pH 8.2):109.6g $Na_2HPO_4$ 和 3.8g $KH_2PO_4$ 加至 600ml 蒸馏水,用

1mol/L NaOH 和 1mol/L HCl 校正 pH,最终稀释至 1000ml,4℃ 保存。生理盐水,4℃ 保存。已用盐水洗涤 6 次的 DAT 阳性压积红细胞。最终洗涤上溶液。

(2)方法:将洗涤的压积红细胞冰浴 5 分钟。为 1ml 冷盐水和 2ml 冷的甘氨酸-HCl 到 1ml 洗涤红细胞中。混匀,试管冰浴 1 分钟。900~1000g 离心 2~3 分钟。将上述放散液移入一个干净试管中,每毫升放散液加 0.1ml pH 8.2 磷酸缓冲液。混匀:900~1000g 离心 2~3 分钟将放散液转移到干净试管,与最终洗涤上清液一起进行平行试验。

(三)吸收放散试验的应用

具体方法:①当患者体内的同种抗体有两种或两种以上时,可采用吸收放散试验。②为了保证抗体鉴定的正确性,要求每个抗原有足够的阳性和阴性细胞,从而使血清学检查的结果表现出客观的规律而不是偶然的结果。一般用 Fisher 的正确估计概率的方法来计算各种阴性和阳性结合的可能性,P(可能性)值为 0.05 仍被认为是统计学上有效的可以接受的值。③作抗体鉴定时,必须灵活应用盐水试验法、白蛋白介质法、酶技术、抗球蛋白试验、低离子强度介质法、聚凝胺法及凝胶法等各种技术,再结合吸收、放散等血清学手段,对抗体的特异性作分析。④要对谱细胞的反应结果有正确的解释,必须首先对一些特异性抗体的血清学特性进行了解,再分析反应结果。确定抗体特异性时可以综合运用以下资料。⑤观察受检血清与每个试剂谱细胞、与其自身细胞、与酶处理细胞等的反应结果。⑥观察反应的格局,检查各个反应相的结果,包括不同的温度、悬浮介质或酶作用的情况,一些抗体的特异性与反应介质直接相关。⑦有否溶血现象。⑧在阳性反应的细胞中,反应强度有否不同,是否出现剂量效应。⑨对自身红细胞上的抗原进行详细检查,从所缺少的抗原情况,提示是否存在相应的抗体。

三、血型物质测定

存在于体液中的可溶性红细胞血型抗原称为血型物质,血型物质与红细胞表面抗原既有联系也有区别。有的血型物质是红细胞合成的,有的血型物质非红细胞合成。例如 ABH(同下 ABO)血型物质是由红细胞合成的,而 Lewis 抗原是血浆中的血性物质吸附到红细胞表面,从而表达该抗原。

唾液中的 ABH 血型物质是半抗原,为糖蛋白,能特异性地与相应抗体结合,抑制抗体与相应红细胞发生凝集。利用抑制凝集实验,测定唾液中 ABH 血型物质,有助于 ABO 亚型分型的分类及其特殊情况下的血型鉴定[5]。

### (一)试剂和材料

具体操作:①被检者漱口后,收集唾液 2~5ml 盛入干燥清洁的容器)内,病人或婴儿用棉签在舌下放置数分钟,取得唾液。将棉签放入含有适量清洁生理盐水的试管中,用干净镊子挤压。在水浴中煮沸 10 分钟(以灭活能使血型物质不活化的唾液酶,同时也破坏常见存在于唾液中的抗-A 及抗-B)。以 3000r/min 离心 10 分钟,留取上清液备用,弃去不透明的半固态物质。②2%~5% A、B、O 红细胞悬液,抗-H 血清。③已知分泌型和非分泌型唾液作为对照。

### (二)操作

操作如下:①最适稀释度抗血清制备,实验前选择最适稀释度抗血清,中和唾液血型物质,如抗体过剩,不被血型物质中和,衣出现假阴性结果,反之,则凝集块太小,不易判定结果。取小试管 15 支,分 3 排,每排 5 支,每管加生理盐水 0.1ml。第 1~3 排的第 1 管分别加抗-A、抗-B、抗-H 血清 0.1ml,从第 2 管开始倍比稀释。第 1 排各管加 2%~5% 的 A 型红细胞盐水悬液 0.1ml;第 2 排各管加 2%~5% 的 B 型红细胞盐水悬液 0.1ml;第 3 排各管加 2%~5% 的 O 型红细胞盐水悬液 0.1ml;振摇试管架使之混匀,置室温 1 小时后(或 120g/min 立即离心 1 分钟)观察结果。每排以出现"++++"凝集的最高稀释度为最适稀释度。②唾液中血型物质检测,取试管 3 支,分别标记抗-A、抗-B、抗-H,按表 14-6 加试剂进行试验。③阳性及阴性对照管分别取试管 2 支,各加分泌型及非分泌型唾液 1 滴,再加抗-H 最适稀释度液 1 滴,以 2%~5% O 红细胞作为指示,进行实验。阳性对照应不凝集,阴性对照应凝集。④效价测定,取小试管 10 支,依次编号,加入生理盐水 0.1ml。第 1 管加入待检者唾液 0.1ml,从第 2 管开始倍比稀释。每管加最适稀释度试剂血清 0.1ml,混匀后,置室温(20℃)30 分钟,进行中和。随后每管加入相应 2%~5% 红细胞悬液一滴,混合后放置室温(20℃)1 小时,或 120g/min 立即离心 1 分钟,观察结果。受检唾液能抑制抗体凝集相应红细胞的最高稀释倍数的倒数,即为唾液所含血型物质的效价。

表 14-6 血型物质测定步骤

| | 抗-A 管 | 抗-B 管 | 抗-H 管 |
|---|---|---|---|
| 受检者唾液(滴) | 1 | 1 | 1 |
| 最适稀释度 | 1 | | |
| 最适稀释度 | | 1 | |
| 最适稀释度 | | | 1 |
| 混匀,室温中和 10 分钟 | | | |
| A 型红细胞悬液(滴) | 2 | | |
| B 型红细胞悬液(滴) | | 2 | |
| O 型红细胞悬液(滴) | | | 2 |
| 置室温 1 小时后或 120g/min 立即离心 1 分钟,观察结果 | | | |
| 非分泌型 | ++++ | ++++ | ++++ |
| A 型分泌型 | − | ++++ | +~++++ |
| B 型分泌型 | ++++ | − | +~++++ |
| O 型分泌型 | ++++ | ++++ | − |
| AB 型分泌型 | | | +~+++ |

### (三)注意事项

见:①如果唾液在加热前不先离心并除去沉淀,则可能从任何可能存在的细胞释放 H 物质,导致假阳性。②要从唾液中得到清晰的不含黏液的液体,可将唾液冰冻保存数天,融化后离心,除去细胞碎屑,冰冻唾液的活性可保留几年。③为了防止弱分泌型的漏检,可同时做盐水对照试验,比较二者凝集强度。

# 第三节 抗体筛选与抗体鉴定

## 一、概　述

人体血清中的抗体可分为 5 种类型:IgG、IgM、IgA、IgD 和 IgE,其中 IgG 和 IgM 是最主要的 2 种红细胞血型抗体[6]。IgM 型红细胞血型抗体属于完全抗体,这些抗体能够在盐水介质中凝集相应的红细胞所以又称为盐水抗体;分子量较小的 IgG 型红细胞血型抗体属于不完全抗体,它虽然能够结合红细胞上的抗原,但在盐水介质中不能使红细胞凝集。

相对于 ABO 血型系统的"规则"抗体而言,抗体筛选和鉴定主要是针对"不规则"或"意外"抗体[7]。最为重要的不规则抗体是免疫同种抗体,它是通过输血、器官移植或怀孕受到外来红细胞(RBC)刺激而产生的。其他意外抗体也可以是"自然产生的",

即在没有红细胞刺激下生成。这些天然抗体的产生可能是由于接触的环境资源刺激,如花粉,真菌和细菌,其具有一些类似于红细胞抗原结构。另外,单独个体产生抗体,也可通过含血浆的血液成分或衍生物,如静脉注射免疫球蛋白(IVIG)传输给另一个体,称为被动获得性抗体,是不规则抗体的第三类。天然抗体和获得性抗体会干扰对具有临床显著意义抗体的筛选和鉴定。

有临床意义的血型抗体会导致溶血性输血反应[8],破坏输入的不配合的红细胞或缩短其寿命,产生溶血性输血反应,轻则影响治疗效果,重则危及病人生命;此外,对孕妇而言,抗体会引起新生儿溶血病,影响新生儿脏器的发育,并使其智力发育受到伤害,严重者则会危及新生儿的生命安全[9]。红细胞血型抗体筛选和鉴定适用于下列情况:ABO血型鉴定发现受检者血清中有不规则抗体时;供血者血清抗体筛选;输血前受血者血清抗体筛查;输血后溶血性输血反应疑为由同种抗体引发时;孕妇血清的抗体检查;新生儿溶血病婴儿血液中抗体检查;直接抗球蛋白试验阳性红细胞放散液中抗体的检查。

## 二、抗 体 筛 选

抗体筛选试验(antibody screening tests)的原则是让受检者的血清与已知血型的试剂红细胞即筛选红细胞反应,以发现有反应的抗体。试验中使用的方法有盐水法、抗球蛋白试验、白蛋白介质法、低离子强度介质法(LISS)、聚凝胺法(Polybrene)、凝胶法等[10]。

### (一)试管法

1. 盐水介质凝集实验(agglutination test)　盐水介质凝集实验主要检测 IgM 类抗体。将试剂红细胞与待检血清混合,如果待检血清中存在与试剂红细胞抗原决定簇相对应的抗体分子,则抗体会结合到对应的红细胞上,形成肉眼可见的凝集块。

操作方法:①将待检血清分别加入标记好的洁净室管中,每管 2 滴(约 100μl)。②在对应标记的试管中加入 2%~5% 筛选试剂红细胞 1 滴,在干净试管中混匀。③1000g 离心 15 秒。④判断结果:一个或多个筛选细胞出现凝集或者溶血,判定为阳性结果,说明待检血清中可能存在相应抗体。如所有筛选细胞都不凝集,则判为阴性结果。

2. 抗球蛋白实验(antiglobulin test,AGT)　抗球蛋白试验分为直接抗球蛋白实验(direct antiglobulin test,DAT)和间接抗球蛋白(indirect antiglobulin test,IAT)实验两类。检测血清中的不完全意外抗体主要应用 IAT,即将待测血清标本加入具有特异抗原的红细胞悬液中,使抗原抗体相结合,再加入抗球蛋白抗体,最终出现红细胞凝集。

操作方法:

1)盐水间接抗球蛋白实验:①在标记好的试管中加入待检血清 2~3 滴,根据标记对应加入 2%~5% 抗体筛选试剂红细胞 1 滴,混匀。②1000g 离心15 秒,检查溶血或凝集。③混匀,37℃ 孵育 30~60分钟。④1000g 离心 15 秒,检查溶血或凝集。⑤用盐水洗涤 3~4 次,最后 1 次尽量扣干上清。⑥加抗球蛋白试剂,混匀。⑦1000g 离心 15 秒,离心观察结果。

2)低离子强度盐水(low ion strength sodium,LISS)间接抗球蛋白实验:①在标记好的试管中加入待检血清 2~3 滴。②用 LISS 配制的 2%~5% 抗体筛选试剂红细胞,对应加入试管中,每管 1 滴,混匀。③1000g 离心 15 秒,检查溶血或凝集。④混匀,37℃孵育 10~15 分钟。⑤以下步骤参见盐水 IAT。

3)聚乙二醇(polyethyleneglycol,PEG)间接抗球蛋白实验:①在试管中加入 2 滴待测血清,4 滴 20% PEG(按 PEG 供应商提供的说明使用),1 滴试剂红细胞悬液。②37℃ 孵育 15~30 分钟。③用盐水洗涤4 次。④加抗球蛋白试剂,混匀。⑤1000g 离心 15秒,离心观察结果。

3. 聚凝胺(Polybrene)法　该技术由 Lalezari 和Jiang 在 1980 年首先引入采供血机构常规检测。聚凝胺是一种多价阳离子聚合物,在中型溶液带有 4个正电荷,能中和红细胞表面的负电荷,并借助离心力在正负电荷相互作用下,引起红细胞的非特异性凝集。此种凝集为可逆凝集,当加入枸橼酸钠重悬液时,枸橼酸根的负电荷与聚凝胺上的正电荷中和,重悬后凝聚现象消失。但是,当红细胞与血清在低离子介质中孵育,IgG 抗体和相应的红细胞抗原一旦结合,则红细胞的凝集由 IgG 维持,加入重悬液后,凝集不消失。

(1)操作方法

1)经典 Polybrene 方法:①低离子介质(low ion medium,LIM)的配制:25g 葡萄糖,1g Na_2EDTA-H_2O配制成 500ml 溶液。②Polybrene 溶液的配制:储存液(10%W/V):称 5g Polybrene,生理盐水配成 50ml,1~6℃ 保存。应用液(0.05%W/V):取 0.1ml 储存液与 19.9ml 生理盐水混合,放置于塑料容器中,1~

6℃保存。重悬液（0.2mol/L枸橼酸三钠）：$Na_3C_6H_5O_7 \cdot 2H_2O$ 5.8g，蒸馏水配制成100ml溶液。5%葡萄糖重悬液应用液：60ml 0.2mol/L枸橼酸三钠溶液与40ml 5%葡萄糖溶液混合。③在试管中加入待测血清2~3滴，2%~5%试剂红细胞1滴。④加入1ml LIM溶液，混合，室温孵育1分钟。⑤加0.1ml 0.05%Polybrene应用液，混匀。⑥1000g离心10秒，不要悬浮细胞扣。⑦加0.1ml重悬应用液，轻摇观察结果，存在凝集为阳性反应，说明血清中存在抗体，如果反应很弱，用显微镜观察并与阴性对照比较，不用离心。⑧如果需要可以按以下方法做抗球蛋白试验：加0.05ml重悬液应用液。用0.01mol/L枸橼酸三钠洗涤细胞3次。加2滴抗IgG抗体。1000g离心15秒，观察结果。在阴性试管中加入IgG致敏红细胞，离心后出现阳性结果，则试验有效，否则结果无效。

2）改良的Polybrene方法：①取1支试管，加入待检血清或血浆1滴。②加入用LIM配制的2%左右红细胞悬液2~3滴，混匀。③室温放置至少1分钟（时间越长效果越好）。④加Polybrene应用液1滴。混匀后1000g离心15~60秒。⑤轻摇观察由Polybrene引起的红细胞非特异性凝集，若未见红细胞凝集，则需重做。⑥加1滴重悬应用液轻摇看结果。由Polybrene引起的红细胞非特异性凝集在1分钟内散开，由免疫抗体引起的凝集反应则不会完全散开。

（2）注意事项：①在改良Polybrene方法中，用抗凝全血或不抗凝血样中的浓缩红细胞需用LIM配制红细胞悬液。若红细胞中含有较多血清或血浆则需要先用LIM洗涤细胞1次。该悬液可以代替盐水红细胞悬液使用。②在改良Polybrene方法中，步骤①中只能加1滴血清，多加血清会提高致敏过程中的离子强度，降低致敏效果。③在改良Polybrene方法中，只需滴加1滴Polybrene应用液，多加Polybrene可能导致加入重悬液后，无法充分解离非特异性凝集，出现假凝集。如果待测血浆是肝素抗凝的，要多加1滴Polybrene试剂，中和肝素。④判定结果时，阴性结果为红细胞迅速散开，并在1分钟内散开。可以用显微镜观察。阳性结果红细胞不完全散开，弱凝集可能在30分钟内明显减弱或消失，因此，以立刻判读结果为准。⑤Polybrene方法对kell系统抗体的检出不理想，阴性结果需要进行抗球蛋白实验，以免漏检。在中国人群中，具有K抗原的个体极少，因此，Polybrene方法适合在中国人群中进行抗体筛查。

## （二）微柱凝集法

用特制的凝胶管代替普通试管进行实验。该方法的原理同抗球蛋白实验。柱内的凝胶介质中含有抗球蛋白试剂，同时凝胶颗粒又具有分子筛的作用。通过离心，不凝集的红细胞穿过试管，到达试管底部，凝集细胞依旧悬浮在凝胶上部，故采用微柱凝集法进行抗体筛选，细胞无需洗涤亦无需加入AHG，省时省力。且凝胶卡标记更为方便，可以提高实验的准确性和工作效率。

（1）操作方法

1）微柱凝集法进行直接抗球蛋白实验：①挑选抗-IgG凝胶卡，确保卡完整并且未干涸。在卡上做好标记，每个样品使用卡上的一根微量管。②待测红细胞不用洗涤，直接配成0.8%红细胞悬液。③撕去微量管上的铝制封口膜，将50μl混匀的待检红细胞悬液加入标记好的微量管反应室中。④用凝胶实验专用离心机离心，观察结果。细胞完全在微量管底部为阴性结果，所有细胞均留在微量管顶部为强阳性结果，说明待测红细胞上存在抗体。

2）微柱凝集法进行间接抗球蛋白实验：①挑选抗-IgG凝胶卡，确保卡完整并且未干涸。在卡上做好标记，每个样品使用卡上的一根微量管。②撕去微量管上的铝制封口膜。③将50μl混匀的试剂红细胞悬液加入标记好的凝胶柱的反应室中。④加入25μl血清或血浆至反应室中，轻轻敲打混匀。⑤将凝胶卡放置在凝胶孵育箱中，37℃孵育15分钟。⑥离心，判定结果。

（2）注意事项：①在微柱凝集法进行直接抗球蛋白实验中，最好使用抗凝血。②在微柱凝集法进行间接抗球蛋白实验中，血清和血浆均可使用。③如果待测的血浆和血清是冰冻保存的，上样前需要离心，确保样品中没有颗粒物质。

## （三）固相法

固相的测试系统使用微量板，将已知表型的试剂红细胞或细胞膜包被在微孔板的基质上，用于捕获待检者血浆（或血清）中的血型特异性抗体。像凝胶技术一样，固相技术比LISS试管法更可能检测到弱反应性抗体。固相法检测具有：①灵敏度高；②兼容自动化；③主观解释结果较少；④结果稳定，方便第二人核查；⑤结果容易图像类计量仪器捕获；⑥对样品和试剂要求的体积小等优点。然而，随着灵敏度的增高，也会检测到更多非特异性的反应。因此，需要引入额外费用分析阳性筛选结果。

操作方法:①微孔板可由制造商包被标准试剂谱细胞,条件允许情况下也可室内自行包被。②将待检者血浆(或血清)和 LISS 加入到包被有红细胞微孔中,孵育 15~30 分钟(请参照商品说明书)。如血浆(或血清)中有抗体存在,就会结合到包被红细胞表面的目标抗原上。③洗板以去除未结合的抗体。④加入连接有抗-IgG 的指示红细胞。离心阅读结果。

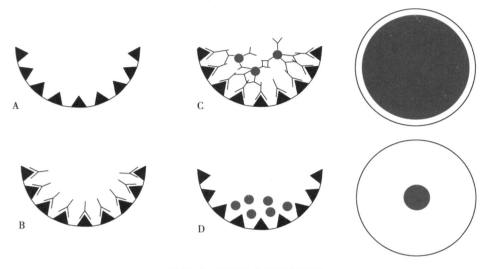

**图 14-3 固相抗体筛查示意图**

结果判读:①阳性:指标红细胞在微孔底部均匀分布。②阴性:指标红细胞集中于微孔底部中心一点。

A:包被有红细胞抗原的微孔;B:患者抗体结合在微孔中的红细胞抗原上;C 和 D:加入指示细胞离心显示的结果。C 为阳性,D 为阴性。左侧两幅为侧视图,右侧两幅为俯视图

### (四)抗体筛选结果判定

任何抗体筛选试验中出现的凝集或溶血现象都被判定为阳性结果,表明需进行抗体鉴定。然而,抗体筛选结果的评价可以为识别和分辨抗体提供线索并给予方向。抗体筛选结果判定应该考虑以下几个问题:

1. 发生反应 介质 IgM 类抗体发生反应的最适温度为室温或更低,可引起红细胞盐水(立即离心)凝集,而 IgG 类抗体在抗人球试验阶段反应最佳。在常遇到的抗体中,抗-N、抗-I 和抗-P1 通常是 IgM,而那些针对 Rh、Kell、Kidd、Duffy 和 Ss 抗原的抗体一般是 IgG 抗体。Lewis 和 M 抗体可以是 IgG 抗体、IgM 抗体或两者的混合物。

2. 自身对照 自身对照是采用相同的抗体筛选检测方式,用患者红细胞检测患者的血清或血浆。抗筛阳性并且自身对照阴性,则表明检测到同种抗体。自身对照阳性可能表明存在自身抗体或抗药物抗体。如果患者有近期输血史(即在近 3 个月内),自身对照阳性可能是由同种抗体结合供者红细胞而引起的。评价自身对照阳性或 DAT 阳性的结果往往较复杂,可能需要大量的时间和经验。也有些实验室会选择在抗体筛选时省略自身对照,仅将其纳入抗体鉴定的检测中。

3. 发生阳性反应 反应的筛选细胞数量及强度有一个以上的筛选细胞反应呈阳性,可能是患者具有多种抗体,或是一个以上的筛选细胞都具有单个抗体的靶抗原,也可能患者的血清中含有自身抗体。如果所有的筛选细胞在同一介质都反应呈阳性,且强度相同,则应怀疑单一特异性抗体;如果筛选细胞在不同介质反应呈阳性,或强度不同,则应怀疑多种特异性抗体;如果自身对照阳性,则应怀疑自身抗体。

4. 溶血或混合视野凝集 某些抗体,如抗-Le^a、抗-Le^b、抗-PP1Pk 和抗-Vel,会导致体外溶血。混合视野凝集通常与抗-Sd^a 和 Lutheran 抗体有关。

5. 区别真凝集和缗钱状凝集 对于白蛋白/球蛋白比率改变的患者(例如,多发性骨髓瘤患者),或那些接受了高分子量血浆增容血清(例如,葡聚糖)的患者,其血清可能会导致红细胞的非特异性凝集,被称为缗钱状凝集。缗钱状凝集在抗体筛选时不易察觉,很容易与抗体介导的凝集混淆,故要注意区分真凝集和缗钱状凝集。

### （五）抗体筛选试验的局限性

抗体筛选阴性的试验结果不一定意味着受检血清中没有抗体，而只是在使用这些技术时，缺乏与筛查细胞起反应的抗体。如果临床资料等提供了另外的线索，就应扩大常规筛查方法。如遇到受检者血清同试剂红细胞反应呈阳性，而同供血者红细胞反应呈阴性，或者相反，可能由下列抗体所引起：①在 $A_1$ 和 $A_1B$ 型血清中偶尔有抗-H。而 O 型红细胞上有大量的 H 抗原，$A_1$ 和 $A_1B$ 细胞上的 H 抗原非常少。所以，含抗-H 的血清能凝集全部 O 型试剂红细胞，但不凝集 $A_1$ 和 $A_1B$ 供血者的红细胞。同样，因为 $A_2$ 细胞有相当大量的 H 抗原，所以如果 $A_1$ 血清中含有抗-H 时，与 $A_2$ 细胞交叉配血可能是不相合的。②抗-$Le^{bH}$。这种抗体与 O 型 Le（b+）红细胞起反应，但不与 $A_1$ 或 $A_1B$ 型 Le（b+）红细胞凝集。因此，在抗体检查中检出有抗-$Le^{bH}$，而这种抗体与 $A_1$ 或 $A_1B$ 型 Le（b+）红细胞作交叉配血可以是相合的。③在 $A_2$ 受血者血清中有抗-$A_1$，这种情况受检者血清与 O 型筛选细胞呈阴性，而与 $A_1$ 供血者细胞呈阳性反应。④受检者血清中存在与低频率抗原反应的抗体如抗-$Wr^a$，这种情况可能受检者血清与筛选细胞不反应，而与红细胞表面存在相应抗原的供者红细胞凝集。⑤受检者血清中存在仅与相应抗原的纯合子细胞起反应的抗体，这种情况可能与筛检细胞或供血者细胞发生凝集。

## 三、抗体鉴定

### （一）患者病史

关于患者的年龄、性别、种族、诊断、输血和妊娠史信息、药物治疗和静脉内溶液可为抗体鉴定提供有价值的线索，特别是在复杂的情况下[11]。

1. 种族　一些抗体与特定种族相关联。例如，抗-U 通常与非洲裔人相关，因为大多数 U-阴性个体都是在这个人群中发现的。

2. 输血和妊娠史　已经通过输血或妊娠接触过"非己"红细胞的患者更有可能产生免疫抗体。对于无输血或妊娠史患者应怀疑天然抗体（例如，抗 M，抗 $Le^b$）。有些药物，如静脉注射用免疫球蛋白 IVIG、RhIg 和抗淋巴细胞球蛋白可能会被动转移抗体，如抗-A 或抗-B、抗-D 和异种抗体。这将导致不规则抗体的出现，从而可能混淆抗体鉴定。

3. 病史　当自身对照或 DAT 为阳性时，患者的病史更是尤为重要。某些传染病和自身免疫疾病与生产红细胞自身抗体相关联，并且一些药物也已知会造成 DAT 阳性。此外，对于近 3 个月内有输血史的患者，DAT 阳性可能指示又迟发性溶血性输血反应的发生。

4. 输血史　患者红细胞定型时，近期输血史也很重要。当患者近期接受过输血时，判定抗原定型结果务必谨慎，因为阳性反应可能是由于通过驻留在患者体内的供者红细胞而造成的。供者红细胞引起阳性反应通常表现出混合视野凝集，但这取决于输血期长短和输血量。

### （二）试剂

红细胞血型抗体鉴定需使用谱红细胞（panel cells）[11]。谱细胞一般由 8~16 人份已知血型抗原组成的单个供者的 O 型红细胞组成。可选择市售试剂，也可根据情况自行制备。谱细胞中的红细胞表型应包括 Rh、Kidd、MNSs、Duffy、Diego、Xg、Kell、Lewis、P 及 Lutheran 等血型系统的主要抗原，为了提供 Rh 系统中复合抗体（如抗-Ce）与混合抗体（如抗-C+抗-e）的鉴定依据，谱细胞中 Rh 的基因型也应加以标明（如 $R_1R_1$，$R_1R_2$）。如有条件对其他特殊抗原可以另列一栏加以说明，如对低频率及高频率抗原是阴性还是阳性。通常一套谱细胞应尽可能包括多种抗原决定簇，以及一些缺乏某种抗原决定簇的红细胞。谱细胞中应包含针对有剂量效应抗体的相应纯合子抗原细胞。谱细胞的组合原则是，可有效鉴定常见的有临床重要性的抗体，如抗-D、抗-E、抗-K、抗-$Fy^a$ 等，且不覆盖其他抗体，对大多数单一抗体（single antibody）和多种混合抗体（multiple antibody）鉴定方便。为了保证抗体鉴定的正确性，要求每个抗原有足够的阳性和阴性细胞，从而使血清学检查的结果表现出客观的规律而不是偶然的结果。应注意结果判定时使用正确对应的谱细胞反应格局。通常，谱细胞保存于特殊保养液中，试管法试验中谱细胞浓度一般为 2%~5%，应在有效期内使用。

### （三）试验结果的评估

分析抗体鉴定结果之前，须先对一些特异性抗体的血清学特性进行了解。这样才会对反应结果有正确的解释。评估方法（图 14-4、图 14-5）[11]。

综合分析以下的实验结果中的信息可帮助确定抗体特异性：①受检血清/血浆与每个试剂谱细胞的反应结果。②受检血清血清/血浆与其自身细胞的反应结果。③观察反应的格局，检查每个反应相的结果，包括不同的温度、介质作用的情况，一些抗体

的特异性与反应介质直接相关。④是否有溶血。阳性结果是否存在剂量效应。⑤详细鉴定自身红细胞

上的血型抗原,从所缺少的抗原入手,提示是否存在相应的抗体。

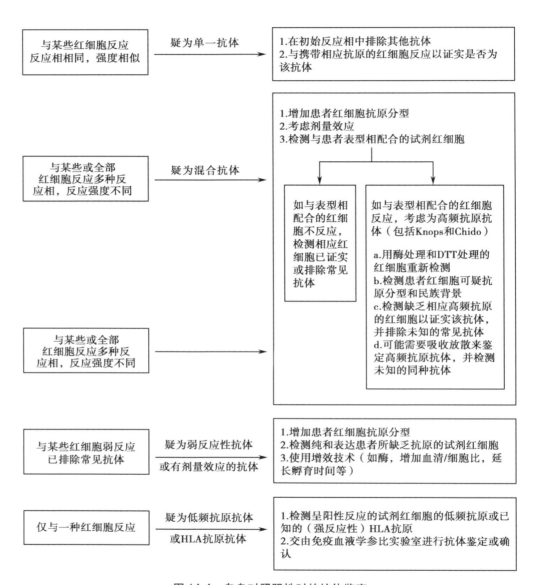

图 14-4 自身对照阴性时的抗体鉴定

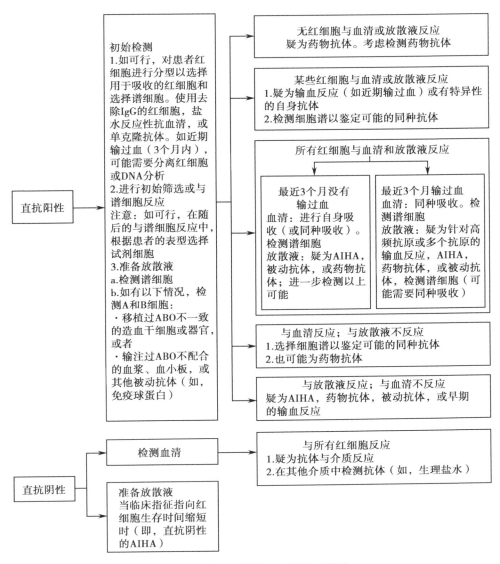

图 14-5 自身对照阳性时的抗体鉴定

## 四、其他抗体鉴定的方法

### （一）酶法

当血清中可能有多个抗体存在时,可用酶处理谱细胞以帮助区分抗体特异性,方便抗体鉴定。酶可以通过除去唾液酸残基、变性或去除糖蛋白来修饰红细胞表面,从而破坏某些抗原和加强其他抗原的表达。无花果蛋白酶、木瓜蛋白酶、菠萝蛋白酶、胰蛋白酶等都是常用的处理红细胞的酶。

酶法又分为一步法和二步法,一步法操作简便,用于交叉配血时比较方便;二步法更敏感,一般用于抗体筛查和抗体鉴定。在一步酶法中,酶可以被用于代替增强介质,如 LISS 或 PEG。二步法是使先用酶处理谱细胞,然后使用处理过的细胞进行抗体鉴定试验。由于酶可破坏某些抗原,所以单独使用酶

处理谱细胞不能排除所有的特异性。如果可能,应比对酶处理前后同一谱细胞的反应性。观察那些在未经处理时反应阳性,但处理后反应消失(或呈弱反应)的细胞,将有助于识别抗体特异性。同样,观察那些在酶处理后反应增强的细胞的也可帮助鉴定[10]。

1. 操作方法

（1）酶的选择:根据说明,用磷酸盐缓冲液配制成工作液。

（2）确定每个批次酶工作液的最佳稀释度和孵育时间:①标记 3 个试管:5、10、15 分钟。②在每一个试管中加入等量的洗涤红细胞和酶工作液,混匀。③37℃孵育,先制备时间长的管,确保 3 支试管同时完成孵育。④用大量盐水立刻洗涤红细胞 3 次。⑤用生理盐水将酶处理红细胞配制为 2%~5%红细

胞悬液。⑥标记四支试管:未处理、5、10、15分钟。⑦在所有试管中加入含有已知抗体的血清。⑧在未处理管中加入1滴未处理红细胞悬液,在另3支标记管中依次加入1滴酶处理红细胞,混匀,37℃孵育15分钟。⑨离心,轻轻重悬细胞扣检查凝集。⑩用盐水洗涤3~4次,进行间接抗球蛋白实验;根据凝集格局,选择酶的最佳稀释度和孵育时间。

(3)评价酶处理红细胞:①选择一种不完全抗体,与未处理红细胞只发生抗球蛋白试验,而与酶处理红细胞反应,则不需抗人球介质在孵育后即可出现凝集。②标记2支试管:阳性、阴性,分别加入2滴含抗体和不含抗体的血清。③各加1滴2%酶处理红细胞悬液,混匀。④37℃孵育15分钟。⑤离心,轻轻悬浮细胞,在显微镜下检查凝集。⑥在阳性管内应有凝集,阴性管内不应该有凝集。如果阴性管出现凝集,说明酶处理过度;如果阳性管没有出现凝集,说明酶处理不当。

(4)一步法:①在试管中加入待测血清2滴。②加入2滴2%~5%试剂红细胞悬液。③加入2滴酶溶液,混匀。④37℃孵育30分钟。⑤离心,轻轻重悬细胞,观察凝集结果。⑥如有需要,进一步进行抗球蛋白实验;

(5)二步法:①在1份洗涤过的压积红细胞内加入1份酶溶液。②37℃孵育15~30分钟,具体时间需要对该酶进行测试[2]。③用大量盐水将处理的红细胞至少洗涤3次,用生理盐水配制成2%~5%红细胞悬液。④在试管内加入2滴待测血清,1滴酶处理红细胞悬液,混匀。⑤37℃孵育30分钟。⑥离心,轻轻重悬细胞,观察凝集结果。⑦如有需要,进一步进行抗球蛋白实验。

2. 注意事项　①酶的种类很多,不同的酶其酶切位点不同,必须有针对性的进行选择。②酶有可能除去抗原的一部分结构。不过,对于具有糖链结构的抗原(ABO、P1、Lewis、H、I、Sta 等),以及位于特异性蛋白质上的抗原(Rh、Kidd、Diego、Kx、Colton),在经过酶处理后,凝集作用不变甚至增强。③酶法对不少抗原,是破坏其结构,降低抗原活性的,这时,宁可选用抗球蛋白技术检测抗体。

### (二)中和试验

体内和自然界的有些物质具有与红细胞抗原类似的抗原结构。这些物质可用于中和血清中的抗体,以区分抗体并确定特定抗体的存在。含有意外抗体的血清首先与中和物质孵育,使该物质中的可溶性抗原充分结合抗体。然后用处理过的血清与谱细胞反应。试验必须设定对照(盐水和血清),以证明反应的消失是由于中和作用而不是由于所加入的物质造成了抗体强度的稀释。下列抗体的鉴定可采用中和试验:抗-A、抗-B(可溶性血型物质,来自分泌型人的唾液、囊肿液等);抗-P1(来自包囊肿液的血型物质);抗-Le[a]、抗-Le[b](血型物质来自分泌型人的唾液);抗-Ch[a]、抗-Rg[a](血型物质来自人血清);抗-Sd[a](血型物质来自人尿);以及抗-I(血型物质来自人乳)[10]。

### (三)吸收放散试验

1. 吸收试验与中和试验类似,血清中的抗体可通过加入靶抗原与抗体结合的方法被去除。在吸收试验中,抗原-抗体复合物形成固体沉淀,可通过离心从检测体系中去除。被吸收过的血清与谱细胞反应,以检测未被吸收的同种抗体。吸附剂通常是红细胞,但也可选择其他抗原承载物质[10]。

(1)自身吸收:自身抗体通常是通过吸收试验去除。最简单的方法可能就是用患者自身的红细胞进行吸收。自身红细胞充分洗涤以除去未结合的抗体,必要时可处理去除表面结合的自身抗体后,再与患者的血清孵育,以吸收自身抗体。

(2)同种异体吸收:当患者出现贫血,导致没有足量自身红细胞可用于自身吸收,或当患者有近期输血史(血样中的供者红细胞可吸收同种抗体)时,可采用同种异体吸收代替自身吸收。同种异体吸收时,患者定型后,需选择表型匹配的红细胞代替自身细胞进行吸收试验。如果做不到表型完全匹配,可选择某些抗原缺乏的细胞,而这些抗原可能刺激患者产生同种抗体。例如,如果患者的类型为R1R1、K−、Fya+、Fyb+、Jk[a]−、Jkb+、S+、s−,那么他(或她)可形成抗-E、抗-c、抗-K、抗-JK[a]和抗-s。用于吸附的同源供体细胞必须是 E、C、K、JK[a] 和 s 抗原阴性,以便使那些可能存在的抗体留在血清中。

(3)血清中存在多个同种抗体时,也可采用吸收试验:吸收可选用某一高度怀疑的抗原阳性而其他抗原阴性的细胞。使用吸收后的血清进行检测,可辨别是否有额外的同种抗体反应格局出现。

(4)试剂与器材:①待吸收的血清或血浆。②(自体或异源)红细胞,应有待吸收抗体所对应的抗原。

(5)操作:①盐水洗涤红细胞至少3次。②红细胞末次洗涤后,800~1000g 离心至少5分钟,尽量除尽上清液。残余盐水可用滤纸条吸尽。③混匀适量体积的压积红细胞和血清,在适宜的温度下孵育

30~60 分钟。④孵育过程中,定时混匀血清和细胞。⑤红细胞 800~1000g 离心 5 分钟。如有条件,在孵育温度下离心,防止抗体从红细胞膜上解离。⑥将上清液(被吸收的血清)转移至干净的试管。如要放散液,保留红细胞。⑦取部分吸收后的血清反应,和保留的未用过的吸收红细胞反应,以检查是否所有抗体都被吸收。⑧结果计算:如果吸收后血清仍有活性,证明抗体未被完全吸收。血清不反应,证明抗体被完全吸收。

（6）注意事项:①压积红细胞和血清可按等体积加入,也可根据实际情况,加大红细胞或血清的量。IgG 抗体的最适吸收温度为 37℃,IgM 抗体的最适吸收温度为 4℃。②增大红细胞和血清的接触面积,会提高吸收效率。推荐使用大口径试管(13mm 以上)。③要完全除尽抗体,可能需多次吸收。但每增加一次吸收,血清被稀释的可能性会增加,未被吸收的抗体会减弱。④重复吸收时,要用未吸收过的红细胞。⑤对于耐酶处理的抗原,可用酶处理红细胞,以增强对相应抗体的吸收。

2. 放散试验　红细胞上的抗原与血清中抗体在适合条件下发生结合,但这种结合是可逆的。改变某些物理条件,例如环境热力学、抗原和抗体之间的吸引力或红细胞表面结构,抗体又可从结合的细胞上放散下来,此时可采用相应的红细胞来鉴定放散液内抗体,或用以判定原来红细胞上抗原的表型。放散试验的方法有很多种。抗体鉴定一般采用完全放散的方法,即抗体放散的同时红细胞抗原也被破坏,如乙醚放散。在红细胞定型或自身抗体吸收之前一般采用部分放散的方法,即抗体放散的同时红细胞抗原保持完整,比如热放散、磷酸氯喹、EGA 和 ZZAP 放散等[10]。

（1）热放散法:①取 1 份洗涤过的压积细胞,加 1 份盐水(或 Aβ 血消或 6% 白蛋白)。②混匀并在 56℃水浴中放置约 10 分钟,要频频加以摇动。③高速离心,如果可能,则使用预加热过的离心杯。④分离上清液。

放散时应严格注意温度和时间,温度过高细胞易溶解,温度过低抗体放散不完全。

（2）乙醚放散:①1 份洗涤过的压积红细胞加 1 份盐水和 2 份乙醚。②将塞子塞紧并用力震动 1 分钟,取下塞子数次,以便排出挥发性醚。③高速离心 10 分钟,离心后即分成 3 层,最上层是乙醚,中层是红细胞基质,下层是有抗体的放散液,将醚层取出并丢弃,留下水溶性上消液,其色深红。④打开塞子,

在 56℃加热以便将乙醚彻底去除。⑤高速离心 5 分钟,将含有血红蛋白的水溶液(底层)吸出并贮存。

乙醚放散液最好用于抗球蛋白技术,否则检查凝集反应会因红细胞的凝集与暗红色的放散液颜色相似而使盐水介质反应的结果判读发生困难。剩余的醚会使检验用的细胞发生溶解,如果少量的醚留在放散液中,则在加红细胞之前,可以把含 2 滴放散浓的试管放在 37℃孵育 5 分钟。乙醚放散法,主要用于红细胞上的各种 IgG 抗体的放放。

（3）磷酸氯喹法:当红细胞包被 IgG 抗体,直接抗球蛋白试验阳性时,不能直接用酶法或抗球蛋白试验作血型鉴定,应向将细胞表面包被的抗体放散下来。使用二磷酸氯喹可以分离红细胞上的 IgG,又能保持红细胞膜的完整性和抗原的活性。

1）试剂:①磷酸氯喹溶液的配制:20g 二磷酸氯喹溶于 100ml 盐水中,用 1mol/L NaOH 调至。②pH 5.1,2~6℃保存。③IgG 致敏的直抗阳性的试剂红细胞。④用含有已知抗原的对照红细胞,以证实在处理过程中未丢失抗原。

2）方法:①取 0.2ml 洗涤压积红细胞加入 0.8ml 二磷酸氯喹溶液,同样处理对照细胞。②混匀,置室温孵育 30 分钟。③取 1 滴红细胞悬液用盐水洗涤 4 次。④用抗 IgG 检测洗涤红细胞。⑤若与抗 IgG 不反应,可洗涤全部处理的红细胞作试验用。⑥若仍与抗 IgG 有反应,要重复孵育和检测,但总的孵育时间不要超过 2 小时。

3）注意事项:①此方法不能将蛋白质从细胞膜上完全分离,如果细胞被 IgG 和补体包被,氯喹处理后只能用于测定抗 IgG。②孵育应不要超过 2 小时,延长室温孵育时间或在 37℃孵育可能引起溶血或红细胞抗原的丢失。③可能发生 Rh 抗原变性作用,磷酸氯喹处理的红细胞试验应使用高蛋白质试剂和设置对照。④当磷酸氯喹处理的红细胞用于抗原定型,但不是 Rh 系统时,应该有平行对照试验,例如 6% 牛白蛋白。⑤此方法不能完全从致敏红细胞上去除抗体,DAT 阳性的结果(特别是最初试验 DAT 阳性),放散后试验结果可能仅仅是强度减弱而已。⑥可用于除去自身抗体,此方法可以从红细胞去除 Bg(HLA)相关抗原。

（4）冷酸放散:

1）试剂:①甘氨酸-HCl(0.1mol/L pH 3.0):取 3.75g 甘氨酸和 2.922g 氧化钠,用蒸馏水稀释至 500ml,用 12mol/L HCl 调至 pH 3.0,4℃保存。②磷酸缓冲液(0.8mol/L pH 8.2):109.6g $Na_2HPO_4$ 和

3.8g KH$_2$PO$_4$加至600ml蒸馏水，用1mol/L NaOH和1mol/L HCl校正pH，最终稀释至1000ml，4℃保存。③生理盐水，4℃保存。④已用盐水洗涤6次的DAT阳性压积红细胞。⑤最终洗涤上溶液。

2）方法：①将洗涤的压积红细胞冰浴5分钟。②为1ml冷盐水和2ml冷的甘氨酸-HCl到1ml洗涤红细胞中。混匀，试管冰浴1分钟。③900～1000g离心2～3分钟。④将上述放散液移入一个干净试管中，每毫升放散液加0.1ml pH 8.2磷酸缓冲液。⑤混匀：900～1000g离心2～3分钟。⑥将放散液转移到干净试管，与最终洗涤上清液一起进行平行试验。

3. 吸收放散试验的应用　①当患者体内的同种抗体有两种或两种以上时，可采用吸收放散试验。②为了保证抗体鉴定的正确性，要求每个抗原有足够的阳性和阴性细胞，从而使血清学检查的结果表现出客观的规律而不是偶然的结果。一般用Fisher的正确估计概率的方法来计算各种阴性和阳性结合的可能性，P（可能性）值为0.05仍被认为是统计学上有效的可以接受的值。③作抗体鉴定时，必须灵活应用盐水试验法、白蛋白介质法、酶技术、抗球蛋白试验、低离子强度介质法、聚凝胺法及凝胶法等各种技术，再结合吸收、放散等血清学手段，对抗体的特异性作分析。④要对谱细胞的反应结果有正确的解释，必须首先对一些特异性抗体的血清学特性进行了解，再分析反应结果。确定抗体特异性时可以综合运用以下资料。⑤观察受检血清与每个试剂谱细胞、与其自身细胞、与酶处理细胞等的反应结果。⑥观察反应的格局，检查各个反应相的结果，包括不同的温度、悬浮介质或酶作用的情况，一些抗体的特异性与反应介质直接相关。⑦有否溶血现象。⑧在阳性反应的细胞中，反应强度有否不同，是否出现剂量效应。⑨对自身红细胞上的抗原进行详细检查，从所缺少的抗原情况，提示是否存在相应的抗体。

## 五、抗体效价测定

效价测定（又称效价滴定）是一种半定量方法，用来确定血清中抗体的浓度或比较红细胞表面抗原表达强度差异。血型抗体效价滴定常用于以下情况：发生胎母同种免疫时，检测孕妇体内抗体的活性；判断自身抗体特异性；鉴别高效价低亲和力抗体，Knops、Chido/Rodgers、Cs$^a$、JMH抗体常表现此特性；观察巯基还原剂对抗体活性的影响，以判断免疫球蛋白的种类（IgG或IgM）[10]。

（一）试剂与器材

分别为：①待滴定血清或血浆。②2%～5%表达相应抗原的红细胞生理盐水悬液。③生理盐水（也可用白蛋白作稀释液）。

（二）操作

操作方法如下：①根据血清稀释度标记10支试管（比如1：1,1：2等）。1：1代表1体积未稀释血清；1：2代表1体积血清被稀释至2体积或50%的血清稀释液。②除第1管（未稀释，1：1）外，每支试管中加1体积盐水。③前两管（未稀释和1：2）中，各加1体积血清。④用干净的吸管，混匀1：2中的液体数次，转移1体积至下一支试管（1：4）。⑤重复相同的步骤，直至完成所有稀释，每次使用干净的吸管混匀并转移液体。从最后一管中吸出1体积稀释过的血清并留存，以备后续稀释使用。⑥按稀释度标记10支试管。⑦从每个稀释过的血清中转移2滴至对应标记的试管，每个稀释度使用一支独立的吸管。每管加2滴2%红细胞悬液。⑧充分混匀，根据抗体性质，用合适的血清学技术检测。⑨肉眼观察结果，打分并记录。前带效应可能会造成稀释度低的血清反应比稀释度高的血清弱。如果要避免结果误读，最好先观察稀释度最高的试管，依次判读，直至未稀释标本管。

（三）结果计算

其计算方法是：①观察肉眼凝集＋的最高稀释度。效价用稀释度的倒数表示（如32，而不是1/32或1：32）。②如果稀释度最高的血清仍有凝集，说明还未到达反应终点，应继续稀释并检测。

（四）注意事项

其注意事项是：①在比较研究中，效价相差3个或3个以上稀释度，为显著差异。技术差异和生物固有的可变性会导致重复试验的结果升高或降低1个稀释度。比如，血清中抗体的真实效价为32，在重复试验中，终点可能出现1：32、1：64或1：16的试管中。②如果不评估凝集强度，效价值就会引起误解。可选择给观察凝集强度打分的方式，效价测定中所有试管的分数总和为最终分数，这是另一种测量抗体活性的半定量方法。不同的样品相差10分或以上，可以粗略地判定两者的分数有显著差异。③高效价低亲和力抗体的效价通常大于64，而且大部分试管表现出一致的弱反应。④大体积比小体积测量准确。同一组试验中，大量稀释得到的结果比每个实验分别稀释的结果更可靠。要计算所有试验需要的体积，每个稀释度都要准备足够的量。⑤移液很关键。推荐使用可更换吸头的移液器。⑥检测用红细胞的年龄、表型和浓度会对效价结果有影响。⑦孵育的最适时间和温度、离心的时间和转速都要保持一致。⑧如果要比较多个含抗体血清的效价，所用红细胞(最好新鲜采集)应来自同一献血者。如果没条件，应用来自相同表型献血者的混合试剂红细胞完成试验。标本只有同时做检测，比较才有效。⑨如果一份血清要和不同的红细胞标本反应，所有红细胞都应采用相同的采集和保存方法，并稀释到相同的浓度。所有试验都应来自同一份母液。标本只有同时做检测，比较才有效。

# 第四节　输血前检查与相容性实验

## 一、概　　述

交叉配血试验又称血液相容性试验，是确保患者安全输血必不可少的试验。完整的操作规程应包括：①查阅受血者血型检测记录，如发现任何差异，可及时分析查找原因；②对受血者血样进行 ABO 和RhD 定型，必要时可增加其他血型抗原的检查；③选择已进行血型检测且合格的供血者血液进行交叉配血试验。

交叉配血主要是检测受血者与供血者血液之间是否存在对应的抗原抗体，预判输血后体内会不会发生反应。交叉配血包括主侧与次侧配血：受血者血清加供血者红细胞的反应称为"主侧"；供血者血清加受血者红细胞的反应称为"次侧"。

除非在紧急用血的情况下，任何一次输注红细胞之前都要进行交叉配血试验。

不管是本次试验还是历史记录，如果表明患者血清中含有临床意义抗体，那么即便是看上去没有明显的抗原抗体反应，也要选择缺少相应抗原的血液进行输注。交叉配血除盐水介质外，还要进行可检出 IgG 类血型同种抗体的交叉配血试验，如抗人球蛋白介质检测。抗人球蛋白介质交叉配血采用的方法不一定要与抗筛及抗体鉴定一致。

## 二、输血前检查

### (一)血型定型

1. ABO 定型　受血者 ABO 定型必须经过正反定型，具体方法参见本章第一节。如出现 ABO 定型问题，多见于正、反定型不符，应解决问题后再输血。紧急情况下应输注 O 型洗涤红细胞。ABO 定型试

验中常见问题及原因如下[12]。

(1)技术和管理错误：这是 ABO 定型中产生异常结果的主要原因(表 14-7)。

表 14-7　ABO 定型问题可能出现的技术和管理错误及结果

| 可能原因 | 可能造成的结果 | |
| --- | --- | --- |
| | 假阳性 | 假阴性 |
| 标本或试剂搞错 | √ | √ |
| 器材不洁 | √ | √ |
| 试剂污染或失效 | √ | √ |
| 离心过度或不足 | √ | √ |
| 阳性反应未能识别溶血现象 | | √ |
| 漏加试剂 | | √ |
| 结果记录或判断错误 | √ | √ |
| 细胞与血清间比例不适当 | √ | √ |

(2)血清异常：Wharton 胶或血清蛋白引起缗钱状形成，影响反定型结果。

(3)红细胞致敏：被免疫球蛋白致敏的红细胞，在高蛋白质介质的定型试剂中，也可发生凝集，干扰定型结果。

(4)ABO 亚型：某些弱抗原难以检出。

(5)近期输血史：试验前 3 个月内曾输过 ABO 血型不一致的血液，使血液标本成为混合血型的红细胞悬液，定型时可表现"混合外观凝集"现象。

(6)嵌合体血型(chimerism)：这种血型的患者体内存在两类血型红细胞群体，定型时可以出现"混合外观凝集"现象。

(7)疾病因素导致抗原减弱：某些白血病患者和难治性贫血患者中，ABO 血型系统的抗原性可受到抑制，致使检出困难。

(8)红细胞多凝集现象：红细胞因遗传或获得性的表面异常，发生多凝集现象。

(9)获得性 B：由于革兰阴性菌的作用，红细胞可获得"类 B"的抗原性。

(10)血型特异性物质过高：一些卵巢囊肿病例，血清中血型物质的浓度很高，可中和抗-A 和抗-B 定型试剂，要得到正确的正定型结果，必须多次洗涤红细胞。

(11)近期内进行大量的血浆置换治疗：由于使用大量的非同型的血浆作置换治疗，标本血清中含有所输供体提供的抗-A 或抗-B 抗体，造成反定型错误。

（12）异常的血浆蛋白质：受检者血浆中异常的白蛋白、球蛋白比例和高浓度的纤维蛋白原等导致缗钱状形成，造成假凝集现象。

（13）存在意外抗体：受检者血浆中，含有意外抗体，与试剂红细胞上其他血型系统的抗原起反应干扰反定型。

（14）低丙种球蛋白血症：低丙种球蛋白血症（丙种球蛋白量降低）病例，可能会因免疫球蛋白水平下降而使血清定型时表现不凝集或弱凝集反应。

（15）药物等因素：药物、右旋糖酐及静脉注射某些造影剂可引起红细胞凝集或类似凝集。

（16）年龄因素：免疫系统尚未健全的婴儿由母亲被动获得抗体，或抗体水平下降的老人，试验时可出现异常的结果。

（17）防腐剂因素：患者体内可能存在针对防腐剂中的某些成分或针对混悬介质的抗体，从而导致ABO定型差错。

2. Rh定型　患者Rh定型需用抗-D检测红细胞表面D抗原，常规检测无须鉴定其他Rh抗原（如C、c、E、e）。Rh定型的试剂选择及方法详见第一节。针对于受血者的Rh定型不须进行D变异型检测，因为某些部分D患者在输入D阳性血液后可能会产生抗-D，故应将D变异型患者视作D阴性，输注D阴性红细胞，以避免D抗原同种免疫风险。Rh定型需做好相应质控，以避免发生假阳性。Rh定型试验中常见问题及原因如下[13]。

（1）导致Rh血型鉴定可能出现假阳性的原因：①受检细胞已被免疫球蛋白致敏，或标本血清中含有引起红细胞凝集的因子；②受检细胞与抗血清孵育时间过长，高蛋白质的定型试剂会造成缗钱状凝集；③标本抗凝不当，受检过程中出现凝血或小的纤维蛋白凝块，被误判为阳性；④定型血清中含有事先未被检测的其他特异性抗体，造成假阳性定型结果；⑤多凝集细胞造成定型假阳性；⑥鉴定用器材或抗血清被污染。

（2）可能出现假阴性的原因：①受检红细胞悬液浓度太高，与抗血清比例失调；②漏加或错加定型血清；③定型血清的使用方法没有按说明书进行；④离心后重悬细胞扣时，摇动用力过度，摇散微弱的凝集；⑤抗血清保存不当，导致失效。

**（二）抗体筛查**

对受血者的血清和（或）血浆，应作常规的抗体筛选试验，以发现有临床意义的不规则抗体。有条件的血液中心，亦应开展献血者的抗体筛选工作，以

减少不规则抗体进入受血者的可能性。一旦抗体被检出，应进行抗体鉴定试验，以确定特异性，选择抗原阴性的血液输注。抗体筛选和鉴定试验具体操作可参见本章第三节。

**（三）血液相容性试验/交叉配血试验**

1. 主次侧交叉配血试验概述　交叉配血试验，目的即要确保受血者与供血者血液间没有相对应的抗原、抗体存在（例如，患者体内具有抗-D，则应选择D抗原阴性的供血者红细胞进行输注）。

（1）试验方法：交叉配血除盐水介质法外，至少还要有聚凝胺法，有条件的还可增加酶法、抗球蛋白试验、白蛋白介质、低离子强度（low ionic strength solution, LISS）介质、凝胶法等方法。在交叉配血的任何步骤中均不产生溶血或凝集的结果，供者的血液成分才可以输给患者。交叉配血试验通常包括：①受血者血清对供者红细胞：一般称"主侧"配血，目的是检测对供者红细胞起反应的抗体；②受血者红细胞对供者血清：一般称"次侧"配血，目的是检测对受血者红细胞起反应的抗体；③受血者红细胞对受血者血清：即自身对照，目的是显示自身抗体、直接抗球蛋白试验阳性及红细胞缗钱状假阳性的存在。

（2）交叉配血可能会出现以下问题：①缗钱状凝集：血清在室温和37℃中，使红细胞出现了假凝集，造成配血错误。常见于多发性骨髓瘤、巨球蛋白血症、霍奇金病，以及其他表现为血沉加速的一些病例中；②在室温反应或抗球蛋白试验中显示有自身抗体；③存在抗体筛选试验阴性而交叉配血结果阳性的现象，提示可能有未检出的抗体存在；④交叉配血试验中，离心力不当，造成假阴性和假阳性；⑤水浴箱温度不正确，造成错误结果；⑥蒸馏水中某些离子可造成不正确的结果；⑦红细胞不正确的洗涤和悬浮，使抗球蛋白试验出现假阴性；⑧未识别溶血：血清中如含有溶血性抗体，则相应红细胞被溶解而不是凝集，交叉配血结果应为阳性。如果血清中存在补体而溶血，血清应灭活后再作试验。

2. 检测方法　主要的检测方法如下。

（1）立即离心法：红细胞上携带的ABO抗原，当和相应的抗体结合（如A型红细胞遇到含有抗-A的B型血清）之后，就会产生肉眼可见的凝集。所以当受血者和供血者细胞经混合并离心后，如ABO不配合，就会很快显示出来，所以常称为"立即离心"（immediate spin, IS）配血试验，用来检测供者红细胞与受血者血清之间的ABO相容性[14]。

1)试剂:立即离心法的试验介质为生理盐水。

2)立即离心法依次按照以下步骤操作:①用生理盐水将洗涤过的受血者红细胞制备成2%~5%盐水红细胞悬液;②从供血者血液保存袋上的辫子中获取少量血样,分离血清,生理盐水3洗红细胞,并用生理盐水将供血者红细胞制备成2%~5%盐水红细胞悬液;③取洁净小试管2支,1支标明"主侧",另1支标明"次侧";④标记"主侧"管加受血者血清2滴、供血者红细胞悬液1滴。标记"次侧"管加供血者血清2滴、受血者红细胞悬液1滴。混匀,以3400r/分钟(或1000g)离心15秒,轻轻晃动试管,肉眼观察结果。

3)结果判读:肉眼观察,如果试管中出现任何红细胞凝集或溶血,则判读为阳性,无凝集为阴性。对于不能明显判定为阴性而并未达到阳性凝集的反应,可通过显微镜进一步判读。镜下有红细胞凝集的反应为阳性,无凝集的为阴性。如果试验在室温进行,若有凝集产生,可置37℃放置2分钟后观察凝块是否散开,以排除冷凝集素造成的凝集影响测定结果。

4)注意事项:如盐水介质配血结果为阴性,可用原标本继续进行抗球蛋白法配血。若输注洗涤红细胞,可以只做"主侧"配血而不做"次侧"配血。

(2)抗球蛋白法:当供血者或受血者血液中存在相应的IgG类不规则抗体时,输血后可能会引发迟发型溶血反应。然而这些IgG类不完全抗体,结合到红细胞上之后,必须通过抗球蛋白试剂的"搭桥",才能形成肉眼可见的凝集。所以,抗球蛋白交叉配血试验常用来检测IgG类抗体引起的不相容性。抗球蛋白介质交叉配血可以使用试管法、固相化方法等多种方法进行。

1)试剂:抗球蛋白法采用的试剂包括抗球蛋白试剂和对照试剂(IgG致敏红细胞悬液,O型红细胞悬液,AB型血清)。

2)抗球蛋白法依次按照以下步骤操作:①取试管2支,分别标明"主侧"和"次侧"。"主侧"管加受血者血清2滴和供血者2%~5%红细胞盐水悬液1滴,"次侧"管加供血者血清2滴和受血者2%~5%红细胞悬液1滴;②混匀,置37℃水浴30分钟,取出后用生理盐水洗涤红细胞3次,在吸水纸上扣干残余液体;③加抗球蛋白试剂1滴,混匀,3400r/min(或1000g)离心15秒,观察结果。

3)对照试验:阳性对照:2%~5%IgG致敏红细胞悬液1滴,加抗人球蛋白试剂1滴;阴性对照:2%~5%O型红细胞悬液1滴,加抗人球蛋白试剂1滴;盐水对照:1管供血者2%~5%红细胞盐水悬液1滴加生理盐水1滴;另1管受血者2%~5%红细胞盐水悬液1滴加生理盐水1滴。

4)结果判读:如阳性对照管凝集,阴性对照管、盐水对照管、"主侧"和"次侧"配血管都不凝集,表示受血者与献血者相匹配,可以进行输注。

(3)微柱凝集法:微柱凝集法交叉配血是通过抗原抗体在凝胶卡的反应室中反应后,离心通过预先装填有抗-IgG的凝胶柱。有抗体包被的红细胞将会被截留在凝胶柱的顶部或柱体中,而不凝集的红细胞则将在凝胶柱的底部。

1)材料:微柱凝集法的试验材料为柱凝集配血卡。

2)微柱凝集法依次按照以下步骤操作:①取凝胶抗球蛋白微柱卡,标记"主侧"、"次侧";②加反应物:主侧通常情况下使用供应商提供的稀释液将供血者红细胞配成1%的悬液(根据厂商的操作说明书而定),取50μl轻轻滴入1号微管反应池中,再加入25μl受血者血清;次侧通常情况下使用供应商提供的稀释液将受血者红细胞配成1%的悬液(根据厂商的操作说明书而定),取50μl轻轻滴入2号微管反应池中,再加入25μl献血者血清;阴性对照通常情况下使用供应商提供的稀释液将受血者红细胞配成1%的悬液,取50μl轻轻滴入微管反应池中,再加入25μl AB型血清;③将已加好反应物的凝胶卡放入37℃孵育15分钟;④取出凝胶卡,立即用专用离心机离心,通常离心的速度被设定在1000r/min(80~100g),离心10分钟后,观察结果。

3)结果判读:若阴性对照管细胞沉淀在管底,检测管凝集块在胶上或胶中判读为阳性。结果判断参照图示(图14-2)。若阴性对照管和检测管的细胞沉淀均在管底判读为阴性。若阴性对照管细胞在胶上或胶中说明试验失败,应重新试验。

4)注意事项:柱凝集卡操作时,应先向反应室内要加红细胞悬液,后加血清或抗体。不同的厂商所提供的柱凝集试验要求的细胞与血清的比例不同。一般50μl 1%红细胞悬浮加25μl血清,50μl 0.8%红细胞悬浮加40μl血清。

(4)聚凝胺法:试验操作参见本章第三节聚凝胺(polybrene)试验。主侧配血:向试管中加入患者血清2滴和献血者2%~5%红细胞悬液1滴;次侧配血:向试管中加入献血者血清2滴和患者2%~5%红细胞悬液1滴。立即以1000g离心15秒,观察结果。如果阴性则继续试验;如果阳性,需分析原因排除干扰后继续后续试验。加 0.6ml LIM 试剂,室温放置 1 分钟。加入 2 滴 Polybrene 试剂,立即以1000g 离心 1 分钟,弃去试管中液体,轻摇试管,肉眼判断红细胞凝集情况。如果有凝集出现则继续操作。如果没有凝集出现则该试验无效。加入 1 滴重悬液,轻摇试管,肉眼观察结果。

3. 各检测方法总结盐水介质交叉配血简单、方便、快速,但不能检出 IgG 类抗体引起的交叉配血不配合。且盐水法对于操作人员的操作技能与专业判断能力有一定的要求,有一定几率会导致试验结果出现假阴性。

试管法抗球蛋白介质交叉配血是一种安全可靠的交叉配血方法。在盐水法的基础上,抗人球蛋白介质增加了对 IgG 类抗体引起的不相容性的检测。但抗球蛋白介质交叉配血试验操作复杂、时间长、很难应用于紧急配血试验,且同样对于操作人员的操作技能与专业判断能力有一定的要求。

微柱凝集法试验的敏感度高,能检出微弱的抗原和抗体反应。且具有自动化,标准化,重复性好,结果稳定,观察直观易保存等优点。但整个操作用时较长,不适用于特别紧急的配血。

除上述两种配血方法外,常用的检测 IgG 类抗体引起的不相容性的配血方法还有快速聚凝胺介质配血、LISS 介质配血以及增强反应的酶法配血等。这些方法具有一些局限性,通常用于特殊情况下的配血,操作中的注意事项可参见本章第三节。

## 第五节　胎儿/新生儿溶血病产前检查和产后诊断

### 一、概　　述

胎儿/新生儿溶血病一般特指由母婴血型不合引起的胎儿或新生儿的免疫性溶血性疾病(hemolytic disease of the fetus and newborn,HDFN)。如简称为新生儿溶血病则不很确切,因为此病始于胎儿时期,并能造成胎儿死亡。同时,造成胎儿/新生儿溶血的原因并不限于红细胞血型不合造成的免疫性溶血。本节讨论的均为由红细胞血型免疫系统引起的胎儿/新生儿溶血病。

### 二、胎儿/新生儿溶血病病理学

胎儿的红细胞可早在 2 到 3 周胎龄时便可形成,到第 9 周,在骨髓与肝脏中已完成产生红细胞。除 ABO、I、P1、Lewis、Cartwright 和其他一小部分血型抗原,大部分血型抗原在 10 ~ 12 周便已发育完全。当胎儿遗传了父亲的基因而形成抗原,而此抗原又是母体所缺乏的,便有了发生新生儿溶血病的危险性。

### 三、胎儿/新生儿溶血病的症状

新生儿溶血病的主要症状和体征有水肿、黄疸、贫血和肝脾肿大,黄疸深者可能并发核黄疸。症状轻重一般取决于母亲抗体的强度、抗体与红细胞结合程度、胎儿代偿性造血的能力以及免疫功能等诸因素。ABO 系 HDFN 与 Rh 系 HDFN 相比,黄疸程度、贫血轻重、肝脾大小和核黄疸发生率都比较轻。

### 四、胎儿/新生儿溶血病的诊断

胎儿/新生儿溶血病检测可以分为产前检查和产后诊断两部分,前者用以预测溶血病发病的可能性以及严重程度,后者直接确认新生儿患病与否,并对制订治疗方案提供依据。目前两种检测都以血清学试验为主,其他检测手段如分子生物学、细胞功能试验、B 超检查等作为辅助手段在判断胎儿血型和经胎盘出血量,提高新生儿溶血病预测准确性,判定胎儿受害情况等方面可以提供有价值的数据,但这些实验费用较高,操作难度较大。

#### (一)产前检查

由于婴儿的血型遗传自父母双方,因此,通过夫妻血型的检测,可以预测母婴之间是否可能存在血型不合,进而检测母亲体内是否存在相应的 IgG 类抗体。一旦发现了可能导致胎儿溶血的抗体,通过定期的检测可预测胎儿可能受到的影响。

对于 ABO 系 HDFN 来说,首先通过判断夫妇 ABO 血型是否相合来预测胎儿是否可能患有 HDFN(表 14-8)。

表 14-8　夫妇 ABO 血型配合预测

| 妻子血型 | 丈夫配合血型 | 丈夫不配合血型 |
| --- | --- | --- |
| O | O | A　B　AB |
| A | O　A | B　AB |
| B | O　B | A　AB |
| AB | O　A　B　AB | / |

如果夫妇血型不配合,则进一步检测妻子相应的 IgG 抗-A 和(或)抗-B 效价。当 IgG 抗-A 和(或)

抗-B 效价≥64 时可认为有意义,当效价≥256 或者检测到抗体效价持续升高达 4 倍以上时,可认为胎儿受害的可能性较大。

对于 Rh 系 HDFN 来说,一般认为,只有当妻子为 Rh 阴性,丈夫为 Rh 阳性时才是不配合的。从严格意义上讲,C、c、E、e 抗原也能造成 Rh 新生儿溶血病,但这些抗原即使不配合也很少能使孩子患病。所以,除了妻子体内已经存在针对这些抗原的抗体以外,我们在产前检查中并不考虑这些抗原在夫妇之间的不配合性。一旦在孕妇体内检出 IgG 类 Rh 抗体,原则上胎儿就有可能受害,因此,检出 IgG 类 Rh 抗体后,如果夫妇该 Rh 血型不配合,则无论抗体效价高低,都需要定期进行抗体效价测定。如果效价持续升高,则表明胎儿受害的可能性增大。必要时,可以用分子生物学试验、羊水检测等方法鉴定胎儿的血型,如果母婴 ABO 血型不配合,则 Rh 系 HDFN 的病情会较轻。当然,如果母婴 Rh 血型相同,则胎儿不会受害。在中国汉族人群中,Rh 阴性个体约占 0.4%,以此计算,Rh 阴性的母亲有大约 1/18 的可能性怀有 Rh 阴性的胎儿,如果已知丈夫为 Rh 阳性,则 Rh 阴性母亲怀有 Rh 阴性胎儿的可能性降为约 1/36。

### (二)产后诊断

HDFN 患儿的血清学检测主要是"三项试验",即:直抗试验、游离试验和释放试验。患儿血清中的游离胆红素(Bi)和血红蛋白(Hb)也常常作为有价值的数据加以测定。

直抗试验是用直接抗球蛋白试验的方法,检测新生儿红细胞上是否存在免疫抗体。一旦发现新生儿红细胞直抗阳性,即成为诊断新生儿溶血病的有力证据。

游离试验是检测新生儿血清中的血型抗体,如果检出抗体并能够和新生儿红细胞反应,游离试验则为阳性。例如在 A 型的新生儿血清中检测到了 IgG 抗-A,则该新生儿游离试验阳性。

释放试验和直抗试验相同,也是检测新生儿红细胞上的致敏的血型抗体,只是方法有所不同。释放试验首先利用特殊的方法将致敏在新生儿红细胞上的抗体放散下来,然后再检测放散液中的抗体。如果在放散液中检测到了血型抗体,理论上都可以证明新生儿患有溶血病。但习惯上,只有当放散液中检出抗体,同时新生儿红细胞上又存在相应抗原时才认为释放试验是阳性。例如当我们检测到放散液中存在抗-A,那么只有当新生儿是 A 型或 AB 型时,才能证明新生儿患有溶血病,否则可能是试验误差所致。

(朱自严 李 勤 张嘉敏 王 晨 叶璐夷)

## 参 考 文 献

1. Lorraine C, Scott W. Fundamentals of Immunology//Denise MH.Modern Blood Banking & Transfusion Practices.6th ed. Philadephia:F.A.Davis,2012:45-100.

2. General Laboratory Methods//Technical Manual AABB.17th ed.Bethesda:AABB,2011:865-874.

3. Red Cell Typing//Technical Manual AABB. 17th ed. Bethesda:AABB,2011:875-895.

4. 丁苏鄂.常用血清学检查技术//刘达庄.免疫血液学.上海:上海科技出版社,2002,194-231.

5. 王建文,陈巧凤.唾液中 ABH 血型物质检测的研究.南京医科大学学报(自然科学版),1995,4:847-849.

6. 刘达庄.免疫血液学基础//免疫血液学.上海:上海科学技术出版社,2002:6-14.

7. Klein HG, Anstee DJ.Red cell antibodies//Mollison's Blood Transfusion in Clinical Medicine .12th ed.Oxford:John Wiley & Sons,Ltd.2014:62-72.

8. Daniels G, Poole J, de Silva M, et al.The clinical significance of blood group antibodies. Transfus Med, 2002, 12(5): 287-295.

9. Eder AF.Update on HDFN:new information on long-standing controversies.Immunohematology,2006,22(4):188-195.

10. Roback JD,Grossman BJ,Harris T,et al.Antibody detection, identification, and compatibility testing//Technical Manual. 17th ed.Bethesda:AABB,2011:897-914.

11. Walker PS.Identification of Antibodies to red cell antigens// Technical Manual .17th ed.Bethesda:AABB,2011:463-493.

12. Cooling L.ABO,H, and Lewis blood groups and structurally related antigens//AABB Technical Manual. 18th ed. Bethesda:AABB,2014:298-300.

13. Denomme GA,Westhoff CM.The Rh system//AABB Technical Manual.18th ed.Bethesda:AABB,2014:332.

14. Downes KA,Shulman IA.Pretransfusion testing//AABB Technical Manual.18th ed.Bethesda:AABB,2014:380.

# 第十五章
## 相容型输血及其临床应用

临床输血要求安全、有效、科学。输血不良反应主要有四方面危险因素：①免疫反应；②传播血源性疾病；③血液质量导致的不良反应；④临床用血不当导致的不良反应。免疫反应包括溶血性输血反应、非溶血性发热反应、过敏反应等，输血对机体免疫功能的干扰等。溶血性输血反应可能危及患者生命，受到临床高度重视。导致溶血性输血反应的原因有同种抗体、药物、物理化学因素等。同种抗体引起的溶血性输血反应比较常见，因此临床输血首先要求供者与患者 ABO 和 RhD 血型相同[1]。但是在特殊情况下，例如紧急抢救输血，患者疑难血型短时间内难以鉴定，或没有同型血时，为了抢救患者生命，就要采取相容型输血[1]。所谓"相容型输血"（compatibility transfusion），实质就是患者与供者血型尽管不相同（输异型血），但是配血相合，患者能容纳输入的血液成分，故又称"配合型输血"。

## 第一节　临床输血与免疫血液学

### 一、临床输血的免疫学知识

免疫血液学（immunohematology）起源于研究临床输血配型时所涉及的红细胞血型，抗原抗体反应等免疫学问题，现在已经发展成为一门多学科交叉的新兴学科，是临床安全有效输血的保障[2]。

要达到临床红细胞输血安全有效，患者与供者的红细胞血型必须相同或者相容。相同是指患者与供者的血型抗原完全一样。

到 2015 年为止，被国际输血协会（ISBT）认可的血型系统有 35 个，包含 328 个血型抗原，它们受控于 45 个基因和 1670 个等位基因，加上罕见血型抗原总数超过 600 种[3,4]。要达到患者与供者全部血型抗原全部相同，难度很大，而且也没有必要，因为有些血型抗原的免疫原性非常弱，有些非常稀有，有

些则主要存在于某些特定的人群中，这些血型抗原在临床输血中意义不大。因此，一般情况只要求患者与供者 ABO 和 RhD 血型抗原相同即可。

相容则是指患者能容纳供者的成分血，相容的实质是患者体内没有针对供者红细胞的血型抗体，供者血浆中没有针对患者红细胞的血型抗体，以确保本次输血以后不会发生免疫性溶血。患者与供者的红细胞血型抗原相同时肯定相容，但相容却不一定相同。

例如：①患者 A 型，供者 A 型，患者与供者的 ABO 血型相同，也相容；②患者 AB 型，供者 A/B 型或 O 型，患者与供者的 ABO 血型抗原虽然不相同，但是患者体内没有 ABH 抗体，故供者红细胞输入患者体内，不会遇到对应的血型抗体而发生溶血；③患者 RhD（-），如果体内没有抗-D，供者 RhD（+），患者与供者的 RhD 血型抗原虽然不相同，输血后也不会发生免疫性溶血，但是在这种情况下患者有可能被供者的 RhD（+）红细胞免疫而产生抗-D。

判定患者与供者的红细胞是否相容的实验室直接证据就是患者与供者交叉配血是否有凝集。主侧配血（患者血浆/血清+供者红细胞）无凝集，表明患者与供者红细胞相容。如果输进的血液中含血浆，还要考虑供者血浆/血清中有无针对患者红细胞抗原的抗体，也就是次侧配血（患者红细胞+供者血浆/血清）是否相容。

### 二、临床输血的政策或原则[1]

#### （一）患者与供者 ABO、RhD 同型血输血

患者与供者同型输血安全，可以减少差错。ABO、RhD 血型与常见疾病没有明显关联，在随机患者中的分布与在随机献血者中的分布大致相同，因此同型输血不容易发生临床输血中某种血型的血液短缺。

## （二）特殊情况紧急抢救时输血

如果没有同型血,或者患者 ABO、RhD 血型不能确定,应该按照《临床输血技术规范》第十六条规定操作:对于 RhD 阴性和其他稀有血型患者,应当采用自身输血、同型输血或配合型输血。临床输血的 3 种方法:①自身输血;②同型输血;③配合型输血即"相容型输血"。均符合相关规定,安全有效。

### 三、临床输血的原则

为了抢救患者生命必须立即输血时,如果来不及做血型鉴定实验,就输配血相合的 O 型血;如果是女性患者,来不及鉴定 RhD 血型,就输 RhD(-)血[5]。O 型红细胞是"通用血"(universal RBC),人们用酶处理红细胞上 A/B 抗原制备"通用血"的临床研究超过 30 年[6],目的就是用于紧急抢救输血。

# 第二节 相容型输血的原则

"配合型输血"或"相容型输血",实质就是输异型血,但不是随机的异型血,而是配血相合/相容的异型血。异型输血要遵循以下 3 个原则[5,7]:

### 一、抗原与抗体二者不同时存在

免疫性溶血性输血反应的实质是抗原-抗体反应,抗原-抗体反应必须抗原和抗体两个因素同时存在才会发生。患者与供者的血型即便不相同,供者红细胞进入患者体内如果碰不到对应的抗体,就不会发生免疫性溶血性输血反应。换句话说,患者体内如果有几种不同抗原即几种不同血型的红细胞,但是没有对应的抗体,红细胞是不会被破坏的。但是,患者有可能被异型红细胞即异型抗原免疫而产生对应的抗体。患者如果被异型红细胞免疫而产生免疫性抗体,以后输血就必须输同型血。某些免疫性抗体还可能导致女性患者怀孕以后发生新生儿溶血病(hemolytic disease of the newborn,HDN)。因此,临床输血需要掌握的原则,一是尽量输 ABO 和 RhD 同型血,避免产生免疫性抗体;二是特殊情况紧急抢救生命时,如果患者血型没有鉴定清楚或没有同型血,则应当机立断不拘泥于患者与供者血型是否相同而采用相容型输血。(输)异型输血时,只要配血无凝集,就表明输进去的红细胞碰不到对应的抗体,抗原与抗体二者不同时存在,输血就是安全的,不能顾忌患者有可能产生免疫性抗体而贻误抢救生命。

### 二、ABO 亚型红细胞输给 ABO 型患者

供者红细胞抗原的结构或质量与患者相同,即同型输血,当然不会发生免疫性溶血性输血反应。但是 ABO 亚型红细胞输给 ABO 型患者也不会发生免疫性溶血性输血反应,因为至今为止,没有发现"抗 ABO 亚型抗体"[5]。

### 三、患者红细胞有某种抗原而供者红细胞无某种抗原

除了特殊情况,患者被免疫产生血型抗体的一般规律是:有某种血型抗原,不会产生某种血型抗体;无某种血型抗原,被该抗原免疫后,可能会产生某种血型抗体。因此,如果患者有某种血型抗原,体内一般是不可能存在某种血型抗体的(特殊情况例外,自身免疫性溶血性贫血患者可能产生"类自身抗体"。例如患者自身抗体有抗 Rhe 特异性,患者红细胞带 e 抗原)。异型输血时,患者有某种血型抗原,如果供者无某种血型抗原,输血以后,是不会发生免疫性溶血性输血反应的。

例如:RhD(+)患者的红细胞带 D 抗原,一般情况不会产生抗-D。RhD(-)供者的红细胞不带 D 抗原。把 RhD(-)红细胞输给 RhD(+)患者,虽然是异型输血,但是安全。反之,把 RhD(+)红细胞输给 RhD(-)患者,则不一定安全,是否安全取决于患者体内有无抗-D。还要指出的是,至今没有发现"抗 RhD(-)抗体"。

简而言之,对于任何血型系统,异型输血时都遵循的规律是:供者红细胞无某种抗原,患者有某种抗原,输血安全;供者红细胞有某种抗原,患者无某种抗原,输血不一定安全(是否安全取决于患者有无针对该抗原的抗体)。

# 第三节 临床输血的一些误区

临床输血中下列误区值得注意[7]。

### 一、准确鉴定 ABO 血型,输血是否安全

为了确保输血安全有效,《临床输血技术规范》规定输血前试验包括 3 个项目:ABO、RhD 血型鉴定,不规则抗体筛查,交叉配血[3]。输血前三项试验是 3 道"保险",除了自身免疫性溶血性贫血患者以外,3 道保险中交叉配血试验最重要,是安全有效输血的"生命线"。

例如:只要主侧配血相容(无凝集),即便患者与供者 ABO 血型不相同(患者 AB 型,供者 A 型),患者不规则抗体筛查阳性(患者血浆中含抗-E,供者红细胞不带 E 抗原),输红细胞也是安全的;反之,只要主侧配血不相容(有凝集),即便患者与供者 ABO 血型相同(患者与供者 ABO 定型试验结果都是正定型抗-A(+),抗-B(-);反定型 Ac(-),Bc(+),患者与供者都定为 A 型,但患者可能为 $A_2$ 型,供者为 $A_1$ 型),患者不规则抗体筛查阴性(患者血浆中含抗-$A_1$,因为不规则抗体筛查细胞均为 O 型,ABO 亚型抗体均漏检),输红细胞也是不安全的。

临床输血首选输 ABO 同型血,ABO 血型鉴定是提供同型血的依据。但是在特殊情况紧急抢救输血时,如果遇到患者为 ABO 疑难血型短时间内鉴定不出来,不能为了同型输血花费时间鉴定 ABO 血型而贻误抢救患者生命。换句话说,患者生命至上,ABO 血型定不出来时,病情紧急就必须采取"相容性型输血"。

## 二、输 ABO 同型血液是否安全

ABO 同型输血是安全输血的一道保险,但只要遵循本章第二节中阐述的安全输血 3 个原则:①抗原抗体不同时存在;②ABO 亚型红细胞输给 ABO 型患者;③供者红细胞无某种抗原,患者红细胞有某种抗原。尽管患者与供者 ABO 血型不相同,输血也是安全的。但是必须强调,临床输血首选 ABO 同型输血,异型输血仅限于特殊情况,并且一要符合输异型血的指征,二要经过严格的审批程序(见本章特殊情况紧急抢救输血推荐方案)。

## 三、ABO 亚型血用于临床输血是否安全

有些采供血单位或医院认为必须 ABO 同型输血才安全,如果采集到 ABO 亚型血,因为临床输血中很难遇到 ABO 亚型患者,医院也拒绝接受 ABO 亚型血,故把 ABO 亚型血报废。本章第二节已经阐明,把 ABO 亚型红细胞输给对应的 ABO 型患者(如把 $A_2$ 型红细胞输给 $A_1$ 型即 A 型患者)是安全的,报废 ABO 亚型血是浪费宝贵的血液资源。

## 四、RhD(-)红细胞输给 RhD(+) 患者是否安全

采供血单位如果不常规储备 RhD(-)红细胞,遇到 RhD(-)患者紧急抢救输血时,可能因为临时采集 RhD(-)血液困难而贻误抢救。有时储备 RhD

(-)红细胞又会因为长时间无 RhD(-)患者而快过保存期。为了不浪费宝贵的血液资源,采供血单位请求临床把 RhD(-)红细胞输给 ABO 同型的 RhD(+)患者,但有时却遭到拒绝。有些医师误认为把 RhD(-)红细胞输给 RhD(+)患者不安全。本章第二节已阐明把 RhD(-)红细胞输给 RhD(+)患者不会发生溶血性输血反应。

## 五、RhD(+)红细胞输给 RhD(-)患者是否安全

临床输血首选同型血,RhD(-)患者如果含抗-D,输 RhD(+)红细胞会发生溶血性输血反应。RhD(-)患者如果不含抗-D,输 RhD(+)红细胞以后有可能被免疫而产生抗 D 抗体,以后再输血就必须输 RhD(-)红细胞,而且女性患者怀孕以后有发生 HDN 的风险。但是,RhD(-)患者如果不含抗-D,紧急抢救时,生命至上,应该按照《临床输血技术规范》(2000 年)第十六条规定处理,采取"配合型输血"即相容型输血,只要 RhD(-)患者与 RhD(+)供者主侧配血无凝集就可以输血,既符合输血有关政策又是安全的。

## 六、RhD(-)患者输 RhD(+)供者的血浆是否安全

本章第二节已经阐明,只要抗原抗体不同时存在,输血是安全的。RhD(-)患者输 RhD(+)供者的血浆是否安全,取决于两个因素:一是 RhD(-)患者体内是否有抗 D 抗体,二是 RhD(+)供者的血浆中是否有一定数量的残存 RhD(+)红细胞。如果没有 RhD(-)供者的血浆,可以把 RhD(+)供者血浆中残存的 RhD(+)红细胞高速离心除去以后再输给 RhD(-)患者,是不会发生溶血性输血反应的。

## 七、RhD(-)患者输 RhD(+)供者的血小板是否安全

血小板上有 ABH 抗原,但是没有 Rh 抗原。因此,RhD(-)患者无论有无抗-D,输 RhD(+)供者的血小板都不会"抗原抗体同时存在",都是安全的。但是,如果 RhD(-)患者含抗-D,RhD(+)供者的血小板中残存一定数量的 RhD(+)红细胞,输血小板就可能有一定风险。此时可以输单采血小板,因为单采血小板中所含红细胞极少。

# 第四节　输血前试验

《临床输血技术规范》(2000 年)规定输血前试验包括 3 个项目:血型鉴定、不规则抗体筛查、交叉配血。

## 一、血型鉴定

血型鉴定包括 ABO 和 RhD 血型。临床输血首选同型血,血型鉴定为输同型血提供了依据。但是,在特殊情况紧急抢救输血时,如果疑难血型短时间内鉴定不出来,或无 ABO/RhD 同型血,并不影响采用"相容型输血"抢救患者生命[5,8]。

临床输血中遇到 ABO 疑难血型时,采用快速鉴定法(见本章第七节),尽量输同型血。

## 二、不规则抗体筛查

影响不规则抗体筛查结果的因素很多,如试验方法的敏感性、抗体筛查细胞的抗原覆盖面、抗原杂合子或纯合子、自身抗体干扰等,所以不规则抗体筛查试验阳性,判定有不规则抗体;不规则抗体筛查试验阴性,则不能完全排除不规则抗体。不规则抗体筛查试验的影响因素及结果(见本章第八节)。

## 三、交叉配血

### (一)主侧配血

主侧配血(患者血浆/血清+供者红细胞)是检查患者体内有无针对供者红细胞的抗体。如果主侧配血有凝集,除了特殊病例如自身免疫性溶血性贫血患者以外,一般严禁输血。自身免疫性溶血性贫血患者的主侧配血方法见本章第六节。

### (二)次侧配血

次侧配血(患者红细胞+供者血浆/血清)是检查供者血浆中有无针对患者红细胞的抗体。做次侧配血的前提是给患者输的成分血中含有血浆,如果未含血浆则不需要作次侧配血。《临床输血技术规范》(2000 年)对各种成分血是同型输血或作次侧配血作了规定,应该按规定操作。

# 第五节　特殊情况相容型输血

"推荐方案"及相关说明[9]。

## 一、应用范围

其应用范围是:①ABO 疑难血型患者紧急抢救输血;②ABO 同型血液储备无法满足需求时患者紧急抢救输血;③RhD 阴性患者紧急抢救输血;④交叉配血不合和(或)抗体筛查阳性患者紧急抢救输血。

## 二、启动指征

由各种原因导致患者失血性休克或严重贫血,不立即输血将危及其生命,且在紧急输(备)血过程中出现下列情况之一者,本着抢救生命为第一要义的原则,立即启动"推荐方案"程序:①采取各种措施,输血科(血库)血液储备仍无法满足患者紧急抢救输血的需要;②输血科(血库)在 30 分钟内无法确定患者 ABO 或 RhD 血型和(或)交叉配血试验不合时。

## 三、启动流程

其流程是:①输血科(血库)工作人员根据患者输血前血型血清学试验结果及血液库存情况,凡符合"推荐方案"启动指征 1.2 条中任何一条,立即向临床科室负责医师说明情况;②临床科室主治医师及以上人员根据患者病情和输血科(血库)反馈信息,判定符合"推荐方案"启动指征,双方协商后决定启动"推荐方案"程序;③输血科和临床科室分别将患者病情上报医院医务管理部门审批或总值班备案后,立即启动"特殊情况紧急抢救输血程序"。

## 四、几点说明

### (一)ABO 疑难血型判定提示

判定提示如下:①正、反定型不一致;②与先前血型鉴定结果不一致;③弱凝集、混合凝集或其他情况难以准确判定结果;④与 ABO 同型血液交叉配血试验不相合;⑤不符合一般遗传规律。

### (二)RhD 抗原阴性判定及处理原则

RhD 抗原初筛试验阴性者,须排除 Du 型和 Del 型以后才能确认为 RhD(-);RhD 抗原结果难以判定或(和)先前鉴定不一致者,均暂按 RhD 阴性血型处理。

### (三)特殊情况下输注血小板

特殊情况分别为:①首选与受血者 ABO/RhD 血型同型血小板输注。②在紧急抢救患者生命时,发现患者血型难以判断或血小板供应短缺情况下,可以选择不同血型的单采血小板输注。③输注不同血型的单采血小板前,要向患者及家属进行风险告知并签署知情同意书。例如:供者血浆中的血型抗体引起急性溶血反应的可能;血小板输注无效的可能;

RhD 阴性患者输注 RhD 阳性血小板后有可能产生抗-D,特别对育龄期妇女,可能发生流产、死胎、新生儿溶血病(女童患者成年后风险同上)等。④输注不同血型的单采血小板,应选择抗-A、抗-B 效价≤64 的供者,儿童应尽量减少血小板中的血浆量,以防止发生溶血性输血反应。⑤AB 型单采血小板的血浆中不含抗-A、抗-B,但 AB 型血小板上有 A 抗原和 B 抗原,因此非同型输注比较安全但疗效略差。⑥RhD 阴性无抗-D 的患者,特别是育龄期妇女(包括女童),输注 RhD 阳性单采血小板后,有条件者可尽快注射抗 D 人免疫球蛋白以预防抗体产生。

# 第六节 自身免疫性溶血性贫血患者相容型输血

自身免疫性溶血性贫血(AIHA)的输血前三项试验(ABO、RhD 血型鉴定,不规则抗体筛查和交叉配血)有时都会遇到困难,需要采取相容性输血[10]。

## 一、ABO 定型

### (一) ABO 正定型

自身免疫性溶血性贫血(AIHA)患者的红细胞上黏附 IgG 自身抗体,抗球蛋白试验(直抗)阳性,在 ABO 定型时可能发生非特异性凝集;IgM 型冷自身抗体在采集血样注入试管时温度降低可能自发凝集。这两种情况都会干扰 ABO 正定型。供选择的解决办法:

1. 微柱凝胶卡法可以避免黏附 IgG 自身抗体的红细胞在 ABO 正定型时发生非特异性凝集。

2. 洗涤法盐水反复洗涤(可以采用递增温度法洗涤),至直抗阴性,再作正定型。

3. 唾液中血型物质测定法如检测到 A 质或 B 物质,可以作为判定 A 型或 B 型的重要依据。未检测到 A 质或 B 物质,则没有参考意义。

4. ABO 基因分型法有条件的实验室可以采用 ABO 基因分型法。

### (二) ABO 反定型

AIHA 患者血清中如果无游离的自身抗体,间接抗球蛋白试验(间抗)阴性,不干扰 ABO 反定型。AIHA 患者如果间抗阳性,血清中游离的自身抗体可以在盐水介质中非特异性凝集 ABO 红细胞,干扰反定型。供选择的解决办法:①随机 O 型红细胞(Oc)吸收法:患者血清中自身抗体经随机 Oc 吸收至间接抗球蛋白试验(间抗)阴性,再作反定型。4℃与室温交替吸收效果较好。用随机 Oc 吸收自身抗体时,同种抗体有可能被吸收,因此吸收后的血清不能作抗体筛查和交叉配血。②有条件的实验室,可以采用商品冷抗体去除试剂。

## 二、抗 体 筛 查

AIHA 患者常规法抗体筛查,一般情况下的结果分析:三个抗体筛查细胞均阴性,判定血浆/血清中无游离的自身抗体和同种抗体。三个抗体筛查细胞中只有一个或两个抗体筛查细胞阳性,判定血浆/血清中无游离的自身抗体,有同种抗体而应做同种抗体特异性鉴定。

三个抗体筛查细胞均阳性,不能排除血浆/血清中有游离的自身抗体干扰抗体筛查,必须先去除游离的自身抗体以后再判定有无同种抗体,以及鉴定同种抗体特异性。去除游离的自身抗体的办法:

1. 自身红细胞吸收法 局限性:①只适用于一个月内无输血史者;②类同种特异性自身抗体漏检;③各种放散技术都会导致红细胞不同程度的溶血/丢失;④反复吸收可能导致血清不同程度稀释,低效价同种抗体漏检。

2. 同种红细胞吸收法 采用献血者红细胞反复吸收-放散,直到吸收后的红细胞直抗阴性,用吸收后的血浆/血清作抗体筛查。抗体筛查阴性者,判定只有自身抗体而无同种抗体。抗体筛查阳性者,判定自身抗体掩盖同种抗体,鉴定同种抗体特异性。本法局限性:①用于吸收的献血者红细胞要与患者 ABO 血型相同(或 O 型)、RhD/C/c/E/e 血型相同(或比患者抗原特异性少),其他有临床意义的血型系统尽量相同(或比患者抗原特异性类少);②如果用于吸收的献血者红细胞与患者 RhD/C/c/E/e 血型相同,类同种特异性自身抗体可能会漏检;③反复吸收可能导致血清不同程度稀释,低效价同种抗体漏检。

3. 稀释法 把患者血清倍比稀释,直到不与一套抗体鉴定谱细胞全部反应而与其中部分细胞反应,便可用于抗体筛查,抗体筛查阳性者鉴定同种抗体特异性。如果稀释后不出现仅与部分谱细胞反应的格局,抗体筛查就有可能漏检效价低于自身抗体的同种抗体。本法只适用于同种抗体效价高于自身抗体者。

4. 保温法 操作繁琐,仅部分冷抗体病例有一定效果。

5. 常规法 初筛结果分析法。

（1）3 个抗体筛查细胞均阴性：无游离自身抗体，无同种抗体。

（2）3 个抗体筛查细胞中 1~2 个阳性：无游离自身抗体，有同种抗体。

（3）3 个抗筛抗体筛查细胞均阳性：吸收去除自身抗体以后再作抗体筛查。

1）抗筛抗体筛查阳性：自身抗体掩盖同种抗体。

2）抗筛抗体筛查阴性：有游离自身抗体，无同种抗体。

### 三、自身抗体血型特异性及类同种特异性自身抗体鉴定

AIHA 患者如果发生无效输血，应该分析是否与自身抗体血型特异性及类同种特异性自身抗体有关（多为 Rh 特异性）。

### 四、交 叉 配 血

#### （一）主侧配血

1. 血浆/血清中无游离的自身抗体　判定方法见抗体筛查条目，主侧配血按常规方法操作。

2. 血浆/血清中不能排除游离的自身抗体　判定方法见抗体筛查条目，主侧配血会受干扰。建议采用"随机配血法"，并作自身对照试验。

选择与患者 ABO,RhD 同型的多个随机供者配血，选定供者的原则：①凝集不强于自身对照者，或凝集相比最弱者。②与患者 RhC/c,E/e 同型，或抗原特异性比患者少。③如果患者有同种抗体，选择不带对应抗原者。④如果患者自身抗体有血型特异性，选择不带对应抗原者。⑤如果患者自身抗体为类同种特异性抗体，选择不带对应抗原者。

3. 常规配血均有局限性　自身红细胞吸收法，同种红细胞吸收法，稀释法，单采血浆法，保温法，供/受者红细胞血型系统完全同型输血法等多种配血法均有局限性。

#### （二）次侧配血

1. 微柱凝胶卡法。

2. 洗涤法放散法等操作费时。

注：可以选择有关文件不要求做次侧配血的成分血红细胞输血。

### 五、输血前填写试验报告单

报告单必须写明直抗结果，抗体筛查和配血技术及方法，自身对照结果，以便临床分析结果的可信度，或对输血风险全面评估。

### 六、输 血 原 则

1. AIHA 患者的 ABO 血型鉴定抗体筛查和交叉配血等试验中许多疑难问题还没有解决，而且部分患者输同型血可能加重溶血，故必须严格控制输血指征，只有危及患者生命时才考虑输血。以下根据输血前试验结果制定 AIHA 患者输血方案的建议，必须紧密结合患者临床情况和其他检验结果综合分析，因为输血前试验受自身抗体的干扰，不一定反映患者体内的真实情况。

2. 常规法抗体筛查阴性者提示患者血浆/血清中无游离的自身抗体及同种抗体：①如果 ABO 血型鉴定结果可靠，可输 ABO、RhD 同型，主侧配血相容的红细胞。②如果 ABO 血型鉴定不可靠，可输 O 型、RhD 同型，主侧配血相容的红细胞。③如果常规法抗体筛查，三个抗体筛查细胞中只有一个或两个抗体筛查细胞阳性，提示患者血浆/血清中无自身抗体，只有同种抗体，可输 ABO、RhD 同型，不带同种抗体特异性对应抗原，主侧配血相容的红细胞。④如果常规法抗体筛查，三个抗体筛查细胞全阳性，血浆/血清经吸收法或稀释法处理后，再作抗体筛查试验区别三种情况：游离的自身抗体；自身抗体掩盖同种抗体；单纯同种抗体。

（1）游离自身抗体：选择多份与患者 ABO、Rh D/C/c/E/e 同型，或 Rh 抗原特异性比患者少的红细胞配血，并作自身对照，选择凝集不强于自身对照的红细胞或凝集相比最弱的红细胞输血。

（2）自身抗体掩盖同种抗体：①同种抗体特异性确定后，选择多份与患者 ABO、Rh D/C/c/E/e 同型，或 Rh 抗原特异性比患者少，不带同种抗体特异性对应抗原的红细胞配血，并作自身对照，选择凝集不强于自身对照的红细胞或凝集相比最弱的红细胞输血。②同种抗体特异性不确定，参见紧急输血方案。

（3）只有同种抗体：按常规方法配血输血。

3. 患者具有血型特异性或同种特异性自身抗体，选择与患者 ABO、RhD 同型，不带血型特异性或类同种特异性对应抗原的红细胞配血和输血。

4. 自身抗体是冷抗体，血液应保温输入。

## 第七节　ABO 疑难血型快速鉴定输同型血

在血型分类中没有疑难血型，迄今为止在文献中也查不到"疑难血型"的定义，因为"疑难血型"是

一种血型难以检定或判定的"现象",而不是一种型别。检定标本是否属"疑难血型",除了标本本身的特殊性外,还与实验室的设备、技术人员的水平、经验等多种因素有关。例如1份ABO亚型标本,在基层医院血库可能因为正定型与反定型不一致而分析不出原因被认为是"疑难血型",但在血液中心血型参比实验室该问题可能就易于迎刃而解。在检定血型时,标本如果受多种因素干扰使结果难以判定,便呈现"疑难血型"现象。

在ABO血型鉴定时,一般因为正、反定型不一致而判定为疑难血型。

# 一、ABO正反定型不一致的试验结果分类[11]

输血前血型检定试验常规要求ABO定型同时做正定型和反定型,正、反定型不一致时,常提示标本为疑难血型(表15-1)。

表 15-1  ABO 正、反定型结果不一致的分类

| | 原因 |
|---|---|
| 红细胞减弱或丢失 | 1. ABO 亚型 |
| | 2. 白血病或造血系统恶性疾患 |
| | 3. 输异型血 |
| | 4. 造血干细胞移植 |
| | 5. 可溶性血型物质过高 |
| | 6. 急性大失血 |
| | 7. 年龄(<4~6 个月,老年) |
| 红细胞额外反应 | 1. 自身凝集素 |
| | 2. 红细胞未洗涤  标本血清含对试剂成分反应的物质 |
| | 3. 红细胞上黏附大量蛋白 |
| | 4. 造血干细胞移植 |
| | 5. 获得性 B 抗原(类 B) |
| | 6. B(A)或 A(B)表型 |
| | 7. 输异型血 |
| 混合凝集(mf) | 1.(近期)输异型血 |
| | 2. 造血干细胞移植 |
| | 3. 双精子受精或同卵受精(嵌合体) |
| 血清定型减弱或无反应 | 1. 年龄(<4~6 个月,老年) |
| | 2. ABO 亚型 |
| | 3. 低丙种球蛋白血症 |
| | 4. 造血干细胞移植 |
| | 5. 先天性 ABO 抗体缺失 |
| | 6. 大量输晶体盐或胶体扩容剂 |
| 血清额外反应 | 1. 冷自身抗体 |
| | 2. 同种抗体 |
| | 3. 血清含对试剂成分反应的物质 |
| | 4. 血清蛋白过高、或 A/G 倒置、或其他异常 |
| | 5. 输异型血浆 |
| | 6. 造血干细胞移植 |
| | 7. 输(含某种血型抗体)免疫球蛋白 |

## 二、血型误定或疑难血型的临床和实验室提示

遇到下列情况,提示患者或标本可能为 ABO 血型误定或疑难血型。

1. 临床提示 ①急性溶血性输血反应;②输血后 2~7 天,患者血红蛋白(Hb)下降,却不能用原发病解释;③输血后<24 小时,患者 Hb 升高达不到理论值(公式:患者输血后<24 小时的 Hb 升高理论值:

$$供者输血前<24\ h\ 的\ Hb(g/L)\times$$

$$(g/L) = \frac{输血量(L)}{患者血容量(L)} \times 90\%)$$

2. 实验室提示 ①本次血型检定结果与既往结果(病历记录、被检者自述)不一致;②ABO 正、反定型结果不一;③抗-AB 与抗-A 或抗-B 凝集强弱不一致;④正定型凝集呈弱阳性或 mf;⑤与 ABO 同型血交叉配血不合;⑥输血前抗体筛查阴性,输血后(2天~3周)出现不规则抗体。

## 三、ABO 正、反定型不一致的疑难血型标本"三步分析法"

对 ABO 正、反定型不一致的疑难血型标本检定,不是一定要达到正、反定型的结果一致(有时可能达到一致,如先前的操作不规范导致的正、反定型不一致;有时不可能达到一致,如临床治疗所致的正、反定型不一致),而是首先要对 ABO 正、反定型不一致的原因做出科学合理的解释,然后对 ABO 血型做出正确判定。对 ABO 正、反定型不一致的标本的检定,特推荐笔者归纳的"三步分析法":

1. 排除人为因素或操作失误(第一步) 复检 ABO 血型:①重新采集血样:分抗凝血和不抗凝血的 2 管,排除血样采错、输液处采样和血样不规范等因素。②核对试剂、器材:核对试剂效期,仔细阅读试剂说明书,特别是操作规程和注意事项;核对离心机转速、时间、离心力,以及其他器材有无污染,排除试剂、器材,特别是离心力不标准的干扰。

2. 复习临床资料(第二步) 分析可能导致正、反定型不一致的原因并予以归纳、分类(表 15-1):

(1)患者年龄、性别:<6 个月的婴儿或老年人 ABO 正反定型不合可能为生理性因素,有妊娠生育史的妇女可能产生 IgM 不规则抗体干扰 ABO 反定型。

(2)家系:了解是否为双胞胎(双精子受精或同卵双胎)。

(3)临床治疗:①大量输液;②静脉输注高分子药物;③输异型血;④血浆置换治疗;⑤造血干细胞移植等。

(4)临床诊断:①白血病或某些其他造血系统恶性疾患导致 ABO 抗原减弱或漏检;②引起血浆蛋白紊乱的疾病(肝脏病、代谢性疾病、多发性骨髓瘤、某些慢性消耗性疾病)导致反定型试剂红细胞非特异性凝集;③AIHA、淋巴瘤、系统性红斑狼疮等疾病的自身抗体干扰 ABO 正、反定型;④真性红细胞增多症,红细胞呈钱串状,干扰 ABO 正定型;⑤细菌感染可能导致类 B,全凝集/多凝集,病毒感染可能产生病理性冷凝集素干扰 ABO 定型;⑥急性大失血,既可能干扰 ABO 正定型,扩容治疗又可能干扰 ABO 反定型。

3. 根据第二步的分类结果,设计针对性试验验证(第三步)

(1)红细胞抗原减弱或丢失

1)ABO 亚型:反定型试剂红细胞凝集明显,正定型被检红细胞凝集弱或呈 mf、或抗-AB 与抗-A(或抗-B)的凝集强弱不一致(一般是抗-AB 凝集强于抗-A 或抗-B)。鉴定:①血清学试验,根据各种 ABO 亚型的特征,选择相应的试验验证(吸收/放散试验,血型物质检测,特殊的分型试剂,如抗-H、抗-A$_1$、MHO4 单克隆抗血清等);②DNA 鉴定,有些 ABO 亚型有 DNA 分型试剂盒,但一些少见或罕见的亚型 DNA 分型技术还不成熟。

2)白血病或造血系统恶性疾患:临床诊断白血病或其他造血系统恶性疾患(如骨髓增生异常综合征),一般反定型不受干扰,表现为反定型对应的 ABO 抗原减弱(不会增强或出现额外反应);注意偶见 RhD 抗原减弱者。

鉴定:①证实红细胞上的弱抗原,吸收/放散试验,抗原-抗体增强技术(4℃孵育 1 小时替代立即离心看结果、酶处理红细胞技术、低离子 LISS 增强剂和 22%牛白蛋白增强剂等),血型物质测定(佐证被检者 ABO 血型,即便未检测到血型物质,也不能排除被检者为非分泌型);②临床追踪,一般在病情缓解后血型抗原强度恢复;③DNA 鉴定。

3)输异型血:临床 3 个月内输过异型血,正定型可能呈 mf。鉴定:①直接抗球蛋白试验(DAT)阳性为有力佐证,但直抗阴性不能排除;②离心法分离患者红细胞复检血型;③DNA 鉴定(DNA 抽提自外周血中白细胞,供者白细胞在受者外周血中存活期短,一般不干扰血型鉴定)。

4)造血干细胞移植:临床ABO血型不同的造血干细胞移植后,如果植入存活,受者在逐渐转变为供者血型的过程中,可能呈嵌合体状态,如果供者O型,受者非O型,嵌合体可能呈现"A或B抗原减弱"样。鉴定:①ABO正定型凝集呈mf;②DNA鉴定,这也是移植成功的指标之一。

5)可溶性血型物质过高:临床少见,用未洗涤的红细胞检定ABO血型时,要想到存在可溶性血型物质过高干扰ABO正定性的可能性。鉴定:红细胞经充分洗涤后复检血型。

6)急性大失血:临床急性大失血病史。鉴定:①网织红细胞增多,外周血出现有核红细胞;②定期复查,外周血成熟红细胞增多后干扰消失。

(2)红细胞额外反应:

1)同种抗体:ABO定型试剂批准文号(ABO定型血清中含同种抗体)。鉴定:①用有批准文号的规范试剂检定ABO血型;②ABO定型血清质控(抗体筛选)。

2)红细胞上黏附大量蛋白:用未洗涤的红细胞检定ABO血型,应想到红细胞上黏附大量蛋白可能干扰正定型。鉴定:红细胞经充分洗涤后复检血型。

3)红细胞未洗涤(标本血清含对试剂成分反应的物质):用未洗涤的红细胞检定ABO血型,应想到标本血清可能干扰正定型。鉴定:红细胞经充分洗涤后复检血型。

4)造血干细胞移植:临床造血干细胞移植史,如果供者非O型、受者O型,或供者A型、受者B型,移植存活,受者在转变为供者血型的过程中,可能出现"额外反应"。鉴定:①ABO定型凝集呈mf;②DNA鉴定,这也是移植成功的指标之一。

5)获得性B抗原(类B):细菌感染(尤其是肠道细菌感染),以前为A型,现在呈"AB"样;或以前为O型,现在呈"B"样。鉴定:①正定型抗-A(++++)、抗-B呈弱凝集,反定型Ac不凝集、Bc凝集强,或正定型抗-A(-)、抗-B弱凝集,反定型Ac、Bc均凝集;②用酸化(pH 6.0)抗-B检测不凝集;③临床追踪,感染控制"类B"现象消失;④吸收抗-B弱,放散抗-B强。

6)B(A)表型:正定型抗-B(++++)、抗-A(±),反定型Ac(++++)、Bc(-)。鉴定:①吸收/放散试验证实红细胞携带弱A抗原;②用MHO4单克隆抗-A检测,凝集<++,容易散开。

7)输异型血:见红细胞抗原减弱或丢失条目。

8)自身抗体:临床诊断AIHA,自身红细胞被自

身抗体致敏后,在含蛋白的ABO定型血清中可能发生非特异性凝集,如果血清中有游离的自身抗体,会出现抗-A(+)、抗-B(+)、抗-AB(+)和Ac(+)、Bc(+)、Oc(+)、直抗(+)。鉴定:①37℃盐水洗涤红细胞至直抗阴性后检定血型;②红细胞经甘氨酸/HCl或二磷酸氯喹放散至直抗阴性后检定血型;③血清/血浆经Oc吸收自身抗体后做反定型。

(3)混合凝集(mf)

1)(近期)输异型血:鉴定:见红细胞抗原减弱或丢失条目。

2)造血干细胞移植:鉴定:见红细胞额外反应条目。

3)双精子受精或同卵受精(嵌合体):被检者无病史(输血史、妊娠史)可循并排除ABO亚型时,应注意是否为双胞胎。鉴定:①直抗阴性,排除输异型血所致;②被检者为双胞胎,无临床异常。

(4)血清定型减弱或无反应

1)年龄:<4~6个月的幼儿、老年人。鉴定:①<6个月的幼儿不做ABO反定型、或反定型仅供参考;②老年人ABO抗体效价降低,可采用增强抗原-抗体反应技术(见红细胞抗原减弱或丢失条目)。

2)ABO亚型:见红细胞抗原减弱或丢失条目。

3)低丙种球蛋白血症:多无特殊病史可循。鉴定:①正定型无异常;②血清蛋白测定。

4)造血干细胞移植:临床造血干细胞移植史,正定型凝集呈mf。鉴定:DNA鉴定。

5)先天性ABO抗体缺失:国内报告多在献血者中发现,一般无特殊临床表现。鉴定:定期追踪确认。

6)大量输晶体盐或胶体扩容剂:临床扩容治疗或血浆置换治疗病史,患者ABO抗体被稀释。鉴定:追踪观察,晶体盐或胶体扩容剂代谢后,干扰消失。

(5)血清额外反应

1)自身抗体:病毒感染或其他临床诊断(冷凝集素综合征,阵发性寒冷性血红蛋白尿)。鉴定:①预温法(标本采集、分离血清、试剂红细胞试验等过程均在37℃进行,被检血清加试剂红细胞37℃放置1小时观察结果替代离心法);②自身红细胞4℃吸收冷自身抗体后试验。

2)同种抗体:一般有输血史或妊娠史,也可见于疫苗注射或输注血制品,如静脉注射免疫球蛋白者;也可能无病史可循。鉴定:抗体筛查,抗体鉴定。

3)血清含对试剂成分反应的物质:凝集为假阳

性(红细胞膜完整)或呈钱串样,血清含对试剂成分反应物质的现象极少见。鉴定:试剂红细胞洗涤后,配制为生理盐水悬液试验。

4)血清蛋白过高或 A/G 倒置或其他异常:常见于肝脏疾病、结核病、多发性骨髓瘤等,试剂红细胞多呈假凝集(红细胞膜完整)。鉴定:加盐水稀释后凝集散开。

5)输(异型)血浆:临床输(异型)血浆史。鉴定:定期复查,异型血浆体内代谢后干扰消失。

6)造血干细胞移植:鉴定:见血清定型减弱或无反应条目。

7)输(含某种血型抗体)免疫球蛋白:临床输免疫球蛋白史。鉴定:定期复查,输入体内的免疫球蛋白代谢后干扰消失。

## 第八节 抗体筛查用于相容型输血

抗体筛查试验(antibodies screening)用于检测标本中是否含针对红细胞血型抗原的不规则抗体。不规则抗体是导致临床溶血性输血反应的主要原因之一。红细胞血型抗体按其产生的原因分三类:天然抗体、免疫性抗体和自身抗体;按其出现的规律也分3类:一是规则抗体:ABO 血型系统的抗体,这类抗体按一定规律出现。二是不规则抗体:一般指 ABO 以外的血型抗体,这类抗体不按规律出现。比如,Rh 血型系统的 RhD(-)个体可以产生抗-D,但是 RhD(-)个体不是一定有抗-D。ABO 亚型抗体也不按规律出现,也属于不规则抗体,如 $A_2$ 型人可能含抗-$A_1$,但 $A_2$ 型人不是一定有抗-$A_1$。三是特殊类型的抗体,主要有①导致"旁观者型溶血性输血反应"的抗体(bystander alloantibody):临床发现有些患者有针对供者红细胞的抗体,输血后发生溶血性输血反应。输进患者体内的供者红细胞被溶解,患者血中还存在直接抗球蛋白试验(直抗)(+)的红细胞,而且 Hb 下降到比输血前还低,说明患者体内针对供者红细胞的抗体不但溶解供者红细胞,也溶解患者自己的红细胞。②"不可检测型抗体"(undetectable alloantibody):文献报告过一例典型病例,男,55 岁,RhDccee,抗体筛查(-),输 ABO、Rh 同型,配血相合的红细胞,输血后 11 天发生溶血性输血反应。用 $^{99m}$T标记,发现含 RhC 抗原的红细胞全破坏,但是检测不到抗 RhC 抗体。改输不带 RhC 抗原的红细胞,则不发生溶血反应,Hb 升高。③与红细胞发生交叉反应的 HLA 抗体:文献报告,有些患者发生溶血性

输血反应,抗体筛查(-),但是直抗(+),说明红细胞上黏附有抗体,但是红细胞放散液抗体筛查(-),说明放散液中没有红细胞抗体;PRA 试验(群体反应抗体)(+),说明是 HLA 抗体。

## 一、抗体筛查目的[12]

### (一)辅助临床诊断某些疾病

如新生儿溶血病。不规则抗体是导致新生儿溶血病的主要原因。

### (二)确保临床安全有效输血

不规则抗体是导致临床溶血性输血反应的主要原因之一,输血前抗体筛查试验如果发现患者有不规则抗体,则要选择不带与抗体特异性对应抗原并且配血相合的红细胞输血,才能避免溶血性输血反应。

## 二、抗体筛查试验

影响抗体筛查试验结果的因素甚多。

### (一)抗体筛查细胞质量对结果的影响

抗体筛查细胞"理论上"应该带有红细胞的 35 个血型系统 300 多种红细胞血型抗原,一个人的红细胞不可能具备全部血型系统的全部血型抗原,于是一般选择 2~3 个人的红细胞,尽量达到有临床意义的血型抗原互补。因为不规则抗体的分布与血型多态性有关,血型分布有地区多态性和民族多态性,因此不规则抗体的分布也有地区多态性和民族多态性。据笔者不完全统计,我国已经筛查出 59 种不规则抗体。选择抗体筛查细胞时一定要分析是否能够检查出本地区常见的不规则抗体。

选择抗体筛查细胞还要注意:①抗体筛查细胞抗原分布格局表中,抗原不互补或全阴性者,对应抗体肯定漏检;格局表中未列出的抗原,对应抗体可能漏检;②D、C、c、E、e、M、N、S、s、$Fy^a$、$Fy^b$、$Jk^a$、$Jk^b$ 等抗原有"剂量效应",抗体筛查细胞的这些抗原如为杂合子,对应的不规则抗体如果效价低或亲和力低就可能漏检,所以要选择 D、C、c、E、e、M、N、S、s、$Fy^a$、$Fy^b$、$Jk^a$、$Jk^b$ 等抗原是纯合子的抗体筛查细胞。

### (二)试验方法对抗体筛查结果的影响

抗体筛查阳性率的高低与方法的敏感性有关,方法不敏感,阳性率 3‰;方法敏感,阳性率远高于3‰。有些常用的抗体筛查试验方法可能漏检某些特殊的不规则抗体,例如聚凝胺可能漏检 Kell 系统的抗体,抗球蛋白试验可能漏检 Rh 系统的"唯酶抗体"。

### （三）低效价低亲和力不规则抗体筛查

有五项技术可以防止低效价不规则抗体抗体筛查漏检：①调节抗体筛查细胞浓度为 2%~3%，如果抗体筛查细胞浓度过高，抗体效价低时，每个细胞上黏附的抗体太少，凝集不明显，容易漏检。②提高血清与细胞的比例至（5~10）：1。③采用增强剂，如 LISS、22%牛白蛋白、PEG 等。④增加抗球蛋白试验的保温时间至 60 分钟。⑤采用吸收/放散法浓缩抗体。

## 三、抗体筛查结果要结合临床及试验数据分析

### （一）抗体筛查阳性分析

1. 直抗试验　①如果直抗（-），可以判定有不规则抗体。②如果直抗（+），不能排除血浆（血清）中游离的自身抗体所致。此时必须将自身红细胞放散至直抗（-）后作自身吸收，第一次自身吸收以后红细胞直抗（-），排除血浆（血清）中自身抗体导致的抗体筛查（+），可以判定有不规则抗体。如果第一次自身吸收以后红细胞直抗（+），则需反复放散-吸收，直至自身抗体被吸尽，自身抗体被吸尽的标志是末次吸收以后的红细胞直抗（-）。自身抗体被吸尽以后，再作第二次抗体筛查，如果第二次抗体筛查（-），判定没有不规则抗体；第二次抗体筛查（+），则判定有不规则抗体。

2. 排除抗体筛查细胞的非特异性凝集　①血浆（血清）蛋白紊乱所致抗体筛查细胞的非特异性凝集。排除法：加盐水稀释，凝集散开。②冷凝集素，排除法：实验规范化，在 25℃操作。③对试剂红细胞介质的抗体，这种情况罕见，更换试剂。

3. 判定含不规则抗体者必须进一步用抗体鉴定谱细胞作抗体特异性鉴定。

### （二）抗体筛查阴性不能完全排除不规则抗体

此时有以下几种情况：①抗体筛查细胞抗原覆盖面太窄或某些抗原不互补，会漏检某些不规则抗体。②抗体筛查细胞的某些抗原如为杂合子，可能漏检对应的低效价不规则抗体。③方法不敏感，可能漏检弱抗体。④未用增强技术，可能漏检弱抗体。⑤漏检 ABO 亚型抗体。⑥漏检"不可检测型抗体"及与红细胞发生交叉反应的 HLA 抗体。⑦如果抗体筛查试验在 25℃操作，可能漏检 37℃反应型抗体[9]。⑧漏检早期产生的抗体，一是因为抗体初次产生后 14~21 天只有在放散液中才能查到，血清中查不到[5]；二是因为早期 50%患者的不规则抗体筛查只有用两步酶法和聚凝胺法查到，抗球蛋白法漏检[2]。⑨因为抗体筛查一般不用酶法，漏检"Rh 唯酶抗体"。

输血前试验设立三道关口：ABO、RhD 血型鉴定，抗体筛查和交叉配血，三道关口是安全有效输血的三重保障，抗体筛查是安全有效输血的保障之一。抗体筛查看似简单，"易做难精"，要做细致做深入却不容易。抗体筛查还有许多没有解决有待研究的问题，如有待建立筛查 ABO 亚型抗体的技术，检测被自身抗体掩盖的同种抗体的方法不尽如人意，商业抗体筛查细胞的质量有待提高。

（兰炯采）

## 参 考 文 献

1. 临床输血技术规范.卫医发［2000］184 号.
2. 王从容,兰炯采.免疫血液学研究在临床输血中的意义.中国输血杂志,2014,27(9):897-898.
3. The Blood Group Antigen Gene Mutation Database ［EB/OL］. http://www.ncbi.nlm.nih.gov/gv/mhc/xslcgi.cgi? cmd = bg-mut/home,2015.
4. Red cell immunogenetics and blood group terminology ［EB/OL］.http://www.isbtweb.org,2015.
5. Klein HG,Anste D.Mollision's Blood Transfysion in Clinical Medicine.12th ed.Philadephia:Wiley Blackwell,2014:118-153,333-336.
6. Gao HW,Zhou HL,Zhang X,et al.Evaluation of group $A_1B$ erythrocytes converted to type as group O:studies of markers of function and compatibility.Blood Transfus,2016,14(2):168-174.
7. 兰炯采,杨维斌,孙健友,等.输血科对临床医师的免疫血液学咨询//兰炯采,负中桥,陈静娴.输血免疫血液学实验技术.北京:人民卫生出版社,2011:197-207.
8. Goodel PP,Uhi L,Mohammed M,et al.Risk of hemolytic transfusions reactions following emergency-release RBC transfusion.Am J Clin Pathol,2010,134:202-206.
9. 中国医师协会输血科医师分会,中华医学会临床输血学分会.特殊情况抢救输血推荐方案.中国输血杂志,2014,27(1):1-3.
10. 兰炯采.自身免疫性溶血性贫血患者的配血试验.中国输血杂志,2015,28(7):753-754.
11. 兰炯采,陈静娴,马红丽,等.推荐 ABO 疑难血型三步分析法.中国输血杂志,2010,23(3):165-167.
12. 兰炯采,夏荣.重视输血的抗体筛查试验.诊断学理论与实践,2015,14(6):499-501.

# 第十六章
## 血型基因检测技术与亲子鉴定

随着各种血型基因被不断克隆出来,血型基因检测技术逐渐进入了输血医学领域。血型基因检测技术不仅能解决传统血清学方法的局限性,还能为输血领域提供更广阔的研究思路。同时,随着DNA遗传标记研究的日渐深入,DNA分型已经成为法医学个人识别和亲子鉴定的主要手段。凡是含有细胞、组织的生物性检材,均能够提取到DNA并作出分型检测,物证取材的广泛性成为DNA分型的一大优势。PCR-STR分型的自动化分析使法医物证鉴定真正地实现了准确、微量和快速的目标。

## 第一节 血型基因检测技术的基本原理和常用方法

### 一、核酸分析的基本原理

人有23对46条染色体,我们的遗传信息就蕴藏其中。染色体在核内,所以,要分析遗传信息,首先得找有核细胞,如全血中有单核细胞、中性粒细胞、巨噬细胞等有核细胞,可以做核酸分析;而有些成分血,如成熟红细胞、血小板,因无核不含遗传信息,这类标本做不了基因检测,这点我们在采样时首先要考虑到。

染色体呈现双螺旋结构,基本结构单位是脱氧核苷酸,核苷酸有一个戊糖,C1端连接一个碱基,可以和另一个核苷酸的对应碱基形成氢键。C5端连接一个磷酸,C3端被羟基化。当一个核苷酸的C5磷酸基与另一个核苷酸C3羟基共价结合形成磷酸二酯键时,DNA聚合物即核酸开始形成。磷酸二酯键在DNA双螺旋的外侧,氢键在内侧。

我们所有的基因检测技术,包括多聚酶链反应(polymerase chain reaction,PCR)、杂交技术、分子测序等,都是依赖于DNA双螺旋内侧的碱基配对原则。Watson和Crick 1953年提出了DNA双螺旋模型学说并获得1962年诺贝尔奖,为基因检测技术的开创打下了坚实的基础。碱基有4种,嘌呤和嘧啶、腺嘌呤(A)、鸟嘌呤(G)、胞嘧啶(C)和胸腺嘧啶(T)。碱基互补形成氢键,T和A,G和C。PCR及其衍生技术即依赖这一基本原理发展应用至今。如果需要用mRNA作为模板,则首先要反转录mRNA到cDNA。血型鉴定时,基本以基因组DNA为模板。

### 二、多聚酶链反应技术的原理和步骤

#### (一)技术简介

遗传基因存在于核内,但是我们看不见,摸不着,要得到足以检测到的目标DNA,基因扩增技术就必不可少,由此,PCR技术应运而生。1983年Mullis首次提出PCR构想,并在1993年获得诺贝尔化学奖。

PCR即聚合酶链式反应,是指在DNA聚合酶催化下,以母链DNA为模板,以一对分别与模板互补的寡核苷酸片段为引物,通过变性、退火、延伸等步骤,按照半保留复制的机制沿着模板链延伸复制出与母链模板DNA互补的子链DNA的过程。是一项DNA体外合成放大技术,能快速特异地在体外扩增任何目的DNA[1]。

PCR技术是分子生物学中最常用的技术,以其为基础,衍生出许多新的分子检测技术,如限制性酶切PCR(PCR-RFLP),序列特异性单链构象PCR(PCR-SSCP),序列特异性引物PCR(PCR-SSP),序列特异性寡核苷酸PCR(PCR-SSO),PCR+测序(PCR-SBT),实时荧光定量PCR等。尽管衍生技术的种类很多,其原理都大同小异。掌握基本原理,并严格按照设备要求和试剂说明都能做出来。目前用于血型基因鉴定的技术主要是PCR-SSP,PCR-SSO和PCR-SBT等。此外,PCR-RFLP和PCR-SSCP技术,由于技术自身的繁复和局限,目前在血型鉴定中已很少应用。

**（二）基本操作步骤**

PCR 技术的基本步骤：简单说来，分为三步：第一步变性（denaturation）在这里变性的含义是指 DNA 双螺旋结构的解链分离，这样，我们设计的特异性的引物才有可能贴近模板 DNA。一般变性温度范围 94～98℃。第二步退火（annealing）所谓退火，在这里是指温度下降到适合特异引物能够与模板 DNA 完成碱基互补的过程。引物退火温度的设置依赖于引物的长度和引物的 GC 含量，一般来讲，退火温度可以根据 Tm 值来估算，退火温度一般设定比引物的 Tm 低 5℃。对于低于 20 个碱基（bp）的引物，Tm 值可以通过下面的公式估算：$Tm = (4 \times [G+C] + 2 \times [A+T])$℃（$>20bp$ 时，按公式 $Tm = 62.3 + 0.41 \times GC\% \times 100 - 500/$引物长度 $-5$℃ 计算）。PCR 实验中，要根据两个引物的 Tm 值决定退火温度，两个引物的 Tm 值尽量一致。第三步延伸（extension）是指耐热的 Taq DNA 聚合酶催化四种脱氧核糖核苷酸，按照模板 DNA 的核苷酸序列的互补方式依次加至引物的 3 端，形成新生的 DNA 链。PCR 反应体系中，有模板 DNA，引物，耐热 DNA 聚合酶，dATP、dTTP、dGTP、dCTP 4 种原料核苷酸，还有适当浓度的 $Mg^{2+}$ 等。延伸温度一般设置在 72℃。

如此三步反复循环，目标 DNA 片段可呈现指数增长，依模板 DNA 的丰度和检测手段的灵敏度的不同，一般 20～40 个循环后，即可满足要求。

**（三）扩增片段的检测手段**

1. 通过电泳检测目标片段 通过 PCR 反应，得到了足以检测的目标 DNA 的量，接下来，用什么方法检测。传统的方法，标本量比较少的时候，我们采用琼脂糖电泳，电泳体系中加入低浓度的荧光染料如溴乙啶，使 DNA 在紫外光照射下可见，伴随分子标记条带，可以分析到目标 DNA，因为目标 DNA 片段的大小是已知的。PCR 序列特异性引物（PCR-SSP）技术就使用这种检测方法，一般用于标本量较少时的血型基因检测，如 ABO，Rh 疑难标本血型基因鉴定，血小板血型基因鉴定等[2,3]。琼脂糖电泳方法快速、简便，但分辨率不如聚丙烯酰胺凝胶电泳。目前应用多重 PCR-SSP 技术结合聚丙烯酰胺凝胶电泳（毛细血管电泳法）可以同时检测多个指标。

2. 通过化学荧光分子发光法检测目标片段 标本量大时，电泳方法就费时费力了。必须要采用高通量检测技术。寡核苷酸荧光分子杂交技术适合高通量标本的检测，如 PCR-序列特异性寡核苷酸（PCR-SSO）技术，首先荧光分子和寡核苷酸探针结合，然后探针和扩增产物特异性杂交，孵育，再通过单功能流式细胞仪检测荧光发光状况以判定型别[4]。目前中华骨髓库组织配型实验室主要应用这一技术做骨髓志愿捐献者的 HLA 分型。

化学荧光分子发光法检测目标片段，归纳起来有两种不同的方式：一是特异性发光，只有当正确的扩增片段存在于反应体系中时，探针才能发光；二是非特异性发光，如 cyber-green 染料，结合到 DNA 双链时发光，特异性和非特异性扩增片段存在时都可发光。但是，因为目标扩增片段是已知的，可通过依赖于分析片段大小和 GC 含量的融解曲线分析法找到目标片段。

**（四）技术的优缺点及操作注意事项**

PCR 技术具有高敏感性，可高通量，易自动化，整体说来，是可信赖的一种广泛使用的基因检测技术。但是正因为其高敏感，使用微量的基因模板，理论上 1～10 个拷贝就能扩增出目标基因，所以在操作上就要格外地严格仔细，否则，会出现假阳性或假阴性的结果[4]。

1. 标本提取和保存 标本一般用 EDTA 抗凝的全血（因肝素不溶于醇，氯仿等有机溶剂，其残留物有可能影响到 PCR 扩增，不主张用肝素抗凝），特殊情况下也可用唾液拭子。严格按照试剂操作说明书操作，一般都可提取到符合纯度和含量要求的 DNA。提纯的 DNA 标本，未及时检测时，最好 -20℃ 以下保存，4℃ 冰箱存放易降解 DNA。DNA 的纯度比含量更为重要，如血红蛋白，乳铁蛋白都可抑制 PCR 扩增。

2. 操作的流向 PCR 操作流程要求单方向性，这是避免标本间的交叉污染。标本提取→加样→扩增→电泳检测或荧光分析，这样一个单向流程，不能逆向。因为即便是很微量的 DNA 扩增片段的残留，也可能导致下一批标本出现假阳性结果。尤其在加样区域，要使用 PCR 专用的加样枪和枪头，避免气相污染。

3. 非特异性扩增条带的出现 PCR 要做得漂亮，能出现好的结果，除了模板 DNA 的质量外，引物的设计非常关键：长度一般在 18～30bp，两个引物的 GC 含量尽量一致，避免多个碱基重复，避免 2 个引物间出现互补的可能，尤其是 3' 端。理想的引物应当是只与模板上的靶位点杂交，不产生其他条带。但实际上，引物的设计，不是随心所欲，而是受很多条件的限制。目标 DNA 的大小和位置局限了引物的设计。有时会出现交叉退火的现象，引物可能会与模板上很近似靶基因的区域互补,导致一个非目标序列 DNA 扩增;也可能引物相互退火,形成二聚体。不管是哪一种情况出现,都会导致目标 DNA 产物减少,检测敏感性下降。

### 三、血型基因检测技术的常用方法

#### (一)序列特异性引物分析法

PCR 序列特异性引物(PCR-sequence specific primer,PCR-SSP)分析法是使用能够特异识别特定等位基因的引物,通过 PCR 扩增检测序列多态性的方法,也称作等位基因特异性引物 PCR 法。PCR-SSP 是根据基因座某些碱基的差异设计一系列引物,在确定某些碱基为该等位基因所特有的基础上设计一对引物,两引物 3′端的第一个碱基均与等位基因特异碱基互补,特异性引物仅扩增与其相应的等位基因,而不扩增其他的等位基因。因此,PCR 扩增产物有无是鉴定特异性等位基因的基础[5]。

PCR-SSP 方法实验过程简单,对仪器设备要求不高,借助快速的 DNA 片段检测技术,能在较短时间内获得准确的分型结果,具有良好的敏感性和特异性。目前,PCR-SSP 方法在红细胞血型、HLA 和血小板基因分型中得到广泛应用。然而,PCR-SSP 方法同样具有一些局限性和缺点。方法只能检测已知的多态性位点,对于新的突变位点是无法检测的。由于 PCR-SSP 方法工作量大,是通量较小的分型方法,不适合高通量的基因分型。最后还需要注意,PCR-SSP 方法的敏感性很高,分型结果中容易出现假阳性结果,会影响分型的准确性[6]。

#### (二)序列特异性寡核苷酸分型方法

PCR-SSO(PCR- sequence specific oligonucleotide)分型方法是 PCR 方法与序列特异性寡核苷酸(sequence specific oligonucleotide probe,SSOP)探针杂交法的结合。标准的 PCR-SSO 方法是先以 PCR 扩增待分析的基因片段,并将扩增的产物点样固定于尼龙膜(或硝酸纤维膜),然后以放射性核素或非放射性标记的探针与之杂交,根据阳性斑点判断个体基因型。如果需要分型的等位基因众多,就需要很多的探针对每个 DNA 样品要进行多次杂交,操作十分繁琐。于是在此基础上发展起来一种反向杂交法(reverse hybridization)。将各种不同的探针固定于同一张膜上,再将 PCR 产物(待检测基因 DNA)标记后反过来与探针杂交。这样做的好处是只要进行一次杂交,即可完成多个等位基因分析[7]。

1. SSO 技术　目前在 HLA 分型领域中使用最为广泛的 SSO 技术是将探针包被在荧光微球上,通过 Luminex 仪器进行检测[8]。其具体原理及优缺点如下。

(1)基本原理:将特定的探针预先包被在特定颜色的微球表面。微球以两种荧光染料染色,调节两种荧光染料的比例可以获得 100 种不同颜色的微球,每种颜色的微球可以携带一种生物探针。仪器通过鉴定微球的颜色来确定结合的探针。标记在不同颜色的荧光微球上探针在同一管中对 PCR 扩增产物进行杂交。对目标片段进行扩增,引物末端带有生物素,可特异性结合亲合素。对扩增后的 DNA 进行变性、形成单链,与标记在微球上的特异性序列进行杂交,同时进行杂交的微球可达 100 种。杂交后洗去未能杂交上的 PCR 产物。将经链霉亲和素修饰的藻红蛋白(SAPE)与杂交后的微珠温育,通过链霉亲和素与生物素的反应,使荧光报告分子 SAPE 特异性结合到微珠上,对杂交上的产物进行荧光标记,上机检测时,当微珠通过光路时可通过红色荧光鉴别出微珠的特异性(定性),而绿色报告荧光可测定微珠上的荧光标记强度从而可准确定量待检物。

(2)方法的优缺点:其优缺点是:①目前可以获得 100 种不同颜色的微球,每种颜色的微球可以携带一种核酸探针,在可使用的微球数目范围内,可设计数目不等的特异性探针,满足同时检测多个不同的等位基因;②由于携带不同探针的微球在同一管中对 PCR 产物进行杂交,因此每个标本根据检测的位点不同,所需的反应数不同,如检测 ABDR 三个位点,仅需要三个杂交反应即可,通量得以大大提高,适用于大量标本的分型;③与 PCR-SSP 相比,PCR-SSO 实验流程长,对 DNA 质量的要求高,对实验者的要求也较高,而且需要有特定的仪器设备即 Luminex 仪器;④PCR-SSO 方法和 PCR-SSP 方法具有共同的缺陷,其引物或探针都针对已有的多态性位点设计,如果在其他位点发生了新的突变这两种方法是不能检出的。新的突变位点检出后须设计新引物检测。

2. 血型基因芯片技术　2003—2006 年欧洲委员会拨给欧洲各大学和红十字血液中心组建的欧盟血型基因协作组(BloodGen)235 万欧元,用于血型基因分型技术的标准化研究。由 Avent 教授牵头的 BloodGen 已开发出基因芯片 Bloodchip[9,10],用于检测人血样中 9 个血型系统中的 128 种基因多态性,预测对应的表型;美国新泽西州的另一家公司开发出微珠芯片 Beadchip[11,12]，用于检测人血样中 11 个血型系统的基因多态性（不含 ABO 和 RhD）（表 16-1）。BloodGen 最初的研究显示基因分型的错误率远远低于血清学分型（1:20）。未来基因分型能否完全取代血清学分型的争议一直存在，很大一部分业内同行认为基因分型只能是血清学分型的一种补充，无法完全取代临床输血常规血清学检测。

（1）目的：检测血型基因的多态性，评估供患者血型概况，防止血型不合同种免疫发生。

（2）原理：基因芯片的检测原理，仍然是碱基互补，杂交。成千上万个探针可以很有规律地包埋在很小的芯片上，和标本 DNA 杂交，通过荧光收集，可分析出特定的靶基因。

（3）优点：基因芯片具有高敏感、高通量和自动化的优势，如果要建立供者血型基因资料库，为电子配血打下基础，还是很有探索的价值。尤其适用需多次输血患者的预配血，如镰状细胞贫血，地中海贫血，化疗患者，以及稀有血型患者。预测变异 D，弱 Fyb，MNS 血型，与血清学相比，有明显的优势。

（4）缺点：提取 DNA 后，需要 6~8 小时的处理时间（PCR，标记，片段化，杂交，数据分析）才能确定血型，因此不适合急症患者；需要专用设备，试剂成本较高；可能遗漏新的基因变异型。

**（三）基因测序**

基因测序是血型基因检测的金标准。PCR 及其衍生技术的基础往往是已知的基因序列，通过扩增，放大至可检测到的水平。或者已知某一点产生了突变，设计了相应的引物检测其多态性。但是对于未知的新的基因变异，出现了未能预测的结局时，PCR 及其衍生技术就显得力不从心了。这时，就需要做基因测序了。

1. 原理测序的基础　仍然是 DNA 双链的碱基互补，一般采用双脱氧链终止法测定（1975 年 Sanger 发明）。其原理简单说来，DNA 合成分为 4 组体系，每一组体系中除了 4 种普通的脱氧核糖核苷酸 dNTP 外，还分别加入少量某一种双脱氧核糖核苷酸（ddNTP）。ddNTP 的特性在于，C5 端磷酸基正常连接，C3 端少了一个羟基，只要掺入到正常合成链中，DNA 合成就得终止。DNA 链不断合成和偶然终止，产生了一系列的 4 种长短不一的核苷酸链。由于在 4 组合成体系中，都有不同的一种 dNTP 被同位素标记过，4 组体系同时做聚丙烯酰胺电泳，放射自显影技术就能分辨出合成的 DNA 序列中哪怕仅一个碱基的变异。现在已经摒弃放射性核素，用 4 种不同

颜色的荧光标记，一个体系中就可以完成系列反应，最后以四种不同颜色的波峰表现出来，很直观。

2. 测序路径　一般采用纯化的 PCR 产物直接测序，它可以直接准确获得目标序列的全长，可以发现新的突变位点，鉴定新的等位基因，与其他分型方法相比具有极大的优势。这种路径有其缺陷，不能区分同源染色体中哪一条发生了变异。如果要进一步确定，需要克隆测序。DNA 片段可以直接克隆到 DNA 测序载体中，来分别测定同一克隆中 DNA 片段的两条链的序列。

## 第二节　短串联重复序列分型在亲子鉴定和造血干细胞移植中的应用

### 一、短串联重复序列分型

短串联重复序列（short tandem repeats，STR），又称微卫星 DNA 或简单重复序列，是目前在法医物证中应用最广泛的长度多态性遗传标记，它的重复单位短，仅 1~6bp，其长度多态性来源于重复单位拷贝数的个体差异。STR 基因座在基因组中分布广泛，绝大多数位于非编码区，极少数位于编码区[13]。STR 基因座的等位基因片段长度多在 400bp 以下，扩增成功率高，阳性率和检测灵敏度都较高，尤其适用于降解、陈旧和腐败检材的分型鉴定。STR 基因座的等位基因一般只有十余个，采用高分辨率的 PAG 凝胶电泳分离，很容易获得准确的离散型等位基因频率分布。各等位基因间的长度差异有限，不会出现杂合子个体的小基因优先扩增的情况。即使有些基因座可能出现基因间扩增信号强度差异，但差异一般都在 40% 以下，不影响基因型的判定[14]。

经过筛选的 STR 基因座，扩增条件基本相同，可以在同一个 PCR 体系中扩增多个靶基因座，叫做符合扩增。符合扩增能够提高单次检测的信息量，提高个人识别率，也可降低成本和检材的消耗，对微量检材的鉴定特别有价值。目前的符合扩增体系已可同时扩增 9~16 个 STR 基因座，个别鉴别能力已达到或超过 DNA 指纹的水平。平时，复合扩增技术已经具备比较严格的自动化操作程序、完善的质量控制和质量保证措施。标准化的分型数据有利于计算机的数据处理、贮存和联网检索。为建立大规模的法医 DNA 数据库打下良好的基础。

**（一）基本分型技术**

STR 基因座分型技术比较简单。主要有模板

DNA 提取,PCR 扩增,电泳分离,谱带显示和基因型判定等基本步骤。

1. 模板提取 模板 DNA 提取可采用有机溶剂提取法或 Chelex-100 法,但有机溶剂法提取的 DNA 比较纯,扩增效果较好。

2. PCR 扩增 PCR 扩增采用标准 PCR 体系,模板用量 50~100ng。常规 PCR 扩增体系可以完成 STR 基因座靶基因扩增。

3. 电泳分离 电泳分离一般采用聚丙烯酰胺凝胶(polyacrylamide gel,PAG)。PAG 一般采用浓度 6%和交联度 3%(T 6%,C 3%)的凝胶,凝胶厚度 1mm。电泳缓冲液为 1×TBE。PCR 产物加等体积的载样缓冲液混合后加样,同时加等位基因分型标准物。STR 分型标准物是由靶基因座所有等位基因的混合物组成,电泳后形成彼此相差一个重复单位的等距离阶梯图谱。每一等位基因的长度是已知的并按照重复单位的重复次数命名,作为确定等位基因和基因型的参照。

4. 显带和分型 常用银染法显示基因条带,参照分型标准物确定标本的基因型别。

### (二)在法医物证鉴定中的应用

复合 STR 分型具有高灵敏度和高度鉴别能力,以及标准化、自动分型等技术特征,成为当前法医学个人识别的主要技术,解决了多年以来困扰法医物证鉴定的许多问题。经过大量实际案例的鉴定,显示出 PCR-STR 分型突出的优势。

1. 高灵敏度 STR 标准分型的模板量为 10~100mg,现场微量检材,只有能够提取到模板 DNA,就可能分型。另外,在腐败、陈旧生物性材料,基因组 DNA 严重降解,但是只要残存的 DNA 分子长度含有长度 400bp 左右的 STR 等位基因,分型测定就有可能。例如骨髓、牙齿、烟头甚至指纹、头皮屑等检材、石蜡包埋的组织块等非常规检材,都可能作出 STR 分型鉴定。

2. 高鉴别能力 单个 STR 基因座的多态性程度不高,但是符合扩增 10 多个 STR 基因座,累计匹配概率可以达到认定同一性的目的。

3. 标准化分型高分辨率的电泳技术结合采用等位基因分型标准,样品检材的 STR 基因型能够准确地按照重复单位的重复次数命名。这个 STR 基因座标准化分型的基础,也是 DNA 数据库建立的必要条件。

### (三)常用基因座

一个 STR 基因座能否用做法医 DNA 分析的遗传标记,需要用一系列指标进行评估,需做群体调查,获得各种群体遗传学参数,如个体识别能力(Dp)、非父排除率(PE)、杂合度(H)、多态信息含量(PIC)、父权指数(PI)等。还需要进行家系调查,了解基因突变率。另外,如 STR 座位的种属特异性,个体同一性,扩增稳定性,检测灵敏度等,都需要做相关的应用研究。目前常用的基因座大约有 20 多个,分布在常染色体和性染色体(表 16-1)。

表 16-1 部分 STR 基因座

| 染色体 | 基因座 |
| --- | --- |
| 1 | F13B,D1S1171,D1S1656 |
| 2 | TTPOX,D2S410,D2S436 |
| 3 | D3S1358,D3S1359,D3S1352 |
| 4 | FGA,FABP,GABRB15 |
| 5 | CSF1PO,D5S818,D5S373 |
| 6 | F13A01,ACTBP2,FOLP23 |
| 7 | D7S460,D7S809,D7S820 |
| 8 | LIPOL,D8S306,D8S320 |
| 9 | D9S52,D9S825,D9S1118 |
| 10 | D10S89,D10S2325,D10S1415 |
| 11 | TH01,D11S554,D11S2000 |
| 12 | VWA,PLA2A,D12S67 |
| 13 | D13S317,D13S308,D13S325 |
| 14 | D14S306,D14S608,D14S579 |
| 15 | FES/FPS,CYAR04,D15S659 |
| 16 | D16S539,D16S537,D16S3391 |
| 17 | D17S976,D17S1288 |
| 18 | D18S51,D18S535,D18S849 |
| 19 | D19S253,D19S400 |
| 20 | D20S85,D20S470 |
| 21 | D21S11,D21S1437 |
| 22 | D22S686,D22S533,D22S685 |
| X | HPRTB,ARA,DYXS156X |
| Y | DYS19,DYS385,DYS389 |

## 二、亲子鉴定

亲子鉴定是通过对人类遗传学标记的检测,根据遗传规律分析,对有争议的父母与子女血缘关系进行鉴定。涉及父母与子女关系的亲权纠纷可见于:①私生子女,女方指控某男子是孩子的生父;②丈夫怀疑孩子不是自己亲生;③怀疑医院调错婴儿;④失散儿童及失散亲属的确认;⑤财产继承纠纷;⑥拐卖儿童案等。

亲子鉴定可参考的指标很多,包括非遗传特征与遗传特征两大类。前者如根据妊娠期限推测受精日期;后者指多基因决定的遗传性状和单基因座决定的遗传标记。这些指标在亲权鉴定中并不是同样有用,选择时应该注意。通常用于亲子鉴定的指标或遗传标记,应该是一种简单的遗传性状,具有比较高的排除非亲生父亲的能力。在出生时,该遗传标记已完全表现,并且终生不变,不受年龄、疾病及其他环境因素的影响。目前常用的标准遗传学标记类型和实验方法有:红细胞血型、白细胞血型、红细胞酶型、血清型、单基因座探针限制性片段长度多态性(DNA 纹印)及单基因座扩增片段长度多态性,包括用 PCR 检测的可变数目串联重复多态性(VNTR)和短串联重复多态性(STR)。

**(一)亲子鉴定基本原理**

亲子鉴定的基本原理有以下两点:①在肯定孩子的某个等位基因来自生父,而有争议父亲并不带有这个基因的情况下,可以排除他是孩子的生父。检查的遗传学标记越多,非生物学父亲被排除的概率就越大;②在肯定孩子的某些等位基因是来自父亲,而有争议父亲也带有这些基因的情况下,不能排除他是孩子的父亲。这时可以计算如果判断他是孩子父亲,理论上的把握度究竟有多大。

在一个家庭中,遗传规律可概括为:①孩子不可能带有双亲均无的等位基因;②孩子必定得到双亲各方的一对等位基因中的一个;③除了在双亲都带有相同基因的情况下,孩子不可能带有两个相同基因;④某个基因在双亲中的一方或双方为纯合子,必定要在孩子中表现出来。双等位基因遗传标记亲子鉴定的基本遗传原理可以推广到多个等位基因的遗传标记,如 STR 系统。

**(二)否定父权**

1. 排除亲子关系　排除亲子关系可以归纳为如下两种情况:①孩子带有母亲和有争议父亲都没有的一个基因;②孩子没有有争议父亲必定要遗传给其后代的一个基因。在大多数的亲子鉴定案例中,一般已知母亲是孩子的生母,问题是要鉴定父亲是否为孩子的生父。如果母亲不带有孩子的某些基因,那么可推断这些基因一定来自生父。

2. 非父排除概率　非父排除概率,指不是孩子

生父的男子能被遗传标记排除的概率。不是孩子生父的男子被误认为生父时,理论上可以根据遗传标记检测予以否定。但在遗传标记的鉴别能力较差时,无血缘关系的男子与孩子的遗传标记偶然也会符合遗传规律,因而不能否定他与孩子有亲子关系。对孩子的生父来说,不论检查多少遗传标记,都不可能找到排除他与孩子有亲子关系的证据;而对于不是孩子生父的男子,随着检测遗传标记的增加,他被排除的概率越大。不同遗传标记多态性程度高低不同,无关男子因偶然机会不能被排除的概率也有高有低,因此有必要知道不是孩子生父而被控为生父的男子,应用某种遗传标志检测有多大的可能性能被排除父权。这就是通常所说的父权排除概率(probability of exclusive,PE),确切地说是非父排除概率,它是衡量遗传标记系统在亲子鉴定中应用价值大小的客观指标。

(1)排除概率计算原理:排除概率的大小取决于遗传方式和群体基因频率。现以 MN 血型为例说明排除概率的计算原理。设 $M$ 和 $N$ 基因概率分别为 $p$ 和 $q$,在 Hardy-Weinberg 平衡状态下,群体中基因频率和基因型频率保持世代不变,下列表达式反映了群体中基因频率和基因型频率的数学关系。

$(p+q)2 = p2 + 2pq + q2$;纯合子基因型频率$= p2$ 或 $q2$;杂合子基因型频率$= 2pq$。

对于共显性的 MN 血型,表型 M、N 和 MN 的频率分别也为 $p2$、$q2$ 和 $2pq$。依据母和子表型的各种可能组合频率,算得每种组合中孩子表型的相对比例,以及被排除的非父亲的表型频率,可求得 MN 血型系统的排除概率为 $pq(1-pq)$。

对于复等位共显性基因,如 STR 一个基因座有多个等位基因,并且均为显性。设 $pi$ 代表群体中第 $i$ 个等位基因频率,$pj$ 代表群体中第 $j$ 个等位基因频率,并且等位基因 $i$ 不等于等位基因 $j$,则排除概率为:$PE = \sum pi(1-pi)2 - 1/2[\sum\sum pi2pj2(4-3pi-3pj)]$。

(2)累积非父排除概率:上述各种计算非父排除概率的公式是对于某一个基因座而言的。既然亲权鉴定不止使用一个基因座,有必要知道使用的全部遗传标记对于不是孩子生父的男子,否定父权有多大的可能性,即累积非父排除概率(cumulative probability of exclusive,CPE)。计算累积非父排除概率的前提条件是一个遗传标记系统独立于另外一个系统。在此前提下,一个无关男子不能被多个遗传标记排除的概率,可由单个遗传标记不能排除的概率累积计算求得。具体地说,一个无关男子不能被一

个遗传标记排除的概率，与该男子不能被另一个遗传标记排除的概率的累积，符合概率乘法定律，即独立事件同时发生的概率等于独立事件的概率乘积。每个遗传标记系统不能排除父权的机会分别为 $1-PE_1,1-PE_2,1-PE_3\cdots\cdots1-PE_n$，求其乘积，即得累积不能排除概率。用 1 减去累积不能排除概率，即得排除无关男子的累积。累积非父排除概率计算公式为：$CPE=1-(1-PE1)(1-PE2)(1-PE3)(1-PEk)=1-\prod(1-PEk)$。式中 $PEk$ 为第 $k$ 个遗传标记的 $PE$ 值。检查多种遗传标记，按各种遗传标记的遗传方式求出 $PE$ 值后，再按公式求出总的 $CPE$ 值。

3. 错误否定　父权的风险检测的遗传标记增多，遇到遗传变异的可能性也增加。遗传变异使亲子之间的遗传关系呈现为不符合遗传规律。如果缺乏这方面的知识，容易错误否定父权。遗传变异主要有：基因突变、沉默基因、替代等位基因、基因缺失、血型变异、基因互换、弱抗原等。尽管遇到遗传变异的概率很低，但是为了避免在遗传变异的影响，排除父权只是应该根据两个以上遗传标记。

在减数分裂过程中，存在有基因的互换与重组，或由于某些因素的作用，导致基因的核苷酸顺序发生改变，这就是基因突变。突变是导致亲代与子代的遗传标记不符合遗传规律的重要原因。突变可能会影响到亲子鉴定结果的正确性，因此，在亲子鉴定中，应选取那些突变率低的遗传标记。为了避免因遗传标记的突变而错误地排除亲子关系，法医学亲子鉴定所选用的遗传标记必须经过家系调查，且至少观察 500 次减数分裂。选用的遗传标记突变率应小于 0.2%。

### （三）肯定父权的机会

在亲子鉴定中，受检查带有孩子父亲或生母应有的等位基因，这时不能排除受检者与孩子有父子或母子关系，则倾向于认同受检者与孩子有亲子关系。肯定结论的可靠性，取决于检测遗传标记的多少以及具体遗传标记的等位基因频率，一般可以用亲子关系概率（paternity probability）做定量的估计。亲子关系概率的估计方法有多种。目前国内外大多数的亲子鉴定采用 Essen-Moller 提出的计算方法。该方法是根据母亲、孩子和有争议父亲三者的表型计算亲子关系概率。具体步骤是根据母、子联合遗传类型，比较有争议父亲与随机男子成为孩子生父的概率，先计算出父权指数，然后再计算出父权相对机会。

1. 父权指数　不能排除受检者与孩子有父子

关系时，可从母亲、孩子和有争议父亲三方的遗传标记来估计有争议父亲与孩子的亲子关系概率。根据母子表型，可以排列出母子各种可能的等位基因组合，并进一步推测出必定来之生父的基因，这个基因成为生父基因。根据有争议父亲的表型，推测出他是否带有生父基因，以及传递各种可能的生父基因的概率 $X$。假设在随机人群中，该生父基因的频率为 $Y$，可求出父权指数。

父权指数（paternity index，PI）是判断亲子关系所需的两个概率的似然比，即具有争议父亲遗传表型的男子是孩子生物学父亲的概率（$X$）与随机男子是孩子生物学父亲的概率（$Y$）的比值。简言之，$PI$ 代表有争议父亲具备生父基因成为孩子生父的概率比随机男子具备生父基因成为生父的概率大多少倍，由下列公式表示：

$$PI=X/Y=(c\times f)(d\times f)$$

式中：

$X$（具有争议父亲遗传表型的男子是孩子生物学父亲的概率）= $c$（争议父亲提供生父基因概率）$\times f$（生母提供基因概率）

$X$（随机男子是孩子生物学父亲的概率）= $c$（随机男子提供生父基因概率）$\times f$（生母提供基因概率）

2. 父权指数的统计学意义　亲子鉴定所需解决的问题，可以把它归结为两个对立统计假设的决策问题。例如某个母亲指认某男子是她孩子的父亲，这里就会出现两种互相对立的假设：

$H_0$：争议父亲是孩子的生父。$H_0$ 称为原假设，又称原告假设。

$H_1$：争议父亲不是孩子的生父。$H_1$ 称为备选假设，又称被告假设。

亲子鉴定就是根据标本分型结果来推断究竟是 $H_0$，还是 $H_1$ 成立。

要进行推断就得建立一个决策规则，统计学常用的决策方法是似然比方法。而父权指数 $PI=X/Y$ 正是一个似然比。

3. 父权的相对机会　PI 是实数，由这个数字不易看出父权的机会，通常将 PI 值换算成父权相对机会。父权指数是两个条件概率的比值，它可以按 Bayes 定理换算成一个条件概率，从而引出另外一个参数，称之为父权相对机会（relative chance of paternity，RCP）或父权概率（probability of paternity），后者常简写为 W。父权相对机会既是亲子关系概率，也代表了判断争议父亲是孩子生父的把握度大小。

在构成父权指数的两个条件概率中，需要把条

件概率 $P(E/H_0)$ 换算成另一种条件概率 $P(H_0/E)$。条件概率 $P(E/H_0)$ 表示以争议父亲是孩子的生父为条件时，获得观察到的情况 $E$，即母、子、争议父亲三人的遗传标记检测结果的概率。显然，后者正是亲子关系概率。把一条条件概率换算成另一种条件概率最常用的方法是 Bayes 公式。因此有：$P(H_0/E)=(X/Y)/[(X/Y)+P(H_1)/P(H_0)]$，式中 $P(H_0)$ 和 $P(H_1)$ 分别代表争议父亲的确是孩子生父的前概率，和争议父亲不是孩子的生父的前概率。由于对 $H_0$ 与 $H_1$ 成立与否在受理鉴定前可能一无所知，通常假定 $P(H_1)=P(H_0)=0.5$，表示从非遗传标记估计 AF 是孩子的生父或不是孩子的生父机会均等。所以：

$$P(H_0/E)=(X/Y)/[(X/Y)+1]=PI/(PI+1)=W=RCP$$

由此看来，RCP 是根据观察 $E$ 对 $H_0$ 成立的概率的一种估值。由于 RCP 对于 $X/Y$ 是单调增函数，它们有对应关系，即 $X/Y$，RCP 也越大，反之亦然。所以用 RCP 来决策等价于用 $X/Y$ 做决策。因为把 RCP 看作是 $P(H_0/E)$ 的近似，故它有一定的直观意义，因而目前一般以 RCP 大小为决策根据。

多个遗传标记用于亲子鉴定时，若父权不能否定，由每一个遗传标记获得的父权指数需要单独计算。设每个遗传标记的父权指数分别为 $PI_1$，$PI_2$，$PI_3$……$PI_n$。n 个遗传标记的父权指数相乘则为累积父权指数（combined paternity index，CPI），由此再计算 RCP。

$$CPI=PI_1×PI_2×PI_3×……×PI_n; RCP=CPI/(CPI+1)$$

## 三、在造血干细胞移植中的应用

### （一）造血嵌合体

异基因造血干细胞移植（allo-HSCT）是目前治疗血液系统恶性疾病的主要手段之一，它通过对患者作清髓性或非清髓性方案预处理后，将供者的正常造血干细胞回输，从而重建患者的造血和免疫功能。在 allo-HSCT 中，造血嵌合体（HC）是指供者来源的造血细胞部分或完全植入受者体内，一般可分为 3 种类型。allo-HSCT 后不同的嵌合状态与供者细胞稳定植入、疾病复发、移植物被排斥和 GVHD 的关系一直是大家关注的热点[15]。

Allo-HSCT 后原发疾病复发是影响移植成功的主要原因，完全供者来源的造血对于维持稳定植入和防止疾病复发至关重要。当供者细胞占据受者的骨髓或外周血>95% 时，即供者细胞完全植入时，称

为完全的供者嵌合状态（complete chimerism，CC）；若移植后受者细胞仍出现在骨髓或外周血中，可以同时检测到供者和受者 2 种细胞成分，供者细胞占 2.5%~95%，称为混合嵌合状态（mixed chimerism，MC）；如果白血病细胞持续存在并进一步增殖，最终可以导致供者细胞<2.5%，白血病复发，称为微嵌合体。供者细胞嵌合率（donor chimerism，DC）的下降与移植物排斥及疾病的复发密切相关，因此移植后动态检测嵌合状态对判断移植效果、实施临床早期干预治疗尤为重要。

### （二）在造血嵌合体检测中的应用

嵌合体的监测已成为同种异基因造血干细胞移植术后患者的常规检测项目，检测方法已由传统的免疫生化学和细胞遗传学方法发展到分子遗传学方法。分子遗传学检测嵌合状态的基本原理，是利用供者与受者之间遗传物质多态性的不同，从而区分供者与受者的细胞。利用短串联重复序列（STR）结合 PCR 的方法被认为是目前检测移植嵌合状态最灵敏的方法之一。如前面所述，PCR-STR 早已经在法医学的个体识别和亲子鉴定中成熟应用，该技术可靠、准确、灵敏度高。PCR-STR 方法检测嵌合状态可分为非定量分析和定量分析。

1. 非定量 PCR-STR 分析法　在移植前，需要对多个 STR 遗传标记进行筛选，找出供受者之间不同的 STR 遗传标志，在移植后通过对这些信息标志的检测，判断是否存在供受者细胞的嵌合状态。非定量 PCR-STR 方法同法医学个人识别中使用的方法一致（见前文），它只能定性判断出是否存在供受者的嵌合状态，无法对嵌合比例进行准确分析。

2. 定量 PCR-STR 分析法　在植入证据的检测中，嵌合比例的多少同样十分重要。特别是在以下情况下更是如此：①使用去除 T 细胞的移植；②非清髓性干细胞移植；③采用新的 GVHD 预防方案的移植。定量分析对于早期判断植入，掌握 DLI 的数量和时机，合理使用免疫抑制剂，调节 GVHD 和 GVL 的作用，以及在患者临床复发前给予干预治疗提供了依据[16]。

通过 PCR-STR 方法定量分析嵌合状态，实际上是用 PCR 反应结束时的特异性 STR 等位基因的 DNA 含量，来推测代表细胞基因组的 DNA 量。患者特异性 STR 等位基因 DNA 所占的百分比，可通过患者特异性 STR 等位基因＝DNA 含量，除以患者特异性 STR 等位基因和供者特异性 STR 等位基因的 DNA 之和得出。因此定量分析前必须找到供受者

不同的 STR 位点。目前,主要应用荧光定量 PCR 扩增 STR 位点来进行嵌合状态的定量分析,以 TaqMan 技术最常见。TaqMan 技术利用 Taq 酶的 5′外切酶活性,合成一个能与 PCR 产物杂交的探针,该探针的 5′端标记一个荧光分子,3′标记另一个荧光分子。其中 3′端荧光分子能够吸收 5′端荧光分子发出的荧光,因此正常情况下该探针检测不到 5′端荧光分子发出的荧光,只能检测到 3′端荧光分子的荧光信号,当溶液中有 PCR 产物时,该探针与其结合,激活 Taq 酶的 5′外切酶活性,将探针 5′端连接的荧光分子从探针上切割下来,从而发出荧光,切割的荧光分子数与 PCR 产物的数量成比例。因此根据 PCR 反应液的荧光强度即可计算出 DNA 模板的数量。其主要不足是:①采用荧光淬灭及双末端标记技术,因此淬灭难以彻底,本底较高;②采用酶外切活性。

（刘　忠　田　力　李　玲　欧国进）

## 参 考 文 献

1. 王嘉玺,马贤凯.聚合酶链反应研究进展.国外医学.遗传学分册,1989,4:181-187.

2. Kuijpers RW, Faber NM, Cuypers HT, et al. NH2-terminal globular domain of human platelet glycoprotein Ib alpha has a methionine 145/threonine145 amino acid polymorphism, which is associated with the HPA-2(Ko) alloantigens. J Clin Invest, 1992,89(2):381-384.

3. Fukumori Y, Ohnoki S, Shibata H, et al. Genotyping of ABO blood groups by PCR and RFLP analysis of 5 nucleotide positions. Int J Legal Med, 1995, 107(4):179-182.

4. Wu YY, Csako G. Rapid and/or high-throughput genotyping for human red blood cell, platelet and leukocyte antigens, and forensic applications. Clin Chim Acta, 2006, 363:165-176.

5. Prager M. Molecular genetic blood group typing by the use of PCR-SSP technique. Transfusion, 2007, 47:54S-59S.

6. Daniels G, van der Schoot CE, Olsson ML. Report of the Second International Workshop on molecular blood group genotyping. Vox Sang, 2007, 93:83-88.

7. de Haas M, van der Schoot CE, Beiboer SH, et al. Red blood cell and platelet genotyping: from current practice to future high-throughput donor typing. Transfus Med Hemother, 2006, 33:260-266.

8. Testi M, Iannelli S, Testa G, et al. Evaluation of DRB1 high resolution typing by a new SSO-based Luminex method. Mol Biol Rep, 2012, 39(1):13-16.

9. Hashmi G, Shariff T, Seul M, et al. A flexible array format for large-scale, rapid blood group DNA typing. Transfusion, 2005, 45:680-688.

10. Hashmi G, Shariff T, Zhang Y, et al. Determination of 24 minor red blood cell antigens for more than 2000 blood donors by high-throughput DNA analysis. Transfusion, 2007, 47: 736-747.

11. Avent ND, Martinez A, Flegel WA, et al. The BloodGen project: toward mass-scale comprehensive genotyping of blood donors in the European Union and beyond. Transfusion, 2007, 47:40S-46S.

12. Avent ND. Large-scale blood group genotyping. Transfus Clin Biol, 2007, 14:10-15.

13. Ramel C. Mini- and microsatellites. Environ Health Perspect, 1997, 105 S4:781-789.

14. GettingsKB, Aponte RA, Vallone PM. STR allele sequence variation: Current knowledge and future issues. Forensic Sci Int Genet, 2015, 18:118-130.

15. 李幼奇,刘冠贤,石咏军.造血干细胞移植后嵌合体检测的研究进展.中国免疫学杂志,2010,10:957-960.

16. 汪宇春,刘霆,张霁.STR-PCR 定量分析非清髓性干细胞移植后造血嵌合体.四川大学学报(医学版),2003,03:568-570.

17. 杜海林,戴宇东.STR-PCR 分析嵌合体在同种异基因造血干细胞移植中的应用.中国输血杂志,2010(S1):147.

18. 唐晓文,吴德沛,朱子玲,等.嵌合体的动态定量检测在异基因造血干细胞移植中的应用.中华血液学杂志,2004,25(2):78-81.

# 第十七章
## 血液制品的分离与纯化

血浆蛋白制品(通称为"血液制品"),属于生物制品范畴,在医疗上属于一种特殊的药品,主要以健康人血浆为原料,采用分离、纯化技术或生物工程技术以及多步血源性病毒灭活/去除方法制备的、具有生物活性的制品。目前在世界上从大规模混合血浆中分离的血浆蛋白制品主要有以下几种:人血白蛋白、免疫球蛋白(肌注、静注、皮下注射和特异性的免疫球蛋白)、人凝血因子Ⅷ、凝血因子Ⅸ、凝血酶原复合物、纤维蛋白原和抗凝血酶等,这些血液制品基本属性是人源性,有生物活性,目前仍具有不可替代性[1]。上述制品一部分用于一些罕见病(如血液中丢失或缺陷的成分)的替代治疗和严重威胁生命时的救治,如免疫缺陷和出血性疾病。其中多个血液制品品种已列入到 WHO 基本药物目录[2]。血液制品始于 20 世纪 40 年代的二次世界大战,为抢救战伤和休克,美国哈佛大学的 Cohn 发明了低温乙醇法分离人血白蛋白。此后逐步形成常规的批量生产制品的方法,开创了血液制品临床治疗的新时代,迄今已有 70 多年的历史。对于中国,于 1966 年上半年在天津通过了中国原卫生部组织的"低温乙醇法分离血浆蛋白及临床应用技术鉴定"。至此,低温乙醇法分离血液制品正式引入国内。

当今,血液制品已广泛用于临床医学的各个领域。在中国除了严格的筛选献浆者、检疫期控制和先进的分离纯化工艺外,整个分离工艺中根据不同的血液制品的品种,分别加入多个不同的灭活/去除病毒的工艺步骤(如巴氏灭活法、干热法、低 pH 法、纳米膜过滤法),从而最终保证血液制品的安全性。

## 第一节　国内外血液制品现状

### 一、血液制品和临床适应证

#### (一)国内外已上市的血液制品

目前,国内外临床上已用于预防和治疗疾病的血液制品的种类有 20 多种[3],较普遍使用的包括人静脉注射免疫球蛋白、人血白蛋白、人凝血因子Ⅷ浓缩物、凝血因子Ⅸ浓缩物或基因工程人凝血因子Ⅷ、基因工程Ⅶa 因子、抗凝血酶-Ⅲ浓缩物等,其中静脉注射免疫球蛋白的供应和使用量更是突出,需求量逐年增加(表 17-1、表 17-2)。

表 17-1　血液制品和临床适应证

| 产品 | 主要适应证 |
| --- | --- |
| 人血白蛋白 | 补充血容量 |
| 凝血因子Ⅷ浓缩物 | 甲型血友病 |
| 凝血酶原复合物 | 肝病 |
| Ⅸ因子浓缩物 | 乙型血友病 |
| Ⅶ因子浓缩物 | Ⅶ因子缺乏 |
| vWF 因子浓缩物 | vWF 因子缺乏 |
| Ⅺ因子浓缩物 | 丙型血友病 |
| 纤维蛋白原 | 纤维蛋白原缺乏 |
| ⅩⅢ因子浓缩物 | ⅩⅢ因子缺乏 |

续表

| 产品 | 主要适应证 |
|---|---|
| 活化型凝血酶原复合物 | 用于人凝血因子Ⅷ抑制疾病 |
| 抗凝血酶 | 抗凝血酶Ⅲ缺乏 |
| α1-抗胰蛋白酶 | 临床上有肺气肿 α1-抗胰蛋白酶缺乏者 |
| C1-酯酶抑制剂 | 神经性水肿 |
| 蛋白 C | 蛋白 C 缺乏 |
| 纤维蛋白胶 | 外科止血黏合剂 |
| 肌注免疫球蛋白 | 预防甲型肝炎 |
| 乙型肝炎人免疫球蛋白 | 预防乙型肝炎 |
| 破伤风免疫球蛋白 | 治疗或预防破伤风感染 |
| Rho(D)免疫球蛋白 | 预防新生儿溶血病 |
| 狂犬病免疫球蛋白 | 预防狂犬病感染 |
| 水痘/带状疱疹免疫球蛋白 | 预防水痘感染 |
| 静脉注射免疫球蛋白 | 免疫缺乏替代治疗及免疫介导失调 |
| 静注抗巨细胞免疫球蛋白 | 预防骨髓移植后的巨细胞病毒感染 |
| 静注乙型肝炎人免疫球蛋白 | 预防移植后乙型肝炎再感染 |
| 静注 Rho(D)免疫球蛋白 | 预防新生儿溶血病、特发性血小板减少性紫癜 |

表 17-2　国内外已销售血液制品品种

| 功能与品种 | 国内 | 国外 | 功能与品种 | 国内 | 国外 |
|---|---|---|---|---|---|
| 血容扩充类 | | | 抗凝血酶类 | | |
| 25%人血白蛋白 | - | + | 抗凝血酶Ⅲ | +(临床) | + |
| 20%人血白蛋白 | + | + | 纤维蛋白溶解类 | | |
| 10%人血白蛋白 | + | - | 纤维蛋白溶解酶 | - | + |
| 5%人血白蛋白 | - | + | 免疫球蛋白类 | | |
| 凝血因子(止血)类 | | | 肌注免疫球蛋白 | + | |
| 凝血因子Ⅷ | + | + | 静脉注射免疫球蛋白(IVIG) | | |
| 基因重组人凝血因子Ⅷ | - | + | 5%IVIG | + | + |
| 凝血酶原复合物 | + | + | 10%IVIG | - | + |
| 凝血因子Ⅸ | - | + | 特异免疫球蛋白 | | |
| 基因重组凝血因子Ⅸ | - | + | 乙型肝炎人免疫球蛋白 | + | + |
| 凝血因子Ⅶ | - | + | 静注乙型肝炎人免疫球蛋白 | + | + |
| 纤维蛋白原 | + | + | 破伤风免疫球蛋白 | + | + |
| 凝血酶 | + | + | 狂犬病免疫球蛋白 | + | + |
| 蛋白酶抑制剂 | | | 抗-D 免疫球蛋白 | - | + |
| α1-抗胰蛋白酶 | - | + | 水痘-带状疱疹免疫球蛋白 | - | + |
| C1-酯酶抑制剂 | - | + | 巨细胞病毒免疫球蛋白 | - | + |
| 创伤愈合类 | | | 风疹免疫球蛋白 | - | + |
| 纤维蛋白胶 | + | + | 抗人淋巴细胞免疫球蛋白 | + | + |
| 凝血因子ⅩⅢ | - | + | | | |

## （二）血液制品的目标患者

血液制品的目标患者首先是针对有基因缺陷和免疫缺陷的患者，包括用于治疗危及生命的重症及处理严重的医学情况；这些有缺陷的群体，在体内无法产生维持生命和良好的生活质量所必需的蛋白质。甲型血友病是一种遗传性人凝血因子Ⅷ缺乏症，目前全球尚无法治愈方法，必须定期输注人凝血因子Ⅷ方能使患者获得近似正常人生活的可能性。Ⅱ型或Ⅲ型vWD患者，通常要求用含有适量vWF因子的血浆来源的人凝血因子Ⅷ浓缩物治疗。这要求我国市场上销售的人凝血因子Ⅷ产品应该富含vWF因子，若缺乏该因子应改进人凝血因子Ⅷ浓缩物的生产工艺。

## （三）关注血液制品治疗罕见疾病

表17-3列出了血液制品可治疗的罕见疾病及估计的发病人数[4]，世界上已有全球性或地区性的联盟和组织为这些患者搭建了诊断和治疗平台，如世界血友病联盟（WFH），国际先天性免疫缺陷患者组织等。前不久我国首家血友病综合治疗示范中心已在天津成立。另一方面还应重视对出凝血疾病及高凝患者的检测诊断。

表 17-3　血液制品可治疗的罕见病

| 罕见疾病 | 发病率或估计人数 |
| --- | --- |
| 血友病（甲型、乙型） | 1/10 000，WFH 已确认 142 597 人 |
| vWD | 1/100（包括Ⅰ、Ⅱ、Ⅲ型），WFH 确认 52 545 人 |
| 其他凝血因子缺乏 | 18 762 人 |
| 先天性免疫缺乏 | 1/10 000，WHO 评估 1/500 |
| α1-抗胰蛋白酶缺乏 | 评估欧洲 100 000 人 |
| 吉兰巴雷综合征 | 评估欧洲 5700 人 |
| 遗传性神经性水肿 | 1/5000 |
| 特发性血小板减少性紫癜（ITP） | 评估欧洲 30 000 人 |

## 二、主要血液制品品种需求预测

纵观血液制品产业的发展历史，其先后经历了三个主要发展阶段：1980年前，人血白蛋白为市场驱动力。1985年后，人凝血因子Ⅷ浓缩物为市场驱动力：人凝血因子Ⅷ不仅改变了甲型血友病人的生活，而且也改变了血液制品行业的关注点，并由此取代了人血白蛋白的市场地位。血浆的加工量则由人凝血因子Ⅷ浓缩物的需求而定。1990年后，人静脉注射免疫球蛋白成为市场驱动力。

### （一）人静脉注射免疫球蛋白

20世纪90年代，IVIG无论在全球还是部分国家，都是高增长的产品。人静脉注射免疫球蛋白（IVIG）在全球的这种倾向仍在延续，预测全球2016年IVIG消耗会增长到129.4吨，每年实际增长5.1吨IVIG。这是因为IVIG不断有新的适应证、临床实践的变化或新市场扩张的结果。2010年各国IVIG每百万人使用量调查数据显示，使用IVIG在100kg以上的国家有加拿大和美国，但中国仅有约7.8kg用量，差距约十多倍。2010年每百万人口IVIG使用量20～40kg。加拿大在1998—2006年间人均IVIG使用量约增长了115%，成为人均IVIG使用量最高的国家，并确信该增长是由临床超适应证使用贡献的。这些适应证包括各种免疫缺陷，一些血液学和肿瘤以及神经系统疾患。

### （二）凝血因子

在凝血因子领域，DNA重组技术已经逐渐减少血浆来源产品的市场地位。但对于曾长期使用的重组人凝血因子Ⅷ而产生人凝血因子Ⅷ抑制物的甲型血友病患者，需再使用血浆来源的人凝血因子Ⅷ治疗，且其用量会有进一步的增加[3]。

2010年至2015年人凝血因子Ⅷ的用量预计将从66.83亿国际单位增长至77.32亿国际单位，其中血浆来源的人凝血因子Ⅷ预计从2010年的28.42亿国际单位增至40.16亿国际单位，年均增长8.3%。

### （三）人血白蛋白

2010年发达国家每百万人口人血白蛋白使用量200～400kg，预测全球实际人血白蛋白消耗量2016年会增加到543.8吨。2004年曾重新评价了人血白蛋白的临床使用的安全性,结果表明其可以放心使用,由此刺激了人血白蛋白市场销售。2013年中国进口人血白蛋白的数量便超过了国产人血白蛋白,其占比近60%。

# 第二节 血液制品的分离与纯化技术

## 一、经典的低温乙醇法及其改良法

### (一)低温乙醇法的5个可变参数

通过控制调节乙醇沉淀过程中的各参数,可以很容易地从复杂的血浆中制备较纯的蛋白质。这些参数主要包括乙醇浓度、pH、离子强度、温度和蛋白浓度。

1. 乙醇的影响 在低温乙醇法中蛋白质沉淀主要受乙醇的影响,因为乙醇的介电常数非常低。蛋白质的溶解度取决于水-乙醇混合物的介电常数,向血浆中加入介电常数低的溶剂以改变血浆中蛋白质的溶解度,由此可知,介电常数越低,蛋白质的溶解度也越低。

2. pH的影响 当蛋白质分子含相等的正负电荷(即等电点)时,其溶解度最小,此时总的自由电荷等于零。在等电点时蛋白质的最小溶解度为分离沉淀所应用,因为每种血浆蛋白质都具有一定的等电点,如人血白蛋白 pH 4.7~4.8;$\alpha$1-抗胰蛋白酶 pH 4.0;$\alpha$2-巨球蛋白 pH 5.4;转铁蛋白 pH 5.9;免疫球蛋白 G pH 5.8~7.3 等。

3. 离子强度的影响 低温乙醇法的离子强度具有重要的意义,盐浓度的小幅度的变动即可以引起蛋白溶解度很大的变化。通常乙醇法是在 pH 4~8 间进行分离。盐浓度的影响按以下公式计算来确定离子强度:$T/_2 = {}^1\!/_2(m_1z_1^2 + mz_2^2 + \cdots\cdots)$

这里:$T/_2$ 为离子强度;m 为溶液离子的质量摩尔浓度(阴离子、阳离子);Z 为离子价(阴离子、阳离子)。

溶液的离子强度通过计算得出,计算蛋白分离过程中溶液的离子强度需要知道体积和加入的盐溶液,以及缓冲液的浓度或盐的总量和乙醇的总体积。通常在第二次沉淀时确定离子强度,应考虑到被乙醇稀释的情况。正常人血浆的离子强度接近 0.15。

4. 温度的影响 由于温度升高可能导致蛋白质变性,所以在水-乙醇分离系统中温度是一个重要的参数条件。整个分离过程均在 0℃ 以下进行。由于温度的降低易使蛋白质的溶解度减少,因此该特

性为分离各种蛋白组分所利用。例如,在沉淀组分 II 时,当蛋白溶液的温度提高 1.3℃,产量会降低 37%;当温度提高 3.6℃,可导致最终产品完全损失;沉淀纤维蛋白原(组分 I)时温度提高 1℃,纤维蛋白原收率降低 8%。

5. 蛋白浓度的影响 在分离过程中有时候稀释是必要的,以减少蛋白之间的相互作用,减少共沉淀。但过分稀释会导致浓度太低,使蛋白质容易变性,并导致分离过程操作容量增大。

要实现分离某一种目的蛋白可以通过两种不同的方式来完成:①使目的蛋白质留在溶液中而其他蛋白质沉淀。也就是在选取的条件中,目的蛋白质有最大的溶解度,而其他蛋白质的溶解度最小。②选择性使目的蛋白沉淀。

在第一种情况下,选取的目的蛋白溶解度应超过 10g/L。通过改变上述的分离蛋白质的溶解度参数可以进行不同的分离。只有溶解度的差别足够大才能保证更好的收率。否则,乙醇可能影响蛋白质-蛋白质之间的作用。

强调对低温乙醇法 5 个可变参数重要性的认识,有利于控制它们以及在分离中真正达到每步组合的分离条件实现。

### (二)低温乙醇法分离人血白蛋白

1. 低温乙醇法 1944 年 Cohn 公布了低温乙醇法(Cohn 6 法),使用乙醇选择性沉淀其他蛋白质而纯化人血白蛋白(图 17-1)。

在 Cohn 6 法,经过 8 个步骤,通过增加乙醇浓度,改变 pH、蛋白浓度、温度和离子强度,最终得到人血白蛋白。此后,许多人都试图缩短分离时间,发展新方法和新技术,其目的是通过简单而经济的技术,获得稳定的人血白蛋白(无热原和病毒),增加人血白蛋白的产率,并同时分离其他蛋白质。

主要是从以下几个方面优化 Cohn 6 法:①一步法分离组分 I 和组分 II + III;②组分IV-1 和组分IV-4 同一步去除(组分IV);③组分 V 在冻干去除乙醇前,通过过滤直接纯化;④组分IV上清直接通过超滤浓缩人血白蛋白。

2. 低温乙醇法分离人血白蛋白工艺的变化 低温乙醇工艺分离血浆蛋白,自 20 世纪 40 年代建立开始,至今已有 70 多年的历史。Cohn 及其团队所创立的 Cohn 6 法成为分离人血白蛋白的经典方法,是世界血浆人血白蛋白分离工艺的基础。随后所使用的各种分离人血白蛋白的方法依然以 Cohn 6 法中的 pH、温度、乙醇浓度、离子强度和蛋白浓度等

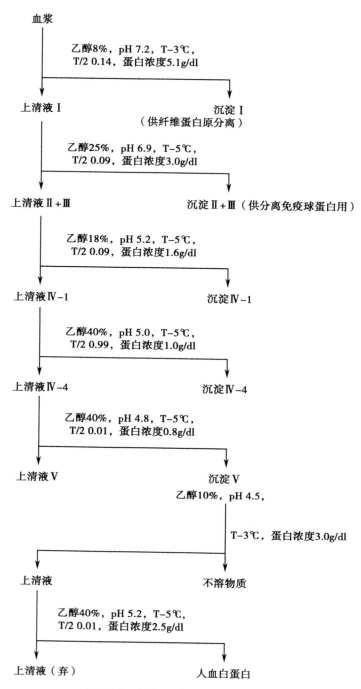

图 17-1 低温乙醇法第 6 法流程图

参数为基础,进行不同的参数组合,同时进行其他多种蛋白制品的分离。

Cohn 6 法有重要的历史地位,然而该法存在分离步骤多、操作体积大、分离周期长、蛋白回收率低等问题,后来众多学者为解决以上问题开展了大量研究,对该法进行优化改良。

其中最为重要的是 1962 年,Kistler 和 Nitschmann 发表 N-K 法,该法更加适合大规模工业化生产。与 Cohn 6 法相比有以下几点区别:①直接使用 95% 的乙醇缓慢添加入血浆蛋白溶液内;②血浆分离开始不再对离子强度进行调整;③在沉淀 A 时(相当于 Cohn 组分 Ⅱ + Ⅲ),降低 pH 和乙醇浓度;④省略了 Cohn 6 法中组分 Ⅳ-1 的分离步骤;⑤减少固液相分离次数。生产周期较 Cohn 6 法缩短了 1/3,乙醇消耗较少 40%,操作体积缩小 22%,回收率提高 10%,纯度保持不变。其中省略组分 Ⅳ-1 分离操作和减少固液相分离次数直接有助于提高人血白蛋白回收率。Cohn 6 法中组分 Ⅳ-1 的参数调整时,由于 pH

较低,在沉淀 α、β 球蛋白的同时,也会因共沉淀一定量的人血白蛋白,从而会降低人血白蛋白回收率。N-K 法整个制备过程中,由于血浆蛋白分离过程中加入 95% 的乙醇,反应液操作体积减小,在沉淀Ⅳ的离子强度参数相对 Cohn 6 法组分Ⅳ-4 高,这是较高的离子强度有助于减少人血白蛋白的损失,提高人血白蛋白的回收率[5]。

上述方法改进了过去 Cohn 6 法步骤多、周期长过程损失大的问题,与经典方法比较主要的区别:①组分Ⅰ和组分Ⅱ+Ⅲ一次性制备分离;②省略组分Ⅴ-1 制备,组分Ⅳ一次性制备分离;③超滤替代了人血白蛋白的二次沉淀。美国的生产厂家多以此类改良的 Cohn 6 法进行生产,欧洲的生产厂家则以 N-K 法为基础组织生产[6]。

### (三)低温乙醇法分离免疫球蛋白

继 Cohn 6 法分离人血白蛋白后,Oncley 于 1949 年公开了 Cohn 9 法。它是经典的分离免疫球蛋白方法,又称 Oncley 法。它以 Cohn 6 法的组分Ⅱ+Ⅲ为起始原料,组分Ⅱ+Ⅲ溶解后,通过乙醇浓度、pH、蛋白浓度、离子强度和温度(五变参数)的多步改变,得到纯的组分Ⅱ即为免疫球蛋白。

1. Oncley 法(Cohn 9 法) 见图 17-2。
2. Deutsch 法 见图 17-3。

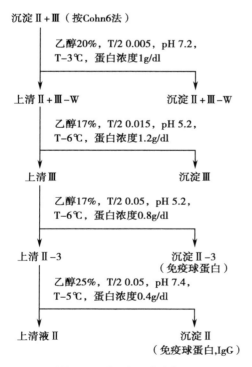

图 17-2 Oncley 法流程图

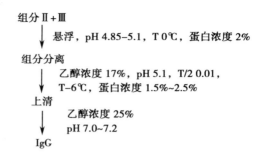

图 17-3 Deutsch 法流程图

Oncley 和 Deutsch 方法都起始于 cohn6 法组分Ⅱ+Ⅲ。应注意多年来在分离组分Ⅱ+Ⅲ时,已发生一些改变即 20% 乙醇浓度代替 25%,同时使用 95% 乙醇而非原始 Cohn 6 方法中的 53.3% 乙醇,故被称 Cohn 6G 法。Deutsch 引进了组分Ⅱ+Ⅲ悬浮步骤,用简单的方法分离免疫球蛋白,与原始的 Cohn 9 法比较免疫球蛋白产量更高。美国大多数厂家使用 Deutsch 方法,它是对 Oncley 法(Cohn 9 法)的改良,适合规模化生产。

3. Kister 法 第一步与 Cohn 6 方法一样沉淀纤维蛋白原,第二步沉淀 A 相当于组分Ⅱ+Ⅲ,它是在较低 pH(5.85)而非 pH 6.9,去除组分Ⅲ时,乙醇为 12% 而不是 17% 去除 α、β 球蛋白。

4. Krijnen 法 这是 Deutsch 另一种改良法,在去除组分Ⅲ时,仅仅使用最低为 8% 的乙醇浓度而不是 17% 的乙醇去除杂蛋白。

5. Bjorling 法 分离条件与 Deutsch 法一样,不同的是获得组分Ⅱ后进一步采用 DEAE-Sephadex A50 批式吸附去除杂质。组分Ⅱ糊状物重溶在 2 体积的冰水中,溶液 pH 调到 6.5,离子强度用 NaAC-HAC 缓冲液调整至 0.02,进一步采用同样 pH 和离子强度的 DEAE-Sephadex A50 批式吸附去除杂质。

从上述几种方法可以看出,相似多于差异,从原料血浆开始,通常是第一步去除纤维蛋白原,随后沉淀组分Ⅱ+Ⅲ,再进一步从Ⅱ+Ⅲ中去除组分Ⅲ后,5 个参数中保持 4 个一致,差异仅仅是使用乙醇浓度 8%~17% 来沉淀组分Ⅲ。

关于离子强度、pH 和乙醇浓度对 IgG 纯度影响,有如下规律:在离子强度 0.01~0.05 范围内,高离子强度时 IgG 纯度好,但产量低;在 pH 5.0~5.2 范围内,高 pH 时 IgG 纯度好,但产量低;在 17% 乙醇浓度时,pH 差 0.2,便可能导致 IgG 纯度差异 20%(74%~95%)。在 13%~17% 乙醇浓度时,乙醇浓度越高,IgG 纯度越好,但产量越低。这清楚地说明严格控制这些可变参数的重要性。基于上述结果，最适合的分离免疫球蛋白的条件是17%的乙醇浓度、pH 5.1、离子强度0.01。

应注意的是免疫球蛋白的溶解性不仅取决于离子的浓度，更取决于混合物中的离子类型。Oncley发现：在相同的离子强度时，醋酸钠比氯化钠更容易溶解免疫球蛋白。同时也发现：单独的醋酸钠不能有效地去除所有的IgM、IgA和α2-巨球蛋白，而单独的氯化钠也不可能定量去除PKA；即使醋酸钠和氯化钠两种盐联合使用，在最终免疫球蛋白内仍残留微量的IgA。

最终结论是：在去除组分Ⅲ杂质时，首先单独改变乙醇浓度是不适宜的，其次变化是离子强度，离子强度需高于0.01，才能有效去除溶纤维蛋白酶原、PKA及其他杂质。因此，选择性的溶解免疫球蛋白不仅取决于离子的浓度，而且更取决于混合物中存在的离子类型。

## 二、离子交换层析法

### （一）离子交换层析法概述

在低温乙醇法发展历程中，最值得注意的变化之一就是引入了离子交换层析用于生产实践中，并作为主要的纯化手段或者用于改善成品的纯度（稳定性）[7]。

瑞典Pharmacia公司、日本Tosoh公司、美国BioRad公司发展了一系列离子交换树脂，用于蛋白质分离，如交联葡聚糖凝胶（Sephadex）、交联琼脂糖凝胶（Sepharose、Sepharose CL及Sepharose FF、Toyopearl及Trisacryl、Sephacryl等）。这些填料未连接离子交换基团时可用于凝胶过滤（分子筛），连接了DEAE、QAE、CM、SP等离子交换基团后便成为了离子交换材料，连接精氨酸、肝素、汽巴蓝或者明胶等亲和官能团后就成为了亲和层析填料。

吸附剂特异性高、操作简单、周期短、易自动化，一两步层析即能替代乙醇法多步沉淀，同时产品纯度好、产率高、蛋白不易变性，污染几率也小。Curling已应用离子交换剂制备人血白蛋白，随后分离一些凝血因子、IgG和其他有治疗或预防作用的血浆成分。这里主要介绍从全血浆分离的人血白蛋白。

### （二）离子交换层析法分离人血白蛋白

人血白蛋白能用标准的层析法纯化，离子交换层析的起始原材料需经过预处理（如去冷沉淀等），使经过预处理的血浆肉眼看起来是澄清的。随后，预处理后的血浆通过自动化凝胶柱（内含物为Sephadex G25），进行凝胶过滤除盐。除盐后的血浆用2mol/L的乙酸调pH至5.2，随后优球蛋白于4℃过夜而沉淀，离心去除沉淀得到适宜离子交换的澄清血浆。

层析的第一步是DEAE Sepharose CL-6B阴离子交换层析，其凝胶经乙酸缓冲液（pH 5.2）平衡后，人血白蛋白便结合在此凝胶柱上，血浆中的IgG则从凝胶中流出。接着用pH 4.5、离子浓度0.025的缓冲液洗脱人血白蛋白。

层析的第二步是CM Sepharose CL-6B阳离子交换层析。先将上一步洗脱的人血白蛋白组分的pH和离子强度分别调至pH 4.8、离子强度0.07，然后上样至该柱，结合到该柱的人血白蛋白用pH 5.5、离子强度0.11的缓冲液洗脱。

层析的最后一步是利用凝胶Sephacryl S200柱，去除高分子量和低分子量的杂质，再进一步用超滤系统浓缩人血白蛋白的浓度至20%。

层析法纯化人血白蛋白的特点：①人血白蛋白成品的纯度达99%；②人血白蛋白仅含低水平的变性蛋白和二聚体，而单体人血白蛋白平均为97%；③完全按照Sephadex G25 → DEAE Sepharose CL-6B → CM Sepharose CL-6B → Sephacryl S200的顺序制备的人血白蛋白，在0.04mol/L辛酸钠条件下是稳定的；④人血白蛋白的收率在90%~95%。

## 三、亲和层析法

### （一）亲和层析概述

从上述部分可以看出，有许多方法可分离人血浆蛋白质，但费时费力，得到的产品质量高低不一。

亲和层析是一种利用生物分子间所具有的亲和力而设计的层析技术。亲和层析基本过程是先选择欲分离的亲和对象，并其和水的不溶性载体结合（通常使用Sepharose 4B或Sepharose CL-6B）成为固相化，装入层析柱（或批试吸附）[8]。

把欲分离的血浆作为流动相，在有利于配基固定相和欲分离物之间形成亲和络合物的条件下，通过亲和柱，此时血浆中只有能与配基形成专一亲和的成分被吸附，不能亲和的其他蛋白成分直接流出，然后利用洗涤液洗去黏附在凝胶表面的非亲和吸附物，最后利用高盐缓冲液解析而释放出亲和物。亲和凝胶利用适当的缓冲液充分洗涤，使其再生。

由此可知，亲和层析一般可分为载体活化、配基偶联、亲和吸附和解析再生等步骤。亲和层析的操作与其他层析技术相似,所不同的是需要准确的选择亲和物的配基和配基固相化载体以及合理地选择层析条件。

为研究血浆蛋白功能和提供临床使用有价值的微量蛋白成分的浓缩物,已使用许多亲和配基,如肝素亲和抗凝血酶Ⅲ、赖氨酸亲和纤维蛋白溶酶原、刀豆素A亲和α1-抗胰蛋白酶、明胶亲和纤维结合蛋白、抗FⅧ:C单抗亲和吸附FⅧ:C等。

为了消除或减少人凝血因子Ⅷ浓缩物中外来蛋白的反复刺激而引起免疫功能紊乱的不良后果,20世纪80年代已采用单克隆抗体免疫亲和层析法纯化极高纯度的人凝血因子Ⅷ浓缩物。Armour产品Monoclate即使用抗vWF的单克隆抗体亲和层析;Baxter产品Hemophil-M使用抗FⅧ:C单克隆抗体亲和层析。

### (二)低温乙醇法与层析法结合的新工艺

人们已经发展了许多新方法来分离血浆中的一些特殊的蛋白成分,特别是不稳定的成分或微量成分,并且与主干低温乙醇法能很好结合,如凝胶过滤层析法、离子交换、免疫亲和法等。总之,新技术和新方法与低温乙醇法有机结合形成了一个连续的从血浆中分离若干新的蛋白成分方法,提高了人血浆宝贵资源利用率(图17-4)。

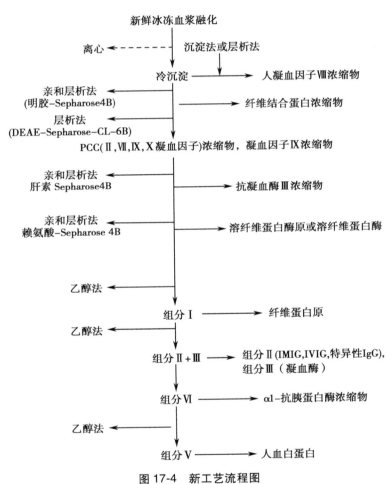

图17-4 新工艺流程图

## 四、血液制品的病毒去除和灭活

20世纪80年代人们认识到很多病原微生物是可以通过血液传播的。从20世纪80年代开始,在血液制品领域内产生了一个新的、重要的课题即是对血液制品中病毒的去除或灭活[9]。经过20多年的努力,血液制品的安全性得到了极大的提高。目前对HIV、HCV、HBV、HAV等常见病毒采取了有效地灭活方法,但对于一些在血液中比较少见的病毒,如B19病毒、疯牛病病原体等尚无有效的方法和技术加以灭活,各国科学家正在努力研究之中。

提高最终制品安全性的基础即是病毒的灭活和物理去除。一些物理和化学方法可以灭活病毒,灭活以后尽管病毒颗粒仍在蛋白溶液中,但不会导致感染。物理去除可以发生在分离的任何步骤(如乙醇沉淀、层析)。理想目标的是病毒存在于丢弃的组分中,而目的蛋白组分中无病毒。但病毒在蛋白组分中的分布常常不均一,目前发现部分病毒与血液制品品种有很大的相关性。

中国厂家常规生产中使用的病毒灭活方法如下:①巴氏灭活法(液态下60℃、10小时);②S/D灭活法(0.3%的TNBP和1%的Tween 80、24~26℃、6小时);③低pH孵育法(pH 4.0±0.3,23~24℃,21天);④终品干热法(80℃、72小时,或者沸水、30分钟)。

各种血浆制品病毒灭活/去除方法的特点和应用实例见表17-4和表17-5。

表 17-4　选择血浆制品病毒灭活/去除方法处理的优点与注意点

| 处理 | 优点 | 注意点 |
|---|---|---|
| S/D | 对脂包膜病毒有效;设备简单;无蛋白变性问题;蛋白回收率高 | 要求下一步工艺必须去除S/D溶剂;对非脂包膜病毒无效,如B19、HAV等 |
| 巴氏法 | 可灭活脂包膜和非脂包膜病毒,包括HAV | 加入的蛋白稳定剂有可能会保护一些病毒免受灭活;不能灭活B19;不稳定的凝血因子回收率比较低;有形成新的抗原的风险 |
| 蒸汽 | 可灭活脂包膜和非脂包膜病毒,包括HAV | 有传播HCV和HGV的风险 |
| 终品干热 | 可灭活脂包膜和非脂包膜病毒,包括HAV;可用于容器的终处理 | 不能完全灭活B19;凝血因子活性损失10%~20%;严格控制残余水分含量 |
| 低pH | 对脂包膜病毒有效 | 该法只针对于免疫球蛋白;对非脂包膜病毒能力有限 |
| 15nm膜过滤 | 基于病毒大小排除作用去除病毒;可去除全部大的病毒,包括HAV和B19;可清除病毒;病毒去除能力可确认;蛋白活性回收率高;蛋白不变性 | 需要考虑过滤膜的成本;只限于除菌前使用 |

表 17-5　世界上用于商业血浆制品病毒灭活方法处理的实例

| | S/D | 巴氏法 | 蒸汽 | 干热 | pH 4 | β-丙内酯 | 纳米膜过滤 |
|---|---|---|---|---|---|---|---|
| 人血白蛋白 | | +++ | | | | | |
| IMIG 和 IVIG | ++ | ++ | | | +++ | + | + |
| 凝血因子Ⅷ | +++ | + | + | ++ | | | + |
| Ⅸ因子 | +++ | + | + | + | | | ++ |
| VWF | + | | | | | | |
| 凝血酶原复合物 | + | | + | | | | + |
| Ⅶ因子 | + | | + | | | | |
| Ⅸ因子 | + | | + | | | | + |
| 纤维蛋白原(静注) | + | + | | + | | | |
| 纤维蛋白原(纤维蛋白胶) | ++ | + | + | + | | | + |
| 凝血酶(纤维蛋白胶) | ++ | | | + | | | + |
| 抗凝血酶Ⅲ | + | ++ | | | | | + |
| α1-抗胰蛋白酶 | | ++ | | | | | + |
| C1-酯酶抑制剂 | + | + | | | | | + |
| 蛋白C | + | | | | | | |

注:+,++,+++为指示使用频率

## 五、静脉注射免疫球蛋白制备方法的发展历程

IVIG 是从大量混合的人血浆中分离纯化的、含有广泛特异的免疫球蛋白的抗体（即多克隆抗体），大约有 $10^7$ 种抗体，利用重组技术难以制备。20 世纪 40 年代，Cohn-Oncley 工业化分离免疫球蛋白的低温乙醇工艺问世。最初分离的免疫球蛋白，因产生严重的不良反应而不能静脉注射，到 70 年代才弄清楚上述不良反应主要与制品中存在着与 IgG 聚合体相关的抗补体活性。20 世纪 80 年代至今，先后形成了 IVIG 几代产品[10]。1982 年，世界卫生组织（WHO）发布 IVIG 治疗指导原则：①IVIG 应含有 90% 的单体 IgG 分子，多聚体含量不超过 5%；②抗体活性应包括中和病毒、中和细菌和中和毒素及调理作用和诱发吞噬作用；③IgG 的 4 种亚型分布正常，与健康人血浆中比例类似；④输入人体内的免疫球蛋白应有足够长的半衰期。

### （一）第一代产品：酶解法

首先用胃蛋白酶消化 IgG，如德国 Behring-Werke 产品 Gammavenin，IgG 分子失去 Fc 段，仅有 F（ab）片段，能与相应的抗原结合。此种 IgG 进入体内后能在 48 小时内迅速排出体外，虽无抗补体活性，但基本全部丧失 IgG 的生物学功能。之后，也有采用纤维蛋白溶酶（plasmin）研制 IVIG，如法国 Merieux 的 Vcinoglobuline，美国 Hyland-Travenol 的 Immunoglobulin Ⅳ 以及日本 CreenCross 的 Venoglobulin 等产品。这些产品形成 3 份等量的片段，即 2 份 Fab 及 1 份 Fc 片段（约 33%~66% 的 IgG 被酶解成为片段），产品无抗补体活性，部分完整的 IgG 保留了生物学功能，Fab 片段也会很快自体内排出。

### （二）第二代产品：化学修饰法

1. β-丙酸内酯（β-propiolactone）法　是首次被采用的化学修饰法，如德国 Biotest 生产的 Intraglobin，该法既能使 IVIG 无抗补体活性，又能保持 IgG 分子的完整性，其在体内的生物半衰期与正常 IgG 接近，但该法修饰了 Fab 及 Fc 段，且对后者影响较大。

2. 还原烷化（reduction-alkylation）法　美国 Cutter Lab 所生产的 Caminnune，其修饰的 IgG 分子完整，无抗补体活性，生物半衰期与正常 IgG 相比略有缩短，IgG 的正常生物学功能受到了影响。

3. 磺化（sulfonation）法　德国 Behring-Werke 的 Venimmun，仍维持 IgG 分子的完整性，无抗补体活性，生物半衰期略短于正常 IgG，IgG 的正常生物学功能受到了影响。

### （三）第三代产品：天然完整的 IVIG

1. 聚乙二醇法（PEG）　采用一定浓度的 PEG（5%~6%）在合适的 pH（5.5±0.3）条件下，沉淀去除 IgG 聚合体，再通过浓度 12% 的 PEG 在适合的 pH 8.0±0.3 条件下将 IgG 单体分离，代表产品有日本 GreenCross 生产的 Venoglobulin。

2. 离子交换法（ion-exchange chromatography）利用离子交换层析去除 IgG 聚合体，分离出 IgG 单体，再加入人血白蛋白及糖类阻止再发生聚合，代表产品有瑞典 KabiVitrum 的 Gammanativ 及美国 Hyland-Travenol 的 Gammagard。

3. pH 4+微量胃蛋白酶及 pH 4.25 法　代表产品有瑞士 SRC Sandoz 公司的 Sandoglobulin 及美国 Cutter Lab 的 Gamimmune-N（Polyglobin-N）。

由此看出，国际 IVIG 产品已由第一代、第二代向第三代 IVIG，甚至第四代转化的趋势。

### （四）新一代的发展趋势

全球 IVIG 市场 2014 年超过 90 亿美元，其原因是多方面的：①IVIG 制品的安全性上升，消费者信心增强；②出血性疾病增加；③全球老龄化加重；④刺激 IVIG 市场是更多适应证的不断拓展，让世界范围内每年超过 1000 万人遭受疾病困扰；⑤ IVIG 制品采用甘氨酸或其他氨基酸取代糖类作为稳定剂，增加了高浓度 10% 的液体 IVIG 剂型，能够室温储存，运输方便等。

IVIG 要占领市场，需重视其安全性、有效性、耐受性、方便性。新一代 IVIG 便于输注，且治疗过程中输注时间要短于以往的 IVIG 制品。对于国内血液制品厂家而言，应尽快拥有第四代 IVIG 产品，它们将比原工艺多产出 300~500 瓶（2.5 克/瓶）/吨血浆，效益非常可观。因此，为制备新一代 IVIG，应从以下几个方面考虑[11,12]：

1. 生产工艺低温乙醇法　组分Ⅱ+Ⅲ溶解液通过辛酸、PEG 或者其他沉淀法，去除非 IgG 成分（组分Ⅲ），避免乙醇法导致 IgG 随组分Ⅲ共沉淀而损失。再进一步结合离子交换层析法去除 IgA 等，经深层过滤，纳米膜过滤及甘氨酸透析与浓缩，提高了 IVIG 的稳定性，有助于长期保存。

2. 终品蛋白浓度　欧美大多数品牌均为 10%。

3. 剂型与包装液体　有 1g/10ml、2.5g/25ml、5g/50ml、10g/100ml、20g/200ml、30g/300ml 和 40g/

400ml 等多规格。

4. 稳定剂与赋形剂　甘氨酸或脯氨酸或其他疏水性氨基酸,调整溶液的等渗压接近生理范围(280~296)mOsmol/kg。

5. 病毒安全性　采用两种或两种以上不同原理的病毒去除或灭活方法,包括能够去除/灭活了非脂包膜病毒、细小病毒等。

6. pH　终品低 pH,10%的 IVIG 液体的稳定性取决于 pH 值,国外几大品牌的 10% IVIG 产品均为低 pH,如 Privigen pH 4.8,Fleboganma pH 5~6,Gammagard pH 4.6~5.1。

7. 致血栓性　新一代 IVIG 在生产过程的一些步骤和终品中,增加凝血酶生成试验(TGA)监控 IVIG 中 FXIa 含量,保障产品无促凝活性成分,降低致血栓性。

8. 剂量耐受性　(1~2)g/kg 体重,10% IVIG 与 5% IVIG 治疗效果相当,主要的差别在方便性。要求较小的输注体积,意味着输注时间缩短。

9. 副作用　极少,特别是 IgA 缺乏者、肾功能不全者等。

10. 储存　2~8 ℃或温室,pH 和储存温度是 IVIG 中 IgG 溶液长期稳定的两个决定因素。5℃以上可观察到二聚体增加,维持适当比例的二聚体。如 Privigen 在室温<25℃保存 36 个月,Gammagard 温室保存 24 个月。

# 第三节　中国血液制品的发展与展望

## 一、中国血液制品发展历程

### (一)中国血液制品产业的起步

1966 年上半年中国原卫生部在天津组织通过"低温乙醇法分离血浆蛋白及临床应用"技术鉴定。中国医学科学院输血及血液学研究所采用"Kister"低温乙醇法、上海生物制品研究所采用 Cohn 低温乙醇法开始了国内血液制品生产,低温乙醇法生产血液制品正式引入中国。但当时的生产品种仅限于人血白蛋白,人肌注丙种球蛋白和注射用人纤维蛋白原,其中人血白蛋白的浓度为 20%。

### (二)中国血液制品产业发展

我国的血液制品规模生产起步较晚,直到 20 世纪 90 年代各厂家才真正形成批量生产。初步估计,

2013 年新版 GMP 认证后,我国血浆制品厂家的年分离血浆设计能力达到 12 000 吨以上。几十年来,经过几代血液制品研究、开发、生产以及质量控制人员的努力,血液制品正逐步形成一个战略性新兴产业。1996 年国务院颁布《血液制品管理条例》,至此中国血液制品生产销售从此纳入法制化管理。至 1998 年底,中国血液制品发展到有 30 余家血液制品生产企业。

### (三)血液制品的技术发展

40 多年来我国血浆蛋白分离技术已有了很大的改进和提高,首先是一些新技术,如层析法、深层过滤、压滤法取代原离心法去除沉淀,多步病毒灭活与去除技术,也已很好地同乙醇法结合并形成一体化生产工艺,这些都有利于降低成本和提升生产能力,并保证血液制品临床使用的安全性。国内厂家每批分离血浆量多为 3000~5000L,已广泛使用超滤技术去除乙醇,缩短了分离周期,改善了分离组分的质量和回收率,保证了人血白蛋白产品多聚体、铝含量低,终品可在室温下保存。

### (四)原料血浆检疫

为有效避免病原微生物"窗口期",进一步保证血液制品的安全性,国家食品药品监督管理局于 2008 年 7 月 1 日起对原料血浆实行检疫期管理。中国强制实施原料血浆检疫期管理对于保证血液制品安全具有划时代的意义。

### (五)血液制品的国家标准

血液制品生产与检定原执行《中国生物制品规程》,自 2005 年起血液制品收载入《中国药典》,进一步规范了血液制品的国家标准。2015 版《中国药典》共收载血液制品品种 12 个,并对血液制品的标准进行了修订提升。

### (六)血液制品批签发管理

从 2001 年起,国家对血液制品逐步实施批签发管理,到 2008 年《中国药典》收载的所有品种均实施了批签发,进一步保证了临床使用的安全性、有效性。

### (七)国内血浆综合利用率低

近年来全国单采血浆年采集约 6000 吨,而全国血站富余的分离血浆未用于血浆蛋白分离,上市的血浆蛋白品种只有 12 种,与国际 26 个品种(包括血容扩充剂、凝血因子类、免疫球蛋白类、抗凝类、蛋白酶抑制剂类、创伤愈合类)差距明显,仅能低限度水平满足我国国民健康的治疗需求。

## （八）国内主要血液制品生产能力

根据国家血液制品年批签发统计,国内主要血液制品年生产能力:

人血白蛋白(10 克/瓶)约 1400 万瓶,人静脉注射免疫球蛋白(2.5 克/瓶)约 800 万瓶,人凝血因子Ⅷ(200 IU/瓶)约 75 万瓶,人纤维蛋白原(0.5 克/瓶)约 50 万瓶。

## 二、加快血液制品行业发展

### （一）原料血浆供应不足已成为制约我国血液制品发展的瓶颈

近年来,尽管在血液制品倍增计划促进下我国原料血浆采集量有所好转,但仅能达到生产设计能力的约 50%,导致因原料血浆供应不足,血浆蛋白制品严重紧缺的局面,超过 50% 的人血白蛋白需从欧美进口。

### （二）关注血浆蛋白制品治疗罕见病

血液制品产业是我国医药卫生事业的重要组成部分,献浆和献血一样,其终极目标都是为基因缺陷和免疫缺陷的少数患者提供必需的血液制品,为保障人民群众生命健康服务。关注罕见病患者,实现 WHO 倡导的目标,保障国内血液和血浆制品制品自给自足,并维持一定的战略物资储备,必需在原料血浆的采集上有所突破和提高,需要全社会,包括各级政府、广大民众与血液制品企业等一道共同努力。

### （三）中国血液制品企业为国民健康的努力方向

1. 新产品的研发及老制品新适应证的拓展　中国血液制品企业要紧跟世界血液制品行业发展趋势和动态,研究开发更多新型血浆蛋白制品(如抗凝血酶Ⅲ、蛋白 C、CI-酯酶抑制剂等)填补我国空白,不断拓展老制品的新适应证,为广大患者提供充足、安全、有效的治疗选择。

2. 提高产能　通过建立符合 GMP 标准的新生产线,增加生产能力,提供足量质高的挽救生命的产品。

3. 提高产品的质量　通过新的工艺技术创新增加产量,引入层析和亲和层析工艺,提高产品的内在质量与安全性。

4. IVIG 制品的发展　现代医学科技已证明 IVIG 能治疗有效各种自身免疫性疾病和炎症疾病,这大大增加了 IVIG 的临床使用。由于 IVIG 作为临床疾病治疗广泛使用的血液制品,早已不仅仅局限于先天性免疫缺陷疾病,实际上,目前约 70% 输注 IVIG 针对自身免疫疾病的介导作用治疗,这种超适应证(off-label)已高达 100 种之多,欧美对 IVIG 的需求已超过生产供应能力。未来很长一段时间,世界血液制品行业的驱动力依然是 IVIG,IVIG 将成为未来最重要的血液制品。我国血液制品行业应抓住机遇,努力追赶,大力开发研制新一代 IVIG。

## 三、血液制品行业展望

随着基因工程技术的发展,可能存在基因工程产品对人血浆蛋白制品的一种或几种的某些药用功能的替代,但为保障众多患者获得更广泛的血浆蛋白产品治疗,仍需要人血浆蛋白分离制品。若预测 DNA 重组 IVIG 的可能性,似乎在可预见的未来,它不可能挑战血浆来源的 IVIG,因为 IVIG 内含 $10^7$ 种类的各种抗体,也不会出现大规模的基因工程产品对血液制品的全面挑战。

（刘文芳　李长清　王宗奎<br>叶生亮　刘凤娟）

## 参 考 文 献

1. Burnouf T.Plasma proteins:unique biopharmaceuticals-unique economics.Pharmaceuticals,Policy and Law,2005,7:209-218.

2. Grazzini G,Mannucci P M,Oleari F.Plasma-derived medicinal products:demand and clinical use. Blood Trans, 2013, 11 (S4):s2-s5.

3. 蒋德席,刘文芳.世界血浆蛋白制品的市场与前景.中国输血杂志,2008,21(11):903-905.

4. O'Mahony B.Rare diseases treated by plasma proteins.Pharmaceuticals Policy and Law,2009,11(4):245-257.

5. Kistler P,Nitschmann HS. Large scale production of human plasma fractions.Vox Sang,1962,7(4):414-424.

6. 刘力,刘文芳.人血白蛋白分离工艺的历史沿革及发展.中国输血杂志,2008,21(4):323-326.

7. Burnouf T. Chromatography in plasma fractionation:benefits and future trends.J Chromatogr B,1995,664(1):3-15.

8. Burnouf T,Goubran H,Radosevich M.Application of bioaffinity technology in therapeutic extracorporeal plasmapheresis and large-scale fractionation of human plasma. J Chromatogr B, 1998,715(1):65-80.

9. World Health Organization.Guidelines on viral inactivation and removal procedures intended to assure the viral safety of human blood plasma products.WHO Technical Report,Series, 2004,924:150-224.

10. 焦丽华,刘文芳.人静脉注射免疫球蛋白 IgG 制备的发展历程.中国输血杂志,2008,21(3):236-239.

11. Lebing W,Remington KM,Schreiner C,et al.Properties of a new intravenous immunoglobulin(IGIV-C,10%)produced by virus inactivation with caprylate and column chromatography.Vox Sang,2003,84(3):193-201.

12. Teschner W,Butterweck HA,Auer W,et al.A new liquid,intravenous immunoglobulin product(IGIV 10%)highly purified by a state of the art process.Vox Sang,2007,92(1):42-55.

# 第十八章

# 血液和血液制品的病原体灭活

血液和血液制品的病原体灭活是输血和血浆蛋白制品学科中起步和发展较晚的领域。其开发和发展的原动力是对血液安全重要性的高度重视及其高度社会敏感性。当研究证实血液是 HIV 传播的主要途径之一时,全社会的共识是必须采取强有力和紧急措施阻断 HIV 和其他经血传播的传染病经输血和血浆蛋白制品传播。在进一步强化各项现有措施减少经血传播相关传染病的风险并显著提高输血安全性后,仍存在"残留"血液和血液制品被相关病毒污染并传播病毒的风险。虽然几率已大幅度降低,但其社会负面影响不容忽视。为此,科学家开始研究和开发处理血液和血液制品的病毒灭活技术,灭活其中可能存在的相关病毒以进一步提高输血的安全性。

## 第一节　血液制品病原体灭活的意义

要了解血液和血液制品病原体灭活的意义和必要性,需要首先对输血相关病原体经输血传播的危险及其对输血安全性的威胁有所了解。

### 一、病原体经输血传播的危险性

主要有三个因素和输血病原体传播危险性的大小有关。首先,是人群中相应病原体的阳性率。献血者来自人群,人群病原体阳性率高,则献血者中出现对应的病原体感染者的几率就大。与之相关,第二个重要因素是普通人群和献血者群体相关病原体阳性率的差异,这主要取决于献血制度,无偿献血制度去除了献血中的经济性功利因素,因此可以通过教育、面谈等形式防止大多数病原体感染者成为献血者,增大普通人群和献血者群体中病原体阳性率的差异。因此即使普通人群中病原体感染率高,通过无偿献血制度可以使献血者中病原体阳性率大大

降低。当然,如果普通人群中病原体阳性率低,那献血者中阳性率将进一步降低,从而进一步减少输血传播相关传染病的危险性。最后,重要的因素是筛选检测的漏检率。包括"窗口期",试剂灵敏度限制和测定中的人为差错引起的漏检。漏检率低,则危险性小。我国目前还未见输血病毒危险性评估的系统研究报道。这里引用美国的研究结果以供参考(表 18-1)。

表 18-1　美国的输血病毒危险性

| | 窗口期(天) | 病毒危险性 |
|------|------|------|
| HIV | 22 | 1:493 000 |
| HLTV | 51 | 1:641 000 |
| HCV | 72 | 1:103 000 |
| HBV | 59 | 1:63 000 |

此是在应用酶标技术和第三代试剂进行血液检测的条件下所做的漏检风险评估。在美国实施病毒核酸筛检后,由于试剂灵敏度的提高和检测窗口期的进一步缩短,漏检风险进一步降低到 1:100 万以下。

必须指出,由于美国人群相关病原体阳性率、献血制度和检测试剂均和我国不同,因此,美国的输血相关病原体传播危险性必然和我国不同,但这些资料可能对评估我国的输血传播相关传染病的风险有一定帮助。

### 二、病原体经输血传播的原因及病原体灭活的必要性

如上所述,虽经严格挑选献血者,对献血者血标本及采集的全血进行严格的筛选检测,但仍然存在因检测漏检导致经输血传播相关传染性疾病的危险(表 18-2)。

表 18-2　美国检测漏检原因分析

| | 窗口期 | 病毒变异 | 不典型血清转阳 | 检测错误 | 总计 |
|---|---|---|---|---|---|
| HIV | 15(93.7%) | <0.6<br>(<3.7%) | <0.1<br>(<0.6%) | 0.4<br>(2.5%) | 16 |
| HCV | 80(72.1%~87.9%) | <1<br>(<1.1%~0.9%) | 0~20<br>(0~21.9%) | 11.2<br>(0~21.9%) | 91~111 |
| HBV | 63-150<br>(41.2%~98.0%) | <0<br>(0%) | 1<br>(0.6%~1.5%) | 1~3<br>(0.6%~4.5%) | 66~153 |
| HTLV | 15<br>(93.7%) | <1<br>(<6.2%) | 1<br>(6.2%) | 0.8<br>(5%) | 16 |

1. 窗口期　指病原体感染人体后直到人血液中出现可检出相关病原体标志物前的时期。处于窗口期的感染者已存在病原体血症,但病原体标志物检测阴性。目前 HIV、HTLV、HCV 主要测抗体,因此常规筛选检测不能检出处于窗口期而相关病原体抗体呈阴性的病毒携带者。病原体抗原检测也是如此,如 HBsAg,此时窗口期是指病毒感染后出现病毒血症到能在血中检出 HBsAg 前的时期,此时期后期乙型肝炎病毒核酸检测已阳性,但 HBsAg 阴性。

2. 试剂灵敏度的限制　试剂不可能全部检出抗体、抗原阳性的标本,各国当局,包括我国原卫生部都对用于血液筛检的试剂提出严格的灵敏度的标准。但即使世界公认的优质试剂,其灵敏度也不可能达到 100%。因此尽管很少,仍存在由于试剂灵敏度限制造成的漏检。

3. 人为差错　血站化验室每天检测大量标本,特别是采集样品,标本编号及登记工作中部分仍需要人工操作,难免出现人为差错。美国已有专门研究报告,显示目前由于试剂质量不断改进,因窗口期和试剂灵敏度造成的漏检率越来越低,相对而言,因人为差错引起的漏检比重加大,成为影响血液安全的不可忽视的因素。引进和使用自动采样和分析仪将大大减少人为差错引起的漏检。

4. 有些已知的可经输血传播的病原体尚未进行常规筛选检测　由于技术或管理原因,还有一些病原体已证实可经输血传播,但尚未进行常规筛选检测,如 HTLV、微小病毒 B19(简称 B19)、巨细胞病毒等,如果采集的血液带有这些病毒,就可能感染受血者。

5. 目前还有我们尚不知道的可经输血传播的病原体　尽管病毒学的发展越来越深入,但流行病学研究结果证明,仍有些受血者感染的病毒经病毒学研究证实不属于我们已知的病毒。如输血后肝炎,大部分属于乙型肝炎、丙型肝炎,但仍有少数病人输血后患肝炎,其病原体不是任何已知肝炎病毒,已有人称之为非甲~戊肝炎病毒。另外,已证实输血为新克-雅病的传播途径之一,其病原体为一种前病毒 Prion。在病人淋巴组织中已检出 Prion,在动物实验中已出现经血传播的结果,并已报告高度可疑的经血传播的病例。因此,需进一步研究此危险及可能采取的预防措施。

6. "新出现"或"重出现"病原体对血液安全的威胁[1]　近年来发生一系列新或重出现病原体的暴发流行,对人类社会安全造成严重冲击,如 SARS、禽流感以及最近的埃博拉病毒。这些病原体的特点之一是存在病毒血症,并且在潜伏期即具有传染性。由于很难预见这些病原体的暴发流行,因此对于今后如何应对此类挑战,包括其对血液安全的威胁是我们面临的一大难题。如果我们广泛采用病原体灭活技术处理血液和血液制品,将极大地提高我们应对这一挑战的能力。

由于上述原因,目前尽管输血传播相关传染性疾病的危险性已大幅度降低,但仍存在受血者感染的危险。而且,从目前的科学发展情况分析,在可预见的将来不可能达到"零危险",即绝对杜绝经输血传播相关传染性疾病。因此,有必要研究和使用病原体灭活技术和方法处理将用于临床输注的血液和血液制品,去除和杀灭其中可能存在的病原体,以进一步提高输血的安全性。

## 第二节　血液和血液制品病原体灭活的基本要求

### 一、病原体的去除和灭活

从保证输血安全的基本点出发,应用的病原体灭活技术和方法去除和杀灭病原体能力应达到下列要求：在病原体种类方面，应能杀灭各种可能经输血传播的病原体；在数量上应能杀灭所有可能存在于血液和血液制品中的病原体。

#### （一）病原体种类

主要可经输血传播的病毒包括 HIV、HBV 和 HCV，均为脂质胞膜病毒，对理化因素（如热、光照、化学试剂）的抵抗力和耐受力较差，较容易杀灭，因此目前应用的方法大多能有效地灭活这些病毒。

其他可经输血传播的病毒中，HTLV、CMV 是脂质胞膜病毒，较容易杀灭。但微小病毒 B19 为非脂质胞膜病毒，对外界理化因素抵抗力强，较难杀死，尽管其在人群中和献血者中的阳性率较低，但感染后常可损伤造血系统，后果严重，目前是病原体灭活研究中的难点。另外甲肝病毒（HAV）亦是非脂质胞膜病毒，尽管对其对输血安全的影响尚有不同观点，但在病原体灭活研究中也应考虑。

在血小板输血方面，由于血小板在室温保存，细菌污染制品并在输注后导致受者感染，造成败血症甚至患者死亡的风险是血液安全领域的重要问题。目前对血小板制品进行细菌检测的研究已取得一定进展，但还不能进行常规筛检。病原体灭活技术，特别是用于血小板制品的应具备灭活相关细菌的能力。

#### （二）病原体灭活和去除能力

在数量上对病原体灭活方法的基本要求是能杀灭或去除可能存在于血液和血液制品中的所有病原体。但是，由于各国各种病原体的流行病学基本情况不同，血液制品的生产流程和工艺各国也不尽相同，因此可能存在于血液制品中的病原体数量也有差异，从而很难规定统一的对病原体灭活方法杀灭和去除病原体能力的数量要求。尽管如此，为了便于对病原体灭活工艺技术和病原体灭活血制品的安全性进行正确的评估，应该有一个基本的要求。得到广泛认同和接受的基本要求是经处理后使血液和血液制品中病原体滴度降低 $10^6$ 以上。但近年来，WHO 和一些发达国家认为这一要求还不足以保证输血安全，提出必须对同一制品，特别是血浆蛋白制品应用两种灭活和去除病原体机制不同的方法进行处理，从而使两种方法的灭活作用能够叠加。例如，同时应用化学性的有机溶剂/清洁剂方法和膜过滤法处理血液制品，前者通过破坏溶解病毒脂质胞膜杀灭病毒，后者通过过滤让血液有效成分通过膜，滞留直径大于膜孔径的病原体从而去除病原体，两者的作用机制完全不同，因而可以将两者的效果相加为总的灭活效果。如果有机溶剂法杀灭病原体 $10^6$，膜过滤法去除病原体 $10^6$，总的病原体灭活和去除效果为 $10^{12}$。总之，要决定对病原体灭活能力的要求需考虑多方面的因素，不能简单地直接沿用别国的要求，而应根据实际情况制定符合本国相关病原体流行病学情况和输血实践的要求，以达到保证输血安全的目的。我国原卫生部 1994 年曾转发药政局组织专家研讨提出的病毒灭活验证工作指导意见，并在实践中不断修改完善，对推动和提高我国该领域的工作起到重要的作用。

### 二、保持血液和血液制品中有效成分的活性/功能和存活力

如果血液和血液制品经过灭活处理后，虽然杀灭或去除了其中可能存在的病原体，但却对其中的有效成分的活性和（或）存活力造成严重损伤，那就失去了病原体灭活的意义，因为我们进行灭活处理的目的是在保持血液和血液制品有效性和治疗作用的同时提高安全性。如果制品失去了有效性和治疗作用，即使再安全，也毫无意义。因此，血液制品病原体灭活的要求必须包括基本维持其有效成分的活力/功能和存活力。对于不同的血液制品，其活力/功能和存活力的含义也不同。对于细胞成分来讲，必须保持细胞的功能和存活力，如红细胞，必须保持其带氧功能和输入体内后的半寿期基本正常，对于血浆和血浆蛋白制品，必须保持有效蛋白组分的活性，如抗血友病球蛋白制品，其Ⅷ因子活性应该未受到严重损伤。

实际上，任何病原体灭活技术和工艺都不可能对血液和血液制品中的有效成分不产生任何损伤，就是说，会造成程度不等的对有效成分功能和活力的损伤。因此，在评估病原体灭活方法和处理的血液制品时，必须要考虑对某种特定的有效成分多少程度的损伤是可以接受的。总的来讲，这方面还没有广泛公认和接受的统一明确的标准。对于细胞成分来讲，应该将相应细胞成分保存效果的评估标准作适当必要的修正后用于评估灭活方法，如红细胞，灭活处理后的存活力应达到处理前存活力的 80% 以上。对于血浆蛋白组分来讲，还没有明确的标准。目前在美国 FDA 已批准有机溶剂/清洁法处理血浆用于临床，血浆经处理后大部分凝血因子的活性保持在处理前的 80% 以上。当然，这不是绝对的标准，需综合平衡评估病原体灭活处理杀灭或去除病原体

带来的益处和处理造成的对活性成分的损伤。在特定情况下，即使某种灭活方法对某种有效成分损伤较大，但为了保证必要的安全性，而又无其他更好的可使用的灭活处理方法，也是可以考虑接受和使用的。当然，目前研究和使用的用于处理血浆蛋白制品的一些病原体灭活/去除工艺已经显著减少了对活性成分的损伤，如膜过滤技术过滤血浆蛋白制品去除病毒，有机溶剂/清洁剂法处理凝血因子和静注丙球制品，这些处理方法对活性成分的损伤均已低于 10%。

毋庸置疑，理想的病原体灭活/去除方法应能有效地杀灭和去除病原体，同时最大限度地保持有效血液成分的活性和治疗作用。为此，各国科学家正在继续努力，改进现有的病原体灭活技术和开发新的更理想的病原体灭活工艺。

# 第三节　血液和血液制品病原体灭活的验证

目前，已经或正在开发研究各种各样的病原体灭活/去除工艺技术以提高血液和血液制品的安全性。由于经处理的血液和血液制品要直接用于伤病员的抢救和治疗，因此，必须对使用的灭活/去除工艺技术进行验证，以确证其病原体灭活/去除效果达到预期的要求。这点对于多单位混合制品，如有机溶剂/清洁剂方法处理的混合血浆，以及几千单位血浆混合在一起作为原料生产的血浆蛋白制品的病原体灭活/去除方法来说特别重要，因为混合血浆中只要有少数单位血浆检测结果为假阴性，即实际上为病原体阳性血浆，混合后可以使所有血浆均被病原体污染，如果灭活/去除方法不可靠，或不足以杀灭/去除所有病原体，则可能使所有经处理的血浆或血浆蛋白制品均被病原体污染。因此，必须要通过灭活/去除的验证来确保经该方法处理后所有可能存在于血液和血液制品中的病原体均被杀灭或去除，从而确保处理后制品的安全性。

由于对一些可经输血传播的病毒，如 HBV 和 HCV，目前还没有简单易行的实验室增殖和检测滴定方法，只能用高等哺乳动物黑猩猩建立动物感染模型来检测，因此现在还没有成熟的病原体灭活验证规范和方法。WHO 和欧美已颁布了一些病原体灭活验证的指导性文件提出进行验证时应遵循的原则。现将这些原则作一简单介绍[2,3]。

# 一、一般原则

## （一）方法

验证的目的是证实病原体灭活/去除方法能有效地灭活/去除所有可能污染血液和血液制品的病原体。通常的方法是在灭活/去除处理前加入病原体，然后对处理前后的样品进行病原体检测以确定灭活/去除处理能使病原体载量降低多少。

## （二）正确评估验证结果

由于病原体灭活/去除处理涉及许多可变的因素，如 pH、温度、蛋白含量等，而病原体检测属生物试验，也涉及许多可变因素。因此，不可能严格控制所有可变因素而使验证过程完美无缺，应该将验证结果视作为对灭活/去除效果的基本评估，充分考虑到其结果和被验证的病原体灭活/去除方法实际的灭活/去除效果可能存在一定的差异。

# 二、验证用病原体的选择

目前验证的关键病原体为主要的输血相关病毒，因此此处主要讨论这些病毒灭活的验证。如果能直接用可经输血传播的主要病毒进行病毒灭活验证，验证结果将更直接和可靠。如前所述，限于条件限制，对于大多数实验室来讲不具备使用黑猩猩等高等哺乳动物作为病毒感染模型，直接应用 HBV，HCV 进行病毒灭活验证，但可经输血传播的主要病毒 HIV 已建立起可靠和成熟的实验室细胞病变滴定方法，并已广泛应用于病毒灭活验证工作中。因此成功地进行病毒灭活验证的关键之一是选择恰当的模型病毒，其验证结果可以间接表明病毒灭活方法和工艺杀灭/去除 HBV、HCV 等病毒的能力。关于模型病毒的选择，需考虑以下因素。

模型病毒的特性应尽可能接近实际可经血液传播的主要病毒 HCV 和 HBV，这样验证结果就会接近于病毒灭活方法灭活/去除这些可经血传播的致病病毒的实际能力。

模型病毒应能在实验室内传代，生长达到高病毒滴度。如上所述，一般要求病毒灭活方法能降低病毒滴度（$10^6$，因此，在病毒灭活处理前即刻，样品内病毒滴度起码应高于 $10^6$。如果病毒灭活处理后样品需稀释以终止病毒灭活作用（如有机溶剂/清洁剂法），则处理前病毒滴度需要更高些。如果病毒灭活前病毒加到血制品中混合稀释后病毒滴度已低于 $10^6$，那样即使处理后已测不出病毒，也不能证明病毒灭活能力已达到或超过 $10^6$。

建立起对模型病毒进行滴定的敏感、可靠的检测方法。由于病毒检测滴定为生物学方法，可变因素多，因此应建立重复性好的检测方法。即使这样，对每个样品一般需做 3~4 个重复样品，最终计算平均值以保证结果的可靠性。测试方法的敏感性也很重要。经病毒灭活处理后，一般在制品中没有或残留很少病毒。如果测定方法不敏感，就会导致不正确的验证结果。

用于验证的病毒应包括四种：

1. HIV-1　此为可经血液传播的主要病毒，目前已经可以在实验室内进行检测滴定，因此验证时应包括 HIV-1 病毒。由于 HIV-2 型病毒和 HIV-1 型病毒的特性有许多相似之处，常用的病毒灭活方法对两者灭活效果类似，因此可以用 HIV-1 型代表 HIV-2 型，没有必要同时进行两种病毒的验证试验。

2. 代表 HCV 的模型病毒　目前用得较多的是 Sindbis 病毒和 BVDV（bovineviraldiarrheavirus），其特性和 HCV 较接近。

3. 脂质胞膜 DNA 病毒　如假狂犬病毒、鸭乙型肝炎病毒，用以代表脂质胞膜 DNA 病毒 HBV。

4. 非脂质胞膜病毒　尽管 B19 经血传播的危险不如 HCV、HBV 和 HIV 那样大，对 HAV 能否经血传播的问题有不同意见，但如果能选择一种特性和他们接近的非脂质胞膜病毒作为模型病毒，对于提高验证的可靠性有益。常用的病毒有 SV40、猪小病毒、EMCV（encephalomyocarditisvirus）等。

表 18-3 列出已用于病毒灭活验证的主要病毒。

此表不可能包括所有已在病毒验证实验中用过的病毒，仅供选择验证用病毒时参考。在设计病毒灭活验证，选择病毒时，必须要根据实际情况综合考虑，特别是验证的病毒灭活方法要处理的制品及其制造工艺，有时可能需要选择表中未列入的病毒。

表 18-3　已用于病毒灭活验证的主要病毒

| | 大小（nm） | 对理化处理的抵抗力 | 病毒种类 | 基因组 | 脂质胞膜 |
|---|---|---|---|---|---|
| VSV | 70~175 | 弱 | 弹状病毒 | RNA | 有 |
| 副流感病毒 | 100~200 | 弱 | 副粘病毒 | RNA | 有 |
| HIV | 80~100 | 弱 | 逆转录病毒 | RNA | 有 |
| MuLV | 80~110 | 弱 | 逆转录病毒 | RNA | 有 |
| Sindbis | 60~70 | 弱 | Toga 病毒 | RNA | 有 |
| BVDV | 50~70 | 弱 | Toga 病毒 | RNA | 有 |
| 假狂犬病毒 | 120~200 | 中等 | 疱疹病毒 | DNA | 无 |
| 脊髓灰质炎病毒-1 | 25~30 | 中等 | 小 RNA 病毒 | RNA | 无 |
| EMC | 25~300 | 中等 | 小 RNA 病毒 | RNA | 无 |
| 呼肠病毒 | 60~80 | 中等 | 呼肠孤病毒 | RNA | 无 |
| SV40 | 45~50 | 很强 | 孔多空病毒 | DNA | 无 |
| 小病毒（猫、狗） | 18~24 | 很强 | 小病毒 | DNA | 无 |

如前所述，加入实验样品中的病毒的滴度应尽可能高，使病毒灭活处理前样品中的滴度等于或高于待验证方法能杀灭或去除的病毒（如 $10^6$/ml 以上）。同时加入病毒滴度高可以使加入病毒液的体积减少，这样可以避免因加入病毒液而使实验样品体积明显增加。一般来讲，加入的病毒液其组成和实验样品有显著差异，如果加入病毒液的体积大，必然导致病毒和实验样品的混合液的组成和重要参数，如 pH，离子强度等明显不同于原实验样品，这必然会影响验证结果的可靠性。根据实践经验，一般加入病毒液的量应等于或少于实验样品体积的 10%。

# 第四节　血液制品病原体灭活/去除方法的种类

用于血液和血液制品病原体灭活/去除的方法多种多样，最早研究应用的是加热法，现在在研究和应用的方法可分为物理学方法、化学方法和物理-化学联合方法。表 18-4 列出主要的用于病原体灭活/去除的方法及应用处理的血液制品[4,5]。

表 18-4　病毒灭活/去除方法和应用处理的血液制品

| 病毒灭活/去除方法 | | 应用处理的血液制品 |
| --- | --- | --- |
| 物理方法 | 加热 | 血浆、白蛋白、静注丙球、凝血因子制品,血细胞制品 |
| | 照射 | |
| | 离子照射(X射线、γ射线) | |
| | 紫外线 | |
| | 物理分离 | |
| | 过滤 | |
| | 离心、洗涤 | |
| 化学方法 | | |
| 针对核酸 | 烷化剂 | 血浆、血浆蛋白制品 |
| 针对膜脂质 | 有机溶剂/清洁剂 | |
| | 氧化剂 | |
| 物理-化学 | 光敏剂+紫外线或可见光 | 红细胞、血小板、血浆 |
| 联合方法 | 有机溶剂/清洁剂+免疫层析 | |

# 第五节　血浆蛋白制品的病原体灭活/去除方法

## 一、加　热

当 20 世纪 80 年代初经流行病学研究确定 AIDS 可经输血和血制品传播及发现其病原体 HIV 病毒后,卫生当局和研究人员即投入大量人力物力研究可用于血液制品处理的病原体灭活技术以提高输血和血液制品的安全性。首先研究和使用的方法是加热法。因为早自 1948 年开始,巴氏消毒法(60℃,液态加热 10 小时)已成功地应用于白蛋白制品的生产,并证明作为病毒灭活方法是安全有效的。加热法相对比较简单,并且可以在制品灌装到成品容器中封口后再加热,防止加热灭活处理后制品再次污染病原体。因此,在病原体灭活研究和应用早期,加热法被广泛地应用于各种血液制品的病原体灭活研究中,早期获得药政当局批准文号的病原体灭活制品也均为热处理制品。

表 18-5 列出在美国获得 FDA 批准文号的用加热处理作为病原体灭活方法的凝血因子制品。从中可以看出,加热处理血液制品进行病原体灭活的方法中有几个重要因素。

表 18-5　获得美国 FDA 批准文号的热处理凝血因子制品

| 病原体灭活法(℃,小时) | 凝血因子 | 生产公司 |
| --- | --- | --- |
| 干热法 | | |
| (60,114) | ProplexT(IX因子复合物) | Baxter |
| (80,72) | Konyne80(IX因子复合物) | Cutter |
| (60,20) | Profilnate | Alpha |
| n-heptane 中加热 | heat-treated(IX因子复合物)KoateHS | Cutter |
| 液态加蔗糖和甘氨酸 | Humate-P(VIII因子) | Behringwerke |
| (60,10) | | |
| 免疫纯化及干热 | Monoclate-P(VIII因子) | Armour |
| (60,30) | | |

### （一）温度和加热时间

由于加热是通过热量传递使病原体蛋白质变性破坏,从而杀死病原体,因此,温度越高,加热时间越长,则病原体灭活作用越强。目前采用的都是高温(60℃、80℃等)和长时间加热。

但是,不是温度越高,时间越长就越好,因为我们在杀灭病原体的同时,必须使制品中凝血因子活性和其他血浆有效成分的损失限制在可以接受的限度内。一般讲,加热灭活处理后凝血因子活性回收率应在 60% ~ 80% 以上。

### (二)制品状态

一般讲,制品处于溶液状态,加热时传热快,均匀,病毒灭活效果较好,但同时对血浆蛋白,特别是不稳定的凝血因子的损伤也大。另外对抗热病毒,如B19 杀灭效果还不理想。因此,各生产公司也试用对非溶液状态的制品作加热处理。早期研究最多的干热,即将制品先冻干,然后再加热处理。但是,由于冻干制品传热不均匀,冻干制品内含水分,而且水分分布及各组成的分布不均匀,干热处理灭活作用不如溶液状态时那样有效,因此干热处理的制品灭活效果不理想。如在芬兰进行的四年临床随访研究中,使用68℃、72 小时干热处理凝血因子的 59 个病人中,有 2个 HBV 血清学转阳性。另一研究中 6 个病人中有一个感染 HCV。为了提高干热处理的病原体灭活效果,曾使用一些方法,如干热处理时制品容器内注入一定压力的水蒸气,或将冻干的制品再悬溶于n-heptane中以提高灭活病原体效果。研究证明这些措施可以提高病原体灭活效果,但仍不足以确保完全杀灭所有可能存在的各种病原体。

### (三)保护剂

为了减少加热时(特别是液态制品)高温对血浆蛋白分子,特别是不稳定的凝血因子的损害,常选用各种化合物作为保护剂。在处理前加入制品后再进行加热处理。最早,成功地用于白蛋白制品巴氏消毒法工艺的保护剂是辛酸钠和色氨酸盐。对其他制品常用的保护剂有低分子量糖(如蔗糖、葡萄糖、麦芽糖等),氨基酸(如甘氨酸)和枸橼酸盐。由于各种制品特性不同及生产工艺不同,不可能确定一种适用于所有制品的保护剂。因此,对不同的制品,或同一制品但生产工艺不同,需要选用不同的保护剂。另外,保护剂的浓度也会因制品与生产工艺的差别而不同。此外,在选用保护剂时还必须考虑一个重要因素。加热灭活病原体的重要机制是破坏其组成成分之一的蛋白质,而希望保护的血浆有效成分也是蛋白质,因此保护剂在保护血浆有效成分的同时,也可能保护病毒,从而减低加热的灭活作用。为此必须选择合适的保护剂并选定适当的浓度。一般讲低浓度的保护剂能保护血浆蛋白,而对病毒灭活效果影响较小。

### (四)其他因素

对于同一种制品及同一种加热方法,不同的生产工艺,不同的制品冻干方法,不同的升温,降温程序等因素均可能影响加热处理的病原体灭活效果。

总之,加热处理血浆蛋白制品以杀灭病原体是个非常复杂的过程,有许多因素会影响病毒灭活效果,特别是干热。表 18-6 列出一些加热处理的病毒灭活凝血因子制品的安全性研究结果。

从临床研究结果分析,大部分液态加热和干热处理的制品都不能达到满意的病毒安全性,有的病人使用制品后感染肝炎,目前比较好的干热病毒灭活工艺是 80℃、72 小时,制品安全性高,而Ⅷ因子,Ⅸ因子回收率达 85% ~ 90%。当然,长期临床安全应用的记录证明巴氏消毒法(60℃、10 小时、液态)处理的白蛋白制品是非常安全的制品。

表 18-6　加热病毒灭活制品的临床研究

| 病毒灭活方法<br>(℃,小时) | 临床试用量<br>(百万单位) | 感染患者数/试用患者总数 | | |
|---|---|---|---|---|
| | | HBV | HCV | HIV |
| 液体加热<br>(60,10) | 18.8 | 2/? | 2/95 | 0/237 |
| 干热(60,30) | 不详 | 0/2 | 2/2 | 2/90 |
| (60,72) | 不详 | 0/12 | 15/51 | 0/24 |
| (68,72) | 不详 | 无数据 | 1/6 | 0/6 |
| 干热+蒸汽<br>(60,10) | 1.1 | 4/46 | 0/70 | 0/110 |
| 冻干制品+heptane<br>(60,20) | | 0/18 | 8/37 | 0/37 |
| 干热<br>(80,72) | 0.1 | 0/16 | 0/32 | 0/32 |

## 二、有机溶剂/清洁剂法

有机溶剂/清洁剂法[6]是最早成功地应用于血浆蛋白制品,特别是高危凝血因子制品的病原体灭活技术。起初应用于Ⅷ因子制品,以后扩大应用于其他凝血因子制品(Ⅸ因子、纤维蛋白原、纤维胶等),静脉注射免疫球蛋白和血浆(见后)。该技术注册为专利,专利已被许多国家多达100多个单位,包括我国上海中美合资莱士血制品公司等中国公司应用。

### (一)机制

有机溶剂在疫苗研究中被用以处理脂质包膜病毒,破坏病毒包膜脂质,使病毒丧失传染性,从而制成疫苗。基于这一原理和经血传播的主要病毒HIV、HBV、HCV 均为脂质包膜病毒,纽约血液中心的 B. Horowitz 等将有机溶剂磷酸三丁酯(TNBP)加入血制品中杀灭病毒获得成功。有机溶剂能破坏病毒包膜脂质使病毒失去传染性和繁殖复制能力。而清洁剂可以进一步提高有机溶剂破坏病毒脂质包膜的能力,从而提高病毒灭活效力。

### (二)方法

最初应用的有机溶剂为乙醚、氯仿等,经研究最后确定应用磷酸三丁酯(TNBP)。清洁剂应用的有Tween80,胆酸钠、TritonX-100。常用的搭配有 0.3%TNBP+0.2%胆酸钠,0.3%TNBP+1%Tween80,0.3%TNBP+1% TritonX-100。试剂加入后搅拌并孵育一段时间,孵育温度一般为24℃或30℃,4～6 小时,静注免疫球蛋白可选用4℃,6 小时以减少温度对血浆蛋白分子的不良影响。经处理后用植物油提取加入的试剂,主要是 TNBP 和少部分清洁剂,而清洁剂的清除因清洁剂不同而不同,对小分子可用超滤法去除,对容易聚集成大分子的 TritonX-100 一般应用C18柱层析法去除。残存有机溶剂和清洁剂的允许值目前没有统一的标准,一般 TNBP ≤ 10ppm,Tween80 为≤100ppm,TritonX-100 为≤10ppm。

### (三)病毒灭活效果和对血浆蛋白成分的影响

1. 病毒灭活的实验室研究　包括用模型病毒进行的实验室研究及用经血传播病毒进行的实验室研究(HIV)和黑猩猩动物实验研究(HBV/HCV)证明有机溶剂/清洁剂法能快速和有效地杀灭各种脂质包膜病毒(见表18-7)。

2. 病毒灭活效果的临床研究　有机溶剂/清洁剂法处理的制品广泛应用于世界各国(表18-8),包括美国、加拿大、英国、西班牙、葡萄牙、法国、荷兰、比利时、德国、意大利、丹麦、芬兰、挪威、瑞典、瑞士、波兰、捷克、斯洛伐克、奥地利、日本、韩国、沙特阿拉伯、以色列、澳大利亚、南非、阿根廷和委内瑞拉。至今未发生任何因使用有机溶剂/清洁剂进行病毒灭活的制品后感染 HIV、HBV、HCV 的病例。现将文献中有关有机溶剂/清洁剂处理的血液制品病毒安全性的研究报告归纳如下(表18-8、表18-9)。

表 18-7　有机溶剂/清洁剂法病毒灭活效果

|  | 病毒滴度单位 | 病毒灭活结果(Log10) |
| --- | --- | --- |
| VSV | TCID50* | ≥9.2 |
| Sindbis 病毒 | TCID50 | ≥8.8 |
| 仙台病毒 | TCID50 | ≥6.9 |
| HBV | CID50* | ≥6.0 |
| HCV | CID50 | ≥5.0 |
| HIV-1 | TCID50 | ≥10.0 |
| HIV-2 | TCID50 | ≥6.0 |
| CMV | TCID50 | ≥6.0 |
| HSV-1 | TCID50 | ≥5.8 |

注:* TCID50 组织培养传染剂量,CID50 黑猩猩传染剂量

表 18-8　有机溶剂/清洁剂法处理的血液制品的临床应用

|  | 应用量 | 应用剂量(万) |
| --- | --- | --- |
| FⅦ | 510 万单位 | 0.51 |
| FⅦa | 260 万单位 | 0.26 |
| FⅧ | 60.85 亿单位 | 608.00 |
| FⅨ | 3.53 亿单位 | 35.3 |
| 凝血酶原复合物 | 1 亿单位 | 12 |
| 纤维蛋白胶 | 32.6 万毫升 | 6.5 |
| 纤维蛋白原 | 9.33 万克 | 2.33 |
| 丙种球蛋白(肌注静注) | 126.6 万克 | 25.3 |
| 抗-DIgG |  | 8.37 |

3. 有机溶剂/清洁剂法　病毒灭活处理对血浆蛋白的影响该方法的优点是杀灭脂质包膜病毒的同时对有治疗作用的血浆蛋白分子损伤较少(表18-10)。资料说明用有机溶剂/清洁剂法处理制品,有效成分的蛋白质损失少,回收率高。文献还报道该技术已用于处理单克隆抗体制品,也收到了很好的效果。同时证明这一技术灭活脂质包膜病毒是可靠的,制品是安全的。

由于有机溶剂/清洁剂法只能灭活脂质包膜病毒,对非脂质包膜病毒无效。因此,经此法处理的制品仍有传播非脂质包膜病毒的危险。这里涉及

的主要是 B19 和甲肝病毒 HAV。B19 人群的阳性率较低，因此经血制品传播的危险性也较小。而血浆蛋白生产原料为几千人份的单采血浆混合投料，人群中有一定比例 B19 抗体阳性者，因此在混合血浆中存在一定量的 B19 中和抗体对病毒起灭活作用。再加上 B19 对其他理化处理抵抗力强，目前杀灭 B19 等非脂质胞膜病毒的方法还不很成熟。因此，尽管有机溶剂/清洁剂法不能杀灭 B19，此法仍广泛应用于各种血浆蛋白制品的病毒灭活，另采用对原料血浆控制 B19 相关指标的措施保证安全。HAV 从理论上讲也能经血传播，但人体感染 HAV 后病毒血症时间很短，因此血液带病毒几率很低。这就是为什么至今文献中关于输血引起 HAV 传播的报导很少的原因。对于血浆蛋白制品

能否传播 HAV，欧洲和美国有不同的观点，欧洲已报告在意大利、比利时、爱尔兰等地发生使用经有机溶剂/清洁剂处理的凝血因子制品后感染甲肝的病例，但美国认为这一问题在美国不存在，还有人认为欧洲报道的病例不能排除制品在生产流程中存在其他原因，如水源污染甲肝病毒的可能。尽管对此问题目前还有不同的看法，但应指出的一点是人群中有部分人因既往感染甲肝史具有抗甲肝抗体，因此血浆蛋白生产原料混合血浆中必定存在一定滴度的抗甲肝抗体，在混合原料血浆中此抗体可能中和灭活 HAV 病毒，这可能是在美国至今未出现使用有机溶剂/清洁剂处理血浆蛋白制品后感染甲肝病例的原因。

表 18-9　有机溶剂/清洁剂法处理凝血因子制品的病毒安全性

| 研究者 | 制品 | 制品应用单位数 | 感染者/总使用者 |
| --- | --- | --- | --- |
| | | | HBVNANBHIV |
| 纽约血液中心和 FDA | AHF | 145000 | 无数据 0/170/18 |
| Biotrauyusion | AHF | 不详 | 无数据 0/270/27 |
| | FIX | 不详 | 无数据 0/50/5 |
| | AHF、FIX | 不详 | 0/4 |
| Octapharma | AHF | 不详 | 无数据 0/1650/49 |
| Centrode | PCC | 1104600 | 0/160/210/21 |
| HematologgraSanta | AHF | 5476000 | 0/160/220/124 |
| Catarina | | | |
| Aima | AHF | 1371600 | 无数据 0/230/40 |
| | AHF | 1632000 | 无数据 0/24 |
| Hyland | AHF | 不详 | 无数据 0/1090/60 |
| 瑞士红十字会 | AHF | 541000 | 无数据 0/18 |
| | PCC | 265000 | 无数据 0/8 |
| Leuven 大学和 LrbredeBruxelles 大学 | AHF | 158600 | 无数据 0/6 |
| | AHF | 不详 | 0/30/70/419 |
| 总计 | | 10693800 | 0/390/3960/811 |

## 三、除病毒过滤（纳米过滤）法

日本旭化成公司已开发并获准销售过滤除病毒用的滤膜。美国的 Amicon、Millipore 等公司也在大力开发这类产品。这种滤膜的孔径均匀，小于需去除的病毒，而大于血液制品中的有效成分的蛋白分子。因此，当血液制品通过滤膜时，有效血浆组分通过滤膜，而病毒被阻挡而除去。

过滤法的优点是显而易见的，只要滤膜通畅不阻塞，血浆蛋白制品中的有效成分回收率高，操作简

易，可以很方便地加入到血液制品的制造流程中以除去制品中的病毒。

目前常用滤膜的孔径为 35nm，主要的经血传播的病毒，如 HIV、HBV、HCV 均不能通过滤膜而被除去。当然也可以根据制品特点而选用不同孔径的滤膜。

过滤法也存在一些问题限制了它的应用。首先，必须在滤膜生产制造中有严格的质量控制，制造工艺成熟，以保证滤膜孔径的均一性。如果孔径不均一，有大有小，就会造成病毒漏过而威胁血液制品

的安全性。另外,常用的35nm孔径滤膜不能过滤除去比它小的病毒B19和甲肝病毒。而使用15nm孔径滤膜时,一些分子比它大的有效血浆蛋白分子,如Ⅷ因子,因不能滤过而受损失。在实际使用中,特别是当过滤一段时间后部分孔径堵塞,使过滤流速减慢,如操作不当也会影响病毒过滤清除效果。由于上述问题,目前除病毒过滤主要是应用于静脉注射免疫球蛋白制品的过滤(其蛋白分子较小),而且往往和其他方法,如有机溶剂/清洁剂法,加热法合用以进一步提高制品的安全性,一般不单独应用处理血液制品。

表18-10 有机溶剂/清洁剂处理对血浆蛋白制品有效成分的影响*

| 血浆蛋白 | 蛋白来源 | 回收率(%) |
|---|---|---|
| FⅧ | 低温沉淀物 | 91 |
| FⅨ,FⅩ | 凝血酶原复合物 | 119 |
| FⅩⅢ | 凝血酶原复合物 | 91 |
| 纤维蛋白原 | endogenoustofibrin | 100 |
| 纤维结合蛋白 | 甘氨酸沉淀 | 90 |
| 抗-HBsAg球蛋白 | 血浆 | 100 |
| 抗-甲肝球蛋白 | 免疫球蛋白 | 102 |
| 肿瘤坏死因子 | 免疫球蛋白 | 100 |
| α-干扰素 | LUKⅡ细胞株 | 100 |
| 血红蛋白 | 外周血白细胞 | 99 |
|  | 红细胞 | 100 |

注:*由于凝血因子活性测定的重复性较差,因此出现回收率>100%

## 四、低 pH 法

低 pH 法主要应用于静脉注射免疫球蛋白的病毒灭活。原先是用于处理免疫球蛋白制品降低其自然抗补体活性,提高静脉输注耐受性,是制备静注免疫球蛋白制品的主要方法之一。低 pH 法杀灭病毒的机制不详。

该方法简单易行,将免疫球蛋白溶液的 pH 降低至4.0(或4.25),有的还加入微量的胃蛋白酶(如1∶10 000),在常温条件下孵育一定时间可以杀灭其中可能存在的病毒。孵育时间最初为20小时,以后证明需要延长至50小时或更长,最长者为 Cutter 公司,孵育21天。

关于 IVIG 制品的病毒安全性研究出现一些不同的结果,同样的制品,如低 pH IVIG,在有的研究中结论是安全的,但有的研究显示仍有病毒感染发生,其原因之一可能是同样的方法在不同的生产厂由于

一些条件的不同而使灭活效果出现差别。另外,生产中 GMP 的严格执行很重要,不严格执行 GMP 就会使原本是安全的生产流程出现问题威胁制品安全。

## 第六节 血浆的病原体灭活/去除方法

血浆输注在临床输血中占有重要的地位,主要用于治疗各种凝血因子缺乏引起的凝血功能障碍,补充凝血因子,特别是用于同时补充多种凝血因子。在发达国家,一般从全血分出的血浆的10%~20%直接用于临床输注,其余大部分作为原料用于制备血浆蛋白制品。为什么应该强调避免血浆滥用,即不应将血浆用作血容量扩充剂使用。因为血浆在各血液成分中是传播病毒危险较大的血液成分之一。因此当病人需要提高胶体渗透压维持和扩充血容量时应选用安全的白蛋白制品,而不应选用血浆。在我国,还较广泛地存在血浆滥用的现象,大部分从全血分离出的血浆直接在临床输注。主要原因是医生对血浆输注适应证和血浆输注的病毒危险认识还不充分,另外,血浆输注价格较白蛋白低,某些地方白蛋白供应不足也是原因之一。由于我国血浆输注量较大,而血浆传播病毒的危险也较大,因此,应用适合于血浆的病原体灭活方法处理用于临床输注的血浆,对于提高输血的安全性有重要意义。当然,这类方法也可用于血浆蛋白生产中对原料血浆进行病原体灭活,以提高所生产的血浆蛋白制品的安全性。

血浆的病原体灭活研究已取得了长足的进展,现在已应用的或正在研究中的方法主要有有机溶剂/清洁剂法、亚甲蓝/荧光照射法、巴氏液态加热法和紫外线照射法。

## 一、亚甲蓝/荧光照射法

亚甲蓝又称甲基蓝,为暗绿色并带铜样光泽的结晶性粉末。临床应用于多种疾病的治疗,半致死量达(40~125)mg/kg 体重。

早在20世纪30年代人们就发现亚甲蓝加上光照可以灭活病毒。近年来对亚甲蓝/光照病毒灭活方法做了广泛深入的研究,证明在1μmol/L 的浓度,加上荧光灯照射,可以杀灭大多数脂质包膜病毒,包括 HIV、HCV 和 HBV,但是对非脂质包膜病毒,如HAV、B19 杀灭效果不理想。近来发现用低压钠灯代替荧光灯进行照射能提高病毒灭活效果,而对血

浆蛋白质影响较小。

　　关于亚甲蓝/光照法杀灭病毒的机制,目前有许多报告。有的认为是因为亚甲蓝和病毒核酸中 G-C 碱基对有较大的亲和性,在光照时,亚甲蓝被激发产生单态分子氧破坏核酸而杀灭病毒。但是有的研究结果表明这种对核酸的作用就病毒灭活来讲意义不大,而认为亚甲蓝/光照除对核酸有作用外,亚甲蓝主要是结合在病毒包膜上,当光照激活并产生活性氧时破坏病毒包膜而杀灭病毒。

　　亚甲蓝/光照法对血浆中凝血因子有一定的损伤,纤维蛋白原受损最明显,处理后约损失 20%,其他凝血因子回收率较高。

　　由于做病原体灭活处理时的浓度仅 $1\mu mol/L$,远低于临床用量,和半致死量的差距更大,因此处理后的制品是安全的,不会因为含亚甲蓝产生毒性。在早期临床应用中,处理后的制品不去除加入的亚甲蓝而直接应用。近年来考虑到亚甲蓝使血浆呈蓝色,容易使病人产生误解,同时有报导称亚甲蓝可能使细胞出现低分化,因此最好在病毒灭活后去除亚甲蓝。目前已开发出用于过滤吸附去除亚甲蓝的滤器,亚甲蓝/光照处理的血浆经过滤后残存的亚甲蓝量已低于一般测定方法的可检出量,血浆恢复原来的外观和色泽。

　　亚甲蓝/光照血浆已在欧洲用于临床,在美国也正在进行临床研究。我国上海市血液中心已完成实验室研究,并进入临床研究。亚甲蓝/光照处理的血浆用于临床必将为提高我国输血安全性水平作出贡献。

## 二、有机溶剂/清洁剂法

　　如前所述有机溶剂/清洁剂法已成功地应用于血浆蛋白制品的病毒灭活。在此基础上,此技术已延伸并成功地应用于血浆的病毒灭活。血浆融化混合后加入有机溶剂 TNBP(最佳浓度 1%)和清洁剂 TritonX-100(最佳浓度 1%),搅拌混匀于 30℃孵育 4 小时。除去加入的有机溶剂和清洁剂后除菌过滤并分装到塑料袋中再次冰冻保存备用[7]。

　　有机溶剂/清洁剂处理血浆时应用上述 TNBP/TritonX-100 方法病毒灭活效果较应用于凝血因子病毒灭活的组合病毒杀灭效果更好,主要表现在杀灭模型病毒 VSV 和 Sindbis 病毒更迅速。

　　用有机溶剂/清洁剂法处理血浆的优点之一是对血浆中蛋白质,特别是凝血因子的损伤小,处理后凝血因子回收率高(表 18-11)。另外,由于处理的

大批量混合血浆,较容易对处理过程进行质量监控,保证病毒灭活处理的规范化和有效性,而且分装的血浆质量均一。但是,混合血浆处理和单袋血浆病毒灭活(如亚甲蓝/光照法处理血浆)比较也有不利的一面。如前所述,尽管经过献血者的选择和严格的筛选检测,但还存在一定的漏检危险。另外还有些病毒我们还不知道或还没有进行常规检测。当混合许多单位血浆一起作处理时,其中只要有一袋或几袋血袋为病毒污染的阳性血浆时,即会导致整个混合血浆的病毒污染,只是病毒滴度由于稀释而有所降低,如果由于某种原因或偶然的操作失误而导致病毒灭活不彻底,就会使所有处理后的血浆均成为病毒污染血浆,严重威胁病人安全。因此必须严格操作规范化和质量管理,做到万无一失。

表 18-11　新鲜冰冻血浆有机溶剂/清洁剂
处理前后凝血因子活性变化*

| | 处理前 | 处理后 | 下降(或上升)百分率(%) |
|---|---|---|---|
| 凝血酶原时间(s) | 12.5 | 12.8 | +2.4 |
| 部分凝血酶原时间(s) | 30.5 | 32.5 | +6.5 |
| 凝血酶时间(s) | 17.0 | 16.0 | −5.8 |
| 纤维蛋白原(g/L) | 2.07 | 2.07 | 0.0 |
| Ⅱ因子($\mu/ml$) | 0.90 | 0.88 | −2.2 |
| Ⅴ因子($\mu/ml$) | 0.90 | 0.85 | −5.5 |
| Ⅶ因子($\mu/ml$) | 0.88 | 0.92 | +4.5 |
| Ⅷ因子($\mu/ml$) | 0.87 | 0.85 | −2.2 |
| Ⅸ因子($\mu/ml$) | 0.77 | 0.75 | −2.5 |
| Ⅹ因子($\mu/ml$) | 1.02 | 1.00 | −1.9 |
| Ⅺ因子($\mu/ml$) | 0.97 | 0.80 | −17.5 |
| Ⅻ因子($\mu/ml$) | 0.83 | 0.80 | −3.6 |
| ⅩⅢ因子($\mu/ml$) | 1.10 | 0.95 | −13.6 |
| vWF 因子($\mu/ml$) | 0.96 | 0.90 | −6.2 |

　　注:* 有些因子处理后活性反而略有升高,可能和凝血因子检测的精确性较差有关

## 三、巴斯德消毒法(液态加热法)

　　法国已研究开发出用 60℃,10 小时加热处理液态血浆进行病毒灭活的方法。原理是将新鲜冰冻血浆融化混合后,加入保护剂。一般选用低分子量糖,如葡萄糖、蔗糖、麦芽糖等,氨基酸,如甘氨酸等,目的是在加热处理时减少对血浆蛋白,特别是凝血因子的破坏,同时对病毒无保护作用。加入保护剂后边搅拌边加热,60℃,10 小时,加热后用超滤等方法除去加入的保护剂,使血浆基本恢复原体积,然后除

菌分装热压封口后冰冻低温保存备用。上海市血液中心也进行了巴斯德消毒法处理血浆的研究。病毒灭活验证证明湿热处理血浆能杀灭模型病毒 VSV 和 Sidbis 病毒,经过对各种保护剂的选择比较,甘氨酸+蔗糖为较佳组合,处理后各种凝血因子的回收率(表 18-12)。

为了确保处理的规范化和结果可靠,法国已设计了自动化处理流程并开发使用了相应电脑软件。当然,由于是处理混合血浆,如有机溶剂/清洁剂法血浆一样,必须确保病毒灭活效果达到要求。

表 18-12　巴斯德法加热处理血浆后凝血因子回收率(%)

| 凝血因子 | 回收率(%) |
| --- | --- |
| Ⅷ∶C | 84.46±6.67 |
| 纤维蛋白原 | 77.65±5.98 |
| Ⅸ∶C | 70.29±7.64 |

### 四、紫外线/光敏物病原体灭活血浆

近期研究发展起来的单袋血浆病原体灭活方法是紫外线(UVA)照射,在照射前血浆中加入补骨脂类化合物 S-59,或维生素 $B_2$(riboflavin)。这种方法起初应用于血小板的病原体灭活,现转用于血浆病原体灭活,其作用原理和杀病毒机制亦相似(详见血小板病原体灭活)。已证明应用这种方法处理能取得满意的灭活效果,并且处理对血浆蛋白特别是凝血因子的损伤在可以接受的范围内,最近在美国进行了经处理的血浆和未处理血浆(对照)临床试用的比较研究。结果证明紫外线/S-59 或维生素 $B_2$ 处理血浆在凝血因子的治疗作用方面和未处理血浆类似,无明显差别。

## 第七节　血细胞制品的病原体灭活/去除方法

目前用于输注的血细胞制品主要是红细胞和血小板。血细胞制品病原体灭活研究也主要是针对这两种血细胞制品。对血细胞制品病原体灭活的要求基本上同一般的血制品病原体灭活。但是,对于细胞制品来讲,要强调除能灭活游离在细胞上清液中的病原体外,必须亦能灭活黏附在细胞膜上和细胞内的病原体。如 HIV 病毒,它可以以游离形式存在于上清血浆中,也可以黏附在白细胞膜上,还可以以前病毒(pro-viralform)状态嵌合在细胞内的核酸中。

最近还有报道证实 HIV 还可以存在于巨核细胞内。

当然,在灭活病原体的同时,必须保持血细胞的完整,存活力和功能。由于细胞比血浆蛋白耐受理化处理的能力更差,因此开发血细胞病原体灭活方法要求更高、更难。这就是目前血细胞病原体灭活技术研究落后于血浆蛋白制品病原体灭活研究的主要原因。至今还没有一项成熟的血细胞病原体灭活方法已广泛地用于临床[8]。

血细胞病原体灭活应用最多的方法是光敏物在光照激活时杀灭病毒,表 18-13 列出应用的主要光敏剂[9]。

表 18-13　血细胞制品病原体灭活应用的主要光敏剂

| 光敏剂 | 光照 | 作用大分子目标 |
| --- | --- | --- |
| 补骨脂 | | |
| 8-甲氧基补骨脂 | UVA | 核酸 |
| 4′-氨甲基-4,5′ 8-三甲基补骨脂 | UVA | 核酸 |
| S-59 | UVA | 核酸 |
| S-303 | UVA | 核酸 |
| Riboflavin | UV(280~400nm) | 核酸 |
| 苯噻嗪染料 | | |
| 亚甲蓝 | 620~670nm | 脂质、蛋白质 |
| 甲苯胺蓝 | 620~670nm | 脂质、蛋白质 |

### 一、血小板的病原体灭活

#### (一)长波紫外线(UVA)/补骨脂

长波紫外线(UVA)照射事先加入补骨脂类化合物的细胞制品进行病原体灭活处理这一技术已进行了广泛的研究并已成功地应用于血小板的病原体灭活(表 18-14)。

表 18-14　用于血小板病原体灭活的补骨脂类化合物

| 补骨脂类化合物 | 病毒灭活研究用病毒 |
| --- | --- |
| 8-甲氧基补骨脂(8-MOP) | HIV,鼠 CMV,鸭 HBV,噬菌 fd,R17,φ6 VSV,HIV,Sindbis 病毒,假狂犬病病毒 |
| 氨甲基,三甲基补骨脂(AMT) | λphage,6 噬菌体 |
| 溴化补骨脂 | HIV,鸭 HBV,HCV |
| S-59,S-70 | |

补骨脂在长波紫外线的照射下激活,主要作用于核酸。早期研究主要应用 8-MOP,为一种呋喃香豆素。通过比较研究,补骨脂类化合物 S-59 病原体灭活效果较好。血小板制品中加入 S-59 后,用 UVA

（320~400nm）照射（3J/cm²）[10]。灭活病原体的种类多,面广,灭活效力高,而对血小板的损伤小,灭活处理后的血小板仍能在7天内保持功能,输入体内后回收率和体内寿命均基本正常。

研究证明 S-59 和核酸的胞嘧啶作用形成胞嘧啶环状加合物（单加合物和双加合物）,从而使核酸不能复制,转录,达到病原体灭活的效果。由于这种处理主要针对核酸起作用,而血小板为无核细胞,细胞内并不含核酸,并且作用时不需要氧气的存在,不会产生活性氧损伤血小板和蛋白质,因此在杀灭病原体的同时对血小板无明显损伤,基本维持血小板的活力和功能[11]。

由于血小板在室温保存,较适于细菌生长繁殖,细菌污染是血小板输注中的重要安全问题。细菌有核酸,因此 S-59/UVA 处理的另一优势是能灭活其中污染的细菌,这在输血临床安全方面有重要意义[12]。

在血小板制品中都有一定量的白细胞污染,特别是淋巴细胞。由于白细胞有细胞核,含有核酸,因此长波紫外线/补骨脂法处理会对白细胞核酸起作用,这导致白细胞的破坏,从而产生两个作用。一是有可能杀灭白细胞的同时杀灭白细胞内的病原体,这些病原体可能占血小板制品中细胞内病毒的大部分。另外,可以减少或避免因白细胞引起的非溶血性发热性输血反应,输血小板后诱发同种免疫导致血小板输注无效,以及输血相关的移植物抗宿主反应。

S-59/UVA 处理血小板以灭活可能污染的病原体技术由 Cerus 公司研发,注册为 INTERCEPT。此技术和相关装置已通过按国际标准进行的毒性研究,临床输注时输入的 S-59 量仅为安全阈值的1/650~1300,结果证实处理后制品是安全的。临床方面已完成临床Ⅲ期研究,于 2002 年 5 月通过欧洲CEMark（CEClassⅢ）,在一些欧洲国家已投入常规使用,并于 2014 年向美国有关当局上送了市场准入申请报告。

### （二）维生素 B₂（riboflavin）/UV 照射

riboflavin 作为光敏剂加入血小板,终浓度为50μmol/L,紫外线（280~400nm）照射剂量为6.2J/cm²。光敏剂 riboflavin 能转送电子,促进核酸的氧化,导致核酸的损伤,核酸受损的几率为1/350bp。损伤是不可逆的,核酸的复制和修复被强烈抑制,从而达到灭活病原体的作用。实验证实此技术能灭活各种主要的输血传播病原体,包括非脂

质包膜病毒 B19 和目前还未进行常规检测的病毒,如 EBV 以及各种含核酸的细菌[13]。

此技术灭活病原体机制是活性氧的氧化作用,因此对不稳定的血浆蛋白,如凝血因子Ⅷ有一定损伤作用,但临床研究显示损伤程度是可以接受的。

Riboflavin 不绑定核酸和蛋白质,其（包括其光照产物）在自然界,包括食品和人血液中天然存在,这一特点大大提高了其安全性。

Riboflavin/UV 技术由 TerumoBCT 公司研发,注册为 Mirasol。

### （三）THERAFLEXUV

此技术不使用光敏剂,完全依靠 UVC（254nm）照射灭活病原体,照射剂量为 0.2J/cm²,时间 < 1 分钟。照射后核酸形成嘧啶二聚体,从而抑制病原体的复制和修复,达到灭活病原体的作用。由于不添加光敏剂,因此不需要进行药物动力学研究和毒性评估。

为确保照射效果,血小板在照射前需转移到大的照射袋中,使血小板悬液层变薄,在振荡条件下照射紫外线能均匀穿透血小板悬液层,达到预期的照射效果。

上述血小板病原体灭活技术的欧洲市场准入审查（CEMark）和临床评估情况（表 18-15）。

表 18-15  血小板病原体灭活技术 CEMark 审核和临床评估情况

| 病原体灭活技术 | 研发公司 | 完成情况 |
| --- | --- | --- |
| CEMark 批准 | | |
| S-59+UVA | Cerus | CEClassⅢ May2002 |
| Riboflavin+UV | TerumoBCT | CEClassⅡ bOctober2007 |
| TheraflavinUV | Macopharma | CEClassⅡ bNov. 2008 |
| 临床评估 | | |
| S-59+UVA | Cerus | Ⅲ期已完成已投入临床常规使用 |
| Riboflavin+UV | TerumoBCT | Ⅲ期进行中已投入临床常规使用 |
| TheraflavinUV | Macopharma | Ⅰ期已完成 |

## 二、红细胞的病毒灭活

用于血小板的病原体灭活技术不能直接转用于红细胞制品和全血,因为要灭活这些光通透性差的制品中的病原体,必须大幅度加大照射剂量,从而造

成对红细胞等有效血液成分的严重损伤。为此,在原有血小板病原体灭活的基础上,各研发公司采取技术措施克服上述困难。

### (一) INTERCEPT

Cerus 公司开发出新的补骨脂制品 S-303 代替原来的 S-59 用于红细胞和全血,终浓度为0.2mmol/L,并加入谷胱甘肽 20mmol/L 作为保护剂。S-303 通过双烷化基交叉交联核酸,从而抑制病原体核酸的复制和修复,达到病原体灭活的预期效果[14]。反应后,产生非活性的 S-303 裂解产物并迅速降解。灭活处理液和裂解产物通过离心去除。

第一代 S-303 曾引起红细胞表面产生抗体,在临床研究中发生溶血性反应。经研究改进,并增加保护剂的浓度,避免了抗体产生,克服了上述问题,已开始新的临床研究,没有再发生临床溶血反应。红细胞的存活率,功能和其他质量指标都取得了较好的结果。

### (二) Mirasol

TerumoBCT 公司的研发目标是将已成功应用于血小板和血浆的 Mirasol(riboflavin/UV)病原体灭活技术转用于红细胞和全血,这样就可以用同样的病原体灭活技术处理血液中三种主要成分:红细胞,血小板和血浆。研发的重点是调整加大 UV 照射剂量以克服红细胞光的低通透性,同时对红细胞的损伤控制在可以接受的范围内。目前已取得初步成功。UV 剂量加大到 22、33、44J/ml,输注后 24 小时回收率75%,保存 42 天时的溶血率为 1.0%～1.5%,渗透压脆性从 0.8%升至 4.1%。已经完成了临床 I 期研究。下一步将进一步优化处理条件,以在保证灭活病原体的前提下进一步降低对红细胞的损伤。

## 第八节　病原体灭活效力的综合评估

上述各种方法大部分是作为病原体灭活方法专门插入常规的血液和血液制品采集,制备过程以提高其安全性。实际上,常规制备方法中有的步骤本身也兼有病原体灭活/去除作用,因此,在总体评价制品的病原体相关安全性时,应将这些因素考虑进去,在这方面特别突出的血浆蛋白 Cohn 低温乙醇法,在低温条件和一定的 pH 下,乙醇本身也具有杀病毒作用,表 18-16 列出文献报导的对这种综合病毒灭活作用的评估。

表 18-16　低温乙醇血浆分离中各种因素的病毒灭活/去除作用

| 病毒灭活去除机制 | 免疫球蛋白 | | | 白蛋白 | | |
| --- | --- | --- | --- | --- | --- | --- |
| | HBV | HCV | HIV | HBV | HCV | HIV |
| 中和免疫 | 5 | 未知 | 未知 | 5 | 未知 | 未知 |
| 提纯 | 5 | 未知 | 4.1 | 1.3～2.6 | 未知 | ≥4 |
| 其他作用 | 未知 | 未知 | 11 | 未知 | 未知 | 3 |
| 病毒灭活 | 0 | 0 | 0 | 4 | ≥4 | ≥6 |
| 总计 | 10 | 未知 | 15.1 | 10.3～11.6 | ≥4 | ≥12 |

注:表达为病毒传染剂量的 $\log_{10}$ 降低数

## 第九节　血液病原体灭活技术的成本效益分析

血液和血液制品病原体灭活技术的应用必将进一步提高输血的安全性。不仅是进一步减少了输血传播的主要病原体,如 HIV、HBV、HCV 的风险,同时,可以减少输血传播一些可以经血传播,但目前还没有进行常规筛检的病毒,如 B19 和 EBV 的风险。有些技术通过对核酸的直接作用,能灭活细菌,这对提高血小板输血的安全性,减少细菌感染并发症有重要意义。通过对血液制品中污染的白细胞的灭活作用,能减少输血相关 GVHD,非溶血性发热输血反应等和白细胞相关的输血副反应。此外,通过进一步临床验证和方法的进一步完善,有可能病原体灭活技术的应用可以部分取代或取代目前在实施的耗时耗力的血液检测,如血小板制品的细菌培养检测,西尼罗河病毒核酸检测,甚至其他常规检测。

毋庸置疑,血液病原体灭活技术的应用将增加新的成本。但上述应用后的效益或潜在效益将进一步提高输血的安全性,这将带来可观的社会效益。同时,由于输血安全性的提高,对整个卫生保健社会支出也会产生积极的正面影响。就输血本身而言，通过病原体灭活技术的应用可以进一步优化输血的工作流程，进一步降低输血本身的成本。因此，科学地评估血液病原体灭活技术的意义和效益，包括社会和经济效益，同时核算其应用而增加的成本，做科学的成本-效益分析，可以为决策者从卫生经济学的角度提供重要的科学决策依据。

发达国家已经就此问题做了一些研究。如Custer B 等[14]对加拿大应用 Mirosal 技术的成本和效益做了系统研究，初步结果显示，对全血处理而言，成本效益结果为＄1 276 000/QALY（quality-adjusted life-year），血小板-血浆处理的成本效益为＄1 423 000/QALY。由于国家体系和经济的差别，包括输血体系的差别，如血液检测制备流程的差别，这些数据只能做参考，但就血液病原体灭活技术的实施做科学决策时从卫生经济学的角度进行科学分析是必要的。

血液和血液制品的病原体相关安全性是目前输血工作中的热点和难点。尽管通过献血者挑选，血液筛选检测和临床合理用血，输血安全性已有很大程度的提高，但距离"零危险"还有很大距离。因此必须研究和应用病原体灭活技术来进一步提高血液和血液制品的安全性。同时，在进一步完善和改进病原体灭活技术的基础上，可以探讨用以取代或部分取代现有的耗时耗力的血液常规病原体检测的可能性，以在保证安全的前提下进一步提高输血服务的效率，提高临床输血的服务质量。我们在此领域已取得了显著的进展和成就，但还存在不少难题。随着整个生物医学的进一步发展，血液制品病原体灭活技术也将继续发展并为提高血液和血液制品的安全性作出更大贡献。

（高 峰）

# 参 考 文 献

1. Dodd RY.Emerging pathogens and the irimplications for the blood supply and transfusion transmitted infections.Br J Hematol,2012,159(2):135-142.
2. Committee for Proprietary Medicinal Products.Note for Guidance.Validation of virus removal and inactivation procedures.Biologicals,1991,19(3):19-247.
3. CPMP Biotechnology Working Party.Note for guidance on virus validation studies:the design,contribution and interpretation of studies validating the inactivation and removal of viruses.1996.
4. Suomela H.Inactivation of viruses in blood and plasma products.Transfusion Medicine Review,1993,7(1):42-57.
5. Ben-Hur E,Horowitz B.Virus inactivation in blood.AIDS,1996,10(11):1183-1190.
6. Horowitz B,Wiebe ME,Lippin A,et al.Inactivation of viruses in labile blood derivatives I.Disruption of lipid-enveloped viruses by tri-(n-butyl)phosphate detergent combinations.Transfusion,1985,25:516-522.
7. Horowitz B.Solvent/detergent-treated plasma:avirus-inactivated substitute for fresh frozen plasma.Blood,1992,79(3):826-831.
8. Prowse C.Kill and cure the hope and reality of virus inactivation.Vox Sang,1994,67(suppl):191-196.
9. Seltsam A,Muller TH.Update on the use of pathogen-reduced human plasma and platelet concentrates.Br J Hematol,2013,162(4):442-454.
10. Corash L.Virus inactivation in cellular components.Vox Sang,1996,70(suppl3):9.
11. Lin L,Cook DN,Wiesehahn GP,et al.Photochemical inactivation of viruses and bacteria inplatelet concentrates by use of an ovelpsoralen and long-wave length ultraviolet light.Transfusion,1997,37(4):423-435.
12. Corash L.Inactivation of viruses,bacteria,protozoa and leukocytes in platelet and red cell concentrates.Vox Sang,2000,78(suppl2):205-210.
13. Marschner S,Goodrich R.Pathogen reduction technology treatment of platelets,plasma and whole blood using riboflavin and UV light.Transfusion Med Hemother,2011,38(1):8-18.
14. Custer B,Agapova,Martinez RH,et al.Thecost-effectiveness of pathogenre ductionte chnology asassesse dusinga multiple risker duction model.Transfusion,2010,50(11):2461-2473.

# 第十九章
## 造血干细胞生物学与诱导血细胞技术

造血干细胞（hemopoietic stem cells, HSCs）是存在于造血组织中的一群数量稀少的始祖造血细胞，是一切血细胞的源头细胞。造血干细胞的特性包括高度的自我更新能力和分化成各类成熟血细胞的潜能。人类造血干细胞始于胚龄 2~3 周的卵黄囊壁上的胚外细胞，这些细胞聚集形成血岛（blood island），成为最初的造血生发中心。这些原始造血干细胞在胚胎早期（第 2~3 个月）迁至肝、脾，然后自胚胎第 14 周开始从肝、脾迁至骨髓。出生后，骨髓逐渐成为造血干细胞的主要来源。造血干细胞在胚胎和迅速再生的骨髓中多处于增殖周期，在正常成人骨髓中，造血干细胞则多处于静止期（G0 期）。当机体遭遇应急需求时，部分造血干细胞被动员并进而分化成熟，另一部分在分化增殖的同时自我复制更新，以维持造血干细胞的数量相对稳定。动员后的造血干细胞进一步分化发育成不同血细胞系的定向干细胞。这些定向干细胞多数处于活跃的增殖周期之中，进一步分化为各血细胞系，如红细胞系、粒细胞系、单核-吞噬细胞系、巨核细胞系以及淋巴细胞系。

1957 年，美国华盛顿大学多纳尔·托马斯发现正常人的骨髓移植到病人体内，可以治疗造血功能障碍并因此荣获了诺贝尔奖。1961 年，Till 等首先采用脾集落形成实验在体内证实造血干细胞的存在。随后的研究证实了骨髓造血干细胞作为种子细胞可以通过移植在活体重建全部造血细胞。基于这种特征，造血干细胞已被广泛的应用于临床治疗，成为造血增生低下性疾病，白血病以及其他恶性肿瘤的标准而有效的治疗手段。目前，人类的造血干细胞的来源主要是骨髓，外周动员血细胞和脐带血。在这些来源中，富含造血干细胞的群体可以通过表型分子的表达特征得以确认（如 CD34 阳性群）。但由于造血干细胞表达 HLA 抗原系统，在异体移植中会产生严重的排异反应。因此，充足的造血干细胞的来源一直是一个亟待解决的重大问题。

近年来，随着人类胚胎干细胞（human embryonic stem cells, hESCs）和诱导性多能干细胞（human induced pluripotent stem cells, hiPSCs）系的建立，干细胞研究得到了迅猛的发展。人多能干细胞因具有无限增殖能力和多能分化潜能，可通过定向诱导分化，在体外大规模地产生造血干细胞。结合先进的分子生物学操作手段，我们有望获得各种优化的无免疫排斥反应的造血干细胞进而广泛地应用于临床治疗。

本章拟介绍最新的造血干细胞以及血细胞发生学的理论和研究进展。通过对近年来造血干细胞研究的新进展和新的干细胞技术开发的阐述，展望随之衍生的新型干细胞治疗可能性。

## 第一节　造血干细胞的特性

### 一、干细胞的起源

造血干细胞（hematopoietic stem cells, HSCs）位于成体造血谱系的顶端，可分化为各种类型成熟的血液细胞，发挥携氧、免疫和组织重建的功能。20 世纪 60 年代初，HSCs 研究先驱者 James Till 和 Ernest McCulloch 发现在骨髓中存在未分化的细胞不但能够分化为多种谱系的血液细胞，为造血系统提供细胞来源，而且可以完成自我更新，维持机体正常造血功能[1]，（下同）为研究 HSC 在血液分化体系中层级地位和维持血液动态平衡中发挥的作用奠定了基础。Osawa 等通过单细胞移植实验，发现单个 HSC 可以重建造血系统，结束了人们对 HSCs 是由一种还是多种细胞组成的争论[2]，从此开启 HSCs 研究的新篇章。

### 二、干细胞的发生场所

脊椎动物的造血发生是一个随着时间和空间发

展变化的动态复杂过程,从时序上可以在不同的造血微环境中观察到由胚胎造血逐渐向成体造血演变的过程。胚胎造血和成体造血起始于共同的祖细胞——成血血管干细胞(hemangioblast),从中胚层发育而来的成血管细胞能分化出内皮细胞、血管平滑肌细胞和生血内皮。以小鼠为模式的血液细胞发生学研究论证了造血细胞在胚胎发育过程中历经了三个明确的发育过程。胚胎造血阶段产生第一个造血波(E7~E9),此时卵黄囊产生最早的血细胞主要为有核的巨大原始红细胞。这些未脱核的原始红细胞个体较大,表达胚性血红蛋白并且为早期胚胎供氧。最近的研究进一步发现在这个早期的造血波中可以观察到巨噬细胞和巨核细胞的存在,但缺乏淋巴系细胞和HSCs。成体造血阶段发生两波造血,第一波的造血出现在E8.25,其标志是卵黄囊血岛的生血内皮细胞产生红-髓系的祖细胞(EMPs),随后产生的红细胞主要表达成体血红蛋白。虽然该阶段产生红系和淋巴系祖细胞,但是该阶段并不产生成体型的HSCs。第二个造血波以E10.5在胚胎主动脉-性腺-中肾(aorta-gonad-mesonephros, AGM)区域产生生血内皮细胞(hemogenic endothelial cells)进而

产生出HSCs为标志,产生的HSCs能够发育成所有谱系的成熟血液细胞。在后期妊娠中造血的中心转移至胎肝、胸腺,出生后定居骨髓并成为终生的主要造血器官[3](图19-1)。但在小鼠的实验证明最初的卵黄囊造血细胞并无可移植重建造血的能力。能够重建所有造血细胞的造血干细胞最初被确认存在于胚胎的大动脉/中肾/性腺共同发育区(aorta, -gonad-mesonepheros, AGM)。早期的卵黄囊和AGM均存在能够生成造血干细胞的内皮细胞,称为生血内皮细胞(hemogenic endothelial cells)。造血早期由内皮细胞向造血细胞转化的过程被称为内皮生血转化(endothelial hematopoietic transition, EHT),其调控机制尚未明确。与小鼠类似,人的造血起始于卵黄囊,随后转移到AGM区域。人HSCs同样首先产生于AGM区域,移植到免疫缺陷小鼠能够重建造血。虽然此处产生的HSCs数量较少,但是具有很高的自我更新能力。随后造血中心转移到胎肝、胸腺,妊娠后期转移到骨髓[4]。此后成熟血液细胞的产生主要依赖于HSC不断分化和自我更新,而分化和更新的平衡依赖于细胞内源和外源调控机制。

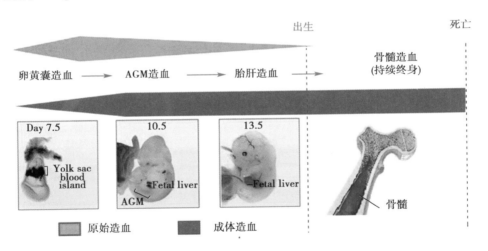

图 19-1　小鼠胚胎早期造血发生过程

20世纪70年代中期Schofield首次提出"壁龛假说"。该假说认为HSC位于特定的微环境,称为"壁龛(niche)",该微环境可调控HSC不断增殖或维持干细胞状态[5]。微环境提供的信号可调控HSCs处于增殖或静止状态。造血微环境主要分为三大类:成骨细胞微环境,血管微环境和HSC基质细胞微环境[6]。成骨细胞是成体骨髓中HSC造血微环境的重要组成部分,来源于骨髓间充质干细胞

的成骨细胞产生受体激活剂NF-κB配体(RANKL)和巨噬细胞-集落刺激因子(M-CSF)诱导HSCs分化为成骨细胞。骨髓中HSCs数量增加和减少与成骨细胞数量和类型的变化相关,尤其与表达N-钙黏蛋白成骨细胞数量成正相关。血管造血微环境从个体发育时序上主要分为两种类型:胚胎类型和成体类型。胚胎阶段通过内皮-造血转换(endothelial-hematopoietic transition,简称EHT)可以从生血内皮产生

出造血细胞(包括 HSCs),但是胚胎期 HSCs 分别产生于 AGM、胎肝、骨髓等不同的微环境。这些微环境对 HSCs 特性的影响尚待探索[7]。大量表达 CX-CL12 的血管基质细胞(CXCL12-abundant reticular cells,CAR cells)调节 HSC 自我更新、增殖[8]。研究表明包括骨髓来源内皮祖细胞(endothelial progenitor cells,EPCs)在内的血管细胞为干细胞转移、增殖和分化提供场所[9]。成骨细胞微环境附近的 HSC 主要处于静止状态(位于细胞周期 G0 期)具有长期再生能力(long-term repopulating ability,LTRA),被称为长效造血干细胞(long-term hematopoietic stem cell,LT-HSC),而血管微环境支持 HSC 增殖,此处的 HSC 主要具有短期再生能力(short-term repopulating ability,STRA),被称为短效造血干细胞(short-term hematopoietic stem cell,ST-HSC)。HSC 基质细胞微环境主要为 HSC 邻近的基质细胞,这些细胞分泌调控 HSCs 生长、分化和增殖的细胞因子,如 c-Kit 配体(SCF)、白细胞介素、促血小板生成素(TPO)、红细胞生成素(EPO)等,其中与静止态 HSC 邻近的造血祖细胞可抑制 HSC 增殖[10]。

### 三、干细胞的基本生物学特性

HSCs 不仅能够分化为各种类型成熟的血液细胞而且保持自我更新的能力(图 19-2)。在骨髓中只有部分 HSCs 处于增殖状态,大多数 HSCs 处于相对静止状态。一方面可以避免细胞频繁分裂引起 DNA 突变,一方面可以维持机体血液细胞的不断更新。HSCs 与机体成熟血液细胞及造血祖细胞最大的区别在于是否具有自我更新的能力。在骨髓微环境中存在极强自我更新能力的长效造血干细胞(LT-HSC),在维持机体成体造血中起重要作用。通过对一系列"基因修饰"小鼠和细胞模型,人们鉴定出一些参与 HSCs 自我更新的转录因子和骨髓微环境调控信号[11]。另一种在骨髓微环境中存在的短效造血干细胞(ST-HSC)具备有限的自我更新能力,可继续分化为共同髓系祖细胞(common myeloid progenitor,CMP)和共同淋巴系祖细胞(common lymphoid progenitor,CLP),CMP 进一步分化为巨核/红系祖细胞(megakaryocyte/erythroid progenitor,MEP)和粒系/巨噬祖细胞(granulocyte/macrophage progenitor,GMP),CMP 最终分化为红细胞(erythrocyte)和血小板(platelet),GMP 最终分化为嗜酸性粒细胞(eosinophils)、嗜碱性粒细胞(basophils)、中性粒细胞(neutrophils)和单核/巨噬细胞(monocyte/macrophages),CLP 最终分化为 T 淋巴细胞、B 淋巴细胞及自然杀伤细胞(natural killer,NK)。目前认为 CLP 与 CMP 都会产生树突状细胞(dendritic cell)。HSCs 向下游血液细胞的分化受到转录因子和细胞外信号调控

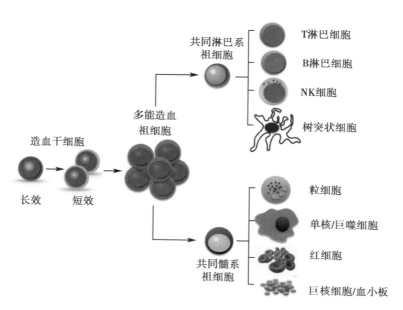

图 19-2　造血干细胞及其分化

## 四、干细胞的分子调控机制

血液细胞向不同谱系分化的过程,受到细胞间和细胞内信号机制的复杂调控,这些信号最终靶向转录调控因子,形成复杂的转录网络,特异转录因子的联合表达决定了细胞的分化方向。研究这些关键转录因子的功能主要通过在模式生物中将这些基因修饰后,观察对 HSCs 产生的影响。修饰方法包括传统性或条件性基因敲除、基因过表达、基因沉默等方式。调控 HSC 产生、自我更新和分化的基因主要有 SCL/tal-1、GATA-1、LMO2、Runx1/AML-1、GATA-2、HoxB4、Gfi1、TEL/Etv6、MLL、Bmi-1 和 Foxm1 等。这些转录因子并非属于某一类家族,却包含几乎所有类型的 DNA-结合结构域。在造血系统中这些转录因子最显著的特征是参与染色质易位或人类血液系统恶性疾病体细胞突变[12]。由于基因调控的时序性,一些转录因子(Gfi-1)不仅在 HSCs 发挥作用,在后期调控 HSCs 向不同谱系细胞分化。

在中胚层细胞进入胚胎造血和成体造血阶段,转录因子 SCL/tal-1、GATA-1 和 LMO2 发挥不可或缺的作用 SCL/tal-1 在 E7.5 卵黄囊血岛中表达于大多数的造血和血管细胞。SCL/tal-1 并非中胚层细胞分化到 FLK+ 成血管细胞所必需,但是对成血管细胞分化到生血内皮阶段却至关重要。SCL/tal-1 敲降后影响内皮分化,而且 SCL/tal-1 敲除的斑马鱼和鼠都失去胚胎造血中红细胞生成和髓系生成的能力,意味着 SCL/tal-1 是内皮分化所必需而且在造血发生早期阶段发挥作用[13]。在斑马鱼中,两种 SCL 的异构体和 Etv2 在血液和血管发育过程中交互作用被报道,首先 SCLα 在 ETV2 下游对内皮祖细胞向特定方向分化发挥作用,随后生血内皮中被 Etv2 激活的 SCLβ 是向 HSCs 分化[14]。一系列基因敲除和获得实验证明 GATA-1 基因是小鼠胚胎造血和成体造血所必需的,GATA-1 敲除小鼠因失去胚胎造血和成体造血而死亡[15]。Lmo-2 的作用与 SCL/tal-1 和 GATA-1 类似,Lmo-2 小鼠由于卵黄囊红细胞生成消失而死亡,胚胎造血和成体造血均消失[16]。转录因子 Runx1、GATA-2、MLL 在从胚胎造血跨入产生 HSCs 的成体造血阶段至关重要。缺失 Runx1 的胎鼠在 E12.5 天左右死亡,产生胚胎造血的血液祖细胞但是不经历成体造血[17]。GATA-2 的异常表达可以阻止正常造血细胞的增殖和分化,在急性髓细胞样白血病病人中常检测到 GATA-2 基因突变。GATA-2敲基因小鼠的胚胎在妊娠第 12~13 天前死

亡,与 Runx1 相似,缺失 GATA-2 胚胎造血不受影响,但 AGM 区域将不再产生 HSCs[18] MLL 是 HSC 自我更新相关基因 HOXB4 的上游基因,主要功能是维持而非启动 HOX 基因的表达。与 Runx-1 一样,是 AGM 区域 HSCs 产生所必需的转录因子[19]。

HSCs 自我更新受到转录因子 HoxB4、Gfi-1、Tel/Etv6、Bmi-1 和 Foxm1 的调控。同源盒基因(homeobox gene,HOX)家族成员 HoxB4 在 HSCs 自我更新中起重要作用,过量表达 HoxB4 可在体外显著扩增小鼠造血干细胞[20]。含有锌指结构的转录因子 Gfi1 在 HSCs、CLPs 等成熟细胞中表达,Gfi1 敲除小鼠骨髓中的 HSCs 的增殖速率显著增加并且 CLPs 全部消失,Gfi1 在抑制 HSCs 增殖和维持 HSC 功能统一性上不可或缺[21]。Ets 相关转录因子 Tel/Etv6 敲除后小鼠成体骨髓中 HSCs 消失,Tel/Etv6 是成体 HSCs 维持和自我更新的调控基因[22]。在小鼠胚胎和成体以及人的成体 HSCs 中表达原癌基因 Bmi-1,Bmi-1 敲除小鼠胎肝中的 HSCs 数量正常,而成体小鼠的 HSCs 显著降低,并且失去自我更新能力,当 Bmi-1 过量表达时会促进 HSCs 自我更新[23]。Foxm1 是与增殖相关的转录因子,最新研究表明 Foxm1 在小鼠体内维持 HSCs 静止态和自我更新所必需,降低 Foxm1 在脐血来源 CD34+ 细胞中的表达水平将会显著减少处于静止态的人 CD34+ 造血干/祖细胞的比例[24]。另外,研究发现,Wnt 和 Notch 信号通路也参与 HSCs 的自我更新和增殖。Wnt 信号通路受到抑制时,HSC 生长受到抑制;当 Wnt 信号通路被激活时,与干细胞自我更新相关的基因 HoxB4 和 Notch1 表达增强[25]。Notch 受体、Notch 配体和 CSL DNA 结合蛋白共同构成 Notch 信号通路,哺乳动物的 Notch 信号分子编码四个同源蛋白 Notch1-4。条件性敲除内皮细胞中 Notch 配体基因,显著降低 LT-HSCs 数量[26]。

在早期 HSCs 向红系/巨核系、粒系/单核系分化的选择中 GATA-1 和 GATA-2 表达的精确时空调控起重要作用。GATA-2 在 HSCs 中表达,并且是 HSCs 生存和发挥功能所必需,而 GATA-1 的表达却相对较低[27],从增殖祖细胞到红系终末分化的转折过程,伴随着 GATA1 和 FOG1 的激活,同时 GATA2 和 c-myb 的抑制,这就是经典的"GATA switch"机制[28]。此外,GATA-1 和 PU.1 在调控 HSC 往的红系和髓系分化命运时呈现出相互关系。PU.1 是髓系细胞(包括巨噬细胞和粒细胞)分化的主要调控分子。与 GATA1 敲降中观察到的命运转换相似,

PU.1敲降后GATA1表达增加，随后前外侧中胚层（ALM）细胞向红系转换[29]。GATA转录因子通过激活和抑制靶基因来发挥生物活性，因此在造血发生的过程中GATA-1和GATA-2的表达顺序和强度，很大程度上决定了造血的发生次序和造血干细胞及其下游的各种成熟血细胞的产生。但是对于GATA-1和GATA-2在血液细胞（特别是造血干/祖细胞）发育过程中的分子调控机制的研究还有待完善。

## 五、干细胞的鉴定和追踪

在HSCs的早期研究中缺乏对HSCs的表面标记的认识，关于HSCs的鉴定和追踪主要围绕HSCs自我更新和多向分化的功能进行。目前检测HSCs自我更新和多项分化能力的方法主要是将待测细胞移植到放射线辐照的移植对象体内，在特定的时间检测移植对象体内是否存在供体来源的HSCs发育成熟的血液细胞，以此判断待测细胞是否具有长期造血重建功能。主要包括HSCs羊胎内移植、重症联合免疫缺陷病（SCID）或人免疫缺陷（HID）小鼠体内移植、重症联合免疫缺陷病-人胸腺（SCID-Hu thymus）动物模型体内移植、重症联合免疫缺陷病-人骨（SCID-Hu bone）动物模型体内移植以及人源化小鼠模型（NOD）/SCID小鼠、NOD/SCID/β2mnull小鼠等[30]。与传统的免疫缺陷小鼠相比，人源化小鼠中人细胞移植率更高而且人HSCs分化为多谱系的血液细胞数量也相应增加。

虽然目前尚缺少一种确切地鉴定干细胞表型的方法，但是通过一系列细胞表面抗原的组合仍能分离到富含HSCs的细胞群。小鼠的LT-HSC主要存在于Lin⁻CD34⁻CD150⁻Flk-2⁻Sca-1⁺c-kit⁺CD48⁺细胞群中，小鼠ST-HSC主要存在于Lin⁻Flk-2⁻Sca-1⁺c-kit⁺CD34⁺细胞群中[31]。在鼠的主动脉产生的HSCs表达细胞表面抗原CD41，而位于胎盘和胎肝的HSCs却是CD41⁻，说明造血干细胞在不同的时空会存在抗原标记表达差异[32]。通过异种移植等大量实验证实，人的HSCs位于Thy⁺Lin⁻CD34⁺细胞群中，这类群的细胞具有长期造血重建能力[33]。即使现有分析方法和技术的革新，我们也仅能从统计概率的角度去描述这类富含HSCs的细胞群，目前还没有一种特定的Maker组合能特异性地将HSCs与其他细胞群区分开来。

## 六、干细胞的凋亡和老化

造血干细胞凋亡指机体在受到刺激后，导致HSCs产生一系列形态和生理变化而引起HSCs程序性死亡的过程。介导凋亡的途径分为细胞外途径和细胞内途径，细胞外途径主要指细胞膜死亡受体（Fas，TNF-Ⅰ）与配体（FasL，TNF-α）结合，从而使胞质内的死亡结构域（death domain，DD）聚集成簇，DD与Fas相关死亡结构域蛋白（Fas-associated death domain protein，FADD）结合，激活Caspase 8，通过Caspase级联反应导致HSCs发生凋亡。细胞内途径在各种应急条件下，线粒体释放细胞色素C，由Caspase 9介导下游信号传导。这两条途径均激活Caspase级联反应，导致细胞凋亡。HSCs的凋亡与HSCs的增殖分化密切相关，受到凋亡相关基因Bcl-2家族、Fas、p53和c-myc等调控。Fas与FasL相互作用是调控细胞凋亡的主要途径之一，早期研究表明人CD34⁺细胞Fas表达较低，这可能与HSCs保持较高的自我更新和分化能力相关。但是Josefsen D等发现可溶性FasL和Fas拮抗剂却抑制鼠胎肝CD34⁺胎肝凋亡，促进这群细胞增殖，可能与FasL激活细胞其他应急机制相关[34]。小鼠骨髓基质干细胞（bone marrow stromal stem cells，BMSSC）增殖受到抑制与TGF-β/Smad2信号通路过度激活，p53表达上调影响[35]。

HSCs的老化主要指HSCs随机体衰老过程中伴随着干细胞再生能力的衰退、分化为淋巴系潜能降低、自身免疫增强的生命过程。HSCs老化表现出谱系相关克隆组成的变化、细胞极性改变、炎症反应增强、活性氧水平增加以及DNA损伤富集。通过比较幼龄小鼠和老龄小鼠的HSCs，研究人员发现两者HSCs的自我更新和分化能力上存在显著差异[36]。由于细胞老化是一个非常复杂和漫长的生命现象，受到多种内源性和外源性因素的影响，目前有很多关于细胞老化的理论，但都未形成较一致的观点。这些理论主要分为基因程序老化理论和损伤积累老化理论。端粒缩短论和线粒体损伤论都支持基因程序老化理论，在细胞DNA损伤的积累是根本原因。虽然HSC老化过程中伴随着DNA损伤的不断积累，但是这些一致的老化现象却不能仅仅归因于DNA完整性的改变，另一种老化理论认为表观遗传谱的改变是干细胞老化的另一重要原因，在个体发生的不同阶段调控HSCs功能，表观遗传修饰主要通过DNA甲基化和组蛋白修饰来实现。通过比较胎鼠、幼鼠和老龄鼠HSCs的DNA甲基化谱的差异，研究人员发现一些位点获得甲基化，而另一些位点去甲基化。Young HSCs表达高水平的H4K16乙酰化活性标记,而 old HSCs 的表达水平低[37]。

# 第二节 造血干细胞的体外扩增

造血干细胞(hematopoietic stem cells,HSCs)主要是指一群具有高度自我更新并具有多向分化潜能,且能长期重建各系造血和免疫功能的细胞。目前,成体中 HSCs 的主要来源是骨髓(约为 0.01%~0.05%),少量来源于外周血(约为 0.001%)[38]。HSC 的另一个来源是新生儿脐带血。虽然脐带血中 HSCs 的含量较高,但是单份脐带血中含有的 HSCs 数量仍然较少。临床上,HSCs 的移植可有效治疗白血病、再生障碍性贫血、自身免疫性疾病和某些实体瘤(淋巴瘤、乳腺癌等)。然而,HSCs 数量的缺乏限制了其在临床上的广泛应用。为了满足 HSCs 的移植需求,需通过体外扩增获得足够数量的 HSCs。目前,随着分子生物学、遗传学、细胞生物学等学科的高速发展,科研工作者对 HSCs 生物学和造血调节有了更深入的了解,使得 HSCs 体外扩增效率得到了极大的提高。

## 一、体外扩增的原理

HSCs 是成体干细胞的一种,具有高度自我更新能力和多向分化潜能,可经过不对称性有丝分裂,持续不断地产生大量 HSCs,而 HSCs 进一步的增殖和分化,可补充和维持人体造血系统各个功能成熟的血细胞[39]。人体中 HSCs 的含量较少,因此如何正确的体外扩增这部分细胞是保证 HSCs 移植成功的前提和关键。HSCs 的体外扩增既可加快短期造血恢复,又同时保留了 HSCs 与扩增早期造血祖细胞,保证长期造血重建。迄今为止,对 HSCs 自我更新过程中调节机制的了解仍很模糊,但是早期实验证明该过程确实受外在因素的调节。正常成年小鼠中,骨髓中 HSCs 的数量相对恒定,然而很多研究者发现,将 HSCs 移植到辐照后的小鼠体内,HSCs 的数量与起始接种量相比,可扩增 10~20 倍[40-42]。进一步研究发现,将处于稳定状态下的重组小鼠的 HSCs 继续移植到辐照后的小鼠体内,HSCs 数量可再次扩增10 倍,若连续将产生的 HSCs 移植到辐照后的小鼠中,HSCs 的扩增倍数与起始相比可增加 8400 倍以上[40]。综上所述,HSCs 所处的微环境可调节其自我更新的能力,此外,正常的 HSCs 可在数量上进行广泛的增加。

HSCs 可通过多种方式与外部环境进行沟通,包括细胞与细胞的直接接触、细胞外基质细胞的作用,以及可溶性细胞因子的作用等。HSCs 体外扩增时,微环境的调节,可增加 HSCs 的自我更新能力,显著增加细胞数量。此外,研究发现,有些基因与 HSCs 的自我更新具有密切的关系,通过修饰这些基因,也可提高 HSCs 的体外扩增能力。另外,也有报道通过三维培养系统来模拟活体的造血微环境进而提高 HSCs 的体外扩增能力。

## 二、体外扩增的方法

造血不仅是一个复杂的生理过程,而且在维持人体血液循环稳态中发挥着举足轻重的作用。该过程的维持依赖于 HSCs 的自我更新和定向分化能力。在对 HSCs 体外扩增的研究中发现,如何避免 HSCs 扩增过程中细胞死亡及其分化发生,是实现 HSCs 体外扩增的关键。目前,随着科学工作者对 HSCs 研究的深入,越来越多的培养方法被应用到 HSCs 体外扩增中。

### (一)添加造血刺激细胞因子体外扩增

早期科学工作者对 HSCs 体外培养的研究发现,通过添加不同种类的细胞因子,可显著提高其扩增效率。然而,目前对于 HSCs 体外扩增最佳因子的组合尚未确定,但主要的一些造血必备因子已基本确定。根据细胞因子对细胞不同阶段的作用,我们将其分为如下三类:

1. 作用于 G0 期的细胞因子即早期作用的细胞因子,以影响 G0 期原始造血细胞动力学的细胞因子为主,可维持早期 HSC 的存活或促进其分化扩增,主要包含 IL-1、IL-6、IL-11、IL-12、G-CSF、LIF 和 SCF 等。其中 SCF 由基质细胞产生,主要在 HSCs 游走增殖和分化的微环境中发挥着重要的作用。

2. 作用于中期的细胞因子即非系特异性因子,此类细胞因子主要是诱导祖细胞的增殖,例如 IL-3、IL-4 及 GM-CSF。其中,GM-CSF 主要作用于髓样细胞前体及多种髓样谱系细胞,主要是由活化的 T 细胞、B 细胞、单核-巨噬细胞、成纤维细胞和血管内皮细胞分泌产生。IL-3 可作用于多能造血干细胞以及多种定向的祖细胞,其生物学作用相当广泛,能促进几乎所有类型造血细胞的分化及发育,也可促进基质细胞克隆的形成。IL-3 也能作用于相对成熟的前体细胞,在维持 HSCs 体外长期造血过程中发挥着重要的作用。

3. 作用于晚期的细胞因子也称为系特异性细胞因子,目前对于该类细胞因子的生物学功能研究较为清晰。其主要功能是支持系特异性造血祖细胞的发育和成熟。例如：G-CSF 主要促进中性粒细胞的生成及其吞噬功能和抗体依赖的细胞介导的细胞毒作用的活性；M-CSF 主要促进单核-巨噬细胞的分化和活化；EPO 促进红细胞的生成，而 TPO 和 IL-11 促进巨核细胞分化和血小板生成；IL-7 在 T 细胞和 B 细胞发育过程的早期发挥着促进作用；此外，IL-15 可促进 NK 细胞的分化。

综上所述，目前对于各种类型细胞因子的生物学功能具有广泛的研究和深入的了解，因此，将不同的细胞因子进行有效的组合后，可高效地实现 HSCs 的体外扩增，并可实现特定种系血细胞的诱导分化。造血相关细胞因子对 HSCs 的增殖、分化的调控，是当前各国科研工作者研究的热点之一，尤其是最近几年，随着重组造血生长因子在临床上的广泛应用，必将为细胞因子在 HSCs 体外扩增中的基础研究和临床应用提供新的途径。

### （二）化学分子对干细胞体外扩增的影响

随着研究的深入，许多研究发现，一些化学分子的加入，也可显著增加 HSCs 的体外扩增能力。临床研究中发现，铜离子（$Cu^{2+}$）在 HSCs 的发育过程中具有重要的调节作用，该离子能使细胞内产生氧化应激，从而影响细胞的增殖、分化和凋亡。数据显示，体外培养脐血干细胞时，$Cu^{2+}$ 可通过增加活性氧的浓度，促进 HSCs 的分化；另外，在含有细胞因子（SCF、TPO、FL 和 IL-6）的培养体系中加入 $Cu^{2+}$ 螯合剂四乙烯戊胺（tetraethylenepentamine，TEPA），$CD34^+$ 细胞可扩增 159 倍，为对照组的 3.5 倍[43]。此外，一种嘌呤衍生物（Stem Regenin 1，SR1）作为 HSCs 扩增剂，在含有细胞因子（SCF、FL、IL-6）的无血清培养体系中，可有效将人脐血 $CD34^+$ 细胞扩增 50 倍，将 SRCs 扩增 17 倍[44]。还有一种小分子物质，SB203580，能够特异性的抑制 p38（一种细胞分裂素活化蛋白激酶家族的信号转导激酶，在氧化应激条件下，活化后的 p38 可诱导 HSCs 的衰老）的活性，在正常的含氧条件下，将 SB203580 小分子物质添加到 HSCs 的培养体系中，可将 HSCs 的扩增效率增加 2 倍[45]。

### （三）基质细胞共培养对体外扩增的影响

在 HSCs 体外培养体系中，通过添加外源性的细胞因子和化学分子虽可显著增加细胞的数量，但会导致细胞的选择性扩增和终末分化，该培养系统虽可促进 $CD34^+$ 细胞系的特异性分化，但也会丧失分化为特定细胞系的能力。此外，外源因子刺激获得

的 HSCs，在临床移植中发现其在骨髓内归巢的能力被降低，从而抑制了受体内造血系统的重建。在体内，实际的骨髓造血微环境是由基质细胞及其分泌的细胞外基质成分以及多种造血相关的细胞因子组成的。因此，基质细胞在 HSCs 体外扩增中也发挥着至关重要的作用。骨髓造血微环境中的基质细胞包括成纤维细胞、巨噬细胞、内皮细胞、网状细胞、脂肪细胞和间充质细胞。所有基质细胞都是通过以下三种机制影响造血过程的：①直接的细胞-细胞接触；②分泌蛋白质形成细胞外基质；③产生多种细胞因子。不同的基质细胞在体外对 HSCs 的扩增能力是不同的。最近有研究结果显示，在体外将造血祖细胞和骨髓基质细胞共同培养时，细胞间的直接接触会抑制祖细胞的增殖[46]。除此之外，不同来源的基质细胞系，与人 HSCs 共培养构成了一个异基因系统，异体的基质细胞可造成排斥和传播疾病的风险，不适合临床上的应用。另外，共培养体系中成分复杂，具有多种影响因素，不利于大规模的扩增培养和标准化，会影响今后临床的实际应用。

### （四）基因修饰对体外扩增的作用

随着对细胞信号转导途径及其机制的研究和认识的深入进展，基因修饰技术也可实现对 HSCs 体外扩增的影响。研究证明 TPO 和 FL 可明显促进 HSCs 的扩增，将 TPO/FL-转导的人骨髓的基质细胞作为滋养层加入外源性细胞因子，可有效的扩增脐血来源的造血祖细胞[47]。另外，SALL4 是一种新发现的含锌指结构的转录因子，该基因过表达的 $CD34^+$ 细胞在体外扩增培养 2 个月后，HSCs 的扩增倍率可提高 10 000～15 000 倍，其植入能力和长期重建造血能力均得到了显著的增强[48]。HOXB4 是同源盒（HOX）基因家族的成员之一，研究显示该基因在早期造血细胞中高表达，将转入 HOXB4 基因的骨髓 MSC 联合细胞因子可以更加有效地体外扩增脐血 $CD34^+$ 细胞[49]。此外，Msellem 等将转入 *HOXB4* 基因的 MS-5 细胞株作为饲养层细胞，与人脐血 $CD34^+$ 细胞共培养，MS-5 分泌的 HOXB4 蛋白通过信号肽序列介导进入造血细胞发挥作用[50]。Krosl 等直接用重组 TAT-HOXB4 蛋白来扩增 HSCs，也获得了相同的研究结果[51]。

### （五）三维培养环境对扩增效率的影响

以上所述对 HSCs 体外扩增的方法都为二维培养系统，具有明显的局限性，细胞仅能在水平面上形成单层，难以模拟体内的三维环境，另外二维环境中细胞在细胞与细胞的接触，细胞与底物的相互作用

均与生理条件下的三维空间体系不同。因此，越来越多的研究开始探索三维培养系统对 HSCs 体外扩增的影响。例如 Li 等科学工作者以聚乙烯（PET）作为骨架，进行 HSCs 的空间培养，在不添加外源细胞因子的情况下，对 CD34⁺ 细胞进行培养获得的总细胞数和造血祖细胞数都较二维培养系统多 30%~100%。若是在该培养系统中添加 TPO 和 flt3/flk2 配体时，三维培养系统中产生的总细胞数和 CD34⁺ 细胞数与二维培养系统相比，分别增加了 2.5 倍和 2.4 倍[52]。而 Rosenzwerg 等研究者通过一种新型的钽包被的三维多孔生物材料（TCPB）体外扩增 HSCs，发现在无细胞因子作用下，该系统产生的 CD34⁺ 细胞比率和表型未成熟的 CD34⁺CD38⁻ 造血干细胞的比率明显比共培养联合细胞因子的二维培养系统多[53]。目前几篇对于三维培养系统的报道中因没有基质细胞的参与，与实际的造血微环境具有显著的差异。进的一步研究瞄向将基质细胞黏附在多孔的载体上形成的三维结构，应该对造血干细胞的高效体外扩增产生更高的效应[54,55]。

### 三、体外扩增的应用研究

造血干细胞广泛存在于人体中，包括骨髓、外周血、脐带血、肌肉，以及其他有造血组织器官存在的部位，但含量却极低。最近几十年，HSCs 被广泛应用到血液相关疾病治疗的临床实践中，可治疗和治愈多种疾病，包括恶性血液病、重型再生障碍性贫血（SAA）、某些实体瘤、某些异常免疫病、某些遗传病、代谢病和极重度骨髓型急性放射病。造血干细胞的体外扩增，不仅为临床移植治疗提供充足的 HSCs，也为血液系统相关疾病、肿瘤的基础研究提供了充足的材料和新的技术方法[56]。

1989 年，首例用同胞脐血干细胞移植治疗一位 Fanconi 贫血儿童患者获得成功后，世界各国相继出现几十例脐血细胞移植来达到临床治疗的效果，并取得了显著的成功[57]，打开了造血干细胞临床移植治疗的新篇章。临床上，根据移植的 HSCs 来源的不同，将 HSCs 移植分为骨髓移植、外周血干细胞移植、脐带血移植和胎肝细胞移植。根据 HSCs 供体的不同，又将 HSCs 移植分为自体造血干细胞移植和异体造血干细胞移植。然而，成人体内 HSCs 的含量极低，根本无法满足临床治疗的需求。因此，高效的 HSCs 体外扩增技术的完善将为其临床推广和应用奠定基础。此外，体外扩增的 HSCs，可通过特定培养微环境的诱导分化产生各种类型的血细胞，如成熟而脱核的功能红细胞可作为输血替代治疗；产生的肥大细胞、嗜酸嗜碱性粒细胞可用来筛选药物；产生的血小板也可直接输注到患者体内达到治疗出血性疾病的效果。HSCs 也可作为基因治疗的靶细胞转入外源基因，通过输注给患者在体内表达相关从而达到治疗目的。

## 第三节 造血干细胞的体外诱导分化

### 一、体外诱导分化的研究现状

造血干细胞是人类最早发现的一种干细胞，由于其方便获得且易于培养，是目前研究最多的干细胞。随着科技的发展，造血干细胞的分离纯化已经变得非常容易，造血干细胞的体外扩增、诱导分化、移植治疗等方法也都日趋成熟。在过去相当长的一段时间内，造血干细胞的来源仅限于骨髓，而现在我们可以从脐带血和动员外周血中获得大量的造血干/祖细胞。随着近年来的人多能干细胞（hESC/hiPSC）诱导造血分化研究的进展，理论上也为造血干/祖细胞提供了无穷的来源。

造血干细胞具有自我更新和多向分化的潜能，在体外可通过不同的细胞因子组合，定向诱导分化并产生大量人体所需的各类功能成熟血细胞。20 世纪 80 年代，随着各种造血细胞因子不断被发现，大量白细胞介素，黏附分子，集落刺激因子等的功能被鉴定出来。当时，Haral 等将小鼠骨髓细胞在甲基纤维素中培养，加入红细胞生成素（erythropoietin，EPO）及脾细胞培养上清液，发现有含红细胞、巨核细胞以及巨噬细胞的混合集落（CFU-Mix）出现。其后，小林登等用人骨髓细胞报告 CFU-Mix 培养成功。这标志着多能干细胞可通过体外诱导的方法定向分化为髓系及淋巴系干细胞，造血干/祖细胞各系发育分化也随之成为干细胞研究的热点。

粒系细胞和红系细胞的定向诱导分化：Laiuppa 等报道 SCF、IL-3、Tpo、Epo、IL-6、GM-CSF、G-CSF 的组合能够最大限度地诱导扩增粒细胞和 CFU-GM[58]。Pierelli 等发现在 SCF 和 Epo 的诱导下，动员的外周血 CD34⁺ 细胞 6 天即向红系细胞分化并成熟[59]。

巨核细胞和血小板的定向诱导分化：Tpo 对巨核系祖细胞的增殖分化、血小板的生成以及特异性标志的表达均具有明显的刺激作用。已有研究表明，SCF 加 IL-3、IL-6、Tpo 的组合 14 天后可扩增

CFU-Meg 和 CD41a⁺ 细胞 17 到 35 倍[60]。

树突状细胞的定向诱导分化:树突状细胞(dendritic cell,DC)可由 CD34⁺ 造血干细胞由 GM-CSF、TNF-a、SCF、IL-4 等细胞因子的组合诱导生成[61]。

淋巴细胞的定向诱导分化:Skea 等将脐血中的单个核细胞用一种条件培养基(XLCM)培养 2 周后获得 CD4⁺ T 淋巴细胞,4 周表达 80% 以上的 CD8⁺[62]。而在 FL、IL-3、GM-CSF、IL-7 等细胞因子的协同作用下 CD34⁺ 细胞可被诱导分化为原 B 细胞和前 B 细胞[63]。

内皮细胞的定向诱导分化:Asahara 等首先从人的外周血中分离出 CD34⁺Flk⁺ 的内皮祖细胞,该细胞能在体外分化为内皮细胞[64]。Soligo 等报道人骨髓 AC133⁺ 干细胞在含胎牛血清 M199 培养液中添加 VEGF、bFGF、IGF-1 诱导 3 到 4 周后细胞数扩增 8.1±3.0 倍,磁珠分选后继续培养可扩增 2800 倍纯内皮细胞[65]。

## 二、向各种成熟血细胞诱导分化的分子调控

转录因子作为细胞表型的内在决定因素,不仅提供了胚胎期研究造血干细胞发育的切入点而且还阐明了谱系限制分化的机制。大量的转录因子参与了造血干细胞的分化调控,如 SCL,LMO2,FLI1,GATA1,GATA2,AML1(RUNX1),CBFB,C-MYB,PU.1 等。这些转录因子在不同造血谱系分化中的作用在近年的研究中得以阐明。通过一系列的转基因和基因敲除手段,在体外培养的诱导分化过程中以及活体动物发育模型中,已发现并证实了诸多早期造血发生的重要调控基因,如 SCL,LMO2,FLI1,GATA1,GATA2 和 RUNX1。敲除这些基因的小鼠都会产生不同的造血障碍或缺失。例如,敲除 RUNX1 或 GATA2 的小鼠胚胎因缺失造血干细胞的有效生成,均在妊娠中期死亡。

PU.1 在造血干细胞、淋巴祖细胞和部分髓系祖细胞中高表达,对淋巴细胞和髓系细胞的成熟具有重要作用。PU.1 调控淋巴系和髓系细胞中多种基因的表达,包括细胞因子、M-CSFR、G-CSFR、GM-CSFRα 以及 IL-7Rα[66]。PU.1 在造血祖细胞中的表达水平不同决定了造血祖细胞不同的分化方向,在 CMP 中下调 PU.1 将限制 CMP 向红系和巨核系的分化,而在祖细胞中 PU.1 使分化和自我更新保持平衡。PU.1 在不同系别的细胞中发挥的作用也不同,在红系细胞中起到维持自我更新和阻止分化的作用,而在髓系细胞和 B 细胞的分化成熟中起促

进作用[67]。GATA-1 和它的辅助因子 FOG-1 在红细胞、肥大细胞、嗜酸性粒细胞和巨核细胞的发育中都具有重要的作用[68]。GATA-1 在红细胞生成早期阶段表达可促进红细胞的增殖,在红细胞生成晚期阶段的表达可诱导红细胞的最终分化[69]。AML1 在造血细胞的发生中普遍表达,调节造血细胞的分化和增殖。在 AML1 缺陷的骨髓中静止期的 HSCs 的数量减少[70]。除了促进早期造血干祖细胞的生成以外,AML1 还参与巨核细胞的成熟和淋巴细胞的发育。C/EBPα 在造血祖细胞中的表达可诱导粒细胞分化,在某些情况下还能促进巨噬细胞的分化[71]。C/EBPα 的下调在肥大细胞和嗜碱性粒细胞的发育中也具有重要作用,在 GMP 阶段,C/EBPα 的抑制调控着肥大细胞和嗜碱性粒细胞的分化[72]。

## 三、各种成熟血细胞的体外定向诱导分化

ES 细胞通过与基质细胞共培养或添加细胞因子进行悬浮培养的方法,可以诱导产生各种功能成熟的血细胞,这些方法为研究造血干/祖细胞向特定谱系的分化提供了依据。在对造血分化的研究中,造血干/祖细胞向成熟血细胞分化亦为再生医学的发展提供了支持,其中诱导造血干/祖细胞产生高成熟度及高纯度的特定谱系血细胞具有十分重要的意义。近年来科学家已经在体外诱导产生各种功能成熟的血细胞,这些方法的建立为临床应用提供了可能。其中,hES 细胞来源的红细胞和血小板具重要的临床应用价值。成熟红细胞和血小板均不含细胞核,它们只携带少量遗传信息,这使得体外来源的成熟红细胞及血小板能够更好的用于临床输血。

红系分化:红细胞生成经历了 HSCs、BFU-E、CFU-E、有核红细胞、网织红细胞这一连续的过程,该过程存在多种细胞因子的多级调控,如 Epo 的调控。在以往对小鼠红细胞发生的研究中,当小鼠 ES 细胞形成拟胚体(EB)后,红系细胞表达 βH1 血红蛋白。在甲基纤维素培养基中,Epo 和 SCF 的存在使红系细胞表达 βmajor 球蛋白及 GATA1[73]。近年来科学家对人类红细胞的发生也展开了深入的研究,在 EB 形成及细胞外基质培养体系中,人类 ES 细胞来源的红细胞主要表达 CD235a(血型糖蛋白 A)及 ξ-血红蛋白、γ-血红蛋白等胚胎期表达的血红蛋白[74]。此外人类 ES 细胞与胎肝来源的基质细胞共培养能诱导产生成人型血红蛋白 β-血红蛋白,并抑制 ξ-血红蛋白的表达[75]。

粒系分化:粒细胞由 HPC 分化而来,分为中性

粒细胞、嗜碱性粒细胞、嗜酸性粒细胞。粒细胞分化抗原 1（Gr-1）是普遍被运用的粒细胞表面标志。CD15 和 CD11b 是中性粒细胞和单核细胞的表面标志，CD16 是成熟中性粒细胞的表面标志。在对小鼠粒细胞的研究中，由 EB 分化体系来源的 Gr-1[+] 中性粒细胞在 G-CSF、GM-CSF、IL-6 存在的情况下与 OP9 基质细胞共培养，经历 4~20 天后，这些中性粒细胞包含乳铁蛋白颗粒及白明胶酶，并且表现出趋化现象及超氧化作用[76]。对于人类粒细胞的研究中，在 SCF、Flt-3 配合基、IL-6、IL-6 受体、TPO、IL-3 及 G-CSF 存在的情况下时，由 EB 与 OP9 基质细胞共培养分化而来的 CD15[+]CD11b[+]CD16[+] 粒细胞与人类外周血来源的粒细胞呈现相同的表型，并且在体外实验中同样表现出氧化爆发功能及噬菌作用。

淋系分化：淋巴细胞在调控免疫应答过程中具有非常重要的作用。T 淋巴细胞（CD3，CD4，CD8），B 淋巴细胞（CD10，CD19）和自然杀伤细胞（CD56，CD94）都可由鼠或人的多能干细胞刺激而来。在小鼠淋巴细胞发生的研究中，小鼠 ES 与表达 Notch 配合基的 OP9 基质细胞（OP9-DL1）共培养可产生表达 γδ 和 αβT 细胞受体的成熟 CD8[+]T 细胞。对于亚致死量辐照后的 Rag2[-/-] 小鼠，由 Flt-3 配体和 IL-7 的刺激生成的 T 细胞祖细胞能够重建其 T 细胞池[77]。在 Flt-3 配体和 IL-7 存在的情况下，OP9-DL1 分别与来自小鼠脾脏的 B 细胞和小鼠胚胎成纤维细胞的 ips 共培养时，可产生表面标志为 CD44，CD24，CD4 及 CD8 的 T 细胞，但是不能产生 CD19[+]B 细胞[78]。人 ES 细胞与 OP9 细胞共培养时可诱导产生 CD34[high]CD43[low] 细胞，随后将 CD34[high]CD43[low] 细胞在 Flt-3 配体、IL-7 和 SCF 参与下与 OP9-DL1 细胞共培养，能够诱导产生可对植物血凝素起反应的功能性 T 细胞[79]。来源于成人皮肤成纤维细胞的 iPS 细胞与 OP9 基质细胞共培养 10 天后，获得的 CD34[+] 细胞在 SCF、Flt-3 配体、IL-7 和 IL-3 存在下与 MS-5 间质细胞共培养 21 天，能够产生 CD45[+]CD19[+]CD10[+] 的前 B 细胞[80]。

单核及巨噬细胞：巨噬细胞是由单核细胞分化而来，具有调节先天性免疫和特异性细胞免疫的功能，可对细胞残片及病原体进行噬菌作用并激活淋巴球及其他免疫细胞。普遍认为的巨噬细胞表面标志物有 CD11b（Mac-1），CD14（脂多糖的配体受体），CD115（集落刺激因子 1 受体）和 F4/80（一种高度糖基化的蛋白多糖胞外抗原）。对于小鼠巨噬细胞的研究中，由 CCEG2 和 D3ES 细胞系形成的 EB 可分化产生 HPC，在 Epo、IL-1、IL-3 和 M-CSF 刺激下，诱导巨噬细胞分化并表达 F4/80 标志物[81]。对于人类巨噬细胞发生的研究中，将人 ES 细胞与一种小鼠骨髓来源的基质细胞 S17 细胞共培养，能够产生表达 CD15 的巨噬细胞祖细胞。通过 EB 形成体系，在含有 M-CSF 及 IL-3 的培养基中可诱导产生单核细胞及巨噬细胞[82]。

巨核细胞和血小板：血小板是由巨核细胞脱落形成的胞质小块，通过使细胞聚集和黏附来实现调控止血和血管修复的功能。巨核细胞及血小板表达 CD41，又被称为 aⅡβ 整合素。在对鼠巨核细胞及血小板的研究中，在 TPO 存在的情况下，由鼠的 ES 细胞与 OP9 基质细胞共培养可获得成熟的巨核细胞[83]。对于人类巨核细胞及血小板的研究中，CD4+巨核祖细胞来源于 ES 细胞与 S17 细胞的共培养。无论是 ES 细胞或由成人成纤维细胞诱导而来的 ips 细胞，当与 OP9 基质细胞共培养时，表达 CD34、VE-cadherin、CD31、CD41a、CD45 表面抗原标志的细胞群可诱导产生血小板[82]。

## 第四节　人类多能干细胞向各种造血细胞诱导分化的研究

### 一、人类多能干细胞

人类多能干细胞（human pluripotent stem cells，hPSCs）是指具有自我更新和多分化潜能（三胚层分化能）的一类干细胞，包括人类胚胎干细胞（human embryonic stem cells，hESCs）和人类诱导性多能干细胞（human induced pluripotent stem cells，hiPSCs）。在体外合适的培养条件下 hPSCs 能够被诱导分化为造血干/祖细胞以及成熟的血细胞，如红细胞、粒细胞、淋巴细胞、NK 细胞、树突状细胞、肥大细胞、巨噬细胞、血小板等[84,85]。hPSCs 的建立，为进一步探讨早期胚胎造血发生及其分化调控机制提供了很好的体外模型；hPSCs 诱导分化而来的造血干细胞（hematopoietic stem cells，HSCs），克服了脐带血、骨髓和外周血来源的造血干细胞数量有限、免疫排斥等缺点，使得其成为临床移植治疗恶性血液学疾病（如地中海贫血、白血病）最具潜力的细胞。造血干细胞进一步诱导分化产生的血细胞在临床输血、药物筛选、疾病模型等研究领域也有广泛的应用前景[86]。

人胚胎干细胞是从人囊胚期内细胞团（inner cells mass，ICM）或早期胚胎的原始生殖细胞（primordial germ cells，PGCs）中分离得到的。1998 年，美国 Thomoso 实验室首次利用临床上捐献的体外受精胚胎培养至囊胚，从 14 个囊胚内细胞团成功分离出了 5 株人 ES 细胞系（H1，H13，H14，H7，H9）[87]。这些细胞系核型正常，端粒酶活性高，表面抗原表达和未分化状态的非人灵长类动物 ES 细胞相似，都表达早期阶段特异性胚胎抗原 SSEA-3、SSEA-4 和肿瘤排斥抗原 TRA-1-60、TRA-1-81，并具有碱性磷酸酶活性，保持了形成 3 个胚层和不同组织的能力，注射到免疫缺陷小鼠体内，可以形成含有内胚层（endoderm）、中胚层（mesoderm）、外胚层（ectoderm）三个胚层的畸胎瘤。人胚胎干细胞的无限增殖和多分化潜能特性，对研究发病机制、筛选有效安全的药物以及治疗临床疾病有着重要的意义。但是，一方面要建立用于临床治疗的特异性疾病 ESC 存在许多困难，另一方面破坏胚胎而获取 ESC 面临很大的伦理、道德和宗教争议，这都阻碍了人胚胎细胞的应用。2007 年日本科学家 Yamanaka 等将 4 种转录因子 Oct3/4、Sox2、c-Myc 和 Klf4 组合通过逆转录病毒感染方式导入人成纤维细胞（human dermal fibroblasts，HDF），转染 6 天后用胰酶消化收集 HDF，然后接种到丝裂霉素（MMC）处理过的 SNL 饲养层细胞上，第二天换成添加有 bFGF（4ng/ml）的 ES 培养基，30 天后产生人胚胎干细胞样细胞，即人类诱导性多能干细胞[88]。经鉴定，hiPSCs 细胞在形态学、增殖力、表面抗原、基因表达模式、表观遗传状态和端粒酶活性方面与 hESCs 细胞类似，在体外也能够形成三胚层和畸胎瘤。除了 HDF 细胞，他们还发现其他体细胞用同样的方法也能够诱导生成 iPS 细胞。hiPSCs 细胞的诞生，解决了 ESC 存在的伦理争议，为人类再生医学和特异性疾病的细胞治疗带来了更美好的希望，可谓干细胞界的一场创新性革命。

## 二、人类多能干细胞向造血干/祖细胞的诱导分化

造血干细胞（hematopoietic stem cells，HSCs）是具有自我更新能力和多向分化潜能的造血前体细胞。造血祖细胞（hematopoietic progenitor cells，HPCs）已经失去了自我更新能力，只保持了有限的分化为特定细胞类型的能力。hPSCs 在 MMC 处理或辐照后的小鼠成纤维细胞（mouse embronic fibroblasts，MEFs）上、或有分化抑制因子存在的条件下，能够保持未分化特性。撤掉饲养层或分化抑制因子，在特定的培养条件下，hPSCs 就会分化为 HSCs/

HPCs，进一步诱导分化为血细胞、心肌细胞、神经细胞、胰岛细胞等多种不同类型的细胞。

### （一）人类多能干细胞向造血干/祖细胞定向分化的诱导方法

目前人类多能干细胞在体外定向诱导分化为造血干/祖细胞的方法有 3 种（见图 19-3）：

1. 拟胚体（embryoid body，EB）　EB 法是一种模拟体内胚胎发育过程的方法，已被广泛应用于小鼠和人 ES 细胞的体外分化研究。hPSCs 从饲养层上消化下来，在不加去分化因子的悬浮培养条件下就会自发形成具有三维结构的细胞团即 EB。EB 结构为胚胎发育过程中细胞之间的相互作用提供了微环境，进一步诱导分化就会产生 HSCs/HPCs。hESCs 形成的 EB 分化 3～4 天后生成爆发式集落（B-CFC），表达 FLK1，BRACHYURY 和 SCL 造血基因[89]；hiPSCs 形成的 EB 诱导分化 21 天，出现造血谱系标记 CD34[+]CD45[+]的同时，依次表达造血相关基因 BRACHYURY、GATA-2 和 SCL[90]。将一定数目的 hPSCs 单细胞离心聚团（spin-EB）至低黏 96 孔板形成 EB，大大提高了产生造血细胞的效率，一个 ES 细胞可以产生 500 个造血祖细胞[91]，hiPSCs 细胞形成的 EB 培养 13～17 天，可以产生高达 60% 左右的 CD34[+]CD45[+]和 CD34[+]CD43[+][92]。

为了满足不同的研究目的，研究者又设计了多种 EB 培养方法[93]，最基本的方法有三个，分别是 bacterial-grade dishes 液体悬浮培养、甲基纤维素半固体培养法和悬滴法。另外还有旋转生物反应器法。传统方法产生的 EB 数目有限仅能用于科学研究，而旋转生物反应器法则能够用于产生大量的 EB 有望满足临床需求。

2. 与基质细胞共培养法　hPSCs 与基质细胞共培养，在合适的培养条件下，可产生大量的造血干/祖细胞，并可进一步诱导分化为各种成熟血细胞。该方法的优点是通过模拟体内造血发生的过程进行诱导分化。常用的基质细胞有小鼠骨髓来源的基质细胞 OP9[94]、S17[82]、小鼠胎肝基质细胞（mouse fetal liver stromal cells，mFLSCs）[75]、来源于小鼠胚胎 AGM 区（主动脉-性腺-中肾）的 mAGM-S3 等[95,96]。OP9 细胞可用于支持早期造血细胞的产生以及支持骨髓来源 HSCs 向 B 淋巴细胞分化及增殖。人 ES 细胞和 mFLSCs 或 mAGM 共培养，在共培养 12～14 天后会产生大量鹅卵石样（cobble stone like）早期造血干祖细胞，将整个共培养细胞用胰酶消化过滤后悬浮培养可产生各种髓系成熟的血细胞。然而由于基质细

胞的来源不同,产生的造血干/祖细胞及其衍生的血细胞的成熟度和分化潜能也具有异质性。

3. 胞外基质包被培养皿法　hPSCs 在表面包被有胞外基质蛋白(人纤维连接蛋白、Ⅳ型胶原蛋白或商品化的 matrigel)的培养皿上进行无饲养层细胞无血清培养可生成造血干祖细胞(CD34⁺CD43⁺),然后

进一步诱导分化生成各种谱系的血细胞,包括红细胞、巨核细胞、中性粒细胞、巨噬细胞和树突状细胞[97]。此外还有报道在其他一些基质成分和生长因子联合作用下,hPSCs 能够分化形成中胚层细胞,然后在添加有特定造血因子的培养基中培养可以定向生成各种血细胞[98]。

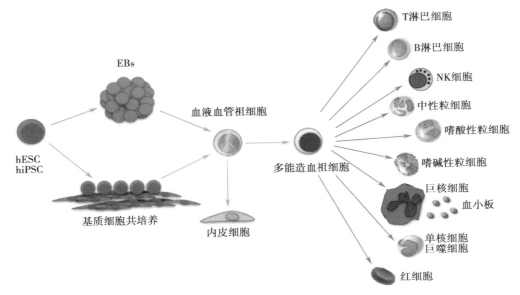

图 19-3　人多能干细胞向各种成熟血液细胞的诱导分化示意图

## (二)人类多能干细胞来源的造血干/祖细胞

小鼠造血干祖细胞表面标记为 Lin⁻Sca-1⁺c-Kit⁺CD34^{low}Tie-2⁺[99-101],而人的造血干细胞还没有找到很好的特异性标志,目前认为造血干细胞主要的标志物是 CD34[102]。

2001 年 Thomson 实验室 Dan Kaufman 等首次发现将 hESCs 分别与辐照过的小鼠骨髓基质细胞系 S17 或源自卵黄囊内皮的细胞系 C166 共培养 17 天,培养体系中仅添加胎牛血清,而不添加任何外源细胞因子的条件下可以产生造血干细胞,流式细胞术检测细胞表面有 CD34 表达,RT-PCR 测得该群细胞表达 TAL-1、LOM2、GATA-2 等造血前体细胞转录因子[82]。用胶原酶和胰酶消化共培养的细胞,分选其中的 CD34⁺细胞进一步在半固体培养基中培养,可以得到髓系、红系和巨核细胞的集落。hESCs 来源的造血集落与骨髓和脐血来源的 CD34⁺细胞得到的集落相似,并且也表达正常的细胞抗原。Tian 等证明,向无血清培养基中添加 SCF(干细胞因子)、TPO(促血小板生成素)和 Flt3L(FMS 样的酪氨酸激酶 3 配体)可使人 ES 细胞分化为造血细胞,但这三种细胞因子不能诱导无血清培养体系中的 EB 向造

血细胞分化,只有在添加 BMP4(骨形态发生蛋白)和 VEGF(血管内皮生长因子)的情况下才能促进其向造血细胞分化。之后有关 hPSCs 分化为造血干祖细胞方法的报道越来越多,科学家们发现 BMP4、VEGF、TPO 等细胞因子对人 ES 细胞向造血细胞分化具有促进作用,诱导形成的 HPCs 可产生红系和髓系细胞。还有研究将小鼠 OP9、S17、MS5 三种基质细胞对人 ES 细胞的造血诱导作用进行了比较,结果发现 OP9 的诱导效率远远高于其他两种饲养层,在共培养 8~9 天后,CD34⁺细胞的比例可达 20%,分离所得的 CD34⁺细胞富含造血集落形成细胞,这些细胞表达 GATA-1、GATA-2、SCL/TAL1 和 Flk1 等造血相关基因[103]。Qiu 等利用人胎肝细胞系 FH-B-hTER 与人 ES 细胞共培养,诱导产生的造血细胞效率要高于小鼠骨髓基质细胞系 S17[104]。

hPSCs 体外诱导分化可能成为临床输血和移植治疗所需造血干祖细胞的新来源,然而 hPSCs 来源的造血干细胞,体内长期造血重建能力还存在着很大争议。Kaufman 等报道人 ES 细胞经过共培养可以产生具有移植能力的造血干细胞,但移植效率不到 1%[82],Wang 等人发现人 ES 细胞来源的 CD45⁻

PECAM-1$^+$Flk1$^+$VE-cadherin$^+$细胞具有向造血细胞和内皮细胞分化的双向潜能,移植到 NOD/SCID 小鼠 8 周后,能够重建小鼠的骨髓造血功能[105],Bowles 证明人 ES 细胞来源的造血细胞具有很低的移植能力,但并不能促进终生造血干细胞的产生[106]。Ji[107]和他的同事则发现人 ES 细胞和 OP9 细胞共培养产生的 CD34$^+$CD45$^+$造血干祖细胞移植到成年和新生的 NOD/SCID 的小鼠体内不能重建造血功能。hPSCs 来源的 HSCs 移植效率受限的原因可能与细胞分化的微环境、HSCs 的成熟度等有关,有报道指出人 ES 细胞来源的造血细胞暴露于小鼠血清时会出现聚集现象。

### (三)人类多能干细胞来源的造血干/祖细胞应用前景

hPSCs 细胞定向诱导分化为 HSCs/HPCs 的研究不仅为研究造血发育及分化调控机制提供了很好的模型,而且为未来临床输血和造血干细胞移植带来了巨大的希望,已成功用于治疗恶性血液疾病、遗传性疾病和重症免疫缺陷等多种疾病。人 ES 细胞系的建立,为解决临床造血干细胞移植及输血不足提供了新思路,但因伦理学问题又严重制约了人 ES 细胞系在临床中的应用研究。科学家利用重编程技术将体细胞成功诱导成为和 ES 功能相似的 iPS 细胞,回避了长期以来人们对胚胎使用问题的伦理问题,为干细胞的研究提供了新的方法和理论依据,也为人类疾病的治疗带来了新的契机。

近几年来,hPSCs 细胞向 HSCs/HPCs 分化的研究已经取得了很大进展,且其研究和利用前景非常广阔,但仍然存在着一些问题限制了其在临床的应用亟待解决,比如研究成本太高,诱导分化效率有限,分化来的造血干/祖细胞能否在体内发挥重建造血功能,诱导分化体系中的鼠源饲养层污染,近来已有人尝试建立高效可靠的人源化培养体系并取得了一定进展。

## 第五节　人类多能干细胞诱导产生的红细胞及其他血细胞在输血医学的应用

随着人类多能干细胞(human pluripotent stem cells,hPSCs),主要包括人类胚胎干细胞(human embryonic stem cells,hESCs)和人诱导多能干细胞(induced pluripotent stem cells,iPSCs)的建立,极大地推动了干细胞在输血医学研究领域的进程。hESCs 从人类受精卵发育的囊胚的内细胞团中分离培养而获得,而 hiPSCs 运用体细胞重编程技术获得类似 hESC 特性的多能干细胞,两者均具有自我更新和体外无限增殖及多分化潜能的干细胞的共同特征。人类多能干细胞诱导产生的各种功能成熟的血细胞有望在新的细胞替代治疗中广泛应用于临床。其中 hPSC 产生的成熟红细胞作为未来输血治疗的替代物受到广泛的关注。

目前诸多的人类多能干细胞向成熟血细胞的体外诱导分化体系大致可分为两个阶段。首先是通过特定诱导方法使人类多能干细胞向中胚层和造血发生的方向分化,产生造血-内皮祖细胞(hemato-endothelial precursors),包括成血血管干细胞(hemangioblasts)和生血内皮细胞(hemogenic-endothelial cells)。这些原始的成血成内皮祖细胞进一步通过一系列特定的内皮-造血转化过程(endothelialhematopoietic transition,EHT)产生多能造血干/祖细胞(multipotential hematopoietic stem/progenitor cells,HSPCs)进而分化成熟。方法学上,体外由人类多能干细胞产生 HSPCs 的方法主要有形成拟胚体(embryoid bodies,EBs)或与初期造血发生组织的基质细胞共培养。在特定的诱导因子作用下,将 HSPCs 进一步定向诱导分化为某特定谱系的成熟血液细胞。与形成拟胚体结构相比,将人类多能干细胞与取自胎儿/新生儿造血微环境(又称造血龛位,niche)的基质细胞共培养产生造血细胞是一种更精确而有效的方法。通过这些诱导分化方法,目前几乎所有的成熟血细胞都可以从人多能干细胞获得,但产量和功能上仍和活体造血来源的血细胞有着较大的差别。

### 一、人类多能干细胞向红细胞诱导分化的研究

将人类多能干细胞诱导分化为红细胞是干细胞研究领域的热点之一。虽然输血已是今天临床治疗中不可或缺的手段,血液供应的充足性和安全性仍是全球性重大问题。据 WHO 统计每年全世界输血达 8500 万次以上,但目前血液制品主要来源于志愿者外周血捐献。在很多国家和地区,特别是在发展中国家,需求患者和支援捐助者之间严重的不平衡。另外,由志愿者捐献的血液制品存在着一些不安全因素,其中首推通过血液途径传播的病原微生物及其代谢产物的污染,需要花费大量的人力物力用于

检测和质量控制。

科学家们尝试着利用脐血、外周血、骨髓等来源的成体造血干细胞通过体外诱导分化产生各种功能性血细胞，包括红细胞。Douay 是该领域的先驱之一。他的研究团队通过体外诱导分化的方法，成功地将人脐带血 CD34 阳性造血干祖细胞定向分化进而产生大量的成熟红细胞。这些人成体造血干细胞来源的红细胞可以在活体内存留并具有携氧释氧功能。然而由于供者的差异以及成体造血干细胞体外增殖能力的限制，这种方法诱导产生的红细胞在扩增量上仍不能完全满足临床输血用量的需求。

人类多能干细胞具有无限增殖的特性，理论上可作为血细胞无限的潜在细胞来源[108]。世界上已有多个先进实验室建立了将人类多能干细胞诱导分化为红细胞的方法。Lu 等[109] 2008 年报道首先使 hESCs 形成 3.5 天 EBs，然后添加 10 余种细胞因子来大量扩增血液血管祖细胞，再向红系细胞定向分化并扩增，最后与基质细胞 OP-9 共培养促进红细胞进一步成熟脱核。分化培养 21 天，hESC 得到的红细胞可以扩增 $2.2 \times 10^3 \sim 4.2 \times 10^3$ 倍；与 OP-9 共培养 7 天后大约有 30%～65% 细胞脱核。但该方法获得的红细胞成熟度较低，表达血红蛋白 β 的细胞比例仅约 16%。2010 年，Lapillonne 等[110] 报道了将 hiPSCs 细胞培养形成 EBs，再定向分化为红细胞的方法。另外有报道通过建立永生化红系祖细胞株的方法进而诱导分化为成熟红细胞。这些研究结果使利用人类多能干细胞诱导分化为红细胞应用于输血治疗成为可能。但目前无论在产量和成熟度上都远未达到实用水平。在应用于临床前，还有诸多科学和应用问题亟待解决，包括红细胞分化的机制不明，体外培养过程中脱核困难，培养方法分化成本高，扩增效率低，异源培养体系，以及活体移植模型的缺乏等[3]。

## 二、人类多能干细胞产生红细胞的成熟和功能

血红蛋白的组成是判断红细胞成熟程度的一个经典标准。成体型红细胞表达成体型 δ- 和 β-珠蛋白。不同实验室之间，因为诱导方法的偏差，从人多能干细胞诱导产生红细胞的成熟程度不同。拟胚体方法产生类似于胚胎早期发育微环境的囊样结构，更接近于卵黄囊的原始造血，生成的红细胞具有很强的胚胎造血特性，表达很低

的 β-珠蛋白。

我们报道了将 hESCs 与妊娠中期小鼠胎肝基质细胞（mouse fetal liver stromal cells，mFLSCs）共培养分化血液细胞的高效方法。将共培养 15 天的血液祖细胞，集落培养 12 天以后，进一步在克隆水平追踪随机挑出的 BFU-E 集落再悬浮培养 6 天，发现表达成体型血红蛋白 β-珠蛋白的细胞比例达到 (99.8±0.6)%。这些诱导分化产生的红细胞具有与成人外周血和脐血红细胞相似的氧解离曲线[75]。我们的研究结果第一次证明了 hESCs 在体外向成熟红细胞分化的过程是一个逐渐成熟的过程，只要提供合适的培养条件（比如和成体造血发生区域的基质细胞共培养），hESCs 就可以与成体造血一样得到功能成熟的成体型红细胞。有关人类多能干细胞产生红细胞的成熟和功能（图 19-4）。

## 三、人类多能干细胞产生的红细胞的应用前景

成熟红细胞因为无核，携带着最小量的遗传物质。人类多能干细胞体外诱导分化产生的成熟红细胞因为不存在病原微生物等任何危险因素，因而具有极好的应用前景，可能作为最早的干细胞治疗产品之一应用于临床输血替代治疗。另一方面，通过基因操作手段，我们可以对人类多能干细胞进行基因修饰，产生特定表型（例如万能血型或稀有血型）的红细胞，这将大大拓展体外分化来源红细胞的临床应用。通过建立红细胞相关疾病的 hiPSC 模型，这些体外诱导分化模式也可用于解明各种遗传性红细胞异常疾病（如 Diamond-Blackman 贫血，范可尼贫血以及血红蛋白异常疾病等）的发病机制，并开发个体化精准治疗。目前，已经有多株地中海贫血和镰刀型红细胞贫血疾病的 hiPSCs 细胞株建立并应用于治疗研究。在不远的将来，人类多能干细胞产生的成熟红细胞必将替代目前的输血治疗模式而广泛地造福于人类。

## 四、人类多能干细胞产生血小板的研究和应用前景

血液凝集，血块形成和止血这些重要的生理过程都依赖于人体血液中足量的血小板。血小板输注是提高病人血小板数量最有效的方式。然而血小板的供应存在着保存期有限（仅 5 天），室温条件保存增加病源污染的风险等问题。另外，对于需要血小板复合输注的病人，时常会因为 HLA 的同种异体反应，需要进一步输注 HLA 相合供者的血小板。因此

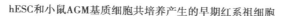

hESC和小鼠AGM基质细胞共培养产生的早期红系祖细胞

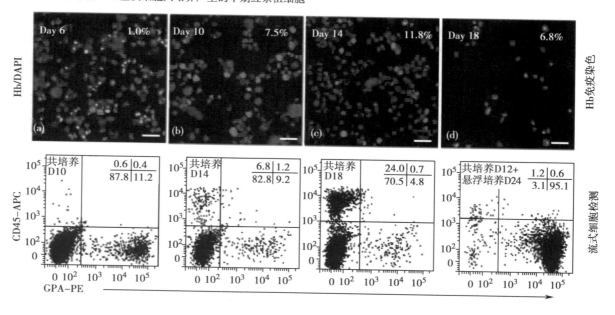

hESC和小鼠胎肝基质细胞共培养产生的成熟红细胞

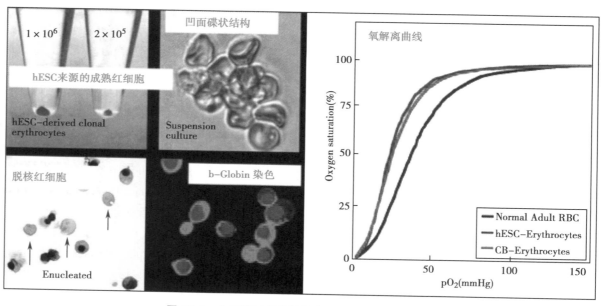

图 19-4　人多能干细胞诱导产生的功能成熟红细胞

体外用干细胞诱导产生大量功能成熟的血小板成为研究的焦点。

目前的研究表明人类多能干细胞可产生巨核细胞,并进一步产生血小板。这些血小板在去除了巨噬细胞的小鼠模型中,具有正常的功能,可凝集形成板状伪足和丝状伪足。与红细胞类似,血小板因为无核,含有极少量的基因物质,不易形成肿瘤,也有望作为最早的干细胞治疗产品之一而应用于输血替代治疗。

## 五、人类多能干细胞产生的其他成熟血细胞及其应用前景

人类多能干细胞还可以通过体外诱导分化产生其他的各类成熟血细胞,包括 NK 细胞、T 和 B 淋巴细胞、巨噬细胞、粒细胞和树突状细胞。这些免疫细胞在体内都发挥着重要的免疫功能[112]。将这些细胞经由血管注射输入,来替代或治疗受损的组织或疾病,是一种新型的输血细胞治疗,为肿瘤、艾滋病、

慢性肝病等难治愈的免疫疾病提供了新的治疗手段。

人类多能干细胞诱导分化产生的 NK 细胞表达 Ig 样受体,天然细胞毒性作用受体和 CD16,它们通过直接的细胞介导的毒性作用和依赖抗体的细胞毒性作用将人的肿瘤细胞裂解。除了对白血病细胞,还对包括前列腺肿瘤、淋巴瘤、胶质瘤、生殖细胞肿瘤以及乳腺癌肿瘤细胞具有杀伤作用。人类多能干细胞诱导分化产生淋巴细胞,为过继性细胞治疗提供了新的可能性。过继性细胞治疗是将供体的淋巴细胞转移给受体,增强其细胞免疫功能,可分为特异性和非特异性两类。前者是用已知抗原致敏的淋巴细胞注入受体后使其获得对该抗原的细胞免疫能力;后者是用未经特殊抗原致敏的正常人淋巴细胞注入受体后使其获得对多种抗原的细胞免疫能力。目前最有希望的过继性细胞治疗研究方向就是使人类多能干细胞表达嵌合抗原受体(chimeric antigen receptors,CARs),产生可直接作用于肿瘤位点的毒性的淋巴细胞。CARs 一般包含胞外结构域(来源于单克隆抗体的轻链和重链组成)、中间由带韧性的铰链区连接形成单链抗体(single chain fragment variable,scFv)、跨膜区域和胞内信号转导区组成。近年来发展的利用基因改造技术表达肿瘤特异性 CARs 技术发展迅猛,在体外和临床试验中显示出良好的靶向性、杀伤活性和持久性,为过继性细胞治疗提供了新的有效解决方案。

巨噬细胞广泛分布于全身的组织,参与组织修复和平衡,以及作为免疫系统的重要组成部分。它们是多种巨噬细胞-热带病原菌的寄主,包括 HIV-1 病毒、登革热病毒、原虫和结核分枝杆菌。通过对人类多能干细胞进行基因改造,转导抗-HIV 基因,例如 siRNA,可以使产生的巨噬细胞具有 HIV 基因抗性。利用人类多能干细胞分化产生大量巨噬细胞并研究其发育过程,将为巨噬细胞相关疾病提供新的细胞模型并为相关疾病的治疗提供药物筛选的靶点。

粒细胞包括中性粒细胞、嗜酸性粒细胞和嗜碱性粒细胞。粒细胞参与许多炎症反应过程的发生发展、生物应答、过敏性疾病、寄生虫感染、细菌和病毒感染、组织损伤、肿瘤免疫、肠胃紊乱、黏膜疾病、白血病以及调节固有免疫和适应性免疫。通过人类多能干细胞诱导分化产生大量纯化的成熟粒细胞,可作为分子药物筛选的模型而应用于新药的开发。

树突状细胞是抗原提呈细胞,引发并支持免疫反应。已有人类肿瘤免疫治疗的 DC 疫苗。不成熟的 DC 祖细胞从外周血分离出来,或是由外周单个核细胞或 CD34$^+$ 造血干/祖细胞诱导产生 DCs。但是生产每一批 DC 疫苗,都需要制备新的 DCs,所以很难标准化生产。而人类多能干细胞诱导分化而来的树突状细胞可以作为一种更安全、稳定、有效的细胞来源而广泛应用。

另外值得注意的是,hESC 来源的免疫细胞治疗中可能会引发同种异体的免疫排斥反应。而通过自体的 hiPSCs 诱导产生的免疫细胞治疗可避免这种排斥反应,是一种未来的理想细胞治疗模式。

(马 峰 毛 斌 周 涯 边国慧 赖默温)

# 参 考 文 献

1. Till JE,Mc CE.A direct measurement of the radiation sensitivity of normal mouse bone marrow cells.Radiat Res,1961,14:213-222.

2. Osawa M,Hanada K,Hamada H,et al.Long-term lymphohematopoietic reconstitution by a single CD34-low/negative hematopoietic stem cell.Science,1996,273(5272):242-245.

3. Mao B,Ma F.Generation of functionally mature erythrocytes from human pluripotent stem cells:a review on methodology. Chinese J Cell Biol,2012,34(11).

4. Costa G,Kouskoff V,Lacaud G.Origin of blood cells and HSC production in the embryo. Trends Immunol, 2012, 33(5): 215-223.

5. Schofield R.The relationship between the spleen colony-forming cell and the haemopoietic stem cell.Blood cells,1978,4(12): 7-25.

6. Xie T,Li L.Stem cells and their niche:an inseparable relationship.Development,2007,134(11):2001-2006.

7. Boisset JC,van Cappellen W,Andrieu-Soler C,et al.In vivo imaging of haematopoietic cells emerging from the mouse aortic endothelium.Nature,2010,464(7285):116-120.

8. Sugiyama T,Kohara H,Noda M,et al.Maintenance of the hematopoietic stem cell pool by CXCL12-CXCR4 chemokine signaling in bone marrow stromal cell niches.Immunity,2006,25 (6):977-988.

9. Asahara T,Murohara T,Sullivan A,et al.Isolation of putative progenitor endothelial cells for angiogenesis.Science,1997, 275(5302):964-967.

10. Gerber HP,Malik AK,Solar GP,et al.VEGF regulates haematopoietic stem cell survival by an internal autocrine loop mechanism.Nature,2002,417(6892):954-958.

11. Borghesi L.Hematopoiesis in steady-state versus stress:self-renewal,lineage fate choice,and the conversion of danger signals into cytokine signals in hematopoietic stem cells.J Immu-

nol,2014,193(5):2053-2058.

12. Orkin SH,Zon LI.Hematopoiesis:an evolving paradigm for stem cell biology.Cell,2008,132(4):631-644.

13. D'Souza SL,Elefanty AG,Keller G.SCL/Tal-1 is essential for hematopoietic commitment of the hemangioblast but not for its development.Blood,2005,105(10):3862-3870.

14. Ren X,Gomez GA,Zhang B,et al.Scl isoforms act downstream of etsrp to specify angioblasts and definitive hematopoietic stem cells.Blood,2010,115(26):5338-5346.

15. Pevny L,Simon MC,Robertson E,et al.Erythroid differentiation in chimaeric mice blocked by a targeted mutation in the gene for transcription factor GATA-1.Nature,1991,349(6306):257-260.

16. Yamada Y,Warren AJ,Dobson C,et al.The T cell leukemia LIM protein Lmo2 is necessary for adult mouse hematopoiesis.Proc Natl Acad Sci,1998,95(7):3890-3895.

17. Lacaud G,Gore L,Kennedy M,et al.Runx1 is essential for hematopoietic commitment at the hemangioblast stage of development in vitro.Blood,2002,100(2):458-466.

18. Tsai FY,Keller G,Kuo FC,et al.An early haematopoietic defect in mice lacking the transcription factor GATA-2.Nature,1994,371:221-226.

19. Krivtsov AV,Twomey D,Feng Z,et al.Transformation from committed progenitor to leukaemia stem cell initiated by MLL-AF9.Nature,2006,442:818-822.

20. Miyake N,Brun A C,Magnusson M,et al.HOXB4-induced self-renewal of hematopoietic stem cells is significantly enhanced by p21 deficiency.Stem Cells,2006,24(3):653-661.

21. Hock H,Hamblen MJ,Rooke HM,et al.Gfi-1 restricts proliferation and preserves functional integrity of haematopoietic stem cells.Nature,2004,431(7011):1002-1007.

22. Hock H,Meade E,Medeiros S,et al.Tel/Etv6 is an essential and selective regulator of adult hematopoietic stem cell survival.Genes Dev,2004,18(19):2336-2341.

23. Park IK,Qian D,Kiel M,et al.Bmi-1 is required for maintenance of adult self-renewing haematopoietic stem cells.Nature,2003,423(6937):302-305.

24. Hou Y,Li W,Sheng Y,et al.The transcription factor Foxm1 is essential for the quiescence and maintenance of hematopoietic stem cells.Nat Immunol,2015,16(8):810-818.

25. Reya T,Duncan AW,Ailles L,et al.A role for Wnt signalling in self-renewal of haematopoietic stem cells.Nature,2003,423(6938):409-414.

26. Poulos MG,Guo P,Kofler NM,et al.Endothelial Jagged-1 is necessary for homeostatic and regenerative hematopoiesis.Cell Rep,2013,4(5):1022-1034.

27. Bertrand JY,Giroux S,Golub R,et al.Characterization of purified intraembryonic hematopoietic stem cells as a tool to define their site of origin.Proc Natl Acad Sci,2005,102(1):134-139.

28. Ohneda K,Yamamoto M.Roles of hematopoietic transcription factors GATA-1 and GATA-2 in the development of red blood cell lineage.Acta Haematol,2002,108(4):237-245.

29. Rhodes J,Hagen A,Hsu K,et al.Interplay of pu.1 and gata1 determines myelo-erythroid progenitor cell fate in zebrafish.Dev Cell,2005,8(1):97-108.

30. Ito M,Hiramatsu H,Kobayashi K,et al.NOD/SCID/gamma(c)(null)mouse:an excellent recipient mouse model for engraftment of human cells.Blood,2002,100(9):3175-3182.

31. Christensen JL,Weissman IL.Flk-2 is a marker in hematopoietic stem cell differentiation:a simple method to isolate long-term stem cells.Proc Natl Acad Sci,2001,98(25):14541-14546.

32. Robin C,Ottersbach K,Boisset JC,et al.CD41 is developmentally regulated and differentially expressed on mouse hematopoietic stem cells.Blood,2011,117(19):5088-5091.

33. Baum CM,Weissman I L,Tsukamoto AS,et al.Isolation of a candidate human hematopoietic stem-cell population.Proc Natl Acad Sci,1992,89(7):2804-2808.

34. Josefsen D,Myklebust JH,Lynch DH,et al.Fas ligand promotes cell survival of immature human bone marrow CD34+CD38－hematopoietic progenitor cells by suppressing apoptosis.Exp Hematol,1999,27(9):1451-1459.

35. Miura M,Chen XD,Allen MR,et al.A crucial role of caspase-3 in osteogenic differentiation of bone marrow stromal stem cells.J Clin Invest,2004,114(12):1704-1713.

36. Kim M,Moon HB,Spangrude GJ.Major age-related changes of mouse hematopoietic stem/progenitor cells.Ann N Y Acad Sci,2003,996:195-208.

37. Florian MC,Dörr K,Niebel A,et al.Cdc42 activity regulates hematopoietic stem cell aging and rejuvenation.Cell Stem Cell,2012,10(5):520-530.

38. Ema H,Takano H,Sudo K,et al.In vitro self-renewal division of hematopoietic stem cells.J Exp Med,2000,192:1281-1288.

39. Fauzi l,Panoskaltsis N,Mantalaris A.In Vitro Differentiation of embryonic stem cells into hematopoietic lineage:towards erythroid progenitor progenitor's production.Methods Mol Biol,2015,Jul 10.[Epub ahead of print]

40. Iscove NN,Nawa K.Hematopoietic stem cells expand during serial transplantation in vivo without apparent exhaustion.Curr Biol,1997,7(10):805-808.

41. Pawliuk R1,Eaves C,Humphries RK.Evidence of both ontogeny and transplant dose-regulated expansion of hematopoietic stem cells in vivo.Blood,1996,88(8):2852-2858.

42. Sauvageau G,Thorsteinsdottir U,Eaves CJ,et al.Overexpression of HOXB4 in hematopoietic cells causes the selective expansion of more primitive populations in vitro and in vivo.Genes Dev,1995,9(14):1753-1765.

43. Peled T, Landau E, Mandel J, et al. Linear polyamine copper chelator tetraethylenepentamine augments long term ex vivo expansion of cord blood-derived CD34$^+$ cells and increases their engraftment potential in NOD/SCID mice. Exp Hematol, 2004,32(6):547-555.

44. Biotano AE, Wang J, Romeo R, et al. AryI hydrocarbon receptor antagonists promote the expansion of human hematopoietic stem cells. Science, 2010,329(5997):1345-1348.

45. Wang Y, Kellner J, Liu L, et al. Inhibition of p38 mitogen-activated protein kinase promotes ex vivo hematopoietic stem cell expansion. Stem Cells Dev, 2011,20(7):1143-1152.

46. Jiang YH, Prosper F, Verfaillie CM. Opposing effects of engagement o integrins and stimulation of cytokine receptors on cell cycle progression of normal human hematopoietic progenitors. Blood, 2000,95:846-854.

47. Xie CG, Wang JF, Xiang Y, et al. Cocultivation of umbilical cord blood CD34+ cells with retro-transducedhMSCs leads to effective amplification of long-term culture-initiating cells. World J Gastroenterol, 2006,12(3):393-402.

48. Aguila JR, Liao W, Yang J, et al. SALL4 is a robust stimulator for the expansion of hematopoietic stem cells. Blood, 2011,118(3):576-585.

49. 费小明,周小玉,王丽霞,等.转 HOXB4 基因人骨髓 MSC 促进脐血 CD34$^+$ 细胞体外扩增.江苏医药,2010,36(4):428-432.

50. Msellem S, Pflumio F, Bardinet D, et al. Ex vivo expansion of human hematopoietic stem cells by direct delivery of the HOXB4 homeoprotein. Nat Med, 2003,11(9):1423-1427.

51. Krosl J, Austin P, Beslu N, et al. In vitro expansion of hematopoietic stem cells by recombinant TAT-HOXB4 protein. Nat Med, 2003,11(9):1428-1432.

52. Li Y, Ma T, Kniss DA et al. Human cord cell hematopoiesis in three-dimensional nonwoven fibrous matrices: In vitro simulation of the marrow microenviroment. J Hematoth Stem Cell Res, 2001,10:355-358.

53. Rosenzwerg M, Pykett M, Marks DF, et al. Enhanced maintenance and retroviral transduction of primitive hematopoietic progenitor cells using a novel three-dimensional culture system. Gene Therapy, 1997,4:928-936.

54. Tomimori Y, Takagi M, Yoshida T. The construction of an in vitro three-dimensional hematopoietic microenviroment for mouse bone marrow cells employing porous carriers. Cytotechnology, 2000,34:121-130.

55. Sasaki T, Takagi M, Soma T, et al. Three-dimensional culture system of murine hematopoietic cells with spatial development of stromal cells in nonwoven fabrics. Cytotherapy, 2002,4:285-291.

56. Dulak J, Szade K, Szade A, et al. Adult stem cells: hopes and hypes of regenerative medicine. Acta Biochim Pol, 2015, Jul 22.[Epub ahesd of print]

57. Gluckman E, Broxmeyer HE, Auerbach AD, et al. Hematopoitic reconstitution in a patient with Fanconi's anemia by means of umbilical-cord blood from an HLA-identical sibling. New Engl J Med, 1989,321:1174.

58. Laiuppa JA, Papoutsakis ET, Miller WM. Evaluation of cytokines for expansion of the megakaryocyte and granulocyte lineages. Stem Cells, 1997,15:198-206.

59. Pierelli L, Scambia G, Menichella G, et al. Purified unfractionatedG-CSF chemotherapy mobilized CD34 + periphral blood progenitors and not bone marrow CD34+progenitors undergo selective erythroid differentiation in liquid culture in the presence of erythropoietin and stem cell factor. Br J Haematol, 1997,96:55- 63.

60. 裴雪涛,王立生,徐黎,等.血小板生成素对 CD34$^+$ 造血祖细胞的协同扩增作用.实验血液学杂志,1997,5:229-235.

61. Rosenzwajg M, Canque B, GluckmanJC. Human dendritic cells differentiation pathway from CD34+ hematopoietic precursors cell. Blood, 1996,87:535-544.

62. Skea D, Chang NH, Hedge R, et al. Large ex vivo expansion of human umbilical cord blood CD4$^+$ and CD8$^+$ T cells. J Hematother, 1999,8:129-139.

63. Ryan DH, Nuccie BL, Ritterman I, et al. Expressionof interleukin-7receptor by lineage-negative human bone marrow progenitor with enhanced lymphoid proliferative potential and B- lineage differentiation capacity. Blood, 1997,9:929-940.

64. Asahara T, Murohara T, Sullivan A, et al. Isolation of putativeprogenitor endothelial cell for angiogenesis. Science, 1997,275:964-967.

65. Soligo D, Qnirici N, Caneva H, et al. High purified endothelial cells can be generated from human AC133 + bone marrow precursors. Blood, 2000,96:278a.

66. Nutt SL, Metcalf D, D'Amico A, et al. Dynamic regulation of PU.1 expression in multipotent hematopoietic progenitors. J Exp Med, 2005,201(2):221-231.

67. Back J, DierichA, Bronn C, et al. PU.1 determines the self renewal capacity of erythoid progenitor cells. Blood, 2004,103(10):3615-3623.

68. Crispino JD. GATA-1 in normal and malignant hematopoiesis. Semin Cell Dev Biol, 2005,16(1):137-147.

69. Zheng J, Kitajima K, Sakai E, et al. Differential effects of GATA-1 on proliferation and differentiation of erythroid lineage cells. Blood, 2006,107(2):520-527.

70. Ichikausa M, Goyama S, Asai T, et al. AML1/Runx1 negatively regulates quiescent hematopoietic stem cells in adult hematopoiesis. J Immunol, 2008,180(7):4402-4408.

71. Zhang P, Nelson E, Radomska HS, et al. Induction of granulocytic differentiation by 2 pathways. Blood, 2002, 99 (12):4406-4412.

72. Iwasaki H, Mizuno S, Arinobu Y, et al. The order of expression of transcription factors directs hierarchical specification of hematopoietic lineages. Genes Dev, 2006, 20(21):3010-3021.

73. Keller G, Kennedy M, Papayannopoulou T, Wiles MV: Hematopoietic commitment during embryonic stem cell differentiation in culture. Mol Cell Biol, 1993, 13(1):473-486.

74. Chang KH, Nelson AM, Cao H, et al. Papayannopoulou T: Definitive-like erythroid cells derived from human embryonic stem cells coexpress high levels of embryonic and fetal globins with little or no adult globin. Blood, 2006, 108:1515-1523.

75. Ma F, Ebihara Y, Umeda K, et al. Generation of functional erythrocytes from human embryonic stem cell-derived definitive hematopoiesis. Proc Natl Acad Sci, 2008, 105:13087-13092.

76. Lieber JG, Webb S, Suratt BT, et al. The in vitro production and characterization of neutrophils from embryonic stem cells. Blood, 2004, 103:852-859.

77. Schmitt TM, de Pooter RF, Gronski MA, et al. Induction of T cell development and establishment of T cell competence from embryonic stem cells differentiated in vitro. Nat Immunol, 2004, 5:410-417.

78. Wada H, Kojo S, Kusama C, et al. Successful differentiation to T cells, but unsuccessful B-cell generation, from B-cell-derived induced pluripotent stem cells. Int Immunol, 2011, 23:65-74.

79. Timmermans F, Velghe I, Vanwalleghem L, et al. Generation of T cells from human embryonic stem cell-derived hematopoietic zones. J Immunol, 2009, 182:6879-6888.

80. Carpenter L, Malladi R, Yang CT, et al. Human induced pluripotent stem cells are capable of B-cell lymphopoiesis. Blood, 2011, 117:4008-4011.

81. Wiles MV, Keller G. Multiple hematopoietic lineages develop from embryonic stem (ES) cells in culture. Development, 1991, 111:259-267.

82. Kaufman DS, Hanson ET, Lewis RL, et al. Hematopoietic colony-forming cells derived from human embryonic stem cells. Proc Natl Acad Sci USA, 2001, 98:10716-10721.

83. Era T, Takagi T, Takahashi T, et al. Characterization of hematopoietic lineage-specific gene expression by ES cell in vitro differentiation induction system. Blood, 2000, 95:870-878.

84. Dzierzak, E. Of lineage and legacy: the development of mammalian hematopoietic stem cells. Nature Immunology, 2008.9 (2):129-136.

85. Takayama N, Takayama N, Nakauchi H, et al. Generation of functional platelets from human embryonic stem cells in vitro via ES-sacs, VEGF-promoted structures that concentrate hematopoietic progenitors. Blood, 2008, 111(11):5298-5306.

86. Lim WF, Inoue-Yokoo T, Tan KS, et al. Hematopoietic cell differentiation from embryonic and induced pluripotent stem cells. Stem Cell Research & Therapy, 2013, 4(280):1-11.

87. Thomson JA, Itskovitz-Eldor J, Shapiro SS, et al. Embryonic stem cell lines derived from human blastocysts. Science, 1998, 282(5391):1145.

88. Takahashi K, Tanabe K, Ohnuki M, et al. Induction of pluripotent stem cells from adult human fibroblasts by defined factors. Cell, 2007.

89. Lengerke C, Grauer M, Niebuhr NI, et al. Hematopoietic development from human induced pluripotent stem cells. Annals of the New York Academy of Sciences, 2009, 1176(22):219;227.

90. Ng ES, Davis RP, Azzola L, et al. Forced aggregation of defined numbers of human embryonic stem cells into embryoid bodies fosters robust, reproducible hematopoietic differentiation. Blood, 2005, 106(5):1601-1603.

91. Ye Z, Zhan H, Mali P, et al. Human-induced pluripotent stem cells from blood cells of healthy donors and patients with acquired blood disorders. Blood, 2009, 114(27):5473-5480.

92. Kurosawa H. Methods for inducing embryoid body formation: in vitro differentiation system of embryonic stem cells. J Bioscience & Bioengineering, 2007, 103(5):389-398.

93. Slukvin II, Generation of mature blood cells from pluripotent stem cells. Haematol, 2010, 95(10):1621-1623.

94. Slukvin, II, Vodyanik MA, Thomson JA, et al. Directed differentiation of human embryonic stem cells into functional dendritic cells through the myeloid pathway. J Immunol 2006;176(5):2924-32.

95. Ma F, Wang D, Hanada S, et al. Novel method for efficient production of multipotential hematopoietic progenitors from human embryonic stem cells. International J Hematol, 2007, 85(5):371-379(9).

96. Matsuoka S, Tsuji K, Hisakawa H, et al. Generation of definitive hematopoietic stem cells from murine early yolk sac and paraaortic splanchnopleures by aorta-gonad-mesonephros region-derived stromal cells. Blood, 2001, 98(1):6-12.

97. Salvagiotto G, Burton S, Daigh CA, et al. A defined, feeder-free, serum-free system to generate in vitro hematopoietic progenitors and differentiated blood cells from hESCs and hiPSCs. Plos One, 2011, 6(3):1387-1387.

98. Niwa A, Heike T, Umeda K, et al. A novel serum-free monolayer culture for orderly hematopoietic differentiation of human pluripotent cells via mesodermal progenitors. Plos One, 2011, 6(7):3007-3024.

99. Okada S, Nakauchi H, Nagayoshi K, et al. In vivo and in vitro stem cell function of c-kit- and Sca-1-positive murine hematopoietic cells. Blood, 1992, 80(12):3044-3050.

100. Ogawa M, Matsuzaki Y, Nishikawa S, et al. Expression and function of c-kit in hemopoietic progenitor cells. J Experi-

mental Med,1991,174(1):63-71.

101. Matsuoka S,Ebihara Y,Xu M,et al.CD34 expression on long-term repopulating hematopoietic stem cells changes during developmental stages.Blood,2001,97(2):419-425.

102. SatterthwaiteAB,Burn TC,Le BM,et al.Structure of the gene encoding CD34,a human hematopoietic stem cell antigen.Genomics,1992,12(4):788-794.

103. Vodyanik MA,Bork JA,Thomson JA,et al.Human embryonic stem cell-derived CD34+cells:efficient production in the coculture with OP9 stromal cells and analysis of lymphohematopoietic potential.Blood,2005,105(2):617-626.

104. QiuC,Hanson E,Olivier E,et al.Differentiation of human embryonic stem cells into hematopoietic cells by coculture with human fetal liver cells recapitulates the globin switch that occurs early in development. Experimental Hematol,2005,33(12):1450-1458.

105. Wang L,Menehdez P,Shojaei F,et al.Generation of hematopoietic repopulating cells from human embryonic stem cells independent of ectopic HOXB4 expression.J Experimental Med,2005,201(10):1603-1614.

106. Bowles KM,Vallier L,Smith JR,et al.Hoxb4 overexpression promotes hematopoietic development by human embryonic stem cells.Stem Cells,2006,24(5):1359-1369.

108. Mountford J,Olivier E,Turner M.Prospects for the manufacture of red cells for transfusion.Br J Haematol,2010,149

(1):22-34.

107. Ji J,Vijayaragavan K,Bosse M,et al.OP9 stroma augments survival of hematopoietic precursors and progenitors during hematopoietic differentiation from human embryonic stem cells.Stem Cells,2008,26(10):2485-2495.

108. Mountford J,Olivier E,Turner M.Prospects for the manufacture of red cells for transfusion.Br J Haematol,2010,149(1):22-34.

109. Lu SJ,Feng Q,Park JS,Vida L,Lee BS,Strausbauch M,et al.Biologic properties and enucleation of red blood cells from human embryonic stem cells.Blood 2008;112(12):4475-4484.

110. Lapillonne H,Kobari L,Mazurier C,Tropel P,Giarratana MC,Zanella-Cleon I,et al.Red blood cell generation from human induced pluripotent stem cells:Perspectives for transfusion medicine. Haematologica 2010;95(10):1651-1659.

111. Mao B,Huang S,Lu X,et al.Early development of definitive erythroblasts from human pluripotent stem cells defined by expression of glycophorin A(CD235a),CD34 and CD36. Stem Cell Reports,2016,7(5):869-883.

112. Kaufman DS.Toward clinical therapies using hematopoietic cells derived from human pluripotent stem cells. Blood,2009,114(17):3513-3523.

# 第二十章
## 人类造血干细胞采集、制备和储存

早在 20 世纪 50 年代末,美国医师 Thomas 首次让白血病患者接受骨髓移植,开创了人体骨髓移植治疗恶性血液系统疾病的先河。随后,他又开展了同种异基因骨髓移植,建立了一整套化疗或放疗预处理后骨髓移植技术,获得 1990 年度诺贝尔医学奖和"骨髓移植之父"的美誉。随着人们对移植供受体间主要组织相容性抗原匹配重要性的认识,HLA 匹配无关供者骨髓移植的成功,20 世纪 80 年代末,在全球范围内相继建立骨髓库招募无关自愿供者。与此同时,第一例同胞 HLA 全相合的脐带血移植治疗范可尼贫血在法国巴黎取得成功。脐带血作为一种新的造血干细胞来源,受到人们的重视和关注,也让人们萌发了建立非血缘的公共脐带血库的构想。最早提出这一想法并实施的科学家之一是美国纽约血液中心的 Pablo Rubinstein 教授。他在 1989 年就提出了建立公共脐血库的构想,1992 年获得第一笔为期 3 年的建库经费,1993 年正式建库。同年提供 2 份单位脐带血用于小儿白血病的治疗并获成功。直到 1996 年,美国 FDA 才批准其具备脐带血采集、制备、冻存和提供临床使用的资格。随后,脐带血库在世界许多地方相继建立,特别是欧美发达国家。也就是在 90 年代初,研究发现给患者或供者注射重组粒细胞集落刺激因子(G-CSF)后,可以动员骨髓中的干细胞进入外周血从而提高外周血中造血干细胞的数量,通过血细胞分离机便可采集到移植所需的外周血造血干细胞。外周血造血干细胞移植经过 20 余年的发展,至今已占同种异基因移植的六成以上。

以上三种不同来源的造血干细胞均具有重建患者造血和免疫的能力,但每一种造血干细胞移植物又表现出各自不同的生物学特性和移植物组成。骨髓移植物大约有 700~1500ml,而动员的外周血干细胞移植物一般在 100~400ml,但后者含有更多的 CD34$^+$ 干/祖细胞和 T 淋巴细胞。脐带血中所含的

干/祖细胞量相对较少,但其增殖分化的潜能较大。在某些特定的情况下,如儿童患者或再生障碍性贫血患者,骨髓来源的造血干细胞有其独特的优势。目前尚无足够的资料能够评价骨髓、外周血或脐血的优劣。但相信随着预处理方案,GVHD 预防和治疗,移植物加工等技术的不断完善,不同来源的造血干细胞的优点将得到更好地发挥,其风险也会得到降低。同时,亲属半相合造血干细胞移植和细胞免疫治疗也将在疾病治疗中发挥越来越大的作用。

## 第一节　造血干细胞采集

### 一、骨髓造血干细胞的采集

骨髓采集需要在无菌层流手术室中进行,供者需要被麻醉,国外一些移植中心多采用全身麻醉,而国内的移植中心多选择硬膜外麻醉或局部麻醉。因此,首先供者必须能够耐受必要的麻醉。此外还需要考虑供者的医疗健康史[1]。自体供者与一些异体供者在前期可能需要对其骨盆进行放疗,这些处理也许会限制之后在后髂嵴部位的骨髓采集。同样,前期化疗也可能会限制骨髓腔的有核细胞的采集。对于自体供者而言,如果在骨髓腔中出现肿瘤细胞,应该禁止采集骨髓造血干细胞。

供者在体能上必须要能够承受因采集产生的大量骨髓的损失,因此年纪太小的供者并不适合骨髓采集。美国 NMDP 的 Be The Match 注册机构规定对骨髓供者的采集量最高为 20ml/kg。通常,采集的体积因受者的体重不同而要求的治疗所需细胞量有所不同,但是,应在供者身体条件允许的采集范围,一般为(10~15)ml/kg 供者体重。为了促进细胞的有效植入,有核细胞的最低剂量以受者体重计算为 $(2.0 \sim 3.0) \times 10^8$/kg。在采集的中间时段,可以通过检测 TNC 数目判断所需的总体积[2]。此外,还可以

检测采集中间点的 CD34⁺或最终产品的 CD34⁺细胞数目作为质量控制的一个指标。

不同移植中心的骨髓采集方法各不相同。一般说来，采用 11～14 号针头，全部注射器在使用前用抗凝剂冲洗，在后髂嵴进行穿刺，吸取大约 5ml 骨髓。之后，将注射器上下颠倒混匀。穿刺时避免过于用力，最大限度地防止外周血对骨髓产品的稀释。采集的骨髓被收集于含有抗凝剂及培养液的采集袋中[2]。重复以上步骤直至达到采集目标量。

骨髓采集导致的严重并发症一般比较少见。但是，也存在一些轻微的副作用，例如采集部位疼痛、乏力、失眠、恶心、眩晕及厌食症。对于大部分供者，通常以上现象在采集之后一个月内会自行消失。采集之后，骨髓供者的血红蛋白浓度常常会明显下降。一般而言，健康的骨髓供者一次能够捐献 10ml/kg（供者体重，最大量为 500ml）的骨髓而无需补充血容量，但是，当预计采集量超过上述限制时，应自采集中或采集后立即回输自体血液，以补充所损失的部分血容量[2]。因此，在采集之前，几乎所有的骨髓供者都需要自存自身的血液，并且 76% 的供者会在采集期间或采集之后不久，接受至少 1 个单位的血液回输。如果在采集之前或采集过程中供者需要回输异体红细胞或血小板，那么这些产品必须经过放射以去除其中白细胞对骨髓采集的干扰。

## 二、外周血造血干细胞的动员与采集

正常外周血中 CD34⁺细胞仅为外周血单个核细胞的 0.01%～0.1%。为了获得足够的 CD34⁺细胞，同时减少采集次数，人们需要采用药物与机采技术相结合的方法将造血干细胞从骨髓动员到外周循环后进行采集。采集外周血造血干细胞只需要建立血管通路，大部分单采造血干细胞在门诊即可进行，并且几乎没有副作用，因此，外周血造血干细胞的采集成为造血干细胞采集最常用的方式。但是，对于血管通路状态不佳的供者或是需要多次单采的供者最好放置中央静脉导管。

采用化疗药物和（或）造血生长因子或受体拮抗剂等可以将造血干细胞动员至外周循环中。对于大部分健康的异体供者，通常仅使用造血生长因子，如 G-CSF 即可动员到数目充足的造血干细胞。G-CSF用量约为每天一次（5～20）μg/kg 体重。经过动员的高浓度的外周血造血干细胞持续的时间会很短暂，因此，需要每天监控白细胞计数和 CD34⁺细胞绝对计数，以便判断最佳采集时机。一般在首次使用 G-CSF 后的 3～4 天开始采集[3]。G-CSF 常见的副作用多数比较轻微，包括骨痛、肌痛、头痛、失眠、出汗、厌食症、发烧及恶心。潜在的严重副作用非常罕见，例如脾脏破裂等。

影响动员采集效果的因素很多。除了与动员方案、采集方法和采集最佳时机等因素密切相关外，供者的年龄、医疗健康史等也是影响因素。对于部分自体供者及少数异体供者，很难动员其造血干细胞，此时可能必需使用额外的药物辅助。移植所需的理想剂量为（5×10⁶）CD34⁺/kg，但是常用的外周血造血干细胞移植的阈值为（2×10⁶）CD34⁺/kg[3]。对于自体供者，可以将化疗药物，如环磷酰胺与 G-CSF 共同使用。虽然这种方法可以提高造血干细胞数目，但是其产生的副作用，如血细胞减少及所需额外的单采次数而产生的风险可能要大于其带来的好处。但是如果经过评估，好处大于风险，那么此种动员方法可以用于病情严重的患者。

对于动员不成功的患者，可以将普乐沙福与 G-CSF 联合使用[3]。普乐沙福阻断因子受体 CXCR4（SDF-1α），可促进造血干细胞从骨髓中释放。多个临床研究表明普乐沙福与 G-CSF 联合使用能够提高造血干细胞采集量。患有多发性骨髓瘤或淋巴瘤的患者如果动员不成功，则可以使用普乐沙福动员以便获得足够的造血干细胞。

目前大多数医院是使用机采设备采集外周血造血干细胞。常用的采集设备有美国 Baxter 公司的 CS-3000Plus、美国 Cobe 公司的 Spectra 和德国 Fresenius 公司的 AS104。对于大部分异体供者，一到两次采集即可获得含有足够数目的造血干祖细胞。最多 20% 左右的供者会发生与采集相关的不良反应，例如枸橼酸钠中毒、恶心、乏力、高血压、低血压、过敏反应或昏厥。值得注意的是，此类不良反应对于某些需要多次采集的自体供者而言是非常有害的。因此，根据供者情况不同，可以采用大体积的单采，从而尽量减少所需的采集次数。

## 三、脐带血供者选择和脐带血采集

### （一）脐带血供者选择

1. 脐带血供者选择原则　脐带血是指胎儿娩出，脐带扎断后残留在脐带和胎盘里的新生儿血液，它与孕妇和新生儿的血容量和血循环无关。早在 20 世纪 30 年代，人们就已认识到脐带血可以作为一种血液来源，用于需要输血的患者。到了 20 世纪 70 年代，人们开始把它作为一种造血细胞来源，用于白血病患者化疗后的造血恢复。20世纪80年代,随着人类白细胞抗原(HLA)分型技术的提高和骨髓移植技术的进步,脐带血作为一种新的造血干细胞来源,用于重建患者的造血和免疫系统。因此,理论上讲,对脐带血供者的要求原则上应和骨髓捐献者相同。总的原则是在保证捐献者安全的前提下,确保捐献的脐带血对于受者而言安全和有效。

首先,捐献脐带血的供者要满足献血者健康要求。这里我们需要考虑的是孕妇和新生儿的健康情况,因为通过血液传播的某些传染病可以通过胎盘,由母亲垂直传播给新生儿。其次,脐带血作为造血干细胞进行移植,还需要考虑通过血液垂直传播的遗传性疾病筛查。特别是那些由造血干细胞衍生的细胞和细胞产品直接传播的异常需要排除。前者,主要针对排除通过血液传播的传染性疾病和恶性肿瘤的传染,以预防受者感染传染性疾病。后者,主要关注遗传性疾病的传播危险,对任何提示可能存在的影响受者遗传基因方面的异常均应排除。各国均有对献血者的健康要求,如我国卫生计生委2001年就颁布了《中华人民共和国国家标准献血者健康检查要求》(GB18467-2001),明确了献血者必须符合的体格检查标准和血液检验要求,以及暂不能献血和不能献血的各种情况。而对于不同国家和地区,通过血液直接传播的遗传异常却因种族和地区的不同而差异较大。各个脐带血库可以根据自己所处的地区,对常见血液遗传病进行筛查。当然,血红蛋白病的筛查是FDA、AABB和CORD-FACT等机构对所有脐带血要求进行的。有一点需要强调的是,脐带血作为造血干细胞来源,用于造血干细胞移植治疗疾病时比骨髓或动员的外周血更关注遗传性疾病的传播风险。这是因为脐带血干细胞取自于一个未确定显性遗传的个体。换句话讲,某些遗传病在新生儿出生时并不发病。

2. 脐带血供者选择标准　按照脐带血供者选择原则,各个脐带血库均建立各自的脐带血选择标准。这些标准通常对供者母亲的年龄、妊娠周数、母亲健康情况、家族病史及分娩史等有相关的要求,达到对将要采集的脐带血质量初筛的目的。如作者所在脐带血:①家族中没有遗传病和先天性疾病史;②母亲无输血史;③无恶性肿瘤和慢性疾病;④无寄生虫病及各种地方病;⑤妊娠中无明显感染史;⑥非多胎妊娠;⑦34周<胎龄>42周;⑧新生儿健康、正常(无窒息、水肿和黄疸);⑨无其他非正常妊娠及非正常分娩(如妊娠高血压综合征、胎盘早剥、羊水

浑浊及伴有胎粪等);⑩产妇体格检查正常;⑪产妇下列实验室检查正常:HIV-1/2抗体阴性,HBsAg阴性,HCV抗体阴性,梅毒血清学检测阴性,CMV-IgM阴性。

**(二)脐带血的采集**

1. 脐带血采集知情同意　脐带血是产妇分娩后残留在废弃的脐带和胎盘中的血液,通常,它随胎盘一起被当作医疗废弃物处理。尽管脐带血是"废弃物",但毕竟它出自被采集者的身体,其所有权属于被采集者。因此,进行脐带血采集前,应该遵循对当事人知情同意的原则。知情同意的原则,是一切医药卫生活动的基本原则。任何人以"废弃物"之名而要"变废为宝",均应经当事人知情同意。因为脐带血被采集后,作为造血干细胞,用于白血病等患者的治疗,尽管出于至善目的,但它毕竟产生了利益关系和问题,所以理应让当事人知情同意。这是他们的基本权利,应该受到尊重和维护。

知情同意应该包括以下内容:必须向供者说明脐带血采集的目的,脐带血可能的用途,对脐带血供者的健康要求,采集可能对母亲或婴儿造成的不适或风险,相关的预防和处理措施,脐带血采集的医学和伦理学方面的问题与事项,包括母亲有权利拒绝,而不受到任何歧视条款,脐带血采集的费用和补偿,有可能将部分采集的脐带血用于科研,对不符合入库的脐带血可能废弃,以及脐带血库的相关工作人员必须对母亲(父亲)及婴儿资料保密等。

通常情况下,脐带血库需要在婴儿出生前后7天这段时间内获得母亲的外周血标本,用于传染病检测、HLA定型和其他确认实验。知情同意书上应有母亲的签名和长期联系方式,以便于日后对脐带血供者进行定期或不定期的医学随访,保证非血缘脐带血移植的安全和有效。纽约脐带血库的Rubinstein博士认为,采取第三产程采集脐带血必须在采集前获得母亲的知情同意书,如果采取胎盘娩出后采集脐带血,可以采集脐带血后获得母亲的知情同意书,但母亲有权利要求废弃已采集的脐带血。捐献脐带血是供者完全自愿行为,不应受到任何外来的强制或不正当的引诱。贯彻知情同意原则,就是尊重捐献者的自主性,也是保证脐带血血液安全的基础。

2. 脐带血采集方法介绍　目前,脐带血采集方法根据采集时间的不同,可以分成两类。一类是绝大多数脐带血库采纳的在孕妇分娩的第三产程进行脐带血采集,另一类是在胎盘娩出后进行的脐带血

采集。一般认为第三产程脐带血采集只能在低危险的辛格顿分娩时进行,在产妇或新生儿发生异常情况时,以挽救患者为主,停止采集脐带血。这类胎盘娩出前脐带血采集时,必须有安全措施确保产妇和新生儿的安全,不得因增加脐带血采集量而改变分娩过程。胎盘娩出前脐带血采集仅限于单胞胎顺产分娩或剖宫产时进行。尽管第三产程采集有诸多限制,但多数脐带血库认为在采集之前,只有少量血块损失,可以采到残留在胎盘内更多的脐带血。而在分娩过程中,胎盘会变得不平或被挤压成碎片,而损失更多的血液。胎盘娩出后采集脐带血,对产妇和新生儿没有任何危险,只是脐带血采集前可能会有更多的血块形成,使采集量降低。纽约脐带血库的Rubinstein博士认为,如果给予娩出后胎盘足够的支撑,采集量会得到改善。因为在美国,胎盘娩出后脐带血采集是由脐血库有经验的采集人员进行,所以可能会有更低的细菌污染率和标识错误。Lasky等比较了上述两种采集方法,没有发现在采集量、污染率等方面存在统计学差异。

也有研究者尝试将两种方法相结合,以获取更多的造血干细胞。Bornstein的团队提出两步采集法,首先在第三产程进行标准化的脐带血采集,待胎盘分娩以后用50ml含有抗凝剂的生理盐水对胎盘进行灌注,进一步获取残留在胎盘中的脐带血[4]。此方法获得的造血干细胞数量与标准的宫内采集法相比提高了20%。在此基础上,新加坡Tan的团队研发出脐带血自动采集仪器,在第三产程采集后,将胎盘放入仪器中,灌注生理盐水后,仪器自动通过振荡使血细胞脱离组织黏附进入灌注液中,再加压使胎盘中的灌注液流入脐血采集袋中。耶鲁大学医学院的研究人员开发出一种新型脐带血采集仪器,可以常规提高脐带血采集量50%。总之,人们都是希望尽可能多地采集到富含造血干/祖细胞的脐带血。

脐带血采集必须按照标准操作规程执行。胎盘娩出前、胎盘娩出后顺产和剖宫产都应有相应的标准操作规程。制定脐带血采集标准操作规程的目的是在保证产妇及新生儿的安全和产程顺利进行的前提下,获得高的采集量和低的污染率。因此,所有参与脐带血采集的医生、护士、助产士和脐带血库的相关工作人员都应接受采集知识和技术培训,合格后方能上岗采集脐带血。所有的标准操作规程都强调采用无菌技术,采血袋必须是经批准可以用于人血采集的采集袋,并且在有效期内使用。所有采集用的接触脐带血的试剂和材料也必须无菌。

按照标准操作规程采集脐带血时,也有一些采集操作注意事项需要强调。如若采集中血流缓慢或者不通畅,可尝试稍微进退针头以达到一个通畅的位置,但切忌刺破血管或针头滑落。如需要新选点穿刺脐带,必须重新消毒穿刺点后进行。当胎盘出现剥离征象而采血量较少时,暂不取出采集针,可待胎盘娩出后,用胎膜包裹胎盘并高举,增加落差,以增加采集量,并可向采集袋方向轻抹脐带以加快流量。不得为增加采集脐血量而任意改变分娩过程。采集脐血过程中,必须以确保母亲和胎儿安全为前提。

## 第二节 造血干细胞产品的处理和评价

### 一、造血干细胞的处理

#### (一)骨髓与外周血造血干细胞的处理

造血干细胞的处理分为以离心为基础的常规方法与采用多种技术的特殊处理方法。常规方法包括减少体积(减容)、去除红细胞(去红)、白膜层处理、复苏或洗涤以及过滤。对于次要ABO血型不合的异体骨髓或外周血移植,为了减少不相容的血浆量以及防止未成年患者及肾病或心脏病患者出现体液平衡问题,往往采用减容的处理方法。为了节约储存空间或达到最佳细胞浓度也可采用减容。

通常情况下,需要加入沉降剂(例如,羟乙基淀粉)以去除红细胞。针对主要ABO血型不合的异体骨髓造血干细胞移植及其他植入异体红细胞抗原(例如,Kell, Kidd)的情况,这些沉降剂可以预防溶血性输血反应。冻存之前去红也可以在回输时减少裂解的红细胞碎片及血红蛋白,这一点对于肾衰竭的患者十分重要。去除红细胞同时也可以节约有限的储存空间。由于单采机可以高效采集单个核细胞,其中只含有极其少量的红细胞,因此一般情况下,外周血来源的造血干细胞不需要去除红细胞。

使用单采机或细胞清洗装置,通过离心及收集白细胞成分可以将骨髓中的白膜层进行浓缩。如果对于单采机或细胞清洗装置而言,产品体积过小,则可以采用手动离心的方式。白膜层处理常用于减少产品的冻存体积或作为红细胞去除的一种方法。

无论何种细胞来源,所有造血干细胞的复苏方法都基本相同。虽然方法相对简单,但是由于冷冻的冻存袋十分脆弱,非常容易破损,因此在细胞复温时必须要小心操作。复温前首先要确认产品的所有信息正确及血袋的完整[1]。之后,将产品放置于一个干净或无菌的保护袋中,将其浸入37℃水浴中。轻柔的揉捻可以加速细胞复温的过程从而防止产品的再结晶造成细胞损伤或死亡。如果冻存袋破裂,立刻使用止血钳防止进一步的细胞损失。并且保护袋的使用可以将产品最大限度地保留下来。

洗涤造血干细胞可以去除裂解的红细胞、血红蛋白以及冻存保护剂二甲亚砜(DMSO)。简单说来,产品复温之后加入洗涤溶液(例如,10%右旋糖酐及5%人血白蛋白),全部转移至转移袋中离心,去除上清液之后再将细胞重悬。很多实验室采用两次离心法,一次离心之后除去上清液,将上清液再次离心,合并两次离心之后的细胞成分[5]。这种方法可以最大限度地保证细胞的回收率。

骨髓采集之后常常会被过滤以除去骨针、骨料及残渣。目前在回输造血干细胞时,细胞处理实验室或移植中心在经过验证之后可以自行决定是否使用标准血液过滤器(>170μm)[1]。

和常规处理方法相比,采用特殊的细胞处理方法可以获得更好的产品纯度与效力。这些方法在使用时还需要一些特殊的试剂与设备。下面简要介绍一下此类方法。

1. 淘析逆流式离心 淘析技术是通过细胞介质溶液的流力与细胞所受离心力之间相互作用而分离细胞的一种技术。这种技术基于不同细胞的大小及密度。将细胞放置于特殊的离心室中,离心室为锥形,其定点指向细胞沉降方向。细胞悬浮于以向心方向连续流动的介质溶液中,同时受到离心力的作用。当向外的离心力与向心的流力达到平衡时,细胞将根据各自的沉降速率达到其平衡位置。在造血干细胞移植时,人们曾使用这一技术分离T细胞。近些年,在制造树突状细胞疫苗时,利用此技术进行单个核细胞的富集。

2. 细胞分选系统 免疫磁性细胞分选系统采用单克隆抗体技术,把细胞用超级顺磁性的微型磁珠特异性地标记,之后,细胞通过一个放在强而稳定磁场中的分选柱。被磁性标记的细胞滞留在柱中而未被标记的细胞则被筛选出来。当分选柱移出磁场后,滞留柱内的磁性标记细胞可以被洗脱出来,由此可获得标记与未标记的两组细胞。免疫磁性细胞分选法分为正选法(磁珠结合的细胞就是所要分离获得的细胞)和负选法(磁珠结合不需要的细胞,游离于上清液的细胞为所需细胞)。此方法现在被广泛用于细胞耗竭或细胞富集。

3. 细胞扩增 由于有核细胞数目、CD34+细胞数目及集落形成细胞数目均会影响患者的移植效果,因此体外扩增造血干细胞成为一个研究热点。近些年来,由于脐带血造血干细胞具有更强的增殖与自我更新能力,而脐带血细胞的采集量又相对有限,因此脐带血造血干细胞成为体外扩增的主要研究对象。大多数扩增培养体系均为多种细胞因子联合应用,包括干细胞生长因子、FLT-3配体、血小板生成素以及其他一些特有成分。根据不同的流程,培养基、培养容器与培养周期均各有差异。

(二)脐带血造血干细胞的处理

脐带血因含有丰富的造血干\祖细胞而被长期保存,用于造血干细胞移植治疗各种疾病。早期的脐带血库保存全血,结果发现所占的储存空间较大,患者使用时其冻存保护剂的主要成分DMSO的量也易引起输注副反应。因此,从产科医院采集回库的脐带血,先经过脐带血制备,去除多余的红细胞和血浆,尽可能多的保留单位脐带血中的单个核细胞,即造血干/祖细胞存在于单个核细胞中。脐带血制备的一个重要原则就是要简单而有效。有许多方法可以减少红细胞和血浆的体积,包括开放或封闭的系统,倒置或正立离心,添加各种不同的介质帮助分离。涉及的介质包括明胶、Ficoll、percoll、羟乙基淀粉(HES)和dextran。脐带血库多采用封闭系统和羟乙基淀粉(HES)、dextran作为分离介质,倒置或正相离心均有采纳。目前,传统的手工分离方法基本上都是采用1995年纽约脐带血库的分离原理进行脐带血制备。红细胞去除是通过0.9%的羟乙基淀粉(HES)沉降后,低速离心加强沉降而达到目的[6]。红细胞去除后,再通过二次离心排出多余的血浆。整个分离过程在封闭的三联袋中进行。下面是在纽约脐血库的方法的基础上略微改变的方法:①按照单位脐带血的体积加入五分之一量的HES;②90g离心6分钟,不用刹车;③将富含白细胞的血浆层挤入第二袋中;④将获得的富含白细胞的血浆层450g离心10分钟;⑤将少白细胞血浆层挤入第三个浆袋中,第二袋中保留大约20~23ml的富含白细胞的血浆层,即为终产品。

由于脐带血有核细胞非常宝贵,制备过程中应最大可能提高其回收率,通常以有核细胞(TNC)的回收率作为回收效果的评价指标。加拿大Alberta脐带血库的研究人员尝试用两次提取白膜层的方式提高TNC回收率,获得成功[7]。由于有核细胞的损失主要在第一次离心后,部分有核细胞被混入红细胞层中,于是再次对红细胞层进行低速离心提取出混入的有核细胞,可将有核细胞回收率明显提升。另外,该脐血库还得出不同体积相适应的最佳低速离心的时间,$CT = 7.72L - 29.74$,CT 为离心时间,L 为脐血体积(含抗凝剂)的自然对数。

近年来,根据脐带血制备的原理,市场上出现了半自动或者全自动的脐带血分离的仪器。早期,Baxter Healthcare 推出半自动封闭式血液分离仪 Optipress Ⅱ,这款仪器主要是应用在血站系统,用于外周血成分的分离,但是也通过实验证实同样适用于脐带血的制备。在 3000～3500g 离心力的作用下血液分层,然后放置在 Optipress Ⅱ 仪器上,一次完成红细胞和血浆的分离,体积减少到一致的冻存体积。随着技术的发展,全自动封闭式的脐带血分离系统被引入脐带血库,主流有 Thermogenesis 公司生产的 AutoXPress(AXP)系统和 Biosafe 公司生产的 Sepax 系统。两款仪器均获得了美国 FDA 的批准,均运用光学的原理探测白膜层,利用瓣膜控制成分的分离,每份血的分离使用一份一次性的耗材。Sepax 系统由一个离心装置和一个电脑控制的活塞装置构成,离心过程中,装入脐带血的分离袋以纵向中轴为旋转轴旋转,红细胞沉降进入外层,血浆层进入靠近离心中轴的中央层。分层结束后,在轻离心的状态下,活塞上抬,在光学感应器和可调阀门的控制下,依次将不同组分分离入不同的收集袋中。有文献报道[8],Sepax 系统制备脐带血 TNC 的平均收率为 84.2%(80%～87%),CD34$^+$ 的收率略高为 86%,血细胞比容在 36%～45%。这些结果与传统手工分离方法相当。而 AXP 系统则需要配合落地式离心机使用,使用 6 个 AXP 设备可以同时在一个离心机上处理 6 份脐带血。其工作原理同样是通过重离心使脐带血进行分层,然后轻离心的条件下,利用光学敏感器的控制瓣膜的转动,将不同组分放入不同的收集袋中。两款仪器均宣称不需要使用 HES 同样可以达到较好的分离效果,但是我库未发表的实验数据显示,使用 AXP 系统,如果不加入 HES,TNC 回收率下降 15%～20%,MNC 回收降幅较小,这一结果与 Dobrila 博士在第 56 届 ASH 年会上所展示的结果一致。

值得注意的是,印第安纳大学的学者 Mantel 等在一项研究中指出,由于我们在采集和制备环境与体内真实环境的差异,长期以来我们可能大大低估了脐带血或者骨髓中的造血干细胞的含量[9]。结果显示,低氧(3%)条件下采集的鼠骨髓中造血干细胞含量是正常氧浓度情况的 5 倍,而人脐带血造血干细胞的低氧条件下处理同样可以获得正常氧浓度条件下的 3 倍造血干细胞,而且相应地显示了更好的植入效果。作者进一步阐明离体氧刺激(EPHOSS)引起线粒体通透性改变(MPTP),进而增加了活性氧自有基(ROS)的产生,细胞内产生一系列信号引起细胞分化。作者发现环孢素 A(CSA),一款用于移植后 GVHD 治疗的免疫抑制剂,通过抑制 MPTP 通路可以在正常氧浓度下抵消氧刺激的影响,获得低氧条件下相当的造血干细胞数量。造血干细胞数量有限一直是脐带血移植应用的短板,而此研究发现对脐带血采集制备环节的操作有较好的提示,为提高脐带血中造血干细胞数量,促进其临床应用提供了指导意义。

## 二、造血干细胞的评价

### (一)病原微生物检测

造血干细胞无论自体使用还是异体使用,都需要对其安全性和有效性进行评价。对于自体干细胞,安全性评价主要集中在无菌检测上。关注在采集、制备、冻存、复苏及运输过程中是否有细菌、真菌、支原体、内毒素和外膜病毒等的污染,确保造血干细胞产品的安全。无菌试验主要针对具有临床意义的细菌和真菌的检测,通常要求对制备后冻存前的标本进行上述检测。尽可能用少量造血干细胞产品,因此某些情况下采用儿童培养瓶培养检测。细菌培养包括需氧和厌氧两类。理论上讲,凡是对造血干细胞产品进行了操作,都应在操作结束之后取样进行培养。一般来讲,造血干细胞产品采集结束和制备后冻存前应取样培养;如果冻存的产品输注前进行洗涤或分选,也应取样进行培养。对于异体使用来说,除了上述无菌检测外,还需要排除通过血液传播的传染病和遗传病,特别是 HIV、HBV、HCV 和梅毒等,有的国家加上对 HTLV1 的检查。考虑到 CMV、EB 对移植的影响,不同的移植中心还加测 CMV 和 EB。对于脐带血造血干细胞产品来讲,由于来自于一个未确定显性遗传的个体,因此还需要对通过血液垂直传播的遗传性疾病进行筛查。不同的国家和地区筛查的疾病种类偏重不同,但血红蛋白病的筛查是所有脐带血库都要求的。我国卫生计生委 2001 年颁布的《脐带血造血干细胞库技术规范(试行)》要求传染性疾病的检测包括常规输血前 4 项检测,即 HIV-1/2 抗体,HBsAg,抗-HCV,梅毒血清学检测。国内部分脐带血库增加了抗-HBc 和

CMV-IgM 抗体检测。由于考虑到病毒感染存在检测的窗口期，所以 FDA、AABB 和 NET-FACT 等机构要求增加 HIV、HCV 的核酸检测和 HIV P24 抗原检测。我国卫生计生委 2015 年也推荐各个脐带血库增加 HBV、HCV 和 HIV 的核酸检测。关于血红蛋白病的筛查有多种方法，如血红蛋白电泳、血细胞分析、红细胞脆性试验、PCR 检测等。目前，国内多数脐血库采用血红蛋白电泳对供者进行初筛。我国卫生计生委在 2001 年颁布的《脐带血造血干细胞库技术规范（试行）》中特别提到"用于无血缘关系和有血缘关系移植的异基因脐带血，如果供者有血红蛋白病家族史或属于血红蛋白病高发的种族人群，还必须进行血红蛋白电泳检验"。我国也有部分脐带血库在异基因脐带血移植发放前增加检测脐带血标本的地中海贫血基因携带情况。

### （二）CD34⁺细胞绝对计数

绝大多数的采集中心和移植中心都通过流式细胞仪检测造血干细胞供者或产品中 CD34⁺细胞的数量，来评价动员是否成功，确定采集时机和采集是否足够等。脐带血库也采用流式细胞仪检测脐带血中 CD34⁺细胞数来评价产品。通常情况下，根据射门圈定目标细胞群的策略不同，分为 Milan 方案、ISHAGE 方案和 SIHON 方案。其中，ISHAGE 方案是 1994 年由 Sutherland 等提出，1996 年被国际血液治疗与移植工程协会（ISHAGE）干细胞计数委员会所采纳。用一台流式细胞仪测定 CD34⁺细胞绝对计数，通过内含或加入已知数量的荧光微球作为内参而达到目的的。常用的是 Stem-kit 法和 ProCOUNT 法。Stem-kit 法是 Coulter-Immunotech 公司推出的，其原理是基于 ISHAGE 方案的 CD34/CD45 双色分析。根据血液标本中各类细胞表达 CD45 的强弱不同和细胞内所含的颗粒密度不同，采用 CD45/SSC 设门，将干/祖细胞、淋巴细胞、单核细胞、中性粒细胞、红系细胞和细胞碎片清楚地区分开。ProCOUNT 法是美国 BD 公司 1994 年推出的 CD34⁺细胞绝对计数方案，是一种 3 色分析方案。其原理是利用一种专利性的核酸染料，同时染色活细胞和死细胞内的 DNA 和 RNA，但细胞碎片等不能染色，以此设定阈值来框定有核细胞。再利用 CD45/CD34 圈定有核细胞中的 CD45 弱阳性 CD34 阳性的细胞群。Stem-kit法是实验时加入已知浓度的液体微球作为内参，而 ProCOUNT 法是采用了预先加入有已知准确数量的标准荧光微球的 TruCOUNT 绝对计数管做定量分析。前者可能会因加入液体微球操作的误差

导致绝对计数的偏差，后者采用的是每微升标本中已知数量的参照微球，使细胞的绝对计数与流式细胞仪上获取的细胞量无关，相对而言，结果更可靠些。由于使用的流式细胞仪机型不同，采用的射门策略不同，不同的脐带血库和移植中心 CD34⁺细胞绝对计数结果存在一定偏差，需要检测标准化。

目前，ISHAGE 方案广泛应用于造血干细胞移植产品评价中。近年来，美国 FDA、AABB 等强调检测具有活性的 CD34⁺细胞数，所以现在推出的 CD34⁺细胞计数试剂盒包括 CD45-FITC/CD34-PE，同型对照 PE，已知浓度的干细胞微球，溶血素和活性染料 7-ADD。该试剂盒可以区分造血干细胞产品中活的 CD34 细胞、凋亡的细胞和坏死的细胞。

### （三）细胞活性检测

大多数的移植中心和脐带血库均能采用台盼蓝染色法评价造血干细胞的细胞活性。台盼蓝染色法的原理是：细胞损伤或死亡时，台盼蓝可穿透变性的细胞膜，与解体的 DNA 结合，使其着色为蓝色；而活细胞能阻止台盼蓝进入细胞内，借此可鉴别死细胞和活细胞。具体操作是：用生理盐水将检测样品稀释至 $10^6$ 细胞/ml。再用移液器取 180μl 稀释后样品移入 5ml 离心管内，加 20μl 0.4% 台盼蓝液，混匀。吸取少量混匀液涂片，并在 3 分钟内于显微镜下分别计数活细胞和死细胞，算出活细胞率。台盼蓝染色只能指示总的有核细胞的死亡，不能区分细胞亚群。而且，凋亡的细胞也不能被台盼蓝染色检测到。因此，越来越多的脐带血库和临床移植中心认为，台盼蓝染色测得的细胞活性，对于造血干细胞产品的评价没有太大的价值。

近年来，更多的移植中心和脐带血库采用 7 氨基放线菌素 D 染色（7-aminoactinomycin D staining）以提供单位脐带血所含的准确的活细胞剂量，通常与单平台流式 CD34⁺细胞计数相结合，获得活的有核细胞数和活的 CD34⁺细胞数。像 7-AAD 染色这种更具有重现性的技术，它能鉴定死细胞和凋亡的细胞，在不同细胞亚群（CD45⁺、CD34⁺、单个核细胞、多个核白细胞）的活性测定方面，有其优势。其原理是：7-AAD 是一种核酸染料，它不能通过正常质膜。随着细胞凋亡/死亡过程推进，质膜对 7-AAD 的通透性逐渐增加，7-AAD 进入细胞核内，与 DNA 结合，在合适波长激发光的激发下发出明亮的红色荧光，将细胞分为 3 群：7-AAD 染色强阳性为死细胞，7-AAD 染色弱阳性为凋亡细胞，7-AAD 染色阴性为正常活细胞。应该重视的是如果对冻存的造血干细

胞产品进行活性检定,连接在大袋上的小辫或一起冻存的小管由于降温速率存在差异,获得的小样细胞活性可能会略低。因此,从冻存小样获得的细胞活性结果只能作为大袋产品的一个基本估算。

### (四)体外造血祖细胞功能测定

造血干/祖细胞体外增殖分化的潜能直接与输入患者体内重建其造血与免疫功能相关,是目前公认的造血干细胞移植植入强相关体外检测指标。造血祖细胞体外增殖分化的潜能主要通过造血祖细胞在半固体甲基纤维素培养基中集落形成单位进行评价。集落形成细胞(colony forming cell,CFC)检测属于短期体外检测,它是利用在集落刺激因子的作用下,造血祖细胞可在黏性介质(甲基纤维素或琼脂)上形成集落,每个集落称为一个集落形成单位(colony forming unit,CFU)。在不同的集落刺激因子的作用下,造血细胞可形成显微镜下可辨认的各系细胞,如CFU-G、CFU-GM、CFU-GEMM和CFU-E等。值得注意的是,CFC检测所识别的造血祖细胞是粒-红系的,而不是B淋巴细胞系或T淋巴细胞系的。尽管CFC检测在不同的脐血库和移植中心存在较大的检测差异,但临床移植结果表明,复苏的造血干/祖细胞如果缺乏CFC生长或CFC生长不好均与移植结局较差相关。特别是对于长期低温保存的单位脐带血而言,CFC检测联合CD34含量测定能够给临床医生提供更多的产品功能信息。多数脐带血库发放单位脐带血之前,均需复苏单位脐带血大袋上的小辫或冻存小管进行CFC检测,如果检测结果显示没有CFU生长,则该份单位脐带血不能发放。除了上述CFC短期体外检测外,在有基质细胞层的长期培养启始细胞测定能够提供造血干细胞产品的更多功能信息,但这一实验耗时2个月。

## 第三节　造血干细胞产品的储存与运输

### 一、造血干细胞的储存

#### (一)骨髓或外周血造血干细胞的储存

在骨髓移植或外周血自体或异体移植之前,造血干细胞往往需要被储存数周甚至数年,因此细胞冻存成为必不可少的环节。大多数细胞处理实验室使用终浓度为10%的二甲亚砜(DMSO)作为冻存保护剂的主要成分。二甲亚砜是一种重要的渗透型细胞保护剂。它能够快速穿透细胞膜进入细胞中,降低冰点、延缓冻存过程,同时提高细胞内离子浓度,

减少细胞内冰晶的形成,从而减少细胞损伤。一些实验室加入羟乙基淀粉(HES)以降低DMSO的浓度(例如,5%DMSO与6%HES)[10]。羟乙基淀粉是一种大分子非通透性细胞保护剂。这种高分子量聚合物可以防止细胞外部形成结晶,延缓冰晶的形成。

造血干细胞的冻存可以采用程控降温冻存法,也可以采用-80℃低温冻存法。很多临床机构多采用程控降温冻存。一般来说,将造血干细胞产品放置于箱体内,初始降温速度为1℃/分钟。当温度降至-14℃到-24℃时,造血干细胞产品会由液态转化为固态。之后,降温过程以1℃/分钟的速度降至-45℃,然后以5℃/分钟的速度降至-110℃,转入液氮中保存。程控降温采用电脑设定的程序精确控制冷冻的速率与合理的温度梯度,保证了细胞在冻存过程中不会因为降温速度波动而引起细胞不稳定,降低了降温对细胞的损伤。不同机构间的程序设定会略有不同。

不论是程控降温冻存还是非程控降温冻存,造血干细胞产品都需要被转移至液氮中长期保存[1]。目前,越来越多的实验室将造血干细胞产品保存在气相液氮中(<-150℃)。

#### (二)脐带血造血干细胞的储存

单位脐带血的冻存与骨髓或动员的外周血的冻存相似,均是希望对造血干/祖细胞有最好的保护。因此,10%的DMSO溶液是针对有核细胞,特别是不成熟的干/祖细胞最好的保护剂。目前,大多数的脐带血库均采用含有55%(w/v)DMSO和5%Dextran 40的冻存保护剂按1∶4的比例加入制备好的单位脐带血悬液中,终浓度为10%的DMSO和1%的Dextran 40。因为DMSO在稀释过程中会释放大量的热能,所以,冻存保护液加入脐带血中需要采取一些措施吸收DMSO释放的能量,避免对细胞的损伤。通常是在冻存袋外面加一"冷包"(0~4℃),并在加入过程中保持匀速摇动。冻存保护剂加好之后,就是程序降温的过程。细胞在冷冻过程中,会因为过快或过慢的降温速率导致损伤。利用程序降温仪,可以较好地控制细胞的降温速率。大量的实践告诉我们,单位脐带血最佳的降温速率是每分钟降1~2℃,当温度达到-25℃时,降温速率可以提高到每分钟降5℃,降至-80℃以下,细胞活性受到的损伤较小,就可直接转入液氮中长期保存。

将近20年的脐带血库发展,广泛采纳的冻存技术有2种,一种是利用程序降温仪批量冻存单位脐带血,然后转入液氮储存罐中长期保存。这也是目

前国内多数脐带血库采用的技术。因为一次程序降温涉及多份脐带血标本，所以如果每一份脐带血标本的体积不同，细胞组成存在差异，理论上讲那统一的降温速率就可能对某些单位脐带血更合适，而另一些次之，最终冻存效果存在差异。因此，多数脐带血库都控制单位脐带血最终冻存的体积一致，如 25ml。并对每毫升所含的有核细胞数做出限制，如纽约脐血库要求有核细胞浓度安全值小于 $2×10^8/ml$。有研究者通过温度记录仪同步跟踪标本温度发现，当温度降到-6℃附近时，样品温度会突然出现 1~4℃的回升，随后温度下降缓慢，直至(-12±2)℃时，温度下降才恢复正常[11]。这一阶段可能是细胞内结冰形成释放潜热的时间，也是造血细胞产品由液态转变成固态的相变时间，需要调节程控降温速率，以吸收产品相变释放的热量，使实际降温速率仍然保持在每分钟降 1~2℃。

另一种是全自动化的生物档案保存系统，集程序降温、长期储存和资料备份等功能于一体，由计算机控制，机械手操作，每一份脐带血单独程序降温，直接存放到长期保存的位置上例如美国 Thermogenesis 公司出品的 BioArchive 系统就是这类自动化仪器。一个 BioArchive 系统罐可以储存 3626 份单位脐带血。该系统的主要优点包括：①采用条形码自动识别，保证了每份脐带血存取时的唯一性；②计算机的自动储存和备份功能，保证了脐带血资料的安全和完整；③每一份脐带血单独进行程序降温，能够最大程度地优化样品降温速率；④程序降温结束后，机械手直接将脐带血放置在长期保存的位置，避免了单位脐带血转罐及随提架移动可能瞬时暴露在常温下的机会，这种瞬时暴露可能导致200℃的温度变化。纽约脐带血库 2004 年一项回顾性的研究表明，使用 BioArchive 生物档案系统与传统冻存方法相比，能获得更好的活 TNC 回收率[（88.0±1.0)% vs. (81.8±0.7)%]。

## 二、造血干细胞的运输

### （一）骨髓或外周血造血干细胞的运输

为了使造血干细胞产品安全的运达，必须考虑三个重要的问题：产品的完整性、运输人员的安全以及相关的法律法规。同时还需要根据产品的种类（新鲜产品或冻存产品）和路程的远近决定运输的条件。

在运输过程中，造血干细胞产品必须被放置于防止泄漏的储运容器中。之前必须验证在特定运输时间长度内，针对特定的细胞治疗产品，此储运容器可保持的温度范围[1]。验证之后，实验室可以设定温度范围（例如，对于冻存的脐带血，温度为<-150℃）。对于新鲜的产品，多项研究表明运输温度在 2~8℃可以更有效的保证 CD34+细胞的活性，尤其在运输时间介于 24~72 小时的情况下，保持这个温度范围就更加重要[12]。

冻存产品需要采用液氮气相运输罐进行运输。当正确灌充液氮后，气相液氮在罐内形成并可以维持罐内温度<-150℃大约两周时间。其间，必须对罐内温度进行不间断的连续监控。并且在运输过程中，要对罐体及外部容器进行正确的标记。此外，不同的运输方式（例如，空运或陆路运输）要符合当地的法律法规。如果进行国际运输，则必须符合相关的国际标准与规定。产品严禁经过 X 光检查。产品相关的所有记录与文件必须伴随在整个运输过程中[1]。

### （二）脐带血造血干细胞的运输

液态脐带血的运输主要指脐带血从产科医院采集后，运送到各个脐血库的过程。在这个过程中，需要保证单位脐带血的完整性、细胞功能和捐献者个人信息的安全。因此，对运送脐带血的容器就有一定的要求，如温度、材料和标识等。运送容器应该能耐受极端的外部温度变化，容器外部要能防渗漏，不易破裂，并且能够耐受压力变化。容器内部的塑料密封袋等周围，要有足够的可吸收材料，以防脐血渗漏或破袋后可把外漏的脐血吸收。运送容器上要有清晰的标识，如生物危险标识，不能暴露在射线下等。美国对液态脐带血的运输要求是运送容器不仅要保证单位脐带血的质量，而且还要符合 FDA、国际航空运输协会（International Air Transport Association, IATA）AABB 和 FACT 的相关法规、标准对包装和标识的要求。运送过程中脐带血的温度要求可以是室温，也可以是4℃左右。但多数脐血库采用冰袋隔离保存方式运送液态脐带血。另外一重要参数是运输时间的限制。目前，大多数的公共脐带血库遵守从采集到运送回库制备冻存完成在 48 小时内。2011 年颁布的 NETCORD-FACT 标准已将自体脐带血库运输入库时间延长至 72 小时。

冻存脐带血的运输主要指从脐血库运送单位脐带血至移植病房。运送之前，需要脐带血库、移植中心、安检和运输部门等多方协调，制订好运输计划。根据临床对脐带血需求的紧急程度不同，脐带血从脐带血库运送到移植病房所需的时间不同，可以从

12 小时到 2 周不等。单位脐带血在发放前 24 小时就应转运在运输液氮罐里,当然,运输液氮罐最好是汽相液氮罐。汽相液氮罐可以保证一个类似液氮的气态环境,温度在−135℃以下。每一次运输脐带血库的技术人员均应设立此次运输可接受的最长时间,并保证到达后 48 小时仍维持期望温度。运输过程中,最好有一连续的温度监测装置,它能记录下运输过程中液氮罐内的温度变化数据。如果没有连续的监测装置,至少应有一个液氮内的温度指示器,能指示液氮罐内的温度在运输过程中没有超出相关规定的范围。

运往移植中心的脐带血应有适当的标签,主要包括以下内容:①发放机构和接受机构名称;②脐带血处理记录和检测结果汇总;③运输罐温度控制及其罐内液氮处理等注意事项;④生物危险材料提示。

脐带血运输至移植中心可能涉及在一个国家内运输,也可能涉及在国家之间运输。作为货物运输,我们就要选择良好的货物运输公司,更重要的是该公司有能力在运输过程中追踪运输罐的行踪并保证安全送达移植中心。

## 第四节　造血干细胞产品的临床回输与不良反应管理

### 一、骨髓或外周血造血干细胞的回输与不良反应管理

一旦骨髓或外周血造血干细胞产品复温,立即用无滤网的输液器从中心静脉导管输入。一些移植中心在回输时使用标准血液滤器。回输接近完成时,使用无菌生理盐水冲洗血袋及管路,可以最大限度地回输所有细胞。如果输注的速度过慢,也可以将无菌生理盐水直接加入血袋中。

为了尽量减少 DMSO 对细胞的毒性损伤,在患者可以耐受的范围内,移植中心会将造血干细胞产品尽快输完,尤其对于复温后未经洗涤或稀释的细胞产品。有些学者认为临床相关浓度(例如,5% 或 10%)的 DMSO,在 4℃ 或 37℃ 下一小时内都不会对造血干细胞产生毒性影响,但是同时他们也发现在培养皿中加入 1% 的 DMSO 会抑制细胞的集落形成[13]。以上研究多数基于新鲜细胞,DMSO 对于冻存过的造血干细胞的影响的研究还比较少。但是在回输复温未经洗涤的骨髓或外周血造血干细胞产品时,DMSO 可能造成的细胞损伤成为必须考虑的因素。

回输之前、回输之后及回输后 1 小时,必须分别立即检查患者的各项生命体征。如有不良反应发生,应加强监控。造血干细胞回输产生的不良反应与输血反应十分类似。例如,过敏、溶血、发热反应以及微生物污染导致的反应。但是有些反应的产生和细胞制备方法相关,例如,红细胞去除、血浆去除、复温后洗涤或稀释。在小剂量回输或回输洗涤/稀释产品时,相对少发由 DMSO 导致的不良反应(例如,恶心、呕吐、咳嗽及头痛)[13]。虽然多数情况下,造血干细胞的回输比较安全,但是也有可能出现严重的副作用。因此,在回输前后可能需要使用利尿剂、止吐药、退烧药或抗组胺药。如发生任何中度到重度不良反应,必须立即通知移植主治医生以及细胞治疗实验室的医学总监[1]。针对患者出现的症状,需要开展全面调查,包括进行各类检测,例如,直接抗球蛋白试验、抗体滴度测定、格兰仕染色或微生物培养等。移植中心应定期对临床植入及不良反应的数据进行讨论与分析,包括造血干细胞产品的各项质量指标(例如,剂量、活性及集落形成单位)。

### 二、脐带血造血干细胞的回输与不良反应管理

脐带血临床输注前,移植小组都会对供受者情况进行讨论,涉及移植选择、细胞处理、运输、复苏、输注、副作用/不良反应、预处理方案以及总的预期等。为了让患者充分了解治疗步骤,在移植前一天或者前几天,主管医生应该向患者详细解释治疗过程。

脐带血输注过程中,可能发生与输血类似的反应,如过敏、溶血、发热以及细菌污染导致的反应。通常被认为与脐带血中含有的红细胞输注有关。目前脐带血处理以及复苏的标准方法中包括了红细胞和多余血浆去除、复苏后的洗涤过程,所以红细胞和血浆蛋白(如细胞因子、抗体等)引起的上述典型输血反应在脐带血输注中并不常见。而脐带血复苏后洗涤的目的是为了减轻因输注少量细胞碎片(如红细胞、粒细胞)、游离血红蛋白以及冻存过程中细胞溶解产物引起的肾脏损害和其他反应。由 DMSO 引起的反应,从恶心、呕吐、咳嗽、头痛到心律失常、呼吸心跳骤停都不常见,是因为单位脐带血中 DMSO 的量较低或洗涤的作用,通常低于 1mg/kg。

细菌污染在脐带血库仍然存在,污染率接近 2%~5%。大多数的脐带血库废弃污染脐带血,但其

中少数脐带血库保存了污染脐带血，并将这些微生物的特性和药敏反应告知移植中心，由移植医生最终做出选择。一旦输注了在采集、制备、或复苏过程中被污染的脐带血，其副作用较大，需要临床做相应的药物治疗。明尼苏达州医疗中心 McKenna 等研究提示：严重的副反应或并发症与脐带血输注无关。但有部分患者出现了一个或多个反应：一过性血压升高、恶心、呕吐、味觉/嗅觉失调，轻度心率过缓、轻度短暂的咳嗽、无症状的氧饱和度降低、背痛、腹痛。没有患者出现发热/寒战、荨麻疹、低血压、呼吸困难、支气管痉挛以及胸痛。尽管脐带血输注发生的严重反应很少，但仍有可能发生。因此，静脉输注前 2~6 小时和输注后 6 小时给予利尿剂是有必要的。预防性使用抗吐药、退热药以及抗过敏药也是临床医生的一种选择。

一旦脐带血被复苏、洗涤，就要第一时间送达移植单位。护理人员应做好接收脐带血的记录，并通知医生。医生确认后，批准输注，脐带血则会通过静脉输液器直接输注，不需要针、泵以及滤器。由于脐带血复苏/洗涤需要 2~3 小时，延长了 DMSO 的细胞毒性作用，所以在患者耐受情况下，脐带血应尽快完成输注。尽管脐带血中存在的 DMSO 量很少（洗涤后细胞内仍有残留），但为了最大程度地保证细胞活性，在理想情况下应该在 15~30 分钟内输注完毕。因为冻存复苏的脐带血体积多在 25~35ml，复苏洗涤后脐带血总体积多在 60~100ml，所以在这个时限内完成输注是可行的。

尽管有些机构在输注骨髓和外周血造血干细胞时使用了标准的血细胞滤器（170μm）用于去除聚集的细胞，但在脐带血输注中并非所有移植中心都有使用。如果输注时流速异常缓慢，可以直接将无菌盐水加入血袋中以增加流速。在脐带血输注完毕后，护理人员应用无菌盐水冲洗血袋和输液器，以将细胞损失降至最低，从而提高细胞输注剂量。

在输注前、输注完成时和输注完成后 1 小时都应观察患者生命体征。这种观察对于发现输注相关的副反应十分必要。一旦出现异常的症状体征或是严重副反应都应该立即通知主管医生和细胞制备实验室负责人。随即开展对于这些副反应事件的调查和适当的实验室检测（例如抗球蛋白实验、抗体滴度测试、革兰染色、细胞培养等等）。填写脐带血输注的表格，包括受者的名字和唯一标识，输注的单位脐带血编号及唯一标识，以及接收脐带血的医务人员名字。并记录细胞剂量、脐带血体积、适当的识别程

序、日期、开始时间和输注时间，输注前后患者的状况以及相关的并发症。

## 第五节　造血干细胞产品的质量控制

临床细胞治疗实验室进行 QC 检测有两个重要的目的：确认细胞的合格性与安全性。QC 检测包括细胞的安全性、纯度、唯一性、效力与稳定性。进行 QC 检测的项目多少取决于细胞生产的复杂性以及细胞在临床上的应用情况，主要看该细胞产品是已经成为某些疾病的标准治疗手段还是处于临床试验阶段。

造血干细胞的常规 QC 检测包括细胞计数和分类、细胞活性、CD34+ 细胞计数、无菌检测与集落形成检测。用红细胞计数仪进行细胞计数与分类。细胞活性可以由多种方法检测，例如台盼蓝、吖啶橙和 7-AAD。对于快速评估所有有核细胞的活性，可以采用染料或荧光染色镜检法。流式细胞术多用于检测特定细胞群的活性。大多数 CD34+ 细胞计数的方法基于国际细胞治疗协会（ISCT）的指导标准。对于无菌检测，绝大多数实验室采用全自动微生物检测系统。

集落形成检测是临床实验室中对于造血干细胞而言唯一的真正功能性检测。集落形成检测的结果与骨髓、外周血或脐带血来源的造血干细胞的移植植入速度有直接关系。这种检测比较难以标准化，但是对于检测长期储存的脐带血造血干细胞来讲，其稳定性还是非常有意义的。

FDA、AABB 和 NETCORD\FACT 已公布脐带血库及其脐带血移植质量管理规范，并强调脐带血库的质量保证体系应该遵循 cGMP 和 cGTP。质量体系应该包括质量管理计划、文件和过程控制、偏差和不良反应、设施管理、仪器校正、培训、供者筛查、环境监控、供应管理与验证、过程控制、产品标识、储存、发放、质量控制检测、质量审核和投诉等，以确保脐带血库提供的脐带血造血干细胞产品之间的质量差异最小，产品安全和有效。

（陈　强　刘　利　赖真阳）

## 参考文献

1. Fontaine M.Standards for cellular therapy services.7th ed.Bethesda：AABB，2015.
2. Miller JP，Perry EH，Price TH，et al. Recovery and safety profile of marrow and PBSC donors：Experience of the National

Marrow Donor Program. Bio Blood Marrow Transplant, 2008, 14 (9):29-36.

3. Gertz MA. Review: Current status of stem cell mobilization. Br J Haematol, 2010, 150(6):647-662.

4. Bornstein R, Flores AI, Montalbán MA, et al. A modified cord blood collection method achieves sufficient cell levels for transplantation in most adult patients. Stem Cells, 2005, 23 (3):324-334.

5. To LB, Haylock DN, Simmons PJ, et al. The biology and uses of blood stem cells. Blood, 1997, 89(7):2233-2258.

6. Rubinstein P, Dobrila L, Rosenfield RE, et al. Processing and cryopreservation of placental/umbilical cord blood for unrelated bone marrow reconstitution. Proc Natl Acad Sci U S A, 1995, 24, 92(22):10119-10122.

7. Yang H, Loutfy MR, Mayerhofer S, et al. Factors affecting banking quality of umbilical cord blood for transplantation. Transfusion, 2011, 51(2):284-292.

8. Sue A. Cord blood processing: volume reduction. Cell Preservation Technol, 2006, 4(1):9-16.

9. Mantel CR, O'Leary HA, Chitteti BR, et al. Enhancing hematopoietic stem cell transplantation efficacy by mitigating oxygen shock. Cell, 2015, 18, 161(7):1553-1565.

10. Fleming KK, Hubel A. Cryopreservation of hematopoietic and non-hematopoietic stem cells. Transfus Apher Sci, 2006, 34 (3):309-315.

11. Yang H, Pidgorna A, Loutfy MR, et al. Effectsofinterruption-sofcontrolled-ratefreezingon the viability of umbilical cord blood stem cells. Transfusion, 2015, 55(1):70-78.

12. Regan D. Transportation and shipping of cellular therapy products//Areman EM, Loper K, et al. Cellular therapy: Principles, methods and regulations. Bethesda: AABB, 2009:362-374.

13. Stroncek DF, Fautsch SK, Lasky LC, et al. Adverse reactions in patients transfused with cryopreserved marrow. Transfusion, 1991, 31(6):521-526.

# 第三篇
## 献血服务学与输血管理学

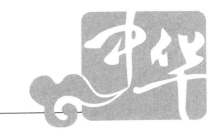

# 第二十一章

# 血液相关法律法规

目前,法制已经成为我国当代社会主旋律,随着医学事业的发展和卫生事业改革的日益深入,医疗临床用血量逐年增加,法律在血液管理中的重要性日益凸显。1998 年《中华人民共和国献血法》颁布,改变了我国有偿供血的状况,标志着我国无偿献血的开始,极大减少了经血液传播疾病的情况发生。通过多年来的修订,围绕血液安全、血液供应和合理用血等血液管理工作的核心内容,我国建立了完善的血液管理法律体系,使血液管理更加科学化、规范化,在保障我国临床用血,维护献血者合法权益等方面发挥了重要作用。

另外,世界各国在血液管理方面都根据自己的国情制定了较为完善的法律体系,有的甚至是在灾难和教训中逐步完善自己的法律标准体系,因此本文也列举了部分具有代表性和借鉴意义的情况作为参考。

## 第一节　血液相关法律法规概论

### 一、血液立法的目的和意义

血液是国家的战略资源,必须强化管理,纳入法制化轨道,才能确保和用好这一战略资源。血液相关的各个环节也都涉及人民群众的生命健康并将造成极大的社会影响,因此必须加强血液的法制化管理,才能确保临床输血的安全和有效,有效预防和控制血源性疾病的传播,保护人民群众生命健康。同时,对采血、用血行为通过立法进行规范和限定,可有效避免违法违规行为的发生,保障献血者和受血者利益。

### 二、国际血液立法工作的发展

#### (一)血液管理主要法律法规的发布

1. 欧盟　欧盟议会和欧盟理事会为杜绝血液安全隐患,保证持续安全的血液供应,对血液管理进行立法,于 2002 年发布欧盟指令 2002/98/EC,制定血液和血液成分采集、检测、制备、贮存和发放的质量和安全标准,并于 2005 年 2 月 8 日前被各成员国立法执行。各国为满足欧盟指令的相关要求也各自制定了与之相适应的法律,如法国 2005—1087 法令和 2006—99 指令,英国的 2005 第 50 号指令等。欧盟指令提出了内部技术要求,以确保在所有成员国中有等同的质量和安全标准,要求成员国确保所有血液机构和医院血库的质量体系必须符合欧盟指令中的标准和规范。《成分血制备、使用与质量保证导则》是欧洲血站的完整标准体系,涵盖了血液从献血者到受血者的各个方面。《欧盟药品 GMP 指南》是欧盟委员会依据有关法令和法规而颁布实施的 GMP 指南,其第三部分为欧盟药品 GMP 的全部附录,附录 14 为人血液或血浆制品生产,规范了献血者筛查、血液和血浆采集、质量管理、可追溯性和采血后措施等。欧洲国家在血液管理方面遵从制定的统一标准和规范,每个成员国都根据自己国家的国情制定本国的标准和规范,但均不得与欧盟制定的相关法律法规抵触,一般其标准要高于或严于欧盟制定的标准[1]。

2. 美国　1937 年,美国第一个设置在医院的血站建立,血站创立之后即纳入到《生物制品管制法案》的监管之下,自那时起到 20 世纪 70 年代初,无论血站从业人员还是监管机构都认为输血医学是从其他医学领域中分离出来的分支,血站被定位为医疗机构。1970 年,美国国会修订《生物制品监管法案》时增加了对血液、血液成分及血源性制品的定义,弥补了血液制品在法律中定义不明确的缺陷,并要求食品药品监督管理局(FDA)对血站实施监管。到 1989 年,FDA 已经将血站视为药品生产商,并明确提出,血站在遵守生物制品法规的同时必须要遵守药品 GMP,并开始着手在原有联邦法规(CFR)21

部606章的基础上补充完善血站行业的GMP,至此,血站被视为药品生产商加以监管的模式形成了。

美国输血的立法体系可分为以下四个层次[2]:①国家层面的法规规范,包括:联邦法案和相关法规;联邦《公共卫生服务法案》(Public Health Service Act,PHS法案)第1部分———生物制品;《联邦法规》第21篇(21 Code of Federal Regulations,21CFR)。②FDA法务办公室(Office of Regulatory Affairs,ORA)制定的审查手册和审查指南,包括FDA《审查工作手册》(Investigation Operations Manual,IOM)等。③ARC、AABB等制定的血液行业手册。④血液和血液制品相关指导性文件和备忘录,包括献血者适宜性、产品采集、产品、克-雅氏病、可经输血传播感染、审查、计算机、标签及其他文件和备忘录。指导性文件目录清单在FDA网站的相应网页及时更新。

3. 日本 1964年,由于众所周知的美国外交官输血感染肝炎事件,日本政府内阁会议通过了《关于推动无偿献血的决定》,决定大力推进无偿献血,并确立了红十字会在采供血事业中的核心地位。2002年7月,基于国内自给自足的理念,国会通过了《血液供应及安全保障法》并于2003年7月起施行,这是日本第一部有关血液安全的法律。同时《药品法》于2002年进行了修正并于2005年开始生效,与《血液供应及安全保障法》构成了日本血液及血液制品最重要的两部法律。另外2006年和2010年还相继修正颁布了《关于确保安全血液制剂供给的法律执行规则》《采血业务的管理和硬件设备的标准》等法令[3]。

4. 澳大利亚 《2003国家血液管理法案》为澳大利亚最重要的血液管理法律,1~2年即修订一次。另外,药物管理局(TGA)为澳大利亚红十字会输血服务机构制定了《澳大利亚血液和血液制品GMP规范》,该规范已建成一个完整的质量管理的标准体系,包括献血者筛选等10个部分。在澳大利亚,所有从事采供血和血液制品生产相关行业的部门都必须遵守联邦政府、州政府的法律,各个州都有自己的立法来控制血液和血液制品生产及安全使用[4]。

## (二)对血液安全事件的责任追究

在医疗领域所涉及的诸如药品、血液等治疗用品上,考虑到其对人类健康如此重要,技术风险普遍存在,也有国家出于保护医疗行业的利益考虑,而豁免医疗用品缺陷的严格责任。这在产品责任制度发达的美国尤为典型。长期的美国司法实践表明,血液及其相关产品的生产者通常被豁免了严格责任。1970年末到1980年初美国有将近一半的血友病患者,6000~10 000人在输注血液制品时被感染人类免疫缺陷病毒(HIV)。输血感染HIV的求偿诉讼在美国仍然以原告败诉为结局,引起了更广泛的关注。20世纪90年代的美国司法实践也开始出现转机,着重对有关标准(FDA的规章和指导,美国血库协会标准)进行审查。20世纪80年代初输血感染HIV的事件在世界上产生了广泛的影响,更是掀起了一股探讨血液安全标准及相关政策的浪潮。因此20世纪90年代初的一些司法实践打破传统做法,对血液安全标准进行司法审查,以确认20世纪80年代初有关血液安全标准是否过低,标准制定者是否有疏忽。1996年新泽西州最高法院对上诉案件斯尼德尔诉美国血库协会(AABB)作出的判决认为,AABB在20世纪80年代初未能及时实施有关HIV抗体检测等血源检测措施,构成疏忽。自1985年《欧共体产品责任指令》(以下简称《指令》)通过后,欧共体成员国均采用这一无过错原则的产品责任制度。由于20世纪80年代输血感染HIV事故的影响之大,法国政府主动从社会保障系统中设立专项基金,先行向所有受害者全额赔偿,再向有关责任者追溯。在意大利,1992年专门通过一项法令,规定因输血或血液衍生物治疗中不幸感染乙型肝炎病毒(HBV)、丙型肝炎病毒(HCV)、HIV的受害者有权获得经济赔偿。在丹麦,政府通过立法,强制建立无过错赔偿基金。英国也已有向输注血液制品而感染HCV的受害者提供无过错赔偿的判例。另外,即使在《指令》得以实施之前,英国等国家就已向感染HIV的血友病患者提供无过错政府补偿。至美国1998年通过《Ricky Ray血友病救济基金法》,18个西方发达国家对这类情况全部建立起无过错政府补偿制度[5,6]。

## 三、我国血液立法的背景及演变

我国的血液供给模式经历了一个由有偿供血到无偿献血、由政策推动到法律引导的渐进发展阶段。1978年之前,我国医疗临床用血主要是采取个体供血者的有偿供血模式,在血液供给保障方面主要依赖政策推动而非法律引导。1978年之后,受国际无偿献血大势的影响,我国开始推行义务献血,并逐步走上了无偿献血的道路。然而,由于公民献血观念落后、宣传不到位以及组织不力等多方面因素的影响,我国公民无偿献血的热情一直不高,献血事业一直都举步维艰。非但如此,由于我国长期以来在献血问题上一直都以政策为主导,忽视立法建设,导致卖血、血污染、侵害献血者合法权益等事件时有发生,对我国医疗临床用血的安全以及长远发展带来了严重的负面影响。在此背景下,转变传统的血液供给模式以提升血液供给的数量和保障血液安全,成为当时急待解决的问题。献血的法律保障问题于是逐渐被提上日程。我国第八届全国人民代表大会常务委员会第二十九次会议于 1997 年 12 月 29 日通过了《中华人民共和国献血法》(以下简称《献血法》),将献血工作纳入了法制化轨道,使法律承担起了保障并推动我国无偿献血事业健康发展的重要使命[7]。

通过多年来的制定、修订,围绕血液安全、血液供应和合理用血等血液管理工作的核心内容,我国建立了以法律、法规、规章、规范、标准和指南为层次的血液管理法律体系,内容涵盖无偿献血、临床用血以及血液制品等领域(见表 13-2)。血液管理法律体系的建立为血液工作的开展提供了有效的法律依据,有效地改善了以往血液管理混乱的局面,并通过规范化的管理实施最大程度地降低了经输血传播性疾病的蔓延。

## 四、我国血液管理法律法规、标准体系的作用及效果

我国血液管理法规、标准体系的建设与我国输血事业发展过程相似,也经历了一个漫长又曲折的过程。血液管理法规、标准体系建设由 20 世纪 60 年代个别的血液法规萌生的初始期,到 70~80 年代多项法规的相继出台的漫长准备期,到 20 世纪 90 年代末与 21 世纪初《献血法》颁布前后的快速发展期,终于在国务院和各级政府和卫生行政部门的带领和指导下,通过几代血液工作者的努力,构建成今日我国血液管理比较完善的法规、标准体系,发挥着巨大的作用。

首先是保证了我国临床用血的需要。无偿献血的促进仅靠原卫生部的规章、国务院的行政法规明显力度不够,因此需要从广大人民群众切身利益出发,通过立法来推动无偿献血事业。据统计,我国医院住院人次由 1998 年的 3238 万人次增长到了 2011 的 11 418 万人次,采血量由 1998 年的 800 多吨增长到了 2014 年的 4600 多吨[8,9]。医疗服务量与采血量增长趋势基本保持了一致,临床用血需求基本得到了满足(图 21-1)[10]。

其次,是保证了临床用血的安全。1978 年国家颁布文件实行公民义务献血制度,1984 年国家开始倡导无偿献血制度。《献血法》颁布前,某些地方的个体卖血者乙型肝炎阳性率达 30%～90%,丙型肝炎达 8%～13%,艾滋病 1997 年 9 月底全国感染总数为 8227 人,其中经血液途径传播的为 1440 人[11]。国际上许多成功的经验已经证明:只有实行无偿献血才能从根本上保证血液质量,如果走不出有偿卖血的圈子,血液质量难以保证。《献血法》从立法层面确立了无偿献血制度,是规范我国医疗献血、用血,保障献血者和用血者身体健康的一部重要法律。随着《献血法》及配套法规、标准等的实施,经血传播 HIV 在全国历年新发 HIV 感染者/艾滋病(AIDS)患者传播途径中所占比例已由 2005 年以前的 29.6% 降低至 2013 年的 1.5%,血液安全得到了极大的保障(图 21-2)[12,13]。

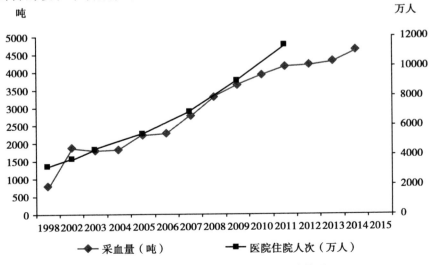

图 21-1　医疗服务量与采血量增长趋势图

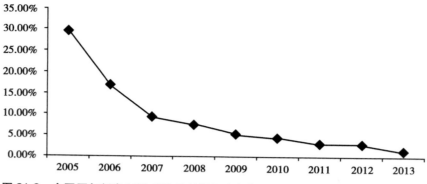

**图 21-2　全国历年新发 HIV 感染者/AIDS 病人传播途径中经血传播途径所占比例**

再者,完善了血液管理体系。随着输血法规的不断颁布和实施,输血管理工作的力度得以不断加强。特别是《献血法》颁布后,修订、制定的一系列法规、规章和标准相继颁布和实施,不仅促使输血管理法规和标准体系日臻完善,并且在输血管理工作中显示出巨大的威力。血站管理由有偿献血背景下的业务管理模式,变革、拓展为全面质量管理(TQM)、无偿献血管理、人力资源管理和血液信息管理等全新的现代综合管理模式,逐步完善了相关执业标准,为采供血机构建立质量管理体系确立方向。血站的质量管理和服务能力建设已经步入正轨,各地正逐步建立和完善以公民无偿献血为基础,社会团体和固定无偿献血者队伍为补充的血液供应保障机制,无偿献血和血站管理正不断迈向持续改进和不断完善的新台阶[14]。

# 第二节　我国血液立法的主要内容

## 一、血液来源

### (一)推动无偿献血招募

由于传统观念的影响,而且又缺乏法律的推动,在《献血法》颁布以前我国开展无偿献血虽经努力,但远远满足不了实际需要,医疗临床用血大部分来自有偿的供血或卖血,血源不足,医疗临床用血不能充分保证。所以,1998 年《献血法》的颁布实施从立法角度确立了无偿献血制度,促进了无偿献血事业的发展,保证了医疗临床用血的需要和安全,解决了我国血液事业的当务之急。1999 年首次颁布了《全国无偿献血表彰奖励办法(1999)》,确立了无偿献血激励机制,极大地推动了我国采供血事业的发展,保障了我国医疗临床用血的供应和安全。为进一步推动全社会广泛参与自愿无偿献血事业,原卫生部、中国红十字会总会和总后勤部卫生部于 2009 年及

2014 年两次对其进行修订,并于每两年进行一次国家级表彰活动;各地就献血者及其亲属用血制定了大量的优惠政策,这些无偿献血激励机制在很大程度上推动了我国无偿献血事业的进一步发展。

### (二)保障献血者安全

《献血法》颁布以前,有的不法分子组织卖血队伍甚至强迫他人卖血,从中牟取暴利;有的医疗机构擅自自采自供,甚至不顾供血者的健康,允许供血者违章重复登记,频繁抽血,严重破坏了血液工作的管理,影响了供血者的身体健康[11]。《献血法》、《血站管理办法》、《血站技术操作规程》、《献血者健康检查要求》等法律法规的制定都对采血活动中的人员资格、设施、操作规程等都作了严格的规定:采供血机构对献血者必须免费进行必要的健康检查,了解献血者的血液和身体健康状况信息;规定了每次采集血液量和两次采集间隔期等等。

### (三)保障血液质量

2002 年,原卫生部开始按照世界卫生组织(WHO)安全血液和血液制品四项方针,深入实施采供血机构全面质量管理项目,加强血站实验室建设和临床用血管理,确保血液安全。2005 年原卫生部出台了新的《血站管理办法》,并于 2006 年随之出台了与之配套的《血站质量管理规范》和《血站实验室质量管理规范》,使血站质量管理体系建设有了新的依据和指南。《血站质量管理规范》在血站质量管理体系的建设方面比过去的《血站基本标准》有了本质提高,为体系建立提供了系统的、明确的规定,在很多方面具备了可操作性[15]。这一质量管理规范体系突出了 WHO 倡导的血站质量管理思想,在采供血各业务环节、过程的管理要求中,引入了过程方法和持续改进等新的质量管理理念和原则,既发挥了GMP 的过程控制优势,也吸纳了 ISO9000 的标准化体系优势,具有中国输血行业特色[16]。另《血站技术操作规程》、《全血及成分血质量要求》、《献血场所配置

要求》、《血液储存要求》、《血液运输要求》等标准指南也对输血工作的各个环节规定了严格的管理措施，要求严把血液质量关，规定临床用血的包装、储存、运输必须符合国家规定的卫生标准和要求。

## 二、血液应用

1999年1月5日原卫生部颁布《医疗机构临床用血管理办法(试行)》，2012年6月对其进行了修订并颁布了新的《医疗机构临床用血管理办法》，要求各地加强医疗机构临床用血的制度建设、人员培训、临床用血评价和监督管理工作。2000年，原卫生部根据GMP模式颁布了《临床输血技术规范》。

## 三、血液制品

近20年来，国家不断加强血液制品法制化、规范化监管，建立了比较完善的单采血浆站和血液制品的质量监管制度。2006年4月，原卫生部会同国家食品药品监督管理局等9部委共同制定了《关于单采血浆站转制的工作方案》，将原来由县级卫生行政部门设置的单采血浆站转制为由血液制品生产企业设置，单采血浆站与血液制品生产企业建立"一对一"的供应血浆关系。单采血浆站转制后血液制品企业加大了对血浆站的投入力度，一些具有前瞻性的企业更是将单采血浆站的发展与建设视为企业的生命。2008年发布的《关于实施血液制品生产用原料血浆检疫期的通知》(国食药监安[2007]447号)相比血浆蛋白治疗协会(PPTA)检疫期相关标准更为严格[17]。为鼓励企业研发短缺品种，缓解血液制品供不应求问题，2012年以来，国家新一轮医保药物调价政策中，部分品规的血液制品，主要包括静注人免疫球蛋白、凝血因子Ⅷ、人纤维蛋白原的价格均有明显提升。经国务院同意，国家发改委会同国家卫生计生委、人力资源社会保障部等部门联合发出《关于印发推进药品价格改革意见的通知》，决定从2015年6月1日起取消绝大部分药品政府定价，完善药品采购机制，发挥医保控费作用，药品实际交易价格主要由市场竞争形成。

## 第三节 我国血液工作法律框架及相关法律法规

### 一、我国血液工作的法律框架

目前，我国血液管理法规体系，按当今中国法的表现形式与位阶分类应包括法律、国务院行政法规(以下简称行政法规)、国务院所属各部、各委员会部门规章(以下简称部门规章)、地方性法规和地方人民政府规章(以下简称地方规章)等五类(表21-1)，这五类输血管理及输血管理相关的法规组成了我国输血管理法规体系(表21-2)。

表21-1 我国血液管理法规分类

| 立法机构 | 法的位阶 | 示例 |
| --- | --- | --- |
| 全国人大常委会 | 法律 | 《中华人民共和国献血法》 |
| 国务院 | 行政法规 | 《血液制品管理条例》 |
| 卫计委 | 部门规章 | 《血站管理办法》 |
| 省级人大 | 地方性法规 | 《上海市献血条例》 |
| 省级政府 | 地方规章 | 《天津市公民临床用血管理办法》 |

表21-2 我国血液法律法规体系框架规划

| 规划 | 无偿献血 | 一般血站 | 特殊血站 | 临床用血 | 血液制品 |
| --- | --- | --- | --- | --- | --- |
| 法律 | 《中华人民共和国献血法》(1998)、《中华人民共和国刑法》(2006年修订)《中华人民共和国传染病防治法》(2013年修订)、《中华人民共和国侵权责任法》(2009) | | | | |
| 法规 | 《艾滋病防治条例》(2006) | 各省、自治区、直辖市颁布的献血法实施细则或办法 | | | 《血液制品管理条例》(1996) |
| 规章 | 《全国无偿献血表彰奖励办法》(2014年修改) | 《血站管理办法》(2005) | 《脐带血造血干细胞库管理办法(试行)》(1999) | 《医疗机构临床用血管理办法》(2012) | 《单采血浆站管理办法》(2008) |

续表

| | 规划 | 无偿献血 | 一般血站 | 特殊血站 | 临床用血 | 血液制品 |
|---|---|---|---|---|---|---|
| 行政文件 | 《采供血机构设置规划指导原则》(2005)<br><br>《卫生部关于延长脐带血造血干细胞库规划设置时间的通知》(2011)<br><br>《血站设置规划指导原则》(2013)<br><br>《关于进一步加强血液管理工作的意见》(2015) | 《关于做好方便无偿献血者及相关人员异地用血工作的通知》(2012) | 《血站基本标准》(2000)<br><br>《血站质量管理规范》(2006)<br><br>《血站实验室质量管理规范》(2006)<br><br>《全面推进血站核酸检测工作实施方案(2013-2015年)》(2013)<br><br>《关于做好血站核酸检测工作的通知》(2015) | 《脐带血造血干细胞库技术规范（试行）》(2002)<br><br>《脐带血造血干细胞库设置管理规范(试行)》(2001)<br><br>《脐带血造血干细胞库设置规划的通知》(2001)<br><br>《非血缘造血干细胞移植技术管理规范》(2006)<br><br>《非血缘造血干细胞采集技术管理规范》(2006)<br><br>《卫生部办公厅关于加强脐带血造血干细胞管理工作的通知》(2011) | 《临床输血技术规范》(2001) | 《单采血浆站基本标准》(2000)<br><br>《单采血浆站质量管理规范》(2006)<br><br>《关于单采血浆站管理有关事项的通知》(2012)<br><br>《关于促进单采血浆站健康发展的意见》(2016)<br><br>《卫生部办公厅关于明确单采血浆时间间隔有关问题的通知》(2011) |
| 技术标准和指南 | | | 《血站技术操作规程》(2015版)<br><br>《献血者健康检查要求》（GB18467—2011)<br><br>《全血及成分血质量要求》（GB18469—2012) | | | 《单采血浆站技术操作规程》(2011版) |

| | 规划 | 无偿献血 | 一般血站 | 特殊血站 | 临床用血 | 血液制品 |
|---|---|---|---|---|---|---|
| | | | 输血医学常用术语 WS/T（203—2001） | | | |
| | | | 献血场所配置要求 WS/T（401—2012） | | | |
| | | | 血液储存要求 WS（399—2012） | | | |
| | | | 血液运输要求 WS/T（400—2012） | | | |

## 二、我国血液工作的相关法律法规

### （一）法律

我国目前血液相关的法律有《中华人民共和国献血法》（以下简称《献血法》）、《中华人民共和国刑法》（以下简称《刑法》）、《中华人民共和国传染病防治法》（以下简称《传染病防治法》）和《中华人民共和国侵权责任法》（以下简称《侵权责任法》）等。

1. 《献血法》由中华人民共和国第八届全国人民代表大会常务委员会第二十九次会议于1997年12月29日修订通过，自1998年10月1日起施行。《献血法》是我国为献血立法的首部法律，它的颁布和实施标志着我国的输血管理工作进入了法制管理的轨道，是我国输血事业发展道路上的一座新的里程碑。

2. 《刑法》是先于《献血法》1979年7月1日第五届全国人民代表大会第二次会议通过，并于2006年6月29日第十届全国人民代表大会常务委员会第二十二次会议通过修正。修订后的《刑法》设总则、分则两编，总计四百五十二条。其中第三百三十三条和第三百三十四条对血液领域的犯罪做出了明确的刑事处罚规定。

3. 《传染病防治法》由1989年2月21日第七届全国人民代表大会常务委员会第六次会议通过，2013年6月29日第十二届全国人民代表大会常务委员会第三次会议通过修订。

4. 《侵权责任法》由中华人民共和国第十一届全国人民代表大会常务委员会第十二次会议于2009年12月26日通过，自2010年7月1日起施行。

### （二）行政法规

我国目前现有的输血相关的行政法规有《血液制品管理条例》、《艾滋病防治条例》等。

1. 《血液制品管理条例》由国务院制定并于1996年12月6日国务院第52次常务会议通过，自1996年12月30日起施行。

2. 《艾滋病防治条例》经2006年1月18日国务院第122次常务会议通过，自2006年3月1日起施行。该条例有总则、宣传教育、预防与控制、治疗与救助、保障措施、法律责任和附则等七个章节。

### （三）部门规章及行政文件

1. 《血站管理办法》 由原卫生部制定并于2005年11月17日发布。该办法共67条，分别对血站的分类、血站的设置审批和执业许可、采供血管理、监督管理与法律责任等做出了相应的规定。

2. 《医疗机构临床用血管理办法》 经2012年3月19日原卫生部部务会议审议通过，卫生部令第85号公布。该《办法》分总则、组织与职责、临床用血管理、监督管理、法律责任、附则6章41条，自2012年8月1日起施行。

3. 《单采血浆站管理办法》 为加强单采血浆站的监督管理，预防和控制经血液途径传播的疾病，保障供血浆者健康，保证原料血浆质量，根据《血液制品管理条例》，原卫生部制定《单采血浆站管理办法》，并于2007年10月31日经原卫生部部务会议讨论通过，自2008年3月1日起施行。

4. 《关于进一步加强血液管理工作的意见》从无偿献血、血站服务能力、血液供应保障、宣传教育及加强监督管理五个方面提出了意见。

5. 《关于做好血站核酸检测工作的通知》 为了提高血液安全水平，原卫生部于2010年启动了血站核酸检测试点工作，并逐步扩大核酸检测试点范围。在试点的基础上，于2015年印发了《关于做好血站核酸检测工作的通知》，全面推进血站核酸检测工作，确保2015年血站核酸检测覆盖全国。

6. 《关于促进单采血浆站健康发展的意见》在浆站设置、保障献浆者权益、强化企业责任、强化行业监管等方面提出了意见,并要求 2019 年底前实现单采血浆站核酸检测全覆盖。

7.《卫生部办公厅关于加强脐带血造血干细胞管理工作的通知》 针对脐带血造血干细胞管理工作中发现的一些问题,原卫生部于 2011 年印发了《卫生部办公厅关于加强脐带血造血干细胞管理工作的通知》以加强脐带血库管理,规范脐带血造血干细胞采集和应用,保障医疗质量和医疗安全。

8.《关于做好方便无偿献血者及相关人员异地用血工作的通知》 为贯彻落实《献血法》第十四条有关规定,方便无偿献血者及其配偶和直系亲属异地用血,原卫生部特于 2012 年印发《关于做好方便无偿献血者及相关人员异地用血工作的通知》。

9.《卫生部办公厅关于明确单采血浆时间间隔有关问题的通知》 由于部分地区对两次单采血浆时间间隔存在不同理解,执法标准不同的情况,为统一标准,易于执行,特对《单采血浆站管理办法》第 30 条第三款规定作出解释。

### (四)地方性法规及规章

我国输血管理的地方性法规主要是包括各省、自治区、直辖市的人大常委会通过并颁布的公民无偿献血条例或办法以及无偿献血表彰奖励办法等。截至 2012 年,与无偿献血有关的地方性法规共有 45 部,4 部已进行过相应的修订。其中省级地方性法规 24 部,较大市地方性法规 18 部,经济特区法规 3 部[18]。部分地区针对目前我国现行《献血法》对无偿献血者保护制度设置的不足,增加了相应的制度建设,如 2013 年 3 月 1 日开始修订实施的《宁波市献血条例》就明确规定,宁波市将为无偿献血者提供免费意外保险,献血者在无偿献血 48 小时内发生意外的,最高可获 15 万元赔偿和 8 万元医疗费;在无偿献血一年内发生意外的,最高可获 1 万元赔偿和 5000 元医疗费。这一做法不仅可以很好地保障献血者的合法权益,有利于刺激和鼓励更多人加入到无偿献血的队伍中来,而且充分体现了"我为社会,社会为我"的社会管理理念,以及法律对于社会公正的追求。《海南经济特区公民无偿献血条例》等地方条例从多个方面在《献血法》的基础上,作了进一步的延伸和完善,使之更有利于采供血工作的开展和保障献血者的权益。

大量的地方政府规章和规范性法律文件有效地保障了《献血法》的顺利实施,地方机构的立法实践,特别是各类法律文件在《献血法》指导思想基础上的不断修订和完善,更是为我国血液管理立法体系发展带来了启示并积累了丰富的实践经验。

我国血液管理的地方性规章由各省、自治区、直辖市政府,根据当地的输血管理工作需要制定的一些规定、要求、标准等。

### (五)标准和指南

1. 血站技术操作规程(2015 版) 《中国输血技术操作规程》(血站部分)自 1997 年发布以来,对促进血站规范化管理起到重要的作用。2012 年原卫生部组织专家重新编制《血站技术操作规程(2012 版)》。《规程》正文包括献血者健康检查、全血采集、血液成分制备、血液检测、血液隔离与放行和质量控制 6 个部分,对所涉及的关键技术要点做出相应规定。2015 年国家卫生计生委在血站核酸检测全覆盖和血液管理工作要求进一步提高的形势下,制定了《血站技术操作规程(2015 版)》,其中对"血液检测"部分内容进行了修订完善。

2. 单采血浆站技术操作技术规程(2011 年) 为加强单采血浆站管理,保证原料血浆质量,2011 年原卫生部发布《单采血浆站技术操作技术规程》(2011 版)。《规程》正文包括血源管理、实验室技术、原料血浆单采技术、原料血浆的冻结、包装、贮存与运输、仪器设备管理、物料管理、生物安全控制、原料血浆统计和单采血浆站质量控制等 9 个部分。

3. 献血者健康检查要求(GB18467-2011) 规定了一般血站献血者健康检查的项目和要求,但不适用于造血干细胞捐献、自身储血和治疗性单采。

4. 全血及成分血质量要求(GB18469-2012) 规定了一般血站提供和临床输注用全血和成分血的质量标准。

5. 血液存储要求(WS399-2012) 该标准规定了血液存储设施、全血与去白细胞全血、红细胞、血小板、粒细胞、血浆、辐照血的相关要求。

6. 血液运输要求(WS/T400-2012) 该标准主要对运输方式、运输设备、运输温度及质量监控做出规定。

7. 献血场所配置要求(推荐性)(WS/T401-2012) 该标准主要对献血场所数量、选址、布局、面积、设施、关键物料等作出规定。

8. 输血医学常用术语(WS/T203-2001) 该标准确定了输血医学专业常用管理和技术术语的规范用词及其含义。

(刘忠 王娅 刘欣欣 李文惠)

## 参 考 文 献

1. 刘江.输血管理.第 3 版.北京:人民卫生出版社,2013:3.

2. 褚晓凌,郭永建.中美血液机构审查的比较(上).中国输血杂志,2014,27(4):451-456.

3. Japanese Red Cross Society.Blood Services,[EB/OL].

4. Australian Government. National Blood Authority Act 2003. Federal Register of Legislation. https://www. legislation. gov. au/Details/C2016C00846

5. 王晨.西方国家血液安全的责任与赔偿.法律与医学杂志,2001,8:186-189.

6. 王丽莎.论无过错输血感染的法律责任.法律与医学杂志,2007,14(4):281-283.

7. 刘长秋,史晓芳.我国《献血法》的修改完善研究.青海社会科学,2013(5):69-74.

8. Wang Y,Wu YY,Chen YJ,et al.The journey toward safer and optimized blood service in China:national strategy and progress.Transfusion,2016,56:3112-3120.

9. Yin YH,Li CQ,Liu Z.Blood donation in China:sustaining efforts and challenges in achieving safety and availability.Transfusion,2015,55(10):2523-2530.

10. 国家卫生计生委.中国卫生统计年鉴,2014.

11. 王陇德,张春生.《中华人民共和国献血法》释义.北京:法律出版社,1998.

12. 中华人民共和国卫生部,联合国艾滋病规划署,世界卫生组织.2011 年中国艾滋病疫情估计.北京,2011.

13. 国家卫计委 2014 China AIDS response progress report.Beijing:SCAWCO,2014.

14. 贾丹丹.我国血液管理模式的演变历程分析及其启示.中国医院,2012,16(3):23-25.

15. 关亮.ISO9001:2000 与血站质量管理规范相互整合的意义.中国卫生质量管理,2007,14(5):

16. 施欣,孙莉,高波,等.从新版血站技术操作规程看我国血站管理的发展.中国输血杂志,2012,25(5):508-512.

17. 陈玉琴,叶苗,侯继峰.血液制品"十二五"期间倍增计划可行性分析与策略探讨.中国药事,2014,28(1):26-29.

18. 孙东东.《中华人民共和国献血法》实施问题调研文集.北京:国家行政学院出版社,2012:11.

# 第二十二章
## 采血与输血的医学伦理问题

当今,无论从采血、输血、血液管理、无偿献血宣传、招募还是血站能力建设等,都存在一些伦理问题,其行为实践都无不蕴含着伦理道德思想。重视输血医学伦理的意义和价值,已成为广大采供血和临床输血医务人员的共识,而且国内已有远见者发起了我国采供血建立伦理委员会的呼吁和倡议。由此可见,输血医学(采血、输血、血液管理等)同医学伦理学关系密切、相伴共生、互补前行,医学伦理学(观念、理论、原则、规范)可为输血医学提供优秀思想理念、更好的制度文化、可操作性的规章制度,为输血医学做出强有力的伦理辩护与支撑,优秀的实践行为的伦理选择及抉择,并且为相关法规、制度、规章奠定伦理基础。下述医学伦理学的观念、理论、原则通用于医学领域,输血医学领域也不例外。

## 第一节　医学伦理概要

医学伦理学是研究医学道德产生、性质、规律,并如何制定原则、规范和运用良心去调整医者行为与医疗人际关系的医学人文骨干学科;输血应用医学伦理学是研究输血学道德产生、性质、规律并如何制定原则、规范和运用良心去调整输血医者行为、人际关系的应用医学伦理学分支学科,它将医学伦理学理论、原则、规范转译并用于输血医学领域。医学伦理学及输血应用医学伦理学的观念和理论不是先天地存在于人的头脑,而是来自人们对其实践的反思。从表面上看,两者的观点和理论好像是哲学家总结出来的,但事实上它来自实践,它只不过是输血医者对医学哲学学者、专家的归纳予以认同和愿意践行的观念和理论。医学伦理学的基本理论是指导医务行为(输血医务行为)的准则,是医务人员进行医务行为选择的主要伦理依据。

## 一、基本理论

### (一)道义论(动机论)

道义论(deontology)又称"义务论",源自于希腊语 Deon 和 logos,意思是关于"善恶"或"应当"的学说。例如,面对治疗上有血需求的伤病员,输血医者应当将采集的血液输给相应的伤病员。后来由于人们把义务论与价值学,即善与恶的学说,区别开来或对立起来,道义学逐渐作为伦理学的一个分支,成为专门研究义务问题和考察以道德律令的形式表达道德要求的"应当"问题的一种学说。它以观念形态的义务和应当为出发点,要求输血医者应当按照某种主观上既定的原则,或主观上认定属于其中现象本身固有的正当性去行动,从而将人们的义务和责任主观化和绝对化,上升为义务理念和规范,这是道义论的重要特征。道义论的最主要代表是康德(Immanuel Kant,1724 年 4 月 22 日—1804 年 2 月 12 日,著名德意志哲学家,德国古典哲学创始人,其学说深深影响近代西方哲学,并开启了德国唯心主义和康德主义等诸多流派)。

道义论的基本观点:义务论的"应当"问题,从理论到实践,显然都是医学伦理学始终关注的现实问题。医学伦理学所讲的"应当",是医疗(包括采血与输血)、卫生保健服务实践的客观需要,是为使医疗、保健更好地服务于人民健康事业的道德要求。"应当"虽然在形式上通常表现为一种观念形态,即形式上具有一定的主观性,但其实际内容却是客观的。我们既不能把这种"应当"主观化,也不能将其绝对化。这种观念形态或规范形态的"应当"一旦成为具体的医德要求,也就势必会转化为普遍适用于一切医务人员的道德义务和道德责任。

义务论又称"准则论"。医学道德义务是在内心信念和道德责任感的驱使下,自觉履行对患者与社会应尽的职责。行为的目的不是为了获得某种权利或报偿,而是自觉地履行道德义务,在自觉、自愿的基础上形成的内心信念和道德责任感。因此,在表现形式上往往是输血医者应当做什么,不应当做什么,应当如何做才符合道德原则。例如,不应将违规采集或不合质量要求的血液输给患者,反之则符合道德原则。

行为道义论和规则道义论的主要观点:行为道义论认为,个人无需伦理规则就能直接把握应该做什么,具体讲,唯有良心、直觉和信念能最后决定做什么。但是何为人的良心、直觉和信念呢?如何保证这些都能做到一个应该做什么的伦理判断呢?行为道义论难以解决这个问题。而规则道义论认为,判定行为的正或误,要看它是否符合伦理原则或规范。这些原则与规范的指引作用远比过去的经验重要。规则道义论可分一元规则道义论和多元规则道义论。一元论认为只有一条基本的伦理原则,即你要善待别人,正如你希望别人善待你一样,其他原则都是从这条基本原则衍生出来的。规则道义论有利于决策。人们可以根据明确表明的伦理原则做出决策。规则道义论便于不同学科之间的合作和信任,因此他们虽然专业不同,但对为数不多的伦理原则容易有共同语言[1]。

**(二)后果论(效用论)**

后果论又称"效果论"(consequentially),指判定人的行为善恶与正误的标准是无须考察动机,只要依据该行为的后果的一种伦理理论。后果论的最大学派是功利主义或功利论(utilitarianism)。该理论认为,判定人的行为在伦理上正误的标准是要看行为的效用(utility)如何,其主要代表是 Jeremy Bentham(1748 年 2 月 15 日—1832 年 6 月 6 日,英国法理学家、功利主义哲学家、经济学家和社会改革者。他是一个政治上的激进分子,亦是英国法律改革运动的先驱和领袖,并以功利主义哲学的创立者、一位动物权利的宣扬者及自然权利的反对者而闻名于世。他还对社会福利制度的发展有重大的贡献)和 John Stuart Mill(1806 年 5 月 20 日—1873 年 5 月 8 日,英国著名哲学家和经济学家,19 世纪影响力很大的古典自由主义思想家。他支持 Bentham 的功利主义,也是著名功利主义哲学家 James Mill 的长子,密尔著作发表的高峰期,包括了《逻辑体系》、《政治经济学原理》、《论自由》、《论代议制政府》、《效益主义》、《女性的屈从地位》、《论社会主义》等等)。分类:功利主义可分为行为功利论(act utilitarianism)和规则功利论(rule utilitarianism);又可分为一元功利论和多元功利论。主要观点:行为功利论将效用原则直接应用于特定的行为,把行为的价值是否带来有效用的后果,作为判定人的行为在伦理上正误的标准。规则功利论认为,判定行为的对错要看其是否符合规则,而规则应带来正效用,或正效用大于负效用。规则按要求有作为与不许作为规则(允许性与禁止性规则),又可分为积极的规则或要求(如"信守诺言")和消极的规则或禁令(如"不许偷盗")。边沁和密尔认为效用就是指快乐(幸福)或痛苦(不幸)。所以,他们的功利论是一元价值(功利)的,或被称为"快乐功利主义"(pluralistic utilitarianism)。但许多人认为将效用归结为快乐或痛苦是不完善的,效用也应该包括友谊、爱情、献身、健康等等,这种观点被称为"多元价值论"或"多元功利主义"。

在实际工作中,我们广泛应用后果论或功利论来评价我们的行为方针。如涉及输血的外科及麻醉科、血库与输血科的成本/效益分析、风险评估等的发展和应用都体现了这一点。但对效用主义或后果论的批评也时有发生,主要集中在两个方面:一是后果或效用难以定量和计算,也难以预测。种种不同的后果和效用如何能还原为一个单位进行计算呢?也几乎是不可能的。二是有可能导致社会不公正。如果我们选择一个我们认为能导致"最大多数最大幸福"的行为,那么对没有从这种行为中得益的处于弱势地位的少数人就是不公正的了。例如,我们说现行献血与输血政策能给大多数伤病员带来福利,那么对少数人(如无偿献血者的用血和因地缘、供血缘而应输但未能输血的伤病员)实施这个政策而受的损失应该怎么办呢? 在这种情况下,我们必须考虑公正原则,对这些少数人给予必要的补偿(如需要时,给无偿献血者的优先、无偿用血)。这说明,虽然后果论是我们广泛应用的理论,但也要看到和避免其中的不足之处。对此,输血学亦然[1]。

**(三)医学视野的公益与公正论**

公益论(the theory of public interest)是一种强调以社会公众利益为原则,将社会公益与个人健康利益相统一的医学伦理理论。公正论(the theory of justice)是一种强调医疗卫生领域内应体现公平对待、均衡、效益等的伦理原则,社会公益观与公正论是现代医学伦理学体系的主要理论。

1. 公益论的主要内容　①兼容观:我国医疗卫生工作的根本目的有两个:一是满足广大人民群众的日益增长的健康和保健的需要;二是提高全社会

的整体健康水平。而这两种目标没有根本的矛盾冲突。公益论者们主张社会公益、集体公益与个人利益相统一，三者兼容，不排斥和轻视任何一方。②兼顾观：该观点认为，任何医疗行为都应当兼顾到社会、集体、个人的利益。当三者发生冲突时，如果冲突不是以"非此即彼"的形式导致排斥性的利益冲突，那么社会、集体无权做出否定个人正当利益的抉择，应尽量满足和实现个人利益。当冲突是以排斥方式产生时，应当从整体利益出发，贯彻社会优先的原则。个人无权损害社会、集体利益。③社会效益观：医疗卫生服务的效果好坏、大小，是通过医疗服务的经济效益和社会效益体现出来的。经济效益与社会效益是辨证统一的关系。公益论强调在医疗服务中，坚持经济效益与社会效益并重、社会效益优先的原则。④社会公益观的全局性观念：以公益观为基础的现代医学伦理学，把医学伦理关系扩展到整个人类社会，并提示人们不仅注视到人类的现在，而且前瞻于人类的将来。既注重卫生资源的合理分配与有效运用，又注意到保护和优化人类赖以生存的自然环境，为人类将来的繁荣昌盛创造条件。

2. 公正论的主要内容　①坚持按照道义论的基本精神，从最高意义上肯定人人享有健康的基本权利，主张人人平等。这样可以避免造成政策上对人群中某些个体的歧视，把握具体分配的合理性。②在具体分配（如血资源和利益的分配）时，按照需要来处理分配，相同需要可作相同的处理和对待，不同需要则可采用不同处理和对待，即坚持合理差等享权的原则。"人人平等"不等于"人人平均"。合理的差等分配是按照实际需要来进行的，可以有效地防止浪费，提高资源的使用效益，这才是真正的公正，对血液资源使用、配置亦然。③福利性与商品性相结合的原则。公正分配资源不等于无偿分配资源。当前我国还处于小康前并正在快步迈向小康的关键阶段，除国家财政支持卫生事业外，还要医业谋求自身发展。国家财力重点保障国民基本医疗，公民从经济角度上也应当为医疗发展承担一定义务。这并不与公正论相矛盾，而是相容的[2]。

社会公益观和公正论是在生物医学技术高度发展的形势下产生和成长起来的，它们从理论和指导道德行为的意义上深化与完善了价值论。充实了现代伦理学的内容，从生命质量的价值选择，到对社会利益的规范，完善了现代医学的道德理论。它在生命质量和价值论的基础上，从整个医疗卫生领域和人类的健康事业出发，把生命质量的价值判断和医疗行为的道德选择，置入人类社会发展的大环境中，以社会公益为原则，审视和处理医疗卫生领域所出现的各种道德问题。对于上述，输血学及其业界也不例外[2]。

### （四）生命质量论与生命价值论

主张以人的体能和智能等自然素质的高低、优劣为依据，来衡量生命对自身、他人和社会存在的价值，是一种强调人的生命存在质量状态及其价值的观点及理论，又称"生命价值观"。生命价值论主张以个人对他人和社会的作用及意义的大小为标准，有效地控制人口数量及质量，以保证人类和谐生存与发展的生命观及理念。它们是现代医学（生命）伦理学的又一核心观点和主要理论。

生命质量这一术语是20世纪50年代，随着生物医学工程技术的发展而逐渐产生的，它已成为现代医学（生命）伦理学的核心词，并为改善人类生命及生存条件提供伦理依据。生命质量，主要是指人的生命的自然的质量，是指某一种生命就生物学生命的意义上讲是否具备作为人的基本要素。从医学角度上讲，对生命的质量可从体能上和智能两方面来加以判断和评价。有人把人的质量划分为三类，即主要质量、根本质量和操作质量。主要质量是指个体的智力发育或身体状态，这种质量有时可能低到不应继续维持生存的程度，如严重的先天性畸形和无脑儿等。根本质量是指生命的意义与目的，即体现与他人和社会的相互作用关系中生命活动的质量。当这些质量低到失去生命意义和目的时，是否还应当继续维持。操作质量，是以客观方法测定的生命质量，如国外用智力测定法衡量人的智力状况。生命质量也可用患者痛苦和意识丧失的程度衡量，如晚期癌肿患者、不可逆性的昏迷患者等，其生命质量是非常低下的。

当今评价生命质量主要有四方面标准：①个体/生物学、医学标准；②个体/心理学、精神医学标准；③授权/社会承认标准；④QALY，DALY卫生评价指标、理论。以下就QALY，DALY卫生评价指标、理论作一简介：QALY，DALY卫生评价指标、理论：由于人们越来越重视健康和在医疗卫生保健中获得最大健康值，他们不仅期望延长寿命也对生命质量的提高大加关注，与生命质量相关的质量调整生命年（quality adjusted life years，QALY）和伤残调整生命年（disability adjusted life years，DALY）的卫生评价指标、理论应运而生。QALY是考虑了由健康干预措施给患者带来的生存质量和生存时间，既可比较同一状态下不同医疗护理效果又可适用于任何人群健康、疾病干预间的比较，从而衡量、反映人们从治疗、护理、保健中获得的健康收益，确定、引导社会卫生资源的需求、分配的最优化的卫生评价理论与指标体系。QALY 是在当今用在政策分析、卫生决策和疾病防治项目评价的主要评价手段之一。QALY 的主要不足：主要针对如何确立健康收益的效用和价值展开，因而易受决策主体价值的影响；以"有效的"和"具有成本效益的"标准作为卫生资源配置的基础，这可能导致不公平，影响卫生决策；计算公式复杂，应用难度大。伤残调整生命年（disability adjusted life years，DALY）是对挽救生命后的生活能力及生命质量进行评定，采用每一个效用单位所消耗的成本进行分析，用于比较两个以上不同项目经济效果的卫生评价理论和指标体系。DALY 常用于对疾病负担和伤残的研究项目评价；世界卫生组织（WHO）已经推荐在广义的成本-效益分析中应用DALY，主要用于评价大范围内慢性病和致残疾病的可干预方案[1]。

生命价值的含义：生命价值，一是指生命的生物价值，即生物组织和生命体的结构、性状、功能的好坏；二是指生命的社会价值，即从人的社会学生命角度，判定某一个体生命对他人及社会的意义，提倡生命的取舍应与生命的价值联系起来。生命个体必须是在社会生活中扮演一定角色，有意识，并能为他人和社会做出贡献，这才是有价值的生命。判断人的生命价值的大小主要依据两个方面：一是生命本身的质量，二是这个生命对他人及社会的意义。前者决定生命的生物学价值，后者决定生命的社会学价值。由此可见，生命质量是生命价值的基础和前提。

生命价值与质量论的内容及主要特征：生命质量与价值论较传统道义论有了全新的观点和内容，从理论上弥补了道义论的不足，其内容和特征表现在：①生命神圣观与道义论不同：道义论认为生命是神圣不可侵犯的，坚决反对干预人的生命过程，要求在任何时候和任何状态下都要强调人的生命的神圣性。生命价值与质量观则认为，人类可以根据整体利益，有条件地而且是人道地干预人生命的过程，医学目标不应当是机械的保全人的性命，更重要的是要去发展和完善人的生命。②在医学价值观上与道义论不同：道义论在医学价值取向上，是以关心患者个体生命，促进医学发展为其价值目标的。而生命质量及价值观则认为，应当从社会公共利益和长远利益出发，结合个体生命的各个价值维度来判断个

体生与死的价值；医学价值目标不仅应当在于维护个体生命权益，而且更应当服务于人类整体利益；并认为应当把道义论所局限的医患关系，扩展到医护人员（即医方，包括医疗团体）与患方及与社会的关系。③在医务价值观上与道义论不同：道义论常将义务理解和界定在医患关系之中，多讲医者对患者的义务，而少讲患者的义务，并且义务也只体现在个体关系间。而生命价值及质量观则认为，义务价值应当是全方位的，不仅存在于医患个体之间，同时也存在于个体与社会、国家、集体之间，并且义务关系是双向互动的，主张将对患者的责任与对社会的责任统一起来。④在时空价值上与道义论不同：道义论比较注重对"眼下"道德律令的履行，并不十分关注其行为后果，在时空价值上，其取向是现实的，狭小的，而生命质量与价值观则强调应当把人类现实利益与长远利益，局部利益与整体利益结合起来，在时空价值取向上，视野应更加开阔和深远[1]。

## 二、医学伦理的通行原则

医学伦理的原则可分为基本原则与应用原则。国内外通行的医学伦理的基本原则如下。

### （一）尊重与自主原则

医患双方交往时应该真诚地尊重对方的人格，并强调医务人员尊重患者及其家属独立而平等的人格与尊严——这就是狭义的尊重原则。而广义的尊重原则，除尊重患者人格外，还包括尊重患者利益、自主、隐私等。

患者享有人格权，是尊重原则之所以具有道德合理性并能够成立的前提和基础。人格权就是一个人生下来即享有并应该得到肯定和保护的权利。医疗人格权利包括：患者的生命权、健康权、身体权、姓名权、肖像权、名誉权、荣誉权、人格尊严权、人身自由权、隐私权或者其他人格权利；人去世后仍享有的姓名权、肖像权、名誉权、荣誉权、隐私权、遗体权等；此外还有具有人格象征意义的特定纪念物品的财产权。其中，自然人的生命权、健康权、身体权及其死后的遗体权等属于物质性人格权，其余的则属于精神性人格权。

自主原则：指医师尊重患者的自主性，保证患者自己做主、理性地选择诊治决策的伦理原则。自主原则的实质是对患者自主（自主知情、自主同意、自主选择等）权利的尊重和维护。自主原则的具体要求是：在通常情况下，医务人员有义务主动提供适宜的环境和必要的条件，以保证患者充分行使自主权，

尊重患者及其家属的自主性或自主决定,保证患者自主选择医疗资源如医师(医疗小组)药物、检测等,治疗要经患者知情同意(狭义自主),以及保守患者的医密、保护患者的隐私和尊重其人格等(广义自主)。

### (二)有利原则

把有利于患者健康放在第一位并切实为患者谋利益的伦理原则。有利,就是医务人员为患者做善事。这一原则在西方被称为"行善原则"。

有利于患者是中外优良医德传统。在中国,利他性的助人思想是最早的医学道德观念的精髓,后来逐步形成医乃仁术的行医准则。在西方,古希腊名医希波克拉底在《誓言》中明确提出并阐明了"为病家谋利益"的行医信条。到了现代,有利于患者已成为医学伦理首位、最高的原则。此由1948年国际医学大会提出,1949年世界医学协会采纳的著名的《日内瓦宣言》明确规定:"在我被吸收为医学事业中的一员时,我严肃地保证将我的一生奉献于为人类服务";"患者的健康将是我首先考虑的"。1988年底,中国原卫生部颁布的《医务人员医德规范》的第一条规定是"救死扶伤,实行社会主义的人道主义。时刻为患者着想,千方百计为患者解除病痛"。行善原则的基本精神是做好事、不做坏事、制止坏事。这一精神实质要求从业人员善待生命、善待患者、善待社会。

### (三)不伤害原则

不伤害原则是要求医务人员在临床诊治过程中不使患者受到不应有的伤害的伦理原则。医疗伤害作为职业性伤害,是医学实践的伴生物,历来受到中外医家的高度关注。因此,不伤害患者是古老的传统行医规则,是医学人道观念的突出体现。《希波克拉底誓言》明确提出并详尽阐述了不伤害患者的伦理思想:"检束一切堕落及害人行为,我不得将危害药品给予他人,并不作该项之指导,虽有人请求亦必不与之。尤不为妇人施堕胎手术"。这一规则是西方医学人道主义传统的重要组成部分,后经调整、充实和提炼,则成为现代西方四大临床伦理原则之一。

由于医疗是双刃剑,医疗伤害带有一定的必然性。不伤害原则的真正意义不在于消除任何医疗伤害(这样的要求既不现实,也不公平),而在于强调培养为患者高度负责、保护患者健康和生命的医学伦理理念和作风,正确对待医疗伤害现象,在实践中努力使患者免受不应有的医疗伤害。依据其与医方主观意志的关系,可以将现实中的医疗伤害分为:①有意伤害:是医方出于打击报复心理或极其不负责任,拒绝给患者以必要的临床诊治或急诊抢救;或者出于增加收入等狭隘目的,为患者滥施不必要的诊治手段等所直接造成的故意伤害。与此相反,不是医方出于故意而是实施正常诊治所带来的间接伤害则属于无意伤害。②可知伤害:是医方可以预先知晓也应该知晓的对患者的伤害。与此相反,医方无法预先知晓的对患者的伤害是意外伤害(如输血意外、麻醉意外)。③可控伤害:是医方经过努力可以也应该降低其损伤程度,甚至可以杜绝的伤害。与此相反,超出控制能力的伤害则是不可控伤害。④责任伤害:是指医方有意伤害以及虽然无意但属可知、可控而未加认真预测与控制、任其出现的伤害。意外伤害,虽可知但不可控的伤害,则属于非责任伤害。不伤害原则主要是针对责任伤害而提出的[3]。

### (四)公平与公正原则

指医者在医学服务中公平、正直地对待每一位患者的伦理原则。公正原则应该体现在两个方面,即人际交往公正和资源分配公正。人际交往公正对医方的要求是:与患方平等交往和对有差别的患方一视同仁,即"平等待患"。资源分配公正要求以公平优先、兼顾效率为基本原则,优化配置和利用医疗卫生资源。医疗卫生资源是指满足人们健康需要的、现可用的人力、物力、财力的总和。其分配包括宏观分配和微观分配。宏观分配是各级立法和行政机构所进行的分配,解决的是确定卫生保健投入占国民总支出的合理比例,以及此项总投入在预防医学与临床医学、基础研究与应用研究、高新技术与适宜技术、基本医疗与特需医疗等各层次、各领域的合理分配比例等问题,目标是实现现有卫生资源的优化配置,以此充分保证人人享有基本医疗保健,并在此基础上满足人们多层次的医疗保健需求。微观分配是由医院和医师针对特定患者在临床诊治中进行的分配。在中国,目前主要是指住院床位、手术机会以及贵重稀缺医疗资源的分配(如骨髓、血液、干细胞、检测或治疗的高端仪器设备等)。临床上,公正原则针对微观医药卫生资源分配,要求医方依次按医学标准—社会价值标准—家庭角色标准—科研价值标准—余年寿命标准综合权衡,在比较中进行优化筛选,以确定稀缺医药卫生资源优先享用者资格。其中,医学标准:主要考虑患者病情需要及治疗价值;社会价值标准:主要考虑患者既往和预期贡献;家庭角色标准:主要考虑患者在家庭中的地位和作用;科研价值标准:主要考虑该患者的诊治对医学发展的意义;余年寿命标准:主要考虑患者治疗后生存的可能期限。在这些标准中,医学标准是必须优先保证的首要标准[3]。

## 三、医学伦理的现代进展

### (一)现代医学科技进展

1. "组学"技术发展　基因组、转录组、蛋白质组、代谢组、表观遗传组、结构基因组等各类组学技术,以及相关的新一代测序技术、高通量样品分析技术、微量样品提取和放大技术、海量数据分析技术等发展,促进了组学技术在疾病防控和临床诊治的应用。

2. 系统生物学技术发展　医学信息学、生物信息学和计算生物学技术,高通量生物医学数据分析与文本挖掘技术等正在建立;支持基因组结构变异与疾病致病相关性分析、表观基因组和重大疾病分子分型等研究的大型生物医学数据融合分析平台等正在发展。

3. 纳米医学技术研究　纳米医学材料、药物靶向传递的纳米载体、纳米生物器件、纳米诊断试剂等核心关键技术及产品正在开发;纳米医学产品的生物效应机制及安全性评价研究也在进行。

4. 干细胞与再生医学技术研究　胚胎干细胞、成体干细胞、诱导多能干细胞等干细胞的分化发育技术,以及分离鉴定、扩增、识别、植入人体、免疫排斥等干细胞治疗关键技术;研究组织工程医疗产品构建及保存等再生医学关键技术均在进行。

5. 医学工程技术发展　新型电磁功能检测分析技术、高分辨率医学成像技术、分子生物医学诊断技术、医用植入/介入体技术,基于多模态融合影像介导的个体化手术规划、导航、定位技术等,以及将现代科学与传统医学理论结合的中医生物医学工程技术等均在进行。

### (二)医学科技进步与面临的医学伦理问题

根据现代医学的发展轨迹和社会的发展趋势,未来20年或30年,医学将发生很大的变化,如聚焦于:健康及保健、微创术、替代医学、基因组学、癌攻关、肝细胞移植等高科技发展。当今和未来,在医学观念、模式、科技、人文、制度五大转变的同时也带来了相应的伦理问题。

1. 构建新的市场伦理(更好地医患关系)与制度伦理(更好的卫生法制)的任务　医疗卫生将从以防病治病为主,逐步转向以维护和增强健康、提高人的生命质量为主。在未来寻求医学服务的,不再仅仅是患者,而会有相当数量的正常人;相当多的人也不仅仅是因为躯体的缺欠或某个系统有疾病的患者,而是为得到生活指导和心理咨询而求医;医师开出的不会全是去药房取药的处方,还有如何提高生活质量及保健的处方。

医学的对象将从以患者为主的模式,逐步转变成为面向整个人群及其健康的模式。因此,整个社会卫生资源的配置将重点分为两极,即社区医学服务与医学中心。有相当数量的医师(有些国家约有半数左右)是从事社区服务的全科医师,而比全科医师多得多的,对人群而言,在某种意义上更经常、更直接、更有效、更节省资源的是社区护理队伍(包括家庭病床服务、老年公寓服务以及社区围产与婴幼儿服务等等)。医学中心将越来越显示出它的重要性。更多的人,在社区医学服务的基础上,将以方便就医与择优就医的方式,来选择他们的就诊医院。所谓方便就医,已不再是区域观念,也不是距离概念,而是指要从时间、空间、人际关系等多元因素进行考虑与判断的概念。譬如,交通是否方便,有无急诊抢救的"绿色通道",医院有无足够的停车位和其他相关设施,服务是否周到,患者及家属是否确实感到方便。交通阻塞、无处停车、环境脏乱、甚至绿地不足的医院,将在无奈中失去大量的患者。限制患者自由选择医院的逐级转诊制度和定点报销制度都将被淘汰,一些不方便、不优秀、无特色的医院势必走向分化,抑或倒闭。其出路在于:化整为零、走向社会,踏踏实实去做社区医疗保健工作;深化改革,提高水平,成为患者心目中可信赖可选择的医学中心。否则就只好眼看着门诊量逐年减少,空床位日益增多,医院效益每况愈下,直至难以为继,最终不得不宣告倒闭。

2. 强化信息科技伦理　信息学、生物信息学将改变医学工作的方式。长期以来精心保存的厚厚的病历,将被一张小小卡片所代替,此卡片也许只有名片大小,最多二、三张,就足可以记载一生的病情变化和诊疗经过,甚至包括全部的影像资料。所谓病历,不再只是在某医院、某时期的病情档案的记录,而是个人一生的健康与疾病变化的记载。可以预料不会操作计算机甚或操作不熟练者,在未来恐怕难成一名好医者。

当今,电子商务已经进入市场。预计在不久的将来,作为医学咨询或医疗、预防等辅助手段,电子医疗和网上医院一定会走向社会,走入市场。但必须强调的是,无论科学如何发达,诊断或治疗手段多么先进,电子医疗、远程会诊都不能代替最基本的医师与患者面对面直接的诊疗。各种先进的医疗手段都很重要,但最重要的还是医者的基本功,而医者使用计算机的能力只是医者基本功之一。

3. 医学疆界与范围的伦理　医学工作的范围将从"出生到死亡"扩展为"生前到死后"。如胎儿学科,器官利用、死后生殖。既往,人们认为"人从生到死,总离不开医生"。如今,在人还未出生的时候(胎生期),医生就可以对某种疾病做出正确的诊断,并可进行外科治疗,从而矫正畸形、修复缺损,待手术完毕,再把胎儿还纳子宫,使胎儿正常发育,待其成熟后娩出。此时不仅畸形或缺损得以矫正,而且连瘢痕都没有,这就是所谓的胎儿外科。当今的医院儿科还只是从新生儿开始,在不久的将来,在妇产科和儿科之间,将出现一个新兴的交叉学科——胎儿学科。

4. 老龄化与老年医学伦理　第二次卫生革命尚处攻坚阶段,人类的平均寿命突破100岁已初见端倪,老龄化与老年医学已成为医学重点。癌症再过20年有望被攻克。有人已明确指出,2015年前后,预防艾滋病的有效疫苗有望诞生。正确的生活方式和有效的防治措施,可使心脑血管病的发病率下降50%,大部分患者可以正常生活。由于神经科学和技术的发展,新发的脊髓损伤患者可以避免发生截瘫。有些国家,人的平均寿命已突破80岁,中国已突破75岁接近80岁。随着癌症的被攻克,心脑血管疾病防治工作的进展,到2020—2030年,人平均寿命突破100岁的国家有可能出现。

老年人群除了心脑血管疾患、癌症、糖尿病、帕金森病以外,还有近10%的不同程度的老年性痴呆,而老年妇女几乎都有不同程度的骨质疏松。因此,老年人群是最需要医学呵护,最需要卫生资源的人群。如果不及早采取有效措施,未来的社会将不堪设想,而当"一个孩子"成为社会的主要劳动力时,其社会负担将难以承受。

5. 高新医学技术伦理　今后,层出不穷的医学新理论新技术将持续推动医学向前发展。人类基因组学和神经科学的进步,对解开人类自身的诸多秘密,甚至包括感知、思维、记忆等现象的研究,将取得重大进展。疾病发生及防治,特别是精神疾患的发生机制及其防治方法研究也许会有新的突破。在生物技术领域里,除基因工程转基因动物之外,细胞工程特别是干细胞的保存、增殖及应用技术,在相当大的程度上将会引发医学领域的重大变革,使许多过

去的所谓绝症,如再生障碍性贫血、白血病、放射病、甚至肿瘤,都有得以治愈的可能。由于组织工程的研究捷报频传,软骨培养成功,血管培养成功,可以预计诸多组织的培养成功,对修复外科、畸形矫正,以至美容整形都会产生巨大的效应。蛋白质工程学也许是继人类基因组工程学之后,下个世纪最热门的研究领域之一。譬如,如何将动物的白蛋白,经过少数几个氨基酸的置换,制成与人白蛋白相近或相同的物质;如何降低异种蛋白的抗原性,使其在临床上得以广泛应用而又避免过敏反应;如何提高肿瘤的抗原性,进而研制成功肿瘤疫苗,并用于肿瘤的预防和治疗。在这些新理论新技术问世并运用后,必将产生新的伦理(经济、社会)问题。

## 第二节　输血医学伦理概要

### 一、输血医学伦理概述

#### (一)国外输血医学伦理问题

输血不仅是一种特殊的医学治疗手段,同时也会有极低几率的不良反应等风险。美国1985年4月累计226例艾滋病患者中,因输血和使用凝血因子的血友病患者199人,占88.05%。通过输血感染艾滋病不仅在美国,而且在世界各地发现。西欧21国1985年9月报告艾滋病1573例,因输血或使用凝血因子而感染的血友病患者88人,占5.59%。发展中国家因输血而感染艾滋病的比率甚至更高。1992年非洲因输血所致艾滋病患者约占全部病例的10%[4]。这些事例表明,在过往历史的输血中也存在违背最优化、有利与不伤害等伦理原则的现象,其原因在于相关科学的不足和伦理的缺失。不过,近年来这种现象已发生根本性转变,目前发达国家通过输血感染艾滋病低于百万分之一。

#### (二)国内输血医学伦理问题

当今,极少数不合理的输血是国内呈现的主要输血医学伦理问题。在我国前些年的民事案件中,医疗纠纷案件的例数,曾经呈现逐年上升趋势,其中,因采血、输血等造成的医疗纠纷和医疗差错也曾占一定比例。有一组来自南京市医学会的数据显示,在曾经的5年中,仅该市的血液中心每年就接到患者投诉超过10多起,各大医院输血科这些年面临的直接投诉就更多了。通过输血而感染艾滋病病毒是最早的艾滋病病例之一。以往在我国北京、上海、廊坊、承德等地,相继发现输血者艾滋病病毒抗体阳

性,或因输血而感染艾滋病病毒的病例。虽然这方面状况如今有根本性转变,但医务人员在输血工作中也必须继续遵循输血学应用伦理原则——如最优化、有利与不伤害等伦理原则[4]。

## 二、输血医学伦理概要

### (一)临床医学伦理

临床医学伦理主要包括知情同意、医疗最优化、医疗保密和生命价值观等内容。现行临床医学伦理原则无疑适用于输血医学伦理问题的应对。实践中,输血医务工作者既应遵从下述临床医学伦理原则,也应履行由它们衍生出的输血医学道德与法律规范。

### (二)输血医学伦理

1. 知情同意原则  知情同意(informed consent),亦称"知情后同意"(last informed consent),是自主权的具体表现形式,是临床诊疗工作中处理医患关系的基本伦理准则之一。知情同意也称知情许诺或承诺,临床上指在患者和医师之间,当对患者做出诊断或推荐一种治疗方案时,要求医务人员必须向患者提供包括诊断结论、治疗方案、病情预后以及治疗费用等方面的真实、充分的信息,尤其是诊治方案(输血方案)的性质、作用、依据、损害、风险以及不可预见的意外等情况,使患者或其家属经过深思熟虑自主做出选择,并以相应的方式表达其接受或拒绝此种治疗方案的意愿和承诺,并在患方明确承诺后才可最终确定和实施拟定的治疗方案(输血方案)。简单地说,知情同意是指患者有权知晓自己的病情,并对医务人员采取的防治措施决定取舍的自主权。知情同意贯穿于医疗全过程。

知情同意权的主体主要是患者或患者的法定代理人、监护人以及患者的亲属。未成年人,其同意仍要由监护人做出。未成年人的监护人依次为父母、祖父母、外祖父母、兄、姐,关系密切的其他亲属、朋友;居民或村民委员会等。精神病人的监护人依次为患者的配偶、父母、成年子女、其他近亲属等。

(1)同意权的实施:患者在充分理解医务人员提供的相关诊疗信息的基础上,并有能力做出自主、自愿的判断后,必须做出同意或不同意的决定,这种同意与不同意的决定权,即同意权在临床上的表现形式主要有三种:①语言表示:患者通过与医务人员的对话了解自己的病情,同意医师的治疗方案。②文字表示:如医师向家属介绍患者病情,家属在病重、病危通知书上签字,均视为患者知情。临床输血治

疗知情同意书、手术议定书上患者家属签字视为患者知情同意权的实施。③行为表示:在医疗实践中,医生要求患者检查治疗,患者未用语言或文字表示,但用行为表明接受了检查和治疗,视为患者知情同意权的实施。

(2)知情同意运用的具体问题:知情同意与特殊干预权。在临床工作中也会遇到病情告知后,患者及家属不同意的情况(知情不同意),比如:产妇产道狭窄,而胎儿为巨大胎儿,产前各项检查均提示应做剖宫产,但无论怎么做工作,患者家属迟迟不同意剖宫。出现危险怎么办? 还有,临床某些为救命而无法知情同意的输血等,面对这种情况,医务工作者可以行使医疗干预权。医疗干预权,又称医师干涉权,是在医学伦理原则指导下,医师为患者利益或他人和社会利益,对患者自主权进行干预和限制,并由医师做出决定的一种医疗伦理行为。它适用于特殊情况下,用于限制患者自主权利以达到完成医师对患者尽义务的目的,它有两个特点,一是行为的目的和动机是善的,符合行善原则;二是由医师代替患者做出决定。它主要适用于以下几种情况:①患者缺乏理智的决定,拒绝治疗会给患者带来严重后果,医师可排除患者的这一权利;②讲真话会使心理承受能力差的患者造成沉重的精神压力,进而拒绝治疗,甚至轻生自杀,医师不得不隐瞒病情真相,不考虑患者对待特定认知是必须的和正当的;③面对丧失或缺乏自主能力的急危患者,又联络不上其法定代理人的情况下,为了及时抢救患者,由医师做出决定;④为了他人、社会利益免受伤害,由医师决定对传染病患者强行隔离,对少数精神病患者实施约束。以上仅是医师特殊干预权的实施的伦理依据,而非法律依据。需强调,应用这些特殊干涉权的基本前提是:患者及情况"特殊";必须符合相关法律规定;必须经过组织管理程序;必须既对患者有益又对医师有保护。这四方面具备,方可实施医师特殊干预权。

(3)知情同意中的代理人同意:代理人同意是知情同意的一种特殊形式,是指某些患者由于缺乏作决定的自主能力,在涉及医疗判断、医疗方案的选择或决定时,在医务人员向患者及其代理人说明有关医疗的好处、危险性和可能发生的其他意外情况等信息之后,由代理人为患者做出同意或不同意这种治疗的决定。代理人应以真正代表患者的最佳利益为前提。

2. 医疗最优化原则  医疗最优化原则(principle of best medicine),是行善原则、不伤害原则在临床工

作中的具体应用,指在临床实践中,诊疗方案的选择和实施追求以最小的代价获取最大效果的决策,也叫"最佳方案原则"。如药物配伍中首选最优药物、外科手术方案的最优化、辅助检查手段的最优化、告知患者病情方式的最优化、晚期肿瘤患者治疗的最优化等。就临床医疗而言,最优化原则是最普通,也是最基本的诊疗原则。在输血学,也可认为是最佳采、输血原则。

医疗最优化原则的主要内容:

(1)疗效最佳:指诊疗效果在当时医学发展水平上或在当地医院的技术条件下对当事患者是最好、最显著的。疗效最佳的判断必须注意两个问题:一是选用的诊疗措施所产生的效果,应该是目前医学界普遍认可,同时又是适应当事患者的最有效检查、药物、手术等诊治措施;二是选用的诊疗措施所产生的效果,应该是目前医学界普遍公认,同时又是医院现有条件能够提供的且患者也能接受的。比如,尽管目前医学界普遍公认,CT在占位性病变诊断中效果优于B超检查,但所属医院又能提供此项检查,患者又能接受,这时,选用CT就是最优化选择。相反,如果所属医院没有CT设备,不能提供CT检查服务,这时B超检查就是最佳的。或者所属医院虽然能提供CT检查服务,但是患者由于种种主客观原因都承受不了时,选择B超检查就是最佳的。

(2)损伤最小:临床诊疗工作中,诊断准确、治疗科学,能治人不害人;相反,误诊或漏诊、误治或漏治则致命害人。任何诊疗技术都存在着这种利弊两重性,难免会或多或少地给患者带来一定的伤害。为了减少这类伤害,医疗最优化原则要求,在疗效相当的情况下,临床工作者应以安全度最高、副作用最小、风险最低、伤害性最少,作为选择的诊疗方法的标准。严格区别三种情况:一是利大于弊的情况;二是利弊对等的情况;三是弊大于利的情况。坚持医疗最优化原则就必须选择利大于弊的诊疗措施,不选择弊大于利的诊疗措施。此外,由于客观条件的限制,只有选择利弊对等的诊疗措施时,医者应持十分审慎的态度作出决策。对必须使用,但又有一定伤害或危险的治疗方法,医务人员应寻找降低伤害的措施,尽可能地使伤害减少到最低程度,确保患者的生命安全。

(3)痛苦最轻:对患者而言,痛苦客观存在,包括疾病本身的痛苦,也包括患者因诊疗中的副作用所致的痛苦。痛苦不仅是肉体的,而且有精神的。痛苦虽然是客观存在的,但有些是可避免的,这就需要

医师恪守医疗最优化原则,在确保治疗效果的前提下,精心选择给患者带来痛苦最小的治疗手段。减轻疾病给患者带来的痛苦始终是医生诊疗的伦理责任。在特定情况下,对晚期癌症患者、临终患者,消除或减轻其痛苦已上升为主要矛盾时,选择治疗方案常常是以把减轻痛苦摆上决策中的第一要素加以考虑。

(4)耗费最少:在我国,随着市场经济的日益完善,医院经营模式的转变,医疗保险制度改革的深入,医疗的费用越来越成为影响患者医疗的重要因素。低投入与高产出的意识在医疗活动中备受重视。面对这一现实,耗费最少便成为医疗最优化原则的重要内容。它要求医务人员无论是对待自费还是公费患者,在选择诊疗方案时,应当在保证诊疗效果的前提下,选择卫生资源耗费最少,社会、集体或患者及家属经济负担最轻的诊疗措施,防止因个人或集团的利益而导致的"过度医疗消费"现象发生,致使患者蒙受经济利益的损失。

3. 医疗保密原则

(1)医疗保密(medical confidentiality):通常是指医务人员在医疗中不向他人泄露能造成医疗不良后果的有关患者疾病的隐私。这一概念有三层含义:一是"患者疾病的隐私",主要包含患者根据医师诊断的需要而提供的有关个人生活、行为、生理和心理等方面的隐私,同时还包括诊断中已了解到的有关患者疾病性质、诊断、预后、治疗等方面的信息。二是"不向他人泄露",主要是指不向知密医生或治疗小组之外的其他人员泄露患者的隐私;三是"医疗不良后果",是指泄露患者此类隐私会直接或间接损害其身心健康及人格、尊严和声誉等。

(2)医疗保密的伦理条件:在医疗实践中,对患者隐私权的保护并不是无限制的、绝对的,它还受到相关权力的冲突和限制。具体来说,恪守医疗保密必须满足以下几个伦理条件:①医疗保密的实施必须以不伤害患者自身的健康与生命利益为前提。因为,在现实的临床工作中,常常会出现恪守医疗保密原则就会与患者自身健康与生命利益相冲突。如一个有自杀意向、并且有能力付诸行动的患者,要求医务人员对其自杀意向进行保密,在这种情况下,医者能为患者保密吗?显然,医务人员从患者的生命和健康考虑,不能作无条件保密的承诺,这在道德上是能被接受的。②医疗保密原则的实施不伤害无辜者的利益。当满足患者医疗保密的要求会给无辜的第三者带来伤害时,应该放弃这种保密,否则,伦理学

上不会给予支持。例如,婚前检查发现一方患有严重遗传性疾病或性病后,并要求医务人员对其另一方进行保密时,医务人员就必须以不损害他人的利益作为一个基本的伦理前提。③恪守医疗保密原则必须满足不损害社会利益的伦理条件。当为患者保密的后果将必然危害他人和社会利益时,应以他人和社会利益为重,对这种保密要求予以拒绝。④遵循医疗保密原则不能与现行法律相冲突,否则,它的应用就失去了伦理学的某种重要意义。

(3)医疗保密的内容:医疗保密不仅指保守患者隐私和秘密,即为患者保密,而且也指在一些特定情况下不向患者泄露真实病情,即对患者保密。此外,还包括保守医务人员的秘密。①为患者保密:在临床中,医务人员为了诊治疾病的需要,常常需要了解与患者疾病相关的,而且患者又不愿意向别人透露的个人生活方式、行为习惯、生理、心理等方面的隐私和诊疗中已了解的有关患者疾病性质、预后情况、生理缺陷等方面的医疗信息。而患者为了治病或救命的需要,通常又会将这些个人隐私告诉医师。这些隐私可分为四个层次的秘密:一般秘密:指有关私事可与特定范围的亲戚、朋友分享;机密:主要指可与亲人(如配偶、子女)分享的隐私;绝密:指一般不与他人分享的隐私,甚至是最亲近的人;核心自我:是一辈子也不会泄露给他人的内心世界。医师了解患者的这些隐私其目的是为了诊治疾病的需要,除此以外再不应有别的什么目的,为此,医务人员有责任为患者保守这些秘密。②对患者保密:医疗保密也是临床上常见的一项保护性医疗措施,对患者保密的目的,就是对一些暂时不宜公开的未定或过程中的信息暂不告知患方。生物-心理-社会的医学模式要求在治疗疾病的过程中,既要"治身",也要"治心"。"治心"就要考虑到患者的心理品质、人格特征、认知水平等心理素质对治疗疾病和战胜病魔的影响。对预后不良的患者,尤其是临终患者,当获知所患疾病的真实情况后很可能会悲观失望,失去战胜疾病的信心,消极对待治疗,甚至放弃治疗或拒绝治疗,从而促使疾病的恶化或加速死亡。对此,长期以来,医学对这类患有预后不良疾病的患者常常采取保护性的隐瞒真实病情的做法。值得指出的是医学界对这种做法也存在着争议。

**(四)协作原则**

协作原则(principle of each help):即医学服务中(包括采、输血服务)医-医、医患互相合作、互相帮助的伦理原则。互尊互学、团结协作,是正确处理医际关系的基本准则。在医-医关系中,它要求医务人员共同维护患者利益和社会公益;彼此平等,互相尊重;彼此独立,互相支持和帮助,彼此信任,互相协作和监督;互相学习,共同提高和发挥优势。在医患关系中,医患关系是在双方互动在中结成的,医学服务是在医患互动中完成的。互动的实质就是互相合作、互助:患者在这种互动中得到的医学关怀与救助,是显而易见的;同时,医者提供的良好服务以及体现出的自身价值,也恰恰是对方配合与帮助的结果。互助也是医-医道德关系本质的反映。医学关系是既包含物质交往,又包含精神交往,既包含技术互动,也包含道德互动即互助精神的社会人际关系。在现代的信托式、契约式医-医、医患关系中,互助精神就更为突出和重要。因为,现代医学高度社会化,交往多元化,医学人际关系更为复杂,如果缺少各种互助合作,就不可能有良好的医学服务。

## 三、输血医学的伦理问题及其规范

近些年来,随着血细胞分离机的问世和成分输血的普及,输血医学的发展有了很大提高。在人血救人命的历史上,输血科技的每一次进步,都给患者带来福音,但不可预知的副作用,尤其是输血传播的疾病仍给极少数患者造成了不应有的伤害。而这种纯技术上的探索,在历史上也带来某些不良后果,如1991年10月,法国《世界报》所进行的关于输血所带来艾滋病的报道:截至1985年底,在法国国家输血中心定期接受换血治疗的血友病患者中,4500人感染上了艾滋病毒,其中1000多人已经死亡;其他患者也有7000人感染上艾滋病;输血中心库存的血浆中有存活的乙型肝炎和非甲非乙型肝炎病毒;而20世纪70年代以来,总共有40万人在输血中心接受过输血,或者使用过其他的血液制品。该报道尖锐指出:当局为何未做出献血者必须接受艾滋病病毒检测的规定?为什么输血中心要把受感染的血液投放市场?法国当局为何没有对此采取有力措施?"法国污血案"为全世界血液工作者敲响了警钟,丑闻不仅掀起了法国当年的政治危机,而且输血所带来的法律和伦理问题,引起了全世界人类的关注[5]。

以上事例表明,在过去的输血历史中,也有违背尊重、最优化、有利与不伤害等医学伦理原则。其原因既有不科学、伦理缺失背后的利益使然,也有制度伦理、组织伦理、管理伦理存在问题,还有救命要紧、血液资源紧缺等因素。

值得庆幸的是,由于各国政府的高度重视,采取多种措施加强对献血者血样的检测,尤其是我国政府不惜投入大量资金,对献血者血样进行核酸检测覆盖全国,上述风险已降至最低。今天临床所用的血液比历史上任何时候都安全。

**(一)输血的主要伦理问题**

1. 输血选择的主要伦理问题　很早之前,人类对血制品的需求只停留在食用的层面。实际上,在人类与疾病的斗争史上,很早之前就有放血和补血疗法,日本人钟情于温热的熊血,认为这是上好的补品,而中国人则视鹿血为珍贵补品。而人类将输血作为治疗疾病的一种方法,萌芽于 17 世纪。1665 年 2 月,英国牛津大学年轻的生理学家劳尔的试验:用一只医用银管将两只狗的颈动脉和颈静脉接通,结果,接受输血的那只狗得救了,他成功地在狗与狗之间进行了输血实验以后,便萌发了将动物血输给人类的念头。两年后,劳尔在英国皇家协会的邀请下,尝试将少量羊血输给一个 22 岁的少年并获得成功,此举震动当时的欧洲医学界,他因此也被医学界视为输血的先行者。法国一个叫丹尼斯的医师受到劳尔的启发,开始小心翼翼地将羊血输给一个高热不退的男孩,男孩也幸运地康复了。于是,他将该方法用在不同濒临死亡的患者身上,但这样做并没有挽回重病患者的生命。虽然在给患者输血之前,都要求患者或其家属签字,但是他还是被愤怒的患者家属告上法庭。法庭宣告丹尼斯无罪,但是已经受到惊吓的他从此对输血救人只字不提,当时的巴黎医师协会为了稳妥起见,明文宣布禁止输血疗法,紧接着,欧洲的宗教势力也纷纷站出来反对这种"不成熟的"医疗行为[5]。

输血疗法在欧洲沉寂了 100 多年后,此僵局被英国生理学家布伦道打破。1824 年,布伦道通过输入人血的方式救治了 5 位濒临死亡的产妇,他被尊为人类同种输血第一人。布伦道的成功引起了法国和德国的医师的注意,他们在此基础上继续深入研究,将人血拯救人命这样的治疗方法推向纵深。

任何输血都有风险,到 2015 年为止,被国际输血协会(ISBT)认可的血型系统有 35 个,包含 328 个血型抗原,它们受控于 45 个基因和 1670 个等位基因,加上罕见血型抗原总数超过 600 种[6,7]。而截至 2016 年,国际输血协会已经确认了 346 个特异性血型抗原,其中 308 个主要抗原分属于已明确的 36 个血型系统。迄今最重要的仍是 ABO 和 Rh 血型系统[8]。临床上所谓同型输血,实际上输的是异型血。因为临床输血只对红细胞配型,白细胞和血小板不配型。为保证输血安全,输血前必须做三项检查,即血型鉴定、抗体筛选和交叉配血试验。

美国 MANTRA(Mandatory Notification of Transfusion Alternatives),即《输血替代品的强制性的通知》立法。尽管因输血感染艾滋病的病例急剧下降,全国血液供给的安全性提高,以及努力寻找同种异体血源的其他办法,美国人仍然害怕通过输血感染艾滋病。许多州开始立法努力,要求明确警告血液安全问题和引导患者采用其他血源。许多法案要求制定新的知情同意文件和使公共卫生部门参与实施新的管制输血规划。这些法案要求医师在术前向患者提出有关他们输血选择及其正反面的建议。1989 年,加利福尼亚州颁布第一个 MANTRA 法案,1991 年新泽西州通过了类似立法。另外 8 个州提出了法案,但未通过。这些立法都是规定医师,尤其是外科医师有责任在输血也许成为必需时,告诉患者除同种异体输血外的其他选择。在美国,几乎所有法律规定三种输血来源:同种异体输血、自体输血和指定输血。

华盛顿的美国医学意识协会 1993 年建议所有人同他的医师讨论自体输血选择,在钱包中带一张卡片:"保证在急诊时使用自己的血"。美国红十字会和美国血库协会则反对 MANTRA。他们认为就输血选择教育患者是医师的责任,通过医学教育比通过国家立法更有效。红十字会还反对立法规定对同种异体输血和自体输血收取同样费用的规定,因为自体输血时,对患者在住院期间或出院后几星期必须追踪。内科医师和外科医师一般反对额外的义务性知情同意,认为这是对医患关系的侵犯。一个患者感染艾滋病的危险极其罕见,其他治疗选择危险更大,因此并不需要特别的知情同意。1989 年加利福尼亚州医学会反对甘恩法案,认为这是不必要的,是过度的反应。他们鼓励自体输血,然而反对由州来强加知情同意,这会增加知情同意的时间和复杂性,而并未显著改善患者的安全。虽然中国的情况与美国有所不同,但扩大输血来源的选择,对预防艾滋病病毒的传播是有利的。输血挽救了无数危重患者的生命,但少数宗教信仰者在自己或其家属急需输血时却拒绝输血治疗。我国于 2012 年 8 月 1 日起施行的《临床用血管理办法》〔卫生部令第 85 号〕第二十一条已对因抢救生命垂危患者需要紧急输血,且不能取得患者或者其近亲属意见的已作出明确规定[9]。

2. 输血过程的主要伦理问题

(1)大量输血的主要不良反应:大量快速输入冷

藏血液可引起严重的低体温;大量快速输血在理论上可引起高钾血症,大量快速输血时,可导致电解质、酸碱平衡紊乱;当患者在低体温、肝功能障碍和休克时,机体对枸橼酸的代谢减慢,在输入大量含枸橼酸钠抗凝剂的血液或血浆时可发生枸橼酸盐中毒,其毒性主要是离子钙被过分结合所致;大量输入库血时可引起稀释性血小板减少症,如同时伴有低温和酸中毒则更加重患者的凝血功能障碍[10]。

(2)输血会带来危险:美国红十字会输血部估计,每10 000名受血者中,患严重或致命的输血传染病有3人,约每年1200人,患艾滋病的危险为1/400 000,相当于麻醉导致死亡的比率。近年情况已有很大改观,详见第五十一章"输血相关传染病"。然而,公众仍然关注输血的安全性。美国血库协会1993年进行的电话问卷调查发现,28%的人担心他们会通过供血而感染艾滋病,50%担心通过接受输血而感染,10%说极有可能发生。80%~90%的人支持对故意供感染艾滋病的血的人刑罚处理。

(3)知情同意问题:1986年美国血库协会(代表2370家独立的血液收集中心)建议在任何手术或输血前征得知情同意,并记录在案。因为许多因输血感染艾滋病的诉讼案都涉及未能获得知情同意。

3. 输血结果引发的主要伦理问题 输血结果引发的主要伦理问题表现在患者通过输血而感染疾病,如历史上曾出现的与输血可能相关的艾滋病感染。

**(二)输血的主要伦理规范及其应用**

当下及今后,无论是发达国家还是发展中国家,输血都是医疗救助工作的主要手段,其临床价值具有不可替代性。然而,由于各国相关伦理、法律规范的滞后和政府重视程度的不一,由输血引发的伦理问题时有发生。回溯我国在这方面的法律条文就不难发现,从1993年起,原卫生部第29号令就颁布了《采供血机构和血液管理办法》,同时附带《血站基本标准》和《供血者健康检查标准》。1998年《中华人民共和国献血法》颁布以来,我国医疗机构输血工作也逐渐规范,近年来陆续出台了《医疗机构临床用血管理办法》〔1999年和2012年版〕和《临床输血技术规范》〔2000年版〕。但是,有了法律条文的完善,是否意味着临床输血工作步入了坦途?事实上,没有伦理的辩护和从业医者良心的支撑及做出良善行为,再好的法律也不会被很好地真正践行。

1. 国际输血的主要伦理规范及内容 《献血和输血的伦理规范》(A Code of Ethics for Blood Donation and Transfusion)是国际输血协会(ISBT, International Society of Blood Transfusion)的道德委员会(Standing Committee on Ethics)起草的,旨在限定输血医学领域必须遵循的伦理规范和原则。2000年7月国际输血协会通过了《献血和输血的伦理规范》,2006年9月做了修订。十几年来,该文件对指导各国在采供血工作中遵循伦理规范起到了重要的作用。今年年初ISBT执行委员会决定对该规范做重大的修订,由ISBT伦理委员会常委会(Standing Committee on Ethics)起草新版规范,并改名为《输血医学伦理规范》。ISBT在其官网征集了会员对新版规范的意见,并做了必要的修订或说明。2017年6月20日在哥本哈根举行ISBT地区会议期间,ISBT会员大会讨论通过了新版规范。2017年9月12日ISBT正式公布了英文、中文等六种语言版本的《输血医学伦理规范》[11](中文版由上海市血液中心血型检测中心钱呈睿翻译,约翰霍普金斯大学毕业、北京大学医学部就读的Kurt Lee文字审稿,上海市血液中心输血研究所王迅、采供血部孟妍校对,世界卫生组织输血合作中心主任、中国输血协会理事长朱永明指导)。与旧版规范相比,此次发布的新版规范的主要变化有:首先,新规范增加了"介绍"章节,提出愿景,构建了伦理规范的特定原则;其次,新规范的管理职责部分明确了卫生行政部门和政策制定者的职责,因为他们是血液供应全局性规划的制定者,管理职责的概念是基于纳菲尔德生物伦理委员会关于《人体:为医学和研究捐赠》的报告;再次,关于条款细则的陈述与伦理原则相一致,这些细则同时阐明了为什么伦理原则是重要的;另外,新规范提供了一系列脚注,以提供正文中内容的信息来源;新规范对"必须"还是"应当"的使用作了审慎的思考和解释,"必须"指的是强制性,"应当"指的是视情况而定,部分条款必须明确某些内容是强制性的。最后,新规范将部分原则进行了重新归类,比如,血液和血液制品是公共资源,血液的获取应以临床需求为原则,该部分内容现归为管理职责部分。内容以自主、善行、公平、不伤害和尊严为伦理规范的核心,强调了输血的决定应当以真正的临床需求为基础。新《规范》在采供血行业的普及和适用,将指导和规范全国采供血行业的伦理工作,促进全国的采供血事业可持续并健康发展。

2.《输血医学伦理规范》(国际输血协会2017年6月20日通过)的主要内容:《输血医学伦理规范》(以下简称《规范》)定义了一些伦理及专业原

则,国际输血协会(以下简称协会)作为一个输血医学专业人员的团体,认为这些原则能加强血站的建立和活动。本《规范》还为采供血领域的从业人员确定了伦理及专业标准。主要内容:提供安全、有效和充足的血液和血液制品(以下简称"血液")及其对患者的最佳使用,是现代医学实践的基础。血液是来源于人体的医疗资源,其可获得性有赖于献血者的奉献。献血者出于利他目的献血,而不谋取个人的物质利益。因此,尊重献血者的奉献以及他们献出的血液是极其重要的。必须采取所有合理的步骤来保护献血者的健康和安全,必须采用适当的安全措施确保由这些血液制备的制品被恰当和公平地用于患者。协会支持《人权和人类尊严保护公约》中有关"生物学和医学应用:人权和生物医学公约(奥维耶多公约 1997[12])"的原则,支持世界卫生大会"关于人类血液和血液制品使用和供应的决议(WHA28.72[13])"中的意见。基于此,我们强调在自愿无偿献血原则的基础上建立和发展血液服务的重要性。血站为患者提供血液,向临床医师提供信息和咨询,以支持血液的合理使用。献血者和患者的权利和责任同等重要。献血者的健康、安全和福祉不能因为满足患者的需要而受到损害。《规范》概述了输血医学领域专业人员对献血者和患者的责任。这些责任与公认的四项生物医学伦理学原则一致:自主、不伤害、善行、公平。还有另一项特别的原则:尊严。尊严覆盖了所有四项原则,特别适用于献血者。《规范》还包括了一系列为卫生行政部门所用的与血液供应管理有关的叙述。协会期望本领域的专业人员在他们可控范围内遵循《规范》本章中的原则。"血液"是指采集的人类的血液,包括全血和单采的血液成分以及造血干细胞,用于直接输注给患者或用于制备为人类所使用的血液制品。"献血者"指任何自愿捐献血液或血液成分的人。"血站"指任何负责献血者招募、血液采集和检测(无论预期用途),以及血液加工、储存和向临床发放过程中的任何方面工作的机构或团体。"专业人员"是指从事血站或临床用血工作的专业人员。规范对"必须"和"应当"的使用作了细致的限定。"必须"定义的是强制性,只要这个强制性的要求是可以达到的,专业人员就有能力控制(达到)此要求。对比之下,"应当"是指某些原则超出了专业人员的控制范围(例如管理者声明),或指在个别情况下,专业人员作决定的能力受到诸如公共卫生、法律要求和资源考虑等外部因素的限制[13]。与患者有关的伦

理原则:①自主:患者除了获得公平的治疗外,其自主权也需要得到尊重。决定输血应当是为了患者的利益,避免对患者造成不必要或不合理的伤害。②知情同意:在可行的情况下,输血前应获得患者的专门同意。同意必须是知情的,因此要向患者提供输血的已知风险和益处,以及任何可能的替代疗法等信息,以便患者决定接受或拒绝输血治疗[15]。上述信息必须以能被潜在受血者理解的方式提供。在不能得到患者知情同意的特殊情况下,决定输血治疗的基础是必须符合患者的最佳利益。任何有效的提前表达的意愿需得到尊重。③善行和不伤害:患者有权得到有尊严的治疗,因此需要输血的决定应基于真正的临床需求。输血治疗必须在有能力的注册医务人员的全面负责下进行。如果在输血后有信息表明患者有可能,或已经受到输血的伤害,应当告知患者。④保密:患者的信息以及其接受治疗的信息应当予以保密管理。⑤公平:在相同的医疗条件下,患者应当得到公平的治疗。这意味着与输血相关的医疗决策应当基于现有的最好的证据和治疗方案(基于当地的卫生保健状况)。在当地卫生系统的条件下,患者应当获得最适合的血液制品。只要有可能,患者应当尽可能只接受临床上最适合且最安全的特定血液制品(全血、血细胞、血浆和血浆制品)。开具输血处方不应当受经济利益驱动。

3. 中国输血的主要伦理规范及应用　我国于1999年颁布了《医疗机构临床用血管理办法》(试行),2012年进行了改版。旧版无章,22条(部发文),新版六章,41条(部长令)。旧版不足之处:法律责任不明确,无罚责。新版特点:一是健全组织管理;二是明确管理要求;三是强化管理制度;四是推进自体血回输等血液保护技术;五是加大监督管理处罚力度。新版和旧版最为显著的区别是,新版提升了法律地位,强化了法律责任。

自2012年8月1日起施行的医疗机构临床用血管理办法的主要内容　二级以上医院和妇幼保健院应当设立临床用血管理委员会并履行以下职责:认真贯彻临床用血管理的相关法律、法规、规章、技术规范和标准,制订本机构临床用血管理的规章制度并监督实施;评估确定临床用血的重点科室、关键环节和流程;定期监测、分析和评估临床用血情况,开展临床用血质量评价工作,提高临床合理用血水平;分析临床用血不良事件,提出处理和改进措施;指导并推动开展自体输血等血液保护及输血新技术;承担医疗机构交办的有关临床用血的其他任务。

输血科及血库的主要职责是：建立临床用血质量管理体系，推动临床合理用血；负责制订临床用血储备计划，根据血站供血的预警信息和医院的血液库存情况协调临床用血；负责血液预订、入库、储存、发放工作；负责输血相关免疫血液学检测；参与推动自体输血等血液保护及输血新技术；参与特殊输血治疗病例的会诊，为临床合理用血提供咨询；参与临床用血不良事件的调查；根据临床治疗需要，参与开展血液治疗相关技术；承担医疗机构交办的有关临床用血的其他任务。

临床用血管理：医疗机构应当使用卫生行政部门指定血站提供的血液；医疗机构科研用血由所在地省级卫生行政部门负责核准；医疗机构应当配合血站建立血液库存动态预警机制，保障临床用血需求和正常医疗秩序；医疗机构应当科学制订临床用血计划，建立临床合理用血的评价制度，提高临床合理用血水平；医疗机构应当对血液预订、接收、入库、储存、出库及库存预警等进行管理，保证血液储存、运送符合国家有关标准和要求；医疗机构接收血站发送的血液后，应当对血袋标签进行核对。符合国家有关标准和要求的血液入库，做好登记；并按不同品种、血型和采血日期（或有效期），分别有序存放于专用储藏设施内。医务人员应当认真执行临床输血技术规范，严格掌握临床输血适应证，根据患者病情和实验室检测指标，对输血指证进行综合评估，制订输血治疗方案。建立临床用血申请管理制度：同一患者一天申请备血量少于 800ml 的，由具有中级以上专业技术职务任职资格的医师提出申请，上级医师核准签发后，方可备血；同一患者一天申请备血量在 800ml 至 1600ml 的，由具有中级以上专业技术职务任职资格的医师提出申请，经上级医师审核，科室主任核准签发后，方可备血；同一患者一天申请备血量达到或超过 1600ml 的，由具有中级以上专业技术职务任职资格的医师提出申请，科室主任核准签发后，报医务部门批准，方可备血。以上用血申请的相关规定，不适用于急救用血[9]。

主要伦理要求：在输血治疗前，医师应当向患者或者其近亲属说明输血目的、方式和风险，并签署临床输血治疗知情同意书。因抢救生命垂危的患者需要紧急输血，且不能取得患者或者其近亲属意见的，经医疗机构负责人或者授权的负责人批准后，可以立即实施输血治疗[9]。

《临床输血技术规范》〔2000 年版〕的主要内容：血液资源必须加以保护、合理应用，避免浪费，杜绝不必要的输血；临床医师和输血医技人员应严格掌握输血适应证，正确应用成熟的临床输血技术和血液保护技术，包括成分输血和自体输血等；二级以上医院应设置独立的输血科（血库），负责临床用血的技术指导和技术实施，确保贮血、配血和其他科学、合理用血的执行。输血申请。申请输血应由经治医师逐项填写《临床输血申请单》，由主治医师核准签字，连同受血者血样于预定输血日期前送交输血科（血库）备血；决定输血治疗前，经治医师应向患者或其家属说明输同种异体血的不良反应和经血传播疾病的可能性，征得患者或家属的同意，并在《输血治疗同意书》上签字。《输血治疗同意书》入病历。无家属签字的无自主意识患者的紧急输血，应报医院职能部门或主管领导同意、备案，并记入病历；术前自身贮血由输血科（血库）负责采血和贮血，经治医师负责输血过程的医疗监护。手术室内的自身输血包括急性等容性血液稀释、术野自身血回输及术中控制性低血压等医疗技术由麻醉科医师负责实施；亲友互相献血由经治医师等对患者家属进行动员，在输血科（血库）填写登记表，到血站或卫生行政部门批准的采血点（室）无偿献血，由血站进行血液的初、复检，并负责调配合格血液；患者治疗性血液成分去除、血浆置换等，由经治医师申请，输血科（血库）或有关科室参加制订治疗方案并负责实施，由输血科（血库）和经治医师负责患者治疗过程和监护；对于 Rh（D）阴性和其他稀有血型患者，应采用自身输血、同型输血或配合型输血；新生儿溶血病如需要换血疗法的，由经治医师申请，经主治医师核准，并经患儿家属或监护人签字同意，由血站和医院输血科（血库）人员共同实施。

其他如受血者血样采集与送检，交叉配血，血液入库、核对、贮存，发血，输血等方面的规定和要求，详见第二十一章"血液相关法律法规"。

## 第三节 献血医学伦理概要

### 一、献血的伦理原则及其应用

从宏观而言，我国的无偿献血比例已从 1998 年以前的 22% 上升到目前的 95.5%，其中自愿无偿献血比例由 1998 年的 5.5% 上升到 2006 年的 84.7%，但是，这并不意味着输血工作从此高枕无忧，因为输血自从作为一项独立的医疗技术以来，从最初的萌芽到今天的日渐成熟，其发展道路都是坎坷不平的，在献血中如何遵循和落实献血的伦理原则依然是献血的重大课题。

**（一）尊重原则**

对应于献血的尊重原则,指献血过程中强调医务人员尊重献血者的独立而平等的人格与尊严和权利、自主、隐私等。尊重原则的实现取决于自主的落实,输血医务人员实现自主原则,必须处理好献血者自主与医方做主之间关系,尤其要正确运用医疗干涉权。因为,献血者自主与医方做主既相容,又矛盾;医疗干涉既必要,又不可滥用。医方做主是指医务人员代替献血者做主。有两种类型:全权做主是指在选择重大医疗决策时,事先不征求(不能征求或不宜征求)献血者意见,而由医方全权代替献血者做决定。半权做主,是指在选择重大医疗决策时,先征得献血者同意,或者先征得献血者授权,然后由医方代替献血者做决定。医方做主的合理性,取决于献血者行使自主权必然受到某些条件的限制,甚至有时会做出错误的决定,这就给医方做主留下了某种价值空间。

**（二）知情同意原则**

对应于献血的知情同意是指献血者有权知晓献血的相关信息,并对是否献血有决定取舍的自主权。"知情"的伦理条件。知情同意的运用都应该建立在"知情"的基础上。"知情"应该满足如下伦理条件:①提供信息的动机和目的完全是为了当事人和社会的利益。医务人员在提供信息的时候,其动机与目的应该都是为了当事人的健康利益与生命利益,否则,道德是难以支持的。②提供让当事人做出决定的足够信息。医师应该掌握提供信息的限度。具体来说,医师提供信息时应遵循以下原则:一是因人而异原则;二是保护性原则;三是少而精原则。③向患者作充分必要的说明和解释。医务人员对于献血的性质、作用、依据、损伤、风险以及不可预测的意外等情况,有义务向当事人作充分的、简单明了的说明和解释。"同意"的伦理条件。根据我国《献血法》的有关精神,当事人在知情的基础上做出某种许诺或承诺即"同意"应具备如下条件:①当事人有自由选择的权利。即当事人在献血过程中的选择、决定不受他人或其他因素的干扰,如当事人的选择行为不受他人强迫、暗示、欺骗和操作控制等。②当事人拥有同意的合法权利。这是指当事人自身的伦理条件。当事人作自主决定的年龄必须达到法定的年龄,并具有完全的民事行为能力。对法定年龄以下的当事人的同意不能认可。③当事人有充分的理解

能力。这是指当事人自身的心智条件,即当事人必须有理解和辨识想要做的行为的意义和后果的能力。如一些精神发育缺陷的当事人,他自身对做出决定不具有充分的理解力,或有的文盲当事人没有做出决定的充分知识,这就不宜做献血者。

**（三）保密原则**

1. 献血保密的内容　献血保密指保守当事人隐私和秘密,即为当事人保密。

2. 献血保密的伦理意义　①献血保密体现了对当事人隐私权,对其人格和尊严的尊重。②献血保密是良好双方关系维系的重要保证,是取得当事人信任和主动合作的重要条件。③献血保密是行善原则在献血中的具体应用,其保密发挥的保护性就是趋善、向善、至善的具体体现。

**（四）有利和不伤害原则**

1. 有利原则　应该具体体现在树立全面的利益观,真诚关心献血者的以生命和健康为核心的客观利益(止痛、康复、节省等)和主观利益(正当心理学需求和社会学需求的满足等);提供最优化服务,努力使献血者受益,即解除由献血引起的疼痛和不适,努力预防或减少难以避免的伤害;对利害得失全面权衡,选择伤害最小的献血;坚持公益原则,将有利于献血者同有利于社会成员的健康公益有机统一起来。

2. 不伤害原则　对医方的具体要求强化以献血者为中心的动机和意识,坚决杜绝有意和责任伤害;恪尽职守,千方百计防范无意但却可知的伤害以及意外伤害的出现,不给献血者造成本可避免的身体上、精神上的伤害;正确处理审慎与胆识的关系,经过伤害/受益的比较评价,选择最佳献血方案,并在实施中尽最大努力,把不可避免但可控伤害控制在最低限度之内。

**（五）公平与公正原则**

在献血实践即献血过程中,应用医疗公平原则,应注意以下几个问题:①内容的整体性。医疗公平的主要内容是一个有机整体,每项内容都在分别侧重地体现着医疗公平某一不可或缺的层面,执行着某项特有的功能。具体来说,底线保障原则,在底线的意义上保护每个社会成员最基本的医疗权利;机会平等原则对社会成员尽可能地提供平等的机会;贡献分配原则,在直接分配的层面上合理体现了每个社会成员对社会的具体贡献;调剂分配原则,从社会整体利益出发,确保医疗卫生事业的相对稳定与在较高层面上获得发展。②内容之间的优先次序。

在医疗公平的应用过程中,道德难题往往是由于不同内容之间的交叉冲突形成的。在解决和评价道德难题时,具体内容的优先次序显得很重要,否则医疗公平有可能缺乏层次性和可操作性。医疗公平内容之间的优先次序是指,从操作层面来看,依次优先实施的底线保障原则、机会平等原则、贡献分配原则和调剂分配原则,前一原则均优先于其后的原则,前一原则均是后面原则的前提。③内容与其实际兑现之间的差距。在现实社会中,医疗公平的内容与其实际兑现之间往往存在着明显的差距。完全实现的医疗公平只是一种理想。医疗公平内容与其实现程度之间之所以会出现差距,其原因在于:第一,经济科技因素。医疗公平的实现程度受到社会的经济、医学科学和医疗技术发展水平的制约。第二,政治法律因素。医疗公平的实现程度还受到卫生政策的制定和保障卫生政策得以贯彻执行的法律等因素的影响。第三,思想道德因素。没有公正的思想认识和道德情操,就没有医疗公平的社会行为。正是由于受上述因素的左右,医疗公平的主要内容与其实际兑现之间自然会存在着某种差距。

## 二、采血的伦理问题

### (一)血源的伦理问题

从宏观角度看,我国的无偿献血比例已从1998年以前的22%上升到目前的95.5%,其中自愿无偿献血比例由1998年的5.5%上升到2006年的84.7%。从这组数据中我们不难看出,我国血液的采集工作已从原来的有偿献血平稳地过渡到无偿献血,这意味着在临床用血的源头,基本实现了血源的合法化以及采血的科学性。

关于"用血紧张"现象,导致用血紧张有多方面的原因。随着医疗技术水平的提高和人民生活的改善,用血量日益增多。据有关部门统计,我国用血量每年平均以10%的速度递增,血站所能采到的血液有时难以满足临床需求,用血紧张时有所闻。破除"用血紧张"的正招是"开源"和"节流"并举,临床用血应受监督。其对策是大力提倡成分输血;限制不必要的输血;大力提倡自体输血;用药物替代输血;开创无血外科手术;购置床旁快速检测设备,使术中输血不再凭经验;关键是临床医师应有用血的"节流"意识[10]。

### (二)采血的伦理问题

采血的主要伦理问题:如何做好无偿献血的动员组织工作;如何管控血站违反有关操作规程和制度采集血液;如何保障献血者和用血者的身体健康;如何规范血站性质、设立程序、设施条件及服务水准;如何规范采供血行为;规范医疗机构临床用血;在献血、采血、储血、验血等采、供血各环节中,如果法律主体有违法行为,如何担责;如何保证献血者血液检测标准?如血型、血比重筛选;丙氨酸氨基转移酶、乙型肝炎表面抗原、丙型肝炎病毒抗体、艾滋病病毒抗体检测及梅毒试验等;如何控制采血量。

在美国志愿血液收集和供给系统是一个数十亿美元的市场。美国红十字会通过遍布全国的44个地区中心收集51%的全国血液供应。1990年这些中心获得了7.41亿美元的收益,140万免税的利润。各地违反联邦血液收集和加工标准的事件时有报告。美国血库协会成立于1947年,为抗衡美国红十字会,它为它们的非营利成员制定了统一的标准,这些成员年收益为5万~50万美元,免税利润为其5%~10%。总统艾滋病流行委员会的最后报告指出:"某些地区血液中心在减少使用输血治疗方面行动迟缓,因为它们的收入来自出卖血液"[19]。

### (三)血制品的伦理问题

血液制品的供需失衡和原料紧缺引起市场伦理问题:20世纪90年代,单采血浆曾引发疾病传染事件,促使地方政府敲响警钟、严格管控,浆站建设逐步遇冷。因国内采浆量较大的一些采浆站的突然关闭影响了资源供给,加剧了血液制品供应紧张的局面。浆站数量的减少和审批难,成为国内血液制品生产所面临矛盾的一个缩影。在血液制品短缺的背景下,主管部门对设置单采血浆站的呼吁,与地方政府出于监管、安全等因素对单采血浆站设置的限制,成为浆站建设中的一个僵局。近几年来,随着采浆技术的进步和采供浆体系的完善,由血浆采集或血液制品引发的疾病传播已十分罕见。政策层面的鼓励和地方政府的推动不禁为浆站建设破题。中部地区有省份在未来的生物产业行动计划中,明确表示将重点拓宽血液制品企业的血浆来源,为血液制品行业的发展注入了强心剂。随着经济社会发展和产品临床适用证的增加,国内血液制品的供需缺口不断扩大,目前血液制品的供应仍十分紧张,部分地区人血白蛋白、人免疫球蛋白等有一定的供需缺口,其主要原因便是血浆原料的缺乏。同时,如果大病保障试点逐步将血友病等纳入,既减轻了患者负担,也增加了对血液制品的需求。2011年,血友病"救命药"凝血Ⅷ因子、凝血Ⅸ因子等再度出现奇缺,20多个省份的凝血Ⅸ因子产品相继告急。有业内人士表示,血液制品正被越来越多的重大疾病所急需,如人血白蛋白适用于癌症化疗或放疗患者、低蛋白血症、烧伤、失血创伤引起的休克、肝病、糖尿病等;人免疫球蛋白适用于预防麻疹和传染性肝炎;组胺人免疫球蛋白,可用于预防和治疗支气管哮喘、过敏性皮肤病、荨麻疹等过敏性疾病。在临床治疗中,血液制品有着不可替代的作用,而且需求越来越大[14]。

是经济优先还是伦理优先?1978年日本厚生省批准从美国进口血液制剂后,各大制药公司一哄而上,日本血液制剂的进口量直线上升。据统计,仅1979~1983年日本进口血液量就增长了4倍。长期以来,日本的血液制剂90%靠进口,年消耗约占世界血液制剂总量的1/3。日本负责从国外进口血液制剂业务的是以日本“绿十字”为首的五大制药公司,其中“绿十字”占进口总量的60%,并从这种买卖中,赚取了巨额利润。早在1982年,绿十字公司总部就接到报告说,该公司设在美国的26个采血站中有2个因发现艾滋病病毒而被迫关闭,但公司负责人对此不以为然。结果使日本约4000多名血友病患者中,1800人因输入血液制剂染上艾滋病病毒,其中近400人因患艾滋病而丧生。经过5年的斗争,东京、大阪两地地方法院分别做出判决,国家和出售血液制剂的五大制药公司向因输血而感染艾滋病病毒的受害者谢罪,赔偿每一位受害者4500万日元,并负责解决受害者的治疗问题。以现任厚生省大臣为首的政府代表以及相关的五大制药公司负责人先后跪倒在受害者及其家属面前,表示忏悔和请罪[6]。此案例相关公司违背了尊重与自主、最优化、有利与不伤害等伦理原则。

印度:孟买血液中心在1992—1994年提供污染艾滋病病毒的血液,供给至少10家市医院,中心职员还在黑市出售污染血液,该中心30%的血液来自专业供血员,许多人有艾滋病病毒,该中心现已被印度红十字会关闭。美国:1986年报告有1200名接受输血者和500名血友病患者因输血或凝血制剂而感染艾滋病,占全部艾滋病病例的3.5%。突然间,所有人都有了通过输血而感染艾滋病的危险。当1983年第1个因输血而感染艾滋病的病例登记在案时,美国红十字会和美国血库协会都不愿意承认艾滋病可通过血液传染。1985年才有抗体检测,但美国卫生部于1983年3月要求血液中心开始对供血者的高危生活方式进行预筛。供血前的筛查基于关于艾滋病的医学的流行病知识,要求供血者阅读教育材料,对特殊的生活方式问题做出回答。这些努力成功地减少了高危供血[14]。

## 三、献血的伦理规范及其应用

### (一)国际伦理规范概要

《输血医学伦理规范》(国际输血协会2017年6月20日通过)与献血者有关的伦理原则[13]:任何时候都必须尊重献血者及潜在献血者的自主权和尊严。献血者不从捐献中得到物质利益,因此,应当遵循不伤害原则,让献血者可能受到的伤害越小越好。自主和知情同意、保密:献血者必须明确表示同意捐献血液。献血者应在知情的基础上同意。知情的信息包括与献血有关的所有已知风险、血液后续的合法使用,以及献血者和献血相关信息的保密管理。从捐献的血液制备的产品可能会用于商业目的,血液可能被用于研究、质量控制或其他目的,在这些情况下,知情同意应当包括相关的信息。献血者提供的信息和由献血产生的信息(如相关检测结果)必须进行保密管理。在公布此类信息之前,应当事先告知献血者。尊严和不伤害:必须施行献血者筛选标准以保护受血者和献血者健康。献血者必须明白他们有责任不伤害受血者。如果献血者受到、或者可能受到伤害,或任何有关其献血的检测结果或信息提示其健康受到影响时,必须告知献血者。如为了增加血液中特定成分的浓度或其他原因而对献血者施用任何物质或药品,必须考虑到这些决定对献血者本身是没有利益的。因此,只有在有充分的证据表明对受血者有特别益处,或在进行得到伦理委员会认可的研究时,并且献血者已经被告知所有已知的风险,而这些风险都被尽可能降低时,才能做出这类决定。应当确保献血者与受血者之间的匿名性,除非双方均自愿明确表示同意公开。管理职责:卫生行政部门有责任确保通过建立和稳步发展血站,并在伦理框架下保护患者和献血者权益的方式,来满足病人的需求。协会支持《人权和人类尊严保护公约》中有关“生物学和医学应用:人权和生物医学公约(奥维耶多公约1997)”的原则,支持世界卫生大会“关于人类血液和血液制品使用和供应的决议(WHA28.72[15])”中的意见。基于此,我们强调在自愿无偿献血原则的基础上建立和发展血液服务的重要性。因此,ISBT敦促卫生行政部门确保血站开展活动时符合伦理规范,并要求管理部门在规范实施过程中加强监督与管理。此外,在他们的治理和传递中应遵循以下关键原则:尊严和善行:为确保献血者和献血行为的尊严,捐赠的血液应当视为“社区美德"，而不可视为满足他人目的的商品。因此，血站的建立和运行应当遵循非营利性的原则。献血行为应当是自愿和无偿的[16]。自愿无偿献血是指个人自愿捐献其血液，而不因此接受任何报酬，不论是金钱还是可以折算成金钱的其他替代形式，如超过献血和来往交通所需的合理时间之外的休假。小纪念品、点心和补偿献血往来直接交通费用是符合自愿无偿献血原则的。任何形式的激励措施[16]如果有可能会影响献血的动机，应当有效地予以阻止。如果此类激励措施有可能对血液的安全性造成潜在影响，导致对献血者的侵害或者导致用血不公平，则必须被禁止。献血是一种利他行为，有助于增强社会凝聚力。献血不是一种权利。献血者的选择应当依据现行的、可接受的和定期更新的科学数据。献血的能力不应受到不必要的限制，献血的标准不应在性别、种族、国籍、宗教、性取向或社会阶层等方面有歧视。无论献血者还是潜在的受血者都无权要求采取任何此类歧视行为。不能强迫献血者献血。公平：血液及血液制品应当视为公共资源，应当在考虑当地卫生系统的能力的情况下根据临床需求使用，应当避免由于患者背景等因素导致的歧视。应当避免血液浪费，以保护所有潜在受血者和献血者的利益。不伤害：所有有关献血及血液临床使用的事宜都应当遵循被恰当定义和被国际公认的标准[17]。

### （二）国内伦理、法律规范概要

法律不过是对伦理的强化，法律规范装载着最基本最重要的伦理（道德）要求。中华人民共和国献血法：国家实行无偿献血制度。国家提倡十八周岁至五十五周岁的健康公民自愿献血。地方各级人民政府领导本行政区域内的献血工作，统一规划并负责组织、协调有关部门共同做好献血工作。血站对献血者必须免费进行必要的健康检查；身体状况不符合献血条件的，血站应当向其说明情况，不得采集血液。献血者的身体健康条件由国务院卫生行政部门规定。血站对献血者每次采集血液量一般为200ml，最多不得超过400ml，两次采集间隔期不少于6个月。严格禁止血站违反前款规定对献血者超量、频繁采集血液。血站采集血液必须严格遵守有关操作规程和制度，采血必须由具有采血资格的医务人员进行，一次性采血器材用后必须销毁，确保献血者的身体健康。血站应当根据国务院卫生行政部门制定的标准，保证血液质量。血站对采集的血液必须进行检测；未经检测或者检测不合格的血液，不得向医疗机构提供。无偿献血的血液必须用于临床，不得买卖。血站、医疗机构不得将无偿献血的血液出售给单采血浆站或者血液制品生产单位。

《中华人民共和国传染病防治法》：采供血机构、生物制品生产单位必须严格执行国家有关规定，保证血液、血液制品的质量。疾病预防控制机构、医疗机构使用血液、血液制品，必须遵守国家有关规定，防止因输入血液、使用血液制品引路经血液传播疾病的发生。疾病预防控制机构、医疗机构和采供血机构及其执行职务的人员发现，本法规定的传染病疫情或者发现其他传染病暴发、流行以及突发原因不明的传染病时，应当遵循疫情报告属地管理原则，按照国务院规定的或者国务院卫生行政部门规定的内容、程序、方式和时限报告。采供血机构应对献血者进行登记，发现HIV抗体检测两次初筛阳性结果的，应按传染病报告卡登记的内容，在24小时内向属地疾病预防控制机构报告。

《中华人民共和国刑法》：非法组织他人出卖血液的，处五年以下有期徒刑，并处罚金；以暴力、威胁方法强迫他人出卖血液的，处五年以上十年以下有期徒刑，并处罚金。非法采集、供应血液或者制作、供应血液制品，不符合国家规定的标准，足以危害人体健康的，处五年以下有期徒刑或者拘役，并处罚金；对人体健康造成严重危害的，处五年以上十年以下有期徒刑，并处罚金；造成特别严重后果的。处十年以上有期徒刑或者无期徒刑，并处罚金或者没收财产（非法采集、供应血液、制作、供应血液制品罪）。

《单采血浆站管理办法》：单采血浆站，指根据地区血源资源，按照有关标准和要求并经严格审批设立，采集供应血液制品生产用原料血浆的单位。单采血浆站由血液制品生产单位设置，具有独立的法人资格。其他任何单位和个人不得从事单采血浆活动。

## 第四节 临床输血伦理和医患关系

### 一、当今临床常见的输血伦理问题

当今常见输血伦理问题有：血液资源短缺；输血费用增加；输血传播疾病的风险；输血相关死亡率和并发症；输血疗效还有争议。以下易发生医患伦理问题与纠纷具体方面有：

### （一）输血的潜在感染性病原体

我国当前献血者常规检测的输血传播病原体：HBV、HIV、HCV、梅毒等；供血者未常规检测的输血传播病原体:微小病毒 B19、登革热病毒、疟原虫、巴贝西虫、恶性疟原虫、利斯曼虫、布鲁斯菌、未知病原体。

### (二)输血不良反应

急性溶血反应、过敏反应、发热反应、迟发性输血反应、输血相关循环超负荷、输血相关移植物抗宿主病(TA-GVHD),输血相关急性肺损伤,铁超负荷,免疫调节作用。

## 二、医 患 关 系

### (一)概述

医患关系是一种社会关系,也是医疗活动中最基本,最重要的人际关系。医患关系一般是指个体(患者)与另一个体或群体(治疗者或医疗卫生机构),在诊疗和预防保健、康复活动中所建立的各种关系。医患关系有狭义和广义之分。狭义的医患关系是特指医师与患者之间的一个专门术语。广义的医患关系中,"医"不仅是指医师,还包括护理、医技人员,管理和后勤人员及医疗群体等;"患"不仅指患者,还包括与患者有关联的亲属、监护人、单位组织等群体。

市场经济条件下,医患关系的特点:我国社会主义市场经济的建立和不断完善,使医患关系出现了新的特点:医患间平等关系正在凸显;患者的择医取向不断自由化;商品意识引发不良医疗现象。

### (二)建设输血"医患共同体"

建设好输血"医患共同体"是排除医患沟通障碍、和谐关系的好路径。

1. 医患沟通使医方觉醒于双方目标一致、实践一体医患沟通,首先要实现医患双方真正的理解。怎样才能达到这样的和谐一致的境界呢? 这就要求医务人员要重在建立"医患一体"(integration of doctors and patients)的思想认识。所谓医患一体,即人人都可能是患者,人人都可能是医者,他们的目标是一致的,实践是一体的。

2. 建立沟通共享——医疗体系的"神经和血液系统"应当让医患双方中的很多人都知道,人体的神经系统和血液系统对于人的机体的健康生存和发挥功能至关重要,同理,医患沟通就如医疗体系中的神经系统和血液系统一样重要。医患沟通可以一方面发挥着医疗信息收集、分析、综合、传导、传递、反馈并以优化的信息来领导、管理整个医疗系统的功效;另一方面,医患沟通可以发挥着医疗系统内部物质和能量的产生、更新、流通、交换、储存等功能。它表

明:只有医患沟通,才能医患共享。这种良性医患沟通的大量进行,势必会挤兑医患沟通障碍的发生。

当今,市场经济本质上是一种新的社会"游戏规则",人们以自己的各种劳动(产品)和资源作为商品来互相交换,来维系社会的运转。医疗活动是一种极为复杂并且需要很多相关资源支持的社会行为,其中凝聚了无数人的劳动价值。医患双方因疾病和健康问题走到一起,他们有着共同的目标与实践,理应为此而形成共同体。医疗风险的共担,医疗的利益的共享,这是医方、患方相互合作的基础。医学的未知和人的差异就是医疗的风险所在,因此,应当通过医学科普教育、宣传,主动还权于患者,营造共担医疗风险、共享医疗利益的人文、社会环境与条件,这确实是排除医患沟通障碍的好路径。

### (三)改善与输血相关的医患关系的技巧

在输血医疗中,医方与患者或家属沟通时应体现尊重对方,耐心倾听对方的倾诉,同情患者的病情,愿为患者奉献爱心的姿态,并本着诚信的原则,坚持做到以下几点:一个技巧:多听患者或家属说几句话,尽量让患者和家属宣泄和倾诉,对患者的病情尽可能做出准确解释。两个掌握:掌握病情、检查结果和治疗情况;掌握患者医疗费用情况及患者、家属的社会心理状况。三个留意:留意沟通对象(患者)的教育程度、情绪状态及对沟通的感受;留意沟通对象对病情的认知程度和对交流的期望值;留意自身的情绪反应,学会自我控制。四个避免:避免使用刺激对方情绪的语气、语调、语句;避免压抑对方情绪、刻意改变对方的观点;避免过多使用对方不易听懂的专业词汇;避免强求对方立即接受医师的意见和医疗事实。

## 三、输血医患关系的伦理协调

### (一)以患者为中心的临床用血管理

患者血液管理(patient blood management,PBM)与医患关系协调之路仍很艰巨。

1. 概述　以患者为中心的临床用血管理是以证据为导向、贯穿多学科的迈向最佳医疗的治疗;旨在更好的保证患者的安全和减少血制品的使用以避免不必要输血和改善患者预后。PBM 是以循证医学为基础,在多学科参与下,运用多种方法使可能需要输血的患者得到最优管理,涵盖输血决策制定过程中患者评估和临床管理的各个方面,包括合理输血的申请、尽可能减少血液浪费和合理输注红细胞等,最终目的是减少异体输血,改善患者预后。与以

往的血液保护等概念不同,PBM 是医院层面的综合措施,要求具有一个多学科参与的血液管理团队,包括外科医师、麻醉医师、心内科医师、护士、血液科//肿瘤科医师、风险管理人员、医疗保健促进人员、临床输血委员会、血液应用委员会和患者安全管理(伦理委员会)人员等。

2. PBM 优化红细胞生成,包括术前纠正贫血、使用促红细胞生成素和补铁;减少诊断、治疗及术中失血和出血,包括优化手术方法,减少术中出血;依赖患者对贫血的自身耐受,包括严格控制输血指征。

3. 以患者为中心的临床用血管理与医患关系协调 拒绝输血的宗教组织"耶和华见证人"(Jehovah's Witnesses)的创始人就生于美国,由于他们的坚持,"无血医疗"方案诞生,因此美国与 PBM 关系密切。目前全球共有 106 个医疗中心开展无血医疗项目,而在美国就有 99 家,宾夕法尼亚医疗是无血医疗项目的成功例子。目前世界上首个专注于 PBM 项目的团体"血液管理促进会"(Society for the Advancement of Blood Management)就设在美国。通过使用不同的补血药,止血药,以及间断的不连续的抗凝治疗,自体血回输技术,以及建立以证据为导向的输血指南等,PBM 在美国取得了较好的效果[12]。中国最近几年才引进 PBM 的概念,多数人对此缺乏系统清晰的认识。但国内已有专家已开始关注并有意实施 PBM,并于 2011 年撰文对 PBM 的概念进行了简洁的说明,也对 2011 版美国胸外科医师学会(STS)和心血管麻醉医师学会(SCA)《心脏手术血液保护指南》进行了解答,强调了 PBM 的重要性。国内部分的发达地区的血液中心也开始关注这一理念,如上海市血液中心 2012 年 11 月在其官网上贴出了关于 PBM 的简要介绍。在具体的经验上,之前的资料和研究相对比较零散,未能形成今天的患者血液管理这样一个系统的高度,大多侧重某个技术的角度,如术中血液回收,急性等容量血液稀释等。从发达国家实施 PBM 的良好效果来看,有必要在我国进行推广和实施 PBM,从而改善输血患者的预后,节约医疗成本。

### (二)结语

综上所述,以"患者为中心的临床用血管理"按照医学伦理学的不伤害、关爱、尊重、平等与公正四原则,以患者利益至上,突出了下列伦理价值:合理使用了宝贵、有限的血液资源;节约了费用和资源;尊重了患者及利益;做到了有利与不伤害,使

利益最大化、伤害最小化;切实保障了患者疗效最佳,降低了患者风险、增强了安全。因而,应倡导在我国开展"患者为中心"的临床用血管理,这需要:一是提高认识,在中国可以开展患者血液管理,特别是先在大医院;二是它有科学与伦理的厚实基础,即近年来中国大医院的输血大多是科学、符合伦理的;三是开展好患者血液(采、输血)管理工作,领导重视是关键。

科学是工具,伦理是目标。科学与伦理互依互存,科学是对伦理最好的落实,伦理为科学做最好的导航;最好的科学往往是最好的伦理的最佳表达,最佳的伦理常常为科学做出正确的引领与保驾护航! 我们共同的愿望是:更科学的输血在输血医学伦理的导引下能使输血学事业更健康的前行。

(兰礼吉　李 琰)

## 参 考 文 献

1. 孙福川．医学伦理学．北京:人民卫生出版社,2013, 33-64.
2. 伍天章．医学伦理学．北京:高等教育出版社,2015, 47-56.
3. 陈晓阳．医学伦理学．北京:人民卫生出版社,2006, 39-43.
4. 杨天楹,杨成民,田兆嵩．临床输血学．北京:中国协和医科大学联合出版社,1993,22-45.
5. 卢亮．采供血及输血管理学．北京:科学技术文献出版社,2011,4-18,31-46.
6. The Blood Group Antigen Gene Mutation Database[EB/OL]. http://www.ncbi.nlm.nih.gov/gv/mhc/xslcgi.cgi? cmd = bgmut/home,2015.
7. Red cell immunogenetics and blood group terminology[EB/OL]. http://www.isbtweb.org,2015.
8. 车嘉琳,何子毅,田兆嵩．电子交叉配血．北京:人民卫生出版社,2017,3.
9. 医疗机构临床用血管理办法．卫生部令第 85 号,2012.
10. 陈小伍,于新法,田兆嵩．输血治疗学．北京:科学出版社,2012,477,759,762.
11. 国际输血协会通过新版"伦理规范""http://mp.weixin.qq.com/s/DPSBOIbtO6Y0lEPZSXI_og
12. 欧洲理事会 CETS．164 号《人权和人类尊严保护公约》中与生物学和医学应用有关的"人权和生物医学公约".http://www.coe.int/en/web/bioethics/oviedo-convention
13. 世界卫生组织:"关于人类血液和血液制品使用和供应的 28.72 号决议".http://www.who.int/bloodsafety/en/WHA28.72.pdf
14. 刘景汉,汪德清．临床输血学．北京:人民卫生出版社,

2011,3-28.

15.《人体:为了医学和研究的捐献》-纳菲尔德生物伦理委员会 . http://nuffieldbioethics. org/wp-content/uploads/2014/07/Donation_full_report. pdf

16. 欧洲理事会 R14(95)号建议第 2 章 .

17.《人体:为了医学和研究的捐献》-纳菲尔德生物伦理委员会"中的"阶梯式干预". http://nuffieldbioethics. org/wp-content/uploads/2014/07/Donation_full_report. pdf

# 第二十三章
## 献血者招募与管理

在采供血实践中,献血者的招募与管理是一个重要的环节,对于保障血液的安全和供应至关重要。本章主要从献血者的招募、动员、遴选、保留和关爱等方面进行撰写。从献血者分类与血液安全、国内外血液安全战略等方面阐述自愿无偿献血者的招募对于保障血液安全的重要性;通过 5W1H 分析法来论述献血者招募的渠道和方式,通过一些定量指标和 KAP 理论来评判献血者招募的效果;从献血者血液安全教育、告知和知情同意、健康征询、屏蔽等方面阐述献血者遴选的方法和流程;从献血者保留的意义、影响因素、献血者需求与关爱间的关系来阐述献血者保留的方式以及造成献血者流失的原因。本章节还阐述了献血不良反应发生的诱因、种类以及处置的方法,这也是对献血者关爱的一个重要环节。

## 第一节　献血者的招募、动员和遴选

### 一、低危献血者与血液安全

#### (一)献血者分类与血液安全

从献血的动机可将献血者分为:有偿献血者、自愿无偿献血者和家庭互助献血者三种类型。也有学者从经济学角度将献血者分为有偿献血者和无偿献血者两种类型[1]。下面从献血动机对各类献血者做具体的阐述和分析。

1. 有偿献血者(paid blood donor)又称"职业献血者",是为获得金钱或者其他报酬而出卖自己血液的献血者。世界各国在起步阶段都经历过有偿献血这一过程。中国大陆地区在 1998 年《中华人民共和国献血法》(以下简称《献血法》)颁布之前,普遍存在职业的献血者,通过有偿献血从采供血机构或卖血组织者处获得一定数额的报酬,合法称为"营养补助费"。《献血法》颁布后,明确了我国实行无偿献血制度,禁止出卖自身血液。有偿献血对于受血者

的安全和献血者的健康产生极大的危害,主要表现在:

(1)血液安全的威胁:由于有偿献血者存在利益的驱动,以获得报酬为目的,因此在献血前的健康征询时存在隐瞒病史、危险接触史和不良生活行为的可能,例如:肝炎病史、疫区旅行史、高危性行为等,而目前对于血液的检测在技术上无法做到 100% 的检出率,同时,由于技术和成本的原因,也无法对于所有的可经输血传播的疾病都进行检测。因此,献血前的健康征询和血液来源无偿化可以弥补上述的局限。有偿献血者因为动机的不纯,会有意隐瞒一些危险因素,对血液安全将造成极大的威胁。

(2)对卖血者健康的影响:为了获得更多的报酬,通过伪造身份等方式易地易名在规定的间隔期内而频繁、超量卖血,将对自身的健康产生影响,引起贫血,严重的会引起某些器官损伤,甚至危及生命。

2. 自愿无偿献血者(voluntarynon-remunerated blood donor)是指无任何利益驱动,自愿捐献血液或血液成分挽救他人生命。利益驱动主要是指以献血换取金钱等报酬,根据我国《献血法》及其《释义》的规定:对于献血者可以给予适当的补贴,包括交通费、午餐费等。何为适当?以是否存在利益驱动为原则,也就是是否为了获得这些利益不惜出卖自己血液,比如:获得高额的金钱等。由于自愿无偿献血是利他行为,无获得报酬的动机,也无来自家庭互助的压力。因此,能够积极配合血站医护人员对其病史、危险接触史和不良行为史等的征询,并且更加容易成为定期献血的固定献血者。所以,自愿无偿献血是血液安全和充足的基石和保证。

同时,我国《献血法》还规定了无偿献血者及其配偶、直系亲属需要用血时,可以按规定免交或减交用血费用。各地出台的相关政策也不尽相同,有的规定献血者献血达到一定量后可以终生无限量免费

用血,有的则规定终生等量免费用血。关于此规定,业界有不同的讨论,有的学者认为这体现了对献血者的关爱,是回报献血者的一种方式,鼓励更多人参与无偿献血;有的学者则认为免费用血存在利益驱动的可能,与自愿无偿献血利他主义的本质不符,也有违医疗用血的公平性。目前,对于免交或减免用血费用与献血意愿、血液安全之间影响因素的相关性研究还做得比较少。

3. 家庭互助献血者(family replacement blood donor)又称"家庭替代献血者",是指动员家庭成员为患者捐献血液。有偿献血和无偿献血都可能存在这种献血模式。我国《献血法》第 15 条规定:"国家提倡并指导择期手术的患者自身储血,动员家庭、亲友、所在单位以及社会互助献血。"家庭互助献血主要有两种形式:一是家庭成员捐献的血液由血站统一采集、发放,患者所输注的血液并非家庭成员所捐献的血液;二是家庭成员所捐献的血液指定用于患者输注,又称"定向互助献血"。由于亲属间,特别是直系亲属间定向输血有发生输血相关移植物抗宿主病的可能,一旦发生死亡率极高。我国的家庭互助献血主要采用第一种形式。

尽管家庭互助献血在我国法律上有明确规定,并且对于补充血液短缺以及受血者家庭成员履行社会责任起到了一定作用。但是,家庭互助献血某种程度上也会对血液安全造成一定的影响,这也是世界卫生组织不倡导开展互助献血的原因所在,主要表现在:①迫于家庭的压力或自身的压力,而间接地被迫献血,可能会如同有偿献血者那样,隐瞒不适宜献血的情况,从而对于血液的安全造成影响;②由于家庭成员无适合献血的或者都不愿意献血,可能会寻找有偿献血者冒名献血。因此,此献血模式不应成为血液募集的主要和常规来源。

### (二)血液安全战略

1. 血液检测的局限性　我国的法律、法规规定,血站对所采集的血液必须经过检查,未经检测的血液不得供应临床。血液实验室检测的项目主要包括:ABO 和 Rh(D)血型,乙型肝炎病毒(HBV)、丙型肝炎病毒(HCV)和艾滋病毒(HIV)、梅毒螺旋体感染标志物、丙氨酸氨基转移酶(ALT)。随着检测技术的进步和检测灵敏度的提高,血液安全得到了进一步的保障。但是,血液检测还是存在其局限性,主要表现在以下方面:

(1)血液检测存在窗口期:所谓"检测窗口期"是指人体感染病原体后到外周血能够检测出病原体感染标志物的这段时间,也就是说在这段时间内无法检测出已感染的病原体标志物。尽管血液的检测经过抗体、抗原乃至病毒核酸检测的几代技术发展阶段,检测灵敏度也越来越高。但就目前技术而言,任何一种检测方法都存在着窗口期,存在一定比例的残留风险。以艾滋病毒(HIV)感染标志物检测为例,使用第 1 代、第 2 代和第 3 代 HIV 抗体酶免检测试剂时,其窗口期分别约为 35 天、30 天和 22 天;使用第 4 代检测试剂(增加对 HIV p24 抗原检测),其窗口期缩短至 17 天;使用病毒核酸检测的方法,其窗口期最短可至 7 天[2]。美国学者 Susan L. Stramer 在《新千年的血液安全》(Blood Safety in the New Millennium)一书中,对 HCV 和 HIV 运用核酸检测前后的残留风险度进行了比较:在使用核酸检测前,每 1000 万单位的血液中 HCV 和 HIV 感染的残留风险度分别为 91~111 和 25;使用核酸检测后,风险度下降至 16~32 和 13~14。从上述的检测窗口期和残留风险度的分析可见,检测能力的提高对缩短窗口期起到了重要作用,但还是无法关闭窗口期,病毒感染的残留风险始终存在。

(2)检测项目的局限:由于规模化检测能力、时间、成本的限制或者所在国的人群感染率偏低,无法对所有可经输血途径感染或者潜在可感染的病原体进行常规检测。以中国大陆为例,对 B19 细小病毒、疟疾、西尼罗病毒、人类 T 淋巴细胞白血病毒、细菌、巴贝西虫、朊病毒、巨细胞病毒等不做血液常规检测,而这些病原体已经证实可以通过输血而引起感染。除了上述已知的但尚未进行检测的病原体外,可能还存在我们人类尚未发现的感染源。

不容置疑,血液检测是保障血液安全的极其重要的手段,并且随着技术的进步和人类对于新病原体的认识而不断提高。但是,我们目前还无法通过血液检测这一屏障来完全杜绝因输血而感染疾病。保障血液安全的根本措施之一是实现 100% 的自愿无偿献血,一种不以经济或其他利益驱动,能够进行自我淘汰的献血行为,从道德规范层面来弥补技术的局限性,从源头来保障血液安全。这就是为何世界卫生组织极力倡导各国应建立基于自愿无偿献血的国家血液服务体系的原因之所在。

2. 世界卫生组织(World Health Organization,WHO)血液安全战略　1975 年,在日内瓦召开的第 28 届世界卫生大会上,首次通过了关于血液安全的决议,将推行自愿无偿献血作为全球血液安全战略之首要环节,内容包括:促进发展中国家的血液服务基于自愿无偿献血制度,制定有效的法律监管血液工作,并采取必要的保障措施,确保献血者和受血者的健康和安全。之后,世界卫生大会(World Health Assembly,WHA)及其执委会还相继通过了一系列进一步加强血液安全的决议,包括1975年通过的关于《血液及血液制品的使用和供给》的WHA28.72决议,1987年通过的《AIDS防控的全球策略》WHA40.26决议,1995年在巴黎艾滋病高级会议上通过的WHA48.27决议,2000年通过的《防治HIV/AIDS的流行和蔓延》的WHA53.14决议,2003年制定的《全球卫生部门针对HIV/AIDS的策略》(WHA56.30),2005年通过的《设立世界献血者日》的WHA58.13决议,2010年通过的《血液制品的可用性、安全性和质量》的WHA63.12决议,2010年制定的《2011-2015年世界卫生组织HIV/AIDS战略》(WHA63.19)[3]。为推动全球血液安全和保障临床用血的需求,世界卫生组织制定了血液安全策略,主要包括:①在国家层面制定血液政策和规划;②全血和血液成分全部采集自自愿无偿献血者;③确保所有血液都经过传染病筛查和血型检测;④根据医疗机构的需求,向临床提供成分血;⑤建立血液预警体系,提高血液安全;⑥制定并实施国家临床用血指南;⑦75%以上的医疗机构内设立临床输血委员会[4]。

在保障血液安全的各项措施中,世界卫生组织始终将推行自愿无偿献血放在血液安全战略的首位。2009年11月6日,世界卫生组织在澳大利亚墨尔本召开了全球无偿献血专家咨询会议,通过了关于推进自愿无偿献血发展的《墨尔本宣言》,宣言号召世界各国政府在2020年之前全面实现100%自愿无偿献血,并提出以下倡议:①继续推进100%自愿无偿献血,保证所有输血患者可以获得安全的血液和血液成分;②根据国际输血协会(International Society of Blood Transfusion,ISBT)的《伦理准则》,保障献血者的权利;③建立国家层面的血液服务体系,保障自愿无偿献血规划的实施;④加强国际间的合作与交流,共同促进自愿无偿献血工作。

3. 我国的血液供应和安全

(1)血液供应:根据世界卫生组织的估算,年度千人口献血率达到10‰~30‰方能满足临床用血的需求。2015年6月13日,世界卫生组织、红十字与红新月会国际联合会等国际组织的代表在上海召开的"推进自愿无偿献血圆桌会议"上所做报告显示,千人口献血率在高、中、低收入的国家间差别比较明显,高收入国家千人口献血率达到39.2‰,中收入国家为12.6‰,低收入国家为4.0‰。全球共有74个国家千人口献血率低于10‰,其中38个为非洲地区国家,10个为西太平洋地区的国家,7个为东地中海地区的国家,7个为东南亚地区的国家,6个为美洲地区的国家,6个为欧洲地区的国家。占全球人口16%的高收入国家,献血人次占全球总献血人次的49%;占全球人口72%的中收入国家,献血人次占了48%;占全球人口12%的低收入国家,献血人次占3%。从上述数据能看出,全球血液募集和供应极不均衡。根据国家卫生计生委发布的数据显示,2015年我国全年血液采集量为4400吨,共有1320万人次参加了献血,而1998年上述两个数据仅为不足1000吨和32.8万人次,说明在《中华人民共和国献血法》颁布实施后,无论在献血总量还是在参与献血的人次,都有了显著的提高。但是,我们还应看到,我国千人口献血率还相对较低(2015年为10‰),春节、高温期间等季节性血液供应紧张以及血型偏型的情况仍有发生,血液供应能力还需进一步提高。为此,国家卫生计生委、国家中医药管理局、中国红十字会总会、原中国人民解放军总后勤部卫生部于2015年6月联合印发《关于进一步加强血液管理工作的意见》,明确到2020年千人口献血率达到15‰,以保证临床用血的供应,确保自愿无偿献血可持续发展。

(2)血液安全:1998年10月1日《中华人民共和国献血法》实施以来,我国血液安全得到了有效的保障,主要体现在:

1)无偿献血的推进:从国家法律层面禁止血液有偿买卖,大力推行无偿献血制度,严格执行献血者健康征询、高危献血者屏蔽和保密性弃血等各项措施,从低危的无偿献血者中采集血液,从源头保障了血液的安全。

2)法制化、标准化建设:国家卫生行政部门相继颁布了《血站管理办法》、《血站质量管理规范》、《血站实验室管理规范》、《医疗机构临床用血管理办法》等一系列的法规、规章、标准等,国家通过法制化、规范化的顶层设计,引入质量管理理念,加强了血站标准化建设,提高临床科学、合理用血的能力,构建了完善的血液管理制度体系和采供血服务体系,对于保障血液安全起到了重要的作用。

3)血液检测的能力建设:2001年国家投资12.5亿元国债,并要求各地政府配套10亿元用于加强中西部地区的血站基础建设和设备投入,其中一部分的资金用于血站检测实验室设备的配置。经过 10 余年的发展,血站的血液检测能力有了长足的提高。为了进一步提高血液检测能力,最大限度地缩短"窗口期",原国家卫生部于 2010 年启动了 15 家血站血液核酸检测的试点工作,2015 年底全国血站均已开展血液核酸常规检测,完成了核酸检测全覆盖工作目标,进一步保障了血液的安全。

## 二、无偿献血者的招募

### (一)无偿献血者招募的分类

目前我国无偿献血者的招募渠道主要分为个人献血者的招募,机关、企事业单位、高校等团体献血者的招募以及家庭互助献血者招募三种形式。

1. 个人无偿献血的招募是针对以个人的名义主要在街头流动献血车、献血屋参加献血的人群进行招募。自 1998 年国家推行无偿献血制度后,各级政府都投入专项用于街头流动献血车的购置和献血屋的建设,增加献血点位设置,以方便个人自愿无偿献血者就近献血。街头个人无偿献血的招募是一种相对"被动式"的服务,需要献血者主动到献血点参加献血。因此,献血点位的人流、气候、交通等因素都将直接影响血液的募集量,在选择点位之前,应科学评估,反复论证,配备一定数量的人员(包括志愿者)做好现场点对点的宣传和招募工作。

2. 团体无偿献血的招募是指借助于机关、企事业单位、社区、高校、军队等组织平台,通过无偿献血宣传和招募,让国家工作人员、企事业单位职工、社区居民、高校师生、军人等在完全自愿、没有任何经济利益驱动和胁迫的情况下捐献自己的血液。通过团体无偿献血的招募可以弥补街头献血淡季的不足,增强血液供应的抗风险能力。另外,团体无偿献血是以机关、单位、高校、军队等为动员、组织平台,因此在应对突发公共事件而出现用血量剧增的情况下,可以较短时间内采集一定数量的血液,来满足应急和常规用血的需求,具有较强的可控性。我国《献血法》第 6 条也明确:"国家机关、军队、社会团体、企事业单位、居民委员会、村民委员会,应当动员和组织本单位或者本居住区的适龄公民参加献血"。国家于 2015 年 6 月下发的《关于进一步加强血液管理工作的意见》中要求"各地应当稳步拓展无偿献血模式,推动团体无偿献血和街头流动无偿献血协调发展,提升无偿献血抗风险能力。在做好街头流动献血工作的同时,强化团体无偿献血工作,把无偿献血动员由街头向政府、企事业单位、社区和农村延伸,逐步建立一支相对稳定的固定献血者队伍。"

3. 家庭互助献血的招募是指针对患者的家庭成员动员其献血。根据我国《献血法》之规定:为保障公民临床急救用血的需要,国家提倡并指导择期手术的患者自身储血,动员家庭、亲友、所在单位以及社会互助献血。但是,献血和用血审核不严格的地方,易发生雇人献血、冒名献血等情况,滋生非法买卖血液的土壤。因此,家庭互助献血不能作为无偿献血招募的主要或者常规途径,国家要求严格启动互助献血的条件、标准和范围,原则上仅在稀有血型和急救用血等情形下开展互助献血。

### (二)六何分析法招募方式

5W1H 分析法,又名"六何分析法","5W"是在 1932 年由美国政治学家拉斯维尔最早提出的一套传播模式,后经过人们的不断运用和总结,逐步形成了一套成熟的"5W+1H"模式。无偿献血招募中运用的 5W1H 理论主要包括:Why(献血理由)、Who(招募对象)、What(招募目标)、Where(招募场所或渠道)、When(招募时机)以及 How(招募方式)。

1. 献血的理由　为什么要献血? 这是在献血招募时首先要回答公众的问题。我们应该从无偿献血对于保障血液安全的重要性、血液可以拯救患者生命、血液无可替代、血液的生理知识、献血无损健康、献血的安全性等方面进行宣传。献血的理由或者动机有很多,可分为内因和外因两种:

(1)内部动因:①利他主义:认可献血拯救生命的理念,为了践行社会责任等。②归属感和自豪感:可以参加献血者俱乐部等志愿者组织,获得荣誉表彰等。③自我保障:可以享受免费用血政策等。④外部压力:出于同组压力、组织压力而献血,常见于计划献血模式。⑤血液检测:以血液检测为目的的参加献血,以诊断自己是否感染了某种传染病。⑥金钱驱动:通过献出自己的血液来换取金钱。

其中,④~⑥所列的献血动机有可能对于血液的安全造成威胁。

(2)外部动因:①献血安全:对是否使用合格的一次性采血耗材存在顾虑等。②献血环境:包括安全性、便捷性、整洁性、舒适性等。③献血流程:包括规范、顺畅、高效以及献血等候时间的长短等。④献血服务:包括医护人员、义工等人员的专业性和服务的人性化等。

(3)没有或者不再参加献血的原因主要有:①本人因各种原因不符合献血标准。②献血没有任何报酬。③不清楚在哪里献血、如何献血。④对献血知识不了解,害怕献血损害健康或感染传染病,害怕穿刺时的疼痛。⑤怀疑献血的公益性,对于血站收取成本费用的错误理解。⑥对于招募的方式不认同或反感。⑦受别人不愉快献血经历的影响。⑧采供血机构不能确保个人隐私的保护。⑨没有时间、献血点位不方便,献血和我无关等等。

2. 招募的人群

(1)招募低危、健康献血者:所谓低危和健康的评判项目主要包括:年龄、体重、生活方式、危险因素接触史、健康史及健康状况、药物、疫苗及血液使用情况、疫区旅行史等,上述内容主要是通过医护人员对献血者的健康征询以及既往献血记录核查而获得的。

(2)目标人群的细分

1)初次献血者:通过宣传、招募和动员首次参加献血的献血者,这是血液募集增量的基础。由于以往没有献血的经历,因此,在献血过程中,工作人员应给予更多的关爱,准确、易懂地解答他们关心的问题,包括:献血的安全性、献血的流程、所献血液的用途、献血者健康征询和体检的目的等,打消首次献血的紧张感。献血者首次献血的体验对于其今后是否还会参加献血至关重要。

2)固定献血者:是指既往至少献过3次,近1年至少献血1次的献血者。固定献血者是最安全的血液来源,也是血液募集的重要来源,更是应急献血队伍的重要组成人群。由于已经有过多次献血经历,对于献血流程和血液安全等相关的知识已有所了解,其捐献的血液也经过多次检测并留有核查记录。因此,固定献血者对于献血招募的接受程度也明显高于初次献血者,其捐献的血液因不合格而报废的比率也相对较低,血液的安全程度相对较高。

3)流失的献血者:是指已有过献血经历,但由于各种原因而不再献血或者不在原血站献血。献血者的流失原因多种多样,主要表现为:①血液检测不合格,永久淘汰;②有不愉快的献血经历或者献血不良反应,不愿再次献血;③已离开原来献血城市;④由于某些事件引发公益信任危机而不再愿意献血等。在招募实践中,对于献血者流失的原因应做具体分析,并采取相应的应对措施。对于因工作人员的服务态度、能力而影响其献血意愿的情况,血站应尽快沟通和改进,及时处理献血者的投诉和抱怨。对于公益信任危机引起的,影响面较大,会对于血液的募集和供应产生威胁,更应高度重视,积极开展危机应对,明确、直接、如实地解答公众的质疑,及时恢复信任,挽回流失的献血者。

4)延期献血者:是指因健康征询、体检或血液检测不符合要求等原因,暂时不宜献血的,不包括永久淘汰的献血者。暂时延期的原因主要包括:①献血征询中有不宜献血的情况,如:献血间隔期、局部炎症感染、小手术、疫苗预防接种等;②血液检测不合格的情况,如:ALT检测、血红蛋白含量检测不符合要求等。对于延期的献血者可在延期过后主动与其联系,提醒其可以再来参加献血。

5)造血干细胞捐献者资料库成员:是指加入造血干细胞捐献者资料库,准备或已经为配合性患者捐献造血干细胞的志愿者。因为这些捐献者或者潜在捐献者对捐献血液成分的意义和安全性都有所了解,而且知晓输血对于血液病患者重要性。因此,招募造血干细胞捐献者资料库成员参加无偿献血,特别是采集流程和方法与外周血造血干细胞极为相似的单采血小板捐献,比其他献血者招募效果更好些。

6)家庭互助献血者:曾经因亲属需要输血而捐献过血液,作为受益者的家属对于血液在疾病救治中的作用感同身受,同时又有过献血的经历。因此,对于家庭互助献血者应一视同仁,加强宣传和招募,使其转变为愿意为其他患者捐献血液的自愿无偿献血者。

3. 招募的目标

(1)制订年度献血目标:根据本地区近几年来临床用血情况的统计,结合医疗发展水平的估计数,包括医疗机构数、床位数、手术量、出院病人数的增减,制订年度的献血招募目标数,并且应细分为团体无偿献血和街头个人无偿献血的招募数。

(2)制订月度献血目标:根据年度的献血目标,结合近几年来每个月用血量的统计分析,细分月度献血目标数。

(3)应急状态下献血招募:建立一支应对突发公共事件的应急献血者队伍,在突发事件发生后需紧急、大量用血时,动员应急献血者献血,做到"藏血于库、藏血于民"相结合。

(4)主题活动的招募目标:在策划主题招募活动时,应确定血液募集的量化指标,事后加以评估。

4. 招募的渠道

(1)活动招募:结合每年的重大活动,如:春节、2.14情人节、5.8国际红十字日、6.14世界献血者日、10.1国庆节、12.5国际志愿者日、圣诞节等开展献血主题招募活动。

（2）民间社会组织或团体招募

1）对民间社会组织或团体有针对性地进行献血招募，如：红十字会造血干细胞俱乐部、其他公益性社团组织等。

2）建立献血志愿者平台，如：Rh 阴性献血者俱乐部、无偿献血志愿者服务队、献血促进会等。南非倡导的"25 岁俱乐部（Club 25）"就属于此类型的团体招募，针对 17 至 25 周岁的青年人群开展献血招募，倡导俱乐部成员以健康的生活方式来保障血液安全，鼓励成员每年献血 2 次。

（3）媒体的宣传：媒体可分为两大类，一是传统媒体，如：电视广播、报刊杂志等；二是网络媒体，如：微博、微信等。随着互联网的发展，自媒体已成为社会公众，特别是年轻人群的主要社交平台，与传统媒体比较，具有传播速度快、信息量大、受众广、成本低、互动性强、素材丰富等优势。因此，建立官方微博和微信已成为血站开展献血者招募与服务的重要平台。

（4）同伴招募：即以献血者作为招募志愿者进行宣传、动员，此方式的优点在于招募者以自身的献血经历来宣传无偿献血，让人更有信服感。

5. 招募的时机

（1）常态的招募：制订年度的宣传和招募计划，献血点与社会面相结合，常态化地开展招募工作。

（2）应急状态的招募：包括献血淡季，如春节前后、高温和寒冷季节等时期供血能力大幅减弱以及突发公共事件大量用血时，应启动紧急情况下的献血招募工作，包括动员应急队伍献血。

6. 招募的策划（HOW） 招募方案的制订对于提升招募的效果起到了重要作用，招募方案内容包括：现状分析、目标设定、目标人群划分、工作人员确定、实施计划的制订、资源的保障以及效果分析和评价等。

### （三）招募效果的评价

1. 定量指标是指以准确数量定义、精确衡量并能设定绩效目标的考核指标。献血招募效果评价的指标主要包括：

（1）献血总人次：反映了人群中参与献血的情况，现在常用的指标如：千人口献血率等。

（2）新的献血者比例：既可评估献血增量，也可评估献血者保留的效果。如果在总量不变的情况下，占比高则间接反映了献血者保留的效果不佳。

（3）流失的献血者比例：间接评估招募和服务效果不佳的指标。

（4）固定的献血者比例：评估献血者保留的指标。

（5）暂时延迟献血后再次献血的比例：评估再招募效果的指标。

（6）延迟献血者的比例：评估招募适宜献血者效果的指标。

（7）献血者传染性指标阳性率：评估低危献血者招募效果的指标。

（8）每一活动血液采集的单位数：评估每一次活动效果的指标。

2. 知信行评价指标 知信行理论（knowledge，attitude，practice，KAP）是由美国哈佛大学梅奥教授等于 20 世纪 60 年代提出，后由高曲曼在其 1988 年主编的《健康行为》中得以发展，并成功地运用于健康行为改变的评价。KAP 理论被越来越多的学者运用于无偿献血的研究中，高东英等在《献血相关的知信行研究进展》，张清等在《武汉市学生群体献血市场细分研究》中都有详细的阐述。

（1）献血认知度（knowledge）的变化：通过对血液生理知识、献血无损健康以及无偿献血对于血液安全重要性的宣传，评估公众对于无偿献血知晓率的变化。

（2）献血认可度：宣传血液对于患者救治的重要性，了解血液的用途，营造献血光荣、感谢献血者的良好社会氛围。此指标主要评价公众对于无偿献血行为的接受情况。

（3）献血行为的转化率（practice）：进一步宣传血液的不可替代性，需要符合献血条件者捐献血液才能挽救更多患者的生命，促进公众从知晓、认可到参与献血的行为转化。

## 三、献血者的遴选

### （一）献血者安全教育

1. 安全教育的目的 通过献血前的安全教育，使献血者了解自身的高危行为以及疾病史等不宜献血的状况对于血液安全的重要性，建立献血前自我排除机制，确保血液来源安全，特别是应让献血者或潜在献血者了解通过血液检测尚不能完全确保血液安全，打消通过献血进行血液检测的错误动机。

2. 安全教育的内容

（1）献血的意义：让公众了解在目前的科学技术水平状况下，血液尚无法人工合成，无偿捐献的血液是用于治疗疾病、挽救生命，而非用于商业用途。

（2）血液生理知识教育：如血液成分的代谢周

期、献血量与正常血容量的关系,让公众知晓血液是可以再生的,献血无损健康。

（3）血液安全教育:如血液检测的"窗口期",一些病原体,如:艾滋病毒、肝炎病毒、梅毒螺旋体等是可以经输血传播,低危无偿献血者捐献的血液对于受血者安全的重要意义;高危献血者故意献血造成传染病传播的,应承担法律责任。

（4）献血者健康教育:包括献血的既往病史、高危行为和接触史、疫区旅行史、献血者的自我淘汰和屏蔽等对于保障血液安全的重要性,哪些情况永久或者暂时不宜献血等。

（5）献血安全性:如使用一次性采血器材、献血的步骤、献血过程中专业人员的关爱、可能发生的献血不良反应及其处理程序,献血前、中、后的注意事项,隐私保密,投诉受理等。

3. 安全教育的方式　可以通过多种渠道开展血液安全的教育,主要包括:

（1）献血现场的教育:包括阅览相关宣传资料、海报、科普出版物,观看宣传片,工作人员的咨询和解答等;

（2）公众媒体的宣传:包括电视、广播、报刊、网络媒体等;

（3）献血招募演讲:通过学校、社区、机关、企事业单位、献血者俱乐部等平台,开展血液安全的专题讲座。

**（二）献血者的知情同意**

1. 知情同意的意义　根据我国《献血者健康检查要求》（GB 18467—2011）的规定,血站工作人员应在献血前对献血者履行书面告知义务,并取得献血者签字的知情同意书。知情同意不仅是保障献血者的知情权,同时也是确保血液安全的重要环节,是献血者安全教育重要手段。

2. 告知的内容　根据《献血者健康检查要求》（GB 18467—2011）的规定,告知的内容应包括:①出于利他主义的动机,自愿无偿捐献血液,帮助需要输血的患者,没有任何利益驱动。②血站所做检测只是针对部分可经输血传播的病原体标志物,无法涵盖所有的检测,并且血站不对检测作出任何临床诊断。因此,不要为了检测而献血,如为了疾病的诊断,可赴医院就诊或咨询疾病预防控制中心。③不安全的血液将会危害受血者的生命与健康,具有高危行为的献血者不应献血。④献血者在献血前应出示真实有效的身份证明,血站应进行核对并登记。冒用他人身份献血的,应按照相关法律规定承担责

任。有效的身份证明包括:居民身份证、居民社会保障卡、驾驶证、军（警）官证、士兵证、港澳通行证、台胞证以及外国公民护照等。血站对献血者的个人信息应承担保密责任。⑤献血者在献血后如果认为已捐献血液可能存在安全隐患,应尽快回告血站,即保密性弃血。⑥献血总体是安全的,但有时因个体差异,偶尔可能会发生头晕、出冷汗、穿刺部位青紫、血肿、疼痛等不适,极个别可能出现较为严重的献血反应,如晕厥等。血站医护人员会进行及时处置,献血者也应遵照血站告知的献血前、后注意事项,以降低献血不良反应的发生率。⑦血站将依据《献血法》的规定,对献血者进行献血前健康征询和一般检查,献血者应如实填写健康状况征询表。血站对于捐献的血液将进行经血液传播疾病的检测,检测合格的血液将用于临床,不合格的血液将按照国家规定进行处置。检测结果不合格仅表明捐献的血液不符合国家血液标准的要求,不作为感染或疾病诊断。⑧根据《中华人民共和国传染病防治法》的规定,血站将向当地疾病预防控制中心报告艾滋病病毒感染等检测阳性的结果及其个人资料。

3. 献血者知情同意　献血者认真阅读有关告知材料后,如同意应履行签字手续。

**（三）献血者健康征询**

1. 健康征询的目的　献血者在献血前须经过健康征询,献血者的健康征询不作为疾病诊断,只是通过血站医护人员的问询来了解是否存在对于献血者本人的健康和血液的安全存在危险因素。献血者应配合如实的回答工作人员的问询。

2. 健康征询的内容　主要包括高危行为、病史、免疫接种史、疫区旅行史等内容。

（1）高危行为:①高危性行为:如男男同性恋、曾与易感经血液传播疾病高风险者发生性行为、卖淫嫖娼等;②危险因素接触:如施行文身术、被血液污染的器材致伤等;

（2）疾病史:包括永久和暂时不宜献血两种情况。①永久不宜献血情况:因健康原因永久不适宜献血的,如:各系统严重疾病患者、传染性疾病患者、各种恶性肿瘤及影响健康的良性肿瘤患者、使用某些药物提示存在严重健康问题的患者、异体组织、器官移植接受者等情况。②暂时不宜献血:指短期内存在健康问题,但治愈后或影响因素解除后仍可以献血的,包括急性上呼吸道、泌尿道、胃肠道等的急性感染者、施行小手术和较大手术者、患有一般良性肿瘤、服用可能影响血液成分功能药物者（如:服

用阿司匹林类药物而影响血小板功能的)等情况,不同情况献血间隔期亦不同。

(3)免疫接种史:献血间隔期视接种疫苗种类不同以及是否存在传染源暴露而不同。

1)无暴露史的免疫接种:主要是通过疫苗接种使机体产生获得性免疫力的一种预防病原体感染的措施,主要用于预防,属于主动免疫,也称自动免疫。由于不存在传染源的暴露史,因此,献血延迟期一般较短。如果接种灭活、重组 DNA 疫苗、类毒素的,接种后观察 24 小时无不良反应者即可献血,如:伤寒、甲肝灭活疫苗、重组乙型肝炎疫苗接种等;如果接种减毒活疫苗的,不同疫苗的间隔期有所不同,如:麻疹活疫苗最后一次接种 2 周后方可献血,人用狂犬病疫苗最后接种 4 周后方可献血。

2)有传染源暴露史的:是指通过免疫接种使机体被动接受抗体、致敏淋巴细胞或其产物所获得的特异性免疫能力,一般用于治疗或者特殊情况下紧急预防,属于被动免疫。由于存在传染源的暴露史,具有感染病原体的风险,因此,献血延迟期比无暴露史的情况较长,如:被犬类咬伤后接受狂犬病疫苗注射,最后一次免疫接种 1 年后才可以献血。

(4)疫区旅行史:曾经在疫区旅行或居住过,存在传染疾病的风险,一定时期内不能献血。例如:我国 2003 年暴发"非典型性肺炎"的流行,在献血者健康征询中会增加疫区的旅行和居住史的问询,如有此情况,需暂缓 2 周(医学观察期)后方可献血。再如 2016 年 WHO 发布的《在塞卡病毒疫情期间保持安全和充足的血液供应暂行指南》中也提出:最近去过塞卡病毒传播地区的献血者在离开该地区 28 天后方可献血。根据美国血库学会技术操作规程的要求,献血前需经过疟疾疫区旅行史问询,根据 2006 年相关数据的统计,美国红十字会系统血站全年共永久淘汰或暂缓献血的共 771 191 人次,不合格原因中女性血红蛋白含量检测不合格为 611 270 人次(占 7.85%),排列第一位,因疟疾疫区居住和旅行史而延期为 19 105 人次(占 0.63%),排列第二位,在英国和欧洲长期居住存在感染变异性克雅氏病毒的可能而永久不宜献血为 10 589 人次(占 0.14%)[5]。

(四)献血者的一般检查及血液检测

献血者经过健康征询符合献血要求后,还需经过一般检查和血液检测,合格后方可献血。

1. 献血者的一般检查

(1)年龄:18~55 周岁,既往无献血反应、符合健康检查要求的多次献血者,年龄可以延长至 60 岁。关于

多次献血具体的数量国家没有明确规定,有些血站按照固定献血者的标准进行规定,即曾经献血 3 次以上(含 3 次),且其中 1 次应在 1 年内献血的。

(2)体重:男性≥50kg,女性≥45kg。

(3)血压:12.0kPa(90mmHg)≤收缩压<18.7kPa(140mmHg);8.0kPa(60mmHg)≤舒张压<12.0kPa(90 mmHg);脉压:≥4.0kPa(30mmHg)。

(4)脉搏:(60~100)次/分,高度耐力的运动员≥50 次/分,节律整齐。

(5)体温:正常。

(6)一般健康状况:①皮肤、巩膜无黄染。皮肤无创面感染,无大面积皮肤病。②四肢无重度及以上残疾,无严重功能障碍及关节无红肿。③双臂静脉穿刺部位无皮肤损伤。无静脉注射药物痕迹。

2. 献血前的血液检测

(1)血型检测:ABO 血型(正定型)。

(2)血红蛋白(Hb)测定:男≥120g/L;女≥115g/L。如采用硫酸铜法:男≥1.0520,女≥1.0510。

(3)单采血小板献血者:除满足(1)、(2)项目外,还应同时满足:①血细胞比容(Hct):≥0.36;②采前血小板计数(PLT):≥150×10⁹/L 且<450×10⁹/L;③预测采后血小板数(Plt):≥100×10⁹/L。

**(五)献血者屏蔽**

1. 暂缓献血　通过献血前的健康征询、一般检查、血液检测,存在暂时不能献血的情况,经过一段暂缓期后仍可以献血。

2. 屏蔽献血　通过献血前的健康征询、一般检查、血液检测,存在永久不宜献血的情况,在献血电子记录中对该献血者进行屏蔽。

3. 保密性弃血　献血者在献血后如认为自己的血液存在一定的安全风险,可与血站联系,告知将血液报废,可以说明原因,也可不说明原因。血站在接到告知后,应不做任何检测或评估,直接将血液做报废处理。如献血者告知原因,应对献血者做暂缓献血或永久屏蔽记录;如不告知为何种原因,从血液安全出发,也应做永久屏蔽记录。

# 第二节　献血者保留和关爱

## 一、献血者保留

### (一)献血者保留的意义

1. 保障血液安全　世界卫生组织在血液安全

战略中指出,安全的血源应采集自低危的自愿无偿献血者,其中最安全的是来自于固定的自愿无偿献血者。因为固定无偿献血者已接受过多次的血液安全教育,对于自身的健康会造成受血者安全潜在威胁的了解较为深刻。因此,献血者的保留是保障血液安全的重要环节。

2. 应对血液短缺　保留的献血者已有多次献血经历,也充分理解了献血对于挽救患者的重要性,血站也有其信息和联络方式。因此,在血液短缺的时候,固定献血者比没有献血经历的人士更加容易、更加迅速地被招募,对于缓解特定时期血液供应紧张起到了重要作用。

3. 提高招募效果　评价招募效果的一项重要指标为献血者保留(或者固定献血者)的数量和比例,数量或比例越高说明血站工作人员的招募能力和服务水平越高。

### (二)献血者保留的影响因素

1. 血站的服务质量　通常情况下,健康检查和征询人员、采血人员、护理人员是献血者接触最多的血站工作人员,其承担的不仅仅是服务职责,同时扮演了保留献血者的重要角色,其所提供的服务直接影响了献血者是否还会再来献血,是保留献血者的关键。具体表现在以下方面:①采供血机构的代表,关系到单位的形象;②代表受血者和采供血机构向献血者致谢;③献血者通过其了解更多的血液生理和血液安全等知识;④提供优质服务使其成为固定献血者。

2. 献血者的献血经历　一次不愉快的献血经历将会导致献血者的流失,而且可能还会影响到其亲属、朋友的献血意愿。因此,血站工作人员的专业性、服务态度和能力、献血流程和环境等都是影响献血者保留的因素。工作人员良好的服务能力和态度能够增强献血者的信赖度,打消紧张情绪,通过愉快献血经历可使其成为固定献血者。反之,工作人员一些不良举止会引起献血者反感而流失。

3. 血站的公益形象　无偿献血是一项公益事业,是通过献血者无偿捐献血液来挽救患者的生命,是一种利他行为。因此,献血者对于血站本身的公益性尤为关注。2011年在网络上曝出的"郭美美事件"对于红十字会的公信力产生了巨大冲击,对于无偿献血也产生了一定的影响。另外,"无偿献血,有偿用血"的观点也在网络流传,尽管这种观点存在误导,但是确实造成了公众对献血公益性的曲解。因此,维护好血站的公益形象,除了自己带头献血外,

还需要加大正面宣传力度,对于不实或者误导性的报道应及时给予澄清,消除公众的误解和顾虑。

4. 档案资料保留　每位献血者都存有完整的信息档案,随着血站信息管理系统的广泛使用,为献血者的保留和再招募提供了信息平台。献血者的档案应包括:

(1)纸质档案:主要是指《无偿献血登记表》。

(2)电子档案:个人信息、献血记录,与捐献血液相关的信息链,如:血液检测结果记录、血液制备、发放(报废)记录等。

## 二、献血者的关爱

### (一)献血者的需求

1943年,美国心理学家亚布拉罕·马斯洛在《人类激励理论》一书中提出了需要层次理论,他将人的需求从低到高分成五个层次,包括:心理需求、安全需求、情感和归属需求、尊重需求和自我实现需求。下面通过运用马斯洛需求层次理论对献血者的行为动机和对献血服务的需求进行分析,从而提出对献血者的关爱和激励措施,巩固献血者的队伍。

1. 生理需求　通常作为动机理论最基本的需要是所谓的生理驱动力,包括食物、空气、睡眠等人类所必需的需求,只有当这些需求得到满足后,其他需求才会称为新的激励因素。为了获得报酬,满足对生活物质的需求而出卖血液的行为动机可以认为是生理需求的一种表现形式。满足生理需求是最为低级的需求层次,为了物质追求,满足生活需求,往往会隐瞒病史、危险行为,对于他人健康的影响会被忽视。因此,出于满足生理需求的献血动机(俗称"卖血"),对血液安全会造成很大的威胁。

2. 安全需求　是指人们对于人身安全、生活稳定性、医疗保障与疾病医治、人身安全等方面的需求。为了今后能够免费用血、优先用血或家庭成员目前需要用血而献血,某种程度上是出于本人或家庭成员用血保障的动机。另外,社会公众对于献血过程、环境、采血耗材、个人信息等安全性的疑虑,也表明了对于献血安全的关注。

3. 情感和归属需求　马斯洛认为,人人都希望得到相互的关系和照顾。感情上的需要比生理上的需要来的细致,属于高层次的需求,包括:友情、爱情和隶属关系的需求。献血者对于公益事业和血站服务的认同并且愿意定期来献血,这属于对归属感的需求。献血者对于志愿服务组织、团队或献血者俱乐部、联谊会的认同并愿意参加这一团体,也是一种

归属感。

4. 尊重需求　属于较高层次的需求,如:成就、名声、地位和晋升机会等。尊重需求既包括对成就或自我价值的个人感觉,也包括他人对自己的认可与尊重。希望自己的献血行为被社会认可,并受到尊重和褒奖,属于对被尊重的需求。

5. 自我实现需求　是最高层次的需求,包括针对于真善美至高人生境界获得的需求,如:利他主义、志愿精神、发挥潜能等,满足自我实现的需求因人而异。为了挽救患者生命而经常地无偿献血,从而也获得人生快乐,这也属于自我实现的一种表现,而这种自我实现的需求,只要符合献血条件的都可以满足。

**（二）献血者的关爱**

通过马斯洛需要层次理论对献血行为的动机进行简要分析,从而有针对性地制订对献血者的关爱方案。

1. 感谢献血者　应大力宣传无偿献血这一高尚行为,弘扬献血光荣的正气。血站工作人员应该代表患者对于献血者的每次献血行为表示感谢;各级政府、红十字会定期对优秀献血者进行表彰,如:国家和各地政府每两年对全国、本地的优秀无偿献血者和单位给予的表彰;世界卫生大会通过的每年6月14日为"世界献血者日",向全球的无偿献血者表示感谢。另外,很多地方出台的献血者本人和家属用血的优惠政策,也体现了对献血者的关爱。

2. 提供优质献血服务　献血服务是献血者再次招募成功与否的关键,是献血者最起码的需求。血站在献血环境营造,献血流程设计等方面要充分体现人性化的要求,给予献血者良好的献血体验。通过宣传让公众知晓采血器材是安全的、献血环境是安全的、献血流程是安全的、服务人员是专业的,让公众打消献血会感染传染病的疑虑,满足其对安全的需求。血站还应建立严格的献血者隐私保护规程,包括个人信息、检测报告、献血相关档案等资料,应严格保密,保护好献血者的个人隐私。

3. 献血者联谊平台　组建一个可以让广大献血者参与其中,共同探讨无偿献血有关话题,为了"无偿献血拯救生命"这一共同的目标聚集在一起的团体、组织或平台,如:献血者之家、Rh 阴性献血者俱乐部、板友会(单采血小板献血者组织)、南非的 25 岁献血俱乐部等。通过这些组织,平时素不相识的献血者能够相识、相聚,在分享献血经历的同时,也扩大了自己的社交圈,增强了献血者的归属感。

和忠诚度。

# 第三节　献血不良反应及其处置

## 一、献血不良反应的诱发因素和分类

### （一）献血不良反应的诱发因素

献血过程总体是安全的,但不排除因个体差异、工作人员技术、环境等因素而造成献血不良反应的发生。美国血库学会(American Association of Blood Bank,AABB)根据献血现场的发现以及献血者事后的反馈,献血不良反应的几率大约为 3.5%,需进一步治疗的约为 1/3400[6]。从这项调查可以发现,献血不良反应的发生较为少见,严重不良反应更为罕见。献血不良反应主要由以下因素所导致:

1. 精神和神经性因素　主要表现在心理因素和血管迷走神经引发的,这是引起献血不良反应的主要因素,特别是初次参加献血者,由于对于献血过程和血液知识不了解,对于穿刺的害怕,对于血液流出自己身体的恐惧等原因,有可能引起"晕血"。也有可能由于看到别人"晕血"而产生"心因性反应",也发生晕厥。这类因素引发的不良反应往往在献血过程中或刚献完血即可发生,有的甚至在进针后不久发生。

2. 技术因素　由于采血人员的穿刺技术不娴熟,造成了静脉血管刺破或者误将动脉当作静脉穿刺或者对于神经、腱膜造成损伤,也可能由于献血后止血护理不到位,都有可能引起血肿、局部损伤,甚至引发静脉炎症。

3. 环境因素　由于献血环境空气不流通、声音嘈杂、人员穿梭、温度过高或过低、等候时间过长等因素,都有可能增加献血不良反应发生的几率。

4. 自身因素　过于疲劳、身体不适、空腹献血等因素也会导致不良反应发生。

### （二）献血不良反应的分类

献血不良反应可以分为局部不良反应和全身不良反应。

1. 局部不良反应　主要表现为血肿、出血、疼痛、炎症等症状。

(1)血肿:最为常见的局部不良反应。主要是由于采血时静脉穿刺不当或者采血后穿刺部位压迫止血不当造成的。表现为穿刺点周围颜色变青、肿胀,从穿刺部位向手部放射性疼痛。

(2)动脉损伤:误穿肱动脉,采集的血液颜色较鲜红,血液流速较快(450ml 全血采集只需 4 分钟[7]),针尖会随着脉搏而跳动,发生出血几率较高。

(3)出血:由于献血后止血不当或者献血者自身的凝血功能不佳,表现为穿刺点凝血不住,迟发型出血。

(4)疼痛:局部血肿、穿刺或拔针时损伤神经、腱膜都会引起局部疼痛,呈放射状。

(5)枸橼酸反应:在单采血液成分的过程中,因有一定剂量的枸橼酸钠抗凝剂进入体内,枸橼酸会与循环血液中的钙离子结合,使得血液中的钙离子持续减少。同时,由于短时间内输入较大剂量的抗凝剂,机体无法及时补充钙离子,由此可能会产生口角、面部麻木等局部症状,严重的会出现胸闷、恶心、呕吐、皮肤湿冷、心悸等症状。由于血液成分采集过程中枸橼酸钠所用剂量低于中毒剂量,因此,反应主要表现在局部,一般症状也较轻,呈中毒症状较为罕见。

(6)血栓性静脉炎。因穿刺或固定不当,机械性直接损伤静脉壁,导致静脉血管内膜损害,形成血栓,导致炎症反应。局部表现有疼痛、肿胀、发红、发热,严重者会伴有发热等全身症状,但多不严重。由于采用经过严格消毒的一次性采血器械,因此,细菌性静脉炎极少发生。

2. 全身不良反应主要表现为血管迷走神经性症状。从发生时间可分为:即发性和迟发型;从严重程度可分为:轻度、中度、重度。

(1)即发性反应:主要发生在献血过程中以及献血后护理、休息过程中。

(2)迟发型反应:主要是指在离开献血地点后发生的。

根据 AABB 的统计,约有 60% 的全身性献血不良反应发生在献血后在休息区食用点心的过程中;约有 15% 发生在离开献血点后,一般在献血后 1 小时左右发生[7]。

(3)轻度反应:主要表现为紧张、焦虑,呼吸、心跳加快,面色苍白并伴出冷汗,头晕、乏力、恶心、呕吐,尚有知觉。

(4)中度反应:由轻度反应逐渐转变为晕厥,短暂无知觉,心律减慢,血压降低,浅表性呼吸。

(5)重度反应:伴有惊厥、抽搐、失去知觉、持续性低血压、心动过缓等症状,较为罕见。

迟发型中、重度反应可能会因无专业观察和保护而造成意外损伤,如:因晕厥摔倒,对献血者造成更为严重伤害。

## 二、献血不良反应的处置

降低献血不良反应的发生是开展血液的募集和保护献血者安全的重要环节,应以预防为主。在采血前应仔细询问在献血者是否存在可能引起献血不良反应的因素,如:是否空腹、休息是否充足、是否存在献血不良反应史等,告知献血过程,进行血液知识宣教,缓解献血者紧张情绪;在采血过程中应严格按照技术规程操作,避免对献血者造成机械性损伤;采血结束后,应注意观察献血者情况,嘱咐正确按压穿刺针眼处,适当短暂休息,食用点心和饮料,明确告知离开献血点后的注意事项,如:穿刺部位的保护,充分休息,一两天内避免高空作业和剧烈运动等。献血过程中,如发生不良反应时应即刻停止采血,并根据不同症状及时妥善处置,并由专人进行监护。发生的献血不良反应应记录在献血记录中,同时在献血者管理信息系统中备注,作为今后是否适宜献血的参考。常见的献血不良反应可按如下处置:

### (一)局部不良反应

1. 血肿、出血　即刻拔出采集针,嘱献血者抬高手臂与心脏平,用无菌棉球用力压迫穿刺部位,直至渗血停止。出现红肿胀可用毛巾冷敷或冰敷,红肿转青紫后可用毛巾热敷。如误穿动脉,应加压止血。

2. 血栓性静脉炎　可用热敷等物理方法进行局部治疗,如继发感染,应用抗生素对症治疗。

3. 枸橼酸反应　在血液成分采集之前 10 分钟口服 10% 葡萄糖酸钙 10～20ml,一旦发生枸橼酸钠反应症状,立即再次给予 10～20ml 口服,同时适当降低血液回流速度。

### (二)全身不良反应

1. 轻度不良反应停止采血,献血者取头低脚高平卧姿,头侧向一边,解开衣领,保持呼吸畅通,指导献血者慢而深呼吸,补充糖水。环境保持安静、通风、温度适宜。必要时可口服维生素 $B_6$ 或茶苯海明(晕海宁)缓解呕吐。与献血者交谈,转移注意力,进行心理疏导。专人监控至献血者恢复后离开。

2. 中度不良反应　在轻度不良反应处置的基础上,监测血压、脉搏,必要时给予吸氧;发生晕厥时,可用手指掐人中穴和百合穴。如持续渐进发展,应与 120 联系进行救治。

3. 重度不良反应　如出现惊厥、抽搐症状,应让献血者身体偏向一侧,以防止舌后坠和口腔分泌物流入而堵住气管。上下齿之间可嵌填毛巾或手帕,以防咬伤舌头。头部敷冷毛巾,针刺合谷或用手指甲掐入人中穴止痉。联系 120 送院救治。

(邹峥嵘)

# 参 考 文 献

1. 李慧文,李航.献血与志愿服务.北京:科学普及出版社,2011,8:73.

2. Wians FH,Moore HA,Briscoe D,et al.Evaluation of four qualitative third-generation HIV antibody assays and the fourth-generation abbott HIV Ag/Ab Combo test. Labmedicine,2011,42(9):523-535.

3. 上海市血液中心.WHO 安全输血相关决议.北京:人民卫生出版社,2013,5-6.

4. Blood Transfusion Safety Unit. Universal access to safe blood transfusion. Geneva:World Health Organization,2008,23.

5. Toback JD,Combs MR,Grossman BJ,et al.Technical Manual. 16th ed.Bethesda:AABB,2008,143-144.

6. Toback JD,Combs MR,Grossman BJ,et al.Technical Manual. 16th ed.Bethesda:AABB,2008,195.

7. Toback JD,Combs MR,Grossman BJ,et al.Technical Manual. 16th ed.Bethesda:AABB,2008,196.

# 第二十四章

## 血液检测的质量保证

本章介绍采供血机构从实验室角度保证献血者血液检测质量的主要要求、关键环节和基本做法，以期在血液检测中落实保证献血者的血液质量的管理和技术措施。血液检测质量保证的重点在于实验室检验程序中落实质量保证措施。分析前以标本采集为起点，重点讨论实验室内为保证血液质量所采取的管理和技术措施，并以发出检验报告为终点。本章仅适用于采供血机构（如血站和单采血浆站）对献血者的实验室检查，除特殊说明外，本章血液检测仅限于血液筛查相关的检测，并未包含采集前献血者的筛选及准备程序，也不包括相关环境和材料的监测与控制，以及血液、血液成分及血液制品生产和保存的流程控制等。医疗机构输血科（或血库）采用相同或类似的检测系统和检测方法，可参考本章内容开展质量保证工作。

## 第一节　血液检测质量保证的一般要求

### 一、术语及定义

以下术语和定义与实验室质量保证的理解、操作和分析密切相关：

#### （一）检测质量相关的术语及定义

1. 质量（quality）是一组固有特性满足要求的程度。

2. 质量保证（quality assurance，QA）是质量管理的一部分，致力于提供质量要求会得到满足的信任。

3. 质量控制（quality control，QC）是质量管理的一部分，致力于满足质量要求。

4. 室内质量控制（internal quality control，IQC）是指由实验室工作人员，采用一定的方法和步骤，连续评价实验室工作的可靠程度，旨在监控本实验室常规工作的精密度，提高本实验室常规工作中批内

和批间标本检测的一致性，以确定实验结果是否可靠，可否发出报告的一项工作。

5. 统计学质量控制（statistical quality control，SQC）是指使用统计技术进行质量控制，这些技术包括频率分布的应用、主要趋势和离散的度量、控制图、回归分析、显著性检验等。是医学实验室常用的质量控制方法。

#### （二）检测性能相关的术语及定义

1. 分析灵敏度（analytical sensitivity）是测量示值变化除以相应的被测量值变化所得的商。说明：①测量程序的灵敏度有可能依赖于被测量值；②要考察的被测量值改变必须大于分辨率；③一个测量系统的分析灵敏度是校准曲线的斜率；④分析灵敏度不应用于表示检出限或定量限，并且不应与诊断灵敏度混淆。

2. 分析特异性（analytical specificity）是测量系统的能力，用指定的测量程序，对一个或多个被测量给出的测量结果互不依赖，也不依赖于接受测量的系统中的任何其他量。说明：①缺乏特异性可被称为分析干扰；②在免疫化学测量程序中缺少特异性可能是由于交叉反应；③测量程序的特异性不应和诊断特异性混淆。

3. 准确度（accuracy of measurement）是单次测量结果与被测量"真值"之间的一致程度（定性概念），受正确度（系统误差）和精密度（随机误差）的影响。

4. 正确度（trueness）是无穷多次（实际可能为"多次"）重复测量结果的平均值与被测量"真值"（实际可能为"一个参考量值"）之间的一致程度。

5. 测量精密度（measurement precision）是规定条件下，对同一或相似被测对象重复测量得到测量示值或测得量值间的一致程度。说明：①测量精密度通常由不精密度的量度（如规定测量条件下的标准差、方差和变异系数）以数字表达；②测量规定的

条件可以是测量的重复性条件、测量的中间精密度条件或测量的再现性条件（见 GB/T 6379.5—2006/ISO 5725-5）[1]；③测量精密度用于定义测量重复性、中间测量精密度和测量再现性；④重复测量指在同一或相似样品上以不受以前结果影响的方式得到的结果。

6. 测量重复性（measurement repeatability）是一组测量条件下的测量精密度，包括相同测量程序、相同操作者、相同测量系统、相同操作条件和相同地点，并且在短时间段内对同一或相似被测对象重复测量。说明：①在临床化学上，术语批内精密度有时用于表示测量重复性；②在评估体外诊断医疗器械时，通常选择重复性条件来代表基本不变的测量条件（被称为重复性条件），此条件产生测量结果的最小变异。该重复性信息可用于故障排除的目的；③重复性可以用结果分散性特征术语（如重复性标准差、重复性方差和重复性变异系数）定量表达。相关统计术语在 GB/T 6379.2/ISO 5725-2 中给出[2]。

7. 中间测量精密度/中间精密度（intermediate measurement precision/intermediate precision）是一组测量条件下的测量精密度，这些条件包括相同的测量程序、相同地点并且对相同或相似的被测对象在一长时间段内重复测量，但可包含其他相关条件的改变。实验室 IQC 表现出的检测批间精密度类似于中间测量精密度（中间精密度）。

8. 测量再现性（measurement reproducibility）包括了不同地点、不同操作者、不同测量系统的测量条件下对同一或相似被测对象重复测量的测量精密度。说明：①在临床化学上，术语室间精密度有时用于指测量再现性；②在评估体外诊断医疗器械时，通常选择再现性条件来代表最大改变的条件（被称为再现性条件），此条件产生独立实验室间比较结果时遇到的测量结果变异，如发生在室间比对计划中；③测量再现性可以用结果分散性特征术语（如再现性标准差、再现性方差和再现性变异系数）定量表达。相关统计术语在 GB/T 6379.2/ISO 5725-2 中给出[2]；④不同测量系统可使用不同测量程序。

9. 检出限（detection limit/limit of detection）是由给定测量程序得到的测得量值，对于此值，在给定声称物质中存在某成分的误判概率为 α 时，声称不存在该成分的误判概率为 β。说明：①国际纯粹与应用化学联合会（International Union of Pure and Applied Chemistry，IUPAC）建议 α 和 β 默认值等于0.05；②术语"分析灵敏度"有时用于代表检出限，但

现在不鼓励这样的用法。

（三）其他术语及定义

1. 室间质量评价/能力验证（external quality assessment，EQA/proficiency testing，PT）是多个标本周期性地发送到实验室进行分析和（或）鉴定，将每一实验室的结果与同组的其他实验室的结果或指定值进行比较，并将比较的结果报告给参与的实验室。室间质量评价通常用于实验室检测结果准确度的回顾性评价。

2. 偏倚（bias）是试验结果偏离可接受参考值的系统偏离（带有正负号）。

3. 总允许误差（allowable total error，TEa）是检测项目分析质量特征的表现形式之一，是医学实用性所能耐受的分析误差的大小。医学实验室所使用的方法要求在总误差（total error，TE）上应小于这些分析质量技术要求。

说明：在常规测定中每个标本测定结果都会有误差，这个误差包括了各种类型的随机误差（random error，RE）和系统误差（systematic error，SE），因此测定结果与真值的差异是 RE 和 SE 的总和，即 TE。所选用的检测方法的 TE 必须在可接受的水平范围内，这种检测方法才能用于献血者常规检查，这个可接受范围即是 TEa。

4. 临界值（cut-off value）是鉴别样品，作为判断特定疾病、状态或被测量存在或不存在的界限的数值或量值。说明：①测量结果高于临界值判断为阳性而低于临界值判断为阴性；②测量结果接近临界值判断为非确定性；③临界值的选择决定检测的特异性和灵敏度。

5. 基质效应（matrix effect）是独立于被测物质存在的对测量和可测量数值产生影响的样品特性。化学分析中，基质通常指的是样品中被分析物以外的组分，常常对分析物的分析过程有显著的干扰，并影响分析结果的准确性。

6. 钩状效应（hook effect）即 HOOK 效应，是指由于抗原抗体比例不合适而导致假阴性的现象，其中抗体过量叫做前带效应，抗原过量叫做后带效应。钩状效应严重时可出现假阴性结果。

7. 筛查试验（screening test）是用于检测整个人群（或者人群中特定的一部分，比如献血者或供浆者）中特定待测物存在情况的试验。

8. 标准操作程序（standard operating procedure，SOP）将某一事件的标准操作步骤和要求以统一的格式描述出来，用来指导和规范日常的工作。统一

的操作程序有助于实验室提高工作效率和保证检验质量。

## 二、献血者的招募与管理

### （一）根据《中华人民共和国献血法》[3]的规定

对献血者进行健康征询与一般检查,献血者应该如实填写健康状况征询表。不真实填写者,因所献血液引发受血者发生不良后果,应按照相关法律规定承担责任。献血者健康征询及健康检查(详见第二十三章)。

### （二）采供血机构须遵照国家规定对献血（浆）者血液进行经血传播疾病的检测

由于不同的检测方法具有不同的分析特征,尤其是可能表现出不同的检测灵敏度和特异性,因此应选择符合国家标准或规范要求的检测方法[4,5],检测合格的血液将应用于临床,不合格血液按照国家规定处置。

### （三）血液检测结果不合格

仅表明献血(浆)者的血液不符合国家血液标准的要求,不作为感染或疾病的诊断依据[4]。

## 三、标 本 管 理

### （一）血液标本采集[6,7]

1. 标本采集程序　建立和实施血液标本留取程序,保证标本应来源于相对应的血液。应对标本采集前的准备、标本的标识、抗凝剂的选择和使用、标本采集、登记和保存过程实施有效控制,确保标本质量。宜采用旁袋留样方式(避免小辫留样)采集3管(每管5ml)标本,分别用于核酸检测、酶免疫测定和长期保存。

应向标本采集人员提供《标本采集手册》,进行培训并提供咨询,防止标本采集、登记和标识发生错误。

2. 标本运送及交接　建立和实施标本运送程序,确保标本运送安全和标本质量,建立标本运送记录。建立和实施标本接收和处理程序,应包括标本的质量要求、标本的接收时间和质量检查,标本标识和标本信息的核对,标本的登记,标本的处理,以及拒收标本的理由和回告方式。建立标本接收和处理记录。

3. 分样标本的管理　血液标本如需分样完成多项目检测,分次检测的部分标本应可追溯至最初原始标本。避免分样过程中标本被污染或稀释。

4. 特殊处理要求　进行聚合酶链反应(poly-

merase chain reaction,PCR)检测不得使用肝素抗凝标本,用于RNA(如HCV RNA)扩增检测的血标本建议进行抗凝处理,并尽快分离血浆(4小时以内),以避免RNA的降解,必要时,应在采集现场配备水平离心机进行离心。有的特殊检验项目可能对标本有其他特殊要求。献血时的全血采集应满足《血站技术操作规程》的要求,检测结果用于判定血液能否放行的标本只能在献血时同步留取,不得在献血者健康检查时提前留取[8]。

### （二）血液标本标识的唯一性及可追溯性[7]

1. 标识的管理程序　必须建立和实施血液及血液标本标识的管理程序,确保所有血液及血液标本可以追溯到相应的献血者及其献血过程、所使用的关键物料批号以及所有制备和检验的完整记录。

2. 标签质量要求　如标本为血袋所附小辫血样,标签的底色应为白色,与血袋牢固粘贴,能防水、耐磨损,背面粘合胶不能影响血液的质量。标签信息建议采用实体黑色字体,通过打印或印刷产生。

3. 标签内容的完整性　血液标签中的内容应符合《血站管理办法》[9]的相关规定,至少包含献血编号、品种标识、血型标识和有效期标识四部分。血液标签上不应标有献血者姓名。所有标签的标本都应存档。

4. 条形码的应用与溯源　血液的标识应采用条形码技术,确保每一袋血液具有唯一性标识以及可追溯性。条形码技术应能够对不同种类、不同过程状态的血液及血型进行标识。应保证每一次献血具有唯一的条形码标识,并可追溯到献血者。

5. 标识的唯一性要求　献血条码的编码程序应保证献血码的唯一性,同一献血码至少在50年内不得重复。

6. 标签贴签管理程序　负责贴签的人员须经相关培训和考核。应明确规定贴签的步骤和要求,一次只对一袋血液和同源血样管贴签,贴签后应与征询表进行核对。

7. 标本流转过程控制　流转过程应控制受检者身份的唯一性标识、检测委托方的标识与联系方式、标本类型、标本容器要求、包装要求、采集和接收时间、申请检测项目、缓急的状态(必要时)、检测结果送达地点等。

### （三）不合格标本的判断标准

不合格标本的判断标准至少应包括:缺乏标识、标识不唯一、标本标识和标本登记信息不一致、标本容器破损、严重溶血、严重乳糜、标本送达时超过规定的时限且没有采取适当措施、标本不足以完成必需的检验、无法排除标本被污染的嫌疑等[10]。有任何唯一性疑问或对应关系疑问的标本都不能视为合格标本。

### （四）标本保存

实验室设计和布局应考虑标本保存的需求,以满足适宜的空间和条件(参考第二十五章)。需较长时间保存的标本在分离血清(浆)时应无菌操作。

用于血液筛查的标本应尽快检测,延长保存时间会增加标本污染、变质、遗失和其他意外事件的风险。当天检测标本可室温放置,过夜保存应密闭置2~8℃冰箱,原则上必须在3天内检测。5天以内可分离血清(浆)密闭置2~8℃冰箱保存,-20℃至少可保存至3个月。检测前须混匀(尤其在冰冻融化后),浑浊或有沉淀的标本应排除细菌污染的可能,并在离心后进行检测,避免反复冻融标本[11]。注意有的检测项目对标本可能有特殊要求,应遵照试剂盒说明书操作。实验室应建立适当的SOP,规范标本的采集、运送、接收和保存程序。

## 四、检测项目

血液筛查项目必须满足中华人民共和国国家标准《献血者健康检查要求》的规定[4,8]。必要时还需遵循卫生行政主管部门的补充或临时规定。

### （一）献血前血液检测

1. 血型检测　ABO血型(正定型)。
2. 血红蛋白测定　血红蛋白(Hb)定量测定。
3. 其他单采血小板献血者除满足"2"外,还应同时检测或评估以下项目:①血细胞比容(Hct);②采前血小板计数(Plt);③预测采后血小板数(Plt)。献血前血液检测要求可能因国家标准或相关规定的变化而变化。血站可根据实际情况增加ABO血型、丙氨酸氨基转移酶(alanine aminotransferase,ALT)等检测项目。

### （二）献血后血液检测

1. 血型检测　ABO和RhD血型正确定型。
2. 丙氨酸氨基转移酶(ALT)检测符合相关要求[4,12-14]。
3. 乙型肝炎病毒(HBV)检测符合《乙型肝炎表面抗原酶免疫检验方法》相关要求[4,13-15]。
4. 丙型肝炎病毒(HCV)检测符合《丙型病毒性肝炎筛查及管理》相关要求[4,13,14,16]。
5. 艾滋病病毒(HIV)检测符合《全国艾滋病检测技术规范》相关要求[4,13,14,17]。

6. 梅毒(syphilis)试验符合相关要求[4,13,14]。

我国血站自2015年起,实现血站核酸检测全覆盖,采用符合规定的核酸检测方法进行血液HBV、HCV和HIV核酸检测[18-20]。目前已知可能与输血有关的病原体还有:甲型肝炎病毒(hepatitis A virus,HAV)、丁型肝炎病毒(hepatitis D virus,HDV)、戊型肝炎病毒(hepatitis E virus,HEV)、庚型肝炎病毒(hepatitis E virus,GBV/HGV)、TTV(torque teno virus,TTV)、细环病毒SEN(SEN virus,SEN-V)、人类T细胞白血病病毒(human T-cell leukaemia virus,HTLV)、巨细胞病毒(cytomegalovirus,CMV)、西尼罗病毒(west nile virus,WNV)、EB病毒(epstein-barr virus,EBV)、污染细菌和寄生虫等[20-22],随着病原体在输血中重要性的演变,或者由于技术的进步,或者因为个案的需求,有的病原体(包括本章没有提及的病原体)可能会成为血液筛查对象。

采供血实验室应依据最新的国家标准、行业标准或法律法规的要求开展血液筛查实验。

## 第二节　检测方法和系统的性能验证

### 一、性能验证的基本要求

实验室应选择满足血液筛查要求的检测方法和程序。检测方法和程序的分析性能应参考试剂盒说明书上明确标示的性能参数进行验证。定性免疫检测至少应包括:准确度、重复性、检出限;如为定量方法,应验证正确度、精密度(包括测量重复性和中间精密度)、可报告范围等[23-27]。检测方法和程序的分析性能验证内容:①定性免疫项目准确度、重复性、检出限。②定量检测项目正确度、精密度、可报告范围。

### 二、关键检测系统的评价

#### （一）输血相容性检测系统[8,24]

1. 验证材料　①ABO血型鉴定(正反定型):已知血型的献血者新鲜标本。②RhD血型鉴定:已知血型的献血者新鲜标本。③交叉配血:质控品。④不规则抗体筛查:质控品。
2. 验证方法　每一个试验项目使用同一批号试剂,参照相关标准操作规程,连续完成10个标本检测。
3. 合格标准　血型鉴定和交叉配血符合率=100%,不规则抗体筛查符合率≥80%。
4. 验证结果　①ABO血型鉴定(正反定型):检

测结果为 A 型、B 型、O 型、AB 型,判断标准为与预期血型一致。②RhD 血型鉴定:检测结果为阴性或阳性,判断标准为与预期结果一致。③交叉配血:检测结果为相合或不相合,判断标准为与预期结果一致。④不规则抗体筛查:检测结果为阴性或阳性,判断标准为与预期结果一致。

5. 统计分析 根据实验结果分别计算符合率:ABO 血型鉴定(正反定型)符合率;RhD 鉴定符合率;交叉配血符合率;不规则抗体筛查符合率。

6. 验证结论 符合"合格标准"要求。不满足要求时应查明原因并纠正后重新验证,直至满足要求。

**(二)免疫检测系统**[2,8,25]

1. 验证材料 原卫生部临床检验中心(或其他满足条件的 PT 机构)PT 标本,或临床诊断明确的阴、阳性样品,或标准物质(如国家标准血清盘)。

2. 验证方法包括 ①准确度验证:采用国家标准血清盘,或临床诊断明确的阳性样品,或与其他可靠的分析方法比对。各筛查项目阴阳性标本各 20 份。②重复性验证:弱阳性(建议弱阳性质控物浓度宜在 2~4 倍 S/CO 值)检测 20 次,验证弱阳性标本的检测重复性。③最低检出限:采用市场销售标准物质梯度稀释后按常规检测,以阳性结果的最高稀释度所对应的浓度水平来评估相应项目的最低检出限。此最低检出限标本应重复检测 20 次以确认其可靠性。目前抗-HCV、抗-HIV 等项目均无法验证检测限,仅 HBsAg 可验证最低检出限。有条件时,定性免疫筛查项目均应验证最低检出限。

3. 合格标准主要有 ①准确度验证:满足国家规定要求,符合率≥95%。②重复性验证:弱阳性标本的重复检测符合率≥95%。③最低检出限:符合试剂盒说明书要求。

4. 验证结果包括 ①准确度验证:HBsAg、抗-HIV、抗-HCV、抗-TP 的检测结果符合率。②重复性验证:HBsAg、抗-HIV、抗-HCV、抗-TP 的检测结果符合率。③最低检出限:HBsAg 的最低检出限(有条件时,定性免疫筛查项目均应验证最低检出限)。

5. 统计分析包括 ①准确度验证:根据实验结果分别计算准确度,计算公式为:准确度 = [(TP+TN)/(TP+TN+FP+FN)]×100%。②重复性验证:根据实验结果分别计算弱阳性标本的重复检测符合率,计算公式为:重复性 = [TP/(TP+FN)]×100%。③最低检出限:使用阳性结果的最高稀释度所对应的浓度水平评估相应项目的最低检出限。此最低检

出限标本重复检测 20 次,阳性率≥95%。试剂盒说明书有专门规定时,验证内容和验证方法应满足说明书要求。

6. 验证结论 符合"合格标准"要求。不满足要求时应查明原因并纠正后重新验证,直至满足要求。

使用 PT 标本对检测方法和系统进行性能评价简单易行,但 PT 材料可能存在基质干扰,容易对方法性能产生错误判断,尤其当 PT 材料为临界标本,或因分子结构不同于天然血清而导致抗原决定簇不能被正常识别时,这种干扰尤其明显。参考血清盘是经过检测或经过与公认方法比较,并包含具有临床诊断意义的具有不同分析物浓度的临床标本,对检测方法和系统进行性能评价更为可靠,但其局限性在于可能忽视了实验室目的检测人群中疾病的流行率和病原学因子抗原谱的分布。临床诊断明确的阳性和阴性样品具有非常接近于实验室实际的特质,但是"临床诊断明确"本身却很难,并且可能忽略了病原体变异对标志物检测结果的影响。有条件的实验室应该结合 PT 标本和参考血清盘对检测方法和系统进行性能评价。

**(三)血液细胞分析检测系统**[2,9,8,26,28,29]

1. 验证材料 仪器配套试剂、商品标准品(或新鲜血校准物)及配套质控物。

2. 验证方法

(1)正确度验证:包括:① WBC、RBC、Hb 和 Plt 等测量值和计算值:至少使用 10 份检测结果在参考区间内的新鲜血标本,每份标本检测两次,计算 20 次以上检测结果的均值,以校准实验室的定值或临床实验室内部规范操作检测系统(如使用配套试剂、用配套校准物定期进行仪器校准、仪器性能良好、规范地开展 IQC、参加 EQA 成绩优良、检测程序规范、人员经过良好培训的检测系统)的测定均值为标准,计算偏倚。偏倚(%) = [(仪器检测值−靶值)/靶值]×100%。②白细胞分类:白细胞分类自动化正确度验证,采取比对偏倚进行,即偏倚(%) = [(仪器检测值−靶值)/靶值]×100%。

(2)精密度验证:包括:①批内精密度验证:取中值标本测定 11 次,取后 10 次计算 *CV*%,此 *CV*% 通常表示测量重复性。②日间精密度验证:至少使用两个浓度水平(包含正常和异常水平)的质控品,在检测当天至少进行一次室内质控,1 个月后剔除失控数据(失控结果已得到纠正),各浓度水平分别计算在控数据的变异系数。

（3）可报告范围验证：指可以报告的结果范围，与检测方法的测量范围相关，实验室应确定标本要求，例如 WBC>$25\times10^9$/L，RBC>$6.0\times10^{12}$/L，Hb>170g/L，Plt>$300\times^9$/L。选取符合上述要求的标本，分别按 1，2，4，8，16，32，64，128 倍稀释倍数进行稀释，每个稀释度重复测定 3 次，计算均值。将实测值与理论值作比较，计算回归方程 $y=bx+a$，验证线性范围。验证方法也可以参考《临床化学设备线性评价指南》（WS/T 408）的要求进行。

3. 合格标准

（1）正确度验证：正确度验证以偏倚为评价指标，偏倚应符合《血液学检验常规项目分析质量要求》（WS/T406-2012）[28]的要求。合格率≥80%。

1）各测量指标和计算指标合格标准：见表 24-1。

表 24-1　血细胞分析计数指标正确度验证合格标准

| 验证标准 | WBC | RBC | Hb | Hct | MCV | MCH | MCHC | Plt |
|---|---|---|---|---|---|---|---|---|
| 项目单位 | $\times10^9$/L | $\times10^{12}$/L | g/L | % | fl | pg | g/L | $\times10^9$/L |
| 偏倚标准(%) | ≤5.0 | ≤2.0 | ≤2.5 | ≤2.5 | ≤3.0 | ≤3.0 | ≤3.0 | ≤6.0 |

2）白细胞分类：必要时，应验证白细胞分类正确度分析性能。百分比>30.0%的细胞偏倚≤15.0%。白细胞分类百分比<30.0%时，合格标准可确定为：靶值±在不同类型白细胞百分数上的 3$s$。$s$ 因标本值的不同而不同，可以使用校准实验室的定值，或临床实验室内部规范操作检测系统（如使用配套试剂、用配套校准物定期进行仪器校准、仪器性能良好、规范地开展 IQC、参加 EQA 成绩优良、检测程序规范、人员经过良好培训的检测系统）同等情况下获取的 $s$ 为标准。也可将合格标准定义为符合手工分类结果95%可信区间。必要时参考权威文献。

3）精密度验证：实验室应建立精密度验证合格标准。

批内精密度验证和日间精密度验证应符合临床《血液学检验常规项目分析质量要求》[28]的要求（表24-2，表24-3）。

表 24-2　血细胞分析批内精密度验证合格标准

| 验证标准 | WBC | RBC | Hb | Hct | MCV | MCH | MCHC | Plt |
|---|---|---|---|---|---|---|---|---|
| 项目单位 | $\times10^9$/L | $\times10^{12}$/L | g/L | % | fl | pg | g/L | $\times10^9$/L |
| 精密度标准（CV%） | ≤4.0 | ≤2.0 | ≤1.5 | ≤3.0 | ≤2.0 | ≤2.0 | ≤2.5 | ≤5.0 |

表 24-3　血细胞分析日间精密度验证合格标准

| 验证标准 | WBC | RBC | Hb | Hct | MCV | MCH | MCHC | Plt |
|---|---|---|---|---|---|---|---|---|
| 项目单位 | $\times10^9$/L | $\times10^{12}$/L | g/L | % | fl | pg | g/L | $\times^9$/L |
| 精密度标准（CV%） | ≤6.0 | ≤2.5 | ≤2.0 | ≤4.0 | ≤2.5 | ≤2.5 | ≤3.0 | ≤8.0 |

注：必要时，应验证白细胞分类精密度分析性能。如果需要验证白细胞分类精密度，合格标准与分类结果数值有关

4）可报告范围验证：实验室应确定可报告范围验证合格标准。斜率（$b$）介于 0.95~1.05，相关系数 $r$≥0.975 或 $r^2$≥0.95，WBC、RBC、Hb 和 Plt 项目的线性范围在厂家说明书规定的范围内，并应涵盖筛查合格限则满足要求。

4. 验证结果

（1）正确度验证记录：见表 24-4、表 24-5。

（2）精密度验证记录：见表 24-6、表 24-7。

（3）可报告范围验证记录：见表 24-8。

5. 统计分析　①正确度验证：偏倚%=[（均值-靶值）/靶值]×100%。②精密度验证：统计学描述（$\bar{x}$、$s$ 和 CV%）。③可报告范围验证：检测结果按 $y=bx+a$ 进行回归，计算 $a$、$b$、$r$ 值，与判断标准比较。

6. 验证结论　符合"合格标准"要求。不满足要求时应查明原因并纠正后重新验证，直至满足要求。

表 24-4　血细胞分析正确度验证

仪器名称：　　　　　　　　　　　　　　　　　　　　　　　　　　仪器编码：

| 验证项目 | WBC | RBC | Hb | Hct | MCV | MCH | MCHC | Plt |
|---|---|---|---|---|---|---|---|---|
| 项目单位 | $\times10^9$/L | $\times10^{12}$/L | g/L | % | fl | pg | g/L | $\times10^9$/L |
| 合格标准 | ≤5.0 | ≤2.0 | ≤2.5 | ≤2.5 | ≤3.0 | ≤3.0 | ≤3.0 | ≤6.0 |
| 验证结果（合格率%） | | | | | | | | |
| 验证结论 | | | | | | | | |

注：必要时，设计表中列出每一份标本的偏倚评估结果

表 24-5　白细胞分类自动化正确度验证

仪器名称：　　　　　　　　　　　　　　　　　　　　　　　　　　仪器编码：

| 验证项目 | NEU 偏倚(%) | LYM 偏倚(%) |
|---|---|---|
| 合格标准 | | |
| 验证结果（合格率%） | | |
| 验证结论 | | |

注：必要时，设计表中列出每一份标本的偏倚评估结果；合格标准与分类结果数值有关，可查阅相关文献

表 24-6　血细胞分析批内精密度验证

仪器名称：　　　　　　　　　　　　　　　　　　　　　　　　　　仪器编码：

| 验证项目 | WBC | RBC | Hb | Hct | MCV | MCH | MCHC | Plt |
|---|---|---|---|---|---|---|---|---|
| 项目单位 | $\times10^9$/L | $\times10^{12}$/L | g/L | % | fl | pg | g/L | $\times10^9$/L |
| 合格标准 | ≤4.0 | ≤2.0 | ≤1.5 | ≤3.0 | ≤2.0 | ≤2.0 | ≤2.5 | ≤5.0 |
| 验证结果（CV%） | | | | | | | | |
| 验证结论 | | | | | | | | |

表 24-7　血细胞分析日间精密度验证

仪器名称：　　　　　　　　　　　　　　　　　　　　　　　　　　仪器编码：

| 验证项目 | | WBC | RBC | Hb | Hct | MCV | MCH | MCHC | Plt |
|---|---|---|---|---|---|---|---|---|---|
| 项目单位 | | $\times10^9$/L | $\times10^{12}$/L | g/L | % | fl | pg | g/L | $\times10^9$/L |
| 合格标准 | | ≤6.0 | ≤2.5 | ≤2.0 | ≤4.0 | ≤2.5 | ≤2.5 | ≤3.0 | ≤8.0 |
| 正常标本 | 验证结果（CV%） | | | | | | | | |
| | 验证结论 | | | | | | | | |
| 异常标本 | 验证结果（CV%） | | | | | | | | |
| | 验证结论 | | | | | | | | |

表 24-8　血细胞分析可报告范围验证

仪器名称：　　　　　　　　　　　　　　　　　　　　　　　仪器编码：

| 验证项目 | WBC | RBC | Hb | Hct | MCV | MCH | MCHC | Plt |
|---|---|---|---|---|---|---|---|---|
| 项目单位 | $\times 10^9$/L | $\times 10^{12}$/L | g/L | % | fl | pg | g/L | $\times 10^9$/L |
| 合格标准 | b | | | | | | | |
| | r | | | | | | | |
| 验证结果 | b | | | | | | | |
| | r | | | | | | | |
| 验证结论 | | | | | | | | |

注：实验室应根据检验目的的需要和所使用检测系统的要求确定合格标准

### （四）生物化学检测系统[2,8,27,30]

1. 验证材料

（1）正确度验证：采用卫计委临床检验中心的 EQA 质控品，原则上 20 份以上样品。说明：实验室可以采用以下三种方式进行检测系统的正确度验证：①方法学比对（实验室当前使用的方法、厂家声明的方法或公认的参考方法）；②分析有证参考物质：分析其他批号的配套校准物质（calibration material），或分析正确度验证质控物质（trueness control material）；③参加正确度验证计划。

（2）精密度验证：测量重复性精密度（批内精密度）验证可采用新鲜献血者混合血清（或血浆，下同）；中间精密度（日间精密度）验证可通过质控品（或稳定的献血者混合血清）随机插入常规标本中测定获得。

（3）可报告范围验证：采用新鲜献血者混合血清。

2. 验证方法

（1）正确度验证：分析卫计委临床检验中心的 EQA 质控品，计算测定结果与靶值的偏倚。计算公式为：偏倚＝［（测定值－靶值）/靶值］×100%。

（2）精密度验证：将献血者新鲜混合血清重复测定 20 次，计算其 $\bar{x}$、s 和 CV%，此精密度也称为测量重复性精密度。质控品或稳定的献血者混合血清每天随机插入常规标本中测定，连续测定 20 个工作日（没有检测任务的工作日可不做检测，以连续获取 20 个以上测定结果为准），计算其 $\bar{x}$、s 和 CV%，此精密度也称为中间测量精密度。

（3）可报告范围验证

1）分析测量范围验证：选择低值和高值标本各 1 个，低值标本为 1 号，高值标本为 5 号，然后两者 3：1 混匀为 2 号，等份混匀为 3 号，1：3 混匀为 4 号，2～4 号标本的浓度按下式计算：标本浓度＝（$C_1V_1+C_5V_5$）/（$V_1+V_5$）。

$C_1$ 代表 1 号低值标本浓度，$V_1$ 代表所取 1 号低值标本体积，$C_5$ 代表 5 号高值标本浓度，$V_5$ 代表所取 5 号高值标本体积。

根据实验样品的配制稀释关系，可以计算出各实验样品内含分析物的浓度，即为这些样品的预期值。这些样品经待评估检测系统测定得到检测值。对每个样品作 6 次重复测定，得 6 个实测值，它们的均值和预期值形成 5 对实测值和预期值，以预期值作横坐标，实测值作纵坐标，采用直线回归方式计算直线回归方程 y＝bx+a。若 b 很接近 1，a 接近于 0，说明试剂的线性范围较好，能满足献血者筛查要求，在线性范围内测定值和预期值相关良好，相关系数 r≥0.975，或 $r^2$≥0.95，则线性评价处于可接受范围。

2）功能灵敏度的确定：收集接近厂商推荐线性范围的低值标本一份，对标本作 1：2、1：3、1：4、1：9 稀释，对原液和稀释后标本做日间重复性测定，连续测定 10 天，得到 5 组测定数据，分别计算 $\bar{x}$、s 和 CV%，其中 CV% 接近但不超过 20% 的标本浓度为功能灵敏度。

3）最大稀释度试验：收集接近厂商推荐线性范围的高值标本一份，用厂商建议的稀释液按 2、5、10、15、20、30 倍稀释（不同检验项目可能需要不同的最大稀释度），分别检测原液和稀释后标本 4 次，得到 7 组测定数据，各组测定结果平均值为"测定值"；根据稀释倍数关系计算得出的值为"预期值"，以"（测定值/预期值）×100%"的方式计算稀释回收率，如某个稀释度的稀释回收率不能满足 100%±CLIA' 88 的允许误差标准要求，则该稀释度的下一个稀释度为该项目的最大稀释度。

4）可报告范围的确定：检验项目的最大稀释度

乘以该项目的分析测量范围上限即为可报告范围的上限,功能灵敏度为可报告范围的下限。

3. 合格标准

(1)正确度验证:建议不超过 1/2 CLIA'88 最大允许误差(TEa)。

(2)精密度验证:以 PT/EQA 界限作为 TEa,重复性精密度<1/4 TEa,中间精密度<1/3TEa;或小于规定的不精密度。

(3)可报告范围验证:满足血液筛查要求。

4. 验证结果

(1)正确度验证记录:见表 24-9(以 TP、ALT 为例)。

(2)精密度验证记录:见表 24-10。

(3)可报告范围验证记录:见表 24-11。

**表 24-9　生物化学检测系统正确度验证结果记录表(不含过程记录)**

| 检验项目 | 合格标准 | 合格率(%) | 验证结论 |
|---|---|---|---|
| TP | 1/2TEa | | □满足,□不满足 |
| ALT | 1/2TEa | | □满足,□不满足 |

注:合格标准为建议标准,可填写具体数值,实验室可根据检验目的的需要和所使用检测系统的要求确定合格标准;必要时,设计记录表中列出每一份标本的偏倚评估结果

**表 24-10　生物化学检测系统精密度验证结果记录表(不含过程记录)**

| 检验项目 | 精密度(CV%) | 验证结果(CV%) | 合格标准 | 验证结论 |
|---|---|---|---|---|
| TP | 重复性精密度 | | <1/4TEa | □满足,□不满足 |
| | 中间精密度 | | <1/3TEa | □满足,□不满足 |
| ALT | 重复性精密度 | | <1/4TEa | □满足,□不满足 |
| | 中间精密度 | | <1/3TEa | □满足,□不满足 |

注:表中合格标准为建议标准,可填写具体数值,实验室可根据检验目的的需要和所使用检测系统的要求确定合格标准

**表 24-11　生物化学检测系统可报告范围验证结果记录表(不含过程记录)**

| 检验项目 | 可报告范围验证参数 | 可报告范围 | 合格标准 | 验证结论 |
|---|---|---|---|---|
| TP | 分析测量范围 | | | □满足, |
| | 功能灵敏度 | | | □不满足 |
| | 最大稀释度 | | | |
| ALT | 分析测量范围 | | | □满足, |
| | 功能灵敏度 | | | □不满足 |
| | 最大稀释度 | | | |

注:"合格标准"是指"可报告范围"的合格标准,实验室可根据检验目的的需要和所使用检测系统的要求确定合格标准

5. 统计分析

(1)正确度验证:偏倚=[(测定值-靶值)/靶值]×100%。

(2)精密度验证:计算每个项目连续 20 次测定结果的均值、标准差和变异系数获得批内测定精密度(重复性精密度);计算每个项目 20 天测定结果的均值、标准差和变异系数获得批间测定精密度(中间精密度)。

(3)可报告范围验证:

1)分析测量范围的统计:采用直线回归方式计算直线回归方程对数据进行统计,以预期值作横坐标,实测值作纵坐标,得直线回归 $y=bx+a$。若 $b$ 很接近 1,$a$ 近于 0,说明试剂的线性范围较好,能满足献血者筛查要求,在线性范围内测定值和预期值相关良好,相关系数 $r \geqslant 0.975$,或 $r^2 \geqslant 0.95$,线性评价处于可接受范围。

2)功能灵敏度的确定:计算各个稀释度 10 天测定结果的均值、标准差和变异系数,其中变异系数接近 20%(不超过 20%)的标本浓度为功能灵敏度。

3)最大稀释度试验:计算各个稀释的回收率,如某个稀释度的稀释回收率不满足 100%±CLIA'88 的允许误差,则该稀释度的下一个(较低)稀释度为该

项目的最大稀释度。

4）可报告范围：检验项目的最大稀释度乘以该项目的分析测量范围上限即为可报告范围的上限，功能灵敏度为可报告范围的下限。

6. 验证结论 符合"合格标准"要求。不满足要求时应查明原因并纠正后重新验证，直至满足要求。

正确度验证和精密度验证合格标准应参考相关标准的最新版本的规定，没有标准的检验项目可参考最新版《全国临床检验操作规程》等的规定。

**（五）核酸检测系统[31]**

核酸检测系统的评价应采用合适的方法验证检测方法和程序的准确度（方法学比较或与金标准比较）、重复性和最低检出限（测定下限）。必要时应验证特异性和抗干扰能力等。

1. 验证材料 卫计委临床检验中心（或其他满足条件的 PT 机构）PT 标本，或临床诊断明确的阴、阳性样品，或标准物质，或与其他可靠的分析方法比对。

2. 验证方法

（1）准确度验证（以 PT 标本为例）：卫计委临床检验中心室间能力评价质控品。原则上各筛查项目阴、阳性标本各 20 份。

（2）重复性验证：弱阳性（高于最低检出限）检测 20 次，验证弱阳性标本的检测重复性。

（3）特异性验证（以 PT 标本为例）：必要时验证特异性。卫计委临床检验中心室间能力评价质控品。原则上 20 份阴性样品。

（4）最低检出限：采用市场销售标准物质梯度稀释后按常规检验，以阳性结果的最高稀释度所对应的浓度水平来评估相应项目的最低检出限。此最低检出限标本应重复检测 20 次以确认其可靠性。

3. 合格标准

（1）准确度验证：满足国家或行业规定要求，符合率≥95%。

（2）重复性验证：弱阳性标本的重复检测符合率≥95%。

（3）特异性验证：阴性标本检测符合率≥95%。

（4）最低检出限：符合试剂盒说明书要求。

4. 验证结果

（1）准确度验证：各筛查项目检测结果符合率。

（2）重复性验证：各筛查项目弱阳性标本的检测符合率。

（3）特异性验证：真阴性结果检出率。

（4）最低检出限：各筛查项目的最低检出限。

5. 统计分析

（1）准确度验证：根据实验结果分别计算准确度，计算公式为：准确度 = [（TP+TN）/（TP+TN+FP+FN）]×100%。

（2）重复性验证：根据实验结果分别计算弱阳性标本的重复检测符合率，计算公式为：重复性 = [TP/（TP+FN）]×100%。

（3）特异性验证：根据实验结果分别计算阴性标本检测符合率，计算公式为：特异性 = [TN/（TN+FP）]×100%。

（4）最低检出限：使用阳性结果的最高稀释度所对应的浓度水平评估相应项目的最低检出限。此最低检出限标本重复检测 20 次，阳性率≥95%。

6. 验证结论 符合规定要求。不满足要求时应查明原因并纠正后重新验证，直至满足要求。

血液筛查核酸检测如果使用定量方法，需验证检测系统的正确度、精密度和可报告范围等，验证方法可参考《全国临床检验操作规程》关于定量测定方法的性能验证，合格标准应参考检测系统和试剂盒说明书的要求，并保证其满足筛查需要。通常以能力验证/室间质评评价界限（靶值±0.4 对数值）作为允许总误差（TEa）。正确度验证判断标准：偏倚<TEa；精密度验证判断标准：批内不精密度（重复性精密度）<3/5TEa，批间不精密度（中间精密度）<4/5TEa；可报告范围验证判断标准：至少涵盖筛查临界点。

## 三、仪器故障或维修后的处理

设备发生故障，应首先分析故障原因。如果故障影响了方法学性能，故障修复后，应通过合适的方式进行相关的检测、验证。

**（一）输血相容性检测仪器[24]**

1. 校准验证或校准 可校准的项目实施校准验证，必要时实施对分析设备的加样系统、检测系统、温控系统进行校准（适用时）。

2. 室内质控检测 重检室内质控，检测结果符合要求。

3. 与其他仪器或方法比对 比对至少 5 份样品，不同 ABO 血型、RhD 血型和抗体筛查。血型试验应包括 A、B、O、AB 和 RhD 阴、阳性血型，交叉配血试验至少应包括相合和不相合样品，比对结果应全部一致。抗体筛查应选择 2 份阴性、2 份弱阳性、1 份阳性样品进行比对，结果应无差异。

4. 以前检测过的样品再检验　比对至少 5 份样品,不同 ABO 血型、RhD 血型和抗体筛查。血型试验应包括 A、B、O、AB 和 RhD 阴、阳性血型,交叉配血试验至少应包括相合和不相合样品,比对结果应全部一致。抗体筛查应选择 2 份阴性、2 份弱阳性、1 份阳性样品进行比对,结果应无差异。

### (二)免疫检测仪器[25]

1. 校准验证或校准　可校准的项目实施校准验证,必要时实施对分析设备的加样系统、检测系统、温控系统进行校准(适用时)。

2. 室内质控检测　重检室内质控,检测结果符合要求。

3. 与其他仪器的检测结果比较　至少选择 2 份阴性标本(至少 1 份其他标志物阳性的标本)、3 份阳性标本(至少含弱阳性 2 份)进行比对,评价比对结果的可接受性,符合率应为 100%。

4. 使用留样再测结果进行判断　至少选择 2 份阴性标本(至少 1 份其他标志物阳性的标本)、3 份阳性标本(至少含弱阳性 2 份)进行比对,评价比对结果的可接受性,符合率应为 100%。

### (三)血液细胞分析检测仪器[26,32]

1. 校准验证或校准　可校准的项目实施校准验证,必要时实施对分析设备的加样系统、检测系统、温控系统进行校准(适用时),可使用制造商提供的配套校准物或校准实验室提供的定值新鲜血进行校准。

2. 室内质控检测　重检室内质控,检测结果符合要求。

3. 与其他仪器或方法比对　至少 5 份样品,浓度应覆盖测量范围,包括筛查决定水平,至少 80% 样品测量结果的偏差符合临床《血液学检验常规项目分析质量要求》(WS/T406—2012)[28]的要求,或<1/2 CLIA'88 TEa,或小于规定的偏倚(在 SOP 中规定合格标准)。

4. 以前检测过的样品再检验　依据检测项目样品稳定性要求选取长期限样品,至少 5 份,浓度覆盖测量范围,考虑筛查决定水平,至少 80% 样品测量结果的偏差符合《血液学检验常规项目分析质量要求》[28]的要求,或<1/3 CLIA'88 TEa,或小于规定的偏倚(在 SOP 中规定合格标准)。

### (四)生物化学检测仪器[27]

1. 校准验证或校准　可校准的项目实施校准验证,必要时实施校准。

2. 室内质控检测　重检室内质控,检测结果符合要求。

3. 与其他仪器的检测结果比较　至少 5 份样品,浓度应覆盖测量范围,包括医学决定水平,至少 80% 的样品测量结果的偏差<1/2 CLIA'88 TEa,或小于规定的偏倚(在 SOP 中规定合格标准)。

4. 使用留样再测结果进行判断　依据检测项目样品稳定性要求选取长期限样品,至少 5 份,覆盖测量范围,考虑医学决定水平,至少 80% 的样品测量结果的偏差<1/3 CLIA'88 TEa,或小于规定的偏倚(在 SOP 中规定合格标准)。

### (五)核酸检测仪器[31]

1. 校准验证或校准　可校准的项目实施校准验证,必要时,对设备实施校准。

2. 室内质控检测　重检室内质控,检测结果符合要求。

3. 与其他仪器或方法比对　定性测定至少选择 2 份阴性标本(至少 1 份其他病毒核酸阳性的标本)、3 份阳性标本(至少含弱阳性 2 份)进行比对,评价比对结果的可接受性(符合率应为 100%);定量则至少 5 份样品,覆盖测量区间,至少 4 份样品测量结果偏倚<±7.5%。

4. 以前检测过的样品再检验　对以前检测过的样品再检验也称为留样再测。定性测定至少选择 2 份阴性标本(至少 1 份其他病毒核酸阳性的标本)、3 份阳性标本(至少含弱阳性 2 份)进行比对,评价比对结果的可接受性(符合率应为 100%);定量则按照项目稳定性要求选取最长期限样品,5 个样品,覆盖测量区间,至少 4 个样品测量结果偏倚<±7.5%。

## 四、更换试剂及关键耗材批号的验证

实验室应制订必要的试剂、关键耗材确认计划,以确保其符合预期的要求[7,8,33-35]。对新批号(或同一批号不同货运号)的试剂和关键耗材进行验收,至少应包括肉眼可视的外观检查:如包装完整性、有效期等,并根据需要进行必要的验证或评价。

### (一)更换耗材批号后的验证

1. 定量检测耗材的验证　①必要时,更换关键耗材批号后应评估测量重复性;②可以使用留样再测的方法评估前后批号耗材的一致性(使用高、中、低新鲜标本或至少关键值标本评估前后批号耗材检验结果或偏倚的可接受性);③必要时,对 Tip 头移液或加样准确性用称量法进行验证。

2. 定性检测耗材的验证　①至少选择 1 份弱阳性标本和 1 份阴性标本进行前后耗材批号比对验

证,评价比对结果的可接受性;②必要时,对 Tip 头移液或加样准确性用称量法进行验证。

**(二)更换试剂批号后的验证**

1. 定量检测试剂的验证　定量检测试剂更换批号后的评价使用高、中、低新鲜标本或至少关键值标本评估前后批号试剂检验结果或偏倚的可接受性。新到同批号试剂应与之前试剂平行检测 1 份低值标本和 1 份高值标本进行简单验证以保证检测结果的一致性。

2. 定性检测试剂的验证　定性检测试剂更换批号后至少选择前一批号检测的 1 份弱阳性标本和 1 份阴性标本(必要时增加 1 份阳性标本)进行试剂批号验证,评价前后批号试剂比对结果的可接受性。新到同批号试剂应与之前试剂平行检测 1 份弱阳性标本和 1 份阴性标本以保证筛查结果的一致性(HIV 等特殊项目除外),以简单一致视为合格。

对于核酸检测实验,更换试剂和关键耗材批号,可能需要通过实验才能判断,如试剂的核酸提取效率和核酸扩增效率(如选择阴性和弱阳性的样品进行试剂批号验证)、试剂的批间差异、关键耗材的抑制物等,并满足要求[31]。

**五、关于性能验证工作的说明**

本节所讨论的验证(评价)方法和程序主要基于我国目前开展的主要血液筛查试验,读者不应局限于这些验证方法。如果实验室开展了诸如免疫印迹法(western blot,WB)、放射免疫沉淀试验(adioimmunoprecipitation assay,RIPA)和重组免疫印迹法(recombinant immunoblot assay,RIBA)等筛查或确认试验,或者针对急性输血反应的实验,如急性溶血反应(acute haemolysis,AHTR)、过敏性输血反应(allergictransfusionreaction)、输血相关性急性性肺损伤(transfusion-related toxic lung injury,TRALI)、非溶血性发热性输血反应(febrile non-haemolytic transfusion reaction,FNHTR)、低血压输血反应(hypotensive transfusion reaction)等相关的诊断或鉴别诊断实验,以及人类白细胞抗原(human leukocyte antigen,HLA)和其他与红细胞、血小板相关的标志物的检测[19-22,36]等,许多验证方法都可以修改采用,必要时,实验室可选择或设计更加适宜的验证方法。

# 第三节　室内质量控制

为了提高检验质量,实验室需要采取一系列的质量保证(QA)措施。QA 指为使人们确信某一产品、过程或服务的质量所必需的全部有计划、有组织的活动,是一个含义广泛的概念。实验室 IQC 则是 QA 的核心内容之一。通常情况下,IQC 特指由实验室工作人员,采用一定的方法和步骤,连续评价实验室工作的可靠程度,旨在监控本实验室常规工作的精密度,提高本实验室常规工作中批内和批间标本检测的一致性,以确定实验结果是否可靠,可否发出报告的一项工作。采供血机构实验室必须严格执行 IQC 程序,最大限度地保证检验质量[8,9,11,37-40]。

## 一、定量检测项目室内质量控制

### (一)室内质控品的选择[41]

1. 免疫定性项目　免疫定性项目可以使用测定结果量化判定参数以定量质控方式进行 IQC。试剂盒自带的阴、阳性对照作为试剂盒的内对照,用于监控试剂的有效性和 CutOff/检出限的计算(不同试剂盒计算参数可能不同)。阴、阳性质控物为外对照,用于监控实验的有效性,实验室在选择时应考虑质控物类型(宜选择人血清基质,避免工程菌或动物源性等的基质)、浓度(弱阳性质控物浓度宜在 2~4 倍临界值左右,阴性质控物浓度宜 0.5 倍临界值左右)、均一性和稳定性[25]。其原则是:①应选择在一定保存条件下(如 2-8℃或−20℃以下)有效期达到 6 个月以上的质控物;②免疫定性检测项目无论使用何种方式进行 IQC,均建议检测阴性外对照质控物,其合格检测结果为阴性,当使用"双重反应室内质量控制质控图"时,可以在质控图中直观体现(见本节第四部分)。

2. 血液分析项目　建议使用配套质控物,使用非配套质控物时应评价其质量和适用性,原则上使用两个(或以上)浓度质控品,必须包括接近筛查控制浓度的质控品[26]。

3. 化学分析项目　质控物的类型应适合所使用的检测系统,原则上使用两个(或以上)浓度质控品,必须包括接近筛查控制浓度的质控品[27]。

4. 核酸检测项目　根据检测项目的性质和检测系统的特性选择适宜的质控物。

### (二)分析批的定义[41,42]

在满足规定(如技术规范和标准)的前提下,实验室应定义自己的质控批长度,如果可能影响检验结果的因素发生了变化(不是一定会造成测定结果的变化),应视为新的检测批。

1. 酶联免疫吸附试验分批应用酶联免疫吸附试

验（enzyme linked immunosorbent assay, ELISA）的免疫定性检测项目以相同项目一个酶标板作为一个独立分析批，无论这个酶标板检测了多少份标本。

通常情况下，要求不同的 ELISA 实验项目应该使用自身配套的稀释液、洗液、显色液和终止液（即使是相同厂家的相似反应体系），因此不要在一个酶标板上检测不同的检测项目。即使在同一个酶标板上检测了不同的检测项目，每一个检测项目也应该检测 IQC 标本，以独立验证每一个检测项目的检验质量状况。

2. 血液细胞分析分批　血液细胞分析 8 小时为一个分析批，即如果有标本需要检测，两次室内质控检测的间隔原则上不超过 8 小时。

3. 一般化学分析分批　化学分析最长 1 天为一个分析批，即如果有标本需要检测，至少每天一次进行室内质控检测。

4. 核酸检测分批　一次完整的核酸扩增过程所检测的标本可视为一个分析批，无论这个扩增过程检测了多少份标本。必要时应增加质控物检测的密度，比如每 20 个标本插入一个质控物。

### （三）质控数据的获取[41-43]

1. 免疫检测项目的均值测定　使用选定的质控物开展室内质控，首先需要获取质控物各检验项目室内质控的控制均值和标准差。血液筛查 ELISA 实验通常是定性实验，但是可以使用 S/CO 值的定量数据进行 IQC。

以常见的 ELISA 实验为例，刚刚启动室内质控时，根据实验室检测量的大小，如果一个检验项目每天不超过一个酶标板，则可以每天检测 4~5 个酶标板，每一个酶标板均应设置相应的对照（不一定需要做待检标本），并检测质控品，4~5 天后可以获得 20 个以上质控品检测数据，计算控制品均值和标准差，启动室内质控并每天描绘质控图，在可以获得来自 20 天以上的每天一个质控数据以后，重新计算均值和标准差，并以此制订控制线和控制范围，开展常规室内质控。为了保证均值和标准差的可靠性，实验室可以在获得更多室内质控数据以后，再次重新计算均值和标准差，并以此制订控制线和控制范围，开展常规室内质控。计算均值和标准差的质控数据达到 100 左右以后，一般不再需要重新计算质控品的均值和标准差。

如果实验室工作量较大，单个检验项目达到或超过 4~5 个酶标板，则实验室在不超过 4~5 天时即可获得 20 个以上质控品检测数据，计算控制品均值

和标准差，启动室内质控并每批次描绘质控图。为了保证均值和标准差的可靠性，实验室可以在获得更多室内质控数据以后，重新计算均值和标准差，并以此制订控制线和控制范围，开展常规室内质控。同样，计算均值和标准差的质控数据达到 100 左右以后，一般不再需要重新计算质控品的均值和标准差。需要说明的是，为了使质控数据的来源与常规工作保持一致，可以使用每天常规工作所有有效质控结果累积质控数据，无需每天一个独立质控数据。

2. 血液细胞分析检测项目的均值测定　质控物均值和标准差的计算方法参见文献[41]。

刚刚启动室内质控时，血细胞计数质控物的测定应在每天的不同时段至少检测 3 天，至少获得 10 个有效检测结果并计算均值作为质控图的中心线；或可以每天执行 4~5 次开机检验程序，每次开机检验程序均应检测质控品，获得 4~5 个质控数据，4~5 天后可以获得 20 个以上质控品检测数据，计算控制品均值和标准差，启动室内质控并每天描绘质控图。如果实验室每天测定时间不超过 8 小时，在获得来自 20 个以上的来自不同天的质控数据以后，重新计算均值和标准差，并以此制订控制线和控制范围，开展常规室内质控。如果实验室每天（或某些天）测定时间超过 8 小时，则可能每天（或某些天）获得超过 1 个质控结果，这些结果均应参与质控均值和标准差的计算。

鉴于血液细胞部分分析参数稳定性的限制，实验室可以在月底利用当月累积的每日（或每批）独立质控数据重新统计均值和标准差，并以此作为下月室内质控控制均值和标准差。

更换试剂批号时须验证质控结果，出现失控或其他验证措施不能满足要求时，须确认原因，需要时，重新启动室内质控均值和标准差测定程序。更换质控品批号，必须重新启动室内质控均值和标准差测定程序。

使用多个水平质控品，可按照以上相同方式获得检测项目的控制均值和标准差。

3. 生物化学检测项目的均值测定　刚刚启动室内质控时，可以每天执行 4~5 次开机检验程序，每次开机检验程序均应检测质控品，获得 4~5 质控数据，4~5 天后可以获得 20 个以上质控品检测数据，计算控制品均值和标准差，启动室内质控并每天描绘质控图。在获得来自 20 个以上的来自不同天的质控数据以后，重新计算均值和标准差，并以此确定控制线和控制范围，开展常规室内质控。为了保证

均值和标准差的可靠性,实验室可以在获得更多室内质控数据以后,再次重新计算均值和标准差,并以此确定新的控制线和控制范围,开展常规室内质控。计算均值和标准差的质控数据达到 100 左右以后,一般不再需要重新计算质控品的均值和标准差。

使用多个水平质控品,可按照以上相同方式获得检测项目的控制均值和标准差。

4. 核酸检测项目的均值测定 如果实验室使用实时荧光 PCR 方法进行血液的核酸筛查,可采用 Ct 值进行统计学室内质量控制,建立均值的方法可参考本节"免疫检测项目的均值测定"。

Ct 值:C 代表 cycle,t 代表 threshold,Ct 值的含义是:每个反应管内的荧光信号到达设定的域值时所经历的循环数。

虽然在血液筛查时并不常用,但是如果实验室采用了定量的检测方法,并且使用 IQC 的实际测定结果评估实验过程的有效性,获取室内质控均值的方法可参照《临床实验室定量测定室内质量控制指南》GB/T 20468-2006。由于核酸检测项目实验结果原始数据通常很大,因此需经对数转换以便于计算。检测结果以"拷贝数"为单位时,数据转换举例(见表 24-12)。

表 24-12 核酸检测项目质控数据对数转换示例

| 测定批 | 测定结果 | | 测定批 | 测定结果 | |
| --- | --- | --- | --- | --- | --- |
| | 原始数据(拷贝数/ml) | 对数值 | | 原始数据(拷贝数/ml) | 对数值 |
| 1 | 5.70E+04 | 4.76 | 16 | 1.00E+04 | 4.00 |
| 2 | 2.20E+04 | 4.34 | 17 | 1.70E+04 | 4.23 |
| 3 | 3.30E+04 | 4.52 | 18 | 4.40E+04 | 4.64 |
| 4 | 3.00E+04 | 4.48 | 19 | 5.20E+04 | 4.72 |
| 5 | 1.30E+04 | 4.11 | 20 | 3.70E+04 | 4.57 |
| 6 | 2.80E+04 | 4.45 | 21 | 3.20E+04 | 4.51 |
| 7 | 3.10E+04 | 4.49 | 22 | 5.30E+04 | 4.72 |
| 8 | 1.70E+04 | 4.23 | 23 | 1.80E+04 | 4.26 |
| 9 | 2.90E+04 | 4.46 | 24 | 1.00E+04 | 4.00 |
| 10 | 1.50E+04 | 4.18 | 25 | 3.90E+04 | 4.59 |
| 11 | 3.20E+04 | 4.51 | 26 | 1.50E+04 | 4.18 |
| 12 | 3.00E+04 | 4.48 | 27 | 3.80E+04 | 4.58 |
| 13 | 2.10E+04 | 4.32 | 28 | 4.40E+04 | 4.64 |
| 14 | 1.70E+04 | 4.23 | 29 | 1.80E+04 | 4.26 |
| 15 | 1.90E+04 | 4.28 | 30 | 4.90E+04 | 4.69 |

据表 24-12,均值($\overline{X}$)= 4.41,相当于 25704 拷贝数/ml($2.57×10^4$);标准差($s$)= 0.22。采供血机构的核酸筛查项目通常只需要定性结果,因此一般核酸定性检测并不适合使用定量统计学室内质量控制方法,可采用本节第四部分"双重反应室内质量控制质控图"进行常规实验的 IQC。

5. 室内质控 可接受范围的评价实验室应该规定 IQC 可接受范围。该范围的确定需要考虑检测仪器和试剂生产商的建议,或相关标准或技术规范的规定。普遍的建议是 IQC 的控制范围不应超过

1/3 CLIA'88 最大允许误差。

6. 获取质控数据的注意事项 获取质控数据必须准确反映实验室的真实情况,并达到一定的标准:①在质控数据测定过程中,如有可能影响测定结果的非预期情况发生,应做详细记录,并将该数据删除(即使该数据看起来可以接受),再做 1 个数据。②在计算室内质控均值和标准差时,应对原始数据进行离群值检验。在只有约 20 个数据时,如有某个数据超出 $\overline{X}±4s$ 范围,则应废除该数据,使用剩余数据计算室内质控均值和标准差;如有 1 个以上数据

超出 $\overline{X}\pm4s$ 范围(或废除数据超过总数据量的 5%),则应废除该批数据,检查原因并纠正后重新测定室内质控的控制均值和标准差。③ELISA 实验的 CV 相对较大,建议批内变异系数控制在 15% 以内,批间变异系数控制在 20% 以内[8]。④实验室必须保存计算室内质控均值和标准差的原始数据,可使用通过计算获得的室内质控均值和标准差制作空图,将质控原始数据描点、作图存档(IQC 原始数据图)。⑤不得直接使用质控物供应商提供的均值和标准差绘制质控图,如要直接使用质控品供应商提供的均值,须验证其适用性。⑥实验室确定的质控物均值应在定值质控品的允许范围内。⑦实验室应该在前一个批号质控品用完(或超过效期)以前按照常规工作的频次完成新批号质控品均值和标准差的测定,避免使用"即刻法"室内质控方法,或人为增加检测批次以获得短期室内质控均值和标准差。

#### (四)质控图

以质控图形式表示质控结果,有助于对质控数据的解释。最常用的质控图是 Levey-Jennings 质控图和 Z-分数图[41,42]。

1. 质控图的基本要素 Levey-Jennings 质控图或类似的 QC 图应包含必要的信息。记录区应包含以下信息:质控物的名称(包括厂家或品牌)、浓度水平、批号和有效期、确定质控范围的 $\overline{X}$ 和 $s$、检测质控物的时间范围、仪器或方法名称、试剂名称和批号、当前显示所有质控数据的 $\overline{X}$ 和 $s$。图形区应包括:质控图的中心线和控制界线,每个数据点的实验批次、日期、测定值、操作人员等,如果有失控数据,需同时标注失控数据和纠正后的质控数据。

Z-分数图应包含的信息基本相同,详见本节"Z-分数图绘制方法"。

2. Levey-Jennings 质控图绘制方法 表 24-13 列举 HBsAg 等 6 个项目计算控制均值($\overline{X}$)和标准差($s$)的 IQC 原始数据,均列举有 21 个数据,且没有数据超过 $\overline{X}\pm3s$(如果有 1 个数据超过 $\overline{X}\pm3s$,应舍弃这个数据。如果有 2 个以上超过 $\overline{X}\pm3s$,应分析原因,采取纠正措施后重新获取原始数据),这些数据可以绘制相应项目的 IQC 原始数据图。

表 24-13 定量 IQC 列举原始数据表

| 检测批 | HBsAg | 抗-HCV | 抗-HIV | TP 抗体 | RBC | Hb |
|---|---|---|---|---|---|---|
| 1 | 2.25 | 2.14 | 3.92 | 3.77 | 5.33 | 135 |
| 2 | 1.90 | 2.20 | 3.37 | 4.09 | 5.26 | 134 |
| 3 | 2.38 | 2.34 | 3.78 | 3.79 | 5.39 | 133 |
| 4 | 2.18 | 2.27 | 3.89 | 3.60 | 5.29 | 134 |
| 5 | 2.26 | 3.12 | 3.24 | 3.89 | 5.31 | 133 |
| 6 | 2.28 | 2.44 | 3.63 | 3.63 | 5.44 | 132 |
| 7 | 1.77 | 2.56 | 3.55 | 4.11 | 5.28 | 134 |
| 8 | 1.82 | 2.42 | 3.42 | 3.93 | 5.28 | 131 |
| 9 | 2.06 | 2.66 | 3.58 | 3.58 | 5.29 | 133 |
| 10 | 2.57 | 2.48 | 3.35 | 3.69 | 5.31 | 135 |
| 11 | 2.28 | 2.88 | 3.60 | 3.44 | 5.26 | 135 |
| 12 | 2.67 | 2.33 | 3.16 | 3.87 | 5.43 | 133 |
| 13 | 2.61 | 2.65 | 3.33 | 3.29 | 5.32 | 131 |
| 14 | 2.30 | 2.45 | 3.41 | 3.78 | 5.30 | 133 |
| 15 | 2.23 | 2.40 | 3.56 | 3.79 | 5.31 | 134 |
| 16 | 2.28 | 2.14 | 3.34 | 3.34 | 5.30 | 133 |
| 17 | 2.49 | 2.31 | 3.23 | 3.92 | 5.33 | 136 |
| 18 | 2.02 | 2.49 | 3.20 | 3.35 | 5.35 | 132 |

续表

| 检测批 | HBsAg | 抗-HCV | 抗-HIV | TP 抗体 | RBC | Hb |
|---|---|---|---|---|---|---|
| 19 | 2.30 | 2.19 | 3.54 | 3.20 | 5.36 | 133 |
| 20 | 2.48 | 2.59 | 3.12 | 3.66 | 5.33 | 133 |
| 21 | 2.20 | 2.18 | 3.76 | 3.30 | 5.22 | 135 |
| S | 0.243 | 0.248 | 0.235 | 0.267 | 0.054 | 1.326 |
| $\overline{X}$ | 2.25 | 2.44 | 3.48 | 3.67 | 5.32 | 133.43 |
| CV(%) | 10.77 | 10.15 | 6.75 | 7.27 | 1.01 | 0.99 |

图 24-1 和图 24-2 分别列举了 HBsAg 和抗-HIV 的 IQC 原始数据图,其控制均值($\overline{X}$)和控制线($s$)也是常规质控时所使用的均值($\overline{X}$)和控制线($s$),此图可作为对应项目控制均值($\overline{X}$)和控制线($s$)原始数据的一部分存档。每个检测项目可以使用相应控制均值($\overline{X}$)和控制线($s$)框架图绘制室内质控的正式质控图。图 24-3 列举了 Hb 检测项目的常规室内质控的正式质控图(注意:该正式质控图的数据并不对应在表 24-13 中),图中 11 日,第 9 批紫色点标记的是失控纠正后的质控结果。

3. Z-分数图绘制方法[41]　　Z 分数是以标准差为单位所表示的原始分数($x$)与平均数($\overline{X}$)的偏离,

也可以说是 1 个以标准差($s$)为单位来表示的偏离分数。Z-分数图包含的信息量更大,可能涉及相同项目的多个水平,或者多个项目。

Z-分数图更适合于多水平定量 IQC 图的绘制,由于图中各点并不能直观体现质控检测值,建议在 Z-分数图下方显示质控检测项目及结果列表,并与图点相对应。如果绘制不同项目,项目数不宜过多,以免影响对质控数据变化趋势的分析。

Z-分数图应包含类似 Levey-Jennings 质控图的信息。不同的是有多个水平,甚至有多个项目或多个质控品,应注意质控信息的完整性。图 24-4 列举 HBsAg 和抗-HCV 两个检测项目的 Z-分数。

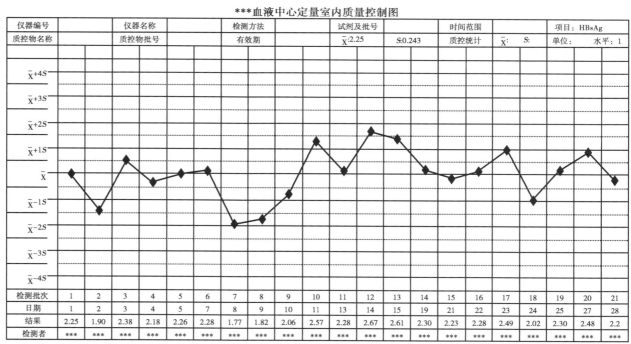

注:***血液中心定量室内质量控制Z分数图

图 24-1　HBsAg 室内质量控制图

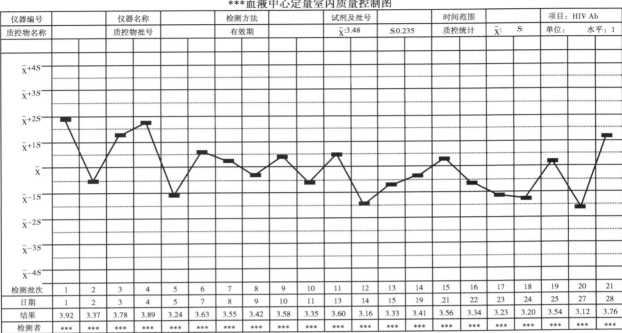

图 24-2　HIVAb 室内质量控制图

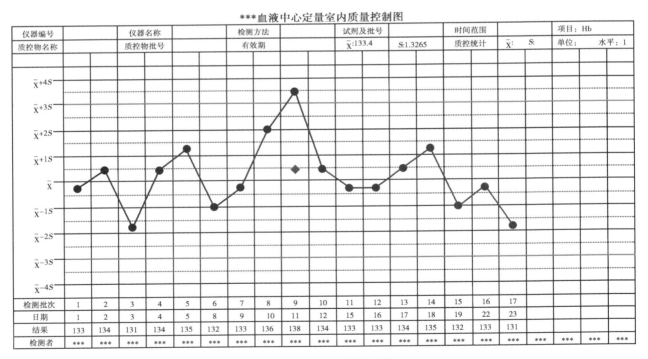

图 24-3　Hb 室内质量控制图

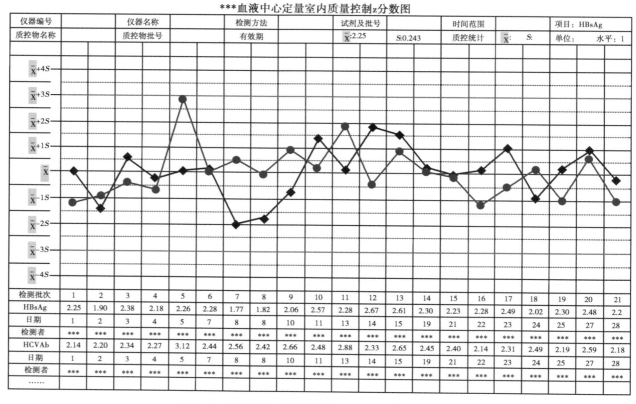

图 24-4　Z-分数室内质量控制图（HBsAg、抗-HCV 为例）

绘制质控图注意事项绘制质控图不应拘泥于形式，关键在于内容的完整性和记录的实时性：①质控结果应保证其在质控图中的唯一性信息，如检测系统、质控品水平和批号、时间等关键信息。②质控结果应该在检测后立即标注于质控图上。③质控图应标识（或记录）失控数据。④涉及多水平质控品需对各水平的质控数据进行交互分析。⑤应连续观察质控结果的变化趋势，及时发现问题并采取措施。⑥在完成质控图并对质控结果进行适当分析、必要时进行适当处理之前不得发出检验报告。⑦所有涉及质控失控的分析和处理过程都应该立即记录存档。至少每月结合质控图进行一次质控分析。

使用 LIS(laboratory information system，LIS，即实验室信息系统）的实验室，宜在光标移到质控图点时，自动显示图点项目、日期、质控数值等信息，如果是失控图点，应显示失控原因（比如哪一项质控规则等）等信息。

### （五）质控规则[41,44]

Westgard 多规则质控方法是普遍推荐使用的 SQC 规则，是 Westgard 等在 Levey-Jennings 质控方法基础上发展起来的，很容易与常用的 Levey-Jennings 质控图进行比较并涵盖后者的结果。

Westgard 多规则质控方法推荐的常用规则包括：①$1_{2s}$：测定值超出 $\bar{x}+2s$ 或 $\bar{x}-2s$，警告，提示操作人员注意分析是否违反其他质控规则（参见本节"室内质控'警告'状态的处理"）。②$1_{3s}$：1 个质控测定值超过 $\bar{x}+3s$ 或 $\bar{x}-3s$ 质控限，主要对 RE 敏感。③$2_{2s}$：2 个连续的质控测定值同时超过 $\bar{x}+2s$ 或同时超过 $\bar{x}-2s$ 质控限，主要对 SE 敏感。④$R_{4s}$：2 个连续质控值之间（或同一批内 2 个水平）的差值超过 4 个标准差，主要对 RE 敏感。⑤$4_{1s}$：4 个连续的质控测定值超过 $\bar{x}+1s$ 或 $\bar{x}-1s$ 质控限，主要对 SE 敏感。⑥$10_{\bar{x}}$：10 个连续的质控测定值落在均值的同一侧，对 SE 敏感。

所有这些规则都可以应用于一个分析批内，同时各质控规则也可以根据不同的情况应用于相邻批次和相同批次不同水平质控结果之间。Westgard 多规则还包括 $7_T$、$6_{\bar{x}}$、$8_{\bar{x}}$、$9_{\bar{x}}$、$12_{\bar{x}}$ 等，实验室可根据所使用质控品数量的实际需要选择使用[42]。

SQC 程序使用质控品的数量和控制规则应该充分考虑与质量密切相关的精密度和偏差要求以满足检验的预期用途[42,45]。实验室应参照制造商的要求、国家和行业标准（规范），结合实验室自身情况制定质控规则，应同时兼顾对 RE 和 SE 的监控。必要时，实验室可以利用功效函数图（power function graph）根据不同分析项目的性能评价和优化室内质控方案，以确定最佳的质量控制规则和质控测定个数。

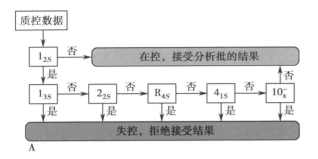

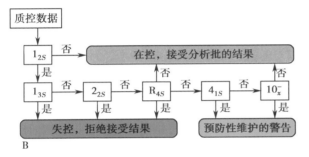

图 24-5　Westgard 多规则质控处理逻辑关系图

Westgard 多规则质控方法应用 $1_{3s}/2_{2s}/R_{4s}/4_{1s}/10_{\bar{x}}$ 系列质控规则的逻辑关系图见图 24-5。其中图 24-5A 是依据以上规则的传统分析方法。对 Westgard 多规则质控方法进行部分修改，即可采取图 24-5B 流程进行质控分析[44]。其分析流程提示，$1_{3s}$、$2_{2s}$、$R_{4s}$、$4_{1s}$ 和 $10_{\bar{x}}$ 规则是相对重要的质控规则。

Westgard 多规则质控方法，可能只需要单个水平质控品，即可通过单值质控图进行简单的数据分析和显示，具有较低的假失控或假报警概率。当失控时，能初步确定产生失控的分析误差的类型，由此可帮助确定失控的原因以寻找解决问题的办法。但是，QC 水平的设置还应该满足我国相关标准或技术规范的要求，通常情况下，定量测定需要设置 2 个以上的 QC 水平。

值得一提的是，如果使用软件（比如 LIS）处理 IQC 结果，则无需使用 $1_{2s}$ 警告规则。另外，并不总是需要使用 Westgard 多规则 QC 程序，如果可以检出 90% 以上的筛查实验重要误差（即误差检出率 ≥ 90%），则可以使用单规则 QC 程序。在单规则 QC 程序无法提供 90% 以上的误差检出率时，则需要采用多规则 QC 程序。

**（六）质控分析及处理**[6,41]

1. 室内质控失控分析注意事项　室内质控失败原因的针对性分析对于采取必要的纠正措施至关

重要，分析室内质控失败原因时应注意：①应针对具体违反的质控规则来查找原因；质控分析及处理。②注意失控可能不止一种原因。③应准确把握造成失控的因素是否只是影响了质控结果。④所有失控均应该在纠正后进行验证，即使分析认为造成失控的因素是否只是影响了质控结果。⑤出现失控应立即停止签发检测报告。⑥实验室应评估最后一次成功质控活动之后献血者样品的检测结果，必要时召回检测报告。⑦出现失控时，如果已经签发了报告（包括签发了部分报告），应立即评估失控对报告可靠性的影响，有任何疑问均应立即召回报告。⑧当违反质控规则提示检测结果可能出现错误时，应纠正影响因素并在验证性能合格后重新检测样品。⑨应定期评审质控数据，以发现可能提示检测系统问题及检测性能可能的变化趋势，发现此类趋势时应采取预防措施并记录。⑩尽量采用统计学和非统计学过程控制技术连续监测检测系统的性能。

2. 室内质控"警告"状态的处理　违反质控规则 $1_{2s}$，即测定值超出 $\bar{x}+2s$ 或 $\bar{x}-2s$，通常表示具有失控的高度风险，是唯一的一条警告规则，提示操作人员注意分析是否违反其他质控规则，应依照图 24-5 判断质控状态。

3. 假失控的处理　"假失控"是指分析过程正确进行时，除了方法固有误差外，在没有其他误差加入的情况下，质控规则判断为失控的情况。假失控出现的可能性为假失控概率（probability for false rejection，Pfr）。"假失控"的概率与质控规则的选择有关，通常情况下，增加质控规则会提高"假失控"概率。理想的质控方法假失控概率应为 0，即所选质控规则对无误差分析批次均判断为在控，但这种理想状态在实际工作中并不存在。在临床检验质量保证的实际操作中，小于 5% 的假失控概率是可以接受到的。必须经过缜密的分析，无法确认其他误差加入分析过程的情况下，才能初步判断为"假失控"，且仍然需要在保持相同检测条件下，通过再次检测相同质控品加以验证。

4. 室内质控质控图的局限性　本章介绍的 Levey-Jennings 质控图和 Z-分数图均属于统计学质控方法，部分环节可能仅限于对质控品本身的监控。统计学质控除了存在"假失控"以外，同样存在"真失控"的漏检。同时，虽然是极端偶然的情况，实验室仍可能发生相互消减或相互掩盖的失控状态（比如某种因素造成检验结果系统性升高，另一种因素却造成系统性降低）。因此在"室内质控失控分析注意事项"里提出"尽量采用统计学和非统计学过程控制技术连续监测检测系统的性能"。非统计学过程控制需要关注和监控实验过程多个关键点,对这些关键点的核查有助于发现实验过程中检测系统和操作过程的偶发错误、阶段性错误或局部错误,以弥补统计学质控方法的不足。

## 二、"即刻法"室内质量控制

"即刻法"IQC 方法是一种定量统计学计算质控方法。采用"即刻法"统计质控方法,只需 3 个质控结果数据,即可启动 IQC[46]。

### (一)建立"即刻法"质控方法的统计模型

在一组测定值中,明显偏离测定值群体的过大或过小值称为离群值。离群值可能是测定结果随机波动的极值,也可能是与群体测定值非属同质总体的异常值。当出现离群值时,应首先检查其产生的原因。如果确系由实验技术失误或仪器状态失常所致,则不管这样的测定值偏离的大小,均应视为异常值予以舍弃。若一时难以找到确切原因,则不能随意舍弃,而应对这样的离群值进行统计检验。基于随机抽样和测定值遵从正态分布理论的小概率事件原理,是检验离群值的理论依据。将事先给定的一个小概率事件临界点作为随机因素影响的最大波动值,凡测定偏差超出临界值的离群值,都将被认为是异常值而另作分析,反之则应视为极值予以保留。

离群值检验有三种方法,即:拉依达检验法（PauTa）、狄克松（Dixon）检验法和格鲁布斯（Grubbs）检验法,三种检验方法分别有各自对统计标本的要求和优缺点,其中只有格鲁布斯法可以在标本数最少为 3 时就可以进行离群值检验,把该方法引用到室内质控中,为我们在开展室内质控初期,质控数据还不足以进行 Levey-Jennings 质控图质控时开展室内质控工作提供了便利。

### (二)"即刻法"质控方法的计算方法

1. 先将质控测定值从小到大排列 $x_1$, $x_2$, $x_3$, ……, $x_n$($x_1$ 为最小值,$x_n$ 为最大值)。

2. 计算 $\bar{X}$ 和 $s$。

3. 计算 $SI_{上限}$ 值和 $SI_{下限}$ 值,$SI_{上限}=(x_{最大值}-\bar{X})/s$;$SI_{下限}=(\bar{X}-x_{最小值})/s$。

4. 将 $SI_{上限}$ 和 $SI_{下限}$ 与 SI 界值表中的数字比较见表 25-14。

当 $SI_{上限}$ 和 $SI_{下限}$ 值<$n_{2s}$ 时,表示处于控制范围内,可以继续往下测定,并在开始新一批检测时继续重复以上各项计算。$SI_{上限}$ 和 $SI_{下限}$ 值有一值处于 $n_{2s}$ 和 $n_{3s}$ 值之间时,说明该值在 2~3$s$ 范围,处于告警状态;当 $SI_{上限}$ 和 $SI_{下限}$ 有一值>$n_{3s}$ 值时,说明该值已在 3$s$ 范围之外,属"失控"。数值处于"告警"和"失控"状态应采取措施,重新测定该项目质控,必要时重新测定部分或全部献血者标本,并在开始新一批检测时舍去"告警"和"失控"状态的失控数据,重新测定该项质控血清和献血者标本。舍去的只是失控的数值,其他测定数值仍可继续使用。

表 24-14　SI 界值

| $n$ | $n_{3s}$ | $n_{2s}$ | $n$ | $n_{3s}$ | $n_{2s}$ |
| --- | --- | --- | --- | --- | --- |
| 3 | 1.15 | 1.15 | 12 | 2.55 | 2.29 |
| 4 | 1.49 | 1.46 | 13 | 2.61 | 2.33 |
| 5 | 1.75 | 1.67 | 14 | 2.66 | 2.37 |
| 6 | 1.94 | 1.82 | 15 | 2.70 | 2.41 |
| 7 | 2.10 | 1.94 | 16 | 2.74 | 2.44 |
| 8 | 2.22 | 2.03 | 17 | 2.78 | 2.47 |
| 9 | 2.32 | 2.11 | 18 | 2.82 | 2.50 |
| 10 | 2.41 | 2.18 | 19 | 2.85 | 2.53 |
| 11 | 2.48 | 2.24 | 20 | 2.88 | 2.56 |

### (三)"即刻法"质控方法的注意事项

注意事项:①只要实验室检测项目尚未开展室内质控(比如新开展检测项目),在启动有效的室内质控方法之前,须采取适当措施保证检测质量。②建议至少前两个批次不要检测筛查标本,以便在第 3 个检测批次时可以做出实验是否在控的判断。

③由于"即刻法"IQC方法误判概率较大,实验室应尽量避免使用"即刻法"IQC方法。④在只有3个质控数据,而且其中两个数据完全相同时,另一个数据将总是处于失控状态,应综合考虑实验过程各因素以判断质控状态。如判断为质控在控,不应舍弃有差异的质控数据,避免永远处于"即刻法"IQC的"失控"循环。⑤避免使用"即刻法"IQC的最佳方法是提前启动并获得新的质控均值和标准差数据,比如旧批号室内质控品使用结束前,至少提前20天(或20个检测批)启动新批号室内质控品检测,可以在室内质控品使用结束时,获得新批号质控品的室内质控均值和标准差数据,并直接应用于之后的Levey-Jennings质控图或Z-分数图IQC。

## 三、定性检测项目室内质量控制

### (一)质控品的选择

1. 血型鉴定　ABO及RhD血型鉴定试剂可按以下方法设置质控品:①抗A、抗B标准血清(正定型)试剂的质控:2个商品质控标本,即A、B型全血质控品(分别为RhD血型阴性和阳性),或A型血球及B型血球质控品(分别为RhD血型阴性和阳性),使用实验室自己的实验方法检验ABO血型,评估反应强度。②A型、B型红细胞(反定型)试剂的质控:2个商品质控标本,即A、B型全血质控品(分别为RhD血型阴性和阳性),或A型血浆及B型血浆质控品,使用实验室自己的实验方法(反定型不能使用玻片法)检验ABO血型,评估反应强度。③RhD血型鉴定试剂质控:上述RhD阳性和阴性的全血质控品,或RhD阳性和阴性血球质控品,使用实验室自己的实验方法检验RhD血型,评估反应强度。

2. 不规则抗体筛查试验　如果上述的A、B型全血质控品或A、B型血浆质控品的不规则抗体分别为一阴一阳(不限定血型),可以作为不规则抗体筛查质控品,或选择不规则抗体一阴一阳的2个全血或血浆商品质控标本,阳性质控品含有已知类型及反应强度的不规则抗体,与不规则抗体筛查细胞试剂反应,评估反应强度。

3. 交叉配血试验　交叉配血试验分为IgG组和IgM组。

(1)IgG组:3个商品化质控标本,1个含有不规则抗体的质控标本作为受者,2个与受者ABO同型的质控标本作为供者。两个供者标本中,1个含有已知可与受者不规则抗体反应的抗原,另1个不含有可与受者不规则抗体反应的抗原。含有已知可与受者不规则抗体反应的抗原的供者标本与受者标本进行主次侧交叉配血试验,主侧凝集(评估反应强度),次侧不凝集;不含有可与受者不规则抗体反应的抗原的供者标本与受者标本进行主次侧交叉配血试验,主、次侧均不凝集。

(2)IgM组:A、B、O血型的3个不含不规则抗体的商品化质控标本,以A型或B型质控标本作为受者,另外两个质控标本作为供者,进行主次侧交叉配血试验,应该出现正常ABO血型交叉配血试验结果,评估反应强度。

### (二)分析批的定义

血型鉴定、不规则抗体筛查和交叉配血试验至少每天为一个分析批,即每天进行1次室内质控。更换试剂批号必须重新进行室内质控。

### (三)质控品的定值

对于反应强度或滴度(稀释度)判定结果的IQC质控品(如血型鉴定、不规则抗体筛查和交叉配血),每一个质控品批号都需要确定其质控定值。获得定值的方法如下:①将质控品按说明书要求上机(或实验室使用的其他符合规范要求的方法)做相应试验。②每个(或每组)质控品连续做至少三次试验。

1. 获得以上实验结果后确定本批次质控品的参考值　其参考值是:①每个试验的每个抗原-抗体反应在三次(或更多)测定中,反应强度最强和最弱的差值不超过"+",则以占2/3及2/3以上次数的反应强度为该抗原-抗体反应参考值。例如三次测定结果分别为"+++、+++、+++","++、+++、+++",或"+++、+++、++++"等,则确定该反应强度参考值为"+++"。②血型鉴定质控品的质控定值必须达到"+++"以上,否则视为质控品不能满足要求。③若测定结果反应强度最强和最弱的差值超过"1+",例如三次测定结果为"1+、++、+++","++、+++、++++","++、++、++++",或"++、++++、++++"等,均不能作为有效试验结果。

2. 出现无效试验结果　须查找原因,纠正后重新试验,直至符合上述规则,获得有效参考值。

3. 排除其他影响因素(包括仪器和试剂因素等)　重做试验后仍然出现无效试验,则该质控品不能使用。

4. 将质控品用于试验　若使用过程中出现异常问题,及时查找原因,及时处理。

### (四)质控规则

1. 血型鉴定质控规则　实验得出正确血型结果,且反应强度"+++"以上为在控,得出错误血型结果为失控。如果血型鉴定质控品的质控定值为"++++"，连续出现（比如3次以上）血型鉴定反应强度应为"+++"，应引起注意，必要时（比如5次以上）应查找原因。

2. 肉眼判断结果的规则　阴、阳性质控物的检验结果分别为阴性和阳性即表明在控，相反则为失控。

3. 反应强度或滴度（稀释度）判定结果的规则　阴性质控物必须阴性，阳性质控物结果在上下1个反应强度或滴度（稀释度）内，为在控，相反则为失控。

4. 不规则抗体筛查质控规则　将测定结果与参考值进行比较，测定结果与参考值相同，或阳性结果反应强度与参考值相差"1+"以内（包括"1+"）为在控；阴性参考值做成阳性结果、阳性参考值做成阴性结果，或阳性结果凝结强度与参考值相差超过"1+"

为失控。

### （五）失控处理

1. 失控原因分析　当质控结果失控时，提示实验室检验状况不良，要分析和查找原因。可能导致失控的原因包括：操作者失误、仪器状况不良、检验试剂或质控品污染变质等。

2. 纠正效果验证　采取纠正措施并重复质控实验至在控后方可进行标本试验。

### （六）质控记录

定性项目符号型质控一天内可能有多个质控检测批次，也可能因没有做实验而没有质控结果的情况。如果某一天没有做实验而没有质控结果，也可以在作图（或记录表）时留出空格，有利于出现失控后进行失控分析时考虑实验时间间隔对检验结果的影响（图24-6，表24-15）。

表 24-15　＊＊血液中心定性检测质控记录

| 日期 | 检测批次 | 试剂批号 | 质控靶值 | 检测结果 | 质控结论 | 操作者 | 日期 | 检测批次 | 试剂批号 | 质控靶值 | 检测结果 | 质控结论 | 操作者 |
|---|---|---|---|---|---|---|---|---|---|---|---|---|---|
| 1 | 1 | ＊＊＊ | ++ | ++ | ☑在控 □失控 | ＊＊＊ | 16 | 17 | ＊＊＊ | ++ | ++ | ☑在控 □失控 | ＊＊＊ |
| 1 | 2 | ＊＊＊ | ++ | ++ | ☑在控 □失控 | ＊＊＊ | 17 | 18 | ＊＊＊ | ++ | ++ | ☑在控 □失控 | ＊＊＊ |
| 2 | 3 | ＊＊＊ | ++ | ++ | ☑在控 □失控 | ＊＊＊ | 18 | 19 | ＊＊＊ | ++ | +++ | ☑在控 □失控 | ＊＊＊ |
| 3 | 4 | ＊＊＊ | ++ | + | ☑在控 □失控 | ＊＊＊ | 19 | 20 | ＊＊＊ | ++ | ++ | ☑在控 □失控 | ＊＊＊ |
| 4 | 5 | ＊＊＊ | ++ | ++ | ☑在控 □失控 | ＊＊＊ | 20 | 21 | ＊＊＊ | ++ | ++ | ☑在控 □失控 | ＊＊＊ |
| 4 | 6 | ＊＊＊ | ++ | +++ | ☑在控 □失控 | ＊＊＊ | 20 | 22 | ＊＊＊ | ++ | + | ☑在控 □失控 | ＊＊＊ |
| 4 | 7 | ＊＊＊ | ++ | ++ | ☑在控 □失控 | ＊＊＊ | 21 | 23 | ＊＊＊ | ++ | ++ | ☑在控 □失控 | ＊＊＊ |
| 5 | 8 | ＊＊＊ | ++ | ++ | ☑在控 □失控 | ＊＊＊ | 21 | 24 | ＊＊＊ | ++ | ++ | ☑在控 □失控 | ＊＊＊ |
| 6 | 9 | ＊＊＊ | ++ | ++ | ☑在控 □失控 | ＊＊＊ | 22 | 25 | ＊＊＊ | ++ | ++ | ☑在控 □失控 | ＊＊＊ |
| 7 | 10 | ＊＊＊ | ++ | ++ | ☑在控 □失控 | ＊＊＊ | | | | | ++ | □在控 □失控 | |
| 8 | 11 | ＊＊＊ | ++ | ++ | ☑在控 □失控 | ＊＊＊ | | | | | ++ | □在控 □失控 | |
| 8 | 12 | ＊＊＊ | ++ | ++ | ☑在控 □失控 | ＊＊＊ | | | | | ++ | □在控 □失控 | |

| 日期 | 检测批次 | 试剂批号 | 质控靶值 | 检测结果 | 质控结论 | 操作者 | 日期 | 检测批次 | 试剂批号 | 质控靶值 | 检测结果 | 质控结论 | 操作者 |
|---|---|---|---|---|---|---|---|---|---|---|---|---|---|
| 9 | 13 | *** | ++ | ++ | ☑在控 □失控 | *** | | | | ++ | | □在控 □失控 | |
| 10 | 14 | *** | ++ | ++ | ☑在控 □失控 | *** | | | | ++ | | □在控 □失控 | |
| 11 | 15 | *** | ++ | + | ☑在控 □失控 | *** | | | | ++ | | □在控 □失控 | |
| 12 | 16 | *** | ++ | ++ | ☑在控 □失控 | *** | | | | ++ | | □在控 □失控 | |

注:质控靶值"++";在控标准:靶值±"+",即+—+++;一天内有多批时依次记录;表格填写满格后换页记录;为了便于质控分析和小结,原则上每张记录表记录不超过一个月的质控数据、仪器、仪器编号、检测项目、质控品批号、效期等质控相关信息记录区(参考定量质控图)

***血液中心定性检测质控图

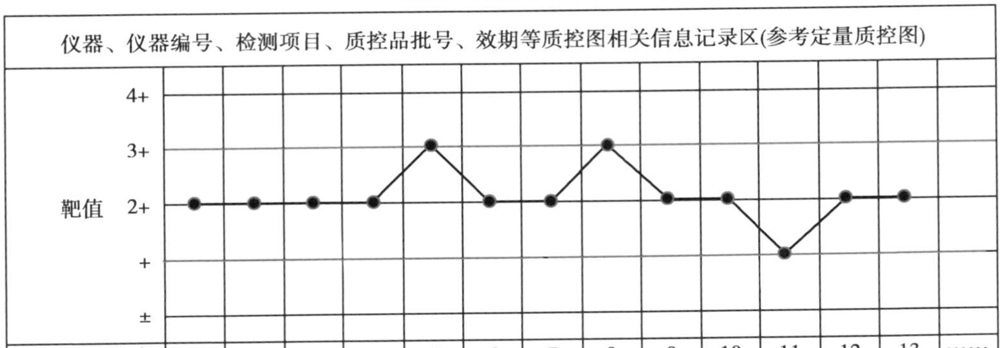

仪器、仪器编号、检测项目、质控品批号、效期等质控图相关信息记录区(参考定量质控图)

| 检测批次 | 1 | 2 | 3 | 4 | 5 | 6 | 7 | 8 | 9 | 10 | 11 | 12 | 13 | …… |
|---|---|---|---|---|---|---|---|---|---|---|---|---|---|---|
| 结果 | 2+ | 2+ | 2+ | 2+ | 3+ | 2+ | 2+ | 3+ | 2+ | 2+ | + | 2+ | 2+ | |
| 日期 | 1 | 3 | 4 | 6 | 7 | 8 | 9 | 11 | 12 | 13 | 17 | 17 | 18 | |
| 检测者 | *** | *** | *** | *** | *** | *** | *** | *** | *** | *** | *** | *** | *** | |

图 24-6 定性检测项目符号型质控图

### (七)定性检测项目室内质控注意事项

主要有:①根据室内质控的要求选择相应的质控品,如果实验室使用自制质控品,须验证其可靠性。②按实验室常规检测方法随机选择标本位(比如 ELISA 实验酶标板中的位置)检测质控品。③必要时,将质控品从冰箱内取出后平衡至室温使用(室温极低的实验室除外,需采取其他温度平衡措施)。④在有效期内使用质控品,用后剩余的质控品不得与新质控品混合,以防污染,不同批号的质控品不得混用。⑤试验结束后将质控品放回 2~8℃冰箱保存(以质控品使用说明书为准,必要时按说明书要求冷冻保存),室温放置时间不宜超过 1 小时,注意质控品开瓶后有效期(应遵从制造商的建议,必要时需评估质控品开瓶后有效期)。⑥必要时,记录各试验结果的反应强度。⑦操作不当、实验材料的污染、孵育时间不当、仪器状态异常、试剂保存条件不当或试剂过期等多种因素可导致假阳性或假阴性结果产生。

## 四、双重反应室内质量控制质控图

对于一些免疫学定性检测项目和核酸定性检测项目的 QC,参考美国 CLIA'88 最终规则规定的 QC 程序,可以绘制双重反应室内质量控制质控图。

### (一)质控品选择

对于定性检测程序,每一分析批应包括 1 个阴性和 1 个阳性控制品;对产生分级或滴度结果的检测程序,应分别包括阴性控制品和具有分级或滴度反应性的阳性控制品。两种控制品(临界值控制品 C1 和阴性控制品 C0)的选择应基于双重反应的不可靠性:C1 浓度的控制品 A(+),在 C0 浓度的控制品 B(−)。

### (二)绘制双重反应室内质量控制质控图

通过使用这两个控制品,可制作的质控图(图 24-7),可建立四种不同的区间[44]:①区间(1)代表处于控制(在控)状态;②区间(2)和(3),相当于单一假反应:区间(2)为假阳性反应,区间(3)为假阴性反应;③区间(4),代表双重假反应:即同时存在假阳性和假阴性。

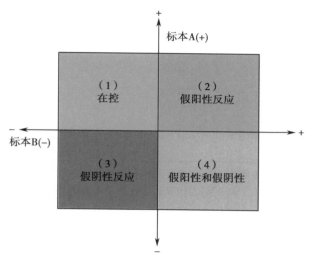

图 24-7　双重反应 IQC 质控图

在定性分析中这种质控图可控制提供双重反应的仪器(或系统)的性能,目的是检出假阳性反应和假阴性反应,同时使用两个控制品可以非常方便地达到这一目的。

### 五、室内质量控制替代方案

对于一些输血相关检验项目,室内质控品因故不能使用时,可将前一天已测定血型的临床标本和献血者标本用于血型鉴定试验和交叉配血的室内质控,用前一天已测定的抗体筛查试验阳性标本(或实验室保存的抗体筛查阳性标本)和阴性标本做抗体筛查试验室内质控,并记录。

其他检验项目可参照留样再测方式实施监控。留样再测又称留样试验,是较为常用、简便的实验室能力考核方式,主要用于监测检验结果的复现性,包含了对人员、环境、设备等整个检验过程的监视。留样再测满意度是通过设置控制限(控制限是指在对分析测试实施 QC 程序时所规定的控制范围),并评估检测数据与控制限的关系来实现的。如果实验室预期可能使用留样再测方式作为室内质控替代方案,应该制定相应的标准操作程序(或作为 IQC 标准操作程序的一部分),并预先规定适当的控制限。

自制混合标本质控品在一些较为贫困的国家或较小的实验室是可供选择的方案之一[47],但其不可控因素较多,质控品本身的质量评估较为困难,因此不推荐(尤其是采供血机构应避免)使用自制质控品。

### 六、质量控制方案的编写

为了系统、规范而有计划地开展 QA 工作,实验室应编写详细的 QC 方案。QC 方案不应局限于 IQC,应涵盖整个实验过程[42,48](表 24-16)。

表 24-16　实验室质量控制方案格式(示例)

| 工作组: | □血液 | □生化 | □免疫 | □微生物 | □分子生物 | □输血相容性 | □其他: |
|---|---|---|---|---|---|---|---|
| 年度: | | 制订人: | | 制订日期: | | 审核签字: | |

| | |
|---|---|
| 检测系统 | |
| 涉及项目 | |
| 标本要求 | |
| 室内质控的目的 | |
| 试剂要求 | |
| 室内质控的工作基本要求描述 | |
| 质控品水平 | 第一水平:□未选用 □选用,要求:低值质控物(或其他描述)<br>第二水平:□未选用 □选用,要求:中值质控物(或其他描述)<br>第三水平:□未选用 □选用,要求:高值质控物(或其他描述)<br>第四水平:□未选用 □选用,要求:阴性质控物(或其他描述) |
| 质控频次 | □每24h,□每8h,□每检测批(板),□其他: |
| 质控规则 | □$1_{2s}$;□$1_{3s}$;□$2_{2s}$;□$R_{4s}$;□$4_{1s}$;□$7_x$;□$10_x$;□$7_T$;其他:<br>注:必要时,不同检测项目单独设置质控规则 |

| 质控图形（或记录表）及失控处理流程 | 质控图形或记录表：<br>□Levey-Jennings 质控图；□Z-分数图；　□定性项目符号型质控图；<br>□双重反应 IQC 质控图；□质控记录表；□其他：<br>□允许使用"即刻法"IQC。<br>失控处理流程： |
|---|---|
| 质控替代方案 | |
| 更换试剂批号的验证 | |
| 更换实验关键耗材批号的验证 | |
| 设备故障修复后的验证 | |
| 仪器维护（保养） | 1. 日维护：<br>2. 周维护：<br>3. 月维护：<br>4. 其他： |
| 遵循制造商建议 | □高于；□等同；□低于，低于原因： |
| 报告时间、报告方式及报告权限 | |
| EQA | 参加 EQA 的要求：<br>□参加国家卫计委 EQA；<br>□参加本省 EQA；<br>□参加其他省（直辖市、自治区）EQA；<br>□开展实验室间比对；<br>□参加其他 EQA： |
| 仪器（检测系统）性能评价要求 | |
| 仪器（检测系统）检定要求 | |
| 仪器（检测系统）校准要求 | |
| 仪器（检测系统）比对要求 | |
| 参考文献 | |
| 其他说明 | 比如对于召回报告的规定等 |

注：①表中格式仅示例供参考，实验室应根据实际需要制订实验室 QC 方案；②实验室质量管理层（结合技术负责人的意见）根据实际需要确定质控方案的内容

# 第四节　室间质量评价

## 一、室间质量评价计划

可能的情况下，实验室开展的所有检验项目均应至少参加省级以上 EQA 活动，最好参加部、省两级 EQA 活动。只要具有 EQA 计划可供参与，EQA 活动应覆盖实验室开展的所有检验项目[24-27,38,49,50]。

## 二、室间质量评价实施

### （一）室间质量评价检测时机

在组织机构规定时间范围内检测。

### （二）室间质量评价检测注意事项

主要有：①采用与常规实验相同（或主要的）的检测系统。②采用与常规实验相同检测程序和检测次数。③在规定时间范围内检测，在 EQA 截止日之前回报结果。④在 EQA 截止日之前，实验室间不能

进行有关 EQA 检验结果的交流。⑤实验室在进行 EQA 标本检测时,应将处理、准备、方法、检测、审核的每一步骤形成文件化的记录。⑥实验室应按规定保存所有记录的复印件。

### (三)室间质量评价合格标准[50]

主要有:①每次活动 ABO 血型鉴定:100% 准确。②每次活动 RhD 血型鉴定:100% 准确。③每次活动相容性检验:100% 准确。④每次活动抗体识别:80% 正确,有条件的实验室应该建立更加严格的标准。⑤血液细胞分析等其他项目 EQA:80% 正确,有条件的实验室应该建立更加严格的标准。⑥实验室如果参加细菌学专业 EQA,需满足中华人民共和国国家标准《临床实验室室间质量评价要求》(GB/T 20470-2006)的相关要求。

### (四)室间质量评价的分析与处理

主要有:①实验室所有实验人员均应参与 EQA 结果的分析和讨论,并从中获取经验和教训。②实验室不仅关注每次 EQA 的成绩,还需关注每一份标本、每一个项目的结果符合情况。③实验室应关注每一个项目不同浓度标本的合格情况,并分析其趋势。④实验室管理者必须审核 EQA 结果、成绩、分析讨论情况。⑤血液筛查实验室尤其应关注 EQA 不合格结果对于分析灵敏度的影响。⑥实验室管理者必须审核 EQA 纠正措施和纠正效果,并关注实验室采取的预防措施。⑦实验室管理者应连续关注 EQA 结果的变化趋势,必要时应主持召开 EQA 专题会议。

### (五)不合格原因调查[49]

不合格原因调查应包括人员询问、EQA 标本的处理和各种记录(工作表、实验室、QC 图表、实验室报告等)。以下问题(但不限于)可供参考使用:①是否接收了合格的检验材料;②分析所采用的方法是否适当。③检测标本的过程是否适当。④检测是否按照实验室文件规定的程序执行。⑤检测过程使用的试剂、校准品和质控品是否适当。⑥检测设备是否按照实验室文件规定程序进行检定和校准。⑦设备是否得到有效维护。⑧在检测室间质评标本时 IQC 是否可接受。⑨结果填报是否正确,解释是否适当。⑩该问题在先前 EQA 标本上是否也曾发生过,结果错误的趋势是否与先前 EQA 相似或一致。⑪对适当贮存的剩余标本重复检测是否可获得相近结果。⑫在 EQA 检测时献血者的检测结果是否为可接受。

### (六)不合格原因分类[49]

1. 录入错误(或笔误)　这类错误在 EQA 中比较常见。由于 EQA 标本结果报告的格式和途径与报告常规标本可能不同,因此,录入错误可能不直接与实验室性能有关,但仍可反映影响献血者结果的潜在问题,如人员培训不当、EQA 提供者说明书不够清楚或设备输出结果不适当。因此,识别录入错误是调查不合格原因的第一步,随后再评估潜在原因。

2. 方法问题　方法问题与检测系统(设备、校准品和试剂)、手工方法、文件程序本身相关。方法问题与录入错误一样,可能是潜在原因的指示器。方法问题可分为:①未编制操作程序。②操作程序与当前标准不一致。③操作程序对步骤的描述不充分、不完整或不正确。④制备试剂或参考材料时出现问题。⑤由于结果接近方法检测限引起的不准确。⑥由于试剂批次间的不一致引起的不准确(注意:试剂属于设备范畴,但是忽视试剂批次间变化引起的不准确则是方法问题)。⑦校准品稳定性不足;⑧校准品选择、使用不当或赋值不正确。⑨质控方法不适当,如质控材料与分析物浓度无关,质控规则或限值不适当。⑩结果不在设备或检测系统测量范围(线性)内,且未作适当的处理。⑪方法偏离,或缺乏足够的灵敏度或特异性。⑫检测过程发生携带污染。⑬温育条件(时间、温度、湿度、空气)不适当。⑭检验方法没有经过验证。⑮应用的生物参考区间不适当。

3. 设备问题　设备问题与分析设备本身或设备的配件有关。实验室在评估这类问题时应与设备生产商或服务供应商联系,以明确问题。设备问题可能包括:①设备探头排列错误。②设备管道(针、孔)被血块或蛋白质附着物等堵塞。③设备数据处理功能(通常与设备控制计算机及控制软件有关)出现问题。④试剂或参考材料生产出现问题(注意:试剂和参考材料是检测系统的一部分,因此可归于设备范畴)。⑤由设备生产商指定的配套设备出现问题;⑥设备的自动移液器未校准或未能校准到可接受的精密度或准确度。⑦前后标本间存在携带污染或吸样不足等设备功能故障。⑧未按规定执行设备维护或维护不到位。

4. 技术问题　技术问题与使用者有关,可能涉及设备操作或方法执行。技术问题可分为:①参考材料或试剂的复溶或贮存方法不正确。②EQA 材料复溶、配制或贮存不正确,或反复冻融。③在 EQA 材料复溶后检测拖延或保存不当,从而引起蒸发或变质。④未能遵循标准化操作程序或 EQA 使用说明书。⑤标本在设备上放置的顺序或位置不正确。

⑥检测系统不在控状态下检测 EQA 材料。⑦未能遵循建议的设备功能校验(如温度、空白读数、压力等)。⑧实验波长、稀释方法等参数设置错误。⑨计算错误,比如稀释后未还原数据。⑩试验反应判定错误(比如 cut off 值计算公式错误或判断方向错误)。⑪EQA 标本在实验室编号错误或在处理期间受到污染。

5. 室间质量评价的材料问题　EQA 的材料问题包括:①EQA 标本与献血者标本之间存在差异(相当于 EQA 标本的基质效应)。②标本在运送时变质(某些分析物对时间或温度敏感)。③标本具有较弱或临界的反应性。④标本活性不足、无活性或不均匀。⑤标本被细菌污染或溶血。⑥标本在不同检测系统间存在差异,或含干扰因素(对方法具有特异性差异)。

EQA 材料问题应尽可能及时、详细地报告给 EQA 计划提供者,必要时向 EQA 计划提供者提供自己的初步调查证据材料。在报告之前应对这些问题充分调查,以排除在实验室贮存或处理时出现问题。EQA 问题标本通常可被多个参加实验室在检测过程中发现,并在完成结果分析后变得明显,EQA 活动的组织者和参与者应及时、充分地交换相关信息。

6. 室间质量评价的评估问题　EQA 的评估问题包括:①不适当的靶值或不适当的评估区间;②不适当分组或不适当的"缺省组";③EQA 提供者的数据输入不正确;④评估系统的其他问题等。

遇到上述 EQA 的评估问题,应及时与 EQA 提供者沟通,并报告这些不适当评估,必要时将其提交给监管机构。在以上问题被确认前,实验室应采取其他替代方案验证实验室能力(比如本章第五节介绍的"实验室间比对")。

7. 调查后无法解释原因　室间质量评价不合格原因有时并不能直观识别,可能隐藏于实验环境、检测系统或检测过程的全部或部分过程。可能因一定程度的随机误差和(或)系统误差引起。

(1)随机误差:在排除所有可确定来源误差后,单个不合格结果可能属于 RE,特别是在重复分析结果为可接受时。这种情况下,实验室应该记录分析过程及结论,但通常不需要采取校正措施。

(2)系统误差:在对个别不合格结果重复分析后仍为不合格,且不合格的趋势一致时,该结果即不可能属于 RE。如果两个或两个以上结果不合格并以相同方向漂移,则可能为 SE(偏差)。重复不合格结果分布在均值两侧提示实验室方法不够准确,必要

时评估检验项目的精密度。多个不合格结果以相同方向漂移提示由于检测方法不当(如校准、设备设置不正确)或存在干扰物质(如基体效应)而引起的 SE[51]。

以上所列问题可能为实验室参加 EQA 计划结果不合格的原因(应注意有时可能不止一种原因),但这些原因通常并不是问题的根源所在。出现这些问题的根源通常可能是:①人员培训无效或不充分;②无 EQA 方面经验,不清楚或不了解 EQA;③参加过程缺乏适当的监管和指导;④使用设备不适当,必要时应排除 SOP 的问题;⑤工作场所设计不当,检测环境不能满足要求。

这些根本性问题无法及时得到纠正通常是实验室管理人员所采取的措施不当。参加者很容易忽略管理活动对 EQA 问题的重要影响,因此同样的错误可能在将来的 EQA 中再次出现。更重要的是,这些问题可能在检验献血者标本时发生。实验室管理层,尤其是质量负责人,应在技术负责人的配合下,完善实验室的质量监督程序,并有效实施这些程序。

(七)纠正、纠正措施与预防措施[49]

参加 EQA 活动(包括本章第五节介绍的实验室间比对)成绩不合格,可能的情况下,应该对不合格产生的直接结果进行纠正。实验室应分析导致 EQA 失败的原因,对 EQA 成绩不合格的检验项目或 EQA 活动采取纠正措施,必要时对相关人员进行培训,并针对其他可能的潜在问题采取预防措施,实现持续改进。实验室应进行文件化的记录,记录的保存应满足血液筛查的要求。

# 第五节　检验结果的可比性

实验室内部分割样品检验程序(比对)包括:采用不同的检测方法(或检测系统)重复检验献血者标本;对于依赖于操作人员的检测,由不同的操作人员进行检测。前一种情况属于方法学比对(或仪器比对),目的是判断不同检测方法、仪器(或检测系统)检验结果的一致性;后一种情况属于人员比对,目的是判断不同实验人员进行实验操作的差异。

## 一、人　员　比　对

实验室如果采用手工操作,或者人为因素对检验结果可能有明显影响时,应执行实验室内部分割样品人员比对程序。人员比对通常是以实验室最富经验(包括结果的判读)的操作技术人员为标准,其

他人员检验结果与标准结果进行比较,评估不同检验人员检测结果的一致性。出现不一致,应分析原因,采取必要的纠正措施,通常需要对人员进行进一步的培训,并评估纠正措施的有效性。比对记录应由实验室负责人审核并签字,记录通常至少保留2年。

### (一)输血相容性检验的人员比对[24]

ABO、RhD、相容性检验等应至少每年1次,每次至少5份样品进行实验室人员比对。血型试验应至少包括A、B、O、AB和RhD阴、阳性血型,交叉配血试验至少应包括相合和不相合样品,比对结果应全部一致。其他试验至少选择2份阴性、2份弱阳性、1份阳性样品进行比对,评价比对结果的可接受性。

### (二)免疫检验的人员比对[25]

实验室应至少每年1次进行实验室内部人员比对。至少选择2份阴性标本(至少含1份其他标志物阳性的标本)、3份阳性标本(至少含2份弱阳性标本)进行比对,评价比对结果的可接受性。

### (三)血液细胞分析的人员比对[26]

如果血液细胞计数涉及手工操作时,实验室内部人员比对应符合如下要求:至少每年2次,每次至少5份献血者样品进行检验人员的结果比对、考核并记录,评价比对结果的可接受性。

### (四)核酸检验的人员比对[31]

如果采用定量核酸检测方法,应至少每年1次,每次至少5份样品,预期值覆盖测量区间,进行检验人员的结果比对、考核并记录。至少4份样品测量结果偏倚<±7.5%。

## 二、仪 器 比 对

如果实验室使用两台以上的仪器检测相同项目,应执行实验室内部分割样品仪器间检验程序,即仪器比对。仪器比对通常是以参加EQA的检测仪器为标准,将其他仪器检测结果与标准仪器检测结果进行比较,评估不同检测仪器检测结果的一致性。必要时,仪器比对须参照相关准则、规范或标准进行[52]。使用不同生物参考区间的检测系统间不宜进行比对,因此,血液检验实验室需使用两台以上的仪器检测相同项目时,应采用可比对的检测系统。除特殊规定外(如血型鉴定等),合格标准一般为符合率≥80%。比对结果不能满足要求,应分析原因,采取必要的纠正措施,并评估纠正措施的有效性。比对记录应由实验室负责人审核并签字,记录通常至少保留2年。

### (一)输血相容性检验的方法或仪器比对[24,38,52]

输血检验项目使用不同方法或仪器时,至少每年进行1次,每次至少5份样品,进行不同方法、仪器(或检测系统)间的比对。比对血型试验应至少包括A、B、O、AB和RhD阴、阳性血型,交叉配血试验至少应包括相合和不相合样品,比对结果应全部一致;其他试验至少选择2份阴性、2份弱阳性、1份阳性样品进行比对,评价比对结果的可接受性。

### (二)免疫检验的仪器比对[25]

对于定性实验,实验室应至少每年进行1次不同方法、仪器(或检测系统)间的比对,至少选择2份阴性标本(至少1份其他标志物阳性的标本)、3份阳性标本(至少含2份弱阳性标本)进行比对,评价比对结果的可接受性。定量实验比对实验方案可参考文献[52]。

### (三)血液细胞分析的仪器比对[26,52,53]

仪器比对以证明血液细胞分析项目仪器检测结果的一致性,比对实验方案可参考《临床血液学检验常规项目分析质量要求》和《医疗机构内定量检验结果的可比性验证指南》。血液分析仪的比对程序应符合《血细胞分析的校准指南》[32]的要求,除仪器间比对外,还应包括对不同吸样模式(自动、手动和预稀释模式)进行比对。

### (四)生物化学检验的仪器比对[27]

实验室使用两套及以上检测系统检测同一项目时,应进行检测系统比对以证明检测结果的一致性,比对实验方案可参考《医疗机构内定量检验结果的可比性验证指南》。比对频次每年至少1次,标本数量不少于20,浓度水平应覆盖测量范围,包括筛查决定水平,计算回归方程,计算在SE(偏倚%),偏倚应<1/2TEa。

### (五)核酸检验的仪器比对[31]

对于定性实验,可以参考免疫检验项目的仪器比对方法。

两套及以上检测系统定量检测同一项目应有比对数据表明其检测结果的一致性,比对频次每年至少1次,样品数量不少于20,浓度水平应覆盖测量区间,计算回归方程,SE应<±7.5%。

## 三、实验室间比对

缺乏EQA计划可供参加时,实验室需要保证检验结果可接受性,替代评价方案(alternative assessment procedure,AAP)是可选的措施之一[6,54]。即使参加了EQA,必要时也可以进行实验室间的比对实验。

替代评价方案可使用献血者标本,这类标本与 EQA 的材料相比具有一定的优点:可减少或消除基质效应的影响。使用生产的检测材料的 EQA 计划不能评价献血者检验的分析前步骤,即标本采集、运输和处理,因为 EQA 分析前阶段不同于献血者检验。相反,使用献血者标本的替代评价方案可以评价与分析前处理有关的变量。然而,用于替代评价方案的献血者标本仍然需要注意在保存及实验室间运输过程中的稳定性,使其与献血者标本检测性能无关的额外的变异最小化。

选择进行比对的实验室应该是已获认可的实验室、使用相同检测方法并使用配套系统的实验室等。

### (一)输血相容性检验的实验室间比对[24]

通过与其他实验室比对的方式确定输血相容性检验项目检验结果的可接受性时,应满足如下要求:

1. 比对实验室　规定比对实验室的选择原则。

2. 样品数量　至少 5 份,包括正常和异常水平,血型试验应至少包括 A、B、O、AB 和 RhD 阴、阳性血型,交叉配血试验至少应包括相合和不相合样品。

3. 比对频率　至少每年 2 次。

4. 判定标准　ABO、RhD、相容性检验实验室间比对应 100% 的结果符合要求。

### (二)免疫感染检验的实验室间比对[25]

对没有开展 PT( 或 EQA )的免疫感染标志物检验项目,实验室应通过与其他至少 2 个以上实验室( 如已获认可的实验室、其他使用相同检测方法的配套系统的同级别或高级别的实验室 )比对的方式判断检验结果的可接受性,并应满足如下要求:

1. 比对实验室　规定比对实验室的选择原则。

2. 样品数量　至少 5 份,包括阴性和阳性。

3. 比对频率　至少每年 2 次。

4. 判定标准　至少 80% 的结果符合要求( 以检验项目计算。如果是评估感染标志物检测灵敏度,通常需要规定更高的合格标准 )。

当免疫感染标志物实验室间比对不可行或不适用时,实验室应制订评价检验结果与临床诊断一致性的方法( 这通常需要使用来自于医院的标本 ),判断检验结果的可接受性。每年评价不少于 2 次,并记录。

### (三)血液细胞分析的实验室间比对[26]

对于血液细胞分析检验项目,通常都有适当的 EQA 计划可供参加。必要时,实验室可通过与其他实验室比对的方式确定进一步验证检验结果的可接

受性,比对应满足如下要求:

1. 比对实验室　规定比对实验室的选择原则。

2. 样品数量　至少 5 份,包括正常和异常水平。

3. 比对频率　至少每年 2 次。

4. 判定标准　至少 80% 的结果(以检验项目计算)符合要求。

### (四)生物化学检验的实验室间比对[27]

没有开展 PT( 或 EQA )的生物化学检验项目,应通过与其他实验室比对的方式,判断检验结果的可接受性,并应满足如下要求:

1. 比对实验室　规定比对实验室的选择原则。

2. 样品数量　至少 5 份,包括正常和异常水平。

3. 比对频率　至少每年 2 次。

4. 判定标准　至少 80% 的结果(以检验项目计算)符合要求。

### (五)核酸检验的实验室间比对[31]

通过与其他实验室比对的方式确定核酸检验项目检验结果的可接受性时,应满足如下要求:

1. 比对实验室　规定并满足比对实验室的选择原则,如已获认可的实验室、使用相同检测方法的实验室、使用配套系统的实验室。

2. 样品数量　至少 5 份,包括正常和异常水平或不同常见基因突变或基因型。

3. 比对频率　至少每年 2 次。

4. 判定标准　至少 80% 的结果符合要求。

实验室间比对不合格原因分析及处理类似于本章第四节"室间质量评价"的不合格原因分析和处理。实验室应针对性地建立不合格原因分析和处理程序,必要时,采取有效的纠正措施,并定期评价实验室间比对对实验室检验质量的改进作用,保留相应的记录。实验室间比对周期短,更有利于实验室及时进行纠正和采取纠正措施。

## 第六节　结果报告

### 一、签发报告前

对签发的每批标本(以包含完整质控的一次检测为一批)的检验过程以及关键控制点进行检查,以确定该批检验的正确性和有效性。

### 二、结论判定

根据既定的检验结论判定标准,对每一份检验标本做出检测结论的判定。

### 三、检验报告

检验报告应完整、明晰。检验报告包括检测实验室名称、标本信息（包括采集时间）、标本送检日期、检验项目、检测日期、检测方法、检测结果（或结论）、检测者、复核者和检测报告者的签名和日期。

### 四、审核签发

对检验报告进行最后审核后签发，以保证检验报告正确和完整。签发者（获得最高管理层的授权）应签署姓名和日期。

### 五、建立管理程序

建立和实施检验报告收回、更改和重新签发的管理程序，明确规定应收回、更改和重新签发的检验报告的条件和责任人，以及补救程序和事故处理程序。

### 六、咨询服务

建立和实施咨询服务的管理程序，由经过培训和授权的人员为服务对象提供咨询服务。

各种因素都可能直接或间接地影响检验质量，实验室需要通过系统的 QA 措施保证并持续改进检验质量。质量体系的建设和运行、标本管理（本章第一节）、实验方法和实验室设备的评价（本章第二节）、IQC（本章第三节）、EQA（本章第四节）和实验室合理的分区与布局等都是 QA 的重要组成部分。实验室的安全运行，包括实验室生物安全管理（详见第二十五章），都是实验室检验质量管理体系的重要组成部分。实验室管理者应关注并评估各种影响因素，不断改进实验室工作，以期最大限度地保证检验质量。

（袁红 何屹）

### 参考文献

1. 测量方法与结果的准确度（正确度与精密度）第 5 部分：确定标准测量方法精密度的可替代方法.GBT6379.5-2006.
2. 测量方法与结果的准确度（正确度与精密度）第 2 部分：确定标准测量方法重复性与再现性的基本方法.GB/T 6379.2-2004.
3. 中华人民共和国献血法.中华人民共和国主席令（第 93 号）.
4. 中国国家标准化管理委员会.献血者健康检查要求. GB18467-2011.
5. Vulcano F, Milazzo L, Volpi S, et al.Italian national survey of blood donors; external quality assessment( eqa) of syphilis testing.J Clin Microbiol,2010,48(3):753-757.
6. 临床实验室质量保证的要求.WS/T 250-2005.
7. 血站实验室质量管理规范.卫医发〔2006〕183 号.
8. 血站技术操作规程.国卫医发〔2015〕95 号.
9. 血站管理办法.（卫生部令第 44 号）.
10. 周仲民.关于血站血液标本质量控制的探讨.国际检验医学杂志,2013,34(12):1623-1624.
11. 孙静娜,邢志伟.输血相关传染病及其检测、防治//康琼英,李清,闫伟.临床输血及实验技术.北京:科学技术文献出版社,2013;219-262.
12. 丙氨酸氨基转移酶催化活性浓度测定.WS/T352-2011.
13. 血站基本标准.卫医发〔1993〕第 2 号.
14. 单采血浆站基本标准.卫医发〔2000〕424 号.
15. 乙型肝炎表面抗原酶免疫检验方法.WS/T 223-2002.
16. 丙型病毒性肝炎筛查及管理.WS/T 453-2014.
17. 中国疾病预防控制中心.全国艾滋病检测技术规范. 2015-12.
18. 关于做好血站核酸检测工作的通知.国卫办医发.〔2015〕11 号.
19. 临床基因扩增检验实验室管理暂行办法卫医发〔2002〕10 号.
20. Harvey G Klein. Mollision blood transfusion. 4th ed. Chichester:John Wiley & Sons, Ltd., 2014;696-742.
21. Williams EF, Jarreau PC, Zitzmann MB, et al. Transfusion-Transmitted Diseases //DeniseHarmening. Modern Blood Banking & Transfusion Practices.6th ed.Chicago:F. A. Davis Company, 2012.
22. 钱开诚.近代输血医学关注的若干理论和技术进步//傅启华,王学锋,向东.临床输血学——理论与实践.上海:上海交通大学出版社,2014;5-8.
23. 医学实验室质量和能力认可准则.CNAS-CL02;2012.
24. 医学实验室质量和能力认可准则在输血医学领域的应用说明.CNAS-CL40;2012.
25. 中国合格评定国家认可委员会.医学实验室质量和能力认可准则在临床免疫学检验领域的应用说明.CNAS-CL39;2012.
26. 医学实验室质量和能力认可准则在临床血液学检验领域的应用说明.CNAS-CL43;2012.
27. 医学实验室质量和能力认可准则在临床化学检验领域的应用说明.CNAS-CL38;2012.
28. 临床血液学检验常规项目分析质量要求.WS/T406-2012.
29. 血细胞分析参考区间.WS/T405-2012.
30. 临床生物化学检验常规项目分析质量指标.WS/T403-2012.
31. 医学实验室质量和能力认可准则在分子诊断领域的应用说明.CNAS-CL36;2012.
32. 血细胞分析的校准指南.WS/T347-2011.

33. 临床实验室对商品定量试剂盒分析性能的验证.WS/T 420-2013.

34. 血站质量管理规范.卫医发〔2006〕167 号.

35. 单采血浆站质量管理规范.卫医发〔2006〕377 号.

36. WebertEK，Heddle MN.Investigation of acute transfusion reactions // Murphy FM.Practical transfusion medicine.4th ed. Chichester：John Wiley & Sons，Ltd.，2013：65-75.

37. 单采血浆站管理办法.卫生部令第 58 号.

38. 医疗机构临床实验室管理办法.卫医发〔2006〕73 号.

39. 郭建荣.循证输血——操作规程与质量控制.杭州：浙江大学出版社，2011101-136.

40. 吴远军，何子毅，邹文涛，等.技术性规程示例//田兆嵩，何子毅，刘仁强.临床输血质量管理指南.北京：科学出版社，2011，286-291.

41. 中国国家标准化管理委员会：临床实验室定量测定室内质量控制指南.GB/ T 20468-2006 .

42. Westgard JO.Basic QC Practices. 3th ed. Madison（WI）：Westgard QC，2011.

43. Westgard JO，Schilling P，QC TOOLS.［DB/OL］.http://www.westgard.com/qctools.htm.

44. 尚红，王毓三，申子瑜，等.全国临床检验操作规程.北京：人民卫生出版社，2015，1027-1057.

45. Westgard JO.Statistical quality control procedures.Clin Lab Med，2013，33（1）：111-124.

46. 杨成民，李家增，季阳，等.基础输血学.北京：中国科学技术出版社，2001，682-710.

47. Khatri R，K CS，Shrestha P. Implementing self sustained quality control procedures in a clinical laboratory.JNMA J Nepal Med Assoc，2013，52（189）：233-237.

48. Ehrmeyer SS.Satisfying regulatory and accreditation requirements for quality control.Clin Lab Med，2013，33（1）：27-40.

49. 室间质量评价结果应用指南.WS/T 414-2013.中国国家标准化管理委员会：临床实验室室间质量评价要求.GB/T 20470-2006.

50. 中国国家标准化管理委员会：临床实验室室间质量评价要求.GB/T 20470-2006.

51. 干扰实验指南.WS/T 416-2013.

52. 医疗机构内定量检验结果的可比性验证指南.WS/T407-2012.

53. 彭楷，骆展鹏，黎美君，等.血站不同型号血细胞分析仪检测结果比对分析.国际检验医学杂志，2015，36（6）：747-748.

54. 无室间质量评价时实验室检测评估方法.WS/T 415-2013.

# 第二十五章
# 输血相关实验室生物安全与管理

生物安全（biosafety）一般是指由现代生物技术开发和应用所能造成的对生态环境和人体健康产生的潜在威胁，及对其所采取的一系列有效预防和控制措施。这些威胁可以表述为生物危害（biohazard），通过直接感染或间接破坏环境而导致对人类、动物或者植物的真实或者潜在的危险。实验室生物安全（laboratory biosafety）一词用来描述那些用以防止发生生物危害病原体或毒素无意中暴露及意外释放的防护原则、技术以及实践。采供血机构实验室应在规划和设计时充分考虑实验室生物安全需求，为建设规范的实验室以及实验室日后的安全运行创造条件。实验室的生物安全管理首先应满足国家法律、法规和相关标准的要求[1-14]，可参考中国合格评定国家认可委员会相关文件的规定[15,16]。必要时，可参考世界卫生组织（WHO）的最新版《实验室生物安全手册》[17]。听取专家的意见和建议会有助于设计考虑周全的实验室。本章介绍采供血机构（如血站和单采血浆站）的生物安全管理要求，并供医疗机构输血科（血库）实验室参考。

## 第一节 输血相关实验室生物安全管理基本要求

采供血机构实验室和医院实验室各有特点，要求略有不同。在检测能力和范围方面，前者项目较少，侧重灵敏度和最低检出限，后者项目多，需兼顾灵敏度、特异性和线性范围；在质量风险方面，前者因缺乏足够的验证和错误纠正机会（尤其是感染筛查项目），因此面临较高的标本标识错误和实验操作错误风险，且后果严重，后者虽然出错几率并没有降低，但通常情况下，风险产生的后果相对较低且拥有在一定阶段得以纠正错误的机会；在检测标本方面，前者主要检测对象为血液，后者则包括血液、体液甚至组织和毛发等几乎所有标本；在微生物风险和危害方面，前者主要面临相对较低的病毒感染风险，后者则面临较高细菌、真菌、病毒和寄生虫风险。即使如此，如果没有开展特殊实验，血站、单采血浆站和医院实验室都属于二级生物安全实验室，需要满足相应的软硬件要求。

### 一、生物安全管理相关法律法规

输血相关实验室生物安全管理应符合相关法律法规的规定，并遵从或参考下列技术标准和技术规范，并及时获取其最新版本（包括所有的修改单）：《病原微生物实验室生物安全管理条例》[1]；《临床实验室设计总则》[2]；《实验室-生物安全通用要求》[3]；《微生物和生物医学实验室生物安全通用准则》[4]；《全国艾滋病检测技术规范（2015年修订版）》[5]；《医疗卫生机构医疗废物管理办法》[6]；《医疗机构消毒技术规范》[7]；《血站实验室质量管理规范》[8]；《血站基本标准》[9]；《血站管理办法》[10]；《血站质量管理规范》[11]；《单采血浆站基本标准》[12]；《单采血浆站管理办法》[13]；《单采血浆站质量管理规范》[14]；《血站技术操作规程》[15]；《单采血浆站技术操作规程》[16]。此外，以下文件（更新至最新版本）可供参考：《实验室生物安全认可准则》[17]；《实验室生物安全认可准则对关键防护设备评价的应用说明》[18]；《实验室生物安全手册》[19]。

### 二、生物安全管理基本要求

#### （一）人员培训

1. 人员培训计划 管理者应确保将安全的实验室操作及程序融合到工作人员的基本培训中。针对生物安全的人员培训计划至少应该包括《新来人员生物安全培训计划》和《生物安全年度培训计划》。新聘工作人员必须经过严格的生物安全培训并考核合格才能进入实验室上岗，所有工作人员均必须定期（至少每年一次）接受生物安全培训并考核合格。

2. 生物安全演练 实验室管理层应该制订计划,开展实验室生物安全演练(消防风险通常会伴随着生物安全风险,可同时进行消防安全演练),至少每年一次,学习并演练相关设施、物资和器具的正确使用方法,锻炼工作人员应对生物安全危害的能力。

（二）二级生物安全实验室备案

1. 二级生物安全实验室 生物安全实验室(biosafety laboratory),也称生物安全防护实验室

(biosafety containment for laboratories),是通过防护屏障和管理措施,避免或控制在操作时面临的有害生物因子危害,能够达到生物安全要求的生物实验室和动物实验室。我国参照世界卫生组织的标准[19],根据实验室对病原微生物的生物安全防护水平,将实验室分为一级、二级、三级、四级,生物安全实验室分级(表 25-1)。生物安全实验室应满足相应的技术指标(表 25-2)。

表 25-1 生物安全实验室的分级

| 实验室分级 | 实验室操作 | 安全设施 | 处理对象 |
|---|---|---|---|
| 一级 | GMT | 不需要专门的安全设施;开放实验台 | 对人体、动植物或环境危害较低,不具有对健康成人、动植物致病的致病因子 |
| 二级 | GMT 加防护服、生物危害标志 | 开放实验台,此外需 BSC 用于防护可能生成的气溶胶 | 对人体、动植物或环境具有中等危害或具有潜在危险的致病因子,对健康成人、动物和环境不会造成严重危害。有有效的预防和治疗措施 |
| 三级 | 在二级生物安全防护水平上增加特殊防护服、准入和进入制度、定向气流等 | BSC 和(或)其他所有实验室工作所需的基本设备 | 对人体、动植物或环境具有高度危险性,主要通过气溶胶使人传染严重的甚至是致命疾病,或对动植物和环境具有高度危害的致病因子。通常有预防治疗措施 |
| 四级 | 在三级生物安全防护水平上增加气锁入口、出口,淋浴、污染物品的特殊处理等 | Ⅲ级 BSC 或 Ⅱ级 BSC 并穿着正压服、双开门高压灭菌器(穿过墙体)、经过滤的空气 | 对人体、动植物或环境具有高度危险性,通过气溶胶途径传播或传播途径不明,或未知的、危险的致病因子。没有预防治疗措施 |

注:BSC:biological safety cabinet,生物安全柜;GMT:good microbiological techniques,微生物学操作技术规范

表 25-2 实验室的主要技术指标

| 名称 | 洁净度级别 | 通风和换气 | 与由室内向外方向上相邻相通房间的压差(Pa) | 温度(℃) | 相对湿度(%) | 噪声 dB(A) | 最低照度(lx) |
|---|---|---|---|---|---|---|---|
| 一级 | / | 可自然通风 | / | 16~28 | ≤70 | ≤60 | 300 |
| 二级 | 8~9 | 非实验动物时可回风≤50%,换气次数 8~10 次/小时 | -5~-10 | 18~27 | 30~65 | ≤60 | 300 |
| 三级 | 7~8 | 全新风,主要保护环境可回风≤30%,换气次数 10~15 次/小时 | -15~-25 | 20~26 | 30~60 | ≤60 | 500 |
| 四级 | 7~8 | 全新风,换气次数 >10~15 次/小时 | -20~-30 | 20~25 | 30~60 | ≤60 | 500 |

血站和单采血浆站实验室属于二级生物安全实验室[20]。二级生物安全实验室的处置对象是:对人体、动植物或环境具有中等危害或具有潜在危险的致病因子,对健康成人、动物和环境不会造成严重危

害,并有有效的预防和治疗措施。血站和单采血浆站实验室不得直接处置与其注册等级不相符的生物标本和病原微生物标本。

2. 二级生物安全实验室备案 按照《病原微生

物实验室生物安全管理条例》[1]的规定,依据属地化原则,二级生物安全实验室需在属地卫生行政部门备案。已经备案的实验室应在备案到期前,提前提出重新备案申请。提出申请时须填写相关表格并至少提供以下附件材料:①实验室布局图;②内部组织结构图;③外部组织关系图;④生物安全风险评估报告;⑤实验室人员名单及其生物安全岗位培训(合格)证书或上岗证书;⑥实验室工作人员生物安全考试成绩清单。

风险评估是建立生物安全管理体系的技术核心。微生物风险评估是依据致病因子的危害程度和相关背景资料,对实验活动可能造成的人员和环境危害进行综合评价,并提出预防措施的过程。实验室风险评估就是分析在实验活动过程中,在什么环节、什么时间可能出现感染风险?造成风险的主要病原微生物有哪些?出现风险的可能性有多大?后果是什么?应该采取什么样的管理或技术措施加以避免和弥补?实验室应通过风险评估制订最有针对性、最适合、最富成本效益的个性化解决方案,而不是"通用"的工作流程。血站实验室面临的各种潜在的生物危害,因具体活动情况、工作人员的防护意识及硬件设施不同,人员感染风险的控制重点也不相同,实验室应该有效利用风险评估的方法识别出危险源,有针对性地在各类操作活动过程中对环境、设施、防护设备、人员条件、管理制度、高风险材料管理等环节加以防护和监控[21,22]。

### (三)生物安全的组织与管理

为了确保整个采供血机构始终遵守生物安全制度和计划,应成立生物安全管理委员会(或生物安全管理小组)。实验室生物安全管理可由机构生物安全管理委员会执行,实验室负责人应该是机构生物安全管理委员会核心成员之一。生物安全管理委员会应设主任委员(或组长)和副主任委员(或副组长),建议设置两名副主任委员,成员若干名。原则上由机构法人担任主任委员,管理者代表担任副主任委员,实验室负责人可担任副主任委员。实验室应成立生物安全管理小组,实验室负责人应担任组长,并且是实验室生物安全第一责任人。生物安全管理委员会各层级的主要职责如下:

**1. 主任委员职责**　主要有:①为机构生物安全第一责任人;②建立健全组织和机构,配备和充实专业人员,提高专业人员的素质,明确各级管理人员和岗位人员等有关责任人的职责和分工;③确保各项资源,顺利开展生物安全相关工作。

**2. 副主任委员职责**　主要有:①主持本机构生物安全日常管理工作和监督检查,直接向主任委员负责生物安全工作;②督促各有关部门履行生物安全和消毒隔离管理职责,协调、解决有关部门在执行工作中出现的问题;③定期向主任委员汇报生物安全工作进展。

**3. 生物安全管理委员会职责**　主要有:①组织、贯彻、执行有关生物安全和消毒隔离的法律、法规、规章以及其他有关规定,组织开展相关内容的宣传和培训工作;②落实执行上级领导和机构布置的工作精神和任务;③组织起草、制定、修订生物安全管理制度、技术措施计划和长远规划;④深入现场了解相关制度的执行情况,组织开展技术研究工作,推广先进的技术和管理方法,审定重大生物安全事件的预防和处理方案;⑤定期召开专题会议,及时研究和解决有关方面的重大问题,审核引进技术(设备)和开发新产品中的重要安全技术问题;⑥组织开展专项检查,接受外部机构的监督检查,对于发现的不合格项组织有关部门进行整改,并将整改情况向副组长报告;⑦定期评估生物安全危害因子和危害程度,落实实验室生物安全备案工作;⑧听取不同部门和专家(例如在辐射防护、工业安全、防火等领域)的建议,完善生物安全管理制度,履行生物安全、生物安全保障以及技术、规章方面的咨询职责,制定生物安全应急预案,对发现的潜在问题采取措施,实现实验室生物安全的持续改进;⑨负责生物安全事件的应急处理和调查,确保人员和环境损害降到最低程度。

**4. 实验室生物安全小组职责**

(1)生物安全管理小组职责:负责实验室生物安全评估,生物安全管理手册、制度、SOP 等的制定、督导、检查实验室生物安全管理和实施工作。

(2)组长职责:负责本科各实验室生物安全管理,负责组织制订本实验室生物安全工作计划、标准操作程序、实验室管理规章制度、突发事故应急预案等文件,负责实验室工作人员和来访者的安全。

(3)副组长职责:协助组长负责实验室生物安全事宜,负责员工生物安全的培训工作,每月组织有关人员对全科生物安全管理及防护工作进行检查,总结检查情况,提出整改措施,更好地做好生物安全工作。

(4)各专业组生物安全监督员职责:负责本专业组生物安全工作实施和监督。负责安排该专业生物安全工作(仪器设备、工作台面、地面消毒、废弃物处理,工作人员防护等),发现并及时纠正不规范行为,协助处理实验室事故,并上报实验室生物安全管理负责人,做好相应记录。

(5)实验室人员职责:在实验室生物安全防护管理负责人指导下,遵守实验室生物安全规章制度,严格按标准操作规程操作,接受安全监督员监督。有权要求消除实验室环境实施、设备存在的安全隐患,装备必需的个人安全防护设备。对不遵守实验室规章制度、不按标准操作规程操作或不接受安全监督员监督导致的安全事故负直接责任。

## 第二节　实验室分区、布局及生物安全管理程序

实验室的分区与布局应参考《临床实验室设计总则》[2],并遵从《病原微生物实验室生物安全管理条例》《实验室生物安全通用要求》和《微生物和生物医学实验室生物安全通用准则》等的规定[1,3,4]。科学和合理的实验室分区和布局既是实验室高效开展实验工作、保证检验质量的需要(参考第二十四章),也是实验室生物安全防护的重要条件,实验室设计时的分区和布局应考虑各项应用要求和安全需求[2,5,20]。现代化的实验室是在质量管理体系下运行的,生物安全管理程序是质量管理体系的重要组成部分,输血相关实验室应建立并持续完善这些管理程序。

### 一、实验室分区与布局

#### (一)应用需求

1. 标本的转运和人员流动　分配实验室区域,首先应考虑工作人员的流动和标本的转运。还应对实验室的每一具体区域的门窗、工作台和仪器设备作周密布局。应充分考虑仪器设备和家具的数量,以及人员和供给的流向,这些因素均可能影响实际的空间需要。实验室应满足限制非授权人员进入实验室的要求。

2. 灵活性　宜使用灵活性强的工作台,以降低开支和适应未来的发展。

3. 工作空间　工作空间的大小应保证最大数量的工作人员在同一时间工作。应将有效的空间划分为清洁区(值班室、办公室、休息室、学习室等)、缓冲区(通道、储存区、供给区等)和污染区(工作区、洗涤区、标本储存区等)。工作区应包括工作人员开展工作所占面积和来回走动的空间,工作空间和走动空间应转化为在地板上占用的面积大小。设

计有压差的实验室应保证墙体和天花板的密封性。

4. 仪器设备安装和维护　在制订空间分配计划前,应对仪器设备、工作人员数量、工作量、实验方法等因素作全面分析。空间设计的重要部分是列出每一实验室区域所包含的所有仪器设备,注明每一种设备的长、宽、重、功率等空间和能耗信息,编写一本仪器设备手册——有关各仪器设备的尺寸、体积、功率大小、所需温度、气体、泵、重量以及其他特殊要求。应根据电压和安培数计算需要电力功率大小,根据产热量设计和装配冷却装置,列出所需清单,制订空间分配及功能的一览表[2]。由于冷冻柜,冰箱和其他储存设备可产生大量的热量,在通风和空气循环方面,应考虑设备的数量和放置这些设备的房间大小。在仪器设备的侧面和背面应留有空间,方便工作和维修(表25-3)。

**表25-3　实验室部分空间推荐标准**

| 类别 | 推荐空间(m) |
| --- | --- |
| 工作台间通道宽度 | 1.5~1.8 |
| 工作台距墙壁空间宽度 | 1.2~1.5 |
| 工作台宽度 | 0.76 |

5. 储存区和供给区　储存区和供给区的大小和位置对实验室的正常运行和安全有重要影响。储存区包括工作台下、高架上、冷藏区和冷冻区,供给区主要包括库房,有时也包括冷藏区和冷冻区。储存区和供给区的设计宜尽量避免爬高取物。新建储存室应可满足20年的发展需要。

6. 供给和搬运　一般的实验室大门宽度是1.2m,各工作实验室门宽一般为0.9m。为方便搬运,宜将工作台设计为单元式、模块式工作台。必要时,在预期可能搬入大件器物的房间和区域应预留常闭门。

7. 工作台面　可选择不同颜色和材料的工作台面。根据实验室的工作类型选择材料,并满足一定的宽度(见表25-3)。选用工作台材料应考虑承受力,以及对热、酸碱、染液、有机溶剂和冲击的抵抗力。最可靠的方法是从供应商处取一块0.6m×0.9m的工作台面,用以上所列的重要因素对其进行实验,一般要浸泡12小时,同时应考虑是否容易清洗和表面的耐损伤性。不能使用容易滋生微生物的工作台面。应注意工作台面拐角处的角度,以避免对人造成伤害或对物品造成损坏[2]。

在仔细分析各种因素后,对空间标准的要求进

行评估,并计算区域的净面积和毛面积。特殊功能的区域(如核酸扩增实验室),根据其功能和活动情况不同决定其分配空间的不同。实验室的设施应保证从事不同工作的工作人员舒适、方便、安全地工作。

### (二)安全需求

1. 通道设计　实验室的通道设计和大小应考虑安全性,设置疏散出口以满足紧急需求,并针对各实验室具体情况配备适宜的安全设备。任何安全罩、空气置换通道、废弃物通道的设置均应尽量远离出口处,以符合有害实验远离主通道的原则。

2. 洗手池　所有的实验室均应安装洗手池,洗手池宜设在出口处,以提醒工作人员离开实验室前应洗手。洗手池应是独立专用的,不能与标本处理和实验混用。洗手池附近应设置洗手方法的说明。

3. 应急电力和照明　要有可靠和充足的电力供应和应急照明,以保证人员安全离开实验室。

4. 紫外灯　是最常用的消毒设备。安装在天花板上的固定紫外灯,距地面的距离不要超过 2.1m,紫外灯的数量应根据实验室空间决定。

5. 危化品　距危险化学试剂或其他生物危害源30m 内,应设有紧急洗眼处和淋浴室。

6. 安全装置　对于实验室公用的其他安全装置(紧急淋浴、紧急洗眼处、防火设备等)应安置在方便地方,并有明显的标识,以便在紧急情况时,工作人员容易找到。应在靠近实验室的位置配备高压灭菌器或其他清除污染的工具。

7. 其他专门要求　实验室如果开展了核酸筛查实验,实验室设计时的分区和布局还应考虑核酸实验的专门要求[23,24]。

## 二、实验室生物安全管理的程序化

建立和实施实验室安全与卫生管理程序,覆盖从标本采集到检测报告的整个血液检测过程,并对检测后标本及实验室污染废弃物的处理作出规定。相关程序应参考《病原微生物生物安全管理条例》、《实验室生物安全通用要求》、《微生物和生物医学实验室生物安全通用准则》、《全国艾滋病检测技术规范》、《医疗卫生机构医疗废物管理办法》和《医疗机构消毒技术规范》等的规定[1,3-7]。

### (一)生物安全手册

实验室应规定对实验室的设施、设备和安全管理的基本要求,以保证实验室的生物安全条件和状态不低于容许水平,避免实验室人员、来访人员、社区及环境受到不可接受的损害,并符合相关法规、标准等对实验室生物安全责任的要求。

生物安全手册是编写《生物安全操作程序》的纲领性文件,是为培训和指导实验室工作人员掌握生物安全技术规范、操作程序、生物安全防护知识、应急处理能力等安全防护技能而制定的基本原则,其目的是降低和控制实验室风险,最大限度减少实验室工作对环境的危害,并避免实验室工作人员发生实验室相关性感染,保护工作人员和公众健康。

需要时,生物安全手册应该涵盖(但不限于)以下主要内容:①实验室生物安全管理组织、管理结构;②工作人员生物安全防护;③实验室出入管理;④消毒与隔离;⑤废弃标本及容器的消毒处理;⑥传染性标本的采集、运输、处理与保存;⑦致病性病原菌标本检测时的消毒灭菌及防护;⑧锐器使用管理;⑨菌(毒)种安全管理;⑩危险化学品安全管理;⑪实验室事故应急处理;⑫实验室废弃物流失、泄漏、扩散等意外事故的应急处理;⑬工作人员生物安全防护培训;⑭生物安全工作自查制度及检查内容。

### (二)生物安全操作程序

实验室主要生物安全操作程序见表25-4。表中部分操作程序在本节后半部分阐述,部分操作程序将在本章第三~五节介绍。本章仅阐述表中操作程序主要内容,读者可根据需要选择操作程序的内容,编写适合自己的文件内容和文件格式[24]。读者不应受本章介绍技术和管理内容的限制,相关法律法规或技术规范发生变化时,实验室应修改相应文件以满足最新要求。

表 25-4　生物安全操作程序目录

| 序号 | 内容 | 序号 | 内容 |
| --- | --- | --- | --- |
| 1 | 标本采集及处理标准操作程序 | 2 | 生物安全柜使用标准操作程序 |
| 3 | 离心机使用标准操作程序 | 4 | 锐器的贮存与使用标准操作程序 |

| 序号 | 内容 | 序号 | 内容 |
|---|---|---|---|
| 5 | 器材的消毒标准操作程序 | 6 | 检验申请单和报告单的消毒标准操作程序 |
| 7 | 危险化学品安全储存、处置及监控标准操作程序 | 8 | 工作人员自我防护标准操作程序 |
| 9 | 菌种保存标准操作程序 | 10 | 菌种销毁标准操作程序 |
| 11 | 实验室消毒标准操作程序 | 12 | 空气消毒标准操作程序 |
| 13 | 洗手/清除手部污染操作程序 | 14 | 意外事故处理标准操作程序 |
| 15 | 实验室事故处理、报告标准操作程序 | 16 | 工作人员感染后的就医标准操作程序 |
| 17 | 废弃物消毒处理及运送标准操作程序 | 18 | 菌种事故应急处理标准操作程序 |
| 19 | 生物安全柜污染清除标准操作程序 | 20 | 高压蒸汽灭菌器标准操作程序 |

1. 标本采集及处理标准操作程序

(1)目的:预防工作人员在标本采集和处理工作中发生职业暴露感染,防止实验室和环境污染。

注:血袋所附小辫血样按血袋相关处理程序执行,本操作程序未涉及的其他标本的采集和处理参考其他文献。

主要操作程序:样品的采集:遵循常规预防措施,穿工作服、戴帽子、口罩、手套,由经过标本采集培训的人员采集标本。静脉采血:70%(V/V,下同)乙醇($C_2H_5OH$)1分钟,2%碘酊30秒,70%乙醇1分钟,进行皮肤消毒,使用一次性真空采血器,使血液直接采集到带塞的试管中。用后空针放入锐器盒里,进行无害化处理。

(说明:献血时的全血采集应满足《血站技术操作规程》的要求,检测结果用于判定血液能否放行的标本只能在献血时同步留取,不得在献血者健康检查时提前留取[15])。

(2)标本的处理:检验专业人员须经过培训才能进行标本处理工作。血清(血浆)分离、标本涂片和接种(如果有)要在生物安全柜内进行(自动处理设备除外,但须具备安全防护性能)。使用专用的离心机,离心时使用密闭的离心机转头或密闭样品杯,停止离心10~30分钟后取出。

当从冷冻储存器中取出装有感染性物质安瓿时,工作人员要戴好眼罩、手套,同时应对安瓿外表面进行消毒。装有冻干感染性物质的安瓿应在生物安全柜内遵循下列操作步骤开启:①首先清除安瓿外表面的污染;②如果管内有棉花或纤维塞,可以在管上靠近棉花或纤维塞的中部锉一痕迹;③用一团70%乙醇浸泡的棉花将安瓿包起来以保护双手,然后手持安瓿从标记的锉痕处打开;④将顶部小心移去并按医疗废弃物处理;⑤如果塞子仍然在安瓿上,用消毒镊子出去;⑥缓慢向安瓿中加入液体来混悬冻干物,避免溅出或出现泡沫。

(3)血清(血浆)的分离:①血清分离全过程在生物安全柜中进行;②操作时戴手套、口罩,必要时戴护目镜;③严格按照实验技术操作规范操作,避免或尽量减少喷溅和气溶胶的产生;④建议使用一次性 Tip 头分离血清。如果重复使用移液管,应在使用后进行高压灭菌、清洗、干燥后使用;⑤带有血凝块等的废弃样品管,加盖后放于适当的防漏容器内高压灭菌和焚烧;⑥每天新鲜配制次氯酸盐溶液(或其他适当的消毒制剂),以便必要时清洗喷溅和溢出的标本。

(4)废弃标本处理:对不再需要的标本,应按照医疗废弃物处理程序处理。废弃标本经121℃15分钟高压灭菌后,送本单位规定的有资格的部门进行无害化处理。

高压蒸汽灭菌器须由经培训并取得资格的人员操作。每一次高压灭菌均应使用压力蒸汽灭菌指示胶带(autoclave indicator tape)监测消毒效果。应定期检查高压灭菌器。任何需要高压灭菌后重复使用的污染(有潜在感染性)材料不应事先清洗,任何必要的清洗、修复必须在高压灭菌或消毒后进行。

2. 生物安全柜使用标准操作程序

(1)目的:规范生物安全柜的使用和操作方法,保护工作人员安全,避免环境污染。

(2)主要操作程序:①生物安全柜的使用应遵循

制造厂商的建议,并按预期用途制订安全措施。②样品和检测所涉及的物品清除表面污染后预先放入安全柜的工作区。③生物安全柜正常启动后,开始使用的时间应遵循生物安全柜制造商的建议。④将手臂伸入安全柜 5 分钟后才进行操作(尤其在进行细菌培养操作时)。⑤生物安全柜使用中不能打开挡板。⑥安全柜内应尽量少放置器材或样品,避免物品阻挡格栅,不能妨碍后部的气流循环。⑦安全柜内使用一次性接种环,避免使用酒精灯(酒精燃烧产生的热量会干扰气流并可能损坏过滤器)。⑧所有工作必须在工作台面的中后部进行,并能够通过观察挡板看到。⑨尽量减少操作者身后的人员流动。⑩操作前应合理摆放物品,包括废弃物桶和废弃物袋,避免操作者反复移出和移动手臂以免干扰气流。⑪当生物安全柜不能安全的控制气溶胶时,实验室中的所有工作人员应佩戴呼吸保护装置或 N95 口罩。⑫工作完成后须对生物安全柜消毒。用 70%乙醇或 500mg/L 有效氯(有效氯消毒剂通常指次氯酸盐,常用次氯酸钠)消毒生物安全柜内壁和台面,如使用 500mg/L 有效氯消毒剂,须用清洁擦布浸无菌水去除余氯。如有污染物污染安全柜台面,用 2000~5000mg/L 有效氯溶液消毒 30~60 分钟后再用无菌水擦拭清洁。开启紫外消毒灯照射 30 分钟。⑬需要关闭生物安全柜时,应在关机前运行 5 分钟以净化内部的气体。⑭定期检查生物安全柜完整性、过滤器的泄漏、向下气流的速度、正面气流的速度、负压、换气次数等。

3. 离心机使用标准操作程序

(1)目的:保证安全使用离心机,避免离心标本时产生生物气溶胶对工作人员造成危害。

(2)主要操作程序:①离心机使用应遵循制造厂商的建议,并按预期用途制订安全措施。②离心机放置的高度应当低于工作人员操作台,并能够看到离心机腔体内部,以正确放置十字轴和离心管套。③严格按照操作手册操作离心机,一般标本分离血清(血浆)离心速度不宜超过 3000r/min。④用带盖塑料离心管盛放离心样品,并且在使用前检查是否破损。⑤用于离心的试管和样品容器应始终牢固盖紧(最好使用螺旋盖),紧闭离心机盖子,以防感染性气溶胶和可扩散粒子产生,必要时,离心管套的装载、平衡、密封和打开在生物安全柜内进行。离心管套和十字轴应按总量配对,并在装载离心管后正确平衡。⑥标本液面距离心管边缘应≥2 cm。⑦空离心管套用蒸馏水或 70%乙醇平衡(不能使用次氯酸

盐溶液)。⑧当使用固定角离心转子时,不能将离心管装得过满,否则会导致漏液。每天检查离心机内转子部位的腔壁是否沾染污物,必要时应进行清洁(必要时清洁腔体)。⑨每天检查离心桶、离心转子和离心管套是否有腐蚀或细微裂痕。工作结束后,应清除消毒离心管套、转子和离心机腔的污染物。⑩离心管破裂时,首先做好个人防护,用镊子将试管碎片夹出,按医疗废弃物处理;取下离心桶,金属离心桶可 121℃ 15 分钟高压灭菌,其他材质离心桶可 2000~5000mg/L 有效氯消毒液浸泡 1 小时以上,洗净干燥;用 2%戊二醛擦拭离心机,30 分钟后用清水擦净。⑪对离心机的检修、清污、清洁、消毒前需切断电源。

使用低温高速离心机等特殊类型离心机必须遵循相应的特殊规定。

注:盐溶液或次氯酸盐溶液对金属具有腐蚀作用,因此应避免用于金属仪器设备或器材的消毒,不能用于离心机转子和离心桶的消毒。不得已使用时,应及时清除残留消毒剂。

4. 锐器的贮存与使用标准操作程序

(1)目的:规范锐器使用、处理,防止工作人员被锐器刺伤,避免生物危害。

(2)主要操作程序:①尽可能使用塑料器材代替玻璃器材。②刀剪、玻璃器皿、玻片、针头等应放置在坚固的容器中。③实验室人员应清楚锐器的贮存位置和贮存方式。④使用一次性注射器,用过的针头禁止折弯、剪断及重新盖帽,不能将皮下注射针作为移液管使用。⑤针头、注射器用完后,直接弃入锐器盒,按医疗废弃物处理,不得重复使用锐器盒。⑥处理破碎的玻璃器皿、污染的针头和利器时必须戴手套,必要时使用镊子等工具,处理完毕应脱掉手套后洗手。⑦如果发生锐器刺伤,按照发生紧急意外事故的处理方法(见本章第五节)进行处理。

5. 器材的消毒标准操作程序

(1)目的:防止器材所带病原菌对工作人员造成感染。

(2)主要操作程序:

1)金属器材:①穿刺取血针一人一份,一用一消毒,集中灭菌处置;②采集血液标本的针头、注射器均一次性使用,用后的针头弃入锐器盒进行无害化处理;③小的金属器材可用酒精灯烧灼灭菌(避免在生物安全柜中使用);④较大金属器材用 2%碱性或中性戊二醛溶液浸泡 1~2 小时,清洗、沥干、高压灭菌。

2)玻璃器皿:①可能的情况下,避免使用玻璃器皿;②如需重复使用,被污染的玻璃吸管、试管、玻片、滴管等应置于每日配制的2000mg/L有效氯消毒剂中,煮沸30分钟后洗刷干净,沥干或37~60℃烘干;③微生物实验用的吸管、试管、有培养物的琼脂平板等须经121℃压力灭菌20分钟。

3)塑料、橡胶器械:①一次性使用的塑料制品,一次性手套及无纺布制品帽子、衣服、口罩等置入黄色污物袋内集中焚烧处理;②重复使用的压脉带用500mg/L有效氯溶液浸泡消毒30分钟后清洗并干燥备用;③受污染的吸液球用0.5%~1%肥皂液或洗涤剂全部浸入,煮沸15~30分钟,清洗、晾干;④离心机内的塑料套管,用2%戊二醛溶液擦拭(可杀灭肝炎病毒或结核杆菌);⑤免疫室血清反应板用0.5%过氧乙酸或5000mg/L有效氯浸泡4小时后按医疗废弃物进行无害化处理;⑥微生物培养使用后的培养皿经121℃压力灭菌20分钟后按医疗废弃物焚烧处理。

6. 检验申请单和报告单的消毒标准操作程序

(1)目的:防止检验申请单和报告单造成工作人员的交叉感染。

(2)主要操作程序:①必要时,申请单用高强度紫外线照射消毒后保存。②实验室应在清洁区打印报告(不得使用热敏打印报告)。如报告单有可能污染,可使用便携式高强度紫外线照射消毒3~5秒(距报告单单面不超过3.0cm,缓慢移动,必须两面照射,消毒时间和消毒效果需经过验证),或用医用微波炉中火3分钟消毒(需参考微波炉使用说明,避免火灾事故发生)。

7. 危险化学品安全储存、处置及监控标准操作程序

(1)目的:规范对危险化学品的管理和监控程序,保证安全使用,防止对工作人员和环境的损害。

(2)操作程序:

1)储存化学危险品,应满足下列要求:①尽量不使用或少使用化学危险品;②购买、运输、存取和使用化学危险品必须遵从国家法律、法规;③化学危险品应当分类存放,相互之间保持安全距离;④遇火、遇潮容易燃烧、爆炸或产生有毒有害气体的化学危险品,不得在露天、潮湿、漏雨和低洼容易积水的地点存放;⑤受阳光照射易燃烧、爆炸或产生有毒气体的化学危险品和桶装、罐装易燃液体、气体应当在阴凉通风地点存放;⑥化学性质防护和灭火方法相互抵触的化学危险品,不得在同一仓库或同一储存室内存放;⑦化学危险品的存放区域应设置醒目的安全标志;⑧建议使用防爆储藏柜储存易爆、剧毒等化学危险品;⑨可行时,应使用带通风和报警功能的储存装置;⑩存放剧毒物品的保险箱钥匙应双人双锁安全存放;⑪化学危险品发现丢失、被盗时,立即报告感染管理办公室、保卫科和实验室负责人。

2)废弃危险化学品处置:①废弃危险化学品应专人负责分类收集,妥善储存,容器外加贴废弃物品标签,容器封闭可靠并,上报本单位保卫科,按照国家要求进行处置;②严禁随意将危险化学品排入地面、地下水道及任何水源地,防止环境污染与生态破坏;③不得自行处置废弃危险化学品。

8. 工作人员自我防护标准操作程序

(1)目的:规范实验室工作人员自身防护措施,保证工作人员安全。

(2)操作程序:①在实验室工作时,应穿隔离服或工作服,必要时戴口罩、帽子。在进行可能直接或意外接触到血液、体液以及其他具有潜在感染性材料的操作时,应戴上合适的手套、口罩、帽子,必要时戴防目镜、N95口罩。实验完毕后先进行手消毒,再脱下手套、口罩、帽子,洗手。②当生物安全柜不能安全的控制气溶胶时,实验室中的所有工作人员应佩戴呼吸保护装置或N95口罩。③在处理完感染性实验材料后,以及在离开实验室工作区域前,都必须进行手清洁和消毒。④为防止眼睛或面部受到泼溅物、碰撞物或人工紫外线辐射的伤害,必要时,须戴护目镜或面罩(面具)。⑤严禁穿着实验室防护服离开实验室(如去卫生间、餐厅、办公室、员工休息室和图书馆等非实验区)。⑥不得在实验室内穿露脚趾的鞋子。在实验室工作时,手、腕部严禁佩戴饰品。⑦禁止在实验室工作区域进食、饮水、吸烟、化妆和处理隐形眼镜。禁止在实验室工作区域储存食品、饮料和其他个人用品。⑧在实验室内使用过的防护服必须进行消毒灭菌处理,不得和日常工作服放在同一柜子内。

### (三)生物安全记录

实验室应建立必要的生物安全记录,以下是可能需要(但不限于)的记录:

《实验室外来人员登记表》;《废弃物处理记录》;《废弃物品运送交接记录》;《桌面、地面消毒记录》;《高致病性标本及毒菌种销毁记录》;《职业暴露个案登记表》;《生物安全检查记录》;《意外事故应急处理记录》;《实验室空气消毒记录》;《生物安

全检查及整改记录》;《含氯消毒剂浓度监测记录》;《菌种保存记录》;《菌种出入库记录》;《灭菌物品记录》;《废弃物品高压灭菌记录》;《感染监测记录》;《检验申请单和报告单消毒记录》;《标本运送箱消毒记录》;《冰箱清洁及消毒记录》;《危险化学品使用记录》;《危险化学品出入库记录》;《危险化学品销毁记录》;《安全检查记录》等。

实验室应根据自身需要建立必要的记录。

#### (四)生物安全危险度评估

实验室生物危险度(风险)评估是做好实验室生物安全管理的保证。生物危险指对某些病原微生物及相关操作程序可能对实验室人员、环境、社会的潜在危害。生物危险评估是对这些病原微生物及相关操作中存在潜在危害的鉴定。由于临床实验室活动中可能涉及传染或潜在传染因子等其他因素,根据国务院《病原微生物实验室生物安全管理条例》、国家标准《实验室生物安全通用要求》和《医学实验室-安全要求》、国家卫生和计划生育委员会《人间传染的病原微生物名录》等的要求,实验室生物安全管理委员会(或小组)应针对实验室环境中存在的病原微生物种类以及致病性、传播途径、实验室的性质或职能、涉及病原微生物的操作步骤和方法等诸多因素定期(至少每年1次,

必要时增加频次)进行危险度评估,同时针对工作人员易发生职业暴露的危险因素进行评估,加强对工作人员的风险教育和预防措施培训,制定相应的操作程序与管理制度,采取相应安全防护措施,减少危险性事件发生。必要时,危险度评估应扩大评估范围和追加评估内容。

以下是生物安全危险度评估报告的主要内容提纲:①实验室分布和设置:占地面积及实验室面积、实验室区域(提供实验室平面图)、人员结构。②实验室面临的病原微生物的等级、类型及实验室活动类别。③实验室面临的病原微生物的致病力与危害程度。④实验室面临的病原微生物的传播途径。⑤实验活动情况、危险因素及防护措施。

评估报告应评估实验室各部门、各区域、各项活动中可能造成不良后果的因素,针对性地提出预防措施。

以免疫学检测为例,检验过程中生物危害风险可能的评估内容(表25-5)(不限制且不局限于表中内容),必要时参考WHO《实验室生物安全手册》(Laboratory Biosafety Manual)、《实验室生物安全认可准则》和《实验室生物安全认可准则对关键防护设备评价的应用说明》[17,18]。

表 25-5　免疫学检验过程中生物危害风险评估内容

| 实验活动 | 可能造成不良后果的因素 | 预防措施 |
| --- | --- | --- |
| 1. 手工免疫血清学检测 | (1)操作中或转移时标本溢出、溅洒<br>(2)洗涤、振荡时,产生气溶胶<br>(3)个人防护不当,造成污染<br>(4)废弃物处置不当,造成人员及环境污染 | (1)正确使用个人防护品、操作前做好个人防护<br>(2)工作时,须精力集中,动作轻柔,避免气溶胶产生和标本溢出<br>(3)标本血清分离须在生物安全柜中进行。疑似艾滋阳性标本的加样、显色操作须在生物安全柜中进行,并作好相应安全防护工作。实验完毕后对实验室空气、地面、桌面、安全柜、仪器设备进行消毒处理<br>(4)操作时要小心,避免标本翻倒、溅洒和溢出<br>(5)标本溢出用 2000~5000mg/L 含氯消毒液消毒物表。<br>(6)特殊标本检测戴目镜,如标本溅到眼睛里立即用洗眼装置冲洗眼部,再滴入抗菌药水,必要时就医处置,针对不同病原菌采取相应预防性治疗措施 |
| 2. 仪器免疫学检测 | (1)操作中或转移时标本溢出、溅洒造成人员和环境污染<br>(2)配制和装载试剂时发生溅洒,造成面部暴露、吸入或食入<br>(3)个人防护不当<br>(4)仪器安装或使用不当,造成触电或火灾 | (1)操作前做好个人防护,每天对仪器进行清洁和消毒<br>(2)工作时,须精力集中,动作轻柔,避免气溶胶产生和标本溢出<br>(3)标本血清分离须在生物安全柜中进行<br>(4)操作时取放样品要小心,避免标本翻倒、溅洒和溢出<br>(5)配制和装载试剂时要小心,避免化学试剂溅到脸上、身体上,如溅到身体上立即用水冲洗,并进行适当的消毒处理<br>(6)标本或试剂溅到眼睛里立即用洗眼装置冲洗眼部,必要时就医处置,针对不同病原菌采取相应预防性治疗措施 |

实验室生物危险度评估应形成《实验室生物危险度风险评估报告》，并经相关负责人签字确认，在适用的范围内发布。

# 第三节　实验室安全设施、消毒及个人防护

## 一、安 全 设 施

### （一）实验室防护设计

1. 纱窗　密度应可防止蚊虫进入，不锈钢材质，或其他可防止啮齿动物啃咬的材质。

2. 自动门　实验室的门应有可视窗，并达到适当的防火等级，能自动关闭。宜使用磁卡识别、眼虹膜透视辨别或面纹识别（无需眼部和面部防护穿行时）。在实验室门上应标有国际通用的生物危害警告标志。

3. 门窗缝隙的处理　防蚊、防蝇。

4. 感应或脚踏式水龙头　水压调整适当，防止溅洒。

5. 洗手盆　各区域设置独立洗手盆（独立于实验使用的水池）。

6. 逃生指示　设置应急逃生指示灯，通道地面设逃生方向指示标识，在显眼处设置实验室布局图并标注安全逃生线路。

注：地面、墙体、天花板、工作台面和桌面等应对可能的消毒剂耐受并易于消毒。

### （二）防护设备、设施

1. 多功能消毒机　依据实验室空间设置，若为移动式需分区使用，定期监测消毒效果。

2. 紫外灯　依据实验室空间设置，应记录累计使用时间，若为移动式须分区使用。

3. 洗眼装置　距危险化学试剂或其他生物危害源30m内，应定期放水1分钟以排除锈蚀和污垢。

4. 淋浴器　避免靠近电源，宜配备恒温水阀，预设并定期检查温度设置。

5. 锐器容器　配备并使用供丢弃锐器的专门容器，容器应具有足够强度。

6. 毛巾　靠近水源，取水不便时应准备纯净水，发生火灾时使用。

7. 急救药箱　透明，含有效的常用急救药品及器材，内部粘贴品名及数量清单。

8. 实验室宜预备干净并经消毒的男女衣物，备紧急情况使用。

### （三）生物安全柜

应使用适当类型的生物安全柜进行危险标本的处置、离心与脱盖，微生物和分子生物实验室等。必备生物安全柜应位于远离人员活动、物品流动以及其他可能会扰乱气流的地方。在安全柜的后方以及每一个侧面要尽可能留有不小于30cm的空间，以利于对安全柜的维护。在安全柜的上面应留有30~35cm的空间，以便准确测量空气通过排风过滤器的速度，并便于排风过滤器的更换。生物安全柜应进行定期检测和保养，定期更换HEPA过滤器。

### （四）消防安全设施

消防安全是生物安全的重要组成部分，应定期检查消防设施的数量、状态和效期。在仪器设备区域应配备$CO_2$灭火器（干粉灭火器可能对仪器设备造成损害）。应定期演练消防安全设施的使用方法和火灾逃生、报告流程。

## 二、消　　毒

### （一）空气消毒

每天采用多功能消毒机对空气进行两次消毒，减少空气中病原微生物对环境的污染和造成对工作人员的感染。按照实验室工作计划和基本规律设置多功能消毒机自动进行空气消毒的时间（如每天清晨4~6点，晚6~8点）。避免在工作人员工作时和生物安全柜运行时开启多功能消毒机。操作中需要临时对实验室中空气消毒，可使用移动式紫外线消毒机，消毒40~50分钟。

各实验室每天检查多功能消毒机和（或）紫外线消毒机工作状态，做好空气消毒记录。紫外消毒灯管应按照其寿命定期或不定期更换，多功能消毒机至少每年检定一次。

如遇突发、明显的细菌气溶胶污染空气，可采用$1~3g/m^3$过氧乙酸熏蒸60~90分钟。

### （二）台面及桌椅消毒

每天开始工作前用清水擦抹桌椅表面1次。下班前用1000mg/L有效氯溶液或0.5%过氧乙酸擦洗1次，作用时间30~60分钟，进行常规消毒。

台面有标本外溢或器皿破损，应立即用2000~5000mg/L有效氯溶液或0.2%~0.5%过氧乙酸消毒，并浸盖于污染物表面，时间30~60分钟，再清除。抹布要浸泡在消毒液中或煮沸30分钟。被明显污染的桌椅可采用同样方法进行消毒。工作台面被肝炎、HIV或真菌标本等污染时，应用2000~5000mg/L有效氯溶液或0.5%过氧乙酸溶液浸泡

30~60分钟,再将其清洗。必要时可将房间密闭,用10%甲醛(HCHO)熏蒸,进行空气消毒处理。

**(三)地面消毒**

开始工作前用清洁湿拖布拖地1次。当地面受到血液、体液等明显污染时,先用吸湿材料去除可见的污染物,再清洁和消毒(可采用台面、桌椅相同方法)。下班前无污染用500mg/L有效氯溶液,有污染用2000~5000mg/L有效氯溶液或0.2%~0.5%过氧乙酸进行消毒处理。

**(四)仪器消毒**

洗板机、离心机、孵箱、分光光度仪、细胞计数器、显微镜、冰箱、酶标检测仪、微生物分析仪、血液细胞分析仪和生化分析仪等仪器设备不能用消毒液浸泡,可采用2%碱性(或中性)戊二醛或70%乙醇消毒30分钟后再清洁。

**(五)手消毒**

进行实验操作时,必须戴(材质和大小)合适的手套,必要时戴双层手套。

手接触生物危害性材料后,必须进行消毒。工作完毕后,应先消毒再摘除手套,用洗手液洗手2~3分钟(洗手6步法)再用流水冲洗,用速消剂揉搓手消毒。离开实验室之前必须洗手。如手被传染病菌污染,应立即用0.2%过氧乙酸或1000mg/L有效氯浸泡3分钟,然后涂抹肥皂清洗,再用洗手液洗手2~3分钟(洗手6步法),流动水洗净,最后用速消剂揉搓手消毒。

**(六)清洁区和半污染区消毒**

所用清洁器材、用具应专区专用,用后及时消毒。

1. 清洁区消毒　每天用250~500mg/L有效氯溶液或0.1%~0.2%过氧乙酸溶液擦拭桌椅、地面,开窗通风数次。

2. 半污染区的消毒　每日采用500~1000mg/L有效氯消毒剂或0.1%~0.2%过氧乙酸溶液擦拭,消毒桌椅、地面,作用时间30~60分钟。

**(七)生物安全柜的消毒**

每次操作完毕须对生物安全柜消毒。用70%乙醇或500mg/L有效氯消毒生物安全柜内壁和台面,如使用500mg/L有效氯消毒剂,须用清洁擦布浸无菌水去除余氯。如有污染物污染安全柜台面,用(2000~5000)mg/L有效氯溶液消毒30~60分钟,再用无菌水擦拭清洁。

注:如果使用70%的乙醇作为消毒剂,为避免长时间使用乙醇消毒造成菌体的耐抗性,减低甚至失

去灭菌的效果,宜选择0.1%苯扎溴铵交替使用。另外,乙醇不能灭活孢子,且对非含脂病毒的作用不确定,其水溶液最有效的使用浓度约为70%,主要优点是处理后物品不会留下任何残留物。

生物安全柜受到严重污染时,应当在专业人员的指导下按以下程序消毒:①将适量的多聚甲醛(空气中的终浓度达到0.8%)放在电热板(或盘)上的长柄平底锅中(使用时在生物安全柜外进行控制通电)。②在生物安全柜内放置第二个电热板,其上放置装有比多聚甲醛多10%碳酸氢铵的平底锅(使用时在生物安全柜外进行控制通电)。第二个盘上覆盖一个能够从远处将其移走的盖子(如连接一个能够从生物安全柜外拉动的绳子),从而尽量减少对甲醛气体的提前中和。③如果相对湿度低于70%,在使用强力胶带密封前部封闭板前,应在安全柜内部放置一个盛有热水的开口容器。如果前部没有封闭板,则可以用重型塑料布粘贴覆盖在前部开口和排气口以保证气体不会泄漏进入房间。④打开多聚甲醛平底锅电热板电源开关加热,1小时后或多聚甲醛完全蒸发后关闭电源。让生物安全柜静置过夜(6小时以上)。⑤移去第二个盘子的盖子,打开第二个平底锅电热板开关,使碳酸氢铵蒸发后关闭电源。⑥拔掉两个加热板的电源。启动生物安全柜让碳酸氢铵气体循环约1小时。⑦生物安全柜静置30分钟后移去前封闭(或塑料布),清洁生物安全柜,完成生物安全柜的消毒。

消毒剂宜新鲜配制,配制后储存备用的消毒剂应标注配制人、配制日期和有效日期。实验室应关注并采取措施避免消毒期间和消毒后残留消毒剂对工作人员的危害。

## 三、个人防护

**(一)个人防护用品**

个人防护用品包括工作服、鞋套、口罩(可能需要不同防护级别)、手套、帽子、隔离衣、护目镜、面罩(面具)等。一次性使用或消毒后重复使用的个人防护用品应注意有效期限。

**(二)进出实验室人员的控制**

在实验室门上应标有国际通用的生物危害警告标志(见本节"安全设施"),防止无关人员误入实验室。进入实验室的工作人员应登记(可通过考勤记录或工作日志体现)。

参观、检查、视察等外来人员进入实验室应经实验室负责人批准,并登记时间、事由、人数、防护措施

（可设置在登记表中勾选）等,全过程需实验室工作人员陪同,陪同人员应告知注意事项。

如未采取适当防护措施,不得触碰任何可能受到污染的物品。

### （三）生物危害知情同意

进行仪器安装、维修及维护保养等的外来人员进入实验室,须签署实验室生物危害告知及确认登记表（表 25-6）。

**表 25-6　外来人员实验室生物危害告知及确认登记表**

| 工作事项 | □仪器安装、□维修、□维护、□保养;□其他: |
|---|---|
| 工作区域 | □检测区;□标本储存区;□试剂储存区;□文档管理区;□其他区域: |
| 告知内容 | 1. 您已经进入二级生物安全防护实验室,可能面临潜在微生物的危害,这种危害的风险不会因为您已经采取的措施而完全消除;<br>2. 您必须采取适当的生物安全防护措施才能在实验室进行各种工作及操作;<br>3. 您接触、操作或使用任何仪器、器材等必须征得实验室工作人员同意,不能到与您工作无关的区域活动;<br>4. 您不能带走任何标本和菌、毒种,离开时带走的任何工具、物品都可能受到了污染,您已经清楚正确的处置方法;<br>5. 您在安装、维修、维护和保养仪器设备及其他设施时可能因操作失误造成刺伤、挫伤等外伤并因此面临生物危害;<br>6. 您在实验室内还可能面对以上没有列出或未知的其他风险。 |
| 确认内容 | 我确认实验室已经完整、清楚地履行了告知义务,并提供了适当的防护措施。我会在实验室内作业期间,以及离开实验室后采取适当措施保证自己的安全。 |

确认人签字:

接待人签字:

签字日期:　年　月　日　　年　月　日

## 第四节　实验室标本运送与废弃物处理

### 一、样品的运送

标本运送应符合生物安全要求,运送人应是本单位职工,并经过生物安全相关培训,送艾滋病确认检查的标本要获得相应部门批准并由具有资质的人员专程护送。

#### （一）运送标本的包装

远距离运送标本应采用三层包装系统对样品进行包装,样品应附有与样品唯一性编码相对应的送检单。送检单应标明受检者唯一性标识、样品种类等信息,并应放置在第二层和第三层容器之间[5]。

第一层容器(内层):直接装样品。样品应置于密闭的容器内,应防渗漏,容器上应有明显的标记,标明样品的唯一性编码、种类和采集时间。在内层容器的周围应垫有缓冲吸水材料,以便内层容器打破或泄漏时,能吸收溢出的所有液体。避免使用玻璃容器。

第二层容器(中间层):容纳并保护第一层容器,可以装若干个第一层容器。要求不易破碎、带盖、防渗漏,容器的材料要易于消毒处理。必要时应限制包装的体积及重量。

第三层容器(外层):容纳并保护第二层容器的运输用外层包装箱。外面要贴上醒目的标签,必要时能够识别或描述标本的特性,注明数量、发件人和收件人及联系方式,同时要注明诸如"小心轻放、防止日晒、小心水浸、防止重压"等合适的字样,并易于消毒。

#### （二）标本的转运

装有样品的容器直立放于标本运送箱中运至实验室。实验室内部标本转运也应将容器直立放于标本运送箱。如运输过程中发生标本泄漏、溢洒,不要立即打开标本箱,应将标本箱送至标本处置间,做好一级防护,在生物安全柜中打开,取出标本容器,用布或纸巾覆盖并吸收溢出物(必要时),用 0.5% 过氧乙酸或 2000mg/L 有效氯浸泡标本箱 4 小时后进行清洗和无害化处理。

#### （三）标本接收

在标本处理室接收标本,核对信息,登记各项资料,记录要双方签字。

### （四）污染处理

运送过程发生污染应采取措施避免污染物的扩散，评估污染对标本有效性的影响，按照操作程序规定进行处理，运送样品及处理过程必须有记录。特殊情况下经有关部门批准可以用特快专递邮寄样品，但必须按三层包装，将样品容器包扎好，运送时严禁使用玻璃包装容器。

注：本节所述标本包装、运送仅限于检验标本的采集和运输，血袋所附小辫血样按血袋相关处理程序执行。

## 二、样品的接收

### （一）包装开启

样品包裹必须在具有处理感染性材料能力的实验室内，由经过培训并采取防护措施的工作人员在生物安全柜中打开，用后的包裹容器应及时进行消毒处理。

核对样品与送检单，检查样品容器有无破损和溢漏。如发现溢漏应立即将尚存留的样品移出，确认仍然有效的样品，对样品容器和外层盛器进行消毒，报告实验室负责人和上一级实验室技术人员，并记录。

### （二）确认和记录

接收样品时应填写样品接收单进行确认和记录。发现标本有缺失必须立即上报，追查原因，并采取补救措施。

## 三、废弃物处理

实验室应严格规定废弃物消毒处理、运送及交接方法，防止医疗废物及标本对环境的污染。应建立和实施标本的销毁程序，规定可销毁的标本和销毁方式、审批程序和相应责任人。建立标本的销毁（交接）记录，明确废弃物种类、数量，不同废弃物的包装、标记和处理方法，交接流程，记录和签字等，可进行全过程逆向追踪[6,25]。

实验室废弃物常规处理流程如下：①血液试管：废弃血液试管（或血辫等）可经 121℃，15 分钟高压灭菌后按医疗废弃物进行下一步处理。依据 WHO 的标准，如果直接焚烧应加盖后放在适当的防漏容器内焚烧。②HIV 检测废弃物：HIV 初筛有反应（即"HIV 感染待确定"）的标本需独立登记、交接，121℃，15 分钟高压灭菌后按医疗废弃物进行下一步处理。③玻璃或陶瓷容器：盛过标本的玻璃或陶瓷容器用 2000~5000mg/L 有效氯消毒剂中，煮沸 30

分钟后洗刷，沥干或 37~60℃烘干。④细菌培养皿、菌液：废弃的细菌培养皿、菌液等须经 121℃，15 分钟高压灭菌（须保留高压灭菌（含质控）记录）后按医疗废弃物进行下一步处理。⑤一次性用品：使用后一次性用品（如一次性帽子、口罩、手套、棉签等）经消毒处理（必要时）后，用黄色塑料口袋扎紧，贴上标识，再进行下一步处理。⑥空针：采血后的空针装入锐器盒里进行下一步处理，锐器盒不得重复使用。

废弃物经初步处理后，需进一步处理时应进行适当标识，登记、交接，双方签字，放入专用黄色废弃物运送箱，经污物梯（通道）运送（使用非专用通道时，废弃物需封闭、消毒并避开人员活动），由本单位规定的有资格的机构按医疗废弃物统一进行无害化处理。

## 第五节　发生紧急意外事故的处理方法

### 一、意外事故紧急处理流程

发生意外事故时，应针对事故的类型和危害范围立即进行紧急处理，主要包括：

①皮肤针刺伤或切割伤依靠重力作用尽可能使损伤处的血液流出（禁止局部挤压伤口），立即用流水（必要时可涂抹肥皂）冲洗 10 分钟，用 70%乙醇或 0.5%聚维酮碘（碘伏）消毒剂消毒伤口。②皮肤污染：用水和肥皂涂抹冲洗污染部位，并用 70%乙醇或 0.2%过氧乙酸等适当的皮肤消毒剂浸泡。③黏膜污染：用大量生理盐水（或流水）冲洗污染部位至少 10 分钟，黏膜表面使用适当抗生素。④衣物污染：污染工作服应立即更换，用 2 000 mg/L 有效氯溶液浸泡 30 分钟或 121℃，15 分钟高压灭菌，交本单位相关部门（如洗浆房）处理。必要时更换个人衣物并进行适当处置。⑤化学品进入眼睛的处理：立即用大量生理盐水（或清水）冲洗眼睛，冲水时要将两眼张开，一面冲水一面转动眼球，尽可能达到 15 分钟，并送眼科医生处理。⑥发生重大事故：重大事故包括严重损伤或暴露等。皮肤受损处理方法同上，并送医，调查和记录存在的和（或）潜在的风险因素。实验室重大损伤及泼溅，应立即通知主管领导和专家到场并提供指导，采取后续处置措施。⑦吸入有毒蒸汽：如呼吸到有毒蒸汽时，可能会感到头晕目眩，应迅速离开实验室，到室外空气流通处休息。对发生严重反应导致昏倒的工作人员，其处理办法为：a. 迅速抬到室外空气流通处；b. 解开患者的纽

扣、领带等衣物束缚,平躺;c. 如果呼吸微弱或已消失,应立即进行口对口人工呼吸,同时通知专科医生急救。⑧化学灼伤的处理:被任何属强酸或强碱的化学药品灼伤时立刻用大量冷水清洗,如大量药品喷洒到身上,应立即除去衣物,擦干喷溅物并冲水浴。⑨衣服着火:衣服着火时的紧急处理:a. 不可奔跑;b. 用防火毯或实验衣包裹身体灭火;c. 可在较大空地上翻滚以便灭火;d. 用安全淋浴设备冲洗或灭火器灭火。

发生以上紧急意外事故,必要时需进行医学处理,或向专家咨询处置方法,有条件的应通知专家到场处置。涉及人员急救的,采取可能的现场急救措施,通知医生到场,或紧急送医。调查和记录意外事故发生原因和风险因素,向相关负责人和主管部门报告,评估风险,采取应对措施,并填写《意外事故应急处理记录》、《职业暴露记录》等,记录必须保存备案。

## 二、个人意外事故的处置

个人发生意外污染、损伤或感染事故,参考本节"意外事故紧急处理流程",及时采取措施:①手足污染:手和足被标本污染时,以 0.2% 过氧乙酸或 1000mg/L 有效氯浸泡 3 分钟,然后涂抹肥皂清洗,再用洗手液洗手 2~3 分钟,流动水洗净,最后用速消剂揉搓手。②皮肤污染:标本溅入或接触到皮肤上,立即用水和肥皂涂抹冲洗污染部位,并用 70% 乙醇或 0.2% 过氧乙酸浸泡消毒至少 3 分钟。③眼污染:标本溅入眼中应立即用大量生理盐水(或流水)冲洗眼睛至少 10 分钟,用抗生素眼药水滴眼。④误服微生物悬液:误服微生物悬液者,立即用含漱、催吐,送医洗胃等方式处理。⑤工作服污染:立即更换污染工作服,必要时更换个人衣物并进行适当处置。⑥腐蚀品溅泼:腐蚀品溅泼于人身上,应立即用大量自来水冲洗(有特殊要求的除外)。⑦疑似阳性标本或病原菌污染:被疑似阳性标本或病原菌污染,应采取消毒、隔离(必要时)等应急处理措施,必要时送医和立即封闭现场,并予详细的登记,上报实验室负责人、机构办公室和感染管理办公室,评估风险并采取进一步措施。

## 三、环境意外事故的处置

发生环境意外事故,首先应防止污染进一步扩散,避免人员污染,并采取针对性措施:①水银温度计断裂:用毛细管吸走水银,按危险化学品处理[26]。

②空气污染:发生空气污染时,可采用低温蒸汽甲醛气体对空气进行消毒。鉴于甲醛有致癌风险,不宜用于生物安全柜和实验室的常规空气消毒。③离心时试管破裂:标本离心时试管破裂,应戴手套,用镊子将试管碎片夹出;离心机内塑料套管用 2000~5000mg/L 有效氯消毒液浸泡 1 小时以上;用 2% 戊二醛擦拭离心机,30 分钟后用清水擦净。④工作台面或地面污染:少量的标本溅泼在工作台面或地面时,用 2000~5000mg/L 有效氯溶液或 0.2%~0.5% 过氧乙酸覆盖 30~60 分钟后进一步处理。⑤污染物泼溅:小范围污染物泼溅,应立即进行消毒处理和清洗。如用 2000~5000mg/L 有效氯溶液或 0.2%~0.5% 过氧乙酸消毒 30~60 分钟后进行清洗。⑥大范围污染物泼溅:发生大范围污染物泼溅事故时,应立即通知实验室主管领导、专家和安全负责人到达事故现场,查清情况,确定清理和消毒的程序。⑦发生重大泼溅事故:如果发生重大泼溅事故,应采取以下措施:a. 从污染处疏散人员,但要防止污染扩散;b. 锁门并禁止人员进入,控制污染进一步扩散;c. 通知实验室主管领导、专家、安全负责人等,查明事故原因,确定清理和消毒处理的方法和程序;d. 必要时可进行生物安全柜和(或)实验室的低温蒸汽甲醛气体消毒,消毒时生物安全柜和(或)实验室必须密闭,人员必须离开;e. 溢漏处可用经 2000~5000mg/L 有效氯溶液或 0.5% 过氧乙酸消毒剂浸泡的吸水物质覆盖 1 小时后,移走吸水性物质,用水清洗擦净。

火灾事故易燃品引起火灾应使用适当的灭火器灭火(干粉灭火器可能对仪器设备造成损害,必要时只用 $CO_2$ 灭火器),立即切断电源。除救火外,其他人员按安全线路撤离,同时报警寻求消防部门援助。

标本丢失、菌种被盗或失火等若实验室突然发生标本丢失、菌种被盗或失火等意外事故,应立即向实验室负责人、本单位办公室、感染管理办公室和保卫科报告事件的详细情况。接收到信息的人员应主动报告其他相关部门负责人,共同组织应急力量,采取应急处理措施,必要时协助组织专业救援。

## 四、菌种事故应急处理程序

实验室保存菌种应该满足国家规定的资质要求,并符合规定的程序。标本接种、处理、转种、制备菌种必须戴帽子、口罩、手套、穿隔离服。不得处置已知高致病菌种,疑似高致病菌操作须戴目镜、戴 N95 口罩,在生物安全柜中操作。防止菌种丢失、泄漏和发生人员感染,必要时应采取相应应急处理措施[27]:①桌面或生物安全柜台面:在操作过程中如菌悬液或微生物标本污染了桌面或生物安全柜台面,应立即用2000~5000mg/L有效氯溶液浸泡30~60分钟,抹布擦净后再用紫外灯照射45分钟,抹布高压灭菌。②衣物、鞋子:如菌悬液倒在衣物上应立即脱下衣物,121℃ 15分钟高压灭菌,鞋子用2000mg/L有效氯溶液浸泡1~2小时后洗净。必要时废弃衣物、鞋子。③皮肤:菌液污染皮肤,用水和肥皂涂抹冲洗污染部位,并用适当的消毒剂浸泡,如70%乙醇或0.2%过氧乙酸等其他皮肤消毒剂。④眼睛:如菌悬液溅入眼睛立即用大量生理盐水(或流水)冲洗眼睛至少10分钟,用抗生素眼药水滴眼,征求医生意见进行医学处理。⑤菌种丢失、泄漏:如发生菌种丢失、泄漏应立即报告实验室负责人、本单位感染管理办公室和保卫科,采取相应对策,必要时报警。

## 五、意外事故的登记、报告和检测

### (一)个人职业暴露意外事故的登记

对职业暴露意外事故必须进行登记,填写"职业暴露个案登记表"。内容包括:

1. 基本记录 详细记录职业暴露发生的时间、地点及经过;暴露方式;损伤的具体部位、程度;暴露物种类(培养液、血液或其他体液)和暴露物感染标志物的检测结果。必要时采集暴露物标本进行检测。

2. 处理过程记录 处理方法及经过,包括专家或生物安全负责人参与现场处理的情况,是否采用暴露后预防药物,详细记录用药情况,首次用药时间(暴露后几小时或几天),药物毒副作用情况(包括肝肾功能化验结果),用药的依从性等,应保留完整适当的医疗记录。

3. 随访记录 随访和随访检测的日期、项目和结果。

### (二)重大意外事故的报告、检测和监测

1. 重大意外事故的报告 发生重大事故时,在紧急处理的同时要立即向主管领导和专家报告。重大意外事故无论是否涉及工作人员被污染,均应全过程记录发生意外情况,及时报告机构办公室、实验室负责人、感染管理办公室及保卫科。

2. 暴露源和暴露对象的感染标志物检测 采集暴露源和暴露对象标本检测感染标志物,检测项目至少包括HBV、HIV、HCV和TP等感染标志物。如果怀疑暴露源具有其他感染风险,需同时检测其标志物并监测这些风险。

3. 暴露对象监测 暴露后4、8、12周、6个月定期监测暴露对象。必要时调整监测时间和监测周期。

4. 群体污染的流行病学分析 涉及多人被污染的重大意外事故,须对暴露对象的定期监测结果进行流行病学分析。

## 六、实验室职业暴露后的预防和治疗

发生职业暴露应报告机构办公室、实验室负责人、感染管理办公室。

若操作者或其所在实验室的工作人员出现被操作病原微生物导致疾病类似的症状,则应被视为可能发生实验室感染,按照以下程序处理:①诊断、预防、治疗与隔离:怀疑发生职业暴露,应立即停止工作,到医院感染专科就诊,必要时采取预防和(或)治疗措施。必要时,在就诊过程中应采取必要的隔离防护措施,避免疾病传播。如需要留院观察,必要时应使用单间病房。②风险评估及应对措施:就诊时,实验室工作人员应当将近期所接触的病原微生物的种类和危险程度如实告知接诊的医务人员。经预检、观察,排除患者患传染病的可能性。传染病患者或疑似传染病患者转诊时应严格采取隔离防护措施。若不能排除该患者可能患有传染病,应采取相应的消毒、隔离措施,必要时及时转至定点医院治疗。③传染或疑似传染后的报告和处理:发现由于实验室感染而引起的与高致病性病原微生物相关的传染病人、疑似传染病人,应根据病原微生物种类按照相关报告程序报告,必要时追踪密切接触人员。

实验室生物安全管理与生态环境和工种人员健康密切相关。实验室规范化的设计,科学的布局,完善的防护设施是生物安全物质基础;制定并严格执行生物安全规章制度,有效的培训,高效的管理,定期的监测和评估,则是实验室生物安全的根本保障。实验室生物安全管理没有一成不变的模式,对现实风险和危害的处置,对未知风险的预判,以及征求环境专家、感染专家和专科医生的意见是非常重要的。

(袁红 喻华 刘华)

## 参 考 文 献

1. 病原微生物实验室生物安全管理条例.国务院令第424号.
2. 中国国家标准化管理委员会:临床实验室设计总则.GB/T 20469-2006.
3. 实验室生物安全通用要求.GB19489-2008.

4. 微生物和生物医学实验室生物安全通用准则. WS233-2002.

5. 中国疾病预防控制中心.全国艾滋病检测技术规范(2015年修订版)[DB/OL].

6. 医疗卫生机构医疗废物管理办法.中华人民共和国卫生部令(第36号).

7. 医疗机构消毒技术规范.WS/T 367-2012.

8. 血站实验室质量管理规范.卫医发〔2006〕183号.

9. 血站基本标准.卫医发〔2000〕448号.

10. 血站管理办法.中华人民共和国卫生部令第44号.

11. 血站质量管理规范.卫医发〔2006〕167号.

12. 单采血浆站基本标准.卫医发〔2000〕424号.

13. 单采血浆站管理办法.卫生部令第58号.

14. 单采血浆站质量管理规范卫医发〔2006〕377号.

15. 血站技术操作规程.卫医发〔2015〕95号.

16. 单采血浆站技术操作规程.卫办医政发〔2011〕42号.

17. 实验室生物安全认可准则.CNAS-CL05:2009.

18. 实验室生物安全认可准则对关键防护设备评价的应用说明.CNAS-CL53:2014.

19. 世界卫生组织.实验室生物安全手册(第3版)[EB/OL].

20. 覃克文.血站检验科BSL-2生物安全实验室改建工作体会.中国卫生工程学,2011(03):263-264.

21. 朱远雁,江永忠.血站实验室生物安全的风险评估.公共卫生与预防医学,2014(02):119-120.

22. 杨俊鸿,黎美君,骆展鹏,等.血站实验室生物安全风险评估探讨.中国输血杂志,2013(09):823-824.

23. 王中梅,冷婵,姚凤兰.血站核酸检测实验室清洁消毒效果的监控与分析.中国输血杂志,2012(06):534-536.

24. 田兆嵩,何子毅,刘仁强.临床输血质量管理指南.北京:科学出版社,2011.

25. 王芳,冯海艳.血站与输血科医院感染隐患及预防控制措施.中华医院感染学杂志,2013(23)19:4765-4766.

26. 危险化学品安全管理条例.国务院令第591号.

27. 李红,张昱.血站实验室生物安全与防护.生物技术世界,2014(01):100.

# 第二十六章
## 输血信息化管理与输血预警

临床输血是常见的医疗实践活动之一,是一项积极有效的医疗救治措施。建立健全的输血信息化管理系统成为大家的共识[1]。输血信息化管理系统不仅可以长期保存临床资料,简化各种记录的查询,为临床科室提供了便捷的服务,也方便了科研资料的收集和总结。而输血预警系统则是覆盖整个输血链的一套监督体系,它涵盖从血液和血液成分的采集到受血者随访的整个过程,包括收集和评估使用血液制品后发生的意外或不良结果的信息,以预防此类事件发生或复发。建立切实有效的输血信息化管理系统与输血预警系统,对保障临床用血安全意义重大。

## 第一节　信息化管理与输血

输血信息化管理是从"血管到血管"的全过程,它涉及多个环节,任何一个细节的差错和失误,都可能对患者造成严重的危害,甚至危及生命。输血信息化管理系统的建立,可以大大提高临床工作效率和准确性,保证输血记录的准确性和完整性,实现医疗信息的共享,追踪血制品的去向,及时追踪不良反应的发生,确保临床输血更加安全和合理,并能实现全方面的血液预警。在本节中,将介绍国内外输血信息化管理现状、输血信息化的前景与方向等内容。

### 一、我国输血信息化管理现状

输血信息化管理在我国起步较晚。过去,全国所需要的采、供和用血的相关信息和数据均为手工统计,速度慢、耗时长、耗人力,且易发生误差。采供血机构和医疗用血单位之间的信息无法共享,容易出现信息滞后,不利于血液资源的统一管理和调配,也不利于临床合理用血的管理。此外,目前临床输血管理过程中忽视了输血申请、输血过程中的采样、标本识别、输血前核对、输血过程监控和不良反应汇报等关键环节。

根据既往临床经验和西方发达国家的经验,受血者血样采集、开具输血处方和输血前患者床边核对等关键过程中容易发生人为差错,并引起输血相关的医疗事故,也是最有可能导致患者死亡的输血医疗事故的原因。信息技术的应用是避免此类人为差错的有效办法,也是提高输血安全的重要措施。如基于条形码的患者身份识别腕带、智能泵和无线射频智能标签等,可以减少患者血样采集、标本试管贴签和输血前床边核对等过程的人为差错。另外,信息化系统辅助输血治疗决策会更好地帮助医生进行临床输血决策,输血不良反应报告系统能为医生提供及时和有效的输血治疗反馈。因此加快临床输血信息化系统的建立成为当务之急。

自 1998 年《中华人民共和国无偿献血法》实施以来,血液安全问题得到了政府和社会各界的高度重视地。2006 年原卫生部颁发实施《血站管理办法》、《血站质量管理规范》和《血站实验室质量管理规范》等一系列输血相关法规,我国的血液安全特别是血制品的安全得到了很大的提高。随着原卫生部《医疗机构临床用血管理办法》和《临床输血技术规范》等法规规范的颁布施行,越来越多的医院开始对血库进行信息化管理,使血库管理更加规范化和科学化。目前国内拥有输血信息化管理系统的医院或血站呈逐年上升趋势,部分经济发达地区已经迈向区域集成的阶段,如浙江省已实现省内各血站之间的联网;辽宁省血液中心与部分用血医院实现联网,并进行血制品的网上预订。

尽管在输血信息化管理发面,我们已经有了很大的进步,但是与国内的标准以及发达国家临床输血信息化建设水平还有差距[2]。血液安全涉及从献血者到受血者相互关联的整个过程。在整个血液安全应用过程中,临床输血安全问题没有得到充分重视,不合理用血和血制品滥用并不少见,输血过程发生的差错事故在国内仍有报道。

我国输血信息化管理方面仍存在一些问题亟须解决。主要问题包括:①我国大部分医院的输血信息化管理不完善,信息化管理程度不高或尚未进行信息化管理。由于我国各地经济水平发展不一,并缺乏全国统一的临床输血信息化管理模式,各个医院信息化管水平和程度也参差不齐。②目前多数医院的输血信息化管理是医院信息系统(hospital information system,HIS)的一部分,但是各个血站和各医院的 HIS 系统之间无法访问,各自运行,执行各自的标准,使得血液信息系统成为一个个信息孤岛,无法实现血液信息的共享。其主要的原因包括:各医院的信息化起步不一、HIS 系统接口和硬件网络架构不一致以及 HIS 系统数据安全性受到威胁等等。血站和血液管理部门难以实时了解医院的血液库存和临床用血需求,不能进行血液预警和横向调拨。③部分地区和医院因为缺乏资金无法建立或维护信息化管理系统,同时缺乏专业技术人员和相应的部门进行技术支持和维护。④缺乏全国性输血预警体系,无法了解全国性血液应用现状,采供血机构未能对所提供的血制品进行全程追踪,对血液的安全保障措施未能覆盖整个输血链,缺乏专门的管理机构,不良事件缺乏健全的报告制度和报告途径。

## 二、国外输血信息化管理建设

西方发达国家在信息化发展方面,起步早,发展快,医院具备完善的信息化管理系统,医院已实现电子化办公和"无纸"医疗,不同地区的医院可以互相联网和互相访问。输血信息化管理方面,国家有相应的法规保证临床合理用血和安全用血。输血信息化系统在医院原有的信息化系统基础上进行拓展和升级,大大提高了临床用血的安全性,并可以及时了解临床用血信息。

此外,输血预警体系(见本章第二节)作为输血信息化管理的重要体现,在国外也取得了很大的进步,并已发展为完善的全国血液预警系统。随着输血相关 HIV 感染的发生,1994 年法国建立了全国性输血监控系统,并通过立法规定输血的不良反应必须向国家血液预警中心报告。1998 年,欧洲的比利时、法国、葡萄牙、卢森堡和荷兰五个国家开始建立欧洲血液预警系统网络(European Hemovigilance Network,ENH)。其网络系统的目的包括:促进成员国之间的信息共享、实现血液快速预警、促进各国之间的学术交流、并进行血液预警方面的教育工作。

2009 年 EHN 更名为国际血液预警系统网络(International Hemovigilance Networks,IHN),其成员国由最初的 5 个增加至 20 个。该网络通过多国对采供血和临床输血的各个环节进行监控,保证临床用血的安全。每个国家根据各国的国情,建立了各国相应的血液预警系统,如法国的血液预警网络、英国的 SHOT(Serious Hazards of Transfusion)系统、美国的血液预警系统和加拿大的输血传播伤害监控系统(Transfusion Transmitted Injuries Surveillance System,TTISS)。每个国家的血液预警系统各有特色,具体将在第二节中作详细介绍。

除了发达国家,发展中国家中如印度、巴西等国也相继建立血液预警系统。2012 年印度建立全国性血液预警系统,建立初期有 60 家医院参与,至 2013 年 3 月,已扩增至 90 家医院。印度拟通过血液预警系统监控全国的输血不良反应、提高医务人员警惕性、为临床提供循证医学证据、指导政府部门决策并进行国际化交流[3]。2000 年 Burkina Faso 在撒哈拉以南 Bobo Dioulasso 地区开展了区域性输血预警示范项目,旨在培训医务工作人员、填写并上报输血信息表并建立输血预警机构。项目为期 5 年,输血信息上报率从 71.6% 上升至 91.6%,输血不良事件上报率从 1.1/1000 U 上升至 16.1/1000 U。这一示范项目证明在撒哈拉以南地区建立血液预警系统的可能性[4]。

## 三、理想的输血信息系统

理想的输血信息化系统应该可以全程监控整个输血链,可以对血制品的库存、流向、血制品的应用、适应证的掌握、采血、检验、核对、输注过程和输注效果各个环节进行监控。因此输血信息化系统是一个分级的网络群,从医院/血库-地区-国家分三级,各级之间以及各省市供血机构互相联网和资源共享,以保证血制品的合理调配和资源共享。

医院的输血信息化系统是一个跨科室的信息化管理,涉及输血科、内科、外科、检验科和麻醉科等多个科室的沟通和协调,应包含以下模块:①输血申请管理:输血科室在医生工作站将输血申请单提交给输血科,输血申请中应该包含血制品成分、数量和血常规/凝血检测结果,出血的患者应提供目前已出血量和预计出血量等信息。②输血审批管理,是指输血科接收到输血申请后,根据临床医生所提供的信息,进行审核。对于合理地输血申请,予以批准。对于不符合输血指征则将输血申请退回,向临床医师的工作站反馈拒绝理由,以期帮助医师提高输血指征的把握能力;对于难以判定输血合理性的,可将存疑因素返回医师确认,在医师提供确认理由后批准用血申请。对于拒绝的用血申请,应予以记录,包括申请医师、输血类型、拒绝理由;对于由医师撤回的不确定输血申请,不予记录,但医师补充用血理由的,应详细记录医师的用血理由。合格的用血申请反映了医疗一线的用血需求,被拒绝的输血申请反映了医师对临床输血指征的把握情况,医师补充的用血理由反映了临床输血指征的发展动向。③血库管理。输血科接受血站的血液时,均采用条码录入血库提供的血制品信息,包括血袋编码、血型、血量、采集时间、有效日期等。对于临近失效期的血制品,信息系统会有预警,提醒血库工作人员优先使用该血制品,防止宝贵血液资源的浪费。血库库存数会根据临床血制品的使用量自动扣除,同时患者的血制品费用和配血费用也将自动生成。④配血管理,包括血型初检和复检、配血实验和抗体筛查等项目。对于反复输血患者,系统将会自动搜索上一次的用血信息以方便输血科和临床医生核对和查阅。⑤输血不良反应记录。患者一旦出现输血的不良反应,临床医生通过信息管理系统上报。同时输血信息系统可以根据医院信息系统中采集的患者生命体征和实验室检查结果,判定输血申请的合理性。信息系统会自动将患者和献血者的所有信息存到数据库中。当患者再次输血或同一献血者的其他血制品被使用时,信息系统将给临床医生提示信息。⑥统计查询。统计查询在输血质量控制中起着重要的作用,此系统包含各类血制品的使用量、不同科室、手术或医生的输血率和不良反应的发生等等,可以了解临床用血状况、合理用血的比例和输血的安全性,便于医院及时了解各科室对输血指针掌握程度,分析临床用血存在的问题,对推进合理用血起到重要的推进作用[5,6]。

地区或全国的输血信息系统,应制定输血信息系统的统一标准,并能实现医院至血库、医院-地区-全国的信息联网和资源共享,各省市血液信息中心可以保存和调度所有血站和医院血液库存的信息走向,了解血库库存和血制品流向,为血液管理部门调控血液供应、调整用血政策、开展科学合理用血培训提供了直接证据,保证全国血液制品的合理应用和管理,同时也为血站制订和及时调整采血计划提供了客观依据。

对于输血的安全性,应完善法规制度,建立全国性血液预警系统,监控、收集并分析输血不良反应的信息,并及时改进,以提高输血安全性和公众信任度。

## 四、我国输血信息化管理发展前景

输血信息化管理系统是用于控制采供血环节、管理血液及相关信息的计算机网络系统,现已经成为实现安全用血的重要环节。输血信息化管理系统在一定程度上改变了原有用血模式,提高了临床效率。输血管理信息化,使得流程简化,避免了单纯手工操作和人为错误,提高了临床的安全性,促使临床血液管理向低耗节能、准确高效转型,提高疗效,缓解供需紧张矛盾,实现血液信息管理从"血管到血管"的完整性[7]。

输血信息化管理系统的建立,可以找出影响输血安全性和有效性的各种因素,加强对临床输血的科学管理和科学研究,对于提高临床输血安全性和有效性、保障人民群众的身体健康和生命安全有着十分重要的意义。

中国具有世界上最多的人口,医疗资料分布不均,不同医疗机构硬件条件差距较大,如何根据发达国家的经验,建立我国输血信息化管理系统的标准显得尤为重要。此外应尽早建立全国性输血安全管理机构,健全相应的制度、标准和技术规范,保障资金和人员的配备,改变传统的"惩罚"模式,鼓励医院和医务人员的参与和配合,实施保密、免责和非惩罚的原则,试点实施,逐步推广至全国,构建出行之有效的输血信息化管理系统。

# 第二节　输血预警

输血预警是输血过程中的监督体系,旨在预防输血相关不良事件的发生或复发。自 1994 年法国首先建立国家血液预警体系以来,该体系已为很多国家提示需要关注的问题,并帮助他们改善血液制品安全和输血流程。澳大利亚血液预警系统提示虽然经输血传播 HIV 和乙型肝炎的风险有所下降,但是仍然存在其他一些重要的输血风险,比如在发达国家细菌感染引起的脓毒血症是最常见的感染风险。在本节中,将从输血预警的概念及运作方式,输血预警系统的建立,以及国内外输血预警的工作现状等几方面进行介绍。

## 一、输血预警简介及相关概念

早在 17 世纪人们就有了关于输血的尝试,但在随后的 300 年间均处于探索阶段——虽然输血挽救了许多生命,但也造成一些死亡。直到 1901 年发现人类 ABO 血型及凝集规律,现代输血才由此奠定了病理生理学基础。但时至今日,虽然人们对于输血的本质、血液成分的研究已经到达了一个崭新的高度,但输血相关的不良事件仍时有发生。因此,规范、严格的输血相关管理流程必不可少,以预防血制品应用后的意外或不良后果。在此背景下,第一个国家血液预警体系于 1994 年在法国建立。

输血预警,即血液安全预警,是指对输血相关不良事件与反应进行持续收集和分析,从而调查其原因和结果,并防止其发生或再发生。而血液安全预警体系则是血液系统中质量管理的组成部分,目的是持续促进血液制品和输血过程的质量与安全,应覆盖输血链的所有环节。通过血液安全预警体系的建立,引入对输血策略的必要修正,改进输血标准,帮助制定输血指南从而增进整个输血过程的安全与质量。同时,该体系的建立还要求所有的卫生行政部门、采供血机构、医院临床科室与输血实验室、医院输血委员会、公共卫生机构和管理部门等各个相关机构与专业人员之间的密切合作,并与质量管理紧密相连,在需要时触发校正和预防行动。

输血预警及其质量体系中涉及的重要概念包括:①不良事件:不良事件(adverse event)是指在输血链(包括血液和血制品的采集、监测、制备、贮存、输血医嘱的开具、分配和输注)中发生的非预期的不良情形。②差错事件:差错事件(incident)是指患者被输注了并不适合其输注的血制品,或输注了本应给其他患者输注的血制品。差错事件导致输血错误,违背了医院的标准化操作流程,并可能导致不良反应。③几近错误:几近错误(near miss)是指在输血之前发现的违背原则或政策的情况,否则可导致错误输血或对血制品成分的不良反应。④不良反应:不良反应(adverse reaction)是指在献血者或接受输血患者中出现的暂时性的不良情形,它可能是由差错事件导致的。图 26-1[8] 显示了这些名词中的互相关系。

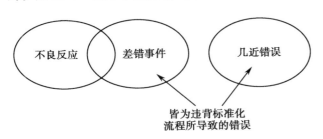

图 26-1　不良事件:不良反应、差错事件、几近错误之间的关系

所以,输血预警系统旨在监测,记录,报告,并分析输血链中的差错,并用以避免这些问题再次发生。输血预警系统包括三个层面,即医院层面(输血链)、地区及国家层面和国际层面。而对大多数病人和医务工作者而言,输血只是医疗服务的很少一部分,输血相关风险也只占患者所暴露的各种医疗相关风险中的一小部分。此外,与药物相比,输血是非常安全的。基于以上原因,针对输血的质量控制管理系统应是医院总体质控体系以及患者医疗安全体系的一部分。

## 二、输血链的预警

### (一)输血链预警的建立

1. 献血者预警系统　在输血链中,献血者的安全是至关重要的。由于目前没有证据表明健康人群可以从献血中获益,因此血液的采集与制备过程有责任尽可能减少献血者的风险。对于献血者的风险-收益不平衡同时对医务工作者提出了伦理上的要求,应做到合理用血,避免浪费。

献血者预警系统是包含在血液的初始采集过程中的,包括了从献血者招募、健康筛查、全血捐献和成分献血,到献血后护理和咨询。献血者预警系统主要包含以下四个方面:①献血相关并发症(献血者不良反应);②献血者的护理差错(差错事件);③献血后信息:重点为献血者的安全;④对非预期事件的咨询。

献血者不良反应是指献血者出现的任何与血液或其成分采集相关的非预期反应。严重不良反应是指献血者出现的任何与血液或其成分采集相关的致命性或致残性事件,导致其需要住院接受治疗或致病。主要的献血者不良反应(表 26-1)。

表 26-1　献血者不良反应

| 症状 | 原因 | 临床表现 |
| --- | --- | --- |
| 局部症状 | 血液溢出静脉 | 血肿 |
| | | 误穿动脉 |
| | | 迟发性出血 |
| 疼痛 | 特异性的 | 神经刺激 |
| | | 神经损伤 |
| | | 肌腱损伤 |
| | 非特异性的 | 上肢疼痛 |
| 其他 | | 血栓性静脉炎 |
| | | 过敏(局部) |

续表

| 症状 | 原因 | 临床表现 |
|---|---|---|
| 全身症状 | 血管迷走反应 | 即刻出现的 |
| | | 即刻出现并伴有损伤 |
| | | 迟发的 |
| | | 迟发并伴有损伤 |
| | 与成分献血相关的不良反应 | 枸橼酸反应 |
| | | 溶血 |
| | | 全身性过敏反应 |
| | | 空气栓塞 |

献血者不良反应约占所有献血例数的1%[9]。研究显示[10]，年轻人群、初次献血者发生不良反应的比例较高，而血管迷走反应则多为迟发性的，多见于女性。事实上，献血者不良反应的上报率远低于其发生率，根据 Newman[11] 在献血后3周对献血者的调查报告结果，36%的献血者出现了至少1项不良反应，其中最常见的全身不良反应包括疲倦（7.8%），血管迷走反应（5.3%），以及恶心呕吐（1.1%）；最常见的局部不良反应包括淤青（22.7%），手臂酸胀（10%），以及血肿（1.7%）。此外，有些并发症是与成分献血相关的，如枸橼酸反应，溶血，空气栓塞，环氧乙烷引起的全身过敏反应。

对于献血者不良反应，应采取表26-2的策略来进行医疗护理和随访。

表 26-2 献血者不良反应的医疗护理流程

| 护理流程 | 护理内容 |
|---|---|
| 识别 | 所有采血者必须熟知所有的不良反应并保持警惕 |
| 立即治疗 | 所有治疗需要有明确的标准化流程 |
| 咨询 | 讨论不良反应是否由献血导致，提出如何避免再次发生的建议 |
| 记录 | 恰当的分门别类，献血者在未来再次献血时应能够追溯到前次的不良反应 |
| 随访 | 随访至完全康复。考虑未来改变献血方式，或不再献血。考虑是否给予适当的经济补偿。 |

对于献血者不良反应（即使是轻微不良反应）的可靠记录是献血者预警系统的主干。完整的记录可以详细记载献血者发生的真实情况，以有针对性的预防此类事件的再次发生，并可用于数据的回顾，进行质控分析。

同时，任何献血过程中的差错事件也应向采血管理系统报告，包括对献血者或所献血液的识别错误，所献血液的筛查错误，血液采集过程中的错误，以及采血设备故障等。应指出的是，推荐采用非惩罚性的上报系统，以鼓励所有工作人员积极对差错事件进行上报，所有上报的事件都应经过质量管理系统的讨论，可导致严重后果的差错事件应在质控圈中进行全面分析，提出修正方案，并反馈至献血者、采血机构，以及相关工作人员。献血者预警系统有赖于献血者在采血完成后上报其不良反应相关信息，并由工作人员作好记录，以决定献血者是否需要进一步的医疗干预，以及是否适合在未来再次献血。

在未来对于献血者预警体系的建立中，有一些方面值得进一步研究。例如，多次献全血是否会导致铁缺乏等并发症；多次成分献血是否有可能导致骨量减少及血清白蛋白水平降低等。在发表献血者并发症的数据时应格外谨慎，过度渲染可能会破坏已经建立的良好献血链。但是在保证数据的真实性的同时做到信息的公开、透明，有助于对献血者实施更好的医疗关怀，也有利于建立更加完备的献血者预警系统。

2. 血制品的制备　在过去的几十年中，特别是HIV/AIDS 发现以来，对于输血安全性的要求越来越高。于是，对所献血液的实验室检查越来越敏感，对于献血者的入选标准也越来越严格，也诞生了很多新的灭活病原体的手段。尽管如此，人们同时越来越清楚地认识到若没有有效的对输血过程的质量管理体系，上述要求是无法完成的。在输血链中，血制品的制备是核心环节，其中的步骤对于最终产品的质量和安全至关重要。

血制品是从人血中分离、加工的，用于预防或治疗疾病；这就决定了它与工业量产的药品有本质的不同：一方面是来源有限，另一方面则有其特有的风险，包括：①每一次输血都是一次小型移植。②可以通过血液传播的传染性疾病多种多样，目前检测手段有限，以及"窗口期的存在"，并不能完全阻止传染性疾病通过输血传播。③每个所捐献单位的血制品的组分都是不同的，所以几乎无法做到治疗剂量的标准化。④尽管已经对血制品的贮存、转运流程进行了优化，但血制品随制备时间的延长不可避免的会发生改变，是否会最终造成不良后果目前尚无法预计。而随着近年来对于血制品质量要求的提高，对献血者的筛查也更加严格,随之而来的新的风险则是血液供应不足。加上前面所述的其他风险,这就要求临床用血的管理更加规范、合理。

在血制品的制备过程中,需要制定一系列相关的规定,并严格依照其执行。包括制备处所、设备、材料等。处所应有合理的设计,防止交叉和差错,使制备过程中的各个步骤有相对独立的区域,并对员工严格管理,各司其职。制备血制品的相关设备应具有相应的资质,定期校准和维护,并留有书面记录,在设备使用时,应严格遵照生产说明书。用于制备血制品的材料应从经过认证的供应商处采购,并应对采购的单据进行合理监控;而可能影响最终血制品质量的关键材料需要严格定义,并由质控部门直接负责。

人力资源的管理及其准入制度也是血制品制备中的关键组成部分。只有接受了必要的教育并经过资质认证的人员才能够参与到血制品的制备与生产过程中。所有工作人员应熟知优质生产操作规程(good manufacturing practice, GMP),同时应具备相关的微生物学和卫生学知识,并接受对应的标准操作流程(standard operating procedure, SOP)培训。所有对工作人员的教学和认证都应有文字记录。同时,质控部门的负责人和生产部门负责人必须是完全独立的。

血制品的生产加工过程包括了制备计划、全血的成分分离及再加工、病原体灭活、为血制品贴标签等多个方面。在这个过程中,需要非常严格的质量控制。在此过程中,需要建立一套有效的识别、记录、标记、贮存、报告不合格血制品的流程,所有不合格的血制品妥善处理,而引入信息系统可以更好的对此过程进行监管。同时,每一家血制品制备机构必须建立起不良事件和差错的上报系统,尽管在血制品的制备过程中,差错事件相对罕见。

所以,在血制品的制备中,应从对各环节的监管和评估、对产品的质控、对生产过程的改进、对员工的教育和评估等各个方面加以全面的管理,方能保证血制品的安全。

3. 血制品检测、贮藏、分配、运输和发放的预警 血制品的检测、贮藏、分配、运输和发放是输血链的关键部分。在此过程中,需要有切实有效的输血预警系统来确保正确的患者接受了正确的血制品输注,并且预防了疾病的传播。而实现这一输血预警的前提之一则是在临床机构、医院输血科、采血机构以及国家监管机构之间建立切实有效的联系。

输血前检测应包括对所采集血液的血型检测及病原学检测,以及必要的成分分离等,针对此环节的预警旨在确保每一份血液标本都接受了正确的检测、得到正确的结果;同时防止错误的血制品输注给错误的患者。血制品的贮存应有严格的要求,必须在理想的环境和温度下保存方能确保其安全。在分配和运输过程中,不同的血制品同样应满足其各自的贮藏温度要求。而在其发放过程中,则应做到准确识别,避免错误发放。

4. 医疗决策、输血医嘱的开具、血制品的输注以及对患者的监测 临床中的合理用血是输血预警的核心内容。不恰当的输血不仅仅会造成血液资源的浪费,同时更重要的是会使受血者不必要的暴露于血制品,造成潜在不良影响。在不同的国家和地区,针对红细胞使用的指南和标准是不同的,这与各地的人口统计学差异、医疗标准的差异,以及医疗程序的复杂程度有关。所以必须依据各自医疗体制的特点制定适合的输血相关指南及标准化流程,以实现血制品的合理应用。对于临床中的每一次输血均应有详细记录,包括输血开始及结束时间以及输血人员的签字;同时应按月或按季度进行阶段性汇总,包括所用血制品的种类及总量。当为患者进行输血治疗时,应取得知情同意,确认患者的生命体征,核对所输血制品的成分及量,检查并选择合适的静脉通路及输注速率,并明确是否需要使用滤器。而在输血治疗结束后,应对患者进行随访,观察有无输血相关不良反应。

总之,输血链预警系统的建立和正常运转是确保输血安全的关键,以医院为基础建立的输血预警系统的优势是能够对所有临床用血相关人员进行培训教育,帮助确保相关政策的执行,降低相关花费,并做好血液保护工作。输血链预警系统应能识别并避免在输血链中的能够避免的差错,并对已发生的差错及不良反应进行分析及反馈,进一步对该系统进行改进。

### (二)输血链预警的运作

如前一部分所述,完整的输血链预警体系包括了对献血者的预警、血制品制备、检测、贮藏、分配、运输和发放及临床决策,本部分将就各个部分如何在输血链预警中运作进行阐述。

1. 献血者 献血者预警的目的在于尽可能减少献血者相关不良反应,提高血液采集的效率,并提高群众对于献血的积极性。完整的献血者预警系统包括对采血者、采血过程、以及不良反应的监测、记录和分析反馈。通过献血者预警系统，能够获得不良事件发生率的基线数值，分析影响不良事件的因素，并提供可能的改良方案。理想的献血者预警应能够发现系统中的问题，设计相应的干预措施，分析评价干预措施的有效性，以促进系统的持续改进。

在献血者预警系统的建立过程中，首先应建立献血者信息库，包括献血者的基本身份信息及献血相关信息。其中，身份信息应包括姓名、性别、年龄、民族、籍贯、身份证号码等。献血相关信息应包括其血型、累计献血量及献血次数、最近一次献血日期及献血量、有无采血不良反应（若有，还应记录发生不良反应的采血日期、不良反应性质、处置情况、恢复情况、原因分析等）。同时，在对献血者进行感染性疾病的筛查后，也应监测其流行病学资料，对不合格献血者的进行淘汰因素分析和献血者追踪，并对重复献血人群的新感染率进行监测，提高采血质量。

尽管献血者及采血过程中的不良事件非常罕见，但一旦发生则会导致献血者的各种并发症并严重干扰其正常生活，故应特别予以重视。同时，由于献血者相关不良事件的原因多种多样，故需要更加广泛及严格的数据分析。

2. 血制品的制备、检测、贮藏、分配、运输和发放　让有适应证的患者及时得到恰当、安全的输血治疗是现代临床医学支持治疗的重要组成部分，因而避免血制品的制备、检测、贮藏、分配、运输和发放中的差错是临床用血安全得以保障的基础。

在血制品的制备至发放的过程中，应有完整的质量控制、药品注册、药品安全的管理系统，并制定相应的标准化流程。自采血伊始，全血或成分血须有清晰的标记，包括贮藏信息、献血者信息、献血者追踪以及采集制备过程的记录，这些记录都应是可追踪的。所有的血制品的贮藏及加工过程都应有相应的标准化流程并严格执行，并定期对其中的差错事件进行分析反馈。同时，血制品的制备及发放过程复杂，牵涉多个环节，工作强度大，对精确度、卫生条件、细节管理的要求非常高，因此要加强对相关员工的职业教育，明确职责，增进其责任心。而为进一步确保血制品的质量，则应对所采集血液是否携带传染性疾病病原体进行检测，并在制备、贮藏过程中对细菌感染加以控制。在血制品的分配、运输和发放过程中，应确保每一种血制品的运输符合其标准操作流程，并且其全过程都有详细记录并可追踪。

3. 输血的临床决策及受血者的预警　输血预警系统不仅关注血制品本身的安全及献血者的安全，其更主要的目的是确保具有适应证的患者得到恰当的输血治疗，这就需要对输血的临床决策进行监督指导，并做好受血者的预警工作。

首先应对用血相关的工作人员，尤其是医院的医护人员开展输血知识的培训，及时更新临床输血指南，宣传科学合理用血理念，规范输血适应证。在做出输血决定后，应签署输血知情同意书，核对患者血型，规范填写输血申请单并开具输血医嘱。输血科应严格核对血型并进行交叉配型，并核对患者身份信息、输血申请单及输血医嘱、血袋标签后，方能发血。执行输血医嘱时，应再次核对受血者的身份信息、血型、医嘱及血袋标签，依病情确定输注血液的速率，先慢后快，密切观察受血者的反应情况。如有输血不良反应发生，则应详细记录输血的日期与时间、不良反应的具体分类及严重程度、当时所输注的成分及单位、血袋编号等，并封存血袋做进一步检查。所有的输血不良反应、输血差错事故都必须严格执行报告制度，同时做好受血者的登记、调查、随访；相关机构则应调查其原因并记录，给予评估报告并根据调查结果提出改进措施和反馈。

同时，在医院层面收集输血相关不良反应并作分析改进后，还应根据各地的要求将数据整理上报上级部门。而其他输血服务机构，如血站等，则有责任保证血制品的质量，在临床输血中出现不良反应或差错时，应积极配合医院相关部门对受血者及相关献血者的调查，对相关血液标本进行再次检测，并对结果进行分析，以便于进一步的纠正和改进。

事实上，输血在患者接受的所有可能的临床治疗中是非常安全的，其相关死亡率和并发症发生率均很低，而输血预警系统则是推进输血安全中非常重要的部分，它为确保患者安全而收集数据并不断分析改进，这一体系的运作方式也值得其他医学领域借鉴。

## 三、国外输血预警的经验介绍

### （一）法国的输血预警系统

法国是第一个建立国家级输血预警体系的国家，是该领域的先驱者。它于 1993 年提出，1994 年开始执行。法国的国家输血预警系统是法律认可的全国性组织，有输血监测的专门立法，收集和评估使用血液制品后发生的意外或不良结果的信息，报告输血反应是法定的义务，专业机构负责监督预警系统的运行、输血反应的研究并监控改进措施的实行。

它由国家主导,并采取强制性报告模式,涵盖范围包括血液安全和流行病学监控,目前已成为国家卫生安全体系的重要组成部分。血液预警系统由事件发生地、地区和国家三级安全监控系统组成。其运行模式为:医院血液预警人员使用标准化报告表格,通过网站上报至地区血液预警协调员,地区血液预警协调员负责质量控制,并报告至国家血液预警管理者。血库血液预警人员负责从血液捐献至血制品发放的血液安全,同时向国家血液预警管理者上报不良事件每年上报的输血相关不良反应超过700例[12]。

### (二)美国的输血预警系统

虽然美国对血液及输血安全的监控已经有很长的历史,自1972年以来联邦政府和各州卫生部门就开始依赖一些行业自律性组织(如FDA、AABB)等来对输血行为进行监控,但直到2010年,方建立了国家健康卫生安全网络所管辖的输血预警体系(National healthcare safety network[NHSN] Hemovigilance Module),采取自愿上报模式。NHSN由美国的疾病控制中心主管,用于全面检测输血相关的不良事件。不良事件上报后,由相关部门分析不良事件的发生原因,寻找改进或干预措施,分析改进或干预措施的效果,并将不同机构的数据进行比较[13]。

### (三)英国的输血预警系统

英国的SHOT(the Serious Hazards of Transfusion)系统于1996年建立,是其国家输血预警系统。基于自愿和保密的原则对输血相关的严重并发症和死亡病例进行上报,报告和收集输血相关的重大事件,并由此改进输血实践,促进临床安全用血。由临床和实验室专家对上报事件进行确认,并对事件进行回顾和分析,为促进患者安全提供循证建议,起到指导临床、继续教育、改进输血实践和决定血液安全政策等作用。平均每年收集输血相关事件200余例,同时提供国内及国际数据。经过近20年的发展,参与SHOT系统的医院比例从第一年的22%上升至2013年的99.5%[14]。

### (四)加拿大的输血预警系统

加拿大血液预警系统是由加拿大公共卫生署主管的输血传播伤害监督系统(Transfusion Transmitted Injury Surveillance System, TTISS),采取自愿上报的原则,对全国的输血不良事件进行监控,各医院的输血不良事件反馈率达到80%。1995年加拿大魁北克省开始建立输血不良事件监控体系,随即扩大至9个省和2个边疆地区。加拿大血液预警缺乏统一的模式,各省血液预警报告模式不一,各医院向所在省的血液协调中心报告或直接汇报至加拿大公共卫生署。加拿大公共卫生署最终对全国的资料进行分析和确认,定期发布报告[15]。

### (五)其他国家的输血预警系统

由于输血预警系统在安全用血、合理用血中的重要作用,目前已有越来越多的国家和地区建立了自己的国家级输血预警体系,包括欧盟、日本、俄罗斯、澳大利亚、新西兰等,有些国家还通过了ISO9000认证,实施了全面的质量管理[16]。

## 四、输血预警已取得的成就及展望

输血预警体系的建立至今已超过20年,通过这一体系在世界各地不同地区的建立,已经发现并上报了各类输血相关的风险及潜在问题,包括不良反应、不良事件、差错事件等等,覆盖了血液采集、加工、分配、运输、输注的全过程。输血预警体系在全球范围内所取得的最大成就在于促进了上述事件的规范化记录和原因分析。而最显著的成效则是对于受血者而言,通过输血预警体系的建立及努力,现今的输血治疗的安全性比过去得到了显著的改善。此外,在输血预警系统建立后,有越来越多的输血相关事件被发现,如感染性疾病的传播、献血者相关不良事件,也有以前未被人重视的疾病得到了重视,如输血相关急性肺损伤(TRALI),输血相关循环过负荷(TACO),输血相关移植物抗宿主病(TA-GVHD)等。同时,随着输血预警体系的不断完善,各种输血相关风险也得到了越来越多的重视,于是输血预警系统也相应成为了重要的质控环节。此外,通过这20余年的发展,输血预警体系也取得了其在政治、法律、媒体等领域的影响力,为合理用血、安全用血理念的宣传与推广做出了巨大的贡献。

在未来,随着国家人口统计学及健康卫生学数据库的建立,各类事件数据的统计分析的不断完善,应能够对各类血制品的成分及其可能对人体产生的影响有更加深刻的认识。另外,随着大数据时代的来临,也期待着输血预警系统发展能够最终改善患者的预后。但是,由于输血预警系统在不同的国家和地区是相对独立的系统,并没有绝对的标准化,导致不同地区的数据之间的比较较为困难;因此在未来,也应加强各不同输血预警系统的数据分享与经验交流。

## 五、我国输血预警现状

输血的潜在风险可导致输血不良反应的发生和输血相关感染的传播，引起各国对血液安全的重视，纷纷建立血液预警系统。目前我国大陆尚未建立全国性血液预警系统，对临床输血相关疾病的发病率和病因无详细可靠的统计学资料。我国香港地区1998年建立血液预警系统，有一完善的系统来完成输血不良反应的上报和调查。香港血液中心是唯一提供采血服务的部门，不良事件的上报采取自愿原则。由医院自愿上报输血不良事件，医院输血科负责不良事件的调查和追踪，而香港血液中心负责对输血传染病相关的献血者再次复检和筛除。在这一系统建立后，香港输血相关不良反应的发生率呈现下降趋势[17]。我国台湾省则只有输血不良反应的监视系统，尚缺乏相应的分析反馈机制。

近年来，随着人们对血液预警的认识逐渐加深，部分医院已经开展了院内的输血不良反应报告，但是每个医院的标准不统一，各省市医院输血反应的报告、调查、分析缺乏系统性和完整性，采供血机构尚未能对血制品进行全程跟踪，对血液的安全保障措施不能够完全覆盖整个输血链，缺乏健全的不良事件上报制度和上报途径，因此无法对输血不良反应进行有效的预警。目前国内部分地区也已开始在血液预警方面进行探索。2006年，江苏省血液中心在江苏省社会发展计划的支持下，参照国际相关标准，结合国内的实际，制定了输血事件的分类、等级划分标准以及输血事件的报告和管理程序，开发了血液预警系统软件，探索了血液预警系统的运行模式，建立了国内第一个血液预警平台。目前血液预警在国内已经得到越来越多的重视和认同，其他各省市也纷纷建立地区性血液预警系统。如珠海市建立了以珠海市中心血站为中心的血液安全监控机构，建立和运行输血过失和事故报告制度，将血站和二级以上医院血库的内部网通过计算机及其相关技术联为一体，实现对全市采供血和临床输血工作中出现的过失、事故进行预警和处置。

同时国家也致力于建立全国性血液预警体系。我国卫生行政部门也已经颁布了以《中华人民共和国献血法》为基准的一系列的血液方面的法律法规，旨在加强对血液质量的管理，规范采供血行业，在一定意义上加快了我国血液事业的发展。原卫生部医政司于2012年召开了血液预警会议，分析了血液预警的现状和挑战，为建立一个符合我国国情、标准化的血液预警系统指明了方向。2013年初，上海市血液中心编写了《血液预警专业指南》初稿，为推行血液预警工作迈出了成功的一步。与此同时也加强了输血相关的信息化建设，各级血液中心和血站都建立了计算机网络，对血液的采集、制备、检测、贮存、运输和分配实行了网络管理，但是，目前仍未建立规范完整的输血预警系统，临床输血中不良反应的报告、调查、分析也缺乏统一标准。在很多西方发达国家已经通过输血预警系统在提高临床用血的安全性上取得成效的同时，我国也应尽快发展自己的输血预警体系，力求进一步实现血液资源的合理应用，并确保临床用血的安全性。

（黄宇光　陈唯韫）

## 参 考 文 献

1. 孙楠,魏迎,温转,等.建立安全有效的输血信息管理.临床血液学杂志,2011,24(10):620-622.

2. 周晔,刘银,殷海波,等.输血科信息管理系统的完善及应用.中国输血杂志,2013,26(9):928-930.

3. Bisht A,Singh S,Marwaha N.Hemovigilance program-India.Asian J Transfus Sci,2013,7:73-74.

4. Dahourou H,Tapko JB,Nébié Y,et al.Implementation of hemovigilance in Sub-Saharan Africa.Transfus Clin Biol,2012,19:39-45.

5. 王国云.临床输血信息管理系统构建与展望.临床血液学杂志,2014,27(6):533-535.

6. 彭道波,赖福才,刘一强,等.构建科学的临床输血信息化管理新系统.中国卫生事业管理,2010,6:427-428.

7. 王霞.临床输血信息管理系统的建立及应用.当代医学,2014,20(6):17-18.

8. De Vries R,Faber JC.Hemovigilance:an effect tool for improving transfusion safety.1st ed.Oxford:Wiley-Blackwell,2012.

9. Jorgenson J,Sorensen BS.Donor vigilance.ISBT Science Series,2008,3(1):48-52.

10. Eder AH,Hillyer CD,By BA,et al.Adverse reactions to allogeneic whole blood donation by 16- and 17-year olds.JAMA,2008,299(19):2279-2286.

11. Newman BH,Pichette S,Pichette D,et al.Adverse effects in blood donors after whole-blood donation:a study of 1000 blood donors interviewed 3 weeks after whole-blood donation.Transfusion,2003,43(5):598-603.

12. Debeir J,Noel L,Aullen J,et al.The French haemovigilance system.Vox Sang,1999,77(2):77-81.

13. Harvey AR,Basavaraju SV,Chung KW,et al.Transfusion-related adverse reactions reported to the National Health care Safety Network Hemovigilance Module,United States,2010 to 2012.Transfusion,2015,55:709-718.

14. Roberts DJ.Haemovigilance in 2013.Transfus Med,2013,23: 215-216.

15. Ditomasso J,Liu Y,Heddle NM.The Canadian Transfusion Surveillance System:What is it and how can the data be used? Transfus Apher Sci,2012,46:329-335.

16. Faber JC.World overview of existing Haemovigilance systems. Transfus Apher Sci,2004,31(2):99-110.

17. 李娅娜.血液预警系统综述.中国卫生质量管理,2009,16 (4):79-81.

# 第四篇

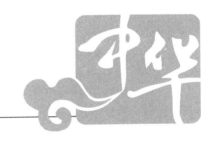

## 临床输血学

# 第二十七章
## 患者血液管理

近年来,全球范围内人口老龄化和血液资源供不应求的现状推动了输血医学理念的重大转变,即从 20 世纪以血液成分为中心的经典输血医学转变为 21 世纪的循证输血医学,强调以患者为中心的患者血液管理(patient blood management,PBM)。

PBM 是以循证医学为依据,以患者为中心,采用多学科的技术和方法,维持患者血红蛋白水平、优化凝血功能、最大限度地减少失血,以达到减少或避免输异体血、改善患者预后、获得最佳病情转归的目的[1]。开展 PBM 的益处多多,包括减少血液制剂的不合理应用、减少并发症、降低感染及输血相关免疫抑制(transfusion-related immunomodulation,TRIM)的风险、缩短住院时间、减少医疗费用、进一步提高医疗质量和改善患者预后等[2]。2010 年 5 月世界卫生组织(WHO)向全体成员国建议:所有手术患者从术前开始实施 PBM。目前 PBM 在美国、澳大利亚、荷兰、英国、瑞士、西班牙、奥地利等国广泛应用。

PBM 运用多种方法使可能需要输血的患者得到最优管理,涵盖输血决策制订过程中患者评估和临床管理的各个方面,包括临床输血申请、尽可能减少血液资源浪费和科学合理输血等,是医院层面的综合管理措施,要求具有全院多学科合作参与的血液管理团队,包括外科医师、麻醉医师、心内科医师、护士、血液科医师、输血医师、医务处管理人员等[1]。另外,PBM 也是国家和国际的卫生系统工程。

## 第一节　患者血液管理的驱动因素

PBM 产生的驱动因素包括血液资源短缺、输血风险、输血相关不良预后等。

### 一、血液资源短缺

临床用血面临的形势主要是血液资源短缺,而医疗服务总量则刚性增加,综合性大医院业务量每年以 10% 以上增长,大量农村人口来到城市,志愿献血从"季节性供血紧张"到"全年供血紧张",人口老龄化等加剧了这种矛盾。

### 二、输血有风险

输血是活体组织器官移植,尽管血液经过严格程序的筛查、检测等处理,但输血仍有风险,依然存在发生感染性风险及非感染性风险的可能。

#### (一)感染性风险

输血的感染性风险,即输血传播疾病(transfusion-transmitted disease),是指输入携带病原体的血液而感染的疾病,又称为输血传播感染(transfusion-transmitted infection,TTI)。疾病可通过输血传播需满足:①感染者血液中存在病原体时为无症状期;②病原体可以在血液采集、制备和储存等环节存活下来;③可通过静脉途径感染;④有易感人群;⑤至少有一些受血者感染并发展成疾病[3]。

可通过输血传播的病原体包括病毒、寄生虫、螺旋体、细菌、朊病毒(prion)等,其中病毒包括 HAV、HBV、HCV、HDV、HEV、HIV、HTLV、CMV、EBV、微小病毒 B19、西尼罗病毒(West Nile virus,WNV)、寨卡病毒等(表 27-1)[3,4],寄生虫包括疟原虫、弓形虫、巴贝虫(babesia)等。已报道的输血传播病原体还包括登革热病毒(dengue virus)、基孔肯雅病毒(Chikungunya virus)、嗜吞噬细胞无形体(Anaplasma phagocytophilum)、克氏锥虫(Trypanosoma cruzi)等[3]。

输血传播疾病往往不容易发现,其原因包括:①多数因输血感染疾病是无临床症状的;②若出现症状,通常无特异性,如发热、流感类症状等;③潜伏期可能较长,可达数月甚至数年,不容易早期发现;④患者原发疾病可掩盖输血感染的证据;⑤输血与传播疾病的直接关系需要充足的证据来证明,而往往混杂因素较多,并不能得到确切结论[3]。

表 27-1　输血传播病原体

| | 英文缩写 | 所致的输血传播性疾病 |
|---|---|---|
| 甲型肝炎病毒 | HAV | 甲型肝炎 |
| 乙型肝炎病毒 | HBV | 乙型肝炎 |
| 丙型肝炎病毒 | HCV | 丙型肝炎 |
| 丁型肝炎病毒 | HDV | 丁型肝炎 |
| 戊型肝炎病毒 | HEV | 戊型肝炎 |
| 人类免疫缺陷病毒 1 型/2 型 | HIV-1/2 | 艾滋病 |
| 人类 T 淋巴细胞病毒 Ⅰ/Ⅱ 型 | HTLV-Ⅰ/Ⅱ | 成人 T 细胞白血病/淋巴瘤<br>热带痉挛性下肢瘫（TSP）<br>HTLV 相关脊髓病（HAM） |
| 西尼罗病毒 | WNV | 西尼罗热、脑炎、脊髓炎 |
| 巨细胞病毒 | CMV | 巨细胞病毒感染 |
| Epstein-Barr 病毒 | EBV | 传染性单核细胞增多症、EBV 感染 |
| 微小病毒 B19 | B19 | 再障贫血危象、传染性红斑、胎儿肝病 |
| 寨卡病毒 | Zika virus | 寨卡热、新生儿小头症 |
| 疟原虫 | malaria | 疟疾 |
| 梅毒螺旋体 | syphilis | 梅毒 |
| 朊病毒 | prion | 变异克雅病（vCJD） |

目前，世界各国对献血者血液标本进行严格筛查，输血传播疾病的风险已大大降低，远远低于各种类型输血不良反应的发生风险。但是由于感染者窗口期献血、病毒变异后不能被当前的实验方法所检测到、免疫静默感染者献血、试剂灵敏度等原因，输血传播疾病不可能完全避免。输血传播感染的残留危险性不仅依赖于窗口期的长短，还依赖于献血者中的感染率。由于血液筛查方法的灵敏度不同以及各种经输血传播感染在不同国家感染率存在差异，因此残留危险性在不同的国家是不同的。

**（二）非感染性风险**

输血的非感染性风险，即输血不良反应（adverse transfusion reactions），也称为输血反应，是指在输血过程中或输血后受血者出现用原来疾病不能解释的新的症状和体征。由于人类的血型系统复杂，目前红细胞上共发现 36 个血型系统，同型输血（ABO 和 Rh 同型输注）实际上输的还是异型血，其他血型系统不相同，可能作为免疫原输入受血者体内产生相应不规则抗体，导致输血不良反应发生。根据发病时间不同，分为急性和迟发性输血不良反应；根据病因不同，可分为免疫性和非免疫性输血不良反应，这两种分类方法是相互联系的（表 27-2）。

对于输血不良反应，输血相关循环超负荷（transfusion-associated cardiac overload，TACO）的发生风险约为 1/100，输血相关急性肺损伤（transfusion-related acute lung injury，TRALI）的发生风险约为 1/10 000，显著高于输血传播 HIV 和 HCV 的发生风险 1/1 000 000，即输血的非感染性风险远远高于感染性风险。

表 27-2　输血不良反应分类

| | 急性（<24h） | 慢性（>24h） |
|---|---|---|
| 免疫性 | 发热性非溶血性输血反应（FNHTR） | 迟发性溶血性输血反应（DHTR） |
| | 过敏反应 | 输血相关移植物抗宿主病（TA-GVHD） |
| | 急性溶血性输血反应（AHTR） | 输血后紫癜（PTP） |
| | 输血相关急性肺损伤（TRALI） | 输血相关免疫抑制（TRIM） |
| | | 血小板输注无效（PTR） |

续表

| 急性(<24h) | 慢性(>24h) |
|---|---|
| 非免疫性 | 输血相关败血症(TAS)<br>输血相关循环超负荷(TACO)<br>非免疫性溶血<br><br>空气栓塞<br>枸橼酸盐中毒<br>电解质紊乱<br>低体温<br>凝血功能紊乱<br>肺微血管栓塞 | 含铁血黄素沉着症<br>血栓性静脉炎<br>输血传播疾病(如各种肝炎病毒、HIV、<br>CMV、EBV 等病毒;细菌、梅毒、<br>多种寄生虫等) |

美国血库协会(AABB)统计显示,在各种类型输血不良反应中,过敏性输血反应(荨麻疹)的发生率最高,为 1%~3%;其次是发热性非溶血性输血反应(febrile non-hemolytic transfusion reaction,FNHTR),输注滤除白细胞的血液制剂 FNHTR 发生率为 0.1%~1%;而其他类型输血不良反应的发生率相对较低[1]。美国食品与药品管理局(FDA)报道 2005—2010 年输血相关死亡的前四位病因依次为 TRALI、溶血性输血反应(hemolytic transfusion reaction,HTR)、TACO、输血相关败血症(transfusion-associated sepsis,TAS)[5]。

### 三、输血可能对患者预后产生不良影响

#### (一)输血相关的不良预后

输血增加了术后并发症发生率、术后短期和长期病死率、术后感染发生率、ICU 入住时间和总住院时间等[6]。临床研究发现输血与临床不良预后之间存在线性剂量关系[7]。其中可能的原因包括:①输血相关免疫抑制(TRIM)可增加医院感染发生率,导致住院时间延长、医疗资源浪费以及住院费用增加;输血患者肿瘤复发率增加;冠脉搭桥术患者远期病死率增加[7]。②红细胞存在保存损害[8]:随着红细胞储存时间的延长,一氧化氮(NO)、2,3-二磷酸甘油酸(2,3-DPG)浓度下降,氧离曲线左移,血红蛋白对氧的亲和力增加,释氧功能降低;同时红细胞变形能力降低、聚集能力增强,血液黏度改变,黏附于内皮细胞的红细胞增多,血管调控功能丧失,血管通透性增加;另外,细胞因子、游离血红蛋白、钾离子、细胞碎片增加,以及高凝微颗粒释放;这些都可能导致微循环闭塞,进而可能引起一些器官组织缺血。

#### (二)过量输血有害

过量输血有害,其可能原因包括:①每次输血都有增加医院感染与并发症的风险,对冠状动脉搭桥术患者的临床研究发现围术期红细胞输注量与术后心脏并发症、严重感染、肾衰竭、神经系统并发症、住院时间等呈剂量正相关[6,7];②前瞻性研究心脏手术后输血发现:对于心脏手术患者实施限制性红细胞输血是安全的,输注红细胞的量越多,临床并发症越多[9];③TACO 是红细胞输注后发生率较高的一种输血不良反应。

## 第二节　患者血液管理的核心内容

贫血、失血、输血都是患者不良预后的独立风险因素,三者密切相关、相互影响。因此,实现 PBM 的三大支柱包括促进自身造血、减少出血和失血、优化贫血耐受(表 27-3)[10]。

### 一、促进自身造血

#### (一)诊断、评估和治疗潜在贫血

贫血是异体红细胞输注的主要危险因素之一,是严重基础疾病的有价值的警示标志之一,是一个独立的发病率和病死率的预测因子。术前贫血是延长住院时间、增加围术期红细胞输注量及病死率的重要危险因素之一[11],最常见原因是缺铁性贫血和肿瘤相关贫血。研究报道择期手术患者术前贫血的概率高达 75%[12],建议在择期手术前 3~4 周测定血红蛋白,以便有足够的时间进行诊断和治疗。

461

表 27-3　PBM 的三大支柱

| | 促进自身造血 | 严格控制出血和失血 | 促进机体对贫血的生理代偿 |
|---|---|---|---|
| 术前 | 诊断、评估和治疗潜在贫血 | 根据既往史和家族史诊断和评估出血风险 | 比较预计失血量与患者个体所能耐受的失血量 |
| | 术前预存自体血 | 回顾用药史(如抗血小板和抗凝治疗) | 评估/优化患者的生理储备(如心肺功能) |
| | 排除/治疗营养不良性贫血后,考虑给予促红细胞生成素 | 尽量减少医源性失血 | 采用适当的血液保护策略,制定个体化的贫血管理计划 |
| | 必要时作进一步评估 | 充分的术前准备与评估 | |
| 术中 | 在造血最佳状态下时安排手术(注意:未经处理的贫血是择期手术的禁忌证) | 精细的外科手术、微创手术 | 改善心输出量 |
| | | 控制性低血压等血液保护 | |
| | | 急性等容性血液稀释(ANH) | 改善通气和氧合 |
| | | 术中回收式自体输血 | |
| | | 止血药物应用 | 应用循证医学指导输血 |
| | | 避免凝血功能障碍 | |
| 术后 | 治疗营养性/可纠正的贫血(如避免叶酸缺乏,治疗缺铁) | 监测和管理出血 | 最大化氧输送 |
| | | 保持正常体温 | 最小化氧消耗 |
| | 适当给予 EPO 治疗 | 术后回收式自体输血 | 避免和及时治疗感染 |
| | | 减少医源性失血 | |
| | 警惕药物所致的贫血(如 ACEI) | 止血/抗凝的管理 | 应用循证医学指导输血 |
| | | 警惕药物副作用(如获得性维生素 K 缺乏) | |

贫血评估的指标包括铁状态,其次是肾功能,以及营养缺乏和其他慢性疾病等。应根据潜在的原因调整治疗方案,包括口服或静脉注射铁剂治疗、补充叶酸和维生素 $B_{12}$、应用红细胞生成刺激剂(erythropoiesis-stimulating agents,ESA),并转诊至其他科室作进一步诊治。术前贫血的处理流程(图 27-1)[13]。对于贫血和造血的关注并不仅局限于术前阶段,对于术后危重或接受各种治疗如放、化疗的患者,贫血也是常见的。在所有这些情况下,仔细筛查和管理贫血将减少输血的风险,同时确保患者免受贫血对其临床疗效造成的不利影响。

1. 红细胞生成刺激剂　ESA 可以促进红细胞生成,对于各种手术和非手术患者较短时间内增加血红蛋白量特别有效,每周产生红细胞的量与 1 单位红细胞等效。然而对于有血栓形成和其他严重并发症风险的患者,应用 ESA 时要根据需要进行严密

的监测和调整。

英国血液标准委员会(BCSH)推荐[14]:当最佳选择不是输血时(例如患者拒绝输血或有同种免疫时),ESA 治疗可用来处理术前贫血(2B);当 ESA 治疗时,最好同时给予铁剂使其效果最大化(1A)。

2. 铁剂治疗　BCSH 推荐[14]:①在铁绝对缺乏和功能性铁不足时,进行针对性的补铁治疗(1B);②缺铁性贫血患者非急诊手术前,应口服铁剂(1B);③预计围术期红细胞丢失量>30g/L(对一个 70kg 体重成年人来说相当于失血量>1200ml)的患者,为了防止术后缺铁引起的贫血,对低铁贮存量(铁蛋白<100μg/L、转铁蛋白饱和度<20%)的非贫血患者,可以补充铁剂(1C);④对口服铁剂无效的患者,建议静脉注射补铁(1B);⑤在功能性铁缺乏或预计术前贫血距离手术时间间隔较短时,应采用静脉注射补铁(2B)。

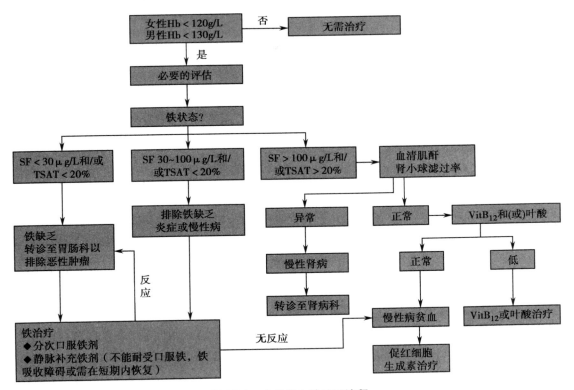

**图 27-1　术前贫血的处理流程**
注：SF，血清铁蛋白；TSAT，转铁蛋白饱和度

**（二）术前预存自体血**

术前预存自体血，又称预存式自体输血（preoperative autologous blood donation，PABD），也称贮存式自体输血（predeposit autologous donation，PAD），就是将自己的血液预先贮存起来，以备将来自己需要时应用。目前应用最为广泛的就是择期手术患者术前预存自己的血液，以备手术时使用。PAD 具有操作简便、适用面广等优点。PAD 适用于大部分外科择期手术，如心外科、胸外科、血管外科、整形外科、骨科尤其是全髋关节置换术及脊柱侧弯矫形术等。

PAD 作为一种替代择期手术患者异体输血的方法，在国外的应用一直呈下降趋势，主要有几方面的限制，包括增加费用、给患者带来不便、静脉采血有增加贫血的风险、围术期有增加输异体血的风险、需要 ESA、铁、叶酸和维生素 B₁₂ 等刺激造血以补充抽出的血液、有潜在的笔误风险与保存损害影响等，还有很大可能 PAD 的血液最终未被使用而丢弃。

## 二、减少失血

PBM 的关键点之一就是患者自己的血液应被视为一种独特而有价值的资源，必须防止不必要的损失。

**（一）根据既往史和家族史诊断和评估出血风险**

术前评估出血风险的目的在于：①通过患者既往史和实验室检查，在术前发现围术期出血风险较高的患者；②采取适当措施，纠正术前贫血，稳定体循环和微循环功能，以提高患者对出血的耐受程度；③采取具有针对性的促凝治疗措施，以减少出血量，降低发病率和病死率，减少医疗费用。

需要考虑可能增加出血的风险因素包括：①有无出血史，对有出血高危患者完善相关检查；②用药史；③抗凝药物和抗血小板药物。详细的病史和体格检查极为重要。既往史或家族史中有出血性疾病应被重视，并进一步检查，同时还应注意可能引起贫血或干扰凝血的药物。口服抗凝治疗和国际标准化比值 INR 延长在择期手术患者中常见，若不妥善处理，这些患者若存在显著的凝血功能障碍将可能增加手术失血或不必要血浆输注的风险。但应注意的是，为纠正轻度实验室凝血指标异常而预防性输注新鲜冰冻血浆，缺乏循证医学证据支持。当患者情况稳定时，可通过恰当地停止或调整抗凝剂的量来治疗，同样的方法也适用于抗血小板治疗患者的择期大量失血操作。因此应慎重考虑术前应用抗凝剂的潜在风险和益处。

欧洲麻醉学会关于术前凝血功能评估的建议[15]：①在术前或侵入性操作之前，采用结构化面试（structured patient interview or questionnaire）的形式，注意发现患者既往出血史、家族出血史以及详细的用药情况（1C）；②采用标准化问卷了解出血史和用药史比常规筛查凝血功能如 APTT、PT 和血小板计数等更能提供有用的信息，择期手术患者宜优先采用（1C）；③宜采用输血方案和预定输血指征相结合的方法来指导术中出血治疗（1B）；④宜根据床旁凝血功能监测结果、输血方案和预定输血指征的综合分析与判断来指导心血管手术中出血的治疗（1C）；⑤术前宜只对有既往出血史的患者做血小板功能检测（2C）；⑥术前血小板功能检测宜用来发现因病情或使用抗血小板药物所致血小板功能降低（2C）。

### （二）减少不必要的医源性失血

手术出血、各种疾病如上消化道出血等均为明显的出血原因，但其他不明原因的失血也应被考虑。住院期间患者往往因频繁抽血诊断，这可迅速造成临床上显著的失血，可能超过 500ml。一项多中心研究发现 20%急性心肌梗死非贫血患者住院期间每抽 50ml 血发展成贫血的风险增加 18%，而医院之间平均总抽血量也差异显著。

医源性因素所致贫血是比较常见的。在一项对 ICU 的调查研究中发现，每位患者平均每天因治疗需要丢失 41.1ml 血液[16]。这意味着在 ICU 住 1~2 周，可丢失接近 1U 的血量。美国研究了超过 17 000 名急性心肌梗死的患者入院时并无贫血，但随着住院期间每天医院性失血近 100ml，部分患者发展到中到重度的贫血[17]。一个单中心回顾性分析显示，在 ICU 住院超过 21 天后，患者输血概率独立与医源性失血量相关[18]。因此，应当评价实验室检测的必要性，减少频繁的实验室检测所致的医源性失血。另外一个方法就是应用小容量采血试管，可以减少高达 70%的失血量。POCT 可以采集更小量的血液，通常小于 0.5ml。另外，采血过程如中心静脉置管采血也可导致医源性失血量增加，留置管一旦无使用必要应尽早拔除。

### （三）减少手术失血的麻醉和外科技术

手术失血量的控制是 PBM 的另一个重要方法，措施包括正确的外科手术体位、微创手术、精细的外科手术、应用止血药物、维持凝血功能处于稳定状态、保持正常的体温、应用控制性低血压与自体输血等。

1. 正确的手术体位　患者手术的体位可影响术中的出血量，特别是当患者手术体位不正时，静脉血回流受阻可能引起充血，局部压力增高，增加手术部位出血量。因此，正确的手术体位对于减少术中出血非常重要。俯卧位患者暴露于腹腔静脉受压，同样腹部压力轻微的变化都可能影响失血量。在头颈部手术中应避免旋转颈部，因为可能干扰颈静脉回流。因此，应尽可能保持正确的手术体位，提高手术部位使其高于右心房，有利于静脉回流，减少局部的静脉压力，但同时需要特别注意的是在低血容量时这样做可能增加空气栓塞的风险。

2. 应用控制性低血压　这是另一种用来减少手术部位出血的方法，包括使用药物来控制血压使手术视野更清晰、便于医师操作，减少输血。鉴于可能对重要器官灌注量不足而带来危害，控制性低血压技术被限用于明确对手术有利且身体较为健康的患者。精确的控制性低血压能够减少骨科手术红细胞输血的风险，但必须密切监测血压变化，保证重要器官获得足够的血液灌注。

3. 保持正常体温　术中低体温是多种因素共同作用引起的，在低体温下凝血因子的活性显著降低、更易出血。即便是 35℃的体温也可以改变易受温度影响较大的血小板和凝血因子等发挥作用。已经证实，低体温与围术期失血量增多以及引起的较多输血量有关。即使体温降低并不多，例如比正常体温低 1℃也能显著增加大约 16%的失血量，而输血相对风险提高大约 22%。低体温引起的凝血功能异常通过改善体温的措施是可以恢复的。因此在任何较大的手术中，都有必要随时监测手术患者的体温，并采取积极合理的保温应对措施，避免出现低体温。

4. 微创手术　良好的外科手术技术是术中减少失血的最重要因素。一些研究显示，小创口的关节成形术中能减少出血，丢失最多不超过 60ml 血液。计算机辅助的膝关节成形术能明显减少出血，但对输血频率没有显著影响。手术新技术的发展和应用将有助于减少出血，提升医疗服务水平。

5. 高氧通气　众所周知，正常的血红蛋白浓度也不一定能维持组织足够的氧耗。正常情况下，机体失血后可补充晶体液和胶体液以维持正常的循环血容量，保证供氧输送到组织；然而，为了补偿稀释性的贫血状况，必须增加心输出量以及提高血氧经过组织时的释放量。当达到血红蛋白阈值水平时，氧耗受到供氧制约，因此就有了输血的必要。然而，与其选择输血,不如通过高氧通气的方法来尽快提高血氧浓度。但高氧可导致血管收缩,由花生酸的代谢产物介导;而血液稀释中类似一氧化氮等内皮因子的释放则可使局部血管扩张,从而抵消了前者所致的变化。因此高氧通气结合等容性血液稀释可能作为减少术中异体输血的一种有效方法,至少有更充足的时间用来止血,降低输血的可能性[19]。

### (四)自体输血

自体血被公认为是最安全的血液,广泛应用于临床。自体输血技术是另一种不使用异体血可以减少失血或减轻其影响的方法,除 PAD 外,还包括:

1. 稀释式自体输血　稀释式自体输血(hemodilutional autologous transfusion,HAT)又称急性等容血液稀释(acute normovolemic hemodilution,ANH),是有效、经济、方便的自体输血方法,可以直接采集全血,也可通过专用设备单采红细胞。采用低温麻醉、体外循环等手术患者,更适合实施 ANH。ANH 具有适应证广、血细胞成分损失少、相对安全、成本低、简单、耗费低等优点。

2. 回收式自体输血　回收式自体输血(salvaged-blood autologous transfusion,SAT)可分为术中回收式自体输血(intraoperative blood/cell salvage,IBS/ICS)和术后回收式自体输血(postoperative

blood/cell salvage,PBS/PCS)。实施 SAT 的前提为患者丢失的自身血液中红细胞基本正常,没有被破坏、污染,回收后可重新利用。其主要适应证为预期失血量超过 500ml 的外科手术,尤其适合大失血。临床研究表明 SAT 在减少失血和输血上有较好的效果。

IBS 是目前应用最广泛的自体输血技术,在术中大出血时可回收多达数升的血液,在心脏、骨科、肝脏及创伤等手术中广泛应用。现有的证据支持大多数进行性大量失血的手术患者均可应用 IBS。IBS 的主要适应证包括:预计出血量 >20% 血容量的手术,或预计术中出血在 400ml 以上的手术,以及由于特殊血型、存在红细胞抗体、宗教信仰等原因不能输异体血的患者。儿童或身体弱小者可依据体重适当放宽。IBS 的禁忌证则包括恶性肿瘤、胃肠道疾病、管腔内脏穿孔、超过 4 小时的开放性创伤、伤口感染、菌血症或败血症等。IBS 可应用于妇产科异位妊娠破裂大出血、骨科脊柱侧弯矫形手术和髋关节手术、神经外科颅内动脉瘤、心脏血管外科手术等。

三种自体输血方式各具优势,临床应用时可根据具体情况,既可单独实施,也可考虑两种或三种联合实施(表 27-4)。为减少输异体血,术前 PAD、术中 ANH 和 IBS、PCS 可以联合应用。

表 27-4　三种自体输血技术的主要特征

| 主要特征 | 贮存式自体输血 | 稀释式自体输血 | 回收式自体输血 |
| --- | --- | --- | --- |
| 采血时间 | 术前数周 | 手术当日备皮前 | 术中或术后 |
| 只应用于择期手术 | 是 | 否 | 否 |
| 采血地点 | 病房或门诊 | 手术室 | 手术室或术后病房 |
| 血液收集方式 | 采血 | 采血 | 收集术野或引流管丢失的自体血液 |
| 采集血液的替代液 | 无,可能需要应用 ESA 避免贫血 | 胶体液或晶体液 | 无 |
| 潜在优化造血作用 | 是,特别是应用 ESA 的情况下 | 无 | 无 |
| 输注血液类型 | 储存全血 | 新鲜全血 | 洗涤或者过滤的悬浮红细胞 |
| 被污染的风险 | 小 | 小 | 有可能 |
| 保存损害的可能性 | 有 | 很小 | 很小 |
| 输注错误的可能性 | 有 | 不大可能 | 不大可能 |
| 血液浪费的可能性 | 有 | 有 | 无(收集的血液本来就是丢失的血液) |

续表

| 主要特征 | 贮存式自体输血 | 稀释式自体输血 | 回收式自体输血 |
|---|---|---|---|
| 实施的便捷程度 | 不方便,需要患者多次来医院 | 最方便 | 需要自体血回输机 |
| 其他风险和缺点 | 可能使患者贫血,并且增加了其手术当天输血的风险 | 血液稀释过快或稀释程度过低存在潜在风险,其他的风险在于具体使用的胶体液和晶体液的类型和量 | 回收血液的质量,可能存在有害的细胞和物质 |

### (五)止血药物

止血药物主要包括抗纤溶药物、外用止血药、去氨加压素、重组活化凝血因子Ⅶa(rFⅦa)和凝血酶原复合物浓缩剂(prothrobmin complex concentrate,PCC)。

1. 抗纤溶药物 包括赖氨酸类似物,如氨甲环酸(tranexamic acid,TA)和 ε-氨基己酸(EACA),还有抑肽酶等。抑肽酶是从牛肺中提取的一种丝氨酸蛋白酶抑制剂,可以抑制一些参与止血的酶,具有抗纤溶作用,但是基于对其安全性的考虑,现在国内外均已停止使用。而 TA 和 EACA 抑制纤溶酶原而发挥抗纤溶活性,已被证明是相对安全和高效的。体外 TA 的抗纤溶活性大约是 EACA 的 10 倍,因此被认为是一种更有效的抗出血剂。临床随机对照研究 CRASH-2 中提出 TA 是一种有效、安全、成本效益比佳、降低创伤出血患者病死率的药物[20]。这提示 TA 不仅对大出血患者有益,而且对于大量出血或有大量出血风险的患者也是有益的。

因此,BCSH 推荐[21]:出血或者有出血风险的成人创伤患者,只要没有抗纤溶的禁忌证,宜在创伤发生后尽早给予 TA,首次剂量 1g,静脉滴注 10 分钟,以后维持剂量为每 8 小时静脉滴注 1g(1A);对非创伤性出血患者,宜考虑使用 TA(1B);对于预防出血风险较大的心脏和脊柱手术高危患者的出血,推荐使用 TA,首次剂量 10mg/kg,维持剂量 1mg/(kg·h)(1B)。

2. 加压素 醋酸去氨加压素(DDAVP)是模拟血管收缩神经活动的相对缺乏来合成抗利尿激素,通过诱导内皮组织释放血管性血友病因子(vWF),增加其浓度和活性;它还刺激内皮释放组织型纤溶酶原激活物(t-PA),促进血小板活化。DDAVP 缩短出血时间,可用于血管性血友病(vWD)、血小板功能缺陷和尿毒症等患者。

3. 外用止血药 可用于手术和创伤,术中应用

纤维蛋白胶可减少失血。纤维蛋白胶(fibrin sealant,FS)是从人血浆中分离制备的具有止血作用的止血黏合剂,是一种由人纤维蛋白原与凝血酶组成的止血凝胶制品。一些 FS 还有 FⅩⅢ 可以稳定凝块。纤维蛋白胶因具有不透气、不透液体、能生物降解、促进血管生长和形成、局部组织能生长和修复等优点而广泛应用于外科创面止血。

4. 重组活化FⅦ 重组活化FⅦ(rFⅦa)是采用基因工程技术制备的具有活性的凝血因子制品,其主要作用机制是在凝血的起始阶段,rFⅦa 与组织因子在细胞表面结合,导致少量凝血酶的产生,然后凝血酶激活 FⅤ、FⅧ、FⅪ和血小板,放大凝血反应,最终导致大量凝血酶产生。rFⅦa 在欧洲获准用于有抑制物的血友病 A 或 B、遗传性 FⅦ缺乏症、有 GPⅡb/Ⅲa 抗体的血小板无力症等。欧洲麻醉学会推荐:rFⅦa 在其适应证之外的使用仅限于其他止血治疗措施无效的严重出血患者(2C)[15]。而 BCSH 强推荐:除非是作为临床试验的一部分,否则在大出血管理中不宜使用 rFⅦa(1D)[21]。

5. 凝血酶原复合物浓缩剂 凝血酶原复合物浓缩剂是依赖维生素 K 的 FⅡ、FⅦ、FⅨ、FⅩ的混合制品,是混合人血浆制备的冻干制品。虽然在紧急逆转维生素 K 拮抗剂的作用时推荐使用 PCC,但是目前仍没有足够的证据支持在大出血管理中使用 PCC。BCSH 推荐:大出血中不宜使用 PCC,除非是作为临床试验的一部分(1D)[21]。

### (六)床旁检测有助于进行目标导向的输血治疗

床旁检测(point-of-care testing,POCT)与传统实验室检测相比有以下优点:①需要时随时作检测;②检测可以在床旁进行,更快的标本周转时间(TAT);③所需的标本量少,避免医源性失血。一些 POCT 如凝血检测、血气分析、血小板功能检测等广泛应用于外科和重症监护病房。这些 POCT 检测为临床输血决定及时提供信息,有助于进行目标导向的输血治疗。

例如血栓弹力图(thrombelastography,TEG),自1948年起在临床用于全血标本的凝血功能检测,有助于预防和纠正凝血异常,是一种全面判断凝血和纤溶功能的检测方法。TEG能通过一份微量全血标本,在<30分钟提供从凝血启动到纤维蛋白形成、血小板聚集、纤维蛋白联结、血块形成至溶解的连续信息,比常规凝血检测的结果更全面,且与传统凝血检测有强相关性。快速TEG更是可以在几分钟内得到初步的检测结果,便于在第一时间指导制定临床输血方案。因此TEG已经越来越多地应用于临床,尤其是心脏手术、肝移植、急诊严重创伤、产科大出血等可能出现严重凝血功能障碍的疾病。在外科手术中应用TEG,能够迅速判断出血原因、决定止血方式并指导成分输血、减少输血量。TEG所具有的指导成分输血的优势,使其与自体输血联合应用于大出血患者可以最大限度地降低异体血的输注量。

### 三、优化贫血耐受

贫血的耐受力基于患者的血容量状态、个人的生理储备包括心、肺、肾脏功能以及贫血的动态变化等。患者对贫血的反应因人而异,取决于其组织能否获得足够的血氧。而对贫血的反应是决定输血最重要的因素。例如由于慢性肾衰竭或慢性消化道出血所致的慢性贫血患者通常已经适应了一个较低水平的血红蛋白;而手术或外伤时快速失血可导致患者血流动力学不稳定,出现休克以及其他需要立即恢复血容量才能缓解的症状。提高患者对低血红蛋白水平的耐受力,提高运氧能力、降低氧耗,使血流动力学和氧代谢处于最佳状态,措施包括静脉输液维持等容状态、使用合适的升压药、吸氧或机械通气、止痛和镇静、维持正常体温、避免和及时处理感染等。

若未经治疗的贫血越来越严重,机体适应机制包括增加通气量、血氧饱和度和心输出量、降低全身血管阻力、主动控制局部血流量、增加组织氧摄取和细胞代谢的适应以及所有以维持氧供需平衡为目标的生理反应开始失效,氧气输送和供给不足以满足不同的组织和器官的需求,组织缺血缺氧的风险迅速增加,若不及时治疗、患者病情和临床预后将恶化,必须尽快采取措施以提高血液的携氧能力,这时必须考虑异体输血。类似地,可能需要快速提高患者的血小板计数或凝血因子水平。适当适时的输血是PBM第三大支柱的一个重要方面。有效的PBM在于所有输血患者首先必须有输血适应证,而决定每个患者的输血阈值除考虑实验室检查结果外,还需结合临床症状和体征进行个体化输血治疗,并且每次输血后应及时评价疗效。

大量研究支持PBM中的各项应用措施在减少输血和改善患者预后方面有着不同的效果,当组合各种适当的PBM策略,实现多学科交叉时,PBM会更加有效。

## 第三节 限制性输血策略

根据循证输血医学指导输血,优化血流动力学与氧供、减少氧耗、及时治疗感染,恰当实施限制性输血策略并应用于所有血液成分,是PBM第三大支柱中的主要内容。

### 一、限制性红细胞输血

红细胞输注不应用于扩充血容量、提升胶体渗透压、促进伤口愈合或改善患者的自我感觉等,主要适用于循环红细胞总量减少至运氧能力不足或组织缺氧而有症状的患者,也适用于输注晶体液或胶体液无效的急性失血患者。非输血治疗如铁剂等能纠正的贫血不应输注红细胞。

是否输注红细胞应根据患者个体情况而定,不仅仅考虑血红蛋白浓度也要结合患者的临床表现,如贫血症状以及其对贫血的耐受程度。然而,尽管有一定的局限性,但是血红蛋白(Hb)或血细胞比容(Hct)仍然是最常用的判断是否输血的标准。允许的最低血红蛋白浓度在不同患者之间因人而异,这取决于患者的病理生理状态以及失血的倾向和速度等,具体考虑的因素包括血红蛋白下降速度、血容量状态、呼吸急促、运动耐力、头晕、心源性胸痛、低血压、心动过速和患者的选择等。因此,AABB建议是否输血的决定应综合考虑血红蛋白水平、整体临床情况、替代治疗方案以及患者的意愿[22]。

#### (一)输血阈值

近年来,对于ICU、非急诊心脏手术、有心血管疾病史的老年患者行髋关节置换术、上消化道出血、败血性休克等患者的输血指征开展了大规模临床随机对照试验(表27-5)[23-30],这些临床研究提示:对于大多数需要输血的患者均可实施限制性输血策略,即通常将血红蛋白浓度(70~80)g/L作为红细胞的输血阈值是安全和有效的,并不增加其发病率和病死率,但输血量明显减少,且常常能达到更好的临床预后。对于大多数血红蛋白浓度大于(70~80)g/L 的患者,应避免输注异体红细胞[31]。

2015 年英国 NICE 发布的输血指南建议[32]:除大出血、急性冠脉综合征、慢性输血依赖性贫血患者外,其他需要输血的患者均可实施限制性输血策略,建议输血阈值 Hb 70g/L,输血后维持 Hb 目标值(70~90)g/L;对于急性冠脉综合征患者,建议输血阈值 Hb 80g/L,输血后维持 Hb 目标值(80~100)g/L;对于慢性输血依赖性贫血患者,建议实施个体化的输血阈值和 Hb 目标值。

表 27-5　红细胞输血阈值的临床随机对照研究

| 研究人群 | 总例数(n) | 输血阈值(Hb g/L) | | 临床预后 | 参考文献 |
| --- | --- | --- | --- | --- | --- |
| | | 限制性输血组 | 开放性输血组 | | |
| ICU 重症患者(已排除急性失血患者:血红蛋白下降 30g/L 或 12 小时内输血>3U) | 838 | 70 | 100 | 两组的生存曲线无差别,但对于其中 APACHE Ⅱ 评分≤20 或者年龄<55 岁的 ICU 患者,限制性输血组的生存曲线明显优于开放性输血组 | 23 |
| PICU 重症患儿 | 637 | 70 | 95 | 无差别 | 24 |
| 心脏手术患者 | 502 | 80 | 100 | 无差别 | 9 |
| 髋关节骨折术后患者(年龄≥50 岁且有心血管疾病史或危险因素、Hb<100g/L) | 2016 | 80 | 100 | 两组的住院期间病死率、60 小时随访病死率以及长期死亡率无差别 | 25,26 |
| 急性上消化道出血患者 | 921 | 70 | 90 | 限制性输血组的生存曲线明显优于开放性输血组;限制性输血组的再出血风险、并发症发生率都显著降低,而生存率明显升高,明显改善患者预后 | 27 |
| 败血性休克患者 | 998 | 70 | 90 | 两组的预后无统计学差异 | 28 |
| 脑外伤患者 | 200 | 70 | 100 | 无差别/更差,开放性输血组不良事件的发生率增加 | 29 |
| 非急诊心脏手术术后患者(Hb<90g/L 年龄≥16 岁) | 2003 | 75 | 90 | 两组的病死率和医疗花费无显著差异,但限制性输血组的 90 天病死率高于开放性输血组 | 30 |

2016 年美国 AABB 根据 31 个随机对照试验、涉及 12587 例患者的临床研究,提出建议[22]:对于血流动力学稳定的成人住院患者,包括重症患者,建议实施限制性输血策略,输血阈值 Hb 70g/L 而不是 Hb 100g/L(强烈推荐,中等质量的证据);对于已有心血管疾病的骨科手术、心脏手术患者,建议实施限制性输血策略,输血阈值 Hb 80g/L(强烈推荐,中等质量的证据);这些限制性红细胞输血建议不适用于急性冠脉综合征、有出血风险的严重血小板减少的血液病或肿瘤、慢性输血依赖性贫血患者;对于需要输注红细胞的患者包括新生儿,建议输注有效期内合格的红细胞制剂,而不是强调输注新鲜红细胞制剂(强烈推荐,中等质量的证据)。

**(二)1 单位红细胞输血**

由于输血是增加病死率、延长住院时间的独立危险因素,而且输血的潜在风险是剂量依赖性的,因此目前国际多个 PBM 指南均推荐:对于无活动性出血患者,每次输注 1U 红细胞(国外多以 450ml 全血制备的红细胞为 1U,而国内是以 200ml 全血制备的红细胞为 1U)。1U 红细胞提升血红蛋白浓度和血细胞比容的效果因人而异,取决于患者的血容量以及血流的变化。通常 1U 红细胞已足够提高血红蛋白浓度,缓解患者临床症状,输注 1U 红细胞的治疗效果往往是很明显的。如果结合严格的限制性输血阈值,"1U 红细胞输血策略"的作用将更为显著。美国阿拉巴马大学伯明翰分校医院实施 PBM 后,红细胞输注量下降 27%,实施 PBM 前输注 1U、2U 红细胞的患者比例分别为 22%、48%,实施 PBM 后输注 1U、2U 红细胞的患者比例分别为 51%、33%[33]。

2015 年英国 NICE 输血指南建议[32]:对于非活动性出血的成人,可用 1U 红细胞输血策略(儿童或低体重成人输注与其体重相对应的红细胞量)。每次输注 1U 红细胞后,应进行临床评估和复查血红蛋白,必要时可再次输血。

总之,每次输血都是一次新的临床决定;对于无急性出血的贫血患者,最合适的方法是先输 1U 红细胞制剂并及时评估临床疗效,再次输血前需重新进行评估。

## 二、限制性血小板输血

输注血小板主要用于预防和治疗血小板数量减少或功能缺失患者的出血症状,恢复和维持人体的正常止血和凝血功能,分为预防性和治疗性血小板输注。临床血小板用量有不断增多的趋势,目前临床上所用的血小板多来自血细胞分离机制备的单采血小板。

### (一)输血阈值

Stanworth 等开展的 TOPPS 研究预防性与非预防性血小板输注,将 600 名血液恶性肿瘤患者随机分为两组,预防性输注组的输血阈值为血小板计数<10×10⁹/L 时输注,非预防性输注组的输血阈值为有出血症状或体征时输注,每天评价患者出血情况,结果发现:对于血液恶性肿瘤患者的血小板减少症,仍推荐预防性血小板输注;预防性输注组与非预防性输注组的出血风险分别为 43%、50%,预防性输注组可减少 7% 的 WHO 2 级以上出血风险;但是即使实施了预防性血小板输注,部分患者仍有出血可能[34]。

一般情况下,无出血风险因素的血小板减少症患者血小板计数<10×10⁹/L 时可输注血小板;而有出血风险因素如发热、败血症、凝血功能异常、贫血等的血小板减少症患者血小板计数<20×10⁹/L 时可输注血小板;血小板减少症的患者进行侵入性操作如腰椎穿刺、胃镜检查和活检、支气管活检、肝活检、腹部手术等时,推荐输注血小板使其数量达到 50×10⁹/L 以上;血小板减少症的患者若进行中枢神经系统手术或眼部手术前,推荐输注血小板使其数量达到 100×10⁹/L 以上。

美国 AABB 建议[35]:①对于低增生性血小板减少症的成人住院患者血小板计数 ≤10×10⁹/L 时建议预防性输注血小板,以降低自发性出血风险,输注剂量为一人份单采血小板即一个治疗量或同等量;②拟行择期中心静脉置管的患者血小板计数<20×10⁹/L 时,建议预防性输注血小板;③拟行择期诊断性腰椎穿刺的患者血小板计数<50×10⁹/L 时,建议预防性输注血小板;④拟行择期非脑外手术的患者血小板计数<50×10⁹/L 时,建议预防性输注血小板;⑤对于采用体外循环的心脏手术患者:无血小板减少时,不需常规预防性输注血小板;若有血小板减少所致的围术期出血或血小板功能异常时,建议输注血小板。

2015 年英国 NICE 输血指南建议[32]:对于慢性骨髓衰竭、自身免疫性血小板减少症、肝素诱导性血小板减少症(HIT)、血栓性血小板减少性紫癜(TTP)患者,不应常规预防性输注血小板;对于需进行出血风险高的侵入性操作或手术的血小板减少症患者,应综合考虑侵入性操作的特点、血小板减少的原因、血小板计数是否正在下降、是否同时存在其他导致止血异常的原因等因素,建议预防性输注血小板,使血小板计数维持在较高水平;而对于需进行出血风险低的操作如骨髓穿刺和活检的患者,不应预防性输注血小板。

### (二)血小板输注剂量

Slichter 等开展的 PLADO 研究预防性血小板输注剂量,分为低、中、高剂量三组,分别为 1.1×10¹¹/m²、2.2×10¹¹/m²(相当于通常所用的血小板输注剂量,即 1 人份)、4.4×10¹¹/m²,结果发现:低剂量组血小板输注量减少、但输注次数增加;低剂量或高剂量对出血频率没有影响;无论输注何种剂量的血小板,出现 WHO 2 级以上出血的天数没有显著差别[36]。因此,AABB 和 NICE 均建议有输血指征时常规输注 1 人份单采血小板[32,35]。

2015 年英国 NICE 输血指南建议[32]:不应常规输注 1 人份以上的血小板;仅仅对于严重的血小板减少症且关键部位出血如中枢神经系统(包括眼部)的患者,考虑给予 1 人份以上的血小板输注;每次输完血小板后,应重新评估患者临床情况并复查血小板计数,必要时再次输血。

### 三、限制性新鲜冰冻血浆输血

新鲜冰冻血浆（FFP）的不合理应用比率在国内外不同医疗机构差异很大，10%~83%不等。FFP不合理应用包括扩充血容量、营养支持、免疫缺陷状态、无出血而仅为纠正实验室凝血指标异常，造成的不良后果包括不必要输血、输血相关免疫抑制（TRIM）、感染等输血风险增加、影响患者预后、浪费血液资源等。

2015年英国NICE输血指南建议[32]：对于凝血实验室检查结果异常如活化部分凝血活酶时间（APTT）、凝血酶原时间（PT）>正常对照1.5倍，且临床有出血症状的患者，输注FFP；实验室凝血指标异常但不适于输注FFP的情况包括无出血（需进行出血风险高的侵入性操作或手术的患者除外）、逆转维生素K拮抗剂的作用；对于实验室凝血指标异常、且需进行出血风险高的侵入性操作或手术的患者，建议预防性输注FFP；每次输完FFP后，应重新评估患者临床情况、并复查实验室凝血指标，必要时再次输注。

### 四、限制性冷沉淀输血

冷沉淀是保存期内的FFP在低温下（约2~4℃）解冻后沉淀的白色絮状物，主要含有FⅧ、FXⅢ、纤维蛋白原、血管性血友病因子（von Willebrand factor，vWF）、纤维结合蛋白（fibronectin，Fn）等。

2015年英国NICE输血指南建议[32]：对于有出血症状且纤维蛋白原<1.5g/L、无大出血的患者，建议输注冷沉淀；而不应输注冷沉淀以纠正纤维蛋白原水平的情况则包括无出血、无须进行出血风险高的侵入性操作或手术；对于需进行出血风险高的侵入性操作或手术且纤维蛋白原<1.0g/L的患者，建议预防性输注冷沉淀；对于成人，冷沉淀的输注剂量为2袋冷沉淀汇集物即10U［儿童为（5~10）ml/kg］，最高不超过2袋冷沉淀汇集物即10U；每次输完冷沉淀后，应重新评估患者临床情况并复查纤维蛋白原水平，必要时可再次输注。

PBM是21世纪国际上推广的输血医学新理念。在所有的情况下，改善患者预后是PBM的第一目标，也是最重要的目标。恰当应用限制性输血策略，是PBM的重要组成部分，有助于使患者病情获得最佳预后。

## 第四节　患者血液管理的应用

PBM在不同国家的实施情况是不同的，目前在美国、加拿大、澳大利亚、荷兰、西班牙等国实施，但在不同医疗中心的应用差异较大[37]。美国AABB和澳大利亚国家血液管理局（National Blood Authority）颁布了PBM指南，澳大利亚的PBM指南则包括了大量输血、围术期、重症监护、产科、新生儿和儿童等多个PBM指南。

### 一、患者血液管理在各国的实践

1. PBM在欧洲　PBM在欧洲各国的开展时间不同[10]。PBM开展最好的国家是荷兰。荷兰的医院在2002年开始实施PBM，特别是重大骨科手术；法规要求所有择期手术前3~4周进行全面的包括贫血在内的术前评估；麻醉医师在贫血治疗结果尚不明确时可以暂停手术；国家输血指南于2000年颁布，根据患者的病情、是否存在合并症决定红细胞输血阈值，例如一般患者输血阈值Hb≤64g/L；所有医院要报告膝关节与髋关节手术患者的输血比例，并公布在荷兰卫生部门的网站；调查发现各医院越来越多地采用PBM以避免输异体血；膝关节和髋关节手术在2002年和2007年术前自体血采集率相似，但2007年术前基因重组红细胞生成素（rhEPO）的使用率却比2002年增加一倍，同时术后自体血回输的比例也增加了4~5倍；根据荷兰血库Sanquin年度报告显示，2000—2009年荷兰异体输血率每年减少12%、可节约费用约1亿欧元[10]。

2. PBM在澳大利亚　基于PBM的概念，澳大利亚面积最大的州——西澳大利亚州（Western Australia）政府于2008年在全州范围内开展1个为期5年的可持续综合性医疗项目——PBM项目。2008—2011年西澳洲PBM试点医院的入院人数增加了22%，但各种血液成分的输注量如红细胞、新鲜冰冻血浆、血小板、冷沉淀分别减少了26%、38%、16%、7%[38]。

3. PBM在美国　目前世界上首个专注于PBM项目的团体"血液管理促进会"（Society for the Advancement of Blood Management）就设在美国。通过使用不同的补血药、止血药、间断的不连续的抗凝治疗、自体血回输技术以及建立以循证医学证据为导向的输血指南等，PBM在美国取得了较好的效果。

4. PBM 在我国　从发达国家实施 PBM 的良好效果来看,有必要在我国特别是在大医院进行推广和实施 PBM,从而改善输血患者预后、减少医疗费用。PBM 推广中的关键措施之一在于对合理用血认识上升到医院文化建设高度,合理用血体现了一所医院的综合医疗水平和医院文化。

## 二、患者血液管理在临床的应用

PBM 在骨科手术中的应用(表 27-6,表 27-7)。

表 27-6　部分欧洲国家骨科手术患者的术前贫血率和输血率[10]

| | 术前贫血率 | 输血率 |
|---|---|---|
| 奥地利 | 16%~18% | 全膝关节置换术:41.3%(12%~87%,不同中心)<br>全髋关节置换:42.5%(16%~85%,不同中心)<br><10%术前采自体血<br>贫血患者输血量是非贫血患者的 2 倍 |
| 法国 | 约占 20% | 约占 40% |
| 西班牙 | 约占 18.3%(但是几乎 1/3 患者 Hb<130g/L) | 输血率因中心而异:Hb≤100g/L:93.2%;<br>Hb≤140g/L:19.75%;Hb≤130g/L:40% |
| 瑞士 | 约占 16%~21%(选定的几个中心) | 首次手术:19%~22%;再次手术:30%~40%<br>(选定的几个中心) |
| 荷兰 | Hb<130g/L 的贫血患者约占 16%~21% | 全膝关节置换术:<2%<br>全髋关节置换术:<5% |
| 英国 | 15%患者 Hb<120g/L;37%患者 Hb<130g/L | 57%(术前 Hb<120g/L)<br>20%(术后 Hb≥120g/L) |

表 27-7　部分欧洲国家骨科手术 PBM 实施情况[10]

| | 评估,责任人 | 若有术前贫血,是否进一步检查 | 贫血管理 | 择期手术是否实施 PBM 策略 |
|---|---|---|---|---|
| 奥地利 | 术前 4 周完成术前检查,为麻醉和实施 PBM 做准备<br>检测项目:全血细胞计数、红细胞平均体积、肌酐、根据 Hb 而定的铁蛋白 | 是 | 根据流程和实验室检查;根据检查结果,补充铁剂或维生素 $B_{12}$ 等;若 MCV<80fl、铁蛋白<100ng/L、转铁蛋白饱和度<20%补充铁剂,若 MCV>100fl,补充维生素 $B_{12}$<br>负责人:麻醉医师 | 是,但仅在一部分医院 |
| 法国 | 如果计划使用 ESA,术前 30 天进行评估;如果不使用 ESA,术前两天进行评估检测项目:Hb 浓度,血小板计数<br>责任人:麻醉医师 | 通常没有 | 一般术中或术后输血来纠正贫血;术前输血一般仅在贫血非常严重时或者手术被延迟或者取消时(很少)<br>ESA 主要用于髋关节手术<br>责任人:麻醉医师 | 否 |
| 德国 | 通常在术前一天进行评估<br>检测项目:Hb、血细胞比容、血小板计数、电解质<br>责任人:外科医师 | 若 Hb<80g/L,通常进一步检查 | 如果输血,常输注浓缩红细胞<br>责任人:术前和术后为外科医师、术中为麻醉医师 | 否 |

续表

| | 评估,责任人 | 若有术前贫血,是否进一步检查 | 贫血管理 | 择期手术是否实施 PBM 策略 |
|---|---|---|---|---|
| 西班牙 | 通常术前 4~6 周进行评估(平均 30 天)<br>检测项目:Hb、网织红细胞计数、红细胞平均血红蛋白量 MCH、红细胞平均体积 MCV、低色素红细胞百分比、维生素 $B_{12}$、叶酸、铁蛋白、转铁蛋白饱和度等。其他检查包括病史、出血倾向、输血史、身高、体重、ASA 状态等,较为详尽<br>责任人:麻醉医师 | 通常是 | 评估患者状况、输血风险<br>分析实验室检查结果<br>考虑手术日期<br>责任人:一般是麻醉医师(有时为血液学专家) | 是,包括:<br>择期手术前通过补充铁、维生素和 ESA 纠正贫血;<br>在安全的前提下,择期手术前停止使用抗凝药和抗血小板药;<br>复杂手术前采集自体血;<br>通过应用更好的麻醉以及外科技术尽量减少术中出血;<br>应用被证实有效的止血药物策略;<br>优化凝血功能;<br>减少实验室标本血量;<br>术中自体血液回收 |
| 瑞士 | 实验室检查(包括 Hb、红细胞平均体积 MCV、铁蛋白、转铁蛋白饱和度和 C 反应蛋白)在术前数天或数周由社区医生执行<br>Hb 在手术前一天再次检测<br>责任人:麻醉医师和外科医师 | 是 | 根据具体情况补充铁剂或 rhEPO、维生素 $B_{12}$<br>对于单纯缺铁性贫血,1~1.5g 静脉铁剂;<br>对于复合、贫血,在静脉注射补充铁剂的基础上加上 40 000U rhEPO;<br>所有贫血患者:维生素 $B_{12}$ 1mg(肌内注射,1 次)、叶酸 5mg(口服);<br>2 周后重新进行评估,若再次静脉注射铁剂和 EPO,必须检测 Hb 使其不能>150g/L;<br>责任人:麻醉医师和外科医师 | 是,但是只在有限的一些医院<br>包括术前四周麻醉医师和外科医师评估患者临床情况;优化凝血功能以及预防围术期血栓等 |
| 荷兰 | 术前 3~4 周完成全面的评估包括病史、体格检查,用药史、实验室检查(Hb、MCV 等)<br>责任人:麻醉医师,麻醉护士,外科住院医师,药学助理 | Hb<100g/L 和(或)MCV<80fl,进一步检查并请内科会诊结果出来之前手术取消 | 法律规定术前 3~4 周必须进行评估国家卫生计生委门每年检查,估计术中可能出血量<br>Hb 100~130g/L 的患者补充铁剂和 ESA<br>责任人:麻醉医师 | 是(有 10 年以上历史)<br>术前:ESA, COX-2-选择性 NSAIDs;<br>围术期:手术技术,体温,输血指征<br>术后:自体血回输,输血指征 |

续表

| | 评估,责任人 | 若有术前贫血,是否进一步检查 | 贫血管理 | 择期手术是否实施 PBM 策略 |
|---|---|---|---|---|
| 英国 | 所有择期手术前 2~6 周看门诊<br>检测项目:Hb、电解质、心电图或手术方案等<br>复杂患者必须由麻醉医师进行预先评估<br>贫血的检查目前不是标准流程的一部分 | 通常没有,若有没有预期到的贫血将进行进一步检查 | 对预期有输血需求的患者进行交叉配血试验 | 一些医疗中心正在对 PBM 进行先期的研究<br>术前停止抗凝和抗血小板治疗的方案已建立<br>在大多数非肿瘤手术中进行自体血回收<br>在大出血中应用氨甲环酸(TA) |

PBM 是输血医学的未来发展方向,还需要在实践中不断完善,以患者为中心,采用多学科的技术和方法,减少或避免输异体血,使患者病情获得最佳预后,这是各国、各医疗中心实施 PBM 的最终目的,还需要多学科团队共同不懈的努力。

(胡丽华　陈凤花)

# 参考文献

1. Fung MK, Grossman BJ, Hillyer CD, et al. Technical Manual. 18th ed. Bethesda: American Association of blood banks (AABB), 2014:599-630, 665-695.

2. FrankSM, Oleyar MJ, Ness PM, et al. Reducing unnecessary preoperative blood orders and costs by implementing an updated institution-specific maximum surgical blood order schedule and a remote electronic blood release system. Anesthesiol, 2014, 121(3):501-509.

3. Murphy MF, Pamphilon DH, Heddle NM. Practical Transfusion Medicine. 4th ed. Chichester: Wiley Blackwell, 2013:132-143.

4. Motta IJ, Spencer BR, Cordeiro da Silva SG, et al. Evidence for transmission of Zika virus by platelet transfusion. N Engl J Med, 2016, 375(11):1101-1103.

5. Vamvakas EC. Reasons for moving toward a patient-centric paradigm of clinical transfusion medicine practice. Transfusion, 2013, 53(4):888-901.

6. ShawRE, Johnson CK, Ferrari G, et al. Blood transfusionin cardiac surgery does increase the risk of 5-year mortality: results from a contemporary series of 1714 propensity-matched patients. Transfusion, 2014, 54(4):1106-1113.

7. Horvath KA, Acker MA, Chang H, et al. Blood transfusion and infection after cardiac surgery. Ann Thorac Surg, 2013, 95(6):2194-2201.

8. Weinberg JA, Patel RP. Red blood cell transfusion and its effect on microvascular dysfunction in shock states. Best Pract Res Clin Anaesthesiol, 2016, 30(4):491-498.

9. Hajjar LA, Vincent JL, Galas FR, et al. Transfusion requirements after cardiac surgery: the TRACS randomized controlled trial. JAMA, 2010, 304(14):1559-1567.

10. Shander A, Aken HV, Colomina M, et al. Patient blood management in Europe. Br J Anaesth, 2012, 109(1):55-68.

11. Musallam KM, Tamim HM, Richards T, et al. Preoperative anaemia and postoperative outcomes in non-cardiac surgery: a retrospective cohort study. Lancet, 2011, 378(9800):1396-1407.

12. Gombotz H, RehakPH, Shander A, et al. Blood use in elective surgery: the Austrian benchmark study. Transfusion, 2007, 47(8):1468-1480.

13. Goodnough LT, Maniatis A, Earnshaw P. Detection, evaluation, and management of preoperative anaemia in the elective orthopaedic surgical patient: NATA guidelines. Br J Anaesth, 2011, 106(1):13-22.

14. Kotze A, Harris A, Baker C, et al. British Committee for Standards in hematology guidelines on the identification and management of pre-operative anaemia. Br J Haematol, 2015, 171(3):322-331.

15. Rossaint R, Bouillon B, Cerny V, et al. The European guideline on management of major bleeding and coagulopathy following trauma: fourth edition. Crit Care, 2016, 20:100.

16. Vincent JL, Baron JF, Reinhart K, et al. Anemia and blood transfusion in critically ill patients. JAMA, 2002, 288(12):1499-1507.

17. Salisbury AC, Reid KJ, Alexander KP, et al. Diagnostic blood loss from phlebotomy and hospital-acquired anemia during acute myocardial infarction. Arch Intern Med, 2011, 171(18):1646-1653.

18. Chant C, Wilson G, Friedrich JO. Anemia, transfusion, and phlebotomy practices in critically ill patients with prolonged ICU length of stay: A cohort study. Crit Care, 2006, 10(5):R140.

19. Bisbe E, Molto L. Pillar 2: minimizing bleeding and blood loss. Best Pract Res Clin Anaesthesiol, 2013, 27(1):99-110.

20. CRASH-2 trial collaborators, Shakur H, Roberts I, et al.

Effects of tranexamic acid on death, vascular occlusive events, and blood transfusion in trauma patients with significant haemorrhage (CRASH-2): a randomized, placebo-controlled trial. Lancet, 2010, 376(9734): 23-32.

21. Hunt BJ, Allard S, Keeling D, et al. A practical guideline for the haematological management of major haemorrhage. Br J Haematol, 2015, 170(6): 788-803.

22. Carson JL, Guyatt G, Heddle NM, et al. Clinical practice guidelines from the AABB: red blood cell transfusion thresholds and storage. JAMA, 2016, 316(19): 2025-2035.

23. Hebert PC, Wells G, Blajchman MA, et al. A multicenter, randomized, controlled clinical trial of transfusion requirements in critical care. Transfusion Requirements in Critical Care Investigators, Canadian Critical Care Trials Group. N Engl J Med, 1999, 340(6): 409-417.

24. Lacroix J, Hébert PC, Hutchison JS, et al. Transfusion strategies for patients in pediatric intensive care units. N Engl J Med, 2007, 356(16): 1609-1619.

25. Carson JL, TerrinML, Noveck H, et al. Liberal or restrictive transfusion in high-risk patients after hip surgery. N Engl J Med, 2011, 365(26): 2453-2462.

26. Carson JL, Sieber F, Cook DR, et al. Liberal versus restrictive blood transfusion strategy: 3-year survival and cause of death results from the FOCUS randomised controlled trial. Lancet, 2015, 385(9974): 1183-1189.

27. Villanueva C, Colomo A, Bosch A, et al. Transfusion strategies for acute upper gastrointestinal bleeding. N Engl J Med, 2013, 368(1): 11-21.

28. Holst LB, Haase N, Wetterslev J, et al. Lower versus higher hemoglobin threshold for transfusion in septic shock. N Engl J Med, 2014, 371(15): 1381-1391.

29. Robertson CS, Hannay HJ, Yamal JM, et al. Effect of erythropoietin and transfusion threshold on neurological recovery after traumatic brain injury: a randomized clinical trial. JAMA, 2014, 312(1): 36-47.

30. Murphy GJ, Pike K, Rogers CA, et al. Liberal or restrictive transfusion after cardiac surgery. N Engl J Med, 2015, 372(11): 997-1008.

31. Carson JL, Stanworth SJ, Roubinian N, et al. Transfusion thresholds and other strategies for guiding allogeneic red blood cell transfusion. Cochrane Database Syst Rev, 2016, 10: CD002042.

32. National Clinical Guideline Centre (UK). Blood Transfusion. London: National Institute for Health and Care Excellence (UK), 2015, PMID: 26632625.

33. Oliver JC, Griffin RL, Hannon T, et al. The success of our patient blood management program depended on an institution-wide change in transfusion practices. Transfusion, 2014, 54(10 Pt 2): 2617-2624.

34. Stanworth SJ, Estcourt LJ, Powter G, et al. A no-prophylaxis platelet-transfusion strategy for hematologic cancers. N Engl J Med, 2013, 368(19): 1771-1780.

35. Kaufman RM, Djulbegovic B, Gernsheimer T, et al. Platelet transfusion: a clinical practice guideline from the AABB. Ann Intern Med, 2015, 162(3): 205-213.

36. Slichter SJ1, Kaufman RM, Assmann SF, et al. Dose of prophylactic platelet transfusions and prevention of hemorrhage. N Engl J Med, 2010, 362(7): 600-613.

37. Linden PV, Hardy JF. Implementation of patient blood management remains extremely variable in Europe and Canada: the NATA benchmark project. Eur J Anaesthesiol, 2016, 33(12): 913-921.

38. Farmer SL, Towler SC, Leahy MF, et al. Drivers for change: Western Australia patient blood management program (WA PBMP), World Health Assembly (WHA) and Advisory Committee on Blood Safety and Availability (ACBSA). Best Pract Res Clin Anaesthesiol, 2013, 27(1): 43-58.

血液由不同的血细胞和血浆组成,应用科学方法将供者血液的不同成分分离,制成各种血液制剂,再依据病情的需要,分别输入相关的血液制剂,称为成分输血。成分输血具有疗效好,副作用小,节约血液资源以及便于保存和运输等优点,目前已广泛应用于临床。为了提升各种血液制剂的应用效果,同时鉴于近年来日益严重的供血紧张现象,用血前需要严格掌控输血适应证,构建临床用血评估体系,保证用血合理。

另一方面血液输注后临床医师更要及时对治疗效果进行评价,成分输血的临床效果可从 3 个层次来评价:一是没有临床输血反应,二是有效补充某种血液成分,三是对疾病辅助治疗(如调节机体免疫应答等),一旦发现输注无效,要分析原因,提出改进意见,制定科学的输血方案,有效避免血液资源浪费。

## 第一节 红细胞输血前评估及
## 输血后疗效评价

红细胞悬液是由全血去除大部分血浆制备而成,主要功能是由红细胞中的血红蛋白(Hb)完成氧气和二氧化碳的运输,输注红细胞的主要目的是改善机体缺氧状态,适用于各种急性失血,慢性贫血,高钾血症、肝、肾、心功能障碍等输血。

红细胞分为浓缩红细胞,悬浮红细胞,洗涤红细胞,少白细胞红细胞,冰冻解冻去甘油红细胞,辐照红细胞等,目前临床最常用的仍为悬浮红细胞。

### 一、红细胞输血前评估

#### (一)内科红细胞输血指征判定

对于慢性贫血患者输注红细胞是为了减轻由于血红蛋白降低引起的机体组织器官的缺氧状况,起到短暂缓解缺氧症状的目的,并不能消除原发疾病;输注时应考虑患者是否已能耐受血红蛋白的降低,

一些轻度贫血完全可以通过机体的代偿来保证组织氧供,此时血红蛋白和血细胞比容并不是决定输血与否的最佳指标,是否输血主要依据于患者的临床症状和对贫血的耐受。

一般来说,血红蛋白<60g/L 或血细胞比容<0.2时并有明显贫血症状可考虑输注;贫血严重,虽症状不明显,但需要手术或创伤检查或待产妊娠妇女,可以考虑输注;对于遗传性血液系统疾病患儿,宜将血红蛋白提高到不影响其正常生长发育为准。

#### (二)手术及创伤红细胞输血指征判定

1. 手术输血指征[1,2]　其指征是:①血红蛋白>100g/L,输注红细胞并不能改善氧供,不建议输注;但当心脏外重要终末器官(如中枢神经系统和肠等)提示缺血时,即使血红蛋白浓度>100g/L,仍有很多证据支持输入红细胞是适当的选择[3]。②血红蛋白<70g/L,尤其在急性失血时,应考虑输注。③血红蛋白在(70~100)g/L 之间,根据患者的贫血程度、心肺代偿功能、有无代谢率增高、年龄以及有无进行性出血等因素决定。④术前有症状的难治性贫血患者。⑤对铁剂、叶酸和维生素 $B_{12}$ 治疗无效者。⑥术前心肺功能不全和代谢率增高的患者:心脏病患者(充血性心力衰竭、心绞痛),心功能Ⅲ~Ⅳ级,保持血红的蛋白(100~120)g/L,以保证足够的氧输送。

2. 失血性贫血输血指征　大体来说,血红蛋白<70g/L,失血量>20%时考虑输注;对于急性创伤性出血患者,应首要考虑止血和补液扩容以恢复血容量,以防止低血容量休克的发生。其输血指征是:①失血量少于血容量的 20%时,经补液(晶体液/胶体液)恢复血容量,可不必输血。②失血量为血容量的 20%~40%时,除了使用电解质溶液、胶体液使其血容量恢复,还应适当输注红细胞,以保证组织供氧,要求其最终血红蛋白在(100~110)g/L 左右(血细胞比容达 0.3 以上)。③失血量大于血容量的40%时,此时大多伴有休克症状,此时机体已处于缺

氧状态,除及时输注晶体液、胶体液和红细胞外,还可以补充一定量的凝血因子、血小板和血浆蛋白等血液成分。

综上所述,对于手术或创伤患者红细胞的输注,血红蛋白含量对决定是否输注红细胞有重要参考价值,但更重要的是血红蛋白下降速率;在急性失血时不能仅凭血红蛋白为指标,而应同时结合患者血压、脉搏、失血量等指标为主要依据判断出血程度和决定输血。

### (三)美国血库协会红细胞输注临床实践指南[3]

2012 年美国血库协会(AABB)制订发布了关于红细胞输注的建议,并给予不同等级推荐,为个体化临床输血决策提供有效的参考:①对于血流动力学稳定的成人或儿童重症监护(ICU)住院患者,当血红蛋白≤70g/L 时应考虑进行输注(推荐等级:强烈推荐,高等质量证据)。②对于血流动力学稳定的术后患者,当血红蛋白降≤80g/L 或出现贫血症状(如存在胸痛、直立性低血压、心动过速且对液体复苏无效或充血性心力衰竭),应考虑进行输注(推荐等级:强烈推荐,高等质量证据)。③对于既往存在心血管疾病的血流动力学稳定的住院患者,当血红蛋白≤80g/L,或存在胸痛、直立性低血压、心动过速且输液无效或充血性心力衰竭症状时,应考虑进行输注(推荐等级:弱推荐,中等质量证据)。④对于血流动力学稳定的急性冠脉综合征患者,AABB 不提供推荐意见(推荐等级:不确定,极低质量证据)。⑤对于血流动力学稳定的住院患者,推荐根据患者的贫血症状及血红蛋白水平确定红细胞输注(推荐等级:弱推荐,低质量证据)。

## 二、红细胞输血后疗效评价

### (一)红细胞输血后疗效判定

目前临床主要以观察患者红细胞输注后贫血症状的改善,以及输血前、后循环血液中血红蛋白(Hb)浓度的变化为临床输注效果的主要指标。

一般来说,对于 60kg 体重的成人输注 1U 红细胞悬液(200ml 全血制备),粗略估计可提高该患者血红蛋白约 5g/L 左右;红细胞输注无效是指红细胞输注后,患者血红蛋白浓度升高不理想,个别甚至无变化或降低。目前,临床上有关血小板无效输注的问题正日益受到普遍的重视,但红细胞无效输注的问题至今仍常常被忽略。临床大多只注意有无"输血反应",未重视输注后的效果,只要没有"发现"输血反应,即便输血后血红蛋白水平不升高或升高不

显著,机体组织缺氧状态未被纠正,也不去寻究原因,而是盲目地再输,这样一是浪费宝贵的血液资源,二是增加患者医疗费用,三是更延误了患者的治疗,因此红细胞输注评价绝不应当止于有无输血反应,更应该重视患者血红蛋白水平是否升高,以及红细胞输注后对机体的相关影响,一旦发现红细胞输注无效,要分析原因,给出合理的解释,制定科学有效的输血方案。

### (二)红细胞输血疗效的影响因素[4]

1. 红细胞贮存及运输时间 红细胞的生理功能受贮存及运输时间的影响,时间越长,受损越严重,细胞膜的流动性和通透性均会发生改变,红细胞变形性降低,聚集性增加,细胞弹性下降,影响微循环的有效灌注和器官供氧,进而影响输血效果。悬浮红细胞添加剂 MAP、SAGM、CPDA-1 的保存期为 35 天,红细胞添加剂为生理盐水的保存期为 24 小时。红细胞保存温度为 2～6℃、运输温度为 2～10℃,最长运输时间不得超过 24 小时。

2. 白细胞含量 红细胞悬液中仍含有少量白细胞,而易引起各种不良反应,而去白和洗涤红细胞因去除了绝大部分的白细胞抗原成分,显著降低输血不良反应的发生率,提高了输注有效率。

3. 输血次数 输血次数＞3 次、既往输血量＞10U,其红细胞输注效率将有所下降。红细胞表面含有血型抗原比较复杂,当反复输注红细胞后,刺激患者体内免疫系统,有可能会导致抗体产生,当患者再次输注含有此抗原的红细胞时,便会产生抗原抗体反应,致使输血效率降低。

4. 妊娠次数 妊娠 2 次以上是红细胞输注无效的危险因素,因妊娠妇女可能对胎儿红细胞表达的异体抗原产生抗体,这也是引起新生儿溶血病的原因之一。

5. 发热 发热时机体常处于高代谢状态,血液循环增快,输入的部分红细胞容易被快速消耗,可能会影响输注效果。

6. 疾病的影响 一些疾病,如感染、肝脾大、弥散性血管内凝血(DIC),移植及恶性肿瘤等疾病均会影响输注效果,其中恶性肿瘤患者因其单核-吞噬细胞系统活跃,吞噬功能较强,同时一般呈现慢性消耗状态,影响到输注效果,故其输注无效比例较高。

7. 药物性溶血性贫血(DHA)是指某些药物使红细胞稳定性破坏而发生溶血,影响输注疗效。DHA 根据其中机制可分为三类:药物性免疫导致抗体介导的免疫反应;药物作用于酶缺陷的红细胞导致溶血;药物对异常血红蛋白所致的溶血反应。此

种情况需停止所用药物控制溶血发生。

# 第二节　血小板输血前评估及输血后疗效评价

血小板是参与人体止血及血液凝固过程中不可缺少的细胞成分,它来自于骨髓巨核细胞,后者由多能造血干细胞经巨核系祖细胞分化而来。同时血小板还具有维持血管内皮完整性的功能。临床上针对血小板数量或功能异常的患者进行的血小板输注,以达到止血或预防出血的目的。

## 一、血小板输注前评估

### (一)内科血小板输血指征判定

血小板计数和临床出血症状相结合决定是否输注血小板,血小板输注指征[4]:①血小板计数>50×10⁹/L 一般不需输注。②血小板(10~50)×10⁹/L 伴有皮肤瘀点瘀斑等,应根据临床具体情况决定是否输注。③血小板计数<5×10⁹/L 应立即输血小板防止颅内出血。

### (二)手术及创伤血小板输血指征判定[5]

对于血小板数量或质量异常的患者,常常通过输注血小板预防或治疗出血。①血小板计数(PLT)>100×10⁹/L,可以不输注。②PLT<50×10⁹/L,应考虑输注,使其升至 50×10⁹/L 以上才可实施手术。③PLT 在(50~100)×10⁹/L 之间,应根据是否有自发性出血或伤口渗血决定。④通常实施头颅、眼部以及脊柱等部位手术,患者 PLT>100×10⁹/L;实施上腹部手术,患者 PLT>70×10⁹/L;实施产科手术患者 PLT>50×10⁹/L。

若存在血小板计数正常而功能障碍时,即手术中或是疾病诊治过程中出现不可控渗血,确定是由于血小板功能障碍所致,不管其计数是否正常,均应立即实施血小板输注治疗。

### (三)美国血库协会血小板预防性输注临床实践指南[6]

2014 年美国血库协会(AABB)制订发布了关于血小板预防性输注的建议,并给予不同等级推荐;AABB 专家组强调,这些建议并不意味着严格的规范,而是为个体化临床输血决策提供有效的参考:①对治疗相关的血小板减少症和晨起血小板计数<10×10⁹/L 的成人患者预防性输注血小板,建议输注量为 1U 或同等剂量的单采血小板,更大剂量的输注并不会获得更好的临床效果,低剂量同等于一个标准的机采单位的一半都同样有效(推荐等级:强烈推

荐,中等质量证据)。②建议对血小板计数<20×10⁹/L 择期中心静脉插管的患者预防性输注血小板(推荐等级:普通推荐,低质量证据)。③建议对血小板计数<50×10⁹/L 择期诊断性腰椎穿刺的患者预防性输注血小板(推荐等级:普通推荐,极低质量证据)。④建议对血小板计数<50×10⁹/L 且择期非神经外科重要手术患者预防性输注血小板(推荐等级:普通推荐,极低质量证据)。⑤对接受体外循环(CPB)心脏手术者如无血小板减少症,反对常规预防性输注血小板。对存在血小板减少和(或)有血小板功能异常证据,发生围术期出血的 CPB 患者,建议输注血小板(推荐等级:普通推荐,极低质量证据)。⑥对接受抗血小板药物治疗的颅内出血(外伤性或自发性)患者是否需要预防性输注血小板不提供推荐意见(推荐等级:不确定,极低质量证据)。

## 二、血小板输注后疗效评价

### (一)血小板输血后疗效的判定

判定血小板输注的效果应结合实验室的检测指标和临床疗效来综合判断。通常实验室指标包括校正的血小板增加指数(corrected count increment,CCI)或血小板输注后的回收率(percent platelet recovery,PPR)来衡量。

血小板输注无效(platelet refractoriness)尚未有统一的判断标准,但临床上一般被接受的标准是两次连续输注足量随机 ABO 同型血小板,或者在两周内三次输用血小板(不必是连续输用)都没有能够达到期待的结果,血小板数量不增加,临床症状无改善,则考虑发生了血小板输注无效。

以 CCI 为判断指标,若血小板输注后 1 小时 CCI<7.5 或输注后 24 小时 CCI<4.5,则认为血小板输注无效;以 PPR 为判断指标,若血小板输注 1 小时后 PPR<30%,或输注后 24 小时 PPR<20%,认为血小板输注无效。

$$CCI = \frac{体表面积(m^2) \times 血小板增加值(10^9/L)}{输入的血小板总数(\times 10^{11})}$$

$$PPR = \frac{血小板增加值(10^9/L) \times 血容量(L)}{输入的血小板总数(\times 10^{11}) \times P}$$

血容量=体表面积×2.5,P=2/3

体表面积=0.0061×身高(cm)+0.0128×体重(kg)+0.01529

### (二)血小板输血疗效的影响因素

1. 免疫性因素

(1)ABO 血型抗原不合:血小板非同型输注会

导致血小板寿命缩短,但仅对患者首次血小板输注效果比较时发现,ABO 相容性对输注效果并无显著影响;因此对于无须长期输注的患者,尤其是手术患者,在无法提供同型血小板时,可以不必考虑 ABO 不相容性对血小板输注效果的影响。

(2)同种异体免疫因素:血小板表面具有许多抗原,包括 HLA 抗原和 HPA 抗原,由于反复输注血小板,患者血清产生血小板的同种抗体,当再次输注血小板后,会产生血小板抗原和抗体的免疫反应,导致输注效果大大降低甚至陷入无效状态。抗体产生的频率与输注的次数成正比,其中由 HLA 抗原的同种免疫作用导致血小板输注无效约占免疫性血小板输注无效的 70%~80%。

2. 非免疫因素

(1)血小板质与量:血小板采集的数量不足,以及制备或运输过程中等引起的损伤等均会影响其最终输注效果。

(2)操作不当导致:①血小板输注前静置于工作台面时间过长,放置过程中易引起血小板的聚集、黏附。②误将血小板置于 4℃冰箱临时保存:血小板正常贮存条件应为室温(22±2)℃振荡保存,不正确的保存会造成血小板损伤,影响输注效果。③血小板输注速度过慢、时间过长,血小板的输注速度要求应以患者能够承受的最快速度进行输注,一般 1U 单采血小板输注时间为 20 分钟。④在血小板制品中加入药物,这种不规范的操作会引起血小板的损伤与破坏。

(3)临床因素导致:①发热:发热时机体常处于高代谢状态,血循环增快,输入的部分血小板易被快速消耗;发热是引起血小板输注无效的独立因素,其引起血小板无效输注的相对危险度为 7.2。②脾大(脾功能亢进):此时输注的血小板过多滞留在脾内,脾内巨噬细胞对血小板的吞噬功能加强。研究表明脾大对血小板输注后早期 CCI 有显著影响,而对其存活期影响较小;但一般认为脾大不是引起血小板输注无效的一个独立原因,它常继发于感染、炎症、恶性肿瘤等疾病,伴随着发热等原发或继发病症均对血小板产生消耗性破坏。③弥散性血管内凝血(DIC)及活动性出血:弥散性血管内凝血或消耗性血管内凝血障碍导致血小板大量消耗,从而使输注效果不理想。④药物:一些药物,如万古霉素,奎宁类,替罗非班等,可致敏产生抗体而引起输注无效,停药后,输注无效症状即可改善。⑤骨髓移植:一些骨髓移植后患者体内可检出血小板相关免疫球蛋白

PAIgG,体内有 PAIgG 对血小板回收率影响不大,但却显著缩短血小板存活期,导致输注效果不明显。⑥严重感染:特别是革兰阴性杆菌败血症患者可使血小板存活期缩短,导致输注无效。

3. 血小板输注无效对策　对于非免疫性因素引起的血小板输注无效,应去除可能的非免疫性因素,再实施血小板的输血无疑会改善血小板输注效果,如对于血小板质和量导致的血小板输注无效,可通过输注合格的血小板制剂予以解决;对于护士在血小板输注过程中因操作不当引起的无效输注,因严格血小板规范输注的操作要求,如血小板的输注速度应以患者可以耐受的较快速度输入,尽量缩短输注时间,一般情况下 20 分钟内输完;对于患者临床因素引起的血小板输注无效,临床医师则需要采取相应的对因治疗措施加以解决。

4. 对于免疫性因素引起的血小板输注无效,目前主要有以下对策:

(1)输注 HLA 配合的血小板:选择 HLA 配合的献血者单采血小板进行血小板的输注,可以解决 HLA 抗体引起的免疫性血小板输注无效,可以显著提高血小板输注效果。但由于 HLA 抗原系统的复杂性,及时找到足够数量的 HLA 配合的血小板常常较为困难。

(2)用血小板交叉配合试验选择献血者:选择献血者血小板和受者血清中已产生的抗体不发生抗原抗体反应的献血者,即 HLA 和 HPA 交叉配型均相合的供者血小板进行输注,如能选择 HLA 和 HPA 交叉配型均相合的单一献血者的血小板,可大大减少同种异体免疫的概率。

1)白细胞去除:血小板中的白细胞随贮存时间延长其释放出来的组胺、多种细胞因子等活性因子也随之增多,促使发热反应的发生率增高,降低输注疗效;另一方面 HLA 抗原主要存在白细胞上,去除白细胞则可有效防止初次同种免疫,避免 HLA 抗体的发生。

2)输注辐照血小板:辐照可破坏血小板表面 HLA 同种抗原,抑制免疫反应发生,常用照射剂量 20~30Gy。

3)氯喹或酸处理:去除血小板表面 HLA-Ⅰ类抗原,已报道氯喹或枸橼酸洗脱可除去血小板膜上的 HLA 抗原,输注后患者血小板增高指数与输 HLA 匹配的浓缩血小板相同,但由于氯喹或酸处理处理后,血小板的质量也受到了相应的影响,因此应慎用

该法。

4）血浆置换：对血小板抗原抗体免疫反应严重的患者，进行血浆置换加免疫抑制联合治疗清除同种抗体，或用血浆加葡萄球菌蛋白 A 免疫吸附后，再输血小板，可改善输注无效。

5）大剂量静注免疫球蛋白：此法可短时间内提高 60%以上自身免疫性血小板减少患者的血小板计数，但是仅可观察到患者血小板增加率的改善，而对严重同种免疫的患者很少有效。此法费用高，疗效时间短，不宜常规使用，但遇到危及生命的出血时可考虑。

6）自体血小板的输注：可考虑事先单采骨髓恢复期患者的血小板并加以冷冻保存，在血小板减少症发生时使用。

## 第三节 血浆输血前评估及输血后疗效评价

血浆是血液的非细胞成分，约占全血容积的 55%~60%，含数百种组分，其中主要是白蛋白、球蛋白、凝血因子及其他微量蛋白，电解质主要是钾、钠、氯、钙、镁、碳酸氢根离子等。血浆的主要功能是运输和维持机体渗透压、酸碱平衡和体温调节、防御凝血和抗凝血等。

临床应用的血浆制剂主要分为新鲜冰冻血浆和病毒灭活冰冻血浆。

### 一、血浆输血指征的判定

依据血浆的生理功能使之具有一系列综合治疗价值，现在临床应用最多的是新鲜冰冻血浆（FFP）和普通冰冻血浆（FP）。血浆主要适用于凝血因子缺乏的患者。病毒灭活冰冻血浆和新鲜冰冻血浆的输注指征有所不同。

**（一）病毒灭活冰冻血浆适用于补充稳定的凝血因子**[7]

包括：①凝血因子缺乏，如 Ⅱ、Ⅶ、Ⅸ、Ⅹ 因子缺乏；②手术、外伤、烧伤、肠梗阻等大出血或血浆大量丢失；③血浆置换。

**（二）新鲜冰冻血浆**

适用于各种原因引起的多种凝血因子或抗凝血酶Ⅲ缺乏，并伴有出血表现时输注[8]。

1. 凝血因子缺乏 ①单个凝血因子缺乏代替凝血因子浓缩剂以补充相应凝血因子。②多个凝血因子缺乏：严重肝脏疾病患者，合成凝血因子能力下降，并伴凝血功能障碍，可通过输注新鲜冰冻血浆补充相应的凝血因子。

2. 患者大量输血（输血量相当于患者自身血容量）伴发凝血功能障碍 患者大量输血时由于凝血因子稀释性减少从而引起的凝血障碍可通过输注新鲜冰冻血浆补充凝血因子。

3. 先天性或获得性凝血功能障碍 先天性凝血障碍患者或一些严重的肝疾病患者，合成凝血因子的功能低下，特别是 Ⅱ、Ⅶ、Ⅸ、Ⅹ 因子可能明显减少，伴有凝血功能障碍，可通过输注新鲜冰冻血浆补充凝血因子，改善凝血功能。

4. 血栓性血小板减少性紫癜（TTP）的治疗 TTP 是一种罕见的微血栓-出血综合征，由于血浆中缺乏血管性血友病因子裂解酶引起的以广泛微血栓为特点的血栓性疾病，通过输注新鲜冰冻血浆或血浆置换可补充血管性血友病因子裂解酶以缓解病情。

5. 大面积创伤、烧伤 此时选择血浆是较理想的胶体溶液，其含钠量高于生理盐水，非阻力和肺水肿增加不明显，同时还可以补充免疫球蛋白等成分。

6. 血浆置换 对于置换量大或伴有凝血因子缺乏时，需要添加一定量的血浆。但在一般情况下，置换液主要以晶体盐、代血浆和白蛋白等溶液为主，以减少输血风险。

7. 纠正 DIC DIC 发生时因大量凝血因子和纤维蛋白原的消耗，故要通过输注新鲜冰冻血浆来及时补充治疗，因其中凝血因子和抗凝成分保持着天然的比例，因此对纠正 DIC 的复杂的凝血抗凝异常的效果极好。

8. PT 或 APTT>正常 1.5 倍或 INR>2.0，创面弥漫性渗血此时提示已发生凝血功能障碍，需及时输注血浆。

9. 紧急对抗华法林的抗凝血作用［FFP（5~8）ml/kg］ 临床上一般用华法林的抗凝作用来降低血液凝固活性，它可干扰维生素 K 的羧化作用，进而抑制维生素 K 依赖因子的合成，包括凝血因子 Ⅱ、Ⅶ、Ⅸ、Ⅹ，抗凝因子蛋白 C、蛋白 S 和蛋白 Z。对于使用华法林药物的患者，当有明显出血或需紧急手术可通过新鲜血浆输注补充相应凝血因子，以达到止血目的。

需要指出的是，如果手术前需要纠正 PT 和 APTT 明显延长，FFP 应当在手术前立即输注，而不是在手术的前一天。因为凝血因子Ⅶ（FⅦ）的半衰期只有 3~6 小时，8 小时后只有不到一半的 FⅦ存在于循环中。

479

## 二、血浆输血后疗效评价

### （一）血浆输血后疗效的判定[9]

由于血浆中各种因子含量不确定，因此疗效的判定主要是依靠观察临床症状改善情况；结合 PT、APTT 或其他凝血有关检查，显示凝血功能的改善；如凝血功能检查正常而出血不止患者则须进行必要的止血功能和抗凝物质检查。

### （二）血浆输血疗效的影响因素

1. 保存温度　血浆存放于 −20℃，使用前于 37℃ 恒温水浴中解冻，温度过高会影响凝血因子以及导致血浆蛋白变性，温度过低会导致血浆中的纤维蛋白原析出。融化后的血浆不能再重新冰冻保存，暂时不输注可放入 4℃ 冰箱暂存。

2. 血浆过敏　一些患者输注血浆会有过敏反应，此类患者应避免再次输注，或在查明过敏原因的前提下，可选择性输注特定种类血浆。

3. 严重心肾功能不全者要慎重选择　一方面输入血浆会加重循环负荷；另一方面对于肾衰患者血浆蛋白会引起负担。

## 第四节　冷沉淀输血前评估及输血后疗效评价

冷沉淀是新鲜冰冻血浆在低温（约 2~4℃）解冻后沉淀的白色絮状物，是新鲜冰冻血浆的部分凝血因子浓集制品，主要含有Ⅷ因子、血管性血友病因子（vWF）、纤维蛋白原、纤维蛋白稳定因子和纤维结合蛋白。冷沉淀制备过程简单，价格相对低廉，但因制备缺乏病毒灭活的过程，患者存在使用后感染病毒的风险。

## 一、冷沉淀输血指征的判定[10]

### （一）Ⅷ因子浓度小于正常值 30% 者

因冷沉淀中Ⅷ因子浓度相对于新鲜冰冻血浆中高，故常应用于为血友病 A（又称甲型血友病）及获得性Ⅷ因子缺乏症治疗。

### （二）血管性血友病

血管性血友病（von Willebrand disease，vWD）主要是 vWF 数量缺乏或质量异常，由于目前缺乏 vWF制品，因此输注冷沉淀以补充外源性 vWF，有效改善出血症状。

### （三）纤维蛋白原浓度小于 1.0g/L

常见于纤维蛋白原缺乏症，包括先天性纤维蛋白原缺乏症、低纤维蛋白原血症、异常纤维蛋白原血症或纤维蛋白原消耗增多患者等，由于体内纤维蛋白原含量降低或质量缺陷，均可引起不用程度的出血，在没有纤维蛋白原浓缩剂情况下可选冷沉淀代为补充纤维蛋白原。从 200ml FFP 制备的冷沉淀中含有 Fg:150~200mg。

### （四）获得性纤维结合蛋白缺乏症

纤维结合蛋白是重要的调理蛋白。在严重创伤、烧伤、大手术、重度感染、恶性肿瘤、皮肤溃疡和肝衰竭时，血浆纤维结合蛋白水平可明显下降。冷沉淀制品可用于上述获得性纤维结合蛋白缺乏症患者。

## 二、冷沉淀输血后疗效评价

### （一）冷沉淀输血后疗效的判定[10]

1. 观察出血情况　首先观察患者的出血表现是否得到改善，同时参考 PT、APTT 或其他凝血有关检查，反映凝血功能的改善情况；如止血不理想且容量负荷增加困难时，对于血友病 A、纤维蛋白缺乏的患者，最好改用单一凝血因子制品。

2. Ⅷ因子缺乏的手术患者或有严重出血者应将Ⅷ因子水平提高到 50%，一般患者可将Ⅷ因子水平维持在 30%，Ⅷ因子半衰期为 12 小时，故建议每 12 小时输注一次。可根据下式参考计算输注量及输注效果：

输注量 =（期望值 − 原始值）× 体重 × V。

注：V 为每千克体重含血量：成人为 0.07L/kg，婴幼儿为 0.08L/kg

### （二）冷沉淀输血疗效的影响因素

1. 保存温度　冷沉淀存放于 −20℃ 以下，使用前于 37℃ 恒温水浴中解冻，若 37℃ 仍无法融化则提示纤维蛋白原已转变为纤维蛋白，此时已不能应用。融化后的冷沉淀必须尽快输注，不能再重新冰冻保存。

2. 冷沉淀　由于受患者总血容量的限制，冷沉淀不可能大量使用，只能用于所需输注剂量小的患者。对于中、重度血友病 A 患者，每次输注补充Ⅷ因子量大，宜选择冻干的Ⅷ浓缩剂或基因工程产品。

（夏荣　张琦）

## 参考文献

1. 临床输血技术规范.卫医发[2000]184 号.
2. Retter A，Wyncoll D，Pearse R，et al. Guidelines on the management of anaemia and red celltransfusion in adult critically

ill patients,British J Haematol,2013,160:445-464.

3. Carson LJ,Grossman BJ,Kleinman S,et al.Red blood cell transfusion:a clinical practice Gguideline from the AABB.Ann Intern Med,2012,157(1):49-58.

4. 夏荣,兰炯采.重视红细胞输注无效,提高临床输血效果.中国输血杂志,2008,21(1):5-6.

5. Kaufman RM,Djulbegovic B,Gernsheimer T,et al.Platelet transfusion:a clinical practice guideline from the AABB.Ann Intern Med,2015,162(3):205-213.

6. Ferraris VA,Brown JR,Despotis GJ,et al.Society of thoracic surgeons blood conservation guideline task force.Ann Thorac-

Surg,2011,91(3):944-982.

7. 付涌水,王学锋.临床输血//高峰.临床输血与检验.北京:人民卫生出版社,2007:144-191.

8. 马春会,潘勤,田兆嵩.新鲜冰冻血浆的临床应用.中国输血杂志,2008,21(5):390-394.

9. 田鸣,穆士杰.输血疗效评估//刘景汉,汪德清.临床输血学.北京:人民卫生出版社,2011.

10. British Committee for Standards in Haematology.Guidelines for the use of fresh-frozen plasma,cryoprecipitate and cryo-supernatant.The British Society for Haematology,2004,126:11-28.

# 第二十九章

# 血液制剂及其临床应用

人体血液离体后经过抗凝处理称为"全血",全血离心后主要分为三层,自上而下依次为血浆层、白膜层和红细胞层。血浆层主要包含血浆、水、蛋白质、盐类和各种离子等;白膜层主要包括血小板、淋巴细胞、单核细胞和粒细胞。由于血液中的不同成分比重不同,全血离心后分层,可以将各层中不同的血液成分分离、制备成成分血,这样就可以合理利用血液资源,满足患者对不同成分血的需求,提高治疗效果。

## 第一节　红细胞输血

红细胞的主要功能是输送氧和二氧化碳。红细胞输血主要是补充红细胞纠正贫血,恢复和维持携氧能力,满足组织的供氧。红细胞输注应结合患者的病因、临床症状、血红蛋白浓度及机体对贫血的代偿能力等做出综合判断,并根据患者具体情况决定治疗方案。非输血治疗如铁剂、叶酸等能纠正的贫血不应输注红细胞。

### 一、红细胞分离制备

#### (一)悬浮红细胞

悬浮红细胞(red blood cells in additilve solution,红细胞悬液,添加剂红细胞)是目前国内应用最广泛的一种红细胞制剂。是全血经离心除去大部分(90%)血浆后,加入红细胞保存液制备而成。

1. 制备方法　将全血采集于多联袋的主袋内并在(4±2)℃低温离心机内离心,将离心后的主袋放在分浆器上,让分浆器压板挤压袋子,将上层不含血细胞的血浆分入空的转移袋,当进入附属袋内的血浆达到预期量时,封闭血浆袋,让末袋中的红细胞保存液流入主袋的红细胞中,用高频热合机封闭悬浮红细胞袋上的所有管道,制成悬浮红细胞[1]。

2. 保存　悬浮红细胞应在(4±2)℃保存,根据

保养液不同保存期也有所不同:ACD(枸橼酸盐-葡萄糖):21 天,CPD(枸橼酸盐-磷酸盐-葡萄糖):28天,CPDA(枸橼酸盐-磷酸盐-葡萄糖-腺嘌呤):35 天[2]。

3. 特点及应用　200ml 全血分离出的红细胞为1U悬浮红细胞,含全血中全部红细胞、一定量白细胞、血小板、少量血浆和保养液,血细胞比容为 0.5~0.65,血红蛋白含量≥20g[3]。其作用是增强运氧能力,适用于大多数需要补充红细胞、提高血液携氧能力的患者。对于一个 60kg 体重的成年人,每输入2U悬浮红细胞可以提高血红蛋白 10g/L。

#### (二)浓缩红细胞

浓缩红细胞(red blood cells)以往也称为"压积红细胞"(packed red blood cells)或"少浆血",是用离心方法将采集到多联袋内的全血中的大部分血浆在全封闭条件下分离后,剩余的部分所制备成的红细胞成分血。

1. 制备方法　将全血采集于多联袋的主袋内,于(4±2)℃低温离心机内离心,将离心后的全血用分浆夹将大部分血浆分入空的转移袋内,用高频热合机封闭塑料袋间的管道,制备成浓缩红细胞。浓缩红细胞可以在全血有效保存期内任何时间分离制备。

2. 保存　同悬浮红细胞。

3. 特点及应用　200ml 全血分离出的红细胞为1U 的浓缩红细胞,血细胞比容为 0.65~0.8,血红蛋白含量≥20g,运氧能力和体内存活率等同一袋全血。适应证同悬浮红细胞。

#### (三)洗涤红细胞

洗涤红细胞(washed red blood cells,WRC)为全血经离心分离血浆后,用无菌生理盐水洗涤 3~4次,最后加生理盐水或红细胞保存液悬浮制成。

1. 制备方法　①使用无菌接合机将待洗涤的红细胞袋导管和洗涤溶液联袋进行无菌接合连通,

红细胞悬液和洗涤溶液均应外观正常,无破损渗漏,在有效期内;②将洗涤溶液移至红细胞袋内,液体量约为 100ml/U,夹紧导管,混匀;③按照制备红细胞的离心程序进行离心操作,离心后将血袋取出,避免震荡,垂直放入分浆夹中,把上清液转移至空袋内,夹紧导管;④重复 2~3 步骤,洗涤 3 次;⑤将适量(50ml/U)保存液(生理盐水或红细胞保存液)移入已完成洗涤的红细胞,混匀,热合,制备成洗涤红细胞。如果是在开放环境制备,应严格遵从无菌操作。采血机构目前普遍采用机器洗涤红细胞,效果优于手工洗涤。

2. 保存　如果在开放环境制备或最后以生理盐水混悬,洗涤红细胞保存期为 24 小时。如果是在闭合无菌环境中制备且最后以红细胞保存液混悬,洗涤红细胞保存期与洗涤前的红细胞悬液相同。

3. 特点及应用　制备洗涤红细胞时白细胞去除率应>80%,血浆去除率应>90%,红细胞回收率应>70%。200ml 全血或悬浮红细胞制备的洗涤红细胞容量为(125±12.5)ml,血红蛋白含量≥18g,上清蛋白质含量<0.5g。由于去除了大部分白细胞及几乎所有血浆蛋白,洗涤红细胞适用于:①对血浆蛋白有过敏反应的贫血患者;②阵发性睡眠性血红蛋白尿症;③高钾血症及肝肾功能障碍患者需要输血时,如果血液保存时间较长,可洗涤后输注。输注前可只做主侧交叉配血试验。由于洗涤过程中红细胞有损耗,输注剂量要比红细胞悬液增加 30%左右。自身免疫性溶血性贫血患者,不需要输洗涤红细胞。

### (四)去白细胞悬浮红细胞

去白细胞悬浮红细胞(red bloodcells inadditive solution leukocytes reduced)是在悬浮红细胞的基础上去除绝大部分白细胞制备而成,从而降低了由白细胞引起的免疫性输血反应和与白细胞携带病毒有关疾病的传播。

1. 制备方法　采供血机构多使用一次性去白细胞塑料血袋进行去白细胞悬浮红细胞的制备,这种塑料采血袋在多联袋内连接有白细胞滤器。操作方法应根据白细胞过滤器生产方说明书的要求进行过滤操作。将采集到多联采血袋中的全血轻轻上下颠倒混匀,挂到工作台的挂钩上,打开主袋与白细胞滤器之间的连通夹,使全血经白细胞滤器流到去白细胞储血袋内,热合切断白细胞滤器与去白细胞储血袋间的连接管分离血浆,再加入保养液,制成去白细胞悬浮红细胞。去白细胞悬浮红细胞的制备应当在密闭环境中进行。应当在采血后 2 天内(采血次日为第 1

天)完成白细胞过滤。如果在进行白细胞过滤操作前,血液已经处于保存温度(4±2)℃,需要在室温进行过滤时,室温应 18~25℃,而且应当尽快放回至既定保存温度的环境中,从取出到放回的时间应<3 小时。

2. 保存　去白细胞悬浮红细胞保存温度为(4±2)℃,根据保养液不同保存期也有所不同,0.9%氯化钠为 24 小时,ACD 为 21 天,CPDA 为 35 天。

3. 特点及应用　过滤法白细胞去除率可达96.3%~99.6%,红细胞回收率>90%。来源于 200ml 全血的少白细胞红细胞悬液的白细胞残留量应≤2.5×10$^6$个。适用于:①由于输血产生白细胞抗体,引起发热等输血不良反应的患者;②防止产生白细胞抗体的输血(如器官移植的患者需要长期输血的患者等)。

## 二、红细胞输注适应证

### (一)慢性贫血

1. 慢性贫血的原因　红细胞生成减少、破坏过多或慢性失血等。

2. 慢性贫血的临床表现　慢性贫血起病慢,机体常能逐步适应,因此慢性贫血患者有时贫血较严重也可以不出现症状。慢性贫血的许多症状为非特异性,皮肤黏膜苍白是常见的客观体征,有的患者可出现头晕、乏力、缺乏食欲,活动后心悸、气促等,严重时可出现晕厥。

3. 慢性贫血输血原则和指征

(1)病因治疗比输血更为重要:慢性贫血患者大多数不需要输血,病因治疗往往能取得较好的效果。必需输血时,由于不存在血容量不足的问题,只需输注红细胞即可。

(2)贫血的评估包括:①血红蛋白(hemoglobin,Hb)及血细胞比容(hematocrit,Hct);②患者的症状;③脏器功能[4]。Hb 及 Hct 较为客观,在临床上常常用作贫血严重程度的指标用以判断患者是否需要输血。但这并不是决定输血的唯一因素。缓解临床症状的需要、预防患者死亡和病情恶化等都是支持作出输血决定的因素。所以慢性贫血患者的输血指征必须进行综合评估后决定。

(3)慢性贫血输血指征:我国规定,对于一般慢性贫血患者,Hb<60g/L 或 Hct<0.2 时可考虑输注红细胞制剂。心肺功能障碍的患者往往需要维持更高的血红蛋白水平以维持供氧,但这类患者输血时需注意输血速度,一般以 1ml·kg/h 为宜。

(4)适宜的输血量:慢性贫血患者输血的目的是使代偿的需要减低到可以耐受的程度,而不是解除代偿的需要。能达到此目的的最低输血量即是最适当的输血量,一般主张输血纠正至患者能耐受的最低血红蛋白值即可。

**（二）急性失血**

1. 急性失血的原因　急性失血以外科创伤出血最为常见,其次为内科疾病伴发的大出血,如消化道出血、咯血以及产后大出血等。

2. 急性失血的临床表现　由于红细胞突然大量减少,引起组织缺氧,出现心搏呼吸加快、面色苍白、尿量减少、血压降低、精神状态改变,如:烦躁或淡漠、反应迟钝甚至意识不清。早期症状如果不及时处理,40%～70%的患者会发生休克,出现皮肤湿冷、苍白或紫灰花斑,少尿或无尿。

3. 急性失血的抢救措施

（1）补充血容量:当失血量＜15%（成人约750ml）时常常不需要输血,只需要补液即可,除非患者已有贫血或心肺功能失代偿。当失血量为15%～30%（成人约750～1500ml）时,需要输注晶体液或胶体液扩容,然后视出血情况及患者心肺功能储备情况再考虑输血。当患者血容量丢失30%～40%（成人约1500～2000ml）时,往往需要输注红细胞。而当血容量丢失超过40%（成人约2000ml）时,则会立即危及生命。对于青壮年患者或隐蔽性失血患者以及产妇,临床医师可能会低估其失血量。

（2）纠正贫血:失血后正常骨髓反应性增生,加快红系祖细胞增殖、分化、成熟、释放,所以失血量＜1500ml时,如应用晶体液及胶体液后,血压能维持稳定,保证组织灌流,则可以不用输血纠正贫血。但当失血量大时,红细胞丢失过多,血液携氧能力显著下降,将影响组织代谢,故需适量输血。虽然大量失血是为数不多的允许输全血的病种,但并不推荐使用,大量输注全血容易造成循环超负荷,此外,全血在储存过程中会发生代谢和生化改变,含有细胞碎屑、枸橼酸盐及氨、钾离子等,造成患者的代谢负担。急性大出血早期,血红蛋白浓度（Hb）指示能力差,由于受循环容量影响,将出现复苏前高值,补液复苏后快速降低的情况,如果不结合临床,容易造成误判。应加强动脉血气分析,检测Hb和Hct动态变化,并结合临床综合评估失血量以及患者对输血的反应来决定输血量。只有当循环容量恢复以后,Hb可以作为较为稳定的判断指标:当Hb＞100g/L时,常不需要输血。但Hb＜70g/L时,应考虑输注红细胞。血红蛋白在70～100g/L之间,根据患者的贫血程度、心肺代偿功能、有无代谢率增高以及年龄等因素决定。

4. 急性失血的输血注意事项　其注意事项是:①当机体24小时内输入1.5倍的血容量时,很可能会发生稀释性凝血障碍。对于大量失血的患者,AABB推荐尽早输注解冻的新鲜冰冻血浆（fresh frozen plasma,FFP）。特别对于严重创伤患者,需要更加关注凝血功能,在早期积极给予高比例的FFP或者血小板,以降低病死率[5]。②抢救过程中,要监测血压、脉搏、尿量及血红蛋白,有条件者应监测中心静脉压、肺动脉楔压、心输出量等,据此调整输液、输血量及输注速度,特别是原有心肺疾病者。③抢救的同时要积极想办法止血。

**（三）手术输血**

手术既是外科治疗的重要手段,又是一个创伤过程。外科医师应当正确估计患者对手术过程中失血的耐受性、判断术中出血量、掌握术中输血指征。

1. 机体对术中出血的耐受性　包括年龄差异和术前机体状态,如是否贫血、使用抗血小板及抗凝药物等。

2. 术中和术后潜在或实际失血的管理[6]　①监测失血量:密切观察手术失血量（如吸引器和纱布计量）;②监测重要器官是否存在灌注和供氧不足:包括血压、心率、脉搏血氧饱和度、尿量、血红蛋白量或血细胞比容（Hct）,必要时监测血气和酸碱平衡、电解质、混合静脉血氧饱和度、pH值;③监测凝血功能:包括实验室诊断项目如血小板计数、PT、APTT、INR、纤维蛋白原等,必要时应进行床旁及时凝血监测如血栓弹性图（TEG）、Sonoclot等监测术中输血指征。

3. 美国麻醉医师协会（ASA）围术期血液管理指南建议[7]　血红蛋白浓度低（如一位年轻的、健康的患者低于60g/L）时,特别是当急性贫血时,一般应给予红细胞输注。当血红蛋白浓度大于100g/L时,通常不需要输红细胞。当有预期的失血时,这些结论可以被改变。至于中间血红蛋白浓度（即60～100g/L）是否需要输红细胞,主要是基于是否有进行性的器官缺血、潜在或进行性的出血、患者心肺储备以及是否有高氧耗量的情况。另外,术中或术后血液回收、急性等容性血液稀释及其他减少血液丢失的方法（例如,控制性降压）可能是有益的。

**（四）紧急输血**

对于急性大量失血的患者,输血可能是抢救患者生命最主要甚至是唯一的治疗措施。因此,各医疗机构应该制订完备的紧急输血预案以保证急诊大失血患者的生命安全。

1. 紧急输血方案　输血前正规的血型检测和交叉配血试验大约需要 1 小时才能完成。对于急性失血需要紧急输血者既不能坐等配血试验完成而延误抢救，又不能轻易冒未配合血液就输血的风险，因此需要结合具体情况，果断作出如下选择：①病情紧急，可以短时等待者：省略正规的抗体筛查和交叉配血试验，只作血型鉴定和凝聚胺主侧配血试验，发给凝聚胺配血相合的同型血液；②病情非常紧急，不能等待者：这时不知患者的 ABO 血型，或血库无与患者血型相同的血液，而又需立刻输血时，可以发放 O 型红细胞和（或）AB 型血浆进行急救。大量 O 型输血时，为节约 O 型血，应尽快输入与患者 ABO 血型同型的血液，但要注意患者血浆中抗-A 或抗-B。

不论采取何种方法，都应在发血后及时作正规的血型鉴定和交叉配血试验。如发现有不配合时，须立刻通知负责医师及时作出相应处理。

2. 特殊情况紧急输血　中国医师协会急诊医师分会公布的特殊情况紧急输血专家共识指出[8]，在各种客观原因导致 ABO 血型无法查明时，在患者病情已经恶化到一定程度再不输血将导致患者死亡等严重后果的前提下，可以紧急输注 O 型红细胞；RhD 阴性血型患者在无同型合格血源供给时，在临床情况已经不允许继续等待的前提下，可以输注 RhD 阳性血或者输注未经标准检测的 RhD 阴性血。生命体征不稳定、危及生命的急性失血是指：①血红蛋白<30g/L，并有进一步下降趋势；②血红蛋白≥30g/L，但进一步加重贫血可能会严重危及生命（出血速度快，可能迅速危及生命；合并心、肺等严重基础疾病，很难耐受更严重贫血）。

3. 紧急输血注意事项

（1）异型输血的风险：异型输血必须是由主管医师与输血科充分沟通、权衡患者获益与风险后共同做出决定。以上风险需向患方充分告知并取得患方的书面知情同意：①O 型悬浮红细胞成分中残存少量血浆，但大量输注可引发溶血性输血反应；②RhD 阴性受血者尤其是育龄期女性在输注 RhD 阳性血液后，将可能由于同种免疫产生抗-D，诱发新生儿溶血病，因此将可能丧失再生育能力；或再次输注 RhD 阳性血液时引起溶血性输血反应；③输注血站未完成检测的血液可能使受血者面临感染艾滋病、肝炎等多种严重传染性疾病的可能性。

（2）加强护理：输血时和输血后加强病情观察，发现异常情况及时处理。

### 三、红细胞输血的血型问题

在各血型系统中，以 A、B 抗原的抗原性最强。由于红细胞上缺乏 A、B 抗原的人其血浆中存在相应的抗体，如果非同型输注红细胞，则会产生抗原抗体反应，发生严重的急性血管内溶血。因此，红细胞输血要求同型输注，或至少是配合型输注。

#### （一）同型输血

指受血者和献血者 ABO 血型相同，交叉配合试验主、次侧均相合。即 A 型献血者的血输给 A 型受血者，B 型患者输 B 型血等等。

#### （二）配合型输血

指受血者和献血者 ABO 血型虽然不同，但交叉配合试验主侧相合。即 A 型或 B 型血的人可以安全地接受 O 型献血者的红细胞，AB 型人可以输注包括 O 型、A 型、B 型在内的相容性红细胞。由于目前的红细胞制品不含或仅含少量血浆，因此血浆中所含的抗体与患者红细胞抗原产生的反应可以忽略不计。

## 第二节　血小板输血

### 一、血小板分离制备

血小板是血液有形成分中相对密度最小的一种血细胞，比重约为 1.040。利用较大的比重差，用离心法可以从全血中提取较纯的血小板制剂。按制备方式不同大体上可分为两类：浓缩血小板和单采血小板。

#### （一）手工分离浓缩血小板

由 200ml 或 400ml 全血制备。将室温保存的多联袋内的全血，于采血后 6 小时内在（22±2）℃的全封闭条件下离心分离血小板并悬浮在血浆内。

1. 制备方法

（1）富血小板血浆法：①第 1 次轻离心后将富含血小板血浆转移至转移袋，将红细胞保存液袋内的红细胞保存液转移至红细胞袋，热合断离，生成 1 袋悬浮红细胞和 1 袋富血小板血浆；②将富含血小板血浆袋重离心，上清为血浆，沉淀物为血小板，留取适量血浆，将多余的血浆转移至已经移空的红细胞保存液袋，热合断离，生成 1 袋浓缩血小板和 1 袋血浆，将血浆袋速冻，低温保存；③将浓缩血小板袋在室温静置 1~2 小时，待自然解聚后，轻轻均匀血袋，制成浓缩血小板混悬液，在（22±2）℃的环境下振荡保存。

（2）白膜法：①第 1 次重离心后，将血浆转移至第 1 个转移袋，将适量血浆及白膜层转移至第 2 个转移袋，将红细胞保存液袋内的红细胞保存液转移至红细胞袋，充分混合即为悬浮红细胞，热合断离悬浮红细胞袋和血浆袋；②将白膜成分袋和 1 个空袋一起进行轻离心，将富含血小板血浆（上层）转移至空袋，制成浓缩血小板，热合断离，弃去白细胞袋。

（3）机分法：使用全血成分分离机进行操作。

2. 保存 浓缩血小板应在（22±2）℃轻振荡条件下保存，保存期限根据所使用的保存袋而定，普通袋保存 24 小时，专用袋制备则保存 5 天。

3. 特点及应用 200ml 全血分离的血小板含量为 $\geq 2.0 \times 10^{10}$/袋，容积为 20~25ml；400ml 全血分离的血小板应 $\geq 4.0 \times 10^{10}$/袋，容积为 40~50ml。如果从 400ml 全血分离制备，要达到一个成人治疗剂量单位，需要约 6 袋全血。作用是止血。适用于：①血小板减少所致的出血；②血小板功能障碍所致的出血。需做交叉配合试验，要求 ABO 相合，一次足量输注。

### （二）单采血小板

又称为机采血小板，用血细胞分离机单采技术，从单个供血者循环血液中采集，具有纯度高、质量好等优点，可以从单个献血者体内采集 1~2 个成人治疗剂量的血小板。血细胞分离机的原理是利用各种血液成分比重、体积等的不同，通过离心作用将血小板分离出来，将其他血液成分回输给献血者。每袋单采血小板规格为 150~250ml/袋，血小板计数 $\geq 2.5 \times 10^{11}$，红细胞含量<0.41ml。保存条件、期限及作用同浓缩血小板。单采血小板要求 ABO 血型同型输注。

## 二、血小板的临床应用

血小板输注是对严重血小板减少症患者的最快最有效的治疗方法之一，能够有效减少出血发生率，降低大出血的发病率和死亡率。

### （一）预防性血小板输注

恶性血液病、再生障碍性贫血、大剂量放化疗后、造血干细胞移植后等均可引起血小板计数减少，增加患者出血风险。若血小板计数低下并伴有发热、感染、败血症、凝血功能紊乱等因素时，出血危险性更大。预防性血小板输注的目的就是降低血小板计数低下患者出血的风险和程度。

作为预防性输注血小板，应慎重选择其适应证，因反复输注血小板可发生同种免疫，也有感染病毒性疾病的危险。卫生计生委在《临床输血技术规范》中规定：血小板计数>50×10⁹/L 一般不需输注。血小板 10×10⁹/L~50×10⁹/L 根据临床出血情况决定，可考虑输注。血小板计数<5×10⁹/L 应立即输血小板防止出血。特别强调预防性输注不可滥用，防止产生同种免疫导致输注无效。

美国血液学会（American Society of Hematology，ASH）血小板输注指南推荐预防性血小板输注的阈值为患者血小板计数低于 10×10⁹/L，这样不仅能降低出血风险，且能够减少血小板输注总量。ASH 指南同时规定，在进行脑部手术时要求血小板计数不低于 100×10⁹/L，在其他侵入性操作或是创伤手术时要求血小板计数在 50×10⁹/L~100×10⁹/L。

### （二）治疗性血小板输注

治疗性血小板输注用于治疗存在活动性出血的血小板减少的患者，包括：①血小板计数减少并导致出血，这是血小板输注的主要适应证。应输注血小板使血小板计数>75×10⁹/L；在多发性复合外伤、眼部或中枢神经系统损伤时，应使血小板计数>100×10⁹/L；②先天性或获得性血小板病，伴有明显出血倾向。

### （三）血小板输注的血型问题

我国要求血小板 ABO 同型输注，Rh 阴性患者需要输注 Rh 阴性血小板。美国等国血小板常规输注无须考虑 ABO 血型，这具有两方面的优点：第一是可供性，ABO 同型血小板并不是总能常规保障充足供应，或在紧急情况下患者 ABO 血型未知；第二是避免血小板浪费，因为血小板仅 5 天保存期，常无法满足 ABO 同型发放方式。但另一方面，ABO 非同型血小板输注可能导致输血不良反应的发生，如急性溶血、发热、同种异体免疫反应、炎症和降低有效性导致血小板输注无效。

多数研究显示，血小板 ABO 血型相容性与输注效果关系密切：ABO 同型输注疗效最好，ABO 次侧不相容（供者血浆含有针对受者红细胞或血小板 ABO 抗原的抗体）次之，然后是 ABO 主侧不相容（受者血浆中含有针对供者红细胞或血小板 ABO 抗原的抗体）[9]。然而，对患者首次输注血小板的效果比较中发现，ABO 血型相容性对输注效果没有影响。

综上所述，血小板输血应首选与患者 ABO 同型的血小板，特别是对于需长期输注血小板的患者。对于无须长期输注血小板的患者，首次输注 ABO 不相容血小板可取得显著疗效，但随后的输注效果则可能逐渐减低[10]。ABO 次侧不相容的血小板输注，虽然存在发生溶血性输血反应的可能，但发生率极低。单采血小板输注产生 RhD 抗原同种免疫的风险已经很低,尤其是接受免疫抑制治疗的血液病患者。为患者进行血小板输注时,应结合患者情况及血小板可获得情况,对包括红细胞血型等方面的风险因素、风险度和预防措施,作全面评估和审慎选择。

### (四)血小板输注无效

血小板输注无效(platelet transfusion refractoriness)是指患者在连续两次接受足够剂量的血小板输注后,仍处于无反应状态,即:临床出血表现未见改善;血小板计数未见明显增高,有时反而会下降;输入的血小板在体内存活期很短;CCI 和 PPR 未能达标等。

1. 血小板输注无效的原因

(1)免疫因素:①HLA 同种免疫作用。HLA 抗原不配合是引起免疫性血小板输注无效的主要原因,约占 70%~80%。血小板表面的 HLA-Ⅰ类抗原和污染的白细胞 HLA 抗原均可产生抗-HLA,这在有妊娠史和输血史的人群中常见,抗体破坏输入的具有相同抗原的血小板,导致输注无效;②血小板表面的特异性抗原可产生特异性抗体,导致输注无效;③血小板表面有 ABO 抗原,如 ABO 血型不相合输注容易导致输注无效;④其他如自身抗体、药物依赖性抗体的免疫作用。

(2)其他因素:患者有发热、严重感染、DIC 和脾肿大等均可引起输入的血小板破坏而影响输注效果。此外,血小板数量不足、保存和运输不当也会导致输注效果差甚至无效。

2. 免疫性血小板输注无效的对策　①输注 HLA 配合的血小板;②输注血小板特异性抗原配合的血小板或交叉配合试验相合的血小板;③用机采血小板,由于患者每次接受血小板输注时仅用一个献血者的血小板,减少了患者与多个供者抗原的接触,从而减少了同种异体免疫的机会;④去除血小板中的白细胞,当输入的白细胞少于 $10^7$ 时,可防止 HLA-Ⅰ类抗原致敏的发生,避免血小板输注无效;⑤紫外线照射灭活抗原递呈细胞功能;⑥其他:静脉注射大剂量免疫球蛋白、免疫抑制剂的应用、血浆置换等也可不同程度地改善血小板的输注效果。

## 第三节　血浆输注

血浆是指抗凝全血经离心去除细胞有形成分后的淡黄色液体,含有水、电解质和蛋白质,主要是白蛋白、免疫球蛋白和各种凝血因子。按照制备方法及来源不同分为新鲜冰冻血浆和冰冻血浆。

## 一、血浆的制备

### (一)新鲜冰冻血浆

新鲜冰冻血浆(fresh frozen plasma,FFP)含有全部凝血因子,包括不稳定的第Ⅴ因子和第Ⅶ因子。含有血浆蛋白为 60g/L~80g/L,纤维蛋白原 2g~4g/L,其他凝血因子(0.7~1)U/ml。

1. 制备方法在全血采集后 6 小时内(ACD 抗凝剂)或 8 小时内(CPD 抗凝剂),但不超过 18 小时,在全封闭的条件下分离新鲜液体血浆速冻成块并保存于-20℃以下冰箱。过程为:①第 1 次重离心后将尽可能多的血浆转移至转移袋;②将红细胞保存液袋内的红细胞保存液转移至红细胞袋,充分混合即为悬浮红细胞,热合断离,生成 1 袋悬浮红细胞和 1 袋血浆;③血浆红细胞混入量少(目视观察)即可将血浆袋热合断离;如血浆红细胞混入量较多,应当经过第 2 次重离心后,把上清血浆转移至已移空的红细胞保存液袋,热合断离(如欲制备冷沉淀,则不热合断离);④将血浆速冻,低温保存。

2. 保存　-20℃以下 1 年。

### (二)冰冻血浆

冰冻血浆(frozen plasma and frozen plasma cryo-precipitate reduced)包括保存时间超过 1 年的 FFP、全血采集 18 小时后分离制备的血浆、FFP 制备过冷沉淀后的冷上清。冰冻血浆含有稳定的凝血因子及白蛋白、球蛋白,不含凝血因子 Ⅴ 和凝血因子Ⅶ。可用于稳定的凝血因子缺乏的补充,如Ⅱ、Ⅶ、Ⅸ、Ⅹ 因子缺乏;或手术、外伤、烧伤、肠梗阻等大出血或血浆大量丢失的情况。如果是提取过冷沉淀的冷上清,除不含不稳定的凝血因子外,还不含Ⅰ因子。

1. 制备方法①FFP 保存一年后即为冰冻血浆;②全血采集 18 小时后、在全血有效期内分离的血浆;③制备冷沉淀所得的冷上清,也可继续置于-20℃低温冰箱保存,作为冰冻血浆使用。但这种血浆所含凝血因子很少,使用时应注意临床适应证。

2. 保存　-20℃以下保存 4 年。

## 二、新鲜冰冻血浆的临床应用

### (一)适应证

主要有:①单纯凝血因子缺乏,无相应浓缩制剂时可输注 FFP;②大量输血患者;③肝病患者获得性凝血功能障碍;④口服香豆素类药物引起出血者;⑤抗凝血酶Ⅲ缺乏;⑥治疗性血浆置换术;⑦大面积创伤、烧伤。

## （二）禁忌证

①对血浆过敏或对蛋白过敏者，如缺乏 IgA 而已产生相应抗体的患者禁用；②血容量正常的老年人、重症婴幼儿、严重贫血或心功能不全的患者，因易发生循环超负荷而慎用血浆。

## （三）剂量及用法

1. 剂量　FFP 输注的剂量取决于凝血功能监测和每个患者的具体情况。大多数凝血因子被提高到正常水平的 25% 就能止血，故应用 FFP 剂量不必太大以免造成循环超负荷。一般认为输注剂量为（10～15）ml/kg 体重，并根据临床症状和凝血检查结果适当调整。

2. 用法　使用前应 37℃ 摆动水浴融化，不能在室温放置自然融化，以免纤维蛋白原大量析出。融化后应尽快输注，输注速度不超过 10ml/min。输注前肉眼检查应为黄色、半透明液体，如发现有颜色异常或有凝块，不应输注。

3. 注意事项　①输注 FFP 前不做交叉配血试验，但最好与受血者 ABO 血型相同。如果在紧急情况下无同型血浆，可输注与受血者 ABO 血型相容的血浆。RhD 阴性献血者血浆应留给 RhD 阴性患者使用，特别是 RhD 阴性育龄妇女；②融化后的血浆不可再冰冻保存，如因故未能及时输注，可在 4℃ 暂时保存，但不应超过 24 小时；③FFP 在临床的不合理应用包括补充血容量、提高白蛋白水平、增强抵抗力、消除水肿等。也并不推荐将 FFP 应用于患者无出血而仅为纠正实验室凝血值标异常。

# 第四节　冷沉淀凝血因子输注

冷沉淀凝血因子（cryoprecipitated antihemophilic factor，Cryo）是将新鲜冰冻血浆在（4±2）℃ 封闭状态融化后，分离出沉淀在血浆中的冷不溶解物质并在 1 小时内冻结而制成的成分血。200ml 全血制备的冷沉淀凝血因子体积约为 20ml，主要含有Ⅷ因子 40U；纤维蛋白原（fibrinogen，Fg）75mg 以及血管性血友病因子（von Willebrand factor，vWF）、凝血因子ⅩⅢ、纤维结合蛋白等。目前国内 1 单位冷沉淀凝血因子大多由 200ml FFP 制备而成，含 Fib≥150mg，凝血因子 Ⅷ≥80U，其他如 vWF、凝血因子 XIII 等含量未做具体要求。

## 一、冷沉淀的制备

### （一）制备方法

1. 离心法　①取出待制备冷沉淀的新鲜冰冻血浆，置（4±2）℃ 冰箱中过夜融化或在（4±2）℃ 水浴装置中融化；②当血浆基本融化时，取出血浆，在（4±2）℃ 的环境下重离心；③将大部分上层血浆移至空袋，制成冰冻血浆。将留下的 20～30ml 血浆与沉淀物混合，制成冷沉淀凝血因子。

2. 虹吸法　①将新鲜冰冻血浆袋置于（4±2）℃ 水浴装置中，另一空袋悬于水浴箱外，位置低于血浆袋，两袋之间形成一定的高度落差；②血浆融化后，随时被虹吸至空袋中，当融化至剩下 40～50ml 血浆与沉淀物时，闭合导管，阻断虹吸。将血浆与沉淀物混合，制成冷沉淀凝血因子。将冰冻血浆袋和冷沉淀凝血因子袋热合断离。

### （二）保存

-20℃ 以下保存 1 年。解冻后 1～6℃ 保存，24 小时内尽早输注。

## 二、临床应用

### （一）适应证

主要有：①血友病 A：血友病 A 的治疗主要是补充 FⅧ，冷沉淀是除 FⅧ 浓缩剂外的最有效制剂之一；②血管性血友病（von Willebrand disease，vWD）：表现为血浆中 vWF 缺乏或缺陷。当无 vWF 浓缩制剂时，可输注冷沉淀；③纤维蛋白原缺乏症：对于严重创伤、烧伤、白血病和肝衰竭等所致的纤维蛋白原缺乏患者，当 Fib＜1.5g/L 伴活动性出血或拟行手术，无纤维蛋白原制品时，可应用冷沉淀补充纤维蛋白原；④大量失血伴出血：大失血时，Fib 下降先于其他不稳定凝血因子，提高 Fib 阈值有利于改善预后，故当 Fib＜（1.5～2.0）g/L 或血栓弹力图 TEG 表现为功能性 Fib 缺乏时，应输注 Fib 或冷沉淀，而对于产科大出血的患者，Fib 下降得更快，更加推荐早期补充冷沉淀；⑤先天性或获得性 FⅩⅢ 缺乏症：冷沉淀含有较丰富的 FⅩⅢ，常用作 FⅩⅢ 浓缩制剂的替代物。

### （二）禁忌证

除适应证以外的其他凝血因子缺乏症。

### （三）剂量及用法

1. 剂量　冷沉淀凝血因子剂量取决于患者需要补充的凝血因子，如补充 Fib，每 200ml FFP 制备的冷沉淀凝血因子含 Fib 150mg，可根据患者具体情况进行计算。补充凝血因子Ⅷ时，每 200ml FFP 制备的冷沉淀凝血因子含 FⅧ 40U，可根据患者的情进行计算。要注意，我国 1 袋冷沉淀与国外 1 袋冷沉淀 Fib 含量不同，如美国 1 袋冷沉淀含 Fib 250mg，因此不可照搬国外资料的冷沉淀剂量。

2. 用法 使用前需在 37℃ 水浴中完全融化,融化后 4 小时内输注完毕。值得注意的是,冷沉淀输注的前 15 分钟,速度 ≤5ml/分钟,输注 15U 至少需要 30 分钟。冷沉淀输注不需要作交叉配血试验,但要求与受血者 ABO 血型相同或相容。

### (四)注意事项

冷沉淀中不含凝血因子 V,不能单独用于治疗 DIC。冷沉淀融化温度不宜超过 37℃,融化后应尽快输注,以免 FⅧ 失活。如因故未能及时输注,不应再冻存。

## 第五节 中性粒细胞输注

中性粒细胞输注是指输注浓缩粒细胞制品。目前已不使用从全血中手工分离的粒细胞,而是用血细胞分离机分离单采粒细胞(apheresis granulocytes)。粒细胞制剂除含粒细胞外,还含有数量不等的红细胞、淋巴细胞及血小板。由于抗生素及升粒细胞治疗措施的应用水平大幅提高,且人们对输注粒细胞可能产生的不良反应和传播疾病的认识加深,近年来对中性粒细胞过低的患者采用预防性粒细胞输注的方法已经废弃,而治疗性粒细胞输注也呈逐年下降的趋势。

### 一、制备方法

应用血细胞分离机单采粒细胞是目前国内外制备浓缩粒细胞制剂的主要方式,用细胞分离机单采技术由单个供血者循环血液中采集。每袋容量 150~500ml,内含中性粒细胞 $\geq 1\times10^{10}$,血细胞比容 $\leq 0.15$。

### 二、临床应用

#### (一)适应证及禁忌证

粒细胞输注的作用是提高机体抗感染能力。由于粒细胞输注的不良反应和并发症多,应从严掌握适应证。临床上,粒细胞输注适用于中性粒细胞低于 $0.5\times10^9/L$,并发细菌感染,抗生素治疗 48 小时无效者。如果患者虽然有上述适应证,但预计骨髓功能将在几天内恢复,则不需要输注粒细胞。对于放疗、化疗、药物或毒素等因素引起骨髓抑制造成粒细胞减少或缺乏的患者,应在积极防治感染的基础上,使用有助于恢复骨髓造血功能的生物或化学药物,

多数患者能在短期内恢复造血功能,粒细胞计数回升,应避免盲目输注粒细胞。

#### (二)剂量及用法

粒细胞体内寿命短,正常人每天约有 $10^{11}$ 个中性粒细胞经代谢清除,因此粒细胞输注量必须足够才能起到治疗作用。粒细胞采集后应尽快输注,从血液开始分离至患者输注,最好能在 4~6 小时完成。一般主张每日输注一次,连续输注 4~6 天,直至感染控制、骨髓功能恢复为止。如有肺部并发症或输注无效时则应停用。

#### (三)注意事项

保存条件为 $(22\pm2)℃$ 不超过 24 小时。血细胞分离机采集的粒细胞会污染一些红细胞,因此输注时要求 ABO 血型相同且交叉配合试验阴性。为预防 TA-GVHD 发生,应在输注前进行辐照处理。

(秦莉 韩冰)

## 参考文献

1. 中华人民共和国国家卫生和计划生育委员会. 血站技术操作规程(2015 版)[EB/OL][2015-12-31]. http://www. nhfpc. gov. cn/yzygj/s7658/201512/d9c61cbe48c14b88ab82ebae72036223. shtml.

2. 中华人民共和国国家卫生和计划生育委员会. 临床输血技术规范. [EB/OL][2001-11-8]. http://www. moh. gov. cn/mohyzs/s3589/200804/18676. shtml.

3. 中华人民共和国国家卫生和计划生育委员会. 全血及成分血质量要求. [EB/OL][2012-07-09]. http://www. moh. gov. cn/zwgkzt/s9493/201207/55380. shtml.

4. 张锐发. 内科输血//田兆嵩. 临床输血学. 第 2 版. 北京:人民卫生出版社,2002.

5. Carson JL, Grossman BJ, Kleinman S, et al. Red blood cell transfusion:a clinical practice guideline from the AABB. Ann Intern Med,2012,157(1):49-58.

6. 中华医学会麻醉学分会. 围术期输血的专家共识. 临床麻醉学杂志,2009,25(3):189-191.

7. 邓硕曾,叶菱,刘进. 严把输血指征关减少输血不良反应—ASA 新版《围术期输血和辅助治疗指南》评介. 中国输血杂志,2007,20(5):452-453.

8. 中国医师协会急诊医师分会. 特殊情况紧急输血专家共识. 中国急救医学,2013,33(6):481-483.

9. 郭永建,池泉. 血小板输注与红细胞血型. 中国输血杂志,2007,20(1):88-91.

10. 王同显,王明民. ABO 非同型血小板输注的有效性和安全性. 中国输血杂志,2015,28(5):600-602.

# 第三十章
## 少白细胞血液成分输注

随着人们对输血中异体白细胞不利作用的认识逐步深入及白细胞去除技术的发展,从20世纪80年代开始,少白细胞血液成分越来越多地应用于临床治疗,有些发达国家已经实施了全面白细胞去除。在我国,近些年少白细胞血液成分的应用比例也逐年升高。作为临床一线医务工作者,不论是临床科室医师还是输血科医师、技师,都应该熟知少白细胞血液成分的特点及应用适应证。作为输血科医师、技师,还应该对少白细胞血液成分的制备及质控方法熟练掌握,为少白细胞血液成分的临床应用提供质量保证。为此,本章简要介绍了人体白细胞生理及异体白细胞不利作用,系统介绍了少白细胞血液成分的白细胞去除方法、适应证、去除作用、研究进展,希望能为临床广大医务工作者提供有用的参考。

## 第一节　血液成分中白细胞的作用

### 一、白细胞生理作用

血液中白细胞根据细胞形态、功能和来源部位分为粒细胞、淋巴细胞和单核细胞。白细胞具有识别、破坏和清除进入人体的异物、产生抗体、控制感染等诸多作用。正常成年人白细胞总数是$(4.0 \sim 10.0) \times 10^9/L$。其中粒细胞和淋巴细胞与输血关系最为密切。

#### (一)粒细胞

成人粒细胞数量参考范围为$(3.0 \sim 7.5) \times 10^9/L$。根据其胞质内颗粒染色质的不同分为中性粒细胞、嗜碱性粒细胞和嗜酸性粒细胞3种。

1. 中性粒细胞　外周血中中性粒细胞最多,占血液白细胞总数的$50\% \sim 75\%$,约为$(2.5 \sim 7.5) \times 10^9/L$。中性粒细胞具有较强的吞噬作用,在非特异性免疫中发挥重要作用,具有快速迁移到炎症部位,

发挥黏附、趋化、吞噬、杀菌作用。其吞噬对象无特异性。当病原体通过皮肤和黏膜侵入组织后,中性粒细胞通过趋化作用向病原体所在部位移动,将病原菌摄入细胞质内形成吞噬体。中性粒细胞内的颗粒为溶酶体,内含多种水解酶,能消化其所摄取的病原体或其他异物。一般一个白细胞处理$5 \sim 25$个细菌后,本身也就死亡。

2. 嗜碱性粒细胞　外周血中嗜碱性粒细胞最少,占白细胞总数的$0.5\% \sim 1\%$,嗜碱性粒细胞的颗粒中含有组胺、肝素和过敏性慢反应物质等,肝素有抗凝血作用,组胺可改变毛细血管通透性,机体发生过敏反应与这些物质有关。

3. 嗜酸性粒细胞　嗜酸性粒细胞占白细胞总数的$2\% \sim 4\%$,这类细胞吞噬抗原抗体复合物的能力较强,能限制嗜碱性粒细胞和肥大细胞在过敏反应中的作用,并在抗寄生虫免疫中发挥作用。嗜碱和嗜酸性粒细胞在血液中停留时间不长,主要在组织中发生作用。

#### (二)淋巴细胞

成人淋巴细胞数量正常范围为$(1.5 \sim 3.5) \times 10^9/L$,约占血液中白细胞总数的$20\% \sim 40\%$。淋巴细胞在机体特异性免疫过程中起主要作用。血液中淋巴细胞分为T淋巴细胞和B淋巴细胞两类,分别参与细胞免疫和体液免疫。

1. T淋巴细胞　T淋巴细胞来源于骨髓中的淋巴样干细胞,在胸腺中发育成熟,故称胸腺依赖性淋巴细胞(thymus-dependent lymphocyte),简称T淋巴细胞或T细胞。其中T淋巴细胞占外周血中淋巴细胞总数的$65\% \sim 75\%$。T细胞是个异质性群体,根据TCR类型、CD4和CD8分子表达与否以及功能不同分为Th1、Th2、Th17、Th9、Th22、Tfh、Treg等多个亚群。T细胞亚群在不同分化阶段、不同部位以及在不同的病理过程中发挥不尽相同的作用,并且相互调节甚至相互转化,参与机体免疫应答的精细

調控[1]。

T 淋巴细胞在适应性免疫应答和免疫应答的精确调控中起着重要作用。T 淋巴细胞在胸腺发育成熟为初始 T 细胞后,归巢于外周淋巴器官并在体内再循环。初始 T 细胞通过 TCR 与抗原提呈细胞(antigen presenting cell, APC)表面的抗原肽-MHC 分子特异性结合,并在共刺激信号和细胞因子共同作用下,活化并分化为细胞毒性 T 细胞(CTL)和辅助性 T 细胞(Th),介导对靶抗原的特异性免疫应答,并精细调节免疫应答类型、强度、持续时间及适时终止。T 细胞的活化有赖于抗原信号和共刺激信号的双信号激活以及细胞因子的作用,是细胞增殖和分化的基础。T 细胞与 APC 的非特异结合:表达 MHC-抗原肽(pMHC)的 APC 进入外周免疫器官,与定居于胸腺依赖区的初始 T 细胞相遇,二者通过表面的黏附分子对发生短暂的可逆结合。未能特异性识别相应抗原肽的 T 细胞与 APC 分离,仍定居于胸腺依赖区或进入淋巴细胞再循环。能特异性识别 pMHC 的 T 细胞进入特异识别阶段。TCR 特异性识别 APC 表面的 pMHC Ⅱ后 LEA-1 构象改变,增强与 ICAM-1 的亲和力。T 细胞与 APC 的结合面形成免疫突触结构,免疫突触进一步增强 T 细胞与 APC 的结合,聚集 TCR-抗原肽-MHC 三元复合物,提供共刺激分子相互接触和作用的界面,还引发胞膜相关分子的一系列重要变化:促进 T 细胞信号转导分子的相互作用、信号通路的激活、细胞骨架系统和细胞器的结构及功能变化,从而参与 T 细胞的激活和生物学效应。双信号诱导 T 细胞完全活化后,还有赖于多种细胞因子的作用才能使 T 细胞进一步增殖和分化,并可导致 T 细胞活化后的凋亡。

T 细胞主要介导细胞免疫,其效应主要包括抗感染、抗肿瘤以及参与某些自身免疫性疾病的发生和发展。T 淋巴细胞受抗原刺激变成致敏细胞后,主要从三个方面发挥免疫作用:①直接接触并攻击具有特异抗原性的异物,如肿瘤细胞,异体移植细胞;②分泌多种淋巴因子,破坏含有病原体的细胞或抑制病毒繁殖;③与 B 细胞起协同作用,加强杀灭病原微生物效应。

2. B 淋巴细胞 体液免疫主要是通过 B 淋巴细胞来实现的。B 细胞约占外周淋巴细胞总数的 8%~15%。B 细胞起源于骨髓的造血干细胞,多能造血干细胞在复杂的造血微环境和多种细胞因子及转录因子协调作用下,经历多能祖细胞、共同淋巴样祖细胞后继续留在骨髓中,先后经历祖 B 细胞、前 B 细胞、未成熟 B 细胞,最终定向分化为成熟 B 细胞。B 细胞表面有多种表面抗原和表面受体,可用以识别抗原、与免疫细胞和免疫分子相互作用。B 细胞表面的 CD 抗原与 B 细胞的识别、黏附、活化有关;B 细胞表面表达 MHC Ⅰ类分子和 MHC Ⅱ类分子,在 B 细胞与 T 细胞相互协作及 B 细胞作为抗原提呈细胞时发挥重要作用。B 细胞表面的受体有膜表面免疫球蛋白、补体受体、EB 病毒受体、有丝分裂原受体、细胞因子受体、Fc 受体。B 细胞根据表面是否有 CD5 分子将其分为 CD5+(B1)和 CD5-(B2)两个亚群。B1 定位于腹腔或胸腔内,主要识别非蛋白质类抗原,是 T 细胞非依赖性 B 细胞,其 BCR 主要为 mIgM,能识别和结合 TI 抗原,发生活化、增殖,产生低亲和力、多特异性的 IgM 类自身抗体,还可以产生针对某些细菌脂多糖类的抗体。B1 具有抗原提呈作用,可能与自身免疫病的发生有关。B2 定位于淋巴器官,主要识别蛋白质抗原,形态较小。B2 为 T 依赖性,其 TCR 为 mIgM 和 mIgD,识别结合 TD 抗原后可发生活化、增殖,主要产生高亲和力 IgG 类抗体,负责体液免疫的正常功能[2]。

同时表达 mIgM 和 mIgD 是 B 细胞成熟的标志,成熟 B 细胞具有识别抗原的能力,未受抗原刺激的成熟 B 细胞称为初始 B 细胞。成熟 B 细胞随血液循环进入外周免疫器官,依赖抗原作用进一步增殖、分化和发育,发挥体液免疫效应,保护机体并向浆细胞分化成记忆 B 细胞。记忆 B 细胞占全部外周血 B 淋巴细胞的 40%~60%。记忆 B 细胞主要功能是再次遭遇相同抗原刺激时可以迅速活化增殖,分化为分泌抗体的浆细胞,产生并分泌多种抗体,即免疫球蛋白。抗体通过针对相应抗原发生免疫反应,能中和、沉淀、凝集或溶解抗原,以消除对机体的有害作用。记忆 B 细胞和浆细胞在体内可以存活数月至数十年。

3. 淋巴细胞归巢与再循环 淋巴细胞归巢是指成熟淋巴细胞离开中枢免疫器官后经血液循环趋向性迁移并定居于外周免疫器官或组织的特定区域。同时,淋巴细胞在血液、淋巴液、免疫器官以及相关淋巴组织之间进行反复循环,即淋巴细胞再循环。参加再循环的淋巴细胞中 T 细胞约为 70%~75%,B 细胞约为 25%~30%。通过淋巴细胞再循环,淋巴细胞在组织中均匀分布,带有不同抗原受体的淋巴细胞增加了与抗原和 APC 接触的机会,淋巴组织还可以得以补充新的淋巴细胞。淋巴细胞再循环分别经历了从中枢免疫器官通过血液循环向外周免疫器官转移、从淋巴结向血液循环的转移、从脾脏向血液循环的转移、从散在淋巴组织向血液转移的途径。

**（三）单核细胞**

成人单核细胞正常值范围：男性$(0.003 \sim 1.3) \times 10^9/L$，女性$(0.002 \sim 1.1) \times 10^9/L$，约占白细胞总数的3%。一般情况下单核细胞在血液中停留2~3天后迁移到周围组织中，细胞体积继续增大，直径可达$50 \sim 80 \mu m$，细胞内所含的溶酶体颗粒和线粒体的数目也增多，成为成熟的细胞。固定在组织中的单核细胞称为组织巨噬细胞，大量存在于淋巴结、肺泡壁、骨髓、肝和脾等器官。单核细胞和组织巨噬细胞激活后能生成并释放多种细胞毒、干扰素和白细胞介素，参与机体防卫机制，还产生一些能促进内皮细胞和平滑肌细胞生长的因子。在炎症周围单核细胞能进行细胞分裂，并包围异物。

**（四）白细胞渗出**

白细胞是血液中的重要组成部分，在机体防御免疫过程中起着重要作用，能有效抵制外来病原体对人体的侵害。炎症反应时白细胞渗出是一个复杂连续的过程，包括白细胞附壁、黏附、游出、趋化作用。

1. 附壁　随着血管扩张、血管通透性增加和血流缓慢，白细胞离开轴流，并沿内皮滚动。此时白细胞和内皮细胞表面的黏附分子的表达增加，亲和性增强。

2. 黏附　内皮细胞和白细胞表面黏附分子相互识别引起二者的黏附。某些因子作用于内皮细胞，而另一些作用于白细胞，还有一些作用于两者，促进黏附分子的表达。

（1）白细胞表面黏附分子的表达：补体C5a可促进白细胞表面整合蛋白LFA-1、MAC-1和P150-95的表达，还可改变其构象而增加与配体的亲和性。在内皮细胞表面MAC-1和LFA-1的配体是细胞间黏附分子1(intercellular adhesion molecule 1，ICAM-1)。

（2）内皮细胞表面黏附分子的表达：在IL-1和其他一些炎症介质的作用下，内皮细胞可增加细胞表面黏附分子的表达。内皮细胞白细胞黏附分子1(endothelial leukocyte adhesion molecule 1，ELAM-1)可促进中性粒细胞的黏着；ICAM-1促进中性粒细胞和淋巴细胞的黏着；血管细胞黏附分子(vascular cell adhesion molecule1，VCAM-1)促进淋巴细胞和单核细胞黏着。

（3）肿瘤坏死因子(TNF)：促进内皮细胞和白细胞黏附分子的表达。

3. 游出　白细胞在内皮细胞连接处伸出伪足，以阿米巴运动方式从内皮细胞之间的连接处逸出，到达内皮细胞和基底膜之间，最终穿过基底膜到血管外一个白细胞通常需2~12分钟才能完全通过血管壁。中性粒细胞、单核细胞、淋巴细胞、嗜酸性粒细胞和嗜碱性粒细胞都是以此种阿米巴运动方式游出的。

4. 趋化作用　白细胞在趋化因子的作用下沿浓度梯度向化学刺激物做单一定向的运动，移动的速度为每分钟$5 \sim 20 \mu m$。

但现代输血学研究表明，因白细胞抗原性强，作为血液制品中的非治疗性成分容易引起同种免疫反应，输入患者体内会导致多种不利作用，是一种"污染物质"。

## 二、输血中异体白细胞的不利作用[1]

1. 非溶血性发热性输血反应　非溶血性发热性输血反应(febrile nonhemolytic transfusion reaction，FNHTR)是一种比较常见的输血反应。它是指患者在输血中或输血后体温升高≥1℃，并以发热、寒战等为主要临床表现，且能排除溶血、细菌污染、严重过敏等原因引起发热的一类输血反应。FNHTR常伴有颜面潮红、畏寒、脉搏增快，血压多无变化，也可伴有出汗，恶心或呕吐，症状常呈自限性。FNHTR多在输血期间至输血结束后1~2小时内发生，持续时间多为几分钟至2小时，通常不会超过8~10小时。FNHTR的发生率报道不一，通常与输血的次数、输注的成分有关。初次输血时FNHTR的发生率为0.5%，多次输血者的FNHTR发生率可高达60%，输注细胞性血液成分FNHTR的发生率高于非细胞性血液成分，输注浓缩血小板FNHTR的发生率高于单采血小板。

FNHTR的发生主要与细胞因子有关。一种机制是受血者体内先前产生的白细胞和(或)血小板抗体，与血液成分中白细胞发生抗原抗体反应，导致白细胞释放细胞因子。一般认为患者和献血者的HLA不相合导致的同种免疫反应最常见；一种机制是血液成分在贮存过程中由白细胞和血小板产生的细胞因子，例如IL-1β、IL-6、IL-8、TNF-α、CD40L和TNF等，是机体发热反应的主要内源性致热原和诱导因子，可诱导肝细胞合成急性期蛋白[2]（AP蛋白）导致机体发热。有研究认为，输注前血液成分保存时间比是否去除白细胞与FNHTR的发生具有更强的相关性,有力地支持了这一观点。未去除白细胞的储存血小板上清而不是血小板本身就可以导致发热反应。此外,受血者的抗体和献血者的白细胞抗原形成的免疫复合物也可以刺激受血者的单核细胞释放细胞因子导致发热反应。

输注去除白细胞的血液制品是预防 FNHTR 发生的有效办法。有研究认为去除 90% 以上的白细胞即可有效预防 FNHTR,尤其是既往有 2 次以上 FNHTR 的患者应常规使用去除白细胞血液制品。

2. 输血相关性急性肺损伤　输血相关急性肺损伤( transfusion-related acute lung injury, TRALI )是指输血后 6 小时内新发生的以急性低氧血症和非心源性肺水肿为主要表现的临床综合征。TRALI 发病急,病情重,病死率高,被美国食品与药品管理局( FDA )认为是输血相关死亡的首要原因[3]。包括输注血浆在内输注血液成分导致的 TRALI 临床发病率为 1:1000 ~ 1:5000,尽管 70% ~ 90% 的 TRALI 患者需要进行机械通气,但其预后较好,预计病死率为 5% ~ 10%。

既往认为血液中的微聚集物是大量输血后引起 TRAILI 的主要原因,但现在研究表明,输血[3]时应用去除微聚集物的滤器并不能防止 TRALI 发生,否定了这一观点。目前研究认为 TRALI 的发病机制涉及免疫性和非免疫性机制。

免疫性机制:多项临床研究及动物实验证明免疫性 TRALI 主要是由抗白细胞抗体介导的,研究表明,14.3% ~ 26.7% 的 TRALI 由抗-HLA-Ⅰ类分子抗体导致,46.7% 的 TRALI 由抗-HLA-Ⅱ类分子抗体导致,16.7% ~ 28.6% 的 TRALI 由抗中性粒细胞抗体导致[4]。抗白细胞抗体与患者白细胞发生特异性抗原抗体反应,启动并活化肺循环中的白细胞主要是中性粒细胞,释放大量炎性介质,导致肺血管内皮细胞损伤,引起肺泡毛细血管膜通透性增加,发生非心源性肺水肿。但值得注意的是,只有 65% ~ 90% TRALI 患者输注的血液白细胞抗体检测结果为阳性,说明免疫性反应并不是 TRALI 发生的唯一机制。

非免疫性 TRALI 的发病机制是输注的血液成分中含有积聚的生物活性物质,如活性脂质、促炎细胞因子以及具有高促凝活性的血小板微囊。在血液成分保存过程中,细胞膜的脂质成分分解并引起这些可溶性活性脂质成分聚积,这些活性脂质成分进而激活中性粒细胞;也有研究认为,血液成分中积聚的可溶性 CD40 配体可以导致中性粒细胞活化。可溶性 CD40 配体属于 TNF 超家族成员,主要存在于血小板表面,血小板储存过程中其表面 CD40 配体脱落并积聚,CD40 配体结合中性粒细胞表面 CD40 可以激活中性粒细胞。在非免疫因素导致的 TRALI 患者中检测不到 TRALI 相关抗体。

一些学者提出 TRALI 发病的二次打击假说:第一次打击是患者输血当时的疾病状态,如外科手术、创伤、败血症或应用细胞因子,中性粒细胞在第一次打击中被初步激活,但并没有达到其完全激活的阈值[4];第二次打击是输血,输血能够引入抗-HLA、抗中性粒细胞抗体或生物活性脂质,与患者白细胞反应并激活补体,引起中性粒细胞在肺微血管内黏附、聚集和滞留,导致蛋白泄漏、肺水肿、炎症反应因子释放,从而影响气体交换,出现低氧血症,最终引起 TRALI 的临床表现。

3. 血小板输注无效　血小板输注无效( platelet transfusion refractoriness, PTR )是指患者输注血小板后,血小板计数的增加值低于预期值,临床出血症状未见改善。因为患者出血症状改善不易被量化,临床多以血小板计数校正增加值( corrected count increment, CCI )或血小板恢复百分率( percent platelet recovery, PPR )来评价血小板输注效果。一般认为至少连续 2 次输注足量、随机、ABO 同型血小板后,CCI 或 PPR 没有达到预期值即可认为发生 PTR。发生 PTR 的主要原因分为免疫性和非免疫性两类,免疫性因素包括抗-HLA、HPA 抗体、自身抗体、药物抗体、ABO 血型不合等;非免疫因素包括发热、感染、脾亢、弥散性血管内凝血、出血、药物应用、血小板质量等。大多数 PTR 是由非免疫性因素引起[5]。

导致同种免疫的血小板抗原有两类:一类是与其他细胞或组织共有的抗原,如 ABH、HLA-Ⅰ类抗原等;另一类是血小板本身特有的抗原,如 HPA-1、HPA-2、HPA-3、HPA-4、HPA-5、HPA-15。抗 HLA-Ⅰ类抗体是导致 PTR 最常见的免疫因素,该抗体常产生于反复输注含有白细胞的血液制品患者体内,大约 20% ~ 70% 长期接受血小板输注的患者会产生抗-HLA。血小板不仅可以合成 HLA-Ⅰ类抗原,而且还能够吸附血浆中可溶性 HLA-Ⅰ类抗原,从而使血小板表面与红细胞和中性粒细胞相比具有更高浓度的 HLA-Ⅰ类抗原。抗-HLA-Ⅰ类抗体可结合输入患者体内的血小板,引起血小板破坏并被快速清除,导致 PTR 发生[6]。HPA 是血小板本身特有的抗原,由常染色体复等位基因以共显性模式遗传控制,表现出血小板独特的遗传多态性。约 10% 的 PTR 患者合并 HLA 和 HPA 抗体。因不同人种的 HPA 抗原分布频率不同，欧美白人抗-HPA 导致的 HPA 患者多由抗-HPA-1 引起，抗-HPA-1b、抗-HPA-5b、抗-HPA-2b 多见，日本人群则多为抗 HPA-2b。我国人群 HPA-1a 抗原频率>99.9%，因此极少有机会产生此类抗体。

非免疫因素导致 PTR 的治疗和预防主要以治疗原发病为主，免疫因素导致 PTR 则以预防为主，可应用去除白细胞血液成分。一般认为 HLA 抗原的初次免疫常由混在血小板产品中的白细胞引起，反复输注含有白细胞的血液制品可导致体内产生抗-HLA-Ⅰ类抗体。通过过滤白细胞可以将血小板制品中的白细胞控制在 $(10\sim15)\times10^4/L$ 以内，有效减少抗-HLA 的产生，从而延缓 PTR 的发生。

4. 输血相关性移植物抗宿主病　输血相关性移植物抗宿主病（transfusion associated graft versus host disease，TA-GVHD）是指细胞免疫功能缺陷或受损的患者，输血过程中输入了具有免疫活性的供者淋巴细胞，由于患者免疫系统不能有效识别和排斥供者具有免疫活性的淋巴细胞，供者具有免疫活性的淋巴细胞在患者体内植活、增殖，并攻击破坏患者体内的组织器官及造血系统，从而引发一系列病理症候群，是一种病死率极高（90%~100%）的输血并发症。TA-GVHD 多见于免疫系统功能严重缺陷的受血者，如严重型免疫缺陷或免疫抑制患者、早产儿、胸腺发育不良症、伴血小板减少紫癜湿疹免疫缺陷病、白血病、各种肿瘤放化疗后、造血干细胞移植患者等。但在个人免疫系统相对正常的患者也可发生 TA-GVHD，如各种心血管手术、胆囊手术、肝叶切除术等。TA-GVHD 的发生和发病程度与受血者输注的具有免疫活性的异基因 T 淋巴细胞数量及 $CD8^+$ 细胞和 NK 细胞活性有关。

TA-GVHD 发病率虽然只有 0.01%~0.1%，但容易漏诊，目前无公认有效的治疗方法，强调以预防为主。对免疫功能低下的患者，血制品中的淋巴细胞必须减少到低于 $10^2$，才能确保不发生 TA-GVHD。红细胞（450ml 全血制备）和一个治疗量的单采血小板去除白细胞后，美国血库协会（AABB）标准是残留白细胞数应低于 $5\times10^5$，因此通过过滤白细胞并不能有效预防 TA-GVHD。因此仅在紧急情况下或者 γ 射线照射有困难的情况下才建议免疫功能低下患者输注过滤白细胞血液成分。

新鲜冰冻血浆（FFP）和冷沉淀不含有免疫活性细胞，输注这些血制品不会导致 TA-GVHD。当前可行又有效的预防 TA-GVHD 的方法是应用 γ 射线照射血制品，灭活淋巴细胞。预防 TA-GVHD 最低照射剂量的 AABB 标准为 25Gy。

5. 输血相关性免疫抑制　输血相关性免疫抑制（transfusion associated immunosuppression，TRIM）是指患者输注同种异体血后免疫功能受到抑制而表现出的综合征，如肿瘤复发、手术后感染、移植存活率上升和体内潜伏病毒激活。输异体血可能导致肿瘤复发的概念是 1981 年由 Gantt 等首先提出的，以后陆续多项研究支持或否定输血与肿瘤复发关系密切，但大多数作者还是倾向于输血可增加肿瘤复发的观点。输血诱导的免疫抑制可能是导致术后感染的重要因素之一，已有许多资料证明输全血对创伤后和术后感染的发生率有明显的影响。输血相关性免疫抑制的机制比较复杂，目前科研工作者对其作用机制尚未达成共识。一般认为，输注同种异体白细胞或白细胞产物可以通过细胞因子网络调节介导免疫细胞凋亡，或使受血者机体免疫状态趋向免疫耐受。虽然目前的基础研究还不能确定具体是淋巴细胞、单核细胞还是树突状细胞起作用，但已确定的是白细胞在介导 TRIM 中扮演了重要角色。供者白细胞在同种异体移植物中与受者淋巴细胞可以于相互耐受的嵌合状态存在，这一现象提示这种微嵌合状态可能是引起受血者发生 TRIM 的机制。所以肿瘤患者和手术患者输血时应尽量使用白细胞过滤器去除血液中白细胞，以减少肿瘤复发和术后感染。

6. 传播病原体　一些病毒如 CMV（cytomegalovirus）、EBV（epstein-barr virus）、HIV（human immunodeficiency virus）、HTLV Ⅰ/Ⅱ（human t-cell leukemia virus Ⅰ/Ⅱ）在感染后绝大多数潜伏于白细胞中，血浆中病毒含量很低。理论上去除白细胞可以减少这些病毒通过输血传播。但目前比较明确的仅是去除白细胞能明显降低 CMV 感染的发生率。预防输血传播 CMV 的欧洲标准为白细胞数 $\leqslant1\times10^6/U$，美国标准为细胞数 $\leqslant5\times10^6/U$。我国预防 CMV 感染标准为白细胞数量 $<2.5\times10^6/U$。

## 第二节　白细胞去除方法

### 一、分离白膜方法

全血通过离心去除白膜是比较原始的减少白细胞量的方法，常用于制备少白细胞红细胞及少白细胞浓缩血小板。该方法首先对全血进行重离心,将血浆和白膜层分别分离到不同血袋内,含白细胞和血小板的白膜层再经过轻离心分离出血小板,剩余的白细胞弃去。该方法红细胞回收率约为83%~92%,但其仅可以去除全血中65%~85%白细胞,虽然能够降低 FNHTR 的发生率,但对于 HLA 导致的同种免疫反应、病原体传播等多种输注白细胞导致的副作用并不能有效预防。由于回收率低等原因,此法已趋于淘汰。

## 二、细胞洗涤方法

洗涤红细胞制备过程等同于洗涤法去除白细胞过程,该方法可以除去98%以上的血浆和90%以上白细胞及血小板。洗涤红细胞制备时先向红细胞内加入生理盐水混匀,离心后挤出洗涤液及剩余白膜,常规洗涤3次,再注入约等于红细胞1/2的生理盐水,配制比容约为70%的红细胞悬液。该方法在去除血浆、白细胞和血小板的同时也损耗了部分红细胞,红细胞回收率约为70%~80%。该方法对于由于反复输血已产生白细胞或血小板抗体引起输血发热具有一定预防作用。

## 三、白细胞过滤方法

过滤方法是目前临床最常用的去除白细胞方法,该方法不仅操作简便,适用于多种场合,而且去除白细胞效率高。

### (一)滤器类型

过滤技术在去除白细胞技术中应用最广,其基本原理由早期的滤膜机械过滤演变为依靠范德华力和静电引力,将白细胞特异性吸附至滤过膜上。滤过膜材料由最初的天然纤维(棉纤维)演变为合成纤维(聚酯纤维、醋酸纤维素纤维、聚尼龙、聚亚胺酯纤维等)和无机纤维(玻璃纤维、不锈钢纤维)。聚酯材料的滤过膜对淋巴细胞的去除效果要远好于粒细胞,而玻璃材质的滤过膜对淋巴细胞和粒细胞具有相同的去除效果[5],但淋巴细胞的滤过能力不如聚酯材料的滤器。

到目前为止已经有四代白细胞滤器。一代滤器实质上是筛网过滤器,去除机制是红细胞易变形而容易通过滤网的有效孔径,白细胞则因体积大而被滤网截留。一代滤器主要用于滤除血液中的微聚物,以防止发生急性呼吸窘迫综合征[6]。二代滤器以纤维填充式柱状滤器,可以滤除70%~90%的白细胞。目前国内外普遍应用的三代滤器以聚酯纤维

无纺布作为高效滤芯材料,除了通过滤器孔径对白细胞过滤,还能选择性对悬浮红细胞中的白细胞进行吸附,能够滤除99.9%的白细胞。部分品牌滤器在纤维中添加了特殊的高分子聚合材料,具有更佳的过滤效果。四代白细胞滤器用物理、化学方法对滤膜纤维进行了处理,增加了滤膜的临界表面张力,改善了液体浸润性,过滤后白细胞数量可以减少到$10^5$/U,被称为除尽型滤器。

目前白细胞滤器对白细胞的清除率已经很高,开发新一代细胞滤器的研究方向,已经从提高对白细胞的清除率逐渐转向降低不良反应的发生及增加白细胞滤器的附加功能,如用化学物质修饰滤膜增强血液的抗氧化作用、改变滤膜的材质降低对血小板的激活作用、去除免疫球蛋白和细胞因子、改善红细胞弹性等[7]。

### (二)过滤时机

按照过滤白细胞实施的时间不同,过滤白细胞分为储存前(血站)过滤、储存后(血库)和床旁过滤3种方式。三种方式各有优缺点,但单就过滤效果来讲储存前过滤白细胞优于后二者,欧美等发达国家普遍采用这种方法,我国目前则主要应用储存前过滤和储存后过滤两种方式。

1. 储存前过滤　血液储存前白细胞完整性好,储存前过滤能有效防止白细胞融解后释放氧自由基和各种细胞因子。而且储存前过滤由血站工作人员集中批量实施,7~13分钟即可完成,过滤过程一致,节省经费和人力,易于控制过滤后的血液质量[8]。

但也有研究认为储存前过滤白细胞使血液采集过程中污染的细菌不能充分被白细胞杀灭,增加了血液污染风险。而且无选择性过滤白细胞不仅增加了血站工作量,还通过加大血液成分的附加值增加了患者负担。这也是部分国家未全面常规开展白细胞过滤的原因。

2. 储存后过滤　储存后过滤的优点在于根据患者实际需要有选择性过滤白细胞,避免人力、财力的浪费;缺点在于血液储存后红细胞膜脆性增加,过滤时易导致细胞破碎。而且白细胞保存时间超过72小时会大部分破裂,释放的细胞因子并不能被有效滤除,预防白细胞输注导致的各种副作用效果差。而且该滤器在血液输注前增加了一次开放性操作,增加了细菌污染的可能,过滤后24小时内必须输注。

3. 床旁过滤　床旁过滤虽然可以在患者可见

情况下进行,减少了血库过滤的血袋开放操作,且易于实现,但其质量难以进行控制,通常在其他形式过滤白细胞不可行的情况下使用。

### （三）质量控制

白细胞过滤的质量管理要求既能有效滤除白细胞,又要保证红细胞的有效回收。美国 AABB 规定每个单位红细胞(450ml 全血制备)和一个治疗量的单采血小板去除白细胞后,残留白细胞数应低于 $5×10^5$,红细胞回收率≥85%,抽样合格率不少于95%。浓缩血小板残留白细胞数应<$8.3×10^5$/U。我国关于白细胞滤器的国家标准规定:全血或红细胞型去白细胞塑料血袋制备 1U 全血或红细胞悬液的剩余白细胞数应<$2.5×10^6$/U,红细胞回收率应不<85%;血小板型去白细胞塑料血袋制备 1U 单采血小板悬液或 10U 混合血小板悬液的剩余白细胞数应<$1.0×10^6$/U,血小板回收率应不<85%[9]。(注:我国 1U 全血是指 200ml,1U 混合血小板悬液是指 10U 全血中分离出的血小板)虽然我国和国外一些发达国家已经制订了血液成分去除白细胞的标准,但基本上只是规定了血液成分中残留白细胞的总体数量,没有关于残留白细胞的亚群的要求。目前尚缺乏有力证据支持某种方法因去除特别的白细胞亚群而使其优于其他方法,所以认为只要能去除血液成分中白细胞并达到规定标准的方法都认为是等效的。质量控制的关键是对血液成分中残留白细胞数量的准确测量[10]。

白细胞数量在过滤前可以通过血细胞计数仪测定,其检测精度为 $100～500/\mu l$。因白细胞浓度<$100/\mu l$ 时血细胞计数仪无法检测,白细胞去除后白细胞计数通常应用 $100\mu l$(或 $50\mu l$)细胞计数板进行手工计数,此种方法检测精度为 $0.05～0.1/\mu l$。对于白细胞去除血液成分中白细胞残留量的监控,流式细胞仪被推荐为最可靠的检测方法,检测精度为 $0.01/\mu l$。虽然流式细胞计数法检测残留白细胞的精度最高,但需特殊仪器,而采用细胞计数板计数时,其精度与流式细胞计数法相似,且操作方便、简单,是当前最为实用的方法。也有研究认为基于DNA 的白细胞计数方法会由于有核红细胞的存在而使白细胞数量被高估,这也是过滤效果被低估的原因之一[11]。

另外,过滤白细胞的质量控制还应包括操作过程的控制。影响过滤效果的因素很多,如白细胞滤器过滤能力、白细胞数量、血流速度、压力、温度、血小板数量和功能、采血与过滤间期、红细胞与白细胞

变形能力、血浆含量。白细胞滤器的过滤能力是最重要的影响因素,若过滤量超过白细胞滤器过滤能力必然会导致残留白细胞量增多。一般认为 4℃时过滤效果优于 37℃,可能与温度较低时白细胞可塑性降低有关。血小板数量高则过滤能力增强可能机制是血小板被激活并散布于过滤材料表面,增强了白细胞和滤膜的黏附性。血浆含量高增强过滤效果是因为蛋白含量高可以阻滞白细胞通过滤膜。血流速度过快、采血与过滤间期过长、红细胞变形能力下降和白细胞变形能力增加均会降低过滤效果。

## 第三节　少白细胞血液成分输注适应证

### 一、少白细胞红细胞

一般来说少白细胞红细胞适用于所有需要输注红细胞的输血。推荐应用少白细胞红细胞的临床疾病包括:骨髓移植或外周血造血干细胞移植、急性和慢性白血病、先天性血小板功能异常、先天性免疫缺陷综合征、可能接受造血干细胞治疗的疾病、宫内输血、新生儿溶血病换血疗法、血红蛋白病、地中海贫血、可能接受器官移植患者、手术患者、肿瘤患者[12]。

目前输注少白细胞血液成分得到输血界公认的好处有:①减少非溶血性发热性输血反应的发生率和严重程度;②降低巨细胞病毒经血传播风险;③减少 HLA 同种免疫发生率。不确定的好处有:①有可能减少 TA-GVHD 的发生;②有可能减少输血相关的免疫抑制导致的肿瘤复发、感染、住院时间延长等;③有可能减少输血感染克-雅病毒的风险;④减少红细胞储存损伤。

值得一提的是,少白细胞红细胞输注并不能有效预防 TA-GVHD,免疫功能低下的患者需要输注红细胞时必须进行辐照。

### 二、少白细胞血小板

但是血小板浓缩液中含有白细胞,患者易发生过敏反应,如发热、头痛、呕吐等。白细胞还携带有乙型肝炎病毒、丙型肝炎病毒、艾滋病毒等亲细胞病毒。而且据研究表明血液中白细胞越少血小板的成活率越高。所以,为避免血小板输注无效应将血小板中的白细胞去除。目前国外从血小板浓缩液中去除白细胞的方法有:过滤法、白膜法、带小囊的塑料

袋、单采机法等。由于过滤法操作简单、成本低、白细胞去除率高且血小板损失少、无毒副作用等优点，所以被广泛采用。我国医药行业标准规定，血小板回收率≥85%，白细胞残留量<$2.5×10^6$（1U 单采血小板或手工 10U 混合血小板悬液）。

同少白细胞红细胞一样，理论上少白细胞血小板适用于所有需要输注血小板的患者输注。输注少白细胞血小板可以减少输血相关并发症，如非溶血性发热性输血反应、白细胞介导的同种免疫反应、经白细胞传播巨细胞病毒感染等。尤其是需要多次输注血小板及血小板输注无效的高危患者输注少白细胞血液成分更是预防血小板输注无效的必要措施。

## 三、少白细胞血浆

血浆中残余的白细胞数量与血浆制备过程中离心力大小、离心时间长短、残余血浆量等因素密切相关。冰冻血浆经过 3 个月的冻存后尚有近 30% 的白细胞存活并仍显示一定的同种免疫活性。虽然目前临床广泛应用的冰冻血浆输注前经历冻融过程，使血浆中残留白细胞浓度较低，但白细胞浓度下降不到 1 个对数级，仍有可能引起输血反应，并且可携带巨细胞病毒、人类嗜 T 淋巴细胞 1 型、疱疹型病毒等输血相关病毒。目前对于血浆去除白细胞的争议主要集中在冰冻血浆输注前进行白细胞过滤是否必要。多数文献报道认为白细胞过滤对血浆凝血因子、血浆蛋白等指标没有影响，但白细胞滤器的使用造成患者输注血浆直接费用增加约 70%，再考虑血浆损失因素的话其实际费用还要增加。在非必要进行血浆过滤的情况下，这一费用不但大大增加患者的负担，也是巨大的浪费。因此有人主张一般情况下输注冰冻血浆时没有必要滤除白细胞。临床上发现血浆置换患者输注白细胞过滤血浆可以明显减少副作用，效果明确。这可能是由于血浆置换时输注的血浆量大，累积白细胞较多造成的。

## 第四节　白细胞去除的作用

### 一、白细胞去除的临床作用

多年来白细胞去除的红细胞和血小板为了预防 CMV 感染、HLA 同种免疫和 FNHTR 而给一些患者输注。去除白细胞对于降低 FNHTR 的发生率、降低恶性血液病患者 HLA 同种免疫的发生率、降低易感患者输血传播 CMV 发生率的作用已经广为接受，但白细胞去除对于预防 PTR、免疫抑制引起的肿瘤复发、手术后细菌感染、红细胞在储存过程中细菌过度增殖、TA-GVHD、输血传播 EBV 和 HTLV 的预防作用尚存在争议。去除白细胞血液成分输注适应证及白细胞去除对于输血不良反应发生率变化的作用分别（表 30-1，表 30-2）。

表 30-1　去除白细胞血液成分适应证

| 已确定的适应证 |
| --- |
| 降低 FNHTR 发生率 |
| 降低恶性血液病患者、HLA 患者同种免疫发生率 |
| 降低易感受血者通过输血传播 CMV 的发生率 |
| 尚未确定的适应证 |
| 降低血小板输注无效引起的出血风险 |
| 降低免疫抑制引起的肿瘤复发率 |
| 降低手术后细菌感染率 |
| 降低红细胞在储存中细菌过度生长的发生率 |
| 降低输血传播白细胞相关病毒（EBV、HTLV）的发生率 |
| 降低 TA-GVHD 的发生率 |
| 非适应证 |
| 预防 TA-GVHD |
| 预防 TRALI |
| 预防红细胞或血小板储存损伤 |
| 预防 HIV 感染患者体内病毒再活化 |
| 预防输血传播 v-CJD |

表 30-2　白细胞去除后输血不良反应发生率的改变[13,14]

| 不良反应 | 输注未去除白细胞血液成分不良反应发生率（%） | 输注去除白细胞血液成分不良反应发生率（%） | 去除白细胞后发生率降低（%） |
| --- | --- | --- | --- |
| FNHTR | 0.33～0.337 | 0.11～0.19 | 75～95 |
| CMV 感染（易感者） | 30 | 0～2.5 | 92～100 |
| PTR | 0.56 | 0.18 | 68～74 |
| TRALI | 6.3 | 6.0 | 无显著差异 |

对于白细胞去除和输注 CMV 阴性供者血液相比是否对于输血感染 CMV 具有同等的预防效果,目前尚存在争议。一项针对骨髓移植患者的研究认为同未进行血液 CMV 筛查和未去除白细胞相比白细胞去除和输注 CMV 阴性供者血液预防 CMV 感染效果分别为 92%、93%。有文献报道 829 人输注 CMV 阴性血液 CMV 感染率为 1.45%,输注去除白细胞血液的 878 人 CMV 感染率为 2.73%。这一结果预示去除白细胞方法并不能完全预防 CMV 感染。对于去除白细胞不能完全预防输血感染 CMV 原因的解释,除了去除白细胞工艺的缺陷,血浆中可以检测到非细胞结合 CMV 可能是另外一个重要原因。一项关于美国近期预防输血相关 CMV 感染的研究表明,65% 相关研究体系认同去除白细胞和输注 CMV 阴性血液对于预防输血传播 CMV 同样有效。在荷兰,CMV 易感患者被建议输注去除白细胞或 CMV 阴性血液,如宫内输血、低体重新生儿,但对于器官移植患者仅建议其输注去除白细胞血液成分。虽然白细胞去除极大地降低了输血相关 CMV 感染,但它是否和输注 CMV 阴性血液具有相同的安全性仍是一个尚待解决的问题。

据不完全统计,我国每年约有 2%~10% 的输血患者发生轻重不等的各种输血反应,其中 FNHTR 最为常见,约占输血反应总发生率的 24%~44%。因为现在临床 FNHTR 绝对发生率并不高,比较输注去除白细胞血液成分与输注普通血液成分预防 FNHTR 发生率的研究多为回顾性研究,大型临床随机对照实验(randomised controlled trial,RCT)几乎没有。一项 RCT 表明,输注去除白细胞血小板较输注未去除白细胞血小板 FNHTR 发生率仅降低 11.7%,也有 RCT 表明,大量输血患者输注去除白细胞红细胞和血小板较输注未去除白细胞红细胞和血小板 FNHTR 发生率没有差异。去除白细胞并不能完全预防 FNHTR,可能原因是对于重度免疫的患者,其体内抗体浓度很高,即使少量的残留白细胞仍可导致发生 FNHTR;另外就是在去除白细胞前白细胞和血小板产生的可溶性 IL-8,sCD40 配体等因子就已经释放入了血液,输入受血者体内后导致 FNHTR 发生。

尽管输注去除白细胞血液成分对于预防一些输血导致的不良预后作用还未得到广泛认可,但很多研究都得到了支持性结果。如有研究报道输注去白细胞血液成分手术患者患者创口感染率小于 2%,与未输血相近,而输全血患者创口感染率为 23%。进

一步研究表明,异体白细胞可降低受血者单核-吞噬细胞系统的功能,具体表现为吞噬细胞趋化能力及吞噬能力下降,自然杀伤细胞活性降低及淋巴细胞反应性受损。此研究结果支持输注少白细胞血液成分可有效减少输血相关免疫抑制发生的结论[15]。

## 二、白细胞去除的物理作用

成分血内白细胞在保存过程中发生一系列变化甚至崩解,导致多种细胞因子的产生和累积,白细胞崩解后可释放生物活性物质或病毒等。保存前去除白细胞可以避免这种效应,预防血液保存中的损伤,提高红细胞的保存质量。有研究表明去除白细胞的红细胞保存期内聚集功能和变形能力变化轻微,而未去除白细胞的红细胞保存期内聚集功能明显升高。

保存前去除白细胞对血小板的保存也同样有利。浓缩血小板中的白细胞能增加糖消耗,增加乳酸和乳酸脱氢酶的产生,降低浓缩血小板的 pH 值,从而影响血小板的功能和寿命。此外研究还发现白细胞可以使血小板表面膜糖蛋白受体的数量明显减少。这势必影响血小板黏附到损伤内皮组织上的功能,导致患者输注未去除白细胞血小板时容易出现出、凝血功能紊乱。

# 第五节　少白细胞血液成分输注研究进展

## 一、国内外研究进展[7]

近年来,输血所带来的不良预后越来越多地受到重视,除了限制性输血,减少血液成分中毒性物质,如去除白细胞和盐水洗涤红细胞也受到更多关注。白细胞去除技术被称为 20 世纪输血医学的第三大科学进展,99.9% 来自于白细胞和血小板的细胞因子(如:IL-6、TNF-α、IL-1β、CD40)被去除,消除了许多输血相关的并发症,但红细胞输血仍是术后发病率和病死率的独立危险因素[16]。有研究表明保存前去除白细胞可以消除许多因输注储存血液导致的不良预后,预示白细胞在血液储存损伤中发挥了主要作用[17],输血小板发生 FNHTR 的概率约为 1/20,输红细胞发生 FNHTR 的概率约为 1/330。目前已广泛被输血界认可的是输注少白血液成分能够降低 FNHTR 的发生。有研究数据表明 FNHTR 发生的显著降低将会对输血患者产生较大影响,发热时

较低体温减少了抗生素使用,从而相应减少了医疗费用[18]。

一些研究数据预示输注少白血液成分与增加患者存活率相关联[19,20]。尽管这一领域也存在不同观点,但至少白细胞去除对大量输血患者是非常有益的。有研究显示与输注保存后少白血液相比,新生儿和婴幼儿输注保存前少白血液可明显缩短机械通气和 ICU 住院时间,C-反应蛋白水平降低[21]。新生儿和婴幼儿输注少白血液受益明显,可能是因为与成人相比输注未少白血液时患儿每千克体重输入白细胞数量更大。

## 二、存 在 争 议

从白细胞去除技术应用于成分输血的第一天起,争议就一直存在。争议的中心主要集中于白细胞去除的经济成本和治疗效果。

白细胞去除费用不菲,美国和英国每年在这个项目上耗费数千万美元。在美国,每单位血液去除白细胞大约耗费 20~40 美元。反对观点认为强制性的全面实施白细胞去除大大提高了劳动强度,比传统的血液制备时间长,延迟了血液冷冻冷藏的时间,不利于血液有效成分的保存。与此同时,给采供血机构带来了巨大的成本压力,并最终转嫁到患者身上,增加了患者医疗支出,整体来说花费大于获益。如果实施普遍去除白细胞,美国每年将会增加超过 5 亿美元的医疗费用。主张选择性白细胞去除的观点认为给无适应证的患者使用白细胞去除制品没有显著临床意义,是一种无价值的浪费。而支持观点则认为这一观念来源于经验,未考虑白细胞去除带来的诸多潜在节约费用的益处,如:降低 FNHTR 的发生率、减少 CMV 感染、减少同种异体免疫、减少血小板输注无效、降低术后感染发生率。这些并发症导致的住院时间延长及本身治疗势必会增加医疗费用。

还有一种观点是,红细胞成分制备过程中去除白膜可能会提供一种相对有效而廉价的方法来减少白细胞输注导致的副作用,在经济欠发达地区尤为适用。与过滤法相比白膜法不但实施成本低,又能制备浓缩血小板,充分利用了血液资源。其实到底采用何种白细胞去除方式,每个国家都需要根据自己国家的国情做出选择。比如受疯牛病困扰的英国实施全面白细胞去除是为了最大限度地减少疯牛病经血传播的风险,尽管有研究证明白细胞过滤仅能去除不到一半的朊病毒。

另一争论的焦点是白细胞去除的多数治疗效果并不确定,尤其是对于减少输血相关的免疫抑制导致的肿瘤复发、感染、住院时间延长等效果。多项回顾性研究资料提出了否定的观点,认为肿瘤复发、生存期减少与肿瘤自身的生物学特性及患者的身体状况有关。即使部分研究结论认为,接受输血患者的生存期与未接受者存在差异,但并不足以为输血本身或由此引起的免疫抑制是预后不良的主要原因提供充足证据。关于输血对术后感染发生的影响,不同研究得出了相反的结论。部分研究以寻求白细胞去除实施的支持性证据为目的,使得研究立场缺乏客观性。近来一篇系统分析文献分析了 13 篇 RCT 研究结果,并未发现支持或反对全面去除白细胞对于预防 TRALI、降低病死率、预防感染及非感染性不良反应的证据[22]。

尽管争议不断,最近的研究也没有为全面实施白细胞去除在治疗效果上提供更为有利的证据,却并没有影响白细胞去除术特别是过滤白细胞的开展。目前,越来越多的国家加入到全面实施白细胞去除的队伍中来。尽管多项实验室研究数据指出去除白细胞对于临床患者有许多益处,但相关的临床证据却很少。随着白细胞去除的广泛实施,开展以前从未有过的大型临床随机对照研究也成为可能,我们期待更有力的临床证据来评估白细胞去除在临床成分输血中的作用。

(汪德清 樊凤艳)

## 参 考 文 献

1. 曹雪涛.医学免疫学//张学光.T 淋巴细胞及其亚群介导的免疫应答.北京:人民卫生出版社,2015:188.
2. 李春艳.免疫学基础//刘玉芬.B 淋巴细胞对抗原的特异性体液免疫应答.北京:科学出版社,2012:147.
3. FDA.Fatalities reported to FDA following blood collection and transfusion:annual summary for fiscal year 2011.2012-05-08[2014-04-16].
4. Peters AL,Van Stein D,Vlaar AP.Antibody-mediated transfusion-related acute lung injury:from discovery to prevention.Br J Haematol,2015,170:597-614.
5. Davis KB,Slichter SJ,Corash L.Corrected count increment and percent platelet recovery as measures of post transfusion platelet response:problems and a solution.Transfusion,1999,39(6):586-592.
6. Hod E,Schwartz J.Platelet transfusion refractoriness.Br J Haematol,2008,142(3):348-360.
7. Sowemimo-Coker SO.Evaluation of an experimental filter designed for improving the quality of red blood cells(RBCs)dur-

ing storage by simultaneously removing white blood cells and immunomodulators and improving RBC viscoelasticity and Band 3 proteins.Transfusion,2014,54(3):592-601.

8. 邓雪莲,梁晓华.白细胞去除术的发展与应用.中国输血杂志,2011,24(5):446-448.

9. 中华人民共和国医药行业标准.一次性使用去白细胞滤器(YY 0329-2009).北京:中国标准出版社,2009.

10. 卢剑海,左六二,田兆嵩.去除白细胞血液成分的临床应用//陈小伍,于新发,田兆嵩.输血治疗学//北京:科学出版社,2012:177.

11. Fischer JC,Moog R,Giers G.Quality control of leucocyte-reduced bloodcomponents:overestimation of WBC content due to nucleated red blood cells.Vox Sang,2012,102(1):79-81.

12. McCullough J. Transfusion Medicine. 3rd ed. Chichester:Wiley-Blackwell,2012.

13. Shaz BH,Hillyer CD,Roshal M,et al.Transfusion medicine and hemostasis.2nd ed.Holand:Elsevier,2013.

14. Bilgin YM,van de Watering LM,Brand A.Clinical effects of leucoreduction of blood transfusions. Neth J Med,2011,69(10):441-450.

15. Bilgin YM,van de Watering LM,Brand A.Clinical effects of leucoreduction of blood transfusions .Neth J Med,2011,69(10):441-450.

16. Blumberg N,Zhao H,Wang H,et al. The intention-to-treat principle in clinical trials and meta-analyses of leukoreduced blood transfusions in surgical patients.Transfusion,2007,47:573-581.

17. Phelan HA,Eastman AL,Aldy K,et al.Prestorageleukoreduction abrogates the detrimental effect of aging on packed red cells transfused after trauma:a prospective cohort study.Am J Surg,2012,203:198-204.

18. Blumberg N,Heal JM,Gettings KF,et al.An association between decreased cardiopulmonary complications(transfusion-related acute lung injury and transfusion-associated circulatory overload)and implementation of universal leukoreduction of blood transfusions. Transfusion, 2010, 50:2738-2744.

19. Bilgin YM,van de Watering LM,Eijsman L,et al.Double-blind,randomized controlled trial on the effect of leukocyte-depleted erythrocyte transfusions in cardiac valve surgery.Circulation,2004,109:2755-2760.

20. Hébert PC,Fergusson D,Blajchman MA,et al.Clinical outcomes following institution of the Canadian universal leukoreduction program for red blood cell transfusions.JAMA,2003,289:1941-1949.

21. Miyaji K,Miyamoto T,Kohira S,et al.The effectiveness of prestorage leukocyte-reduced red blood cell transfusion on perioperative inflammatory response with a miniaturized biocompatible bypass system. J ThoracCardiovascSurg, 2010,139:1561-1567.

22. Simancas-racines D,Osorio D,Marti-carvajal AJ,et al.Leukoreduction for the prevention of adverse reactions from allogeneic blood transfusion. Cochrane Database of Systematic Reviews,2015,12:Cd009745.

# 第三十一章
## 自体输血与减少同种异体输血技术

同种异体输血可引起抗原抗体免疫反应、发热及过敏反应等，并增加血液传播疾病的风险。为减少输血相关并发症，节约医疗资源，自体输血及减少同种异体输血的技术逐渐发展成熟。使用这些技术可以避免输血相关感染、避免同种异体抗体的产生，且无异体输血配型失误所致的溶血反应；癌症患者应用自体输血技术可以防止输异体血引起的免疫抑制导致术后早期肿瘤复发率增高，因此值得在临床推广应用。

## 第一节　历史与发展

早期输血以异体输血为主，自体输血只用于稀有血型的患者。异体输血技术的广泛应用带来了诸多问题，高昂的输血费用，血液传播疾病增多，抗原抗体免疫反应、发热及过敏反应等。为避免这些问题及其带来的并发症，自体输血技术逐渐发展起来。1937 年，Fantus 创立了"血液银行"术语，并提出了术前自体储血的理念[1]。1943 年，Arnold Griswald 发明了首部自体血回输设备。自体输血在 20 世纪 80~90 年代发展迅速，当时的美国最多时有 8.5%的血液来自于自体血捐献者[2]。

在 20 世纪 60 年代，德国医师 Konrad Messmer 首次倡导急性等容性血液稀释。1964 年开展了首次稀释式自体输血。20 世纪 70 年代后期急性等容性血液稀释作为一种减少异体输血的方法被用于外科实践当中。但直到 1992 年，美国自体输血量已达到了 5%，而急性等容性血液稀释仍很少使用。此后，急性等容性血液稀释因其更具安全性及更少的花费在自体输血中占据了一定比例[3]。

单采血小板和血浆技术发展相对较晚，1968 年才首次应用单采血小板计数[4]。1988 年，Giordano 发表了首例关于术中单采血小板的临床试验[5]。术中单采血小板因为设备技术不足及耗时耗力，且临床应用效果还未得到完全定论，仍需进一步的研究完善。

自体输血发展的同时人们也在积极寻找能够替代输注血制品的方法。早期人们尝试用生理盐水来补充丢失的血容量，恢复正常血流动力学。Sydney Ringer 在 1880 年将生理盐水中加入了其他电解质，制成了更接近生理状态的林格液。50 年后，Alexis Hartmann 在林格液的基础上加入了乳酸钠溶液，制成了哈特曼液，用于治疗代谢性酸中毒。一战期间胶体液也开始用于补充血容量；二战时期右旋糖酐的发现以绝对优势替代了之前所使用的树胶、明胶等胶体液；20 世纪 70 年代羟乙基淀粉作为血浆代用品被应用于临床并沿用至今。而重组血液制品及人造血液成分也开始在血液替代品的研究应用中散发光芒。

## 第二节　自体输血

### 一、概　述

自体输血是通过采取患者的血液或血液成分，以满足患者本人手术或急救治疗时的一种技术。这项技术既解决了目前血源紧缺的问题，又可避免异体输血带来的不良后果，使输血更科学、更安全。目前临床应用的主要有两种：贮存式自体输血和回收式自体输血[6]。

### 二、贮存式自体输血

#### （一）生理基础

贮存式自体输血的生理基础：其主要对象是需要择期手术的患者。在择期手术前数周或数日之内分一次或多次采集患者本身一定量的血液，留待术中或术后回输。但一次采血量不应超过血容量的 10%~15%，这样机体就能很快代偿。此外，多次采血还可刺激骨髓的造血功能,并使其处于旺盛状态。这种情况下采集的自体血中含有大量的新生红细胞调理素,吞噬细胞及各种凝血因子,回输后较库存血的红细胞存活时间长,与氧的亲和力强。

**（二）临床应用**

1. 适应证　择期手术患者,预计出血量大的患者;稀有血型或以往有过严重输血反应者以及血型鉴定和交叉配血困难的妇产科患者。本技术对患者的年龄无限制,但要求血红蛋白 110g/L 以上,血细胞比容在 0.35 以上。

2. 禁忌证　贫血及凝血功能障碍;发热、细菌感染;严重高血压、脑血管病、冠心病不稳定型心绞痛、主动脉瓣狭窄;黄疸;重要器官功能不全;妇产科恶性肿瘤、产科先兆子痫和胎儿宫内发育迟缓。

3. 实施方法　首先初步估计患者术中可能失血量,以确定预采时间、采血量和贮存方法,每次采血量 200~400ml（总血量的 10%~15% 或 8ml/kg）。采血前按采备量的 3 倍给予晶体液,输液量达 2/3 时即可采血。每次采血间隔时间不少于 72 小时,采血后复查血常规,当血色素<110g/L,血细胞比容<0.35、血小板<100×10⁹/L 时不应近期再次采血。预采血总量一般为 200~800ml,不应超过 1200ml。若估计术中用血量大,又不宜输注异体血的患者,可在术前 1 个月内预储血液。采血频度采用美国输血协会推荐的"蛙跳"式储血方式,4 周内即可预储血液 2000ml。采血期间应规律服用硫酸亚铁 3 次/天,每次 0.3g。

**（三）并发症**

献血反应:最主要也最常见。主要表现为血管迷走神经反应。为了防止和减少此类反应,应在采血前向患者说明自体输血的好处,消除顾虑,增强信心。

## 三、回收式自体输血

### （一）技术原理和设备

1. 技术基础　按照回收处理方式不同分为非洗涤式和洗涤式两种类型。智能化的自体血液回收机通常为洗涤式,使用 Latham 离心杯,利用血细胞比重不同的原理,离心分层,生理盐水洗涤,去除上层的血浆和白膜（白细胞和血小板）,只留下底层的红细胞,洗涤后的红细胞悬液即可回输给患者。

2. 设备组成　①吸引/抗凝集合管路:由两根并排的管道组成,在混合室将抗凝剂（肝素）与血液混合,输入储血罐。②储血罐:由减压阀及多层滤网

等组成,连接负压装置和离心装置。③离心装置:Latham 离心杯是最重要的设备,也是该技术的核心装置。④废液收集装置:进行洗涤后的废液收集。

**（二）临床应用**

1. 适应证　主要适应证有:①预计出血量超过血容量 20% 的非污染伤口的择期手术。②急症手术:实质性脏器损伤或破裂,颅脑损伤,异位妊娠等。③术中意外大出血。④体外循环手术。⑤术后无污染的引流血。⑥失血量不能准确估计者。⑦其他特殊情况:患者拒绝异体输血,稀有血型,配血困难等。

2. 禁忌证　禁忌证是:①恶性肿瘤:原发及转移性肿瘤,恶性肿瘤导致的腹水。②被污染的血液:空腔脏器的破裂,感染性伤口,菌血症,败血症等。③血液系统相关性疾病:镰状细胞贫血,大量溶血等。

3. 实施方法　非洗涤式回输法。即全血血液回输法,用负压吸引装置,直接回收血液入含有抗凝剂的无菌瓶内,混匀,用多层生理盐水纱布过滤后,转入无菌瓶内或血袋内,再用标准输血器回输给患者。洗涤式回输法,按照血液回收机的使用说明进行装配,配制抗凝剂,术中使用无菌生理盐水洗涤,最后将红细胞回输给患者。

4. 并发症　非洗涤式血液回输:①空气栓塞:积血抽吸过程有可能与空气接触形成气泡,此种不经处理的血液回输给患者,可能引起空气栓塞。②成人呼吸窘迫综合征。③肾衰竭。

洗涤式血液回输法:①低蛋白血症。②稀释性凝血功能障碍。③酸碱平衡紊乱。④电解质紊乱。

**（三）特殊患者的术中回收式自体输血**

1. 产科患者术中回收式自体输血在产科的应用因可能出现的严重并发症（羊水栓塞）而受限。有报道应用白细胞过滤器可避免发生羊水栓塞。目前已有安全应用的病例报道,实验研究也证明了其应用的安全性,但是目前仍缺乏可靠的循证医学证据。

2. 恶性肿瘤患者　肿瘤细胞污染的回收血不建议进行回输。回收血若无肿瘤细胞污染,可进行回输。目前,通过严格辐照或滤过等方式可以减少回收血中的肿瘤细胞,但是仍需要随机对照试验的临床研究证据。

## 四、血小板分离回输技术

### （一）血小板分离的技术原理

术前单采血小板,通过封闭的管道,将患者血液

抗凝、离心分层,红细胞和白细胞在下层,血小板和血浆在上层。上层成分入采集袋,剩余成分回输给患者。术中需要的情况下,将血小板回输给患者。

### (二)富含血小板血浆(platelet-rich plasma,PRP)的制备与回输

术前麻醉插管后,静脉通路开放,经右颈内静脉抽取血液,以 60ml/min 的速度进行采集,离心机转速:4750r/min。全血以枸橼酸钠(1:10)2 滴/秒进行抗凝。将分离的血细胞和贫血小板血浆(platelet-poor plasma,PPP)回输患者体内。PRP 储存于血小板采集袋,置于血小板振荡仪上,室温保存。

### (三)血小板凝胶的制备与应用

血小板凝胶是通过分离自体全血制备的含有高浓度血小板的纤维蛋白生物材料/血小板浓缩物。抽取静脉血注入抗凝管内,应用离心法制备 PRP,PRP 与促凝剂(凝血酶+氯化钙)进行混合,形成血小板凝胶。目前多用于口腔种植、创伤治疗、骨再生医学等。

# 第三节 减少同种异体输血的技术

## 一、血液稀释

### (一)血液稀释的生理改变

血液稀释是血液保护的重要措施之一,它是通过输注血浆代用品使血液中细胞成分相对或绝对减少。血液稀释后,血红蛋白浓度降低,血细胞比容降低,机体会发生一系列的代偿变化。血液稀释通常应用于术前血红蛋白正常而预期出血量超过 1000ml 的患者[7]。

1. 血流动力学变化 机体的运氧能力取决于心输出量和动脉血氧含量。血液稀释过程中,动脉血氧含量降低,但心输出量由于血液黏度下降,外周阻力减小及静脉回心血量增加而增加。交感神经兴奋,组织器官血液重新分布:心、肺等重要器官血供增加,肝、脾、肠、肾等内脏血供合理减少,保证了重要生命器官的血液灌注和氧供。

2. 对组织氧供的影响 血液黏稠度及微循环血流阻力降低,加速了血液流速,改善了组织灌注和氧合,机体的运氧能力可维持不变。

3. 对凝血功能的影响 血液稀释可使各种凝血因子稀释。轻、中度血液稀释不会造成凝血功能障碍。但是血液稀释过度,仍有凝血功能障碍的顾虑。血液稀释对凝血功能的影响主要与稀释程度及所用血浆代用品的理化性质有关。目前,常用的人

工代血浆制品有羟乙基淀粉和明胶等,其对凝血功能的影响仍需要进一步的研究。

### (二)血液稀释的适应证和禁忌证

1. 适应证 其适应证是:①无缺血性心脏病,无极度脱水,无贫血,全身状况较好的择期手术患者;②很难确保用血供给的 Rh 阴性血液,$H_2A$ 抗原性血液的患者;③估计手术出血量在 2000ml 以上的手术患者;④想保存凝血系统、血小板功能的患者(体外循环患者,产科患者);⑤与其他自身输血法并用的患者(估计有较大量出血的病例)。

2. 禁忌证 禁忌证有:①心脏病(伴有多血症者除外);②凝血功能异常,有出血倾向;③极度贫血的急性感染,特别是失代偿性心力衰竭或有出血倾向患者应为绝对禁忌证。

### (三)血液稀释的具体方法

1. 急性等容量血液稀释 在麻醉诱导后手术前或体外循环前,根据患者的血细胞比容和体重以及估计失血量采集患者一定量的血液,同时补充适量的晶体液和(或)胶体液以保持患者总的血容量基本不变。当手术大出血或出现输血指征时,自体血就回输给患者。急性等容血液稀释时需要采集的血液量通常由以下公式计算得出:

$$V = EBV \times ([Hbi-Hbf] \div Hba)$$

其中,V:采集的血量(L),EBV:预计血容量(L);Hbi:初始血红蛋白浓度(g/L),Hbf:预期血红蛋白浓度(g/L);Hbv:平均血红蛋白浓度(Hbi 与 Hbf 的均值)(g/L)。成人血容量的计算方法为男性 70ml/kg,女性 60ml/kg[8]。

2. 急性高容量血液稀释 麻醉后手术前快速输注一定量胶体和(或)晶体液,而不采集自体血,使循环血容量超过正常生理水平,同时伴有血液稀释及血液黏稠度下降。术中的出血量以等量胶体液补充,而尿液及术野蒸发的水分以等量晶体液来补充。

## 二、控制性低血压

控制性降压是指全麻手术期间,采用降压药物和技术等方法,人为地将动脉收缩压降至 80~90mmHg,平均动脉压降至 50~65mmHg 或基线平均动脉压下降 30%。本法无重要脏器的缺血缺氧性损害,终止降压后血压可迅速回复至正常水平,不产生永久性器官损害[9]。

### (一)控制性低血压的原理

1. 生理基础 根据泊肃叶定律,血流量(Q)与血管两端的压力差(ΔP)成正比,与血流阻力(R)成

反比。

$Q \propto \Delta P / R \quad R = 8 \times$ 血液黏度 $\times$ 血管长度 $/\pi \times$ 血管半径

动脉压降低时，组织灌注压下降，但外周血管扩张可使血管阻力减小，故可保持组织的血液灌注量基本不变。维持血压的因素主要有心排血量（CO）、总外周血管阻力（TSVR）、循环血容量、血管壁弹性、血液黏滞性。机体在相对稳定情况下平均动脉压（MAP）可用心排血量与总外周血管阻力的乘积表示。

即：$MAP = CO \times TSVR$

依据上述公式不管是通过扩张小动脉降低TSVR还是扩张容量血管（静脉血管）或减少回心血量进而降低 CO，均可使 MAP 下降。

2. 对器官功能的影响

（1）中枢神经系统：为了维持脑血流量稳定，对于体温正常的患者，控制平均动脉压的安全低限为 $50 \sim 55mmHg$。高于此限，脑血流量的自身调节能力可保持。低于此限，脑血流量将随动脉血压的下降而下降。$PaCO_2$ 是脑血流自身调节的重要因素，血压控制在一定范围内时，脑血流量随 $PaCO_2$ 平行升高。因此维持正常的 $PaCO_2$ 水平对保证足够的脑血流、预防脑缺血是有必要的。慢性高血压患者若血压已控制在正常范围，使用控制性降压也是安全的。

（2）心血管系统：控制性降压时主要影响冠脉血流，但冠脉有自身调节能力。灌注压下降时，心肌可按代谢需要改变血管阻力，另一方面心肌负荷减小，心肌耗氧量降低。减少冠脉血流的因素有低碳酸血症、反射性心动过速等。对于心肌缺血的患者，原则上不作控制性降压。

（3）呼吸系统：所有扩张血管的药物均可使血液向外周循环再分布而使肺血流减少，导致生理死腔增大，V/Q 失调。一般给予气管插管控制呼吸，充分供氧。

（4）肾脏：肾脏血液循环具有良好的自身调节能力。$MAP > 50mmHg$ 时，肾实质血流可满足肾代谢需要。降压期间，供应肾小球滤过的血流减少，出现少尿或无尿，大多数血容量正常者停止降压后尿量可迅速恢复。

（5）肝脏：肝脏由肝动脉和门静脉供血，肝动脉有轻微的血流调节能力，门静脉则没有血流调节能力。但目前认为对肝功基本正常者若 MAP 控制得当，不会引起显著的肝脏缺血、缺氧及肝细胞损害。

（6）胃肠道：胃肠道血管自身调节能力差，严重低血压可使血管收缩产生内脏低灌注状态。血压下

降时，眼内压亦降低，可出现视力模糊，偶见失明。皮肤、肌肉的血流量也随血压平行下降。

（二）适应证与禁忌证

1. 适应证主要有 ①手术复杂，术中可能出血较多、止血困难的手术如脑膜瘤、关节置换术。②显微外科或区域狭小的精细手术：中耳手术、整形手术。③麻醉期间控制血压、颅内压、眼内压过度升高。④大量输血有困难、有输血禁忌证或拒绝同异体输血者。

2. 禁忌证主要有 ①麻醉医师对控制性降压理论和技术缺乏全面了解。②重要器官、血管病变者：心、脑、肾功能不全、动脉粥样硬化。③全身状况不佳者：严重贫血、休克。

（三）技术方法

1. 药理学技术 用于控制性降压的药物主要有：①吸入性药物：异氟烷、七氟烷、地氟烷；②血管扩张药：硝普钠、硝酸甘油；③肾上腺素能受体阻滞药：$\alpha_1$-受体阻滞剂酚妥拉明、压定宁，$\beta_1$ 受体阻滞剂美托洛尔、艾司洛尔，$\alpha_1$、$\beta_1$ 受体阻滞剂拉贝洛尔；④钙离子通道阻滞药：尼卡地平；⑤腺苷、三磷酸腺苷；⑥前列腺素 E1。吸入性麻醉药和血管扩张药的联合使用是目前常用的降压方法。

2. 生理学技术 包括改变体位（术野高于心脏水平）、改善通气情况、控制心率和体循环血容量等。上述方法的应用可减少降压药物的应用，减少副作用的发生。

## 三、合理使用相关药物

### （一）去氨加压素

去氨加压素（DDAVP）是一种垂体加压素类似物，可以刺激血管内皮细胞释放凝血因子Ⅷ：C 和vWF，使其超过基础值的 $2 \sim 3$ 倍，增加血小板的黏附性，缩短出血时间。主要用于治疗 Ⅰ 型血管性假血友病、轻型及中型血友病 A 患者、伴血小板功能障碍的疾病。应用时应注意其有促纤溶活性作用、抗利尿作用。

### （二）抗纤溶药物

目前使用的药物主要有氨基己酸和环甲氨酸。氨基己酸和环甲氨酸通过与纤溶酶原和纤溶酶结合，引起其分子结构改变，从而抑制纤溶酶原转化为纤溶酶，并能防止纤溶酶降解纤维蛋白原和纤维蛋白，FDP 生产减少 FDP 具有抑制血小板聚集和纤维蛋白单体交联的作用，进一步加强了凝血作用。在体外循环、肝移植术中，当怀疑纤溶亢进引起的出血

时,常用抗纤溶药。

### (三)凝血酶

主要作用机制为促使纤维蛋白原转变为纤维蛋白,激活凝血因子Ⅷ,使可溶性纤维蛋白转变为难溶性纤维蛋白,诱导血小板活化,促进血小板聚集,进而使血液凝固。主要用于外科手术局部止血,口腔、鼻腔、消化道、泌尿道等的术野出血。禁止作皮下注射、肌内注射或静脉注射,防止血栓形成。

(张 卫 张 洁)

## 参 考 文 献

1. Fantus B.Blood preservation.JAMA,1937,109:128-131.

2. Vassallo R,Goldman M,Germain M,et al.BEST Collaborative. Preoperative Autologous Blood Donation:Waning Indications in an Era of Improved Blood Safety.Transfus Med Rev,2015, 29(4):268-275.

3. Goodnough LT.Acute Normovolemic Hernodilution.Vox Sang, 2002,83(suppl 1):211-215.

4. Spiess BD,Spence RK,Shander A.Perioperative transfusion medicine.Williams and Williams,Baltimore,1998:352-354.

5. Giordano GF,Goldman DS,Mammana RB,et al.Intraoperative autotransfusion in cardiac operations. Effect on intraoperative and postoperative transfusion requirements. J ThoracCardio-vascSurg,1988,96(3):382-386.

6. Miller RD. Transfusion therapy. In:Miller RD,Eriksson LI, Fleisher LA, et al. 7th ed. Miller's Anesthesia, Edinburgh: Churchill Livingston,2009,1329-1367.

7. Schaller RT Jr,Schaller J,Morgan A,et al.Hemodilution anesthesia:a valuable aid to major cancer surgery in children.Am J Surg,1983,146:79.

8. Feldschuh J,Enson Y.Prediction of the normal blood volume. Relation of blood volume to body habitus.Circulation,1977, 56:605.

9. Barak M,Yoav L,and el-Naaj IA. Hypotensive anesthesia versus normotensive anesthesia during major maxillofacial surgery:A review of the literature.The Scientific World Journal, 2015,doi:10.1155/2015/480728.

# 第三十二章
# 消化道大出血与输血

消化道出血是临床常见症候群,可由多种疾病所致。消化道是指从食管到肛门的管道,包括食管、胃、十二指肠、空肠、回肠、盲肠、结肠及直肠。上消化道出血是指十二指肠悬韧带(Treitz 韧带,屈氏韧带)以上的食管、胃、十二指肠、上段空肠以及胰管和胆管的出血。十二指肠悬韧带至回盲瓣的出血为小肠出血;回盲瓣至肛门的出血称为下消化道出血。如短期内失血量大于 1000ml 或超过循环血量的20%,称为消化道大出血。

近年来,由于急诊内镜检查和治疗、选择性腹腔动脉造影和核素扫描的广泛应用,有利于迅速对出血部位和病因做出诊断。病因中多为上消化道疾病,其中消化性溃疡占上消化道出血病例的 50%～75%,另外依次为食管或胃底静脉曲张破裂出血、急性出血糜烂性胃炎、恶性肿瘤、血管畸形,近 20 岁来食管炎及食管贲门黏膜撕裂综合征等出血的比例升高[1]。肠道出血原因,常见为炎症性肠病、憩室、息肉、癌肿和血管畸形。此外,内镜下组织活检、内镜下息肉摘除、内镜下良、恶性肿瘤的内镜治疗,胃手术后吻合口狭窄扩张术,十二指肠乳头切开术等均可引起出血。急性大量出血病死率约占 10%,60 岁以上老年患者出血病死率高于中青年,约占30%～50%。

## 第一节　病　　因

消化道出血的原因很多,大多数是胃肠道本身病变所致,少数是全身病变的局部表现。

### 一、上消化道出血

#### (一)消化性溃疡

主要指发生在胃和十二指肠的慢性溃疡,包括胃溃疡和十二指肠溃疡,因溃疡形成与胃酸/胃蛋白酶的消化作用有关而得名。上腹痛是消化性溃疡的主要症状,典型患者的临床特点为慢性过程、周期性发作的节律性上腹痛。出血是消化性溃疡最常见的并发症,其致命性出血多见于十二指肠球部后壁或胃小弯穿透溃疡腐蚀黏膜下小动脉或静脉所致。

#### (二)食管、胃底静脉曲张破裂出血

临床表现是在上消化道出血的基础上合并门脉高压的临床表现,临床上往往出血量很大,呕出鲜血伴血块,病情凶险,病死率高。腹水、腹壁静脉曲张、脾大是门静脉高压症的重要佐证。食管、胃底静脉曲张破裂出血的病因分析就是查找门脉高压症的病因,包括肝前行(肝外门静脉主干血栓形成、海绵样变、癌栓、脾静脉血栓形成、先天狭窄、胰腺疾病累及脾静脉或其属支)、肝内窦前行(血吸虫病和特发性门脉高压)、肝内窦后性(各种病毒、乙醇、免疫、药物、代谢等原因引起的肝硬化)、肝后性(巴德-吉(基)亚利综合征、肝小静脉闭塞、心功能不全等)。

#### (三)急性胃黏膜病变

急性胃黏膜病变以胃黏膜发生不同程度糜烂、浅溃疡和出血为特征,以急性黏膜糜烂病变为主者称急性糜烂性胃炎;以黏膜出血改变为主可称为急性出血性胃炎;以多发性溃疡为主者可称为应激性溃疡。急性糜烂、出血性胃炎主要是由于应激反应、酗酒或服用某些药物(如非甾体类抗炎药阿司匹林、吲哚美辛、保泰松等以及肾上腺皮质激素等)引起。应激因素常见有烧伤、外伤、败血症、中枢神经系统疾病以及心、肺、肝、肾衰竭等严重疾患。严重烧伤所致的应激性溃疡称柯林(Curling)溃疡;颅脑外伤、外科手术所引起的溃疡称库欣(Cushing)溃疡。随着急诊胃镜的开展,急性胃黏膜病变的发现占上消化道出血病例 20%～30%。

#### (四)胃癌

胃癌多表现为慢性、少量出血,但当癌组织糜烂或溃疡侵蚀血管时可引起大出血。患者一般在

45 岁以上,出血的同时伴有消瘦、贫血与出血的程度不符,出血后上腹疼痛不减轻,有时反而加强。

### (五)胆道出血

肝化脓性感染、肝外伤、胆管结石、胆管癌及出血性胆囊炎等可致胆道出血。

### (六)全身性疾病

全身性疾病血管性疾病,如过敏性紫癜、遗传性出血性毛细血管扩张(Rendu-Osler-Weber 病)、弹性假黄瘤,动脉粥样硬化等;血液病,如血友病,血小板减少性紫癜,白血病,弥散性血管内凝血及其他凝血机制障碍;尿毒症;结缔组织病,如结节性动脉炎,系统性红斑狼疮或其他血管炎;急性感染,如流行性出血热,钩端螺旋体病等。

## 二、小肠出血和下消化道出血

### (一)肠道肿瘤和息肉

肠道肿瘤和息肉肠道恶性肿瘤主要为大肠癌,直肠或左半结肠癌多半有血便或脓血便、里急后重及大便习惯的改变,后期可出现肠梗阻。右半结肠癌大便可呈暗红色。有时患者突出表现为贫血。息肉多见于大肠,主要是腺瘤性息肉,还有幼年性息肉病及 Peutz-Jeghers 综合征。肠息肉便血多数为间歇性,量少,个别有大出血。有时息肉自行脱落,蒂部血管出血可致休克。

### (二)肠道炎症性病变

肠道炎症性病变引起出血的感染性肠炎有肠结核、肠伤寒、菌痢及其他细菌性肠炎等;寄生虫感染有阿米巴、血吸虫、蓝氏贾第鞭毛虫、钩虫、鞭虫所致的肠炎。非特异性肠炎有溃疡性结肠炎及克罗恩病。此类疾患在下消化道出血病例中占相当比重,仅次于肠道肿瘤及息肉。

### (三)血管病变

血管病变过去认为肠道血管畸形十分少见,近年来随着电子内镜、胶囊内镜、小肠镜、选择性血管造影及核素扫描的临床应用,发现的肠道血管畸形日渐增多。如血管瘤、毛细血管扩张症、血管畸形(其中结肠血管扩张常见于老年人,为后天获得,肠位于盲肠和右半结肠,可发生大出血)、静脉曲张(门静脉高压所引起的罕见部位静脉曲张出血可位于直肠、结肠和回肠末段)。

### (四)全身性疾病

同上消化道出血。

# 第二节　临床表现

## 一、呕血、黑便和便血

呕血和(或)黑便是上消化道出血的特征性表现。若出血量多、速度快,血液在胃内停留时间短,呕吐物常为鲜红色或暗红色,或混有血凝块。若出血量少、速度慢,血液在胃内停留时间长,因经胃酸作用变成酸性血红蛋白而呈咖啡色。黑便是指柏油样,黏稠而发亮,伴有恶臭的粪便。这是由于血红蛋白的铁经肠内硫化物作用形成硫化铁所致,常提示上消化道出血。当出血量大,血液在肠内推进快,上消化道出血患者粪便可呈暗红色甚至鲜红色。右侧结肠出血,粪便颜色为暗红色,停留时间长可呈柏油样便;小肠出血与右侧出血相似,但更易呈现柏油样;左半结肠、直肠、肛门出血,粪便颜色为鲜红色。

若成人每日消化道出血>5～10ml,粪便潜血试验出现阳性;每日出血量 50～100ml 则出现黑便;胃内血量在 250～300ml 可引起呕血;一次出血量不超过 400ml 时,可由组织液及脾脏贮血所补充,一般不引起全身症状;出血量超过 400～500ml,可出现头昏、心慌、乏力等全身症状。短时间内出血量超过 1000ml,可出现周围循环衰竭。

## 二、失血性周围循环衰竭

临床休克症状主要表现在微循环的三个窗口:①脑灌注:影响精神状况/意识水平,表现为躁动、意识混乱、疲倦或嗜睡;②外周灌注:表现为皮肤冰冷、毛细血管灌注延迟、心搏过速;③肾灌注:尿量小于 $0.5ml/(kg \cdot h)$。这些临床表现能够帮助区分患者血流动力是正常的,还是表面血流动力稳定而实际上是代偿性休克状态。胃肠道大量出血时,由于循环血容量迅速减少而导致周围循环衰竭。临床上可出现头晕、心悸、乏力,突然起立发生晕厥、肢体冷感、心率加快、血压偏低,进一步可出现精神萎靡、烦躁不安,甚至反应迟钝、意识模糊。周围循环衰竭是急性大出血导致死亡的直接原因。因此,对急性消化道大出血患者,应将对周围循环衰竭状态的有关检查放在首位,并据此作出相应的紧急处理。心率、血压及尿量是检测消化道出血患者是否存在周围循环衰竭的常用指标,但对于初步评估失血程度不可靠,尤其对于血压通常会长时间维持在同一水平的年轻人来说。将临床症状和休克指数(心率/收缩压)结合应用更有价值,尤其是在反复测量的情况下[2]。检查动脉搏动时,外周动脉脉搏最先消失,其次为股动脉搏动消失,再其次为颈动脉搏动消失。如果患者由平卧位变为坐位时出现血压下降(下降大于 15～20mmHg)、心率加快(上升幅度大于 10次/分),已提示血容量明显不足,是紧急输血的指征。如心率大于 120 次/分、收缩压低于 90mmHg,伴有面色苍白、烦躁不安或神志不清、四肢湿冷则已进入休克状态,属大量出血,需积极抢救。动脉血气分析可以测定乳酸水平或碱缺失,这都是持久性休克的高敏感度测量方法。基于心率、收缩压、碱缺失、乳酸水平、pH 值及血红蛋白浓度而得出的临床评分可预测患者是否需要大量输血。

### 三、贫血和血象变化

急性大出血后因有周围血管收缩与红细胞重新分布等生理调节,在出血的早期,血红蛋白浓度、红细胞计数与血细胞比容可无明显变化。不久,大量组织液渗入血管内以补充失去的血浆容量,此时血红蛋白和红细胞因稀释而数值降低。贫血程度除取决于失血量外,还和出血前有无贫血基础、出血后液体平衡状态等因素有关。

急性出血患者为正细胞正色素性贫血,骨髓有明显代偿性增生,可暂时性出现大细胞性贫血,慢性失血则成小细胞低色素性贫血。出血 24 小时内网织红细胞即见增高,出血停止后逐渐降至正常。

消化道大量出血 2～5 小时,白细胞计数轻度至中度升高,出血停止后 2～3 天才恢复正常。但在肝硬化患者,如同时有脾功能亢进,则白细胞计数可不增加。

### 四、发　　热

消化道出血后,多数患者在 24 小时内出现低热,持续 3～5 天后降至正常。引起发热的原因尚不清楚,可能与周围循环衰竭,导致体温调节中枢的功能障碍等因素有关。

### 五、氮　质　血　症

消化道出血后,血中尿素氮浓度可暂时增高,形成氮质血症,其原因可分为肠源性、肾性和肾前性三种。肠源性氮质血症是因为大量胃肠道出血后,血液蛋白质的消化产物在肠道被吸收,以致血中氮质升高。肾前性氮质血症,是由于失血性周围循环衰竭造成肾血流暂时性减少,肾小球滤过率和肾排泄功能减少,以致氮质潴留。在休克纠正后,血中尿素氮可迅速降至正常。肾性氮质血症发生于严重而持久的休克后,甚至造成肾小管坏死,或失血加重了原有肾病的肾脏损害,临床上出现尿少或无尿。

# 第三节　治　疗

## 一、一般急救措施

患者应卧位休息,保持呼吸道通畅,避免呕血时血液吸入引起窒息,必要时吸氧。活动性出血期间禁食。严密监测患者生命体征、包括心率、血压、呼吸、尿量及神志变化;观察呕血与黑便情况;定期复查血红蛋白浓度、红细胞计数、血细胞比容与血尿素氮;必要时行中心静脉压测定。

通常,体温降低的程度越大,未控制性出血的风险就越大。低体温产生的影响包括血小板功能抑制、凝血因子功能受损(根据经验,体温降低 1℃,凝血因子功能下降 10%)、酶抑制和纤维蛋白溶解。预防措施包括:给患者盖上覆盖物,防止患者流失更多热量,增加周围环境温度,采用温热液体疗法,以及在极端情况下,采用体外复热设备。

## 二、估计失血量

成人的平均血流量占体重的 7%(或 70ml/kg)。70kg 患者估计血容量(estimated blood volume,EBV)约为 5L。EBV 受年龄和生理状态影响,老年人的比值较小;儿童 EBV 约为体重的 8%～9%;婴儿可达 9%～10%。失血量的估计受多种因素影响。为了帮助指导补液,出血可分为四类(表 32-1)。第一类是非休克状态,相当于丢失一个单位的血,而第四类是临终事件,需要立即治疗。一个相对简单的估计急性失血的方法是假设血管内容积作为一个独立的空间,血红蛋白的变化受失血及补液影响。当没有补液情况下,可根据表 32-1 决定出血量;如果已经补液患者,估计失血量 = 估计血容量 XLN(HI 和 HF),其中 HI 和 HF 分别表示最初和最后的血细胞比容。例如,体重 70kg 的出血患者血细胞比容从 40%下降到 26%,估计失血 2.1L。需要注意的是,这个方程中忽略了尿液丢失和血管内液体渗漏入组织间隙的量。

表 32-1 出血分级

| | 分级 | | | |
|---|---|---|---|---|
| | I | II | III | IV |
| 出血量(ml) | <750 | 750~1500 | 1500~2000 | >2000 |
| 出血量(%) | <15 | 16~30 | 31~40 | >40 |
| 脉搏(次/分) | <100 | >100 | >120 | >140 |
| 血压 | 正常 | 下降 | 下降 | 下降 |
| 呼吸频率(次/分) | 14~20 | 21~30 | 31~40 | >35 |
| 尿量(ml/h) | >30 | 20~30 | 5~15 | 0 |
| 中枢神经系统症状 | 正常 | 焦虑 | 神志模糊 | 昏睡 |

## 三、液体复苏

消化道急性出血患者,治疗的首要目标是控制出血;在此治疗期间,应用液体和红细胞保证足够的氧输送,防止组织缺氧和器官功能障碍是治疗的核心。

传统的补充血容量治疗通常提倡早期、积极地输液疗法来恢复血容量和迅速恢复血压。然而,研究显示,快速补充血容量与较少量的液体输入,或即刻和延迟输液相比较,快速输注液体会影响血栓形成,增加再出血的风险和病死率。低容量液体复苏或允许性低血压的观念可以保证低水平、短期内的组织灌注,同时避免了早期液体复苏带来的不利影响。一项研究显示低血容量性休克患者,使用两种补液方案,一种以收缩压 100mmHg 为目标值,另一组以收缩压 70mmHg 以上为目标值,两者的生存率无差异[3]。出血性休克患者的诊治同时取决于出血的控制及是否存在凝血功能障碍,止血前过多液体输入会稀释凝血因子,增加再出血的风险,可能最终影响死亡率。但新近大样本的临床分析显示,早期或大量补液对于失血性休克患者的弊端目前不能确定,需要更多临床研究以确定液体复苏的有效策略[4]。

液体复苏治疗时可以选择晶体溶液(如生理盐水和等张平衡盐溶液)和胶体溶液(如白蛋白和人工胶体液)。在过去十年间,液体本身在临床试验中的疗效并不理想。在一项大规模复苏试验中显示,高渗盐水并没有比等量的生理盐水效果好。葡萄糖和羟乙基淀粉已被证实会影响血小板功能。一项大规模白蛋白试验显示,与价格较便宜的晶体溶液相比,没有任何助益。所有这些液体都会稀释凝血系统,胶体会干扰蛋白质的相互作用,葡萄糖和淀粉可以增强纤溶反应,干扰血小板功能。5%葡萄糖溶液很快分布到细胞内间隙,因此不推荐用于液体复苏治疗。

在紧急容量复苏时必须迅速建立有效的静脉通路。中心静脉导管以及肺动脉导管的放置和使用,应在不影响容量复苏的前提下进行。

### (一)晶体液

晶体溶液价格便宜,相对安全性高,是维持静脉通道和输注药物的首选液体。常用的晶体液为生理盐水和乳酸林格液。在一般情况下,输注晶体液后会进行血管内外再分布,约有25%存留在血管内,而其余75%则分布于血管外间隙。因此,低血容量休克时若以大量晶体液进行复苏,可以引起血浆蛋白的稀释以及胶体渗透压的下降,同时出现组织水肿。另外,生理盐水的特点是等渗但含氯高,大量输注可引起高氯性代谢性酸中毒。乳酸林格液的特点在于电解质组成接近生理,含有少量的乳酸。一般情况下,其所含乳酸可在肝脏迅速代谢,大量输注乳酸林格液应该考虑到其对血乳酸水平的影响。晶体液输注会影响钠钾泵功能,导致水、钠进入细胞。由于补液过程中液体进入"第三间隙"间质或组织内,通常补充晶体液量与出血量的比例推荐为 3:1,即每1ml 的血液丢失补充 3ml 晶体液(乳酸林格液或生理盐水)。

高张盐溶液的复苏方法起源于 20 世纪 80 年代。一般情况下高张盐溶液的钠含量为(400~2400)mmol/L。近年来研究的高张盐溶液包括高渗盐右旋糖酐注射液(hypertonic sodium dextran,HSD)(7.5%氯化钠+6%右旋糖酐 70)、高渗盐注射液(hypertonic saline,7.5%、5%或 3.5%氯化钠)及 11.2%乳酸钠等高张溶液,其中以前两者为多见。荟萃分析表明,休克复苏时 HSD 扩容效率优于高渗盐注射液和生理盐水,但是,对病死率没有影响。动物实验研究显示,创伤低血容量休克患者使用 7.5% 高渗盐注射液可改善肠道和肺灌注[5]。但迄今为止,没有足够循证医学证据证明高张盐溶液作为复苏液体更有利于低血容量休克。一般认为,高张盐溶液通过使细胞内水进入循环而扩充容量。研究表明,在出血情况下,应用 HSD 和高渗盐注射液可以改善心肌收缩力和扩张毛细血管前小动脉[6]。其他有关其对微循环以及炎症反应等影响的基础研究正在进行中。一般认为,高张盐溶液主要的危险在于医源性高渗状态及高钠血症,甚至因此而引起脱髓鞘病变,但在多项研究中此类并发症发生率很低。

### (二) 胶体液

目前有很多不同的胶体液可供选择,包括白蛋白、羟乙基淀粉、明胶、右旋糖酐和血浆。临床上低血容量休克复苏治疗中应用的胶体液主要有羟乙基淀粉和白蛋白。

1. 羟乙基淀粉　羟乙基淀粉 ( hydroxyethyl starch, HES ) 是人工合成的胶体溶液,不同类型制剂的主要成分是不同分子质量的支链淀粉。最常用的为 6% 的 HES 氯化钠溶液,每 100ml 组分为含羟乙基淀粉 130/0.46g 和氯化钠 0.9g,其渗透压约为 773.4kPa ( 300mOsm/L )。输注 1L HES 能够使循环容量增加 700 ~ 1000ml。天然淀粉会被内源性的淀粉酶快速水解,而羟乙基化可以减缓这一过程,使其扩容效应能维持较长时间。HES 在体内主要经肾清除,分子质量越小,取代级越低,其肾清除越快。有研究表明,HES 平均分子质量越大,取代程度越高,在血管内的停留时间越长,扩容强度越高,但是其对肾功能及凝血系统的影响也就越大。在使用安全性方面应关注对肾功能的影响、对凝血的影响以及可能的过敏反应,并且具有一定的剂量相关性。一项基于 7 000 名重症监护患者的临床试验数据显示,与那些仅使用生理盐水的患者相比,注射 HES 的患者更有可能需要肾透析或肾移植,并且 HES 患者更有可能在 90 天内死亡,尽管这种差异在统计学上并没有太大意义,这一研究结果发病在 2012 年《新英格兰医学杂志》上,HES 在低血容量性休克患者中的疗效受到人们的质疑[7]。

2. 明胶和右旋糖酐　都可以达到容量复苏的目的。由于理化性质以及生理学特性不同,他们与 HES 的扩容强度和维持时间略有差距,而在应用安全性方面,关注点是一致的。

3. 白蛋白　是一种天然的血浆蛋白质,在正常

人体构成了血浆胶体渗透压的 75% ~ 80%,白蛋白的分子质量约 66 ~ 69kD。目前,人血白蛋白制剂有 4%、5%、10%、20% 和 25% 几种浓度。作为天然胶体,白蛋白构成正常血浆中维持容量与胶体渗透压的主要成分,因此在容量复苏过程中常被选择用于液体复苏。由于白蛋白价格昂贵,并有传播血源性疾病的潜在风险,临床上对于白蛋白的争论和相关研究也从未间断过。20 世纪末,一些研究认为应用白蛋白可以增加病死率。与白蛋白相比,分子质量大的人工胶体溶液在血管内的停留时间长,扩容效应可能优于白蛋白,但目前尚缺乏人工胶体液与白蛋白或晶体液应用于低血容量休克复苏比较的大规模临床研究。

## 四、止血措施

### (一) 药物止血

1. 血管加压素　血管加压素 ( vasopressin ) 通过对内脏血管的收缩,减少门脉血流量。血管加压素的推荐疗法是 0.2U/min 静脉持续滴注,视治疗反应,可逐渐增加剂量至 0.4U/min。此药不良反应大,常见的有腹痛、血压升高、心律失常、心绞痛,严重者可发生心肌梗死。因此,应同时使用硝酸甘油,以减少血管加压素引起的不良反应,同时硝酸甘油还有协同降低门静脉压的作用,用法为硝酸甘油滴注,根据患者血压来调整。也可舌下含服硝酸甘油 0.6mg,每 30 分钟 1 次。有冠心病、高血压者忌用。

2. 特利加压素　特利加压素 ( terlipressin ) 属于三甘氨酰赖氨酸加压素,也是一种人工合成药物,它可在体内转变血管加压素,促使门静脉血流和食管壁层及黏膜下层曲张静脉血流减少,缓解门静脉系统压力。使用方法 2mg/次,4 ~ 6 小时 1 次,静脉推注。价格昂贵影响了其临床推广应用。

3. 生长抑素　及其类似物可明显检测门脉及其侧支循环血流量,止血效果肯定,短期使用几乎没有严重不良反应。该类药物已成为近年治疗食管、胃底静脉曲张破裂大出血及血管性出血的最常用药物,必要时可与血管加压素或特利加压素联合使用。14 肽天然生长抑素 ( somatostatin ),用法为首剂 250μg 静脉缓注,继以 250μg/h 持续静脉滴注。奥曲肽 ( octreotide ) 常用量为首剂 100μg 静脉缓注,继以 ( 25 ~ 50 ) μg/h 持续静脉滴注。

4. 抑制胃酸分泌的药物　止血过程属于高度 pH 值敏感性反应。在消化道酸性环境下并不利患者止血,在 pH 值为 7.0 时,患者止血反应表现正常;

在 pH 值 6.8 时,患者止血反应发生异常;在 pH 值为 6.0 时,血小板发生解聚,凝血时间增加;在 pH 值为 5.4 时,血小板无法聚集并凝血反应;在 pH 值为 4.0 时,患者纤维蛋白血栓出现溶解现象。因此,抑制胃酸分泌,提高胃内 pH 值具有止血作用。临床上常规予 H$_2$ 受体拮抗剂或质子泵抑制剂,后者抑酸效果更强大、持久。同时质子泵抑制剂适用于因预防心脑血管意外而长期口服抗血小板类药物患者的消化道出血[8]。

### (二)抗生素

2015 年英国肝硬化静脉曲张出血防治指南指出,所有怀疑或者已明确诊断为静脉曲张出血的患者,应使用抗生素[9],可减少再出血及感染,提高生存率。

### (三)三腔二囊管

适合于食管胃底静脉曲张消化道出血患者,经口腔或鼻腔插入三腔二囊管,注射器胃气囊注入空气 250~300ml(囊内压 5.33~6.67kPa 即 40~50mmHg),使胃气囊充气,使用胃气囊压迫胃底曲张静脉;未能压迫止血者,再向食管囊内注入空气 100~200ml(囊内压 4~5.33kPa 即 30~40mmHg),然后钳住此管腔,以直接压迫食管下段的曲张静脉。目前不推荐气囊压迫止血作为首选止血措施,其应用作为暂时止血用,以赢得时间去准备其他更有效的治疗措施。

### (四)内镜治疗

内镜在消化道出血的应用中,优势明显,不仅可用于诊断出血原因,还可以运用各种手段同时进行止血操作。内镜治疗方法包括:金属钛夹止血,内镜下电凝止血,氩离子凝固术(argon plasma coagulation,APC),内镜下喷洒药物或注射疗法,可视各单位的设备及病情选用。内镜直视下皮圈套扎曲张静脉,或注射硬化剂或组织黏合剂至曲张的静脉,具有急诊止血及预防再出血的作用,是目前治疗食管胃底静脉曲张破裂出血的重要手段。

### (五)消化道出血的介入治疗

一般包括动脉灌注血管加压素和选择性出血动脉的栓塞。经颈静脉肝内门体静脉分流术,通过在肝实质内开通门静脉与肝静脉之间的通道并放置支架,以达到分流门静脉血流、降低门静脉压力的目的。适用于急性静脉曲张出血及预防再出血。

### (六)手术治疗

内科积极治疗仍大量出血不止危及患者生命,须不失时机行手术治疗。

# 第四节　输　　血

上消化道大出血患者普遍存在急性出血和急性贫血,在此过程中血液管理尤其重要。良好的血液管理强调利用血液成分作为整体治疗策略的一部分,从而专注于提高患者的预后。这些危重患者具有以下特征:①需要输入大量的红细胞;②抢救成功率与临床紧急、应急流程、临床指南的制定相关。由于这些重症患者通常是在高度监管的环境中,因而多种治疗方案的联合干预,应用基于循证医学的指南可以减少使用常规血液成分;③需要同时管理凝血功能障碍、循环系统的不稳定和贫血。

在过去 5 年,有关大出血输血管理的变化包括:纤维蛋白原的重要性,欧洲大陆的零星经验表明过去对纤维蛋白原替代疗法的重视程度太低;在没有合适的临床试验情况下,凝血酶原复合物已在大出血患者中使用;氨甲环酸在大出血患者中使用是安全的,且能降低病死率。但消化道出血的输血管理目前很多经验均来自于临床创伤后大出血的低血容量性休克患者,消化道出血患者的输血管理缺乏系统和全面研究。

## 一、血液成分输注

贫血与危重患者的不良后果有密切的关联,上消化道出血患者是异体红细胞输注的主要用户[10]。消化道出血停止后,其输血管理类似于急性贫血患者。这种观点在重症监护患者的前瞻性流行病学观察中已经得到证实,比如输血的血红蛋白阈值在急性出血和非出血患者相似[11]。

血液成分输注在低血容量休克中应用广泛。失血性休克时,丧失的主要是血液,但是,在补充血液、容量的同时,也应考虑到凝血因子的补充。同时,应该认识到,输血也可能带来的一些不良反应甚至严重并发症。

### (一)红细胞

为保证组织的氧供,血红蛋白降至(60~80)g/L 时应考虑输血。对于有活动性出血的患者、老年人以及有心肌梗死风险者,血红蛋白保持在较高水平更为合理。对于血红蛋白水平大于 100g/L 患者进行预防性输血,目前认为患者获益不大。对高风险或危重患者,临床输血指南证据不足,治疗经常根据临床的综合判断,而不是单纯依靠血红蛋白水平,如重症监护室 35% 患者输血指征为急性出血;25% 患者输血指征为保证足够氧合。无活动性出血的患者每输注 1U（200ml 全血制备）的红细胞其血红蛋白升高约 5g/L，血细胞比容升高 0.015。活动性出血患者无法估算，可通过中心静脉压或肺动脉压测定决定补液量。输血可以带来一些不良反应如血源传播疾病、免疫抑制、红细胞脆性增加、残留的白细胞分泌促炎和细胞毒性介质等。资料显示，输血量的增加是预测患者不良预后的独立因素。库存红细胞 2,3-二磷酸甘油酸的浓度降低，细胞膜弹性降低，无法分泌三磷酸腺苷来调节毛细血管内径，并且含有脂质和蛋白分解产物，降低了红细胞的效果[12]。

一项前瞻性、随机研究比较限制性红细胞输注（血红蛋白浓度低于 70g/L）与开放性红细胞输注（血红蛋白低于 90g/L）对上消化道大出血的临床疗效。结果显示，与开放性输血组相比较，限制性输血组 6 周生存率升高（95% vs 91%），再出血率减少（10% vs 16%），不良事件发生率下降（40% vs 48%）。与开放性输血组比较，限制性输血组内消化性溃疡并出血患者生存率轻度升高，肝硬化组 Child-Pugh A、B 级患者出血生存率明显升高，肝硬化组 Child-Pugh C 级患者出血生存率无明显变化。治疗的 5 天内，开放性输血患者的门静脉压力梯度较限制性输血组显著增加[13]。结论显示与开放性输血策略相比，限制性输血策略可明显改善急性上消化道出血患者预后。

### （二）血小板

血小板输注主要适用于血小板数量减少或功能异常伴有出血倾向的患者。血小板计数<50×10⁹/L，或确定血小板功能低下，所有关于控制大出血的指南均推荐使用血小板。一般认为，输入 200ml 全血制备的浓缩血小板 10U 可使成人患者血小板升高 $36 \times 10^9/L$，但实际情况与患者病情和输血史有关。在输注血小板后，应该每 10～15 分钟检查血小板数量，以确保得到相应治疗。如果 15 分钟后，血小板数量上升小于 $20 \times 10^9/L$ 的增量，可能意味着有抗血小板抗体存在，通常是人白细胞抗原抗体，或者提示输注的血小板储存不佳。

### （三）新鲜冰冻血浆

新鲜冰冻血浆（fresh frozen plasma，FFP）含有纤维蛋白原与其他凝血因子，输注 FFP 的目的是为了补充凝血因子的不足。在大量输血或者弥散性血管内凝血伴严重出血时使用 FFP 的指征是 INR 或 APTT 比率大于 1.5。没有证据基础显示应该使用

多少剂量，但是 15ml/kg 的初始剂量被广泛接受。针对华法林效果的紧急逆转，最好的方法是采用凝血酶原复合物。然而，如果这不可行，输入 15ml/kg 的 FFP 会产生同样的效果。有研究表明，多数失血性休克患者在抢救过程中纠正了酸中毒和低体温后，凝血功能仍难以得到纠正。因此，应在早期积极改善凝血功能。大量失血时输注红细胞的同时应注意使用 FFP。

对于需要直接输血的重症患者，按照每 1U 红细胞，1U 血浆，和 1U 浓缩血小板（450ml 全血制备）设的比例（1∶1∶1），以确保补充血液成分。通过使用这个基本方法，几个组的报告显示需要大量输血的人数已显著减少，并且存活率也有所提高，虽然尚无高质量证据支持这种实践。有研究报告主张使用更低比例的红细胞和血浆，如 1∶2[14]。

### （四）纤维蛋白原和冷沉淀

当纤维蛋白原（fibrinogen）浓度小于 1.5g/L 时，就表明需要输入冷沉淀（cryoprecipitate）和纤维蛋白原。国际上认可纤维蛋白原能够终结凝血级联反应和调控血小板凝聚配基的作用，补充纤维蛋白原具有更高的价值。10U 的冷沉淀物能增加将近 1.0g/L 的纤维蛋白原浓度。冷沉淀不需要 ABO 血液相容性。使用纤维蛋白原浓缩液的指征和使用冷沉淀物的指征相同，但是这种产物在美国未被批准用于此指征。

### （五）其他凝血因子

凝血酶原复合物（prothrombin complex concentrates，$PCC_S$）是血浆来源的凝血因子浓缩物，$PCC_S$ 包含四种凝血因子：Ⅱ，Ⅶ，Ⅸ和Ⅹ，以及数量不等的抗凝血剂和肝素，可加快止血速度。有研究表明，与 FFP 相比，$PCC_S$ 是安全和有效的，并能迅速使 INR 值达到正常水平。现在并没有有关 PCC 治疗出血发生率和病死率的数据。$PCC_S$ 正在被人们考虑用来作为 FFP 在肝衰竭和外伤出血有关凝血方面的替代品。目前没有足够的证据支持这些设想。活化重组因子Ⅶ（recombinant activated factor Ⅶ，rFⅦa）最先被批准使用于含有凝血因子Ⅷ或Ⅸ抗体的血友病 A 或 B 患者的出血，后期临床研究显示 rFⅦa 同样可应用于临床的致命性出血[15]，但新近研究显示，与安慰剂组相比较，rFⅦa 显著增加动脉血栓栓塞事件发生的比率（5.5% vs 3.2%），特别是在那些 65 岁或以上的老人（9% vs 3.8%）[16]，而对静脉血栓栓塞事件无明显影响（5.3% vs 5.7%）。

## 二、凝血和贫血相关的药物治疗

### （一）促红细胞生成素

重组促红细胞生成素（recombinant human erythropoietin, rhEpo）通常与铁剂共同使用，减少慢性贫血患者的输血暴露，且没有明显的副作用。一项重症监护患者的随机对照研究显示，应用促红细胞生成素和铁剂可同样减少急性重症患者红细胞的输注（输血的比值比 0.73,95%可信区间 0.64~0.84），同时没有明显的有害性（死亡比值比 0.86,95%可信区间 0.71~1.05）[17]。Ladas SD 等报道促红细胞生成素（20 000U erythropoietin-α 皮下注射，第 0 天，第 4 天和第 6 天）+铁剂（100mg,肌内注射，第 1~6 天）（以完成胃镜检查确诊溃疡或胃炎为第 0 天），与单纯补充铁剂比较，促红细胞生成素可显著改善急性溃疡性出血和出血性胃炎出血停止后贫血的纠正[18]。但这些研究包括的荟萃分析普遍质量差，不足以发现重要的临床结果。最近一些高质量的随机对照研究发现，急性重症患者促红细胞生成素的摄入增加血栓栓塞并发症的可能[19]，虽然这组研究中创伤患者的整体存活率是增加的。血栓栓塞并发症的增加被认为是血液黏度增加及促红细胞生成素对血小板聚集的直接影响所致，这种影响在患有肾和心血管疾病的患者中最为明显。有关促红细胞生长素在消化道出血患者的使用尚需进一步研究。

### （二）抗纤溶药物

赖氨酸类似物氨甲环酸及 6-氨基己酸可通过不可逆地结合到纤溶酶原的活性位点，从而抑制血块溶解，可减少消化道出血的输血暴露。这些制剂最有效的剂量目前仍无共识。这类药物几乎没有副作用的报道，但系统评价表明，氨甲环酸不能改善接受心血管手术患者的临床结果，提示这类药物在最可能发生血栓栓塞并发症患者中的风险。这类药物与丝氨酸蛋白酶抑制剂-抑肽酶（aprotinin）联用止血作用似乎更明显，这是由于它们协同具有抗纤维蛋白溶解、抗炎和抗细胞凋亡的效果。前期研究显示，抑肽酶拥有比氨甲环酸更好的减少出血的疗效，但临床研究数据表明这也会增加临床死亡率的风险，抑肽酶现在已经停止使用。

### （三）蛇毒凝血酶

蛇毒凝血酶（reptilase）是由巴西蝮蛇毒液中提取出的蛇酶制剂，具有类凝血激酶及类凝血酶的作用，可促进出血部位血小板聚集及凝血酶形成而缩短出血时间，减少出血量。通常为 1~2U 每日 2 次，一般静脉注射用于急性出血，肌内注射用于非急性出血。如血中严重缺乏纤维蛋白、血小板等成分，则应补充后应用。

## 三、消化道大出血患者输血的常规路径

其路径是：①将血样送到血库，并告知临床需要用血。如果可能，可以等待使用 ABO 和 RhD 兼容血。在紧急情况下可使用 O 型 RhD 阴性红细胞，直到确认患者的 ABO 和 RhD 血型。要尽快替换成与患者相同的 ABO 和 RhD 血型，以避免 O 型 RhD 阴性红细胞的不当使用。②血样送检进行全血细胞、凝血障碍筛查、尿素和电解质的检查。③当需要快速输血时，应该使用血管加压药、泵血机或血液加温器。④早期凝血障碍筛查、血小板计数或血栓弹力图可以指导血液成分的使用。一般健康成年人在血小板计数降至 $50×10^9/L$ 之前，应该输入至少 1.5 倍血容量的液体（相当于成人 7~8L）。用 1:1:1 或者 1:2:2 的血浆、血小板和红细胞进行初步复苏后，根据凝血试验监测结果，必要时应输入血液成分，目的是为了保证以下几个方面：血小板计数 $50×10^9/L$；输入 15ml/kg FFP 后，PT 值和 APTT 值的比率小于控制值的 1.5 倍，纤维蛋白原>1.5g/L；注意输血的其他可能发生的并发症：①低钙血症，当钙浓度低或者存在相关临床症状或心电图改变时，补充葡萄糖酸钙（每单位血补充 10% 葡萄糖酸钙溶液 2ml）；②由于储存血中钾离子浓度很高（40mmol/L），在伴有肾脏或肝脏疾病患者应高度重视；③酸碱平衡紊乱，尽管被输送的红细胞当中存在乳酸，但通常可改善休克患者的酸中毒。另外，输注的枸橼酸一旦代谢可造成碱中毒；④低体温症，应给患者保暖或大血管处置热水袋加温，但应避免烫伤。

（唐承薇 刘 苓）

## 参 考 文 献

1. Henrion J, Schapira M, Ghilain JM, et al. Upper gastrointestinal bleeding: What has changed during the last 20 years? Gastroenterologie clinique et biologique, 2008, 32(10): 839-847.

2. Murthi SB, Stansbury LG, Dutton RP, et al. Transfusion medicine in trauma patients: An update. Expert review of hematology, 2011, 4(5): 527-537.

3. Dutton RP, Mackenzie CF, Scalea TM. Hypotensive resuscitation during active hemorrhage: Impact on in-hospital mortality. The Journal of trauma, 2002, 52(6): 1141-1146.

4. Kwan I, Bunn F, Chinnock P, et al Roberts I. Timing and volume of fluid administration for patients with bleeding. Cochrane Da-

tabase SystRev,2014,3:CD002245.

5. Shi HP, Deitch EA, Da Xu Z, et al. Lu Q, Hauser CJ. Hypertonic saline improves intestinal mucosa barrier function and lung injury after trauma-hemorrhagic shock.Shock,2002, 17(6):496-501.

6. Chiara O, Pelosi P, Brazzi L, et al.Resuscitation from hemorrhagic shock: Experimental model comparing normal saline, dextran, and hypertonic saline solutions.Crit Care Med,2003, 31(7):1915-1922.

7. Myburgh JA, Finfer S, Bellomo R, et al.Hydroxyethyl starch or saline for fluid resuscitation in intensive care.N Engl J Med, 2012,367(20):1901-1911.

8. Yasuda H, Matsuo Y, Sato Y, et al.Treatment and prevention of gastrointestinal bleeding in patients receiving antiplatelet therapy.World journal of critical care medicine,2015,4(1): 40-46.

9. Tripathi D, Stanley AJ, Hayes PC, et al.Uk guidelines on the management of variceal haemorrhage in cirrhotic patients.Gut, 2015,10.1136/gutjnl-2015-309262.

10. Wells AW, Llewelyn CA, Casbard A, et al.The eastr study: Indications for transfusion and estimates of transfusion recipient numbers in hospitals supplied by the national blood service.Transfusion medicine,2009,19(6):315-328.

11. Corwin HL.Anemia and red blood cell transfusion in the critically ill.Seminars in dialysis,2006,19(6):513-516.

12. Hess JR.Red cell changes during storage.Transfusion and apheresis science:official journal of the World Apheresis Association: official journal of the European Society for Haemapheresis,2010,43(1):51-59.

13. Villanueva C, Colomo A, Bosch A, et al.Transfusion strategies for acute upper gastrointestinal bleeding. N Engl J Med, 2013,368(1):11-21.

14. Johansson PI, Stensballe J, Rosenberg I, et al.Proactive administration of platelets and plasma for patients with a ruptured abdominal aortic aneurysm: Evaluating a change in transfusion practice.Transfusion,2007,47(4):593-598.

15. Hedner U. Factor viia and its potential therapeutic use in bleeding-associated pathologies.Thrombosis and haemostasis, 2008,100(4):557-562.

16. Levi M, Levy JH, Andersen HF, et al.Truloff D.Safety of recombinant activated factor vii in randomized clinical trials.N Engl J Med,2010,363(19):1791-1800.

17. Zarychanski R, Turgeon AF, McIntyre L, et al.Fergusson DA. Erythropoietin-receptor agonists in critically ill patients: A meta-analysis of randomized controlled trials. CMAJ, 2007, 177(7):725-734.

18. Ladas SD, Polymeros D, Pagonis T, et al.Does recombinant human erythropoietin accelerate correction of post-ulcer-bleeding anaemia? A pilot study. World J Gastroenterol, 2004,10(4):586-589.

19. Corwin HL, Gettinger A, Fabian TC, et al.Efficacy and safety of epoetin alfa in critically ill patients.N Engl J Med,2007, 357(10):965-976.

# 第三十三章
## 红细胞疾病患者的输血

血红蛋白是人体组织细胞供氧的主要载体,当发生贫血且机体代偿能力不足或来不及代偿时可发生严重组织细胞缺氧,危及生命,适时输血对挽救生命至关重要。本章就不同原因贫血性疾病相关输血问题进行阐述。

### 第一节　红细胞疾病分类和输血原则

红细胞疾病可划分为贫血和红细胞增多症两大类,包含多种疾病,病因及临床表现也多样,但最多见的表现是贫血。贫血是指人体外周血红细胞容量减少,低于正常值范围下限的一种常见的临床症状。临床上以血红蛋白浓度代替。各年龄段血红蛋白参考值(表33-1)。

贫血是一种症状,而不是具体的疾病,各种疾病都可伴有贫血。贫血分类常用的为形态学分类及病因发病机制分类,通常两种分类结合使用。

#### 一、贫血的病因及发病机制分类

分为红细胞生成减少性贫血、红细胞破坏过多性贫血、失血性贫血(表33-2)。

#### 二、贫血的形态学分类

依据红细胞平均体积大小分类(表33-3)。

#### 三、贫血程度分级

有经验的医师通过观察患者面色、睑结膜情况等可以初步判断患者贫血程度,依据血常规可较准确判断贫血程度(表33-4)。

表 33-1　各年龄段血红蛋白正常下限值

| | 年龄段 | 下限值(g/L) |
|---|---|---|
| 成人 | 成年男性 | 120 |
| | 成年女性(非妊娠) | 110 |
| | 妊娠妇女 | 100 |
| 儿童 | 6 个月~6 岁 | 110 |
| | 6 岁~14 岁 | 120 |
| 婴儿 | 新生儿 | 145 |
| | 1 个月~4 个月 | 90 |
| | 4 个月~6 个月 | 100 |

表 33-2　贫血的发病机制分类及常见疾病

| 发病机制 | | 常见疾病 |
|---|---|---|
| 红细胞生成减少 | 造血干祖细胞异常 | 再生障碍性贫血 |
| | | 纯红细胞再生障碍性贫血 |
| | | 先天性红细胞生成异常性贫血 |
| | | 骨髓增生异常综合征(MDS) |

续表

| 发病机制 | | | 常见疾病 |
|---|---|---|---|
| | 骨髓被异常组织浸润 | | 白血病、骨髓瘤、转移癌 |
| | | | 骨髓纤维化 |
| | 细胞成熟障碍 | DNA 合成障碍 | 巨幼细胞性贫血 |
| | | 血红蛋白合成障碍 | 缺铁性贫血 |
| | | | 铁粒幼红细胞性贫血 |
| 红细胞破坏过多 | 红细胞内在缺陷 | 红细胞膜异常 | 遗传性球形细胞增多症 |
| | | | 遗传性椭圆形细胞增多症 |
| | | | 阵发性睡眠性血红蛋白尿 |
| | | 血红蛋白异常 | 血红蛋白病-珠蛋白生成障碍性贫血 |
| | | 红细胞酶异常 | 葡萄糖-6-磷酸脱氢酶缺乏 |
| | | | 丙酮酸激酶缺乏 |
| | 红细胞外在因素 | 免疫性溶血性贫血 | 自身免疫性溶血性贫血 |
| | | | 新生儿免疫性溶血性贫血 |
| | | | 血型不合输血 |
| | | | 药物性 |
| | | 机械性溶血性贫血 | 人工心脏瓣膜 |
| | | | 微血管病性溶血性贫血 |
| | | | 行军性血红蛋白尿 |
| | | 其他 | 化学性、物理、生物因素 |
| | | | 脾功能亢进 |
| 失血 | 急性失血性贫血 | | |
| | 慢性失血性贫血 | | |

表 33-3　贫血形态学分类

| | MCV(fl) | MCHC(%) | 常见原因 |
|---|---|---|---|
| 大细胞 | >100 | 31~35 | 巨幼细胞性贫血 |
| 正细胞 | 80~100 | 31~35 | 再障;急性失血贫血;溶血性贫血 |
| 小细胞 | <80 | 28~31 | 缺铁性贫血;珠蛋白合成障碍性贫血;铁粒幼细胞贫血 |

表 33-4　贫血程度判定表

| | Hb(g/L) | 症状 |
|---|---|---|
| 轻度 | 91~110 | 轻微 |
| 中度 | 60~90 | 活动后有症状 |
| 重度 | 30~59 | 休息时有症状 |
| 极重度 | <30 | 常合并贫血性心脏病 |

### 四、贫血处理及输血原则

贫血不是独立疾病，应尽力寻找引起贫血的原因及具体疾病。对有症状的贫血患者治疗需要个体化，依赖患者自身的多种因素，包括患者的机体功能状态、存在的共病等。

贫血临床表现和预后与很多因素有关，通常没有统一的输血血红蛋白阈值，Hb>100g/L 不推荐输血。Hb<60g/L，推荐输血。Hb（60～70）g/L，通常有指征输血。外科术后患者 Hb（70～80）g/L，通常考虑输血，包括合并稳定的心血管疾病。Hb 在（80～100）g/L，通常不需要输血，但在一些特殊情况，如有症状的贫血、活动性出血、急性冠脉综合征可以考虑输血[1]。

## 第二节　红细胞生成减少性疾病输血

### 一、造血原料不足引起贫血

#### （一）缺铁性贫血

1. 病因及临床表现　由于铁缺乏导致红细胞生成减少及血红蛋白降低称为缺铁性贫血。造成缺铁的原因可有摄入不足（如婴幼儿、妊娠）、丢失过多或铁吸收减少引起。通常摄入不足或吸收减少贫血为轻中度、发生缓慢，而丢失过多由于短期内失血过多或长期失血可导致重度贫血发生。临床表现包括贫血相关症状（如活动耐量下降）和铁缺乏相关症状（反甲、舌炎、舌乳头萎缩伴烧灼感和疼痛、口角溃疡皲裂、吞咽困难、异食癖等）。

2. 诊断及治疗　缺铁性贫血诊断容易，找出引起缺铁原因是诊断的关键。血常规显示小细胞低色素性贫血，血清铁、血清铁蛋白及转铁蛋白饱和度降低，总铁结合力及血清可溶性转铁蛋白受体水平增高。条件有限时，有相关缺铁性贫血病史、典型的血象改变，行经验性治疗有效也可诊断。

缺铁性贫血病因治疗是关键，如消化道出血治疗、女性月经过多病因治疗。

补铁治疗分口服补铁和胃肠外补铁。口服补铁以亚铁盐最安全，每日补充元素铁 150～200mg，分 3～4 次，饭前 1 小时服用。

胃肠外补铁适应于口服吸收不良、不能耐受口服铁剂、需要量过大、需要快速补铁者。右旋糖酐铁，100～200mg 用 0.9%氯化钠溶液或 5%葡萄糖溶液稀释至 100ml。给予首次剂量时，应先缓慢滴注 25mg 至少 15 分钟，如无不良反应发生，可将剩余剂量在 30 分钟内滴注完毕。右旋糖酐铁也可以肌内注射，每次 50～100mg，深部肌内注射，每 1～3 天 1 次。需要补铁总量计算如下：

总剂量（mg）= 体重（kg）×（需达到 Hb−实际 Hb）（g/L）×0.24+体内储备铁量（mg）。一般体内储备铁量 500mg。

3. 缺铁性贫血输血　有活动性出血、血流动力学不稳定或重度缺铁性贫血导致重要脏器缺血时，给予输血治疗。通常输注压积红细胞 1U（300ml 全血制备，含 200ml 红细胞，200mg 的血红素铁），理论上输注 300ml 全血制备的压积红细胞 1U 可以提升血红蛋白 10g/L。对血流动力学稳定且无重要脏器缺血的表现，不予以输血。

急性失血性贫血视血流动力学状态决定是否输血，具体见相应章节。假如体内储铁足够，一般急性失血性贫血不需要专门补铁治疗，骨髓代偿造血可在 6～8 周内纠正贫血，补充铁、叶酸和维生素 B12 不加速贫血的纠正。

#### （二）叶酸、维生素 B12 缺乏性贫血

叶酸或维生素 B12 缺乏或某些影响核苷酸代谢的因素导致细胞核 DNA 合成障碍所致的贫血称为巨幼细胞性贫血。其特点是细胞发育障碍，细胞分裂减慢，核浆发育不平衡形成巨幼样变。

1. 病因及临床表现　叶酸缺乏多由于摄入不足、妊娠哺乳及婴幼儿等所致的需要增加、肠道手术、感染、药物等引起的吸收利用障碍引起。维生素 B12 缺乏可由于长期素食摄入不足、萎缩性胃炎引起的内因子缺乏、存在内因子抗体、肠道疾患及先天性转钴蛋白缺乏等引起。

叶酸、维生素 B12 缺乏可引起三系造血异常，以贫血表现为主，可同时伴白细胞和血小板减少。无效造血导致轻度黄疸。胃肠道表现可有舌炎、舌面光滑似牛肉样、食欲缺乏、腹胀、腹泻等。维生素 B12 缺乏可引起神经系统症状，多为对称性感觉异常、周围神经炎，累及脊髓后索、侧索导致亚急性联合变性，步态不稳、行走困难、闭目难立征阳性。老年人可出现精神异常。神经精神异常可发生在贫血出现之前，需提高警惕。

2. 诊断及治疗　血常规显示大细胞性贫血伴白细胞、血小板减少，中性粒细胞分叶过多，骨髓涂片显示各系列细胞均有巨幼变，核发育落后于浆。血乳酸脱氢酶增高。血清叶酸、维生素 B12 水平检测

降低,内因子抗体阳性见于恶性贫血。

临床表现结合实验室检查,巨幼细胞性贫血诊断不难。需要注意与巨幼样变的其他疾病,如骨髓增生异常综合征鉴别。

治疗基础疾病去除病因十分重要。叶酸缺乏者给予叶酸 5～10mg,每日 3 次,直至血象恢复。如果叶酸缺乏病因不能去除,需要持续给予叶酸替代治疗。假如同时存在维生素 B₁₂ 缺乏,单纯给予叶酸会加重维生素 B₁₂ 缺乏所致的神经系统症状,在不明确情况下,可以同时给予叶酸和维生素 B₁₂。

维生素 B₁₂ 缺乏者给予维生素 B₁₂ 肌内注射,第 1 周每日 1 次,每次 1mg,此后每周 1 次,每次 1mg,共 4 周。如果维生素 B₁₂ 缺乏病因不能去除者,1mg,每月 1 次,持续治疗。

3. 巨幼细胞性贫血输血　巨幼细胞性贫血患者通常代偿功能好,给予叶酸、维生素 B₁₂ 治疗可很快改善临床症状和体征,仅在患者存在共病或症状体征明显加重,临床需要尽快改善时考虑输血可能。特别需要注意巨幼细胞性贫血患者可能存在的容量负荷过重现象,避免输血加重容量负荷引致命性心功能不全发生。选择红细胞成分输血,心功能不全患者可采取 1U 压积红细胞输注同时给予利尿[2]。

## 二、造血干细胞增殖及分化异常

### (一)再生障碍性贫血

再生障碍性贫血(AA)是由多种病因、多种机制引起的一种骨髓造血功能衰竭症,主要表现为骨髓有核细胞增生低下,全血细胞减少以及由此导致的贫血、出血和感染。

1. 发病机制　AA 发病机制涉及造血干细胞缺陷、造血微环境异常、免疫异常等方面。近年免疫异常在 AA 发病机制中地位得到重视,T 淋巴细胞异常活化、功能亢进造成骨髓损伤、造血细胞凋亡和造血功能衰竭。

2. 诊断和分型　AA 诊断包括:①全血细胞减少伴网织红细胞降低;②骨髓穿刺多部位增生减低,骨髓小粒空虚,非造血细胞比例增高,巨核细胞数量减少,粒红两系明显减少。③骨髓活检造血容量减少,脂肪组织和其他非造血细胞增多,网硬蛋白不增加,无异常细胞;④除外其他骨髓衰竭性疾病。

AA 按程度分型为重型再障(SAA)及非重型再障(NSAA)。SAA 诊断标准包括:①骨髓细胞增生程度小于正常值得 25%,或增生程度低于 50% 但造血细胞应小于 30%;②血常规,具备三项中的两项:中性粒细胞绝对计数小于 0.5×10⁹/L;血小板计数小于 20×10⁹/L;网织红细胞绝对值小于 0.02×10¹²/L。③如中性粒细胞绝对值小于 0.2×10⁹/L,则为极重型再障(VSAA)。未达到 SAA 标准的则为 NSAA[3]。

3. 再生障碍性贫血治疗及输血　依赖全血细胞减少程度和是否存在再障的明确原因。在治疗计划实施前,需要明确是否属于先天性骨髓衰竭综合征(如范可尼贫血等)、是否为低增生骨髓增生异常综合征(低增生 MDS)、是否有明确相关原因(如药物等)以及再障的严重程度。

SAA 患者如果有合适供者,年龄<50 岁,应首选造血干细胞移植,是潜在治愈手段。抗胸腺细胞球蛋白(ATG)和抗淋巴细胞球蛋白(ALG)联合环孢素的免疫抑制治疗是输血依赖的再生障碍性贫血非移植标准治疗。此外,雄激素治疗在 NSAA 改善病情有一定作用。

(1)输血注意事项:①再障患者在治疗有效前通常都需要反复输血,为减少输血反应和同种免疫反应,选择去白细胞的红细胞或血小板输注较为安全。②再障患者处于免疫抑制状态,应避免亲属间血制品输注,以免发生输血相关的移植物抗宿主病(GVHD),假如准备行亲属间干细胞移植,则更应避免亲属间血液制品输注,以免增加植入失败率。③尽可能选择巨细胞病毒抗体阴性血制品或去白细胞血制品以避免血源感染巨细胞病毒。④拟行异基因干细胞移植者应输注辐照后的血液制品。⑤所有强免疫抑制治疗(ATG/ALG,阿伦单抗)应输注辐照后血液制品。目前 ATG/ALG 治疗后辐照血液制品输注持续时间不详,但通常认为只要患者在 ATG/ALG 之后继续服用环孢素 A 治疗即应该继续输注辐照血制品。

(2)红细胞成分输注:贫血采用红细胞成分输注,"全血胞减少应输注全血"的观念错误,避免发生。全血输注仅适用于急性失血伴有低血容量休克。Hb 低于 60g/L 推荐压积红细胞输注;老年、代偿能力低、合并心肺疾病需氧量增加者可放宽输血阈值至(80～90)g/L。反复多次输血可产生同种抗体,导致红细胞输注无效或发生输血性溶血反应。严重或反复出现血制品过敏反应有指征输注洗涤红细胞。反复出现非溶血性发热反应的患者、减少避免人类白细胞抗原(HLA)致敏患者应输注去白细胞红细胞。

（3）血小板输注：分为治疗性输注和预防性输注。临床具有活动性出血、准备进行或正进行的侵入性操作出血风险大的患者给予治疗性输注血小板。为了预防自发性出血可给予预防性血小板输注。一般输注单采浓缩血小板悬液，通常一个治疗量血小板即可控制出血，依患者症状可数天后再输。血小板输注无效可能原因包括存在感染、脾大、白细胞或血小板抗体产生、基础疾病未控制。血小板输注效果不好时可增加输血频率，或采用 HLA 相合的血小板输注。

（4）侵入性操作血小板输注阈值：临床单纯血小板降低无凝血功能障碍时通常参考的血小板输注阈值为：①神经外科和眼科手术 $100 \times 10^9/L$；②其他大手术 $50 \times 10^9/L$；③内镜检查 $20 \times 10^9/L$，内镜治疗操作 $50 \times 10^9/L$；④中心静脉置管 $20 \times 10^9/L$；⑤腰穿：血液肿瘤性疾病 $(10 \sim 20) \times 10^9/L$，非血液肿瘤性疾病 $(40 \sim 50) \times 10^9/L$，但特发性血小板减少性紫癜（ITP）可适当降低；⑥硬膜外麻醉 $80 \times 10^9/L$；⑦骨髓穿刺活检 $20 \times 10^9/L$。

（5）出血预防：病情稳定无发热、血小板计数高于 $10 \times 10^9$ 时通常不需要输注血小板。存在发热或可能感染时血小板输注阈值低于 $20 \times 10^9/L$，$2 \sim 3$ 天再输注。ATG/ALG 治疗前后，通常认为需要维持血小板计数高于 $20 \times 10^9/L$[4,5]。

**（二）纯红细胞性再生障碍性贫血**

1. 发病机制及临床表现　纯红细胞性再生障碍性贫血（pure red cell aplasia，PRCA）是骨髓单纯红系增生低下，红系统前体细胞缺如，外周血网织红细胞明显下降，而髓系和巨核系统基本正常的造血异常性疾病。PRCA 分为特发性和继发性，继发性可见于药物因素、感染（B19 微小病毒等）、免疫性疾病（系统性红斑狼疮、类风湿关节炎等）、淋巴增殖性肿瘤（慢性淋巴细胞白血病、大颗粒淋巴细胞白血病、非霍奇金淋巴瘤等）、髓系肿瘤（慢性粒细胞白血病、骨髓增生异常综合征等）、其他肿瘤（胸腺瘤）、妊娠。

红系统造血受抑制的阶段通常位于红系集落形成单位（CFU-E）和成原红细胞（proerythroblasts）阶段，少数位于 BFU-E（爆炸式红系集落形成单位）阶段。

抑制 PRCA 红系造血可为体液免疫因素和（或）细胞免疫介导，抑制的靶抗原目前不清楚。一些患者血清和 IgG 成分为红系造血抑制的主要介质，另一些患者可能为 T/NK 细胞介导的红系抑制，部分可以检测到 T 细胞克隆性增生。

贫血是 PRCA 的主要表现。由于贫血发展速度较慢，患者逐渐代偿适应，以至于就诊时常为中重度贫血。除贫血外，通常无特殊体征。

2. 诊断及治疗　PRCA 诊断依据：为正细胞正色素贫血、网织红细胞明显降低、白细胞和血小板计数正常；骨髓增生程度正常，髓系、淋系、巨核系统造血正常，有核红细胞极少。诊断 PRCA 还需要进一步搜索基础疾病，如药物因素、胸腺瘤、低增生 MDS、LGL，微小病毒 B19 感染等。

3. PRCA 治疗　基础疾病治疗至关重要，如停用可疑药物、切除胸腺瘤等。基于免疫因素为主要发病机制，特发性 PRCA 以免疫抑制为主。常用药包括糖皮质激素、环孢素。泼尼松 $1mg/(kg \cdot d)$，多数患者治疗有反应，但激素减量过程中常有复发。环孢素治疗有效率较高，成为一线 PRCA 治疗首选。其他免疫抑制剂如环磷酰胺和硫唑嘌呤为二线用药。Daclizumab（赛尼哌、达利珠单抗）在免疫抑制剂疗效不好时可以使用。

4. 纯红细胞性再生障碍性贫血输血　PRCA 患者输血与再生障碍性贫血患者无明显区别。由于初诊时患者贫血程度较重，PRCA 初始通常需要输血，依患者情况维持 Hb>60g/L。当存在心肺疾患时，适当提高 Hb>80g/L 对心肺功能改善有帮助。反复输血需根据铁蛋白水平适当祛铁治疗。具体参照再生障碍性贫血输血管理。

**（三）骨髓增生异常综合征**

骨髓增生异常综合征（MDS）是起源于造血干细胞的一组异质性髓系克隆性疾病，特点是髓系发育异常，表现为无效造血、难治性血细胞减少、高风险向急性髓系白血病转化。

1. MDS 诊断及分型见表 33-5、表 33-6。

2. MDS 预后评分系统国际预后评分系统（IPSS）：IPSS 基于 FAB 分型，依据原始细胞所占百分比，血细胞减少程度和骨髓细胞遗传学特征分为低、中、高危三组（表 33-7）

2012 年 MDS 预后工作组对 IPSS 进行修订（IPSS-R），对染色体核型、骨髓原始细胞数和血细胞减少程度进行细化分组（表 33-8）。

基于 WHO 分类的预后评分系统（WPSS）作为一个时间连续性评价系统，可在患者病程中的任何阶段对预后进行评估（表 33-9）。

3. MDS 治疗流程参照 2014 年 MDS 中国专家共识，见图 33-1、图 33-2（低、中高危）[6]。

表 33-5　2014 年中国专家共识 MDS 诊断标准[6]

| 诊断条件 | 条件内容 |
|---|---|
| 必要条件 | 1. 持续一系或多系血细胞减少 |
| | 2. 排除其他可以导致血细胞减少和发育异常的造血及非造血系统疾患 |
| 确定标准 | 1. 发育异常：骨髓涂片中红细胞系、粒细胞系、巨核细胞系发育异常细胞比例≥10% |
| | 2. 环状铁粒幼红细胞占有核红细胞比例≥15% |
| | 3. 骨髓涂片中原始细胞达 5%～19% |
| | 4. MDS 常见染色体异常 |
| 辅助标准 | 1. 流式细胞术检查结果显示骨髓细胞表型异常，提示红细胞系和（或）髓系存在单克隆细胞群 |
| | 2. 遗传学分析提示存在明确的单克隆细胞群 |
| | 3. 骨髓和（或）外周血中祖细胞的 CFU（±集簇）形成显著和持久减少 |

表 33-6　骨髓增生异常综合征（MDS）2016 年 WHO 修订分型[7]

| 分型 | |
|---|---|
| MDS 伴单系细胞发育异常（MDS-SLD） | |
| MDS 伴环形铁粒幼红细胞（MDS-RS） | MDS-RS 一系发育异常（MDS-RS-SLD）<br>MDS-RS 多系发育异常（MDS-RS-MLD） |
| MDS 伴多系发育异常（MDS-MLD） | |
| MDS 伴原始细胞过多（MDS-EB） | MDS 伴原始细胞过多-1（MDS-EB-1）<br>MDS 伴原始细胞过多-2（MDS-EB-2） |
| MDS 伴单独 5 号染色体长臂缺失（5q-综合征） | |
| 骨髓增生异常综合征-不能分类（MDS-U） | |
| 暂时分型：儿童难治性血细胞减少 | |

表 33-7　骨髓增生异常综合征国际预后积分系统（IPSS）

| 预后变量 | 0 分 | 0.5 分 | 1 分 | 1.5 分 | 2 分 |
|---|---|---|---|---|---|
| 骨髓原始细胞 | <5% | 5%～10% | | 11%～19% | 20%～30%* |
| 染色体核型** | 好 | 中等 | 差 | | |
| 血细胞减少*** | 无或一系 | 两系或三系 | | | |

注：*该组 WHO 分类已将其划归急性髓细胞白血病；**好的染色体核型：正常核型，-Y，del(5q)，del(20q)；差的染色体核型：复杂的核型改变（≥3 个）或 7 号染色体异常；中间染色体核型：除上述其他染色体异常。说明：低危组：0 分；中危 1 组 0.5～1 分，中危 2 组 1.5～2 分；高危≥2.5 分；高危组患者常有较重的血细胞减少，骨髓原始细胞较多，差的染色体异常改变

表 33-8　骨髓增生异常综合征国际预后积分系统（IPSS-R）

| 预后变量 | 积分 | | | | | | |
|---|---|---|---|---|---|---|---|
| | 0 | 0.5 | 1 | 1.5 | 2 | 3 | 4 |
| 细胞遗传学* | 极好 | | 好 | | 中等 | 差 | 极差 |
| 骨髓原始细胞（%） | ≤2% | | >2，<5 | | 5～10 | >10 | |

| 预后变量 | 积分 | | | | | | |
|---|---|---|---|---|---|---|---|
| | 0 | 0.5 | 1 | 1.5 | 2 | 3 | 4 |
| Hb(g/L) | ≥100 | | 80~100 | <80 | | | |
| 血小板计数(×$10^9$/L) | ≥100 | 50~100 | <50 | | | | |
| 中性粒细胞绝对值(×$10^9$/L) | ≥0.8 | <0.8 | | | | | |

注: *极好:-Y,11q-;好:5q-,12p-,5q-附加另一种异常;中等:7q-,+8,+19,i(17q),其他1个或2个独立克隆的染色体异常;差:-7,inv(3)/t(3q)/del(3q),-7/7q-附加另一种异常,复杂异常(3个);极差:复杂异常(>3个);IPSS-R危险度分类:≤1.5分为极低危,1.5-3分为低危,3~4.5分为中危,4.5~6分高危,>6分为极高危

表33-9　骨髓增生异常综合征WHO预后积分系统(WPSS,2011年)

| | 积分 | | | |
|---|---|---|---|---|
| | 0 | 1 | 2 | 3 |
| WHO分类 | RCUD、RARS、伴单纯5q- | RCMD | RAEB-1 | RAEB2 |
| 核型* | 好 | 中等 | 差 | |
| 严重贫血** | 无 | 有 | | |

注: *预后好核型:正常核型,-Y,5q-,20q-;预后中等核型:其余异常;预后差核型:复杂(≥3个异常)或7号染色体异常;**男性患者Hb<90g/L,女性患者Hb<80g/L。WPSS危险度分类:0分极低危,1分低危,2分高危,3~4分高危,5~6分极高危

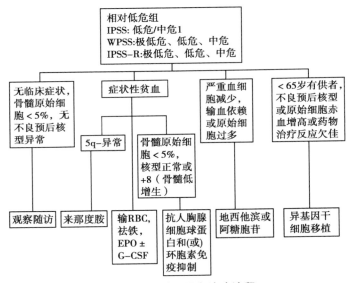

图33-1　低危MDS治疗流程

4. MDS输血约80%的MDS患者诊断时存在贫血,多数是正细胞正色素贫血。存在贫血的MDS患者要注意排除其他原因导致的贫血,如消化道出血、溶血、肾功能不全、营养物质缺乏所致贫血。

长期输血支持是MDS患者贫血管理的基本选择。MDS输血的Hb阈值依赖于患者年龄、症状、合并疾病等,多数情况下Hb<80g/L有输血指征。由于很多MDS患者有输血依赖,为减少血制品中白细胞相关的输血反应,应选择去白细胞红细胞输注。

虽然MDS患者发生输血相关的GVHD少见,准备行干细胞移植患者,移植前3个月需要输注辐照血液制品。一般情况输血后贫血相关症状改善,但存在多种同种抗体的患者,可能存在输血相关的溶血性反应,贫血改善有限。有时存在多种同种抗体的患者可能出现配血困难,可选择基因配型,尽可能避免存在相关抗原的红细胞输注。对输血依赖的MDS患者,血液制品输注参照再生障碍性贫血处理。

对于输血依赖患者应监测血清铁蛋白水平及相

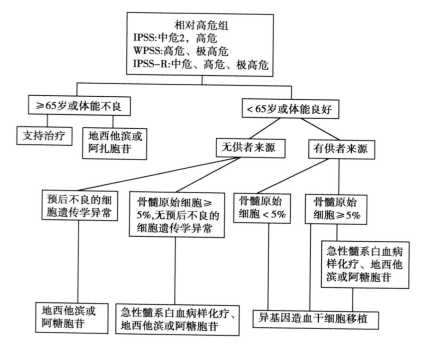

图 33-2 中高危 MDS 治疗流程

关脏器功能。对于生存期较长且一年内接受 20U 以上红细胞、血清铁蛋白持续大于 1000μg/L、临床有铁过载表现的患者,或者计划行异基因造血干细胞移植的患者,应给予铁螯合治疗。

## 三、慢性病贫血

慢性病贫血(anemia of chronic disease/inflammation,ACD)是慢性感染、炎症及肿瘤性疾病所伴有的贫血通常称为慢性贫血(ACD),是临床最常见的综合征之一。除感染、炎症和肿瘤外,ACD 也可继发于其他疾病,如严重创伤、糖尿病、肥胖、老龄、肾衰以及急性和慢性免疫激活状态。ACD 特点是血清铁减少而没有贮存铁减少的证据、EPO 水平相对降低和炎性指标(如 CRP)增高。

1. 发病机制 ACD 发生与骨髓红细胞生成减少和红细胞寿命轻度缩短有关。导致骨髓红系造血下降相关的机制:①炎症情况下,机体反应性铁调素(hepcidin)升高,后者引起肠道铁吸收减少、巨噬细胞铁扣留,从而引起血清铁降低,血红蛋白合成过程中可利用铁减少。②炎症可刺激 Toll 样受体(TRL2 和 TRL6)从而导致巨噬细胞膜铁转运蛋白(ferroportin)表达下降继而引起血清铁蛋白降低,而没有铁调素升高。①和②均导致功能性铁缺乏(在慢性炎症存在下,血清铁蛋白仍<100ng/ml)。③血清 EPO 相对不足:通常情况下,血细胞比容和 EPO 水平成负相关。炎症情况下,虽然 EPO 水平轻度升高,但相对于血细胞比容下降而言不足,没有实际红系造血增加。④红细胞寿命轻度缩短,各种炎症因子及巨噬细胞活性增强导致红细胞寿命缩短[8]。

2. 临床表现和实验室检查 临床表现依基础疾病不同而异。贫血以轻中度为主,可以重度贫血,尤其是肿瘤广泛播散。网织红细胞百分率正常或降低。通常为正细胞正色素贫血,部分为小细胞低色素性贫血。血清铁降低,总铁结合力降低,血清铁蛋白增高,可溶性转铁蛋白受体降低。骨髓幼红细胞内铁降低,而巨噬细胞内铁增高。炎性指标白介素-6、血沉、C 反应蛋白增高。

3. 治疗 ACD 治疗以基础疾病为主。因为贫血程度与患者生存成负相关,对那些有明显贫血症状的患者可同时给予输血或 EPO 治疗。内源性 EPO<500mU/L 患者 EPO 治疗可能有效,反之可能效差。接受 EPO 治疗的患者均应该同时给予铁剂治疗,维持转铁蛋白饱和度>20%、血清铁蛋白>100ng/ml 对纠正贫血有益。EPO 标准剂量(100~150)U/kg,皮下注射,每周 3 次。EPO 治疗 2~4 周 Hb 至少上升 5g/L 表明治疗有效。假如 6~8 周 Hb 无上升,可以强化治疗 EPO 每天皮下注射或加量至 300U/kg,每周 3 次。12 周无效则停用。EPO 替代治疗方式 30 000~40 000U,皮下注射,每周 1 次,疗效与每周 3 次相当。

对有明显贫血症状患者可行成分输血。原则上输血量和输血频率以患者无明显贫血症状的最低水平为宜。血液制品种类在 ACD 无特殊要求,但输血次数多可能存在同种抗体患者尽量选择匹配最佳血液制品。

## 第三节 红细胞破坏增加性疾病输血

### 一、溶血性贫血概述

溶血性贫血是由于红细胞破坏速率增加(寿命缩短),超过骨髓造血的代偿能力而发生的贫血。骨髓有 6~8 倍的红系造血代偿潜力。如红细胞破坏速率在骨髓的代偿范围内,则虽有溶血,但不出现贫血,称为溶血性疾患。正常红细胞的寿命约 120 天,只有在红细胞的寿命缩短至 15~20 天时才会发生贫血。

### (一)溶血性贫血的分类

依据发病机制分类(表 33-10)。按溶血发生部位可分为血管内和血管外溶血。

表 33-10 溶血性贫血发病机制分类

| | 红细胞异常部位 | | | 疾病 | |
|---|---|---|---|---|---|
| 红细胞自身异常 | 红细胞膜异常 | 遗传性红细胞膜缺陷 | | 遗传性球形细胞增多症 | |
| | | 获得性血细胞糖化肌醇磷脂锚连蛋白异常 | | 阵发性睡眠性血红蛋白尿 | |
| | 红细胞酶缺乏 | 红细胞糖代谢酶系、核苷代谢酶系、氧化还原酶系缺陷 | | G6PD 缺乏、丙酮酸激酶缺乏 | |
| | 珠蛋白和血红素异常 | 遗传性血红蛋白病 | 珠蛋白肽链数量异常 | 海洋性贫血 | |
| | | | 珠蛋白肽链结构异常 | 不稳定血红蛋白病 | |
| | | 血红素异常 | 先天性红细胞卟啉代谢异常 | 红细胞生成性卟啉病 | |
| | | | 铅中毒 | | |
| 红细胞周围环境异常 | 免疫性溶血性贫血 | 自身免疫性溶血性贫血 | 温抗体型 | | |
| | | | 冷抗体型 | 冷凝集素 D-L 抗体型 | |
| | 血管性溶血性贫血 | 同种免疫性溶血性贫血 | | 血型不合的输血反应 | |
| | | 血管壁异常 | | 心脏瓣膜和人工心瓣膜 | |
| | | 微血管病性溶血性贫血 | | TTP/HUS、DIC | |
| | | 血管壁受到反复挤压 | | 行军性血红蛋白尿 | |
| | 生物因素 | 蛇毒、疟疾、黑热病 | | | |
| | 理化因素 | 大面积烧伤 | | | |

注:TTP 为特发性血小板减少性紫癜;HUS 为溶血性尿毒综合征;DIC 为弥散性血管内凝血

### (二)溶血性贫血诊断

诊断溶血性贫血首先寻找红细胞破坏增多依据及红细胞代偿增生依据,之后寻找引起溶血的原因。

1. 红细胞破坏增多的依据 血红蛋白降低、血浆游离血红蛋白增高,出现血红蛋白尿、含铁血红素尿,尿胆原增高、粪胆原增高,总胆红素和间接胆红素增高,结合珠蛋白降低,血乳酸脱氢酶增高。

2. 红细胞代偿增生的依据 网织红细胞增高、外周血可出现有核红细胞,骨髓幼红细胞比例增高。

3. 溶血原因 ①抗球蛋白试验阳性,近 3 个月无输血史,诊断自身免疫性溶血性贫血,进一步寻找自身免疫性溶血性贫血的背景疾病,如感染性疾病、自身免疫性疾病、淋巴增殖性疾病、肿瘤性疾病等。②抗球蛋白实验阴性:其他原因。

### 二、溶血性疾病的输血

#### (一)海洋性贫血[9]

1. 概述 海洋性贫血(亦称地中海贫血)是一组遗传病,由于珠蛋白基因缺陷,导致相应珠蛋白肽链合成不足或缺失从而引起的贫血和病理状态(图 33-3)[9]。海洋性贫血常见基因异常和临床特点(表 33-11)。

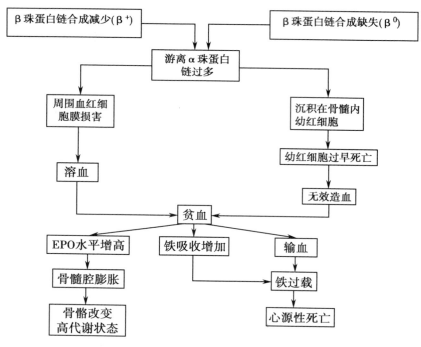

图 33-3　β 海洋性贫血病理生理

表 33-11　海洋性贫血常见基因缺陷和临床特点

| 疾病 | | 基因缺陷 | 临床特点 |
|---|---|---|---|
| β 海洋性贫血重型 | β 海洋性贫血纯合子 | β 链缺失或明显受抑制 | 中重度贫血:Hb<70 g/L,输血依赖 |
| 中间型 | β 海洋性贫血杂合子 | β 链受抑制或缺失 | 异质性大,无症状~类似重型 Hb(70~100)g/L |
| 轻型 | β 海洋性贫血杂合子 | β 链缺失 | 无症状~轻度贫血,Hb>100g/L |
| α 海洋性贫血胎儿水肿综合征 | α 海洋性贫血纯合子 | 父母双方均为(--/αα)基因型,胎儿为 α⁰ 纯合子(--/--) | 无法存活 |
| 中间型 | 血红蛋白 H 病 | 父母一方为(--/αα),另一方为(αα/-α)丢失 3 个 α 基因(--/-α) | 轻~中度贫血 |
| α 海洋性贫血特征 | α⁺海洋性贫血特征(静止性) | 患者基因(αα/-α) | 无症状,偶有轻度红细胞 MCV、MCH、MCHC 降低或 HbA₂ 减少 |
| | α⁰ 海洋性贫血标准型 | 患者基因(--/αα) | 无贫血,但红细胞 MCV/MCH/MCHC 降低 |

2. 海洋性贫血输血治疗[9-11]　海洋性贫血临床严重度与输血依赖关系(图 33-4)。

β 海洋性贫血轻型:通常症状轻,不需要特殊治疗。偶尔女性妊娠时 Hb 下降需要输血。

β 海洋性贫血中间型:贫血程度变异大,需要检测密切。此型患者启动规律输血的时机很难确定。多数患者可能逐渐依赖输血,在感染、外科手术、妊娠时依赖输血程度加重。患者常常在 40~70 岁出现铁过载导致的脏器功能障碍,如心衰、肾功能不全、肺高压、进行性脾大以及髓外造血包块,影响神经、血管和脊柱。目前还没有作为一级推荐的指南问世,但下列情况推荐高输血,即 2U 压积红细胞每 2~4 周规律输注:①患者具有心肺功能不全体征,或对输血治疗显示代偿功能下降。②出现进行性骨髓腔扩张症状和体征:髓外造血包块、病理性骨折、进行性脏器肿大。高输血时铁螯合治疗即应该

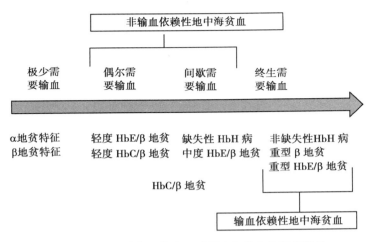

图 33-4　海洋性贫血临床严重程度与输血依赖相关性

启动。

　　β 海洋性贫血重型:在高输血作为常规治疗前,β 海洋性贫血重型生存期短。观察性研究显示高输血方案使该病成为慢性疾病。目前规律高输血同时铁螯合治疗是 β 海洋性贫血重型的主要治疗手段。规律输血对重症海洋性贫血可以挽救生命、提高生活质量、避免骨髓腔肥大和较早发生心衰。输血期望达到目标:改善贫血、抑制无效红细胞生存、抑制胃肠道对铁的吸收过多,抑制髓外造血。既往为减少铁过载而采取的最基本量输血不可取,反而最终导致铁沉积、损害心脏、内分泌和肝脏。启动输血应尽早在儿童出现重型 β 海洋性贫血征象前,要求 Hb 达到(90~100)g/L。推荐每次输血量少,这样抑制自身红细胞产生更有效。

　　由于重型 β 海洋性贫血输血可能是终生性,在输血前做患者血型精细鉴定十分重要,包括 Rh 亚型和其他微小红细胞抗原鉴定,避免或减少输血引起的同种红细胞免疫反应。

　　目前对是否常规采取其他措施避免输血相关并发症(如发热反应、迟发输血反应、输血相关 GVHD)还存在争议。但输血相关不良反应多与白细胞相关,如非溶血性发热反应、受者 HLA 相关同种免疫、输血传播感染。多数血液中心采用少白细胞红细胞或洗涤红细胞,而辐照红细胞在重型 β 海洋性贫血也还没有作为规范。床旁输血滤器对白细胞去除变异较大,无少白细胞红细胞提供时可参考使用。

　　洗涤红细胞输注可能对以下患者有益:反复出现严重输血过敏反应的海洋性贫血;IgA 缺乏患者,此类患者体内已经存在抗 IgA 抗体,可引起过敏反应。因为洗涤红细胞不能有效去除白细胞,故不能作为少白红细胞替代品,且需要滤器输注。

　　高输血方案:输血量依患者大小而异,常用的方案包括每 3~5 周输入 1~3U 的压积红细胞,初期可能输血频率更高。一些中心推崇超高输血达到 Hb (120~140)g/L,以期达到更正常的生理功能,但此种超高输血的效果还未得到证实。

　　α 海洋性贫血特征通常患者无贫血,而中间型即血红蛋白 H 病贫血程度不一,典型病例类似 β 海洋性贫血中间型,多数可能在 20~40 岁时逐渐出现输血需求。在遇到氧化应激情况下,诱导溶血加重,贫血程度加重。输血治疗参照 β 海洋性贫血中间型。

　　反复输血相关问题处理:①同种免疫反应:尽可能给予红细胞血型完全相同的血制品,尤其是 Kell 血型、RhD 和 RhE 相同,配血不合时可以刺激受血者快速产生同种抗体。②非溶血性输血相关发热反应:建议输注祛白细胞红细胞,减缓或减轻反应。输血前 1 小时给予扑热息痛可减缓症状,成人 1g 口服,儿童(30~40)mg/(kg·d)。

　　3. 海洋性贫血去铁治疗　铁螯合治疗是重型海洋性贫血另一重要治疗手段。祛铁治疗对减轻心脏、肝脏、内分泌等重要器官功能损害,明显改善生存具有重要意义。在输血依赖的海洋性贫血患儿通常以下情况启动祛铁治疗:初始 10~25 次输血、铁蛋白大于 1000ng/ml、肝铁浓度(LIC)超过 3mg/g 干重或磁共振成像(MRI)心脏 T2* <20 毫秒。

　　临床常用祛铁药物包括肠外途径给药的去铁胺和口服的地拉罗司。

　　脾脏切除:脾脏切除可能减少红细胞输注的需求,6 岁前最好不行脾脏切除术。切脾前 2~4 周给予肺炎球菌疫苗注射。脾切除后每年流感疫苗注射。脑膜炎球菌疫苗注射无肺炎球菌疫苗确切。

## （二）镰状细胞性贫血（SCD）

1. 概述　镰状细胞病是β珠蛋白链第6位谷氨酸被缬氨酸替代所致的血红蛋白病，包括一组遗传性镰状红细胞疾病，如纯合子镰性血红蛋白突变（HbSS，镰状细胞贫血）、杂合子镰性突变以及合并β珠蛋白基因突变的复合杂合突变（HbSC）。该病主要见于非洲及美洲黑种人。红细胞内HbS浓度较高时对氧的亲和力显著降低，加速氧的释放。患者虽能耐受严重缺氧，但在脱氧情况下HbS分子间相互作用，形成溶解度很低的螺旋形多聚体，使红细胞扭曲成镰状细胞，后者变形性差，在微循环内易被淤滞而破坏，发生溶血性贫血。镰状细胞贫血临床表现主要为溶血性贫血和微循环淤滞。患者出生后3~4个月即有黄疸、贫血、脾大、发育差。镰状细胞阻塞微循环可引起脏器功能障碍，表现为腹痛、气促、肾区疼痛、血尿。患者常因再障危象贫血加重，并发感染而死亡。体外重亚硫酸钠镰变试验可见大量镰状红细胞，有助于诊断。HbS杂合子由于红细胞内HbS浓度低，一般不发生镰变和贫血、临床症状无或偶有血尿、脾脏梗死等，但在缺氧情况下可能存在症状加重。

2. 镰状细胞性贫血治疗　治疗主要包括SCD本病治疗和并发症的防治。预防并发症、感染预防；羟基脲用于SCD治疗，通过增加HbF从而减少镰状血红蛋白多聚化过程，预防SCD微血管阻塞导致的急性疼痛发作。干细胞移植是治愈SCD的唯一方法。

3. 镰状细胞贫血输血[12]　临床上SCD贫血可以突然加重，此时及时输血可以挽救生命。SCD患者输血风险高于普通患者，必须权衡利弊选择何时输血及怎样输血。

输血同时具有治疗危重贫血及预防降低SCD相关并发症的双重作用。输血不仅仅是提高血红蛋白水平以利于氧组织释放，输血同时也降低HbS比例提高氧饱和度，从而降低微循环淤滞发生的倾向。SCD输血获益机制包括：①供者正常HbA血液的输入稀释了患者含HbS的红细胞；②Hb水平提高抑制患者促红细胞生成素释放，从而减少患者自身新的HbS红细胞产生；③输入的HbA红细胞寿命较HbS细胞更长，从而降低了HbS红细胞的比例；④提高1%~6%的Hb氧合水平，从而也提高组织供氧。

SCD输血类型包括单纯输血和红细胞置换输血两种。单纯输血在出现以下情况时推荐：①在无并发症情况下为提升Hb水平以利于提高携氧力而采

取措施；②在Hb低于50g/L且病情危重时需紧急提升Hb时可采用单纯输血；③术前输血以降低手术并发症。单纯输血通常在Hb大于100g/L和HbS高于50%时不推荐使用，否则高黏滞综合征风险增加。红细胞置换输血可以置换出患者自己的红细胞而输入异体的红细胞，达到降低HbS浓度而不增加高黏滞综合征的目的。置换分全血置换或部分置换，前者可以快速降低HbS浓度和纠正贫血，而后者易于实施。下列情况推荐置换输血：①SCD急症：病情危急迅速恶化，包括多器官衰竭、疑似卒中、呼吸窘迫、急性胸痛。注意低血压并不是置换输血的反指征。②计划规律置换输血以预防卒中、急性胸痛和反复疼痛发作。存在急性器官功能衰竭，建议将HbS水平降低至15%~20%，Hb提升至（100~120）g/L。

SCD输血指征包括急性治疗性输血和预防性输血。

（1）急性治疗性输血：存在血管阻塞征象伴严重贫血是急性治疗性输血指征。血管阻塞包括镰状细胞贫血相关急性卒中、急性胸痛综合征（ACS）、急性多器官衰竭、急性症状性贫血（心衰发作、呼吸困难、低血压、极度乏力）、网织红细胞较基线下降和肝脾红细胞扣留（大量红细胞扣留在肝脾导致Hb水平下降）。

（2）预防性输血：择期手术患者围术期预防性输血可以降低SCD围术期并发症。预防性输血也可以降低SCD血管阻塞并发症的发生率。①SCD患者择期手术时推荐手术前输血，在镰状细胞贫血（HbSS）进行大手术术前输血已经是标准治疗。②在择期小的低危手术，如鼓膜切开术，术前输血可能不需要。③HbSC患者依赖疾病严重度和临床状态决定术前是否需要输血。

（3）术前输血最佳方案：对择期手术的HbSS和HbS-β0患者建议单纯输血方案，提高Hb至100g/L，不建议通过积极红细胞置换输血使HbS浓度低于30%。与激进的置换输血相比，保守的单纯输血方案临床结局和严重并发症发生率相同，而更少的输血相关并发症。HbSC患者既往发生过严重急性并发症或目前存在严重共病如哮喘、卒中，推荐红细胞置换输血，目的是提升HbA>50%，HbS<30%。相对无症状的择期手术HbSC患者不需要术前输血。

（4）输血量：基于患者体重和血细胞比容（Hct）估算输血量。儿童通常输血量10ml/kg可以提高Hb（25~30）g/L，Hct 0.07~0.09，成人通常输红细胞300ml提升Hb 10g/L和Hct 0.03。

SCD 输血潜在风险包括输血反应、血源病毒感染、铁过载、同种免疫。单纯输血具有增加高黏滞综合征潜在风险。对于终生需要输血者可产生多种同种抗体。SCD 患者多为非洲裔，由于和献血者种族不同，导致产生多种抗体，最常见的同种抗体是抗-E、抗-C、抗-K、抗-Fy（a）、抗-Jk（b）、抗-S 和抗-D。

（5）高黏状态（hyperviscosity）：高黏可以加重血管阻塞状态。维持适合的循环液体量；Hb 最高达 120g/L；HbS 可行红细胞置换。

## （三）红细胞酶异常性溶血性贫血输血

红细胞酶异常性溶血性疾病是指参与红细胞代谢（主要是糖代谢）的酶由于基因突变导致酶活性或酶性质改变所致的溶血性疾病。维持成熟红细胞正常代谢活动需要葡萄糖无氧酵解生存 ATP 提供能量，以及戊糖磷酸途径生存 NADPH 提供还原力。任何引起 ATP 或 NADPH 生成障碍的红细胞酶缺乏均可引起红细胞酶病。目前已发现的多种糖代谢酶与溶血相关，其中最常见的红细胞酶病有 6-磷酸葡萄糖酸脱氢酶（G6PD）缺乏症和丙酮酸激酶（PK）缺乏症。

1. G6PD 缺乏症　G6PD 缺乏症是 X 联锁不完全显性遗传，遗传带有 G6PD 突变基因的男性患者为半合子，全部红细胞受累。女性患者杂合子状态通常没有严重溶血。

（1）分型：根据酶缺乏程度和溶血严重性 G6PD 分为五型，只有 Ⅰ、Ⅱ 和 Ⅲ 型具有临床意义。①Ⅰ 型酶重度缺乏（<正常的 10%），具有持续慢性溶血；②Ⅱ 型酶重度缺乏，（<正常 10%）但通常只有间歇性溶血，尤其暴露在氧化应激时，如蚕豆、特殊药物；③Ⅲ 型酶中度缺乏（10%~60%），间歇性溶血，与特定氧化应激有关；④Ⅳ 型和 Ⅴ 型均无酶活性降低，无临床意义。在中国具有 3 种 G6PD 变异型，最常见的是 G6PD Canton（1376G>T）变异型，通常报道属于 Ⅱ 型变异型，也有认为属于 Ⅲ 型变异型；另一常见变异型为 G6PD Kaiping（1388G>A），通常认为是 Ⅲ 型变异型，偶然认为 Ⅱ 型变异型；第三常见变异 G6PD Gaohe（95A>），属于 Ⅱ 型变异型。这三种变异占中国 G6PD 缺乏症的 70%。

（2）临床表现及诊断：大多数 G6PD 缺乏症患者无症状，常态下无溶血。但一些药物、食物和感染可以激发溶血发作。少数患者症状重（Ⅰ 型 G6PD 缺乏）溶血持续存在。急性溶血发作表现为突然发作的黄疸、贫血和深色尿。溶血可以轻度和自限性，但也有危及生命的溶血发作。

G6PD 缺乏溶血性贫血诊断需要两方面依据，即临床溶血性贫血依据和 G6PD 酶缺乏的依据。依据红细胞破坏增多和代偿增生的表现溶血性贫血不难诊断。G6PD 酶缺乏主要依赖实验室诊断，酶活性筛查常用有高铁血红蛋白还原试验、荧光斑点试验和四氮唑蓝纸片法三种。三种筛查试验判断（表 33-12）。

### 表 33-12　G6PD 缺乏筛查试验

| | 判断指标 | 正常 | 中间型 | 严重缺乏型 |
|---|---|---|---|---|
| 高铁血红蛋白还原试验 | 还原率（%） | >75 | 31~74 | <30 |
| 荧光斑点法 | 出现荧光时间（min） | <10 | 10~30 | >30 或不出现 |
| 四唑氮蓝纸片法 | 滤纸片颜色 | 蓝色 | 淡蓝色 | 红色 |

酶活性定量确诊试验，WHO 推荐 Zinkham 法，正常（12.1±2.09）U/gHb（37℃）。妊娠妇女产前基因突变检查需要时可以选择。

属于下列任一项时可以确定红细胞 G6PD 缺乏：①一项筛查试验 G6PD 属于严重缺乏值；②一项 G6PD 活性定量较正常值降低超过 40%；③两项筛查试验 G6PD 活性均为中间缺乏值；④一项筛查试验 G6PD 活性为中间缺乏值伴有明确家族史；⑤一项筛查试验 G6PD 活性为中间缺乏值伴 Heinz 生成试验阳性（40% 红细胞存在 Heinz 小体，每个红细胞 Heinz 小体≥5 个，且排除血红蛋白病）。

（3）治疗和输血：G6PD 缺乏症治疗重要措施是避免接触引起氧化应激的一切诱因。其他治疗依据患者溶血的严重性和患者年龄及共病而定。对持续溶血患者可给予叶酸替代治疗。急性溶血发作时需要尽快去除引起发作的诱因，血管内溶血给予水化、重度贫血输血治疗，避免输亲属血，选用 G6PD 正常的红细胞 1~2 次，每次 200ml，贫血轻者不需输血，去除诱因后溶血在 1 周左右可自行停止。

2. 红细胞丙酮酸激酶缺乏症　丙酮酸激酶（pyruvate kinase，PK）缺乏症是红细胞糖代谢无氧酵解通路中最常见的红细胞酶病，由于 PK 基因缺陷导致 PK 活性降低或性质改变所致的溶血性贫血。PK 缺乏引起红细胞 ATP 生成不足，红细胞膜离子通透性增加,大量 K$^+$ 流失,红细胞内渗透压降低,细胞内容丧失,细胞体积变小,出现各种皱缩红细胞。PK 缺乏的红细胞中,2,3-DPG 浓度比正常红细胞高 2~3 倍,氧离曲线右移,向组织释放氧增加,患者体力耐受力可接近正常,虽然存在贫血,但通常少见乏力、运动耐力差等一般贫血症状。

PK 缺乏症在临床上多表现为慢性溶血性贫血,溶血程度高度变异,重者自幼发生溶血性贫血输血依赖,轻者完全代偿的溶血性贫血。贫血、黄疸、脾大是主要临床表现,易患胆道结石,皮肤溃疡,铁过载即使非输血患者也可能存在,在感染等诱因下可出现一过性再障。

(1)PK 缺乏症诊断:溶血性贫血加下列之一即可诊断:①红细胞 PK 酶活性降低;②存在导致酶活性损害的 *PK LR* 基因突变。

(2)PK 缺乏治疗:依赖贫血出现时间和贫血严重度。严重贫血胎儿水肿,可能需要宫内输血。新生儿高胆红素血症可采取光疗或置换输血。重症需要终生输血。脾切除能明确减轻溶血程度,切脾后仍需要反复输血者异基因干细胞移植可成为治疗选择。反复输血导致铁过载,需要祛铁治疗。糖皮质激素无明显作用,不推荐使用。

### (四)红细胞膜异常性溶血性贫血输血

红细胞膜主要由蛋白质、脂类和糖类三种主要成分组成。由于红细胞膜结构和功能异常,造成红细胞形态、变形和结构完整性变化而发生的疾病,称为红细胞膜病。分为先天遗传学(如遗传性球形红细胞增多症)和后天获得性(如阵发性睡眠性血红蛋白尿),膜异常可能是原发性也可能继发于红细胞其他疾病(如珠蛋白生成障碍性疾病的膜病变),或由于红细胞之外的其他因素造成红细胞膜损伤。常见的红细胞膜病为遗传性球形红细胞增多症(HS)、遗传学椭圆形红细胞增多症(HE)、遗传学口型细胞增多症等。

#### 1. 遗传学球形红细胞增多症

(1)发病机制:HS 涉及六种膜蛋白异常包括血影蛋白、锚蛋白、带 4.2 蛋白、带 4.1 蛋白、带 3 蛋白、RhAG(Rh 相关糖蛋白),其中、锚蛋白和血影蛋白占最重要作用。HS 75%患者为常染色体显性遗传,其余为隐性遗传。研究显示 HS 患者 60%为血影蛋白/锚蛋白缺失,23%是带 3 蛋白缺失,单独带 4.2 缺失占 2%,15%未发现膜蛋白异常。基因异常导致纵向连接红细胞膜内层与脂质外层的蛋白结构异常,红细胞膜不稳定,在脾脏的作用下形态变为球形。

(2)临床分型:贫血、黄疸、脾大是 HS 常见表现,脾切除能显著改善症状。贫血程度变异极大,Hb 从正常到中重度贫血,甚至危及生命的贫血均可发生。基于严重度分为三型。轻型约占 HS 的 20%~30%,患者 Hb 可在正常范围,中度网织红细胞增高、基本无黄疸和脾脏肿大。中型约占 HS 的 60%~70%。患者有贫血、黄疸、网织红细胞增高。有时需要输血支持。重型 HS 约占 5%,严重溶血性贫血、高胆红素血症、脾脏肿大,需要规律输血支持治疗。

(3)实验室检查和 HS 诊断:外周血涂片可见许多小球形红细胞和红细胞渗透脆性显著增高。小球形红细胞数量从 1%~2%到 60%~70%不等,多数在 10%以上。红细胞 MCV 通常正常或轻度增高,MCHC 通常升高,反映红细胞膜丢失和脱水。是血常规中最有帮助的红细胞指标,红细胞分布宽度 RDW 增大。在未切脾儿童 HS 患者,MCHC>35g/L,同时 RDW > 14,诊断 HS 的敏感性 63%,特异性 100%,是非常有用的 HS 筛查指标。由于钾离子漏出红细胞外漏成实验室检查的假性高钾血症。HS 诊断很大程度基于临床存在溶血性贫血依据、结合家族史及 MCHC 增高、血片存在小球形红细胞。一些特殊试验帮助确定诊断,包括红细胞渗透脆性试验、伊红-5-马来酰亚胺(EMA)结合试验(the eosin-5-maleimide EMA binding test)、酸化甘油溶解试验和粉红色试验[the acidified glycerol lysis test(AGLT)and pink test],结合 EMA 和 AGLT 试验几乎所有 HS 可以确定诊断。分子和遗传学检测可进一步确定基因突变,但目前还只限于研究。

(4)治疗和输血:支持治疗:和很多遗传性溶血性疾病相同无特殊基础疾病治疗方法,支持治疗占主导地位。在溶血状态下,红系统代偿性增生对叶酸需求增加,可复用叶酸剂量 1mg/d。脾脏切除术对严重溶血或症状严重的患者可以选择,但儿童患者建议推迟到儿童 6 岁以后。脾切除后,贫血可很大程度改善。有报道造血干细胞移植可治愈 HS 患者,选择上需要权衡利弊。

(5)输血:估计 70%~80%的 HS 婴儿在今后的数年间需依赖输血,因为骨髓代偿造血不能达到所需要红细胞数量。数年后,低于 30%的 HS 患者需要有规律地输血。有报道婴儿 9 个月大之前给予 EPO[1000U(kg・w)]同时补铁可减少重症婴儿 HS 输血需求。输血频率增加与疾病程度加重相关。

2. 遗传学椭圆形红细胞增多症

（1）遗传学椭圆形红细胞增多症（hereditary elliptocytosis，HE）：是一组异质性红细胞膜蛋白分子异常的家族遗传性溶血性疾病，特点是外周血存在大量椭圆形成熟红细胞。HE 大多为常染色体显性遗传，极少数为常染色体阴性遗传（遗传性热变性异形红细胞增多症，HPP）。多数为杂合子，仅少数为纯合子。HE 的发病机制是膜骨架异常，主要累及膜骨架蛋白之间水平连接缺陷。涉及血影蛋白、膜 4.1 蛋白、血型糖蛋白 C 异常等其他异常。根据临床表现和分子病变，HE 分型如下：①隐匿携带者：无症状无溶血，同时血液指标正常，红细胞渗透脆性正常，通常在 HE 患者家系调查时发现；② 普通型 HE（CHE）：通常无症状无贫血，无或轻微的溶血体征，红细胞渗透脆性正常。外周血涂片存在 15%～90% 的椭圆形红细胞。在一些特殊环境下，CHE 可以发生严重溶血：存在一些少见突变的患者可发生持续溶血；纯合子突变或复合杂合子突变的 CHE 通常有持续溶血，程度从轻到危及生命的溶血均可发生，伴有脾肿大。红细胞异型性明显。③遗传性热变性异形红细胞增多症（HPP）：为 HE 中最重类型，由于红细胞形态改变类似烧伤患者红细胞而命名。为常染色体隐性遗传，父母均是隐匿携带者。溶血从婴儿期即出现且持续终生存在。④球形椭圆形红细胞增多症（SE）：仅见于白种人。临床轻到中度溶血，脾脏肿大，红细胞形态变化从球形到椭圆形均有，椭圆形一般较少。⑤东南亚卵圆形细胞型（SAO）：东南亚地区尤其新几内亚高发。红细胞形态可见口形椭圆形红细胞。

（2）实验室检查：轻重不一的溶血性贫血，外周血涂片可见椭圆形红细胞占 25% 以上，常超过 50%。红细胞渗透脆性试验增高。家族史结合实验室检查有利于诊断。必要时可行红细胞膜蛋白基因突变分子学检查。

（3）治疗和输血：多数 HE 患者无症状不需特殊治疗，随访。对有贫血者支持治疗包括叶酸补充。偶尔在感染、药物或手术等因素下诱发溶血加重出现明显贫血症状时可以输血，输血具体参照海洋性贫血，即地中海贫血。在有腹部症状患者，行超声胆结石检查。当贫血严重或存在危及生命的溶血，脾脏切除可以减缓输血的需求改善贫血症状。目前没有随机对照研究何时切脾或以何种方式切脾。总体原则为，脾脏切除对球形椭圆形红细胞增多症是根治方法。次全脾脏切除疗效对 HPP 患者不确切，可

能一过性减轻溶血。

### （五）免疫性溶血性贫血

由抗体介导的溶血称为免疫性溶血性贫血。根据病因学不同，免疫性溶血性贫血可以分为自身免疫性溶血性贫血、同种免疫性溶血性贫血。

1. 自身免疫性溶血性贫血　由于人体免疫功能异常而产生自身抗体和（或）补体，结合于红细胞表面，导致红细胞破坏加速而发生溶血性贫血称为自身免疫性溶血性贫血（autoimmune hemolytic anemia，AIHA）。抗球蛋白试验多为阳性。

（1）病因学：大多数特发性 AIHA 找不到特定病因。继发性者与其他一些疾病或状况和 AIHA 相关。①淋巴细胞增殖性疾病，如淋巴瘤、慢性淋巴细胞白血病、骨髓瘤等。②自身免疫性疾病，如系统性红斑狼疮（SLE）、类风湿关节炎等。③感染性疾病，病毒感染特别在儿童，支原体肺炎等。④免疫缺陷病。⑤干细胞移植或实体器官移植术后等。⑥药物。

（2）AIHA 分类

1）温抗体型、冷抗体型及各型抗体特性：根据致病抗体作用于红细胞时所需温度不同，AIHA 的自身抗体可分为温抗体和冷抗体型两大类。温抗体一般在 37℃ 时作用最活跃，主要是 IgG，少数是 IgM 不完全抗体。冷抗体在 20℃ 以下作用最活跃，凝集素性 IgM 较多见于冷凝集素综合征，可直接在血循环发生红细胞凝集现象，属于完全抗体。另一种特殊冷抗体称 D-L 抗体或冷热抗体，见于阵发性冷性血红蛋白尿。抗体特点（表 33-13）。

2）完全抗体和不完全抗体：完全抗体属于 IgM，在血循环中可以直接结合到红细胞上，通过激活补体导致溶血。通过补体激活的途径不同，IgM 型抗体引起的溶血可以是血管内或血管外。

不完全抗体常为 IgG，吸附在红细胞膜上，在单核-吞噬细胞系统内被吞噬而破坏，为血管外溶血，主要见于温抗体型 AIHA。抗体类型与溶血场所及实验室指标关系（表 33-14）。

3）血管内或血管外溶血：依红细胞破坏的主要场所不同，AIHA 可分为血管内和血管外溶血两种形式。①血管外溶血：主要见于温抗体型 AIHA。红细胞吸附不完全抗体或补体而致敏，在单核-吞噬细胞系统被吞噬而溶血。主要临床特征为黄疸、贫血、脾大。②血管内溶血：常见于阵发性冷性血红蛋白尿、冷凝集素综合征。血管内红细胞破坏主要由于抗体激活补体引起。临床主要特征为 3H 表型，即血红蛋白血症、血红蛋白尿症、含铁血黄素尿。

表 33-13　各种红细胞抗体及其特性

| | 温抗体 | 冷抗体 | PCH | 混合型 |
|---|---|---|---|---|
| 直接抗球蛋白试验 DAT | >95% DAT(+)多克隆下 IgG 增高；<br>37℃反应；<br>单纯 IgG:20%~66%<br>IgG+C3:24%~63%<br>C3:7%~14%<br>IgG+IgA/IgM:不常见；<br>单纯 IgA 或 IgM:罕见<br>2%~4%DAT(−) | DAT 均(+):C3 在 0~4℃反应<br>IgM 自身抗体:C3 结合后抗体从红细胞表面解离<br>IgG/IgA 自身抗体:罕见 | DAT 均(+):C3(在低温下可检测到 IgG+)<br>热幅<20℃(D-L 抗体阳性) | DAT(+):同时存在温抗体和冷抗体的 AIHA<br>温溶血素:IgG、C3，偶然 IgM 或 IgA |
| 红细胞洗脱<br>红细胞抗原 | 多数 IgG1>IgG3<br>Rh(e,E,C)<br>带 4.1 蛋白<br>带 3 蛋白<br>糖蛋白 | 无反应性<br>Ii(90%针对 I)；<br>其他:Pr,Gd,Sa,Lud,Fl,Vo,M,N,D,P | 通常无反应<br>P 抗原<br>DL 检测 +:P 抗原特异性 | 不定<br>I 或 i 或其他非特异性抗原 |
| 评论 | 正常献血者报告，DAT(+)不伴 AIHA 的发生率约 1:13 000~1:14 000；妊娠妇女自身抗体发生率 1:50 000 | 病理性冷抗体:高滴度自身抗体(>1:256)且热幅范围宽 | D-L 检测:评估双相性冷溶血素。在 0~4℃致敏红细胞，37℃发生溶血 | 有临床意义的冷抗体:高低度抗体>1:1000，热幅可达>30℃ |

表 33-14　完全抗体和不完全抗体破坏红细胞的主要场所和实验室指标

| 抗体种类 | 红细胞破坏主要场所 | | | 补体依赖 | 血红蛋白血症 | 高胆红素血症 | Coombs |
|---|---|---|---|---|---|---|---|
| | 血管内 | 血管外 | | | | | |
| | | 肝 | 脾 | | | | |
| 完全抗体 IgM | + | +~− | + | + | + | + | 抗-C3 |
| 不完全抗体 IgG | − | −~− | + | − | −~+ | + | 抗-IgG |

（3）临床表现、实验室检查及诊断:临床表型多样化,轻重不一。血管外溶血以贫血黄疸脾大为突出,血管内溶血则血红蛋白血症、血红蛋白尿症、含铁血黄素尿症为其特点。实验室检查:正细胞性贫血,网织红细胞增高。血涂片可见小球形红细胞。合并血小板减少时称为 Evans 综合征。骨髓红系增生为主。直接抗人球蛋白试验(Coombs)阳性。

AIHA 诊断依据:①近 4 个月内无输血或特殊药物史,如直接抗球蛋白试验阳性,结合临床和实验室检查 AIHA 诊断确立。②如抗球蛋白试验阴性,但临床表现符合,皮质激素或脾切除有效,除外其他溶血性贫血特别是遗传学球形红细胞增多症

可诊断为抗球蛋白试验阴性的自身免疫性溶血性贫血。LDH 升高结合珠蛋白降低两者诊断溶血性贫血特异性 90%,而 LDH 正常联合结合珠蛋白高于 250mg/L,则排除溶血性贫血的敏感性 92%。具体诊断流程(图 33-5)。

（4）治疗:减少自身抗体产生:糖皮质激素和细胞毒药物是减少抗体产生的两个主要方法。靶向 B 淋巴细胞 CD20 的利妥昔单抗在减少抗体产生也非常有效。人体 25% 的淋巴细胞在脾脏,脾脏切除减少了抗体来源。静脉输注免疫球蛋白可封闭单核-吞噬细胞,减少红细胞破坏,可减少抗体效能,起到治疗作用。

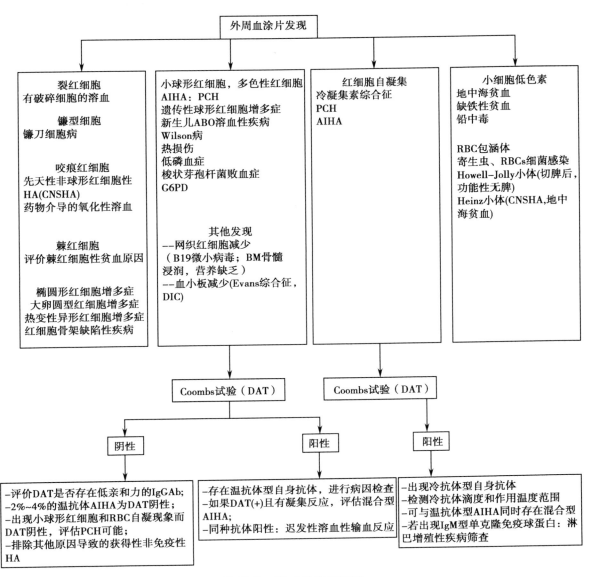

图 33-5　AIHA 诊断流程图

温抗体型 AIHA 治疗：一线治疗包括糖皮质激素单药治疗，二线可选择脾脏切除、利妥昔单抗、免疫抑制剂、阿仑单抗等。

冷凝集素综合征避免受凉、保暖很重要。糖皮质激素总体效果比温抗体型 AIHA 差。二线选择包括细胞毒药物、血浆置换、利妥昔单抗、环磷酰胺等。

对异基因移植后患者的 AIHA 治疗性血浆置换可作为三线治疗选择。

（5）输血：当 AIHA 患者血红蛋白低于生理耐受力情况下需要输血。AIHA 患者体内存在的自身抗体通常与人群几乎所有红细胞抗原反应，找到完全相合的血困难，即配血困难。此种情况下，原则上选择相合度最佳的红细胞输注，由于配血困难而未能及时输血导致 AIHA 患者死亡是不允许的。临床经验显示即使输注血清学不相合的红细胞，通常多数

患者耐受。AIHA 患者除了存在红细胞自身抗体外，还需要特别注意是否同时存在同种抗体，后者在妊娠、之前输注过血液制品的患者可能存在。同种抗体而非自身抗体也可能是输血反应的主要原因。

1）输血适应证：是否需要输血依赖患者的个体状况。推荐在急性起病且伴有急性溶血相关症状体征且贫血进行性加重患者给予输血治疗。总体输血原则（表 33-15）。

2）血制品选择：温抗体型 AIHA 在临床发生严重的溶血性输血反应，是由于 ABO 血型不合引起。虽然 AIHA 患者体内存在自身抗体使得合血困难，但标准的血库技术通常能鉴定出患者的 ABO 血型，提供血型相同或相合度最大的血液制品用于输血治疗。特别需要注意 AIHA 患者由于 3 个月内的输血或既往妊娠体内可能存在同种抗体，被自身抗体掩

盖。有报道 12%～40% 的温抗体 AIHA 患者体内存在同种抗体,如果未能识别可能造成输血后溶血加重。

表 33-15　AIHA 患者输血原则

| | 发生显著生理功能障碍概率 | 推荐 |
|---|---|---|
| Hb(g/L) ≥100 | 低 | 避免输血 |
| 80～100 | 低 | 避免输血或试验性输血后病情改善的患者予以输血 |
| 60～80 | 中 | 若有必要予以输血 |
| ≤60 | 高 | 需要频繁输血 |
| 稳定 | 低 | 避免输血 |

3)冷凝集素综合征(CAS):配血应在 37℃ 进行。如果不能严格在此温度下进行,推荐进行 1～2 次自体吸附处理。虽然高效价的冷凝集素不能被完全吸附去除,但在 37℃ 时的抗体反应可能消失。冷凝集素通常针对 I 抗原,由于 I 抗原阴性的血稀少提供 I 阴性血制品不可行,且可能并无益处,临床给予 I 抗原阳性血制品输注。对冷凝集素综合征患者血制品加温输注目前存在争议。对严重的 CAS 和 PCH 患者,提倡加温输注,但需要特别注意调节加热器至体温温度以避免输入红细胞损伤导致致命性体内溶血。

4)阵发性冷性血红蛋白尿(PCH):PCH 抗体通常针对红细胞 P 抗原,由于 P 抗原阴性红细胞罕见,提供 P 抗原阴性血制品不实际。此种情况下,提供常规 P 型红细胞输注。

5)输血及其他注意事项:输血量和输血速度,红细胞的最佳输血量取决于患者的临床情况。总的来说,输血的目的是提供足量的红细胞用于治疗或预防低氧血症,同时要避免过度输血。应缓慢输注红细胞,通常总量不超过每小时 1ml/kg。采用去白细胞滤器或去白细胞红细胞输注,减少由于同种白细胞引起的输血反应从而避免输血反应原因的混淆。

6)Hb 及 Hct 检测:急性、危及生命的 AIHA,应间隔 2 小时监测 Hb 和 Hct;对于病情稍缓的患者至少每 12～24 小时需要监测 1 次。

7)血容量负荷:在输血治疗过程中及输血后,应评估是否有充血性心力衰竭(CHF)或容量负荷过重的情况。对于老年以及心脏功能储备降低的患者,尤其要警惕容量负荷过重的发生,必要时使用利尿

剂。AIHA 患者输血潜在并发症包括容量负荷过重和心衰发生;急性溶血性贫血;同种免疫反应;输血后血红蛋白尿,尤其是当自身抗体正不断产生时大量输注红细胞时容易发生。其他还包括 DIC;血栓形成;甚至危及生命。

2. 同种血型抗体溶血性贫血输血

(1)概述:红细胞抗原或针对患者红细胞的抗体从他人转移给患者而发生溶血,称同种免疫性溶血性贫血。同种抗体通过既往输血、妊娠而产生。最常见的同种抗体是抗-E、抗-Le(a)、抗-K、抗-D 和抗-Le(b)。临床上,同种抗体并不是都重要,那些引起溶血性输血反应或新生儿溶血性疾病的同种抗体才有临床意义。

(2)以下抗体广泛认为具有潜在临床意义:ABO(A,B)、Rh(D,C,c,E,e)、Duffy(Fy$^a$,Fy$^b$)、Kidd(Jk$^a$,Jk$^b$)、Kell(K,k)、SsU(S,s,U)和 Lutheran(Lub)。最常见具有临床意义的同种抗体包括抗-E、抗-K、抗-c、抗 Jk(a)和抗 Fy(a)。通常同种抗体随着时间推移,抗体滴度降低,甚至有些消失。

(3)输血:对于存在同种抗体,尤其是存在高效价抗体和多种抗体的患者,有时找到全相合的红细胞困难、且耗时,需要寻找缺少相应抗原的红细胞。血库需要登记记录稀有血型供者信息,有条件血液中心可保存冰冻红细胞。临床病情危重急需输血时给予相合度最佳血制品。

(朱焕玲)

# 参 考 文 献

1. Carson JL,Guyatt G,Heddle NM,et al.Clinical practice guidelines from the AABB:red blood cell transfusion thresholds and storage.JAMA,2016,316(19):2025-2035.

2. Carmel R.How I treat cobalamin(vitamin B12)deficiency.Blood,2008,24(6):2214-2221.

3. 张志南,沈悌.血液病诊断及疗效标准.第 3 版.北京:科学出版社,2007:19-23.

4. Kaushansky K,Lichtman MA,Beutler E,et al.Williams Hematology.8th ed.New York:The McGraw-Hill Companies Inc.,2010.

5. Goldman L,Schafer AI.Goldman's Cecil Medicine.24th ed.Amsterdam:Elsevier,2012:1242-1244.

6. 中华医学会血液学分会.骨髓增生异常综合征诊断与治疗中国专家共识(2014 年版).中华血液学杂志,2014,35(11):1042-1048.

7. Arber DA,Orazi A,Hasserjian R,et al.The 2016 revision to the World Health Organization classification of myeloid neoplasms and acute leukemia.Blood,2016,127(20):2391-2405.

8. Fraenkel PG.Understanding anemia of chronic disease.Hematology,2015,5(1):14-18.

9. Goldman L,Schafer AI.Goldman's Cecil Medicine.24th ed. Amsterdam:Elsevier,2012:1060-1066.

10. Cappellini MD,Cohen A,Porter J,et al.Guidelines for the management of transfusion dependent thalassaemia.3th ed.

Team Up Creations Ltd.,2014.

11. Liu C,Grossman BJ.Red blood cell transfusion for hematologic disorders.Hematology,2015,454-461.

12. Howard J.Sickle cell disease:when and how to transfuse.Hematology,2016,625-631.

# 第三十四章
## 凝血障碍性疾病与输血

血液凝固是无活性的凝血因子被有序、逐级放大地激活,经过一系列酶解反应,最后形成纤维蛋白凝块。该过程是由阳性和阴性反馈袢组成的复杂网络,凝血酶在其中起主导作用。传统上凝血酶的形成分为内源性途径和外源性途径,实际上体内不存在截然分开的两条途径。在凝血发生的开始,受损的内皮细胞或活化的单核细胞表面的组织因子(TF)暴露后与血液循环中的凝血因子Ⅶ(FⅦ)结合并激活FⅦa,形成TF-Ⅶa复活物,该复活物激活凝血因子Ⅸa和Ⅹa,导致凝血酶的形成。凝血酶反过来进一步激活因子Ⅴ、Ⅷ、Ⅺ,生成的FⅨa-FⅧa复合物促进FⅩa和促凝血酶原复合物FⅩa-Ⅴa的生成,促进凝血酶原大量形成凝血酶,促进纤维蛋白原转化为纤维蛋白,以及激活FⅩⅢa,最终形成交联稳定的纤维蛋白凝块(图34-1)。在凝血发生的同时,体内的抗凝系统也发挥着调控凝血过程的作用,

这些抗凝系统包括灭活TF-FⅦa复合物的组织因子途径抑制因子(TFPI),灭活FⅨa、FⅩa、FⅪa和凝血酶的抗凝血酶Ⅲ(AT-Ⅲ),灭活FⅤa、FⅧa的蛋白C、蛋白S,以及溶解交联的纤维蛋白成为D-二聚体、纤维蛋白降解产物(FDP)的纤溶系统。上述过程中任一环节的异常均可打破体内凝血机制的生理平衡,发生凝血障碍性疾病。

凝血障碍性疾病是凝血因子缺乏或功能异常所致的出血性疾病,分为遗传性和获得性。前者为先天性,多为单一凝血因子缺乏所致,以血友病和血管性血友病最常见。后者发生于出生后,多为复合性凝血因子减少,如弥散性血管内凝血(DIC)、维生素K缺乏症、肝脏疾病所致凝血异常。出血是凝血功能障碍性疾病最主要的临床表现,包括皮肤瘀斑、肌肉和大关节血肿、血尿等,但出血的严重程度差异较大,可以从无症状到发生危及生命的致命性出血。

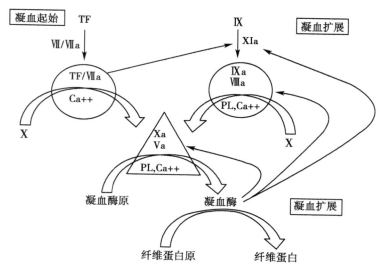

图 34-1 凝血途径示意图

# 第一节　血友病 A 和 B

血友病包括血友病 A(hemophilia A)、血友病 B(hemophilia B),分别由凝血因子Ⅷ和Ⅸ减少或缺乏所致,为最常见的遗传性凝血因子缺陷症。其中血友病 A 占 80%,血友病 B 约 15%~20%。

## 一、遗传学特点

血友病 A、B 均为 X 染色体伴性隐性遗传性疾病,70%的血友病患者有阳性家族史,30%患者可能由于基因突变所致,无家族史。遗传基因位于 X 染色体,女性传递,男性患病。其特点是:①男性血友病 A 患者与正常女性结婚,其女儿均为携带者,儿子中无患者。②正常男性与女性血友病携带者结婚,其儿子半数为患者,女儿半数为携带者。③男性血友病 A 患者与女性血友病携带者结婚,儿子有半数为患者,半数为正常。女儿半数为患者,半数为携带者。④男性血友病 A 患者与女性血友病患者结婚,儿女均为血友病患者,但临床上极少见。

## 二、发病机制

FⅧ基因位于 Xq28,长 186kb,含 26 个外显子和 25 个内含子[1]。该基因大而复杂,难以通过常规测序来发现致血友病的基因突变位点。目前已报道存在超过 1000 个位点的基因缺陷,包括内含子 22 倒位,基因点突变、缺失,异常基因的插入及 mRNA 剪接异常等,导致FⅧ合成障碍或FⅧ分子结构异常而致其活性降低[2,3]。FⅨ基因位于 Xq26.3~27.2,长 33kb,远小于FⅧ基因[4]。该基因的点突变、缺失、插入等改变引起FⅨ量的缺乏或质的缺陷,导致血友病 B 的发生[5]。

在内源性凝血过程中,FⅧa 作为FⅨa 的辅因子,与FⅨa 按 1:1 结合形成复合物,在 $Ca^{2+}$、磷脂存在下,激活FX生成凝血活酶,促进凝血过程的发生。血友病 A、B 分别由于FⅧ、FⅨ生成减少导致凝血活酶生成障碍,凝血时间延长,因此,容易发生出血。

## 三、临床表现

### (一)临床表现特点

其特点是:①多为男性患者(女性纯合子极少见),有或无家族史,有家族史者符合 X 性联隐性遗传规律。②以负重关节如踝关节、肘关节、膝关节等

出血为特征,反复关节出血可引起慢性关节病,导致关节畸形、功能丧失。出血可累及全身任何部位,包括肌肉和其他软组织、胃肠道、中枢神经系统。③自幼有出血倾向,表现为轻微外伤或手术后严重出血,拔牙或小手术后出血不止。

### (二)临床分型诊断

根据凝血因子水平和出血症状,可将血友病分为:

1. 重型　血浆中 FⅧ活性<1%,发病年龄常<1 岁,表现为反复发生的严重自发性肌肉、关节、内脏出血,关节畸形,或手术、拔牙后出血不止。
2. 中型　血浆中 FⅧ活性 1%~5%,发病年龄常<2 岁,偶尔发生较轻的肌肉、关节、内脏出血,关节畸形,或手术、拔牙后出血。
3. 轻型　血浆中 FⅧ活性 6%~30%,发病年龄一般在 2 岁后,一般在运动、拔牙、手术后出血。
4. 亚临床型　血浆中 FⅧ活性 30%~50%,仅在严重创伤、大手术后出血。

## 四、实验室检查

### (一)活化部分凝血活酶时间

活化部分凝血活酶时间(APTT)延长(大于正常对照 10 秒以上),且可以被正常血浆纠正。

### (二)纠正试验

通过简易凝血活酶生成(STGT)结合纠正试验可以鉴定血友病类型。正常血浆经硫酸钡吸附后含有 FⅧ、FⅪ,正常血清中有 FⅨ、FⅪ,如果患者 STGT 仅被硫酸钡吸附正常血浆纠正时,为 FⅧ缺乏;仅被正常血清纠正时,为 FⅨ缺乏;二者均可纠正时,为 FⅪ缺乏。

### (三)确诊实验

直接测定患者血浆中因子Ⅷ、Ⅸ的促凝血活性 FⅧ:C、FⅨ:C,是血友病确诊和分型的主要依据。血友病 A 患者 FⅧ:C 减少或极少,vWF:Ag 正常,FⅧ:C/vWF:Ag 明显下降。血友病 B 患者 FⅨ:C 减少或缺如。

## 五、诊断和鉴别诊断

### (一)临床表现特点

其特点是:①多为男性患者(女性纯合子极少见),有或无家族史,有家族史者符合 X 性联隐性遗传规律。②以肌肉、负重关节出血为特征,反复关节出血可引起关节畸形、功能丧失。③自幼有出血倾向,表现为轻微外伤或手术后严重出血,拔牙或小手

术后出血不止。④实验室检查特点：a. APTT 延长；b. PT 正常；c. 凝血活酶生成不良：血友病 A 患者延长的 STGT 仅能被硫酸钡吸附血浆纠正，血友病 B 患者延长的 STGT 仅被正常血清纠正；d. 确诊实验：血友病 A 患者 FⅧ:C 减少或极少，血友病 B 患者 FIX:C 减少或缺如。

### （二）鉴别诊断

鉴别要点：①血友病 A 与血友病 B 的鉴别需依靠实验室检查。②血管性血友病：男女均可发病。出血症状较轻，以鼻、牙、子宫、消化道、泌尿道出血为主，很少累及关节、肌肉。出血时间延长，血小板对瑞斯托霉素无聚集反应，血浆中 FⅧ:C、vWF:Ag 含量减少或正常，FⅧ:C/vWF:Ag 比例增高或正常。Ⅲ型 VWD 患者 FⅧ 水平常常很低（<5%），难以与血友病 A 鉴别，只能根据出血时间延长、缺乏 X 染色体伴性隐性遗传的特点来区别二者。③获得性血友病：多见于老年，既往无血友病史，突然发生的严重皮肤广泛瘀斑、肌肉出血、内脏出血、产后出血等。PT、TT 正常，APTT 延长且不能被正常血浆纠正，37℃孵育 2 小时后 APTT 延长更明显。

## 六、治　　疗

### （一）预防

血友病为终身性疾病，应向患者、家属、学校、单位介绍防治常识，特别是患者或家属需要掌握在家输注凝血因子的技术。避免创伤和重体力活动。尽量避免手术，必须进行手术时，术前应作好充分准备。禁止肌内、皮下注射。禁服阿司匹林、吲哚美辛、双嘧达莫等抑制血小板功能的药物。

对于重型血友病患者特别是小儿，定期预防性输注凝血因子可以降低血友病性关节病的发生，提高患者生活质量[6]。预防性输注凝血因子的方法为：隔日输注基因重组的人 FⅧ（rhFⅧ）25U/kg，关节出血时加用 rhFⅧ 40U/kg。虽然预防性输注可以减少出血的发生，减少血友病性关节病，提高患者生活质量，但极大增加了治疗相关费用和静脉留置输液管道并发症发生的风险[7,8]。血友病 B 预防性输注的研究较少，输注凝血因子维持Ⅸ水平大于 1% 即可[9]。

### （二）局部止血

对轻微损伤出血，可采取局部压迫止血。深部血肿、关节出血应卧床休息，局部用冰袋或绷带压迫固定。

### （三）凝血因子替代治疗

凝血因子的替代治疗是血友病出血时的主要治疗方法，可以使严重血友病患者的生命延长 20 年，接近正常人的寿命[10]。替代治疗主要用于血友病患者出血时，或外科手术、侵袭性操作前。

1. 制剂的选择

（1）FⅧ、FⅪ制剂：包括中、高纯度的人 FⅧ浓缩剂、基因重组的 rhFⅧ或 rhFⅪ、猪 FⅧ制剂等。其中基因重组的 rhFⅧ、rhFⅪ无传播传染性疾病的风险，可作为严重血友病患儿预防自发性关节腔出血，或既往未治疗过的成人血友病患者出血时的一线治疗制剂。对既往曾经治疗过的患者，要根据既往对治疗的反应、抑制物产生的情况、是否用过血浆制剂来选择替代治疗的制剂。血浆来源的人 FⅧ浓缩剂一般经过供者筛选和二次病毒灭活处理，但仍然有传播微小病毒 B19 等的可能，有一定治疗的风险性。对于基因重组的 rhFⅧ产生抑制物的发生率是否高于血浆来源的 FⅧ，目前尚有争论。

（2）新鲜冰冻血浆：含有所有凝血因子，每 1ml 新鲜冰冻血浆含 1U FⅧ:C 和 1U FIX:C。由于血浆用量过多将增加血容量负荷，成人一次最大用量为 20ml/kg，FⅧ活性最多升高到正常人的 40%。

（3）冷沉淀：指冷冻新鲜冰冻血浆在 1~5℃下不再溶解的白色沉淀物。国内一般以 200ml 或 400ml 新鲜全血的血浆作为一个制备单位（1 袋为 20 ~ 30ml），每袋冷沉淀含 100U 的 FⅧ、FXⅢ，相当于 200ml 血浆中的 vWF，以及纤维蛋白原，冰冻保存于 −20℃。冷沉淀具有效力大、容量小、价格低廉、不引起血栓栓塞的优点。但冷沉淀混有少量红细胞，可能引起血友病患者发生溶血性贫血。此外，冷沉淀中病毒未灭活，接受者有感染病毒的危险。

（4）凝血酶原复合物浓缩剂（PCC）：内含 FⅡ、FⅦ、FIX、FX 等，每瓶 200U 相当于 200ml 新鲜血浆含有的 FIX 水平，主要用于血友病 B 的治疗。PCC 中可能含有活化的凝血因子，用后患者有发生血栓的可能。

（5）重组人活化因子Ⅶ（rhFⅦa）制剂（诺其）：高剂量的 FⅦa 可直接与血小板膜上磷脂结合，活化 FX，促进凝血过程的发生。

2. 用法和剂量　每千克体重输入 1IU FⅧ，可使体内 FⅧ活性上升 2%。血友病轻度出血时，需将 FⅧ水平提高至正常人的 20%~25%，重度出血需提高至 50% 以上。首次补充凝血因子的剂量可采用公式计算：输入凝血因子Ⅷ或Ⅸ剂量（U）= 体重

（kg）×需提高的因子活性（%）×0.5（输 FⅪ时×1）。因 FⅧ血浆半衰期为 8~12 小时，FⅨ血浆半衰期为 18~30 小时，因此血友病 A 需每 12 小时补充 1 次（首次剂量的半量），血友病 B 需每 24 小时补充 1 次。对于大的软组织出血，凝血因子水平达到 50% 即可，而对于大手术，术前凝血因子水平需要达到 100%。手术前后检测凝血因子水平，维持凝血因子在 50%~100%，直至出血停止，严重出血至少维持 7~10 天。

3. 长效重组的凝血因子制剂　上面提到的凝血因子制剂均为短效制剂，半衰期短，需要反复静脉输注，容易产生 FⅧ抑制物，严重影响患者的生活质量。近年已开展长效凝血因子的研制，这些长效凝血因子制剂在体内半衰期长，可以减少输注凝血因子的次数。主要包括聚乙二醇化相关的凝血因子 rFⅧ PEG[11]，以及与免疫球蛋白 IgG1 Fc 片段或白蛋白融合的凝血因子 rFⅧ Fc、rFⅨ Fc[12-14]。其中 rFⅨ Fc 已于 2014 年 3 月被美国食品与药品管理局（FDA）批准用于血友病 B 成人及儿童患者用于控制和预防出血发作。

4. DDAVP（1-去氨基-8-右旋精氨酸加压素）是一种人工合成的抗利尿激素衍生物，能动员体内储存的 FⅧ、vWF 释放，暂时提高血浆 FⅧ、vWF 水平 3~5 倍，适用于轻型血友病。0.3μg/kg，皮下注射或缓慢静脉 15~30 分钟，每 12 小时 1 次，2~5 天为一疗程，也可以鼻腔喷雾使用。低钠血症、水钠潴留是其主要副作用，也有在动脉粥样硬化患者发生动脉血栓形成的报道，因此，不适用于心功能不全、儿童及动脉粥样硬化患者。

5. 抗纤溶药物　抗纤溶药物可以减少纤溶，保护已形成的血凝块不易被溶解，特别适用于黏膜表面出血的患者，如鼻出血、口腔出血、月经过多等[15]。可与 DDAVP 联合使用，常用 6-氨基己酸 4~6g 溶于 5% 葡萄糖液或生理盐水静脉滴注，氨甲苯酸 0.1~0.3g 加入葡萄糖液静脉滴注。抗纤溶治疗容易导致肾绞痛和尿道梗阻的发生，因此，在发生血尿的患者为禁忌证[16]。

6. 糖皮质激素　可在关节腔血肿、咽喉部出血、脑出血、血尿及拔牙引起的出血等情况下使用，也适用于产生抗 FⅧ抗体者。糖皮质激素可以降低血管脆性和通透性，减轻出血所致的炎症反应，促进血肿的吸收，泼尼松（30~40）mg/d。

7. 达那唑　一种人工合成的雄激素，每日 400~600mg，连服 14 天为一疗程。服用后可明显提高患者 FⅧ:C 活性，适用于轻、中型血友病 A 患者。

8. 基因治疗　血友病为单基因疾病，病因明确，是基因治疗理想的模型。将有功能的正常基因转移到患者体内，替代有缺陷的基因，将为血友病的治疗开辟新途径。近 5 年血友病的基因治疗已取得较大进展，有望在不远的将来成为血友病特别是血友病 B 的治疗方法之一[17]。

9. 抑制性抗体的治疗　血友病 A 患者反复输注 FⅧ后，33% 严重的血友病 A 和 13% 轻型血友病 A 患者可能产生抗 FⅧ抗体，是凝血因子替代治疗最严重的并发症。主要见于年轻的儿童患者，在使用凝血因子治疗 14~16 天后开始出现[18-20]。血友病 B 产生抗Ⅸ抗体者较少，约 3% 患者发生[21]。以上两种抗体的产生是机体对外源性抗原免疫反应的结果，而获得性 FⅧ抑制物是一种自身抗体，系机体针对自身 FⅧ产生的抗体。抑制性抗体使输注的凝血因子很快被中和，给治疗带来较大困难，是血友病治疗最主要的并发症，增加了患者出血的风险和治疗费用。治疗原则为迅速止血和去除抗体。

（1）出血的治疗：产生了抑制性抗体的血友病 A 患者容易发生出血，而且止血较困难。在抑制物滴度较低的患者，可以持续给予同等剂量或大剂量的 FⅧ浓缩制剂，但当抑制物滴度较高时［大于 5BU（Bethesda unit）/ml］，浓缩制剂常无效，此时应该给予绕过 FⅧ和 FⅨ而促进凝血酶产生的旁路途径的药物。目前在临床上主要包括重组 FⅦ（rhFⅦ）和活化的凝血酶原复合物（aPCC）两种，两种制剂的副作用相似，总体有效率高达 80%[22]。治疗时一般选择一种制剂即可，也有报道两种制剂联合使用，但应高度警惕发生血栓的风险[23]。抗纤溶药物联合 rFⅦ或 aPCC 是一种选择，可以增加纤维蛋白凝块的稳定性[24]。另外可选择的治疗包括猪 FⅧ浓缩制剂，因为抗人 FⅧ抗体与和猪 FⅧ只有较少的交叉反应，可以获得较好的止血效果[25]。重组猪 FⅧ（rpFⅧ）制剂在获得性血友病 A 患者中有较好的止血效果，但对遗传性血友病 A 患者是否有效尚在研究中[26]。大剂量 FⅧ和旁路途径制剂的联合使用可以增进止血效果[27]。

近年涌现出一些新型的旁路途径制剂如抗组织因子途径抑制剂和长效 rFⅦ。尽管其中一些制剂由于严重的副作用如长效 rFⅦ（BAY86-6150）因使用后产生抗体而停用，但一些正在开发的新型制剂将给患者较大的希望。

（2）预防出血：与血友病不伴抑制物的患者一

样,血友病伴抑制物患者也可预防性使用旁路途径制剂减少出血的发生。这些措施包括 rFⅦ 90μg/(kg·d),或 aPCC 85U/kg 每周 3 次,可以减少患者出血,提高了生活质量[28-29]。

（3）免疫耐受诱导（immune toleration induction, ITI）:ITI 指将患者规律地、经常性地、长期地暴露于凝血因子,以诱导患者对凝血因子的耐受。主要机制包括抑制记忆 B 淋巴细胞,诱导 T 细胞的免疫无能、抗独特性抗体及抑制性 T 细胞的产生等[30]。ITI 主要用于根治血友病特别是重型血友病患者的抑制物,70%的血友病 A 和 30%血友病 B 患者有效。治疗方法:给予血友病伴抑制物患者 FⅧ浓缩物 50U/kg 每周 3 次（低剂量）~100U/（kg·d）（大剂量）输注,直至抑制物滴定度小于 5BU/ml,大剂量使用时效果更佳[31]。

（4）免疫抑制剂:包括静脉免疫球蛋白、环磷酰胺、环孢素、抗 CD20 单克隆抗体利妥昔等[32],特别是利妥昔单抗显示出一定的效果[33]。这些免疫抑制剂在血友病伴抑制抗体患者偶尔有效,但在获得性血友病患者效果更佳。

# 第二节　血管性血友病

血管性血友病（vWD）是由于患者血浆的血管性血友病因子（von Willebrand factor,vWF）数量减少（Ⅰ型和Ⅲ型）或质量异常（Ⅱ型）而致的出血性疾病,常合并 FⅧ活力下降。患病率从 1‰~1%不等,男女比例大约 1:2,ABO 血型为 O 型者有较低 vWF 水平[34]。

## 一、病因和发病机制

vWD 是最常见的常染色体不完全显性遗传性出血性疾病。175kb 的 vWD 基因位于 12 号染色体短臂末端,有 52 个外显子。当其发生点突变、插入突变或缺失时可导致 vWF 生成减少或功能异常。

vWF 有两种主要功能:①止血功能:在止血过程中,vWF 的一端与血小板糖蛋白 Ib 结合,另一端则与受损血管壁的纤维结合蛋白、胶原结合,起桥梁作用;②与 FⅧ:C 以非共价键结合形成 vWF-FⅧ,防止 FⅧ降解。因此,vWD 具有复合性的止血功能异常,包括 FⅧ:C 缺陷和血小板黏附功能缺失所致的止血障碍。

## 二、分　　型

根据遗传方式、临床表现、实验室检查,可将 vWD 分为 3 种主要类型[35]（表 34-1）。其中,Ⅰ型最常见,vWF 的结构和功能正常,但数量减少,为正常人的 20%~50%。Ⅲ型最少见,也最严重,vWF 数量极低甚至不能测出,出血倾向严重。Ⅱ型患者存在 vWF 结构和（或）功能异常。

表 34-1　血管性血友病常见分型
vWD 常见分型

| 类型 | FⅧ | vWF 抗原 | vWF 活性 | RIPA | HMW 多聚体 | 比例 |
|---|---|---|---|---|---|---|
| Ⅰ | 正常或↓ | ↓ | ↓ | ↓或正常 | 正常 | >70% |
| ⅡA | 正常或↓ | 正常或↓ | ↓ | ↓或正常 | ↓ | 10%~15% |
| ⅡM | 正常或↓ | 正常或↓ | ↓ | ↓或正常 | 正常 | 罕见 |
| ⅡB | 正常或↓ | 正常或↓ | ↓ | ↑ | ↓ | <5% |
| ⅡN | ↓ | 正常 | 正常 | 正常 | 正常 | 少见 |
| Ⅲ | ↓↓ | ↓↓ | ↓↓ | ↓↓ | 不能检测到 | 1%~5% |

注:HMW=高分子量 vWF 多聚体

## 三、临床表现

出血倾向是 vWD 的主要临床表现,但差异较大。轻型患者由于 vWF 缺陷引起止血障碍,以皮肤、黏膜出血为主,特别是牙龈出血和鼻出血最为常见,常有胃肠道出血,女性患者有月经过多,也可发生分娩后大出血。有些患者因外伤或手术后出血不

止才发现本病。重型患者因 FⅧ:C 明显降低,表现为关节出血、肌肉血肿,但较血友病轻,而且较少发生。本病预后较好,随着年龄的增长,出血症状自行改善,出血倾向减轻。

## 四、实验室检查

vWD 的实验室异常随 vWD 分型和严重程度而

定,表现为出血时间延长,部分患者 APTT 延长或 FⅧ:C 浓度降低,vWF:Ag 浓度降低,瑞斯托霉素诱导的血小板聚集障碍,中、高分子量的 vWF 多聚体缺乏或降低。

## 五、诊断和鉴别诊断

### (一)诊断要点

其要点是:①家族史;②皮肤、黏膜出血倾向;③出血时间延长,瑞斯托霉素诱导的血小板聚集障碍,血小板计数及形态正常;④血浆 vWF:Ag、FⅧ:C 活性降低;⑤分型需要根据 vWF 多聚体结果。

### (二)鉴别诊断

鉴别要点:①血友病 A:该病为性连锁隐性遗传,主要见于男性患者,以深部组织出血为特点。实验室检查结果为 FⅧ:C 明显见降低,出血时间正常,vWF:Ag 水平及瑞斯托霉素诱导的血小板聚集正常。②血小板无力症:本病为常染色体隐性遗传性疾病,缺乏血小板膜糖蛋白Ⅱb/Ⅲa、ADP、胶原、肾上腺素、凝血酶诱导的血小板聚集障碍,而瑞斯托霉素诱导的血小板聚集反应正常。

## 六、治 疗

近 20 年,vWD 的治疗变化不大,主要治疗措施包括去氨加压素(DDAVP)、抗纤溶药物、血浆制品,避免使用阿司匹林、非甾体类消炎药等抑制血小板功能的药物。

### (一)轻型血管性血友病Ⅰ型

无症状者无须治疗,伴皮肤、黏膜出血时,使用 DDAVP 0.3μg/kg 静脉或皮下注射,可以提高内源性 vWF 和 FⅧVIII:C 2～5 倍[36]。氨甲环酸可以单独或与 DDAVP 联合使用。

### (二)血管性血友病Ⅱ型和Ⅲ型

常需要血浆制品替代治疗,目前尚无重组 vWF 制剂,可输入富含 vWF 的 FⅧ浓缩物、冷沉淀等[37]。DDAVP 不适合ⅡB 型 vWD,对Ⅲ型无效。

### (三)围术期处理

小手术者可给予 DDAVP、氨甲环酸止血,而大手术则需要输注富含 vWF 的 FⅧVIII 浓缩物、冷沉淀等。

### (四)妊娠期处理

妊娠期 FⅧ和 vWF 常增高,因此,不需要特殊处理。产后 vWF 将下降,这时对中重度 vWD 产妇应该严密监测,需要时可给予 DDAVP 或 vWF 浓缩物。ⅡB 型 vWD 妊娠妇女由于存在 HMW 多聚体,容易

引起血小板聚集和血小板减少,应避免使用氨甲环酸以防血栓形成。

### (五)重组血管性血友病因子制剂

近年开展了联合给予 rvWF、rFⅧ的临床试验(vWF:RCo 比 FⅧ:C 为 1.3:1),显示出良好的止血效果和安全性[38]。

### (六)未来的治疗

虽然有报道 vWD 的基因治疗,但该方法是否能在临床上使用还不清楚[39],更现实的方法是开发长效的 vWF 和 FⅧ。

## 第三节 弥散性血管内凝血

弥散性血管内凝血(DIC)是严重感染、肿瘤、病理产科、手术创伤等多种临床疾病发展过程中出现的一组严重综合征。致病因素引起体内凝血系统激活、血小板活化、纤维蛋白沉积,导致弥散性血管内微血栓形成,随后发生凝血因子、血小板消耗和继发性纤溶亢进。临床上以出血、栓塞、微循环障碍等为突出表现,死亡率高。DIC 分为急性和慢性两类,急性 DIC 因疾病发展快,机体来不及代偿而表现为凝血因子水平低下,慢性 DIC 因机体的代偿,凝血因子水平常常正常甚至升高。近年来,国际血栓止血学会(ISTH)强调了对早期 DIC 的发现和治疗的重视,可以提高 DIC 的治疗效果[40]。

## 一、病 因

### (一)感染性疾病

败血症、病毒血症、立克次体、脑型疟、钩端螺旋体、组织胞浆菌病等。

### (二)恶性肿瘤

白血病特别是早幼粒细胞白血病、淋巴瘤、其他实体瘤等。

### (三)病理产科

羊水栓塞、死胎滞留、重症妊娠高血压综合征、前置胎盘、胎盘早、感染性流产等。

### (四)组织损伤

脑、前列腺、胰腺等器官手术和创伤,大面积烧伤、严重挤压伤、脂肪栓塞、蛇咬伤等。

### (五)全身疾病

急性肝坏死、器官移植后排异反应、ABO 血型不合输血、心脏体外循环手术、急进型肾炎、急性胰腺炎、系统性红斑狼疮、恶性高血压等。

## 二、发病机制

DIC 发生最关键的触发机制是血液接触到位于内皮细胞、受损细胞表面的组织因子，或内毒素、细胞因子激活的单核细胞的组织因子，激活了凝血系统，生成凝血酶和纤维蛋白，在肢端、肾脏等微血管内形成广泛微血栓，消耗了大量凝血因子和血小板。纤溶系统随后被继发激活，导致纤维蛋白溶解、纤维蛋白降解产物 D-二聚体等生成。纤维蛋白降解产物（FDP）是一种强力的抗凝物，抑制凝血酶、血小板功能，加重出血。该过程主要涉及下面四方面：①体内凝血酶的产生是 DIC 发生的关键；②凝血酶的大量和持续性的产生是发生弥散性血管内凝血的原因；③内皮细胞和微血管在 DIC 发生过程中发挥了重要作用；④伴随的免疫和炎症系统的激活促进了 DIC 的发生[41]（图 34-2）。

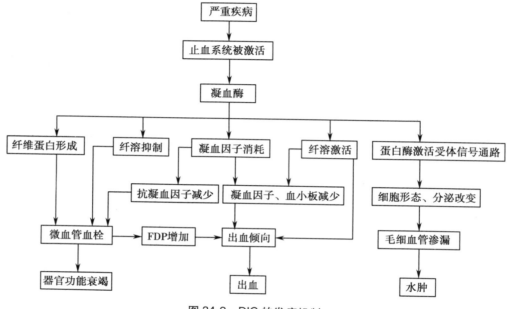

图 34-2　DIC 的发病机制

在急性 DIC，凝血因子消耗的速度超过了肝脏合成的速度，导致循环中凝血因子特别是 FⅤ、FⅧ、FⅩⅢ、纤维蛋白原减少。血小板过度消耗超出了骨髓生成和释放的代偿能力，血小板数降低。凝血因子缺乏、血小板减少、FDP 增多引起全身广泛持续的出血。

## 三、临床表现

DIC 的临床表现包括基础疾病的临床表现和 DIC 本身的临床表现两部分。

### （一）出血倾向

DIC 患者往往出血严重、广泛，多见于皮肤、黏膜、伤口及穿刺部位，以及咯血、呕血、便血、血尿等内脏出血，严重者可发生颅内出血。

### （二）休克或微循环障碍

表现为一过性或持续性血压下降、肢体湿冷，严重者出现休克。

### （三）微血管栓塞

表现为全身性或局限性微血栓形成，多见于肾脏、肺、脑、肢端等，表现为少尿、呼吸困难、神志不清等肾、肺、脑器官功能衰竭。

### （四）微血管内溶血

表现为贫血、血红蛋白尿、少尿甚至无尿，外周血涂片可见红细胞片或畸形红细胞。

### （五）基础疾病的临床表现

## 四、实验室和辅助检查

### （一）消耗性凝血障碍

常见：①血小板减少：血小板减少是 DIC 早期和常见的特点，50% DIC 患者血小板计数≤50×10⁹/L；②纤维蛋白原水平降低；纤维蛋白降解产物 FDP 和 D-二聚体增高；③PT、APTT 延长，见于 50%～60% 患者；④ATⅢ含量及活性下降；⑤凝血因子Ⅷ:C 活性降低。

### （二）继发性纤维蛋白溶解亢进

继发性纤溶表现为：①纤维蛋白含量和活性降低；②纤维蛋白（原）降解产物 FDP 增高；③D-二聚体增高。

（三）微血管病性溶血

贫血、红细胞碎片、网织红细胞增高。

## 五、诊断和鉴别诊断

### （一）诊断

DIC 的诊断无金标准，也没有任何单一的检查指标可以确诊。2001 年国际血栓止血学会（ISTH）制定出 DIC 诊断的积分系统，该积分诊断系统是基于已有的实验室检查指标的简单运算，通过纵向监测指标变化，对早期、隐性 DIC 的诊断有较大帮助。主要内容如下：

1. 分析评估患者是否存在与明显 DIC 发病有关的基础疾病？如果回答"是"，则进入到下述程序；如果回答"否"，则不进入下述程序。

2. 系统的凝血检查实验包括 PT、血小板计数、纤维蛋白原、纤维蛋白相关标志物。

3. 积分凝血检查结果

（1）血小板计数：$>100×10^9/L=0$，$<100×10^9/L=1$，$<50×10^9/L=2$。

（2）纤维蛋白降解产物（D-二聚体、FDP）：无增加 =0，中度增加 =2，显著增加 =3。

（3）PT 延长：$<3s=0$，$>3s$ 但 $<6s=1$，$>6s=2$。

（4）纤维蛋白原浓度：$>1.0g/L=0$，$1.0g/L=1$。

4. 计数积分　若积分 $≥5$，符合典型 DIC，需要每天重复评估积分；若积分 $<5$，提示为非典型 DIC，应在随后 $1~2$ d 重复评估上述指标。

### （二）鉴别诊断

1. 重症肝脏疾病　重症肝脏疾病由于多种凝血因子合成减少，对纤维蛋白降解产物 FPD 清除降低，以及血小板减少等，基本凝血指标不易与 DIC 区别，鉴别较困难。但肝脏疾病常伴有胆红素增高，肝功能异常明显，而微循环衰竭、肾衰竭少见或发生较晚。而且，FⅧ在肝脾、单核细胞合成，因此，与 DIC 不同，肝脏疾病患者的 FⅧ降低不明显，可以作为鉴别诊断的参考依据。

2. 血栓性血小板减少性紫癜　以血小板减少和微血管病性溶血性贫血为主要表现，有时与 DIC 混淆，但该病伴血浆 ADAMTs13 活性降低或缺乏，无凝血因子消耗性降低和纤溶亢进的依据，可与之鉴别。

## 六、治　疗

### （一）去除病因、积极治疗基础疾病

由于 DIC 是继发于某种疾病的严重结果，因此积极治疗引起 DIC 的基础疾病非常重要，是 DIC 治疗的核心，如积极抗感染，治疗肿瘤，处理病理产科及创伤等。

### （二）支持性输血治疗

如果 DIC 患者仅有凝血指标异常而无出血症状，可暂时不给予血浆产品治疗。一旦患者有出血表现，或存在出血的高度风险，或需要进行外科手术，应开始下面的支持性输血治疗。

1. 输注血小板　当 DIC 患者血小板计数 $≤20×10^9/L$，或血小板计数 $≤50×10^9/L$ 伴有明显出血症状者，可以输注血小板悬液[42]。

2. 新鲜冰冻血浆　新鲜冰冻血浆几乎含有所有凝血因子和抑制因子，因此，PT、APTT 延长大于正常值上线的 1.5 倍时可输注新鲜冰冻血浆纠正异常的凝血，新鲜冰冻血浆的推荐剂量为（$15~30$）ml/kg。对循环负荷过重的患者，可考虑输凝血酶原复合物 PCCs 替代，但 PCCs 并不含有所有的凝血因子如 FV，而且还可能促进血栓的形成，因此应慎重使用。血浆替代疗法的目标是使 PT 控制在正常对照的 $2~3$ 秒。

3. 纤维蛋白原　血浆纤维蛋白原水平 $<1.0g/L$ 时，可以给予冷沉淀物和纤维蛋白原浓缩物以补充足量的纤维蛋白原。冷沉淀含有浓缩的纤维蛋白原，而纤维蛋白原浓缩物可以提供更标准的纤维蛋白，但因为它是一种急性期反应产物，使用时需谨慎，输入 $3~4g$ 即可提高血浆纤维蛋白原浓度在 1g/L 以上。

### （三）抗凝治疗

1. 肝素钠和低分子量肝素　肝素是既往常用的抗凝药物，但没有证据显示肝素能够逆转 DIC 所致的器官功能障碍。目前，肝素主要用于上述替代疗法不能控制的出血，或 DIC 合并微血管血栓和大静脉血栓时。与肝素钠相比，低分子量肝素抑制 FXa 的作用更强，较少依赖抗凝血酶，较少引起血小板减少，出血风险少，生物利用度高，半衰期长，目前有替代普通肝素的趋势[43]，每天给予 $0.4~0.6$ml qd ~ q12h。但对于有更高出血风险的 DIC 患者，由于普通肝素有较短的半衰期，且能被硫酸鱼精蛋白纠正，可考虑应用低剂量的普通肝素（$500~1000$）U/h 持续静脉输注。

2. 抗凝血酶浓缩物　抗凝血酶是一种天然的抗凝血物，在 DIC 早期即由于大量凝血酶的产生而被消耗。研究显示抗凝血酶是败血症合并 DIC 患者 28 天死亡率的独立预后因素[44]。在某些情况下，如

替代治疗无效的 DIC 患者、严重败血症、脑膜炎双球菌血症，使用可能有一定作用，这一新疗法值得关注。

3. 活化的蛋白 C（APC）　APC 在一项重度脓毒血症的临床效果研究显示，APC 可以降低 DIC 患者死亡率[45]，但以后的研究结果否定了 APC 的作用[46]。在该临床试验之后，APC 退出了市场。

4. 重组血栓调节蛋白（thrombomodulin，TM）制剂　最近重组的 TM 可溶性制剂正在进行临床试验，初步结果显示 TM 制剂可以改善癌症、感染合并 DIC 患者的出血症状，减低死亡率，有一定临床效果[47,48]。

### （四）抗纤溶药物

虽然纤溶亢进是 DIC 的特征之一，但 DIC 的纤溶亢进系继发于过量的凝血酶生成，是机体处理凝血酶过度产生的生理反应，因此不主张在 DIC 中应用抗纤溶药物抑制过度的纤维蛋白溶解[49]。但当创伤继发急性凝血障碍，或产后大出血患者，经补充足够的新鲜冰冻血浆后仍有持续出血，此时纤溶亢进占优势，可以应用抗纤溶药物，如氨甲环酸 1.0g q12h~q8h[50]。

## 第四节　维生素 K 缺乏症

维生素 K 缺乏症是较常见的获得性凝血因子缺乏性疾病，由于体内维生素 K 缺乏，导致依赖维生素 K 的凝血因子（Ⅱ、Ⅶ、Ⅸ、Ⅹ），以及蛋白 C、蛋白 S 在肝内合成中羧基化过程障碍，引起凝血功能异常。维生素 K 缺乏常见的原因包括摄入不足、肠道吸收不佳、肠道内源性维生素 K 生成不足、肝脏转化不利、口服维生素 K 拮抗剂如华法林等。临床症状主要为皮肤、黏膜出血，表现为皮肤淤点、瘀斑、鼻出血、牙龈出血、黑便、月经过多等。

抗凝药物华法林过量所致的凝血功能异常的处理取决于 INR 水平和出血的严重性。对于无出血症状的患者，停用华法林数天，直至 INR 恢复到理想范围即可。如果 INR>5.0，或并发出血，静脉或口服维生素 K₁ 5~10mg，严重者给予凝血酶原复合物（含有凝血因子 Ⅱ、Ⅶ、Ⅸ、Ⅹ）500~1000U，但由于该复合物含有活化的凝血因子成分，有发生血栓的风险，特别是高危人群。如果没有凝血酶原复合物，可以给予新鲜冰冻血浆（12~15）ml/kg 补充需要的凝血因子。

## 第五节　严重肝病与出血

肝脏在凝血因子的合成和代谢中起重要作用。除 vWF 由内皮细胞合成、FⅧ由脾脏和肝脏合成外，其他所有凝血因子均由肝脏合成；同时肝脏疾病可致纤维蛋白溶解异常；而且肝脏还能从血液循环中清除活化的凝血因子。此外，肝脏疾病常合并胆汁淤积、维生素 K 吸收障碍、血小板减少等。因此，出血是肝脏疾病的常见症状，也是肝脏疾病患者的主要死亡原因之一。患者常有肝病史和相应的症状、体征。自发性出血较少见，表现为鼻出血、牙龈出血、皮肤瘀斑等，部分患者可因食管静脉曲张致呕血、黑便。实验室检查指标异常包括 PT、APTT、TT 延长，纤维蛋白异常。

肝脏疾病合并凝血功能异常的患者，如果不合并出血症状可以不予处理。如果合并流血，或有发生严重出血的可能时，首选输注新鲜冰冻血浆以补充凝血因子。如果需要的血浆量过大时，可考虑给予凝血酶原复合物，但应高度注意该复合物有诱导血栓形成或 DIC 的风险，特别是严重肝病已失去清楚血循环中的活化凝血因子的能力，而且抗凝血酶Ⅲ合成也减少。每天补充维生素 K₁ 10~20mg 在一定程度上可以纠正凝血异常。由于肝病患者常伴血小板减少和功能异常，因此，适当输注血小板，维持血小板计数大于 50×10⁹/L。

（龚玉萍）

### 参 考 文 献

1. Tuddenham EGD. Factor Ⅷ. High KA, Roberts HR. Molecular Basis of Thrombosis and Hemostasis. New York: Marcel Dekker, 1995: 167.
2. Hemophilia A mutation, structure, test and resource site (HAMSTeRS). http://europium.csc.mrc.ac.uk.
3. Tuddenham EG, Schwaab R, Seehafer J, et al. Haemophilia A: Database of nucleotide substitutions, deletions, insertions and rearrangements of the factor Ⅷ gene. Nucleic Acids Res, 1994, 22: 4851-4868.
4. Kurachi K, Davie EW. Isolation and characterization of a cDNA coding for factor Ⅸ. Proc Natl Acad Sci USA, 1982, 79: 6461-6464.
5. Noyes CM, Griffith MJ, Roberts HR, et al. Identification of the molecular defect in factor Ⅸ Chapel Hill: Substitution of a histidine for an arginine at position 145. Proc Natl Acad Sci USA, 1983, 80: 4200-4202.
6. Manco-Johnson MJ, Abshire TC, Shapiro AD, et al. Prophylaxis

versus episodic treatment to prevent joint disease in boys with severe hemophilia. N Engl J Med,2007,357:535-544.

7. Ragni MV,Fogarty PJ,Josephson NC,et al.Survey of current prophylaxis practices and bleeding characteristics of children with severe haemophilia A in US haemophilia treatment centres,2012,18:63-68.

8. Ljung R.The risk associated with indwelling catheters in children with haemophilia.Br J Haematol,2007,138:580-586.

9. Santagostino E.Prophylaxis in haemophilia B patients:unresolved issues and pharmacoeconomic implications. Haemophilia,2010,16(Suppl 6):13-17.

10. Plug I,Van Der Bom JG,Peters M,et al.Mortality and causes of death in patients with hemophilia,1992-2001:a prospective cohort study. J Thromb Haemost, 2006, 4: 510-516.

11. Turecek PL,Bossard MJ,Graninger M,et al.BAX 855,a PE-Gylated rFⅧ product with prolonged half-life:development, functional and structural characterisation. Hamostaseologie, 2012,32(Suppl 1):S29-S38.

12. Peters RT,Toby G,Lu Q,et al.Biochemical and functional characterization of a recombinant monomeric factor Ⅷ-Fc fusion protein.J ThrombHaemost,2013,11:132-141.

13. Ljung R,Auerswald G,Benson G,et al.Novel coagulation factor concentrates:Issues relating to their clinical implementation and pharmacokinetic assessment for optimal prophylaxis in haemophilia patients. Haemophilia, 2013, 19 (4):481-486.

14. Shapiro A,Ragni MV,Valentino LA,et al.Recombinant factor Ⅸ-Fc fusion protein(rFⅨFc)demonstrates safety and prolonged activity in a phase 1/2a study in hemophilia B patients.Blood,2012,119:666-672.

15. Hvas AM,Sørensen HT,Norengaard L,et al.Tranexamic acid combined with recombinant factor Ⅷ increases clot resistance to accelerated fibrinolysis in severe hemophilia A. J Thromb Haemost,2007,5:2408-2414.

16. Rizza CR.Inhibitors of fibrinolysis in the treatment of haemophilia.J Clin Pathol Suppl(R Coll Pathol),1980,14:50-54.

17. Nathwani AC,Tuddenham EG,Rangarajan S,et al. Adenovirus-associated virus vector-mediated gene transfer in hemophilia B. N Engl J Med,2011,365:2357-2365.

18. Eckhardt CL,Loomans JI,van Velzen AS,et al.Inhibitor development and mortality in non-severe hemophilia A. J Thromb Haemost,2015,13:1217-1225.

19. Gouw SC,van der Bom JG,Ljung R,et al.Factor Ⅷ products and inhibitor development in severe hemophilia A.N Engl J Med,2013,368:231-239.

20. Maclean PS,Richards M,Williams M,et al.Treatment related factors and inhibitor development in children with severe haemophilia A.Haemophilia,2011,17:282-287.

21. DiMichele D.Inhibitor development in haemophilia B:an orphan disease in need of attention.Br J Haematol,2007,138: 305-315.

22. Abshire T,Kenet G.Safety update on the use of recombinant factor Ⅶa and the treatment of congenital and acquired deficiency of factor Ⅷ or Ⅸ with inhibitors. Haemophilia,2008, 14:898-902.

23. Schneiderman J, Rubin E, Nugent DJ, et al. Sequential therapy with activated prothrombin complex concentrates and recombinant FⅦa in patients with severe haemophilia and inhibitors:update of our previous experience. Haemophilia, 2007,13:244-248.

24. Tran HT, Sørensen B, Rea CJ, et al. Tranexamic acid as adjunct therapy to bypassing agents in haemophilia A patients with inhibitors. Haemophilia,2014,20:369-375.

25. Hay CR, Lozier JN, Lee CA, et al. Safety profile of porcine factor Ⅷ and its use as hospital and home-therapy for patients with haemophilia-A andinhibitors:the results of an international survey.Thromb Haemost,1996,75:25-29.

26. Kruse-Jarres R1, St-Louis J, Greist A, et al. Efficacy and safety of OBI-1,an antihaemophilic factor Ⅷ(recombinant), porcine sequence, in subjects with acquired haemophilia A. Haemophilia,2015,21:162-170.

27. Livnat T,Martinowitz U,Azar-Avivi S,et al.Combined administration of F Ⅷ and rF Ⅶa improves haemostasis in haemophilia A patients with high-responding inhibitors--a thrombin generation-guided pilot study. Haemophilia, 2013, 19: 782-789.

28. Konkle BA, Ebbesen LS, Erhardtsen E, et al. Randomized, prospective clinical trial of recombinant factor Ⅶa for secondary prophylaxis in hemophilia patients with inhibitors. J Thromb Haemost,2007,5:1904-1913.

29. Leissinger C,Gringeri A,Antmen B,et al.Anti-inhibitor coagulant complex prophylaxis in hemophilia with inhibitors. N Engl J Med,2011,365:1684-1692.

30. Waters B,Lillicrap D.The molecular mechanisms of immunomodulation and tolerance induction to factor Ⅷ. J Thromb Haemost,2009,7:1446-1456.

31. Hay CR,DiMichele DM.The principal results of the International Immune Tolerance Study:a randomized dose comparison. International Immune Tolerance Study. Blood, 2012,119:1335-1344.

32. Kempton CL,White CG Ⅱ.How we treat a patient with a factor Ⅷ inhibitor.Blood,2009,113:11.

33. Leissinger C,Josephson CD,Granger S,et al.Rituximab for treatment of inhibitors in haemophilia A. A Phase Ⅱ study. Thromb Haemost,2014,112:445-458.

34. Bloom AL.von Willebrand factor:clinical features of inherited and acquired disorders.Mayo Clin Proc,1991,66:743-751.

35. Sadler JE, Budde U, Eikenboom JC, et al. Update on the pathophysiology and classification of von Willebrand disease: a report of the Subcommittee on von Willebrand Factor. J ThrombHaemost, 2006, 4:2103-2114.

36. Rodeghiero F, Castaman G, Tosetto A. How I treat von Willebrand disease. Blood, 2009, 114:1158-1165.

37. Budde U, Metzner HJ, Muller HG. Comparative analysis and classification of von Willebrand factor/factor VIII concentrates: impact on treatment of patients with von Willebrand disease. Semin ThrombHemost, 2006, 32:626-635.

38. Mannucci P, Kempton C, Millar C, et al. Pharmacokinetics and safety of a novel recombinant human von Willebrand factor manufactured with a plasma-free method: a prospective clinical trial. Blood, 2013, 122:648-657.

39. De Meyer SF, Vanhoorelbeke K, Chuah MK, et al. Phenotypic correction of von Willebrand disease type 3 blood-derived endothelial cells with lentiviral vectors expressing von Willebrand factor. Blood, 2006, 107:4728-4736.

40. Taylor FB Jr, Toh CH, Hoots WK, et al. Towards definition, clinical and laboratory criteria, and a scoring system for disseminated intravascular coagulation. ThrombHaemost, 2001, 86:1327-1330.

41. Toh CH, Alhamdi Y. Current consideration and management of disseminated intravascular coagulation. Hematology Am Soc Hematol Educ Program, 2013, 286-291.

42. Wada H, Thachil J, Di Nisio M, et al. Guidance for diagnosis and treatment of DIC from harmonization of the recommendations from three guidelines. J Thromb Haemost, Published online ahead of print [2013-02-04] doi:10. 1111/jth.12155.

43. Sakuragawa N, Hasegawa H, Maki M, et al. Clinical evaluation of low-molecular-weight heparin (FR-860) on disseminated intravascular coagulation (DIC) -a multicenter co-operative double-blind trial in comparison with heparin. Thromb Res, 1993, 72:475-500.

44. Mesters RM, Mannucci PM, Coppola R, et al. Factor VIIa and antithrombin III activity during severe sepsis and septic shock in neutropenic patients. Blood, 1996, 88:881-886.

45. Dhainaut JF, Yan SB, Joyce DE, et al. Treatment effects of drotrecogin alfa (activated) in patients with severe sepsis with or without overt disseminated intravascular coagulation. J ThrombHaemost, 2004, 2:1924-1933.

46. Ranieri VM, Thompson BT, Barie PS, et al. Drotrecogin alfa (activated) in adults with septic shock. N Engl J Med, 2012, 366:2055-2064.

47. Saito H, Maruyama I, Shimazaki S, et al. Efficacy and safety of recombinant human soluble thrombomodulin (ART-123) in disseminated intravascular coagulation: results of a phase III, randomized, double-blind clinical trial. J Thromb Haemost, 2007, 5:31-41.

48. Yamakawa K, Fujimi S, Mohri T, et al. Treatment effects of recombinant human soluble thrombomodulin in patients with severe sepsis: a historical control study. Crit Care, 2011, 15:123.

49. Gando S, Wada H, Thachil J. Scientific, Standardization Committee on DIC of the International Society on Thrombosis Haemostasis (ISTH). Differentiating disseminated intravascular coagulation (DIC) with the fibrinolytic phenotype from coagulopathy of trauma and acute coagulopathy of trauma shock (COT/ACOTS). J ThrombHaemost, 2013, 11:826-835.

50. CRASH-2collaborators, Shakur H, Roberts I, et al. Effects of tranexamic acid on death, vascular occlusive events, and blood transfusion in trauma patients with significant haemorrhage (CRASH-2): a randomised, placebo-controlled trial. Lancet, 2010, 376:23-32.

# 第三十五章

## 血小板减少症与输血

各种原因所致外周血中血小板计数低于 $100 \times 10^9/L$，即称为血小板减少症，临床上可不伴有或者伴有明显的临床出血症状和（或）体征，包括皮肤黏膜的出血、内脏出血等，严重者如发生颅内出血、消化道大出血、泌尿生殖道大出血等，可能会危及患者生命或者导致严重后遗症。临床上引起血小板减少症的原因较多，常见原因包括免疫性、药物性、妊娠相关性、病毒感染性、放射性、先天性等。积极搜寻证据，正确地明确血小板减少症的病因是治疗成功的关键，此类患者严重出血危急抢救情况下，或者合并妊娠或者手术时均有输注成分血或者血液制品的指征，如血小板、红细胞、新鲜冰冻血浆、静脉注射免疫球蛋白等，或者行血浆置换的必要性，同时某些情况下又需要注意避免输血以免加重病情，如血栓性血小板减少性紫癜一般情况下慎输血小板，故需要认真鉴别，区别处理。

## 第一节　免疫性血小板减少症

### 一、概　　述

原发免疫性血小板减少症（primary immune thrombocytopenia，ITP）既往亦称特发性血小板减少性紫癜，是一种获得性自身免疫性出血性疾病，约占出血性疾病总数的 1/3，成人的年发病率为 $(5\sim10)/10$ 万，育龄期女性发病率高于同年龄组男性，60 岁以上老年人是该病的高发群体。临床表现以皮肤、黏膜出血为主，严重者可发生内脏出血，甚至颅内出血，出血风险随年龄增长而增加。部分患者仅有血小板减少而没有出血症状。部分患者有明显的乏力症状。

该病主要发病机制是由于患者对自身抗原的免疫失耐受，导致免疫介导的血小板破坏增多，和免疫介导的巨核细胞产生血小板不足[1-3]。

### 二、诊　　断

#### （一）疾病的的诊断

ITP 的诊断是临床排除性诊断，要点如下：①至少 2 次血常规检查示血小板计数减少，血细胞形态无异常；②脾脏一般不增大；③骨髓检查：巨核细胞数增多或正常，有成熟障碍；④须排除其他继发性血小板减少症：如自身免疫性疾病、甲状腺疾病、淋巴系统增殖性疾病、骨髓增生异常（再生障碍性贫血和骨髓增生异常综合征）、恶性血液病、慢性肝病脾功能亢进症、常见变异性免疫缺陷病（CVID）以及感染等所致的继发性血小板减少，血小板消耗性减少，药物诱导的血小板减少，同种免疫性血小板减少，妊娠血小板减少，假性血小板减少以及先天性血小板减少等；⑤诊断 ITP 的特殊实验室检查：血小板抗体的检测：MAIPA 法和流式微球检测抗原特异性自身抗体的特异性较高，可以鉴别免疫性与非免疫性血小板减少，有助于 ITP 的诊断；血小板生成素（TPO）检测：可以鉴别血小板生成减少（TPO 水平升高）和血小板破坏增加（TPO 水平正常），有助于鉴别 ITP 与不典型再生障碍性贫血，或低增生性骨髓增生异常综合征[1-4]。

#### （二）疾病的分期

1. 新诊断的 ITP　确诊后 3 个月以内的 ITP 患者。

2. 持续性 ITP　确诊后 $3\sim12$ 个月血小板持续减少的 ITP 患者。

3. 重症 ITP　$PLT < 10 \times 10^9/L$ 且就诊时存在需要治疗的出血症状或常规治疗中发生新的出血而需要加用其他升血小板药物治疗或增加现有治疗药物剂量。

4. 难治性 ITP　指满足以下所有条件的患者：①进行诊断再评估仍确诊为 ITP；②脾切除无效或术后复发。

### 三、治疗原则及方案

按照 2016 版中国专家共识，建议的治疗方案的证据等级按牛津大学 EBM 中心关于文献类型的五级标准[4]。

#### （一）治疗原则

其原则是：①PLT ≥30×10⁹/L，无出血表现且不从事增加出血危险工作（或活动）的成人 ITP 患者发生出血的危险性比较小，可予观察和随访（证据等级 2c）；②以下因素增加出血风险：a. 出血风险随患者年龄增长和患病时间延长而增高；b. 血小板功能缺陷；c. 凝血因子缺陷；d. 未被控制的高血压；e. 外科手术或外伤；f. 感染；g. 服用阿司匹林、非甾体类抗炎药、华法林等抗血小板或者抗凝药物；③若患者有出血症状，无论血小板减少程度如何，都应积极治疗。在下列临床过程中，建议血小板计数应达到的参考值分别为：口腔科检查：≥20×10⁹/L；拔牙或补牙：≥30×10⁹/L；小手术：≥50×10⁹/L；大手术：≥80×10⁹/L；自然分娩：≥50×10⁹/L；剖宫产：≥80×10⁹/L。

#### （二）紧急治疗和输血

重症 ITP 患者（PLT<10×10⁹/L）发生中枢神经系统、胃肠道、泌尿生殖道或其他重要内脏部位的活动性出血，或需要急诊手术时，应迅速提高 PLT 50×10⁹/L 以上。对于病情十分危急，需要立即提升血小板水平的患者应给予随机供者的血小板输注，针对失血性贫血或者合并的免疫性溶血性贫血（Evans 综合征），需要同时输注红细胞改善贫血。血浆置换治疗可以迅速有效地清除抗体、免疫复合物及其他有害物质，可以降低血浆中炎性介质如补体产物及纤维蛋白原的浓度，发挥非特异性的治疗作用，还可以从置换液中补充机体所需的物质，故此治疗性血浆置换术也可适用于难治性、重症 ITP 患者。但是血浆置换只属于对症治疗，疗效并不持久。特殊情况下，比如患者实行脾切除术或者术中渗血不止，可以适当输注血小板；ITP 患者血浆置换术治疗前，如血小板计数过低，为预防血浆置换中发生脑出血，可以置换开始前输注血小板。但是需要注意的是，因 ITP 患者体内有自身抗血小板抗体，致使输入血小板寿命严重缩短；经常输注血小板，还容易产生抗血小板同种抗体，导致血小板输注无效，因此，除非患者血小板呈进行性下降，且计数极低，或者已有严重出血预兆外，一般不作预防性血小板输注。有报道称可选用输注静脉免疫球蛋白（IVIG）[1000mg/（kg·d）×1～2 天]和（或）甲泼尼龙（1000mg/d×3 天）和（或）促血小板生成药物（证据等级 2c）。其他治疗措施包括停用抑制血小板功能的药物、控制高血压、局部加压止血、口服避孕药控制月经过多，以及应用抗纤溶药物。如上述治疗措施仍不能控制出血，可以考虑使用重组人活化因子Ⅶa（rFⅦa）（证据等级 4）[4,5]。

#### （三）新诊断本病的一线治疗

1. 糖皮质激素

（1）大剂量地塞米松（HD-DXM）：40mg/d×4 天，建议口服用药，无效患者可在半个月后重复 1 个疗程。治疗过程中应注意监测血压、血糖的变化，预防感染，保护胃黏膜。

（2）泼尼松：起始剂量为 1mg/（kg·d），分次或顿服，病情稳定后快速减至最小维持量（<15mg/d），如不能维持应考虑二线治疗，治疗 4 周仍无反应，说明泼尼松治疗无效，应迅速减量至停用（证据等级 1b）。在糖皮质激素治疗时要充分考虑到药物长期应用可能出现的不良反应。

2. IVIG 主要用于：①ITP 的紧急治疗；②不能耐受肾上腺糖皮质激素的患者；③脾切除术前准备；④妊娠或分娩前；⑤部分慢作用药物发挥疗效之前。常用剂量 400mg/（kg·d）×5 天或 1000mg/kg 给药 1 次（严重者 1 次/天，连用 2 天）。必要时可以重复（证据等级 2c）。但是注意，IVIG 慎用于 IgA 缺乏、糖尿病和肾功能不全的患者。

#### （四）成人的二线治疗

1. 促血小板生成药物　包括重组人血小板生成素（rhTPO）、艾曲波帕（eltrombopag）和罗米司亭（romiplostim）。此类药物起效快（1～2 周），但停药后疗效一般不能维持，需要进行个体化的维持治疗。

2. 抗-CD20 单克隆抗体（rituximab，利妥昔单抗）　推荐剂量：标准剂量 375mg/m²，每周 1 次静脉滴注，共 4 次。一般在首次注射 4～8 周内起效。小剂量 100mg/次，每周 1 次，共 4 次，同样有效，但起效时间略长（证据等级 1b）。

3. 脾切除术　在脾切除前，必须对 ITP 的诊断作出重新评价。手术指征：①糖皮质激素正规治疗无效，病程迁延 6 个月以上；②泼尼松治疗有效，但维持量大于 30mg/d；③有使用糖皮质激素的禁忌证。对于切脾治疗无效，或最初有效随后复发的患者应进一步检查是否存在副脾（证据等级 1b）。

4. 其他二线药物治疗　由于缺乏足够的循证医学证据，以下药物需个体化选择治疗，包括硫唑嘌吟、环孢素 A、达那唑、长春碱类、中药等。

5. 新药临床试验 鼓励复发难治患者积极参加,争取获益。

### (五)疗效判断

1. 完全反应(CR) 治疗后 PLT≥100×10⁹/L 且没有出血。

2. 有效(R) 治疗后 PLT≥30×10⁹/L 并且至少比基础血小板计数增加 2 倍且没有出血。

3. 无效(NR) 治疗后 PLT<30×10⁹/L,或者血小板计数增加不到基础值的 2 倍或者有出血。

4. 复发治疗有效后,血小板计数降至 30×10⁹/L以下,或者不到基础值的 2 倍或者出现出血症状。在定义 CR 或 R 时,应至少检测 2 次 PLT,其间至少间隔 7 天。定义复发时至少检测 2 次,其间至少间隔 1 天。

# 第二节 妊娠期合并血小板减少症

妊娠期合并血小板减少是常见的妊娠期合并症,其发病率约 10%,可由多种疾病引起,以妊娠期血小板减少症最常见,占妊娠合并血小板减少的60%~70%;妊娠合并 ITP 亦是比较常见的原因,约占妊娠合并血小板减少的 5%。妊娠期血小板减少症是一种妊娠期的良性疾病,对妊娠妇女和胎儿均无不良影响,而妊娠合并 ITP 则可能严重影响母体和胎儿健康,使妊娠及其处理复杂化[6,7]。

## 一、妊娠合并 ITP 的临床表现

妊娠合并 ITP 的表现与非孕期相同,多数患者表现为常规体检时发现的无症状性血小板减少,少见的严重血小板减少症可出现皮肤淤点、齿龈出血、鼻出血、易擦伤等。妊娠一般不加重 ITP 的病情,但亦有妊娠促使 ITP 病情恶化的报道。母体的 IgG 型抗血小板抗体可通过胎盘到达胎儿循环,导致胎儿血小板减少及出血,表现为胎儿或新生儿的消化道及颅内出血。有资料显示,9%的妊娠合并 ITP 患者所娩新生儿表现为中度血小板减少(<50×10⁹/L),4%的新生儿表现为重度血小板减少(<20×10⁹/L)。糖皮质激素和静脉注射免疫球蛋白(IVIG)等药物对新生儿血小板减少效果差,且不能改善其预后。

## 二、妊娠合并 ITP 的诊断

与 ITP 类似,妊娠合并 ITP 亦缺乏特异性的症状、体征及实验室检查指标。其诊断要点如下:①妊娠前 ITP 病史对妊娠合并 ITP 诊断有重要意义,但无该病史并不能除外妊娠合并 ITP 诊断;②至少 2次以上血常规检查示血小板减少,需同时做血涂片观察血细胞形态以排除假性血小板减少(血涂片可见血小板聚集)、先天性血小板减少症(血小板形态异常)等;③脾脏一般不大,若脾大需排除脾亢、自身免疫性疾病、淋巴系统增殖性疾病等;④除外其他妊娠期血小板减少性疾病,如妊娠期血小板减少症、HELLP(hemolysis,elevated liver enzyme,and low platelets)综合征、血栓性血小板减少性紫癜(TTP)等。

妊娠合并 ITP 的诊断需进行全血细胞计数、网织血小板计数、外周血涂片、肝功能、甲状腺功能、免疫球蛋白定量、风湿系列、HIV、HCV、HBV、幽门螺杆菌定性等实验室检查。血小板糖蛋白特异性自身抗体检测、血小板生成素水平检测、骨髓细胞学检查不作为妊娠期 ITP 的常规诊断项目,一般用于在诊断遇到困难或治疗失败后对诊断进行再评估。

## 三、妊娠合并 ITP 的鉴别诊断

### (一)妊娠期血小板减少症

为妊娠期最常见的血小板减少症,其原因可能由于妊娠妇女生理性血液稀释及处于高凝状态的消耗,使血小板计数略有减少,有如下特点:①妊娠前无血小板减少病史;②多数在妊娠中晚期出现血小板减少,无其他合并症;③血小板计数多在(70~100)×10⁹/L,亦有<50×10⁹/L 者,但出血倾向不明显;④对胎儿、新生儿无影响,分娩后新生儿血小板计数多正常;⑤分娩后母体血小板水平多在短期内回升至正常。

### (二)HELLP 综合征

为妊娠期高血压的严重并发症。本病以溶血、肝酶升高、血小板减少为特点,其典型表现为乏力、右上腹不适或疼痛、子痫抽搐、血尿、消化道出血。发病机制可能为血管痉挛收缩引起血管内皮细胞缺血、缺氧,血管内皮细胞受损,通透性增加,血管内胶体渗透压下降,血容量减少,血栓素合成酶相对增加,PCI2/TXA2 比值下降,引起血小板聚集和黏附增加,使血小板消耗相对增加,血小板减少。早期检查患者肝功能及血小板计数有助于提高诊断率。

### (三)其他

包括 TTP、溶血性尿毒综合征(hemolytic uremic syndrome,HUS)、抗磷脂抗体综合征(antiphospholipid syndrome,APS)等。TTP、HUS 均以溶血、血小板减少为特征,属微血管病性溶血性疾病。妊娠期 TTP 多发生于妊娠中晚期,其典型表现为溶血、血小板减少、神经精神异常、发热和肾功能不全五联征。妊娠期妇女出现严重血小板减少和溶血均应考虑 TTP 诊断,而出现严重肾功能不全应考虑 HUS。APS 为一组由抗磷脂抗体引起的临床综合征的总称,主要表现为血栓形成、习惯性流产、血小板减少等,可根据肝功能、抗磷脂抗体、风湿系列等检查予以鉴别。

## 四、妊娠合并 ITP 的治疗

妊娠合并 ITP 的处理需产科、血液科及新生儿科医师协作完成。对于诊断为 ITP 或 ITP 疑似病例,需动态观察血小板计数变化。密切监护 ITP 妊娠妇女,妊娠早中期每个月、28 周后每 2 周、36 周后每周进行产前检查,注意监测妊娠妇女血压、体重、尿常规等。孕龄<36 周妊娠妇女无出血及急症分娩表现,且 PLT≥30×10⁹/L 则无须处理。对妊娠期 PLT<30×10⁹/L,或虽 PLT≥30×10⁹/L,但有出血表现时需给予积极干预。侵袭性操作如手术、分娩或麻醉时需维持更高的血小板水平。可采取如下措施:

### (一)一线治疗

1. 糖皮质激素 与地塞米松相比,泼尼松较少透过胎盘屏障影响胎儿,在妊娠合并 ITP 患者中得到较多应用。泼尼松常用剂量为(0.25~0.50)mg/(kg·d)(分次或顿服),2~14 天起效,4~28 天疗效达高峰后逐步减量至 5~10mg/d 维持 PLT≥50×10⁹/L。泼尼松治疗 4 周仍无反应,提示治疗无效,应迅速减量至停用。通常认为短疗程、低剂量泼尼松对妊娠合并 ITP 患者是安全的,但需注意其特有的不良反应(妊娠期糖尿病、高血压、早产、胎盘早剥、胎儿先天性唇腭裂等)。长期大剂量应用糖皮质激素需注意对胎儿肾上腺功能的抑制作用。

2. 静脉注射免疫球蛋白 当糖皮质激素治疗无效,或妊娠妇女不能耐受其不良反应以及需快速提升血小板水平时,可考虑给予 IVIG。美国血液学会推荐用法 1g/kg,应用 1~2 次,目前国内仍习惯应用 IVIG 400mg/(kg·d)×5d。应用 IVIG 后 6~72 小时内血小板计数即可增加,有效率 70% 左右,但通常需要反复治疗。

### (二)二线治疗

对于一线治疗无效的妊娠合并 ITP 患者,英国血液病学会推荐大剂量甲泼尼龙(1000mg/d)与 IVIG 联合应用。对于药物治疗无效患者,可考虑行脾切除治疗,约 75% 的 ITP 妊娠妇女病情可缓解。由于妊娠早期手术可致流产,而妊娠晚期因妊娠子宫影响术野加大手术难度,故脾切除多于妊娠中期进行,可采用开腹或腹腔镜脾切除术。对糖皮质激素、IVIG 均无效且不适宜行切脾治疗的严重 RhD 阳性 ITP 患者,可试用静脉抗-D 免疫球蛋白(50~75)μg/kg 治疗,但目前仅有少数报道肯定了其对母体及胎儿的安全性,故应用时需密切监测新生儿胆红素及血常规变化。

### (三)三线治疗

免疫抑制剂及细胞毒性药物仅限于一、二线治疗均无效的严重 ITP 患者,且只适用于中、晚期妊娠。硫唑嘌呤属妊娠 D 类用药,有资料显示其对妊娠合并系统性红斑狼疮及肾移植患者是安全的,可试用于妊娠期难治性 ITP 患者,但起效较慢。目前已有环孢素、血小板生成素受体激动剂(TPO-RAs)、利妥昔单抗、氨苯砜、CD53 单抗(Campath-1H)等药物治疗妊娠 ITP 患者的零星报道,但均缺乏足够的循证医学证据,不宜作为常规推荐。

## 五、分娩期 ITP 患者的处理及输血[6,7]

需维持足够血小板水平以减少母体失血。妊娠合并 ITP 妇女所娩新生儿严重血小板减少(<50×10⁹/L)的发生率为 8.9%~14.7%,颅内出血的发生率为 0~1.5%。目前尚无证据提示剖宫产可降低 ITP 患者分娩时新生儿颅内出血风险,故剖宫产仅适用于有产科适应证时。美国血液学会推荐:对经阴道分娩产妇,维持 PLT≥50×10⁹/L;剖宫产及硬膜外麻醉患者,维持 PLT≥80×10⁹/L。可采用血小板输注或联合应用 IVIG 快速提升血小板水平。由于不能通过母体血小板水平预测胎儿及新生儿血小板水平,且胎儿头皮采血或脐静脉穿刺采血测定胎儿血小板计数有引发胎儿死亡风险,故分娩时及产后 1 周内需密切监测新生儿血小板计数。对于 PLT<20×10⁹/L 或有出血表现的新生儿,可给予 IVIG 1g/kg,必要时可重复应用;若出血严重,可联合血小板输注。

注意排除新生儿同种免疫性血小板减少症。

## 第三节 血栓性血小板减少性紫癜

血栓性血小板减少性紫癜(thrombotic thrombocytopenic purpura，TTP）以微血管病性溶血性贫血（MAHA）和血小板减少为核心特征，临床上常伴有或不伴有神经精神异常、肾脏损害及发热等症状。TTP 并非常见病，1925 年由 Moschcowitz 等首先发现并报道，但由于起病急、病情进展迅速，若不采取治疗，致死率达 90%。近年来，TTP 的发生机制、诊断及治疗均取得了较大进展。

## 一、病因与发病机制

多数获得性 TTP 病因不明，少数继发于妊娠、药物、自身免疫性疾病、严重感染、肿瘤、造血干细胞移植等。

现已证实 TTP 患者血管性血友病因子裂解酶（vWF-cp）缺乏或活性降低，不能正常降解超大分子 vWF（UL-vWF），聚集的 UL-vWF 促进血小板黏附与聚集，在微血管内形成血小板血栓，血小板消耗性减少，继发出血，微血管管腔狭窄，红细胞破坏，受累组织器官损伤或功能障碍。遗传性 TTP 患者多为基因突变所致的 vWF-cp 缺乏和活性降低；获得性 TTP 患者存在抗 vWF-cp 自身抗体；或存在抗 CD36 自身抗体，刺激内皮细胞释放过多 UL-vWF。

## 二、临床表现

TTP 可发生于任何年龄，多为 15～50 岁，女性多见。出血和神经精神症状为该病最常见的表现。以皮肤黏膜和视网膜出血为主，严重者可发生内脏及颅内出血。神经精神症状可表现为头痛、意识紊乱、淡漠、失语、惊厥、视力障碍、谵妄和偏瘫等，变化多端。微血管病性溶血表现为皮肤、巩膜黄染，尿色加深。肾脏表现有蛋白尿、血尿和不同程度的肾损害。发热见于半数患者。并非所有患者具有五联征表现。

TTP 可根据有无明确的病因分为原发性 TTP 和继发性 TTP；根据有无遗传学背景分为遗传性 TTP 和获得性 TTP；也可根据起病急缓和病程分为急性和慢性。

## 三、实验室检查

血常规检查可见不同程度贫血，网织红细胞升高，破碎红细胞大于 2%，血小板低于 $50×10^9$/L。溶血检查可见结合珠蛋白降低，血清胆红素升高，LDH 升高，血红蛋白尿等血管内溶血表现。出凝血检查显示出血时间延长，血块退缩不良，束臂试验阳性。一般无典型 DIC 实验室改变。vWF 多聚体分析可见

UL-vWF。如果行血管性血友病因子裂解酶活性分析，遗传性 TTP 患者 vWF-cp 活性低于 5%；部分获得性 TTP 患者也可显著降低，同时血浆中可测得该酶的抑制物。

## 四、诊断与鉴别诊断

### （一）诊断要点

临床主要根据特征性的五联征表现作为诊断依据。血小板减少伴神经精神症状应高度怀疑本病。血涂片镜检发现破碎红细胞、vWF 多聚体分析发现 UL-vWF、vWF-cp 活性降低均有助于诊断。

### （二）鉴别诊断

鉴别要点：①溶血尿毒综合征（hemolytic uremic syndromes，HUS）：HUS 是一种主要累及肾脏的微血管病，儿童发病率高，常有前驱感染史，神经精神症状少见；②弥散性血管内凝血（DIC）；③Evans 综合征；④系统性红斑狼疮（SLE）；⑤阵发性睡眠性血红蛋白尿症（PNH）；⑥妊娠高血压综合征[8-10]。

## 五、治　　疗

### （一）血浆疗法

血浆置换（plasma exchange，PE）作为目前治疗 TTP 首选的、最有效的治疗手段已被国内外认可，有效地降低了 TTP 的致死率及复发率。近年来，有关 PE 的置换液的选择已成为焦点，至今仍存在较大争议。习惯上使用新鲜冰冻血浆（fresh frozen plasma，FFP）作为置换液，它可以补充人正常的血浆成分，如 PGI2、vWF-cp，抑制血管内皮凋亡。然而，FFP 包含大量的 vWF 及 UL-vWF 多聚体，此乃 TTP 发病机制之一，尤其是在慢性复发 TTP 患者体内以 UHMW 形式存在已有报道，这种超大多聚体 UHMW 可以促进血小板聚集，尤其在高剪切力血流状态下。因此，有人提出用制备冷沉淀后的冷上清制剂（cryosupernatant plasma，CSP）作为 PE 的置换液，它是去除了血浆中的 UL-vWF、纤维蛋白原（Fib）和纤维连接蛋白后的上清部分。但是，有关 CSP 治疗 TTP 优于 FFP 的报道鲜有，至今尚无统一意见。目前提倡采用 SDP（solvent detergent-treated plasma）作为置换液，即灭活了脂质包膜病毒后的血浆，其输注后所带来的不良反应鲜有报道，其成分较稳定，含有更高的 ADAMTS-13 活性水平，可有效治疗急性 TTP。然而，另有报道称 SDP 治疗可能会增加静脉血栓栓塞的危险。

总之，PE 应在就诊 24 小时内进行，如无条件马

上进行 PE,可先行血浆输注治疗[25ml/(kg·d),或成人(1.5~2.0)L/d],补充有活性的 vWF-cp,但应注意患者的心肾功能。目前,TTP 的 PE 治疗为(40~60)ml/(kg·d),直到患者血小板计数、血清乳酸脱氢酶(LDH)恢复正常,血红蛋白稳定,神经精神症状消失后停用。

美国血库协会(AABB)推荐每日行 PE 治疗直到血小板计数达到 150×10⁹/L 以上 2 天停止[11,12]。

### (二)免疫抑制

1. 糖皮质激素 由于 PE 并不能减少机体产生抗 ADAMTS13 的自身抗体,因此临床实践中常联用糖皮质激素,有助于稳定血小板和内皮细胞膜,抑制自身抗体的生成。单独使用者不多,一般作为辅助治疗。英国血液学标准委员会 2003 年 TTP 诊疗指南建议:所有 TTP 患者都应采用辅助糖皮质激素治疗。为了达到一定的免疫抑制效应同时减少长期不良反应,推荐剂量为甲泼尼龙 1g/d,静脉注射,连用 3 天。

2. 细胞毒药物 长春新碱能防止体内 IgG 型抗体对内皮细胞的损伤,改变血小板膜糖蛋白受体,阻止 vWF 多聚体的附着,从而抑制血小板的聚集。目前,长春新碱主要用于难治性复发性 TTP 患者,剂量 1mg,每隔 3~4 天重复 1 次,共 4 次。其他免疫抑制剂如环孢素 A 也是有效的辅助治疗方法,环磷酰胺可用于治疗 TTP,尤其是经历再复发的患者。

### (三)输血及支持治疗

1. 成分血输注 除了溶血较严重者,红细胞输注在 TTP 的治疗中较少见,但应强调个体化治疗。血小板输注可能加剧微血管血栓性病变,导致临床症状恶化,应为禁忌,除非发生了致命性出血。

2. 抗血小板治疗 TTP 是由血小板聚集所触发的,因此抗血小板药物如阿司匹林、双嘧达莫、PGI2 等可用于临床 TTP 初治患者。有报道阿司匹林和双嘧达莫与 PE 联合应用可使78%的患者在 6 个月内显效。目前,抗血小板治疗推荐低剂量阿司匹林(75mg/d,口服),直到血小板计数恢复>50×10⁹/L。但由于 TTP 患者多伴有血小板严重减少,此类药物有增加出血的危险。

### (四)脾切除

在血浆疗法开始实施之前,脾切除是治疗 TTP 的主要方法,可提高患者的生存率。近年来,主要用于难治复发性患者,缓解率可达 50%~100%,是一种安全有效的治疗手段,对疗效不能维持稳定的患者远期复发率亦降低。但也有报道称脾切除仅对伴

有明显 ADAMTS13 缺失的患者有效,其疗效需进一步证实。

### (五)利妥昔单抗

利妥昔单抗是一种嵌合鼠/人的单克隆抗体,可与细胞膜表面的 CD20 抗原特异性结合。近年来已逐渐应用于各种自身免疫性疾病,如风湿性疾病、系统性红斑狼疮(SLE)等,可以减少 B 淋巴细胞克隆所产生的抗 ADAMTS13 自身抗体的生成,用于 TTP 的治疗。近年来,多项研究已揭示利妥昔单抗在治疗复发及难治性 TTP 患者上能产生持续性效果,尤其是伴有抗 ADAMTS13 自身抗体的患者,有人已成功地将利妥昔单抗与 PE 结合治疗 3 例难治性 TTP 及大量 ADAMTS13 缺失的患者,并监测恢复期患者血浆 ADAMTS13 抗体下降,ADAMTS13 活性升高。2003 年 Stein 等报道了 4 例慢性复发性 TTP 患者应用利妥昔单抗后达到缓解,持续时间 23~82 个月,其中 1 例缓解后 6 年复发,再次应用利妥昔单抗后达缓解。也有较新的个案报道称,利妥昔单抗可作为单一用药成功治疗复发性 TTP 患者。目前,大多报道利妥昔单抗用药剂量为 375mg/m²,每周 1 次,2~8 周,缓解率高达 95%,即患者临床症状消失,实验室检查恢复正常,包括 ADAMTS13 活性正常及其抗体消失。

### (六)其他

正常人血浆中的 IgG 可中和 ADAMTS13 自身抗体,恢复 ADAMTS13 的活性。Park 等报道了 1 名 29 岁 TTP 患者,对 PE(血浆置换)及大剂量糖皮质激素治疗均无效,给予高剂量 IgG(400mg/kg),静脉输注 7 天达完全缓解,并追踪 18 个月无复发。其常用量(0.4~1.0)g/(kg·d),不作为一线治疗。

有些 TTP 患者,特别是与肿瘤化疗有关的 TTP,在 PE(血浆置换)及其他治疗无效时可试用免疫吸附疗法,即在进行血浆分离置换时让患者的血浆通过一个葡萄球菌蛋白 A 免疫吸附柱。

采用基因工程的方法大量生产重组 vWF-Cp 来代替 ADAMTS13 的缺失,对 TTP 患者进行补充治疗,现处于临床前期。

## 第四节 肿瘤化疗所致血小板减少症

### 一、概  述

肿瘤化疗所致血小板减少症(chemotherapy-induced thrombocytopenia,CIT)是临床常见的化疗药物剂量限制性毒性反应,有可能导致降低化疗药物剂量,或延迟化疗时间,甚至终止化疗,由此影响临床疗效和患者生存,并增加医疗费用。

CIT 的定义是指抗肿瘤化疗药物对骨髓产生抑制作用,尤其是对巨核细胞产生抑制作用,导致外周血中血小板 $< 100 \times 10^9/L$。当血小板 $< 50 \times 10^9/L$ 时,可引起皮肤或黏膜出血,同时患者不能承受手术治疗和侵袭性操作检查;血小板 $< 20 \times 10^9/L$,有自发性出血的高危险性;血小板 $< 10 \times 10^9/L$,则有自发性出血的极高危险性。

按照 2014 年版中国专家共识,CIT 的诊断标准如下:①外周血血小板计数 $< 100 \times 10^9/L$;②发病前应有确切的使用某种能引起血小板减少的化疗药物,且停药后血小板减少症状逐渐减轻或血小板恢复正常;③排除了其他可导致血小板减少症的原因,如再生障碍性贫血、急性白血病、放射病、免疫性血小板减少症和脾功能亢进症等;④排除使用了同样能够引起血小板减少的非化疗药物,如磺胺类药物等;⑤患者伴或不伴出血倾向,如皮肤淤点、紫癜或原因不明的鼻出血等表现,甚至出现更加严重的内脏出血迹象;⑥重新使用该化疗药后血小板减少症再次出现。

CIT 根据血小板计数减少严重程度进行分级如下:Ⅰ度:$75 \times 10^9/L \leqslant$ 血小板 $< 100 \times 10^9/L$,Ⅱ度:$50 \times 10^9/L \leqslant$ 血小板 $< 75 \times 10^9/L$,Ⅲ度:$25 \times 10^9/L \leqslant$ 血小板 $< 50 \times 10^9/L$,Ⅳ度:血小板 $< 100 \times 10^9/L$,Ⅴ度:死亡。

CIT 出血的高风险因素:①既往有出血史;②化疗前血小板 $< 75 \times 10^9/L$;③接受含铂类、吉西他滨、阿糖胞苷、蒽环类等药物的化疗;④肿瘤细胞骨髓浸润所造成的血小板减少;⑤体能评分 $\geqslant 2$ 分;⑥既往接受过放疗,特别是长骨、扁骨(如骨盆、胸骨等)部位[13]。

# 二、治　疗

包括输注血小板、给予促血小板生长因子。促血小板生长因子有重组人白细胞介素 11(rhIL-11)、重组人血小板生成素(rhTPO,特比澳)、TPO 受体激动剂罗米司汀(romiplostim)和艾曲波帕(eltrombopag)。

## (一)血小板输注

血小板输注是对严重血小板减少症患者最快速、最有效的治疗方法之一。对于成人白血病和多数实体瘤患者,当血小板 $\leqslant 10 \times 10^9/L$ 时,需预防输注血小板。特别是有出血危险的肿瘤,如白血病、恶性黑色素瘤、膀胱癌、妇科肿瘤和结直肠肿瘤等,当患者的血小板 $\leqslant 20 \times 10^9/L$ 时,应考虑输注血小板。在进行脑部手术时,要求血小板 $\geqslant 100 \times 10^9/L$;在其他侵入性操作或创伤手术时,要求血小板在(50~100)$\times 10^9/L$。实体瘤患者血小板在(10~50)$\times 10^9/L$ 时,根据临床出血情况,可考虑输注血小板。特别强调的是,预防性输注不可滥用,防止产生同种免疫反应导致输注无效,同时血小板输注会带来感染艾滋病及丙型肝炎等获得性传染病毒疾病的问题。针对 CIT 的治疗,在规范输注血小板的情况下,建议酌情使用升血小板细胞因子来减少血小板输注带来的相关问题[14-16]。

## (二)重组人血小板生成素

重组人血小板生成素(recombinant human thrombopoietin,rhTPO)可减轻肺癌、恶性淋巴瘤、乳腺癌和卵巢癌等实体肿瘤患者接受化疗后血小板下降的程度和缩短血小板减少的持续时间。

1. 用药方法　恶性肿瘤化疗时,预计药物剂量可能引起血小板减少及诱发出血需要升高血小板时,可于给药结束后 6~24 小时皮下注射,剂量为 $300U/(kg \cdot d)$,1 次/天,连续应用 14 天。当化疗中伴发白细胞严重减少或出现贫血时,rhTPO 可分别与重组人粒细胞集落刺激因子(rhG-CSF)或重组人红细胞生成素(rhEPO)合并应用。对于上一个化疗周期发生过 3 级以上 CIT 的患者或出血风险较大的患者,建议更早使用。

血小板减少症的病程,减少血小板的输注。rhIL-11 治疗实体瘤化疗所致血小板减少症,对于不符合血小板输注指征的血小板减少患者,实体瘤患者应在血小板(25~75)$\times 10^9/L$ 时应用 rhIL-11。有白细胞减少症的患者必要时可合并应用 rhG-CSF。

2. 用药方法　(25~50)g/kg,皮下注射,1 次/天,至少连用 7~10 天,至化疗抑制作用消失或达到共识停药标准。在下一个周期化疗开始前 2 天及化疗中不得用药。

## (三)治疗注意事项

血小板生长因子停药指征:血小板 $\geqslant 100 \times 10^9/L$ 或至血小板较用药前升高 $50 \times 10^9/L$。对于需做手术者,应根据需要使用血小板生长因子,提高血小板到需要的水平。如 $100 \times 10^9/L >$ 血小板 $> 75 \times 10^9/L$ 的无出血者,需使用 rhTPO 和(或)rhIL-11 以达到手术要求。

对于既往有体液潴留、充血性心功能衰竭、房性心律不齐或冠状动脉疾病史的患者,尤其是老年患者,不推荐使用 rhIL-ll。

CIT 二级预防用药是指对于出血风险高的患者,为预防下一个化疗周期再发生严重的血小板减少,可预防性应用血小板生长因子,以保证化疗的顺利进行。其目的以预防化疗后血小板减少或保证化疗能够按照预定计划进行。此处不建议预防性应用血小板输注。具体建议:①患者有出血高风险因素时,化疗结束后 6 ~ 24 小时内开始使用 rhTPO 和(或)rhIL-11;②患者无出血高风险因素时,血小板 < $75×10^9$/L 时开始使用 rhTPO 和(或)rhIL-1l。

# 第五节　先天性血小板减少症

## 一、概　述

先天性血小板减少症是一个复杂的临床综合征群,根据遗传方式分为伴性隐性遗传性血小板减少症,常染色体显性遗传性血小板减少症,以及常染色体隐性遗传性血小板减少症。该病患儿极易被漏诊或误诊为免疫性血小板减少症(ITP),从而接受糖皮质激素甚至免疫抑制剂治疗,临床医师必须引起高度重视。

国外一项研究总结了初诊为 ITP 患者 6 个月后的复查资料,结果发现,20% 最终被否定了 ITP 的诊断。被误诊为 ITP 的疾病包括再生障碍性贫血、骨髓增生异常综合征、先天性血小板减少症等。因此,临床上出现下列情况要考虑到先天性血小板减少症:①出生后即出现血小板减少;②长时间内血小板计数稳定;③直系亲属存在该病家族史,如父母、兄弟姐妹等有血小板减少病史;④外周血涂片可见体积巨大或过小的血小板;⑤对 ITP 常规治疗,如肾上腺糖皮质激素、静脉注射免疫球蛋白等无反应。

与血小板减少症有关的遗传综合征及临床特征如下:①血小板体积明显减小和免疫缺陷:Wiskott-Aldrich 综合征(Wiskott-Aldrich syndrome, WAS);②血小板体积巨大:MYH-9 相关性疾病,Bernard-Soulier 综合征(Bernard-Soulier syndrome, BSS);③严重的血小板减少逐渐进展为再生障碍性贫血:先天性无巨核细胞性血小板减少症;④与出血不相符的贫血(通常为小细胞性贫血):GATA-1 缺陷[17,18]。

# 二、治　疗

## (一)抗纤溶治疗

常用氨甲环酸(止血环酸)和氨基己酸。2 种药物均可口服或静脉注射,特别是用于黏膜出血。氨甲环酸的儿科用药剂量为每次 25mg/kg,口服 3 ~ 4 次/天,连用 7 ~ 10 天,或每次 10mg/kg,静脉注射。伴肾功能不全的患者需调整剂量。止血环酸也可用于口腔黏膜出血时的漱口。此类药物在发生血尿的患者中禁用,因为存在肾脏、输尿管内形成血凝块的危险。此外,长期应用此类药物也会导致视力的改变,故应行眼科评估。

## (二)去氨加压素

去氨加压素(deamino arginine vasopressin, DDAVP)是一种垂体后叶加压素的类似物。其促凝作用通过增加血液循环中凝血因子Ⅷ水平和 vWF 来实现。然而,DDAVP 在血小板缺乏下的止血机制尚不清楚。大量的 DDAVP 用于治疗纯合子的 BSS、MHY-9 相关性疾病的临床观察显示可缩短患者出血时间,可使胶原和 ADP 诱导的血小板聚集功能增加 50%。DDAVP 常用于治疗轻度出血性疾病,也可与止血环酸结合用于预防外科手术出血。给药途径为皮下或静脉注射,标准剂量为 0.3μg/kg(最大剂量20g),与止血环酸联用时剂量可减少为 0.2μg/kg。

DDAVP 可引起液体潴留、低钠血症,故用药时需限制患者液体的摄入,动脉硬化的成年患者和 2 岁以下的儿童患者应避免使用该药,因为可能引起低钠性抽搐。如果需重复给药,则需每天监测患者体重及血电解质水平。

## (三)重组活化凝血因子Ⅶ

当上述治疗对先天性血小板减少症患者无效时,可考虑采用重组活化凝血因子Ⅶ(recombinant activated factor Ⅶ,rFⅦa,商品名为诺其)进行治疗。rFⅦa 对部分患者有效(如 Bernard-Soulier 综合征患者)。大剂量的 rFⅦa 在缺乏组织因子刺激时可发挥作用,增加凝血酶的产生。rFⅦa 初始剂量为90μg/kg,根据止血反应,2 ~ 4 小时后可重复用药。

## (四)血小板输注

血小板输注可用于临床上对非特异性治疗无反应的血小板减少症及血小板功能异常,或威胁生命的重要脏器的出血。但由于反复输注血小板可能存在同种免疫反应的危险,故应限制血小板的输注。2010 年,Alamelu 和 Liesner[19,20]的研究结果提示,应给予先天性血小板减少症患者进行人类白细胞抗原

（human leukocyte antigen，HIA）配型的血小板输注，但目前对该结论尚存在争议。

## （五）造血干细胞移植

先天性血小板减少症缺乏特异性治疗，造血干细胞移植（hematopoietic stem cell transplantation，HSCT）是其最有效的根治方法。

## （六）基因治疗

动物及人体实验均证实了基因治疗在先天性血小板减少症中的有效性。在没有合适供体进行HSCT的患者，基因治疗是可以选择的治疗方法。2003年，Wilcox和White报道了2例WAS患者在接受基因治疗24个月后，WAS蛋白表达持续阳性，血小板计数正常，湿疹好转。

（牛 挺）

## 参 考 文 献

1. Rodeghiero F，Stasi R，Gernsheimer T，et al.Standardization of terminology，definitions and outcome criteria in immune thrombocytopenic purpura of adults and children：report from an international working group.Blood，2009，113：2386-2393.

2. Provan D，Stasi R，Newland AC，et al. International consensus report on the investigation and management of primary immune thrombocytopenia.Blood，2010，115（2）：168-186.

3. Neunert C，Lim W，Crowther M，et al.The American Society of Hematology 2011 evidence based practice guideline for immune thrombocytopenia.Blood，2011，117（16）：4190-4207.

4. 侯明，秦萍.成人原发免疫性血小板减少症诊治的中国专家共识（2016 版）解读.临床血液学杂志，2016，29（7）：523-527.

5. 董维，蔡嘉惠，于新发.出血性疾病患者的输血治疗.陈小伍，于新发，田兆嵩.输血治疗学.北京：科学出版社，2012，412-420.

6. Veenhof MB，van Roosmalen JJ，Brand A.Obstetric transfusion practice//Simon TL，McCullough J，Snyder EL，et al.Rossi's Principles of Transfusion Medicine.5th ed.Chichester：Wiley-Blackwell，2016：507-515.

7. 侯明.妊娠合并原发免疫性血小板减少症的诊治概要.中华血液学杂志，2015，36（1）：85-86.

8. Murphy MF，Stanworth SJ，Estcourt L.Thrombocytopenia and platelet transfusion//Simon TL，McCullough J，Snyder EL，et al.Rossi's Principles of Transfusion Medicine.5th ed.Chichester：Wiley-Blackwell，2016：235-244.

9. 孙琳，彭军.血栓性血小板减少症的治疗新进展.临床血液学杂志，2012，25（1）：4-5.

10. Verbeke L，Delforge M，Dierickx D. Current insight into thrombotic thrombocytopenic purpura.Blood Coagul Fibrinolysis，2010，21：3-10.

11. Nguyen TC，Han YY.Plasma exchange therapy for thrombotic microangiopathies.Organogenesis，2011，7：28-31.

12. Edel E，Al-Ali HK，Seege S，et al.Efficacy and safety profile of solvent/detergent plasma in the treatment of acute thrombotic thrombocytopenic purpura：a single-center experience.Transfus Med Hemother，2010，37：13-19.

13. 中国抗癌协会临床肿瘤学协作专业委员会.肿瘤化疗所致血小板减少症诊疗中国专家共识（2014 版）.中华肿瘤杂志，2014，36（11）：876-879.

14. Schiffer CA，Anderson KC，Bennett CL，et al. Platelet transfusionfor patients with cancer：clinical practice guidelines of the American Society of Clinical neology. J Clin Oncol，2001，19（5）：1519-1538.

15. 临床输血技术指南：内科输血指南.中国临床医生，2001，29（3）：29-30.

16. 王芳，贺冠强，孙汉英，等.基于循证医学的血小板输注指南：2007 年美国 ASH 血小板输注指南介绍.内科急危重症杂志，2008，14（2）：109-112.

17. Cox K，Price V，Kahr WH，Inherited platelet disorders：a clinical approach to diagnosis and management. Expert Rev HematoI，2011，4（4）：455-472.

18. Kuwana M，Kurata Y，Fujimura K. Preliminary laboratory based diagnostic criteria for immune thrombocytopenic purpura.J Thromb Haemost，2006，4（9）：1936-1943.

19. Alamelu J，Liesner R.Modern management of severe platelet function disorders.Br J Hematol，2010，149（6）：813-823.

20. Bolton-Maggs PH，Chalmers EA，Collins PW，et al. A review of inherited platelet disorders with guidelines for their management on behalf of the UKHCDO.Br J Hematol，2006，135（5）：603-633.

# 第三十六章
## 造血干细胞移植的输血

造血干细胞移植(hematopoietic stem cell transplantation,HSCT)作为现今治疗血液肿瘤和先天遗传性疾患的重要手段正愈来愈得以重视和发展。由于 HSCT 超大剂量预处理放、化疗对患者骨髓的去除作用,移植患者在造血功能受抑制期对输血支持疗法的需求较其他患者更高,同时,异基因 HSCT 后,ABO 血型的不合、输血相关的移植物抗宿主病(transfusion associated graft vs host disease,TA-GVHD)以及免疫缺陷时输血相关性感染等诸多问题使输血疗法在移植患者中更具特殊和复杂性,成为输血医学中的新的领域。人类白细胞抗原(human leukocyte antigen,HLA)匹配是异基因 HSCT 获得成功的重要因素,移植前由于造血和免疫细胞在患者体内致敏,移植后供者-受者嵌合程度的变化,既影响移植物抗宿主病(graft vs host disease,GVHD)的发生,同时又影响供者造血的恢复。虽然供者-受者之间红细胞 ABO 血型不合并不、或很少成为移植的障碍,但由于血型抗原在供-受者移植细胞之间的不相容性往往在移植期间和移植后出现相关并发症,从而影响患者移植术后的恢复和生存质量[1]。因此,HSCT 的输血应该在整个围移植期都需要关注。

## 第一节 造血干细胞移植中输血的特殊性和复杂性

异基因造血干细胞移植依照采用的干细胞来源不同分为三种:①经动员采集的外周血造血干细胞(HPC-A);②骨髓造血干细胞(HPC-M);③脐带血造血干细胞(HPC-C)。造血植入受多种因素的影响,包括供者与患者 HLA 配型的关系和程度,造血干细胞的来源,植入 CD34$^+$细胞的数量,等。移植期间造血的恢复与采用的上述何种移植方式和造血干细胞的来源和数量密切相关。移植后血细胞植入的

标准是:连续 3 天脱离血小板输注后血小板计数大于 $20×10^9$/L,白细胞植入是连续 3 天中性粒细胞绝对计数$>0.5×10^9$/L,红细胞水平由于受输血的影响常难以评估,可以定义为外周血常规网织红细胞$>1\%$,或者距最后一次输红细胞 30 天内无输血需求[2]。通常造血植入时间在外周血造血干细胞移植最快,而在脐血移植相对较晚,特别是红细胞和血小板的恢复时间更长[3]。移植期间输血疗法主要是红细胞和血小板的支持,移植后造血植入时间的快慢决定了红细胞和血小板输注的临床需求量和频度。

### 一、移植前输血治疗

由于疾病的原因,通常患者在接受 HSCT 之前就需要红细胞和血小板输注,这一过程,对移植患者最大的风险是造成宿主免疫系统对 HLA 致敏,导致植入失败或移植后血细胞无效输注。造血干细胞移植之前,根据患者的基础疾病,其免疫状态可能是具有免疫活性的或者免疫功能不全的。有免疫活性的患者(如再生障碍性贫血,血红蛋白病)可因输血接触异体 HLA,诱发针对白细胞和血小板表面 HLA 相关的免疫反应,可能导致患者植入延迟和移植物排斥反应,植入失败[4],通常输血次数大于 20 次,会明显增加移植失败的风险。而对于急性白血病等恶性疾病,输血导致的植入失败$<1\%$,因为化疗产生的免疫抑制足以预防输血致敏,同时移植时清髓性的预处理方案可进一步强化对宿主免疫的抑制,促进植入。所以,对具有免疫活性的患者移植前应尽量避免输注含血细胞成分的血液制品,如果病情稳定,红细胞输血的阈值应该设定在血红蛋白$<(70\sim80)$g/L。血小板输血的阈值也可以最小化,如果没有明显出血,血小板输注可以在血小板$<10×10^9$/L 时,如果有出血或感染并发症,应该将血小板输血的阈值适当提高。

当病情需要输血时,使用白细胞滤器可以降低

异体 HLA 抗原免疫致敏的风险。对那些因疾病或由于化疗导致免疫缺陷的患者，虽然被异体抗原致敏的概率不大，输血前仍推荐使用白细胞滤器处理血制品，将致敏的风险降到最低[5]。如果造血干细胞供者来自有血缘关系的亲属，其家庭成员不应该作为直接献血者，因为这样可能会导致宿主产生针对主要和(或)次要 HLA 的致敏。

## 二、移植后输血治疗

无论移植采用的预处理方案是清髓性还是减低剂量的化/放疗方案，移植后都将导致患者依赖于红细胞和血小板的输注，直到造血植入。移植后输血治疗的关键，一方面是在骨髓造血功能"青黄不接"时期维持必要的血红蛋白和血小板水平，以保护患者安全过渡；另一方面将会面临供-受者间 ABO 血型不相合的血液成分输注和血型转换的问题，以及免疫缺陷状况下预防 TA-GVHD 的问题。使得输血治疗更为复杂。虽然移植后红细胞和血小板输血的频率和量增加，取决于造血植入的时间，但并不改变输血的指征。美国血库协会(American Association of Blood Banks，AABB)指南仍然推荐限制性输血策略，即：血红蛋白<(70~80)g/L 和根据出血风险输注血小板[6]。

需要强调的是，移植后输注的所有含血细胞的血液成分制品，都必须给予辐照，通常使用 25 Gy 的照射剂量，以灭活血液制品中的异体免疫活性淋巴细胞，预防 TA-GVHD，如果一旦发生，致死率极高[7]。此外，异基因 HSCT 经常需要跨越 ABO 血型屏障，ABO 血型相容性在患者血型不合时变得复杂。当血型不合的移植患者需要输血制品时，首选 O 型红细胞和 AB 型血小板，进一步应该根据供-受者间 ABO 血型主、次侧配型的规律仔细选择(表 36-1)。并且在每次输血前检测患者抗-A、抗-B 效价，了解血型转换情况。如果患者脱离红细胞输血 100 天，连续二次检测血液标本没有针对供者红细胞的血型抗体，提示患者的血型已转换为供者血型。同样，因为 ABO 血型抗原存在血小板表面，血浆中抗-A、抗-B 也同样作用于血小板，移植后应特别关注供者源造血的嵌入，避免输注血浆中 ABO 血型的血小板抗体对移植后供者血小板恢复的影响[8]。

表 36-1　跨越造血干细胞移植 ABO 血型不相合屏障配型选择

| | ABO 血型 | | 移植后输血 | |
| --- | --- | --- | --- | --- |
| | 受者血型 | 供者血型 | 红细胞 | 血小板/血浆 |
| 主侧错配 | O | A | O | A、AB |
| | O | B | O | B、AB |
| | O | AB | O | AB |
| | A | AB | A、O | AB |
| | B | AB | B、O | AB |
| 次侧错配 | A | O | O | A、AB |
| | B | O | O | B、AB |
| | AB | O | O | AB |
| | AB | A | A、O | AB |
| | AB | B | B、O | AB |
| 双向错配 | B | A | O | AB |
| | A | B | O | AB |

## 第二节 造血干细胞移植中的红细胞输注

### 一、红细胞输注的特点

**红细胞输注的量**

造血干细胞移植后,由于预处理方案对骨髓的去除性放、化疗,造血功能严重受抑制,红细胞和血小板输注的最大需求通常在移植后 4 周内,移植后 7~14 天达到高峰。一般应输注红细胞使血细胞比容维持在 0.30 左右[9]。为达到这一要求,通常平均需要输红细胞 8~16U,2U/次。单采血小板输注每周 2~3 次,1U/次。每一患者因具体病情不同而各异,取决于患者的基础疾病、移植前血红蛋白水平、有无移植相关并发症、治疗措施和用药、以及 ABO 血型的不相容性,均可能影响患者对红细胞输注的需求量。如:复发的白血病患者、植入延迟或失败、出现出血和感染并发症以及发生 GVHD 等,均可增加对输血量的需求。

### 二、供-受者 ABO 血型相容性

ABO 血型基因位于 9 号染色体,与 HLA 基因相互独立遗传。异基因 HSCT 要求 HLA 组织配型相合,但供-受者间红细胞 ABO 血型不相合仍可成功移植,荟萃分析显示 ABO 血型匹配和不匹配并不影响 HSCT 的整体存活率[10]。供者造血干细胞增殖并不受受者循环 ABO 抗体的抑制,但由于 ABO 血型抗原存在于新生红细胞和血小板膜表面,血液循环中的不相容血型抗体可以破坏红细胞和血小板。HLA 相合的供、受者间 ABO 血型一致者约 15%~25%,近 3/4 以上的异基因 HSCT 供-受者间的 ABO 血型是不一致的。移植后受者源红细胞残存的时间约 40 天,循环受者型 IgG 和 IgM 抗体的半衰期分别为 20 天和 6 天[11]。但是,如果残存的受者淋巴细胞和浆细胞持续存在,受者源的血型抗体也可能持续存在更长的时间。根据 ABO 血型的不同,供-受者 ABO 血型不相容性又分为三类。

#### (一)主侧 ABO 血型不相合

主侧 ABO 血型不相合(major ABO incompatibility)指受者血浆含有抗供者红细胞 ABO 抗原的抗体,如 O 型血患者接受 A、B、AB 型供者,或 A、B 型受者接受 AB 型供者之间的移植。这种情况在 HLA

相合的供-受者间约占 15%~20%[12]。临床主要的危险是溶血,溶血可发生在输入含有较多量红细胞的供者骨髓或外周血干细胞采集物时,也可发生在植入后数周。前者是受者血型抗体对供者红细胞直接作用而导致溶血,可通过分离去除移植采集物中的供者红细胞,以及移植前用供者同血型血浆或 AB 型血浆对受者作血浆置换术,或使用免疫吸附柱除去循环抗-A、抗-B,从而减少和降低溶血的发生;后者通常发生在移植后数周,此时供者源红细胞开始出现在血循环中,主要表现为免疫性溶血,直接抗球蛋白试验可阳性。

#### (二)次侧 ABO 血型不相合

次侧 ABO 血型不相合(minor ABO incompatibility)指受者红细胞表达供者红细胞缺乏的抗原,供者血浆含有抗受者红细胞抗原的抗体,见于 O 型血供者移植给 A、B 和 AB 型受者,以及 AB 型受者接受 A、B 型供者的移植。这种情况在 HLA 配型相合的供-受者间约占 10%~15%。一般不影响造血干细胞的植入,干细胞植入后,供者源淋巴细胞可产生抗 ABO 血型的抗体,但引起有临床意义的免疫性溶血少见。溶血是否发生,取决于移植物中供者源相应红细胞抗体效价和受者接受的移植物中淋巴细胞的量。若供者源相应红细胞抗体效价较高,则可能引起受者轻微溶血反应;如果供者造血干细胞植活后,供者的淋巴细胞增殖分化,被受者红细胞致敏激活,产生抗受者红细胞血型抗体,而此时受者自身红细胞并未完全消失,可发生迟发性溶血反应。

#### (三)双向 ABO 血型不相合

双向 ABO 血型不相合(bidirectional ABO incompatibility)指同时存在主、次侧 ABO 血型不合的情况,见于 A 型与 B 型供-受者之间的移植。具有主、次侧两种血型不相合的风险。因此,在移植时应从供者骨髓和外周血干细胞采集物中去除红细胞,若采集物含血浆容积大,还应去除过多的血浆,以减少溶血反应。

### 三、ABO 血型不合移植后的输血

供-受者间 ABO 血型的不合,移植后受者免疫细胞的残留,形成移植后患者 ABO 血型呈嵌合状态,通常持续 4~6 个月逐渐转变为供者血型。使红细胞和其他血液成分的输注趋于复杂化,应按照 ABO 血型主侧、次侧配型的规律(表 36-1)分为以下三种情况来选择合适的血液制品。

## （一）主侧 ABO 血型不相合

输血的主要危险是溶血。受者的 ABO 血型抗体破坏或包被供者源红细胞，此时直接抗球蛋白试验阳性，阳性率可高达 40%，虽然有血管内溶血，但只有少部分受者发生有临床意义的症状。由于 ABO 血型抗体可能是 IgG，受者的配血应包括间接抗球蛋白试验。移植后应输与受者同型的红细胞或 O 型红细胞，直到受者源 ABO 抗体消失，或直接抗球蛋白试验阴性后，可考虑输供者血型的红细胞。移植后输注血小板或含血浆的血液制品时，应选择与供者同血型或 AB 型。

主侧 ABO 血型不相合的移植中，当受者不相容 ABO 血型抗体过高时，部分患者可表现出红系造血延迟，而白细胞和血小板一般不受影响。有些患者可能发展到纯红再障（pure red cell aplasia，PRCA），最常见于 O 型患者接受 A、B 型供者移植的情况下，以及部分双向 ABO 血型不合的移植。移植后 PRCA 的发病机制尚不明确，可能与免疫介导的红系前体细胞髓内破坏有关。研究发现：ABO 血型抗原在 BFU-E 和 CFU-E 的表达分别为 49.5% 和 83.5%[13]。使用降低强度的预处理方案（reduced-intensity conditioning，RIC）移植，PRCA 的发病率增加，与受者免疫细胞残留有关[14]。在主要 ABO 血型不合的移植时，受者体内持续存在与供者红细胞抗原起反应的血型抗体，提示受者源的免疫活性细胞（B 细胞，浆细胞）存在，当移植后血型抗体效价持续较高时，红系造血不出现，而当效价降至 1∶16 或更低时，红系生长才开始恢复。随着效价的下降，供者源红细胞在循环中日趋增多[15]。移植后 PRCA 多数可以自然缓解，一般需数月至一年，除定期输注红细胞外，不用特殊治疗，但应注意多次红细胞输注带来铁过载的风险[16]。也可使用供者同血型血浆作置换，降低血型抗体的水平[17]。GVHD 可能起清除受者淋巴细胞的作用，使血型抗体分泌减少，从而有利于红系恢复，可以通过减少免疫抑制剂，供者淋巴细胞输注等方法来适当促进[18]，但应注意控制 GVHD 发生的时间和程度，权衡利弊。其他治疗方法包括红细胞生成素、利妥昔单抗、硼替佐米等[19]。

## （二）次侧 ABO 血型不相合

移植后红细胞输注应输 O 型或与供者血型同型的红细胞。输注血小板或含血浆的血液制品时，应输 AB 型或与受者血型一致，直至移植后受者红细胞不能检测出时。

次侧 ABO 血型不相合移植后的风险是"过客淋巴细胞综合征（passenger lymphocyte syndrome，PLS）。PLS 临床上少见，可发生于 A 型受者接受 O 型供者的移植，与移植物中供者淋巴细胞识别受者红细胞抗原，产生特异性 ABO 血型或其他次要红细胞抗原抗体有关。通常在移植后 7~14 天出现迟发性溶血，患者血红蛋白水平急剧下降。实验室检查有血管内溶血的证据（血红蛋白尿，血红蛋白血症，血清 LDH 水平升高），直接抗球蛋白试验阳性。溶血可以持续 5~10 天后消退[20]。次要红细胞抗原抗体临床较少报道，溶血表现根据抗体的性质，从轻微到严重，血管内或血管外。PLS 的危险因素与 PRCA 类似，RIC 方案移植风险比清髓性移植更大，外周血干细胞移植物中淋巴细胞数量远大于骨髓或脐血移植，发生 PLS 的风险也增加[21]。

## （三）双向 ABO 血型不合

见于 A 型与 B 型供-受者之间的移植。红细胞输注配型移植前应与受者血型一致，移植后应输 O 型血红细胞，直到针对供者红细胞的 ABO 抗体消失或直接抗球蛋白试验阴性后，才考虑输供者血型的红细胞。输注血小板和含血浆的血液制品时，应考虑用 AB 型，直至移植后受者红细胞不能测出时方可输入供者型的含血浆制品。

## 四、供-受者 Rh 血型不合的输血问题

Rh 血型 D 抗原的概念与 ABO 血型抗原相似，但与 ABO 血型抗体不同的是抗-D 不是天然抗体，需要接触红细胞 D 抗原刺激后产生，一旦产生，患者将保持终身。在异基因 HSCT 时，当 D 抗原在供者和受者之间不同时，称为 D 抗原错配；当移植前供者或受者已经有抗-D 的存在，叫 D 抗原不相容。由于 Rh 血型不合的发生率相对很低，在中国人群中仅占 0.3%~0.4%，因此真正引起临床输血问题很罕见，也不影响造血植入，移植相关的 GVHD 以及预后和生存。

在 Rh 阴性的受者接受 Rh 阳性的供者移植时，由于预处理方案对受者淋巴细胞的清除，可使抗-D 产生减少，对输注红细胞数量的要求并不增加，也不必特殊要求 Rh 阴性血制品。随着移植后血型转换，抗-D 逐渐减少，不太可能产生严重或致命的后果[22]。笔者曾观察了 1 例 Rh 阴性血患者移植后虽然输注了 Rh 阳性血制品，长达 3 月血浆无抗-D 检出。但也有个别报道移植后产生了抗-D[23]。反之，若 Rh 阳性的受者接受 Rh 阴性的供者移植时，当植入成功后，供者源淋巴细胞由于受受者红细胞

D抗原的刺激,可产生抗-D。因此,对接受Rh阴性供者移植的患者,移植后需要输血支持时,应该尽量使用Rh阴性的血液制品,以避免发生迟发生溶血反应。

## 第三节 造血干细胞移植中的血小板输注

### 一、血小板输注的指征

造血干细胞移植时出血的预防和治疗是关系移植成败的重要环节。预防性血小板输注虽然能减少致死性出血的危险,但由此而引起的免疫学问题以及昂贵的医疗费用促使人们力求找到一个血小板输注的最低阈值。最初,大多数的移植中心都是将血小板计数$<20\times10^9/L$作为预防性输注血小板的最低阈值,美国国立卫生研究院(NIH)建议在决定血小板输注时应结合临床其他因素,如患者病情处于稳定状态,预防性输注血小板的最低阈值可设定在血小板计数$<10\times10^9/L$;但若患者有发热、感染、DIC、出血存在时,则应输注血小板使其维持在$20\times10^9/L$以上。如有药物诱导的血小板功能障碍,血小板输注应持续到该致病因素被去除为止[24]。

### 二、预防性和治疗性血小板输注

Slichter等的研究比较了预防性血小板输注的剂量,患者在血小板低下期间($\leqslant10\times10^9/L$)被随机地分配为接受低剂量($1.1\times10^{11}$血小板/次),中等剂量($2.2\times10^{11}$血小板/次),或高剂量($4.4\times10^{11}$血小板/次)三组,给予预防性血小板输注。结果三组的出血事件没有显著差异[25]。然而,进一步亚组分析数据显示儿科患者(0~18岁)与成人相比,在所有血小板剂量组有显著高的出血风险[26]。这项研究提示为保护移植患者在造血低下期避免危及生命的出血事件,血小板输注的频度比血小板输注的剂量更重要。

英国国立卫生署(NHS)进行了一项预防性血小板输注研究(trial of prophylactic platelets,TOPPS)针对预防性或治疗性血小板输注的有效性和安全性进行了比较。患者在干细胞移植后随机分为接受预防性血小板输注或治疗性血小板输注两组。预防组患者纳入标准为当日首次血常规血小板计数$<10\times10^9/L$,治疗组为出现血小板输注临床指征时。结果表明,与预防组相比治疗组使用血小板明显减少,但出血率,出血天数增加,首次出血事件发生的时间更短[27]。应该注意的是,在这项研究中70%的患者接受的自体干细胞移植,相对接受异基因造血干细胞移植的患者,出血的风险要低。Wandt等另一项前瞻性临床研究报告自体干细胞移植和急性髓性白血病化疗后的患者接受预防性或治疗性血小板输注,结果与TOPPS研究一致[28]。两项研究的结论为:预防性血小板输注在移植患者的造血低下期应该推荐,可降低出血的风险。

### 三、血小板输注无效的处理

当连续输注两次ABO相容的血小板而不能达到适当效果时称血小板输注无效,主要的原因为:①血小板浓缩液质量差:如血小板数量不够、保存条件差;②非异体免疫机制破坏:如脾功能亢进、DIC、发热或感染、药物诱导的抗血小板抗体、血小板自身抗体以及循环免疫复合物等;③异体免疫所致血小板破坏:绝大多数由抗HLA-I类抗原抗体、少数可由抗人类血小板抗体和ABO血型抗体介导。由于HLA C位点和DR位点在血小板上不表达或表达很弱,血小板HLA是否相合,对于干细胞移植一般关系不大。如果患者有临床出血,或者经连续输注两次随机供者血小板仍无效,存在HLA抗体者,应考虑HLA相合的血小板输注,通常使用血小板单采术制备特殊供者血小板(single donor platelet,SDP)。

## 第四节 造血干细胞移植输血相关的特殊问题

### 一、输血相关性移植物抗宿主病

TA-GVHD是宿主免疫系统严重受损,由异体免疫活性淋巴细胞识别宿主HLA抗原所诱发的。除了干细胞移植的受者之外,其他免疫抑制的患者,如:大剂量放、化疗后,均有可能因输入血液中具有免疫活性的淋巴细胞而导致急性TA-GVHD。虽然与移植相关GVHD基本病因是相似的,但TA-GVHD有不同的临床表现和疾病自然转归。TA-GVHD通常表现为输血后8~10天出现皮肤斑丘疹,小肠结肠炎,和全血细胞减少[29]。与输入异体活化的淋巴细胞有关,导致植入的供者淋巴细胞和造血干细胞破坏,进一步引起不可逆的骨髓增生障碍,并发严重感染,是移植后常见的致死原因。输血后21天内发生 TA-GVHD,几乎总是致命性的[30]。

TA-GVHD 的处理重在预防。全血或分离的血液细胞成分都含有一些淋巴细胞。输注红细胞、血小板、和粒细胞制品都带有 TA-GVHD 的风险,不含细胞成分的血浆和冷沉淀不构成威胁。为了防止 TA-GVHD,必须去除或灭活血液制品中的淋巴细胞。减少白细胞的措施(如白细胞滤器)是不够的,因为这个过程不能完全清除白细胞。冻存的血液制品因为淋巴细胞仍然存活也存在风险。通常使用 25Gy 的照射剂量以导致血制品中的淋巴细胞染色体损害,阻止其增殖和分化,来预防 TA-GVHD[31]。无论异基因还是自体造血干细胞移植,移植期间和移植后 6 个月内免疫仍处于受抑制时,均应对血液制品给予照射。美国 AABB 规定 HSCT 受者血制品的照射至少维持移植后 1 年[32]。英国血液标准委员会(BCSH)也建议接受同种异体和自体 HSCT 的患者,血制品辐照从预处理化疗后就应开始。接受异基因 HSCT 者应该继续辐照血制品至移植后 6 个月,或者直到淋巴细胞数大于 $1 \times 10^9$/ L,如果存在慢性 GVHD,血制品辐照应该延长;接受自体 HSCT 的患者可辐照血制品至移植后 3 个月,如果自体 HSCT 的患者移植预处理采用了全身辐照(total body irradiation,TBI),应将辐照期延长至移植后 6 个月[33]。经照射后的红细胞最多仅能存放 28 天,血小板可在保存期内(通常最多 5 天)允许 25~50Gy 的辐射照射。此外,照射后的红细胞可释放钾离子,使血制品中血钾含量增高,对有肾功能损害的患者应当注意。

## 二、输血相关性巨细胞病毒感染

巨细胞病毒(cytomegalovirus,CMV)感染是 HSCT 后患者的主要发病和致死原因。大多数 CMV 感染是宿主先前感染的病毒复活,而不是新的感染。CMV 病毒一般不存在于血浆中,而是通过输入含有白细胞成分的血液制品感染,病毒通常残留于单个核细胞,也可存在于粒细胞中。感染的危险与输入 CMV 血清学阳性的含白细胞的血液成分有关,如红细胞、血小板,以及粒细胞浓集物等。CMV 血清学阴性的移植受者输注未经病毒筛选的血液成分,其输血相关性 CMV 发生率为 30%,而输注经筛选的 CMV 安全的血液成分,其 CMV 感染率下降到 1%~3%[34]。由于血浆和冷沉淀中无白细胞成分,单纯输注血浆制品时不必做 CMV 阴性筛选,而且 CMV 阳性血浆因含有 CMV 抗体,对患者还有一定的被动

免疫作用。另一个减少输血相关性 CMV 感染的方法是使用去白细胞滤器以及利用血细胞成分分离机制备少白细胞的血小板浓集物,通常白细胞过滤应当在采血后 6~8 小时,48~72 小时内在血站/血库实验室完成。少白细胞的血液成分不仅可降低 CMV 感染率,而且可减少异体免疫致敏和输血发热反应,缺点是制备价格较贵。有两项研究单独使用去白细胞血制品预防输血感染 CMV。在接受异基因 HSCT 的患者中,共有 123 名患者 CMV 血清学阴性,接受了近 8 000 份去白细胞但未筛选 CMV 的血液制品输注,这两项研究没有发现输血感染 CMV 的风险[35,36]。另一个方法是从献血者血浆中筛选高效价抗 CMV 免疫球蛋白,用于移植后 CMV 感染的预防和治疗[37]。

## 三、供者淋巴细胞输注

供者淋巴细胞输注(donor lymphocyte infusion,DLI)是异基因造血干细胞移植术后最简单的 T 细胞免疫治疗,通过输入供者 T 细胞,介导过继性抗肿瘤作用,是输血领域中方兴未艾的研究热点。在造血干细胞移植领域目前已较肯定是 DLI 用于治疗移植后复发的患者。其中最好的疗效在慢性髓细胞性白血病(chronic myeloid leukemia,CML)患者,其次是淋巴瘤,多发性骨髓瘤,和急性白血病,此外,也有用 DLI 来治疗移植后 EBV 病毒相关性淋巴增殖性疾病。

1990 年 Kolb 等首次报告采用 DLI 治疗移植后复发的 CML 获得完全缓解[38]。此后,多个系列的临床研究均获得肯定的疗效,最好的疗效见于那些分子/细胞遗传学复发的患者(CR 100%),在血液学复发的患者中,疾病处于慢性期(CR 75%)优于加速/急变期(CR 12.5%~33%)[39]。DLI 治疗移植后复发的急性髓细胞性白血病(acute myelocytic leukemia,AML)患者,总缓解率 15%~42%,2 年 OS 约 15%~20%[40]。Schmid 等[41]的研究发现具有预后良好遗传学特征和诱导化疗获得缓解的患者有更好的效果。对急性淋巴细胞白血病(acute lymphoblastic leukemia,ALL)来说,DLI 效果不如髓细胞性白血病(CML 和 AML),取决于 DLI 之前是否能够减少白血病细胞负荷,单纯靠 DLI 很难控制疾病进展。DLI 在复发的 ALL 患者疗效差的原因被认为与白血病细胞的免疫逃逸机制有关[42]。恶性淋巴瘤自体 HSCT 疗效优于异基因 HSCT,故在淋巴瘤患者大多数选用自体 HSCT 的方法,异基因 HSCT 的资料较少,已有的资

料显示 DLI 的疗效与淋巴瘤侵袭性高低和肿瘤的负荷有关,低危组生长较慢的淋巴瘤类型对 DLI 的疗效较好[43]。多发性骨髓瘤的治疗目前比较推荐的方法是自体 HSCT/减低剂量的异基因 HSCT 二次移植,继而给予 DLI,是目前能够治愈患者主要方法[44]。

供者淋巴细胞输注的剂量,文献报告范围从 $(0.01 \sim 8.8) \times 10^8$ T 细胞/kg。细胞剂量<$1 \times 10^8$ T 细胞/kg 可能影响疗效,但细胞剂量>$4.5 \times 10^8$ T 细胞/kg 似乎并不提高疗效,反而加重并发症[40]。DLI 常见的并发症是 GVHD 和造血不良。接受 DLI 的患者,发生 GVHD 的概率为 50%~60%[45],发病风险与输注的供者淋巴细胞数量有关。当输入的淋巴细胞数>$1 \times 10^8$ T 细胞/kg,发生 GVHD 的风险高达 50%,细胞数<$10^7$ T 细胞/kg,发病概率小于 10%。DLI 后造血不良的发生率 20%~40%,总死亡率约 5%,死亡原因为感染和出血,机制尚不清楚[46]。多数患者可自然恢复。

(刘 霆)

## 参考文献

1. Seebach JD, Stussi G, Passweg JR, et al. GVHD Working Committee of Center for International Blood and Marrow Transplant Research. ABO blood group barrier in allogeneic bone marrow transplantation revisited. Biol Blood Marrow Transplant, 2005, 11(12): 1006-1013.

2. Solh M, Brunstein C, Morgan S, et al. Platelet and red blood cell utilization and transfusion independence in umbilical cord blood and allogeneic peripheral blood hematopoietic cell transplants. Biol Blood Marrow Transplant, 2011, 17(5): 710-716.

3. Danby R, Rocha V. Improving engraftment and immune reconstitution in umbilical cord blood transplantation. Front Immunol, 2014, 24(5): 68.

4. Champlin RE, Horowitz MM, van Bekkum DW, et al. Graft failure fol-lowing bone marrow transplantation for severe aplastic anemia: risk factors and treatment results. Blood, 1989, 73(2): 606-613.

5. Trial to Reduce Alloimmunization to Platelets Study Group. Leukocyte reduction and ultraviolet B irradiation of platelets to prevent alloimmunization and refractoriness to platelet transfusions. N Engl J Med, 1997, 337(26): 1861-1869.

6. Carson JL, Grossman BJ, Kleinman S, et al. Clinical Transfusion Medicine Committee of the AABB. Red blood cell transfusion: a clinical practice guideline from the AABB. Ann Intern Med, 2012, 157(1): 49-58.

7. Rühl H, Bein G, Sachs UJ. Transfusion-associated graft-versus-host disease. Transfus Med Rev, 2009, 23(1): 62-71.

8. Cooling L. ABO and platelet transfusion therapy. Immunohematology, 2007, 23(1): 20-33.

9. Bensinger WI. Supportive care in marrow transplantation. Curr Opin Oncol, 1992, 4(4): 614-623.

10. Kanda J, Ichinohe T, Matsuo K, et al. Impact of ABO mismatching on the outcomes of allogeneic related and unrelated blood and marrow stem cell transplantations for hematologic malignancies: IPD-based meta-analysis of cohort studies. Transfusion, 2009, 49(4): 624-635.

11. Lasky LC, Warkentin PI, Kersey JH, et al. Hemotherapy in patients undergoing blood group incompatible bone marrow transplantation. Transfusion, 1983, 23(4): 277-285.

12. Bensinger WI, Buckner CD, Clift RA, et al. Comparison of techniques for dealing with major ABO incompatible marrow transplants. Transplantation Proceeding Transplant Proc, 1987, 19(6): 4605-4608.

13. Blacklock HA, Katz F, Michalevicz R, et al. A and B blood group antigen expression on mixed colony cells and erythroid precursors: relevance for human allogeneic bone marrow transplantation. Br J Haematol, 1984, 58(2): 267-276.

14. Griffith LM, McCoy JP, Jr, Bolan CD, et al. Persistence of recipient plasma cells and anti-donor isohaemagglutinins in patients with delayed donor erythropoiesis after major ABO incompatible non-myeloablative haematopoietic cell transplantation. Br J Haematol, 2005, 128(5): 668-675.

15. Lee JH, Choi SJ, Kim S, et al. Changes of isoagglutinin titres after ABO-incompatible allogeneic stem cell transplantation. Br J Haematol, 2003, 120(4): 702-710.

16. Aung FM, Lichtiger B, Bassett R, et al. Incidence and natural history of pure red cell aplasia in major ABO-mismatched haematopoietic cell transplantation. Br J Haematol, 2013, 160(6): 798-805.

17. Daniel-Johnson J, Schwartz J. How do I approach ABO-incompatible hematopoietic progenitor cell transplantation? Transfusion, 2011, 51(6): 1143-1149.

18. Verholen F, Stalder M, Helg C, et al. Resistant pure red cell aplasia after allogeneic stem cell transplantation with major ABO mismatch treated by escalating dose donor leukocyte infusion. Eur J Haematol, 2004, 73(6): 441-446.

19. Helbig G, Stella-Holowiecka B, Wojnar J, et al. Pure red-cell aplasia following major and bi-directional ABO-incompatible allogeneic stem-cell trans-plantation: recovery of donor-derived erythropoiesis after long-term treatment using different therapeutic strategies. Ann Hematol, 2007, 86(9): 677-683.

20. Rowley SD, Donato ML, Bhattacharyya P. Red blood cell-incompatible allogeneic hematopoietic progenitor cell transplantation. Bone Marrow Transplant, 2011, 46(9): 1167-1185.

21. Worel N, Greinix HT, Keil F, et al. Severe immune hemolysis after minor ABO-mismatched allogeneic peripheral blood progenitor cell transplantation occurs more frequently after non-myeloablative than myeloablative conditioning. Transfusion, 2002, 42(10):1293-1301.

22. Erker CG, Steins MB, Fischer RJ, et al. The influence of blood group differences in allogeneic hematopoietic peripheral blood progenitor cell transplantation. Transfusion, 2005, 45(8):1382-1390.

23. Girelli G, Arcese W, Bianchi A, et al. Hemolysis in Rh-negative female recipient after Rh-incompatible bone marrow transplantation for chronic myeloid leukemia. Haematologic, 1986;71:46-49.

24. Platelet transfusion therapy. National Institutes of Health Consensus Conference. Transfusion Medicine Reviews, 1987, 1(3):575-578.

25. Slichter SJ, Kaufman RM, Assmann SF, et al. Dose of prophylactic platelet transfusions and prevention of hemorrhage. N Engl J Med, 2010, 362(7):600-613.

26. Josephson CD, Granger S, Assmann SF, et al. Bleeding risks are higher in children versus adults given prophylactic platelet transfusions for treatment induced hypoproliferative thrombocytopenia. Blood, 2012, 120(4):748-760.

27. Stanworth SJ, Estcourt LJ, Powter G, et al. A noprophylaxis platelet transfusion strategy for hematologic cancers. N Engl J Med, 2013, 368(19):1771-1780.

28. Wandt H, Schaefer-Eckart K, Wendelin K, et al. Study Alliance Leukemia. Therapeutic platelet transfusion versus routine prophylactic transfusion in patients with haematological malignancies:an open-label, multicentre, randomised study. Lancet, 2012, 11380(9850):1309-1316.

29. Rühl H, Bein G, Sachs UJ. Transfusion-associated graft-versus-host disease. Transfus Med Rev, 2009, 23(1):62-71.

30. Aoun E, Shamseddine A, Chehal A, et al. Transfusion-associated GVHD:10 years' experience at the American University of Beirut-Medical Center. Transfusion, 2003, 43(12):1672-1676.

31. Moroff G, Leitman SF, Luban NL. Principles of blood irradiation, dosevalidation, and quality control. Transfusion, 1997, 37(10):1084-1092.

32. Roback JD, Combs MR, Grossman BJ, et al, eds. Technical Manual. 16th ed. Bethesda, MD:American Association of Blood Banks(AABB), 2008.

33. Treleaven J, Gennery A, Marsh J, et al. Guidelines on the use of irradiated blood components prepared by the British Committee for Standards in Haematology blood transfusion task force. Br J Haematol, 2011, 152(1):35-51.

34. Miller WJ, McCullough J, Balfour HH, et al. Prevention of cytomegalovirus infection following bone marrow transplantation:a randomized trial of blood product screening. Bone Marrow Transplant, 1991, 7:227-234.

35. Nash T, Hoffmann S, Butch S, et al. Safety of leukoreduced, cytomegalovirus(CMV) untested components in CMV negative allogeneic human progenitor cell transplant recipients. Transfusion, 2012, 52(10):2270-2272.

36. Thiele T, Krüger W, Zimmermann K, et al. Transmission of cytomegalovirus(CMV) infection by leukoreduced blood products not tested for CMV antibodies:a single center prospective study in high risk patients undergoing allogeneic hematopoietic stem cell transplantation. Transfusion, 2011, 51(12):2620-2626.

37. Miescher SM, Huber TM, Kühne M, et al. In vitro evaluation of cytomegalovirus specific hyperimmune globulins vs. standard intravenous immunoglobulins. Vox Sang, 2015, 109(1):71-78.

38. Kolb HJ, Mittermuller J, Clemm C, et al. Donor leukocyte transfusions for treatment of recurrent chronic myelogenous leukemia in marrow transplant patients. Blood, 1990, 76(12):2462-2465.

39. Dazzi F, Szydlo RM, Cross NC, et al. Durability of responses following donor lymphocyte infusions for patients who relapse after allogeneic stem cell transplantation for chronic myeloid leukemia. Blood, 2000, 96(8):2712-2716.

40. Choi SJ, Lee JH, Kim S, et al. Treatment of relapsed acute myeloid leukemia after allogeneic bone marrow transplantation with chemotherapy followed by G-CSF primed donor leukocyte infusion:a high incidence of isolated extramedullar relapse. Leukemia, 2004, 18(11):1789-1797.

41. Schmid C, Labopin M, Nagler A, et al. Donor lymphocyte infusion in the treatment of first hematological relapse after allogeneic stem cell transplantation in adults with acute myeloid leukemia:a retrospective risk factors analysis and comparison with other strategies by the EBMT Acute Leukemia Working Party. J Clin Oncol, 2007, 25(31):4938-4945.

42. Buzyn A, Petit F, Ostankovitch M, et al. Membrane bound Fas(Apo-1/CD95) ligand on leukemic cells:A mechanism of tumor immune escape in leukemia patients. Blood, 1999, 94(9):3135-3140.

43. Mandigers CM, Verdonck LF, Meijerink JP, et al. Graft versus lymphoma effect of donor lymphocyte infusion in indolent lymphomas relapsed after allogeneic stem cell transplantation. Bone Marrow Transplant, 2003, 32(12):1159-1163.

44. van de Donk NW, Kroger N, Hegenbart U, et al. Prognostic factors for donor lymphocyte infusions following nonmyeloablative allogeneic stem cell transplantation in multiple myeloma. Bone Marrow Transplant, 2006, 37(12):1135-1141.

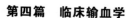 

45. Marks DI, Lush R, Cavenagh J, et al. The toxicity and efficacy of donor lymphocyte infusions given after reduced-intensity conditioning allogeneic stem cell transplantation. Blood, 2002, 100(9):3108-3114.

46. Keil F, Haas OA, Fritsch G, et al. Donor leukocyte infusion for leukemic relapse after allogeneic marrow transplantation: lack of residual donor hematopoiesis predicts aplasia. Blood, 1997, 89(9):3113-3117.

目前全球人口都呈现快速老龄化趋势,2015 年 60 岁以上的老年人全球共 9 亿,占人口总数 12.3%;预计到 2050 年全球将达到 20 亿,占人口比例 21.5%。中国目前是全球老年人口最多的国家,未来数十年内也将是老年人口增长最快的国家之一。2015 年中国 60 岁以上老年人约 2 亿,占国内人口的 15.2%,到 2050 年该比例将达到 36.5% 左右[1]。相应的,老年手术患者的数量也会持续快速增加。由于老龄是术后病死率和并发症发生率的高危因素,因此更应加强该类患者围术期管理。贫血是老年患者围术期常见并发症。研究数据也发现,65 岁以上的住院患者需要输血治疗的比例增加[2,3],占用了超过 50% 的输血单位[4]。即便老年人口比例少量增长,血液的需要量也会大幅度提高。但输血治疗和贫血一样,都增加术后病死率和并发症发生率,尤其在老年患者这一高危人群[5]。掌握老年患者输血相关的病理生理、适应证和并发症对合理用血和围术期安全非常重要。

# 第一节 贫 血

世界卫生组织(WHO)的贫血定义是男性 130g/L,女性 120g/L。多个大样本研究调查显示,该标准在老年群体同样适用[6],仅极高龄老年患者血红蛋白(hemoglobin,Hb)阈值有轻度降低[7]。

## 一、老年患者贫血相关的病理生理特点

### (一)老年患者更容易出现贫血状况

与成年患者相比,老年患者血红蛋白浓度降低,更容易出现贫血状况,并且严重程度和发生率都随年龄增加而升高[7]。按 WHO 的贫血标准,65 岁以上老年人有 10% 患有贫血,而 85 岁以上老年患者贫血的比例达到了 25%。住院老年患者和急诊病房老年患者贫血的比例则分别高达 50% 和 61%[8,9]。

老年患者易患贫血可能和多个病理改变和营养不良有关。老年贫血的主要病因是营养不良、慢性炎症和(或)肾功能不全、骨髓增生异常综合征(myelodysplastic syndromes,MDS)[10,11]。相比成年人群,慢性疾病或炎症、维生素 $B_{12}$ 缺乏和 MDS 等病因更好发于老年患者,缺铁、叶酸和珠蛋白生成障碍性贫血(地中海贫血)在成年和老年患者发生率相似。慢性疾病导致的贫血在老年患者贫血中占 20% 以上,是老年患者最常见的贫血[12]。营养不良导致的贫血中,缺铁性贫血(iron deficiency anemia,IDA)是老年患者最为常见的贫血[11],非地中海贫血的小红细胞症提示 IDA,可通过降低的血清铁、转铁蛋白饱和度、铁蛋白证实。在正常食物摄取和肠道吸收的情况下,老年患者血清铁水平应该正常。IDA 常伴随胃肠失血,应及时进行全面胃肠检查[13]。巨细胞性贫血多是由于叶酸和维生素 $B_{12}$ 缺乏所致,两者均可通过血清水平检查证实。叶酸缺乏多是源于营养不良、酒精滥用或甲状腺功能减退,后者在老年女性尤其是存在抗甲状腺抗体的情况下较为常见。而老年患者的维生素 $B_{12}$ 缺乏主要是萎缩性胃炎导致。不存在上述因素的情况下,MDS 也是巨细胞性贫血的原因之一。15%~30% 的老年贫血患者病因不明,可能和未诊断的 MDS、老年脆弱或住院患者的多种合并症等有关。衰老本身也是导致贫血的风险:多能造血干细胞的反应减弱,贫血老年人红细胞生成素(erythropoietin,EPO)和血红蛋白水平相比呈现相对不足;促炎细胞因子如 IL-6,TNF 和 IL-1 随年龄增加而上升,亚临床炎症可致铁供应降低,原因是巨噬细胞摄取铁增加以及 IL-1 诱导的铁调素增加导致的巨噬细胞和十二指肠肠细胞释放铁减少;肾脏 EPO 产生减少,对骨髓的作用受促炎因子的影响而降低。

### (二)老年患者容易出现氧供/氧耗失衡

人体重要脏器如心和脑等都是血流依赖性器

官,氧耗和摄氧率都很高。红细胞的基本功能是携带氧气,而输注红细胞悬液的主要目的是提高血液携氧能力,维持机体尤其是重要脏器氧供/氧耗平衡。

氧供能力是由血红蛋白浓度、肺氧合情况和心排血量共同决定的。如前所述,老年患者更容易出现贫血,血红蛋白浓度降低的比例和严重程度随年龄增加而增高。老年患者肺残气量增加,呼吸储备功能下降,多种因素如肺弹性回缩力减弱,死腔通气增加,肺泡表面积降低,肺毛细血管数量和血流量减少等都会影响肺部气体交换[12]。老年患者出现动脉硬化和心肌肥厚,心排血量随增龄呈直线下降。和成年人相比,60岁以上的老年患者心排血量降低40%,代偿能力降低20%~30%。

此外,心、脑等重要器官局部氧供情况还受到局部血流量的影响。老年患者冠心病、脑血管或外周循环疾病发病率增加,加之血管本身弹性功能降低,导致血流灌注减少,器官氧供不足,从而影响红细胞输血指征。研究发现,急性心肌梗死存在时,老年患者输血比例就显著高于成年患者[14]。Charles等[15]近期在回顾性队列研究中纳入20 930例患者,比较65岁以上的老年和年轻成年(≤65岁)手术患者的输血比例发现,老年患者的输血比例比成年患者增高62%,尤其是在心脏传导异常、脑血管疾病和周围血管疾病存在时,老年患者输血比例更是明显增高。可见,老年患者心肺等疾病影响氧供/氧耗平衡,可能导致机体对低血红蛋白的耐受性降低。

### (三)老年患者失血后不易恢复

随着年龄增加,人体红骨髓减少,黄骨髓增加,脂肪组织部分替代了造血组织,造血干细胞的数量和质量下降,造血功能的应激能力也下降。虽然在放血的情况下健康老年患者能产生足够的红细胞生成素(EPO),但研究提示,随着年龄增加,血红蛋白浓度要维持在正常生理范围,EPO需呈现轻度增高的状态。因此,部分老年患者尤其是贫血的老年患者的血浆EPO水平相比自身血红蛋白浓度相对不足[12,13]。此外,老年患者炎症病理改变也会导致EPO抵抗。造血能力的下降和EPO的相对不足,都影响了老年患者失血后的自我恢复。

## 二、围术期管理

### (一)术前评估

老年患者术前评估应按2006年美国麻醉医师协会(ASA)和2014年中华医学会麻醉学分会输血指南建议进行,并按老年患者病理生理特点和并存疾病进行综合评估。

1. 病史回顾和进行术前检查　病史回顾包括先天性或获得性疾病,如镰状细胞贫血、肝病等。

2. 访视患者本人或其亲属确定是否存在心脑血管等重要脏器疾病。

3. 关注术前和输血相关的实验室检查结果如血红蛋白、血细胞比容(hematocrit,Hct)等,估测输血需求和大量失血可能。

### (二)术前准备

术前准备应在充分的术前评估基础上,纠正或拟定输血相关的风险因子管理计划。如前所述,老年患者贫血的比例较高,贫血增加严重心脏疾病和心衰、认知功能损害、跌倒和骨折、活动功能降低和住院时间延长的发生率。在老年患者,这些都是不良预后的标志并和病死率增加相关[8,13]。在伴随心血管疾病的老年患者,贫血相关病死率更是呈现指数性增加[16]。研究者发现行非心脏大手术的老年患者,术前Hct每偏离正常范围1%,术后30天病死率增加1%。当Hct<39%时,术后30天死亡及心血管事件风险就开始增加[17]。术前治疗贫血以降低术中输血需求以及围术期不良事件的观念已经被广泛接受。根据老年患者贫血原因,营养不足患者需要治疗潜在疾病并补充缺乏物质,如维生素$B_{12}$和叶酸。在老年患者,铁剂治疗被证实能提高血红蛋白浓度[18]。慢性疾病导致的贫血治疗相对困难,近期也有研究强调了EPO的作用[19],认为术前应用EPO可避免或减少特殊人群(如肾功能不全、慢性病贫血或拒绝输血患者)的异体血输入。EPO适用于GFR低于30ml/min的肾功能不全,但EPO的使用在血红蛋白>120g/L时应限制,因为高EPO诱导的血红蛋白水平在肿瘤、肾功能不全和合并心血管疾病的患者有增加病死率和并发症发生率的报道[20]。此外EPO价格昂贵,而且起效慢,使血红蛋白浓度明显增加需要几周时间。

### (三)围术期红细胞输注的管理

在贫血或大失血的患者,红细胞输注是保证脏器氧供,减少不良预后的重要手段。但研究提出输血本身是死亡和感染的独立预测因子,同时也增加发展多器官功能衰竭综合征和急性呼吸窘迫综合征(acute respiratory distress syndrome, ARDS)的风险[21]。因此进行充分的输血前评估,权衡输注红细胞的风险和利益,掌握输血指征非常重要。

2006年美国麻醉医师协会公布的《围术期输血

和辅助治疗指南》[22]建议：Hb>100g/L 毋需输入红细胞悬液；Hb<60g/L 应该输入红细胞悬液；Hb 水平在 60～100g/L 则应根据器官缺血的速度和程度，患者是否存在进行性出血、血容量不足和氧合不佳等相关风险，以及是否有低心肺储备和高氧耗等危险因素来决定是否输入红细胞。中国原卫生部颁布的《临床输血技术规范（2000 年）》[23]提出：Hb>100g/L 不必输入红细胞悬液；Hb<70g/L 应考虑输入红细胞悬液；Hb 70～100g/L 应主要根据患者心肺代偿能力、机体代谢和耗氧情况决定是否输入红细胞悬液。

可见血红蛋白为 60～100g/L 时，全球都还没有针对性的输血指征。在此范围，现阶段也没有单独基于年龄的充分证据支持老年患者应该采用开放性输血策略或需要更高的血红蛋白水平[24-26]，几个输血指南都只强调了临床情况和患者症状，而没有将年龄作为主要考虑因素[22,27,28]。但大样本的回顾性研究却显示，即便校正过合并并发症、外科手术种类、估计的术中失血量等影响因素，≥65 岁的老年患者接受开放性输血方案仍然更多，输血比例比<65 岁的患者增加 62%；并且随年龄增加，接受开放性输血方案的比例增高，和<65 岁患者相比，65～74 岁患者开放性输血的比例升高 2.87 倍，≥74 岁的患者升高达到 3.42 倍[15,29]。值得注意的是，研究者提出，老年患者术后病死率增加可能和接受输血相关，但和输血的方案无关。限制性输血（输血指征为 Hb<70g/L）并不增加老年患者总体死亡风险和缺血相关并发症，反而是随年龄增加的输血比例将老年患者更多地暴露在输血相关风险下，例如急性肺损伤、心脏超负荷、感染、溶血反应和免疫抑制[30-33]。Foss 等[34]研究发现，在术后复健速度等生活质量等指标方面，开放性输血（指征为 Hb<100g/L）和限制性输血（Hb<80g/L）相比也没有优势。Merete 等也比较了脆弱老年患者髋关节骨折手术中采用不同输血策略对生活质量的影响，发现开放性和限制性输血相比，两组总体生存质量评分没有差异[35]。这些研究提示，按目前临床实践方式，潜在的可以避免输血的老年患者比例明显高于成年患者。当 Hb 为 60～100g/L 时，能个体化地制定输血指征有可能减少老年患者输血比例以及相关并发症。

输注红细胞的目的是改善氧供，而不是 Hb 达到某一指标。临床上判断 Hb 水平是否能够维持氧供/氧耗平衡，取决于 $SaO_2$、心排血量和氧耗三方面的因素。此外，心脏是全身耗氧量最大器官之一，对机体氧供/氧耗失衡最为敏感，若患者存在心脏供氧不足

的症状，其 Hb 水平也需相应提高，因此术前需了解患者是否有心绞痛症状以及心绞痛在剧烈运动或静息状态下发生。前期研究发现，超过 65 岁的贫血合并心肌梗死的患者，输血治疗是有益的[36,37]。合并急性冠脉综合征和不稳定型心绞痛的老年患者，限制性输血导致大的心血管并发症和死亡的发生率超过开放性输血 2 倍[38]。这些研究也说明了心肌供氧状态对评估 Hb 水平的重要性。基于这些理论基础，我国华西医院麻醉科提出了"华西围术期输血指征评分（West China Perioperative Transfusion Score，WCPTS）"[39]，依据维持正常心排血量所需肾上腺素用量（反映心排血量指标），维持脉搏血氧饱和度（$SpO_2$）≥95% 所需吸入氧浓度（反映 $SaO_2$ 指标）及体温（反映机体氧耗状态指标）等可简单监测的指标，结合患者是否有心绞痛以及心绞痛发生的情况对拟输血的患者进行评分，作为 Hb 水平 60～100g/L 患者是否输入以及输入多少红细胞悬液的指征。如前所述，由于病理生理改变，老年患者的肺部氧和心排量均较成人下降，而冠心病的发病率在老年患者明显增高，因此 WCPTS 对老年患者个体化输血指征的决定是有针对性的。在已完成的大样本随机对照研究中（数据尚未发表），纳入 ≥18 岁的患者，发现应用 WCPTS 评分降低患者同种异体红细胞的输注率，不增加围术期严重手术相关合并症的发生率，且 1 年的长期预后无不良影响。该研究分层分析的结果发现，>65 岁患者的研究结果和整体研究结果趋势一致。因此在老年患者输血指征上，WCPTS 可以提供重要的参考依据。

## 第二节 凝 血 功 能

### 一、老年患者凝血功能相关的病理生理特点

老年患者心脑血管疾病发生率更高，抗凝药和抗血小板药如华法林、阿司匹林、氯吡格雷在老年使用相对更普遍。在欧洲，有 25% 的老年人使用阿司匹林[40]，并且对心血管疾病患者的建议是持续使用。氯吡格雷在冠脉支架植入、心肌梗死后也是常规用药。因此伴随心脑血管疾病，很多老年患者都有抗凝药物导致的凝血功能障碍，即便小创伤也能引起明显出血。术前对凝血药物使用的了解非常重要。此外，是否使用影响凝血功能的维生素及中草药制剂；是否用过抑肽酶等药物（再次应用可能引起

变态反应,此药目前在国内外均已停止使用)也非常重要。

## 二、围术期管理术前评估

### (一)术前评估

1. 病史回顾和实验室检查　包括先天性或获得性疾病,如Ⅷ因子缺乏、特发性血小板减少性紫癜和肝病等。关注术前凝血功能检查,如存在凝血功能障碍还应进一步评估相关实验室检查结果。

2. 患者及亲属访视　访视患者本人或其亲属确定是否存在凝血功能障碍,如应用华法林、氯吡格雷和阿司匹林等。

### (二)术前准备

1. 调整或终止抗凝治疗　有研究显示抗凝药物如阿司匹林的使用可增加血管手术出血风险,在髋关节置换手术可能显著增加输血需求,在神经外科手术也是术后出血的独立风险因素[41-43]。Devereaux等[44]近期研究纳入平均年龄68岁左右的患者,发现术前及术后早期使用阿司匹林并不减少30天死亡、非致死性心肌梗死、非致死性脑卒中、肺栓塞等风险,但却显著增加大出血风险。研究提示,国际标准化比值(INR)>1.7时围术期出血增加[45],如果临床情况允许,择期手术前应停用抗凝药物(如华法林、氯吡格雷和阿司匹林),手术延期至抗凝药作用消失。氯吡格雷、阿司匹林作用时间大约1周。华法林作用持续几天,逆转药物有维生素K、凝血酶原复合物、重组活化Ⅶ因子和新鲜冰冻血浆。在老年髋关节骨折手术发现,使用低剂量的维生素K在18小时内逆转华法林的作用是安全有效的[46]。由于老年患者心脑血管疾病比例较年轻成年患者高,对有冠脉支架植入术史等高风险患者抗凝治疗是否要终止还需根据外科、麻醉、心血管医师、血液专家和患者的综合意见决定[47,48]。

2. 术前应用抗纤溶药物(如抑肽酶、6-氨基己酸、氨甲环酸)　可改善凝血功能,减少手术失血。但是应用抗纤溶药物应考虑到潜在的不良预后,如移植物血栓形成或栓塞,以及罕见的大块血栓形成。再次应用抑肽酶可能会引起严重的变态反应。抗纤溶药物适用于大量失血患者,但是不应作为常规治疗。

### (三)围术期凝血功能障碍的治疗

围术期凝血功能处理方面,现行输血指南在凝血功能判断和检查,血小板、新鲜冰冻血浆、冷沉淀输注和大量出血的药物治疗等方面都有推荐建议,

但目前没有充分的研究证据显示这类治疗和预后与年龄的相关性,指南也没有将年龄作为独立的因素考虑。

## 第三节　输血相关并发症

### 一、感染性并发症

近期的Meta分析纳入了18个研究,结果认为在住院患者中,和开放性输血相比,限制性输血减少严重感染的风险[49]。但在Merete等[50]进行的前瞻性随机对照研究中纳入平均年龄>85岁老年患者,发现限制性和开放性输血组30天内的白细胞计数和C反应蛋白水平相似,研究者提出在这一群体输血策略本身和感染高发风险间并无相关性。

### 二、非感染性并发症

输血相关性急性肺损伤(transfusion-related acute lung injury,TRALI)是输血后几小时特异白细胞抗体的免疫反应引起的非心源性肺水肿。TRALI是输血引起死亡的三大原因之一,一旦发生应立即停止输血,加强监护,支持治疗,大多数患者可在96小时内恢复。美国老年住院患者医疗数据发现,和老年患者TRALI发生率相关的重要因素是年龄,在65~79岁的老年患者中TRALI发病率超过79岁以上的患者[33]。此外血小板和血浆含有物的输注也增加TRALI的发生。

输血反应包括溶血和非溶血输血反应。全麻过程中要注意溶血反应的体征包括低血压、心动过速、血红蛋白尿和微血管出血,这些表现可能被错误地归因于全麻或其他因素。因此输血的全麻患者应该定期观察是否出现输血反应的症状和体征。单独关注老年患者输血反应的研究较少。Lubart等[51]观察了242例老年输血患者,输血反应的发生率11%左右。研究者认为其中轻微的输血反应可能被忽略,导致发现的输血反应发生率偏低。在发生的输血反应中,比例最高的体征是发热,其次是呼吸急促、畏寒和呕吐。

最近的研究报道了红细胞输注尤其是陈旧红细胞对65岁及以上患者术后谵妄的影响。发现输注储存时间大于14天的陈旧红细胞虽然没有增加术后谵妄的发生率,但却延长了老年患者发生术后谵妄的时间,应该减少不必要的陈旧红细胞的输注[52]。

总的来说,老年患者术前贫血和伴随合并疾病

的比例更高,术前应积极治疗贫血以降低术中输血需求。老年患者和成年患者相比,输血的比例明显增高,但现阶段并没有充分证据支持老年患者应该采用开放性输血策略或需要更高的血红蛋白水平。按照现阶段的证据和指南为标准的输血方式可能会降低血液资源的过度使用,WCPTS 评分可作为老年患者输血指征的重要参考依据。进一步的临床研究应该关注严重合并疾病如急性冠脉综合征的老年患者围术期输血指征、老年患者的凝血治疗方案以及老年患者输血相关不良反应等。

(刘　进　李　茜)

## 参 考 文 献

1. Global age watch index. http://wwwhelpageorg/global-age-watch/ 2015.

2. Anderson SA, Menis M, O'Connell K, et al.Blood use by inpatient elderly population in the United States. Transfusion, 2007,47(4):582-592.

3. Carrascal Y, Maroto L, Rey J, et al.Impact of preoperative anemia on cardiac surgery in octogenarians.Interactive cardiovascular and thoracic surgery,2010,10(2):249-255.

4. Wells AW, Mounter PJ, Chapman CE, et al.Where does blood go? Prospective observational study of red cell transfusion in north England.BMJ,2002,325(7368):803.

5. Ranucci M, Baryshnikova E, Castelvecchio S, et al. Major bleeding, transfusions, and anemia:the deadly triad of cardiac surgery. The Annals of Thoracic Surgery, 2013, 96 (2): 478-485.

6. Beutler E, Waalen J.The definition of anemia:what is the lower limit of normal of the blood hemoglobin concentration? Blood,2006,107(5):1747-1750.

7. Nilsson-Ehle H, Jagenburg R, Landahl S, et al.Blood haemoglobin declines in the elderly:implications for reference intervals from age 70 to 88. European Journal of Haematology, 2000,65(5):297-305.

8. Eisenstaedt R, Penninx BW, Woodman RC.Anemia in the elderly:current understanding and emerging concepts.Blood Reviews,2006,20(4):213-226.

9. Beghe C, Wilson A, Ershler WB.Prevalence and outcomes of anemia in geriatrics:a systematic review of the literature.The American Journal of Medicine, 2004, 116 (Suppl 7A): 3S-10S.

10. Balducci L.Epidemiology of anemia in the elderly:information on diagnostic evaluation.Journal of the American Geriatrics Society,2003,51(3 suppl):S2-S9.

11. Patel KV.Epidemiology of anemia in older adults.Seminars in Hematology,2008,45(4):210-217.

12. Beyer I, Compte N, Busuioc A, et al.Anemia and transfusions in geriatric patients:a time for evaluation. Hematology, 2010, 15(2):116-121.

13. Steensma DP, Tefferi A.Anemia in the elderly:how should we define it,when does it matter,and what can be done? Mayo Clinic Proceedings,2007,82(8):958-966.

14. Roger VL, Go AS, Lloyd-Jones DM, et al.Heart disease and stroke statistics--2012 update:a report from the American Heart Association.Circulation,2012,125(1):e2-e220.

15. Brown CH, Savage WJ, Masear CG, et al.Odds of transfusion for older adults compared to younger adults undergoing surgery.Anesthesia and Analgesia,2014,118(6):1168-1178.

16. Carson JL, Duff A, Poses RM, et al.Effect of anaemia and cardiovascular disease on surgical mortality and morbidity. Lancet,1996,348(9034):1055-1060.

17. Wu WC, Schifftner TL, Henderson WG, et al. Preoperative hematocrit levels and postoperative outcomes in older patients undergoing noncardiac surgery. JAMA, 2007, 297 (22): 2481-2488.

18. Tay HS, Soiza RL.Systematic review and meta-analysis:what is the evidence for oral iron supplementation in treating anaemia in elderly people? Drugs & Aging, 2015, 32 (2): 149-158.

19. Goodnough LT, Shander A. Current status of pharmacologic therapies in patient blood management. Anesthesia and analgesia,2013,116(1):15-34.

20. Katodritou E, Verrou E, Hadjiaggelidou C, et al.Erythropoiesis-stimulating agents are associated with reduced survival in patients with multiple myeloma.American Journal of Hematology, 2008,83(9):697-701.

21. Marik PE, Corwin HL.Efficacy of red blood cell transfusion in the critically ill:a systematic review of the literature.Critical Care Medicine,2008,36(9):2667-2674.

22. American Society of Anesthesiologists Task Force on Perioperative Blood Transfusion, Adjuvant Therapies. Practice guidelines for perioperative blood transfusion and adjuvant therapies:an updated report by the American Society of Anesthesiologists Task Force on Perioperative Blood Transfusion and Adjuvant Therapies. Anesthesiology, 2006, 105 (1): 198-208.

23. 临床输血技术规范.附件三:手术和创伤输血指南,2000.

24. Walsh TS, Boyd JA, Watson D, et al.Restrictive versus liberal transfusion strategies for older mechanically ventilated critically ill patients:a randomized pilot trial. Critical Care Medicine,2013,41(10):2354-2363.

25. Parker MJ.Randomised trial of blood transfusion versus a restrictive transfusion policy after hip fracture surgery. Injury, 2013,44(12):1916-1918.

26. Villanueva C, Colomo A, Bosch A, et al.Transfusion strategies

for acute upper gastrointestinal bleeding. The New England Journal of Medicine,2013,368(1):11-21.

27. Carson JL, Grossman BJ, Kleinman S, et al. Red blood cell transfusion: a clinical practice guideline from the AABB. Annals of Internal Medicine,2012,157(1):49-58.

28. Napolitano LM, Kurek S, Luchette FA, et al. Clinical practice guideline: red blood cell transfusion in adult trauma and critical care. Critical Care Medicine,2009,37(12):3124-3157.

29. Valero-Elizondo J, Spolverato G, Kim Y, et al. Sex- and age-based variation in transfusion practices among patients undergoing major surgery. Surgery,2015,158(5):1372-1381.

30. Taylor RW, O'Brien J, Trottier SJ, et al. Red blood cell transfusions and nosocomial infections in critically ill patients. Critical Care Medicine,2006,34(9):2302-2308.

31. Chelemer SB, Prato BS, Cox PM, et al. Association of bacterial infection and red blood cell transfusion after coronary artery bypass surgery. The Annals of Thoracic Surgery,2002,73(1):1381-1342.

32. Marik PE, Corwin HL. Acute lung injury following blood transfusion: expanding the definition. Critical Care Medicine,2008, 36(11):3080-3084.

33. Toy P, Gajic O, Bacchetti P, et al. Transfusion-related acute lung injury: incidence and risk factors. Blood,2012,119(9): 1757-1767.

34. Foss NB, Kristensen MT, Jensen PS, et al. The effects of liberal versus restrictive transfusion thresholds on ambulation after hip fracture surgery. Transfusion,2009,49(2):227-234.

35. Gregersen M, Borris LC, Damsgaard EM. Blood transfusion and overall quality of life after hip fracture in frail elderly patients--the transfusion requirements in frail elderly randomized controlled trial. Journal of the American Medical Directors Association,2015,16(9):762-766.

36. Sabatine MS, Morrow DA, Giugliano RP, et al. Association of hemoglobin levels with clinical outcomes in acute coronary syndromes. Circulation,2005,111(16):2042-2049.

37. Wu WC, Rathore SS, Wang Y, et al. Blood transfusion in elderly patients with acute myocardial infarction. The New England Journal of Medicine,2001,345(17):1230-1236.

38. Carson JL, Brooks MM, Abbott JD, et al. Liberal versus restrictive transfusion thresholds for patients with symptomatic coronary artery disease. American Heart Journal,2013,165(6):964-971 e1.

39. 廖刃,刘进.华西围术期输血指征评分——以临床需求为目标的输血评分.中国胸心血管外科临床杂志,2014,21(2):145-146.

40. Ozmen S, Kosar A, Soyupek S, et al. The selection of the regional anaesthesia in the transurethral resection of the prostate(TURP) operation. International Urology and Nephrology,2003,35(4):507-512,596.

41. Neilipovitz DT, Bryson GL, Nichol G. The effect of perioperative aspirin therapy in peripheral vascular surgery: a decision analysis. Anesthesia and Analgesia,2001,93(3): 573-580.

42. Manning BJ, O'Brien N, Aravindan S, et al. The effect of aspirin on blood loss and transfusion requirements in patients with femoral neck fractures. Injury,2004,35(2):121-124.

43. Burger W, Chemnitius JM, Kneissl GD, et al. Low-dose aspirin for secondary cardiovascular prevention- cardiovascular risks after its perioperative withdrawal versus bleeding risks with its continuation- review and meta-analysis. Journal of Internal Medicine,2005,257(5):399-414.

44. Devereaux PJ, Mrkobrada M, Sessler DI, et al. Aspirin in patients undergoing noncardiac surgery. The New England Journal of Medicine,2014,370(16):1494-1503.

45. Gallus AS, Baker RI, Chong BH, et al. Consensus guidelines for warfarin therapy. Recommendations from the Australasian Society of Thrombosis and Haemostasis. The Medical Journal of Australia,2000,172(12):600-605.

46. Moores TS, Beaven A, Cattell AE, et al. Preoperative warfarin reversal for early hip fracture surgery. Journal of Orthopaedic Surgery,2015,23(1):33-36.

47. Fleisher LA, Fleischmann KE, Auerbach AD, et al. 2014 ACC/AHA guideline on perioperative cardiovascular evaluation and management of patients undergoing noncardiac surgery: executive summary: a report of the American College of Cardiology/American Heart Association Task Force on Practice Guidelines. Circulation,2014,130(24):2215-2245.

48. Smilowitz NR, Berger JS. Perioperative Management to Reduce Cardiovascular Events. Circulation,2016,133(11): 1125-1130.

49. Rohde JM, Dimcheff DE, Blumberg N, et al. Health care-associated infection after red blood cell transfusion: a systematic review and meta-analysis. JAMA,2014,311(13):1317-1326.

50. Gregersen M, Damsgaard EM, Borris LC. Blood transfusion and risk of infection in frail elderly after hip fracture surgery: the TRIFE randomized controlled trial. European Journal of Orthopaedic Surgery & Traumatology: Orthopedietraumatologie, 2015,25(6):1031-1038.

51. Lubart E, Segal R, Tryhub N, et al. Blood transfusion reactions in elderly patients hospitalized in a multilevel geriatric hospital. Journal of Aging Research,2014:178298.

52. Zhang ZY, Gao DP, Yang JJ, et al. Impact of length of red blood cells transfusion on postoperative delirium in elderly patients undergoing hip fracture surgery: A cohort study. Injury,2016,47(2):408-412.

# 第三十八章

# 危重患者的输血策略

危重患者可能来源于临床各个科室,其基础疾病与器官功能状态千差万别,但有一个共同特点就是有重要脏器功能受损,基本生命体征不平稳。因此重症患者常常合并贫血,对输血的需求较其他专科的普通患者高。本章将阐述重症患者贫血及输血的现状,探讨红细胞输注指针,也会将其他血液制品输注指针做一梳理,以期为临床工作提供参考。

## 第一节　重症病房用血现状

### 一、重症病房收治患者类型

重症医学科(intensive care unit,ICU)是集中各有关专业的知识和技术,先进的监测和治疗设备,对重症患者进行严密监测及时有效治疗的专业科室。ICU 收治指征是生命体征不稳定的可逆性急性疾病,或慢性疾病的急性加重,及有望通过一段时间生命支持恢复的慢性患者。慢性疾病终末期以及目前技术条件下不可治的恶性疾病晚期不是 ICU 收治的适应证。ICU 只能延缓患者死亡,并不能逆转病情而降低死亡,因此从卫生经济学角度来说有害无益。

ICU 收治患者类型可能来自内外妇儿等各个专科,具体病种包括严重创伤,尤其多发性创伤;大手术后需监测治疗者;各类休克患者;急性心力衰竭患者;急性呼吸衰竭,尤其需有创或无创机械通气者;严重的感染患者;多器官系统功能障碍者;严重水电解质和酸碱平衡,或其他代谢紊乱者;心肺脑复苏者;脑血管意外患者;各类意外伤害者(服毒、溺水、电击伤或自缢等)。简而言之,各种疾病或伤害导致单个或多个器官功能不全,或者有发生器官功能不全高危风险,需要严密监测以及器官功能支持的患者。其中最常收治的是发生急性或慢性呼吸衰竭患者,较常见的疾病种类包括:①各种复杂大型手术后的危重患者(尤其术前合并有冠心病、呼吸功能不全、电解质紊乱,或术中经过不平稳、出血量大、有一过性缺血缺氧性损害或生理紊乱较大者);②需行呼吸管理或呼吸支持的患者,如急性呼吸窘迫综合征(ARDS)、慢性阻塞性肺部疾患(COPD)急性加重、各种原因的严重肺部感染导致呼吸衰竭,影响呼吸功能的内科疾病如重症肌无力等;③各类休克患者,如感染性休克、心源性休克、低容量性休克等;④严重复合损伤患者,尤其合并颅脑创伤、胸廓损伤或肺出血或挫伤;⑤急性药物中毒危及呼吸,循环等基本生命功能的患者;⑥其他经短期强化治疗有望恢复的多器官系统功能减退的急性衰竭患者。

### 二、国内外重症病房贫血及输血现状

在重症病房,由于患者病情危重,合并贫血的患者比例远远高于其他普通科室。美国的一项研究表明,4892 例 ICU 患者中有 2/3 在住院期间血红蛋白浓度曾经<120g/L。与之对应的,ICU 内收治的患者中接受输血治疗的比例也较高(20%~53%)[1]。加拿大的一项纳入 5298 例 ICU 患者的研究显示 25% 的患者在 ICU 住院期间接受了红细胞输注[2],而英国的一项纳入 1247 例患者的类似研究中输血患者的比例高达 53%[3]。美国的内外科 ICU 平均每天有 16%~27% 的患者需要输血,其中在 ICU 住院时间超过 1 周的患者中,85% 的患者输过血,平均输血量为 9.5U[4]。Vincent 等[5]研究了西欧 146 个 ICU 中 3534 例危重患者的贫血与输血问题(anemia and blood transfusion in ctitical care patients,简称 ABC 研究)。发现 63% 的患者入 ICU 时 Hb<120g/L,29%<100g/L;37% 患者在 ICU 期间输过血,2 天以上输血率是 56%,7 天以上者为 73%。由于信息系统欠完善,我国重症病房的输血状况尚无确切数据,但从一些小规模的横断面调查来看,重症患者输血比例也与国外相似。

造成重症患者输血比例高有多方面原因,患者病情危重,贫血发生率高是最主要的原因,但是输血指征的不明确,甚至误解,以及过去几十年中,关于输血的作用一度被夸大到甚至作为"营养""人精"等也参与其中。近年的研究让我们更加清晰地认识到输血并不是那么"安全"的治疗措施,各种急性或慢性的并发症、输血相关的机体损伤和免疫抑制,以及输血伴随的感染及肿瘤复发等问题都让人们更加谨慎地看待输血。尤其在有偿献血导致的一系列诸如"艾滋病村事件"造成血液制品进一步匮乏后,促使临床医生对于输血的收益与风险的评估更加积极,也更加迫切。

# 第二节 危重患者输血指征及研究现状

## 一、危重患者贫血原因、类型及危害

### (一)贫血的原因

造成 ICU 患者发生贫血的原因很多,归纳起来有四大类。

1. 出血 原发疾病为创伤或其他出血性疾病或凝血功能障碍,是导致患者贫血的常见病因。应激性溃疡导致的上消化道出血是 ICU 重症患者常见出血原因。此外,手术以及其他一些有创性操作,如气管切开、血管穿刺或胸腔穿刺腹腔穿刺误伤血管等都可能导致显性失血,继而血红蛋白水平下降。频繁地采血化验常常被临床医生忽略,但有研究显示 ICU 内危重患者每日因抽血检查丢失的血量可达 25~44ml,甚至有研究发现能达到 100ml[6,7]。目前临床上对血培养送检要求的是外周血、导管血各一套,包括需氧培养及厌氧培养各一瓶,危重患者身上甚至不止一条侵入性管路,按照每管血培养需抽血 20ml 计算,怀疑血源性感染时,每天一次乃至数次送血培养的患者每日失血量很容易超过 100ml。

2. 红细胞生成障碍 危重患者红细胞生成下降的原因很复杂,包括红细胞生成素(EPO)产生减少、骨髓对 EPO 反应降低、营养缺乏、血清铁水平降低等。ICU 的重症患者常处于高代谢、高动力状态,组织细胞耗氧增加,处于明显的负氮平衡状态,血糖升高,糖原异生和脂肪代谢增加等。当营养支持不足时,这种持续的高分解代谢将导致蛋白质的严重丢失和营养不良,并由此产生营养不良性贫血,其中铁吸收及代谢障碍可造成缺铁性贫血。另外,在慢性炎症、严重感染尤其是败血症状态下,骨髓造血功能被抑制,红细胞生成减少,可发生正细胞性贫血。严重感染时,炎性细胞因子如 TNF-α、TGF-β 和干扰素等可降低 EPO 的释放。机体的炎症反应会阻断 EPO 对贫血的代偿反应。另外,肾功能下降可直接导致 EPO 合成和分泌障碍。这些均会导致内源性或外源性 EPO 分泌及利用障碍而出现贫血。

3. 红细胞破坏 ICU 的重症患者还可能因为多种因素发生红细胞破坏,当骨髓造血功能不能代偿时,就会发生贫血。溶血常见的原因包括物理因素(如大面积烧伤或挤压伤)、生物因素(如梭状芽孢杆菌或溶血性链球菌感染等)、血型不合的输血,及药物诱发的免疫性溶血性贫血等。

4. 血液稀释 危重患者常常合并血流动力学不稳定,需要大量液体治疗,血液稀释也可能导致血红蛋白浓度下降,表现为贫血。

基于以上原因,有显性出血的 ICU 患者常常合并贫血,没有显性出血的患者同样可能出现贫血,而且临床过程更加隐蔽,需要临床医生加以重视。

### (二)贫血的类型

由于导致贫血的原因各不相同,危重患者最终表现出的贫血类型也不同,最常见的是急性失血或骨髓造血功能障碍造成的正色素正细胞性贫血;长期营养物质缺乏或营养物质利用障碍导致的相对慢性贫血则可能表现为小细胞低色素性贫血;缺乏某些特殊营养物质,如叶酸或维生素 B_{12} 又可发展为大细胞性贫血。

### (三)输血并发症

任何形式的血液制品都可能存在输血相关的风险,有些甚至是致命的。完全避免输血并发症并不现实,因此需要临床医生注意:①在输血之前严格把握输血的指征;②采血、储存、取血,以及输注过程严格规范操作;③严格执行三查七对;④输注过程中密切观察患者的反应,对于有输血相关并发症的患者及时识别,尽早处理;⑤出现可疑输血反应时应根据情况及时处理,如停止输血、给予相应药物及其他治疗措施、保留血液及输液装置标本以行下一步检查,及时向上级部门或输血相关科室汇报。

在输血过程中或输血后早期发生的并发症称为急性输血反应。主要有以下几类:

1. 变态反应 一般发生在输血开始后几分钟至数小时内,是最常见的急性输血反应。发生机制大多为血浆蛋白和受血者体内已存在的相应的 IgE 抗体发生反应所致。轻度变态反应主要表现为风团或皮疹、出汗、皮肤潮红、皮肤瘙痒,重度则可出现喉头水肿、呼吸困难,乃至休克等表现。一旦出现变态反应均应停止输注正在输注的血液制品。轻症患者可给予抗组胺药以及糖皮质激素,大多可在短时间内缓解;重症患者除上述处理之外,需积极维持生命体征平稳,包括抗休克、保持气道通畅,必要时呼吸循环支持,肾上腺素是治疗过敏性休克的首选药物。

2. 细菌污染反应 污染细菌或其他病原微生物的血液一旦输入患者体内会导致脓毒症或严重脓毒症的表现,严重生命体征紊乱直接威胁患者生命。血液被病原微生物污染主要有三个来源:一是采血穿刺时残留细菌的皮肤碎片随血流进入血袋;二是献血时献血者处于菌血状态,血液中本来就带有少量细菌,而血液本身是良好的细菌培养基;三是输血过程不规范,发生严重污染所致。临床症状发生迅速且程度重,多数在输血期间即发生发冷、发热、恶心、呕吐、呼吸困难、腹泻、休克、DIC 等,可迅速导致死亡。但菌量较少或血小板制品引起的反应有相当部分发生在输血后 1~3 小时,少数可为延迟反应。治疗上一旦怀疑应立即停止输血,保留血液标本以及采集患者血液备检;经验性使用抗生素、激素,及其他对症支持治疗,必要时器官功能支持。

3. 溶血反应 是指输血后红细胞破坏引起的一系列反应,可以分为急性溶血反应和迟发性溶血反应两类。

(1)急性溶血反应通常在输血 1 小时内发生,最常见的原因是 ABO 血型以及亚型不合或 Rh 血型不合。临床反应程度不一,轻者可仅表现为轻度发热,重者可迅速死亡。症状与血液不相容的程度、输血量、输血速度、肝肾功能等相关。患者可表现为呼吸困难、发热、心悸、面部潮红、腰背部疼痛、少尿、休克等。比较特征性的表现是在血浆和尿中出现游离血红蛋白,即"酱油色"尿,实验室检查可发现结合珠蛋白的浓度降低,血清胆红素水平增加,以间接胆红素为主,临床出现黄疸。术中发现术区难以控制的出血可能是溶血反应唯一的征象。

(2)迟发性溶血性反应多为 Rh 血型不合所致,常发生在有输血史者或经产妇输血后 1 天或数天后,表现为发热、贫血、黄疸、网织红细胞增加、血红蛋白尿等。临床表现较轻,需注意与其他疾病的鉴别。

治疗上应立即停止输血,积极补液抗休克、预防肾衰竭以及纠正 DIC 等综合治疗。血浆置换可去除循环内不相合的红细胞以及抗原抗体复合物,出现

急性肾衰竭的患者需考虑。溶血反应重在预防,需规范输血前配型检查以及输血过程中的查对制度。

4. 输血相关性急性肺损伤(transfusion related acute lung injury,TRALI) 指输血 6 小时以内出现的呼吸困难、严重低氧血症,需排除心源性、容量负荷过重等其他可导致肺损伤的因素。其发病机制可能与人类白细胞抗原(HLA)抗体介导的免疫反应有关。例如经产妇因为妊娠接触到胎儿的血,产生白细胞抗体,之后所捐出的血可能导致受者发生TRALI。曾接受过输血或移植的供血者也可能导致类似风险。临床表现类似 ARDS,诊断依靠近期输血史、典型临床表现及排除其他原因。其诊断标准包括:① 急发或加重的低氧血症(PaO$_2$/FiO$_2$<300mmHg,不管 PEEP 是多少)或需要增加超过50%吸氧浓度;②输红细胞悬液后 6 小时内发生;③急发或加重的肺部浸润影或明显的肺水肿临床表现。治疗上尽量减少再次输血,主要是加强呼吸支持。糖皮质激素可减轻炎症反应,但其应用尚未得到足够证据支持。使用去白细胞的血液制品是预防 TRALI 的有效方法。TRALI 需与输血相关循环过负荷加以鉴别,后者与短时间内大量液体正负荷从而导致左心功能继而发生心源性肺水肿有关。输血相关循环过负荷诊断标准包括:①急发或加重的低氧血症(PaO$_2$/FiO$_2$<300mmHg,不管 PEEP 是多少)或需要增加超过 50%吸氧浓度;②输悬浮红细胞后 6 小时内发生;③急发或加重的肺部浸润影或明显的肺水肿临床表现;④血压增高;⑤液体正平衡。治疗上按照急性左心衰处理,以强心利尿扩血管等治疗手段为主。

还有一些输血并发症发生在输血过程结束后几天甚至几周以上,称为迟发性或慢性输血反应。

5. 血液传播性疾病 多种疾病可能通过输血传播,如传播病毒导致的乙型和丙型肝炎、艾滋病等,其他病原微生物,如丝虫病和弓形虫病等也可通过血液传播。需注意的是当机体被感染后,需要一定时间产生抗体,这段时期内血液中测不出病毒抗体,称为窗口期,但一旦作为供者会将病毒继续传播给受者,是输血安全的潜在威胁。

6. 输血相关性紫癜 输血后发生血小板减少性紫癜较少见,主要表现为输注含血小板的血液制品后 7~10 天发生的急性、暂时性血小板减少和全身多部位出血症状,可伴有畏寒、寒战、高热、荨麻疹,重者有头痛、胸痛呼吸困难甚至休克等症状。实验室检查常表现为血小板严重减少,常低于 10×10$^9$/L,出血

时间延长;大多数患者可以检测到 HPA-1aIgG 抗体,可持续 12~15 个月。治疗上输血小板无效,肾上腺皮质激素、静脉注射免疫球蛋白以及血浆置换为主要治疗方法。

7. 输血相关性免疫抑制　输血对免疫功能的作用非常复杂,可诱发受血者一定的非特异性和特异性免疫抑制,具体机制目前尚未明确,但可能与 TNF-α 及 IL-10 等炎症因子相关。与之相关的可能机制还包括:输血损伤自然杀伤细胞,从而导致某些炎症因子水平增加;浓缩红细胞输注有促炎作用;红细胞储存可以引起 IL-1β、IL-6、IL-8、TNF-α 和类脂的聚集,活化中性粒细胞等。同时有研究发现供者血液中的白细胞在免疫抑制中起了重要作用,提示去白细胞红细胞制品可减轻或避免输血相关性免疫抑制。

## 二、危重患者输血指征研究

### (一)输血指征的制定

本部分提及的输血指征特指红细胞输注指征。从 1942 年 Adams 和 Lundy 提出"10/30"(Hb<100g/L,Hct<0.30)输血指征以来,学术界关于输血指征的讨论从未停止。经过半个多世纪的临床实践,医师们对于输血的认识也在不停进步,输血指征已经从一个点变为一个范围,从针对所有人群到需结合患者具体状态。目前临床上都是根据患者的血红蛋白水平来决定输血指征。此方法简单易行,但存在太多影响因素,所以至今并没有"放之四海而皆准"的统一标准。现在学术界争论的焦点在于,血红蛋白维持在何水平对患者最有利,以及如何准确判断危重患者能够耐受低至多少的血红蛋白水平,而不发生心脏负荷的不恰当加重而加重病情。

从氧供/氧耗公式我们可以知道,机体氧供由心排血量、血红蛋白浓度及动脉血氧饱和度共同决定。当发生贫血时,机体为了代偿氧供下降,会通过增加心排血量和降低氧耗等方法来增加供氧。正常人在血红蛋白水平降低时可通过增加心排血量及增加摄氧等代偿,因此对一定程度的贫血,尤其是慢性贫血有很大代偿空间,即耐受力较强。但对于心肺功能障碍的重症患者来说,贫血时血红蛋白缺乏导致的血液携氧能力下降会明显加重心脏负担,尤其在氧耗增加的情况下,进而导致氧供需失调。因此,通常认为心肺功能障碍的危重患者耐受贫血的能力是比较差的。

从动物实验我们可以得知,相对正常的机体能

够耐受的急性血红蛋白降低甚至可以达到正常水平的 1/3 左右,普通危重患者也许可以耐受低至 70g/L 的血红蛋白水平,但合并冠状动脉缺血、脑缺血性疾病或呼吸系统疾病的患者则可能耐受不了。因此,临床上除了看患者血红蛋白水平,还要根据患者的基础疾病、容量状态、贫血持续的时间和程度以及心肺功能(心功能状态、氧合状态)、耗氧程度(如机体消耗或应激强度),以及耐受贫血的能力等综合考虑患者输血指征。

采用开放性还是限制性输血指征是近年来研究的热点。Hebert 等[8] 1999 年发表在 *The New England Journal of Medical*(新英格兰杂志)上的相关文章是对这一问题里程碑式的研究。研究者在加拿大一项多中心、随机、对照研究中,采用限制性或开放性两种输血方案,比较两组 30 天内全因死亡率及器官功能。该研究将纳入的 838 例危重患者随机分为限制性输血方案组,即 Hb 降至 70g/L 以下则输红细胞,将 Hb 维持在 70~90g/L;开放性输血方案组,即 Hb 降至 100g/L 以下即输红细胞,将 Hb 维持在 100~120g/L。结果两组患者在入院 30 天内死亡率相近。亚组分析中病情较轻(APCHE Ⅱ 评分<20)以及 55 岁以下的较年轻的患者,限制组死亡率均显著降低;而有临床症状的心脏病患者则差异无统计学意义。作者由此得出结论:危重患者采取限制性输血方案至少与开放性输血同样有效,甚至优于后者。同一作者的进一步研究也表明,除非患者有急性心肌梗死和不稳定型心绞痛,只要血流动力学稳定,Hb<70g/L 可作为输血指征,使 Hb 保持在 70~90g/L 即可。其后 Vincent 的 ABC 研究发现未输血患者的并发症发生率较输血者低,器官功能不全改善更明显,且输血患者在 ICU 病死率和总死亡率也明显高于未输血者。作者的解释是 Hct 较低可能可使血液黏稠度下降,反而促进了血流和组织供氧,因此提出对危重患者的输血宜执行较保守的输血策略,维持较低的血红蛋白水平即可。

此后还有多项相关研究,基本上都得出限制性输血方案优于宽松性方案的结论。2014 年发表在循证医学的综述告诉我们,采用限制性输血方案能够显著降低患者输血比例(39%)以及红细胞制品的使用量(减少 1.19U/例),并没有增加患者的 30 天病死率或住院时间,反倒降低了患者的医院内死亡风险,对器官功能、心血管事件以及感染并发症方面都没有差异,因此得出结论推荐对未合并急性冠脉疾病及显性大出血的患者应采用 70~80g/L 的限制

性输血指征[9]。

鉴于以上研究结果,目前世界各国的输血指南基本都采用相对限制性的输血指征,比如美国纽约州输血指南[10]中对于急性失血,如大手术、创伤或急性出血的患者,血红蛋白水平作为输血参考值范围:100g/L 以上几乎不予输血;60~100g/L 根据患者因持续失血发生氧供不足的风险及其他危险因素决定是否输血;60g/L 以下几乎均需要输血。对于大手术前患者,根据手术导致失血的可能性以及麻醉过程的风险等综合决定输血指征,一般推荐<70g/L 予输血。慢性贫血患者通常能够较好耐受血红蛋白60~70g/L 水平,不需输血,但若患者存在心、肺、脑疾患,或是有贫血临床症状时推荐将血红蛋白水平维持在 70g/L 以上,强调个体化判断。原卫生部颁布的输血指南与其大同小异,血红蛋白水平 100g/L以上不予输血;60g/L 以下需要输血;60~100g/L 根据患者具体情况决定是否输血[11]。

**(二)输血指征的临床监测**

如前所述,当血红蛋白水平介于输血或不需输血之间时,如何判断输血是否能够给危重患者带来益处是非常重要的,决定了患者的输血指征。一般说来,需要通过对患者基础疾病以及器官功能状态的综合了解,如患者临床症状、体征以及实验室检查,既往输血的效果及不良反应,包括患者对治疗的反应等进行综合评估。需要注意的是,很多时候加强其他循环及呼吸支持治疗,可以达到预期治疗效果时,不要单纯依靠输血救治。毕竟血液是宝贵的医疗资源,应尽可能保护,用于更有必要的患者。

1. 患者基础疾病与器官功能状态　既往心脏疾患,尤其是缺血性疾病基础,如冠状动脉阻塞或狭窄或痉挛导致心绞痛、心肌梗死等;慢性肺病疾患,呼吸代偿能力明显下降;合并脑缺血性疾病,或耐受缺氧能力差的临床情况都是可能需要适当将患者血红蛋白水平维持在较高水平的基础情况。综合评估患者各个器官系统的功能状态以及可能耐受缺氧的能力,包括脑、心脏、肺、肝、肾、消化道、凝血系统等,需注意的是脑、心脏等器官耗氧量高,相应的耐受缺氧能力更差,虽然机体会有自身调节,但一旦严重缺氧,器官功能不全的发生率更高。

2. 与贫血相关的临床表现　从症状上来说,贫血表现为头昏、耳鸣、注意力不集中、心悸、气促、腹部胀满、食欲降低等;查体表现为面色及睑、球结膜苍白,心率快,可有心律失常等;实验室检查可以发现 Hct 及 Hb 降低,骨髓检查可能有助于判断贫血病

因。通过用活体内显微镜测定循环的 Hct 和流速,了解微循环状况,测定氧供和氧耗。用磷光体计测定微血管的 $PO_2$($P\mu O_2$)是监测组织氧合的新方法,正常 $P\mu O_2 > P_V O_2$。血液稀释时能维持 $P\mu O_2$,但 $P_V O_2$ 下降。当微循环出现分流时,$P_V O_2 > P\mu O_2$。输用新鲜库血能使肠道 $P\mu O_2$ 和 $P_V O_2$ 恢复回到基线,但 28 天库血能纠正 $P_V O_2$,不能纠正 $P\mu O_2$。用人造血(Hb 溶液)可同时复苏肠道 $P\mu O_2$ 和 $P_V O_2$。监测中心静脉血氧饱和度($ScvO_2$),$ScvO_2$ 明显降低说明组织氧供不能满足氧耗需求,提示需要输血。但值得注意的是当 $ScvO_2$ 没有明显降低时不能说明没有组织缺氧,例如在严重感染性休克时,由于线粒体功能障碍,组织摄氧能力显著下降,$ScvO_2$ 可在组织已经严重缺氧时依然保持正常或高于正常值。其他还有一些监测具体器官功能状态的检查,例如心电图中 ST 段改变可以反映心肌缺血,可以参考应用。

**(三)几种特殊危重患者输血指征**

1. 创伤或出血患者　此类患者往往表现为急性失血,既往器官功能大多基本正常。对此类患者的最重要的处理首先应该是评估血容量,其次才是输血,同时应想办法减少失血。对于严重失血已经发生心肺代偿不足或严重临床症状的患者需输入包括红细胞悬液在内的各种液体以保证基本循环血量,维持基本的氧供需平衡。如果能够有效止血,通常血容量丢失不超过 15%~30% 的年轻患者或既往健康的患者不需要输血的;丢失在 30%~40% 有可能需要输血。根据创伤类型的不同输血策略可能会有一定差异,比如大血管损伤、深部出血或出血凶猛难以控制的个体应做好随时输血的准备,不要等到血红蛋白已经降到极低水平再输血,输血指征不应完全根据血红蛋白实验室检查,可相应放宽松一些;而对于一般钝挫伤或出血相对容易控制的区域损伤的个体则可以相对保守一些,把治疗重点放在有效循环血容量维持上,动态监测血红蛋白水平,采用限制性输血策略。2013 年对于上消化道出血患者的输血指征的 Meta 分析显示采用限制性输血方案的患者虽然出院时血红蛋白水平明显较宽松组低,但在死亡率、再出血发生率以及住院时间方面均差异无统计学意义,而限制组输血量明显较低,节约了血液资源[12]。即使有急性显性出血表现的患者,研究也推荐限制性输血方案。

2. 大手术围术期患者　围术期的概念包括术前及术后。大手术前应该仔细评估患者个体状态,尤其凝血功能,充分了解手术方式及可能遇到的出

血风险,对于一些术区血供极丰富,或止血困难,或病变贴近大血管术中易损伤的高危手术,在术前可将患者血红蛋白水平维持在相应较高的水平,并充分备血。而对于术后患者,目前的观点仍然是可以将患者血红蛋白水平维持在较低水平,即采用限制性输血策略。即使对于传统上认为耐受贫血能力较差的心脏外科大手术术后患者,文献报道采用血红蛋白 70～90g/L 的限制性输血策略较 80～100g/L 的宽松性输血策略,不仅减少了红细胞制品的应用(平均 0.71U),且并未增加死亡率及住院时间,以及心肌梗死、脑卒中、急性肾功能损伤、感染的发生率[13]。

3. 休克患者 休克按其病理生理特点可分为四型,治疗重点是维持有效循环血量,根据休克类型对于输血的考虑也不同。

(1)对于低容量性休克,有可能是失血性休克,治疗考虑参照上述创伤或出血患者,也有可能是体液丢失导致,这类休克患者血红蛋白水平往往是增高的,不需输血。

(2)对于感染性休克患者,2012 年拯救脓毒症指南推荐感染性休克前 6 小时集束治疗中包括维持 Hct 0.30,对于没有心肌缺血、严重低氧血症、急性显性失血或缺血性冠脉疾病的患者推荐输血指征 70g/L,将血红蛋白水平维持在(70～90)g/L 即可[14]。心源性休克患者往往存在心脏基础疾患以及液体相对过负荷,需要在输注任何液体时特别小心,若存在血红蛋白水平降低可以考虑采用较宽松的输血指征,保证心肌供血供氧,但应谨慎处理容量问题。对于梗阻性休克患者,输血多半不是主要矛盾所在,治疗上以解除梗阻为主。

4. 感染患者 一项对社区相关性感染患者的系统回顾以及 Meta 分析显示,限制性输血方案没有减少院内感染,但可以减少严重感染风险。

5. 儿童患者 儿童的特点在于器官尚未发育完全,氧耗量高,器官功能储备能力与器官种类及年龄显著相关。2007 年发表在新英格兰医学杂志上的对儿科 ICU 输血指征的随机对照临床研究显示,采用 70g/L 的限制性输血指征较 95g/L 的限制性输血指征,患者的输血需求显著降低,而不良反应的发生率并未升高。

## 第三节 危重患者其他血液成分输注

首先必须强调的是,目前已经达成共识,成分输

血较输全血更加安全、更加经济,应该广泛采用。所以血液分离技术已经发展到很成熟的水平,除了红细胞悬液,血液中几乎所有有用成分均可单独输注。对重症患者来说,输注血液制品包括但不仅限于红细胞输注,本节将就其他血液成分的输注指征做一阐述。

### 一、血浆输注

首先必须明确的是,血浆输注临床上不用于容量扩充,也不用于治疗营养缺乏或补充蛋白,仅限于补充血浆中的凝血因子(PT/APTT>正常对照 1.5 倍)。因此目前已经没有一般血浆,危重患者输血浆一定指的是新鲜冰冻血浆(FFP)。一般认为的 FFP 输注指征:①先天性凝血因子缺乏;②伴有出血和凝血异常的急性 DIC;③严重肝脏疾病导致的凝血功能异常、存在出血或需进行手术时;④大量输血时,需同时补充血浆以及血小板等其他血液制品;⑤药物相关的凝血功能障碍,如肝素过量、香豆素类药物使用过量等;⑥抗凝血酶Ⅲ(AT-Ⅲ)缺乏;⑦其他原因导致的凝血功能异常。

冷沉淀是从血浆中提取的含高浓度凝血因子的物质,主要用于补充Ⅷ因子、Ⅷ/vWF、Ⅻ因子和纤维蛋白原,临床上主要用于治疗血友病 A(甲型血友病)及血管性血友病,还有纤维蛋白原缺乏,也可用于尿毒症所致血小板功能障碍。

### 二、血小板输注

临床上需要输注血小板的情况:①各种原因导致的严重血小板减少,血小板计数<20×10⁹/L 时;②需大量输血,出现稀释性凝血因子及血小板减少的患者;③血小板存在功能缺陷、凝血功能障碍以及出血倾向等表现时,尤其近期需有创操作或手术者可适当放宽血小板输注的指征。

对于 ICU 重症患者一般掌握"2-5-10"原则,即血小板计数<20×10⁹/L 器官自发出血的可能性很大,应该输注血小板;血小板计数(20～50)×10⁹/L,一般如果没有临床上明显的出血表现,可不予输注,但若近期要进行一些有创性操作,如气管切开、中心静脉穿刺等,可予输注;血小板计数(50～100)×10⁹/L,一般不予输注,但若近期要进行出血风险较大的大手术,可予输注。在一些特殊情况下血小板输注的建议:①大手术前血小板计数<50×10⁹/L;②大量输血,血小板计数<40×10⁹/L;③脓毒血症,血小板计数<20×10⁹/L;④骨髓抑制患者,血小板计数<20×

$10^9$/L;⑤特发性血小板减少性紫癜患者;⑥尿毒症患者。

需要注意的是若血小板减少原因是自身抗体大量产生后破坏,则输注外源性血小板可能不仅无法纠正血小板降低,还促使更多抗体产生加重病情。此外,一些患者可能血小板数量并不低,但存在严重血小板功能障碍,此时也有可能需要输注血小板。

### 三、血浆蛋白制品输注

血浆蛋白制品包括人血白蛋白、免疫球蛋白、冷沉淀物、纤维蛋白原、凝血酶原复合物等。

1. 人血白蛋白　目前临床上应用最为广泛的血浆蛋白制品,主要应用于纠正低蛋白血症以及血浆置换等。在感染性休克液体复苏中,白蛋白作为胶体液的选择,地位有所提高。

2. 免疫球蛋白　临床上应用最多的是丙种免疫球蛋白,对于某些疾病静脉丙球是作为一线治疗,例如原发性或获得性免疫缺陷患者以及某些特异性的被动免疫(如抗破伤风、抗狂犬病免疫球蛋白等)。但对于非特异性免疫球蛋白的应用,例如严重感染等,其指征及用药时机和剂量均存在一定争议。

3. 冷沉淀　是将新鲜冷冻血浆置于4℃条件下融化,待其融至尚剩少量冰碴时取出,离心移出上层血浆,剩下的不易融解的白色沉淀物即为冷沉淀。应用指征见前述。

4. 纤维蛋白原　适用于先天或获得性纤维蛋白原缺乏,如严重肝脏损伤、肝硬化、弥散性血管内凝血(DIC)以及大出血导致的大量丢失等。

5. 凝血酶原复合物　含凝血因子Ⅱ、Ⅶ、Ⅸ、Ⅹ及少量其他血浆蛋白。临床上主要用于治疗凝血因子Ⅱ、Ⅶ、Ⅸ及Ⅹ等缺乏导致的出血,如血友病B、严重肝病及DIC等。

### 四、粒细胞输注

粒细胞输注的治疗意义存在很大争议,且不良反应明显,同时临床上已经有其他药物如粒细胞生长因子可有效应用于粒细胞缺乏症患者,因此粒细胞输注只在极少数难治性的或者程度极重($<0.5×10^9$/L)的粒细胞缺乏症患者可能有一定使用空间。

（邓一芸　刘　进）

## 参 考 文 献

1. Corwin HL, Gettinger A, Pearl RG, et al.The CRIT Study：Anemia and blood transfusion in the critically ill-Current clinical practice in the United States.Crit Care Med, 2004, 32：39-52.

2. Hebert PC, Wells G, Martin C, et al.Variation in red cell transfusion practice in the intensive care unit：A multicentre cohort study.Crit Care, 1999, 3：57-63.

3. Rao MP, Boralessa H, Morgan C, et al.Blood component use in critically ill patients.Anaesthesia, 2002, 57：530-534.

4. Nguyen BV, Peres BD, Melot C, et al.Time course of hemoglobin concentrations in non-bleeding ICU patients.Crit Care Med, 2003, 31：406-410.

5. Vincent JL, Baron JF, Reinhart K, et al.Anemia and blood transfusion in critically ill patients.JAMA, 2002, 288（12）：1499-1507.

6. Corwin HL, Parsonnet KC, Gettinger A.RBC transfusion in the ICU.Is there a reason? Chest, 1995, 108：767-771.

7. Von Ahsen N, Muller C, Serke S, et al.Important role of nondiagnostic blood loss and blunted erythropoietic response in the anemia of medical intensive care patients.Crit Care Med, 1999, 27：2630-2639.

8. Hebert PC, Wells G, Blajchman MA, et al.A multicenter, randomized, controlled clinical trial of transfusion requirements in critical care.Transfusion Requirements in Critical Care Investigators, Canadian Critical Care Trials Group. N Engl J Med, 1999, 340(6)：409-417.

9. Curley GF, Shehata N, Mazer CD, et al.Transfusion Triggers for Guiding RBC Transfusion for Cardiovascular Surgery：A Systematic Review and Meta-Analysis.Crit Care Med, 2014, 42(12)：2611-2624.

10. Carson JL, Grossman BJ, Kleinman S, et al.Red blood cell transfusion：a clinical practice guideline from the AABB.Ann Intern Med, 2012, 157：49-58.

11. 中国卫生部.临床输血技术规范.2000年10月.

12. Juan W, Yong XB, Ming B, et al.Restrictive vs liberal transfusion for upper gastrointestinal bleeding：A meta-analysis of randomized controlled trials.World J Gastroenterol, 2013, 19（40）：6919-6927.

13. Dorneles CC, Bodanese LC, Guaragna JC, et al.The impact of blood transfusion on morbidity and mortality after cardiac surgery.Rev Bras Cir Cardiovasc, 2011, 26（2）：222-229.

14. Surviving Sepsis Campaign：international guidelines for management of severe sepsis and septic shock, 2012.Inten Care Med, 2013, 39：165-228.

# 第三十九章
## 围术期合理输血与血液管理

输血的发展与创伤和手术密切相关。早在1818年,英国产科医师James Blundell就发现在急性失血的情况下,静脉注射新鲜全血可作为延长患者的生命的紧急措施[1]。第一次世界大战和第二次世界大战期间当抗凝保存的血液出现后[2],成千上万因战伤而大量失血的战士生命得到了挽救。这些临床实践使临床医师认识到输血是手术的保障。

血液的功能包括四方面:运输、携氧、凝血及免疫。正常情况下,手术或创伤丢失的循环血容量在全身血容量的20%以内,将主要损害血液的运输功能,而其他三项功能常在代偿范围内,可用晶体液或胶体液补充有效循环血量,而不需输血。当失血量达到全身血容量的20%以上,可能使红细胞的丢失达到无法携带足够氧满足机体氧供的程度,机体就会发生氧供/氧耗平衡失调,导致重要脏器功能障碍,需考虑输注同种异体红细胞。若失血量超过全身血容量的40%,特别是大量失血而未被控制的情况下,血浆中的凝血因子和血小板的丢失可能会影响凝血功能,需考虑补充新鲜冰冻血浆、冷沉淀或血小板。此外,异体血的输注会与机体发生免疫反应,影响血液的免疫功能。因此,围术期的合理输血与血液管理的目的是维持血液的这四个基本功能,并尽量减少或控制异体血输注的相关风险。

## 第一节　外科失血量判断和容量补充

创伤和外科手术的失血为急性失血,循环血容量的丢失若未能得到及时的液体补充或有效代偿,将导致血液的基本功能受损、组织灌注不足而发生代谢障碍或细胞损伤,即低血容量性休克(详见第二十九章"严重创伤与大量输血")。因此快速判断失血量,对于液体复苏以达到基本正常的有效循环血量,保存血液的功能以维持机体的正常功能具有非常重要的意义。

### 一、根据生命体征判断失血量

#### (一)低血容量性休克分级

美国高级创伤生命支持系统(advanced trauma life support system,ATLS)根据患者的心率、血压、脉压、呼吸频率及意识状态等体征将低血容量休克分为四级[3](表39-1)。

表39-1　ATLS低血容量休克分级

| | Ⅰ级(10%~15%) | Ⅱ级(15%~30%) | Ⅲ级(30%~40%) | Ⅳ级(>40%) |
|---|---|---|---|---|
| 失血量(ml) | < 750 | 750~1500 | 1500~2000 | >2000 |
| 心率(次/分) | <100 | >100 | >120 | >140 |
| 血压 | 正常 | 正常 | 降低 | 明显降低 |
| 脉压 | 正常或轻微增高 | 降低 | 降低 | 明显降低 |
| 呼吸频率(次/分) | 14~20 | 20~30 | 30~40 | >35 |
| 意识状态 | 轻度烦躁 | 烦躁 | 烦躁,意识模糊 | 意识模糊,嗜睡 |

ATLS分级基于患者生命体征的变化判断失血量,但较为简单和粗略,例如其假设失血量越大,心率就越快,而忽略了心血管系统对急性失血存在双相反应,即随着失血量的增加,心率可能会减慢。并

且该分级仅考虑了失血量,而未考虑组织损伤对生命体征的影响,例如大量失血伴有组织严重损伤,机体对损伤的反应是血压升高,并通过压力反射使心率减慢,这种情况下对失血量的判断就会出现偏差。因此 ATLS 分级可用于临床初步判断患者的失血量,但患者的具体情况尚需进一步评估。

### (二)休克指数

休克指数(shock index,SI)是以患者尚未经过任何处理时的心率除以收缩压来计算,即 SI = 心率(次/分钟)/收缩压(mmHg)。当排除急性左心功能不全后,SI 可快速对失血量做出比较正确的评估。SI 正常值为 0.5~0.7;当 SI 为 1.0,失血量为血容量的 20%~30%;SI 为 1.5,失血量为血容量的 30%~50%;SI>2.0,失血量>血容量的 50%[4]。Rady 等[5]发现,当 SI 达到 0.9 时,即使患者的心率和血压在正常范围内,都需要及时处理,以避免血流动力学不稳定使病情进一步恶化。

## 二、术中失血量的估算

手术过程中失血量的估算通常比较粗略,主要依据吸引瓶内的血量减去冲洗的液体量、纱布浸血后的重量减去干纱布的重量等。若术中可监测血细胞比容(Hct)或血红蛋白水平(Hb)可根据公式估算失血量[6]:

实际失血量 = 血容量×[(Hct(i)-Hct(f)]/Hct(m)+输注异体血量。

其中 Hct(i)为术前 Hct,Hct(f)为术后 Hct,Hct(m)为两次 Hct 的均值。

## 三、目标导向的围术期容量管理

围术期容量管理(goal-directed fluid therapy,GDFT)与患者预后密切相关,因其很难有统一的标准,存在很大的临床争议。之前的"开放性"液体治疗和"限制性"液体治疗各有利弊,而目标导向的容量管理是根据患者围术期不断变化的血流动力学参数进行个体化的液体治疗,以期达到改善患者预后的目标[7]。GDFT 应用的指标既包括心率、血压、尿量、中心静脉压、混合静脉血氧饱和度等可常规监测,通常用于身体状况较好患者的指标,也包括安置肺动脉导管、脉搏指数连接心排血量测定、或经食管超声心动图测定的肺毛细血管楔压(pulmonary capillary wedge pressure,PCWP)、每搏量(stroke volume,SV)、心排血量(Cardiac output,CO)或每搏量变异度(stroke volume variation,SVV)等需要特殊设备或操作,用于危重患者检查的指标。

GDFT 实施的临床方案常为液体冲击,观察设定的血流动力学指标是否达到标准,从而确定输液量,并可应用液体治疗和(或)血管活性药物,使其达标。采用的液体需结合患者具体情况选用晶体液或胶体液。现有的研究提示 GDFT 较传统补液方法可改善患者预后,但今后研究应更加细致,关注患者的全局和长期预后,设计全面客观的评价指标,以达到合理的个体化容量管理。

## 第二节 围术期红细胞输注

每年全世界范围内消耗的红细胞约 8500 万U[8],其中约 2/3 是在围术期输注给手术患者。围术期红细胞输注的目的是改善氧供,若患者存在红细胞丢失使携氧能力下降,而导致手术患者发生不良后果,则输注红细胞可增强携氧能力而避免这些不良后果。但红细胞输注指征一直存在着争议,需要有不断完善和更新的指南以指导临床工作。

### 一、从开放性输血策略到限制性输血策略

20 世纪 40 年代提出的输血策略是"10/30 标准[9]",即维持血红蛋白(Hb)不低于 100g/L 或 Hct 不低于 0.30,这也被认为是"开放性输血策略"。虽然这一标准是针对行外科手术的高风险患者提出的,但在提出后的很长时间,Hb 一旦低于 100g/L 就需要输血成为红细胞的唯一输注指征,并广泛应用到了所有考虑需输血的患者中,直到现在还有一些外科医师要求患者围术期 Hb 水平不低于 100g/L。

Friedman 等[10]在 20 世纪 80 年代首次提出了"transfusion trigger"这一概念,指参与启动输血的某个或某些因素。在临床实践中大家发现,降低启动输血的 Hct 并不增加围术期不良事件的发生率,并且随着对输血相关不良反应认识的深入,临床医师发现输血伴随着危及生命、降低生活质量或增加医疗费用等风险。而且随着手术量增加,血液供需矛盾日益明显,关注重点逐渐转移到在保障医疗安全的情况下如何合理用血和节约用血,并通过更加严格的红细胞输注指征以避免或减少输血相关不良反应。

Weiskopf 等[11]在健康志愿者的研究发现,Hb 水平降低到 70g/L 不会导致认知功能的明显损害,降低至 60g/L 对即刻记忆和延迟记忆无明显影响,

降低至 50g/L 则可逆性损害即刻记忆和延迟记忆。这一研究提示健康人可耐受 Hb 水平降低到 60~70g/L 的急性失血。一些关注输血策略对患者转归影响临床研究[12-14]，以及相关的 Meta 分析[15] 提示，与 10/30 标准的开放性输血策略相比，维持 Hb 水平 70~90g/L，当其低于 70g/L 或 80g/L 才启动输血的策略并不会导致有高心血管疾病风险或危重患者的预后变差。在此基础上，美国麻醉医师学会（ASA）输血工作组、美国血库协会（American Association of Blood Banks，AABB）、英国血液标准委员会、中国原卫生部等在其红细胞输注指南中均提出了"限制性输血策略"，即 Hb 低于 60g/L 或 70g/L 时应输入红细胞；高于 100g/L 时则不必输入红细胞；Hb 在 60g/L 或 70~100g/L 者，应根据患者器官缺血的进行性表现（速度和程度）、血容量及患者在氧合不足时发生并发症等危险因素（包括低心肺储备和高氧耗）来决定是否输注红细胞[16-19]。

## 二、个体化输血策略

现有的输血指南在限制血红蛋白>100g/L 时不输注同种异体红细胞发挥了极其重要的作用，但仍存在以下问题：①大失血择期手术的患者多为身体基本状况良好的 ASA Ⅰ~Ⅱ 级患者，同时围术期输血主要是手术中输血，用 ICU 患者和患儿，高心血管风险老年患者的研究结果指导围术期输注红细胞是否合适？②看似指南都在追求"个体化医疗"，实际上所有指南中，决定患者是否需要输血的启动因素主要是血红蛋白水平，没有充分考虑到患者的个体情况以及决定机体供氧/耗氧平衡的其他重要因素。由于患者病情没有被量化和半定量化，决定什么时候开始输注红细胞和输多少更多的是依赖医师的临床经验，即没有达到红细胞输注的个体化。③对围术期患者这样一个很大的群体提出一个宽达 60g/L 或 70~100g/L 的范围允许启动输注红细胞，同时又没有规定输注红细胞后的目标血红蛋白水平，这必

然导致相当多的临床医师们认为将血红蛋白维持在 100g/L 至少没有原则性错误，从而导致同种异体红细胞的过度输注。

如何完善和改进限制性输血策略，使红细胞输注达到个体化从而解决这一来源于临床的问题？输血指南和指征的更新和进展均提示，根据患者的实时血红蛋白水平和临床症状而决定是否给予红细胞是发展的必然趋势。因此我们需要可迅速判断患者是否存在氧供/氧耗失衡方法，同时可提供启动输血的血红蛋白水平，以及需维持的目标血红蛋白水平的个体化输血策略。红细胞的功能是提高血液携氧能力，保证机体供氧/耗氧平衡，生理学的基本理论告诉我们：机体供氧/耗氧平衡与血红蛋白浓度、动脉血氧饱和度（$SaO_2$）和心排血量呈正相关，与耗氧量（围术期主要决定于体温）呈负相关。因此，临床上判断血红蛋白水平是否能够维持全身和重要脏器供氧和耗氧的平衡，主要取决于呼吸功能、心功能和全身耗氧量这 3 个因素。根据这一基本原理，四川大学华西医院麻醉科依据维持正常心排血量所需肾上腺素用量，维持脉搏氧饱和度（$SpO_2$）≥95% 所需吸入气氧浓度，以及体温等可简单监测的指标，同时考虑到心脏是全身对缺氧最敏感的器官，对机体氧供/氧耗失衡最为敏感，结合患者是否有心绞痛以及心绞痛发生的情况等提出了"华西围术期输血评分"（west China peri-operative transfusion score，WCPTS，表 39-2）。该评分指导围术期输注红细胞的时机和量具有以下优点：①方法简单易行，在我国所有二甲医院手术室、ICU 和外科病房都能迅速完成这个评分；②适用于身体健康处于各种状态的患者，即 ASA Ⅰ~Ⅳ 级都适合；③对患者与机体供氧/耗氧平衡相关病情进行了半定量化分级，从而可动态实施"个体化输血"而进一步制定"个体化输血策略"；④同时提出了个体化启动红细胞输注的 Hb 水平和需达到的目标。

表 39-2　华西医院围术期输血指征评分

| 加分 | 维持基本正常心排血量所需肾上腺素输注速度 | 维持 $SpO_2$≥95% 时所需吸入气氧浓度 | 中心体温（℃） | 心绞痛 |
|---|---|---|---|---|
| 0 | 不需要 | ≤35% | <38 | 无 |
| +1 | ≤0.05μg/（kg·min） | 36%~50% | 38~40 | 运动或体力劳动或激动时发生 |
| +2 | ≥0.06μg/（kg·min） | ≥51% | >40 | 日常活动或休息安静时发生 |

该评分为临床评估血容量正常或基本正常时的动态评分，即每一次准备输入同种异体红细胞悬液前均需评分。上述四项总计加 6 分为总分。最高分为 10 分，即如果总分≥10 分算 10 分。即评分最低分为 6 分，最高分为 10 分，评分为 6、7、8、9、10 分，分别对应启动输注红细胞且需维持的目标 Hb 水平为 60、70、80、90、100g/L。临床评估心排血量持续低于正常者用持续泵注肾上腺素来提高心排血量，也可应用多巴胺等药物进行等量换算。中心体温的测定部位为鼻咽温、口咽温、鼓膜温度、肛温和食管温度，腋温加 0.5℃后可算中心体温。评分<实测 Hb 水平，不需输注悬浮红细胞；评分>实测 Hb 水平，输注悬浮红细胞。我们正开展的大样本多中心随机对照研究已证明，这一个体化输血策略不仅能够显著减少同种异体红细胞的输注，并且不增加，甚至可能减少患者的风险。

# 第三节　围术期凝血功能的管理

导致围术期凝血功能障碍有多方面原因，涉及促凝血系统和抗凝血系统的平衡、血小板和内皮细胞以及酸碱平衡和体温等。因此凝血功能的管理要点在于：①评估手术的失血情况，并进行相关实验室检查以监测有无凝血障碍。②遵循各血液制剂的输注指征以输注新鲜冰冻血浆（fresh frozen plasma，FFP）、冷沉淀和血小板。③应用药物治疗大量出血、手术野渗血及纠正凝血功能。

## 一、凝血功能的实验室检查

凝血功能的实验室检查包括：①血管壁完整性检查，如出血时间（bleeding time，BT）、毛细血管抵抗力实验。②血小板相关检查，如血小板计数、血小板相关免疫蛋白检测，以及血小板黏附及聚集、血块退缩实验等。③基于血浆的实验室检查，如活化的部分凝血活酶时间（activated partial thromboplastin time，APTT）、血浆凝血酶原时间（prothrombin time，PT）等凝血及抗凝功能，纤维蛋白原测定，以及纤溶系统检查，如测定血浆纤维蛋白（原）降解产物 [fibrin（ogen）degradation products，FDP]，D-二聚体（D-Dimer）等。④血栓弹力图（thromboelastogram，TEG）是建立于分析全血，包括血细胞、血浆和血小板的凝血功能监测，可动态反映凝血因子、血小板功能、纤维蛋白及纤溶情况而整体评价凝血和纤溶过程，并能够提示出血的具体原因在于凝血因子、血小板、纤维蛋白或肝素残留，从而指导血液制剂的合理输注。TEG 已广泛应用于体外循环心血管手术、肝移植、严重多发创伤等领域，可提高创伤和大量失血及大量输血患者的救治成功率[16,17]。

虽然这些实验室检查在临床上常规应用，但其存在一定的缺陷。例如 APTT 和 PT 检测检测标本为血浆，无血细胞和血小板对凝血的贡献，不能预测血栓风险，不能判断预后；纤维蛋白原测定仅反映数量而不反映功能；FDP 和 D-二聚体只反映纤溶阶段，不反映凝血过程；TEG 测定时间需 30 分钟，但血液标本的各组分在 30 分钟内已有改变，因此测定结果并非即时凝血状态，且在低体温时结果有偏差。因此需结合患者的具体临床表现及综合各实验室检查以评估凝血功能。

## 二、成分血的输注指征

新鲜冰冻血浆（FFP）、冷沉淀和血小板都是具有凝血功能的血液成分，适应证主要包括预防出血和治疗出血。此处仅简单介绍这些血液成分的输注指征（表 39-3），详情参见第二十九章"血液制剂及其临床应用"。

冷沉淀输注指征包括：①纤维蛋白原缺乏，纤维蛋白原低于 1g/L；有活动性出血时，纤维蛋白原低于 1.5g/L，可输注；②血管性血友病、甲型血友病（Ⅷ因子缺乏）、获得性凝血因子缺乏、严重肝病；③心功能不全患者伴凝血功能障碍需补充凝血因子，但因心脏负荷的限制不能输注 FFP 时可输注冷沉淀；④溶栓治疗后出血。

血小板输注主要用于患者血小板数量减少或功能异常并伴有出血倾向或表现时[18-20]。①血小板计数>100×10⁹/L，可以不输。②血小板计数<50×10⁹/L，应考虑输。③血小板计数（50~100）×10⁹/L，应根据是否有自发性出血或伤口渗血决定。④如术中出现不可控渗血，明确的血小板功能低下（如应用抗血小板药物或体外循环后），输注血小板不受上述限制。

FFP、冷沉淀和血小板的输注指征在各指南中不尽相同，且制定各指南的所参考的研究很少有高质量的随机对照临床研究（RCT），因此将来应进行更多大样本随机对照研究，以验证目前的指南或制定更新的指南。

表 39-3　具有代表性的 FFP 输注指征

| | 中国临床输血技术规范[19] | 美国 ASA 输血工作组[16] | 英国血液标准委员会[20] |
| --- | --- | --- | --- |
| 剂量 | （10~15）ml/kg | （10~15）ml/kg | （10~15）ml/kg |
| 启动输注指征 | PT 或 APTT>正常 1.5 倍或 INR>2.0 | 纤维蛋白原<1.0g/L，或 INR>2.0 | 纤维蛋白原<<1.0g/L，或 INR>1.5 |
| 凝血因子缺乏 | 病史或临床过程表现有先天性或获得性凝血功能障碍 | 无可用的某种凝血因子 | 患者有凝血功能障碍病史且有活动性出血 |
| DIC | 创面弥漫性渗血 | 未明确提出 | 患者活动性出血 |
| 大量失血大量输血 | 急性大出血输入大量库存全血或浓缩红细胞（出血量或输血量相当于患者自身血容量） | 存在微血管出血且实验室检查符合启动输注指征 | 根据床旁凝血功能检查决定是否输注 |
| 拮抗华法林作用 | 紧急对抗华法林的抗凝血作用 | 可用于拮抗华法林（5ml/kg） | 应用华法林的患者严重出血 |

### 三、止血药物的合理应用

止血药物既可在围术期预防性应用以减少手术野的失血，也可作为大量失血时的抢救和治疗措施[21]。临床上应用的止血药物主要包括抗纤维蛋白溶解药物（如赖氨酸类似物氨基己酸和氨甲环酸），重组活化Ⅶ因子（rFⅦa），凝血酶原复合物和纤维蛋白原浓缩物，以及局部止血药物等。

#### （一）抗纤维蛋白溶解药物

抗纤维蛋白溶解药物包括抑肽酶和赖氨酸类似物（氨基己酸和氨甲环酸），前者是血浆纤维蛋白溶解酶的直接抑制物，后者通过与血浆纤维蛋白溶解酶原结合而抑制其与纤维蛋白的结合，从而干扰纤维蛋白溶解的进程。2006 年前，这些抗纤溶药物均广泛地预防性应用于心脏手术，且不同的临床试验均提示抑肽酶、氨基己酸和氨甲环酸均可有效减少可能存在大量失血的心血管手术和其他手术的输血需求。但此后多个随机对照临床研究和抗纤溶药物相关系统评价与 Meta 分析均显示[22-24]，抑肽酶可增加心脏手术患者术后发生需透析的肾衰竭风险，相关病死率趋势明显较赖氨酸类似物组强；在两类药物治疗效果的直接比较（head to head comparison）发现，赖氨酸类似物较抑肽酶的死亡风险和不良反应发生率更低。基于以上研究结果，抑肽酶在临床上已停止应用，而氨甲环酸等药物则广泛应用于大型手术如心脏和骨科手术等。

#### （二）重组活化Ⅶ因子

重组活化Ⅶ因子（rFⅦa）是将人类Ⅶ因子基因转染到小牛白蛋白中培养的仓鼠幼鼠的肾脏细胞而生成，因此作为非人类或动物血浆来源的重组产物，rFⅦa 没有经血液传播疾病的风险。其可与组织损伤部位或破损血管壁的组织因子结合，产生凝血酶并活化血小板，启动凝血系统，并可介导凝血酶活化纤溶抑制因子而发挥抗纤维蛋白溶解作用[25]。

近年来，rFⅦa 在临床应用快速增长，主要因为其可治疗几乎所有原因导致的出血，并在控制严重的外科性出血方面有明显效果。如在颅内出血发生后 4 小时内给予 rFⅦa 可显著缩小颅内血肿的生成，用于治疗急性创伤性出血、根治性前列腺切除术、创伤性骨盆重建术、肝脏移植和肝切除、心脏手术及产科等手术的大量出血，可显著降低异体输血率。在全球范围内，rFⅦa 的应用比之前的 10 年间增长了将近 100 倍，其中约 90% 都是超适应证的应用。有系统评价的研究提示[26]，rFⅦa 在颅内出血和心脏手术的超适应证应用，虽可控制出血，减少失血量，但并不降低死亡率，且增加血栓栓塞性风险；在躯体创伤患者中的应用并不增加血栓栓塞性风险，且可降低急性呼吸窘迫综合征（ARDS）的风险，但对死亡率仍然无影响；而在一些适应证中的应用，rFⅦa 对降低死亡率并无优势，反而可增加血栓栓塞性风险。目前 rFⅦa 的研究已证实其是强效止血药物，对于严重出血的治疗可能有利，但尚需更多的大样本 RCT 以验证其安全性和有效性。

#### （三）凝血酶原复合物和纤维蛋白原浓缩剂

凝血酶原复合物（prothrombin complex concentrate，PCC）是来源于血浆的维生素 K（VitK）依赖的凝血因子（因子Ⅱ、Ⅶ、Ⅸ和Ⅹ）复合物，以冻干粉形式保存。PCC 最初用于快速补充凝血因子以治疗血友病 B，现在的适应证已拓展到维生素 K 拮抗剂（如华法林）获得性凝血功能障碍，尤其是需要快速纠正凝血的患者。PCC 的显著优点在于快速逆转华法林的抗凝作用,可在 10~30 分钟内使 INR 降低到 1.5 以下,而 FFP 则需要几个小时才能够达到此效果。有研究显示 PCC 可安全有效应用于在服用华法林的颅脑损伤患者,降低异体红细胞和 FFP 的输注,节约医疗费用[27]。

纤维蛋白原是肝脏合成的凝血因子(因子Ⅰ),在止血的生理过程中是凝血酶的关键底物,其血浆正常浓度为 1.5~4g/L,且很易受到失血量和补液量的影响。在围术期管理,特别是大量失血情况下,纤维蛋白原的浓度维持是凝血功能管理的首要目标。纤维蛋白原浓缩物(fibrinogen concentrate,FC)是来源于人血浆的冻干粉,可呈剂量依赖性的快速增加体内纤维蛋白原水平。有研究提示,在择期心脏手术中,应用 FC 可显著减少失血量及输血需求,但对创伤患者或产科大量失血患者是否有利存在争议,且目前仍缺乏研究以明确常规应用于大量失血或凝血功能障碍患者是否对远期生存率有利[28]。

在临床实践中,PCC 和 FC 常应用于肝移植等需大量输血和纠正凝血功能的手术,但围术期应用研究报道较少,将来应着眼于长期转归和成本效益分析进行大样本随机对照研究。

### (四)局部止血药物

在手术创面渗血较严重时,外科医师常应用局部止血药物。如前所述的抗纤维蛋白溶解药物氨甲环酸等,局部应用以止血。其他如可吸收的创面止血胶、明胶海绵等也常用于局部止血。纤维蛋白黏合剂由人纤维蛋白原、凝血酶或Ⅷ因子以及牛抑肽酶等组成,在心血管手术、骨科手术中已广泛应用,以促进局部止血,有系统评价报道其既可降低围术期异体红细胞输入的暴露,又可减少术后失血,且对于可能发生大量失血的骨科手术最为有效[29]。但纤维蛋白黏合剂价格昂贵,以后的研究应着眼于其成本效益分析。

## 第四节　围术期自体输血

自体输血主要有三种方式:术前自体血储备(preoperative autologous donation,PAD)、自体血液回收(cell salvage,CS)和急性等容性血液稀释(acute normovolemic hemodilution,ANH)。这三种方式均能够降低围术期的异体输血需求,是围术期血液管理的有效措施(详见第三十八章"自体输血与减少同种异体输血技术")。

## 第五节　控制术中出血

### 一、手术方式的改进

外科手术方式是决定围术期失血量最重要的因素,手术方式的改进可显著减少失血。例如在 20 世纪 90 年代前,胆囊切除术几乎都剖腹,失血量常为 200~500ml;而经腹腔镜胆囊切除术(laparoscopic cholecystectomy,LC)进入临床后,失血量下降至通常 50ml 以下。微创外科在医学领域广泛应用,使很多手术的失血量都较传统方法明显降低,如经腹腔镜行异位妊娠、子宫肌瘤切除术、结肠、直肠切除术以及肝叶切除、脾切除术;经胸腔镜行肺叶切除术、食管癌根治术;经椎间孔镜行脊柱微创手术等。机器人辅助外科手术系统最初应用于泌尿外科微创手术,如前列腺切除术,通过三维影像控制和仿真手腕使手术精确度大为提高,创伤更小,并进一步拓展了微创手术的适应证,现已应用到多个学科,包括普外科的胰十二指肠切除术、胸外科的肺叶切除、食管手术、前纵隔和后纵隔的肿瘤切除、妇产科手术等。

### 二、术中体温的维持

机体维持内环境稳定的基本条件是正常的体温(中心体温 36.5~37.5℃)。在手术过程中,由于手术室温度低(19~24℃)、输注的液体温度低、暴露的手术切口导致体内热量丧失、麻醉药物抑制体温调节等原因,患者常处于轻度低体温(mild hypothermia,中心体温 34.0~36.0℃)状态[30],可抑制血小板功能,影响凝血因子活性,增加术中失血量。

术中保温措施的综合应用可减少手术失血。需要加强手术中的体温监测,尤其是婴幼儿、老年患者以及心血管手术、肝脏手术等大型手术。将手术室的温度调节适宜,非手术部位皮肤覆盖棉被、床单等保暖物品,用保温毯或暖风机等缓慢而温和地加温。静脉输注的液体,包括晶体液、胶体液等均可放置于 37℃ 水箱预热后输入,红细胞悬液和血浆等可复温后输入,或应用输血加温器将温度升高到 34~36℃ 后输入。剖腹手术时,在不影响手术野的情况下,用温盐水纱布覆盖暴露的内脏,并将腹腔冲洗液加温至 37℃。全身麻醉的患者应使用人工鼻,维持呼吸道恒定的温度和湿度,以减少静呼吸道丢失的热量。

## 三、低血压麻醉

低血压麻醉(hypotensive anesthesia)又称控制性低血压,通常指将平均动脉压(MAP)降至基础值的30%以下,但在具体实施时需根据手术要求和患者心脑血管和全身情况来决定血压降低的程度和持续时间,以免引起心脑等重要脏器灌注不足而导致缺血缺氧的并发症。

低血压麻醉可通过麻醉技术如蛛网膜下腔阻滞或硬膜外阻滞等实施,也可单独或联合应用降压药物如硝普钠、硫酸镁、钙通道阻滞剂如尼卡地平、β-肾上腺素受体阻滞剂如艾司洛尔等实现。目前的观点是建议在全身麻醉下进行控制性低血压[31],瑞芬太尼、异丙酚、吸入麻醉药如地氟醚、七氟醚等均是用于低血压麻醉较理想的全身麻醉药物,因为这些药物均具备以下特点:易于给药,起效迅速,当停止给药或降低药物浓度是降压作用可快速消失,无毒性代谢产物且可快速代谢。

低血压麻醉主要应用于整形外科手术如乳房缩减术,耳鼻喉科手术特别是中耳和功能性鼻内镜手术,大型骨科手术如全髋或全膝关节置换和脊柱手术,以及颅内动脉瘤夹闭、前列腺切除和心血管手术等。很多临床研究均报道其可减少手术中失血量,降低输血需求,提供外科手术的无血手术野。但低血压麻醉存在潜在的器官缺血性损害,且目前尚缺乏对其合并症进行分析和处理的研究。将来可进行大样本多中心RCT验证其安全性和有效性,使其更好地应用于临床。

## 四、腹主动脉内球囊阻断术

骨盆、盆腔、骶尾部、脊柱下段和下肢上段等部位手术出血量大且难以控制,经股动脉置入球囊导管的腹主动脉内球囊阻断术,可有效减少上述手术的出血。采用该技术完成的300余例骨盆与骶尾部肿瘤手术,手术时间由原来的5~10小时缩短为1~2小时,出血量由原来的5 000~15 000ml减少为200~500ml。患者术后均未发生下肢静脉血栓形成、肢体远端缺血性坏死、肾衰竭等并发症[32]。此外,腹主动脉内球囊阻断术还应用于治疗肝胆胰手术后腹腔内难以控制的大量出血,腹主动脉瘤破裂后修补等,并取得了良好效果。目前该技术的随机对照临床研究较少,如何提高腹主动脉球囊阻断术的安全性、阻断的安全时限、阻断期间的脏器保护,以及患者的长期转归等是将来研究的方向。

围术期血液保护的基本原则是首先保护血容量,其次是维持红细胞和血红蛋白水平以保护携氧能力,并且保护凝血功能和维持内环境稳定。具体措施和技术应从患者具体情况、手术方式以及所具备的条件,并结合现有的输血指南等各方面综合考虑。目前需要更多的多中心、大样本血液保护相关随机对照试验,对现有文献的系统评价和分析,以及各医院血液保护相关问题的调研和反馈,以期进一步提高血液管理的整体水平。

(廖刃 刘进)

## 参 考 文 献

1. Blundell J. Some account of a case of obstinate vomiting, in which an attempt was made to prolong life by the injection of blood into the veins. Med Chir Trans, 1819, 10:310-312.

2. Robertson OH. Transfusion with preserved red blood cells. Brit Med J, 1918:691-695.

3. American College of Surgeons Trauma Committee. Advanced trauma life support for doctors. 8th ed. Chicago: American College of Surgeons, 2008.

4. Rady MY, Nightingale P, Little RA, et al. Edwards JD. Shock index: a re-evaluation in acute circulatory failure. Resuscitation, 1992, 23(3):227-234.

5. Rady MY, Smithline HA, Blake H, et al. A comparison of the shock index and conventional vital signs to identify acute, critical illness in the emergency department. Ann Emerg Med, 1994, 24(4):685-690.

6. Gross JB. Estimating allowable blood loss: corrected for dilution. Anesthesiology, 1983, 58(3):277-280.

7. Rivers E, Nguyen B, Havstad S, et al. Early Goal-Directed Therapy Collaborative Group. Early goal-directedtherapy in the treatment of severe sepsis and septic shock. N Engl J Med, 2001, 345(19):1368-1377.

8. Takei T, Amin NA, Schmid G, et al. Progress in global blood safety for HIV. J Acquir Immune Defic Syndr, 2009, 52(Suppl 2):S127-S131.

9. Adams RC, Lundy JS. Anesthesia in cases of poor surgical risk: some suggestions for decreasing the risk. Surg Gynecol Obstet, 1942, 74:1011-1019.

10. Friedman BA, Burns TL, Schork MA. An analysis of blood transfusion of surgical patients by sex: a question for the transfusion trigger. Transfusion, 1980, 20:179-188.

11. Weiskopf RB, Kramer JH, Viele M, et al. Acute severe isovolemic anemia impairs cognitive function and memory in humans. Anesthesiology, 2000, 92:1646-1652.

12. He"bert PC, Wells G, Blajchman MA, et al. A multicenter, randomized, controlled clinical trial of transfusion

requirements in critical care. N Engl J Med, 1999, 340: 409-417.

13. LacroⅨ J, He″bert PC, Hutchison JS, et al. TRIPICU Investigators. Transfusion strategies for patients in pediatric intensive care units. N Engl J Med, 2007, 356: 1609-1619.

14. Carson JL, Terrin ML, Noveck H, et al. FOCUS Investigators. Liberal or restrictive transfusion in high-risk patients after hip surgery. N Engl J Med, 2011, 365: 2453-2462.

15. Carson JL, Carless P, Hebert PC. Transfusion thresholds and other strategies for guiding allogeneic red blood cell transfusion. Cochrane Database Syst Rev, 2012, 4: CD002042.

16. American Society of Anesthesiologists. Practice guidelines for perioperative blood transfusion and adjuvant therapies. Anesthesiology, 2015, 122(2): 241-275.

17. Carson JL, Grossman BJ, Kleinman S, et al. Clinical Transfusion Medicine Committee of the AABB. Red blood cell transfusion: a clinical practice guideline from the AABB. Ann Intern Med, 2012, 157(1): 49-58.

18. Retter A, Wyncoll D, Pearse R, et al. British Committee for Standards in Haematology. Guidelines on the management of anaemia and redcelltransfusion in adult critically ill patients. Br J Haematol, 2013, 160(4): 445-464.

19. 中华人民共和国卫生部. 临床输血技术规范. 附件三: 手术和创伤输血指南, 2000.

20. British Committee for Standards in Haematology. Guidelines for the use of fresh frozen plasma(updated). Br J Haematol, 2004, 126: 11-28.

21. Mannucci PM, Levi M. Prevention and treatment of major blood loss. N Engl J Med, 2007, 356: 2301-2311.

22. Mangano DT, Tudor IC, Dietzel C. The risk associated with aporotinin in cardiac surgery. N Engl J Med, 2006, 354: 353-365.

23. Fergusson DA, Hebert PC, Mazer D, et al. A comparison of aprotinin and lysine analogues in high-risk cardiac surgery. N Engl J Med, 2008, 358: 2319-2331.

24. Henry DA, Careless PA, Moxey AJ, et al. Antifibrinolytic use for minimizing perioperative allogenetic blood transfusion. Cochrane Database Syst Rev, 2011: CD001886.

25. Mayer SA, Brun NC, Begtrup K, et al. Efficacy and safety of recombinant activated factor Ⅶ for acute intracerebral hemorrhage. N Engl J Med, 2008, 358: 2127-2137.

26. Yank V, Tuohy CV, Logan AC, et al. Systematic review: benefits and harms of in-hospital use of recombinant factor Ⅶa for off-label indications. Ann Intern Med, 2011, 154(8): 529-540.

27. Lin DM, Murphy LS, Tran MH. Use of prothrombin complex concentrates and fibrinogen concentrates in the perioperative setting: a systematic review. Transfus Med Rev, 2013, 27: 91-104.

28. Lunde J, Stensballe J, Wikkelsø A, et al. Fibrinogen concentrate for bleeding--a systematic review. Acta Anaesthesiol Scand, 2014, 58(9): 1061-1074.

29. Carless PA, Henry DA, Anthony DM. Fibrin sealant use for minimising peri-operative allogeneic blood transfusion. Cochrane Database Syst Rev, 2009, 3: CD004171.

30. Sessler DI. Perioperative hypothermia. N Engl J Med, 1997, 336: 1730-1737.

31. Degoute CS. Controlled hypotension: a guide to drug choice. Drugs, 2007, 67: 1053-1076.

32. Zhang L, Gong Q, Xiao H, et al. Control of blood loss during sacral surgery by aortic balloon occlusion. AnesthAnalg, 2007, 105: 700-703.

# 第四十章
# 严重和多发创伤与大量输血

创伤导致的死亡在全球范围内仅次于心血管疾病、肿瘤和脑血管疾病[1]。严重和多发创伤患者病情变化快，致死率和致残率都非常高，也可因肺栓塞、低体温、急性呼吸窘迫综合征等合并症而致死[2,3]。对其损害机制的充分理解可提高救治的成功率。如何尽可能减轻创伤对机体的损害，维持重要脏器的基本生命功能，以改善其预后，既是患者和社会的需求，也是临床医师的重要使命。

## 第一节　严重和多发创伤与低血容量休克

### 一、严重和多发创伤导致的损害

创伤直接造成的器官、系统功能障碍称为原发性器官功能障碍，主要威胁生命的创伤包括心脏和大血管损伤，颅脑损伤，腹腔内实质性脏器如肝脏损伤、膈肌损伤、肺损伤等。

创伤导致的继发性病理损害，如创伤相关并发症，如腹腔间隔室综合征、骨筋膜室综合征、静脉血栓形成和肺栓塞、急性呼吸窘迫综合征等，将直接影响伤情的发展转归，严重者可导致患者死亡。

### 二、严重和多发创伤的死亡高峰

#### （一）现场死亡

主要为心脏大血管或脑干撕裂伤，这类患者几乎不能得到抢救和任何医疗救治。

#### （二）创伤发生后 1~4 小时死亡

主要死因是气道损伤和（或）大量失血，如肝脾破裂、硬膜下血肿、胸腔积血或其他严重出血。

#### （三）创伤发生后数周死亡

死亡原因为严重感染或器官功能衰竭[4]。在创伤导致死亡的第二个高峰，若能够有效控制出血，纠正失血性休克，可挽救约 20% 患者的生命。因此对

创伤患者有效的血液管理可提高其生存率，改善预后。治疗创伤导致失血的主要目标包括维持氧的供应和输送以保障组织器官的氧供/氧耗平衡，维持足够的循环血容量，积极控制出血并防治进一步的失血，以及纠正创伤导致的凝血功能障碍[4]。

### 三、低血容量性休克

严重和多发创伤患者由于急性失血使有效循环血容量减少超过全身血容量的 20% 时，可致低血容量休克，反映了组织血液灌注不足而导致代谢障碍和细胞损伤的病理过程，其中缺血和缺氧是最关键的病因。低血容量性休克的分级和治疗原则见第九章。

## 第二节　严重和多发创伤出血的处理

### 一、初期复苏与防止继续失血

#### （一）病情的评估

1. 病史的快速了解　首先需做好对严重和多发创伤患者急救的准备，包括备 2~3 个 16G 或以上的静脉通路、中心静脉和动脉置管、急救药物（如肾上腺素等）、心脏除颤仪、保温设备、加压输血器等可快速补充血容量的设施、自体血回输设备等。应用"创伤高级生命支持"（advanced trauma life support，ATLS[5]）的相关知识快速评估患者，其原则是首要检查及处理对生命构成直接威胁的损伤。

初次评估包括五项基本内容：A（airway，气道），需尽可能保护患者气道并维持其通畅，并评估是否存在潜在的困难插管；B（breathing and ventilation，呼吸与通气），检查胸壁有无受伤，尤其是张力性气胸、大量胸腔积血和心脏压塞等对生命造成直接威胁的创伤，并评估是否有足够的通气和氧合；C（circulation，循环），通过触诊脉搏或/和血压测定快

速评估患者的循环状态,控制威胁生命的出血;D(disability,意识状态和神经功能),采用格拉斯昏迷评分(Glasgow coma scale,GCS)评估患者的意识,观察瞳孔大小、反射以及运动功能和感觉功能,对具有潜在脊髓损伤的患者保持警惕,避免救治过程中加重脊髓损伤;E(exposure,暴露以及环境控制),注意对患者保温,避免二次伤害。

影像学检查主要包括 X 线片、CT 检查(computed tomography,CT)CT 和创伤重点超声评估(focused assessment with sonography for trauma,FAST)等。

实验室检查主要包括血常规、血乳酸、凝血功能监测等。

### (二)快速控制出血

严重和多发创伤患者救治的第一步是通过外科手段快速控制出血,第二步治疗组织和重要脏器低灌注,纠正酸中毒,治疗低体温,以及恢复和维持凝血功能[6]。

1. 损伤控制手术(damage control surgery,DCS) 严重创伤患者难以耐受长时间的手术,因此手术的主要目的是快速控制出血,重建重要部位的血流,控制污染,即损伤控制手术[7]。DCS 是针对严重创伤患者进行阶段性修复的外科策略,即以快捷、简单的操作,维护患者的生理功能,控制伤情的进一步恶化,其目的在于降低严重创伤的死亡率,要求手术时间尽可能短,不需进行器官修复而花费不必要的时间,器官修复可延期进行。DCS 的适应证为重度失血性休克、进行性出血及凝血功能障碍,失去解剖结构无法手术的严重损伤、手术止血费时、伴腹腔外严重损伤[6,7]。

2. 损伤控制性复苏(damage control resuscitation,DCR) 损伤控制性复苏是针对创伤患者的大出血为治疗靶的复苏策略,整合了损伤控制手术、延迟性和限制性液体输注、可容许性低血压,以及纠正致死三联征包括低体温、酸中毒和凝血病理。通过延迟或减少液体的输注,可减少稀释性凝血功能障碍的发生;将非颅脑损伤患者的收缩期动脉血压维持在90mmHg 左右可减少出血的速度和量;积极寻找酸中毒的原因(如低灌注)同时处理严重酸中毒(pH<7.2),如考虑给予碳酸氢钠或者氨丁三醇;以及合理应用红细胞、新鲜冰冻血浆、血小板等[6,7]。

## 二、创伤性凝血功能障碍的治疗

### (一)病理生理学机制

大约25%的严重创伤患者在早期尚无低体温和酸中毒时即存在凝血功能障碍,称为创伤性休克急性凝血障碍(acute coagulopathy of trauma-shock,AcoTS)[8]。广泛的组织损伤和继发于出血的组织低灌注都直接影响凝血功能,且体循环低灌注与凝血障碍相互影响形成恶性循环[9]。

休克时内皮细胞表达的血浆可溶性凝血酶调节蛋白增多,凝血酶调节蛋白与凝血酶结合,导致将纤维蛋白原转变成纤维蛋白的凝血酶减少。同时,凝血酶-凝血酶调节蛋白复合物激活 C 蛋白,导致不可逆灭活 V a 因子和Ⅷa 因子,血浆纤维蛋白溶酶原激活抑制因子(PAI-1)失活。这些凝血因子的抑制进一步损害纤维蛋白原转化为纤维蛋白。PAI-1 的失活促进纤维溶解,在个别低灌注器官这是防止血栓形成的保护性机制,但是对出血性患者则起了反作用[9,10]。损伤血管内皮导致组织中血纤溶酶原激活物增加联合纤溶抑制物共同促进了纤维溶解。最终组织损伤也激活补体级联反应而影响凝血功能。AcoTS 的出现也是为什么需要早期给予凝血因子的一个原因,AcoTS 的发生也强调了尽早纠正组织低灌注的重要性。

在严重创伤/创伤休克后期,血液稀释、低温、酸中毒和凝血因子消耗导致系统获得性凝血功能障碍。大出血和液体复苏使创伤患者凝血因子的过度消耗和稀释;失血和低温液体的大量输入而发生的低体温延长凝血级联酶反应,使血小板和纤维蛋白溶解功能失调,加重凝血功能紊乱;酸中毒尤其当pH 值下降到 7.2 时,直接降低内、外源性凝血途径凝血因子的活性,并限制血小板功能,最终均导致进一步凝血功能障碍。

### (二)凝血功能障碍的处理

传统的凝血检验对早期发现 AcoTS 具有重要的作用。血栓弹力图能够反映血液凝固的动态变化过程,反映血小板功能,判断出血和血栓风险,并对各种出血原因进行鉴别诊断,为 AcoTS 早期快速诊断的有效工具,同时促进早期目标导向性凝血治疗(early goal-directed coagulation therapy,EGCT)

针对 AcoTS 治疗主要包括:①损伤控制性复苏:早期输血,成分输血,允许性低血压以及最小剂量晶体复苏;②大量输血方案;③血栓弹力图指导输血:依据血栓弹力图监测结果设计输血流程图;④使用氨甲环酸、重组因子Ⅶ(rFⅦa)等。创伤患者 AcoTS 发病机制与传统的系统获得性凝血功能障碍涉及的机制不同,在创伤后早期,单程通过输血积极补充凝血因子和血小板改善 AcoTS 的作用有限,只有积极复苏休克、改善组织灌注不足才有望纠正创伤后AcoTS,改善患者预后。

### 三、严重失血的抢救原则

严重失血也称为大量失血,定义为24小时内损失一个血容量,或者3小时内损失血容量的50%。约有1/3创伤患者入院时存在出血和凝血功能障碍,这些患者的死亡率和多器官功能衰竭的发生率明显增加。抢救严重失血的首要目标是恢复相对正常血容量以保障组织灌注;其次是补充足够红细胞以增加血液携氧能力而维持机体氧供/氧耗平衡;早期补充凝血因子以纠正凝血功能障碍;以及维持内环境稳定[10,11]。

#### (一)早期复苏和防止进一步出血

对于需要紧急外科手术止血的患者,应尽量缩短受伤至手术的时间。对于开放性四肢损伤且存在威胁生命的大出血患者,立即使用止血带,并立即准备手术。

#### (二)诊断和监测出血

临床医师应根据患者的生理指标、损伤的解剖类型、损伤机制以及患者对初期复苏的反应,综合评估患者出血的程度。对于明确出血部位的失血性休克患者,如果初期的复苏无效,则应立即采取控制出血的措施。未明确出血部位的失血性休克患者,立即采取进一步的评估。怀疑有躯干部损伤的患者,早期进行影像学检查(FAST或CT)以明确有无胸腹腔游离液体。存在明显腹腔积液而血流动力学不稳定的患者,应采取紧急的干预措施。连续测定血细胞比容(Hct)作为评估出血程度的实验室指标,并检测血清乳酸或碱剩余以进一步评估、监测出血和休克程度。

常规评估创伤后的凝血功能障碍,包括早期、重复和联合检测凝血酶原时间(PT)、部分凝血活酶时间(APTT)、纤维蛋白原和血小板。使用血栓弹力图帮助明确凝血功能障碍的类型和指导止血治疗。

#### (三)恢复组织氧合、液体复苏和控制体温

对没有颅脑损伤的患者,在严重出血控制之前应将收缩压维持在80~90mmHg。合并严重颅脑损伤(GCS≥8)的失血性休克患者,应该维持平均动脉压≥80mmHg。首选晶体液对低血压的创伤出血患者行液体复苏,对液体复苏无效的患者使用缩血管药物来维持目标动脉血压。

对存在持续出血但没有大出血的患者,在输入3L(或>50ml/kg)的晶体后如果血流动力学仍然不

稳定,建议给予2U浓缩红细胞;对严重、持续出血且短时间内不可能被控制的患者,建议立即输血,且血液制品采用1:1:1的红细胞,新鲜冰冻血浆和血小板,目标血红蛋白水平为70~90g/L。

早期采取措施减少热量丢失,对低体温的患者进行复温,以达到并维持正常的体温。合并颅脑损伤的患者,一旦其他部位的出血得到控制,建议使用33~35℃的低温治疗并维持48小时以上。

#### (四)迅速控制出血

使用填塞、外科手术止血以及局部止血措施以达到早期控制腹腔出血。主动脉钳夹可作为严重大出血濒临衰竭状态患者的辅助措施。对有失血性休克的骨盆环破裂患者,立即采用骨盆环关闭和稳定的措施。骨盆环稳定后持续血流动力学不稳定,早期实施腹膜外填塞、动脉造影栓塞或外科手术控制出血。

对合并重度失血性休克、有持续出血和凝血病征象的严重创伤患者实施损伤控制手术。其他需要实施损伤控制手术的情况包括严重凝血功能紊乱、低体温、酸中毒、难以处理的损伤、手术时间长、同时合并腹部以外的严重创伤。

#### (五)出血和凝血功能障碍的处理

尽早检测并采取措施维持凝血功能。对于出血或存在大出血风险的患者,尽早使用氨甲环酸,首剂1g(给药时间>10分钟),后续1g输注持续8小时。创伤出血患者应该在伤后3小时内使用氨甲环酸。对大量输血的患者,监测血浆离子钙水平并维持在正常范围。

早期应用血浆(新鲜冰冻血浆或病原体灭活的血浆)或纤维蛋白原。如果需要继续使用血浆,建议血浆与红细胞的输注比例至少达到1:2。

血栓弹力图提示功能性纤维蛋白原缺乏或血浆纤维蛋白原水平达1.5~2.0g/L,立即输注纤维蛋白原或冷沉淀。纤维蛋白原的起始剂量为3~4g,冷沉淀为50mg/kg。然后根据血栓弹力图和纤维蛋白原的检测水平指导是否继续输注。

输注血小板,维持血小板计数>50×10⁹/L。对持续出血和或创伤性脑损伤的患者,建议将血小板计数维持>100×10⁹/L以上。输注的起始剂量为4~8U血小板,或者1个全血的血小板。

尽早采用物理措施预防深静脉血栓,包括间歇性气囊加压装置(IPC)和(或)抗血栓弹力袜。出血控制后24小时内使用药物预防血栓。

# 第三节　大量输血

## 一、大量输血定义

大量输血通常定义为 24 小时输血量不低于 10U(国际单位中每 1U 的红细胞均来自于 400ml 全血,以下内容涉及红细胞输注者均采用国际单位)浓缩红细胞(PRBCs)或全身血容量,更为动态化的定义为 1 小时内输入至少 4U 的 PRBCs,且预计会持续输注[12]。

大量输血常见于严重创伤后出血未得到有效控制的患者,且大量失血导致的低血容量性休克目前仍是严重创伤的主要死因[13]。因此,在这种情况下,即使输血有诸多相关不良反应,大量输血仍然是挽救生命的重要措施。

## 二、大量输血方案

在严重创伤患者的救治过程中,如何在失血性休克发生最大损害前启动输血的时机很难界定,并且在快速诊断、控制危及生命的出血和(或)其他器官损伤的同时进行恰当的输血非常困难。大量输血方案(massive transfusion protocol,MTP)是基于以控制出血为主要目标而设计的标准化输注红细胞和血浆、血小板等血液制品,以及其他止血药物的方案。

### (一)大量输血方案的主要内容

美国 I 级创伤中心中有各自不同 MTP[14],这些方案均包含三部分主要内容:在控制出血的同时早期输血需求,进一步输血需求的评估,以及实验室检测指标。

全美创伤排名第一,位于巴尔的摩的马里兰大学 R Adams Cowley 休克创伤中心(Shock Trauma Center,STC)的 MTP 强调控制创伤后的凝血功能障碍[15,16]。对于大量失血的患者,红细胞、血浆和血小板在复苏早期就开始应用。当患者到达创伤复苏中心(trauma resuscitation unit,TRU)时,首先给予等渗晶体液,同时立即采集血样进行交叉配型,并由血库预先在 TRU 的冰箱中准备 12U 未进行交叉配型的 O 型红细胞,其中 2U 为 O 型 Rh 阴性红细胞,以备育龄期妇女使用。血型相合的红细胞和血浆通常在 30~45 分钟内可备好。对于需要持续大量输血的患者,准备的血液成分通常为 10U 红细胞、10U 血浆,以及相当于 6~11U 的单采血小板。急救复苏的负责人通常是麻醉医师,对患者复苏的目标进行全局掌控,并需要严格遵守各成分应用的顺序,即晶体液、红细胞、血浆、血小板。对于需要 20U 红细胞的患者,特别是需持续大量输血的患者,红细胞、血浆和血小板的比例为 1∶1∶1。

位于休斯敦的得克萨斯大学(UTH)医学中心的 MTP 则要求严重创伤,活动性出血的患者到达急诊科时,立即给予 4U 的 O 型 Rh 阴性红细胞,同时电话通知血库启动 MTP。由专人负责将血样送到血库进行交叉配型的同时,带回一份包括 6U 的 O 型 Rh 阴性红细胞和 4U 复温的 FFP 的贮血箱备用。此后若失血无法控制,血库会发送包括同样成分的贮血箱,并同时发送 1 份来自于同一供者的单采血小板或 6U 的汇集血小板作为一个剂量。该 MTP 在每输入 12U 悬浮红细胞和 4U FFP 后,需给予一剂血小板,其目标在于使 PT 正常,并将血小板计数提高至 $100×10^9/L$。在给予 18U 悬浮红细胞后,需检测纤维蛋白原水平,若低于 1g/L,则需给予 10U 冷沉淀。该 MTP 一直持续到患者出血被控制,到达 ICU,此后根据实验室检查继续进一步的治疗[16]。

Denver 医学中心 MTP 要求在患者出现可能需要大量输血的情况时,立即采集血样交叉配型合血 10U 储存前去除白细胞的红细胞。当输注完 6U 储存前去除白细胞的红细胞后,血库将与手术医师确认是否需要进一步输血,并开始复温 2U 的 FFP。若需要更多的 PRBCs,则由负责的高年资医师填写启动 MTP 的表格。当进一步储存前去除白细胞的红细胞的需求达到每小时 4U 或更多,血库需发放 ABO 血型相合的储存前去除白细胞的红细胞。启动 FFP 和血小板输注的指征是非外科性失血,即创面或手术野渗血,或实验室检查提示凝血功能异常。在启动 MTP 后,均需根据实验室检查结果指导储存前去除白细胞的红细胞、FFP 和血小板的输注[15,17]。

澳大利亚悉尼的新南威尔士大学医院 MTP 更强调同时治疗外科性和内科性出血,即手术控制出血部位的同时,预防或治疗低温、酸中毒和凝血功能障碍,逆转抗凝药物的效应,以及抗纤溶药物或其他止血药物的应用[15,18]。MTP 规定,若 PT 或 PTT 为正常值的 1.5 倍即给予 4U FFP,纤维蛋白原低于 1g/L 给予 10U 冷沉淀,血小板计数<$75×10^9/L$ 给予 4U 血小板。若经 MTP 常规治疗(定义为 10U PRBCs、8U FFP,以及 10U 冷沉淀),出血和凝血功能障碍仍然存在,则给予重组活化Ⅶ因子(rFⅦa)。

法国 Poissy 社区中心医院 MTP 包括了预防和治疗凝血功能障碍和酸中毒,以及血液成分的应用指南[15]。该 MTP 提出首先给予需大量输血患者 8U 血型相合或 O 型 Rh 阴性的 PRBCs，同时在实验室检查的指导下应用 FFP，比例为 4 FFP/（6~8）RBC。血小板的剂量为 1U/7kg，目标计数不低于（50~70）×10⁹/L。若有明显未控制的出血，FFP/RBC 比例可增加到 6~8U FFP/8U RBC，并考虑应用冷沉淀或 rⅦa。芬兰赫尔辛基大学大量输血工作组制定的 MTP 与之类似[15,19]，区别在于其目标血红蛋白水平为 100g/L，目标血小板计数>50×10⁹/L。

　　虽然不同医院 MTP 内容不尽相同，但都强调了相同的治疗原则，即保证血容量和血液携氧功能，在临床表现和实验室指标的指导下恢复和维持患者的凝血功能。多发严重创伤的患者具体情况非常复杂，在具体伤情明确之前可能已经给予了晶体液或未交叉配型的 O 型 PRBCs，导致凝血功能紊乱。因此 MTP 更强调除保证血容量和给予红细胞外，早期 FFP 治疗、维持血小板计数>50×10⁹/L，必要时应用冷沉淀和其他止血药物，以维持相对正常的凝血功能。

### （二）大量输血的不良反应

　　大量输血包括了所有输血相关急性或延迟性不良反应，如输血相关急性肺损伤、输血相关循环超负

荷、电解质紊乱、感染、酸中毒、低体温以及凝血功能障碍等[20]。其中低体温、酸中毒和凝血功能障碍在大量输血中表现尤为明显，且互为因果，恶性循环，称为"致死三联征"。患者大量失血使体温丢失，大量输注的液体和血液成分，以及手术室温度过低均导致发生低体温；失血所致的缺血缺氧而无氧代谢，乳酸堆积等造成酸中毒；失血丢失的凝血因子，更重要的是输注大量液体而发生稀释性凝血功能障碍。同时，低温和酸中毒降低凝血酶活性，加重凝血功能障碍；无法止血导致血容量更加不足，酸中毒无法纠正，且体温进一步降低。大量输血所致的凝血障碍一旦发生，很难纠正，因此所有 MTP 均强调早期凝血功能的维持和恢复。

　　此外，大量输血通常伴有枸橼酸中毒、低钙血症、高钾或低钾血症等。表 40-1 总结了大量输血相关不良反应及治疗原则[20,21]。

　　在欧洲和美国大部分医院和创伤中心均有各自的 MTP，但 MTP 对患者长期预后的影响报道不一。将来的研究应着眼于大样本多中心，不仅以近期死亡率为主要指标，还应关注患者长期生存率和生活质量，以及成本-效益分析等指标，从而提出具有足够效果和普适性的 MTP。

表 40-1　大量输血相关不良反应及治疗原则

| | 对机体的影响 | 治疗原则 |
| --- | --- | --- |
| 低体温 | 降低枸橼酸盐代谢 | 增加室温 |
| | 降低肝脏代谢 | 应用温毯或其他措施体表加温 |
| | 降低药物清除率 | 加热输注的液体和血液成分的温度 |
| | 减少凝血因子的合成 | 应用暖风机 |
| | 减少急性时相产物 | |
| 酸中毒 | 凝血功能障碍 | 液体复苏 |
| | 血流动力学不稳定 | 恢复组织灌注 |
| | 肾功能障碍 | 监测碱剩余 |
| | | 应用 NaHCO₃ |
| 凝血功能障碍 | 渗血或无法止血 | 损伤控制手术 |
| | | 避免凝血因子消耗和纤维溶解 |
| | | 纠正酸中毒，低钙血症 |
| | | 维持正常体温 |

| 对机体的影响 | | 治疗原则 |
| --- | --- | --- |
| 枸橼酸中毒 | 手足搐搦 | 监测和维持血钙水平 |
| | QT 间期延长 | |
| | 心肌收缩力下降 | |
| | 低血压 | |
| | 舒张期末压增高 | |
| | 低钙血症 | |
| 低钙血症 | | 经静脉给予钙 |
| 高钾血症 | 尖 T 波心室颤动 | 避免输注含钾液体 |
| | | 葡萄糖酸钙 |
| | | 静脉给予胰岛素 |
| 低钾血症 | | 经静脉补钾 |
| | | 限制含钾量低的液体输注 |
| | | 纠正代谢性酸中毒 |

（廖　刃　罗　贞　刘　进）

# 参 考 文 献

1. World Health Organization.Global burden of disease.

2. O'Donnell M,Weitz JI.Thromboprophylaxis in surgical patients. Can J Surg,2003,46:129.

3. Shafi S,Elliott AC,Gentilello L.Is hypothermia simply a marker of shock and injury severity or an independent risk factor for mortality in trauma patients? Analysis of a large national trauma registry.J Trauma,2005,59:1081.

4. Gutierrez G,Reines HD,Wulf-Gutierrez ME.Clinical review: hemorrhagic shock.Crit Care,2004,8:373-381.

5. American College of Surgeons Committee on Trauma.Advanced Trauma Life Support(ATLS) student course manual.9th ed. Chicago:American College of Surgeons,2012.

6. Jansen JO,Thomas R,Loudon MA,et al.Damage control resuscitation for patients with major trauma.BMJ,2009,338:b1778.

7. Rossaint R,Bouillon B,Cerny V.Management of bleeding following major trauma:an updated European guideline. Crit Care,2010,14:R52.

8. Lier H,Krep H,Schroeder S,et al.Preconditionsofhemostasisintrauma:a review.The influence of acidosis,hypocalcemia,anemia,and hypothermia on functional hemostasis in trauma.J Trauma,2008,65:951-960.

9. Ganter MT,Pittet JF.New insights into acute coagulopathy in trauma patients.Best Pract Res Clin Anaesthesid,2010,24: 15-25.

10. Spahn BD,Bouillon B,Cerny V,et al.Management of bleeding and coagulopathy following major trauma:an updated European guideline.Critical Care,2013,17:R76.

11. Spinella PC,Holcomb JB.Resuscitation and transfusion principles for traumatic hemorrhagic shock.Blood Rev,2009,23: 231-240.

12. Hardy JF,de Moerloose P,Samama CM.Massive transfusion and coagulopathy:pathophysiology and implications for clinical management.Can J Anesth,2006,53(Suppl 2): S40-S57.

13. Callcut RA,Johannigman JA,Kadon KS,et al.All massive transfusion criteria are not created equal:defining the predictive value of individual transfusion triggers to better determine who benefits from blood.J Trauma,2011,70: 794-801.

14. Dirks J,Jørgensen H,Jensen C,et al.Blood product ratio in acute traumatic coagulopathy - effect on mortality in a Scandinavian level 1 trauma centre.Scand J Trauma Resusc Emerg Med,2010,18:65.

15. Malone DL,Hess JR,Fingerhut A.Massive transfusion practices around the globe and a suggestion for a common massive transfusion protocol.J Trauma,2006,60:S91-S96.

16. Vaslef SN,Knudsen NW,Neligan PJ,et al.Massive transfusion exceeding 50 units of blood products in trauma patients.J Trauma,2002,53:291-295.

17. Moore FA,McKinley BA,Moore EE.The next generation in shock resuscitation.Lancet,2004,363:1988-1996.

18. Spivey M,Parr MJ.Therapeutic approaches in trauma-induced

coagulopathy.Minerva Anesthesiol,2005,71:281-289.

19. Hakala P,Hiippala S,Syrjala M,et al.Massive blood transfusion exceeding 50 units of plasma poor red cells or whole blood:the survival rate and the occurance of leukopenia and acidosis.Injury,1999,30:619-622.

20. Sihler KC,Napolitano LM.Complications of massive transfusion.Chest,2010,137:209-220.

21. Hayter MA,Pavenski K,Baker J.Massive transfusion in the trauma patient:continuing professional development.J Can Anesth,2012,59:1130-1145.

战伤是作战时由敌方武器直接或间接所造成的损伤,战斗行动和战争环境所造成的某些损伤如交通事故伤、冷(冻)伤等也属战伤范畴。直接损伤指敌方各种武器直接作用于人体而造成的损伤,而间接损伤是指武器攻击使房屋、工事、壕沟倒塌而致的撕裂伤、挤压伤等。人类在历次大的战争中获得了诸多的包括输血治疗在内的具有里程碑式意义的救治经验。迄今为止,严重战伤患者有30%~40%死于难以控制的出血,依靠及时输注红细胞改善携氧功能,新鲜冰冻血浆、冷沉淀和血小板等血液制品纠正凝血功能,仍是降低战伤后病死率的关键。本章阐述战伤救治的基本概念及其输血相关知识。

## 第一节　战伤救治概述

虽然很多战伤的临床病理过程和救治技术在许多方面与平时创伤一致,但战伤有其自身特点,如批量伤员、伤情严重、伤情复杂、伤道感染严重等。

### 一、战伤流行病学及死亡原因

#### (一)战伤流行病学

战伤是战争的不幸产物,而人类历史在很大程度上就是一部战争史。据有关资料介绍,自公元前3200年至公元1964年的5164年间,世界范围内发生的战争14 513次,死亡36.40亿人,其间只有329年没有战事。20世纪中,伤亡30万以上的战争就有16次,二次世界大战则造成5 000万人伤亡。20世纪90年代后,战争次数逐年增加(1990年28次,1991年29次,1992年30次,1994年38次,1995年37次)。21世纪的前十年,仅影响世界的战争就有2次(2001年阿富汗战争,2003年伊拉克战争)。历次战争时是创伤发生率较高的时期,例如朝鲜战争期间,自1950年10月—1953年7月,美国及联军共伤亡147万人(美国防部1953年10月公布的数字);我方除战场中阵亡者外,救治的伤员就有38万人,其中死亡超过2万人。美军阿富汗和伊拉克战争中,在2001年1月—2011年6月的10年期间,美军共发生4596例战场死亡。

#### (二)战伤死亡原因

战伤死亡伤员中,相当大一部分伤员有可能通过及时正确的处置避免死亡。在这些可以避免的死亡伤员中,绝大部分是死于失血、气道堵塞或者呼吸困难,而这些问题都是可能在受伤治疗时就地进行处置的。美国武装力量医学检察局(Office of the Armed Forces Medical Examiners)公布的2001年10月—2009年6月558例尸体解剖结果,其中73%陆军、15%海军、2%空军;86%战场伤亡人员损伤严重度评分(injury severity scale, ISS)≥16,59% ISS≥25;72%是爆炸伤,25%是枪伤。不能生存组中主要是脑创伤,潜在生存组主要是爆炸和枪炮伤造成的急性出血(80%)。战伤后的出血部位分布为躯干(48%)、四肢(31%)及关节(21%)[1]。2001年10月—2011年6月,美军发生4 596例战场死亡,73.7%为爆震伤,22.10%为枪弹伤,4.20%为交通伤、作业损伤和挤压伤等其他损伤。87.30%在到达救治机构之前(35.20%为立即死亡,52.10%为急性死亡)死亡,不能生存组占75.70%,潜在生存组为24.30%。12.7%到达救治机构后死亡;潜在生存组主要死因包括出血(90.90%)、气道问题(8%)、张力性气胸(1.10%)。出血部位包括躯干67.30%(36%胸、64%腹和骨盆)、结合部19.20%(颈39.20%、腋和腹股沟60.80%)、肢体13.50%[2]。

来自美国陆军外科研究所、武装力量医学调查部及死亡调查局的军事医学专家对2001—2011年美军4 596例大样本战伤死亡分析显示,24%的院前死亡是"潜在可预防的(potentially preventable)"。在可预防性战伤死亡中,致命性大出血高居榜首,占

90.9%[3]。在越南战争中，美军约2500名以上的士兵因四肢伤大出血死亡，占伤员死亡的60%，位居可预防性战伤死亡之首。但这种状况在阿富汗和伊拉克战场上得到根本扭转。由于在单兵急救包中加入新式止血带，使得这一比例降至2%~7%。四肢伤大出血死亡率大幅下降的同时，躯干战伤出血已成为战场致命性大出血死亡的首要因素。

鉴于失血是战伤死亡中最主要的可救治因素，除了尽早控制出血外，战伤野战输血是提高战伤救治水平的重要策略。各国军队都高度重视野战环境中输血，并将输血定位于第二级或第三级阶梯，其中美军、英军等均明确前沿外科医疗队等第二级救治阶梯应具备输血能力，甚至还包括新鲜冰冻血浆和血小板等血液制品。如英军部署到战场的医学应急响应小组配备4U的浓缩红细胞和新鲜冰冻血浆，并规定野战输血的指征是伤员没有可触及的桡动脉搏动，或收缩压低于80mmHg。根据2008年7月—2011年3月英军在阿富汗战争中救治1153例伤员经验，共310例接受了野战输血。48%的ISS>16的重伤员接受了野战输血，其中76.70%为爆炸伤。全部伤员输血量的中位数分别是8U浓缩红细胞和7U的新鲜冰冻血浆，约一半的伤员需要大量输血（>10U），1/5的伤员在到达野战医院后不再需要输血。粗略估计野战输血伤员的死亡率为20%。在阿富汗和伊拉克战争期间，美军每个前沿外科医疗队均配备了新鲜冰冻血浆，少数还配有血小板。并要求在第二级和第三级阶梯救治机构应具备紧急新鲜全血采集的能力。2010年美军联合作战条令和陆军出版物更新了血液保障的内容，规定了"尽可能靠近战场前沿配备新鲜全血和单采血小板"。另一方面，美军努力缩短红细胞到达战场的储存时间，2010年要求红细胞在被采集后4天内必须运输到武装部队全血处理实验室，完成率达98.80%。红细胞从美国本土采集后到达战场达平均时间从2007年达13.30天缩短到2011年的7.40天，大量输血伤员输注的红细胞的平均储存时间从33天缩短到23天[4]。

## 二、战伤救治策略和技术

### （一）战伤分级救治

分级救治（rescue by stages）又称阶梯治疗（stepped care），是各级救治机构对战伤伤病员进行分工救治的总称。根据各种条件和医学要求，将伤病员的整个救治过程，由纵深梯次配置的各级救治机构，按照各自救治范围分工完成。目的是充分利用有限资源，及时救治危重者，使绝大多数伤员获益，降低死亡率，提高救治效果。各国军队分级救治模式不一。俄军战伤救治一般设为五级阶梯：初步医疗救护、非医生救护、初步医生救护、优良医疗救护、专科救护，分别在连、营、旅（团）、师、军及后方医院实施。美军战时医疗分级救治分为五级，第一级为紧急救命，包括自救互救和卫生员、医师救护；第二级为初级救治，以救命为主，包括有限的外科处置；第三级为部分专科治疗；第四级为确定性治疗；第五级为康复治疗。各级救治机构根据战场环境和保障能力分别承担以上某一类救治任务，具体任务的区分由后勤（卫勤）领导确定。我军也建立了战伤分级救治体系，按照救治技术体系划分为战（现）场急救、紧急救治、早期治疗、专科治疗和康复治疗五个基本救治环节，并规定了首次战（现）场急救，宜在人员负伤后10分钟内实施；紧急救治，宜在人员负伤后3小时内实施；早期治疗，宜在人员负伤后6小时内实施；专科治疗，宜在人员负伤后12小时内实施。

### （二）战伤战术和紧急救治技术

1. 战伤战术救治　战伤救治始于战（现）场急救，即战伤战术救治，指伤员在被送往二、三级救治阶梯的医疗救治机构之前，在一级救治阶梯接受的紧急救治，是为了稳定血流动力学，挽救生命、保留肢体、预防致命并发症而采取的紧急医疗措施。

（1）火线救治：是在与敌交火环境下卫生员在受伤地点为伤员提供的救治，其医疗设备仅限于士兵或卫生员急救包内的设备。由于救治条件有限，受伤士兵应尽快转移到最近的掩体内，避免进一步受伤；对肢体出血应用制式或临时性止血带控制出血是主要技术手段。

（2）非火线救治：是在非交火环境中由卫生员给予的救治，医疗设备也仅限于士兵或卫生员携带的设备。与交火地带救治的区别在于，在战术战场救治阶段，卫生员有更多的时间处理伤员伤情。非火线救治中的损害控制性复苏（damage control resuscitation，DCR）包括允许性低血压、止血复苏和复苏性手术。允许性低血压（permissive hypotension）是指复苏时使血压低于正常血压，可提高救治效果，避免止血剂不良反应及其对代谢的影响。止血复苏包括输注有限的晶体、胶质，战伤后停止使用阿司匹林和非甾类抗炎药物等抗血小板药物，受伤后使用专用的保温毯，以保证在整个院前救治阶段维持伤员的核心体温。提倡战伤输血应早期使用血浆和红细胞,尽量减少晶体或合成胶体扩充液的用量,以避免凝血因子的稀释、加重伤员凝血功能障碍等。

2. 战伤紧急救治 由军医在战(现)场或团救护所及相当救治机构完成二级救治阶梯的紧急救治,技术范围包括检伤分类和伤员急救等。在伊拉克和阿富汗战争期间,美军主要采用非线性作战,即没有确定的前线或敌军,军事行动可能在作战区域内任何地方突然暴发。经过持续的、多种形式的战争检验,前伸机动医疗队已经成为在Ⅱ级阶梯实施紧急的具有复苏性质的损害控制性简明外科手术,稳定伤情,使其能安全后送到下一阶梯的医疗救治机构[5]。伤员伤情稳定越早,后续并发症越少。快速控制出血、适当液体复苏、早期抗感染等都有助于伤情稳定,而尽量靠前的复苏性手术是关键。

## 第二节 战伤救治中输血策略和技术

战伤输血(blood transfusion following war wound)是在野战条件下实施战伤救治的重要治疗方法。包括血液采集、保存、供应(运输)、临床应用等一整套技术,必须有相应的野战输血组织并采用现代输血技术有效地完成。

### 一、输 血 策 略

战伤输血特点与平时创伤输血不同。伤员在短时间内可以大批发生,伤情复杂,用血量大,情况紧急,常急需输血或大量输血。战伤所致大出血不仅可由于有效循环血量的大幅减少而导致严重的循环衰竭,还由于红细胞和血红蛋白的大量丢失而产生严重的缺氧和凝血功能障碍。因而,除了积极控制出血、使用晶体液等复苏外,输注红细胞、血浆等血液制品仍是战伤紧急救治挽救生命的不可代替的手段。

冻干血浆是将健康人捐献的全血经分离获得的血浆(或经血液成分单采机采集的血浆),按照不同血型一定比例混合后,经过病毒灭活和冷冻干燥制成的固态粉末状血液成分制品。第二次世界大战期间,美军曾在前沿战场广泛将冻干血浆用于失血性休克复苏,效果显著。1951年,为适应抗美援朝战争的需要,中国军事医学科学院生化系开展了冻干血浆的研究,当时制备的冻干血浆曾支援过古巴。20世纪六七十年代,冻干血浆作为国家计划产品/

战备血浆,直接委托给原国家卫生计生委的六大生物制品所及中国医学科学院输血研究所进行生产。由于上述冻干血浆未经病毒灭活处理,有传播肝炎和艾滋病等病毒性疾病的风险,各国纷纷禁止了该类产品的使用。20世纪90年代以后,随着病毒灭活技术不断发展以及该产品的独特优势,冻干血浆再次成为战创伤救治研发的热点之一。1994年,法军研制的冻干血浆被批准用于海外军事行动。此后经过数年改进,包括去除白细胞、有妊娠史妇女血浆的人白细胞抗原(HLA)抗体筛查以及病毒灭活方法改进等,该产品质量不断提高。2011年,法国医疗产品卫生安全局批准在特殊环境和紧急条件下(无法获得融化的血浆时),法国平民可以使用。1990年版《中国生物制品规程》收录了该品种。

目前已明确应用血浆或其他血液制品可以提高战场存活率,降低或预防有害后遗症。我军2006版《战伤救治规则》由师救护所及相当救治机构完成的早期治疗基本技术范围包括输血。美军2009年联合战场创伤系统临床实践指南规定,在二、三级救治阶梯应用血液制品,如FST要求贮备有50U O型Rh⁻和Rh⁺浓缩红细胞。而且,美军正在考虑将血浆应用从医疗救治机构前移到院前或前沿战术环境中。

#### (一)输血适应证

战伤输血应视失血量(休克程度)和血液检查结果以及伤员表现而定[6-8]。

1. 红细胞输注指征 红细胞主要用于纠正贫血,提高携氧能力,保证组织氧供。战伤输注红细胞指征包括:①对于急性大量失血和血流动力学不稳定和(或)组织氧供不足的患者,需要输注红细胞;②对于复苏后的患者,Hb<70g/L和(或)Hct<0.21时,推荐输注红细胞,使Hb维持在70~90g/L,或Hct维持在0.21~0.27;③对于复苏后的患者,Hb在70~100g/L和(或)Hct在0.21~0.30时,应根据患者的贫血程度、心肺代偿功能、有无代谢率增高及年龄等因素决定是否输注红细胞。若无组织缺氧症状,暂不推荐输注红细胞;若合并组织缺氧症状:混合静脉血氧分压(partial pressure of oxygen in mixed venous blood,$PmvO_2$)<35mmHg(1mmHg=0.133kPa),混合静脉血氧饱和度(oxygen saturation of mixed venous blood,$SvO_2$)<65%和(或)碱缺失加重、血清乳酸浓度增高,推荐输注红细胞;④对于复苏后的患者,Hb>100g/L时,可以不输注红细胞;⑤对于术后的患者,若存在胸痛、直立性低血压、心动过速且输液无效或充血性心力衰竭症状时,当 Hb≤80g/L 时,考虑输注红细胞;⑥对于合并严重心血管疾病的患者,当 Hb<100g/L 时,考虑输注红细胞;⑦对于中度和重度颅脑损伤患者,Hb<100g/L 时,考虑输注红细胞;⑧在复苏完成后,如果患者合并有急性肺损伤(acute lung injury,ALI)或 ARDS 的风险,应尽量避免输注含有白细胞成分的红细胞;⑨对于需要大量输血的严重患者,推荐输注储存时间<14天的红细胞,以减少创伤性凝血病、ALI、感染、高钾血症及肾衰竭等并发症的发生。

2. 血浆制品输注指征

(1)新鲜冰冻血浆(fresh frozen plasma,FFP)输注指征:FFP 用于补充凝血因子以预防出血和止血,应避免将 FFP 用于扩容、纠正低蛋白血症和增强机体免疫力,其指征包括:①当 PT、APTT>1.5 倍参考值,INR>1.5 或 TEG 参数 R 值延长时,推荐输注FFP;②对于严重大出血、预计需要输注≥20U 红细胞的患者,推荐尽早积极输注 FFP;③对于明确存在凝血因子缺乏的患者,推荐输注 FFP;④推荐输注的首剂量为 10~15ml/kg,然后根据凝血功能以及其他血液成分的输注量决定进一步输注量;⑤对于既往有口服华法林的患者,为紧急逆转其抗凝血作用,推荐输注 FFP 5~8ml/kg。

(2)冻干血浆输注指征:与新鲜冰的血浆类似,与红细胞配合使用,在严重战伤早期,二者按照 1:1 的比例应用,有助于纠正凝血因子紊乱,缩短凝血酶原时间,提高止血能力,增加伤员的存活率。

3. 血小板输注指征 对于大量输血的患者,应尽早积极输注血小板,其指征包括:①血小板<50×10⁹/L 时,考虑输注;②血小板计数(50~100)×10⁹/L,应根据是否有自发性出血或伤口渗血决定;③血小板>100×10⁹/L,可以不输注;④对于创伤性颅脑损伤或严重大出血多发伤的患者,血小板计数应维持在 100×10⁹/L 以上;⑤推荐输注的首剂量为 2U/10kg 浓缩血小板或 1 个治疗量单采血小板(1 袋);推荐根据 TEG(已修正)参数 MA 值及时调整血小板输注量;⑥如果术中出现不可控制的渗血,或存在低体温,TEG 检测显示 MA 值降低,提示血小板功能低下时,血小板输注量不受上述限制。

4. 纤维蛋白原(Fib)和冷沉淀输注指征 ①当出血明显且 TEG 表现为功能性 Fib 缺乏或血浆 Fib<1.5~2.0g/L 时,推荐输注 Fib 或冷沉淀;②推荐输注的首剂量为 Fib 3~4g 或冷沉淀(2~3)U/10kg(100ml FFP 制备的冷沉淀为 1U,对于 70kg 的成年

人而言,大概是 15~20U);③推荐根据 TEG 参数 K值及 α 角决定是否继续输注,紧急情况下,应使 Fib浓度至少达 1.0g/L。

早期复苏的同时应采集血液标本,并贴上患者的标识,派专人迅速送到实验室以进行输血前相容性试验、输血前病原学检查、凝血功能检查,包括凝血酶原时间(prothrombin time,PT)、活化部分凝血活酶时间(activated partial thromboplastin time,APTT)、Fib 浓度、INR、TEG、血常规、生化检测和动脉血气分析等,成分输血后选择性重复检测。推荐以碱缺失值和血清乳酸浓度评估和监测失血及休克程度,并指导液体复苏。不推荐以单次 Hb 或 Hct 检查作为独立的实验室指标来决定是否输血,应结合每个患者的失血速度、血容量、临床表现、贫血持续时间和程度以及心、肺功能而综合考虑。不推荐单独以某个常规凝血指标来指导输血治疗。

(二)血液来源

战伤血液来源多遵循"后方供血为主,前方就地采血为辅"的策略[5-7]。

1. 后方供血 一般采用各型血液混合装箱运输,对血型装箱的比例,根据中国人血型的分布率,按 4:3:2:1 的比例混合装箱,每箱装 O 型 4 瓶、A型 3 瓶、B 型 2 瓶和 AB 型 1 瓶,附装箱单说明一份,箱外标证各型的数量及供血单位以及日期。运输血液需考虑震动、速度和温度的影响。以飞机、轮船运输震动较小;其次是火车;再次是汽车。飞机、轮船、火车或冷藏(汽)车均需有电源可供运血冰箱或冷藏柜使用。血液运输的关键在于整个运输过程中维持相对恒定的温度,需维持全血和红细胞在 2~8℃,冰冻血浆低于 10℃(最好低于-20℃)。全血和冰冻血浆因温度要求不同,应分别装箱。

2. 就地采血

(1)异体供血:除采用后方血源供应外,必要时还应就地组织采血、供血,根据战区规模,伤员多少组织血源。根据历次战争资料表明,伤员输血人数占总伤员数的 20%~25%,每人按照 400ml 计算,某野战医院每天通过伤员数 300 人,预计需血量约30 000ml,需 70~100 人献血。

美军的历次战争经验提示,在前方救治机构储存的血液消耗殆尽或无法及时补充时,均可开展应急采集、输注新鲜全血以及时救治伤员。参与应急新鲜全血的捐献者通常为医疗机构成员和驻扎在其附近的军人,这些血液捐献者被形象地称为"移动血库"(walking blood bank)。在野战等特殊情况条件

下,来自"移动血库"的新鲜全血可就地采血,随采随用,在后方供血受限时高效补充血液来源,可作为野战成分输血的重要替代方案,便于野战困境下及时开展输血救治。新鲜全血的优势在于:①血小板、FFP 和冷沉淀的储存条件高,在战争、自然灾害等极端条件下或成分血输送中断时,新鲜全血显示出其独特的价值;②新鲜全血的成分比例与患者失血的成分比例大致相同。美军野战条件下新鲜全血输注的适应证为患者出现威胁生命的严重战伤,具体操作是在战争环境时在紧急生命救援条件下,如果库存血液产品不足或伤员对库存产品输注无效时,可输注新鲜全血。

(2)自体输血:对于严重战伤腹腔内出血者,如外伤性肝脾破裂,或手术过程中失血较多者,推荐采用回收式自体输血。对于开放性战伤超过 4 小时,或非开放性损伤在体腔内积聚超过 6 小时的积血,有溶血及污染危险,不能使用回收式自体输血。对于合并全身情况不良,如肝、肾功能不全及血液可能混有癌细胞的严重战伤患者,也不能使用回收式自体输血。

## 二、输 血 技 术

在大失血战伤员的输血救治中高比例输注血浆能改善患者凝血功能、减少红细胞的用量。2006年,美军发现战伤患者凝血功能异常和大量输血与死亡率相关。发现大量输入红细胞悬液也可造成凝血因子的稀释,引起或加重战伤员的凝血功能障碍。有军方经验表明:新鲜冰冻血浆:浓缩红细胞的高比例输注可显著改善战伤患者的临床结局,提高生存率。这可能与冰冻血浆的凝血因子改善了大量输血伤员的凝血功能有关。

### (一)紧急输血技术

输血前必须先抽取血液标本做血型鉴定、交叉配血。然后同型输注。伤员情况危重,严重失血性休克,来不及鉴定血型、交叉配血,可立即输给 O 型红细胞 400ml。因为 O 型血中含有抗-A、抗-B 凝集素,可破坏非 O 型受血者的 A 型或 B 型红细胞。ABO 血型以外的其他血型系统,可以产生同种免疫作用,如受血者血清内有这种抗体可以引起溶血反应。输入大量 O 型血,可能使受血者血型发生暂时性改变,表现为 O 型。如再继续输入与受血者同型的血液,有可能发生溶血反应,因此应继续输注 O 型红细胞。对已知 ABO 血型且无意外抗体的伤员,紧急需要时可立即输用 ABO 同型红细胞。AB 型伤员

在缺乏同型血和 O 型血时也可使用 A 型或 B 型红细胞。未致敏的 Rh 阴性伤员缺乏 ABO 同型的 Rh 阴性血时,可输注 O 型 Rh 阴性血,或用 ABO 同型的 Rh 阳性血,以救命为主,并在病历中注明。

### (二)大量输血技术

野战条件下大量失血定义为伤员一次输血量超过患者自身血容量的 1~1.5 倍,或 1 小时内输血大于 1/2 的自身血容量,或输血速度>1.5ml/(kg·min);也可以定义为输注红细胞超过 20U(国外为 10U),或者急性出血达到自身血容量的 30%~50%这都需大量输血。大量失血是战伤死亡的主要原因,而战时输血与平时输血不同,伤员短时内可大批发生,伤情复杂,用血量大,要求急迫,常需紧急输血和大量输血。战时大量输血目的在于提高伤员血液的携氧能力和凝血功能,最大程度挽救伤员生命。大量输血在战伤输血救治中为一项极为重要的技术措施,但如施行不当,也可给伤员造成危害(如凝血病、低体温等),早期及时正确实施对降低伤员病死率有着重要意义。

大量输血时应注意:①急性出血伤员应立刻进行外科止血或手术控制,此为治疗的基础;②尽快建立可快速补液的静脉途径并且确定伤员是否进行大量输血,提高伤员生存率;③较高血浆、血小板与红细胞的比例能提高伤员的存活率,必要时应给予冷沉淀或凝血因子;因战地条件特殊,在野战条件下无法按照操作指南进行成分输血时,可使用新鲜全血进行输注;④最大限度减少晶体液的输入;⑤恰当使用抗纤维蛋白溶解药物,可使用血液加温器,防治输血过程中低体温的发生。

(张连阳)

## 参 考 文 献

1. Brain JE, Mark H, Joyce C, et al. Died of wounds on the battlefield:causation and implications for improving combat casualty care. J Trauma,2011,71(1):84-88.

2. Eastridge BT, Mabry RL, Seguin P, et al. Death on the battlefield(2001-2011):implications for the future of combat casualty care. J Trauma Acute Care Surg, 2012, 73(6):S431-S437.

3. 李丽娟,刁天喜,王敏.美军战场局部止血材料研究进展.人民军医,2015,58:1026-1027.

4. Rentas F, Lincoln D, Harding A, et al. The armed services blood program:blood support to combat casuslty care 2001 to 2011. J Trauma Acute Care Surg,2012,73(6):S472-S478.

5. 张连阳.美军机动外科手术队建设的启示.中华灾害救援医

学,2013,1(1):13-15.

6. Captain TN,Colonel AR.Review of fluid resuscitation and massive transfusion protocols from a military perspective. ADF health,2011,12(1):15-22.

7. Hess JR,Holcomb JB.Transfusion practice in military trauma.

transfusion medicine,2008,18:143-150.

8. Spinella PC.Warm fresh whole blood transfusion for severe hemorrhage:U.S. military and potential civilian applications. Crit Care Med,2008,36(7 Suppl):S340-345.

# 第四十二章
## 心血管手术输血

2014 年,我国超过 20 万人接受心血管手术,且呈逐年增加趋势[1],由于心血管手术过程的特殊性,以及常常需要体外循环(cardiopulmonary bypass,CPB)等辅助装置,大量失血和凝血功能紊乱较常见,导致心血管手术患者输血量居所有手术种类之首[2]。对于心血管手术患者而言,围术期贫血和异体输血均是不良预后的独立危险因素。心血管手术过程复杂,如术前贫血、术中失血、CPB 引起的血液稀释、凝血功能紊乱和术后失血均可导致异体输血。据报道其输血率和输血量在医院之间存在很大差异[3]。近年来,大量循证医学证据提示,异体输血与心血管手术患者的并发症、病死率和长期生存率息息相关。输血已经成为评价心外科手术质量的重要指标之一[4]。由于导致心血管手术患者输血的环节较多,若想避免心血管手术患者异体输血就需要多学科联合的患者血液管理模式。本章就心血管手术输血的共性问题、患者血液管理方案、不同手术输血特点进行阐述,以期让临床医师掌握心血管手术输血特点和血液保护措施,从而提高输血治疗的效果,减少或避免异体输血,改善患者转归。

## 第一节 心血管手术输血的共性问题

### 一、心血管手术失血和对凝血系统的影响

#### (一)心血管手术过程的特殊性

在心血管手术中外科因素造成的失血和凝血功能紊乱不可忽视。心血管手术是在心脏,主动脉,肺动脉,上、下腔静脉这些极易引发出血的部位进行外科操作,外科操作的精细和熟练程度、手术类型和方式、外科止血措施等均会影响术中和术后出血。术中一条小血管未结扎、一个撕裂伤,均有可能导致大出血及随后的凝血功能紊乱;长时间 CPB 会加重患者凝血功能障碍,导致停机后出血增多;再次手术、瘢痕粘连、炎性组织等均会增加患者术中大出血风险;开放性大血管手术术后多伴凝血功能紊乱;关胸前止血不彻底也是术中、术后出血增多的重要原因。

#### (二)体外循环过程对凝血的干扰

CPB 是利用一系列特殊人工装置将回心静脉血引流到体外,经人工方法进行气体交换、调节温度和过滤后,输回体内动脉系统的生命支持技术。装置包括连接动静脉的管路、氧合器、滤器、心内及心外吸引器等(图 42-1)。血液流经人工管路会激活内源性和外源性凝血通路,并直接损伤血小板功能。血液暴露于 CPB 管路(多为高分子材料)是一个强炎性刺激,而凝血系统的激活是炎性反应的一部分。CPB 期间通过表面吸附并激活凝血因子Ⅻ,高分子激肽原(HMWK)、前激肽释放酶(PK)而激活内源性凝血通路,通过组织损伤和系统性炎症反应而激活外源性凝血通路,造成凝血因子的消耗性减少。

CPB 管路可吸附血浆蛋白如血管性血友病因子(von Willebrand factor,vWF)、纤维蛋白原等。这些血浆蛋白与血小板表面的糖蛋白结合,促使血小板黏附、活化、聚集、脱颗粒。脱颗粒的血小板在血流冲刷下重新回到血液循环,或形成微栓滞留于末梢血管,导致血小板消耗性减少和功能下降[5]。CPB 期间的血液稀释和机械性破坏也造成血小板计数下降,通常血小板计数下降一半。此外,CPB 过程中,左、右心吸引亦可造成血液破坏。

CPB 常伴随低温,低温亦对凝血功能有不良影响。

CPB 期间,随着凝血系统活化,纤溶系统也被激活。纤溶系统被激活后会进一步损伤血小板功能。纤溶激活导致术后异常出血的发生率为 2%~15%[6]。

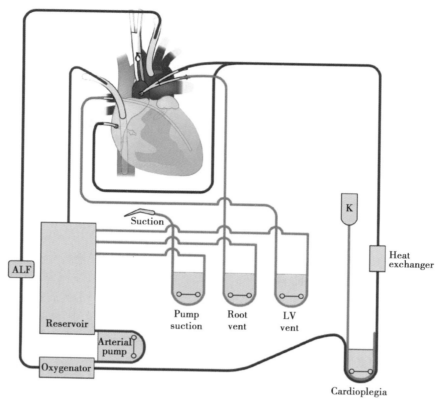

图 42-1　体外循环示意图

注：ALF：Arterial line filter，动脉滤器；Reservoir：储血罐；Oxygenator：氧合器（人工肺）；Arterial pump：主泵（人工心脏）；Pump suction：泵吸引器；Root vent：主动脉根部引流；LV vent：左心（心内）引流；Suction：心外（右心）吸引器；Cardioplegia：主动脉根部灌注停跳液；Heat exchanger：热交换器，K：含钾停跳液

### （三）疾病本身引起的凝血紊乱

主动脉夹层患者术前由于非内皮性假腔形成和血流湍流，激活内源性凝血系统和纤溶系统，造成凝血因子消耗，纤维蛋白原水平下降，D 二聚体和纤维蛋白原降解产物（fibrinogen degradation products，FDP）升高。对凝血功能的影响程度可能与内膜破口位置、假腔内血流模式、压力和血栓大小有关[7]。部分主动脉夹层患者术前可能被误诊为急性心肌梗死，进行抗血小板治疗或溶栓治疗，导致凝血功能紊乱。主动脉瓣狭窄患者易发生血小板黏附功能降低；紫绀型先天性心脏病患者术前多存在红细胞生成增多和凝血功能障碍；冠心病患者术前多服用抗血小板药物治疗。

### （四）药物

心血管手术患者术前多进行抗凝药物和抗血小板药物治疗。常用的抗凝药物有肝素、低分子肝素、华法林、新型口服抗凝剂等，抗血小板药物有环氧合酶抑制剂如阿司匹林，ADP 受体抑制剂如氯吡格雷、普拉格雷、替卡格雷，糖蛋白 Ⅱ b/ Ⅲ a 受体抑制剂如替罗非班、依替巴肽、阿昔单抗等。不同药物的作用机制、作用时间不同，术前是否停药及停药时间对术中术后凝血功能均有影响。肝素是心血管手术常用抗凝剂。CPB 期间常规应用肝素进行抗凝，以维持激活凝血时间（ACT）>480 秒，停机后用鱼精蛋白进行中和。绝大部分非 CPB 心血管手术也需要使用肝素。肝素中和不全、鱼精蛋白过量、肝素反跳、肝素诱导性血小板减少症均会导致患者凝血功能异常，出血增多或血栓形成。

### （五）低温

低温最常见的并发症即凝血功能紊乱。温度下降能抑制凝血级联反应中各种酶的活性，减少血凝块的形成。低温通过减少血栓素 $A_3$ 的释放而抑制血小板聚集，并引起血小板膜糖蛋白功能异常。体温降至 18～26℃ 时，血小板隐退到门静脉循环中，外周血血小板计数明显减少，复温时 80% 的血小板再返回体循环中[5]。如术后未能及时有效地预防和治疗低体温，则可明显增加异常出血的发生率。

## 二、贫血与心血管手术患者预后

多项研究表明贫血对心血管手术患者预后有不良影响。无论是术前、术中还是术后贫血，均会增加患者术后不良事件发生率和死亡率，而术前合并症如肾脏疾病、心脑血管疾病则更降低患者对贫血的耐受性[8-12]。严重贫血导致机体氧供减少，重要终末脏器如心、脑、肾缺氧，甚至器官功能障碍。贫血时机体可通过增加心排血量和非重要器官血管收缩而增加重要器官血液灌注、器官摄氧能力增强等来代偿。心血管疾病患者，通过增加心排血量来代偿的能力有限。心脏是终末器官，正常情况下心肌摄取血液中总氧含量的60%~70%，缺氧时主要通过冠脉扩张增加灌注来代偿，因此更容易受到缺氧的损伤。

## 三、异体输血与心血管手术患者预后

许多大样本回顾性研究表明，异体输血是心血管手术患者术后并发症和死亡率的独立危险因素。即使是少量输血如1~2U红细胞，也对患者预后有不良影响，且输血量越大，死亡率和并发症发生率越高[13-16]。这可能与输血引起机体免疫下调、增加感染风险，库存红细胞变形能力下降、阻塞微循环、加重全身炎症反应等危害有关。库存红细胞内2,3-DPG浓度下降，氧离曲线左移，且存在多种炎性介质。此外，异体血还有引起循环超负荷、输血相关急性肺损伤(transfusion-related acute lung injury，TRALI)、变态反应等风险。对急性大失血甚至失血性休克的患者，输注异体血液成分是有益的，能够改善其预后。但对贫血在代偿范围内的患者，输注异体血可能有害无益。

# 第二节　心血管手术患者血液管理方案

患者血液管理(patient blood management，PBM)是通过循证医学和多学科联合的方法，优化可能需要输血患者的治疗流程。在保证患者得到最好治疗的前提下，减少或避免异体输血，实现血液的合理使用。手术患者PBM通常包括四个方面：①贫血药物治疗；②减少出血措施；③自体血液回收；④限制性输血策略。2010年第63届世界卫生大会决议(WHA 63.12 adopted by resolution May 21，2010)建议所有手术前均应合理评估并实施PBM方案。

研究表明，实行多学科PBM模式，对改善心血管手术患者临床转归、节约血液资源有重要意义[17]。这需要外科医师、麻醉医师、体外循环医师、心血管术后重症监护室医师等的共同参与。

术前识别需要输血的高危患者，并对其实施最高级别的血液保护措施，对减少出血和失血量至关重要。输血高危患者包括：①高龄(>70岁)；②术前贫血；③体重小于50kg；④急诊手术；⑤术前未停抗凝药；⑥先天或后天凝血异常；⑦再次手术；⑧复杂手术(瓣膜手术联合冠脉旁路移植术，夹层动脉瘤，大血管手术)；⑨合并疾病：如心源性休克，充血性心衰，左室功能低下，肝、肾功能不全，胰岛素依赖糖尿病等。心血管手术患者围术期血液管理方案主要有以下方面：

## 一、贫血药物治疗

心脏手术术前，对Hb<120g/L的择期手术患者应积极针对贫血病因进行治疗。包括铁剂、维生素和叶酸治疗，必要时应用红细胞生成素(EPO)。EPO联合应用铁剂可增加术前贫血患者的红细胞量，可应用于术前慢性病导致贫血和需要进行储存式自体输血的患者。但EPO有引起血栓性心血管事件的风险，尤其对于肾功能不全或不稳定心绞痛的患者，而且费用昂贵，使用前应仔细权衡患者风险和受益。对缺铁性贫血患者可应用铁剂治疗。围术期常规应用铁剂，伴或不伴用EPO，对减少心脏手术患者异体输血的效果不明确，尚需要设计良好的前瞻性随机对照研究证实[18]。

## 二、减少失血的措施

### (一)术前服用抗凝药物的管理

心脏手术术前是否停用抗凝药物及停药时间要依据手术紧急情况、药物的作用机制和时间、围术期血栓栓塞风险和出血风险等综合决定。对术前行冠脉内支架植入术或有急性冠脉综合征正在接受抗血小板治疗的患者，突然停药有引起支架内栓塞或冠脉内血栓形成的风险。而研究表明ADP受体抑制剂则会增加行体外或非体外冠状动脉旁路移植术(coronary artery bypass grafting，CABG)患者术后大量出血风险。建议围术期阿司匹林继续服用，而ADP受体抑制剂如氯吡格雷至少停用3天。使用糖蛋白Ⅱb/Ⅲa受体抑制剂者可改为短效制剂，具体停药时间可根据药物的药代动力学和血小板功能检测结果决定。如依替巴肽和替罗非班是短效、可逆的血小板Ⅱb/Ⅲa受体抑制剂,可在术前4小时停药,而阿昔单抗则至少应停用24小时。

对无栓塞风险或风险低的择期手术患者;术前抗血小板药物停用5~7天。

术前接受华法林抗凝的择期手术患者,停用华法林4~5天,围术期改为低分子肝素或肝素过渡治疗。低分子肝素在术前18~24小时停用,肝素在术前4小时停用。如患者需要紧急手术,但有INR升高,可术前应用凝血酶原复合物(prothrombin complex concentrate,PCC)或维生素K、新鲜冰冻血浆(FFP)逆转华法林的抗凝作用。

新型口服抗凝剂如凝血酶直接抑制剂达比加群,Xa因子抑制剂利伐沙班,多用于治疗房颤,其优势是具有较短的半衰期,使得围术期短时间停药和术后继续用药成为可能。停药时间可依据药物作用时间、患者肾功能、血栓形成风险等决定。心脏手术一般术前停药48小时,肾功能不全患者需要更长时间,栓塞风险高者行桥接抗凝治疗。

## (二)外科手术技术革新

避免意外性出血和认真止血是有效减少术中出血和输血的关键。此外,非体外循环冠状动脉旁路移植术(OPCAB),微创心脏手术如微创CABG、微创瓣膜手术,介入治疗手术如主动脉腔内修复术(thoracic endovascular aortic repair,TEVAR)、经导管主动脉瓣植入术(transcatheter aortic valve implantation,TAVI)、先天性心脏病介入手术等,较CPB下传统或开放式手术在减少患者出血和异体输血、减少手术创伤和并发症方面有诸多优势。但需要严格选择适应证和保证治疗效果。

术后严格执行二次开胸止血指征,在严密观察的基础上,经过短期内保守治疗,引流量没有减少趋势时,应果断行开胸止血术。拖延病情会使失血增多,给患者和血液资源造成更大损失。

## (三)减少出血的药物

1. 预防应用抗纤溶药　赖氨酸类似物如6-氨基己酸、氨甲环酸可显著减少心脏手术期间总失血量、输血量和输血概率。氨甲环酸是一种人工合成的抗纤溶药,与抑肽酶相比价格低廉,不良反应少,在心脏手术中大剂量应用可能与术后惊厥发生率增高有关。指南推荐在开胸心脏手术中氨甲环酸的最大用量是50~100mg/kg[19]。CABG手术开始前静脉给予15mg/kg,随后以每小时1mg/kg的速率静脉滴注。临床应用中应综合考虑患者的年龄、肾功能、手术方式和手术时间等。其具体用量尚无定论,目前可推荐应用的剂量有:低危出血风险手术(单纯的瓣膜成形术、瓣膜置换术和CABG)负荷量10mg/kg,维持量(1~2)mg/(kg·h);高危出血风险手术(除低危出血风险手术外)负荷量30mg/kg,维持量16mg/(kg·h)。

应强调指出,CPB心脏手术抗纤溶药必须预防使用。无论选择何种剂量方案,需要在CPB开始前达到有效血药浓度。以氨甲环酸为例,至少在CPB前静脉给药10mg/kg,CPB中维持有效血药浓度,CPB结束后可停止给药。

2. 去氨加压素(DDAVP)　DDAVP是合成的精氨酸加压素类似物,它能够提高血浆凝血因子Ⅷ和血管性血友病因子(von Willebrand factor,vWF)的水平,并改善血小板功能,是目前唯一能够治疗CPB心脏手术后因血小板功能异常导致出血的药物。国际微创心胸外科学会推荐DDAVP用于术前7天内服用抗血小板药物或CPB时间大于140分钟者CABG患者[19]。对尿毒症,主动脉瓣狭窄,血管性血友病患者或术前存在血小板功能不全的患者,应用DDAVP也可以减少出血和异体输血。随机双盲对照研究表明,CPB瓣膜手术应用DDAVP异能减少术后早期出血和血浆用量[20]。目前研究尚不能推荐在非出血高危的心脏手术中常规应用DDAVP[21]。DDAVP用药剂量为0.3μg/kg,体重在100kg以下者建议剂量不超过15μg。给药时机:DDAVP静脉注射后1小时起效,作用时间约6小时,因此,建议CPB手术时在停机前1小时左右给药,通常在复温时。给药方法:非CPB手术中用药,应溶于100ml生理盐水,以15~30分钟缓慢静脉滴注;CPB手术中用药,应缓慢静脉推注,以免起严重低血压。由于DDAVP的作用机制是促使体内的vWF和Ⅷ因子前体迅速合成有生物活性的凝血物质,重复给药效果减低,在手术开始或术前给药无效。

## (四)控制降压技术

术中维持合适麻醉深度,避免高动力循环状态(心率快、血压高),可减少术野出血,必要时可在保证重要脏器灌注的前提下,使用辅助药物控制血压。

## (五)肝素抗凝与鱼精蛋白中和

CPB手术应保证充分抗凝。在不影响外科操作的前提下,切皮前给肝素有利于防止和减轻手术引起的凝血激活,减少凝血因子消耗,有利于CPB后凝血功能恢复。每1mg鱼精蛋白可拮抗100U肝素,所需鱼精蛋白总量与术中肝素用量、最后一次肝素给药时间、手术时间有关。肝素在体内代谢迅速,肝素给药 30 分钟后,鱼精蛋白可减量。鱼精蛋白本身有抗凝作用,不可过量使用。中和肝素不是一次性行为,而是一个过程,部分患者可能存在肝素反跳。从给鱼精蛋白开始到术后 6 小时内,应随时评估是否存在肝素的残余作用,并及时补充鱼精蛋白。

### (六)减少医源性失血

动、静脉穿刺置管时努力避免血液丢失。在保证安全的前提下,减少术中查 ACT 和血气检查次数。血气和 ACT 同时检查所抽血液不超过 1.5ml,单独检查抽血不超过 1ml。小儿更需注意。术后在重症监护病房也应减少不必要的诊断性失血。

### (七)即时凝血检测技术

目前可用的即时凝血检测技术(point of care tests,POCT)有凝血酶原时间(PT),激活部分凝血活酶时间(APPT)、INR、ACT、D 二聚体检测、TEG、旋转血栓弹力仪(rotational thromboelastometry,ROTEG)等。对怀疑有凝血功能障碍的患者,采用及时凝血监测技术如 TEG、ROTEG 指导输血和止血治疗,能减少围术期异体血输注量和改善患者预后[22]。

### (八)保温措施

关注患者复温、保温。术中应用保温毯,非体外手术患者入室前手术床应用水箱 40℃ 加温,术中患者温度维持在 36℃ 以上。CPB 手术停机前膀胱温应大于 36℃。大量输血输液时应用输血加温装置或输用在温箱内保温的液体。

### (九)局部止血材料

良好的外科缝合技术是止血的决定因素。在此基础上应用局部止血材料压迫或闭合伤口,产生局部凝血作用。常用的有局部止血材料有氧化再生纤维素,是纤维素经氧化处理后的可吸收止血材料,具有良好的生物相容性和可降解性。这种止血材料依赖于正常的凝血功能。此外还有纤维蛋白胶、凝血酶、凝胶海绵等,可作为心脏手术多模式血液保护策略的一部分,局部应用抗纤溶剂如氨甲环酸也有减少术后失血的作用。有些止血材料因含有人凝血酶,存在病毒感染风险。局部止血材料不能替代外科止血技术。

## 三、自 体 输 血

自体输血主要有三种方式:术前自体储血、术中急性等容血液稀释和自体血回收。

### (一)术前自体储血

术前自体储血(preoperative autologous donation,PAD)是将患者自体血液术前采集、储存起来,在手术需要时再将血液回输给患者的一种自体输血方法。通常于术前 3~5 周开始进行,同时补充铁剂,适用于稀有血型患者,以及择期手术预计术中出血量大且术前无贫血和凝血功能正常的患者。PAD 费用较异体输血昂贵,且有一定风险,如多次采血操作增加了患者血管神经反射引起的心绞痛的风险,采集血因各种原因未回输而造成浪费等,对心脏手术患者不建议常规应用。不稳定心绞痛或静息心绞痛、近期心肌梗死、心力衰竭、主动脉瓣狭窄、室性心律失常等为其禁忌证。术前是否需要自体储血需要综合考虑围术期失血和输血量、患者的红细胞生成情况、手术特征、患者本身情况等,同时还需权衡 PAD 本身的风险和减少异体输血间的益处。

### (二)急性等容性血液稀释

急性等容性血液稀释(acute normovolemic hemodilution,ANH)是指对预期术中失血较多的患者提前采集部分全血,同时补充晶体液或胶体液以维持循环血容量。ANH 一般在麻醉诱导后,手术主要出血步骤开始前进行。通过实施 ANH,使患者在失血时处于低水平的血细胞比容,从而使红细胞丢失量减少。采集的血液通常在室温放置,6 小时内回输,保留了凝血因子和血小板的大部分止血功能。ANH 与术前自体储血相比费用更低,可用作单独的血液保存技术,也可与术前自体献血联合应用。适用于能耐受血液稀释、预计失血量较大或手术需要降低血液黏稠度的患者。ANH 实施过程中,有引起循环波动导致心肌缺血或心脏负荷过重致急性肺水肿的风险,不建议在心脏手术中常规应用。

### (三)自体血回收

自体血回收(cell salvage)是指将患者术中出血或者术后引流的血液,经过血液回收装置抗凝、回收、过滤、洗涤等处理后,将得到的红细胞再输给患者本人的一种方法,分为术中和术后自体血回收。相比于 PAD 和 ANH 这两种自体输血方式,术中自体血回收(intraoperative cell salvage,ICS),由于挽救了失血中的红细胞,因此增加了机体自身红细胞总量。研究表明,术中回收洗涤后的红细胞的携氧能力与在体红细胞相似,显著优于库存红细胞。心血管手术创伤大,手术时间长,围术期失血量大,甚至有可能发生难以预料的大出血,特别适合术中自体血回收,可减少患者的异体血输注量[23]。建议所有可能需要异体输血的心血管手术患者,尤其是异体输血的高危患者,从切皮至缝皮使用血液回收机,带血纱布不丢弃,尽量收集全部术中失血,洗涤后回输给患者。CPB 结束后机器余血常规直接回输给患者，但管道内和氧合器内仍会残存部分红细胞，建议用生理盐水冲洗后放入血液回收机洗涤，尽量回收所有丢失的红细胞，让血液回收设备最大限度发挥作用。术中洗涤的自体血在室温下可保存 6 小时，在采集后 6 小时内于 2~6℃保存，可保存 24 小时。心脏恶性肿瘤和未控制的感染患者使用 ICS 时需充分评估风险和受益。对输血低危患者，考虑到成本效益比，可先将机器设置为待机模式，只安装储血罐，当回收血液达到足够量后再安装离心杯和血袋，启动洗涤和回收模式。

自体血回收也存在缺点，它在回收、洗涤失血过程中只回收了红细胞成分，丢失了其中的凝血因子和血小板等。因此，当回收血量接近或超过自身血容量时，应补充 FFP 和血小板，以维持机体正常凝血功能。

术后自体血回收，可作为多模式血液管理的一部分，尤其是术后早期（6 小时内）失血量多的情况。但其有效性和安全性尚需临床试验进一步证实。

### （四）自体血小板分离技术

自体血小板分离技术（autologous platelet pheresis）可以在术前实施，通过血液分离设备来完成一定量的自体血小板和红细胞采集，保存至手术需要时输注。本章主要讨论术中自体血小板分离技术。它是指在麻醉诱导后利用自体血回收机将全血通过离心，依次分为贫血小板血浆（platelet poor plasma，PPP）、富血小板血浆（platelet rich plasma，PRP）和红细胞（red blood cell，RBC），或者只分为富血小板血浆和红细胞。贫血小板血浆和红细胞通常可立即回输给患者，或根据患者血容量状态及 Hb 浓度必要时回输给患者，而富血小板血浆多在中和肝素后回输给患者。2011 版 STS 和 SCA《心脏手术血液保护指南》中推荐如果能从患者自身获取足够量的血小板，术中实施血小板单采术有助于血液保护，可作为行 CPB 心脏手术的输血高危患者综合血液保护方案的组成部分[24]。对血小板输注率高的主动脉手术实施自体富血小板血浆分离技术可以显著减少异体输血（包括红细胞、血小板、血浆和冷沉淀），同时降低肾衰发生率，减少住院时间和费用[25]。术中自体血小板分离技术的另一个优点是，该技术与血液回收共同使用一套耗材即可完成，不额外增加医疗花费。但自体血小板分离技术操作较复杂，有可能引起患者循环波动、低血压、贫血、心肌

缺血和液体转移等风险，目前其在心脏手术中应用的相关研究多为小样本，关于分离出的自体血小板含量、功能及保存条件方面研究较少，临床安全性和有效性还有待进一步证实。

## 四、体外循环过程输血和血液保护策略

CPB 过程血液保护策略主要分三个部分。首先，努力减少对血液的损伤和破坏；其次，避免过度血液稀释造成 Hb 浓度降低和凝血功能异常；最后，严格掌握输血指征。

### （一）减少体外循环过程对血液的损伤

1. 膜肺的应用　研究发现，与鼓泡式氧合器比较，膜式氧合器的血小板损耗明显减少。对于中空纤维型膜式氧合器，管内走血对血小板的损耗比管外走血严重。对开放式与闭合式薄膜型膜式氧合器进行比较时发现二者在血小板损耗方面没有显著性差异。

2. 离心泵的应用　血液进入高速旋转的离心泵内，自身能产生强大的动能向机体驱动。离心泵内表面光滑可减少血液进入其内产生的界面摩擦。离心泵可避免压力过高，这样使血液破坏轻微。离心泵还可进行搏动灌注。离心泵的应用可减少术后出血。

3. 肝素涂抹技术　CPB 的异物表面作用可导致补体激活等一系列不良反应。血管内皮具有肝素和分解血凝物质的酶类。在人造物质上移植有活性的肝素以达到抗凝作用，这就是肝素涂抹表面（HCS）技术。HCS 通过保持天然的止血系统，减少了出血的危险；在 CPB 期间可以保护血小板功能的正常；预防血栓激活，降低表面激活的凝血瀑布及全身炎性反应综合征；减少中性粒细胞脱颗粒从而减低 CPB 引起的免疫反应；使补体激活明显减少。

值得一提的是常规 CPB 使用肝素涂抹系统还需要全身肝素化。因为心脏手术组织损伤大，一些组织因子可通过外源性凝血系统激活凝血酶原，加强机体凝血状态。如果没有全身肝素化，虽然血液在肝素涂抹表面没有凝血，但不能保证机体血管内血液凝集。一些特殊情况如外伤、内脏严重出血、全身肝素化加重这种出血，可慎重考虑使用 HCS 而不用全身肝素化。

### （二）减轻体外循环中血液过度稀释的措施

1. 缩短 CPB 管道　CPB 过程必然伴随着血液稀释。血液稀释可降低血液黏稠度，减少血细胞特

别是红细胞的破坏,改善微循环。适度的稀释在心脏低温停搏的情况下不会影响患者的组织氧合能力,而且由于血流阻力的降低和红细胞聚集的减少,微循环灌注得到进一步的改善。但对于体重小或者术前贫血患者,血液稀释可使 Hb<60g/L,直接导致输注异体红细胞。2011 年 STS/SCA 指南(update)中将减少预充量避免 CPB 对血液过度稀释作为 Class 1-level A 的证据推荐。对于术前贫血或者小体重的患者,迷你 CPB 管路(Mini-CPB)的使用可减少管路预充,从而减少血液的稀释程度,降低红细胞用量。在 Mini-CPB 过程中应用真空辅助静脉引流(vacuum-assisted venous drainage,VAVD),可减少 CPB 预充量,减轻血液稀释程度和红细胞用量[19]。

2. 改良超滤(MUF) 改良超滤技术是 20 世纪 90 年代末,由英国儿童医院 Naik 等首先提出并使用的一项技术。它克服了常规超滤技术只能在 CPB 中进行滤水的缺点,通过 A-V 回路的连接,对于部分患儿 CPB 中回流室容量不多,而在 CPB 结束前的 Hct 水平未达到满意状态,CPB 医师又不愿给患儿额外输入更多库血的情况下,在 CPB 结束后立即进行 5~10 分钟的超滤。大量临床数据证实,MUF 技术对提高新生儿和婴幼儿的 Hct 水平,改善血流动力学和保护术后早期的肺功能起到了积极的治疗意义。传统又经典的 MUF 连接是从主动脉管路分流出动脉血液后经过滚压泵流入人工肾,再回流经静脉管路(1/4 英寸)入右心房。为了更有效地进行 MUF,阜外医院创新性地将人工肾滤过的血液经心肌停搏液管路(1/16 英寸)回流入右心房,再将静脉管路内的血液放回至回流室内。该技术一方面能显著减少 MUF 过程中滤过后的静脉回路预充量,另一方面可以通过回收静脉管路内血液而增加回流室内的储血量,进而大大增加 MUF 的滤水效果。该技术使得改良组患儿虽然在停机前的 Hct 水平明显低于传统组,但在 MUF 后即可达到与传统输血组相近的 Hct 水平,有效地减少异体红细胞用量。

3. CPB 机器余血回输 CPB 结束后机器会有一定量的余血,大部分医师把这部分血液通过无菌方式回收,直接回输给患者。但也有人建议,把这部分血液经血液回收机洗涤后再回输。我们的建议常规直接回输,根据输注量和速度补充鱼精蛋白。如果 CPB 过程中血液损伤严重或 CPB 时间超过 6 小时,机器余血过多无法回输时可经血液回收机洗涤后回输红细胞。

## (三)体外循环中红细胞和血液制剂输注指征

CPB 中输血指征与非 CPB 状态下有所区别。首先,CPB 过程伴随不同程度的低温,机体氧耗量降低,因此 Hb 水平可适当降低,通常维持 Hb>60~70g/L。其次,CPB 过程中血液处于抗凝状态,不需要启动凝血系统。因此,往往不需要血浆、血小板和冷沉淀的输注。

## 五、输 血 指 征

既往的输血指征多依据患者的 Hb 水平、Hct、血小板计数等实验室检查结果,临床判断时,应综合考虑实验室检查结果、患者目前病情、影响患者 Hb 水平和凝血功能的因素、手术操作及患者对并发症的耐受能力等,实施个体化输血措施。

### (一)红细胞

目前绝大部分指南支持当术中 Hb>100g/L 时不需要输血,当 Hb<60g/L 时则需要输血,建议的红细胞输注指征在 60~80g/L。Hb 在 60~100g/L,是否需要输血应根据患者病情及相关危险因素(如高龄、疾病严重程度、心功能或重要终末器官缺血的风险等)、临床表现(大出血或活动性出血),以及实验室或临床参数(如混合静脉血氧饱和度、心电图或超声心动图提示心肌缺血)等做出决定。通常中低温 CPB 时,应维持患者 Hb>60g/L,对存在脑缺血风险(如脑血管病发作史、糖尿病、脑血管病、颈动脉狭窄等)患者应维持 Hb>70g/L。停机时及术后 Hb 应在(70~80)g/L 以上。

指南推荐多数情况下术后患者 Hb<70g/L 时才需要输血。2015 年一项多中心大样本随机对照试验显示,对心脏手术术后患者,限制性输血措施(Hb 低于 75g/L 时输血)在患者死亡率及医疗费用方面不优于开放性输血措施(Hb<90g/L 时输血)[26]。

### (二)血小板

对外科患者,当血小板计数<50×10⁹/L 且伴有出血时,通常需要输血小板,而血小板>100×10⁹/L 通常不需要[27]。对心脏手术患者,血小板计数<50×10⁹/L,术前应准备血小板 1~2U。对于 CPB 时间较长(超过 6 小时)的心脏手术、再次心脏手术、主动脉瘤等大血管手术及可能需要大量输血的患者,即使术前血小板计数和功能正常,亦可考虑(非必须)准备血小板。如术中发生难以控制渗血,并确定或高度怀疑存在血小板功能障碍者(如使用氯吡格雷、阿司匹林,以及长时间 CPB),应积极准备输注血小板,同时查血小板计数和功能(可通过 TEG 检查)。如

血小板减少症是由于血小板破坏增加（如肝素诱发的血小板减少症，特发性血小板减少性紫癜，血栓形成性血小板减少性紫癜），则输注血小板无效。

### （三）血浆

输新鲜冰冻血浆目的是补充凝血因子，用于治疗凝血因子缺乏或活性降低引起的出血。临床应用指征：①PT>正常 1.5 倍（17 秒），INR>1.6，APPT>正常 2 倍，创面弥漫性渗血；②大量输入库存全血或浓缩红细胞后（出血量或输血量相当于患者自身血容量，约 70ml/kg）；③血液回收洗涤量过大时（成品血大于 1500ml）；④病史或临床表现有先天性或获得性凝血功能障碍，伴随严重出血而更为安全的凝血因子成分不能获得时；⑤无凝血酶原复合物时紧急对抗华法林的抗凝血作用（5~8ml/kg）；⑥抗凝血酶Ⅲ缺乏引起肝素耐药者；⑦术后患者出血超过 2ml/kg 连续 2 小时，在排除外科活动出血和肝素残余作用后，并符合以上所述 PT 或 APTT 的异常结果。通常输入 FFP 输注量为 10~15ml/kg，可使凝血因子提高约 30%。新鲜冰冻血浆不能用于扩充血容量和提高血浆蛋白水平，也不能用于预防性输注[24,27]。

### （四）冷沉淀

冷沉淀由新鲜冰冻血浆制备，含浓缩Ⅷ因子、vWF 和纤维蛋白原（fibrinogen，Fbg）。冷沉淀主要用于治疗纤维蛋白原缺乏（Fbg<0.8~1g/L），凝血因子Ⅷ缺乏或血管性血友病（vWF 缺乏）等。大量出血和大量输血治疗时常需要输注冷沉淀，应维持纤维蛋白原>（1~1.5）g/L。每单位冷沉淀含 150~250mg 纤维蛋白原，每单位新鲜冰冻血浆含 2U 冷沉淀的纤维蛋白原量。输注冷沉淀物前融化时的温度应小于 37℃，融化后尽快使用，以减少Ⅷ因子失活。

### （五）纤维蛋白原和凝血酶原复合物

纤维蛋白原一般用于先天性或获得性纤维蛋白原减少症，而凝血酶原复合物为紧急拮抗华法林的首选。凝血酶原复合物中含有相对较高水平的因子Ⅱ、Ⅸ、Ⅹ，并且在某些制剂中含有因子Ⅶ。有研究表明对有凝血障碍的心脏手术患者，根据即时凝血监测如 TEG，输注纤维蛋白原和凝血酶原复合物维护凝血功能，能显著减少异体血输注量，并降低大量输血和二次开胸止血及血栓形成事件的发生率[27,28]。多项研究也表明，对主动脉手术患者，应用纤维蛋白原联合即时凝血功能监测治疗凝血异常，与输注异体血浆、血小板等传统方法相比，能减少异体血输注量，而不增加发生血栓性并发症的风险[29-32]。

### （六）重组活化Ⅶ因子

重组活化Ⅶ因子（recombinant factor Ⅶa，rⅦa）常用于治疗血友病或先天性Ⅶ因子缺乏导致的出血，关于 rⅦa 在心脏手术中应用的随机对照试验很少，且剂量也存在争议[33]。rⅦa 费用昂贵，且有致血栓形成的风险，可用于常规外科和药物治疗措施无效的难治性出血，不推荐在心脏手术中预防性应用。

## 第三节　不同心血管手术输血特点

### 一、冠状动脉旁路移植术

冠状动脉旁路移植术可在 CPB 或不停搏非 CPB 下进行。冠心病患者术前多服用抗血小板药物，应注意药物对凝血功能的影响。研究显示，对术前服用氯吡格雷的患者，通过 TEG 检测血小板功能决定手术时间，可缩短术前等待时间，而不增加术后出血量[34]。

### 二、心脏瓣膜手术

心脏瓣膜病是由于炎症、退行性改变、先天性畸形、缺血性坏死、创伤等原因引起的单个或多个瓣膜结构（包括瓣叶、瓣环、腱索或乳头肌）功能或结构异常，导致瓣口狭窄及（或）关闭不全。最常见受累的瓣膜为二尖瓣，其次为主动脉瓣。瓣膜病外科手术治疗的方式主要包括瓣膜成形术和瓣膜置换术。绝大部分心脏瓣膜手术都需要在 CPB 支持下完成。

术前风险评估：二尖瓣病变患者，因右心功能不全导致肝脏淤血，使肝脏功能受损。肝脏功能不全可致凝血因子合成减少，引起出血增加。术前准备需要改善右心功能和肝脏功能。二尖瓣病变患者多合并房颤，术前可能应用华法林等抗凝药治疗，注意术前停药时间和改善凝血功能。

### 三、主动脉手术

主动脉手术是指从主动脉根部至髂动脉范围内的手术。病因包括主动脉瘤、动脉粥样硬化、大动脉炎、主动脉溃疡和外伤等。主动脉瘤常见病因是主动脉夹层、遗传性（如马方综合征）、动脉硬化等。

主动脉夹层患者，术前夹层累及范围较大时，由于夹层内的血栓形成，消耗大量的血小板、凝血因子，如同时伴有肝功能不全，凝血因子的生成减少，患者可表现为出血倾向;另外,大量血栓形成可能引起贫血。胸主动脉手术常需深低温停循环,手术创伤大、时间长,出血多,停机后常伴随凝血功能障碍。术前应准备充足的红细胞悬液、新鲜冰冻血浆及血小板,在 CPB 后根据出、渗血情况及时补充,预防凝血因子和血小板的过度减少,维持凝血功能;还应准备纤维蛋白原;同时可考虑给予 DDAVP,以增加循环中的Ⅷ因子和 vWF;对于顽固性渗血还可给予 rⅦa。研究显示根据即时凝血监测结果如 TEG、ROTEM 指导围术期血制品的输注和凝血功能的维护,能减少深低温停循环主动脉手术患者异体血制品的输注[35,36]。

CPB 期间应注意均衡复温,停机后应充分保温,促进凝血功能的恢复。术中常规使用氨甲环酸预防纤溶激活引起的术后出血增多。

## 四、紫绀型先天性心脏病手术

慢性紫绀常导致红细胞生成增多和凝血功能异常。紫绀患者血中 EPO 水平升高,会刺激骨髓产生更多的红细胞以改善组织氧合,甚至导致高黏滞综合征。对高黏滞综合征者可行术前急性等容性血液稀释。在多达 20% 的紫绀型心脏病患者中证实存在一些凝血功能异常,此类患者发生出血的风险增加;这些凝血功能异常包括:PT 和 APTT 增加、凝血因子减少、血小板减少,以及血小板功能异常[37]。ROTEM 也显示成人紫绀型先天性心脏病患者存在低凝状态,表现为凝血启动和血凝块形成延迟,同时存在血凝块不易降解[38]。紫绀型先天性心脏病患者由于手术时间、血管床丰富及凝血功能障碍,术中术后出血常见,需补充凝血因子和血小板以纠正凝血功能障碍[39]。

## 五、心脏移植手术

心脏移植手术受体多为终末期心脏病患者,长期心排血量减少致内脏器官供血不足,在一定程度上造成肝肾功能障碍,影响凝血功能。很多患者曾经接受过心脏手术,再次手术开胸时有可能发生大出血。对移植手术患者最好使用辐照红细胞及血液制剂,以避免移植物抗宿主病的发生或感染细胞相关病毒及免疫调节的风险。

## 六、左房黏液瘤手术

心脏肿瘤最常见的是黏液瘤,80% 的黏液瘤发生于左房[40]。黏液瘤患者需在体外循环下行黏液瘤切除术。部分黏液瘤患者对肝素有耐药倾向,可能与其血浆抗凝血酶Ⅲ(AT-Ⅲ)浓度低下有关[41,42]。体外循环过程中应加强 ACT 监测,必要时补充 AT-Ⅲ或新鲜冰冻血浆。

阜外医院从 2009 年开始实行多学科患者血液管理措施,主要包括组建医院多学科血液管理团队;制定阜外医院心血管手术围术期红细胞、血浆和血小板输注指征;对成人心血管手术患者术中常规使用自体血回收机;体外循环心脏手术患者常规预防性应用氨甲环酸;降低体外循环过程对血液稀释的程度;建立临床用血公示制度,将单病种输血量作为病房医疗质量的考核指标之一等。2009—2015 年,阜外医院成人和小儿心血管外科手术异体血输注率和平均用血量持续下降,成人红细胞输注率由 70.5% 降至 27.6%,FFP 输注率由 65.3% 降至 17.1%;小儿红细胞输注率由 92.3% 降至 53.4%,FFP 输注率由 83.9% 降至 24.9%,手术患者住院期间死亡率也持续降低,多学科患者血液管理措施取得了良好效果[17,43]。

(纪宏文 龙 村 汪雍媛)

## 参 考 文 献

1. 国家心血管病中心.中国心血管病报告.北京:中国大百科全书出版社,2015.
2. Koch CG,Li L,Sessler DI,et al.Duration of red-cell storage and complications after cardiac surgery.N Engl J Med,2008,358(12):1229-1239.
3. Bennett-Guerrero E,Zhao Y,O'Brien SM,et al.Variation in use of blood transfusion in coronary artery bypass graft surgery. JAMA,2010,304(14):1568-1575.
4. Shander AS,Goodnough LT.Blood transfusion as a quality indicator in cardiac surgery.JAMA,2010,304(14):1610-1611.
5. Valeri CR,Feingold H,Cassidy G,et al.Hypothermia-induced reversible platelet dysfunction. Ann Surg,1987,205(2):175-181.
6. 陈钢,孙建良.心脏手术患者的合理用血//严敏,田兆嵩.围术期合理输血.北京:人民卫生出版社,2014:222-245.
7. Guan XL,Wang XL,Liu YY,et al.Changes in the hemostatic system of watients with acute aortic dissection undergoing aortic arch surgery.Ann ThoracSurg,2016,101(3):945-951.
8. Kilic A,Whitman GJ.Blood transfusions in cardiac surgery:indications,risks,and conservation strategies. Ann ThoracSurg,2014,97(2):726-734.
9. Loor G,Li L,Sabik JF Ⅲ,et al.Nadir hematocrit during cardiopulmonary bypass:end-organ dysfunction and mortality. J ThoracCardiovascSurg,2012,144(3):654-662.

10. Hung M, Besser M, Sharples LD, et al. The prevalence and association with transfusion, intensive care unit stay and mortality of pre-operative anaemia in a cohort of cardiac surgery patients. Anaesthesia, 2011, 66(9): 812-818.

11. van Straten AH, Hamad MA, van Zundert AJ, et al. Preoperative hemoglobin level as a predictor of survival after coronary artery bypass grafting: a comparison with the matched general population. Circulation, 2009, 120(2): 118-125.

12. Karkouti K, Wijeysundera DN, Beattie WS, et al. Risk associated with preoperative anemia in cardiac surgery: a multicenter cohort study. Circulation, 2008, 117(4): 478-484.

13. Murphy GJ, Reeves BC, Rogers CA, et al. Increased mortality, postoperative morbidity, and cost after red blood cell transfusion in patients having cardiac surgery. Circulation, 2007, 116(22): 2544-2552.

14. Surgenor SD, Kramer RS, Olmstead EM, et al. The association of perioperative red blood cell transfusions and decreased long-term survival after cardiac surgery. Anesth Analg, 2009, 108(6): 1741-1746.

15. Shaw RE, Johnson CK, Ferrari G, et al. Blood transfusion in cardiac surgery does increase the risk of 5-year mortality: results from a contemporary series of 1714 propensity-matched patients. Transfusion, 2014, 54(4): 1106-1113.

16. Paone G, Likosky DS, Brewer R, et al. Transfusion of 1 and 2 units of red blood cells is associated with increased morbidity and mortality. Ann ThoracSurg, 2014, 97(1): 87-94.

17. 纪宏文, 李志远, 孙寒松, 等. 多学科血液管理对心脏瓣膜手术患者输血和转归的影响. 中华医学杂志, 2014, 94(7): 488-490.

18. Hogan M, Klein AA, Richards T. The impact of anaemia and intravenous iron replacement therapy on outcomes in cardiac surgery. Eur J Cardiothorac Surg, 2015, 47(2): 218-226.

19. Alan H, Menkis JM. Drug, devices, technologies, and techniques for blood, management in minimally invasive and conventional cardiothoracic surgery. Innovations, 2012, 7(4): 229-241.

20. Jin L, Ji HW. Effect of desmopressin on platelet aggregation and bloodloss in patients undergoing valvular heart surgery. Natl Med J China, 2015, 128(5): 644-646.

21. Wademan BH, Galvin SD. Desmopressin for reducing postoperative blood loss and transfusion requirements following cardiac surgery in adults. Interact Cardiovasc Thorac Surg, 2014, 18(3): 360-370.

22. Weber CF, Görlinger K, Meininger D, et al. Point-of-care testing a prospective, randomized clinical trial of efficacy in coagulopathic cardiac surgery patients. Anesthesiology, 2012, 117(3): 531-547.

23. Carless PA, Henry DA, Moxey AJ, et al. Cell salvage for minimising perioperative allogeneic blood transfusion. Cochrane Database Syst Rev, 2010, 14(4): CD001888.

24. Society of Thoracic Surgeons Blood Conservation Guideline Task Force, Ferraris VA, Brown JR, et al. 2011 update to the Society of Thoracic Surgeons and the Society of Cardiovascular Anesthesiologists blood conservation clinical practice guidelines. Ann Thorac Surg, 2011, 91(3): 944-982.

25. Zhou SF, Estrera AL, Loubser P, et al. Autologous platelet-rich plasma reduces transfusions during ascending aortic arch repair: a prospective, randomized, controlled trial. Ann thorac Surg, 2015, 99(4): 1282-1290.

26. Murphy GJ, Pike K, Rogers CA, et al. Liberal or restrictive transfusion after cardiac surgery. N Engl J Med, 2015, 372(11): 997-1008.

27. American Society of Anesthesiologists Task Force on Perioperative Blood Management. Practice guidelines for perioperative blood management: an updated report by the American Society of Anesthesiologists Task Force on Perioperative Blood Management. Anesthesiology, 2015, 122(2): 241-275.

28. Görlinger K, Dirkmann D, Hanke AA, et al. First-line Therapy with coagulation factor concentrates combined with point-of-care coagulation testing is associated with decreased allogeneic blood transfusion in cardiovascular surgery. Anesthesiology, 2011, 115(6): 1179-1191.

29. Solomon C, Rahe-Meyer N. Fibrinogen concentrate as first-line therapy in aortic surgery reduces transfusion requirements in patients with platelet counts over or under 100x10(9)/L. Blood Transfus, 2015, 13(2): 248-254.

30. Solomon C, Hagl C, Rahe-Meyer N. Time course of haemostatic effects of fibrinogen concentrate administration in aortic surgery. Br J Anaesth, 2013, 110(6): 947-956.

31. Rahe-Meyer N, Hanke A, Schmidt DS, et al. Fibrinogen concentrate reduces intraoperative bleeding when used as first-line hemostatic therapy during major aortic replacement surgery: results from a randomized, placebo-controlled trial. J Thorac Cardiovasc Surg, 2013, 145(3): S178-S185.

32. Rahe-Meyer N, Solomon C, Hanke A, et al. Effects of fibrinogen concentrate as first-line therapy during major aortic replacement surgery a randomized, placebo-controlled trial. Anesthesiology, 2013, 118(1): 1244.

33. Mazer CD. Blood conservation in cardiac surgery: guidelines and controversies. Transfus Apher Sci, 2014, 50(1): 20-25.

34. Mahla E, Suarez TA, Bliden KP, et al. Platelet function measurement-based strategy to reduce bleeding and waiting time in clopidogrel-treated patients undergoing coronary artery bypass graft surgery: the timing based on platelet function strategy to reduce clopidogrel-associated bleeding related to CABG (TARGET-CABG) study. Circ Cardiovasc Interv, 2012, 5

（2）:261-269.

35. Fassl J, Matt P, Eckstein F, et al. Transfusion of allogeneic blood products in proximal aortic surgery with hypothermic circulatory arrest: effect of thromboelastometry-guided transfusion management. J Cardiothorac Vasc Anesth, 2013, 27 (6):1181-1188.

36. Girdauskas E, Kempfert J, Kuntze T, et al. Thromboelastometrically guided transfusion protocol during aortic surgery with circulatory arrest: a prospective, randomized trial. J Thorac Cardiovasc Surg, 2010, 140(5):1117-1124.

37. Colon-Otero G, Gilchrist GS, Holcomb GR, et al. Preoperative evaluation of hemostasis in patients with congenital heart disease. Mayo Clin Proc, 1987, 62(5):379-385.

38. Rupa-Matysek J, Trojnarska O, Gil L, et al. Assessment of coagulation profile by thromboelastometry in adult patients with cyanotic congenital heart disease. Int J Cardiol, 2016, 202: 556-560.

39. Deanfield J, Thaulow E, Warnes C, et al. Management of grown up congenital heart disease. Eur Heart J, 2003, 24 (11):1035-1084.

40. Kuon E, Kreplin M, Weiss W, et al. The challenge presented by right atrial myxoma. Herz, 2004, 29(7):702-709.

41. 刘焕兰,胡如兰,邓硕曾,等.左房粘液瘤患者肝素相对耐药性的初步观察.中国循环杂志,1991,6(6):556-557.

42. 潘友民,潘铁成,赵金平,等.左房粘液瘤患者的血浆抗凝血酶 III 的变化.同济医科大学学报,2000,29（5）: 437-438.

43. 中国医学科学院阜外医院.阜外医院年度报告.［2015-11-11.］［2016-06-11］http://www.fuwaihospital.org/sites/uploaded/file/2016/7/2015wai.pdf.

# 第四十三章
## 产 科 输 血

产科输血既可挽救高危孕产妇的生命,同时也存在着风险。输血可能会引起相关并发症,如急性或延迟性溶血、发热、过敏、输血相关的急性肺损伤、免疫抑制、输血所带来的感染性疾病以及癌症的扩散等。如输血治疗不当将会给孕产妇和胎儿带来难以弥补的损害,尤以免疫反应和病毒感染为主要不良影响,严重时可能威胁母婴的生命。临床医师应严格把握输血指征,在进行产科输血治疗之前必须对孕、产妇在不同时期体内发生的生理、病理变化进行全面评估再决定是否对患者予以输血治疗,尽量减少不必要的输血。

## 第一节 正常妊娠血液系统生理学的变化

妊娠是育龄妇女的一种生理现象。妊娠妇女在孕育胎儿的过程中,体内的各器官发生了显著的变化,以适应这一特定的生理现象及保证胎儿的正常发育。血液系统方面,妇女在妊娠前后亦出现较大的差别。其中以血容量增加、血细胞数量改变、血黏滞度增加、红细胞生成素分泌水平以及铁代谢的改变最为显著,这种变化是一种适应性改变,主要为满足母体及胎儿正常生理代谢的需要。下面就妊娠期血液系统的生理变化做一简要论述。

### 一、妊娠期妇女血液指标改变

#### (一)血容量增加[1](平均约增加 1500ml)

妊娠期血浆容量增加 40%~50%(约 1000ml),红细胞量增加 18%~25%(约 500ml),血红蛋白(Hb)降至 100~110g/L,血液稀释,出现妊娠期生理性贫血。血液稀释又可以改善微循环,增加子宫胎盘血供。妊娠期血容量的增加是一种适应性改变,主要为适应增大的子宫及高度增生的血管系统的需要。

#### (二)凝血系统的改变[1]

1. 血小板的变化 妊娠妇女体内的血小板数量变化不恒定,可以保持在正常范围内,也可以轻度降低。在血小板的质量方面,妊娠期尤其是妊娠后期,血小板的黏附功能增加,一方面可使妊娠妇女分娩时易于止血,另一方面又会增加血栓形成及弥散性血管内凝血(DIC)发生的机会。

2. 凝血因子的变化 妊娠期血液处于高凝状态,凝血因子Ⅱ、Ⅴ、Ⅶ、Ⅷ、Ⅸ、Ⅹ均增加。胎盘及蜕膜含大量组织因子(凝血因子Ⅲ),与血液凝血活酶不同,不需要更多因子的激活,在胎盘剥离的表面很快发生血液凝固。血浆纤维蛋白原比非妊娠妇女约增加 50%,于妊娠末期可达 4~5g/L(非妊娠妇女约为 3g/L)。

3. 纤溶功能的变化 多数认为妊娠期纤溶活性是降低的,至分娩时则有所亢进。主要是胎盘激素通过抑制血管内皮细胞中纤溶酶原激活剂的形成。至晚期则组织纤溶酶原激活物、纤溶酶原激活因子抑制因子、纤溶酶原均升高,表现为纤溶现象。

4. 抗凝系统的变化 妊娠早期抗凝血酶Ⅲ、蛋白 C 和蛋白 S 的血浆水平已开始降低,至妊娠晚期仍处于降低状态。

#### (三)红细胞生成素水平的改变

妊娠期间由于血浆容积增加多于红细胞的增加,出现生理性贫血,致使肾脏缺氧,从而刺激红细胞生成素(EPO)生成增多。

#### (四)妊娠期铁的代谢

整个妊娠期间总铁需要量约 1300mg,怀孕 3 个月时妊娠妇女铁需要量开始增加,孕 7 个月可增加 80%。孕期及时补充铁剂是必需的,可降低因贫血所致输血概率。

妊娠期血容量和凝血功能的改变既可抵消分娩时的部分失血量,但也容易发生 DIC 和肺栓塞。

## 二、分娩期血液系统的变化

正常阴道分娩,产妇失血约500ml;剖宫产术分娩,产妇失血量要>500ml。分娩后子宫血进入血液循环,即刻发生自身输血,此时输血要严格进行全面评估。

## 三、产褥期血液系统的变化

产褥期细胞间液返回血液循环,血液重新分布,产后1~2周,血红蛋白可恢复至正常水平;因此,当产褥期Hb<80g/L,必须对产妇全身情况进行综合评估,慎重进行输血治疗。

产褥早期血液仍处于高凝状态,有利于胎盘剥离面形成血栓,减少产后出血量。纤维蛋白原、凝血酶、凝血酶原于产后2~4周内降至正常。

# 第二节　产科出血的原因及其高危因素

## 一、孕期出血的原因[2]

### (一)病理妊娠及其并发症

病理妊娠指异常妊娠时病理情况,包括自然流产、葡萄胎、死胎、异位妊娠、前置胎盘、胎盘早剥、子宫破裂、妊娠高血压综合征等,以上病理情况在孕期、分娩期、产褥期均可出现严重并发症。如大出血、休克、羊水栓塞、DIC、脏器衰竭。

### (二)妊娠合并症

与妊娠同时存在的某系统或器官病理状态如:妊娠期母儿血型不合(Rh血型不合、ABO血型不合)、妊娠期重症肝病(急性脂肪肝、病毒性肝炎)、妊娠期贫血(缺铁性贫血、巨幼红细胞贫血、再生障碍性贫血)、妊娠期血小板减少症(ITP、TTP)、妊娠期白血病(急、慢性白血病)。

病理妊娠常因产科大出血、失血性休克、弥散性血管内凝血(DIC)而需紧急或大量输血,有些孕、产妇亦因间断缓慢出血致慢性贫血而需输血治疗;妊娠合并症常导致慢性贫血、低蛋白血症、血小板减少、凝血因子缺乏而需血液成分或血液制品输入,产科输血治疗仅为对症治疗,及时去除病理妊娠病因,避免并发症或合并症的发生,是减少产科输血治疗的关键。

## 二、分娩期的出血原因[2]

产科大出血的关键时刻是分娩期,常见于前置胎盘、胎盘早剥、子宫破裂等。

### (一)凝血机制变化

胎盘剥离时,胎盘附着处释放大量组织凝血活酶,在局部形成短暂性血管内凝血,有利于胎盘剥离面的止血。分娩时胎盘绒毛、子宫蜕膜中含有组织因子(TF)易从胎盘经子宫进入母体血液。另外子宫收缩可使子宫下段和宫颈被动扩张,若有小血管破裂及负压形成,都极易使绒毛、羊水和蜕膜等进入母体循环。正常分娩母体肝脏和单核吞噬细胞系统,能够吞噬颗粒状物质,清除循环中的纤维蛋白,被激活的凝血因子和其他促凝物质,很少发生DIC。异常分娩由于激活大量促凝物质,而单核吞噬细胞系统的功能受到抑制,则易发生急性DIC。

### (二)纤溶系统的变化

分娩时纤溶功能亢进,增加出血风险。引起纤溶功能亢进的原因:①正常分娩时有短暂的纤溶亢进;②子宫、胎盘、绒毛、羊水、胎粪等,都含有大量的纤溶酶原激活物(plasminogen activator,PA),当它进入母体循环血液时,可激活纤溶酶原而诱发纤溶;③纤溶蛋白沉积于血管壁,可诱发PA的激活形成纤溶酶;④缺氧也可激活纤溶系统。

## 三、产后出血的原因

产后出血是指胎儿娩出后24小时内,阴道分娩者出血量≥500ml;剖宫产分娩者出血量≥1000ml;严重产后出血是指胎儿娩出后24小时内出血量≥1000ml;难治性产后出血是指经宫缩剂、持续性子宫按摩或按压等保守措施无法止血,需要外科手术、介入治疗甚至切除子宫的严重产后出血。

产后出血主要有四大原因:子宫收缩乏力、产道损伤、胎盘因素和凝血功能障碍。四大原因可以合并存在,也可以互为因果;每种原因又包括各种病因和高危因素。所有孕产妇都有发生产后出血的可能,但有一种或多种高危因素者更易发生。值得注意的是,有些孕产妇如妊娠期高血压疾病、妊娠合并贫血、脱水或身材矮小的产妇等,即使未达到产后出血的诊断标准,也会出现严重的病理生理改变。

## 第三节　输血与妊娠间的相互影响

### 一、输血给妊娠及胎儿带来的不利因素

#### （一）免疫反应

妊娠和输血相互影响,带来复杂的免疫问题。输血可以引起同种免疫性溶血病(胎儿宫内溶血病、习惯性流产等);输血还可以引起其他免疫性疾病,如胎儿宫内免疫性中性粒细胞减少症、胎儿宫内免疫性血小板减少症、产母孕期发生免疫性血小板减少等。

#### （二）新生儿溶血病

母胎红细胞血型不合所致。新生儿 ABO 溶血病多见于 O 型血的母亲妊娠 A 型或 B 型婴儿。在妊娠期输注 A 或 B 亚型血液可产生 IgG 抗体,导致新生儿 ABO 溶血病。有输血史的妊娠妇女可使新生儿溶血病在第一胎发生。

新生儿 Rh 溶血病多见于 Rh 阴性血型的母亲妊娠 Rh 阳性婴儿。Rh 阳性红细胞引起的新生儿溶血症:Rh 阴性的母亲孕育了 Rh 阳性的胎儿后,胎儿的红细胞若有一定数量进入母体时,即可刺激母体产生抗 Rh 阳性抗体,如母亲再次妊娠生第二胎时,此种抗体便可通过胎盘,溶解破坏胎儿的红细胞造成新生儿溶血。若妊娠妇女曾输过 Rh 阳性血液,则第一胎即可发生新生儿溶血。

文献记录有许多罕见的血型不合(如 Kell 和 Duffy),尽管罕见但可以很严重。与 Rh 或 ABO 血型不合一样,由于溶血可导致贫血和高胆红素血症。因为诊断这些血型不合要花费很多的时间,许多人建议在妊娠中常规筛查母亲血中罕见的或不典型的抗体。

#### （三）妊娠期反复输血可产生 HLA 抗体

使胎儿发生宫内免疫性中性粒细胞减少症。妊娠妇女由于母胎 HLA 不合或输血免疫反应可以产生白细胞抗体,抗体随着妊娠次数的增加而相应增高。这种 HLA 抗体属于 IgG,可以通过胎盘,使胎儿产生同种免疫性中性粒细胞减少症及同种免疫性血小板减少症。输血产生的血小板抗体可引起胎儿免疫性血小板减少症。在宫内给胎儿输血时如输入有免疫活性的淋巴细胞可引起输血相关性移植物抗宿主病,导致死胎。

#### （四）病毒感染

输异体血可能发生病毒感染,包括乙型肝炎病毒(HBV)、丙型肝炎病毒(HCV)、巨细胞病毒(CMV)和人类免疫缺陷病毒(HIV)等,导致胎儿畸形、发育迟缓、死胎、流产。

### 二、妊娠给输血带来的不利因素

妊娠期高血压、异位妊娠破裂、各种流产、羊膜腔穿刺、诸多产科手术操作,均可为胎儿血液进入母血循环提供渠道,致使母血产生免疫抗体相应增多,给输血前交叉配血带来困难。

## 第四节　产科输血

产科出血的特点是量大、难以预测出血时间、难以预测出血量、易出现凝血功能障碍。产科出血是母亲死亡的主要原因,尤其是产后大出血。产科输血的目的在于增加血液的携氧能力和补充丢失的凝血因子,而不是为了补充血容量。应结合临床实际情况掌握好输血的指征,既要做到输血及时、合理,又要做到尽量减少不必要的输血及其带来的相关不良后果。成分输血在治疗产科出血尤其是严重产后出血中起着非常重要的作用。

### 一、减少异体血输注的策略[3]

#### （一）首先对于妊娠期贫血要积极治疗

在妊娠妇女第一次产检及孕 28 周时必须常规进行血常规检查,对妊娠妇女是否贫血进行筛查,便于早期对妊娠妇女的贫血进行治疗。妊娠期最常见的贫血为缺铁性贫血,与孕期对铁的需求量增加及摄入量不足有关,调节饮食及补充铁剂即可,通常不需要输血。但贫血严重或即将分娩而未及时治疗贫血者应采取输血疗法,以防止贫血性心脏病和产后出血、休克及其他合并症的发生。输血时可根据妊娠妇女情况选择红细胞制品。

#### （二）预存式自体输血

预存式自体输血也称术前自体血贮存(pre-operative autologous donation,PAD),选择符合条件的择期手术患者,于手术前若干日内,定期反复采血贮存,然后在手术时或急需时回输给患者。PAD 在产科的应用经验非常少,主要由于以下原因:担心妊娠妇女发生不同程度的贫血并影响胎儿;即使高危妊娠妇女也很难精确预测是否需要围生期输血;在预测分娩(即使剖宫产)时间上的困难;PAD 并不适合

急症出血,而产科大出血发生多数难以预料。PAD 本身节约血液作用的有限性。PAD 对可能合并严重大出血的妊娠妇女,如植入性胎盘、巨大纤维瘤尤其配血极度困难而行择期剖宫产者可能有一定效应。

### (三)急性等容量血液稀释

临手术前自体采血,用血浆增量剂去交换失血,因而患者的血容量保持不变,而血液处于稀释状态。Hb 水平下降后,机体主要通过增加心排血量来代偿携氧能力的下降。而妊娠妇女因心排血量已增加,因此在产科应用急性等容量血液稀释(acute normovolemic hemodilution,ANH),主要担忧是可能会增加妊娠妇女心衰或胎盘功能不全的风险。虽然理论上 ANH 在 Hb>120g/L、无重要器官疾病及凝血功能紊乱的妊娠妇女均可应用,但 ANH 单独应用节血效应有限,因此在产科实际应用很少。

### (四)术中血液回收

术中血液回收(intra-operative cell salvage,IOCS)在产科的应用目前经验有限,其在产科的应用是否安全仍然存在争议。由于担心回收血液中混有羊水及胎儿红细胞而致羊水栓塞(amniotic fluid embolism,AFE)及 Rh 阴性妊娠妇女发生免疫反应,因此最初产科是 IOCS 临床应用理论上的一个禁忌证。2013 年英国发布最新的自体血回输指南指出传统上认为术中自体血回输在产科是禁忌证,但是最新的研究和经验证明它是安全的[4]。

利用血液回收机(cell saver)将手术创面出血经肝素抗凝吸引至贮血罐,然后离心分离,再经生理盐水洗涤而除去回收血液中的血浆、蛋白、游离 Hb、碎屑、血小板、微聚体及大部分肝素等,最后生成 Hct 为 0.55~0.80 的浓缩红细胞。经此处理后的回收血在红细胞生存时间、形态变化、2,3-二磷酸甘油酸(2,3-DPG)活性及钾离子浓度方面优于或至少等于库血。IOCS 能减少同种异体血的输注,从而避免相应的输血风险。在创伤和心血管等手术发生大出血时已普遍接受应用 IOCS,这是近年来手术用血量下降的原因之一。但出于安全性的考虑,IOCS 在产科的应用远落后于其他手术领域。剖宫产时回收血经血液回收机处理后,再经白细胞过滤器过滤,能有效除去多种羊水成分,包括 α 胎儿球蛋白、白细胞、滋养层组织和碎屑等,但胎儿鳞状上皮细胞不能完全除去[5,6]。

IOCS 在产科应用的优点:①降低感染风险;②降低输血反应风险;③解决稀有血型和多种红细胞抗体患者的输血困难;④无免疫抑制;⑤反复自体输血可刺激骨髓细胞增生加速;⑥降低同种异体血需求;⑦满足部分患者的宗教要求。

IOCS 在产科应用的缺点:①消耗增加;②需要对员工进行培训;③未使用回收血液造成浪费;④细菌污染率增加;⑤血液回收装置不能识别胎儿红细胞;⑥胎儿红细胞进入 Rh 阴性母体可引起母体 Rh 免疫反应,可致下一胎新生儿溶血,高胆红素血症等,经胎盘输血也可使胎儿红细胞进入母体。为了预防 Rh 溶血病,Rh 阴性血型妇女的所有孩子都应在出生时做一个 Rh 血型检测。所有怀有 Rh 阳性血型孩子的 Rh 阴性血型母亲应在分娩后 72 小时注射一种纯血液 Rh 免疫球蛋白,一般预防剂量可肌内注射抗 RhD IgG 300μg,这可以预防 95% 以上的 Rh 阴性血型妇女的致敏[7]。2015 年 RCOG 产科输血指南指出当 IOCS 应用于 Rh 阴性血的妇女剖宫产手术时,在自体血回输之后应该预防性应用小剂量的抗 D 免疫球蛋白,并且在自体血回输之后的 30~40 分钟检测母体血抗-D,防止胎母输血综合征[8]。

IOCS 在产科应用的适应证:①血源短缺稀有交叉配血困难;②异位妊娠破裂、胎盘前置、胎盘早剥、巨大纤维瘤产后出血预期失血超过 20% 全身血量;③可能存在未知大量失血产科创伤;④特殊宗教信仰其他原因患者拒绝输注异体血。

IOCS 在产科应用的相对禁忌证:①血液被感染或污染者;②恶性肿瘤者;③脓毒症者;④镰状细胞贫血:储血袋的低氧环境导致细胞镰状化,回输镰状细胞可引发镰状细胞危象;⑤珠蛋白生成障碍性贫血(地中海贫血):因红细胞本身细胞膜稳定性降低,在回收器中容易损坏。

IOCS 在产科应用的注意事项:①血液回收:使用两套吸引管道以减少羊水污染。②回输自体血:回输时必须使用白细胞滤器,建议输注回收血液450ml 后,更换白细胞滤器。不要加压输血。③实施 IOCS 的医务人员必须要进行相关技术的培训,并有丰富的经验,对实施 IOCS 的患者要进行严密监测。

### (五)红细胞生成素

尽管在妊娠期间此药的临床应用很有限,最后还是将 EPO 列入了血液保护方法之内。EPO 通过胎盘的通透性很低。临床应用表明此药已在妊娠期使用,且对妊娠妇女无明显不良影响。此药可用于常规临床治疗或在预存式自体输血时,用此药来维持 Hb 的水平。

### (六)重组活化凝血因子Ⅶ

有条件可以使用重组活化凝血因子Ⅶ(rFⅦa),但是要注意血栓并发症。rFⅦa 是一个全新的治疗药物,作为外源性凝血通路的启动因子,现已证明 rFⅦa 可以有效控制严重的、危及生命的产后出血。静脉注射的剂量因个体差异而有所不同,通常是在50~100μg/kg,每隔 2 小时 1 次,直至达到止血效果。起效时间为 10~40 分钟。

总之,在以上几种血液保护技术中,IOCS 是最实用和有效的方法,IOCS 在产科的应用无疑会对产科大出血救治产生重要影响。而 PAD 和 ANH 在产科可能仅适用于少数罕见的情况。可在预存式自体输血时,用于维持 Hb 的水平。

### (七)介入治疗在产科血液管理中的应用

近些年来,医学多学科的共同发展促成了产科围术期血液管理新技术的产生,尤其是血管与影像介入技术,明显减少了患者大出血和子宫切除的情况。现代化的杂交手术室(hybrid operating room),不仅满足了普通手术室和麻醉设备的基本要求,还可以同时进行数字减影血管造影(digital subtraction angiography,DSA),从而为剖宫产术中应用介入技术提供了保证。剖宫产相关介入技术主要包括球囊阻断和动脉栓塞,术前超声和磁共振检查可以为胎盘异常患者提供诊断依据,从而实现预防性使用血管阻断技术。在剖宫产术前,经股动脉放置球囊导管;产科医生行剖宫产术,取出胎儿后若证实胎盘植入并发大出血,将球囊打开,阻断盆腔血流,能够即刻有效减少术野出血。在子宫缝合后再进行动脉栓塞,可以避免术后出血和子宫切除。

介入技术在产科的应用,最具争议的就是射线对围生儿的影响。足月儿接受大剂量射线的危害主要在于增加儿童癌症的发生率,但是 100mGy 以下的射线剂量不会造成明显影响。放置腹主动脉球囊时,操作熟练的介入医生只需一次血管造影就可以确定球囊位置,胎儿辐射在超低剂量范围内。子宫动脉变异率相当高,相较于髂总/髂内球囊阻断,腹主动脉阻断能够极大的避免子宫血管变异的影响,从而达到更好的减少出血的效果。另外,放置髂总/髂内球囊由于是双侧操作,其辐射剂量要高于放置腹主动脉球囊,并且操作相对复杂,费用也更多。相较于子宫动脉栓塞,球囊阻断血管是暂时性的,术后不会影响盆腔脏器的血供,而子宫动脉栓塞使用的是中期栓塞物质,完全降解需要 14~90 天,这就有可能影响盆腔脏器功能,并且已有子宫动脉栓塞后闭经,甚至子宫因坏死而切除的报道。介入治疗应用于剖宫产患者,出现的并发症主要有盆腔及下肢动脉血栓形成和缺血性神经损伤,其他包括穿刺部位血肿、股动脉夹层、假性动脉瘤、邻近器官坏死等。

球囊位置的准确性是保证血流阻断效果和血管安全性的前提,在某些情况下,患者常常需要在介入科放置球囊,之后再转运到手术室,转运过程可能造成球囊位置的改变。如果球囊上移会阻断肾动脉,如果球囊下移至髂动脉,那么球囊充盈以后可能引起血管破裂,造成致命的风险。球囊充盈时是使用注射器推注生理盐水,推注速度应尽量缓慢。球囊充盈过快,上肢血压可能会迅速上升,引起重要器官的严重并发症。另外,需注意排空注射器内的空气,避免充盈过程中球囊破裂引起空气栓塞。由于产妇本身血液高凝以及手术当中血管介入操作等因素,术后血管栓塞等并发症的发生率较高,动脉血栓形成最常见,文献报道的发生率是 5%。动脉血栓发生后最常出现的症状就是 5P 征,即脉搏消失(pulselessness)、疼痛(pain)、苍白寒冷(pallor)、感觉异常(paresthesia)、运动障碍(paralysis)。及时发现血栓并做出相应治疗,一般不会给患者造成严重的不良影响。

## 二、产科出血的输血治疗

产科输血的目的在于增加血液的携氧能力及维持正常的凝血功能。要严格把握输血指征,尽量减少不必要的输血。必须选择适合的血制品,在适当的时机以适合的剂量输给适当的患者。

### (一)产科输血总则

在妊娠妇女第一次产检及孕 28 周时必须检查血型、筛查不规则抗体并记录在册;输血前必须检查血型、筛查红细胞不规则抗体并交叉配血。交叉配血的红细胞标本最好是新鲜的;生育年龄的妇女如果是 Kell 阴性,则必须接受 Kell 阴性的血液,否则发生新生儿溶血病的风险很高。所幸的是我国汉族人群 K 基因频率几乎为零,个体间产生抗 K 的概率极低,通常不考虑输注 Kell 阴性的血液;巨细胞病毒(CMV)血清阴性的患者必须接受 CMV 血清阴性的血液(紧急情况下除外);对于前置胎盘的患者必须与血库沟通常规准备好已交叉配血好的 2U 红细胞。血库必须常规准备 O 型 Rh 阴性的血液,以备不时之需;只有贫血并伴有症状的患者才需要输血;为了避免同种异体免疫及新生儿溶血病,再次生产的妊娠妇女只能输注 Kell 阴性的血液。

以下情况必须进行交叉配血以备不时之需：①产科大出血。②前置胎盘。③严重的产前子痫或子痫。④明显的凝血功能紊乱。⑤剖宫产前贫血（Hb<100g/L）。⑥手术前合并有子宫平滑肌瘤或以前有剖宫产病史，或有胎盘植入病史。

### （二）血制品分类

血制品分为成分血、全血制剂。成分输血就是把全血中的各种有效成分分离出来，分别制成高浓度的制品，然后根据不同患者的需要，输给相应制品。

成分输血是由 Gibson 于 1959 年首先提出来的。20 世纪 60 年代末逐渐发展起来，70 年代中期全世界广泛风行。进入 80 年代，发达国家的成分输血比例达 95% 以上。到了 90 年代，发达国家的成分输血比例几乎达到 100%，很少使用全血。当然，当成分血不足时也可以使用全血代替[9]。

产科常用血制品：红细胞制品、血小板制品、血浆制品、血浆衍生物。

### （三）红细胞的输注

1. 红细胞悬液 是由已移出大部分血浆的浓缩红细胞内加入适量的保存液构成，具有血液的最主要功能，即输送氧气，故适用于产科的各种急性失血。

2. 少白细胞的红细胞 全血静置或离心移去血浆和血小板、白细胞，加 1/3 或等量代血浆，或加红细胞沉降剂经离心或过滤除去白细胞即成。此制品减少白细胞 50%，血小板 60%，可做全血代用品，又可减少输血反应。下列患者纠正贫血时需考虑输注少白细胞的红细胞：①曾反复输血或妊娠时已产生白细胞抗体者；②不明原因的输血反应；③需要反复输血者；④孕母为 Rh 阴性，胎儿为 Rh 阳性，胎儿发生同种免疫性溶血病时，可采用少白细胞的红细胞进行宫内胎儿输血。

3. 洗涤红细胞 是用生理盐水反复离心洗涤红细胞或自动连续洗涤法尽可能移除血液中的白细胞和残余血浆，再以生理盐水稀释的红细胞悬液，其 Hct 为 0.70。适应证：主要用于对血浆蛋白过敏的患者。

产科出血何时输注红细胞尚无统一的指征，输注红细胞不能仅仅依据 Hb 和 Hct 值，要根据产妇出血量的多少、临床表现如休克相关的生命体征变化、止血情况和继续出血的风险、Hb 水平以及体温、心功能、血气指标、肾功能等综合考虑来决定是否输注。

输注红细胞的目的不仅仅为了提高 Hb 和 Hct 的值，主要是为了改善机体的氧供，避免组织缺氧。当患者贫血时为了满足机体的供氧，体内有一个自身调节功能，Hb 吸附氧的能力降低，氧离曲线右移，红细胞释放氧增加，所以一个正常健康的产妇即使 Hb 降至 70g/L，也没有严重的贫血症状。但是当患者伴有缺血性心脏病、心衰、肺或外周血管性疾病，以及服用影响心排血量的药物的时候这种自身调节功能降低。

输注红细胞的适应证：①根据出血量来决定红细胞的输注：如果出血量小于全身血容量的 15%，无贫血或严重的心、肺疾病，则不需要输注；出血量占全身血容量的 15%~30%，无贫血或严重的心、肺疾病且没有继续出血，则可以只输晶体胶体溶液补充血容量而不需要输血；如果出血量达到身体血容量的 30%~40%，在补充晶体胶体溶液的同时往往需要输血治疗；如果出血量达到全身血容量的 40% 以上，则需要紧急输注晶体胶体溶液和红细胞，以补充血容量。②根据 Hb 水平来决定红细胞的输注：如果 Hb>100g/L，患者的情况稳定，则不需要输注红细胞；如果 Hb<60g/L，通常需要输注红细胞；Hb 为 60~100g/L，则根据情况看是否需要输注红细胞。如果患者为 Hb≤70g/L，虽然无贫血症状，但有进行性出血或有高危麻醉风险，则需要输红细胞。输注一个单位红细胞大约使 Hb 升高 5~10g/L。

输注红细胞注意事项：输注红细胞前必须做输血前检查、血型检查和交叉配血试验，ABO、Rh 均需相合。输血的速度应根据输血适应证、年龄、贫血程度、输血者的状况及心肺功能等决定。

### （四）血小板的输注

血小板的及时供应为现代输血做出了很大贡献，临床上血小板使用量持续增加。表面看来，手术中血小板和凝血因子丢失、内源性和外源性凝血途径激活消耗，需要同时补充凝血因子和血小板。大量研究表明，只有失血量达到一个血容量时，凝血机制方被破坏。稀释性血小板减少（<50×10⁹/L）是止血异常的最重要的原因。

普遍认为 PLT 高于 75×10⁹/L，是安全阈值。急性出血的患者 PLT 不能低于 50×10⁹/L。当患者血容量的两倍被液体和红细胞替换此时 PLT 估计为 50×10⁹/L。

输注血小板的适应证：①预防出血 PLT<10×10⁹/L；凝血功能紊乱、瘀斑、血小板减少症 PLT<（10~20）×10⁹/L；PLT 正常但血小板功能异常所致

的毛细血管出血;硬膜外麻醉时 PLT<75×10⁹/L。正常的阴道分娩即使 PLT<50×10⁹/L 也是安全的。剖腹手术,PLT 应>50×10⁹/L。输注血小板不一定能升高 PLT。②急性失血患者 PLT<50×10⁹/L,则需要输注血小板。

常规输注血小板的剂量:手工分离浓缩血小板为 1U/10kg 体重(国内以采 200ml 的 1U 全血分离制备的血小板定义为 1U 的浓缩血小板);单采血小板成人每次输注一袋(一个治疗量)。国家标准要求 1U 手工分离浓缩血小板数量必须≥2×10¹⁰,1U 单采血小板(1 个治疗量)含量必须≥2.5×10¹¹。

输注血小板的禁忌证:①血栓性血小板减少性紫癜(TTP)除非出血危及生命,否则禁止输注血小板。血小板输注与 TTP 恶化有关。②肝素引起的血小板减少症是一种药物诱发的免疫性血小板减少症,常伴有严重的血栓形成,输注血小板会导致急性动脉血栓形成。

输注血小板注意事项:①注意细菌污染的异常颜色或浑浊,成人 30 分钟内输完。②应使用新的输血器,最好是血小板专用输血器,这种输血器死腔较小,可减少血小板浪费,输注血小板变态反应多见。③浓缩血小板输注需 ABO、Rh 血型均相合。

**(五)新鲜冰冻血浆的输注**

新鲜冰冻血浆(FFP)是新鲜抗凝全血于 6~8 小时内分离血浆并快速冷冻,几乎保存了血液中所有的凝血因子、血浆蛋白、纤维蛋白原。每单位(相当于 200ml 新鲜全血中血浆含量)新鲜冰冻血浆可使成人增加 2%~3% 的凝血因子,用时需要根据临床症状和监测结果及时调整剂量。应用剂量为 10~15ml/kg,必要时重复使用。不应该将血浆作为容量扩张剂。

适应证:PT 或 APTT 大于正常的 1.5 倍或 INR>2.0,创面弥漫性渗血、急性大出血输入大量库存全血或浓缩红细胞(出血量或输血量相当于患者自身血容量)、DIC 出血、血栓性血小板减少性紫癜、先天性或获得性凝血因子缺陷、纤维蛋白原水平低于 1g/L、单个凝血因子缺乏的补充、抗凝剂过量引起的出血、抗凝血酶Ⅲ缺乏、免疫缺陷综合征等。

注意事项:①为了减少输血并发症,如果患者凝血功能正常,血浆不能来纠正低血容量。②新鲜冰冻血浆要求 ABO 血型同型输注,在特殊情况下可 ABO 血型相容输注,相容关系为 AB 型血浆可输给任何受血者;A 型血浆可输给 A 型和 O 型受血者;B 型血浆可输给 B 型和 O 型受血者;O 型血浆只能输

给 O 型受血者。输注前不必作交叉配血试验。

**(六)冷沉淀的输注**

输注冷沉淀主要为了纠正纤维蛋白原和因子Ⅷ的缺乏,每袋冷沉淀是由 400ml 全血制成,体积为 (25±5) 毫升/袋,其中主要含有≥80U 的因子Ⅷ、纤维蛋白原≥150mg 以及血管性血友病因子、纤维粘连蛋白、凝血因子ⅩⅢ等。冷沉淀常用剂量为 0.10~0.15U/kg。

适应证:由低纤维蛋白原血症、血纤维蛋白原异常、DIC、血管性血友病、因子ⅩⅢ缺陷等所致的出血需要输注冷沉淀。通常 10kg 体重输注 1~2U 冷沉淀可提高纤维蛋白原大约 500mg/L,血浆纤维蛋白原达 1g/L 足够维持机体正常的止血功能。

注意事项:①应按 ABO 血型相容原则输注,不需做交叉配血。②输注前应在 37℃水浴中 10 分钟内融化,融化过程中必须不断轻轻摇动,避免局部温度过高。③融化后的冷沉淀应在 4 小时内尽快输用,不可再重新冻存。④以患者可耐受的最快速度输注。

**(七)纤维蛋白原的输注**

输入纤维蛋白原 1g 可提升血液中纤维蛋白原 0.25g/L,1 次可输入纤维蛋白原 4~6g(也可根据患者具体情况决定输入剂量)。

**(八)产科大出血的管理**

产科大出血是产妇死亡的主要原因之一,可以在妊娠和围生期的任何时间发生。如果患者在 24 小时内出血量达到 1 个血容量或者 3 小时内出血量达到 50% 的血容量或者出血量达到 150ml/min 即可定义为产科大出血。产科大出血容易合并凝血功能障碍。

处理原则:产科、麻醉科、输血科和血液科的资深医师应互相做好沟通与合作,由产科医师或麻醉医师根据患者出血量和速度、对之后出血量的预测和估计立刻启动治疗方案:①产科大出血患者首先尽快输注晶胶体溶液及红细胞,恢复正常血容量以满足组织的灌注;同时密切监视患者的生命体征,严密监测凝血功能、血气、体温等,一旦确诊为凝血功能障碍,尤其是 DIC,应迅速补充相应的凝血因子。②当失血量达到血容量的 200% 时,不稳定凝血因子活性降低至 25%;失血量大于 1 个血容量时,应考虑输新鲜冰冻血浆,当患者 PT、APTT 大于正常的 1.5 倍必须输注新鲜冰冻血浆(FFP),剂量应足够大,使凝血因子维持在临界值以上。如果患者血浆纤维蛋白原低于 1g/L,应当输注纤维蛋白原制品或冷沉

淀;如果 PLT<50×$10^9$/L,推荐输注血小板,治疗目标是维持 PLT>50×$10^9$/L。

产科大量输血在处理严重产科出血中的作用越来越受到重视,应用也越来越多,但目前并无统一的产科大量输血方案。

按照国内外常用的推荐方案,建议红细胞:血浆:血小板以 1:1:1 的比例(如 10U 红细胞悬液+1000ml 新鲜冰冻血浆+1U 机采血小板)输注。文献报道对于产科大出血的患者应尽早输注冷沉淀,提高血纤维蛋白的浓度,有助于改善患者的预后。如果条件允许,还可以考虑尽早应用 rFⅦa。严重的产后出血往往并发消耗性凝血功能障碍,Ⅶ因子是最先被消耗的凝血因子并且不能从冰冻血浆中得到补充,外科治疗和非外科治疗手段已经使用,输注浓缩红细胞 8~12U,出血仍在继续,在考虑行子宫切除术前应先应用 rFⅦa,首次剂量为 90μg/kg,如果 20 分钟显示无效,在确保体温、酸中毒、血钙、血小板和纤维蛋白原已经改善的前提下,再次给药 90μg/kg。在没有条件进行动脉结扎和放射介入栓塞的情况下,应率先考虑应用 rFⅦa,而不是转运到其他中心进行上述外科治疗。rFⅦa 是一个全新的治疗药物,作为外源性凝血通路的启动因子,现已证明 rFⅦa 可以有效控制严重的、危及生命的产后出血。

静脉注射的剂量因个体差异而有所不同,通常是在 50~100μg/kg,每隔 2 小时一次,直至达到止血效果。起效时间为 10~40 分钟。

### (九)产科播散性血管内凝血[10]

产科播散性血管内凝血(DIC)是产科最危急的出血。

1. 常见原因　感染性流产、稽留流产、胎死宫内、胎盘早剥、羊水栓塞、产后出血、重度妊娠期高血压。

2. 发生机制　①首先是大量组织因子进入血液循环,启动外源性凝血途径,如手术中的严重创伤、胎盘早剥、胎死宫内等,这些情况下均有大量组织因子(也就是凝血因子Ⅲ或 TTP)释放入血,与血浆中的钙离子和凝血因子Ⅶ形成复合物,启动外源性凝血系统。目前认为此时凝血系统的激活主要是通过 TTP 介导的。单核细胞或巨噬细胞和内皮细胞一样,当受到致病因子或介质刺激后,在细胞表面有 TTP 表达。血管内皮细胞损伤、激活凝血因子Ⅻ,启动内源性凝血系统。②其次是激活凝血因子Ⅻ,启动内源性凝血途径,如感染性流产时细菌内毒素可损伤血管内皮细胞,使内膜下胶原暴露,凝血因子Ⅻ

与胶原或与内毒素接触,其精氨酸上的胍基构型发生改变,活性部位丝氨酸残基暴露而被激活。另外,因子Ⅻ和活化的因子Ⅻa 也可能在激肽释放酶,纤溶或胰蛋白酶等可溶性蚓激酶(蛋白水解酶)的作用下生成碎片Ⅻf,这一过程称酶性激活。Ⅻf 为激肽释放酶原激活物,可将血浆激肽释放酶原激活成激肽释放酶,后者使因子Ⅻ进一步活化,从而加速内源性凝血系统的反应。Ⅻa 和Ⅻf 还可相继激活纤溶、激肽和补体系统,进一步促进 DIC 的发展。③感染性流产及羊水栓塞时因细菌内毒素及羊水中的一些颗粒物质进入血液循环可激活血小板,使其膜糖蛋白Ⅱb-Ⅲa 复合物作为纤维蛋白原受体功能表达,与纤维蛋白原结合,促使血小板聚集。而致病因素损伤血管内皮细胞,内皮下胶原和微纤维暴露,通过血管性血友病因子(vWF)或直接与血小板膜糖蛋白Ⅰb 结合,使血小板黏附。被激活的血小板释放二磷腺苷(ADP)、5-羟色胺(5-HT)、血栓素 $A_2$(TXA$_2$),又可进一步激活血小板,结果形成微聚体。另外,血小板被激活时,膜磷脂发生改变,即带负电荷的磷脂从膜内层转到外层,通过 $Ca^{2+}$ 与因子Ⅺ、Ⅹa、Ⅹ、Ⅱ相互作用,在辅助因子Ⅴ和Ⅷ的参与下促使凝血酶形成。通常,在 DIC 的发病过程中,血小板多起继发作用。但也可以起原发作用。④血管内皮细胞(VEC)与血管张力、凝血和纤溶三方面皆有双向相互作用。在致病因素作用下,如严重感染性流产时(病原体可以是细菌、病毒、真菌、原虫、螺旋体或立克次体),往往损害血管内皮细胞,使其生理平衡作用失调。例如,内毒素可直接作用于 VEC,或通过单核巨噬细胞和中性粒细胞释放肿瘤坏死因子(TNF)作用于 VEC。也可以通过白细胞介素 1(IL-1)、血小板活化因子(PAF)和补体(C5a)为介导损害 VEC。TNF 和 IL-1 可改变 VEC 表面特性,促使中性粒细胞、单核细胞和 T 细胞在表面黏附。PAF 引起血小板聚集、释放,促使中性粒细胞和单核细胞趋化和颗粒分泌,并促使内皮细胞与中性粒细胞相互反应。C3a 和 C5a 可以使单核细胞释放 IL-1,C5a 可加强活化的中性粒细胞产生氧自由基,结果损伤内皮细胞,促使 DIC 发生。

3. 临床表现　①出血;②微血管栓塞引起脏器功能障碍;③休克;④微血管病性溶血性贫血。

4. 实验室检查　①PLT< 100×$10^9$/L;②纤维蛋白原<1.5g/L;③凝血酶原时间:正常为 13 秒,延长 3 秒以上;④纤维蛋白降解产物(FDP):正常 40~80μg/ml,DIC 时>(40~80)μg/ml;⑤血浆鱼精蛋白副凝固试验(3P 试验):阳性,可预测 DIC 不同阶段。

5. 治疗 一旦怀疑 DIC 应迅速抽血做有关实验室检查,在等待结果时不要延误治疗,应迅速补充凝血因子作替代治疗,为去除病因争取到宝贵时间:①浓缩血小板输注:2 个治疗量(机器单采);②FFP:15ml/kg;③冷沉淀:1.5U/10kg;④是否要应用肝素抗凝存在争议,倾向于不用(高凝期例外)。但羊水栓塞合并 DIC 早期应尽早使用肝素 25~50mg。肝素是常用的有效抗凝剂,作用是阻断凝血过程,防止血小板凝血因子消耗,但对已形成的微血栓无效。

(1)适应证:诊断明确的 DIC,病因不能迅速控制时,应立即使用肝素,越早越好,应用在血液呈高凝状态,有下列症状结合化验室检查,在症状出现 10 分钟,1 小时内用肝素效应最好。①血小板下降到 $150\times10^9/L$ 以下,皮肤出现出血点或瘀斑。②血液呈高凝状态,静脉取血血液黏滞,血压下降。③顽固性休克,休克与失血不成比例。④血小板和凝血因子,纤维蛋白原迅速下降,持续性血管内凝血。⑤凝血因子消耗引起的持续性出血不止,出血不见凝血块。

(2)禁忌证:①有显著的出血倾向或潜在的出血病;②结核空洞出血、溃疡病出血,有出血倾向的严重肝病或高血压脑病;③手术后短期内,或有巨大的出血创面未曾完善止血;④DIC 已过渡到纤溶亢进阶段;⑤产科并发症中肝素的应用:结合产科 DIC 多发生于分娩过程,产后有巨大的胎盘剥离面,是否适用肝素。根据国内外文献的报道,对前述诱发 DIC 的产科并发症有:①胎盘早期剥离:其主要症状为显性和隐性出血,多发生于高血压产妇,严重病例胎死宫内,胎死宫内的百分率国外为 0.12%,北京妇产医院为 0.17%~0.23%。血小板减少,低纤维蛋白原血症。国内外一致认为在大量输血,输新鲜冷冻血浆可增加凝血因子,提高纤维蛋白原,尽快结束分娩,胎儿、胎盘娩出后,凝血因子可自然恢复正常,无须应用肝素以免加重出血。国外报道 10U 新鲜冷冻血浆输注,可提高纤维蛋白原 1g/L。但也有在未娩前给小剂量肝素 25mg 未增加产后出血的报道。②胎死宫内:1959 年 Pritchard 报道,胎死宫内滞留子宫 4 周以上,发生低纤维蛋白原血症者几乎占 25%。所以在死胎病灶清除之前,应输注肝素,待纤维蛋白原恢复正常再引产清除胎物。③感染性流产和流产:感染性流产主要是积极控制感染后清除子宫内胎物,DIC 可自然消失。各种流产包括中期妊娠引产,发生 DIC 的原因与采取的手术措施有关,据美国加

州一个工业城市 Ingwood 医院(1980—1981 年)报道:吸引刮宫 DIC 发生率为 8/10 万,扩宫清除胎物刮宫 DIC 发生率 191/10 万,高张盐水引产 DIC 发生率为 658/10 万。我国虽无详细统计数字报道,据北京医学会对北京几家大医院的统计(1983),虽高张盐水引产早已废弃,但芫花和天花粉蛋白(天花粉)引产也有 DIC 发生,中期妊娠 DIC 发生率明显高于早期吸宫流产。

总之,产科出血首先要尽快恢复血容量,首先利用晶体胶体扩容,根据患者的 Hb、Hct 值结合患者的全身情况综合分析决定是否输注红细胞,当 Hb< 60g/L,通常需要输注红细胞。急性出血时 PLT 必须>$50\times10^9/L$。产科大出血时建议在输注晶、胶液体的同时尽早输注血制品,建议红细胞:血浆:血小板按 1:1:1 的比例输注,有助于患者的恢复。

### (十)产科输血不良反应[11]

1. 非溶血性发热反应 发热反应多发生在输血后 1~2 小时,往往先有发冷或寒战,继以高热,体温可高达 39~40℃,伴有皮肤潮红、头痛,多数血压无变化。症状持续少则十几分钟,多则 1~2 小时后缓解。

2. 变态反应和严重变态反应 ①变态反应主要表现为皮肤红斑、荨麻疹和瘙痒。②严重变态反应并不常见,其特点是输入几毫升全血或血液制品后立刻发生,主要表现为咳嗽、呼吸困难、喘鸣、面色潮红、神志不清、休克等症状。

3. 溶血反应 ①绝大多数是输入异型血所致。②典型症状是输入几十毫升血后,出现休克、寒战、高热、呼吸困难、腰背酸痛、心前区压迫感、头痛、血红蛋白尿、异常出血等,可致死亡。③全身麻醉中的手术患者唯一的早期征象是伤口渗血和低血压。

4. 细菌污染反应 ①非致病菌污染,可能只引起一些类似发热反应的症状。②毒性大的致病菌,即使输入 10~20ml,也可立刻发生休克。③库存低温条件下生长的革兰染色阴性杆菌,其内毒素所致的休克,可出现血红蛋白尿和急性肾衰竭。

5. 循环超负荷 ①心脏代偿功能减退的患者,输血过量或速度太快。②可因循环超负荷而造成呼吸困难、发绀、咳嗽、大量血性泡沫痰以及颈静脉怒张、肺部湿啰音、静脉压升高,X 线胸片显示肺水肿征象。

6. 出血倾向 大量快速输血可因凝血因子过度稀释或缺乏,导致创面渗血不止或术后持续出血。

7. 电解质及酸碱平衡失调 ①库血保存时间

越长,血浆 pH 越低、钾离子浓度越高。大量输血常有一过性代谢性酸中毒。②血清钾高的患者,大量输血应提高警惕高钾血症。③输注大量枸橼酸后,可降低血清钙水平,影响凝血功能;枸橼酸盐代谢后产生碳酸氢钠,可引起代谢性碱中毒,会使血清钾降低。

8. 输血相关性急性肺损伤 是一种输血后数小时出现的非心源性肺水肿,病因是某些白细胞抗体导致的免疫反应。表现为输血后出现低氧血症、发热、呼吸困难、呼吸道出现渗液。

9. 传染性疾病输异体血 主要有传播肝炎和 HIV 的危险。

10. 免疫功能抑制输入异体血 可明显抑制受血者的免疫功能,会影响疾病的转归。例如输血增加感染和死亡率、输血增加肿瘤复发率和死亡率、输血可能增加 POCD 发生率、输血相关移植物抗宿主病等。应严格遵循输血适应证,避免不必要的输血。

### (十一)围术期输血不良反应的防治

在全身麻醉状态下,输血反应的症状和体征往往被掩盖,不易观察和早期发现,并且还可能会被漏诊,应引起麻醉科医生的警惕。输血前应由两名医护人员严格核对患者姓名、性别、年龄、病案号、床号、血型、交叉配血报告单及血袋标签各项内容,检查血袋有无破损渗漏,血液颜色是否正常。准确无误方可输血。

输血不良反应治疗措施:①首先应立即停止输血。核对受血者与供血者姓名和血型。采取供血者血袋内血和受血者输血前后血标本,重新化验血型和交叉配血试验,以及做细菌涂片和培养;②保持静脉输液通路畅通和呼吸道通畅;③抗过敏或抗休克治疗;④维持血流动力学稳定和电解质、酸碱平衡;⑤保护肾功能:碱化尿液、利尿等;⑥根据凝血因子缺乏的情况,补充有关凝血成分,如新鲜冰冻血浆、凝血酶原复合物及血小板等;⑦防治 DIC;⑧必要时行血液透析或换血疗法。

(夏磊铭 姚尚龙 张 卫)

## 参考文献

1. 乔叔凯,徐世荣.妊娠相关性血液学异常//徐世荣.边缘血液学.天津:天津科学技术出版社,2010:404-406.
2. 杨鹰.妇产科输血//刘景汉,汪德清.临床输血学.北京:人民卫生出版社,2011:297-320.
3. Adukauskienė D,Veikutienė A,Adukauskaitė A,et al.The usage of blood components in obstetrics.Medicina(Kaunas),2010,46(8):561-567.
4. UK Cell Salvage Action Group.Policy for the provision of Intraoperative Cell Salvage.
5. Catling SJ,Williams S,Fielding AM.Cell salvage in obstetrics:an evaluation of the ability of cell salvage combined with leucocyte depletion filtration to remove amniotic fluid from operative blood loss at caesarean section.Int J Obstet Anesth,1999,8(2):79-84.
6. Fong J,Gurewitsch ED,Kump L,et al.Clearance of fetal products and subsequent immunoreactivity of blood salvaged at cesarean delivery.Obstet Gynecol,1999,93(6):968-972.
7. Qureshi H,Massey E,Kirwan D,et al.BCSH guideline for the use of anti-D immunoglobulin for the prevention of haemolytic disease of the fetus and newborn.Transfusion Medicine,2014,24:8-20.
8. Dr L Green,Dr C Connolly,Dr G Cho,et al.Blood Transfusion in Obstetrics.RCOG Green-top Guideline No.47,2015:1-23.
9. 安宁,张献清.成分输血//张献清,胡兴斌.实用临床输血医学.西安:第四军医大学出版社,2015:55-56.
10. Pham HP,Shaz BH,Update on massive transfusion.BJA,2013,111[S1]:i71-i82.
11. 张玲玲,张献清.输血不良反应与输血相关传染病//张献清,胡兴斌.实用临床输血医学.西安:第四军医大学出版社,2015,119-139.

# 第四十四章
## 胎儿和新生儿输血

输血疗法是儿科最常应用的治疗手段之一。输血技术的迅速发展,使人们对各种血液成分的生化、生理作用以及输血的各种不良反应有了深入了解,临床医师能更广泛、正确地应用输血疗法。但由于胎儿及新生儿的循环系统、免疫系统及其他各系统发育尚不成熟,使得胎儿及新生儿输血问题(包括宫内输血及新生儿输血)更成为医务工作者关注的热点领域。

## 第一节 宫内输血

胎儿宫内输血是输血医学中的特殊领域。Liley于1963年首次提出了胎儿宫内输血的概念,随着胎儿医学和输血医学的发展,目前宫内输血技术已成为治疗胎儿贫血及补充血液成分的重要手段。近年来的临床和实验室研究表明,宫内输注造血干细胞有望成为纠正基因缺陷病的重要治疗措施[1]。

### 一、宫内输血适应证

重度贫血是导致死胎和胎儿水肿的主要原因,如果能改善胎儿贫血,可以延长胎儿生命,争取获得进一步治疗的机会,避免胎儿死亡,宫内输血是改善胎儿贫血的有效手段,胎儿宫内输血的适应证有如下几种[2]。

#### (一)胎儿贫血

1. 红细胞破坏增加 导致胎儿红细胞破坏增加的疾病包括同种免疫性溶血、血红蛋白病、红细胞膜及酶缺陷等。其中同种免疫性溶血是导致胎儿红细胞破坏增加的主要原因。胎儿从父亲遗传获得母体所不具有的血型抗原,孕期胎儿红细胞通过胎盘进入母体后,胎儿血型抗原刺激母体产生相应的抗胎儿血型IgG抗体,这种抗体进入胎儿血液循环与其红细胞上的相应抗原结合,可导致红细胞在单核-吞噬细胞系统内遭到破坏,引起胎儿溶血,大量溶血可导致胎儿严重贫血、心力衰竭及胎儿水肿等并发症,需要进行宫内输血。胎儿期严重血红蛋白病,如重型α-地中海贫血(珠蛋白生成障碍性贫血)可导致胎儿重度贫血及水肿,可采用造血干细胞宫内移植治疗。

2. 红细胞生成减少 各种因素,如感染可引起胎儿骨髓造血抑制,导致胎儿贫血。微小病毒B19是一种单链DNA病毒,可引起骨髓造血祖细胞成熟障碍,导致红细胞及血小板生成减少。母亲孕期感染微小病毒B19可导致胎儿贫血、水肿及神经系统发育异常,严重者导致胎儿死亡,因此对微小病毒B19的早期诊断和治疗可以防治其引起的胎儿并发症。B19病毒的母婴传播率为30%~50%,母亲感染越早,母婴传播率越高,孕20周前胎儿感染率为43.2%,胎儿出现并发症的风险增高,孕20周后传染率为25%[3]。先天性单纯红细胞再生障碍性贫血也因骨髓红系增生明显减少或极度低下而发生贫血。

3. 红细胞丢失过多 双胎输血综合征、双胎之一胎无心畸形、胎母输血及胎盘血管瘤等可导致胎儿红细胞丢失过多。单绒毛膜双胎妊娠存在胎儿间血管交通异常可导致供血胎儿向受血胎儿输血,造成供血儿贫血;如果双胎之一胎为无心畸形时,正常胎儿需要向无心畸胎供血,可会出现正常胎儿的失血和贫血。胎儿骶尾部畸胎瘤以及胎盘血管瘤时胎儿血液向畸胎瘤组织和血管瘤灌注,导致胎儿贫血。胎母输血也是导致胎儿红细胞丢失的重要原因,胎盘绒毛破裂、母亲腹部外伤、经腹羊膜腔穿刺、外倒转术等可导致大量胎儿血液进入母体内,引起胎儿失血性贫血,此时母亲血液中可检测出较多胎儿红细胞。

#### (二)胎儿血小板减少症

胎母血小板抗原不合所致同种免疫性血小板减少症、病毒感染、先天性白血病等均可导致胎儿血小板减少症。当胎儿并发血小板减少症时,可出现出血倾向,严重者可并发胎儿失血性贫血及颅内出血等,危及胎儿生命,必要时胎儿需宫内输注血小板。

## 二、胎儿贫血监测

对于高危病例,如 Rh 阴性妊娠妇女,前一胎有死胎、全身水肿及严重贫血等病史的妊娠妇女,孕期合并病毒感染,特别是微小病毒 B19 感染者,单绒毛膜双胎妊娠者等,应在妊娠期进行严密监测,及早发现胎儿贫血。监测手段包括:

### (一)胎儿超声检查

1. 胎儿大脑中动脉血流监测　胎儿贫血时,血红蛋白含量降低,胎儿心排血量代偿性增加,动脉血流速度增高,大脑中动脉血流峰速(middle cerebral artery peak systolic velocity,MCA-PSV)在胎儿贫血时明显增高。在众多评价胎儿贫血的超声指标中,MCA-PSV 的敏感度及精确度最高,孕期监测胎儿 MCA-PSV 对于胎儿贫血具有重要的预测价值。通过 MCA-PSV 监测,可以降低 50%~70% 的侵袭性操作过程,避免羊水及脐带穿刺相关的胎膜早破及感染等并发症[4]。目前国际上主要采用 Mari 等制定的胎儿 MCA-PSV 参考值作为判断标准[4]:MCA-PSV = 1.0 中位数倍数(multiples of the median,MoM)为正常妊娠平均值,MCA-PSV>1.5MoM 提示胎儿贫血风险增加。对于可能发生胎儿贫血及胎儿水肿的高危妊娠妇女应从孕 16~18 周开始行 MCA-PSV 监测,每周复查;如 MCA-PSV>1.5MoM,需 2~3 天复查,MCA-PSV 持续增高需脐血管穿刺采样行相关检查,必要时宫内输血治疗。

2. 胎儿心脏功能评估　胎儿贫血导致心排血量代偿性增加,心脏负荷加重,胎儿可出现心脏增大、心肌肥厚等表现,心功能也可能受到一定程度的损害。胎儿心脏功能的评价包括舒张和收缩功能,即心脏的充盈与射血。胎儿心功能异常主要表现在右心室,早期表现为右心扩大及收缩力下降,随着心脏收缩功能的持续下降及心脏舒张期时间的缩短,致冠状动脉血流灌注不足,继而影响左心功能,导致全心衰竭。

3. 胎儿其他异常　胎儿超声检查还可以发现是否存在胎儿肝大、胎盘水肿及羊水过多等胎儿贫血的其他征象。

### (二)脐血检查

脐血取样是目前评估胎儿贫血和溶血程度最准确的方法。通常采用 B 超引导经皮脐血管穿刺取胎儿血标本,检查胎儿血红蛋白、血细胞比容、血型、血清胆红素及血小板计数等,还可行溶血相关实验及感染性疾病的检查。

## 三、胎儿宫内输血指征

胎儿宫内输血的目的是在胎儿分娩前预防和(或)治疗胎儿水肿,尽量使胎儿存活至较大孕周,增加新生儿存活率。胎儿宫内输血的指征包括:根据病史及血清学检查确诊为 Rh 血型不合等严重溶血病的胎儿,羊水作分光光度法检查测定在 450nm 处胆红素吸收峰光密度值在第三区带,而且胎儿肺脏尚不成熟,孕周小于 34~35 周,Hb<60g/L,血细胞比容<25% 以及已发生胎儿水肿者。

## 四、胎儿宫内输血术

### (一)输血途径

胎儿宫内输血通常在 B 超引导下进行,输血途径包括血管内输血、腹腔内输血和心脏内输血。

1. 血管内输血　可采用脐静脉输血及脐静脉肝脏入口处输血,脐静脉输血是最常采用的途径。脐静脉输血的优点包括:合并胎儿水肿的患儿输血后存活率高,可直接检查胎儿血细胞比容,确定胎儿血型,便于准确计算血液输注量。脐静脉肝脏入口输血优点在于部分血液可以进入胎儿的腹腔,腹膜可以二次吸收。

2. 腹腔输血　腹腔输血主要靠胎儿膈膜和腹膜表面的淋巴管吸收红细胞,再通过胸导管进入血液循环,胎儿腹水会影响输血效果。

3. 心脏内输血　胎儿心脏内输血对胎儿损伤较大,并发症多,仅在脐静脉穿刺困难或失败时应用。

### (二)血液制品的选择[5]

随着宫内输血技术的进步与发展,宫内输注的血液制品已由单纯的红细胞扩展到血小板及免疫球蛋白等,临床上可根据宫内输血目的确定血液品种。

1. 宫内输注红细胞血型选择　O 型(低效价溶血素)RhD 阴性,如果胎儿 ABO 血型已知并能除外母子 ABO 血型不合溶血病,可选择 ABO 血型同胎儿的红细胞制品,推荐使用 Kell 血型 K 阴性的血液进行输注以减少母儿同族免疫溶血的风险。同种免疫性溶血病血源选择可参考胎儿/新生儿溶血病输血治疗。①与母亲血液交叉配血无凝集。②献血 5 天内的采用枸橼酸葡萄糖抗凝的新鲜血液。③相关的病毒学筛查,如乙型肝炎、丙型肝炎、HIV、巨细胞病毒等筛查阴性。④经γ射线照射预防输血相关性移植物抗宿主反应,血细胞比容为 0.7~0.75。

2. 宫内输注血小板血型选择　O 型 RhD 阴性,抗-A 及抗-B 低效价。①血小板抗原同母亲相合。②最好为机采辐照血小板。③相关病毒学筛查,如乙型肝炎、丙型肝炎、HIV、巨细胞病毒等筛查阴性。④英国血液学标准委员输血特别委员会推荐使用血小板计数至少为 2000×10⁹/L 的超浓缩血小板,以减少输注给胎儿的容量。

### (三)血液输注量

宫内输血量目前临床上尚无统一标准,可参考以下公式进行计算:[(输血后预期的胎儿 Hct 值-胎儿输血前 Hct 值)/供血者 Hct 值]×胎儿估计体重×胎儿胎盘循环血量,胎儿胎盘循环血量估计值为 150ml/kg。Selbing 等研究认为胎儿宫内最佳输血量为 20ml/kg,可按照公式(妊娠周数-20)×10ml 简化计算。如果胎儿体重小于 400g 时输血量应严格少于 30ml。腹腔内输血一般速度控制在 5~10ml/min,脐静脉输血 2~5ml /min。宫内血小板输注量可参考以下公式:[(输血后预期的胎儿血小板计数-胎儿输血前血小板计数)/供血者血小板计数]×胎儿估计体重×胎儿胎盘循环血量。宫内输注血小板速度为(1~5)ml/min。

### (四)输血间隔

输血最早可以从孕 18 周开始,间隔 1~4 周重复输血,视胎儿贫血程度及有无水肿而定。

### (五)胎儿宫内输血步骤

需要产科、超声科、麻醉科、检验科及输血科等多科室协作,在具有手术条件的医院进行。术前需要除外染色体异常及结构畸形,使妊娠妇女及家属充分知情,告知手术相关的风险,签署知情同意书。准备 20G 长穿刺针,肝素化的 1ml 的针管用以进行血液的各项检查送检,10ml 及 20ml 针管进行血液的抽吸和输注,同时要准备 0.9%氯化钠溶液及输血时需要的过滤装置等。超声下选择穿刺部位,局部麻醉。穿刺成功后,回抽胎血 0.5~1ml,进行血常规、血型、胆红素及有关抗体检查,根据脐血 Hct 决定输血量。输血前血液制品应适当加热,避免直接采用 4℃冷藏血输注,血液制品不应暴露在温度超过 30℃的环境中。输血过程中要监测胎儿心率,一旦出现心动过速和心动过缓则需要积极处理。如果可以监测脐静脉压力,以<10mmHg 为宜,脐静脉压力过高,应立即停止输注,必要时回抽胎儿静脉血。术毕抽出胎儿血液复查 Hct,同时超声检查胎儿心率并注意

有无脐带和(或)胎盘血肿。

### (六)胎儿宫内输血并发症

暂时性胎儿心动过缓是宫内输血最常见的并发症,发生率约为 8%。此外,还可发生穿刺点出血、脐带血肿、早产、胎膜早破、宫内感染及胎死宫内等并发症,需积极处理。

## 第二节　胎儿和新生儿溶血病

胎儿和新生儿溶血病(hemolytic disease of the newborn)是因母婴血型不合,母亲产生抗胎儿红细胞抗原的免疫抗体 IgG,此类 IgG 通过胎盘进入胎儿体内,引起胎儿及新生儿红细胞破坏所致的同族被动免疫性溶血。胎儿和新生儿溶血病仅发生于胎儿与早期新生儿,可导致死胎、死产、胎儿水肿、贫血及新生儿黄疸,严重者可并发胆红素脑病,遗留严重的神经系统后遗症。胎儿/新生儿溶血病的实验室检查有助于明确诊断,早期干预,对降低新生儿死亡率及避免神经系统后遗症的发生具有重要意义。

### 一、发 病 机 制

人类的红细胞抗原有 400 种以上,血型系统 26 个,每种血型系统彼此在遗传上是独立的。当父母存在血型不合时,胎儿由父亲方面遗传的红细胞抗原恰为母亲所缺乏,胎儿红细胞进入母体并被母体脾脏巨噬细胞所吞噬,产生抗父源性免疫抗体,初次产生的抗体为 IgM,不能通过胎盘进入胎儿体内,若母亲再次妊娠,并且胎儿血型与上一胎儿血型相同,则第 2 次发生免疫反应时母体主要产生 IgG 抗体,抗体能通过胎盘进入胎儿血循环,使胎儿红细胞凝集及破坏,发生溶血。Rh 及 ABO 血型系统血型不合引起的溶血病最常见。Rh 血型不合溶血病发生早、症状突出、病情重,常危及胎儿及新生儿生命。其他血型系统,如 MN、Ss、Kell、Kidd、Duffy、Lewis、Diego 等血型系统亦可导致新生儿溶血病,但发病率较低。

### (一)Rh 血型不合溶血病发病机制

Rh 血型系统共有 6 种抗原构成:Cc、Dd 及 Ee,由第 1 对染色体上三对紧密连锁的等位基因决定,组成一基因复合体,每个个体有两组基因复合体,分别来自父母。三组抗原中,D 抗原最早被发现且抗原性最强,故凡具 D 抗原者称 Rh 阳性,无 D 抗原者称 Rh 阴性,杂合子只有一个 D 抗原,纯合子有两个 D 抗原。由于至今尚未鉴定出抗-d,故不能证实 d

抗原的存在,只是理论上推测。遗传学上以 d 表示 D 的缺乏,所以 Rh 阳性者表示为 DD、Dd,Rh 阴性者表示为 dd。Rh 阴性的发生率在不同种族和地域有差异:白种人约 15%,美国黑人占 5%,我国汉族人群中则低于 0.5%,少数民族如维吾尔族、乌孜别克族等 Rh 阴性的出现频率高达 5% 以上。

Rh 血型不合溶血病主要发生在母为 Rh 阴性、胎儿 Rh 阳性时,但母为 Rh 阳性时亦可发生,是由抗-E(母为 ee),抗-C(母为 cc)或抗-e,-c 等引起。其中抗-E 较多见,因为汉族中 RhCCDee 或 CcDee 几乎占半数,且 RhE 抗原性仅次于 RhD。

母儿存在 Rh 血型不合时,胎儿红细胞进入血液循环被母体脾脏巨噬细胞所吞噬,在巨噬细胞的调理和抗原提呈作用下释放 Rh 抗原,刺激相应的淋巴细胞产生抗体。初次免疫反应产生抗体所需的时间较长,8~9 周,甚至要 6 个月,所产生的抗体为分子量 900 000 的 IgM 抗体,不能透过胎盘进入胎儿体内。所以第一胎仅处于原发免疫反应的潜伏期。若再次妊娠并同时存在母儿 Rh 血型不合,第二次发生免疫反应时,抗体出现快,仅需数日,主要为 IgG 抗体。IgG 抗体迅速通过胎盘进入胎儿血循环导致胎儿溶血。因此 Rh 血型不合溶血往往发生在第二胎,并随着胎次增加溶血加重。有少数(约 1%)的 Rh 溶血病发生在第一胎,这是由于妊娠妇女妊娠前曾接受过 Rh 血型不合的输血,或者 Rh 阴性妊娠妇女在其胎儿期接受过 Rh 血型不同的母亲血而发生过初发免疫反应,则此妊娠妇女第一胎的胎儿 Rh 血型与母不相合时,也可能发病。这就是 Taylor 提出的"外祖母学说"。

### (二)ABO 血型不合溶血病发病机制

胎儿/新生儿 ABO 血型不合溶血病远较 Rh 血型不合溶血病多见,但一般较 Rh 血型不合溶血病轻,发生胎儿水肿者极少见。ABO 血型不合溶血病主要发生在 O 型妊娠妇女,胎儿为 A 型或 B 型。妊娠妇女 A 型,胎儿为 B 型或 AB 型,或妊娠妇女 B 型,胎儿 A 或 AB 型时,理论上可发生溶血,但实际上很少见。据统计妊娠妇女与胎儿发生 ABO 血型不合妊娠的发生率为 20%~25%,其中仅 10% 发生溶血,这可能是由于部分胎儿和新生儿的 ABO 血型抗原性较弱,没有使母体产生免疫抗体的能力。

孕母未产生免疫性抗体之前,血清中的抗-A、抗-B 为天然抗体,属 IgM,不能透过胎盘,对胎儿无影响。而免疫性抗-A 或抗-B 是由于 A 或 B 血型抗原刺激而产生的,可能因为:①母亲与胎儿 ABO 血型不合,胎儿红细胞经胎盘失血进入母体使母体免疫产生抗体;②自然界中存在 A 或 B 血型抗原物质(如食物、细菌等);③非特异性刺激,如注射破伤风抗毒素、伤寒、副伤寒疫苗、白喉类毒素等均具有 A 或 B 血型物质,刺激机体产生抗体。免疫性抗体为 IgG,可透过胎盘,而且不能被人体分泌的 A 或 B 血型物质所中和,故进入胎儿循环与相应的红细胞抗原位点结合,并在脾脏被破坏和清除,造成溶血。

由于母体在孕前可以有免疫抗体存在,故 ABO 溶血病可发生在第一胎,占 40%~50%。此外,因新生儿的 A 或 B 抗原性较弱,对相应的抗体不敏感,加之体液及其他细胞上也存在 A 或 B 血型抗原,可结合部分抗体,减弱了抗体对红细胞的作用。而且胎儿红细胞 A 或 B 抗原位点少,仅为成人的 1/4,故一般 ABO 血型不合溶血症状轻,母子血型不合多而发病较少。

## 二、临 床 表 现

本病突出的症状为溶血所致,症状的轻重程度与进入母体内的胎儿红细胞数量、母亲产生的抗体量、血型系统的抗原性、胎儿红细胞被致敏的程度和胎儿代偿能力等因素有关。新生儿溶血病可表现为黄疸、胎儿水肿、贫血及肝脾大等,ABO 血型不合溶血病症状较 Rh 血型不合溶血病轻。

### (一)黄疸

胎儿/新生儿溶血病导致大量红细胞破坏,产生大量未结合胆红素,超过肝脏摄取、处理及排泄能力,导致新生儿黄疸。胎儿的胆红素主要通过母体代谢,故出生时常无明显黄疸,但在生后 24 小时内开始出现黄疸并迅速加重,于生后第 3、4 天黄疸达峰值,严重者可超过 340μmol/L。黄疸出现早、进展快及程度重是新生儿溶血病的特点。

### (二)胎儿水肿

多见于 Rh 血型不合溶血病病情严重者,由于严重溶血、代偿性髓外造血、门静脉压力增高所致的肝硬化、肝内循环阻塞、肝细胞坏死,出现低蛋白血症及全身水肿、苍白、腹水、胸腔及心包积液,心音低钝,呼吸困难,可导致死胎及死产。

### (三)贫血

胎儿/新生儿溶血病溶血较重者可导致贫血。40%~50% 的 RhD 溶血病症状轻,呈轻微溶血,脐血 Hb>140g/L;中度溶血者脐血 Hb<140g/L,重症者可低于 80g/L,而且常伴胎儿水肿。出生后继续溶血,贫血可进行性加重,严重者 Hb 仅 30~40g/L,可并发

贫血性心衰。也有部分 Rh 溶血病患儿早期症状不严重,未做特殊治疗,但 Rh 血型抗体却在体内持续存在 1~2 个月,故可继续溶血导致晚期贫血,即使早期做了换血治疗,部分患儿也可发生晚期贫血,这是因为换血只能换出部分抗体,而且换入的成人红细胞其氧离曲线较新生儿红细胞氧离曲线右移,较易释氧,减少组织缺氧,红细胞生成减少。

### (四)肝脾大

与髓外造血有关,同时溶血释放铁沉积在肝脾中,血浆胆红素增多使胆小管胆汁淤积,引起阻塞性黄疸。轻者肝脾无明显大,重症胎儿水肿者肝脾大很明显,甚至因脾大而发生脾破裂。

### (五)出血倾血

见于重症 Rh 溶血病患者,由于血小板减少及毛细血管缺氧性损害,少数患儿可发生 DIC。表现为皮肤瘀点、瘀斑、出血点,各种内脏出血。临终前常并发颅内出血和肺出血。

## 三、实验室诊断

### (一)产前诊断

1. 血清学检查

(1)血型检测:产前对父母进行 ABO 和 Rh 血型检测,以确定父母血型是否相合,父母血型不合可能导致母婴血型不合,但父母 ABO 和 Rh 血型相合,并不能完全排除新生儿溶血病,因为仍有其他血型系统不合的可能性。

(2)母血抗体效价监测:如父母 ABO 或 Rh 血型不合,需行相应的抗 A(B)效价或抗 RhD 效价检测,预测胎儿及新生儿发生新生儿 ABO 或 Rh 溶血病的可能。Rh 血型不合者,在孕第 16 周行第一次抗体测定,28~32 周再次测定,然后隔 2~4 周重复进行检测,抗体效价持续上升提示母儿 Rh 血型不合溶血病。

2. 产前 B 超检查及经皮脐血采样检测　重度胎儿水肿并发腹水时 B 超可检出胎儿腹部有液性暗区,其间可见飘动肠曲、肝脏等脏器,胎儿水肿时全身皮肤包括头皮厚度增加,呈双线回声,此外各浆膜腔积液明显,内脏器官肿大以及胎盘增厚。同时可行 B 超引导经皮脐血管穿刺取胎儿血标本,检查血红蛋白、血细胞比容、血型、血清胆红素、白细胞计数、血小板计数、直接 Coombs 试验等。脐血血红蛋白量高低可直接反映溶血程度的轻重。Hb>140g/L 提示轻度溶血;110~140g/L 为中度溶血;<110g/L 为重度溶血,严重者 Hb<80g/L,常合并胎儿水肿。

网织红细胞增多与溶血轻重和代偿性造血活跃情况有关,通常为 15%~20%,病情严重者可达 60%~80%。外周血有核红细胞明显增多,白细胞总数也因此而增加(有核红细胞在白细胞计数用的稀盐酸中不被破坏)。血小板多正常,病情严重者常减少。

3. 羊水分光光度法[6]　1961 年 Liley 介绍了羊水分光光度法,该方法采用羊水穿刺取样检测羊水胆红素光密度值,判断胎儿溶血严重程度,此法对危重胎儿进行宫内输血,选择适当时机引产,抢救危重儿均有帮助。胎儿合并溶血病时,高胆红素血症出现在严重贫血之前,尽管增加的胆红素可部分通过胎盘清除,但仍有部分进入羊水,故可采用羊水分光光度法检测羊水中的胆红素判断胎儿宫内溶血病程度。正常羊水是透明无色的,在波长 350~700nm 处的光密度在相应妊娠期上呈一直线,羊水中的胆红素在 450nm 处出现一吸收高峰,这个高峰与妊娠时期、胎儿病情严重程度相关,反映胎儿胆红素水平,并据此了解胎儿溶血情况,贫血严重性及胎儿死亡危险性。正常妊娠此峰在 20 周时较高,以后随着胎儿成熟,羊水中胆红素水平逐渐降低。因此,在妊娠过程中胎儿的危险性按照波长 450nm 处的光密度值的三个区带来判断,若在 450nm 处测定的光密度值在第一区带,提示胎儿未发病或病情轻,若在第二区带,提示病情属中等度,在第三区带则表明病情十分严重,预后不佳。胎儿在妊娠第 34 周前多发生胎儿水肿或死胎,故可能需要宫内输血治疗(<33 周),或立即引产(>34 周),但这种关系并不是绝对的,因此羊水胆红素光密度值在第三区带时,有胎儿水肿及其他提示胎儿血红蛋白水平下降者,均应取脐带血标本检查相关指标如血红蛋白、胆红素等。

4. 分子生物学方法　应用 PCR-序列特异性引物(SSP)技术、PCR-限制片段长度多态性(RFLP)、等位基因特异 PCR(AS-PCR)等鉴定胎儿父亲血型基因型,预测胎儿是否会发生溶血病。对于 RhD 阴性的母亲,如果胎儿父亲 RhD 为纯合子,则胎儿 RhD 血型 100% 为阳性,如果胎儿父亲 RhD 血型为杂合子,则胎儿有 50% 概率为 RhD 阳性。从而避免了宫内采血行胎儿血型鉴定等有创操作。此外,从妊娠妇女外周血中检测胎儿血型基因型,也可预测胎儿发生新生儿溶血病的风险。

### (二)出生后诊断

1. 新生儿溶血试验　新生儿溶血病最特异的诊断方法是对脐血或新生儿血行直接抗球蛋白试验、游离抗体检测及抗体释放试验检测。新生儿溶血试验阳性率受检测时间影响大,随着时间的延长,患儿血液中游离抗体和致敏红细胞减少,检出阳性率降低,因此怀疑新生儿溶血病时应尽早行新生儿溶血试验,脐带血送检可提高检出的阳性率。

(1)直接抗球蛋白试验(直接 Coombs 试验):直接检测新生儿红细胞表面是否存在 IgG 抗体,如果新生儿红细胞被 IgG 抗体所致敏,直接抗球蛋白试验为阳性,但仍不能确诊为新生儿溶血病,该抗体的特异性需要进一步检测证实。由于新生儿红细胞表面 A 及 B 抗原密度较低,被结合的抗体少,因而 ABO 血型不合溶血病直接抗球蛋白试验通常为阴性或弱阳性。Rh 抗原性较强,Rh 血型不合溶血病直接抗球蛋白试验通常为阳性。

(2)游离抗体试验:游离抗体试验是检查新生儿血清中是否存在与其红细胞不相合的 IgG 血型抗体,游离抗体试验阳性只能确定患儿血清中存在与其红细胞不合的血型抗体,不能证实患儿红细胞致敏。

(3)释放试验:将结合于患儿致敏红细胞膜上的抗体提取到释放液中,用释放液与相应的酶处理 A、B、O 红细胞或一组谱细胞反应,以确定放散液中抗体的特异性。释放试验是确诊新生儿溶血病最有价值的试验,释放试验阳性即可诊断新生儿溶血病。

游离抗体试验和释放试验的反应强度与新生儿溶血病的严重程度无直接关系,这是因为新生儿溶血病的严重程度受抗体浓度以外的多种因素影响。

2. 血常规及网织红细胞检测 通过血常规及网织红细胞检测判定患儿是否存在贫血,网织红细胞增高提示溶血,骨髓造血增生旺盛。

3. 血清胆红素检测 新生儿溶血病时血清胆红素常明显增高,患儿通常在生后 24 小时出现黄疸,如不及时干预,血清总胆红素水平超过换血界限值,需换血治疗,病情严重者可导致胆红素脑病发生。

4. 内源性一氧化碳(CO)的检测[7] 人体内 80%~90% 的内源性 CO 由红细胞破坏产生,红细胞破坏血红蛋白降解时,血红素被代谢将产生等摩尔的 CO,因此通过检测内源性 CO 可反映新生儿溶血程度。呼气末一氧化碳(end-tidal CO corrected for ambient,CO ETCOc)是监测内源性 CO 产生的较好的指标,临床上可通过呼吸末 CO 分析仪检测内源性 CO 生成情况,可用于新生儿溶血病溶血程度的监测。

5. 细胞学方法[6] 母婴血型不合溶血病的溶血程度同胎儿和新生儿体内吞噬细胞活性及巨噬细胞的吞噬能力密切相关,通过流式细胞仪检测相应的 IgG 亚型,单核细胞单层分析法、抗体依赖细胞毒试验及化学发光试验等检测巨噬细胞的吞噬能力,有助于判断溶血严重程度。

## 第三节 新生儿溶血病的输血治疗

严重的新生儿溶血病常合并贫血及严重黄疸,需输血及换血治疗。

### 一、产前输血治疗

#### (一)宫内输血
产前胎儿宫内输血适应证及方法见本章第二节。

#### (二)血浆置换术
尽管宫内输血能挽救 90%~95% 的溶血病胎儿,但对孕周 20~21 周之前(如 17 周胎儿发生严重溶血)、严重水肿的胎儿,宫内输血常不可能采用。为减少母体血液中的同族免疫抗体的水平,可选用严密的血浆置换法,静脉注射免疫球蛋白。当曾分娩过严重溶血病婴儿的妊娠妇女再次妊娠后,应严密监测抗体效价,抗人球蛋白试验测定抗体效价高于 1:64 时,可考虑血浆置换。用血液成分分离机,对妊娠妇女的血液作间断流动离心分离,用 ACD-A 抗凝液每次采出 1~1.5L 血浆。妊娠妇女的浓缩血细胞以生理盐水悬浮后当即输回,用新鲜冰冻血浆或白蛋白作置换剂。血浆置换可减少母体内同源抗体水平 75%,但 6~8 周后,尽管仍在进行血浆置换,抗体水平会有反跳。因此为减少反跳,当血浆被移出后,至少应部分地补充血液成分,如白蛋白和 IgG。血浆置换术可导致妊娠妇女脓毒血症、动-静脉瘘形成等并发症,故目前血浆置换在治疗胎儿溶血性疾病时很少应用。

### 二、出生后输血治疗

#### (一)输血治疗指征[8]
新生儿出生 24 小时内静脉血 Hb<130g/L,患儿无明显水肿、心力衰竭、血清胆红素浓度未达换血标准、且患儿无胆红素脑病临床表现者可选择输血治疗。

#### (二)血源选择及输血量
ABO 溶血病患儿选择 O 型洗涤红细胞输注,如需换血者选择 AB 型血浆同 O 型洗涤红细胞混合后换血,如无 O 型洗涤红细胞,可选择抗-A 及抗-B 效价<1:32 的 O 型血液;Rh 血型不合溶血病患儿采用 Rh 血型与母亲相同,ABO 血型与患儿相同的血液输注。Rh(抗-D)溶血病无 Rh 阴性血时,可采用无抗-D 的 RhD 阳性血。输血或换血前,应将供血者红细胞与患儿血清及产妇血清分别做交叉配血试验,结果均相合者才能使用。新生儿溶血病输血及换血血源选择见表 44-1。新生儿贫血时输血量一般每次 10~20ml/kg[9]。

表 44-1　新生儿溶血病输血或换血血源选择[10]

| 新生儿溶血病 | 血源选择 |
| --- | --- |
| Rh 抗-D 溶血病 | 1. RhD 阴性,ABO 血型同新生儿 |
|  | 2. RhD 阴性,O 型血 |
|  | 3. 无抗-D IgG 的 Rh 阳性,ABO 血型同新生儿 |
|  | 4. 无抗-D IgG 的 Rh 阳性,O 型血 |
| Rh 抗-C/E 溶血病 | 1. Rh 血型同母亲,ABO 血型同新生儿 |
|  | 2. Rh 血型同母亲,O 型血 |
|  | 3. 无抗-C、E 等 IgG 的任何 Rh 血型,ABO 血型同新生儿 |
|  | 4. 无抗-C、E 等 IgG 的任何 Rh 血型,O 型血 |
| ABO 溶血病 | 1. O 型洗涤红细胞 |
|  | 2. O 型血,抗-A 及抗-B 效价<1:32 |
|  | 3. 同型血 |
| 不明原因的新生儿溶血病 | 1. 同型血 |
|  | 2. O 型血 |

## 第四节　新生儿溶血病的换血治疗

当新生儿出生时即有明显溶血性贫血的临床表现,如苍白、水肿、黄疸、肝脾大等,除给予监护、光疗、纠正酸中毒、输注白蛋白等处理外,新生儿换血疗法是治疗新生儿严重溶血病的重要方法。换血的目的是去除体内血液循环中的抗体和附有抗体的患儿红细胞(即致敏红细胞)以减轻溶血;去除体内过高的间接胆红素,使之降至安全水平,防止胆红素脑病,纠正贫血。

### 一、换血治疗指征

产前确诊为新生儿溶血病,出生时脐带血 Hb<110g/L,脐血胆红素>76mmol/L(45mg/L),伴水肿、肝脾大及心力衰竭;新生儿血清胆红素超过换血标准,出生时胎龄≥35 周者可参考 2004 年美国儿科学会推荐的换血参考标准(图 44-1)[11],出生体重<2 500g 的早产儿可参照中华医学会儿科学分会新生儿学组制定的标准(表 44-2)[12];凡有早期胆红素脑病症状者,无论血清胆红素浓度高低都应考虑换血治疗;前一胎有死胎、死产、胎儿水肿及严重贫血等病史,应酌情降低换血标准。

### 二、血源选择

#### (一)血源选择

参见本章第三节新生儿溶血病输血治疗。

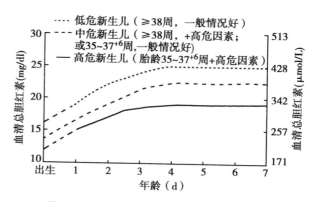

图 44-1　胎龄≥35 周新生儿换血参考标准

表 44-2　出生体重<2500g 早产儿生后不同时间换血参考标准（mg/L，1mg/L=171μmol/L）

| 出生体重（g） | <24h | 24~48h | 48~72h | 72~96h | 96~120h | ≥120h |
|---|---|---|---|---|---|---|
| <1000 | 80 | 100 | 120 | 120 | 150 | 150 |
| 1000~1249 | 100 | 120 | 150 | 150 | 180 | 180 |
| 1250~1999 | 100 | 120 | 150 | 150 | 180 | 180 |
| 2000~2299 | 120 | 150 | 180 | 200 | 200 | 200 |
| 2300~2499 | 120 | 180 | 200 | 220 | 230 | 230 |

### （二）换血血量

新生儿溶血病换血血量一般为新生儿血量的 2 倍，即 150~180ml/kg，可换出 85% 的血量（包括致敏红细胞），降低 60% 的胆红素和抗体，红细胞悬液与血浆比值为 2：1，换血速度控制在 90~120 分钟，冷藏血需预热至 37℃。

## 三、操 作 方 法

### （一）换血前的准备

1. 器械及物品准备　换血应在严格消毒的房间内进行，应具备以下器械及物品：①伺服式或具有控制系统的辐射加温床，换血前加温，心肺监护仪，经皮测氧仪；②婴儿约束带，胃管吸引装置；③三通管 4 个，20ml 及 10ml 注射器若干个，输血器 1 套，盛器 2 个（盛放生理盐水及肝素），量筒 1 个，放置废用物品容器 1 个。

2. 药品准备　500ml 生理盐水、肝素、5% 葡萄糖注射液、10% 葡萄糖酸钙注射液及复苏药物等。

3. 人员准备　参加换血人员应包括手术者、手术护士、助手、记录者和巡回护士。

4. 血管准备　近年来多采用外周动静脉同步换血术，动脉作为抽血用，多选择桡动脉或颞浅动脉，静脉作为输血用；也可采用外周静脉同步换血，选择较大的静脉，如股静脉或颈内静脉抽血，另一外周静脉输血。如建立动脉通道困难，也可采用既往的脐静脉-外周静脉换血术，建立脐静脉通道抽血，外周静脉输血。换血时采用两部输血泵分别作为抽血和输血用，整个换血过程在封闭回路内进行，减少感染机会。

5. 患儿准备　换血前，应抽出新生儿胃内容物，防止术中呕吐及吸入。静脉给予苯巴比妥钠 5~10mg/kg 镇静。对于胆红素较高患儿，术前 1 小时应给予人体白蛋白 1g/kg 静脉滴注，以增加新生儿血浆白蛋白结合胆红素的能力，增加胆红素换出率。尽可能不用对胆红素与白蛋白结合有竞争作用的药物，如水杨酸钠、磺胺、苯甲酸钠、新生霉素、新青霉素Ⅱ及头孢菌素类等。

### （二）换血过程

包括：①患儿仰卧于辐射台上，固定好手和脚，安置心肺监护。②建立外周动脉和静脉通道，连接三通管，静脉通道连接输血器用于输血，动脉通道连接三通管，将肝素生理盐水（1U/ml）连接于动脉端三通管处，预设速度为 30ml/h，使动脉端换出血同肝素生理盐水在三通处汇合后由排出管流入量筒。动静脉通道建立后静脉输入端和动脉抽血端速度应保持平衡，3kg 以上的足月儿可将速度设为 200ml/h。③每隔 10 分钟记录静脉端累积输入血量和动脉端累积排出血量，同时记录患儿心率、呼吸、血压和SpO₂ 情况，做到整个换血过程保持出入量平衡。由于量筒内测量的血量为动脉端排出血量和肝素生理盐水输注量之和，故计算累积排出血量时需减去肝素输注量，可用以下公式计算：累积排出血量（ml）=量筒测量量-肝素输注速度×输注时间，如换出和换入血量差异较大需调节输入和输出速度。④如建立动脉通道困难，可选择脐静脉插管抽血。准备 8Fr 脐插管或顶端有小孔的硅橡胶管，日龄<1 周的新生儿直接从脐带断面 12 时处进入脐静脉，1 周以后或已结扎脐带者，可在脐上 1cm 处做皮肤横行切口进入脐静脉，入脐轮后位于正中线，在左右腹直肌鞘间，暴露静脉，剪一小口，直接进入导管，沿腹壁呈 30°角向上，进入 5~6cm 处能顺利抽得回血即可，导管深度以能顺利换血为度，当血液自然流出时，导管常进入大血管（肝静脉或下腔静脉），注意做腹壁切口时勿误入腹腔。当导管不能进入脐静脉时，可选肘正中静脉及大隐静脉切开。⑤目前红细胞悬液通常用枸橼酸-磷酸-葡萄糖-腺嘌呤保养液，换血过程中，枸橼酸可影响电解质及酸碱平衡，导致低钙血症，故每换入 100ml 血，给予 10% 葡萄糖酸钙 1~2ml 输注。⑥换血前后应进行血常规、胆红素、血电解质、血糖及血气分析检查。

## （三）换血术后处理

监测生命体征，注意低血糖、栓塞及心力衰竭等并发症出现。换血后黄疸反弹，应继续光疗，每4小时定期监测胆红素水平，如超过换血标准应再次换血。换血术后的合并症由换血本身引起的死亡率不到1%，换血并发症的发生率为0.2%~0.8%。主要并发症有：①循环系统：心律失常、心力衰竭，空气栓塞致心搏停止，血容量过低或过高，贫血，血栓形成或血栓栓塞，血管破裂。②凝血功能障碍或血小板减少。③感染：败血症，病毒性感染（如肝炎、CMV、HIV）等。④电解质失衡：高血钾、低血糖、低血钙、酸中毒等。⑤坏死性小肠结肠炎及肠穿孔等。

# 第五节　新生儿失血性贫血的输血

新生儿失血性贫血可发生在产前、产时及产后三个时期，根据其失血的急缓、失血量的多少，临床表现不同。慢性小量失血仅出现轻度症状，严重急性失血可出现休克，须及时抢救。根据失血发生的时间，新生儿失血性贫血可分为产前失血、出生时失血及生后失血性贫血。

## 一、产前失血性贫血

产前失血性贫血的主要原因包括产前胎-胎输血、胎-母输血、胎儿-胎盘输血。

### （一）胎-胎输血[13]

仅发生于单卵双生、单卵单绒毛双胎，因其胎盘有共同的胎儿血管床，在胎盘循环中几乎都存在着血管吻合。单卵双胎中单绒毛膜占70%，其中15%~33%发生胎-胎输血。临床可表现为：①宫内慢性输血：两个胎儿体重差异大，血红蛋白相差在50g/L以上，供血者贫血，生长发育落后，甚至发生贫血性心力衰竭，受血者红润，发育良好，可有红细胞增多症；②急性胎-胎输血：分娩时第一个胎儿出生过程中，胎儿受压及位置改变导致急性胎-胎输血，两个胎儿体重相差不大，但供血儿可表现为急性失血性贫血，甚至低血容量性休克，受血儿表现为红细胞增多症，血容量急剧增加可导致受血儿充血性心力衰竭；③无心双胎输血：双胎中一胎儿为无心畸形时，无心胎儿血循环由另一正常胎儿支持，正常胎儿可发生失血性贫血。

供血儿发生贫血时，应予输入红细胞悬液或浓缩红细胞（压积红细胞）治疗。所需血量 = 体重（kg）×

（预期达到Hb值-实际Hb值）×4，为避免血容量过多，可输浓缩红细胞血，可小剂量5~15ml/kg酌情多次输注。过去一些血液中心保存红细胞不超过5~7天，目前认为保存42天的红细胞输注给新生儿仍然是安全的。只是在换血或大量输血（150ml/kg）时，衰老红细胞具有高血清钾、低pH值和低红细胞2,3-DPG，可导致电解质紊乱、代谢性酸中毒等不良反应，因此，必要时可将衰老红细胞做成洗涤红细胞，加入新鲜介质，再输注给新生儿。受血儿有红细胞增多症表现时，可用血浆部分换血治疗，将血细胞比容控制在60%以下。

### （二）胎-母输血

胎-母输血是由于妊娠后期胎盘绒毛的细胞滋养层消失，胎盘表面扩张变薄，或胎盘屏障破坏，脐动脉与绒毛间隙存在压力，导致胎儿血入母体循环。多发生于羊水穿刺术后、体外倒转术或分娩过程中静脉滴注催产素时。胎儿血最早可在妊娠4~8周通过胎盘入母血循环，也可发生在分娩时母体急性失血时。急性胎-母输血后，足月新生儿失血30~50ml，占新生儿血容量的10%，即可出现明显症状。对母血进行红细胞空影检测（也称红细胞酸洗脱试验）可检出胎儿红细胞及血红蛋白，证实存在胎-母输血。

### （三）胎儿-胎盘输血

胎儿-胎盘输血多因胎儿娩出未断脐时所处位置高于胎盘，胎儿血液通过脐动脉持续流入胎盘，由于静脉压及位差阻止胎盘静脉血回流到胎儿。另外，在胎儿脐带绕颈时，因脐静脉壁薄，收缩的脐带压力首先阻塞脐静脉，使胎儿得不到从脐静脉来的胎盘血，而脐动脉仍继续将胎儿血回流到胎盘，失血量可达20%血容量。此种失血可导致胎盘血肿，其临床表现及处理与急性胎-胎输血相同。

## 二、产时失血性贫血

常发生在分娩时产科意外、胎盘及脐带畸形。分娩过程中由于前置胎盘、胎盘早剥或剖宫产时损伤胎盘的失血，胎盘畸形、脐带牵扯等造成产时意外出血，多为急性失血，量较大，失血量较易估计。患儿出生时有苍白、心率增快等症状，可出现休克表现，应及时输入新鲜红细胞等补充血容量并控制出血。输血量按4ml/kg体重提高10g/L血红蛋白计算，或每次10~20ml/kg，恢复期尽早补铁剂。

## 三、出生后失血

新生儿出生后失血多为内出血，如消化道出血、颅内出血及巨大头颅血肿,肝脾破裂等,估计出血量相对较困难。血红蛋白水平低于正常或进行性下降,应立即输血以纠正血容量丧失,以输入新鲜红细胞为宜,输血量同上述。

新生儿出生后,由于疾病原因常需严密监测一些实验结果,如血气、电解质和血培养等,尤其是患病早产儿,采血取样频率较高,据报道在生后头几周,每日采血0.8~3.1ml/kg,需严密监护。如果每日取血0.8ml/kg,大约要丢失2%的循环红细胞量。由于新生儿红细胞生成素对贫血不敏感,这种采血会导致患儿更严重贫血。估计丢失血量为总血容量5%~10%时,应输注红细胞补偿,由此对新生儿应更多地采取非侵入性检查,如经皮测二氧化碳分压、血氧饱和度等。

# 第六节　新生儿出血性疾病的输血

人类正常止血功能的维持依赖于完整的血管结构和功能,正常的凝血因子活性,正常的血小板数量及功能,抗凝与促凝因子的平衡。新生儿,尤其是早产儿和小于胎龄儿,由于自身止血和凝血功能发育不成熟,较年长儿更容易发生出血性疾病。

## 一、新生儿止血和凝血功能特点

与年长儿相比,新生儿止血与凝血功能有以下特点:①新生儿出生时,凝血因子水平低于正常成年人,特别是肝脏合成的凝血因子—维生素K依赖因子(Ⅱ、Ⅶ、Ⅸ、Ⅹ)由于新生儿肝脏功能不成熟,在血液循环中的水平很低。②新生儿血管内皮细胞特别容易受疾病影响,血管管壁脆性增加,血管内皮通透性增高。尤其是早产儿的脑血管对损伤的抵御能力差,易发生颅内出血。③新生儿血小板虽然数量已达成人水平,但常常伴有血小板功能缺陷,可能与早期血小板因子3活力和效力降低,以及血小板膜暂时性发育异常所致聚集能力差有关。新生儿血小板体积较大,直径较正常血小板大1/3(新生儿的大血小板约占自身正常血小板的15%),其破坏明显增加。

## 二、新生儿出血性疾病的分类

新生儿出血性疾病根据病因可分为血管壁异常、血小板异常及凝血或抗凝功能异常所致出血性疾病。

### (一)血管壁异常所致出血性疾病

新生儿缺氧、感染及营养不良可导致血管壁脆性增加导致出血;先天性或遗传性血管壁或结缔组织结构异常,如遗传性毛细血管扩张症,由于血管壁发育异常,仅由一层内皮细胞组成,可导致皮肤黏膜出血或消化道出血。

### (二)血小板因素所致出血性疾病

各种原因所致新生儿血小板减少或血小板功能异常(如血小板无力症等)均可引起出血。

### (三)凝血或抗凝功能异常

新生儿期合并维生素K依赖因子缺乏症、DIC、血友病等可导致凝血功能障碍,引起出血。

## 三、新生儿止血和凝血功能实验室检查

### (一)血小板检查

血小板检查包括血小板计数、平均血小板容积、血小板分布宽度及网织血小板检查等。血小板计数直接反映血小板生成与破坏平衡,新生儿血小板计数正常范围为(150~350)×10$^9$/L,低于150×10$^9$/L提示异常;平均血小板容积反映血小板大小,年轻的血小板平均容积大,衰老的血小板平均容积小,正常新生儿血小板平均容积为7.0~11.0fl;血小板分布宽度反映血小板异质性和分布趋向,正常新生儿一般在14%~18%;网织血小板计数反映骨髓巨核细胞血小板生成情况,正常新生儿网织血小计数同胎龄相关。

### (二)凝血功能检查

部分凝血活酶时间(APTT)、凝血酶原时间(PT)及凝血酶时间(TT)分别主要作为以下异常的筛查:因子Ⅻ、Ⅺ、Ⅸ、Ⅷ(APTT);Ⅶ(PT);APTT和TT联合应用于筛查Ⅹ、Ⅴ、Ⅱ和纤维蛋白原的异常;TT仅为纤维蛋白原和凝血酶异常的检查。上述三个试验在健康新生儿尤其是早产儿中均可延长,在疾病状态下延长更明显。

### (三)出血时间检查

出血时间(bleeding time,BT)受凝血因子作用影响较小,可以反映血小板的数量和质量、血管结构和功能以及血小板与血管之间相互作用。早期新生儿血浆中vWF浓度较高,功能增强,因而BT时间可短于正常成年人。

## 四、常见的新生儿出血性疾病

常见的新生儿出血性疾病包括新生儿出血症

（低凝血酶原血症）、血小板减少症、血友病、严重肝脏疾病及 DIC 等。本节主要介绍新生儿出血症和新生儿血小板减少症。

### （一）新生儿出血症

由于维生素 K 依赖因子Ⅱ、Ⅶ、Ⅸ、Ⅹ缺乏所致的出血症，又称低凝血酶原血症。发病时间多在生后 2~5 天，少数于出生过程中或出生后 24 小时内发病。常见出血为脐断端出血及消化道出血（呕血或便血），其次为皮肤、穿刺部位及肺、颅内出血，严重出血可导致休克。对所有新生儿出生后都应立即肌注维生素 $K_1$，早产儿 0.5mg，足月儿 1mg 预防新生儿出血症。对已发生出血者，静脉注射或肌内注射维生素 $K_1$ 1~2mg，可使未羧化的凝血因子很快羧化而发挥凝血活性，达到止血的目的。同时，可根据患儿贫血程度输注红细胞悬液及新鲜冰冻血浆，每次 10~20ml/kg，纠正贫血，补充凝血因子，提高凝血因子水平。严重出血时，还可静脉输注凝血酶原复合物。凝血酶原复合物系从健康人血浆中提取并经过 SD 灭活及病毒处理，每 1U 相当于人 1ml 新鲜血浆中凝血因子Ⅱ、Ⅶ、Ⅸ、Ⅹ的含量。一般用量 10~20U/kg，根据不同凝血因子缺乏程度确定给药频率，凝血因子Ⅶ缺乏者每隔 6~8 小时，凝血因子Ⅸ缺乏者每隔 24 小时，凝血因子Ⅱ及Ⅹ缺乏者每隔24~48 小时，可减少或酌情减少剂量输用。一般历时 2~3 天，在出血量较大或大手术时可根据病情适当增加剂量。输注时开始缓慢，数分钟后可加快滴注速度。

### （二）新生儿血小板减少症

血小板减少症是新生儿期常见疾病，也是导致新生儿出血的主要原因之一，新生儿血小板减少症发病率为 1%~5%，NICU 住院患儿中血小板减少症发病率为 12%~35%。一般认为，新生儿出生时血小板计数应>$150\times10^9$/L，孕 17 周时，胎儿血小板计数即达到出生时水平。新生儿血小板计数在（100~150）$\times10^9$/L 时为可疑异常，应动态观察血小板计数，血小板计数<$100\times10^9$/L 时应尽快查明血小板减少原因。血液中血小板水平通常反映血小板生成和破坏平衡。新生儿血小板减少症可因血小板生成减少、破坏增加，或两者同时合并所致。导致新生儿血小板减少症的原因（表 44-3）[13]。

1. 常见的血小板减少症

（1）免疫性血小板减少症：包括同族免疫性血小板减少症及先天被动免疫性血小板减少性症，均属母体和胎儿血中存在抗血小板抗原（human platelet antigen，HPA）的免疫性抗体（IgG），可通过胎盘，覆

盖胎儿血小板，加速血小板破坏。

表 44-3　新生儿血小板减少症原因

| 血小板减少原因 | 疾病 |
| --- | --- |
| 血小板生成减少 | 遗传性血小板减少症 |
|  | 血小板减少-桡骨缺失综合征 |
|  | Wiskott-Aldrich 综合征 |
|  | 其他 X-连锁显性或隐性遗传性血小板减少症 |
|  | 先天性白血病或组织细胞增生症 |
|  | 围生期窒息 |
| 血小板破坏增加 | 免疫性血小板减少:同族免疫性血小板减少 |
|  | 先天被动免疫性血小板减少症 |
|  | 新生儿溶血病伴血小板减少 |
|  | 弥散性血管内凝血 |
|  | 药物导致血小板减少症 |
|  | 血管瘤-血小板减少综合征 |
|  | 新生儿红细胞增多症 |
| 血小板生成减少合并破坏增加 | 感染石骨症 |

1）同族免疫性血小板减少症[14]：新生儿同族免疫性血小板减少症（neonatal alloimmune thrombocytopenia，NAIT）与新生儿血型不合溶血病发病机制相似，胎儿 HPA 阳性的血小板通过胎盘进入母体并刺激 HPA 阴性的母亲产生抗胎儿 HPA 抗体，IgG 型抗体经过胎盘进入胎儿体内与胎儿血小板结合，致敏的血小板在胎儿或新生儿血液循环中被清除从而导致胎儿或新生儿血小板减少。HPA 是分布于血小板膜表面的糖蛋白，它们同细胞外基质及凝血因子相互作用，参加凝血过程。依照发现的时间顺序，HPA 抗原被命名为 HPA-1,-2,-3,-4,-5 及-15 等，字母 a 和 b 分别表示基因表达频率高和频率低的抗原。目前发现与 NAIT 有关的抗原有：HPA-1a、HPA-1b、HPA-5b、HPA-2a、HPA-4、HPA-3a、HPA7a、HPA-8a、HPA-8b、HPA-9b、Gova、Govb 等。不同种族之间 HPA 分布具有明显差异，引起 NAIT 的 HPA 类型各不相同。高加索人中 80% 的 NAIT 由 HPA-1a 引起，HPA-5b 和 HPA-3a 导致的 NAIT 分别为 15% 和 2%。日本人群中 HPA-1b 频率非常低，仅为 1%，NAIT 的发生主要与 HPA-4b 相关。中国人群中

HPA-1a 频率高达 99%,广东人中 HPA-3 和-15 频率相对较高,因此我国 NAIT 的发病抗原很可能与高加索人不同。NAIT 的发病率约为 1‰~2‰,并非所有胎母 HPA 不合都可导致胎儿血小板减少症,这可能是因为母体转运 IgG 抗体受胎儿 Fc 受体调节所致。同新生儿 Rh 溶血病不同的是,NAIT 可以在首次妊娠发生,发生率约为 30% ~ 50%,在随后妊娠中加重。

2)先天被动免疫性血小板减少症:当母体合并免疫性血小板减少症、系统性红斑狼疮或干燥综合征等免疫性疾病时,母亲血液中存在抗血小板抗体,可通过胎盘进入胎儿体内,导致胎儿/新生儿血小板减少。

(2)感染所致血小板减少症:病毒、细菌、梅毒、原虫感染,宫内感染和出生后感染,常易合并血小板减少,其发病机制较复杂,可能是由于病原在巨核细胞内繁殖,骨髓受抑制,产生血小板抗体,影响血小板生成,以及脾脏大破坏血小板、并发 DIC 后血小板消耗过多等导致血小板减少。

(3)先天性或遗传性血小板减少症:先天性巨核细胞增生不良可表现为单纯血小板减少,亦可合并各种先天畸形,如 13-三体、18-三体综合征、血小板减少-桡骨缺失综合征等。遗传性血小板减少症主要包括 Wiskott-Aldrich 综合征和 May-Hegglin 异常综合征。Wiskott-Aldrich 综合征是一种隐性伴性遗传病,多有家族史,男性患者发病。临床表现为湿疹、血小板减少伴免疫缺陷(患儿常并发反复感染)。血小板减少是由于基因缺陷导致血小板细胞骨架异常,血小板破坏增多所致。May-Hegglin 异常综合征是常染色体显性遗传病,临床主要特征为外周血颗粒细胞中出现大的嗜碱性包涵体,以及巨大畸形血小板。大多数患儿无临床症状,少数有出血表现。

(4)其他导致新生儿血小板减少症疾病

1)药物所致新生儿血小板减少症:孕母或新生儿使用某些药物,如磺胺、奎宁、奎尼丁、苯妥英钠等可导致孕母或新生儿血小板致敏,引起免疫性新生儿血小板减少症。

2)血管瘤-血小板减少综合征:由于新生儿存在巨大血管瘤,血液在血管瘤内滞留或并发 DIC,导致血小板消耗过多。

3)恶性肿瘤性疾病:如先天性白血病,由于骨髓恶性肿瘤细胞浸润,巨核细胞受抑制,血小板生成减少。

4)新生儿血小板减少症:围生期窒息及胎儿宫内慢性缺氧可抑制骨髓巨核细胞功能,导致新生儿血小板减少症。患儿合并红细胞增多症或新生儿硬肿症时,血液黏滞度增加,血小板破坏增多,导致血小板减少。

2. 血小板输注

(1)血小板输注指征:新生儿合并严重血小板减少症可导致严重出血,危及生命,需输注血小板。血小板输注效果同患儿原发性疾病及自身状态有关,临床上常根据患儿病情确定是否输注血小板。通常足月新生儿血小板计数维持在 $30×10^9/L$ 以上发生出血概率较低,但早产儿,特别是生后数天的早产儿,血小板降低可导致严重颅内出血的风险,因而早产儿输注血小板指征可适当放宽。当患儿合并以下情况时可考虑输注血小板[9]:①出血伴血小板<$100×10^9/L$ 时;②临床状况稳定,无明显出血征象,血小板<$30×10^9/L$;③早产儿,临床状况不稳定,血小板<$50×10^9/L$。

(2)血小板输注:

1)血小板制品选择:手工采集血小板浓缩液(platelet concentrate,PC)由 400ml 新鲜全血手工制备,含 $5.5×10^{10}$ 个血小板,称 1U(或 1 袋)PC。每次用量 10ml/kg 或 0.1~0.2U/kg,若有新生儿发热、肝脾大或脾功能亢进、严重感染、DIC 等破坏血小板增加的因素,可加倍使用。小婴儿提高 $10×10^9/L$ 个血小板,每千克体重约需 0.032U PC。按上述剂量输注时,每个受血者,每次要接受多个供血者的血,可能发生复杂的免疫问题,并影响血小板输注的效果,因此目前多主张输注机器采集血小板,以避免上述缺点。血细胞单采机每次可从一个献血者采得血小板大于 $2.5×10^{11}$/袋。

2)血小板血源选择、输注量和速度:一般应选用 ABO 同型血小板制品。Rh 阴性产妇所生新生儿最好输 Rh 阴性献血者的血小板,有条件最好选用人白细胞抗原(HLA)和 HPA 系统完全相容的血小板。考虑同族免疫性血小板减少症时应输注与母亲 HPA 相合的辐照洗涤血小板,如不能获得同母亲 HPA 相合的血小板时,可输注 ABO 血型相合,病毒筛查阴性的辐照血小板。血小板输注量一般为 10~20ml/kg,争取在患儿能承受的最快速度 2 小时之内输注[9]。

在输注血小板后,实际提高血小板数常低于理论计算数,甚至有时输注血小板后血小板数并未增加,但临床止血有效,这种情况可能与血小板在血管内重排有关。应注意个体化原则:在血小板减少程度相同的情况下，每个患儿出血程度不同；在输注血小板数相同情况下，每个接受血小板者临床止血情况和血小板增加数可不同，因此需严格掌握血小板输注指征、剂量的个体差异。同时因影响血小板输注效果的因素很多，应尽量使用 ABO 血型和 HLA 相同、机采一人提供的血小板，可明显提高疗效。

（贾苍松　石　晶　廖清奎）

## 参 考 文 献

1. Mattar CN, Waddington SN, Biswas A, et al. The case for intrauterine gene therapy. Best Pract Res Clin Obstet Gynaecol, 2012, 26（5）: 697-709.

2. Lindenburg IT, van Kamp IL, Oepkes D. Intrauterine blood transfusion: current indications and associated risks. Fetal Diagn Ther, 2014, 36（4）: 263-271.

3. Bonvicini F, Puccetti C, Salfi NC, et al. Gestational and fetal outcomes in B19 maternal infection: a problem of diagnosis. J Clin Microbiol, 2011, 49（10）: 3514-3518.

4. Samson J, Block D, Mari G. Middle cerebral artery doppler for managing fetal anemia. Clin Obstet Gynecol, 2010, 53（4）: 851-857.

5. Gibson BE, Todd A, Roberts I, et al. Transfusion guidelines for neonates and older children. Br J Haematol, 2004, 124（4）: 433-453.

6. Geaghan SM. Diagnostic laboratory technologies for the fetus and neonate with isoimmunization. Semin Perinatol, 2011, 35（3）: 148-154.

7. Tidmarsh GF, Wong RJ, Stevenson DK. End-tidal carbon monoxide and hemolysis. J Perinatol, 2014, 34（8）: 577-581.

8. 邵肖梅, 叶鸿瑁, 邱小汕. 实用新生儿学. 第 4 版. 北京: 人民卫生出版社, 2011.

9. Kelly AM, Williamson LM. Neonatal transfusion. Early Hum Dev, 2013, 89（11）: 855-860.

10. Murki S, Kumar P. Blood exchange transfusion for infants with severe neonatal hyperbilirubinemia. Semin Perinatol, 2011, 35（3）: 175-184.

11. American Academy of Pediatrics Subcommittee on Hyperbilirubinemia. Management of hyperbilirubinemia in the newborn infant 35 or more weeks of gestation. Pediatrics, 2004, 114（1）: 297-316.

12. 中华医学会儿科学分会新生儿学组. 新生儿高胆红素血症诊断和治疗专家共识. 中华儿科杂志, 2014, 52（10）: 745-748.

13. Sillers L, van Slambrouck C, Lapping-Carr G. Neonatal Thrombocytopenia: Etiology and Diagnosis. Pediatr Ann, 2015, 44（7）: e175-e180.

14. 石晶, 贾苍松. 新生儿同种免疫性血小板减少症的诊治. 中国实用儿科杂志, 2014, 29（7）: 506-508.

20 世纪 60 年代国外开始成分输血,70 年代发达国家很快普及提高,国内起步较晚,差距较大。1979 年我们在国内儿科首先报道静脉注射免疫球蛋白(intravenous immunoglobulin,IVIG)临床应用 28 例[1]。此后我们继续学习和实践、宣传和倡导成分输血。1989 年我们统计和分析了华西医科大学儿科(简称华西儿科)1988 和 1989 两年间住院输血患者 467 名,共输血 1 155 人次,其中全血输注 60.9%,不良反应发生率 37%,成分输血 39.1%,不良反应发生率 21.2%[2]。由于目前国内尚无儿科输血指南,本章主要根据原国家卫生部 2000 年颁布的《临床输血技术规范》的有关原则和参考国外有关指南对儿科常用成分制品的临床应用进行讨论。

## 第一节　儿童造血特点和输血基本原则

### 一、儿童造血和血液学特点

#### (一)胎儿造血分期

造血发生于胚胎,形成三个不同的造血期,彼此相互交错,不能截然分开(图 45-1)。

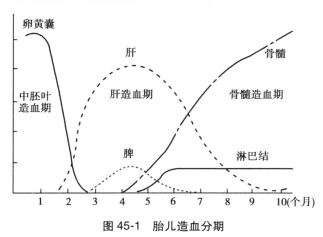

图 45-1　胎儿造血分期

1. 中胚叶造血期　胚胎第 14 天即可在卵黄囊上见到许多血岛形成,血岛外周的细胞形成血管的原始内皮细胞,局限在血岛中心的细胞则形成原始血细胞。卵黄囊的红细胞生成不受红细胞生成素的控制,所生成的红细胞为有核巨幼红细胞。在胚胎第 6 周时,这种血管内中胚叶期红细胞生成活力开始下降,至胎儿 3 个月末完全消失。

2. 肝脏造血期　胚胎第 5 周,肝脏开始造血并维持整个孕期,仅在妊娠中、晚期肝脏造血功能有所下降。5 周时胚胎肝脏可见明显造血细胞形成,并可见少量粒细胞及巨核细胞。胎儿 3~5 个月时,原始的红细胞占此器官有核细胞总数的 50%。在胎儿 6 个月后,肝脏造血逐渐减少,但继续存在至生后 1 周。脾脏及胸腺造血始于胎儿 3 个月时,以后很快在淋巴结中有血细胞生成,脾脏造血也可在生后 1 周内见到。

3. 骨髓造血期　胎儿 3~4 个月时骨髓内有血细胞生成,血细胞种类与成人接近,仅数量上存在差异,不同的是胎儿骨髓存在大量的基质成分和缺乏浆细胞及淋巴滤泡。胎儿第 6 个月时,骨髓成为主要造血器官,第 7 个月即胎儿 30 周时,骨髓内各系列血细胞量最多,而造血组织在骨髓内继续增加直至出生。故儿童贫血时,常"动员"胎儿期造血器官参与造血,出现肝脾大较成人多见。

#### (二)胎儿期及生后各类血细胞的发育特点

1. 红细胞　中胚叶造血主要为红细胞系列生成,原始血细胞分化为原始红细胞。巨幼红细胞的细胞体积大,有丰富的嗜多色性胞质,有核,其核染色质纤细而分散,至肝脏造血期,其所产生的红细胞体积小,称为定型原红细胞,可分化为无核的红细胞进入血流。

在胚胎早期,红细胞计数、血红蛋白浓度和血细胞比容与足月儿和成人相比是很低的,但红细胞体积较大,大部分有核,且含血红蛋白量较高。随胎儿

631

发育,红细胞数、血红蛋白浓度及血细胞比容增加,而红细胞平均体积、平均血红蛋白及循环中未成熟的细胞比率则下降(表45-1)。

血红蛋白(Hb)在胚胎时主要为 Hb Gower 1 ($\xi_2\varepsilon_2$),Hb Gower 2 ($\alpha_2\varepsilon_2$)及少量 Hb Portland ($\delta_2\gamma_2$)。胎儿 3 个月时,上述血红蛋白消失,代之以 Hb F($\alpha_2\gamma_2$)。胎儿 6 个月时 HbF 占血红蛋白总量的 90%~96%,成人血红蛋白 HbA$_1$($\alpha_2\beta_2$)占 5%~10%,以后 HbF 迅速被 HbA 所代替,出生时 HbF 为 70%~90%,HbA 占 30%,Hb A$_2$<1%。

表 45-1　各胎龄平均红细胞值

| 胎龄(周) | 血红蛋白(g/L) | 血细胞比容(%) | 红细胞($10^9$/mm³) | 红细胞平均体积(fl) | 红细胞平均血红蛋白(pg) | 红细胞平均血红蛋白浓度(%) | 有核红细胞(%) | 网织细胞(%) | 红细胞直径(μm) |
|---|---|---|---|---|---|---|---|---|---|
| 12 | 80~100 | 33 | 1.5 | 180 | 60 | 34 | 5.0~8.0 | 40 | 10.5 |
| 16 | 100 | 35 | 2.0 | 140 | 45 | 33 | 2.0~4.0 | 10~25 | 9.5 |
| 20 | 110 | 37 | 2.5 | 135 | 44 | 33 | 1.0 | 10~25 | 9.0 |
| 24 | 140 | 40 | 3.5 | 123 | 38 | 31 | 1.0 | 5~10 | 8.8 |
| 28 | 145 | 45 | 4.0 | 120 | 40 | 31 | 0.5 | 5~10 | 8.7 |
| 34 | 150 | 47 | 4.4 | 118 | 38 | 32 | 0.2 | 3~10 | 8.5 |

正常足月新生儿出生时网织红细胞计数平均 0.04~0.05,早产儿更高,生后 2~3 天稍升高,后迅速下降,生后 1 周仅 0.005~0.015,平均 0.001。出生时有核红细胞几乎均可见到,其数量在足月儿 7.3 个/100 白细胞,范围 0~24 个/100 白细胞,早产儿 21 个/100 白细胞。足月儿于出生 12 小时后迅速下降,第 4 天外周血内多不能查见有核红细胞。孕龄小,体重低的新生儿生后第 7 天,外周血仍可见有核红细胞。

出生时脐血的平均血红蛋白(Hb)约为 170g/L,范围 140~200g/L,静脉血平均 Hb 为 150~220g/L,红细胞计数平均($5.5~7.0$)×$10^{12}$/L,血细胞比容 0.43%~0.63%,极低出生体重儿的 Hb 水平比成熟儿低(10~20)g/L[3]。生后 6~12 小时由于不显性失水、排出小便及入量不足,血液稍浓缩,Hb、Hct 均有上升,生后第 2 天、第 3 天逐渐下降,1 周末与脐血相似,以后继续下降,每周大约下降 10g/L,早产儿较足月儿下降幅度大且迅速。足月儿 Hb 于生后 6~12 周降至最低水平,为 95~110g/L;早产儿在生后 4~8 周 Hb 降至 65~90g/L,此为生理性贫血[4]。其原因是红细胞生成素减少,骨髓造血暂时性降低(氧来源较胎儿期丰富),血红蛋白 F(HbF)红细胞存活期短(溶血),以及随着体重增长及血容量扩充使红细胞稀释等。当 Hb 浓度下降到组织需氧量大大超过氧的释放量时,刺激红细胞生成素的产生,骨髓红细胞生成活力恢复,Hb 上升。生理性 Hb 下降是氧释放量超过组织需要的一种反应,因此不必治疗。

2. 粒细胞　在胚胎 5~7 周时,肝实质和各种结缔组织,如淋巴丛、脑膜、肠系膜的基质中可以见到少量白细胞产生,直到骨髓造血开始白细胞才明显增加。锁骨骨髓是最初产生白细胞的部位。妊娠 26 周以前,胎儿血循环中白细胞数不及成人水平的一半,常不超过 1×$10^9$/L,以后逐渐增加,以妊娠晚期增加最快,出生时白细胞计数高于成人水平,足月新生儿出生时白细胞计数为($15~20$)×$10^9$/L,出生最初 12 小时,中性粒细胞计数足月儿平均为 12×$10^9$/L,早产儿($6~8$)×$10^9$/L,分类中以多形核中性粒细胞为主,至生后 4 天,中性多核细胞与淋巴细胞持平,之后淋巴细胞占优势,直至 4 岁,再次以中性粒细胞为主,占 50%~70%。

3. 淋巴细胞　大约在胚胎 7 周时,在胎儿肝脏及淋巴丛可见到淋巴细胞生成,紧接着在胸腺及脾集合淋巴结开始有淋巴细胞形成,第 10~12 周,脾脏及骨髓可见淋巴细胞。胚胎 7~8 周时胎儿血循环中有少量淋巴细胞,以后逐渐增加,到胎儿第 20 周时达到 10×$10^9$/L,之后缓慢减少,足月时为 3×$10^9$/L。T 淋巴细胞在胚胎 7 周时出现在循环血中,胎儿 8 周后,带有 IgG 标志的 B 淋巴细胞可查见,直至第 16 周,循环中 90% 以上的淋巴细胞具有 T 或 B 淋巴细胞特点,少量单核细胞在整个孕期胎儿循环中均可出现。

4. 巨核细胞与血小板　胚胎 5~6 周时,在卵黄囊中可见巨核细胞,从见到巨核细胞直到分娩,在肝脏均可见到巨核细胞,胎儿 11 周后在骨髓内可见巨核细胞,同时循环中开始出现血小板。胎龄 30 周时,巨核细胞及血小板计数与成人接近。因此,不论孕周多少,血小板 $<150\times10^9/L$,表明血小板减少。生后血小板与成人相同,为 $(100\sim300)\times10^9/L$。

5. 凝血因子　正常足月新生儿纤维蛋白原少,出生时因子 V、因子 Ⅷ 已达成人水平,而因子 Ⅱ、Ⅶ、Ⅹ、Ⅻ 等仅为成人水平 50%,到生后 3 周末,因子 Ⅶ、Ⅹ、Ⅻ 基本达成人水平,其他凝血因子水平缓慢上升,$2\sim12$ 个月达到成人水平,正是由于凝血因子水平不同,足月新生儿部分凝血活酶时间(APTT)延长,生后 $2\sim6$ 个月时达到正常成人水平,凝血酶原时间(PT)及凝血酶时间(TT)均较正常稍微延长。

## 二、儿童血容量特点

儿童(按体重)全身血容量特点:新生儿($0\sim4kg$),约 85ml/kg;婴儿($5\sim9kg$),约 85ml/kg;年少儿童($10\sim24kg$),约 75ml/kg;年长儿童($25\sim49kg$),约 70ml/kg;年少成人($\geqslant50kg$),参照 Gilcher 原则(即肥胖男性约为 60ml/kg,女性约为 55ml/kg;体型较瘦男性约为 65ml/kg,女性约为 60ml/kg;正常男性约为 70ml/kg,女性约为 65ml/kg;体格健壮男性约为 75ml/kg,女性约为 70ml/kg)[5]。

## 三、儿科输血的基本原则

### (一)适应证

1. 恢复血容量　许多原因可致血容量减少。当血容量丢失<10%时,常无临床症状;血容量丢失>15%,视丢失的速度可出现不同程度的临床症状,如乏力、烦躁、呼吸增快、心动过速,严重者可出现休克表现。根据丢失的主要成分和速度,及时正确地进行成分输血,可起到维持患者生命的重要作用。

2. 纠正贫血　目前国内诊断儿童贫血尚无统一标准。一般认为:出生后 10 天以内的新生儿 Hb<145g/L;10 天~3 个月 Hb<100g/L;3 个月~6 岁 Hb<110g/L;6~14 岁 Hb<120g/L。红细胞破坏增加(溶血)、生成减少或丢失过多均可导致贫血。如果贫血是临床症状而不是疾病本身,则对于贫血的治疗主要是寻找及去除病因。长期慢性贫血(如地中海贫血等慢性溶血性贫血),建议输血维持患儿 Hb 为 $90\sim105g/L$,一般不影响小儿生长发育。对于溶血性贫血、再生障碍性贫血、缺铁性贫血等疾病所致的贫血主要以红细胞减少者,应输红细胞成分;对于营养性贫血和感染伴贫血等,除红细胞减少外,还需血浆白(球)蛋白者,除输注红细胞外,应酌情输注

白(球)蛋白。Hb<30g/L 者为急诊输血指征。

3. 凝血机制障碍　血小板数量减少和(或)血小板功能障碍,以及一种或多种凝血因子缺陷均可导致需要输注相应成分才能止血的严重出血,其中以原发性免疫性血小板减少症和甲型血友病最常见,前者因血液循环中存在抗血小板抗体,输入血小板被迅速破坏,疗效较差;后者由于血液循环中凝血因子先天缺乏,故输入浓缩Ⅷ因子对甲型血友病有良好的止血效果。肝脏疾病致多种凝血因子缺陷者,以输入新鲜冰冻血浆或凝血酶原复合物为宜。

4. 严重感染　小儿免疫功能较差,或在放化疗后出现继发性免疫功能缺陷,在合并严重感染时,应结合临床情况,可考虑静脉注射免疫球蛋白支持治疗。

### (二)剂量及速度

新生儿及儿童的成分血输注剂量,一般情况下每次输注去白红细胞悬液 10ml/kg,$(0.5\sim1.5)$ml/min 输入,必要时 24 小时后可重复输入;对严重营养不良和伴有心肺功能不全者,应减至 $5\sim10$ml/(kg·次)并减慢速度至 $(0.25\sim0.75)$ml/min,间隔约 24 小时后,视病情评估是否再次输血。儿童每千克体重输注红细胞制品 4ml,可提高 Hb 10g/L。儿童急性大失血的定义包括:①24 小时内输血量超过患儿总血容量;②输血支持每分钟超过患儿总血容量的 10%;③3 小时内输血量超过患儿总血容量的 50%[5]。因此,年龄越小的患儿,对于失血造成的循环影响就越大,越要引起临床医生高度警惕。对严重急性溶血或大量失血,应迅速足量输入,必要时可插管至中心静脉加压推注血液,其量可达大量输血(24 小时内输血量超过患者自身血容量),方可挽救患儿生命。

## 第二节　儿童贫血的输血策略

将血液中的各种有效成分分离制成高纯度和高浓度的制品,根据患者"缺什么、补什么"的原则,更合理更有效的输血方法称为成分输血。

由于儿童(特别是婴幼儿)正值生长发育阶段,各器官系统尚未成熟,与成人存在生理解剖和血液免疫学差异,成人的输血常规不完全适用于儿童,但可以作为参考。儿科医师和输血工作者应注意研究儿童的输血特点、严格掌握输血指征、安全合理地应用输血疗法,以期提高疗效的同时,尽可能地降低输血相关的长期和短期不良反应。

## 一、红细胞输注

红细胞制品(国内习惯称呼)有多种,各种制品有一定的适用范围。

1. 浓缩红细胞保存期短,其临床应用受到一定限制,但有以下优点:①循环负荷较小,更适宜于心功能不良的患者;②血浆抗体所致的输血反应少;③血浆蛋白或过敏原的变态反应减少;④所含钠、钾、氯、氨和枸橼酸盐较少,更适宜于肾脏病患者;⑤传播肝炎等的危险性减少;⑥最适用于各种贫血性疾病。

2. 少白细胞的红细胞要在移除 90% 以上的白细胞才能阻止非溶血性发热反应,适用于反复输血患者。

3. 辐照红细胞悬液去除活性白细胞,适用于将来可能会施行造血干细胞移植的患者。

4. 洗涤红细胞更适用于自身免疫溶血性贫血、阵发性睡眠性血红蛋白尿症(PNH)和肾功能不良的患者。

5. 冰冻红细胞除有上述优点外,还可长期保存,适用于稀有血型如 Rh 阴性血患者。

6. 年轻红细胞输注,由于红细胞在体内存活期较长,可使输血的间隔期延长。

贫血治疗除去除病因外,就是输血纠正贫血。儿科除急性失血性贫血、部分急性溶血性贫血(如蚕豆病)以及较易去除病因的营养性贫血等患儿可经 1~2 次输血达到治疗目的外,尚有许多贫血性疾病需长期、反复地输血,如血红蛋白病(地中海贫血)、白血病、再生障碍性贫血、遗传性球形细胞增多症、某些先天性红细胞酶缺陷溶血等,均应正确选择红细胞制品种类。

在采血后 24 小时以内的血液称为当天鲜血;3~5 天的 ACD 血或 10 天以内的 CPD 血称为新鲜库血,其保存期为 21 天;若加入腺嘌呤使成 CPDA 血或 ACDA 血,保存期可延长至 35 天。除在补充红细胞的同时还需补充血小板或凝血因子(因子 V、Ⅷ)外,一般无输当天鲜血的必要。但在镰状细胞贫血时可用新鲜全血行换血或部分换血的方法降低 HbS 的含量(而用常规输血法把 HbS 降至 30% 以下时则需 2~3 周),并可减轻含铁血黄素沉着。

## 二、溶血性贫血的输血治疗

### (一)地中海贫血(珠蛋白生成障碍性贫血)

地中海贫血是基因突变或缺失所致血红蛋白 α、β 和(或)δ 多肽链合成缺陷的一组血红蛋白合成障碍性疾病。分为轻型(轻微、临床无症状的小细胞性贫血)、重型(需要反复进行输血支持治疗)、中间型(中等程度贫血,有时需要输血支持)。

对于地中海贫血,Hb<90g/L 应启动输血,目前提倡足量输血,使 Hb 维持在 90~105g/L 的水平,才能保证患儿正常生长发育,同时也可降低胃肠道对铁的吸收以减少继发性含铁血黄素沉着症的发生,减轻骨质脱钙及防止或减缓脾大。对于重型地中海贫血的输血指南,目前主要来自地中海贫血国际联合会(the Thalassaemia International Federation,TIF)、美国、加拿大、英国、印度以及澳大利亚等国[6-11](表 45-2),分为起始治疗及目标治疗。

为了延缓铁负荷过重导致的致死性心脏病变,应当适时开始去铁治疗。指南推荐当血清铁蛋白≥1000μg/L[6-11];使用红细胞 10~20U[6,8,11];肝铁离子浓度>7mg/kg[6],可开始行去铁治疗。β 地中海贫血重型患儿如有 HLA 相合供者应考虑尽早做造血干细胞移植[12]。

### (二)自身免疫性溶血性贫血

自身免疫性溶血性贫血(AIHA)是一组 B 淋巴细胞功能异常亢进,产生抗自身红细胞抗体、使红细胞破坏增加而引起的贫血。通常检测 Coombs 试验阳性,也存在 Coombs 试验阴性的 AIHA。AIHA 的治疗原则是应用免疫抑制剂,减轻异常活跃的自身免疫状态。而输血原则是:能不输则不输,能少输则少输。AIHA 患者输血遇到的主要问题是抗体筛查和交叉配血困难。游离的自身抗体有可能和任何细胞反应,导致交叉配血难以找到完全相合的红细胞制品。当急性溶血需要输血时,一般遵循以下条件:①Hb<40g/L 或 Hct<13%,在平静时有缺氧症状;②Hb>40g/L,但伴有急性起病、进展快或心功能不全、心绞痛;③出现溶血危象。AIHA 输血注意事项[13]:①选择 ABO 血型相合悬浮红细胞或洗涤红细胞;②ABO 血型相合,主侧(患者血清与供体红细胞)反应最弱者优先选择;③紧急时,血型鉴定困难,选择 O 型洗涤红细胞,在密切观察下缓慢输注;④输血量仅需达到维持氧交换和心肺功能即可;⑤输血前,须使用肾上腺糖皮质激素减轻输血不良反应。

### (三)葡萄糖-6-磷酸脱氢酶(G-6-PD)缺乏症

G-6-PD 缺乏症患儿在食用新鲜蚕豆或服用氧化型药物、感染等因素作用下,皆会发生急性溶血性贫血。因 G-6-PD 缺陷的红细胞不能提供足够的 NADPH 来维持还原型谷胱甘肽(GSH)的还原性(抗氧化作用），在遇到强氧化剂等致病因素后更诱发了红细胞膜被氧化，产生急性溶血反应。除充分水化碱化、小剂量激素稳定红细胞膜外，如出现急性溶血

危象，可输注 G-6-PD 正常的红细胞制品。而输血后会提供正常含 G-6-PD 酶的红细胞，从而缓解红细胞的破坏。

表 45-2　重型地中海贫血的输血治疗建议

| | TIF | 美国 | 加拿大 | 英国 |
|---|---|---|---|---|
| 起始 | 生命体征平稳时 Hb<70g/L（>2 周） 同时伴有以下任意一条： 1. 面容改变 2. 生长发育迟缓 3. 骨折 4. 髓外造血 | 生命体征平稳时 Hb<7 0g/L（>2 周） 同时伴有以下任意一条： 1. 发育迟缓 2. 标志性骨改变 3. 巨脾 4. 髓外造血 5. 心脏疾病 6. 肺动脉高压 7. 生活质量不佳 | 严重贫血 伴随以下任意一条： 1. 生长受限 2. 发育迟缓 3. 骨骼畸形 | 生命体征平稳时 Hb<70g/L（>2 周） 同时伴有以下任意一条： 1. 生长受限 2. 骨骼畸形 3. 易疲劳 4. 营养不良 5. 发育迟缓 6. 生长波动 7. 心衰 8. 脾大 9. 面部骨骼变形 |
| 进展 | 输血维持时间<2 周，去白红细胞的 ABO 及 RhD 匹配血 RhC、c、E、e 及 Kell 匹配血 | 输血维持时间<2 周，去白红细胞 ABO 及 RhD、C、c、E、e） 和 Kell 匹配血 | 去白红细胞 ABO 及 RhD、C、c、E、e）和 Kell 匹配血 | 输血维持时间<2 周，去白红细胞 ABO 及 RhD、C、E 和 Kell 匹配血 |
| 目标 | 输血前 Hb（90~105）g/L 心脏病患者（110~120）g/L 输血后 Hb ≤（140~150）g/L， 每 2~5 周输血一次 | 输血前 Hb（90~100）g/L 心脏病患者 Hb（100~120）g/L 输血后 Hb≤140g/L， 每 3~4 周输血一次 （年龄较大患者 2 周） | 输血前 Hb（90~100）g/L | 输血前 Hb（90~105）g/L， 每 2~4 周输血一次 |

## 三、恶性肿瘤与再生障碍性贫血患儿的输血治疗

### （一）恶性肿瘤患儿的输血治疗

恶性肿瘤患儿的贫血通常是继发于化疗和（或）恶性细胞浸润引起的骨髓增生不良。在对患儿进行输血支持治疗时，应注意各年龄段儿童 Hb、Hct 的正常值。对于 Hb<70g/L 的大部分患儿进行红细胞输注是合理的。已在动物实验和小儿恶性肿瘤患者中证实，输注红细胞可加快粒细胞和血小板的恢复，从而改善患儿对化疗的耐受性[14]。

### （二）再生障碍性贫血患儿的输血治疗

1. 儿童重型获得性再生障碍性贫血（SAA） SAA 的诊断同成人一样：骨髓活检显示全血细胞减少，并符合以下 3 条标准中的两条：粒细胞计数<0.5×$10^9$/L，血小板计数<20×$10^9$/L，网织红细胞<1%。HLA 相合供者异基因造血干细胞移植是治疗 SAA 的一线方法。对找不到供者的患儿可以进行免疫治疗，同时也可以选择输血支持治疗。

SAA 患儿血小板输注指征一般为外周血 PLT<10×$10^9$/L（处于感染发热状态时，PLT<20×$10^9$/L）。酌情进行红细胞输注，以争取维持外周血 Hb>80g/L。对于近期接受造血干细胞移植或免疫抑制剂治疗者，

需对所输血制品进行 γ 射线处理[15]。

2. 先天性单纯红细胞再生障碍性贫血（Diamond-Blackfan 贫血，DBA） DBA 患者多数有严重贫血，接近 60% 患儿在出生后两个月 Hb 水平仅为 40g/L，应给予积极输血支持治疗，每次 10~15ml/kg 红细胞制品输注。对于中度贫血患者，例如 Hb 为 60~70g/L，需根据患儿缺氧程度权衡得失。Hb 水平保持在 80g/L 以上者不需要定期红细胞输注。接近 15%~20% DBA 患儿可能发生自发性缓解。对于发生输血依赖和有 HLA 相合供者的所有 DBA 患儿都应考虑行造血干细胞移植治疗。

3. 先天性再生障碍性贫血（范可尼贫血，FA） FA 的诊断指标为患儿的细胞经 DNA 交联剂处理后形成特征性染色体断裂的现象，伴或不伴再生障碍性贫血或先天性畸形。在全血细胞减少之前，患者经常表现为孤立的血小板减少或中性粒细胞减少，绝大多数患儿最终发展为再生障碍性贫血。接近 10% 的 FA 患儿最终发展为白血病。造血干细胞移植为根治 FA 的唯一方法。在寻找 HLA 配型相合供者前，需要定期输血支持治疗。

## 四、贫血性心力衰竭和肺炎患儿的输血

一般认为 Hb 低于 50g/L 时可出现心功能不全。贫血是心功能不全的原因故需要输血改善组织缺氧状态。但输血会增加心脏负担，因此，对于心功能不全、严重贫血、严重感染（如重症肺炎）、严重营养不良的患儿输血，我们建议：①小量输注（每次 5ml/kg），慢速输注浓缩红细胞的同时或之前 15 分钟注射适量快速利尿剂（如呋塞米）；②尽量争取用带氧能力强的相对年轻的红细胞；③或输血过程中酌情给予小量速效洋地黄制剂（如毛花苷丙、毒毛花苷 K 等）；④吸氧。对于重症肺炎伴心衰患儿更应严格掌握输血指征[16]。

## 第三节 血小板输注在儿科临床的应用

血小板是临床上常用的血液制品之一。尽管已采用很多方法来保证血小板输注的安全性，但仍有一些已知和未知的隐患。为使患儿获得最好的疗效和最少的并发症，临床医生应严格掌握婴幼儿和儿童血小板输注的适应证并选择合适的血小板制品。

## 一、血小板制品

目前，国内外大多数医院通常使用两种类型的血小板制品：来自于全血的手工分离浓缩血小板与机器单采浓缩血小板。为了防止输血不良反应，有时需要选用特制的血小板制品，如去除白细胞的血小板、洗涤血小板、辐照血小板、交叉配血的血小板、HLA 配型的血小板等。然而选择条件越多，准备时间就会越长，费用也就越高。

## 二、血小板输注

### （一）血小板减少的原因

在临床上有许多情况导致小儿的血小板明显减少。感染较为常见，多种感染（如病毒感染）可引起免疫性血小板减少；多种药物（如某些抗生素、抗肿瘤药物等）可导致血小板减少；多种疾病（如白血病、再生障碍性贫血等）可发生血小板减少。如出现严重出血，或为防止发生危及生命的出血，需要输注血小板治疗。

### （二）血小板输注

1. 输注指征 输注血小板有两个目的：治疗出血与预防出血。前者因患儿有严重的血小板减少（如 PLT<10×10^9/L）伴有出血，需要输注血小板控制出血，可视为治疗性输注；后者只有血小板减少（如 PLT<10×10^9/L）而并无出血倾向或无严重出血，为防止出血而输注血小板，可视为预防性输注。但预防性输注与治疗性输注的界定目前尚存分歧。

预防性血小板输注剂量的临床试验（prophylactic platelet dose trial，PLADO 试验）对 1 272 例患者进行随机对照研究，输注 PLT 低剂量 1.1×10^11/m^2 与高剂量 4.4×10^11/m^2 相比，两组在预防出血上没有区别，低剂量输注虽可减少血小板的输注剂量但增加红细胞输注[17]。对 198 例儿童患者和 1044 例成人患者进行不同年龄段划分，以 PLT<10×10^9/L 为输注点，结果显示：①在任何年龄段，血小板减少均不预测出血风险。②儿童比成人表现出更明显出血风险（WHO 定义 2 级或以上的出血）。③儿童患者在 PLT 较大的变动范围内均存在出血高风险[18]。

Wandt 等[19] 对 AML 和自体造血干细胞移植患者共 391 例进行预防性输注和治疗性输注的随机对照研究，以 PLT<10×10^9/L 为输注点，结果显示治疗性输注明显减少了输血次数 33.5%，并未增加自体造血干细胞患儿的出血风险，但是增加了 AML 患

发生 4 级出血的风险。Stanworth 等[20]对 600 例接受造血干细胞移植及化疗的患者进行预防性和非预防性血小板输注的随机对照研究,仍以 PLT<10×10⁹/L 为输注点,结果提示预防性输注对减少出血风险存在优势。

2. 输注方法 根据小儿的体重或体表面积决定血小板输注剂量。手工分离血小板,体重<15kg,按 10~20ml/kg 输注;体重>15kg,机器单采血小板可按 1U 输注。1U 机器单采血小板相当于 10U 手工分离血小板。Zbigniew[21]对美国 Dartmouth-Hitchcock 医学中心所遵循的血小板输注标准作了总结(表 45-3)。1 个治疗剂量的血小板输注时间应控制在 30~60 分钟,开始输注的前 15 分钟应严密观察有无皮疹、发热、变态反应的体征。轻微的不良反应采取减慢输注速度或停止输注并给予盐酸苯海拉明(抗组胺药)治疗;出现严重反应(如低血压、心动过速、呼吸急促或窒息)应停止输注并给予对症治疗,剩余血小板送血库进一步分析。

3. 血小板无效输注 一般认为,血小板无效性输注是指连续两次输注(至少在 48 小时内有 1 次输注的是新鲜血小板)后没有达到合适的校正血小板增高指数(corrected platelet count index,CCI)。验证血小板输注有效性的经典方法是 CCI 值,计算公式为:

$$CCI = (输注后\ PLT-输注前\ PLT)10^9/L×体表面积(m^2)/输入的血小板数(×10^{11})$$

有许多因素导致输注后血小板数升高不理想,包括受血者因素,如脓毒症、肝脾大、DIC、移植物抗宿主病(GVHD)、同种抗体/自身抗体、大量失血、血栓性血小板减少性紫癜、溶血尿毒综合征、发热和某些药物(两性霉素、万古霉素、脂肪乳等)[22]。目前已有一些措施能够改善血小板输注的疗效:①选用 HLA 配型相合的血小板;②选用与受者血清交叉反应相合的血小板。反复输注血小板的患者能产生 HLA 抗体和血小板特异性抗原的抗体,它们能导致输入的血小板迅速破坏,导致输注无效[23]。

4. 避免或限制血小板输注的临床情况 免疫性血小板减少症患者如输注血小板无效,需同时采取治疗措施减少血小板的免疫性破坏。一般认为,患者没有致命性出血应避免或减少输注血小板,而采用静脉输注免疫球蛋白和(或)泼尼松等治疗。血栓性血小板减少性紫癜是一种消耗性凝血病,输注血小板会使病情恶化,故为禁忌。

表 45-3 血小板输注临床指南

| 血小板 | 适应证 |
|---|---|
| <5×10⁹/L | 临床症状平稳的所有患者 |
| <10×10⁹/L | 发热 |
| <20×10⁹/L | 接受肝素治疗的门诊及出院患者 |
| <50×10⁹/L | 活动性出血、在未来 4 小时内接受侵入性操作 |
| <100×10⁹/L | 脑外科手术、血小板功能异常疾病相关 |

## 第四节 凝血因子缺乏病的输血治疗

血友病 A、血友病 B 是儿科较常见的先天性凝血因子缺乏性疾病。其所致的反复出血和颅内出血可随时危及患儿生命和造成不可逆的关节功能障碍等后遗症。因肝脏功能异常所致的多种凝血因子减少在儿科并不多见,其治疗主要是去除病因外,可用维生素 K 促进凝血因子的合成,若患儿肝功能损害不很严重,一般注射维生素 K 6~12 小时后凝血因子可恢复至正常水平;必要时也可输入凝血因子制品。

目前可选用的凝血因子制品,血友病 A 首选Ⅷ因子浓缩剂或基因重组Ⅷ因子,其次可选冷沉淀物;血友病 B 首选Ⅸ因子浓缩剂或基因重组Ⅸ因子或凝血酶原复合物;如上述制品均无法获得,可选新鲜冰冻血浆。

### 一、Ⅷ因子制剂

确诊为血友病 A 患儿有出血时,可根据出血部位和出血量选用Ⅷ因子浓缩剂,血友病 A 在不同的出血情况下需输入Ⅷ因子量(表 45-4)。

表 45-4 血友病 A 患者Ⅷ因子输注剂量

| 损伤 | 预期达到浓度(因子水平%) | 应补因子量(U/kg 体重) |
|---|---|---|
| 轻度自发出血 | 20~30 | 10~15 |
| 严重出血(消化道、腹腔等) | 40~50 | 20~30 |
| 颅内出血、大手术 | 60~80 | 40~50 |

有认为对早期出血的最小有效量可小至 15~20U/kg,甚至 3~7U/kg。严重出血宜足量。因其生物半存活期为 8~12 小时,故可 12 小时输注一次,根据病情需要决定维持输注时间。

## 二、凝血酶原复合物

有出血的血友病 B 患儿可输注Ⅸ因子浓缩剂。目前国内尚无基因重组Ⅸ因子、Ⅸ因子浓缩剂，临床多用凝血酶原复合物（含Ⅱ、Ⅶ、Ⅸ、Ⅹ因子），一般每千克体重输注 10~20 血浆当量单位（PE）。缺乏Ⅸ因子制剂时也可输注新鲜冰冻血浆。凝血因子Ⅸ生物半存活期为 18~24 小时，故可 24 小时输注一次，根据病情需要决定维持输注时间。

长期反复输注凝血因子的患儿，随输注次数增加，血中凝血因子抗体效价也增加，故输入量也应相应增多方可达预期效果。伴随抑制物患者，可根据血友病类型选用凝血酶原复合物或重组活化的凝血因子Ⅶ（rhFⅦa）制剂。目前国内外已将预防治疗推荐为重型血友病的标准治疗方法。

## 三、新鲜冰冻血浆和冷沉淀

新鲜冰冻血浆（FFP）系采血后 6 小时内冰冻，−20℃以下保存一年内的血浆，（此后可视为普通冰冻血浆，−20℃保存 5 年）。FFP 包含了全部凝血因子和血浆蛋白。应用 FFP 明确的临床指征[24]：①单一凝血因子缺少，但无特异的浓缩制剂时可用 FFP 代之。②DIC 合并微血管病性溶血以及凝血功能异常时。③血浆交换用于治疗血栓性血小板减少性紫癜（TTP）及儿童溶血尿毒综合征。④大量输血尤其在出现微血管出血以及凝血功能异常，PT、APTT 超过正常 1.5 倍时。输注剂量为每次 10~15ml/kg。血友病 A 已有Ⅷ因子制剂，血友病 B 已有凝血酶原复合物，不建议首先使用 FFP。总之，如果 FFP 没有进行病毒灭活处理，用于预防出血（预防性输注）和控制出血（治疗性输注）是目前风险最大的输血治疗措施。

冷沉淀含凝血因子Ⅷ80~100U，纤维蛋白原200~300mg。−20℃保存 1 年。冷沉淀适用于大量输血、DIC、产科急症、心脏手术（开胸）、先天性低纤蛋白血症/纤维蛋白功能异常、肝功能异常、溶栓治疗相关性出血、先天性ⅩⅢ因子缺乏等。但是，由于冷沉淀没有经过灭活处理，所含抗原种类较多，风险较大，应尽量不用或少用。儿科多用于缺乏Ⅷ因子制剂时的血友病甲以及纤维蛋白原缺乏症。冷沉淀体积约20ml，输注剂量为每 10kg 体重 2~3U。冷沉淀生物半生存期约为 10 小时，在临床上，冷沉淀多用于剖生儿相关疾病。

新加坡医院输血委员会（The SGH Blood Trans-fusion Committee）2011 年制定的输血指南[24]中指出：①对于血栓性血小板减少症/溶血尿毒综合征（TTP/HUS）患儿，血浆置换为治疗首选，冷沉淀可作为备选。②血浆不可作为低血容量时的扩容剂，不可替代白蛋白或免疫球蛋白。③FIB<1g/L，PT/APTT>1.5 倍正常值，预计出现微血管病性溶血的患者，应尽早输注 FFP，剂量为 10~15ml/kg。

## 四、静脉注射免疫球蛋白

1979 年我们应用中国医学科学院输血研究所研制的静脉注射免疫球蛋白（IVIG）静脉输注治疗儿童感染性疾病、原发性免疫缺陷症取得良好效果[1]。以后大量儿科临床应用证明，IVIG 不仅是治疗严重感染性疾病（如脓毒症、重症手足口病等）的有效手段，而且大剂量（200~400mg/kg 体重，每日一次连续 5~7 天，必要时每 3~4 周可重复一次）静脉输注，对先天性和后天性低丙球血症疗效肯定。对于儿童免疫性血小板减少症、川崎病等具有较好疗效。也可应用于 Guillain-Barre 综合征、骨髓移植[24]。因 IVIG 具有双重抗体（抗细菌、抗病毒）功能，可用于治疗某些细菌或病毒感染性疾病（详见本书第五十四章）。

# 第五节　儿童输血不良反应的特点和防治

## 一、发　热　反　应

发热是儿科最常见的输血反应，常发生于输注开始后 15 分钟~1 小时，体温可达 38~41℃，同时可伴寒战、头痛、呕吐、荨麻疹等。其原因除与输入的致热原和白细胞、血小板及血浆成分有关外，在儿科更应注意的是输入血液温度过低，也可导致上述反应。出现反应时可用抗组胺药物及解热镇痛药等对症处理，反应严重时应停止输血，并静脉输注氢化可的松等药物。

## 二、循环负荷过量

由于小儿心脏功能尚不健全，加之贫血、营养不良、严重感染等因素均可使心功能下降。在输血时，可因输入量不当或输入速度过快而导致充血性心力衰竭。该反应常发生于输血开始后 1~24 小时，表现为频繁短促的咳嗽，镇静剂难控制的烦躁不安，并且进行性加重，年长儿可诉背部及心前区疼痛、呼吸困难、脉搏增快、心律失常、双肺底出现中细湿啰音、咳粉红色痰等。一旦出现上述症状应立即减缓或停止输注,并用快速利尿剂、速效洋地黄等对症处理,有急性肺水肿者,按肺水肿处理。严格控制心、肺疾病患儿和严重营养不良患儿的输血量及速度并密切观察病情变化是预防的关键。

婴幼儿血容量小,其电解质平衡和酸碱度易受较大输入血量中所含电解质($K^+$、$Na^+$、$Ca^{2+}$,$Mg^{2+}$等)和pH值的影响。在输入存放过久的库血,或因抗凝剂过量等,均可引起机体的电解质及pH值紊乱。尤其是小婴儿肾脏保钠排钾和维持酸碱平衡的功能并不成熟,常出现高血钾、低血钙及酸中毒。在输血患儿出现肌张力增高、震颤、手足搐搦等症状时应及时作血钾、血钙及pH检查,或作心电图检查。如有高钾血症、低钙血症,应及时处理;大量输血者应尽量选用新鲜血液,输注ACD抗凝血时,可适量给予钙剂和碱性液。

## 三、变 态 反 应

这也是小儿最常见的输血反应之一。轻者出现皮肤瘙痒、荨麻疹、血管神经性水肿,经减慢输血速度、肌注抗组胺药物异丙嗪后,一般在数小时内消退;重者出现支气管痉挛、喉头水肿、过敏性休克,应立即停止输血、静脉输注肾上腺素、地塞米松和对症抗休克处理,喉头水肿严重者应及时气管切开。输血前应询问过敏史。对IgA缺乏症血中有IgA抗体者,应输注去IgA后的洗涤红细胞。

## 四、溶 血 反 应

严重急性溶血反应常因误输ABO血型不合的血所致,多于输血后数分钟至数小时出现烦躁、发热、血红蛋白尿、黄疸,重者可有休克、急性肾衰竭和DIC等。在严重疾病的患儿,特别是新生儿和未成熟儿,或用大剂量镇静剂者,或全麻手术患者,虽已发生严重急性溶血,但临床表现极不典型,可能仅有手术止血困难,或全无临床症状,仅在输血后发现贫血更重,甚至因贫血性心力衰竭而死亡。

输入Rh血型不合或因自身抗体等其他不规则抗体,或细菌污染血制品,或血中误加蒸馏水及高渗葡萄糖液等非等渗液均可发生不同程度的溶血,应提高警惕,对临床症状不明显者,应注意观察患儿面色、尿色、多次查血红蛋白、血红蛋白尿、血清游离血红蛋白和胆红素量及网织红细胞等。一旦诊断溶血

性输血反应,立即停止原输血而输入正确的血或洗涤红细胞,严重者应进行半量或全量换血治疗,给予肾上腺皮质激素、碳酸氢钠、呋塞米等,对有休克、肾衰竭或DIC者,应予相应治疗。

## 五、输血感染的疾病

除血液制备和使用过程中污染使受血者感染外,虽经严格筛查,仍不能完全避免献血者血中带有病原体,使受血者感染。除最有威胁性的乙型和丙型肝炎(血源感染甲型肝炎者少)、艾滋病、疟疾等外,巨细胞病毒、单纯疱疹病毒和EB病毒等条件病原体也可使婴儿发生严重疾病。甲型肝炎于输血后15~40天发病、乙型肝炎于60~120天,疟疾于1~60天发病。

## 六、移植物抗宿主病

免疫缺陷的小儿,如接受化疗或造血干细胞移植的患儿,在接受各种血液成分输入后均可能发生输血相关移植物抗宿主病(GVHD)。

## 七、输血后紫癜和出血

输血后5~10天可出现免疫性血小板减少,一般40天内自行恢复;溶血反应时外科手术止血困难是由于DIC所致;大量输入库存血后(含大量抗凝剂)可发生出血倾向。

## 八、水、盐、酸碱平衡紊乱

大量输入枸橼酸抗凝血(如新生儿换血)可发生低钙惊厥,甚至心室纤颤,故可每输入100ml血给10%葡萄糖酸钙1~2ml;大量输入库存血可发生高血钾、酸中毒、高血氯等;尤其是肾调节功能很差的未成熟儿还可发生其他电解质紊乱;输入含激肽酶及其激活因子较多的白蛋白和IVIG等剂量过大或速度过快,可引起类似过敏性休克的"激肽反应",故多为一过性;输入细菌及其毒素污染的血常发生致死性严重反应,所以从采血起的各种操作必须严格执行无菌操作的有关规定。

## 九、体 温 过 低

将450ml冷藏血从4℃升温至37℃需14.5kcal热量,大量输入冷血时可使体温降低3℃以上,出现明显的临床症状,甚至心脏停搏。尤其是新生儿更应注意,可用输血加热器或水浴(<38℃)加热血液至32℃输入。

## 十、输血相关性急性肺损伤

一般认为，血液中白细胞、血小板和纤维蛋白可形成 $10\sim164\mu m$ 大小的微聚物，其数量随保存期延长而增加。当输入较多库存血时，可发生肺微血管栓塞。随着血管活性物质释放，肺小血管和细支气管收缩，进而发生呼吸极度困难，类似 ARDS。现已明确输血相关性急性肺损伤（transfusion related acute lung injury，TRALI）是由多个复杂因素所致，而微聚体并非主要原因，可能的发病机制为：①受血者存在严重的并发症。②输入 HLA 抗体和（或）具有生物活性的脂质等作用于受血者白细胞而发生免疫反应，导致受血者肺损伤，进一步发展为肺水肿、肺出血、透明膜形成等临床症状类似于 ARDS。治疗以吸氧、强有力免疫抑制剂使用为主，严重时给予机械通气。该病强调早期判断并及时给予激素治疗，如已发生，病情进展迅速，病死率高。

## 十一、输血相关性免疫抑制作用

20 世纪 70 年代，国外作者发现器官移植患者在术前输血（尤其全血）可提高移植成活率，多个中心的回顾性研究大都认为，输注异体血可导致肿瘤生长、复发、转移，增加术后感染，提出"输血免疫抑制学说"。我们 1999 年在国内儿科首先报道儿童白血病复发与输血有关[25]。因此，临床上输血应当严格掌握适应证，选择适当血液制品。

（贾苍松　陆晓茜　廖清奎）

## 参 考 文 献

1. 廖清奎,潘恩潭,罗春华.丙种球蛋白静脉输注剂在儿科临床应用 28 例.输血及血液学,1979,1:15-18.

2. 罗春华,贾苍松.成分输血在儿科的应用.华西医学,1991,6(3):280-281.

3. Remacha AF,Badell I,Pujol-Mo IX N,et al.Hydrops fetalis-associated congenitaJdvserythropoietic anemia treated with intrautemne transfusions and bonemarrotransplantation. Blood,2002,100(1):356-358.

4. Thomley I,Lehmann L,Ferguson ES,et al.Homozygousalpha-thalassemia treated with intrauterine transfusions and postnata-Jheniatopoietic stem cell transplantation.BMT,2003,32(3):341-342.

5. Diab YA,Wong EC,Luban NL.Massive transfusion in children and neonates.Br J Haematol,2013,161:15-26.

6. Cappellini MD,Cohen A,Eleftheriou A,et al.Guidelines for the clinical management of thalassemia,2nd ed. Nicosia:Thalassaemia International Federation,2009.

7. Vichinsky E,Levine L,Bhatia S,et al. Standards of care Guidelines for Thalassemia.Oakland:Children's Hospital and Research Center Oakland,2009.

8. Sayani F,Warner M,Wu J,et al. Guidelines for the clinical care of patients with thalassemia in Canada.Tornonto:Anemia Institute for Research and Education,2009.

9. Yardumian A,Telfer P,Darbyshire P.Standards for the clinical care of children and adults with thalassaemia in the UK. 2nd ed.London:United Kingdom Thalassaemia Society,2008.

10. Angelucci E,Barosi G,Camaschella C,et al.Italian Society of Hematology practice guidelines for the management of iron overload in thalassemia major and related disorders.Haematologica,2008,93(5):741-752.

11. Ho PJ,Tay L,Lindeman R,et al.Australian guidelines for the assessment of iron overload and iron chelation in transfusion-dependent thalassaemia major, sickle cell disease and other congenital anaemias.Intern Med J,2011,41(7):516-524.

12. Musallam KM,Angastiniotis M,Eleftheriou A,et al.Cross-talk between available guidelines for the management of patients with beta-thalassemia major.Acta Haematol,2013,130(2):64-73.

13. Lechner K,Jger U.How I treat autoimmune hemolytic anemias in adults.Blood,2010,116(11):1831-1838.

14. 廖清奎,贾苍松.儿童白血病的输血治疗.中国实用儿科杂志,2002,17(6):335-337.

15. Marsh JC,Ball SE,Cavenagh J,et al.Guidelines for the diagnosis and management of aplastic anaemia. Br J Haematol,2009,147(1):43-70.

16. 贾苍松,廖清奎.谨防输血过量所致循环负荷过重.小儿急救医学,2001,8(3):178-179.

17. Slichter SJ,Kaufman RM,Assmann SF,et al.Dose of prophylactic platelet transfusions and prevention of hemorrhage. N Engl J Med,2010,362(7):600-613.

18. Josephson CD,Granger S,Assmann SF,et al. Bleeding risks are higher in children versus adults given prophylactic platelet transfusions for treatment-induced hypoproliferative thrombocytopenia.Blood,2012,120(4):748-760.

19. Wandt H,Schaefer-Eckart K,Wendelin K,et al.Therapeutic platelet transfusion versus routine prophylactic transfusion in patients with haematological malignancies:an open-label, multicentre, randomised study. Lancet, 2012, 380 (9850):1309-1316.

20. Stanworth SJ,Estcourt LJ,Powter G,et al. A no-prophylaxis platelet-transfusion strategy for hematologic cancers.N Engl J Med,2013,368(19):1771-1780.

21. Szczepiorkowski ZM,Dunbar NM. Transfusion guidelines:when to transfuse. Hematology Am Soc Hematol Educ Program,2013,2013:638-644.

22. 潘艳莎,贾苍松.血小板制品输注与血小板抗体相关进展.

中国实用儿科杂志,2011,10(26):789-791.

23. 潘艳莎,贾苍松,周晨燕,等.儿童急性白血病血小板抗体检测及其临床意义.中国实用儿科杂志,2013,12(28):910-912.

24. Koh BC,Chong LL,Goh LG,et al.Ministry of health clinical practice guidelines:clinical blood transfusion.Singapore Med J,2011,52(3):209-218.

25. 贾苍松,罗春华,汪志凌.128 例急性白血病患儿输血治疗与复发的关系.中华儿科杂志,1999,37(11):700-701.

# 第四十六章
## 肿瘤患者围术期输血

肿瘤患者如何合理输血是临床上经常面临的管理问题,尤其当肿瘤患者接受大手术或合并凝血功能障碍时。其复杂性与肿瘤的生物学特性,术前肿瘤的治疗(放、化疗,免疫治疗),手术区域的血供,手术的复杂程度,围术期各种因素(如血液稀释、低体温、代谢紊乱)等有关。所以,当临床医师需要给肿瘤患者输红细胞来改善氧供,输血小板浓缩液或新鲜冰冻血浆来纠正凝血功能障碍时[1],常需考虑输注血制品是否会引起免疫抑制,即输血相关的免疫调节(transfusion-related immune modulation,TRIM)[2-5]。除此以外,探寻输血相关的免疫调节对肿瘤患者术后转归的影响一直是近年来人们探讨的热点之一。本章将就肿瘤患者输血相关问题作一简述。

## 第一节　免疫、炎症和肿瘤

围术期是包含手术前、手术中及手术后的一段时间,具体是指从确定手术治疗时起,直到与这次手术有关的治疗基本结束为止,时间在术前5~7天至术后7~12天。围术期是潜在转移复发的关键时期,此时患者的抗肿瘤免疫功能与术后感染、肿瘤的转移复发密切相关,可以影响到患者最终的转归和预后。

### 一、肿瘤患者的抗肿瘤免疫功能

Burnet早在1967年就提出了"免疫监视"(immune surveillance)学说,其认为机体免疫系统能识别并清除突变细胞,使突变细胞在未形成肿瘤之前即被清除,从而防止肿瘤的发生,保持机体内环境的稳定。一定程度解释了免疫功能与肿瘤发生发展的关系,即肿瘤细胞在其发生发展的过程中,由于细胞基因突变等原因,表达一些新的抗原。这些新抗原作为"非己"物质,可以被机体免疫系统识别和杀伤,机体可以通过天然和获得性免疫抵抗肿瘤。Dunn等在2002年又提出了"肿瘤免疫编辑学说"(cancer immuno-editing),修正了免疫监视学说。该学说认为肿瘤是由不同的肿瘤细胞组成的不均匀混合物,因此免疫系统与肿瘤细胞间的相互作用可以产生不同的结果。其认为在肿瘤发生、发展的过程中,免疫系统具有双重作用,它既可以对清除肿瘤细胞,抑制肿瘤生长,又可以通过对肿瘤细胞的塑形作用,选择适应宿主免疫活性的肿瘤细胞,其最终结果有利于肿瘤细胞逃避机体免疫系统的攻击。肿瘤免疫编辑是一个动态发展的过程,一般可以分为三个主要阶段:清除阶段(elimination)、平衡阶段(equilibrium)和逃逸阶段(escape)。清除阶段代表传统的免疫监视概念;平衡阶段代表肿瘤细胞潜伏在体内并与机体免疫系统相互作用处于平衡状态,这一阶段可持续数年;逃逸阶段指肿瘤细胞克服了免疫系统作用,进行生长的阶段。肿瘤细胞在体内的发生发展取决于其与免疫系统间的相互作用。

机体抗肿瘤免疫的机制十分复杂,涉及多种免疫成分,包括体液免疫和细胞免疫。两种机制并非独立发挥作用,而是相互协同杀伤肿瘤细胞。一般认为,抗肿瘤免疫以细胞免疫为主。细胞免疫是人体免疫系统的重要组成部分,在清除癌变组织和病原菌入侵中发挥重大作用。其中,NK细胞和单核巨噬细胞等介导非特异性细胞免疫,T细胞介导特异性细胞免疫。T细胞在细胞免疫中居中心地位。按照表面标志,又可以将T细胞分为CD8+细胞毒性T细胞(cytotoxic T cell,CTL)和CD4+辅助性T细胞(helper T cell,T helper)。

### 二、免疫、炎症和肿瘤

炎症微环境对于大部分肿瘤来说是至关重要的。肿瘤的转移潜能取决于多种复杂、动态力量之间的相互制衡,包括肿瘤细胞、免疫功能、炎症细胞和基质细胞。目前认为肿瘤转移可以分为四个阶段。第一阶段是上皮细胞间充质转化，这个阶段肿瘤细胞获得成纤维样特点，其迁移能力增加，更易侵入上皮层/基底膜，到达血管和淋巴管。第二个阶段是肿瘤细胞侵入血管或淋巴管。炎症细胞通过产生各种介质增加血管的通透性，来帮助肿瘤进行侵袭。第三个阶段，转移的肿瘤细胞得到存活，通过循环系统到达更远的地方。估计大约 0.01% 的肿瘤细胞可以进入循环最终存活，发生微转移。第四个阶段，单个肿瘤细胞到达远处，与远处的免疫细胞、炎症细胞、基质细胞相互作用，开始新的增殖[6]。肿瘤细胞在发生侵袭的过程中需要大量的蛋白酶来水解细胞外基质，炎症细胞可以提供大量的蛋白水解酶来降解细胞外基质。如 Th2 细胞分泌的细胞因子可以促进基质金属蛋白酶（MMP）的表达，促进肿瘤的侵袭和转移。与此同时，Th1 细胞表达的细胞因子则抑制肿瘤生长。

循环中肿瘤细胞的存活受到免疫细胞分泌的炎症介质的影响。有些受到活化的 NF-κB 的影响。肿瘤微环境中的许多细胞因子（如 TNF-α、IL-6、上皮调节蛋白）都可以促进循环中肿瘤细胞的存活。除此以外，有些转录因子也把肿瘤细胞与肿瘤相关的巨噬细胞联系在一起，使其一同在循环系统内播散[7]。从另一个角度讲，单个转移细胞不仅仅处于免疫抑制的微环境，他们同时也会被免疫监视所攻击。免疫监视与促肿瘤的炎症反应是共同存在的。NK 细胞和细胞毒性 T 淋巴细胞（CTLs）负责杀灭肿瘤，Th1 细胞促进细胞毒性免疫反应。而 Treg 细胞抑制抗肿瘤免疫反应，促进肿瘤生成。还有树突状细胞、巨噬细胞（负责抗原提呈，对危险和应激信号做出反应），免疫调节的细胞因子，细胞毒性的细胞因子（Th1 细胞因子）也参与其中。

如前所述，各种复杂力量的相互制衡，炎症细胞、免疫功能、肿瘤细胞共同决定着肿瘤的发生和远处转移。

### 三、手术对肿瘤患者的影响

对于大多数实体肿瘤而言，手术切除仍然是首选的治疗方法。定期体检、内镜技术和影像诊断水平的不断发展，手术方式不断改进，术前放、化疗，及多学科诊治（MDT）开展大大增加了手术的切除率和成功率，但肿瘤患者术后的五年生存率仍未显著提高，影响其生存率的最主要因素之一是局部复发和远处转移。

手术创伤促进肿瘤转移途径：①手术切除实体肿瘤时，在阴性切缘以及基质中仍然可能存在微小转移亦即微小残留病变（minimal residual disease，MRD），虽然目前无瘤手术方法已成为临床实践中常规，但仍无法完全避免手术操作本身因处理瘤体所造成对肿瘤的破坏，促使 MRD 进入淋巴系统、循环系统等，进而导致远处播散；②手术可以损伤脉管系统和腹膜，这会导致一些黏附分子表达上调，促使播散的肿瘤细胞可以更容易的黏附在腹腔和肝血窦中；③围术期，循环中血管生成素和生长因子的增加也可以刺激肿瘤细胞的生长并抑制肿瘤细胞的凋亡；④手术本身引起全身性的代谢、内分泌、血液、免疫学和炎症反应，这些被总称为手术应激反应和创伤性系统炎症反应。手术应激是影响患者围术期免疫功能的主要因素，过度的应激反应和系统性炎症反应可导致肿瘤患者的抗免疫功能抑制，使得播散的肿瘤细胞不能被有效清除，从而促使术后复发、转移的发生。

其中，手术应激引起患者免疫抑制的主要原因是由于机体交感神经系统（sympathetic nervous system，SNS）和下丘脑-垂体-肾上腺（hypothalamic-pituitary-adrenal，HPA）轴的激活而产生的神经内分泌应激。手术患者的很多免疫功能改变主要是手术创伤和神经内分泌反应的结果。手术应激通过刺激交感神经系统和 HPA 轴，引起儿茶酚胺（去甲肾上腺素和肾上腺素）、促肾上腺皮质激素和皮质醇等激素的释放增加，从而介导免疫功能抑制作用。手术应激程度与手术创伤程度成正相关。

### 四、麻醉对肿瘤患者的影响

长期以来，人们就发现麻醉因素对于手术患者免疫功能有影响。21 世纪初，麻醉医师发现围术期免疫功能的抑制或失调可以引起术后并发症，如伤口愈合障碍、引起败血症以及多器官功能衰竭的感染甚至死亡。对于癌症患者，人们越来越关注围术期麻醉因素的影响。一些回顾性研究和 meta 分析发现，与单纯全麻相比，全身麻醉联合区域阻滞可以减少术后肿瘤的转移复发；但也有一些研究结论与之相反。这说明麻醉因素对围术期抗肿瘤免疫功能和术后转移复发的影响及其机制远比人们想象的复杂。并且越来越多的研究表明围术期的管理策略（如区域麻醉、避免使用吸入麻醉药和阿片类药物、输血、保温等）可影响到肿瘤残留病灶的播散[8,9]。①外科手术在切除肿瘤病灶的同时也可能引起肿瘤细胞的微转移,增加了循环中肿瘤细胞的负担。②吸入麻醉药和阿片类药物可以抑制宿主的细胞免疫(如 NK 细胞、NKT 细胞、细胞毒性的淋巴细胞)。③围术期各种因素(如损伤导致的炎症、手术引起的应激、高血糖、低体温等)都可以引起 Th1 细胞向 Th2 细胞漂移,从而形成促肿瘤的微环境。围术期促肿瘤的微环境可以促进循环中的肿瘤细胞播散,使微转移形成临床转移灶。

输血会导致炎症反应和免疫抑制,称为输血相关的免疫调节(TRIM)。其包括抑制细胞毒性细胞和单核细胞的活性、释放有免疫抑制作用的前列腺素、抑制白介素-2(IL-2)生成、增加 Treg 细胞的活性。而这很有可能使手术与麻醉造成的免疫抑制雪上加霜。由此所带来的临床问题就是,是否输血会营造一个更加促肿瘤生长、转移的微环境,进一步加重肿瘤患者术后复发、转移的倾向[10-12]?

## 第二节　输血带来的炎症压力与免疫调节

输血往往与免疫抑制联系在一起。从细胞水平来讲,输血相关的免疫抑制(TRIM)有如下特点:①降低 NK 细胞的功能;②降低 T 细胞和 B 细胞的增殖能力;③诱导 Treg 细胞形成;④降低树突状细胞成熟和抗原提呈能力。输注库存血更容易加重这种细胞和体液水平上的改变[13]。

所以输注红细胞、血小板浓缩液、新鲜冰冻血浆后,会使细胞暴露于高浓度的白介素(如 IL-1B,IL-6,IL-8)、趋化因子、前列腺素 E、凝血噁烷、组胺、白细胞(未去除白细胞的红细胞或者残存的白细胞)、生长因子:转化生长因子-β(TGF-β)、血管内皮生长因子(VEGF)、表皮生长因子(EGF)、纤维母细胞生长因子和血小板衍生生长因子,非极性脂质、促炎的溶血磷脂酰胆碱、CD40 配体和微粒等[14,15]。

### 一、红细胞输注

目前多数使用的红细胞都是预存少白细胞的红细胞。因为这样可以减轻感染、预防输血后发热反应、降低 HLA 同种异体免疫和血小板输注无效。另一个重要的优点是可以避免因白细胞输注后释放很多生物活性物质,避免输血相关的免疫抑制。但是仍会有少数白细胞残留,依然会影响机体的免疫反应[16]。

库存少白细胞的红细胞中的细胞因子非常重要。如将这种血清加入全血会促使 IL-6、IL-10、TNF-α 释放,促使 Treg 细胞的活化[17]。

除了残存的白细胞和细胞因子的生物活性,红细胞还包含非极性脂质和促炎症反应的溶血磷脂酰胆碱(lyso-PCs)。这种 lyso-PCs 可调节 NKT 细胞和 T 细胞活性,可作为 NK 细胞的趋化因子,促进树突状细胞的成熟,刺激促炎症反应的生成。类十二烷酸(如前列腺素和凝血噁烷)也在红细胞中大量增加,它们可以发挥免疫抑制和促肿瘤的作用。

在仓鼠模型中,Tsai 发现与输注新鲜红细胞相比,输注库存的红细胞会降低微血管的血流量和功能性毛细血管密度达 50%。同时,组织的氧供水平也明显降低。所以可以想象输注库存的红细胞可能会导致一个低氧的微环境,从而更有利于肿瘤的生长。

输血不仅有免疫抑制的作用,而且很多促血管生成和致瘤的生长因子也因输血而大量增加。体外实验发现,库存血的血清与肿瘤细胞一起共培养,与未加入血清组相比,肿瘤细胞生长速度明显增加。在另一项研究中,加入库存血的血清会使头颈部肿瘤细胞生长更快,但加入抗 VEGF 抗体后则可以抑制肿瘤细胞的生长,这些研究均充分说明了这一点。

### 二、血小板输注

库存血小板仍是部分活化的,输注后会立刻释放出有生物活性的脂质、生长因子、趋化因子、细胞因子、微粒等,这些都对受体的免疫功能和肿瘤生长有重要的作用。输注血小板后会释放出 CD40 配体,它是一种很重要的多功能蛋白[18],在免疫系统中扮演很重要的角色,如刺激 B 淋巴细胞增殖,诱导细胞因子在炎症级联反应中发挥重要作用。输注血小板后释放的微粒可以促进树突状细胞成熟和抗原提呈能力,它也在免疫系统中发挥很重要的作用[19]。树突状细胞分为髓源性树突状细胞和浆细胞样树突状细胞。浆细胞样树突状细胞促进 IFN-α 产生,影响 CD4+ T 细胞向 Th1 分化,促进 IL-10 的产生,抑制髓源性树突状细胞产生 IL-12,促进 Treg 细胞的发生,抑制抗原特异性免疫反应。而髓源性树突状细胞产生 IL-12,促进 T 细胞和 NK 产生 IFN-γ,增强 Th1 细胞的免疫反应。

血小板浓缩液(已去除白细胞)放置 6 天后会存在许多生长因子(如 VEGF、血小板衍生生长因子、纤维母细胞生长因子-2、脑源性神经生长因子、EGF、TGF-β1 等)。TGF-β 在血小板浓缩液中的浓度很高。有报道血小板浓缩液的血清可以促进肿瘤细胞生长和转移。输注血小板浓缩液后的 1 小时受体血浆内生长因子、细胞因子、趋化因子的浓度明显增高。

### 三、新鲜冰冻血浆输注

新鲜冰冻血浆是一种无细胞成分的血制品,富含纤维蛋白原、D 二聚体、凝血因子 XⅢ、血管假性血友病因子,还有很多 Th2 细胞因子。输注新鲜冰冻血浆后可导致 TNF-$\alpha$ 和 IL-10 的释放。还有生长因子释放,如胰岛素生长因子。

总之,输注异体血(红细胞、血小板浓缩液、新鲜冰冻血浆)都会给细胞带来炎症压力。这种炎症的强弱程度与库存血的库存时间成正比。许多生物因子都会直接或间接地影响细胞的免疫功能(如 NK 细胞的活力,其控制着局部肿瘤的生长,阻止其向远处转移)。另外,非免疫原性的机制(如低氧诱导的信号通路)也在促进肿瘤转移的微环境中扮演着重要的角色。

## 第三节　输血与肿瘤进展的临床研究

### 一、同种异体或自体红细胞输注

肿瘤的复发取决于肿瘤的类型和分期、是否可以切除、麻醉方式和时间、失血量、围术期应激反应、围术期的营养状态、功能状态、术前的贫血、术后并发症等因素。这些复杂因素对肿瘤复发的潜在影响是很难通过回顾性研究获得结论。而目前关于输血与肿瘤复发的随机对照临床试验也比较少。

比较早的一些回顾性研究提示围术期同种异体血输注会增加肿瘤患者术后复发率和病死率[20-22]。两项最初的 Meta 分析得出,围术期输血与结直肠癌、胰腺癌术后不良转归有关[23]。这个结论也在其他的结直肠癌、前列腺癌、胰十二指肠癌、肝癌、头颈部肿瘤的回顾性研究中得到证实[24-26]。特别是头颈部肿瘤和肝细胞肿瘤,输血可以作为复发(比值比均为 1.6)和生存(比值比分别是 1.5,2.0)的独立预测因素。然而,这些结果也与其他一些研究结果相反,其他一些研究并未证实输血与肿瘤复发的联系[27,28]。

可能最充分的证据来自于 Cochrane 组织进行的一个大型 Meta 分析,它包含了很多随机对照试验、前瞻性试验和回顾性观察试验。在随机试验中,综合评估输血对肿瘤复发的影响,得出比值比为 1.42(95%CI 1.20~1.67,P<0.01)。但是由于患者异质性和无法评估手术技术,作者未能给出一个明确的因果联系[29]。

相对同种异体输血来说,自体血回输是否对肿瘤的复发有影响,目前的研究还不是很清楚。一项早年的观察性研究提示,与自体血回输相比,头颈部手术患者围术期输同种异体血会增加肿瘤复发率达40%。然而,这个结果与另一项随机对照试验相反。

术前采集自体血,术中回输给肝癌患者,看似是安全的,但是证据还是很有限。有一项小型回顾性研究提示,与同种异体血输注相比,术后长期无瘤生存期在输自体血的患者中更长。术中血液回收技术常用于大手术及拒绝同种异体血输注的患者。肿瘤手术血液回收技术是否会造成肿瘤细胞的再输入一直为人们所担心。虽然一项研究提示肿瘤患者的自体血经过过滤后并未检测到肿瘤细胞的标志物。但迄今为止尚没有围术期自体血回输能改善肿瘤患者术后复发的明确结论[30,31]。

总之,在结直肠癌患者中,围术期输注同种异体血与肿瘤复发增加有关。这个现象在其他肿瘤中得到的结论并不一致。围术期自体血回输看似是安全的,但是与同种异体血输注相比,它是否可以改善术后患者肿瘤复发和总体病死率目前还不清楚。

### 二、少白细胞的红细胞与未去除白细胞的红细胞

同种异体血中含的白细胞及其产物输注后会导致免疫抑制。所以,人们一直认为少白细胞的红细胞输注后免疫抑制更轻,术后肿瘤复发更少。然而目前并没有令人信服的临床证据证明少白细胞的红细胞能减轻免疫抑制[32]。Van Watering 等[33]发现少白细胞的红细胞对结直肠癌患者术后 5 年总体生存期或复发并没有影响。还有两项随机对照试验也不支持少白细胞的红细胞能够明显延长胃肠道肿瘤患者术后无瘤生存期(与未去除白细胞的红细胞相比)[34]。

所以。文献表明围术期输注少白细胞的红细胞并不能减低肿瘤患者术后复发。

### 三、输血量、库存时间、输血时机

#### (一)输血量

几项观察性研究都提示围术期大量输血(通常>

3个单位)与术后肿瘤复发有很大联系。实际上,围术期输血>3U 与胰腺癌患者术后生存期缩短有关[相对危险度(2.1 1.048,4.135),P<0.05],输血大于 2U 与食管癌术后生存期缩短有关[危险比(1.6 1.1,2.3),P<0.01]。最强的证据来自 Amatode 等的 Meta 分析,输 1~2U 血会增加肿瘤患者术后复发率达 40%[比值比 1.40(1.18~1.67),P<0.01],输 3~4U 血会增加复发率达 69%[比值比 1.69(1.4~2.03),P<0.01],输5U 血会增加复发率达 102%[比值比 2.02(1.65~2.48),P<0.01]。有研究表明围术期输血量>8U 与食管癌术后生存期缩短有关[比值比 2.14(1.14~401),P=0.01],但是对肿瘤局部和远处的转移无影响。很容易想到,输血的单位数与手术复杂程度、肿瘤大小、浸润深度有关,所以肿瘤分期晚的患者无论输血与否,很可能本来术后转归就差。有趣的是,Swisher 等发现去除了肿瘤分期、淋巴结转移、远处转移、感染等多因素后,围术期输血超过 8U 或更多时,患者的术后生存期缩短。

大量输血的另一个并发症就是凝血功能障碍[35]。这本身就与非手术肿瘤患者的不良预后有关。所以,有理由推测大量输血后,围术期凝血功能障碍很可能与术后肿瘤复发有一定联系。但是不幸的是,目前还没有临床研究来证实这样的假设。

**(二)库存时间**

库存血的输注总认为是肿瘤复发的潜在不良因素。在动物模型中,长期库存的红细胞会加重肿瘤的进展。与此相反,之后的两项随机对照研究提示,并没有发现结直肠癌患者给予库存血输注(与新鲜红细胞相比)其肿瘤复发有所增加。这两项研究结果与另两项回顾性研究的结果一致。

**(三)输血时机**

输血时间也是需要考虑的一个问题。术前输血、术中输血、术后输血增加肿瘤复发的概率分别是 50%,74% 和 36%。然后,在一项回顾性分析中发现行胰腺癌手术患者,术后输血与更高的病死率有关[36]。

总之,对结直肠癌患者来说,围术期红细胞输注与术后肿瘤复发有很大联系。这种联系在大量输血时会更加明显。但是,临床研究提示红细胞库存时间对肿瘤复发的影响很小。

**四、新鲜冰冻血浆与血小板浓缩液**

**(一)新鲜冰冻血浆**

实验研究提示血浆成分可以促进肿瘤生长。而且,越是库存血分离出来的血浆越能促进肿瘤生长,这就是库存依赖性肿瘤生长。然而,Tomimaru 等研究发现给肝癌患者术中输注新鲜冰冻血浆虽然会缩短总体生存期,但是并不会缩短无瘤生存期。

**(二)血小板浓缩液**

关于血小板输注与肿瘤患者术后复发的研究很少。唯一一个小型回顾性研究提示血小板输注与肝癌患者术后复发增加有关。

总之,目前就血小板浓缩液、新鲜冰冻血浆是否会增加肿瘤患者术后复发,还没有确凿的证据。

# 第四节 总结与展望

## 一、总 结

围术期输注血制品会给机体的炎症微环境带来很大的改变。从炎症-免疫调节的角度来讲,输注库存血比输注新鲜血制品更为有害。虽然输血对受体的免疫功能有抑制作用,但是从临床研究来看这个现象并没有被完全证实。越来越多的研究提示循环中的肿瘤细胞与患者的预后有很大联系,虽然目前研究并没有显示自体血回输会增加肿瘤患者术后复发,但是对于引用这些研究的结果仍需谨慎[37]。

## 二、展 望

由于越来越多的证据证明输血可能会对肿瘤患者的预后有潜在的不良影响,加上血制品比较珍贵稀缺,所以每一位临床医师在决定是否给患者输血时需要深思熟虑、谨慎对待、权衡利弊。

最理想的做法是建立一个多学科团队为每例患者制定围术期个体化的输血管理草案。其目的是能够更加安全、有效地管理患者,最大限度地优化患者红细胞总量和功能,最大程度地减少输血。患者个体化的输血管理草案应该包括以下三点:①评估患者有无高危因素,若有,优化其红细胞总量和功能;②通过节约用血的外科技术、保温、术中自体血回输、控制血流动力学等方法来减少围术期血液丢失;③采用患者个体化的输血指征来决定是否需要输血。

需要强调的是,肿瘤的进展和复发不仅仅与输血有关,还与肿瘤分期、年龄、切缘是否阴性、周围淋巴有无转移、围术期有无其他辅助治疗等因素有关[38,39]。所以,我们需要去研究是否围术期的总体治疗方案(混杂了这些复杂因素)会影响肿瘤患者无瘤生存期和总体生存期。同时亟需一些设计良好的随机对照临床试验来研究同种异体血输注对肿瘤患者无瘤生存期和总体生存期的影响。

（缪长虹　翁梅琳）

## 参考文献

1. Boehm K, Beyer B, Tennstedt P, et al. No impact of blood transfusion on oncologicaloutcome after radical prostatectomy in patients with prostatecancer. World J Urol, 2014, 33（6）: 801-806.

2. Asahara T, Katayama K, Itamoto T, et al. Perioperative blood transfusion as a prognostic indicator in patients with hepatocellular carcinoma. World J Surg, 1999, 23（7）: 676-680.

3. Shiba H, Ishida Y, Wakiyama S, et al. Negative impact of blood transfusion on recurrence and prognosis of hepatocellular carcinoma after hepatic resection. J Gastrointest Surg, 2009, 13（9）: 1636-1642.

4. Tomimaru Y, Wada H, Marubashi S, et al. Fresh frozen plasma transfusion does not affect outcomes following hepatic resection for hepatocellular carcinoma. World J Gastroenterol, 2010, 16（44）: 5603-5610.

5. Sugita S, Sasaki A, Iwaki K, et al. Prognosis and postoperative lymphocyte count in patients with hepatocellular carcinoma who received intraoperative allogenic blood transfusion: a retrospective study. Eur J Surg Oncol, 2008, 34（3）: 339-345.

6. Polyak K, Weinberg RA. Transitions between epithelial and mesenchymal states: acquisition of malignant and stem cell traits. Nat Rev Cancer, 2009, 9（4）: 265-273.

7. Condeelis J, Pollard JW. Macrophages: obligate partners for tumor cell migration, invasion, and metastasis. Cell, 2006, 124（2）: 263-266.

8. Colvin LA, Fallon MT, Buggy DJ. Cancer biology, analgesics, andanaesthetics: is there a link Br J Anaesth, 2012, 109（2）: 140-143.

9. Kavanagh T, Buggy DJ. Can anaesthetic technique effect postoperativeoutcome Curr Opin Anaesthesiol, 2012, 25（2）: 185-198.

10. Mynster T, Christensen IJ, Moesgaard F, et al. Effects of the combination of blood transfusion and postoperative infectious complications on prognosis after surgery for colorectal cancer. Danish RANX05 Colorectal Cancer Study Group. Br J Surg, 2000, 87（11）: 1553-1562.

11. Miki C, Hiro J, Ojima E, et al. Perioperative allogeneic blood transfusion, the related cytokine response and long-term survival after potentially curative resection of colorectal cancer. Clin Oncol（R Coll Radiol）, 2006, 18（1）: 60-66.

12. Cata JP, Klein EA, Hoeltge GA, et al. Blood storage duration and biochemical recurrence of cancer after radical prostatectomy. Mayo Clin Proc, 2011, 86（2）: 120-127.

13. Long K, Meier C, Ward M, et al. mmunologic profiles of red blood cells using in vitro models of transfusion. J Surg Res, 2013, 184（1）: 567-571.

14. Guo JR, Xu F, Jin XJ, et al. Impact ofallogenic and autologous transfusion on immune function inpatients with tumors. Asian Pac J Cancer Prev, 2014, 15（1）: 467-474.

15. Durante C, Agostini F, Abbruzzese L, et al. Growth factor release from platelet concentrates: analytic quantification and characterization for clinical applications. Vox Sang, 2013, 105（2）: 129-136.

16. Shanwell A, Kristiansson M, Remberger M, et al. Generation of cytokines in red cell concentrates during storage is prevented by prestorage white cell reduction. Transfusion, 1997, 37（7）: 678-684.

17. Thornton AM, Shevach EM. Suppressor effector function of CD4+CD25+ immunoregulatory T cells is antigen nonspecific. J Immunol, 2000, 164（1）: 183-190.

18. Henn V, Slupsky JR, Grafe M, et al. CD40 ligand on activated platelets triggers an inflammatory reaction of endothelial cells. Nature, 1998, 391（6667）: 591-594.

19. Rissoan MC, Soumelis V, Kadowaki N, et al. Reciprocal control of T helper cell and dendritic cell differentiation. Science, 1999, 283（5405）: 1183-1186.

20. Picker SM, Steisel A, Gathof BS. Evaluation of white blood cell- and platelet-derived cytokine accumulation in MIRASOL-PRT-treated platelets. Transfus Med Hemother, 2009, 36（2）: 114-120.

21. Hashimoto MN, Kimura EY, Yamamoto M, et al. Expression of Fas and Fas ligand on spleen T cells of experimental animals after unmodified or leukoreduced allogeneic blood transfusions. Transfusion, 2004, 44（2）: 158-163.

22. Edna TH, Vada K, Hesselberg F, et al. Blood transfusion and survival following surgery for renal carcinoma. Br J Urol, 1992, 70（2）: 135-138.

23. Yao HS, Wang Q, Wang WJ, et al. Intraoperative allogeneic red blood cell transfusion in ampullary cancer outcome after curative pancreatoduodenectomy: a clinical study and meta-analysis. World J Surg, 2008, 32（9）: 2038-2046.

24. Kneuertz PJ, Patel SH, Chu CK, et al. Effects of perioperative red blood cell transfusion on disease recurrence and survival after pancreaticoduodenectomy for ductal adenocarcinoma. Ann SurgOncol, 2011, 18（5）: 1327-1334.

25. Chau JK, Harris JR, SeikalyHR. Transfusion as a predictor of recurrence and survival in head and neck cancer surgery patients. J Otolaryngol Head Neck Surg, 2010, 39（5）: 516-522.

26. Wang CC, Iyer SG, Low JK, et al. Perioperative factors affecting long-term outcomes of 473 consecutive patients undergoing hepatectomy for hepatocellular carcinoma. Ann Surg

Oncol,2009,16(7):1832-1842.

27. Ford BS,Sharma S,Rezaishiraz H,et al.Effect of perioperative blood transfusion on prostate cancer recurrence.Urol Oncol, 2008,26(4):364-367.

28. Gallina A,Briganti A,Chun FK,et al.Effect of autologous blood transfusion on the rate of biochemical recurrence after radical prostatectomy.BJU Int,2007,100(6):1249-1253.

29. Amato A,Pescatori M.Perioperative blood transfusions for the recurrence of colorectal cancer.Manhattan:John Wiley & Sons,Ltd.2004,1(1):CD005033.

30. Bower MR,Ellis SF,Scoggins CR,et al.Phase II comparison study of intraoperative autotransfusion for major oncologic procedures.Ann Surg Oncol,2011,18(1):166-173.

31. Muscari F,Suc B,Vigouroux D,et al.Blood salvage autotransfusion during transplantation for hepatocarcinoma:does it increase the risk of neoplastic recurrence? Transpl Int,2005, 18(11):1236-1239.

32. Atzil S,Arad M,Glasner A,et al.Blood transfusion promotes cancer progression:a critical role for aged erythrocytes.Anesthesiology,2008,109(6):989-997.

33. van de Watering LM,Brand A,Houbiers JG,et al.Perioperative blood transfusions,with or without allogeneic

leucocytes,relate to survival,not to cancer recurrence.Br J Surg,2001,88(2):267-272.

34. Lange MM,van Hilten JA,van de Watering LM,et al.Leucocyte depletion of perioperative blood transfusion does not affect long-term survival and recurrence in patients with gastrointestinal cancer.Br J Surg,2009,96(7):734-740.

35. Garnier D,Milsom C,Magnus N,et al.Role of the tissue factor pathway in the biology of tumor initiating cells.Thromb Res,2010,125(Suppl 2):S44-S50.

36. Yeh JJ,Gonen M,Tomlinson JS,et al.Effect of blood transfusion on outcome after pancreaticoduodenectomy for exocrine tumour of the pancreas.Br J Surg,2007,94(4):466-472.

37. Lucci A,Hall C,Lodhi A,et al.Circulating tumour cells in nonmetastatic breast cancer:a prospective study. Lancet Oncol,2012,13(7):688-695.

38. Rogers L,Siu SS,Luesley D,et al.Radiotherapy and chemoradiation after surgery for early cervical cancer.Cochrane Database Syst Rev,2012,16(5):CD007583.

39. Bujko K,Rutkowski A,Chang GJ,et al.Is the 1-cm rule of distal bowel resection marginin rectal cancer based on clinical evidence? A systematic review. Ann Surg Oncol, 2012,19(3):801-808.

# 第四十七章
## 高原地区患者输血与治疗

高原医学的核心问题是低氧（hypoxia）。而当今，低氧涉及人类赖以生存的环境愈来愈广，低氧与人类活动的关系愈来愈密切，低氧相跨靠和交叉的学科愈来愈多。其中，高原因其特殊的地理环境和人文环境在临床输血时也有与内陆地区不同的情况，因此在临床输血时因地制宜的开展工作是整个输血与治疗的重点之一。

输血是临床治疗的一个重要手段，高原地区患者输血也要遵循少输血、不输血和减少不必要输血的合理输血原则，但必须在节约用血和保障患者生命安全、稳定血流动力学之间寻找平衡点。

## 第一节　高原地区血液系统改变

### 一、高原红细胞增多症

世界上海拔 3000m 以上的高原面积为 400 万 $km^2$，占陆地面积的 2.5%。我国 3000m 以上高原地区占陆地面积的 1/6。人的机体长期处于高原环境中，由于缺氧导致红细胞过度增生、血液黏滞度增加，并引起一系列头昏、头痛、气促等临床症状，称高原红细胞增多症（high altitude polycythemia，HAPC）。

世界上高海拔居住人群主要分布在 3 个区域：青藏高原、埃塞俄比亚高原和南美安第斯山脉（表47-1）。全世界约有 1.4 亿人居住于 >2500m 高海拔地区，占总人口的 2%。对这些人群的流行病学研究发现，HAPC 发病率存在种族、性别等方面差异。例如在安第斯山脉，居住点海拔 >1600m 的人已经表现出 Hb 水平升高，而对于西藏人群、埃塞俄比亚人群，居住点 >4000m 才出现类似变化。除种族差异外，另一可能原因是由于后 2 个群体迁入高原居住的时间更长，因此更充分适应高海拔环境。例如我国对西藏地区的流行病学调查显示，藏族人群 HAPC 患病率仅为 1.2%，而短期内迁入高原的汉族人群高达

5.5%[1]。青海海西州地区男性 HAPC 患病率为 6.14%，女性为 1.03%，性别间差异有统计学意义（$P<0.01$），提示 HAPC 发病可能与睾酮水平、劳动强度、吸烟等有关[2]。

随着海拔的增高，空气中氧气含量逐渐降低。海拔每升高 1000m，空气中氧气含量就会减少 10%，迅速登上高原容易诱发高原反应。进入高原后，机体从组织、细胞对氧的感受、信号传导以及由此介导的红细胞增生、毛细血管密度增加、能量代谢调整等多个方面、多个层次进行调整，从而发生一系列可逆的、非遗传性的代偿适应性变化，以习服于高原缺氧环境。研究发现，动物缺氧早期血浆红细胞生成素水平显著增高，随后 Hb 水平提高，高原长期生活人群对缺氧适应后会有一个较高的 Hb 水平。

根据 2004 年第 6 届高原医学国际会议的标准，对于长期居住于海拔 >2500m 的人，Hb：男性>210g/L，女性>190g/L 者应考虑为 HAPC[3]。我国青藏高原地区平均海拔超过 4000m，素有"世界屋脊"之称。该地区 HAPC 患病率为 1.05%~5.70%，严重危害人民群众身体健康。近年来，国内外学者对 HAPC 的发病机制、流行病学、治疗手段等方面作了广泛研究，以期减少 HAPC 发生，改善患者预后。

### 二、高原凝血系统改变

正常人体凝血纤溶处于动态平衡，它是维持生命所必需的一种生理功能，一旦平衡失调，则会引起血栓形成或出血倾向。

高原凝血系统改变，这种改变的潜在危险并不是血栓形成而是出血倾向。另外缺氧导致红细胞代偿性增多，血液流变学发生改变，血液淤滞于血管内，血流缓慢，一方面导致微循环氧灌注不足，另一方面导致肺血淤积肺泡通气与血流比例失调，肺动脉压增加，心脏前负荷加重。缺氧和病变又互为因果，这一影响在高原地区，特别是肺部疾病患者中影

响因素格外突出,产生"缺氧-病变-缺氧"的恶性循环,导致机体启动内、外源性凝血途径,破坏凝血系统和抗凝血系统的生理平衡,形成高凝高纤溶状态,消耗性凝血因子减少,甚至可能导致出血倾向。①有研究表明,进入海拔>1500m 的高原地区就会对人体造成损伤[4],凝血-纤溶系统同样会产生一系列变化。在病理状态下,血管内如有血栓形成,纤溶酶原通过内外激活途径大量激活,溶解血栓,维持血管通畅。高原地区空气稀薄,氧分压只有平原地区的 60% 左右,机体处于明显缺氧状态[5]。

缺氧时红细胞代偿性增生,血液黏滞度增加,血管内皮细胞受损,内源和外源凝血途径的激活促使血液处于高凝状态;凝血因子消耗增多及血管内皮细胞受损而产生的物质如纤溶酶原激活物、纤溶酶原激活物抑制物破坏了凝血和纤溶的正常调节,导致机体凝血和纤溶失调,说明在缺氧状态下包括内源、外源及同凝血途径的激活,及红细胞增生等原因促使血液高凝,凝血因子的消耗增加[6]。有研究发现高原缺氧使健康人群血液高凝,纤溶亢进(表 47-2)。

表 47-1　世界上重要高原分布

|  | 国家或地区 | 面积(万 km²) | 海拔高度(m) |
| --- | --- | --- | --- |
| 青藏高原 | 中国、尼泊尔等国 | 230 | 4000~5000 |
| 云贵高原 | 中国 | 36 | 1000~2000 |
| 黄土高原 | 中国 | 43 | 800~2000 |
| 内蒙古高原 | 中国 | 100 | 1000~1300 |
| 伊朗高原 | 伊朗、阿富汗、巴基斯坦 | 250 | 1300 |
| 中西伯利亚高原 | 俄罗斯 | 150 | 500~700 |
| 安纳托利亚高原 | 土耳其 | 50 | 1000 |
| 德干高原 | 印度 | 40 | 800 |
| 斯堪的纳维亚高原 | 北欧 | 35 | 700 |
| 东非高原 | 东非诸国 | 100 | 1200 |
| 埃塞俄比亚高原 | 埃塞俄比亚 | 100 | 1200 |
| 墨西哥高原 | 墨西哥 | 35 | 2000 |
| 巴西高原 | 巴西 | >500 | 300~1500 |
| 玻利维亚高原 | 玻利维亚 | 35 | 3800 |

表 47-2　急进高原健康人两组凝血纤溶指标结果

|  | 平原组($\bar{x}\pm s$,n=34) | 沱沱河组($\bar{x}\pm s$,n=34) |
| --- | --- | --- |
| 凝血酶原时间 PT(s) | 12.84±1.11 | 14.08±1.71* |
| 凝血酶时间 TT(s) | 10.38±1.57 | 12.15±1.86** |
| 活化部分凝血活酶时间 APTT(s) | 31.57±3.74 | 37.42±5.29** |
| 纤维蛋白原 FIB(g/L) | 3.684±0.560 | 2.347±0.540** |
| 纤溶酶原 PLG(%) | 104.80±14.87 | 98.91±14.10* |
| 纤溶酶抑制物 PL-IN(%) | 17.10±12.07 | 100.93±10.81* |
| D-二聚体 DD(ng/ml) | 75.22±7.81 | 81.51±5.03** |

注:短时间内由平原地区进入高海拔地区者均为急进高原,沱沱河系青海高原,海拔 4700m

可以观察到：随着海拔的升高，PT、APTT、FIB 及 TT 均出现不同程度的延长。凝血功能改变的可能机制：①高海拔地区血液黏稠，血液流动缓慢，易于形成血栓，而 PT、APTT 的延长有助于防止血栓形成，减少脏器栓塞。②TT 延长说明纤溶系统亢进，有利于血栓的溶解，使血液高凝状态形成的微血栓溶解，起到保护血管及机体脏器功能的作用。③同样为了减少血栓的形成，FIB 减少也可以理解为高海拔凝血系统平衡所做的改变。但是世居高原者未有高凝状态，据查，移居汉族军人与世居藏族军人血液凝血纤溶系统因子有区别。世居藏族军人由于长期在高原生活，机体能较好地适应高原缺氧环境，体内凝血纤溶系统没有反映出高凝倾向（表 47-3）。④缺氧使毛细血管及小血管等产生损害，使血管壁生理结构发生变化，血管壁脆性增加，易发生出血；单位组织毛细血管数量增加，血管床容积扩大，单位组织中血液量增加。⑤高原地区凝血异常患者血浆中 PGI、TXA 水平增高。TXA 是血栓素 A，收缩血管和促进血小板聚集的作用。PGI 是血管内皮细胞和某些组织细胞花生四烯酸代谢的一种生物活性物质具有强烈的抑制血小板凝集和舒血管作用。青海省西宁市 2260m 与西藏那曲地区雁石坪镇 4 750m 对比时的激素水平（表 47-4）。

表 47-3　高原地区军人血浆 t-PA、PAI 和 Fbg 的测定（$\bar{x}\pm s$）

| | $n$ | t-PA（IU/ml） | PAI（AU/ml） | Fbg（g/L） |
| --- | --- | --- | --- | --- |
| 世居藏族组 | 36 | 1.63±0.23 | 0.66±0.10 | 2.23±0.98 |
| 依据藏族组 | 38 | 1.07±0.32* | 1.05±0.13* | 3.73±1.01 |

注：组织纤溶酶原激活物：t-PA；纤溶酶原激活物抑制剂：PAI；纤维蛋白原：Fbg

表 47-4　不同海拔高度男性成年人血浆 PGI2，TXA2，CT，ET 的水平（$\bar{x}\pm s$pg/ml）

| | $n$ | 西宁 | $n$ | 雁石坪 | $F$ 值 | $P$ 值 |
| --- | --- | --- | --- | --- | --- | --- |
| 前列腺素（PGI$_2$） | 25 | 78.57±27.86 | 1 | 107.55±51.23 | 8.44 | 0.006 |
| 血栓素 A$_2$（TXA$_2$） | 24 | 135.52±63.28 | 2 | 750.03±406.53 | 34.549 | 0.000 |
| 降钙素（CT） | 20 | 274.56±113.26 | 2 | 231.41±111.02 | 1.233 | 0.274 |
| 血浆内皮素（ET） | 20 | 12.26±20.32 | 2 | 125.95±27.07 | 0.293 | 0.59 |

表 47-4 中 ET 是新近发现的由 21 个氨基酸组成的血管活性多肽，是目前所知的作用最强的长效血管收缩剂。TXA 是血小板花生四烯酸的一种生物活性物质，具有强烈的促血小板凝集和收缩血管作用，同时也是一种强烈的炎性介质。两者作用相反。

## 第二节　高原地区气候特点

高原地区由于海拔高，有其特有的地理条件和自然环境，如空气稀薄，大气压低，氧分压低，气温低，昼夜温差大，太阳辐射强等。这些因素直接影响人们的生活和健康。到高原旅游或其他目的到高原的人，由于来不及适应高原低氧环境，可能发生不同程度、不同类型的高原病（高原适应不全症）。一般情况下，仅出现轻度高原反应，不会影响身体健康，如不注意防治，导致重型高原病，则可危及生命[10]。

### 一、气　压　低

在高原地区，由于海拔高，空气中的分子密度减小，因而空气稀薄，气压下降。随着海拔高度的升高，大气压逐渐降低。一般每升高 100m，大气压下降 0.785kPa（5mmHg）。低气压的物理影响可使胃、肠内的残存气体膨胀，产生腹胀。此外，由于气压低，水的沸点也降低，一般每升高 100m，水的沸点下降 0.334℃，所以，在高原上饭不易熟，必须使用高压锅。

### 二、氧　分　压　低

低氧是高原自然环境中影响人体最主要的因素。吸入氧浓度低。海拔每升高 1000m，大气压降低 9.33 ~ 10.7kPa（70 ~ 80mmHg），氧分压降低 2.00kPa（15mmHg）。空气中的氧含量为 20.93%，海平面的大气压为 101.3kPa（760mmHg），因此空气中氧分压为 21.2kPa（159mmHg）。高原上空气含氧百分率与平原相同,但单位容积内气体的分子数,都低于平原,所以随着海拔高度的升高,不仅大气压降低,空气中的氧分压也降低。已知肺泡气中的氧分压明显低于吸入气的氧分压,这主要是由于水蒸气分压 6.3kPa(47mmHg)(体温 37℃时)和 $CO_2$ 分压 5.4kPa(40mmHg)的影响所致(表 47-5)。

### 三、寒冷与风

在高原地区气温随海拔升高而降低,一般每升高 150m 气温下降 10℃,这一点不受纬度的影响。但纬度的确影响山区的气温,如热带山区气温的季节性变化很小而夜间温差较大,纬度较高的地区则相反。再者,大部分高原地区不受海洋季风的影响,所以气温偏低(表 47-6、表 47-7)。环境温度一般在 4~10℃时,人们易患感冒、咽炎、肺炎、生冻疮及呼吸道等疾病;当环境温度小于 4℃时易诱发心脏病且死亡率较高[7]。

### 四、湿度低

随着高度增加,大气中水蒸气分压也降低,即海拔愈高空气愈干燥。如以海平面大气中水蒸气绝对含水量作为 100,则在海拔 3000m 时,空气中绝对含水量还不及海平面的三分之一,而达海拔 6000m 时,只有海平面的 5%。

表 47-5　不同高度的大气压(PB)、大气氧分压($PBO_2$)、吸入气氧分压($PiO_2$)、
肺泡气氧分压($PAO_2$)和动脉血氧饱和度($SaO_2$)的变化(mmHg)

| 高度(km) | PB(mmHg) | $PBO_2$ | $PiO_2$ | $PAO_2$ | $SaO_2$ |
|---|---|---|---|---|---|
| 0 | 760 | 159 | 149 | 105 | 95 |
| 1 | 680 | 140 | 130 | 90 | 94 |
| 2 | 600 | 125 | 115 | 70 | 92 |
| 3 | 530 | 110 | 100 | 62 | 90 |
| 4 | 460 | 98 | 88 | 50 | 85 |
| 5 | 405 | 85 | 75 | 45 | 75 |
| 6 | 355 | 74 | 64 | 40 | 70 |
| 7 | 310 | 65 | 55 | 35 | 60 |
| 8 | 270 | 56 | 46 | 30 | 50 |
| 9 | 230 | 48 | 38 | <25 | <40 |

注:1mmHg=0.133kPa

表 47-6　西宁、格尔木与平原地区升温速度比较

| | 月平均气温升度(℃) | | | | | |
|---|---|---|---|---|---|---|
| | 2月比1月 | 3月比2月 | 4月比3月 | 5月比4月 | 6月比5月 | 合计 |
| 西宁 | 3.5 | 6.8 | 6.0 | 4.1 | 3.2 | 23.6 |
| 格尔木 | 4.2 | 6.5 | 6.3 | 5.0 | 3.8 | 25.8 |
| 北京 | 2.4 | 6.7 | 8.6 | 6.7 | 4.2 | 28.6 |
| 长春 | 3.7 | 9.2 | 10.2 | 8.3 | 5.1 | 36.5 |

表 47-7　西宁与上海、北京等地区 7 月份平均气温比较

| | 西宁 | 上海 | 北京 | 西安 | 兰州 | 成都 | 长春 | 哈尔滨 | 呼和浩特 | 拉萨 |
|---|---|---|---|---|---|---|---|---|---|---|
| 西宁与各地区温差值 | 17.2 | 27.8~10.6 | 25.8~8.6 | 26.6~9.4 | 18.4~1.2 | 25.6~8.4 | 23.0~5.8 | 22.8~5.6 | 21.9~4.07 | 15.1~2.1 |

## 五、太阳辐射强

在高原由于空气稀薄,清洁,水蒸气含量少,大气透明度大,所以太阳辐射的透过率随高度升高而增加。一般每升高 1000m,辐射强度增加 10%。

## 六、紫外线强

紫外线是太阳辐射线中的一段,这部分电磁光谱的波长为 200~400m。随着海拔高度的升高,紫外线辐射强度也增加,一般每升高 100m 紫外线增加

3%~4%,而且出现波长较短、生物活性较强的短波紫外线。有人指出,在海拔 4000m 的高原上,波长 300m 的紫外线放射量增加 2.5 倍。

## 七、电离辐射

在高原上,来自外层空间而穿透力极强的宇宙射线量增加。在 3000m 高原上,一年宇宙射线比平原一年(约 24 毫拉德)的量大 3 倍。

高原的放射量可与平原的本底放射量(每年产生平均放射量为 85 毫拉德)的最高值相比较(图 47-1)。

### 海拔高度与大气压含氧量的关系

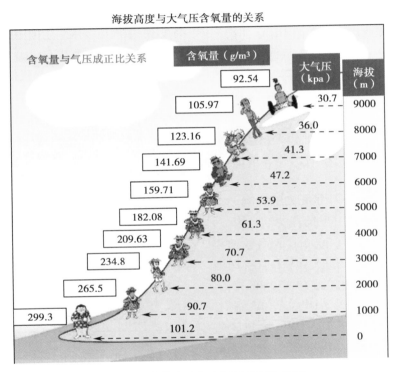

含氧量与气压成正比关系

| 含氧量(g/m³) | 大气压(kpa) | 海拔(m) |
| --- | --- | --- |
| 92.54 | 30.7 | 9000 |
| 105.97 | 36.0 | 8000 |
| 123.16 | 41.3 | 7000 |
| 141.69 | 47.2 | 6000 |
| 159.71 | 53.9 | 5000 |
| 182.08 | 61.3 | 4000 |
| 209.63 | 70.7 | 3000 |
| 234.8 | 80.0 | 2000 |
| 265.5 | 90.7 | 1000 |
| 299.3 | 101.2 | 0 |

图 47-1 海拔高度与大气压含氧的关系

## 第三节 高原对人体生理的主要影响

不同海拔高度下的肺通气和血气变化过去我们将高原 3000m 视为有意义的海拔高度,认为只有 3000m 以上才会出现比较显著的生理改变。Gabry 等[8]新近报道的一组 52 例中度高原(1400~2400m)地区的高原肺水肿病例,提示海拔 1500m 也可能是高原医学中有意义的分界。

而高原自然条件对人体最大的影响是低氧环境,机体进入高原后,缺氧可引起各系统功能一系列

的应激反应,从而使机体发生暂时性的功能紊乱即"高山反应"[9]。氧是维持生命的最重要的物质。在静息状态下,人体组织的氧耗量 220~260ml/min,剧烈活动时可增加 5~8 倍。大气中的氧通过氧运输系统最终进入线粒体被利用。

氧运输系统包括四个方面:①肺通气:指肺泡与大气之间的气体交换。它包括气道和肺泡,前者是气体进出肺的通道,后者是吸入气与血液气体交换的场所。②肺弥散:指肺泡气与肺毛细血管血液之间的气体交换。③血液运输:氧与 Hb 结合经血液运输到组织毛细血管。④组织弥散:氧从全身毛细血管进入组织细胞线粒体参与氧化磷酸化,这一过程

称为呼吸。以上四个环节中任何一个环节发生障碍，均将不能满足机体对氧的需求，出现缺氧。

# 一、血氧运输

影响氧在血液中运输的两个基本因素是血氧容量和 Hb 和氧的亲和力。

## （一）红细胞、血红蛋白与 $O_2$ 的亲和力

Hb 是人体新陈代谢所必需的物质。其功能是运输氧、二氧化碳、电解质、葡萄糖以及氨基酸，此外，还在酸碱平衡中起一定的缓冲作用。

正常人的血液与不同氧分压气体接触，在达到平衡后，测定血氧饱和度，以氧分压为横坐标，其相应的血氧饱和度为纵坐标制图，可得 $HbO_2$ 的解离曲线（图 47-1）。氧解离曲线表明 Hb 氧饱和度随氧分压升高而增加。在氧解离曲线中提到 $P_{50}$ 的概念，$P_{50}$ 是指在血温 38℃，pH7.4 的条件下，50% 的 Hb 为氧饱和时的氧分压。$P_{50}$ 升高时表示 Hb 与 $O_2$ 的亲和力下降，即需要更高氧分压才能使 Hb 饱和度达到 50%。相反，$P_{50}$ 降低时，Hb 与 $O_2$ 的亲和性增加，较低氧分压 Hb 能与 $O_2$ 结合。

## （二）高原缺氧对 Hb 与 $O_2$ 亲和力的影响

目前资料表明在 3000~5000m，$P_{50}$ 增加，Hb 与 $O_2$ 亲和力下降，曲线右移；在 >5000m，大多数结果是 $P_{50}$ 降低，Hb 与 $O_2$ 亲和力增加。从平原移居亚高原后，由于 $P_{50}$ 和 pH 增加使红细胞内的 2,3-DPG 增加，曲线右移。因为 2,3-DPG 是红细胞无氧糖酵解过程中的中间产物，2,3-DPG 能与脱氧 Hb 以 1:1 的比例结合，因而 Hb 对氧的亲和力下降，氧解离曲线右移（图 47-2）。氧解离曲线左移，氧合 Hb 亲和力增加，对于提高血液运氧效率也是十分有意义的。

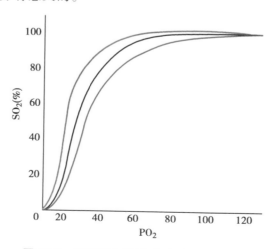

图 47-2　氧离解曲线（红色右移、绿色左移）

## （三）Hb 数量调控在低氧适应中的作用

人或动物从平原进入高原数小时，即可见到 Hb 增多，以后生成持续增多，这是由于血液浓缩和脾释放红细胞增加的结果，红细胞和 Hct 明显高于平原。但在较高海拔，Hb 增加过多，发展成 Hb 增多症给机体带来不利，使循环阻力增大。人体从平原进入高原低氧环境后红细胞数量和 Hb 水平均明显增加，变化程度受多种因素的影响。海拔高度是最相关的因素之一。高原世居者和高原移居者，机体的红细胞和 Hb 的数量均随海拔高度增加而增加。但 Window 等[10] 对 1981 年美国攀登珠穆朗玛峰队员的研究指出在海拔 5350~6300m 的范围，体内 Hb 指标与海拔高度失去明显相关，范围在 178~206g/L。Hurtad 等[11] 则认为超过海拔 6000m 时，红细胞形成反而会减少。另外，HB 数量上的代偿还与在低氧环境中停留时间有关。一般人或动物从平原进入高原数小时后即可见 Hb 增加。平原人进入高原后血液 Hb 水平虽然逐渐升高，但对于达到稳定的时间的结果尚不一致。个体差异、性别、年龄等也是重要因素之一。有人观察不同高原高度对 Hb 的影响（表 47-8）[12]。

表 47-8　高原高度对 Hb 的影响

|  | 高度（m） | Hb（g/L） |
| --- | --- | --- |
| 新津 | 520 | 139 |
| 扎木 | 2700 | 156 |
| 色霁拉山 | 4400 | 168 |
| 业拉山 | 4700 | 174 |

## （四）Hb 变构调节在低氧适应中的作用

Hb 的空间结构受到 $H^+$、二磷酸甘油酸（2,3-DPG）等[13] 的影响，其与氧的亲和力也发生相应变化。这种生理性调节机制，成为机体习服或适应于低氧环境的主要调节途径。Balaban 等[14]，通过手指血氧仪等观察呼吸不同氧分压气体后血氧饱和度变化，从而绘制在具体情况下的氧离曲线，并就此比较了 3 种人群：平原人、高原习服者[在高原环境（La Paz，Bolivia 3600~4000m）23 周的平原人]高原世居者（长期生活在安第斯山的高原居民）。结果发现，无论平原居民还是高原移居还是世居者，体内氧离曲线 $P_{50}$ 值均比先前公布的体外氧离曲线 $P_{50}$ 值小。而且在高原习服者、高原世居者、平原人 $P_{50}$ 分别为 24.8、26.5、30.8mmHg，高原习服者、高原世居者的体内氧离曲线与平原人相比均发生左移，这种左移与其呼吸性碱中毒有关，三者血液 pH 值分别 7.6、

7. 43、7. 37。

1. 肺弥散功能 平原人进入高原后肺弥散能力增加有限，这种有限的肺弥散能力增加可能与高原缺氧引起 Hb 浓度增加，使 Hb 结合氧的阻力减小，从而使 Hb 氧合反应加速有关。

高原世居者的肺弥散能力比平原人高 20%～50%，可能与其肺容积较大有关。

2. 肺通气与血流比例（V/Q） 缺氧可引起肺血管收缩，长期持续性缺氧或长时间间断缺氧，在肺血管收缩的同时伴有血管壁厚等结构改变，导致持续性肺动脉高压，称为缺氧性肺动脉高压（HPH）。正常人直立时因重力关系，V/Q 比值在肺尖最高为 1.7，而肺下部仅为 0.7。缺氧所致的肺血管收缩和肺动脉高压，可增加肺上部的血流灌注，使上部血流摄氧量增加，在一定程度上起到代偿意义。

## 二、血流动力学

1. 心率 在心率和心排血量方面，平原移居高原后心率明显增加，但在高原数月后其安静心率减慢可与平原人大致相同。长期居住在高原的移居者和世居者会出现心动徐缓。心率增快的程度与海拔高度和进入高原的速度呈正相关，McManns 等发现在海拔 2000m 高度工作时心率比在平原增加 10%～20%[15]。

2. 心泵 生活在高原地区，影响人体最重要的因素是缺氧，人体当中代谢最旺盛的器官之一就是心脏。心肌细胞上存在大量的 β1-肾上腺素受体（β1-AR）[16,17]，在交感神经活跃的状态下产生明显的功能。慢性缺氧与交感神经张力的增高有着密切的关系，由于交感神经兴奋直接作用于心肌 β1-AR，从而使得心率加快，心肌收缩力和心排血量增加。有人发现：急性缺氧时，左、右心室心肌血流量增加，ET-1/NO、TXA2/PGI2 参与了急性缺氧时心肌血流量的调节，以 NO 的扩血管作用为主[18]。有人观察到：心血管系统的低氧应激性症状反应与海拔高度成正比，尤其海拔 3800m 以上地区的症状反应阳性率陡然升高，但随居住时间的延长而下降。高原低氧环境可使心肌细胞形态学发生改变，与海拔及居住时间有关[19]。

3. 血压 近来大量研究已显示，平原人在暴露于高原初期，收缩压、舒张压均显著升高，且随高原驻留时间延长而呈逐步升高趋势，尤其以舒张压升高为主，这可能是心血管系统为适应高原而发生代偿性功能增强的表现[20-22]。舒张压显著增高是高原

血压升高的重要特点，具有重大意义，其机制可能为低氧性红细胞增多，使其在血液相对密度增高，血液黏滞性增大，外周阻力增加，导致舒张压上升较为明显而持久[21]。研究表明，急进高原人员血压升高可能是缺氧应激导致交感神经兴奋，使血中肾上腺素及去甲肾上腺素水平升高使心排血量增多，周围小动脉收缩，外周阻力增加所致[23,24]。目前对高原血压变化的发病机制仍无确切定论。也有其他研究报道认为，进入高海拔地区人员初期血压升高和降低是机体习服过程的反应，是一种应激性代偿变化，称为"低氧性增压反应"。这种增压反应具有普遍性，尤其在初入高原 1 周内血压升高更为明显，但随时间推移血压将恢复到正常水平[25]。有研究认为，短暂暴露于高原缺氧后动脉血压无变化或轻度升高[26,27]。总之，高原环境下动脉血压变化的结果现仍不一致，有待于未来大样本研究所证实。

4. 冠脉循环 心肌对缺氧也很敏感，仅次于中枢神经系统，动脉血氧饱和度低于 80% 即可引起心电图发生心肌缺血（氧）性改变。这是因为心肌的氧耗也像中枢神经系统一样非常大。心肌活动消耗的能量主要来自有氧代谢。心脏重量占体重的 0.4%～0.5%，静息时冠脉流量约占心排血量的 4%～5%，其动-静脉血氧含量差约为 12%，表明心肌耗氧量大，由单位容积血液摄取的氧量多。心肌缺氧时，进一步提高对单位容积血液中氧的摄取率很有限，主要依靠扩张冠状血管以增加心肌的供氧。急性轻度和中度缺氧，可使冠状血管扩张，冠状血流量增加，心肌摄取氧量增加，故心肌无明显缺氧；在严重缺氧时，尽管冠状血流量有所增加，但仍不能满足心肌对氧的需要而发生心肌缺氧。缺氧时冠状动脉扩张的机制尚不十分清楚，可能有以下几个因素：①小冠状动脉平滑肌以 α 肾上腺素能受体占优势，缺氧时交感神经兴奋使之扩张；②代谢产物的作用。由于交感神经兴奋和心肌活动增加使组织代谢加强，产生较多的腺苷等物质，它们具有扩张冠状动脉的作用。有人发现西藏地区冠脉近端平均直径增大[28]，高原低氧，冠脉血氧饱和度低，可代偿性地增加冠脉管腔面积，从而增加冠脉血流量，减少动脉粥样硬化病变对冠脉血流的不利影响。

5. 肺循环 肺循环使动物或人吸入低氧混合气或暴露于低压环境，肺动脉压立即升高。高原世居者和移居者的肺动脉压比平原人为高，大约在 3000m 高度就可发生肺动脉高压。年龄越小（1～6 岁）肺动脉压上升越明显，所处海拔越高，肺动脉压

越高。在高原进行体力活动时所引起的肺动脉增压反应比平原更为明显。

## 三、消 化 系 统

### （一）高原低氧刺激交感神经兴奋

胃幽门括约肌紧张，胃排空时间延长，胃蠕动减弱。同时低氧也抑制了消化腺的分泌功能，涎腺、胃腺、胆汁等分泌减少，有人曾对进入高原的人员进行调查，发现部分人员进入高原初期因低氧刺激可出现食欲减退，上腹胀痛、肠道胀气等症状。导致体重下降。反应严重者甚至出现恶心、呕吐。据报道高原缺氧对促进胰腺组织坏死起着一定作用[29]。

### （二）高原低氧对胃肠黏膜上皮凋亡的影响

缺氧缺血所致胃肠黏膜上皮细胞死亡可分为细胞坏死和细胞凋亡2种。轻度缺氧缺血诱发细胞凋亡，重度则以细胞坏死为主。细胞凋亡是在基因严格调控下的细胞程序性死亡，与细胞凋亡相关的基因有 $p53$、$bcl\text{-}2$、$c\text{-}myc$、$fas$ 等[30]。实验表明，自由基与细胞凋亡有密切关系，多数 $bcl\text{-}2$ 高表达的细胞伴随有细胞内氧自由基的产生大量减少，含氧自由基量较多的细胞易死亡，若调节细胞内氧自由基含量，则死亡率能随之变化通常情况下，细胞处于氧化与抗氧化平衡状态，一旦氧化与抗氧化作用失衡引起细胞内氧自由基堆积，就可引起细胞凋亡[31]。

## 四、中枢神经系统

### （一）能量代谢障碍

Sun 等[32]研究发现，缺氧2分钟可引起细胞膜 $Na^+\text{-}K^+\text{-}ATP$ 酶活性显著降低，与脑水肿的形成有关。脑线粒体 ATP 含量和 ATP 生成率和 ATP 酶的活性显著降低，与急性缺氧受损的脑线粒体代谢有关。Qiao 等研究发现，低氧气（8%）和15分钟的缺血可以引起线粒体 $Na^+\text{-}K^+\text{-}ATP$ 酶和氧化酶活性显著降低，而且还引起脑体积的增加，周围脑细胞间隙变窄，高原脑水肿死亡病例的尸检报告也证实，神经细胞肿胀，神经细胞和神经节细胞的胞质内出现空泡，表明能量代谢障碍可导致脑水肿。

### （二）下丘脑-垂体-肾上腺轴

中枢神经对缺氧最为敏感，氧耗最高，占全身体重2%的大脑组织，氧耗占全身氧耗的20%。在高原低氧环境中，中枢神经系统对低氧尤其敏感。低氧应激能诱导一系列神经内分泌反应，导致免疫功能发生重新调整。下丘脑-垂体-肾上腺轴（HPAA）也叫边缘系统，LHPA 轴是一个直接作用和反馈互动的复杂集合。下丘脑、垂体以及肾上腺三者之间的互动构成了 HPA 轴，是机体应激反应中的主要参与系统，参与控制应激的反应，并调节许多身体活动。下丘脑所分泌的各种肽类激素和神经多肽是下丘脑参与调节内脏活动、生理功能及垂体分泌的重要物质基础。例如：下丘脑在低氧应激状态下会分泌促肾上腺皮质激素释放因子（CRF）、促甲状腺激素释放激素（TRH）、血管升压素（VP）及催产素（OT）等[33]。这些激素间相互调节并相互作用使机体更有利于适应长期低环境，减轻急性低氧损伤程度，达到高原低氧适应多方向转归的目的。

## 五、组织氧的运输与储存

### （一）组织氧的弥散

毛细血管与组织氧分压（$PtO_2$）差是组织氧弥散的动力，但由于缺乏各组织在各种状况下 $PtO_2$ 的确切数据，使高原缺氧时各组织氧的弥散量难以估计。根据混合静脉端氧分压测定结果所做的估计，高原上毛细血管与组织内氧分压显著低于平原。高原缺氧情况下，氧由毛细血管向组织弥散的氧分压梯度是减低的，组织要获得充足的氧供，只有靠其他代偿途径来完成[34]。生活在高原的动物骨骼肌毛细血管密度增加，在高原出生的犬和暴露于模拟高原动物的心肌、大脑灰质毛细血管密度均增加。一般认为毛细血管密度增加主要是新生毛细血管增加，从而可缩短氧从毛细血管到细胞的弥散距离，这是机体在组织水平上高原低氧习服的重要机制。

1. 血管内皮生长因子（VEGF）的作用　VEGF 属于一种细胞因子，是一类糖蛋白，在血小板衍生生长因子家族中占有极为重要的地位，具有高度保守的序列，在人和动物体内的大脑、肝脏、胰腺等组织中广泛分布。VEGF 具有多方面的作用，如为血管内皮细胞增殖及血管支持物生成提供良好的前提条件，促进血管通透性的增加缺氧刺激 VEGF 表达增强，VEGF 通过内皮细胞的特异受体 KDR 和 FIK 结合（KDR 和 FIK 是激酶功能区受体），经细胞内信号传导使内皮细胞分裂、增殖。

2. 组织代谢状态　缺氧时局部代谢产物释放增多，其中乳酸、腺苷等可能在组织代谢与毛细血管增生之间起纽带作用，引起内皮细胞增生。

3. 生物力学因素　缺氧所引起的血流动力学改变使毛细血管壁张力增加，同时血流的加速又使血管壁的切应力增加，通过某种机制启动毛细血管增生过程[35]。也有试验后发现：大鼠在低氧习服过程中,毛细血管并未发生真正的增生,而由于骨骼肌纤维出现萎缩,使毛细血管数目相对增多[36]。

## (二) 肌红蛋白

肌红蛋白(MB)与 Hb 结构十分相似,与氧的亲合力比 Hb 要具有疏松和可逆的性质,当氧分压为 5.3kPa(40mmHg)时,Hb 氧饱和度为 75%,而 MB 氧饱和度可达 95%;当氧分压为 1.3kPa(10mmHg)时,Hb 氧饱和度只有 10%,而 MB 氧饱和度 70%。MB 可成为氧的贮库,在氧分压的组织间液和线粒体之间传输氧[37]。

## 六、缺氧相关基因表达

目前很多学者相信,高原上生物、动物和高原世居人群对高原低氧环境良好的适应能力,是长期自然选择和进化的结果,在高原低氧适应的背后,存在遗传学因素的作用[38,39]。

基因表达水平的改变是缺氧时细胞内的分子事件,使细胞对缺氧产生应答反应,维持细胞的稳态。总体上,缺氧可以抑制细胞内 RNA 合成 50%～70%,使大多数基因表达受到抑制,蛋白质等生物大分子的合成减低;但另一方面,细胞或机体为适应在缺氧环境下生存,又使某些基因的表达增强。这些受缺氧所诱导表达基因的上调,是缺氧时细胞乃至机体所发生的一些重要病理生理改变的分子基础[40](表 47-9)。

表 47-9 缺氧上调的种类与参与的体内过程

| 分类 | 缩写 | 中文名称 | 参与体内过程 |
| --- | --- | --- | --- |
| DNA 结合蛋白 | | | |
| | HIF-1 | 缺氧诱导因子 | |
| | API(Fos/Jun) | 激活子蛋白 I | 调节基因表达 |
| | NF-κB | 核因子-κB | |
| 细胞因子 | | | |
| | EPO | 红细胞生成素 | 红细胞增生 |
| | VEGF | 血管内皮生长因子 | 血管增生血管通透性因子 |
| | PDGF-β | 血小板源生长因子 | |
| | TGF-β | 转化生长因子 | |
| | IGF-1 | 类胰岛素生长因子 | |
| | ELAM | E-选择素 | |
| | IL-1 | 白细胞介素-1 | |
| | IL-6 | 白细胞介素-6 | |
| | ET-1 | 内皮素-1 | 血管收缩 |
| | ANP | 心房利钠肽 | 调节水与电解质平衡 |
| 糖酵解酶类 | | | |
| | PFK-1 | 磷酸果糖激酶-1 | |
| | PFK-L | 磷酸果糖激酶-L | |
| | ALD-A | 醛羧酶-A | 增强糖酵解 |
| | 3-PGD | 3-磷酸甘油醛脱氢酶 | 增强糖酵解 |
| | PGK-1 | 磷酸甘油酸激酶-1 | 增强糖酵解 |
| | PK-M | 丙酮酸激酶-M | 增强糖酵解 |
| | LDH-A | 乳酸脱氢酶-A | 增强糖酵解 |
| | Enolase-1 | 烯醇化酶-1 | 增强糖酵解 |

| 分类 | 缩写 | 中文名称 | 参与体内过程 |
|---|---|---|---|
| 其他代谢酶类 | | | |
| | TH | 酪氨酸羟化酶 | 儿茶酚胺合成,颈动脉体调节 |
| | ODC | 鸟氨酸脱羧酶 | 氨基酸代谢 |
| | γ-GT | γ-谷氨酰转氨酶 | 氨基酸代谢 |
| | SOD | 超氧化物歧化酶 | 氧自由基代谢 |
| | COX-2 | 环氧化酶-2 | 前列腺素代谢 |
| | iNOs | 一氧化氮合酶 | NO 合成,调节血管阻力 |
| | HO-1 | 血红素氧化酶-1 | 血红素代谢 |
| | AK | 腺苷酸激酶 | 高能磷酸化合物代谢 |
| 受体与载体 | | | |
| | GluT-1 | 葡萄糖转运体-1 | 葡萄糖跨膜转运 |
| | GluT-3 | 葡萄糖转运体-3 | 葡萄糖跨膜转运 |
| | α1B-AR | α1B-肾上腺素能受体 | 信号传导 |
| | 5-HTT | 5-羟色胺转载体 | 转运 5-HTT |
| 血浆蛋白 | | | |
| | Tr | 转铁蛋白急性期反应物 | |
| | CP | 铜蓝蛋白急性期反应物 | |
| | HP | 结合铁蛋白急性期反应物 | |
| | α1-AT | α1-抗胰蛋白酶急性期反应物 | |
| | α1-ACT | α1-抗糜蛋白酶急性期反应物 | |
| | α1-AG | α1-酸性糖蛋白急性期反应物 | |
| | complement C3 | 补体 C3 | |

# 第四节　高原输血病理生理

血液系统的改变是对高原低氧环境改变的敏感指标,因为机体对低氧刺激的最简单的方式就是增加循环内红细胞数,以增加携氧能力弥补大气中的供氧不足。因居住高原的时间、耗氧量的多少、个体的缺氧程度的差异,血液系统发生了一系列相应的变化,这不仅表现为末梢血管的数量改变,同时受到低氧刺激的造血组织的骨髓也发生相应的改变。所以各检测项目应有所不同。高原一切以低氧病理生理为中心;高原输血启动标准必须高于平原;所有老年患者均应视为心肺疾患患者处理;输血及治疗应安全、有效、个体化、多项协同。

## 一、高原输血相关的病理学基础

### （一）氧代谢和氧供需平衡病理生理特点

氧的代谢在正常情况下,空气中的氧进入肺内至组织利用,涉及一系列过程,包括氧的输送、氧的摄取、氧的运输、氧的代谢和摄取四个步骤,即"氧瀑布"生理过程。

1. 氧的输送　即氧从大气环境或呼吸机到肺泡的阶段。呼出气氧分压约为 15.56kPa(117mmHg),呼出气是指肺泡气与呼吸道中未经交换的气体形成的混合呼出气。决定肺泡氧浓度的两个重要因素是肺泡通气量和吸入气中的氧浓度,而肺泡通气量又受潮气量(正常情况下不低于8ml/kg)、呼吸无效腔和呼吸频率的影响。

2. 氧的摄取　即氧通过肺泡和毛细血管膜进入血液的肺内氧交换过程,影响气体交换率的因素均对氧的交换有影响。此外,肺血流灌注状态、肺泡通气的分布以及肺泡通气与肺泡血流灌注的匹配均影响肺内氧的交换。氧在体内的运输方式有两种:一种是物理溶解,一种是化学结合[41]。在平原时,肺泡氧分压平均为100mmHg,每100ml血浆可溶解0.3ml氧。但物理溶解形式存在于血液中的氧远远不能满足对氧的需要。血液主要依靠氧和Hb的结合运氧,每克Hb最多可结合1.39ml氧。血液中氧分压越高,氧和Hb含量百分比越大。

3. 氧的运输　呼吸与循环系统最重要的功能是将氧输送到细胞,呼吸输送是一种外输送形式,其目的是将氧携带至肺泡。血液携带是一种内输送形式,它将氧携带至细胞以供机体代谢。氧运输与心排血量成正比。

4. 氧的代谢和摄取　氧的代谢和摄取即毛细血管壁内血液与组织间的交换。氧的释放主要与以下因素有关:①弥散距离:氧在组织间弥散距离长于肺间质中的距离,即使在血管丰富的脑组织,供应脑组织细胞的毛细血管半径也只有$20\mu m$,而在横纹肌长达$200\mu m$,在脂肪及软骨的半径则更长;组织氧分压也不一致,不仅不同器官之间存在差异,同一器官同一部位的细胞氧分压也不一样,其中接近毛细血管的细胞氧分压远高于远离毛细血管的细胞;当组织水肿时,细胞与毛细血管的距离更大,从而引起组织低氧。②氧的释放因素:组织氧弥散的压力梯度等于毛细血管氧分压与组织细胞氧分压的差值,正常情况下组织氧弥散的压力大约有3.99kPa(30mmHg),是影响氧释放的主要因素。③Hb与氧的亲和力也对氧的释放有影响。

### (二)氧供需平衡

用Fick原理计算氧供需平衡是基于机体的氧耗等于离开肺血中的氧量$(CO,CaO_2)$减去回到肺血中的氧量$(CO,CvO_2)$,即

$$VO_2=(CO,CaO_2)-(CO,CvO_2)=CO(CaO_2-CvO_2)$$

其中:$VO_2$为氧耗量,CO为心排血量,$CaO_2$为动脉氧含量,$CvO_2$为混合静脉氧含量。

机体的氧耗也等于每分钟由吸气带入肺内的氧含量减去呼气排出的氧量,即

$$VO_2=(VI)(FiO_2)-(VE)(FeO_2)$$

其中:VI为每分钟吸入气量,$FiO_2$为吸入氧分数,VE为每分钟呼出气量,$FeO_2$为呼出气氧分数。此外,Fick原理有助于理解CO的变化对于$PaO_2$和$PvO_2$的影响。如果$VO_2$保持不变,而CO降低,动静脉氧含量的差值则肯定要增大。

基于CO降低所致的$CaO_2$-$CvO_2$增大主要是由于$CvO_2$降低较少;而CO改变使$CvO_2$的变化较$CaO_2$(或$PaO_2$)更大,因此$CvO_2$是反映CO变化的敏感指标。

1. 氧供　氧供($DO_2$)是指单位时间内心脏向组织输送的氧量,由心排血量及动脉血氧含量决定。$DO_2=(0.003\times PO_2+1.39\times Hb\times SaO_2)\times CO(L/min)$。由于物理溶解氧很少,所以可以直接简化为:$DO_2=1.39\times HB\times SaO_2\times CO(L/min)$。故$DO_2$主要受CO、Hb、$SaO_2$和$PO_2$四个因素影响,由于高$SaO_2$是有限的,在某些特殊情况下,如在高原时,Hb过高会增加血液黏滞度,从而减少组织的灌注,故在通常情况下最有效地增加$DO_2$的方法是增加CO,也可通过增加$PO_2$来增加物理溶解的氧量,有效方法是使用高压氧舱等。

2. 氧耗　氧耗($VO_2$)是指单位时间内机体所消耗的实际氧量。根据Fick's原理,$VO_2=CO(CaO_2-CvO_2)(ml/min)$。

其中:$CaO_2$、$CvO_2$分别为动脉氧含量和静脉氧含量。

正常人静息状态时,$VO_2=180\sim280(250)ml/min$或$(110\sim130)ml/(min\cdot m^2)$。氧耗不一定等于氧需,氧需是指单位时间内机体所需的氧量,是无法测量的。在正常情况下,氧耗等于氧需,而危重患者氧耗小于氧需,此时体内存在无氧代谢,血浆中的乳酸水平将增加。

3. 混合静脉血氧饱和度　混合静脉血氧饱和度($SvO_2$)是反映全身氧供需平衡的一个综合指标,正常值为$60\%\sim80\%$。$SvO_2$主要受CO、HB、$SaO_2$和$PO_2$四个因素影响。由于在临床上输用红细胞的目的是保证有足够的携氧Hb来满足机体的供氧与耗氧的平衡,因此$SvO_2$是指导输用红细胞的一个最好指标,在高原尤其适用。

4. 氧供依赖　氧供依赖即机体的氧耗随着氧供的变化而变化,可分为以下两种情况:①生理性氧供依赖:指正常人静息状态下,氧需和氧耗保持恒定,此时所测得的氧耗量为实际需氧量,在一定范围内,氧供增加,氧摄取率下降;氧供下降,氧摄取率增

加。机体通过氧摄取率的改变来代偿氧供的变化，以维持机体氧耗的稳定。当氧供下降至某一临界值时，机体摄氧率增至最大，此时随着氧供的下降，氧耗也随之下降，即形成生理性氧供依赖，正常情况下氧供和氧耗的比例为 4:1，增加或降低氧供对氧耗无影响。②病理性氧供依赖：当 $DO_2$ 上升或下降时，氧摄取量均保持不变，$VO_2$ 和 $DO_2$ 呈线性关系，这种在病理状态下形成的氧供依赖称为病理性氧供依赖，它与生理性氧供依赖的区别在于其氧供临界阈值较高。

**（三）机体对低氧的反应**

机体对低氧的反应取决于影响机体对低氧反应因素，包括个体因素和外界环境因素，个体因素：低氧发生的速度、低氧程度、低氧持续时间、机体的体质状况（代谢、功能状态）、心理因素等；外界因素：大气压、氧分压、温度、风速、湿度等。

根据缺氧发生的速度，缺氧可分为急性缺氧和慢性缺氧。根据缺氧时 $PaO_2$ 的变化，缺氧可分为低张性低氧血症和等张性低氧血症。根据缺氧的原因，缺氧可分为乏氧性缺氧、血液性缺氧、循环性缺氧和组织性缺氧。

1. 乏氧性缺氧　乏氧性缺氧是指由于肺泡氧分压降低或静脉血分流入动脉，血液从肺摄取的氧减少，以致动脉血氧含量减少，$PaO_2$ 降低。它属于低张性低氧血症（hypotonic hypoxemia）。特点：①动脉血氧分压，氧饱和度和氧含量都降低时，静脉血氧分压、氧饱和度亦随之降低。②动脉血和静脉血氧容量正常。慢性乏氧性缺氧会使单位容积内红细胞数和 Hb 量增多，氧容量增加。③动静脉血氧差接近正常。如果 $PaO_2$ 太低，动脉血组织氧分压差明显变小，血氧弥散到组织内减少，可使动静脉血氧差降低。④除血氧变化外，根据肺泡通气量，$PaO_2$ 有不同变化，例如发生严重的肺功能障碍时，$CO_2$ 排出少，则 $PaCO_2$ 升高；如果过度换气，$CO_2$ 排出增多，则 $PaCO_2$ 降低。

2. 血液性缺氧　血液性缺氧（hemic anoxia）是指由于 Hb 含量减少或性质发生改变，使血液携氧减少，血氧含量下降，或与 Hb 结合的氧不易释放出所引起的缺氧。由于以物理状态溶解在血液内的氧不受 Hb 的影响，血液性缺氧的 $PaO_2$ 正常，属于等张性低氧血症（isotonic hypoxemia）。

特点：①$PaO_2$ 正常，氧容量和氧含量减少。②Hb氧饱和度在贫血性缺氧时正常，高铁 Hb 血症和碳氧Hb 血症降低。③动静脉血氧差小于正常。④由于

$PaO_2$ 正常，一般不引起肺通气增加。严重贫血时不出现发绀。高铁 Hb 呈咖啡色，碳氧 Hb 呈樱桃红色。

3. 循环性缺氧　循环性缺氧（circulatory anoxia）是指由于血液循环障碍，供给组织的血液减少而引起的缺氧，又称低血流性缺氧（hypokinetic anoxia）。特点：①动脉血氧分压、氧饱和度和氧含量正常。氧容量一般是正常的。②由于血液、流缓慢和氧解离曲线右移，组织从单位容积血液内摄取的氧增多，静脉血氧分压、氧饱和度和氧含量降低，动静脉血氧差加大。休克时，如果微循环动静脉吻合支开放，或细胞利用氧的能力降低，动静脉血氧差也可以变小。③不仅组织缺氧，组织内代谢产物也不能及时运出，所以低血流性缺氧比乏氧性缺氧对组织细胞的损害更为严重。

4. 组织性缺氧　由组织细胞利用氧异常引起的缺氧称为组织性缺氧（histogenous anoxia）。特点：因组织需氧过多引起缺氧时，组织耗氧量是增加的，静脉血氧含量与氧分压较低，使动静脉血氧差增大。

缺氧虽分为上述四型，但在实际情况中往往是混合型。例如失血性休克，既有 Hb 减少所致的血液性缺氧，又有微循环障碍所致的循环性缺氧。又如心力衰竭，既有微循环障碍所致的循环性缺氧，又可继发肺淤血、水肿而引起呼吸性缺氧。尤其对高原患者更应具体患者，具体分析。动脉血氧分压、氧饱和度和氧含量正常；静脉血氧分压、氧饱和度和氧含量高于正常，动静脉血氧差变小。

## 二、高原低血容量性休克

**（一）失血性休克**

产生失血性休克的情况较多，不一一叙述。出血是否会导致休克，取决于出血量和出血速度，当然与患者的心血管代偿功能状态也有关系。一般可根据临床症状分析所丧失的血容量和急救时所需要补充的容量。

Ⅰ级出血，患者轻度出血，丧失 10%～15% 的血容量（750ml），有心动过速，而不改变血压和呼吸。快速输入 2L 平衡溶液能有效恢复循环血容量和心排血量。肾灌注正常，末梢血管阻力和肾血管阻力接近正常。

Ⅱ级出血，丧失 20%～25% 血容量 1000～1250ml，伴有心动过速、收缩压降低、脉压减小、肾血管阻力增加，伴有滤过率和尿量的降低。肾血流量减少时，自身调节使肾小球前、后血管都收缩，因

此肾小球滤过率减少不明显。早期复苏时快速输入 3~4L 平衡溶液,可扩充血浆容量额补充间质容量的缺乏,只要没有进一步的出血,患者尿量可恢复正常,24 小时内肾灌注和肾小球滤过均可恢复正常。

Ⅲ级出血,严重出血将快速丧失 30%~35% 的血容量。除心动过速外,会发生末梢灌注减少和酸中毒,呼吸急促,脉压减少,低血压和尿少,全身和肾血管阻力明显增加,肾血流明显减少,肾小球滤过率降低。需快速输入 4~6L 平衡溶液,并准备输血。虽肾小球滤过和尿电解质排出常在 24 小时内恢复,但肾血管阻力增加将持续 48~96 小时。

Ⅳ级出血,致命性急性失血达到 40%~45%(2~3L),不急救心搏会立即停止。末梢和血管阻力会明显增加,表现为冷而湿的皮肤和无尿。说明肾脏缺乏血液灌注和无滤过。在急诊科就需要快速补液和急送手术室,肾小球滤过率需 48~72 小时才恢复,肾血管阻力增加要持续 4~7 天。

### (二)创伤性休克

失血性休克不一定伴有创伤,而创伤常伴有低血容量,晚期还可伴有严重的感染。失血性休克时收缩压虽可低达 20mmHg,但由于缺乏触发 DIC 的因素,因而易于救治;但创伤性休克时,来自创伤组织区的少量组织凝血活酶、破坏的血小板或红细胞,便足以诱发 DIC。

### (三)烧伤性休克

烧伤是由热、化学物质、光、电及放射线等所造成的皮肤及深层组织的损害。早期可因大量体液丢失而致低血容量性休克,晚期又可因感染而致严重的感染性休克。休克又可导致代谢、免疫、内分泌及各脏器功能的变化。

### (四)失液性休克

大量丧失功能性细胞外液,如急性肠梗阻、空肠瘘等,致使有效循环血容量不足,也可导致休克。

## 三、高原临床检验特点和低血容量休克的血液流变学变化

### (一)血细胞比容

正常平原血细胞比容(Hct)为 0.40~0.50。Hct<0.40 时对血液黏度影响不大;Hct>0.50 时,若切变率低,即血流缓慢时,血液黏度明显增加;Hct 达 0.80 时血流几乎停滞。高原血液流变学的主要特点是"浓、黏、聚、凝"。但不同年龄组、不同性别、移居与世居又有其特殊性。

有人将平原人、高原世居者和进入高原不同时间人群进行了比较(表 47-10)。

大量丧失功能性细胞外液,如急性肠梗阻、空肠瘘等,致使有效循环血容量不足,也可导致休克。

久居高原的移居居民,是高原慢性低氧习服的主要群体,有人对不同海拔健康体检中的移居汉族居民做了测定分析,在血液学习服中,存在着 PLT 人群均值的减少与低 PLT 个体的增多,海拔是决定因素,男性较女性更为突出[42](表 47-11)。男女性 PLT 均值为 (158.55±52.04)×$10^9$/L,(173.46±57.46)×$10^9$/L,$t=-14.32$,$P=0.000$,男性显著低于女性。

休克时 Hct 变化取决于毛细血管静水压和通透性。失血性休克早期,毛细血管静水压降低,组织间液被吸收入血管内,造成血液稀释,黏度降低,血管阻力减小,血流加快。反之,在淤血期则血液浓缩。在感染性休克和烧伤性休克时,因毛细血管通透性增加,血液发生浓缩,Hct 升高,血液黏度升高。

表 47-10　平原人、高原世居和进入高原不同时间人群 Hb、Hct 变化[11]

| | n | Hb(g/L) | Hct |
|---|---|---|---|
| 平原人 | 40 | 139.4±11.53 | 0.43±0.02 |
| 高原世居者 | 30 | 173.3±11.08 | 0.53±0.04 |
| 进入高原第 1 天 | 40 | 160.9±12.47 | |
| 第 2 天 | 40 | 164.3±10.74 | 0.49±0.03 |
| 第 15 天 | 40 | 176.1±9.30 | 0.52±0.03 |
| 第 30 天 | 40 | 177.3±9.70 | 0.53±0.03 |
| 1~2 年 | 25 | 179.5±7.66 | 0.55±0.03 |

表 47-11　不同海拔的移居居民 PLT 均值比较($\bar{x}\pm s$)

| 海拔(m) | n | PLT($\times10^9$/L) | F | P |
|---|---|---|---|---|
| 2800 | 11 322 | 167.01±55.29[※※] | | |
| 3650 | 88 | 138.45±44.32[※] | 9.78 | 0.000 |
| 4250 | 91 | 121.21±57.37 | | |

### （二）红细胞变形性

正常红细胞通过毛细血管时均需变形，红细胞的可塑性与下述因素有关：①红细胞有双凹圆盘状的构形特点，这样表面积大，容积小，易于变形，如为圆球状则不易变形。②红细胞膜的结构与红细胞内能量代谢有关。红细胞膜可以收缩变形，变形时需要 ATP 的存在。③红细胞内部黏度的改变。pH 变化影响红细胞内部黏度，pH 降低可降低红细胞的变形能力。④血浆黏度与红细胞内部黏度比。血浆黏度增加，红细胞变形性增加。由于淤血性缺氧，ATP产生减少，影响红细胞膜的正常功能和结构。（表47-12）晚期有血液浓缩，Hct 升高，黏度增加，因而游离脂肪酸增多，降低红细胞变形能力。

由于高原血液的黏、浓、聚等特性。导致血液流速缓慢，尤其在微循环中更加显著，易导致"塞流"，减低了血液流动，毛细血管脆性增加，对组织细胞的灌注、气体及物质的交换产生了明显影响。

### （三）红细胞聚集性

红细胞聚集性是血液的一种正常属性。血液中红细胞的聚集或分散对血液流动有严重影响，血中红细胞聚集增多，血黏度会随之增高。红细胞聚集性受机体内的一些促聚集因素（主要是一些大分子蛋白质）和一些抑制聚集因素（切应力和负电荷）的影响。另外，血细胞比容对红细胞的聚集性也有一定影响。如前所述，休克时由于失血、失液、液体外渗，会导致血液浓缩、血流缓慢、红细胞切应力减小、血细胞比容增加，从而使红细胞聚集性升高。

为了观察高原地区低氧环境下血小板膜糖蛋白（CD62P，CD63）表达，有人对海拔 300m、海拔2260m、海拔 4500m 健康人群进行血小板膜糖蛋白（CD62P，CD63）和凝血各项指标的测定（PLT，血小板、PT，凝血酶原时间、APTT，活化部分凝血活酶时间、TT，出血时间、FIB，纤维蛋白测定），对评价高原地区人群出血疾病和血栓性疾病提供有效的科学依据[57]（表 47-13）。

表 47-12　不同海拔人群全血黏度、Hct 的比较($\bar{x}\pm s$)

| | 海拔高度(m) | Hb(比) | P | Hct | P |
|---|---|---|---|---|---|
| 扎县 | 1400 | 5.0±0.93 | <0.05 | 0.47±0.06 | <0.01 |
| 西宁 | 2260 | 5.48±0.71 | <0.05 | 0.57±0.05 | <0.01 |
| 同德 | 3200 | 6.58±1.59 | <0.01 | 0.56±0.04 | <0.01 |
| 大武 | 3720 | 6.88±1.67 | <0.05 | 0.57±0.06 | <0.05 |

表 47-13　西安组、西宁组及高原组 DC62P/CD63 及凝血各项指标比较

| 组别 | n | CD62P | CD63 | PLT | PT | APTT | TT | FIB |
|---|---|---|---|---|---|---|---|---|
| 西安组 | 30 | 2.71±1.56 | 3.36±1.95 | 182.27±43.71 | 11.80±0.93 | 31.64±2.42 | 13.50±0.93 | 3.30±0.41 |
| 西宁组 | 30 | 3.85±1.49 | 4.51±1.50 | 139.90±39.44 | 12.39±0.92 | 34.77±2.36 | 14.19±0.99 | 3.07±0.44 |
| 高原组 | 30 | 6.42±1.73 | 5.85±1.59 | 103.37±32.14 | 13.12±0.92 | 37.87±2.47 | 15.26±0.86 | 2.73±0.45 |
| F 值 | | 42.47 | 16.27 | 31.19 | 15.43 | 49.68 | 27.35 | 13.28 |
| P 值 | | <0.05 | <0.05 | <0.05 | <0.05 | <0.05 | <0.05 | <0.05 |

注：高原组分别与西安组、西宁组比较，均为 $P<0.05$。CD62P：P-选择素，CD63：溶酶体颗粒膜糖蛋白，PLT：血小板，PT：凝血酶原时间，TT：凝血酶时间，APTT：活化部分凝血活酶时间，FIB：纤维蛋白原

### (四) 白细胞黏附和扣押

在生理情况下，白细胞数量很少，其容积仅占红细胞的 0.9%，对血液黏度和血液流变影响很小。但由于白细胞的体积大于红细胞，且不易变形，白细胞不易通过毛细血管，常引起血流减慢和暂停。由于白细胞数量极少，血流间歇也只发生在少部分毛细血管内，有人认为这可能是毛细血管分批开放或关闭的一个调节因素。休克时由于缺血、缺氧，会导致大量酸性产物聚集，毛细血管扩张，通透性升高，液体外渗，血流减慢，使得白细胞趋边、贴壁、黏附增多，严重时导致毛细血管嵌塞。影响微循环灌流。微循环灌流障碍又可反过来影响白细胞流态，加重白细胞贴壁、黏附、嵌塞，引发恶性循环。

近期研究表明，休克时发生的白细胞黏附、贴壁除与血液本身流态及微循环因素有关外，黏附分子在其中起了非常重要的作用。

## 第五节　高原围术期输血及治疗

### 一、输血标准

2000 年国家原国家卫生计生委发布《临床输血技术规范》的附件中规定了内科悬浮红细胞临床输血指南，规定 Hb<60g/L 可以考虑输血。

高原地区输血也要遵循少输血、不输血和减少不必要输血的合理输血原则，但必须在节约用血和保障患者生命安全、稳定血流动力学之间寻找平衡点。

根据国内外各输血指南，当患者的 Hb 水平 60~100g/L 时是否输注红细胞悬液，则主要由医师根据患者的病情决定，然而对于围术期患者这样一个很大的群体提出 Hb 宽达 60~100g/L 的范围可以启动输注红细胞，却没有规定输注红细胞悬液后的目标 Hb 的水平，必然会导致相当多的临床医师们认为将 Hb 维持在 100g/L 时至少没有原则性的错误，从而导致血液的过度输注和浪费。

技术规范对于 Hb 水平 60~100g/L 患者的输血选择规定也相对模糊。美国麻醉医师协会 (ASA) 输血指南[44]建议输血要根据患者的情况个体化制定。

输红细胞悬液是为了提高受血者的 Hb 的携氧能力，从而使患者的机体能够维持一个氧供和氧耗的平衡状态。

但是学者们在高原 (青海省格尔木市，海拔 2700m) 工作中发现，很多内科疾病患者的 Hb 水平在 100g/L 时就可能有明显的心率增快、乏力、头晕等贫血的临床症状，推测在高原基础性缺氧的环境下，患者对贫血的耐受性较平原地区下降，更容易发生低氧血症，为此应该适当调整内科患者的临床输血指征。高原内科患者红细胞的输注不能仅仅按照现有输血指南的规定执行，还要应根据患者的临床贫血症状来掌握[45]。

**表 47-14　高原 22 名内科患者输血前后相关指标比较($\bar{x}\pm s$)**

|  | 血红蛋白 (g/L) | 血氧饱和度 (%) | 心率 (次/分) |
|---|---|---|---|
| 输血前 | 94.26±7.15 | 72.15±6.37 | 95.35±8.24 |
| 输血后 | 108.24±11.67 | 87.54±6.28 | 74.87±4.25 |
| $t$ 值 | 4.79 | 8.07 | 10.37 |
| $P$ 值 | <0.01 | <0.01 | <0.01 |

从表 47-14 可以看出，22 例患者输血前都不符合国家规定的内科输血指征，但是都有明确的组织缺氧表现，如心率增加、头晕、乏力、血氧饱和度下降，基于此给患者进行了输血治疗，平均每人输注 3U 悬浮红细胞。输血后患者的临床缺氧症状明显缓解，由此又验证了高原患者的 Hb 正常水平较平原高，同样水平的 Hb 下降对机体产生不同的临床影响，高原患者对低 Hb 更加敏感。西藏某院临床采用 Hb<90g/L 为输血的指征，救治成功率高[46]。所以不能以平原患者的输血标准来决定高原患者是否输血，而是应该结合临床考虑输血与否。

谢丹等[47]发现，昆明地区 (1895m) 一老人骨折后 Hb 虽高达 147g/L，但患者不能保障循环的稳定，所以没有完全按照输血指南的建议，而是特殊情况特殊处理，采取小量输注红细胞并密切监测循环的方法，共输入 3.5U 的悬浮红细胞，输注后其基础血压立即得以稳定，撤出了血管活性药物、在此患者提升 Hb 至 122~124g/L，Hct 35.7%~36.2% 就是使其基础血压得以建立、循环能够稳定的 Hb 拐点。

作者同时发现，高原高龄 (80~89 岁) 心功能不全患者急性大失血后,虽然给予充分扩容等治疗,但仍然处于低血压(SBP<90mmHg 及 DBP<60mmHg)状态,给予输注一定量红细胞使达到一定阈值才能维持其基础血压,维持基础血压所需要的最低 Hb 浓度阈值:轻度心功能不全 70~80g/L,中度心功能不全 80~90g/L,重度心功能不全为 90~110g/L(表 47-15)。结论高原高龄心功能不全患者急性大失血后易发生血流动力学不稳定、心律失常及失血性休克,仅仅给予晶体、胶体充分扩容、输注血清蛋白及参附注射液并不能获得稳定的基础血压,而再给予输注小量红细胞至 Hb 浓度达一定阈值,改善血液的携氧功能后才能维持其血流动力学基本稳定[48]。

表 47-15　各级心功能不全失血性休克患者输血后血压达标 Hb 浓度值情况

| 分组 | n | NYHA | BP 达标前 Hb 浓度(g/L) | BP 达标后 Hb 浓度 | LVEF(%) |
|---|---|---|---|---|---|
| A 组 | 3 | Ⅱ | 62~65(64.33±1.70) | 73~78(75.33±2.05) | 56.67±3.40 |
| B 组 | 13 | Ⅲ | 40~67(54.77±9.04) | 79~90(82.92±3.07) | 46.63±16.40 |
| C 组 | 5 | Ⅳ | 56~68(61.60±4.32) | 104~110(105.80±2.86) | 37.40±13.60 |

　　高原血液流变学的主要特点是"浓、黏、聚、凝"。但不同年龄组、不同性别、移居与世居又有其特殊性,因此,必须实施个体化。所以,国家卫生计生委制定相关标准时也要充分考虑高原地区的实际情况,制定出符合当地实际的指导标准。

　　人体对失血有一定代偿能力,当红细胞下降到一定程度时才需给予补充。临床研究证实,一般手术患者在 Hb 100g/L 或 Hct>0.30 时可安全耐受麻醉手术。麻醉手术期间重症患者(心肌缺血、肺气肿等 ASA Ⅲ~Ⅳ级)应维持 Hb 100~120g/L。

　　围术期输血是维持患者生命安全的重要治疗措施。手术过程中,血小板及各种凝血因子的丢失、消耗和稀释,以及输入大量库存红细胞悬液后,库存血的高钾、低钙、pH 值下降、低温等因素的影响,患者常出现凝血功能障碍,这直接加重患者术后渗血和再出血的发生。如何对潜在大出血患者围术期凝血功能正确评估并合理成分输血关系到患者的生命。

## 二、自体输血

　　自 20 世纪 80 年代起,艾滋病和肝炎等传染性疾病的经血传播问题,使自体输血获得了迅速的发展,并成为异体输血的重要替代手段[49,50]。

　　高原血液流变学的主要特点是"浓、黏、聚、凝",尤其是红细胞和血细胞比容较高,对于自体输血较为有利。鉴于高原地区缺氧环境下机体红细胞数、血液黏滞度高,在高海拔地区采用自体输血与术中扩容血液稀释相结合的方法,可达到节约用血的目的。

### (一)贮存式自身输血

　　贮存式自身输血是指提前数天或数十天开始分段采集患者自身的血液或血液成分进行保存,当患者实施择期手术、术后或需要输血时,再回输这些已保存的自身血液或血液成分。条件是术前健康,Hb 130g/L,同意并签订协议即可,但每次抽血不超过 500ml。

　　20 世纪 80 年代末,贮存式自身输血在国外就已经开始应用。当时艾滋病和乙型肝炎等病毒的筛查技术低下,贮存式自身输血成了预防艾滋病传播的途径之一。2001 年贮存式自身输血采血率为 4.0%,输血率仅为 2.6%。此时,贮存式自身输血主要应用于多次输血已产生抗体的患者以及稀有血型患者的血液供应。大多数研究证明,自体输血改善了手术预后情况,包括术后感染率、死亡率和住院时间。

### (二)急性等容血液稀释

　　王祖谦等[51]在高原开展自身输血和血液稀释。选择 ASA Ⅰ~Ⅱ级,年龄 23~68 岁,术前 Hb 130g/L,Hct>0.4 I/L,术中出血约在 800ml 以上的择期外科手术病例 80 例,分为两组。实验组 40 例,于术前或(和)麻醉后采集自体血 400~800ml,用以自体血回输,术中给予扩容行血液稀释,通过监测 Hct 和 Hb 控制输血。对照组按常规方法输血和输液。结果实验组术中输血量为(462±220)ml,比对照组(1297±640)ml 少 60%,术中实验组血流动力学稳定,凝血功能变化不大(表 47-16~表 47-18)。

　　急性等容血液稀释缺点是不减少失血量,还需耗费一定的人力、物力、财力和时间,并且存在一定的血液污染风险,因而在血液保护中的效益/价格比不高,所以不建议在择期手术中常规采用急性等容血液稀释。在将急性等容血液稀释普及推广应用之前,还需良好设计的多中心大样本试验进一步证明急性等容血液稀释的安全性及有效性。

表 47-16 两组外科手术患者 Hb、Hct 比较($\bar{x}\pm s$)

| | 对照组($n=10$) | | | 实验组($n=10$) | | |
|---|---|---|---|---|---|---|
| | 术前 | 术中 | 术后 | 术前 | 术中 | 术后 |
| Hb(g/L) | 128.63±22.05 | 101.10±24.39△ | 133.98±20.54△△ | 128.30±22.78 | 98.60±17.86△△ | 112.18±21.51△△ |
| Hct | 0.3806±0.03 | 0.2892±0.0832△ | 0.3621±0.0775 | 0.3894±0.0581 | 0.2519±0.0600△△ | 0.3047±0.0675△△ |

注:与对照组比较△△$P<0.01$,与术前相比较△$P<0.05$

表 47-17 两组外科手术患者血流动力学比较($\bar{x}\pm s$)

| | 对照组($n=40$) | | | | 实验组($n=40$) | | | |
|---|---|---|---|---|---|---|---|---|
| | 基础 | 诱导后 5 min | 术中 | 术毕 | 基础 | 诱导后 5 min | 术中 | 术毕 |
| MAP(mmHg) | 87.2±10.4 | 85.9±12.3 | 84.4±9.4 | 82.1±7.4 | 87.7±19.5 | 82.6±9.9 | 86.0±17.0 | 87.7±10.5 |
| HR(次/分) | 75.4±8.7 | 76.4±10.5 | 78.3±8.8 | 79.2±7.5 | 74.9±5.8 | 75.6±8.7 | 75.2±8.8 | 75.3±9.2 |

表 47-18 两组外科手术患者凝血功能比较($\bar{x}\pm s$)

| | 对照组($n=40$) | | | 实验组($n=40$) | | |
|---|---|---|---|---|---|---|
| | 术前 | 术中 | 术后 | 术前 | 术中 | 术后 |
| PLT(×10⁹/L) | 137.95±52.47 | 128.75±42.35 | 100.48±67.64 | 135.20±47.96 | 122.75±42.26* | 114.60±38.38* |
| PT(s) | 11.77±1.23 | 11.67±1.54 | 13.15±0.99 | 12.13±1.14 | 13.44±2.77△△ | 13.80±1.25△ |
| APTT(s) | 28.75±3.65 | 29.74±3.65 | 29.56±8.45 | 30.02±3.46 | 32.37±6.41△ | 32.40±2.72△ |
| FIB(g/L) | 3.23±0.63 | 2.29±0.71 | 2.22±1.41 | 3.03±0.82 | 2.81±0.55△△ | 2.78±1.11△ |
| TT | 17.47±2.38 | 20.20±6.23 | 19.99±8.76 | 17.99±2.23 | 24.34±5.95△△ | 25.19±7.97△△ |

注:与对照组相比 *$P<0.05$,与对照组相比△$P<0.05$,△△$P<0.01$;PLT:血小板,PT:凝血酶原时间,TT:凝血酶时间,APTT:活化部分凝血活酶时间,FIB:纤维蛋白原

### (三)等容量血液稀释

血液回收是指用血液回收装置,将患者体腔积血,手术中失血及术后引流血液进行回收、抗凝、滤过、洗涤等处理,然后,回输给患者。自体血回输的主要优点:①保护了人体最为宝贵的血液资源,避免血液浪费,有利于缓解目前血液短缺的困难。②做到不输或少输异体血,避免或减少异体输血反应及血液传染疾病的传播。③避免了大量输用异体血液破坏自身的凝血系统导致术后渗血。④红细胞活力比库血好,携氧能力强。⑤解决特殊血型 Rh 阴性病例的供血问题。⑥无须检查血型和交叉配血,节省时间,提高大失血时紧急抢救成功率。⑦不接受异体输血的宗教信仰者应用。⑧操作简便,及时快捷,有利于突发大出血又未备血患者的抢救并无量的限制。⑨节省开支,产生有效的经济和社会效益。⑩有利于战伤、地震等突发事件使用。

自体血回输后注意事项:自体血回输虽为一种安全有效的方法,但大量血液回收也有一定的缺陷,由于在回收中会造成血浆、血小板、凝血因子丢失及

破坏,引起低蛋白血症和凝血功能障碍,故对大量输血患者术后适当补充胶体、血小板、清蛋白和新鲜血浆;大量浓缩红细胞回输时,术中应监测凝血功能,若 ACT 明显延长,可给予小剂量鱼精蛋白(5～10mg)拮抗,以防术中止血困难或术后渗血[52]。同时术后常规应用广谱抗生素预防大量吸入不洁空气,或回收了受污染的血,有可能造成感染。术后 3 天内至少每日检查血常规和血气分析,必要时复查凝血功能,及时纠正异常情况[53]。

### (四)围术期间液体治疗

急性超容量血液稀释(acute hypervolemic hemodilution,AHH)是一种简单的血液保护手段,费用低、易操作、不易污染,实施 AHH 时,最大顾虑是过度容量负荷,如联合控制性降压,由于容量血管扩张,使机体可容纳大量液体输入而不加重左心负担,提高了 AHH 的安全性。

体液量与性别、年龄、体重有关。成年男性的体液量约占体重的 60%,女性约占体重的 55%。人体体液分为细胞内液(ICF)和细胞外液(ECF)。细胞

内液绝大部分存在于骨骼肌中,在男性约占体重的40%,女性约占体重的35%。细胞外液由组织间液(IFV)和血浆(PV)组成,约占体重的20%,其中组织间液量约占体重的15%,血浆量约占体重的5%(表47-19)。

**表47-19  成人的体液组成占体重百分比(%)**

|  | 男性 | 女性 |
|---|---|---|
| 体液总量(TBW) | 60 | 55 |
| 细胞内液(ICF) | 40 | 35 |
| 细胞外液(ECF) | 20 | 20 |
| 组织间液(IFV) | 15 | 15 |
| 血浆(PV) | 5 | 5 |

液体还要充分考虑高原地区的血液流变学的主要特点,术中失血可导致血容量减少,需要输注血液制品和晶体液和(或)胶体液,补充血容量不足。部分失血患者不需要给予血制品,依靠晶体液和(或)人工胶体液维持血容量。

1. 原则  可用五方面概括静脉液体疗法各步骤的精髓,即复苏、日常维持、纠正失衡、重分布及再评估。可根据患者病史、体检情况、目前用药情况、临床监测和实验室检查,决定患者液体和电解质的需要量。病史包括既往液体摄入情况、液体丢失的量和成分以及其他合并症(如营养不良和再灌食综合征)。体检包括脉率、血压、静脉压、有无肺水肿与外周水肿、有无直立性低血压。临床监测包括出入量记录表和体重。实验室检查主要是血常规、尿素、肌酐和电解质浓度。再评估可确保后续液体治疗正确合理。如果患者是因为复苏目的接受静脉液体疗法,应在复苏后再次分析患者的呼吸频率、脉率、血压和组织灌注情况,测量静脉血乳酸盐和动脉血 pH 值以及碱剩余。

2. 术中液体治疗的最终目标  是避免输液不足引起的隐匿性低血容量和组织低灌注,及输液过多引起的心功能不全和外周组织水肿,必须保证满意的血容量和适当的麻醉深度,对抗手术创伤可能引起的损害,保证组织灌注满意,器官功能正常。满意的循环容量和适当的麻醉深度对保证手术患者器官功能正常十分重要。

3. 人体体液分为细胞内液(ICF)和细胞外液(ECF)  由细胞膜所分隔。通过细胞膜上钠泵的调节,使细胞内液的容量和成分保持恒定。细胞外液由组织间液(IFV)和血浆(PV)组成,并随年龄增加有一定变化,其主要功能是维持细胞营养并为电解质提供载体。维持正常的细胞外液容量,尤其是有效循环血容量,是液体治疗的关键和根本。血液是由60%的血浆和40%的红细胞、白细胞和血小板组成,其中15%分布于动脉系统,85%分布于静脉系统。掌握人体体液的正常分布有助于制定术中液体治疗的正确方案。

4. 目标导向液体治疗目标  导向液体治疗(goal-direct-ed fluid therapy, GDFT)指根据患者性别、年龄、体重、疾病特点、术前全身状况和血液循环容量状态等指标,采取个体化补液方案[54]。基本原则是按需而入,控制补液总量及补液速度,重视心肺基础性病变,结合术前3天和手术当天患者的症状体征,制定合理的补液方案。目标导向液体治疗的原则是优化心脏前负荷,既维持有效循环血容量、保证微循环灌注和组织氧供,又避免组织水肿,降低并发症发生率,减少住院天数[55]。实施 GDFT 过程中,需要连续、动态监测患者容量反应性指标,维持血压不低于正常值的20%,心率不快于正常值的20%,CVP 处于 4~12mmHg,尿量维持在 0.5ml/(kg·h)以上,血乳酸不超过 2mmol/L,中心静脉血氧饱和度(SevO$_2$)>65%,每搏量变异度(SVV)不超过13%。

5. 复苏液体的种类  有人认为早期使用平衡盐液扩容,可以稀释血液,纠正血液高凝状态,使外周血管阻力减少,改善微循环,同时增加回心血量,提高心排血量,从而使组织的血液灌流增加,补偿了因 Hb 浓度降低而导致的血液携氧能力的下降。刘良明等[56]研究发现,在高原地区,输注 1~1.5 倍失血量的平衡盐液可起到较好地复苏创伤失血性休克大鼠的作用,可改善其血流动力学指标,延长休克大鼠的存活时间,同时不增加休克大鼠肺、脑含水量。

人工胶体在液体复苏治疗中的应用人工胶体作为天然胶体的替代物已广泛应用于患者围术期的液体及复苏治疗。近年来有前瞻性研究认为 HES 有导致肾损伤及凝血机制障碍的风险,发生率随累积使用量的增加而升高[57]。而有研究显示在围术期的低血容量患者中,使用 HES(130/0.4)与晶体液比较,28 天病死率差异无统计学意义,但晶体液组患者显示出更高的 90 天病死率[58]。

重视麻醉手术期间患者的液体需求量。应有针对性地进行液体治疗,达到维持有效血容量和确保氧转运量、凝血功能、水电解质、酸碱的平衡以及血糖正常范围。

（五）凝血因子、血小板的丢失及处理

1. 血栓弹力图（thrombclastography，TEU）　是一种通过检测血栓黏弹力的变化并以图形的方式动态反映凝血、血小板聚集和纤溶功能的方法。与传统的凝血四项和血小板聚集率等方法相比，TEU 可对凝血因子、血小板功能、纤维蛋白原功能及纤溶过程等进行全面评估，并对临床用药进行个体化指导[59]。Levy 等[60]研究报道 TEU 在评估凝血功能方面要优于 APTT、PT、凝血酶时间（TT）和国际标准化比值等指标。Ycung 等认为 TEU 是目前唯一的快速检测高纤溶状态的方式。有研究结果表明，TEU 对创伤引起的纤溶亢进检测的敏感性为 74%，特异性为 100%。同时，TEU 与凝血四项也具有较好的相关性，谭延国等[61]研究显示，反应时间、凝集时间、凝块形成速率和 MA 与 APTT、PT 及 TT 均显著相关。

2. TEU 各项参数正常说明出血是由于手术操作引起，可进行压迫血或结扎血管；当反应时间值延长时，可输注新鲜冷冻血浆；当凝集块形成速率减小时，可输注冷沉淀；MA 值降低时，可输注血小板。

3. 常规 TEU 检测凝血酶激活膜糖蛋白Ⅱb/Ⅲa 受体，继而活化血小板启动凝血过程，因此，MA 值是由凝血酶决定的。如果对血样应用肝素抑制凝血酶的作用，再加入 ADP、花生四烯酸等血小板激活剂，根据 MA 值的变化就能够评价氯吡格雷和阿司匹林的治疗效果 2006 年 TEU 被正式作为抗血小板药物的疗效监测指标。

4. 常规凝血试验　是检查凝血瀑布级联反应中的某一个部分，即内源性或外源性凝血途径，或纤维蛋白溶解部分的情况，是目前我国临床检测凝血功能相对成熟并被临床医生普遍认可的实验方法。

有人对内源性凝血过程和外源性凝血酶原时间等项目做了测定，并与平原地区做了对比。提示低氧环境可引起凝血机制改变，纤溶系统亢进，加上血小板减少等因素，可能会出现血块收缩不良，发生出血疾患。

各种原因引起凝血因子减少并伴有明显手术创面渗血时应输注 FFP、冷沉淀或相应的凝血因子。术中大失血所致凝血功能紊乱的处理主要是针对不同原因治疗，以维持机体凝血功能正常。凝血因子、血小板的补充主要依靠输注新鲜冰冻血浆、FFP、冷沉淀和血小板（PLT）。据北美洲、欧洲的资料，体内仅需 30% 的正常凝血因子或 5%～20% 的不稳定凝血因子即可维持正常的凝血功能，但国人尚无这方面的研究资料，还需根据临床症状和监测结果及时进行对症处理。

5. 高原地区的出凝血项目检查　目前临床医生申请血制品输注时，对于输血指征的控制主要依赖于传统凝血项的检测结果。但是传统凝血项检测项目，如 APTT、PT 等是基于血浆的一种检测方法，检测无血小板等细胞参与状态下的血浆中凝血因子的活性，是将内、外源性凝血通路割裂开来分别进行检测，反映的仅是部分凝血过程。因此传统凝血项检测结果在控制输血指征，确定患者是否需要输注血液制品，以及血液制品的种类及量的选择中的指导作用存在一定的局限性。与传统凝血项检测相比，TEG 检测完整反映从开始凝血至血凝块溶解的全过程，包括凝血因子、血小板、纤维蛋白以及纤维蛋白溶解各个阶段，其变化是凝血级联反应与血小板相互作用的综合结果，监测的是参与凝血过程所有物质的综合功能状态[62-64]。TEG 检测对临床患者合理使用血液成分具有指导意义。TEG 参数与常规凝血试验指标存在明显相关性，TEG 指导临床合理输血更具有指导意义，在临床实际应用中可将两者相互结合，起到互补的功能[61]。

6. 冷沉淀的作用是纠正先天性或获得性的凝血病，其成分包括因子Ⅷ，纤维蛋白原，血管性血友病因子和因子ⅩⅢ等。术中使用冷沉淀物基于下列假设：患者由于缺乏上述凝血因子，致使出血性并发症发生的风险增加；补充相应的凝血因子，能有效降低这些风险。对患有某些特定的先天性或获得性凝血病，如血友病 A、血管性血友病（von Willebrand's disease）、纤维蛋白原减少症、DIC 以及肝功能不全患者，可以输注冷沉淀治疗。

（六）控制性降压技术

控制性降压和血液稀释均可明显减少手术出血量和输血量，有人将二者联合应用。血液稀释最大的顾虑是过度容量负荷，增加七氟醚吸入浓度引起血压下降[65]。主要由于降低全身血管阻力所致，对心排血量无明显作用。七氟醚血/气分配系数小，起效快且停药后消失迅速，降压易于控制[66]，硝酸甘油以扩张容量血管为主。降低血压的目的是：减少失血，改善术野条件，减少输血，使手术期安全性增加[67]。Ⅰ组用这两种药物控制性降压的同时输入 20ml/kg 的 HES 行血液稀释，理论上可使血容量增加约 25%，降压和扩容期间 HR 变化小，MAP 降至 55～65mmHg，并能很好维持，联合应用血液稀释和控制性降压需维持较高的容量,CVP 相对较高,但均未超过 12cmH$_2$O 试验者观察了控制性降压联合应用血液稀释对肝肾功能及凝血功能的影响。从观察的结果看对肝肾功能无明显影响,可能有以下原因:①手术开始才行控制性降压和血液稀释,主要手术步骤完成就停止降压,I组患者降压时间大部分约 120 分钟。②MAP 维持在 55～65mmHg,避免血压过低。③术中维持尿量,适当利尿。④二者联合应用能改善微循环。⑤人体血液具有代偿储备,在血容量足够的前提下,Hb 不低于 70g/L 即可向组织提供足够的氧供,同时维持术中 Hb 不低于 80g/L。⑥全麻下机体需氧量下降。⑦七氟醚控制性降压可能有脏器保护

作用。对凝血功能有影响,但在临床可接受范围,通过I组和II组比较,控制性降压联合应用血液稀释并没有明显加重凝血功能的干扰,两组术毕 PLT 均降低,APTT 均延长,未见明显出血倾向。两组术中均存在不同程度的血液稀释;PIt 和凝血因子的消耗,而自体血和红细胞悬液这两种成分都少。APTT 是反映内源性凝血因子的指标,其延长和两组术中均输入大量 HES 也有一定关系(表 47-20,表 47-21)。

但是,此法在高原地区还是要谨慎使用,因高原反应其血压可因个体差异,出现高血压低血压均为正常,如果血压下降过多,可能会引起氧供下降或接近阈值。

表 47-20　两组患者术中血流动力学指标和 Hb 变化($\bar{x}\pm s$)

| 组别参数 | T0 | T1 | T2 | T3 | T4 |
|---|---|---|---|---|---|
| I组 HR(次/分) | 74.4±11.2 | 74.3±13.1 | 77.4±12.7 | 74.5±14.2 | 88.7±9.6** |
| MAP(mmHg) | 75.3±10.4 | 61.6±7.5△△ | 61.8±8.3△△** | 61.9±8.2△△** | 74.6±10.2 |
| CVP(cmH$_2$O) | 6.8±1.9 | 8.2±2.3△* | 8.1±1.6△* | 7.8±1.3△* | 7.0±1.5 |
| Hb(g/L) | 128.5±12.2 | 99.7±11.7△△** | 95.9±12.9** | 98.4±9.5** | 107.3±9.8* |
| II组 HR(次/分) | 72.3±12.0 | 72.4±12.5 | 76.3±10.4 | 74.5±13.0 | 88.2±11.2 |
| MAP(mmHg) | 73.8±9.7 | 72.5±10.3 | 71.7±9.2 | 70.8±11.5 | 73.4±10.2 |
| CVP(cmH$_2$O) | 6.6±1.7 | 6.4±1.4 | 6.7±1.2 | 6.5±1.3 | 6.8±1.6 |
| Hb(g/L) | 129.3±11.8 | 127.5±11.1 | 97.5±14.1** | 93.7±11.5** | 106.7±9.6* |

注:与 T0 比较,$t$=4.61～2.08,* $P<0.05$,** $P<0.01$;与II组比较,$t$=3.58～2.30,△ $P<0.05$,△△ $P<0.01$

表 47-21　两组患者围术期肝肾功能及凝血功能变化($\bar{x}\pm s$)[68,69]

| 指标 | 组别 | 术前 | 术中 | 术后 |
|---|---|---|---|---|
| ALT(IU/L) | I | 30.4±16.6 | 34.0±12.3 | 32.7±10.7 |
| | II | 29.7±14.5 | 30.7±12.2 | 31.4±13.1 |
| AST(IU/L) | I | 28.4±15.4 | 30.5±11.8 | 30.5±14.0 |
| | II | 29.4±13.7 | 29.6±12.8 | 30.3±11.0 |

肾素-血管紧张素-醛固酮系统(RAAS)阻断剂通过改善肾脏髓质血流,以及直接阻断血管紧张素2介导的红细胞生成等机制抑制 HAPC[70]。由于 RAAS 阻断剂在扩张血管、降低血压的同时,减轻肾小球毛细血管攀腔内压,尤其适合 HAPC 伴有蛋白尿的患者。1 项随访 2 年的随机对照研究发现,

RAAS 阻断剂依那普利能够明显降低慢性高山病患者平均血细胞比容和尿蛋白量[71]。

当 HAPC 患者由于急性失血需要进行输血治疗时,需要充分考虑到患者基础 Hb,对输血指征和目标 Hb 值个体化的调整,以免贻误病机。输血应坚持成分输血的原则,如对于血小板或凝血

因子缺乏的 HAPC 患者应该有针对性的输入血小板或相应的凝血因子,避免输入全血而增加血液黏稠度。

（俞文军　李祥　贾珍）

## 参考文献

1. Wu TY.Chronic mountain sickness on the Qinghai-Tibetan plateau.Chin Med J,2005,118(2):161-168.

2. 张朝霞,赵兰君,王东林,等.青海海西地区高原红细胞增多症调查分析.现代预防医学,2010,37(11):2021-2022.

3. 吴天一.我国高原医学研究进展.高原医学杂志,2005,15(1):1-8.

4. Gabry AL,Ledoux X,Mozzconacci M,et al.High altitude Pulmonary edema at moderate altitude. A serie of 52 patients.Chest,2003,123(1):49-53.

5. Schmid JP,Noveanu M,Gaillet R,et al.Safety and exercise tolerance of acute high altitude exposure(3454m)in patents with coronary artery disease.Heart,2005,10(9):1136-1158.

6. 梁光祥.高原移居汉族凝血纤溶系统的研究.临床军医杂志,2003,6(1):30-31.

7. 张彦博,汪源,刘学良.人与高原.西宁:青海人民出版社,1996.

8. Gabry AL,Ledoux X,Mozziconacci M,et al.High-Altitude Pulmonary Edema at Moderate Altitude (< 2,400 m;7,870 feet),A Series of 52 Patients,2003,1(1):5-7.

9. Roeggla G,Roeggla M,Podolsky A,et al.How can acute mountain sickness be quantified at moderate altitude? J R Soc Med,1996,89(3):141-143.

10. Winslow RM,Samaja M,West JB.Red cell function at extreme altitude on Mount Everest.J Appl Physiol,1984,56:109-116.

11. Hurtado A.Animals in high attitudes:resident man.Handbook of Physiology.Adaptation to the Environment,Sect 4. 1964,843-860.

12. 彭丽娜,李洁.高原低氧运动对机体 Hb 及 Hb 和 $O_2$ 亲和力的影响.甘肃科技,2009,25(1):136-138.

13. Yalcin O,Cabrales P.Increased hemoglobin $O_2$ affinity protects during acute hypoxia . Am J Physiol Heart Circ Physiol,2012,303(3):271-281.

14. Balaban DY,Duffin J,Preiss D,et al.The in-vivo oxyhaemoglobin dissociation curve at sea level and high altitude.Respir Physiol Neurobiol,2013,186(1):45-52.

15. McManus BM,Horvath SM,Baldnan N,et al.Metabolic and cardiorespiratory responses to longterm work under hypoxic conditions.J Appl Physiol,1974,36:177-183.

16. Woo AY,Xiao RP.Beta-adrenergic receptor subtype signaling in heart:from bench to bedside .Acta Pharmacologica Sinica,2012,33(3):335-341.

17. Salom D,Padayatti PS,Palczewski K.Crystallization of G protein-coupled receptors .Methods in Cell Biology,2013,117(24):451-468.

18. 周玉峰,黄梅,邓聪颖,等.缺氧时 ET-1、NO、$TXA_2$、$PGI_2$ 的变化及对心肌血流量的调节作用.中国实验诊断学,2010,14(10):1518-1520.

19. 白谊涵.高原低氧环境对心血管系统影响的研究.中国急救复苏与灾害医学杂志,2012,7(3):217-220.

20. Rhodes H L,Chesterman K,Chan C W,et al.Systemic blood pressure,arterial stiffness and pulse waveform analysis at altude.J R Army Med Corps,2011,157(1):110-113.

21. Siqués P,Brito J,Banegas JR,et al.Blood Pressure responses in young adults first exposed to high altitude for 12 months at 3550m.High Alt Med Biol,2009,10(4):329-335.

22. Sizlan A,Ogur R,Ozer M,et al.Blood pressure changes in young male subjects exposed to a median altitude,Clin Auton Res,2008,18(4):84-89.

23. 陈建华,郑必海,严亦平,等.高海拔地区施工人员血压动态变化影响因素及其机制探讨.武警医学,2012,23(7):583-585.

24. Mazzeo RS,Bender PR,Brooks GA,et al.Arterial catecholamine responses during exercise with acute and chronic high altitude exposure. Am J Physiol,1991,261(4):E419-E424.

25. Mazzeo RS,Wolfel EE,Buttelfield GE,et al.Sympathetic response during 21 days at high altitude(4300m)as determined by urinary and arterial catecholamines.Metabolism,1994,43(10):1226-1232.

26. Naeije R.Physiological adaptation of the cardiovascular system to high altitude.Prog Cardiovasc Dis,2010,52(6):456-466.

27. faoro V,Boldingh S,Moreels M,et al.Bosentan decreases pulmonary vascular resistance and increases exercise capacity in acute hypoxia.Chest,2009,135(5):1215-1222.

28. 孙婧,刘军翔,赵季红,等.西藏高海拔地区藏民冠状动脉病变特点及其介入治疗.天津医科大学学报,2014,20(2):135-143.

29. 孙克勤,李素芝,王福永.高原急性出血坏死性胰腺炎猝死的病理分析.高原医学杂志,1999,9(3):52.

30. Potten CS,Wilson JW,Booth C.Regulation and significance of apoptosis in the stem cells of the gastrointestinal epithelium.Cell & Molecular Biology,Stem Cells,1997,15(2):82-93.

31. 杨春敏,靳京生,张映辉,等.急性低压缺氧对胃肠道的影响.中华航空航天医学杂志,2012,13(1):39.

32. Sun XQ,Zhong LF,Wu XY,et al.Effects of repeated brain ischemia induced by rapid lower body negative pressure on brain water and Na+,K+-ATPase activity in rats.Aviation,space and environmental medicine,2002,73(1):50-53.

33. 吴丽颖,王福庄,范明.下丘脑中某些激素在低氧应激时的变化.中国神经免疫学和神经病学杂志,2004,11(1):50-52.

34. 蒋春华,黄庆愿,高任琪.预适应锻炼对急进高原后脑功能的影响.解放军预防医学杂志,2005,23(5):323-326.

35. Merx MW,Flogel U,Stumpe T,et al.Myoglobin facilitates oxygen diffusion.FASEB J,2001,15(6):1077-1079.

36. 黄庆愿,高钮琪,史景泉,等.低氧习服大鼠骨骼肌毛细血管密度和血流供应的变化特点.中国应用生理学杂志,2001,17(3):220-222.

37. Beall CM,Decker MJ,BrittenhamGM,et al.An Ethiopian pattern of human adaptation to high-altitude hypoxia.Proc Natl Acad Sci USA,2002,99(26):17215-17218.

38. Moore LG,Armaza F,Villena M,et al.Comparative aspects of high-altitude adaptation in human populations.Adv Exp Med Biol,2000,475:45-62.

39. 张冀.西宁和青海海南地区1524名健康人周围血象的调查报告.青海医药,1980,42(4):5-6.

40. 王迪浔,金惠铭主编.人体病理生理学.第2版,北京:人民卫生出版社,2002,1007-1029.

41. 孙志新,潘卫红,范秀茹,等.高红征的血液流变学及某些凝血指标的比较观察.高原医学杂志,1992,2(4):37-38.

42. 杜卫琴,张雪峰,郭志坚.高原移居居民慢性低氧习服血小板血液含量的调查.高原医学杂志,2011,21(3):55-56.

43. 顾松琴.高原低氧环境下血小板膜糖蛋白CD62P,CD63表达的研究.高原医学杂志,2016,26(1):40-42.

44. 张涅,王胜玉,陈民才.高原地区内科患者红细胞输血指征的探讨.高原医学杂志,2013,23(3):59-60.

45. 林秀来,殷作明,黄永红,等.高原地区创伤失血性休克的早期液体复苏.西南国防医药,2006,16(1):68-69.

46. 葛秀清.美国红十字会《输血实践指南纲要》介绍.中国输血杂志,2012,25(3):286-287.

47. 谢丹,庞永诚,何少平,等.维持高龄贫血患者基础血压的Hb拐点(附一例报告).临床医学工程,2010,17(12):155-156.

48. 谢丹,何少平,庞永诚,等.高原高龄心功能不全患者急性大失血后Hb阈值分析.重庆医学,2012,1(16):1627-1629.

49. Goodnough LT,Shander A,Brecher ME.Transfusion medicine:looking to the future.The Lancet,2003,361(1):161-169.

50. Spahn DR,Casutt M.Eliminating blood transfusions:new aspects and perspectives.Anesthesiology,2000,93(1):242-255.

51. 王祖谦,赵世军,贾珍,等.高原地区自体输血及血液稀释的临床研究.青海医学院学报,2005,26(3):204-207.

52. 余涛,郑祥德,王耀华.自体血液回收技术在大失血手术患者中的应用研究.华西医学,2009,24(8):1995-1997.

53. 刘翠芬,张少娟.自体血液回收机在术中的安全管理.实用心脑肺血管病杂志,2011,19(1):139-140.

54. Giglio MT,Marucci M,Testini M,et al.Goal-directed haemodynamic therapy and gastrointestinal complications in major surgery:a meta-analysis of randomized controlled trials.British Journal of Anaesthesia,2009,103(5):637-646.

55. Trinooson CD,Gold ME.Impact of goal-directed perioperative fluid management in high-risk surgical procedures:A literature review.AANA Journal,2013,81(5):357-368.

56. 刘良明,卢儒权,林秀来,等.高原创伤失血性体克有效液体复苏量和限量的实验研究.中华创伤杂志,2000,(7):428-431.

57. Zarychanski R,Abou-Setta AM,Turgeon AF,et al.Association of hydroxyethyl starch administration with mortality and acute kidney injury in critically ill patients requiring volume resuscitation:a systematic review and meta-analysis.JAMA,2013,309(7):678-688.

58. Annane D,Siami S,.Jaber S,et al.Effects of fluid resuscitation with colloids vs crystalloids on mortality in critically ill patients presenting with hypovolemic shock:the CRISTAL randomized trial.JAMA,2013,310(17):1809-1817.

59. Ganter MT,Hofor CK.Coagulation monitoring current techniques and clinical use of viscoelastic point-of care coagulation devices.Anesth Analg,2008,106(5):1366-1375.

60. Levy JH,Dutton RP,Hemphill JC,et al.Multidisciplinary approach to the challenge of hemostasis.Anesth Analg,2010,110(2):354-364.

61. 谭延国,张岩,王芳,等.TEG血栓弹力图同常规凝血试验的关系及TEG血小板图试验的临床应用.中国实验诊断学,2012,16(1):81-85.

62. Luddington RJ.Thrombelastography/thromboelastometry.Clin Lab Haemato1,2005,27(2):81-90.

63. Langenecker SK.Management of massive operative blood loss.Minerva Anestesiol,2007,73(7-8):401-415.

64. 高晓云,曹晓明,贾军.血栓弹力图检测对内科重症患者合理输注血液成分中的指导作用.中国输血杂志,2012,25(2):155-157.

65. 王维强,孙茜芬,马性觉.血液回收、稀释和控制性降压术中联合应用的临床观察.现代预防医学,2007,34(7):1368-1371.

66. Tobias JD.Sevoflurane for controlled hypotension during spinal surgery:preliminary experience in five adolescents.Paediatr Anaesth,1998,8:167-170.

67. 庄心良,曾因明,陈伯奎.现代麻醉学.第3版.北京:人民卫生出版社,2003.

68. Window RM,Monge CC,Brown EG,et al.Effects of hemodilution on O$_2$ transport in high-altitude polycythemia.J Appl physiol,1985,59(5):1495-1502.

69. Manier G,Guenard H,Castaing Y,et al.Pulmonary gas exchange in Andean natives with excessive polycythemia-effect

of hemodilution.J Appl Physiol,1988,65(5):2107-2117.

70. Mrug M,Stopka T,Julian BA,et al.Angiotensin II stimulates proliferation Of normal early erythroid progenitors.J Chin Invest,1997,100(11):2310-2314.

71. Plata R,Cornejo A,Arratia C,et al.Angiotensin-converting-enzymeinliibition therapy in altitude polycythaemia:a prospective randomised trial. Lancet, 2002, 359 (9307): 663-666.

# 第四十八章
## 治疗性血浆置换

追溯治疗性血浆置换的发展历史,在动物身上进行血浆置换最早在 1902 年,在人体上首次进行血浆置换则在 1909 年。随着血浆成分分离机在 1952 年问世,治疗性血浆置换术便正式成为一项特殊的疾病治疗手段。随着技术和设备的不断进步,血浆置换术的适应证得到不断拓展。1982 年美国单采协会成立,该协会制定了该技术的应用指南并不断更新,进一步促进了该技术的发展、推广及应用。

我国血浆置换术发展较晚,20 世纪七八十年代才出现了血浆置换术的相关报道。因此本文主要参考国外的相关论文与书籍,对该技术的应用指南、基本技术方法、患者管理、临床应用以及不良反应及并发症等方面进行阐述。希望能够为推动治疗性血浆置换术在我国的应用提供一些帮助。

## 第一节 治疗性血浆置换的临床应用指南

### 一、定 义

治疗性血浆置换(therapeutic plasma exchange, TPE)是通过分离和去除患者循环血液中的病理性血浆,还输其一定量的溶液和(或)正常人血浆,以达到疾病治疗目的的一项技术[1]。TPE 又称为治疗性血浆单采术(therapeutic plasmapheresis),与治疗性血细胞单采术(therapeutic cytapheresis)一起,同属于治疗性单采术(therapeutic apheresis, TA)的两大分类。

### 二、临床应用指南

根据美国单采协会(The American Society for Apheresis, ASFA)在 2013 年最新修订的第六版 TA 临床应用指南[2],TPE 的临床应用十分广泛(表 48-1)。根据临床疗效将 TPE 的适应证分为 I ~ IV 级(表 48-2)。

虽然治疗性血液成分单采和置换术已广泛用于治疗一些难治性疾病并取得了一定疗效,但这是一种治"标"不治"本"的辅助性治疗措施。因此,没有确切的适应证,不可滥用这种治疗方法。在操作之前,医务人员要向患者家属讲明治疗目的及可能出现的问题,征得患者或者家属完全同意后再施行这项治疗技术。在操作中,医务人员要有明确分工并密切协作,按操作规程进行操作,对可能产生的不良反应和并发症事先要做好充分准备,并有充分的手段和措施处理所出现的不良反应和并发症。

表 48-1 ASFA 2013 年 TPE 临床应用指南[2]

| 疾病 | 疾病状态 | 适应证分级 |
|------|---------|-----------|
| 急性弥散性脑脊髓炎 | | II |
| 急性炎症性脱髓鞘性多发性神经病(吉兰-巴雷综合征) | | I |
| | 静脉滴注免疫球蛋白后 | III |
| 急性肝衰竭 | | III |
| 系统性淀粉样变 | | IV |
| 肌萎缩性侧索硬化症 | | IV |

续表

| 疾病 | 疾病状态 | 适应证分级 |
| --- | --- | --- |
| 抗中性粒细胞胞质抗体相关的急进性肾炎 | 依赖透析 | I |
| | 弥漫性肺泡出血（DHA） | I |
| | 非依赖透析 | III |
| 再生障碍性贫血,纯红细胞再生障碍性贫血 | 再生障碍性贫血 | III |
| | 纯红细胞再生障碍性贫血 | III |
| 自身免疫性溶血性贫血 | 重症温抗体型自身免疫性溶血性贫血 | III |
| | 重症冷凝集素病 | II |
| 心脏移植 | 供者 HLA 抗体交叉配型阳性脱敏反应 | III |
| | 治疗性抗体介导的排斥反应 | III |
| 恶性抗磷脂综合征 | | II |
| 慢性局灶性脑炎（拉斯穆森脑炎） | | III |
| 慢性炎症性脱髓鞘性多发性神经病 | | I |
| 凝血因子抑制物 | 异体抗体 | IV |
| | 自体抗体 | III |
| 冷球蛋白血症 | 重症 | I |
| 烧伤性休克复苏 | | III |
| 皮肌炎或多发性肌炎 | | IV |
| 扩张性心肌病 | NYHA II～IV | III |
| 家族性高胆固醇血症 | 纯合子合并低血容量 | II |
| 局灶节段性肾小球硬化 | 复发 | I |
| ABO 血型不合的造血干细胞移植 | 大的造血祖细胞、骨髓 | II |
| | 大的造血祖细胞、单采 | II |
| 非典型溶血性尿毒综合征 | 补体基因突变 | II |
| | H 因子自身抗体 | I |
| | MCP 突变 | IV |
| 感染相关溶血性尿毒综合征 | 志贺毒素相关 | IV |
| | 肺炎链球菌相关 | III |
| 过敏性紫癜 | 新月体型 | III |
| | 肾外重症 | III |
| 肝素诱导的血小板减少症 | 心肺前旁路 | III |
| | 血栓症 | III |
| 高甘油三酯血症胰腺炎 | | III |
| 高黏滞性单克隆丙种球蛋白血症 | 对症治疗 | I |
| | 预防性应用利妥昔单抗时 | I |

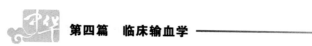

续表

| 疾病 | 疾病状态 | 适应证分级 |
|---|---|---|
| 免疫复合物急进性肾小球肾炎 | | Ⅲ |
| 免疫性血小板减少症 | 难治性 | Ⅳ |
| A 型免疫球蛋白肾病 | 新月体型 | Ⅲ |
| | 慢性进行性 | Ⅲ |
| 包涵体肌炎 | | Ⅳ |
| 兰伯特-伊顿肌无力综合征 | | Ⅱ |
| ABO-血型不合的肝移植 | 活体供者脱敏反应 | Ⅰ |
| | 尸肝供者脱敏反应 | Ⅲ |
| | 体液排斥 | Ⅲ |
| 异体肺移植排斥 | 抗体排斥反应 | Ⅲ |
| 多发性硬化症 | 急性中枢神经系统脱髓鞘疾病 | Ⅱ |
| | 慢性进行性中枢神经系统脱髓鞘疾病 | Ⅲ |
| 重症肌无力 | 中度至重度 | Ⅰ |
| | 胸腺切除术前 | Ⅰ |
| 骨髓瘤管型肾病 | | Ⅱ |
| 肾源性系统性纤维化 | | Ⅲ |
| 视神经脊髓炎（德维克综合征） | 急性 | Ⅱ |
| | 维持 | Ⅲ |
| 服药过量,螫刺毒作用和中毒 | 蘑菇中毒 | Ⅱ |
| | 螫刺毒作用 | Ⅲ |
| | 那他株单抗和多灶性脑白质病单克隆抗体 | Ⅲ |
| 副癌神经综合征 | | Ⅲ |
| 异常免疫球蛋白血症多发性神经病变 | IgG/IgA/IgM | Ⅰ |
| | IgM | Ⅰ |
| | 多发性骨髓瘤 | Ⅲ |
| 链球菌感染相关的小儿自身免疫性神经精神障碍（PAN-DAS）和 Sydenham 舞蹈病 | PANDAS 加重 | Ⅰ |
| | Sydenham 舞蹈病 | Ⅰ |
| 寻常型天疱疮 | 重症 | Ⅲ |
| 植烷酸贮积病（Refsum disease） | | Ⅱ |
| 多神经病、器官巨大症（肝脾大）、内分泌病、M 蛋白和皮肤病变（综合征） | | Ⅳ |
| 输血后紫癜 | | Ⅲ |
| 银屑病 | | Ⅳ |
| 孕期红细胞同种免疫反应 | 宫内输血前 | Ⅲ |

| 疾病 | 疾病状态 | 适应证分级 |
|---|---|---|
| ABO 血型相合肾移植 | 抗体排斥反应 | I |
| | 供者 HLA 抗体交叉配型阳性活体供者脱敏反应 | I |
| | 高群体反应性抗体尸肾供者脱敏反应 | III |
| ABO 血型不合肾移植 | 活体供者脱敏反应 | I |
| | 体液排斥 | II |
| | A2/A2B 组到 B 组尸肾供者 | IV |
| 精神分裂症 | | IV |
| 硬皮病(进行性系统性硬化症) | | III |
| 多器官衰竭败血症 | | III |
| 僵人综合征 | | III |
| 突发性耳聋 | | III |
| 系统性红斑狼疮 | 重症 | II |
| | 肾炎 | IV |
| 药物相关的血栓性微血管病 | 噻氯匹定 | I |
| | 氯吡格雷 | III |
| | 环孢素 A/他克莫司 | III |
| | 吉西他滨 | IV |
| | 奎宁 | IV |
| 造血干细胞移植相关的血栓性微血管病 | 难治性 | III |
| 血栓性血小板减少性紫癜 | | I |
| 甲状腺功能亢进危象 | | III |
| 中毒性表皮坏死松解症 | 难治性 | III |
| 电压门控钾通道抗体 | | II |
| 肝豆状核变性(威尔逊病) | 暴发性 | I |

注:NYHA:纽约心功能分级(New York Heart Association)

表 48-2　ASFA 2013 年 TPE 适应证分级说明[2]

| 分级 | 说明 |
|---|---|
| I | TPE 作为基础一线治疗方案或联合其他治疗方法作为一线治疗方案(如 TPE 是吉兰-巴雷综合征的一线治疗方案) |
| II | TPE 作为独立二线治疗方案或与其他治疗方法联合作为二线治疗方案(如 TPE 是静脉大剂量皮质类固醇无效的播散性脑脊髓炎的独立二线治疗方案) |
| III | TPE 的最佳治疗效果未确定,需制定个性化治疗方案(如 TPE 对于脓毒血症和多器官衰竭) |
| IV | 已有证据说明或建议 TPE 是无效的或有害的,不建议使用(如 TPE 对于急性类风湿关节炎) |

# 第二节　治疗性血浆置换的技术与方法

## 一、置　换　方　法

### （一）手工法

手工法是采用塑料多联袋系统,首先将患者血液采集到一个含有抗凝剂的袋子里,然后放在离心机上离心。各种血液成分因比重不同而分层,去除病理性成分,再把正常成分回输给患者,即完成一轮操作。接着进行第二轮、第三轮……如此循环若干次。在进行成分分离和去除的同时,给患者输注与去除成分等量的置换液,以维持患者的血容量及体液平衡。采血、离心、去除和回输等操作环节必须严格执行无菌操作以防止细菌污染。这种方法的优点是不需要特殊设备,只要有大容量低温离心机就能开展这项治疗技术,费用低,易在基层医院开展;缺点是操作时间长,容易造成污染,一次去除的病理性成分量不大,不适合病情危重而需要尽快去除大量病理性成分的患者。目前手工法已逐渐被自动化机械分离技术替代,但是在儿童患者(如新生儿高胆固醇血症)的治疗中,仍然采用手工法。

### （二）自动化机械法

应用自动化的血液成分分离机,在无菌密闭的塑料管道系统内完成采血、离心、成分去除和回输整个操作程序。按工作原理,可将目前国际上通用的血液成分分离机分为三类[3]:

1. 离心式血液成分分离机　这是目前应用最广泛的一种血液成分离心机,通常称为血细胞分离机。基本原理是根据血液的各种成分密度不同,经离心作用后可将血浆成分和血细胞成分分层并分离,去除病理性血浆成分,将其余成分回输给患者。血浆成分中有致病作用的免疫球蛋白、免疫复合物及外源性毒素等物质的比重相差无几,难以用离心的办法将它们分开,只能随全血浆采出并去除。血小板与血浆的比重差别小,在进行血浆置换术时,少量血小板常混在血浆中被去除。离心式血液成分分离机又分为间断流动离心式和连续流动离心式两种。

（1）间断流动离心式血液成分分离机:这种离心机只需一条静脉通路,先顺时针方向运转,把一定量的血液引入离心容器进行离心分离,移出需要除去的血液成分,然后再逆时针方向运转,把其余的血液成分再经原路回输给患者,待回输完毕后,再进行下一个循环的分离和去除,如此循环进行,直到完成一次 TPE。此类分离机的优点是价格相对便宜,只需一条静脉通路就能完成整个操作程序;缺点是成批处理血液,体外循环血量较大,患者呈周期性的低血容量或高血容量。这对一般成年患者来说不是一个主要问题,而对一个危重患者,尤其是儿童患者往往不能承受血容量忽高忽低的变化。

（2）连续流动离心式血液成分分离机:这种离心机一般要求有两条静脉通道,血液随机器的不断运转从患者一条静脉采出,通过离心分离出需要去除的血液成分,其余成分从另一条静脉回输给患者,如此连续不断,直至完成一次单采或置换术。由于连续流动离心式血液成分分离机分离速度快,分离的血液成分较为纯净,体外循环血量少,血容量变化比较小,故更受临床医生的欢迎。就治疗性血液成分单采和置换术而言,这种分离机有逐步取代间断流动离心式血液成分分离机的趋势。缺点是机器本身和一次性消耗性材料价格昂贵,限制了它在我国推广使用。

上述两种血液成分分离机均使用一次性塑料分离管道(消耗性材料),整个操作程序在密闭的管道系统内完成,不易造成污染。操作程序由微电脑控制,并有超声安全探测、血流监视、回输压力检测等装置,操作十分安全方便。

2. 膜滤式血液成分分离机　自 20 世纪 70 年代以来,应用通透性和生物相容性都比较好的高分子材料制成的膜滤器代替离心容器,当血液流入此膜滤器时,在一定的膜压力下,只允许血浆从膜中透过,由导管排出,而血细胞成分被阻挡于膜滤器内,从另一导管排出,与置换液混合后回输给患者。膜滤器有平板式和中空纤维式两种。这种膜滤式血浆分离机的优点是:①分离血浆的速度快,操作简便;②分离和去除的血浆纯度高,血小板不易混入;③售价相对低廉。缺点是:①膜压的变化可能会引起轻度溶血;②进入患者体内的抗凝剂相对较多;③膜滤器为一次性使用,价格较贵;④不能有选择地去除血浆中致病物质,而是把血浆整个去除。

为了有选择性地去除血浆中的致病物质,克服全血浆被去除的缺点,现已在上述膜滤式血浆分离机的基础上加以改进,研制成双重过滤膜式过滤器,使血浆和血细胞分开。这种分离机是先让患者的血液通过一个孔径较大的膜式过滤器,使血浆和血细胞分开,然后再通过一个孔径较小的膜式过滤器(此滤器具有独特的化学结构和表面结构),除去血浆中病理性大分子物质后,再把剩余清洁后的血浆与血细胞汇合回输给患者。双重膜过滤式血浆分离机的优点:①有选择地去除血浆中致病物质;②置换液用量少。缺点:①操作较为复杂;②膜压的变化能引起轻度溶血;③过滤器和导管均为一次性使用,价格昂贵;④根据孔径的大小进行分离,血浆中一些有用的蛋白也随病理性物质被清除。

3. 吸附柱式血液成分分离机　它是把经过膜滤式血浆分离机分离出来的血浆,再通过一个吸附柱,血浆流经此柱时,病理性血浆成分就被吸附在柱内,正常血浆成分回输给患者。它是以免疫亲和层析的原理为基础,选用有特殊吸附作用的物质作为吸附剂。常用吸附剂有活性炭、DNA 胶体、单克隆抗体、葡萄球菌蛋白 A、硫酸葡聚糖纤维素等。目前在临床上应用比较成功的是葡萄球菌蛋白 A 和硫酸葡聚糖纤维素。用这些吸附剂制成的吸附柱有胆红素吸附柱、活性炭吸附柱、免疫吸附柱、低密度脂蛋白吸附柱等。选用不同吸附柱安装在分离机上就可以有针对性地治疗不同疾病。例如,葡萄球菌蛋白 A 对各类 IgM 和免疫复合物有吸附作用,而对其他蛋白无吸附作用,选用此物质制成的免疫吸附柱就可以特异性地去除免疫球蛋白和免疫复合物,从而使一些自身免疫性疾病的病情得以缓解。这种分离机的优点是不必把全部血浆去除,也不必使用置换液,避免了因使用置换液而引起的不良反应。例如置换液为新鲜冰冻血浆时,可能会引起病毒性肝炎和艾滋病。缺点是应用这种分离机进行血浆置换术的成本较高,还有一些技术上的问题有待改进,目前尚未在临床上普遍推广使用。不过这是 TPE 的发展方向。有人把这种治疗方法称为选择性或特异性血浆置换法。

上面所介绍的几种分离机仍在不断改进,更新换代很快。今后的发展趋势是分离机的结构更加合理,操作更为简便,对患者更为安全。

## 二、抗　凝　剂

在单采和置换术中流到体外的血液必须抗凝。抗凝的目的是防止血液在体外凝固。最常用的抗凝剂是酸性枸橼酸盐葡萄糖溶液(acid citrate dextrose solution,ACD)[4]。它有 ACD-A 和 ACD-B 两种处方。A 方是 B 方的浓缩液。TPE 多用 ACD-A 方,有时也用肝素作抗凝剂。抗凝剂的最佳剂量标准有时较难掌握,随所用的血液成分分离机型号以及所要

去除的血液成分不同而异,也与个体差异有关。原则上应以能够维持血液不凝固的最小剂量为适度。剂量过大可使患者发生不良反应,剂量过小导致血液在分离管道系统内发生凝固。在操作之前若能作几项常用的凝血功能检查,则在操作中可做到心中有数。由于活化的凝血时间(activated coagulation time,ACT)测定方法简便,可随时检测抗凝程度,以便对抗凝剂用量随时作出相应调整,故更适合危重患者在 TPE 中应用。

### (一) ACD-A 方

这是由枸橼酸、枸橼酸三钠和葡萄糖组成的一种无菌液。每升溶液含枸橼酸三钠 22.0g、枸橼酸 7.3g、葡萄糖 24.5g。ACD-A 方中的枸橼酸盐与血中游离钙结合抗凝。枸橼酸盐输入速度与所用的分离机型号有关。有的机器可精确地自动控制;有的机器是根据血流速度及 ACD-A 方与全血的比例进行计算;还有的机器是根据单位时间内回输的血量进行估计。操作人员应当熟悉所用分离机对枸橼酸盐输入量的计算方法(机器操作手册中有明确的说明)。

在置换术中,全血以(30~80)ml/min 的流速泵入分离机,与 ACD-A 方按不同比例混合。通常输入 ACD-A 与全血的比例是 1∶8~1∶12(血细胞比容高者用 12,低者用 8),可根据机器操作手册规定的比例选用。完成一次单采或置换术进入患者体内的枸橼酸盐总量与所用的 ACD-A 与全血的比例、血流速度以及处理全血量多少有关。一般认为,当枸橼酸盐剂量为 60mg/(kg·h)时,有轻度低血钙症状,表现为口周麻木,血中钙离子水平下降 20%~30%,心电图 QT 间期延长。枸橼酸盐剂量为 100mg/(kg·h)时,有中度至重度低血钙症状,钙离子水平下降 35%,平均 QT 间期更长。术前饮用一杯牛奶(200ml)可有效地预防低血钙症状的发生。如果患者不能耐受乳糖,则可口服钙盐,特别是枸橼酸钙或碳酸钙,也是有效地预防低血钙症状发生的简易且价廉的方法。

需要说明的是,枸橼酸盐在体内代谢快,在肝功能正常的情况下清除迅速,一般在术后 90 分钟枸橼酸盐就被肝细胞所代谢,钙离子恢复正常。因此,术后 90 分钟所出现的症状与枸橼酸盐中毒无关。

### (二)肝素

这是一种高分子酸性黏多糖,其作用主要是增强抗凝血酶Ⅲ的生物活性,阻止凝血酶的生成,从而达到抗凝的目的。虽然肝素用于血液透析时的抗凝

已有数十年历史,但很少单独用于 TPE。对于有高凝状态,枸橼酸盐过敏的患者可使用肝素抗凝。有人认为 ACD-A 方用于肝肾衰竭以及应用新鲜冰冻血浆作置换液的儿童患者特别容易发生低钙血症,选用肝素抗凝则比较安全。有些膜滤式血浆分离机也要求用肝素抗凝。

肝素的剂量需根据 ACT 或试管法凝血时间(CT)确定。成人首次静脉注射肝素 2000~5000U,并持续静脉点滴肝素 300~1200U/h;儿童首次静脉注射肝素 40U/kg,再以小剂量肝素静脉点滴维持。在操作期间,ACT 每 30 分钟测定一次,以求达到 ACT 为 150~300 秒(正常值 90~120 秒)。如无条件测定 ACT,则应测定 CT,CT 维持在 20~30 分钟(正常值 4~12 分钟)为宜。ACT 或 CT 缩短,适当添加肝素,ACT 或 CT 延长,应减少肝素剂量。

### (三)ACD-A 方和肝素混合使用

联合应用 ACD-A 方和肝素主要用于外周血干细胞单采术和大剂量白细胞单采术,因这些单采术要处理的血量较大,联用的抗凝效果更好。但很少用于 TPE 中。

## 三、置换液

在 TPE 中,为了维持患者血容量的动态平衡,需要补充一定量的溶液替代已被去除的血浆成分,这种溶液就称为置换液。常用的置换液有以下几种[5]:

### (一)晶体溶液

这类溶液包括平衡盐液、生理盐水、葡萄糖氯化钠溶液和林格液。其优点是价格低廉,变态反应少,无传播疾病的危险;缺点是扩张血容量的效果差,输入的量过多会引起组织水肿,无凝血因子和免疫球蛋白。平衡盐溶液中钠和氯的含量与血浆成分近似,液体组成更接近细胞外液,大量输注不会破坏机体的电解质平衡,不仅可以有效补充血容量,还可补充细胞外液丢失,保证有效组织灌注,维持血液循环稳定,为首选的置换液,主要不良反应是大量输注可导致组织水肿。生理盐水氯含量比血浆高 50mmol/L,对于肾功能不全患者,用量大时会产生高氯性酸中毒。葡萄糖氯化钠溶液一般用作维持液,在缺乏平衡盐液和生理盐水情况下可做置换液。林格液氯含量明显高于血浆含量,大量输入将导致血氯过高,增加肾脏负担,目前普遍认为林格液不宜作为 TPE 置换液。

### (二)血浆代用品

这类溶液包括右旋糖酐、羟乙基淀粉、明胶等。这是一组分子量接近血浆白蛋白的人工胶体溶液。按分子量的大小可把右旋糖酐制剂分为中分子量、低分子量和小分子量三种。国产的羟乙基淀粉成为 706 代血浆。血浆代用品用作置换液的优点:扩张血容量的效果好;价格便宜,无传播疾病危险;缺点是不含凝血因子和免疫球蛋白,用量大会出现出血倾向,偶有变态反应,如皮疹、瘙痒、血管神经性水肿等。右旋糖酐可对交叉配血试验发生干扰(配血时出现假凝集现象)。血浆代用品作为置换液的用量不宜过大。原则上晶体溶液和血浆代用品二者加起来的用量不要超过患者总血量的 40%。

### (三)蛋白质溶液

这类溶液包括白蛋白、血浆蛋白溶液、新鲜冰冻血浆、冷沉淀和静脉注射用的免疫球蛋白。白蛋白的优点是扩张血容量的效果好,不含炎症介质,无传播疾病的危险;缺点是价格贵,无凝血因子和免疫球蛋白。血浆蛋白溶液的优点是价格低于白蛋白;缺点是制剂中存在血管活性物质,输注速度过快,可能会引起低血压反应。新鲜冰冻血浆的优点是含有正常水平的免疫球蛋白和各种凝血因子及补体;缺点是有传播疾病的危险(尤其是病毒性肝炎和艾滋病),含有枸橼酸盐,用量过大会引起低钙血症,还可引起变态反应。冷沉淀的优点是含有丰富的纤维蛋白原和第Ⅷ因子等;缺点是有传播疾病的危险。静脉注射用的免疫球蛋白的优点是含有丰富的免疫球蛋白,可增强血浆置换术患者的抗感染能力,还有免疫调节作用;缺点是价格昂贵,扩张血容量的作用比白蛋白小(表 48-3)。

表 48-3　常用置换液的优缺点

| 置换液 | 优点 | 缺点 |
|---|---|---|
| 晶体溶液 | 价格低廉 | 扩张血容量效果差 |
| | 变态反应少 | 用量大会引起组织水肿 |
| | 无传播疾病危险 | 无凝血因子和免疫球蛋白 |

| 置换液 | 优点 | 缺点 |
|---|---|---|
| 血浆代用品 | 价格低廉 | 用量大发生出血倾向 |
| | 扩张血容量的效果好 | 偶可出现变态反应 |
| | 无传播疾病危险 | 无凝血因子和免疫球蛋白 |
| 白蛋白 | 扩张血容量的效果好 | 价格贵 |
| | 无污染的炎症介质 | 无凝血因子 |
| | 无传播疾病危险 | 无免疫球蛋白 |
| 血浆蛋白溶液 | 价格相对便宜 | 可能引起低血压反应 |
| 新鲜冰冻血浆 | 含有各种凝血因子 | 有传播疾病危险 |
| | 含有正常水平的免疫球蛋白 | 用量大引起低钙血症 |
| | 扩张血容量效果好 | 偶可引起变态反应 |

上述置换液如何选用没有一个统一标准,需要根据疾病种类、置换的血浆量和去除的病理血浆成分、患者的经济承受能力、医生的临床经验及实验室检查结果等决定。选用置换液需要注意下列事项:①去除的血浆量不大(成人一次不超过2000ml),无明显出血倾向,TPE的间隔时间较长(如每周一次)的患者。多数只需要补充晶体溶液和血浆代用品,适当补充白蛋白,不必使用新鲜冰冻血浆;②去除的血浆量较大,又是频繁地进行TPE(每日或一周2~3次),原有凝血因子较少(如严重肝病)或者是特殊疾病(如血栓性血小板减少性紫癜)患者,应适当补充新鲜冰冻血浆(15ml/kg);③TPE的初始阶段移出的血浆可用晶体溶液替代,当置换到1/3~1/2血浆容量时就要用胶体溶液(血浆代用品、白蛋白、血浆蛋白液),以避免患者胶体渗透压过低;④原有严重贫血(Hb低于60g/L)或血小板显著减少(血小板数低于$50×10^9$/L)患者,可用少白细胞的红细胞或浓缩血小板作为部分置换液;⑤纤维蛋白原低于1.0g/L的患者需要用冷沉淀纠正;⑥原有血小板严重减少,凝血功能障碍及肝肾功能不良患者,不宜用右旋糖酐和羟乙基淀粉作为置换液;⑦对接受洋地黄治疗及高钾血症患者,不宜用脲联明胶作为置换液,因为脲联明胶含钙离子较高;⑧对高黏滞血症或高凝状态患者可适当选用低分子右旋糖酐作为置换液;⑨对低免疫球蛋白血症患者适当应用静脉注射的免疫球蛋白。总之,上述三种置换液需根据不同情况合理搭配使用。有人认为5%白蛋白是标准置换液,因为它几乎没什么不良反应。最后需要强调的是,从患者体内移出的血浆应弃之不用,并作妥善处理。

## 第三节 治疗性血浆置换 患者的准备与管理

TPE的临床应用不断被拓展,适应证范围不断扩大以及临床治疗机制不断完善。医生和护理人员必须处置不同疾病类型、不同年龄阶段、门诊和住院患者,甚至重症监护室的重症患者,因此医院应建立TPE会诊制度,决定进行TPE之前,血液科、神经科、肾内科、风湿病科等学科的主治医生邀请负责该技术的主治医生进行会诊,并且必须明确以下两个决定性因素:①患者的诊断是否为适应证?②临床评估是否存在风险因素,这种风险因素是否会影响患者对该治疗方案的耐受?根据风险和疗效来决定是否实施TPE。TPE治疗过程必须在具有丰富的专业、临床知识的主治医生指导下,护士、技术人员与临床专科医生共同做好患者的管理、制定治疗方案和紧急情况处置预案[3-5]。

### 一、患者评估

任何患者,在进行TPE治疗前,都应进行充分评估,包括患者整体情况,相关病史以及体格和实验室检查等,以确定患者对TPE治疗的耐受性,以及对可能发生并发症采取预防性措施。

#### (一)体格检查及实验室检查
体格检查的目的在于评估和疾病进程相关的症状和体征,判断治疗适应证以及患者是否耐受TPE操作。实验室检查主要包括血常规检查(包含Hb、Hct、WBC计数、血小板计数),评价患者是否耐受体外循环容量;PT、APTT以及Fib的检查则可用来判断患者可能出现的出凝血功能障碍,在选用白蛋白或血浆作为置换液时,提供依据。如在使用白蛋白作为置换液时,当 Fib<1.0g/L,应当延迟操作,使肝脏产生纤维蛋白原,或者采用血浆作为置换液。

**(二)系统回顾**

治疗前,必须系统了解患者病史、治疗史和药物史等情况以及目前伴随症状。

1. **单采、输血、妊娠史**　单采或输血史可了解患者是否有相关不良反应或并发症,如有过敏性输血反应的患者,在 TPE 前需用苯海拉明进行预防。妊娠史则对估计可能发生的同种免疫反应很重要,患者可能产生红细胞、HLA 或血小板同种免疫抗体。

2. **药物治疗情况**　患者当前或近期药物服用情况可能会与 TPE 相互影响。如在 TPE 治疗过程中,结合蛋白的药物比游离或脂溶性药物丢失更为严重;血管紧张素酶抑制剂在 TPE 过程中可能会引起低血压反应,在治疗前至少 24 小时停止给药等。

**(三)知情同意**

患者知情同意内容包括操作目的、风险、预期疗效、其他治疗风险和益处、不治疗的风险和益处等,并需取得患者或者监护人同意。

## 二、静 脉 通 路

TPE 必须有良好的静脉通道。它关系到这项技术的成败。外周静脉和中心静脉都是建立静脉通道的良好途径。一般首先选用外周静脉穿刺,其次是中心静脉插管。动静脉瘘和静脉切开目前不主张用于 TPE。

**(一)静脉穿刺**

这是最简便易行且常规采用的静脉通路。一般应选择粗大、充盈度好、弹性佳、不易滑动的静脉进行穿刺。最为理想的静脉是前臂肘静脉。穿刺时一定要一针见血,以避免出现凝血,使 TPE 无法顺利进行。间断流动离心式血液成分分离机只需作一根静脉穿刺,血液的采集和回输为一条静脉通路;而连续流动离心式血液成分分离机通常需要作两根静脉穿刺,分别进行血液的单采和回输。

**(二)静脉插管**

对于缺少良好外周静脉血管的患者来说,静脉插管是建立静脉通路的唯一好办法。操作者在插管之前要仔细选择导管和插管部位,插管后还应认真对待抗凝问题。

1. **导管类型**　静脉导管的品种很多,大致分为普通静脉导管和单采/透析专用静脉导管两类。前者有单腔、双腔及三腔普通静脉导管;后者又有双腔 Quinton-Mahurkar 导管、双腔 PermCath 导管、单腔或双腔 Hickman 单采/透析导管。普通静脉导管一般能够满足 TPE 所需要的输入血流量,但往往不能满足快速的血液抽出。而单采/透析专用导管的管径比较大,血流量比较高,管壁比较厚,不会在单采或置换术中抽吸血液时发生血管瘪陷,故应优先使用。

此外,操作者对导管的材料有所了解也显得十分重要。有些导管的材料是聚氨基甲酸酯(如 Quinton-Mahurkar 导管),而另一些导管的材料是硅胶(如双腔 PermCath 和 Hickman 单采/透析导管)。前者质地较硬,适合短期应用,一般于术后拔除;后者质地较软,能安全地留置很长时间,适合需要反复TPE 的患者。

采用连续流动离心式血液成分分离机进行单采或置换术时,需要两条静脉通路,此时可有三种选择:①一条双腔导管;②两条双腔导管;③一条双腔导管加上一条外周静脉穿刺。究竟哪一种方法优点更多尚未定论。在多数情况下,人们更喜欢选用一条双腔、硅胶、单采/透析两用导管。应用间断流动离心式血液成分分离机进行 TPE 时,只需要一条静脉通路,一般选用一条单腔单采/透析两用导管。如果患者原先已有普通中心静脉导管,可用一条外周静脉作血流输出,而中心静脉导管作血流输入,不需要安置专门的单采术导管。

2. **插管部位**　通常有三个部位可供选择:

(1)锁骨下静脉或颈内静脉插管:这是目前最为常用的插管部位。实践证明选用此部位插管是安全、合理的。在插管时,导管的尖端应置于上腔静脉的下 1/3,以减少血栓并发症。有时在这个部位插管不能成功,原因是原先已存在锁骨下静脉血栓。血栓的形成是由于某些患者过去曾因化疗而进行过锁骨下静脉置管。锁骨下静脉插管用于化疗而又未进行抗血栓治疗的患者,血栓形成的发生率高达 40%。虽然这些血栓的自然转归还不完全清楚,但相当一部分患者的血栓会机化并形成永久、无症状的锁骨下静脉堵塞。因此,凡病史中提供曾做过锁骨下静脉插管者,再要插管进行 TPE 时最好是先做超声探查。若超声探查发现有锁骨下静脉堵塞,则应选择其他部位插管。

(2)经皮下腔静脉插管:是指腰部棘突旁肌肉直接穿刺下腔静脉置管的方法。据文献报道,选用此部位插管并发症最少。缺点是技术要求高,有时找不到掌握这种技术的操作人员。

（3）股静脉插管：虽然选用此部位插管比较简便易行，但血栓形成及感染的发生率比较高，一般情况下不宜采用。儿童患者只进行一次 TPE，不需要保留导管，仍应选用股静脉插管为宜，因为对儿童作其他部位插管需要全身麻醉，而股静脉插管可在局麻或镇静剂作用下施行。

3. 抗血栓治疗  在 TPE 中插入的导管被导管周围血栓堵塞是临床上一大难题。据报道，下腔静脉导管血栓形成的发生率为 20%，尖端置于无名静脉与上腔静脉交界处的锁骨下静脉导管血栓堵塞的发生率高达 80%。但也有经验表明，尖端确实深入至上腔静脉，血栓堵塞的发生率较低。不论采用何种导管及何种部位插管，血栓形成的并发症均不能完全避免。

目前认为，当需要抗血栓治疗时，应施行全身抗血栓疗法。理想的抗血栓疗法的方案尚未确定。下列三种方法可任选一种：①成人每日给予肝素 20 000~24 000U 进行全身肝素化，可显著减少导管周围的血栓形成。不过大剂量肝素既有费用问题，又有一定危险性，限制了它的使用；②每日口服阿司匹林 325mg 也能明显地减少导管的血栓堵塞率。需要注意的是，当患者应用粒细胞-巨噬细胞集落刺激因子（GM-CSF）进行治疗或动员外周血干细胞时，阿司匹林的作用明显减弱或消失；③每日给予华法林 1mg，也能有效地减少与导管有关的血栓形成。在上述三种方法中，华法林可能最为适用，特别是用 GM-CSF 治疗时。几乎有半数的导管堵塞原因不是血栓形成，而是机械性原因（例如导管在皮下折曲或固定的缝线结扎太近）或导管的尖端位置不当所致。因此，即使是最有效的抗血栓疗法也不能完全消除导管堵塞。鉴别血栓与机械性原因，不能靠临床检查。而要在导管内注入造影剂进行 X 线检查。这种检查方法既花钱又费时间，往往耽误 TPE。为节省费用和时间，可经导管注入单剂量尿激酶 10 000~50 000U，等待半小时。如果导管堵塞是血栓引起，有 35%~60% 的导管将会恢复功能；如果失败，只好使用 X 线造影检查。一旦造影检查证实堵塞的原因是血栓，则应每小时静脉滴注尿激酶 40 000U，连续 6 小时，可使 90% 以上的血栓堵塞解除。若导管堵塞是机械性原因，应采取一些措施去纠正导管尖端位置或解除梗阻。

（三）动静脉瘘

血液透析所用的动静脉瘘极少用于 TPE。因为动静脉瘘手术需要 4~8 周，等待静脉扩张、肥厚，即静脉动脉化之后才能够使用，而实施 TPE 的患者病情都比较危急，一般不能等待，所以动静脉瘘对这样的患者并不实用。

（四）静脉切开

目前 TPE 多用于治疗一些难治性疾病。这些疾病本身在以往的治疗中曾多次接受静脉给药并反复从静脉抽取血标本做各种化验检查。由于药物，尤其是化学治疗药物的刺激以及反复静脉穿刺造成的血管损伤使得外周的主要静脉血管变硬，甚至闭塞，故在施行 TPE 时难以找到合适的静脉血管供穿刺用。在穿刺确有困难的情况下，过去往往选择大隐静脉或贵要静脉作静脉切开术，现在认为不是解决静脉通路的良好方法。因为静脉切开插入导管时需要把远端静脉结扎，外周静脉切一条少一条，加上静脉切开所用导管的管径较细，血流量不足，容易在术中造成血管瘘陷，所以在中心静脉插管技术普及之后，静脉切开已经很少应用。在患者病情十分危急，不能耐受静脉插管或医务人员对静脉插管技术尚不熟练的情况下，静脉切开仍是建立静脉通路的一种可供选择的方法。

## 三、置换量和频度

在 TPE 中，因为各种疾病的性质不同，病情轻重有别，血浆中与发病机制有关的病理性成分多少不一，术后这些病理性成分出现的速度各病例也不尽一致，所以对每次换出多少血浆，间隔多长时间置换一次，共置换多少次为合适很难作出明确规定。还要根据每个患者的具体情况而定。在决定置换量和频度时，需要考虑下列几种因素：

（一）病理性成分合成速度及其在血管内外的分布

这是需要考虑的主要因素。一般认为，对于合成速度快且在血管内外均有分布的病理性成分，需要较频繁地进行置换；而对于合成速度慢且以血管内分布为主的病理性成分，置换的间隔时间可以长些。例如，需要去除患者血液中 IgG 抗体，因为 IgG 合成速度快，有 55% 在血管外，分子量较小（只有 IgM 的 1/5），体内半存活期较长（平均 21 天）。随着置换术的进行，血管内 IgG 有所下降，血管外 IgG 又扩散至血浆中，故对 IgG 型抗体的去除宜施行较频繁的、小量的 TPE 才有疗效。与之相反，IgM 合成速度慢，有 75% 在血管内，体内半存活期短（平均 5 天），一次较大量的 TPE 后能获得显著而持久的疗效。

（二）患者原有血浆下降速度

由于在血浆置换过程中置换液与患者体内的血

浆持续不断地混合,随着置换过程的进行,血管内原有血浆逐渐减少,而输入的置换液却越来越多。理论上如果患者的血容量不改变,置换液与患者的血浆立即发生混合,病理性成分既不继续产生也不从血管外进入到血管内,则用连续流动离心式血细胞分离机置换一个血浆容量时,可去除原有血浆63.2%(原有血浆保留36.8%),置换2个血浆容量时,可去除原有血浆86.5%(原有血浆保留13.5%),置换3个血浆容量时,可去除原有血浆95%(原有血浆保留5.0%),随后的去除率逐渐下降。因此,在大多数情况下,反复小量置换比一次大量置换疗效好,效率高。有人推荐每次置换一个血浆容量,待病理性成分明显升高时再次置换。因此置换一个血浆容量,去除率高,操作时间最少,并发症也较少。虽然一次置换2或3个血浆容量可使病理性物质初期减少的量最大,但需费更多的操作时间,并发症也多,往往得不偿失。

血浆容量的计算方法:一般为40ml/kg体重,或75ml/kg×(1−Hct)。多数国人一个血浆容量为2000ml左右。

### (三)正常血液成分恢复情况

除用双重膜过滤法和吸附法能够半选择性或选择性地去除患者血浆中病理性成分外,其余血浆置换方法所去除的是全血浆。这就意味着正常血浆成分也随着病理性成分的去除而有不同程度的丢失。除正常血浆成分丢失外,细胞成分也有所丢失。文献报道置换1.5个血浆容量时,红细胞丢失30ml,血小板丢失约30%。应用最新一代的连续流动离心式血细胞分离机进行血浆置换时,随血浆丢失的血小板已显著减少,几乎难以在血浆中测出。这些丢失的血液成分恢复速度各不相同。一般在TPE术后电解质的变动最小,可能是电解质在血管内外移动速度较快之故。凝血因子(除纤维蛋白原外)恢复也快,可以在数小时之内恢复到置换前水平,纤维蛋白原与$C_3$需要3~4天恢复到正常浓度,血小板在2~4天达到置换前的数值。因此,每周一次的血浆置换绝大多数正常血液成分均已恢复,而每日或隔日一次的血浆置换则大多数正常血液成分仍然减少,需要酌情予以补充。在大多数情况下,正常血液成分的降低不产生明显的有害影响,说明TPE仍是一种较为安全的治疗措施。

### (四)患者的身高和体重

对于身材高大、体重比较重的患者来说,由于自身血浆容量较大,1小时置换血浆2000ml和2小时置换4000ml完全可以耐受,而对于身材矮小,体重较轻的患者不能耐受1次大量血浆置换术,而更适合采用小量多次置换。

据文献报道,在欧美国家一次换出血浆量大多为2000~4000ml,每周置换2~3次,共3~5次为一个疗程,也有多至10余次者。国人身材普遍偏矮,体重较轻,多数采用每周置换2~3次,每次换出血浆1500~2000ml,连续3~5次为一个疗程。对某些疾病的急性期,如急进型肾炎、重症肌无力危象等,一般采用强化方案,即每次换出血浆2000~4000ml,每日或隔日一次,疗效较好。而对于某些慢性疾病的治疗,每次换出血浆1000~1500ml也有较好疗效。对大多数疾病来说还没有确定适宜的治疗方案。

## 四、特殊患者的管理与处置

TPE实施过程中可能出现一些并发症,而患者并发症的发生与患者本身的疾病发展、身体状态、药物等因素密切相关。正确的鉴别、评估上述相关因素对于预防、处置并发症以及降低并发症的发生率至关重要,尤其是一些特殊患者、特殊情况更需要特别重视。

### (一)贫血

TPE过程中,体外循环的红细胞量占红细胞总量的比例一般低于15%。但是对于贫血患者而言,同样的体外循环红细胞量占红细胞总量的比例会相对增加,患者可能出现贫血症状,而且这种快速失血会比慢性失血的症状更加严重。因此,贫血患者应在TPE开始之前、过程中补充一定量的红细胞,或者预冲一定量的红细胞在采集管路中。对于伴有与贫血相关的胸部疼痛、呼吸急促、心动过速、头痛、头晕、意识模糊等症状的心血管患者,应在TPE之前输注红细胞。

针对血红蛋白水平不稳定的活动性出血、血栓性血小板减少性紫癜、溶血性尿毒症综合征、急性白血病、镰刀形红细胞病患者,单采过程应适时监测血红蛋白水平,并根据变化情况给予补充。贫血患者伴有异常蛋白时,在血浆置换降低血液黏稠度之前不主张输注红细胞,严重贫血并伴高黏滞血症患者在血浆置换开始之后可另建通道缓慢输注红细胞。

### (二)心血管疾病

部分由于心血管疾病或其他原因导致的血液流变学不稳定的患者也具有TPE的适应证。这些患者对TPE过程中血容量的变化耐受性相对较差,因此,应充分评估患者是否急需接受 TPE 还是推迟到患者病情好转再实施。如果心电监护的条件下可以实施则应在开始 TPE 前实行心电监护措施。服用升压药物的低血压患者接受 TPE 一般比较安全,因为升压药物的半衰期一般比较短,治疗过程中的药物去除不会造成严重影响,但需要调整药物的剂量。

心血管疾病患者在接受 TPE 治疗过程中可能出现与 TPE 无关的病情恶化,应立即停止 TPE 或者待患者病情好转再完成治疗。一般情况下,心血管疾病患者在心肺功能支持治疗条件下实施 TPE 是安全的。

### (三)妊娠患者

TPE 对妊娠妇女是安全的,但是患者的血容量计算和单采程序设计至关重要,因为妊娠期间,妊娠妇女的血容量将增加 40%,血浆容量将增加 45%~55%,红细胞容量将增加 20%~30%。妊娠妇女接受治疗性血液成分单采的另一个重要因素是体位。TPE 过程中,如果妊娠妇女左侧体位不正确可能压迫下腔静脉,导致静脉回流减少,降低治疗效果,甚至引起低血压。

## 第四节 治疗性血浆置换的临床应用

TPE 是现代医学中一种特殊的治疗形式。目前已用于很多疑难疾病的治疗,应用得当可获得其他治疗方法所不能取得的良好效果。

### 一、在血液病及异常蛋白血症中的应用

#### (一)血栓性血小板减少性紫癜

1. 概述 血栓性血小板减少性紫癜(thrombotic thrombocytopenic purpura,TTP)为一种罕见的微血管血栓出血综合征。这是一组由于微循环中形成了血小板血栓,血小板数因大量消耗而减少所形成的紫癜。由于小动脉与微血管的栓塞,导致器官缺血性功能障碍乃至梗死,对微循环依赖性强的器官(脑、肾等)最易出现症状[6]。

2. 目前治疗 TPE 为首选的治疗方法。另外,肾上腺皮质激素、免疫抑制剂以及抗血小板聚集剂通常在综合治疗中作为辅助治疗,在取得缓解后,作为维持治疗。

3. TPE 的应用 TPE 是治疗 TTP 的主要方法,可有效降低病死率,将原发性 TTP 的病死率从 90%以上降低到 20%以下。TPE 的次数、间隔时间以及

换出的血浆量需根据个体病情的差异和疗效而定。通常每次换出的血浆量为 35~40ml/kg 体重,每日或隔日一次,直到病情缓解。TPE 治疗的缓解率可达 75%,如与糖皮质激素、抗血小板凝聚药及免疫抑制剂等联合应用效果更好。由于本病发病机制与血浆中缺少某种因子可能有关,故用新鲜冰冻血浆或去冷沉淀血浆作为置换液比较合理。治疗有效(一般在 1~2 周内)则血清乳酸脱氢酶(lactate dehydrogenase,LDH)浓度下降,血小板增高,神经系统的症状恢复。通常在血清 LDH 浓度下降至 400U/L 时,即可停止血浆置换。血浆置换疗法中不宜用冷沉淀物,以免大量血管性血友病因子(von Willebrand factor,vWF)因子触发血管内血小板聚集,输注血小板应列为相对禁忌证。

#### (二)自身免疫性溶血性贫血[7,8]

1. 概述 自身免疫性溶血性贫血(autoimmune hemolytic anemia,AIHA)系体内免疫功能调节紊乱,产生自身抗体和(或)补体吸附于红细胞表面,通过抗原抗体反应加速红细胞破坏而引起的一种溶血性贫血。

2. 目前治疗 ①病因治疗对于继发性 AIHI,治疗原发病最为重要。②糖皮质激素。③免疫抑制剂。④大剂量静注丙种球蛋白(IVIG)。⑤脾切除。⑥输血只用于溶血危象或 AIHA 暴发型出现心肺功能障碍者,对慢性型经治疗贫血无好转时也可输血。输血前应详查有无同种异型抗体、自身抗体血型抗原的特异性及交叉配血试验。因 AIHA 输血后可能加重溶血,故应严格掌握输血指征。

3. TPE 的应用 因为自身免疫性溶血性贫血患者的自身抗体大部分附着于红细胞表面,所以应在 TPE 的同时将患者的异常红细胞一并去除才能获得良好效果。冷抗体型的自身抗体是 IgM,血浆置换术的疗效较好。但患者的冷性自身抗体效价较高时,可使患者的红细胞在室内温度较低情况下自发凝集,增加了 TPE 技术上的难度。因此,报道 TPE 在 AIHA 中的应用效果褒贬不一。TPE 也不是常规治疗 AHIA 的手段。

#### (三)伴有抑制物的血友病[9,10]

1. 概述 凝血因子的缺乏可以是遗传性的,也可以是获得性的。中度到重度的 FⅧ和 FⅨ缺乏患者在接触外源性因子(基因重组制品或血浆制品)后,产生同种抗体,同种或自身抗体与凝血因子相结合,通过单核巨噬细胞系统清除凝血因子或抑制它们的功能,导致出血倾向。

2. 目前治疗　①血浆置换对输注Ⅷ因子无效的甲型血友病患者，血浆置换可快速清除抗Ⅷ因子抑制物，达到治疗目的。不仅如此，通过血浆置换治疗，将健康新鲜的血浆置换入患者体内，还可大为减轻血友病患者出血症状。②旁路制剂，如活化的凝血酶原复合物浓缩剂（APCC）和重组凝血因子Ⅶa（rFⅦa），用于治疗高效价抑制物患者的急性出血。③高剂量凝血因子浓缩剂低应答者发生急性出血，输注高剂量和频繁输注凝血因子浓缩剂是首选治疗，每次输注后应立即测量凝血因子水平，确保达到目标水平。

3. TPE的应用　目前认为，体外免疫吸附清除抗体要优于TPE。体外免疫吸附时，血浆流速35～40ml/min，3个血浆容量的治疗需要进行20～30次吸附循环。应用TPE时，治疗容量为1～1.5个血浆容量，每天1次，直到抗体效价下降，同时使用其他方法能够控制出血时，方能中断。因为新鲜冰冻血浆含有丰富的凝血因子，而冷沉淀富含第Ⅷ因子，所以是本病血浆置换时良好的置换液。

### （四）免疫性血小板减少性紫癜

1. 概述　本病过去一直被认为是原因不明的出血性疾病，所以称为特发性血小板减少性紫癜。近年来的大量研究已证实本病与免疫反应有关，故称为原发免疫性血小板减少症（Immune thrombocytopenic purpura，ITP）[11,12]。本病的血液学特点是外周血中血小板减少，血小板表面结合有抗血小板抗体，血小板寿命缩短，骨髓巨核细胞可代偿性增多而血小板生成障碍。

2. 目前治疗　脾切除能使患者长期缓解，缓解率达85%，是血液系统疾病中最常见的切脾指征。此外，糖皮质激素、静脉注射免疫球蛋白也是主要治疗措施。

3. TPE的应用　血浆置换能够短期升高血小板，而长期应用不但昂贵，且不良反应大，故不宜采用TPE作为常规的治疗方法，但对顽固性ITP患者可进行TPE治疗使血小板迅速上升，以便脾切除手术顺利进行，术后血小板可恢复正常。TPE也可用于分娩前血小板过低的ITP患者。

### （五）ABO血型不合的骨髓移植

在骨髓移植时，如果受者与供者的ABO血型不合可使受者产生抗A或抗B抗体而引起溶血反应，甚至使植入的造血干细胞被破坏[13]。若对此类患者在移植时采用大剂量血浆置换来去除上述抗体，则可防止此类溶血病的发生。近年已有采用A或B

抗原的免疫吸附柱选择性地清除血浆中相应抗体而取得移植成功的报道。

### （六）巨球蛋白血症

1. 概述　巨球蛋白血症是一种源于能分化为成熟浆细胞的B淋巴细胞的恶性增生性疾病，有其独特的临床病理特点，主要表现为骨髓中有浆细胞样淋巴细胞浸润，并合成单克隆IgM[14]。

2. 目前治疗　巨球蛋白血症第二次国际专题研讨会把烷化剂（如苯丁酸氮芥），核苷类似物及单克隆抗体利妥昔单抗作为巨球蛋白血症初治的理想选择。

3. TPE的应用　从1959年开始，就有清除血浆治疗据球蛋白症引起的血液高黏滞综合征取得成功的报道。TPE治疗每日或隔日1次，1～3次后全身症状缓解。采用白蛋白或白蛋白/生理盐水作为置换液。

### （七）多发性骨髓瘤

1. 概述　多发性骨髓瘤（multiple myeloma，MM）为发生于B淋巴细胞的恶性浆细胞病。病因与发病机制不清楚[15]。可能与电离辐射、慢性抗原刺激、EB病毒或卡波西肉瘤相关的疱疹病毒感染诱发 c-myc、n-ras 或 k-ras 或 h-ras 等癌基因高表达有关。

2. 目前治疗　无症状稳定期骨髓瘤毋需治疗，定期随访；血或尿中M蛋白进行性升高或出现临床症状者，必须治疗。年龄小于70岁的患者，若条件允许尽量进行造血干细胞移植。

3. TPE的应用　TPE是MM化疗的辅助治疗手段，可更快降低血清轻链。通常治疗容量为1～1.5个血浆容量，每天或隔天1次，使用白蛋白或白蛋白/生理盐水作为置换液。

## 二、在神经系统疾病中的应用

### （一）吉兰-巴雷综合征

1. 概述　本病是指一种急性起病，以神经根、外周神经损害为主，伴有脑脊液中蛋白-细胞分离为特征的综合征[16]。病因未明，可能与病毒感染或感染后引起自身免疫功能障碍所致。这是神经系统的一种常见病。症状表现为感觉和运动障碍，感觉障碍较轻，而运动障碍较重。运动障碍主要为四肢弛缓性瘫痪，严重者可有呼吸肌麻痹而危及生命。

2. 目前治疗　当前，本病治疗主要为支持治疗，尤其是以运动受累为主的患者，尤为重要。主要有TPE、脑脊液滤过法、静脉注射免疫球蛋白等，同时给予患者有效的心理支持,并注意肺部以及心脏并发症的处理。

3. TPE 的应用　应用 TPE 能清除患者血浆中的抗体、淋巴因子和感染后产生的炎症介质而取得疗效。急性期的患者尽早使用血浆置换术能缩短严重症状的持续期。对已接受人工辅助呼吸的患者,TPE 能缩短人工呼吸机的使用时间。对慢性型的患者在使用其他治疗方法无效时,也可考虑应用 TPE,但疗效尚难评价。一般为 1~2 个血浆容量,根据病情轻中重程度,每周 2 次、4 次或 6 次。使用白蛋白+晶体或胶体液作为置换液。

**(二)慢性炎性脱髓鞘性多发性神经病**

1. 概述　慢性炎性脱髓鞘性多发性神经病（chronic inflammatory demyelinating polyneuropathy, CIDP）是周围神经的慢性复发性疾病,也称慢性吉兰-巴雷综合征,是慢性进展或复发性周围神经疾病[17]。

2. 目前治疗　本病对糖皮质激素敏感,泼尼松 1~1.5mg/(kg·d),连用 2~4 周,然后逐渐减量至隔日 5~20mg,必须维持长期连续用药。大多数患者平均在 2 个月时临床出现肌力改善。

3. TPE 的应用　TPE 治疗容量 1~1.5 个血浆容量,每周可接受 2~3 次 TPE,连续 3 周时疗效最明显。TPE 短期疗效与静脉滴注免疫球蛋白相近,可多次或定期进行。有研究表明,5%白蛋白置换液效果较好。在采用 TPE 作为维持治疗时,其频度每周 1 次至每月 1 次不等。

**(三)重症肌无力**

1. 概述　重症肌无力（myasthenia gravis, MG）是自身抗体所致的免疫性疾病,为神经肌肉接头处传递障碍而引起的慢性疾病[18]。乙酰胆碱受体（AChR）抗体是导致其发病的主要自身抗体,主要是产生 Ach 受体抗体与 Ach 受体结合,使神经肌肉接头传递阻滞,导致眼肌、吞咽肌、呼吸肌以及四肢骨骼肌无力。临床常见症状有眼睑下垂、复视、全身无力、吞咽困难、呼吸困难、颈肌无力等。

2. 目前治疗　胆碱酶抑制剂（CHEI）为传统和一线临床用药,常用包括新斯的明、溴吡斯的明等,由于其仅是对症治疗,对于免疫发病机制无作用,对严重和进行性 MG 无能为力,不宜长期单独使用。糖皮质激素和免疫抑制剂也用来治疗部分使用 CHEI 效果不佳的患者。此外,放射疗法和手术治疗切除胸腺在临床上也有应用,疗效并不乐观。

3. TPE 的应用　TPE 适用于对一般治疗无效、

伴有呼吸困难或吞咽困难的患者,以尽快降低血中抗乙酰胆碱受体的抗体效价,使症状得以缓解。TPE 应与免疫抑制剂联合应用,以避免抗体水平反跳而加重病情。一般认为,对常规治疗无效的患者可作 TPE,每周 2 次,共 5 次即可取得明显疗效。近年来应用免疫吸附柱选择性消除患者体内的乙酰胆碱抗体取得可喜疗效,避免了大量使用新鲜冰冻血浆作置换液所带来的不良反应。

**(四)其他神经系统疾病**

包括 Lambert-Eaton 肌无力综合征、单克隆丙种球蛋白病伴周围神经病变、僵人综合征、副肿瘤性中枢神经病变等,在治疗过程中,TPE 都可作为选择之一,配合其他疗法发挥作用。

## 三、在肾脏疾病中的应用

**(一)肺出血肾炎综合征[19]**

1. 概述　肺出血肾炎综合征（Goodpasture syndrome）可能系病毒感染或吸入某些化学性物质引起原发性肺损害。由于肺泡壁毛细血管基膜和肾小球基底膜存在交叉反应抗原,故可以引起继发性肾损伤。本病的特征为咯血、肺部浸润、肾小球肾炎、血和累及的组织中有抗基底膜抗体。发病前不少患者有呼吸道感染,以后有反复咯血,大多数出现在肾脏病变之前,长者数年（最长可达 12 年）,短者数月,少数则在肾炎后发生。

2. 目前治疗　血浆置换、糖皮质激素和环磷酰胺等合并使用,即可清除和降低血清抗肾基膜抗体浓度,同时可清除对体内组织有损伤的物质 α、β 补体等,从而减轻和改善肾和肺的病变。血浆置换和激素免疫抑制剂无效病例,可考虑双肾切除。肺出血明显者以腹膜透析为宜。透析过渡几个月或半年以上,一旦血液内抗肾基膜抗体消失后可施行肾移植,可避免移植肾复发肾炎发生。

3. TPE 的应用　自从应用 TPE 治疗本病以来,预后有了很大改善。以严重肺出血为特征的急性发作期施行 TPE 并联合应用免疫抑制剂可取得比较满意的疗效。TPE 可去除抗肾小球基底膜抗体,避免和减轻肾损害,使肾病变的症状缓解。但也有人认为此病可较早发现,常联合应用肾透析和免疫疗法,所以很难将疗效归功于 TPE。TPE 应每天进行一次,每次置换 1.5 个血浆容量,持续 2~4 周,也可依据血清中不能测出抗肾小球基底膜抗体和临床症状改善程度确定。置换液要以 5%白蛋白为主。

## （二）急进性肾小球肾炎

1. 概述　急进性肾小球肾炎（rapidly progressive glomerulonephritis，RPGN）是一组表现为血尿、蛋白尿及进行性肾功能减退的临床综合征，是肾小球肾炎中最严重的类型，肾活检病理通常表现为新月体肾炎[20]。

2. 目前治疗　RPGN 患者病情危重时必须采用强化治疗，包括强化血浆置换、免疫吸附治疗、甲泼尼龙冲击治疗、大剂量丙种球蛋白静脉滴注等，应用各种强化治疗时，一般都要同时服用常规剂量的激素及细胞毒药物作为基础治疗，抑制免疫及炎症反应。

3. TPE 的应用　患者血液循环中的自身抗体在微血管损害的发生过程中起了至关重要的作用，通过 TPE 清除患者体内的致病抗体具有治疗疾病的作用。治疗急进性肾炎需采用强化治疗方案，即每次置换血浆 2~4L，每日或隔日一次。同时必须配合应用激素或（和）细胞毒药物［泼尼松 60mg/d、环磷酰胺 3mg/（kg·d）］，以抑制置换后抗体、补体及凝血因子等致病蛋白质的代偿性合成增加。白蛋白或正常血浆作为置换液。另外，若病情已达尿毒症，还必须配合透析。

### （三）溶血性尿毒综合征

1. 概述　溶血性尿毒症综合征（hemolytic uremic syndrome，HUS）病因未明，可能有关的因素有感染、遗传因素、某些化学物质、某些药物及其他一些因素[21]。农村较城市多见。以晚春及初夏季为高峰，多为散发病例。本病多见于儿童，是婴儿期急性肾衰的主要病因之一。其临床特点是微血管性溶血性贫血，急性肾功能不全和血小板减少。

2. 目前治疗　尚无特效治疗方法。成人较儿童预后差。主要是对症处理。

3. TPE 的应用　本病目前无有效治疗方法，应用 TPE 与传统的支持疗法相结合可挽救半数以上患者的生命，缓解率可达 50%~60%。特别适用于 H 因子自身抗体导致的 HUS，为 I 类适应证。血浆置换术需每天进行，每次置换 1.5~2 个血浆容量，最好以新鲜冰冻血浆作为置换液，必要时还要补充浓缩血小板。

### （四）其他肾脏疾病

1. 抗中性粒细胞胞质抗体相关性系统小血管炎[22]　抗中性粒细胞胞质抗体（antineutrophil cytoplasmic antibody，ANCA）相关性系统小血管炎（associated vasculitis，AAV）是成人最常见的原发性小血管炎，主要包括 韦氏肉芽肿病、显微镜下多血管炎等疾病，常累及肺和肾，病情进展迅速，可危及生命。ANCA 的致病性为 TPE 治疗 AAV 提供了重要理论依据。既往主要联合应用环磷酰胺及泼尼松治疗这类疾病，抑制自身抗体产生。TPE 可以及时、快速地清除血浆中致病因子，减少对各组织器官的损伤，从而保护各器官功能。Jayne 等通过大型的多中心研究证实了 TPE 治疗 AAV 的效果，研究发现与经典的环磷酰胺治疗相比，TPE 组（PE 7 次，每次置换 4L 血浆）患者 3 月内摆脱透析的比例较高，这种优势持续时间达一年，两组不良反应的发生率无明显差异。

2. 抗肾小球基底膜病（glomerular basement membrane，GBM）疾病[23]　抗 GBM 疾病是由抗 GBM 抗体介导的一种自身免疫性疾病，血浆中抗 GBM 抗体效价及与抗原的亲和性与疾病的活动性紧密相关。大量研究已证实 TPE 能迅速降低血浆中抗 GBM 抗体效价，及其他重要炎症介质的水平（如补体），降低了终末期肾衰发生率。

3. 免疫复合物型急性性肾炎　目前尚无足够证据验证和支持 TPE 治疗继发性 RPGN（如 SLE，IgA 肾病）的疗效。1992 年一项随机对照的临床研究中，86 例重症狼疮性肾炎患者被分为治疗组和对照组，均给予经典免疫抑制治疗，治疗组联合应用 TPE。两组患者缓解率均为 30%~40%，病死率和肾衰竭发生率也相仿。对于已接受激素和环磷酰胺治疗的 SLE 患者，联合 TPE 并无显著协同作用。但这项研究结果并不能否认 TPE 在救治一些重症 SLE 患者中所取得的成效，如新月体性狼疮性肾炎、合并肺出血、TTP、再生障碍性贫血、狼疮性脑病和脊髓病变的重型狼疮患者。对于免疫抑制剂治疗无效的重症及难治性狼疮，以及因骨髓抑制和感染等并发症而慎用免疫抑制剂的患者，TPE 的指征有待进一步研究。

## 四、在风湿免疫性疾病中的应用

### （一）类风湿关节炎

1. 概述　类风湿关节炎（rheumatoid arthritis，RA）是一种病因尚未明了的慢性全身性炎症性疾病，以慢性、对称性、多滑膜关节炎和关节外病变为主要临床表现，属于自身免疫炎性疾病[24]。

2. 目前治疗　现行治疗 RA 的目的在于控制关节及其他组织的炎症，缓解症状；保持关节功能和防止畸形；修复受损关节以减轻疼痛和恢复功能。目前的治疗手段被认为尚不能使类风湿关节炎的病理逆转,患者只能使用镇痛药、镇痛针、封闭针等来缓解症状。

3. TPE 的应用 尚无标准治疗方案。单纯性TPE 效果不明显,而 TPE 加淋巴细胞去除对难治性类风湿关节炎有暂时的疗效。

### (二)系统性红斑狼疮

1. 概述 系统性红斑狼疮(systemic lupus erythematosus,SLE)好发于青年女性,发病高峰为 15~40 岁,男女发病比例为 1∶9 左右[25]。病因及发病机制不清,并非单一因素引起,可能与遗传、环境、性激素及免疫等多种因素有关。通常认为具有遗传背景的个体在环境、性激素及感染等因素的共同作用或参与下引起机体免疫功能异常、诱导 T、B 细胞活化、自身抗体产生、免疫复合物形成及其在各组织的沉积,导致 SLE 的发生和进展。

2. 目前治疗 由于 SLE 临床表现复杂,治疗上强调早期、个体化方案及联合用药的原则。根据患者有无器官受累及病情活动选择不同的治疗方案。对重症患者应积极用药治疗,病情控制后给予维持治疗。

3. TPE 的应用 应用 TPE 可使患者血中免疫复合物水平很快降低,临床急性症状得到缓解。文献报道联合应用 TPE 和免疫抑制剂治疗重症系统性红斑狼疮有一定疗效,而对轻型患者疗效不明显。临床资料表明,SLE 患者出现下列情况时,选择 TPE 治疗,将有较好的临床疗效:①活动性重症 SLE,尤其伴有心、脑、肾等重要脏器受累者;②慢性活动性患者,药物治疗无效或因药物不良反应,而不能耐受所需剂量的糖皮质激素及免疫抑制剂者;③严重的 SLE 伴高水平的 CIC 及高效价自身抗体;④重症SLE,合并肺出血,不适于应用大剂量糖皮质激素治疗者;⑤狼疮肾炎呈弥漫增殖性改变,肾小球硬化不严重者。TPE 疗法可使 SLE 患者体内单核巨噬细胞系统清除循环免疫复合物(circulating immune complex,CIC)的功能得以恢复,以除掉 CIC 及致病性的自身抗体,尤其是抗 ds-DNA 抗体,使机体正常免疫功能得以恢复,受累脏器功能得以改善,为进一步治疗赢得时间。

虽然 TPE 疗法在 SLE 治疗中已显示出明显疗效,但单独使用该方法,在难治性、易复发的病例中的治疗效果仍然有限。有文献报道,随机临床实验发现普通 TPE 与标准的 SLE 治疗方法在肾脏损伤方面的治疗作用并无明显差别。TPE 去除的主要是活化的补体成分,然而,免疫吸附治疗方法能够选择

性去除自身抗体,比普通 TPE 有更好的疗效。因此,在治疗那些难治性、易复发的 SLE 时最好结合免疫吸附治疗方法能够达到更好的效果[25]。

### (三)多发性肌炎、皮肌炎

多发性肌炎(polymyositis,PM)与皮肌炎(dermatomyositis,DM)均属特发性炎症性肌病,病因不清。临床可表现有髋、肩、颈、咽部肌群的进行性无力,实验室检查可发现有明显的血沉增快,肌肉酶谱增高,血中可有自身抗体检出,药物治疗的主要方法仍为糖皮质激素或加用免疫抑制剂。TPE 疗法问世后,很快即应用于 PM 和 DM 的治疗。Dau 应用TPE 治疗 35 例 PM、DM,32 例出现肌力明显改善,肌酸磷酸激酶迅速下降,患者的肺活量出现明显改善。Brewer 则报道了采用糖皮质激素、免疫抑制剂加 TPE 救治 1 例伴有呼吸困难的重症皮肌炎患者,治疗 5 次后,患者呼吸恢复正常,肌力改善。9 个月后,可离床自行活动。也有人观察了 TPE 前后肌肉的病理变化,发现 TPE 治疗后,部分患者肌肉炎症明显减轻或消失,血管壁处的免疫球蛋白、C3 沉积也明显减少或消退。由此可见,PM 或 DM,特别是重症患者,TPE 疗法确实为一有效、快捷的治疗方法。

## 五、在代谢紊乱性疾病中的应用

### (一)家族性高胆固醇血症

1. 概述 家族性高胆固醇血症(familial hypercholeslerolemia,FH),又称家族性高 β 脂蛋白血症,是一种常染色体显性遗传疾病,人群发生比例为 1∶500,其特征为低密度脂蛋白(LDL)-胆固醇水平明显升高,伴肌腱黄色瘤和早发冠心病。病因是由于肝脏表面特异性的 LDL-受体数目减少或缺乏,导致肝脏对血液循环中 LDL-胆固醇的清除能力下降,进而引起血液循环中 LDL-胆固醇的水平升高。

2. 目前治疗 目前本病治疗主要采取饮食控制加服用降脂类药物。纯合子常因为基因缺损造成饮食及药物治疗效果不理想,更进一步新治疗有LDL 分离术以及移植正常肝脏组织,分泌酶发挥排除 LDL 功能,须终身服用免疫控制剂。

3. TPE 的应用 所有纯合子患者和 20% 杂合子患者使用传统的饮食和药物治疗无效时均适合TPE 疗法。纯合子患者宜尽早进行 TPE,杂合子患者在控制饮食和药物降脂疗效不满意时也应尽早施行 TPE。若患者发生胰腺炎时,则应立即进行 TPE。血浆置换疗法可以控制低密度脂蛋白水平,减轻其

对皮肤和血管的损伤,达到缓解病程、改善症状及延长生存期的目的。TPE 的疗效是暂时的,往往需要连续治疗。通常需要每 2 周置换一次。至于每次换浆量以及将低密度脂蛋白控制在何种程度才满意,目前尚无一致意见。经过 TPE 治疗的患者,其生存期超过未接受治疗的同胞兄妹 5~10 年。

**（二）甲亢危象**

TPE 可以清除大量血液循环中的甲状腺素,迅速降低血中甲状腺素水平,因此,TPE 加常规药物治疗后,甲亢危象很快缓解,病情好转,明显提高抢救成功率。

## 六、在中毒治疗中的应用

急性重症农药中毒、重度毒蕈中毒、某些药物（如镇静催眠药、麻醉药、洋地黄等）中毒以及某些中毒物毒理不详的患者,在常规方法抢救无效的情况下可应用 TPE。一般认为,能够与蛋白结合的毒素进行血浆置换疗法的效果好,而水溶性毒素适合采用血液透析疗法。TPE 能有效地移出患者部分血浆,淡化药物或毒物在血液中的含量或浓度,从而起到迅速解毒作用。通常置换 1.5~2 个血浆容量,并使用易与毒物结合的白蛋白作置换液。置换次数取决于中毒程度。

## 七、其他临床应用

近些年,TPE 在疾病领域中的应用不断拓展,包括治疗大疱性皮肤病和重型银屑病等重症皮肤病、重症肝衰毒素淤积、器官移植后排斥反应等。

TPE 是一项涉及多学科、多系统疾病的血液净化技术,对使用它的临床一线医生有很高的要求。尽管其在临床上的应用十分广泛,但是其所治疗的疾病并非全部建立在对发病机制的深刻理解之上,因此在使用前必须严格把握好适应证、时机和方案。由于所治疗的疾病多为难治性的复杂的危重疾病,病情变化快而凶险,而 TPE 的价格又极其昂贵,因此在指征的把握上应具有较大的灵活性,需要谨慎把握。

## 第五节　治疗性血浆置换的不良反应和并发症

通常认为应用血液成分分离机进行 TPE 还是相对比较安全的但也不是绝对没有危险。一旦在治疗过程中,患者出现任何预期外的或无法解释的症状

时,应立刻暂停治疗程序,并告知治疗组医师和患者主管医师,并对患者情况作出评估,并启动输血反应处理预案,采集标本(血液/尿液)并对患者进行进一步检查。根据评估结果,判断继续或终止治疗程序。

根据患者出现的情况将不良反应分为四级:轻微的不良反应,即在不需要医疗救护的情况下仍可耐受并完成 TPE;中度不良反应,是指需要医疗救护但仍可完成 TPE;重度不良反应,不能耐受,必须终止 TPE;最严重的不良反应,是因 TPE 导致的死亡。不良反应往往更易发生在首次进行 TPE 时。最近的一项针对 7142 例患者开展的 50 846 次血浆置换术的研究显示,同一种不良反应的结果可轻可重(表48-4、表 48-5)[26]。临床救治时,需要针对患者当时的情况进行准确的判断,果断决定是否必要终止TPE。针对这些不良反应及并发症的应急处理,本节将着重讨论以下几种[27]。

### 一、静脉穿刺部位血肿

静脉穿刺不当很容易出现血肿。一旦出现血肿应立即撤掉止血带,拔出针头。用消毒棉球或无菌纱布覆盖好穿刺孔,并用手指压迫 7~10 分钟,让患者手臂举到心脏水平以上持续 5~10 分钟。如果有冰块可放到血肿处冷敷 5 分钟。处理得当不会引起不良后果。

表 48-4　中度不良反应及其发生率

| 不良反应名称 | 发生次数/10 000 次 TPE |
|---|---|
| 通道建立障碍 | 130 |
| 低血压 | 36 |
| 发麻 | 19 |
| 机器故障 | 17 |
| 荨麻疹 | 12 |
| 恶心、呕吐 | 12 |
| 穿刺部位血肿 | 10 |
| 高血压 | 5 |
| 皮肤潮红 | 2 |
| 静脉炎 | 2 |
| 寒战、发热 | 2 |
| 心律失常 | 1 |
| 背痛 | 1 |
| 眩晕 | 1 |

表 48-5　重度不良反应及其发生率

| 不良反应名称 | 发生次数/10 000 次 TPE |
|---|---|
| 低血压晕厥 | 11 |
| 荨麻疹 | 6 |
| 寒战、发热 | 3 |
| 恶心、呕吐 | 2 |
| 通道建立障碍 | 2 |
| 皮肤潮红 | 2 |
| 发麻 | 2 |
| 心律失常 | 2 |
| 支气管痉挛 | 1 |
| 血管神经性水肿 | 1 |
| 技术问题 | 0.8 |
| 腹痛 | 0.8 |
| 背痛 | 0.8 |
| 癫痫 | 0.6 |
| 高血压 | 0.4 |
| 痉挛 | 0.4 |
| 心脏骤停 | 0.2 |
| TRALI 导致的胸痛 | 0.2 |
| 变态反应 | 0.2 |
| 胃肠道出血 | 0.2 |
| 错误血浆 | 0.2 |
| 药物不良反应 | 0.2 |
| 胸痛 | 0.2 |
| 焦虑性换气过度 | 0.2 |

## 二、变态反应

和全血以及成分血输注一样,在 TPE 时,轻度到重度变态反应都可能发生,尤其是使用血浆作为置换液时。轻者皮肤瘙痒,荨麻疹,血管神经性水肿,一般数小时内消退。重者喉头水肿,支气管痉挛,肺部哮喘音,呼吸困难,过敏性休克,严重者突然死亡。由于大多数 TPE 中涉及多种血液成分,因此,很难判定变态反应的触发因素。对于轻微的变态反应,应暂停 TPE,静注苯海拉明 25mg 或氯苯那敏 50mg,如果情况改善,符合相关要求的话,可以继续实施治疗程序。通常,过去有发生变态反应或者有特异性变应原体质的患者,可在实施治疗之前 1

小时预防性口服苯海拉明 50mg,开始 TPE 后再服 1 次。发生严重变态反应时,应立即停止治疗程序,同时用盐水保持静脉畅通,肌注或静脉缓慢注射肾上腺素、糖皮质激素以及去氨加压素。一旦发生过敏性休克,立即停止 TPE,先皮下注射 1∶1000 肾上腺素,再肌注间羟胺,静脉注射地塞米松,并按休克抢救措施处理。对喉头水肿发生窒息危险者,立即施行气管插管或切开术。对于发生严重变态反应的患者,需要进一步确认是否为 IgA 缺乏,并检测患者血样中抗体效价。一旦确认,该患者在实施 TPE 时,需要准备相对应的洗涤后血浆成分或细胞成分。

## 三、枸橼酸盐中毒(低钙血症)

血液成分单采常规使用 ACD-A 方血液抗凝剂,主要成分为枸橼酸盐,其抗凝作用是通过枸橼酸根与血中钙离子形成难解离的可溶性络合物,使血中钙离子减少,而阻止血液凝固。因此,在大量应用时可出现枸橼酸盐中毒的低血钙症状。而枸橼酸盐经过肝脏代谢,会产生碳酸氢盐,同样可能会引起代谢性碱中毒。在低钙血症初期,会出现嘴角和指尖发麻的情况,此时,患者可能不会主动描述,需要治疗人员注意观察和询问。如果暂停治疗或者减慢抗凝剂滴速或血浆置换速度,症状常可减轻。增加全血和抗凝剂的比例并不能有效减轻中毒反应,这是因为机器会自动根据全血流速调整抗凝剂流速。有报道指出,在白蛋白置换液中加入葡萄糖酸钙(1L 置换液中加入 10ml 10%葡萄糖酸钙)要比口服或静脉注射葡萄糖酸钙更为有效。对于部分因为枸橼酸盐代谢而引起的代谢性碱中毒患者,尤其是肝功能异常者,可能会伴随低钾血症,这部分患者还需要纠正碱中毒。当置换液为含有枸橼酸盐的血浆时,发生中毒危险性显著升高。在紧急情况下,及时静脉注射 5%葡萄糖酸钙 10ml。葡萄糖酸钙应以非常缓慢的速度静脉注射,即 5~10 分钟内注射 5ml。如果症状不消失,可追加 5ml,直至总量 20ml。应告知患者,注射葡萄糖酸钙会有面部潮红或发热感。如果术前口服适量钙片或饮一杯牛奶,则可预防低钙血症的发生。

## 四、容量超负荷

一般认为,在治疗过程中,如果回输量小于或等于去除量,不太会发生容量超负荷的情况,但是置换液渗透压可能会引发相关问题。当采用血浆或白蛋白置换液时,随着全血渗透浓度的增加,间质液进入血管内,引发容量超负荷。患者表现为呼吸短促以及干咳,X线呈现肺水肿及心衰表现。在这种情况下,应立即中断治疗,患者保持站立姿势,必要时给予面罩吸氧和利尿剂以减少血容量。如果还要继续完成治疗,调低流速可减缓血管外物质迁移,另外可将治疗程序调整到负平衡状态(即回输液小于去除液),有助于避免容量超负荷的发生。值得注意的是,在进行当天其他患者治疗时,需要重新对程序进行设置,以免发生低血容量的情况。

## 五、出凝血异常

TPE引发的出凝血异常是较为常见的一种并发症。在TPE治疗过程中,如果采用白蛋白置换液的话,在血浆去除后,其中的凝血因子和血小板等凝血成分得不到有效补充。有报道指出,在利用白蛋白置换液进行1个血浆量置换后,各成分减少量为凝血因子25%~30%,纤维蛋白原63%,血小板25%~30%。治疗两天后,各成分恢复程度分别为凝血因子80%~100%,纤维蛋白原65%,血小板75%~100%。在超过1个单位置换量的患者中,损失比例更大,恢复时间也需要得更长。通常状况下,尽管去除了部分凝血因子、抗血栓因子以及血小板,由于凝血因子和血小板在比较低的水平就能发挥止血作用,凝血稳态依然能够维持,但仍然有少数血栓或出血的案例报道。血浆置换过程中,一些外在因素可能会影响到患者凝血稳态,比如患者潜在疾病进程、药物治疗情况、血浆置换量以及频度、置换液不同等。例如临床上出血性疾病、消耗性凝血病、骨髓抑制、肝功能损害的患者,在经过血浆置换术后,凝血功能恢复就会受到影响。对于这部分患者,可能需要进行成分输注,在置换术实施时,最好使用血浆作为置换液。值得注意的是,如果每天都进行血浆置换的话,无论采用血浆还是其他置换液,血小板计数在3~4天达到最低值,可能在这个时间,血小板再生和去除达到平衡。临床上,无论患者发生出凝血障碍的危险性有多低,都需要进行术前评估,是否存在导致凝血异常的因素存在,从而决定是否采用血浆置换液以及置换术间隔。另外,术前患者需要实验室常规检查PT、Fib、PLT等,确保达到最低标准。

## 六、低 血 压

低血压属于常见但是非特异的一种不良反应,一旦发生,治疗需要暂停,并对患者进行评估。引发低血压的可能原因包括低钙血症、血管迷走神经反

应、药物反应、患者原发疾病、变态反应、TRALI、细菌污染、空气栓塞、急性溶血反应等。

患者在治疗过程中,体外循环系统血液灌注会引起全身血容量下降。在患者评估时,有必要对这部分血量进行评估,并评价患者是否能耐受(一般不超过全身循环血量的15%,患者能够耐受)。如果患者治疗过程中血容量下降同时伴有心动过速,则治疗需暂停,由静脉通道推注生理盐水,维持血容量,并保持取头低足高位,增加回心血量。在继续开始治疗前,需要补液或输注红细胞(如果Hct较低)。

血管迷走神经反应在治疗初期,可能由于紧张或焦虑造成,通过交谈安慰即可缓解,在治疗过程中产生的这种反应,可能提示患者需要休息。神经系统疾病的患者如果在TPE过程中出现血管迷走神经反应可能是由于基础疾病引起的自主动能障碍。这种情况下,治疗应暂停,在该反应停止并排除其他引起低血压的原因之后,再继续治疗程序。

输血相关性急性肺损伤(transfusion related acute lung injury,TRALI)、细菌污染、空气栓塞以及急性溶血反应是较为严重且受到普遍重视的输血及成分治疗并发症。TRALI的发生与大量输注血浆制品相关(如输血浆或者单采血小板),因此,在进行血浆置换的患者有发生TRALI风险。近年来,由于各地血站加强了献血者管理(以采集男性血浆为主),并对经产妇献血者加强检查,TRALI发生率大幅下降。其他原因如细菌污染、空气栓塞、溶血反应等引起低血压在临床上都有发生,随着操作规范不断加强,仪器设备使用与监控日趋完善,这些不良反应发生率也越来越低。

## 七、反 跳 现 象

某些患者在TPE后可出现两类性质不同的反跳现象。一是术后血液中病理性成分大量减少,因反馈抑制的解除,未及时应用药物控制,可能引起病理性成分的急剧增加,以致原发病比术前反而加重的反跳现象;二是术后血液中常规治疗药物的浓度,尤其是与血浆蛋白结合的血药浓度,随血浆的去除而显著下降,从而使这些药物的治疗作用大为减弱,可能引起原发病加重的反跳现象。因此,在TPE后要及时补充常规治疗的药物,尤其是免疫抑制剂,维持必要的血药浓度,以防反跳现象的发生。

## 八、病毒性疾病的传播

在TPE中应用新鲜冰冻血浆作为置换液,尤其是

多个献血者的血浆,少数患者有感染病毒性疾病的危险,尤其是病毒性肝炎和艾滋病。我国以肝炎最常见。加强对献血者筛查可减少这种并发症的发生。

## 九、其　他

静脉穿刺部位的皮肤发生感染、留在体内作置换用的导管发生感染、分离机引起的轻度机械性溶血、输入大量温度过低的置换液所致的心律失常等并发症并不常见,如果发生则应及时作相应处理。

（李忠俊　田兆嵩　陈　立）

## 参考文献

1. Reeves HM, Winters JL. The mechanisms of action of plasma exchange. Br J Haematol, 2014, 164(3):342-351.

2. Schwartz J, Winters JL, Padmanabhan A, et al. Guidelines on the use of therapeutic apheresis in clinical practice-evidence-based approach from the writing committee of the American Society for Apheresis: The Sixth Special Issue. J Clin Apher, 2013, 28(3):145-284.

3. 李忠俊.田兆嵩.治疗性血液成分单采和置换术//付涌水.临床输血.第3版.北京:人民卫生出版社,2013,97-121.

4. Bruce C. Apheresis: Principles and Practice. 3rd ed. Bethesda: AABB Press, 2010.

5. Paul D. Mintz Ed. Transfusion therapy clinical principles and practice. 3rd ed. Bethesda: AABB Press, 2011.

6. Soucemarianadin MY, Benhamou Y. Delmas, et al. Twice-daily therapeutical plasma exchange-based salvage therapy in severe autoimmune thrombotic thrombocytopenic purpura: the French TMA Reference Center experience. Eur J Haematol, 2016, 97(2):183-191.

7. Damlaj M, Seguin C. Refractory autoimmune hemolytic anemia in a patient with DiGeorge syndrome treated successfully with plasma exchange: a case report and review of the literature. Int J Hematol, 2014, 100(5):494-497.

8. Cerdas-Quesada C. A life-threatening case of autoimmune hemolytic anemia successfully treated by plasma-exchange. Transfus Apher Sci, 2010, 42(3):235-237.

9. Maruyama D, Nishiwaki K, Sano K, et al. Acquired hemophilia A, successfully treated with immunosuppressive therapy and plasma exchange. Nihon Naika Gakkai Zasshi, 2003, 92(8):1537-1539.

10. Ogata H, Sakai S, Koiwa F, et al. Plasma exchange for acquired hemophilia: a case report. Ther Apher, 1999, 3(4):320-322.

11. Sigdel MR, Shah DS, Kafle MP, et al. Severe immune thrombocytopenic purpura treated with plasma exchange. Kathmandu Univ Med J, 2012, 10(37):85-87.

12. Buskard N, Rock G, Nair R. The Canadian experience using plasma exchange for immune thrombocytopenic purpura. Canadian Apheresis Group. Transfus Sci, 1998, 19(3):295-300.

13. Berkman EM, Caplan S, Kim CS. ABO-incompatible bone marrow transplantation: preparation by plasma exchange and in vivo antibody absorption. Transfusion, 1978, 18(4):504-508.

14. Datta SS, Mukherjee S, Talukder B, et al. Immunoglobulin M 'Flare' Seen in a case of waldenstrom's macroglobulinemia: successfully managed by therapeutic plasma exchange. Indian J Hematol Blood Transfus, 2016, 32(Suppl 1):148-151.

15. Leung N. Plasma exchange in multiple myeloma. Ann Intern Med, 2006, 144(6):455.

16. Raphael JC, Chevret S, Hughes RA, et al. Plasma exchange for Guillain-Barre syndrome. Cochrane Database Syst Rev, 2012(7):CD001798.

17. Hahn AF, Bolton CF, Pillay N, et al. Plasma-exchange therapy in chronic inflammatory demyelinating polyneuropathy. A double-blind, sham-controlled, cross-over study. Brain, 1996, 119(Pt 4):1055-1066.

18. Gajdos P, Chevret S, Toyka K. Plasma exchange for myasthenia gravis. Cochrane Database Syst Rev, 2002, 4:CD002275.

19. Cerdas-Quesada C. Plasma exchange for Goodpasture syndrome. Transfus Apher Sci, 2010, 42(2):115-116.

20. Chen X, Chen N. Plasma exchange in the treatment of rapidly progressive glomerulonephritis. Contrib Nephrol, 2013, 181:240-247.

21. Pipili C, Pantelias K, Papaioannou N, et al. Hemolytic-uremic syndrome, malignant hypertension and IgA nephropathy: successful treatment with plasma exchange therapy. Transfus Apher Sci, 2012, 47(2):155-158.

22. Frausova D, Hruskova Z, Lanska V, et al. Long-term outcome of patients with ANCA-associated vasculitis treated with plasma exchange: a retrospective, single-centre study. Arthritis Res Ther, 2016, 18:168.

23. Murakami T, Nagai K, Matsuura M, et al. MPO-ANCA-positive anti-glomerular basement membrane antibody disease successfully treated by plasma exchange and immunosuppressive therapy. Ren Fail, 2011, 33(6):626-631.

24. Seror R, Pagnoux C, Guillevin L. Plasma exchange for rheumatoid arthritis. Transfus Apher Sci, 2007, 36(2):195-199.

25. Kronbichler A, Brezina B, Quintana LF, et al. Efficacy of plasma exchange and immunoadsorption in systemic lupus erythematosus and antiphospholipid syndrome: A systematic review. Autoimmun Rev, 2016, 15(1):38-49.

26. Mortzell Henriksson M, Newman E, Witt V, et al. Adverse events in apheresis: An update of the WAA registry data. Transfus Apher Sci, 2016, 54(1):2-15.

27. Noiri E, Hanafusa N. The concise manual of Apheresis Therapy. New York: Springer, 2014.

# 第四十九章
# 临床输血的护理实践

输血是临床上用于补充血容量、改善循环、提高血浆蛋白、改善凝血功能的重要治疗措施，是抢救和防治疾病的重要手段之一。输血又是一种特殊的、高风险的治疗手段。如果输血达不到安全、有效，输血就失去了作为治疗措施的意义和应用价值[1]。护士是输血治疗的执行者，在输血过程中的备血、取血、输注等环节中承担着重要角色，对安全、有效输血起着关键作用。因此，护士必须熟练掌握有关输血的基本知识和操作技能，以便在治疗疾病、保证患者安全、挽救患者生命及保证自身安全过程中发挥积极、有效的作用。

## 第一节　临床输血中护理职责

输血(blood transfusion)是将全血或成分血如血浆、红细胞、白细胞或血小板等通过静脉或动脉输入患者体内的方法，静脉输血是临床常见的输血方式。护士在临床输血过程中，不仅应明确输血的目的，熟悉血液的生化与生理学，还应掌握血型、输血原理、输血风险预防等知识。严格遵守输血基本原则，承担对患者进行全面、安全的输血护理职责，以达到临床输血治疗的最佳效果。

### 一、临床输血的基础知识

#### （一）输血的目的

1. 补充血容量　增加有效循环血量，改善心肌功能和全身血液灌注，提升血压，增加心排血量，促进循环。用于失血、失液引起的血容量减少或者休克患者。

2. 纠正贫血　增加血红蛋白含量，促进红细胞的携氧功能。用于血液系统疾病引起的严重贫血和某些慢性消耗性疾病的患者。

3. 补充血浆蛋白　增加蛋白质，改善营养状态，维持血浆胶体渗透压，减少组织渗出和水肿，保

持有效循环血量。用于低蛋白血症以及大出血、大手术的患者。

4. 补充各种凝血因子和血小板　改善凝血功能，有助于止血。用于凝血功能障碍及大出血的患者。

5. 补充抗体、补体等血液成分　增强机体免疫力，提高机体抗感染的能力。用于严重感染的患者。

6. 排除有害物质　改善组织器官的缺氧状况。用于一氧化碳、苯酚等化学物质中毒。

#### （二）血液的生化与生理

1. 血液的组成、理化特性及生理功能[2]

（1）血液的组成：血液是一种由血浆和血细胞组成的流体组织，在心血管系统内流动。血液经离心后上层浅黄色液体为血浆，下层深红色不透明的成分为红细胞，中间一薄层白色不透明的成分为白细胞和血小板。血清是血液凝固后析出的淡黄色透明液体，凝血过程中，血浆中的纤维蛋白原转变成纤维蛋白析出，故血清中无纤维蛋白原。它与血浆的区别在于：血清缺少某些凝血因子，如凝血因子Ⅰ（纤维蛋白原）、Ⅱ（凝血酶原）、Ⅴ、Ⅷ等。

血液的固体成分可分为无机物和有机物两大类。无机物以电解质为主，重要的阳离子有 $Na^+$、$K^+$、$Ca^{2+}$、$Mg^{2+}$，重要的阴离子有 $Cl^-$、$HCO_3^-$、$H_2PO_4^{2-}$ 等。它们在维持血浆晶体渗透压、酸碱平衡以及神经肌肉的正常兴奋性等方面起重要作用。有机物包括蛋白质、非蛋白质类含氮化合物、糖类和脂类等。

（2）血液的理化特性

1）血液的比重：正常人血液的含水量为 77%~81%。正常男性比重为 1.050~1.060，女性为 1.051~1.060，它主要取决于血液内的血细胞数和蛋白质的浓度。

2）酸碱度：正常人血液的 pH 为 $7.40\pm0.05$，动脉血 pH 7.40，静脉血 pH 7.35。

3）血容量：人体内血浆和血细胞量的总和为血容量（blood volume）。正常成年人的血液总量相当于体重的7%~8%，即每千克体重有70~80ml血液。因此，体重60kg的人，血量为4.2~4.8L。儿童体内含水量较高，血容量90ml/kg；新生儿为85~90ml/kg。

4）黏滞性：正常人全血黏度约为生理盐水黏度的4~5倍。血浆的黏度约为生理盐水黏度的1.6~2.4倍。

5）凝固性：正常血液离开血管后，在数分钟内便自行凝固，是凝血因子激活的结果。

（3）血液的主要生理功能：血液具有运输、协调、维护机体内环境稳定和防御功能。①输送$O_2$和$CO_2$，在肺和组织间进行气体交换。②输送营养物质到组织，从组织带走代谢产物。③输送激素、维生素和各种药物等。④维持机体渗透压、酸碱度以及电解质平衡。⑤保持体温恒定，防御微生物或异物入侵。⑥参与凝血和纤维蛋白溶解机制等。

2. 血浆的组成及生理功能　血浆占全血容量的55%~60%。血浆的主要成分是水、低分子物质、蛋白质和$O_2$、$CO_2$等。血浆中含水90%以上，水的含量与维持循环血量相对恒定有密切的关系。血浆蛋白是血浆中多种蛋白质的总称，分为白蛋白、球蛋白和纤维蛋白原三类。血浆蛋白主要功能包括①维持血浆胶体渗透压；②维持血浆正常的pH值；③运输作用；④免疫作用。血浆中的免疫球蛋白，又称抗体，在体液免疫中起至关重要的作用；⑤催化作用；⑥营养作用；⑦凝血、抗凝血和纤溶作用。

3. 血细胞成分、生理特性及功能　血细胞包括红细胞、白细胞和血小板三类。

（1）红细胞（erythrocyte 或 red blood cell，RBC）：是血液中数量最多的血细胞。我国成年男性的红细胞数量为$(4.5~5.5)×10^{12}/L$，女性为$(3.8~4.6)×10^{12}/L$。新生儿为$6.0×10^{12}/L$以上。正常的红细胞呈双凹圆碟形，直径7~8μm，周边最厚处为2.5μm，中央最薄处约1μm。红细胞生理特性包括：选择通透性、可塑变形性、悬浮稳定性和渗透脆性，它们都与红细胞的双凹碟形有关。红细胞的主要功能是向机体运送$O_2$，运走$CO_2$。红细胞的双凹碟形使细胞内外气体交换的面积较大，由细胞中心到大部分表面的距离较短，有利于$O_2$和$CO_2$的交换。红细胞运输$O_2$的功能是靠细胞内的血红蛋白（hemoglobin，Hb）来实现的，一旦红细胞破裂，血红蛋白逸出，即丧失运输气体的功能。成年男性Hb为120~160g/L，成年女性Hb为110~150g/L。红细胞在血液中的平均寿命为120天。

（2）白细胞（leukocyte 或 white blood cell，WBC）：是一类有核的血细胞。根据其形态、功能和来源不同可分为粒细胞、单核细胞和淋巴细胞三大类。白细胞（除淋巴细胞）都能伸出伪足做变形运动，凭借这种运动白细胞得以穿过血管壁，这一过程称为白细胞渗出。白细胞具有趋化性。体内具有趋化作用的物质包括人体细胞的降解产物、抗原-抗体复合物、细菌毒素和细菌等。白细胞按照这些物质的浓度梯度游走到这些物质的周围，把异物包围起来并吞入胞质内的过程称为吞噬作用。白细胞的主要作用是识别、破坏和清除进入人体的异物。正常成年人白细胞数是$(4.0~10)×10^9/L$。与输血关系最密切的主要是粒细胞和淋巴细胞。

1）粒细胞：成人粒细胞（granulocyte）计数正常参考值为$(3.0~7.5)×10^9/L$。粒细胞又分为中性粒细胞、嗜酸性粒细胞和嗜碱性粒细胞。各类粒细胞的功能：①中性粒细胞（neutrophil）在血液的非特异性细胞免疫系统中起着十分重要的作用。当机体发生炎症时，它们被趋化性物质吸引到炎症部位，吞噬细菌。中性粒细胞内含有大量溶酶体酶，能将吞噬入细胞内的细菌和组织碎片分解，使入侵的细菌被包围在局部，防止病原微生物在体内扩散。此外，中性粒细胞还可吞噬和清除衰老的红细胞和抗原-抗体复合物等。②嗜酸性粒细胞（eosinophil）基本无杀菌作用，主要的作用是：一是限制嗜碱性粒细胞在速发型变态反应中的作用；二是参与对蠕虫的免疫反应。③嗜碱性粒细胞释放的肝素作为脂肪酶的辅基可加快脂肪分解为游离脂肪酸的过程。嗜碱性粒细胞释放的组胺和过敏性慢反应物质，可使毛细血管通透性增加，并使平滑肌收缩，特别是支气管平滑肌收缩引起哮喘、荨麻疹等变态反应症状。

2）单核细胞（monocyte）：胞体较大，胞质内没有颗粒，与其他血细胞比较，单核细胞内含有更多的非特异性脂肪酶，并且具有更强的吞噬功能。

3）淋巴细胞（lymphocyte）：是免疫细胞中的一大类，在免疫应答反应过程中起核心作用。依据其作用方式以及来源不同可分为T淋巴细胞、B淋巴细胞两大群。T细胞主要与细胞免疫有关，B细胞则主要与体液免疫有关。

白细胞寿命较难准确判断，一般来说，中性粒细胞在循环血液中停留8小时左右即进入组织，三四天后即衰老死亡或经消化道黏膜从胃肠道排出。若有细菌入侵,粒细胞在吞噬活动中可因释放出的溶酶体过多而发生"自我溶解",与破坏的细菌和组织碎片共同构成脓液。

(3)血小板(thrombocyte):是从骨髓成熟的巨核细胞胞质裂解脱落下来的具有生物活性的小块胞质。正常成年人的血小板数量为$(100 \sim 300) \times 10^9/$L。血小板具有黏附、聚集和释放的生理特性,这与它的生理止血功能相适应。血小板进入血液后,只在开始两天具有生理功能,但平均寿命可达 7 ~ 14 天。

4. 血液凝固与抗凝 血液凝固(blood coagulation)指血液由流动的液体状态变成不能流动的凝胶状态的过程。血浆中有 14 种凝血因子,组成内源性凝血途径和外源性凝血途径。两条途径保证血管受损时能很快凝血,防止血液大量流失。同时,血液中还有多钟抗凝物质和纤溶酶,从而使凝血和纤溶两个过程在正常人体内相互制约,处于动态平衡。如果这种动态平衡被破坏,将会发生血栓形成或出血现象。

### (二)血型与输血原理基础[5]

1. 血型与红细胞凝集血型(blood group) 是指红细胞膜上特异性抗原的类型。若将血型不相容的两个人的血滴放在玻片上混合,其中的红细胞即凝集成簇,这种现象叫红细胞凝集(agglutination)。在补体的作用下,红细胞凝集伴有溶血。当人体输入血型不相容的血液时,在血管内可发生同样的情况,此凝集成簇的红细胞可以堵塞毛细血管,溶血将损害肾小管,同时常伴发变态反应,其结果可危及生命。红细胞凝集的本质是抗原-抗体反应,红细胞膜表面的特异性抗原称为凝集原(agglutinogen)。能与红细胞膜上的凝集原起反应的特异性抗体则称为凝集素(agglutinin)。根据红细胞所含的凝集原不同,可把人的血型分成若干类型。迄今为止,国际输血协会已经确认了 342 个特异性血型抗原,分属于已明确的 36 个血型系统。迄今临床上最重要的仍是 ABO 和 Rh 血型系统[3]。

(1)ABO 血型系统:ABO 血型是根据红细胞膜上是否存在凝集原 A 与凝集原 B 将血液分成 4 种血型。凡红细胞膜上只含凝集原 A 的为 A 型;只存在凝集原 B 的为 B 型;若 A 与 B 两种凝集原都有的为 AB 型;这两种凝集原都没有的,则称为 O 型。不同血型的人的血清中含有不同的凝集素,但不含有对抗他自身红细胞凝集原的凝集素。在 A 型血的血清中,只含有抗 B 凝集素;B 型血的血清中,只含有抗 A 凝集素;AB 型血的血清中,一般没有抗 A 和抗 B 凝集素,而 O 型血的血清中则含有抗 A 和抗 B 凝集素(表 49-1)。

表 49-1 ABO 血型系统中的凝集原和凝集素

| 血型 | 红细胞上的凝集原 | 血清中的凝集素 |
| --- | --- | --- |
| A | A | 抗-B |
| B | B | 抗-A |
| AB | A、B | 无 |
| O | 无 | 抗-A+抗-B |

血型抗体按其产生原因分为天然抗体和免疫性抗体,天然抗体也称自然抗体,以 IgM 为主,这类抗体与红细胞上的对应抗原结合后可以引起血管内溶血;免疫性抗体主要是母婴血型不合的妊娠及输血产生,以 IgG 为主,为不完全抗体,这类抗体可以引起血管外溶血反应。ABO 血型系统抗体为天然抗体,新生儿的血液尚无 ABO 血型系统的抗体,通常在出生后 3 个月逐渐产生,6 个月后到达成人水平。免疫功能低下或者丙球蛋白缺乏及过低的患者抗体效价会降低或者缺乏。

(2)Rh 血型系统:Rh 血型系统是红细胞血型中最复杂的一个系统,到目前为止已经发现 40 多种 Rh 抗原(Rh 因子),但与输血关系最密切的有 D、E、C、c、e 5 种,在 5 种抗原中,D 抗原的抗原性最强。因此,通常将红细胞上含有 D 抗原称为 Rh 阳性;而红细胞上缺乏 D 抗原的,称为 Rh 阴性。Rh 阳性的比例在不同人种中差别较大,在我国各民族中,汉族和其他大部分民族的人,属 Rh 阳性的约占超过 99%,Rh 阴性的人只占 1% 左右。但是在某些少数民族中,Rh 阴性的人较多,可达 5% 左右。

Rh 血型抗体绝大多数为 IgG 类免疫性抗体,但在免疫应答早期也有部分 IgM 类抗体。Rh 血型抗体主要有 5 种,即抗-D、抗-E、抗-C、抗-c、抗-e,其中最常见的是抗 D,其余依次为抗-E、抗-c、抗-C、抗-e。与 ABC 血型系统不同,人的血清中不存在抗 Rh 的天然抗体,只有当 Rh 阴性者在接受 Rh 阳性者的血液后,才会通过体液性免疫产生抗 Rh 的免疫性抗体。通常于输血后 2~4 个月血清中抗 Rh 的抗体水平达到高峰。当 Rh 阴性的妊娠妇女怀有 Rh 阳性的胎儿时,Rh 阳性胎儿的少量红细胞或 D 抗原可以进入母体,使母体产生免疫性,主要是抗 D 抗体,这种抗体可以透过胎盘进入胎儿的血液,使胎儿的红细胞发生溶血,造成新生儿溶血性贫血,严重时可导致胎儿死亡。因此，Rh（D）阴性的患者经过输注阳性血液、妊娠阳性胎儿后可以产生抗-D，输血时需选择 Rh（D）阴性血液。另外，因为 E 抗原没有作为常规检测项目，而 E 抗原阴性的亚洲人多于60%，所以有输血史或妊娠史的患者可能产生抗 E 抗体，这类患者再次输血时，需要选择 E 抗原阴性的血液。

2. 血型鉴定和交叉配血试验

（1）血型鉴定：在准备输血时，首先必须鉴定血型，保证供血者与受血者的 ABO 血型相合，因为 ABO 血型系统不相容的输血常引起严重的反应。通常是采用已知的抗 A、抗 B 血清来检测红细胞的抗原并确定血型。若被检测血液在抗 A 血清中发生凝集，而在抗 B 血清中不发生凝集，说明被检血液为 A型；若被检血液在抗 B 血清中发生凝集，而在抗 A 血清中不发生凝集，说明被检血液为 B 型；若被检血液在抗 A 血清和抗 B 血清中均凝集，说明被检血液为 AB 型；若被检血液在抗 A 血清和抗 B 血清中均不凝集，则被检血液为 O 型（表49-2）。

表49-2　ABO 血型鉴定

| 血型 | 与抗 A 血清的反应（凝集） | 与抗 B 血清的反应（凝集） |
| --- | --- | --- |
| A | + | − |
| B | − | + |
| AB | + | + |
| O | − | − |

对于在生育年龄的妇女和需要反复输血的患者，还必须使供血者与受血者的 Rh 血型相合，以避免受血者在被致敏后产生抗 Rh 的抗体。Rh 血型主要是用抗 D 血清来鉴定。若受检者的红细胞遇抗 D 血清后发生凝集，则受检者为 Rh 阳性；若受检者的红细胞遇抗 D 血清后不发生凝集，则受检者为 Rh阴性。

（2）交叉配血试验：为了确保输血安全，即使在 ABO 系统血型相同的人之间进行输血，在输血前还必须进行交叉配血试验（cross-match test），即把供血者的红细胞与受血者的血清进行配合试验，称为交叉配血主侧；而且要把受血者的红细胞与供血者的血清作配合试验，称为交叉配血次侧。这样，既可检验血型测定是否有误，又能发现他们的红细胞或血清中是否还存在其他的凝集原或凝集素。如果交叉配血试验的两侧都没有凝集反应，即为配血相合，可以进行输血；如果主侧有凝集反应，则为配血不合，

不能输血；如果主侧不起凝集反应，而次侧有凝集反应，只能在应急情况下输血，输血时不宜太快太多，并密切观察，如发生输血反应，应立即停止输注。

（三）输血风险及预防

输血风险是指在输血过程中或输血后发生的一组用患者本身疾病不能解释的新症状或体征。主要包括合血过程中、输血过程中和输血后因输血操作、血液成分本身、血液质量、外来物质和微生物传播引起的不良反应或疾病。人们对输血风险的认识也随着科学技术及临床研究的发展不断更新，目前将输血风险分为溶血性输血风险、感染性输血风险、第三类输血风险。

1. 溶血性输血风险　溶血性输血风险多见于红细胞输血，输注含有红细胞血型抗体的其他血制品如血浆和血小板也可发生溶血性输血风险，但比较少见。按照起病缓急，以24小时为界，可以将溶血性输血风险分为急性溶血反应和迟发型溶血反应。根据病理生理学机制也可将溶血反应分为血管内和血管外溶血。

（1）血管内溶血：多见于 ABO 血型不合输血，主要临床表现是血红蛋白血症和血红蛋白尿。

预防：①认真做好血型鉴定与交叉配血试验；②输血前认真查对。认真遵守输血的制度。严防在书写、登记、签字和核对等环节上发生错误，杜绝差错事故的发生；③严格遵守血液保存规则，不可使用变质血液。

（2）血管外溶血：是指单核-吞噬细胞系统吞噬被 IgG 和（或）补体致敏的红细胞后移至肝脏和脾脏进行破坏从而导致的一系列临床症状。由于血管外溶血时补体未被激活，溶血一般没有血管内溶血严重，仅仅表现为发热和逐渐加重的贫血，黄疸、血红蛋白尿也较常见。多由 Rh 系统内的抗体（抗 D、抗 C 和抗 E）引起。临床常见 Rh 系统血型反应中，绝大多数是由 D 抗原与其相应的抗体相互作用产生抗原抗体免疫反应所致。

预防：坚持每次输血作严格的输血前试验，尽可能对有输血史和妊娠史的患者作不规则抗体筛选。每次输血前试验所用血标本只能在输血前48小时内抽取。

2. 感染性输血风险　主要包括经血传播病毒感染、经血传播疾病感染和血液制品污染，但最常见的是经血传播病毒感染。经血传播常见的病毒主要为肝炎病毒和 HIV。非病毒性经血传播疾病除梅毒外还有疟疾、新克-雅病、弓形虫病。血液制品污染

可以发生在采供血过程中的很多环节,如无菌操作不严格、血袋破损、血液储存冷链不严格、献血者本身有菌血症等。污染血液的最常见细菌是革兰氏阴性杆菌,其内毒素引起的高热、休克、皮肤充血是常见的特征。

预防:①血站在采血过程中,必须严格按照采血流程进行采血,使用安全、可靠的检测手段检测病毒,以保证用血安全。②加强血液检测质量管理,避免因工作的失误导致结果的不准确。③提倡成分输血,因为成分输血能充分利用血液资源,减少输血后不良反应的发生,提高输血的安全性。临床能根据患者病情输注相应的血液成分,降低感染性输血风险发生率。④血液和血液器具应做到病毒灭活,确保输血的安全性。通过病毒灭活方式可杀死血液和血液器具中存在的所有病毒。

3. 第三类输血风险 是指在输血过程中或输血后发生了除溶血反应与输血传播感染,用原来疾病不能解释的新症状或体征。第三类输血风险包括发热反应、变态反应、输血相关性超负荷(transfusion-associated circulatory overload,TACO)、输血相关移植物抗宿主病(transfusion-associated graft versus-host disease,TA-GVHD)、TRALI、输血相关免疫抑制(blood transfusion related immunosuppression,TRIM)等。

预防:①严格管理血库保养液和输血用具,有效预防致热原,严格执行无菌操作。②选用无过敏史的供血者,供血者在采血前4小时内不宜进食高蛋白和高脂肪食物,宜用清淡饮食或饮糖水,以免血中含有过敏物质。③对有过敏史的患者,输血前应根据医嘱给予抗过敏药物。④输血过程,密切观察患者情况,注意控制输血的速度和输血量,尤其对于老年人、儿童及心肺功能不全的患者更需慎重。⑤输血治疗前,不论是输全血或血液成分制品,都必须对患者和供者血液成分作输血前的免疫血液学检查,必须使输入的血液或制品与患者血液在免疫血液学方面相容,才能使输血的成分在患者体内有效存活,无不良反应,达到安全输血,提高疗效之目的。

## 二、在输血实践中护理的职责

### (一)输血前对患者的探询

1. 患者一般情况评估 病情、生命体征、血细胞计数、临床症状、心肺功能、输血目的、输血史及过敏史(表49-3)。

2. 受血者血型、ALT、HBsAg、抗-HCV、抗-HIV

及梅毒检测结果评估 需用血液成分、用血量、输血申请单上各项内容填写是否正确与齐全、用作交叉配血的标本采集是否正确、受血者与供血者血型、交叉配血结果等

3. 患者心理状态以及对输血相关知识的了解程度评估 医务人员是否履行告知义务、受血者或家属对输血治疗可能传播疾病和不良反应的理解、是否愿意在输血治疗同意书上签名。

4. 输血部位的评估 根据患者的病情、输血量、年龄选择血管,并避开破损、发红、硬结、皮疹等部位的血管。一般采用四肢浅静脉,急症输血时多采用肘部静脉,周围循环衰竭时,可采用颈外静脉或锁骨下静脉。

表 49-3 输血患者一般情况评估内容

| 评估项目 | 评估内容 |
|---|---|
| 实验室检查 | PT(凝血酶原时间) |
| | APTT(活化部分凝血酶时间)延长 |
| 心肺功能 | 脉率 |
| | 血压 |
| | 呼吸 |
| | 四肢温度 |
| | 氧饱和度 |
| | 血氧分压 |
| | 血气指征 |
| | 电解质情况 |
| 贫血 | 指(趾)甲、舌、巩膜颜色 |
| | 血红蛋白 |
| | 血细胞比容 |
| 患者对血液输注耐受 | 年龄 |
| | 肾衰竭 |
| | 心肺疾病 |
| | 急性感染 |
| | 用药的情况 |
| 生命体征 | 体温、脉搏、血压、呼吸 |

### (二)输血前对患者的疏导和健康教育

1. 输血前应向患者解释输血目的、安全性及输血前的相关检查等,解除患者的顾虑和紧张情绪,以取得患者配合。

2. 向患者及家属说明配合采集配血标本的重要性。

3. 向患者说明输血速度调节的依据,告知患者及家属输血要遵循先慢后快原则,严密观察15分钟

无不良反应后,再调快滴速。严禁患者及家属调节输血滴速和对血制品自行加温。

4.向患者介绍常见输血反应的症状和防治方法。教会患者对输血反应进行自我观察,如输血开始15分钟至2小时患者突然出现畏寒、发热、出汗、荨麻疹、心悸等不适,应立即通知护士或医生及时采取措施确保输血治疗安全。

5.向患者介绍输血的适应证和禁忌证。

6.向患者介绍有关血型知识、血型鉴定及交叉配血试验的意义。

7.其他与输血相关的知识。

### (三)输血中对患者的观察

1.不同受血者的输血速度是否合适、输血通路是否通畅、输血过程中患者有无不适、失血者血容量补充情况、是否有继续失血、贫血者症状改善情况、生命体征是否平稳。室温是否合适,室温过高及输血速度过慢对血液质量及输血效果均有影响、输血速度过快可能导致患者心肺功能恶化等情况发生。

2.评估受血者在输血过程中的合作程度以及是否有输血不良反应的发生,如出现异常情况应及时处理:减慢或停止输血,用生理盐水维持静脉通路;立即通知值班医生和输血科人员,及时检查、治疗和抢救,并查找原因,做好记录;疑为溶血性或细菌污染性输血反应,应立即停止输血,用生理盐水维持静脉通路,及时报告上级医生,积极治疗抢救,具体参见输血不良反应节。

### (四)输血后的安全评估和记录

1.评估患者的生命体征、有无不良反应发生、血容量及贫血症状是否改善情况,并做好各项记录。

2.评估患者血细胞计数的变化情况、是否达到输血目的、输血无效的原因。

3.评估输血记录情况、输血不良反应的处理情况、血袋和输血装置的回收情况等。

## 第二节　临床输血护理操作

### 一、临床输血中护理操作技术要点

#### (一)输血前的准备

1.备血　确认医生已向受血者或家属履行告知义务并签定输血同意书后,抽取患者静脉血标本,将血标本和输血申请单一起送血库作血型鉴定和交叉配血试验。采集血标本时应注意以下问题:

(1)核对:需两名护士核对输血申请单上各项内容填写是否正确、齐全后,连同采血用物携到患者床边,核对患者姓名、性别、年龄、床号、病案号、血型和诊断,正确无误方可采集血样。用两种方法核对患者信息:①请患者自己说出自己的全名,②核对患者腕带的信息:姓名、年龄、住院号、诊断;③ PDA 无线装置,再次核对患者的信息,确认患者信息准确无误。

(2)避免同时采集两位患者的血标本,以免发生混淆,血标本不能通过输液管道留取,以免影响配血结果。

(3)血标本血量要求成人抽血4ml 于 EDTA 抗凝试管(紫头管,4ml)内,颠倒至少8次;新生儿采血2ml 于 EDTA 抗凝紫头管内,颠倒至少8次。

(4)采血完成后需双人再次核对,并签字在采血单及条码单上均有标本采集人的签名(双人),签名一定要签全名,避免字迹潦草,不易辨识。

(5)及时送检:由医务人员将受血者血标本与输血申请单及时送交血库,双方进行逐项核对并签名和时间。

(6)多次或长期输血的患者每次申请输血时必须重新采集标本配血,以保证本次配血结果是反映患者当前的真实血液状况,避免患者因前次输血后产生 IgG 免疫抗体而未在配血中发现,造成迟发性溶血性输血反应。

紧急情况下备血要求:①要求在15分钟内输血者,原则上应采集血标本,由医师或护士连同输血申请单送血库,同时取血;②紧急非同型输血原则上只针对急诊科或麻醉手术中的患者;③大出血患者必须在15分钟内输血,来不及配血者,只能输 O 型 Rh 阳性红细胞,如果必须输血浆,只能输 AB 型血浆(非同型输血),要求必须给患者家属讲明风险,密切观察患者的反应,有反应随时停止输血。

2.取血　配血合格后,由医护人员到血库取血。并与血库发血人员做好三查八对。三查:血液有效期、血液质量、输血的包装是否完好无损。八对:床号、姓名、住院号、血型、血袋号、交叉配血结果、血液种类、血量。核对准确无误后双方共同签名和时间后方可取回。

取血后应注意以下问题:①血液自血库取出后,勿剧烈振荡,以免红细胞破坏引起溶血。②库存血不能加温,以免血浆蛋白凝固变性而引起不良反应,需在室温下放置15~20分钟后输入。③输血过程中使用专用的输血加温器。

## （二）输血

目前临床均采用密闭式输血法,将抽出的血液按照静脉输液法输给患者的方法。该法的主要操作程序包括:

1. 核对　输血前由两名护士核对交叉配血报告单及血袋标签各项内容。检查血袋有无破损、渗漏。血液颜色是否正常,准确无误后方可输入。

2. 建立静脉通道　使用专用的输血针头和标准的输血器按照静脉输液法建立静脉通路,输入少量生理盐水。

3. 输血前的血袋连接　以手腕旋转动作将血袋内的血液轻轻摇匀,然后连接血袋,开始输血。

4. 输血速度的调节　遵循先慢后快的原则,开始滴速不超过 20 滴/分,输注前 15 分钟应慢,且加强观察。根据患者实际的情况调节患者输入的速度,成人一般情况下输注的速度为 40～60 滴/分,儿童酌减。

5. 输血过程中的观察　加强巡视,开始输注时应监测患者的体温,输注 15 分钟后再次测一次体温;观察有无输血反应的征象,并询问患者有无任何不适反应。一旦出现输血反应,应立即停止输血,并按照输血反应进行处理。

6. 续血时的处理　如果需要输入两袋以上的血液时,为了避免两袋血之间发生反应,应在两袋血之间输入生理盐水冲洗输血器,再接下一袋血输注。

7. 输血完毕后的处理　输血完毕,继续滴入生理盐水以保证输血器内的血液全部输入体内,保证输血量准确。将血袋送回血库保留 24 小时,以备患者在输血后发生输血反应时查找原因。

8. 记录　记录输血的时间、种类、输血量、血型、血袋号,有无输血反应发生及处理措施。在输注完的血袋需记录患者信息、开始及结束时间后及时送回血库保存处理。

## 二、临床输血记录

1. 记录内容　①输血目的、血液种类和数量;②开始输注的时间、结束的时间、有无输血反应;③输血的疗效等。

2. 输血完毕　①护士将输血记录单(交叉配血报告单)贴在病历中,并将血袋送回血库至少保存 1 天;②医护人员对有输血反应的应逐项填写患者输血反应汇报单,并返还血库保存,每月统计上报医务处(科)。

# 第三节　输注不同血液制品的护理实践

## 一、成分输血患者的护理

成分输血是将血液中的成分,进行分离、加工、提纯后制成的各类血液制品,然后根据患者的不同需要,有针对性地输注血液成分,以达到治疗目的的一种输血措施。成分输血具有高纯度、高浓度、体积小、运输方便、针对性强、疗效好、节约血液资源、输血反应少的优点,是输血领域的新进展,目前在临床广泛应用[6]。护士在临床治疗中输注成分血时除基本护理内容需遵守常规输血流程及内容外,还应该从取血、输血时间、输血速度、病情观察等方面加强护理,以降低输血的风险性。

### （一）不同血液成分输注患者的护理

1. 血浆输注　常用的血浆制剂有三种:①新鲜液体血浆(FLP):在 4℃ 的条件下经离心分离制成,无须冰冻保存,但是必须立即使用。②新鲜冰冻血浆(FFP):立即放入 -50℃ 的速冻冰箱内,在最短的时间速冻后放入 -20℃ 以下的冰箱内储存,有效期为 1 年。③冰冻血浆(FP):来源有两个,一是新鲜冰冻血浆 1 年后改为普通冰冻血浆;二是制备冷沉淀后剩余的血浆,在 -20℃ 以下冰箱内冰冻保存,有效期为 5 年。新鲜液体血浆含有凝血因子,适用于凝血因子缺乏的患者。冰冻血浆在 -20℃ 的环境下保存,在使用前应放置在 35～37℃ 恒温水箱中融化,轻轻摇动血袋并不断测试水温,温度控制在 32～35℃,使其快速融化,完全融化的血浆应尽快输注,在室温的放置时间不宜超过 4 小时,且不能反复冻融,以避免血浆蛋白变性和不稳定的凝血因子丧失活性。如果通过密闭系统制备的血浆,不能尽快输入,应保存在 4℃,在 24 小时内输注,并且只能作为冰冻血浆输入。血浆输注速度不应超过 5～10ml/min,以免增加心肺循环负荷,血浆应在 4 小时内输注完成。输血浆前不必做 ABO 血型配血试验,也不要求 ABO 同型输注,但最好与受血者 ABO 血型相容。合格的血浆肉眼检查为淡黄色的半透明溶液。如发现颜色异常或有凝块,不能输注。

2. 浓缩血小板输注　全血离心所得,常用的血小板制剂有手工分离浓缩血小板和机器单采浓缩血小板,22℃ 环境下保存,24 小时有效,刚制成的血小板轻轻摇动时呈现云雾状,必须先放在 20～24℃ 环境下静置 1 小时,待自然解聚后输注。如发现血小板凝块可用手指轻捏使其成均匀悬液,输血前轻轻摇动血袋,使血小板悬起,切忌粗鲁摇动,以防止血小板损伤。输血时用输血器以最快且患者可以耐受的速度输入,一般以 80~100 滴/分。婴幼儿、老人、体弱、心功能不全的患者,则应酌情减慢速度,密切观察患者的生命体征变化。如果不能及时输注,只能在室温下暂时存放,不能放在 4℃ 冰箱中保存。

3. 红细胞输注　红细胞可增加血液的携氧能力,用于贫血、失血多的手术或疾病,也可用于心功能衰竭的患者补充红细胞,以避免心脏负荷过重。红细胞包括三种:①浓缩红细胞:是新鲜血液经离心或沉淀去除血浆后的剩余部分。在 4~6℃ 冰箱内可保存 21~35 天,加入生理盐水只能保存 24 小时。②洗涤红细胞:红细胞经生理盐水洗涤数次后,再加适量生理盐水,含抗体物质少,适用于器官移植术后患者及免疫溶血性贫血患者。在 4~6℃ 冰箱内保存 24 小时。③红细胞悬液:提取血浆后的红细胞加入等量红细胞保养液制成。适用于战地急救及中小手术者。在 4~6℃ 冰箱内可保存 21~35 天,加入生理盐水只能保存 24 小时。输注前需将血袋轻轻摇匀,必要时在输注过程中不时轻轻摇动血袋使红细胞悬起,以避免出现越输越慢的现象,还可将 30~40ml 生理盐水通过 Y 型管放入血袋内加以稀释。常温下输注 1U 红细胞悬液不应超过 2 小时。输注洗涤红细胞,从制备到输注不应超过 24 小时,防止细菌污染。在输注过程中先慢后快,前 5 分钟在 5~15 滴/分,患者无不适后,再根据医嘱调整输血速度。患者有心血管疾病或儿童,需减慢输注。

4. 白细胞输注　新鲜全血离心后取其白膜层的白细胞,于 4℃ 环境下保存,48 小时有效。用于粒细胞缺乏伴严重感染的患者。白细胞采集后尽快输注,从白细胞采集到分离最好能在 4~6 小时完成。输注时间隔日一次,连续输注 4~6 天。

### (二)成分输血的注意事项

1. 某些成分,如白细胞、血小板等,存活期短,为确保成分输血的效果,以新鲜血为宜,且必须在 24 小时内输入患者体内(从采血开始计时)。

2. 除血浆外,其他各种成分输血在输入前均需进行交叉配血试验。

3. 成分输血时,由于一次输入多个供血者的成分血,在输血前应根据医嘱给予患者抗过敏药物,以减少变态反应的发生。

4. 如果患者在输成分血的同时还需输全血,则应先输成分血,后输全血,以保证成分血能发挥最好的效果。

## 二、自体输血患者的护理

自体输血(auto transfusion)是指术前采集患者体内血液或手术中收集自体失血,经过洗涤、加工,在术后或需要时再输回给患者本人的方法,即回输自体血。自体输血具有节省血源、避免因输血引起的疾病传播的优点。另外,自体输血无须做血型鉴定和交叉配血试验,不会产生免疫反应,避免了抗原抗体反应所致的溶血、发热和变态反应,是最安全的输血方法。

### (一)自体输血的形式

目前临床上最常用的自体输血的方法有三种:

1. 术前预存式自体输血　对符合条件的择期手术患者,在术前抽取患者的血液,并将其保存在输血科的专用贮血冰箱(2~6℃)内,待手术时再回输给患者。一般由医生开出医嘱及输血申请单,于手术前 3~5 周开始,每周或隔周采血一次,于手术前 3 天完成采集血液,以利于机体应对因采血引起的失血,使血浆蛋白恢复正常水平。

2. 稀释式自体输血　此种方式常用于手术患者。于手术开始前行静脉或动脉采集患者的血液,并同时自静脉输入等量的晶体或胶体溶液,使患者的血容量保持不变,并降低了血中的血细胞比容,使血液处于稀释状态,减少了术中红细胞的损失。所采集的血液在术中或术后输给患者。如手术时间超过 6 小时,血液需保存于 4±2℃ 环境中。

3. 回收式自体输血　在手术中收集患者的血液,采用自体输血装置将患者的失血经滤过、离心、洗涤等程序处理后再回输给患者本人的输血方法。多用于除肿瘤患者、感染性疾病等外的脾破裂、输卵管破裂、动脉瘤破裂、肠系膜血管破裂、异位妊娠等失血较多的手术患者,血液流入腹腔或血管外 6 小时内无污染或无凝血者。

### (二)自体输血患者的护理

1. 准备

(1)护士准备:在接收到自体输血医嘱后应及时了解患者的情况,做好自身准备。

(2)用物准备:包括血液回收用物及输血用物准备,血液回收用物包括:洗涤机,血液收集袋,管路,储血瓶,废液回收袋。

(3)患者准备:护士提前 1 天访视患者,告知自体输血的优点,如可以避免异体输血带来的不良后果(如输血反应和排斥反应),也避免由于异体输血可能带来的疾病等。嘱患者清淡饮食、注意休息、不私自用药。帮助患者顺利度过自体输血的过程。

(4)环境准备:术前预存式自体输血在进行采血时,应在紫外线消毒、消毒液擦拭台面和地面的治疗室中进行。

2.操作中的注意事项

(1)术前预存式自体输血:①血管的选择:一般选择血管较粗的肘正中静脉,止血带每5~10分钟放松1次,最好使用血压计袖带,让袖带冲气的压力在血压的收缩压和舒张压之间,既能保证动脉血流的通过又能阻断静脉的回流,保证采血的速度。如果选择的血管太细、止血带系的方式不合适、采血静脉与采血袋之间的距离太小或者由于静脉穿刺的原因,造成采血速度过慢时,因采血袋和针头连接的管道中无抗凝剂,采血过程中就会产生凝血。②采血:在采血时,边采集血液边摇动血袋,使血液和血袋中的抗凝剂充分混合,防止凝血。如果采血管道中有凝血块,在封闭血袋时勿让其回流到血袋中。

(2)术中回收式自体输血给患者安置留置导尿管,以便手术中通过观察尿量来评估患者血容量的改变,调整输液、输血速度。

(3)健康教育:嘱患者多食含铁量较高、高蛋白的食物,加强营养,避免贫血发生。根据医嘱在每次采血后需要给患者使用补铁的药物。

### 三、手术室输血的护理

手术室输血是根据术中失血情况进行输注,预防低血容量性休克的发生。手术室输血应遵循常规输血的原则及规范,但手术室输血与病房中输血有一定的区别,需特别注意如下几个环节。

1.核对　在术中输血核对环节需增加取血的手术间号,术中输血往往要急,容易出错,一旦出错会带来严重后果,因此,核对需要更加仔细。

2.建立输血通路　术中输血的静脉穿刺部位和方式视手术方式、部位及患者体位而定。如腹腔、盆腔大手术不宜选择下肢静脉,而应选择肘部的正中静脉或贵要静脉,可能有大出血的手术应建立两条静脉通路或选择颈静脉、股静脉穿刺插管,同时穿刺针应选择16或18号管径较粗的动、静脉留置针,保证输血通路通畅。

3.血液的加温　术中有时患者失血较多,但新鲜血液的血源有限,往往要在短时间内补充大量库存的温度过低的血液,低温血可刺激血管产生痉挛,

从而减慢输血速度,大量低温血进入体循环刺激心脏可导致寒战、心律失常甚至心室颤动。库存血液储存的条件是在4℃±2℃,手术间温度相对恒定在22℃左右,血液温度很难在室温中快速上升,因此,术中输血应注意加温输血,使用输血加温装置。

经加温后的库存血就可快速输入患者体内,为失血患者的抢救争取了时间,并且可以减少不良反应的发生。加温装置温度设定为38~43℃,过高导致血液质量的破坏;严禁采用将储血袋直接放置在温水中,容易造成污染,引起输血菌血症;方法有:直接将储血袋直接加温(加温装置),在设备上设定温度即可;其次,全程给输血器通路加温,温度设定同前。

4.掌握输血速度　成人输血速度一般60~90滴/分,200ml库血30分钟滴入,对于急性失血性休克、严重创伤、术中大出血急需短期时间内输入大量血液时,200ml库血可在5分钟内输入。快速输血的过程中应注意观察患者有无肺水肿发生。对于心肺功能不良的重症患者、老年、小儿等,为预防循环负荷过重,输血速度应稍慢。在遇需加快输血时,可采用加压输血。设备有直接在储血袋上加压;或用直接推注。注意输血通路的情况,输血留置针应粗,减少对血细胞的破坏;直接推注时也会有同样的问题,注意观察。

5.输血反应症状和体征的观察　手术患者在麻醉状态下,各种反应减弱,症状不明显,巡回护士应在患者输血过程中严密观察患者情况,做好患者各项生命体征的监测。输血反应多发生在输血前5~15分钟,应加强观察。

## 第四节　输血不良反应的护理

临床输血是具有一定风险性的治疗措施,会引起输血反应,每一次输血就同一次器官移植,严重者可危及患者的生命。因此,为了保证患者的安全,在输血过程中,护士必须严密观察患者,及时发现输血反应的征象,并积极采取有效的措施应对各种输血反应。

### 一、输血不良反应的概述

#### (一)定义

输血不良反应是指患者输入血液或血液制品过程中或在接受输血后,患者发生了原有疾病不能解释的新的症状和体征[7]。

## （二）分类

1. 时间分类

（1）即发型输血反应（acute transfusion reaction）：输血过程中和输血后24小时内发生的反应。

（2）迟发性输血反应（delayed transfusion reaction）：是输血后几天或几十天后发生的反应。

2. 机制分类

（1）免疫性输血反应（immune transfusion reaction）：由于血型抗原-抗体不配合性输注所致。

（2）非免疫性输血反应（non-immune transfusion reaction）：由于血液的质量和输注容量不当所致。

3. 主要症状和体征分类　输血不良反应可分为发热反应、变态反应、溶血反应、细菌污染反应等多种。

## 二、输血不良反应的判断

1. 非溶血性发热反应　患者输血前体温正常，在输血过程中或输血后1~2小时体温升高≥1℃，并以发热、伴或不伴寒战等为主要临床表现，且能排除溶血、细菌污染等其他原因引起的发热。

2. 变态反应　患者在血液输注过程中或输注后发生轻重不等的变态反应，表现为皮肤瘙痒、荨麻疹、血管神经性水肿、支气管痉挛、呼吸困难、低血压、过敏性休克。

3. 溶血性输血反应　最常见的症状是寒战、发热、早期患者自觉全身不适，胸背部疼痛，继而出现血红蛋白尿、呼吸困难、低血压，甚至休克。对于意识模糊或全身麻醉患者，发生急性溶血性反应时，可发生低血压、血红蛋白尿或无尿，甚至发生弥散性血管内凝血（DIC）而导致出血。

4. 大量快速输血的不良反应　输血中或输血后1小时内，患者突然呼吸困难，被迫坐起，频繁咳嗽，咳大量泡沫样或血性泡沫样痰。头痛、头胀、血压升高，表情恐惧、烦躁不安，口唇发绀，四肢湿冷、两肺布满湿啰音，颈静脉怒张，少数出现心律不齐，休克乃至短期内死亡。

5. 枸橼酸钠中毒和低钙血症　大量输注库存全血时，因库存全血中含有枸橼酸盐抗凝剂，输入体内后会中和血中的钙离子而引起低钙血症。患者表现：血压下降，手足抽搐，不自主的肌肉震颤，心律失常，甚至出现心室颤动。

## 三、输血不良反应发生的预防及处理

1. 确保血液制剂的安全　在临床用血方面要严格遵守相关的制度，做到科学、合理用血。严格把好血液来源的质量关，保证为患者输注的血液具有较高的安全性，对于血液出库后应做好严格的管理工作，每一个环节都应注重血液的质量。

2. 严格掌握输血适应证及禁忌证　在输血前掌握患者的输血史和过敏史，尤其是特殊群体，如过敏体质患者、老弱患者、妊娠期女性等，针对患者的实际情况可在输血前给予有效的预防性药物。

3. 做好患者的心理疏导工作　在输血前加强患者的心理护理，主动与患者沟通，向患者及家属讲解输血的重要性及必要性，使患者放松心情，避免神经功能紊乱，从而降低输血不良反应的发生率。

4. 遵循先慢后快的原则　输注过程中严格执行无菌操作，遵医嘱低速开始输注，严密观察患者的心率、血压、呼吸和病情变化，尤其是多次输血的患者，应在输血开始后的15分钟内加强巡视，密切观察。除监测生命体征外，还应观察体液的情况，注意询问患者的感受，警惕输血反应的发生，输血时严禁在血液中加入任何药物，输血的通路中不宜与血管活性药物等混入。

## 四、与输血相关的导管并发症

输血治疗在临床是一个有效、可行、成熟的治疗方式，通过静脉或动脉置管、粗大的留置针来完成。但也容易导致一些与导管相关的或感染的并发症。

### （一）并发症分类

1. 导管堵塞

（1）导管堵塞是留置导管较常见的非感染性并发症。原因可能是管腔本身的原因，也可能是输血过程中血凝块、血液中的脂肪颗粒等因素；也可能是管腔外的原因，如静脉被压迫、血管解剖位置被认为改变（胳膊扭曲等）、留置针或管道滑出了血管到皮下，其表现是输注速度慢或不滴，回抽无回血。

（2）不能从此通路采血，也容易导致堵塞。

（3）大量输血时应在间隔每一袋血液输注完毕必须用生理盐水冲洗输血通路。

2. 静脉炎

（1）主要是机械性、化学性、药物性等引起。因为血液成分不一致，每一次输血均认真评估血管，有一部分静脉炎是可控的，有一部分是患者因素；应尽量避免。可控的静脉炎的因素是置管的位置，留置持续的时间、导管的材质、长度等。

（2）细菌性静脉炎是由细菌感染引发的，潜在引发败血症的可能性。输血过程中严格执行无菌技术操作、手卫生时机等技术,避免造成外周静脉导管感染性并发症。

### （二）血液的渗出

1. 输血渗出 指输注过程中由于多种原因致使输入的血液渗漏正常血管通路外的周围组织。是最常见的外周静脉治疗相关性并发症。可能是导管完全脱出(导管从血管中脱出或在穿刺置管时,穿透血管壁)或部分脱出。轻者出现局部肿胀、疼痛,重者引起局部皮肤的坏死。

2. 预防 护士在开始输血前认真查看输血通路的通畅性,询问患者在输注液体过程中的局部的感受,查看皮肤颜色、温度、皮肤的紧张度是否有异常。

3. 发生渗漏后的处理 首先停止输血,并拔出留置针,及时更换输血的部位。对局部渗漏处进行护理,保护好留置针的针眼,做好遮盖。同时可以使用33%硫酸镁进行湿敷,湿敷时注意:温度常温,敷料随时保持在湿润状态以不滴液体为宜,观察湿敷的效果,并多次进行评估。汇报给主管医师进行处理;做好不良事件上报工作;做好患者和家属的工作。

## 五、临床输血反应的应急处理

### （一）输血不良反应应急处理流程

1. 轻微反应 多由变态反应引起,患者可出现皮肤瘙痒、局部或全身出现皮疹、荨麻疹等表现。①减慢输血速度。②遵医嘱给予抗组胺药物。③如果在30分钟内临床症状未改善或症状和体征恶化,则作为第二类处理。如果改善,重新开始缓慢输血。

2. 重度反应 患者先有发冷、寒战、继之出现高热,心悸,可伴有头痛、皮肤瘙痒、心动过速、轻度呼吸困难等临床表现。①立即停止输血,重新建立静脉通路,生理盐水保持静脉通路通畅。②保留的血袋及输血器一并送血库,以备查明原因。从另一侧肢体抽取的血标本(1个凝血标本和1个抗凝血标本),将血标本和尿标本一并送检。③遵医嘱给予抗组胺药和解热镇痛药。血小板减少症患者避免使用阿司匹林。④如果有过敏性特征(如支气管痉挛、哮喘),遵医嘱给予皮质类固醇和支气管扩张剂。⑤如果有症状改善,换用新的血液缓慢重新开始输血,并仔细观察。⑥如果在15分钟内临床症状未改善或加重,则作为第三类处理。⑦严密观察生命体征和尿量,监测24小时尿标本,防止溶血反应的发生。

3. 危及生命的反应 多由于输入异型血液、细菌感染、循环超负荷、变态反应以及输血相关性急性肺损伤引起。患者出现烦躁不安,沿输血部位出现疼痛,头痛、胸痛、呼吸困难、腰背部疼痛,心率增快、血压下降、不明原因出血、血红蛋白尿等表现。①立即停止输血,重新建立静脉通路,生理盐水保持静脉通路通畅,以维持收缩压。②保持呼吸道通畅,并通过面罩给予高流量氧气吸入。③遵医嘱肌内缓慢注射肾上腺素(1∶1000溶液)0.01mg/kg体重。如果有过敏性症状,给予皮质类固醇和支气管扩张剂。④根据医嘱静脉注射地塞米松5~10mg。⑤保留的血袋及输血器一并送血库,以备查明原因。从另一侧肢体抽取血标本(1个凝血标本和1个抗凝血标本),将血标本及尿标本一并送检。⑥严密观察生命体征、尿液量、颜色等性质,记录24小时出入液量,以保证患者体液平衡。若发生肾衰竭,行腹膜透析或血液透析治疗。⑦若出现休克症状,应进行抗休克治疗。⑧心理护理:安慰患者,消除紧张、恐惧心理。

当临床发生输血不良反应,医生填写《临床输血不良反应反馈单》,护士应无菌密封输血袋,一起送回血库进行分析和保存。

### （二）不同输血不良反应的处理

输血过程中护士应严密观察受血者有无输血不良反应,并根据不良反应类型给予不同的处理。

1. 发热反应 反应轻者减慢输血速度,症状可自行缓解。反应重者应立即暂停输血,根据临床症状给予保暖、解热、镇静等对症处理。密切观察病情变化,高热者可予以物理降温。

2. 变态反应 当患者有轻度变态反应时应严密观察,减慢输血速度;遵医嘱给予抗组胺药物,用药后症状会很快消失。发生重度变态反应时应立即停止输血,保持静脉通道通畅,通知医生,根据医嘱皮下注射肾上腺素0.5~1.0mg,或静脉滴注氢化可的松或地塞米松、氨茶碱;有喉头水肿者时,应立即气管插管或切开,以免窒息;有过敏性休克者,应积极进行抗休克治疗。

3. 枸橼酸盐中毒和低钙血症 遵医嘱每输库存血1000ml,静脉注射10%葡萄糖酸钙10ml,预防发生低血钙。

4. 溶血反应 立即停止输血,迅速补充血容量,碱化尿液、利尿,应用多巴胺、激素等对症处理,必要时可行腹膜透析或者血液透析;立即上报血库,血库须重新进行血型鉴定和交叉配血,调查原因并参与处置过程;严密观察生命体征和尿量,插入导尿管,监测每小时尿量,并做好记录。

# 第五节　输血过程中的职业防护

## 一、概　　述

职业防护(occupational protection)是针对可能造成机体损伤的各种职业性有害因素,采取有效措施,以避免职业性损伤的发生,或将损伤降低到最低程度。职业防护不仅可以避免职业性有害因素对护士的伤害,而且还可以控制由环境和行为不当引发的不安全因素,有效控制职业性有害因素,科学有效地规避护理职业风险[8]。临床输血过程中常见的职业性损伤的有害因素包括:

### (一)生物性损伤

生物性危害主要指护士在从事护理工作中,意外沾染、吸入、或食入的病原微生物或含有病原微生物的污染物。生物性因素是影响护理职业安全常见的职业性有害因素。由于护士在输血过程中主要完成血液标本及其成分的采集、输注,与开放性血液接触机会最多,因锐器、钝器致皮肤、黏膜破损后有可能造成感染。目前已证实有20多种病原体可经破损组织造成血液传播,其中最常见、危害最大的是HBV、HCV、HIV、梅毒等病毒,给护士健康带来极大威胁。

### (二)物理性损伤

护士在输血过程中要经常接触锐利器械,如针头、剪刀、刀片等,稍有不甚穿破表皮组织情况时有发生,增加了感染机会。

### (三)化学性损伤

化学性因素是指护士在从事护理工作过程中,通过多种途径接触到的化学物质。医院是一个特殊的工作环境,各种对人体具有潜在危害的化学因素随处可见。常用于室内空气、物体表面消毒的甲醛、戊二醛、过氧乙酸、含氯消毒剂等,接触时对呼吸道、皮肤造成不同程度的损害。另外,血浆病毒灭活过程中使用甲基蓝、冷冻防护剂(二甲亚砜)等低毒有害物质,长期接触造成蓄积,对人体的伤害不应忽视。

### (四)心理-社会损伤

临床输血多用于急救、危重的患者,短时间内大量的输血,要求护士精力高度集中,做到万无一失;同时血液从备血、取血、输血要经诸多环节,操作中必须严谨细致、准确无误、及时可靠、不容有半点懈

怠。长期在高风险、高责任、高强度的环境下工作,容易导致护士出现精神紧张、压抑的情绪。受血者及家属对输注血液后容易被感染传染病的担心也增加了护士的心理压力。

另外,临床输血过程中常见的职业性损伤的有害因素还包括护士自我保护意识淡薄以及管理层不够重视。由于有些护士上岗前未经正规的职业防护培训,预防院内感染和自我防护意识淡漠,再加之护理工作繁忙,职业疲惫,怕麻烦,心存侥幸,铤而走险。个别管理者认识模糊或重成本,重效绩,对职业防护认识不足,重视不够,未提供相应防护用具、设备。在防护不利情况下,职业损伤随时可发生。

## 二、输血过程中护理<br>职业损伤的防护

### (一)防护措施

1. 手卫生　在进行标本采集、输血、评估患者、接触患者床单位、周围物品前后均应行手卫生的操作。

2. 避免直接接触血液

(1)戴手套:接触血液及其成分时,一定要戴乳胶手套。由于手套有弹性,当含有血液的针刺破手套时,手套对针表面上的血液有一定的擦拭阻隔作用,并减少刺入深度及进入人体内的血量。手套破损后及时更换。当手部有创口时,局部应加以保护,尽量避免进行与血液相关操作。

(2)戴口罩或者护目镜:在输血操作过程中一定要戴口罩,如血液有可能溅出时应戴口罩和护目镜。

(3)在身体可能被血液污染时,或进行特殊手术时输血应穿隔离衣。

(4)使用具有安全装置的护理器材:采用真空采血系统采集血液标本。

(5)安全处理锐利器具:大多数的锐器伤是可以预防的。因此,应严格按照操作流程处理针头、手术刀及安瓿等锐器,避免手直接接触锐器。选用安全性能好的个人防护用品及锐器收集器,锐器收集器应放置于方便使用的地方。

(6)医疗废物的处理:严格执行医疗废物分类标准,锐器不应与其他医疗废物混放,封存好的锐器回收器要有清晰的标志。对使用过的血袋、输血器应放入双层防水污物袋内,密封并贴上标记,送至血库。

3. 加强安全教育,提高自我防护意识　使用安全工具,规范操作行为,做好预防接种,完善防护措

施等。在采血、术中、大型紧急抢救未查明患者的血液带菌情况时,对每一位患者及每一项操作均将患者视为传染源,做标准预防。

4. 提高心理调节能力,努力保持积极向上的乐观情绪  管理者应根据工作情况,合理调配人员,保证护士足够的休息和睡眠,建立良好的氛围,使护士保持愉快的心情,以提高工作效率,保证患者服务安全。

**（二）临床输血过程中职业暴露的处理**

1. 职业暴露的应急处理  若输血过程中发生职业暴露,应及时处理。应做到"一挤二冲三消毒",如果血液或体液溅入眼结膜,应立即用大量清水或生理盐水冲洗;若有伤口,先用肥皂液和流动水冲洗污染的创面和黏膜,然后轻轻挤压,尽可能挤出损伤处的血液,再用生理盐水反复冲洗15分钟,禁止按压伤口,伤口清洗后,用消毒液进行局部消毒;伤口较深者请外科新鲜伤口处理。

2. 输血过程中锐器伤的应急处理

（1）受伤的护士应保持镇静,按照规范迅速脱去手套。

（2）处理伤口:立即用手从伤口的近心端向远心端挤出伤口的血液,但禁止在伤口局部挤压或按压,以免产生虹吸现象,将污染的血液吸入血管,增加感染的机会。用肥皂水清洗伤口,并在流动水下反复冲洗。采用生理盐水反复冲洗皮肤或暴露的黏膜处。用75%乙醇或0.5%聚维酮碘消毒伤口,并包扎。

（3）及时填写锐器伤登记表,并尽早报告部门负责人及医院感染科。

（4）评估锐器伤:根据患者血液中含有的病原微生物(如病毒、细菌)的量和伤口的深度、范围及暴露的时间进行评估,并做相应处理。

（5）血清学检测及处理:遵医嘱处理。

### 三、输血护理推荐意见[9]

**（一）配血样本的采集**

1. 配血样本的采集过程推荐遵循以下原则

（1）请患者说出全名,同时核对患者腕带信息,并保持一致;

（2）不要提前将采血管贴好标签;

（3）一次完成同一位患者的配血标本采集与贴标签;

（4）在采血管上书写正确的患者信息、采集日期及时间:采血者在配血单及采血管上都要签名,以确认采血后正确贴好标签。

2. 正确贴标签于采血管上,并经有资质的两位人员进行确认

（1）输血患者身份的确认

1）床旁2名护士同时对血液进行核对;

2）请患者自己报本人姓名;

3）核对医嘱、血袋、文书、陈述患者信息(同时核对腕带);

4）有资质的护士进行血液输注。

（2）推荐用条码系统确认患者身份和血液

（3）如果核对的过程被打断,应从头开始重新核对

（4）输血前,负责患者的护士必须核对输血反应表和患者病历记录的详细信息,还必须同血袋标签上的鉴别资料详细核对。

（5）建立医务人员培训和强制性制度。

3. 正确的血液输注

（1）不能将其他的药物加入血液中。

（2）输血观察

1）血液输注过程中的严密观察非常重要。护士应告知患者出现下列症状时需及时说出,如气短、心慌、寒战、疼痛、红疹、痒或其他任何不舒适的感觉;

2）在血液输注前后,应进行生命体征的常规观察。在开始输血前15分钟,护士应对患者进行观察。特别注意患者的体温的变化,也需要输血的患者置于容易观察,抢救的地方,并注意抢救设备的取用方便性及用物完整,处于功能状态。

（3）输血装置

1）用于输入血液及制品的通路应在输注24小时更换;

2）如疑有污染或系统完整性受到破坏,应立即更换输血装置和附加过滤器,采用无菌技术和标准预防措施;

3）所有血液和血液制品应在4小时内输完;

4）必须使用带有过滤装置的输血器输注,所有输血装置都为螺口连接装置。

（4）输血时间和速度

1）血液在输注前在室温(18℃~25℃)下放置20~30分钟(非紧急情况)后输注;

2）浓缩红细胞输注时间:单位浓缩红细胞最长不大于4小时。血红蛋白小于40g/L严重贫血患者,输注红细胞时输入量控制在每小时1ml/kg;

3）血小板输注速度要快,以患者能耐受为准,一般每分钟80~100滴。对有ILA(人类白细胞抗原)

同种免疫输血反应的患者输注白细胞时速度应缓慢；

4）新鲜血浆的输注速度不超过(5~10)ml/min，应在融化后4小时内输注；

5）凝血因子输注速度以患者能耐受的最快速度为宜；

6）凝血酶原复合物(30ml 无菌注射用水)应在3~5分钟快速静脉输入；

7）当失血量超过循环血量20%时需要快速输血。

（龚仁蓉 郭红霞 兰 燕）

## 参 考 文 献

1. 李小寒,尚少梅.基础护理学.第5版.北京:人民卫生出版社,2012.
2. 陈剑苹,徐玉兰,朱妮.临床安全输血中护理程序的应用.临床血液学杂志,2011,24(6):360-361.
3. 席惠君,叶萍.临床输血学.第2版.北京:科学技术文献出版社,2010.
4. 刘亚丽,崔玉玲.输血科护士的职业暴露与防护.临床输血与检验,2008,10(3):269-270.
5. 王梁平,周春兰.临床输血护理技术操作流程的规范.护理学报,2009,16(108):24-26.
6. 崔燕.输血不良反应的预防及护理.实用医技杂志,2016,23(1):65-66.
7. 朱大年,王庭槐.生理学.第8版.北京:人民卫生出版社,2013.
8. 魏晴,王娟.临床输血指南.北京:科学出版社,2013.
9. 王建荣.输液治疗护理实践指南与实施细则.北京:人民军医出版社,2009.

# 第五十章
## 输血不良反应

输血不良反应指输血过程中或输血后发生的与输血相关的不良反应,按照输血不良反应发生的时间,发生于输血后 24 小时内的,称为急性反应,发生于输血后 24 小时之后的,称为迟发性反应;按照输血不良反应发病机制,有免疫因素参与的,称为免疫性反应,无免疫因素参与的,称为非免疫性反应;按照有无感染因素参与,又分为感染性及非感染性输血不良反应。随着血液筛查技术的进步,输血相关传染病的发生率已明显降低。非感染性的输血不良反应逐渐成为异体输血致死的主要原因。本章重点讨论非感染性输血不良反应。

## 第一节 概 述

### 一、输血不良反应分类(表 50-1)

**表 50-1 输血不良反应分类**

| | 急性反应 | | 迟发性反应 |
|---|---|---|---|
| 免疫反应 | 发热性非溶血性输血反应 | 迟发性溶血反应 | |
| | 变态反应 | 移植物抗宿主病 | |
| | 急性溶血反应 | 输血后紫癜 | |
| | 输血相关性急性肺损伤 | 输血致免疫抑制作用 | |
| | | 白细胞或血小板输注无效 | |
| 非免疫反应 | 脓毒性输血反应 | | |
| | 含铁血黄素沉着症 | 血栓性静脉炎 | |
| | 循环超负荷 | 输血相关感染性疾病 | |
| | 空气栓塞 | (如各种肝炎病毒、HIV、巨细胞病毒等;细菌、梅毒、多种寄生虫病等) | |
| | 低体温 | | |
| | 出血倾向 | | |
| | 枸橼酸中毒 | | |
| | 电解质紊乱 | | |
| | 非免疫性溶血 | | |
| | 肺微血管栓塞 | | |

### 二、输血不良反应的主要临床表现

输血不良反应的诊断主要根据患者的临床表现,并结合实验室检查来进行。致命性输血不良反应多发生在输血的早期,在输血过程中应仔细观察患者的反应,特别是输血开始后的前 15 分钟。医护人员应熟悉输血不良反应的临床表现,发生问题及时处理。常见的输血不良反应临床表现如下:①发热:伴或不伴寒战。发热指患者体温(口温)在 38℃以上,且较输血前升高 1℃以上,但应注意排除其他原因引起的发热。发热是多种输血不良反应的共同表现,包括溶血反应、发热性非溶血性输血反应、脓毒性输血反应、输血相关性急性肺损伤等,应注意鉴别。②寒战,伴或不伴发热,意义和发热相同。③输血部位疼痛,或胸部、腹部、腰部疼痛,提示溶血反应。④血压变化,包括血压升高或血压降低。休克伴发热、寒战提示急性败血症,也可出现于急性溶血反应。循环衰竭而不伴发热或寒战可能是严重变态反应的征兆。⑤呼吸窘迫,包括呼吸困难、呼吸加快、哮喘、低氧血症,严重呼吸困难提示输血相关性急性肺损伤、严重变态反应等。⑥皮肤改变,包括荨麻疹、瘙痒、充血、局部水肿(血管性水肿),提示变态反应。⑦恶心,伴或不伴呕吐。消化道表现没有鉴别诊断价值。⑧尿色加深、尿色呈浓茶色或酱油色,提示溶血反应。尿色改变可能是全麻患者急性溶血时最早的临床表现。⑨出血或消耗性凝血功能障碍。大量输血患者可出现稀释性凝血功能障碍;急性溶血反应患者可发生 DIC 而表现为消耗性凝血功能障碍。

## 第二节　溶血性输血反应

患者接受不相容的红细胞或有同种抗体的供者血浆,使供者红细胞或自身红细胞在体内发生破坏而引起的反应称为溶血性输血反应(hemolytic transfusion reaction,HTR),多数溶血反应是输入的不相容红细胞被患者体内的抗体破坏所致。HTR 分为急性溶血性输血反应及迟发性溶血性输血反应。急性 HTR 常由 ABO 血型不合所致,反应严重,而迟发性 HTR 症状往往不明显。非 ABO 系统抗体导致的严重溶血反应不容忽视。在美国输血相关死亡报道中,溶血反应约占 21%,其中 1/3 为 ABO 血型不相合所致,2/3 为其他系统不相合所致。

### 一、急性溶血性输血反应

急性溶血性输血反应(acute hemolytic transfusion reaction,AHTR)发生于输血后 24 小时内,多于输血后立即发生。患者输入 10~15ml 不相合的血液后即可发生急性溶血反应。急性溶血反应发生率约为 1:80 000,死亡率约为 1/1800 000[1]。AHTR 大多为血管内溶血。严重的 AHTR 一般是由于 ABO 血型不合导致供者红细胞破坏,其次还可见于抗-Jk[a]、K、Fy[a] 抗体及某些 Rh 血型不合。东南亚国家 Mur 抗原频率较高,抗 Mur 导致的溶血反应报道较多,抗

Mur 也能引起急性溶血反应,必须重视。偶尔,溶血也可由供者血浆中抗体引起受者红细胞破坏所致,如 O 型血浆或血小板输给非 O 型患者时,血浆中抗-A 或抗-B 可能引起受血者红细胞溶解。

#### (一)病因及发病机制

大多数 AHTR 是因误输 ABO 血型不合的血液引起,由受血者的同种抗体、补体介导的、以输入的红细胞破坏为主的免疫反应,造成血管内溶血。A 亚型不合或 Rh 及其他血型不合时,也可能发生溶血反应。若输入血浆成分含有红细胞抗体,如 O 型血浆输入非 O 型受血者后,O 型血浆中的高效价抗-A 和抗-B 可导致受血者红细胞破坏。此外,受血者患自身免疫性溶血性贫血时,血液中的自身抗体也可能破坏输入的异体红细胞,导致溶血。少数患者在输入有缺陷的红细胞后,可发生非免疫性溶血。若如血液在贮存、运输过程中保存不当,血液不适当加热,血液中加入高渗、低渗溶液或对红细胞有损害作用的药物等,也可能引起溶血。

AHTR 发生机制是抗体和红细胞膜上血型抗原结合、激活补体,激活的补体形成膜攻击复合物 C5~C9,C5~C9 可使细胞膜上形成小孔,细胞外的水分由小孔进入细胞,造成细胞溶解,血浆及尿中出现游离血红蛋白。引起急性溶血反应的抗体大多为 IgM,少数为补体结合性 IgG。AHTR 过程中产生的补体,特别是过敏毒素 C3a 及 C5a 以及其他炎症介质如组胺、5-羟色胺,细胞因子如白细胞介素 IL-1、IL-6、IL-8、肿瘤坏死因子(tumor necrotic factory,TNF)、单核细胞化学吸引蛋白等会引起血压下降、休克、支气管痉挛、发热等临床表现。抗原抗体反应可引起血小板释放反应,释放出血小板第 3 因子,还通过激活 Hageman 因子启动内源性凝血系统。细胞因子 TNF 可诱导内皮细胞产生组织因子,激活外源性凝血系统。同时,TNFα 及 IL-1 作用于血管内皮细胞,使其表面血栓调节蛋白表达减少。血管内溶血时,白细胞也出现促凝活性,最终导致 DIC 及消耗性凝血障碍。

急性溶血时发生肾功能衰竭的机制主要是低血压、肾脏血管收缩及肾脏小动脉内微血栓形成造成的肾脏缺血。抗原抗体复合物沉积于肾脏,也造成肾脏损害。此外,血液中游离血红蛋白会结合一氧化氮,而一氧化氮是内皮衍生的舒张因子,有较强的舒张血管作用,游离血红蛋白结合了一氧化氮会加重肾脏血管收缩。尽管如此,一般认为游离血红蛋白对肾脏没有特别的毒性作用。过去认为血管内溶

血时游离血红蛋白沉积在肾小管中造成堵塞而发生肾衰竭,这种看法早已被否定。20世纪60年代已经发现,输注不相合红细胞的细胞膜也可能引起急性肾衰竭。

### (二)临床表现

患者多于输血后数分钟至数小时出现烦躁,发热,有时伴畏寒,胸部或背部疼痛,面色发红,呼吸困难,心动过速及血压下降,血红蛋白尿,黄疸。严重者还出现急性肾衰竭、休克及弥散性血管内凝血(DIC),甚至死亡。一些严重疾病患者,临床表现可能极不典型,如仅出现手术止血困难,或没有临床症状,仅在输血后发现贫血更严重,甚至因贫血造成心力衰竭而死亡。溶血反应的严重程度与输入的不相合血液量有关,多数严重反应常由输入200ml以上引起,也有报道30ml致死的。

### (三)诊断

根据患者的临床表现、实验室检查,诊断AHTR并不困难。

任何原因引起的急性溶血都可能和AHTR混淆。细菌污染的血液、储存血液受到物理、化学、药物损伤可能发生溶血;有些自身免疫性溶血性贫血患者的临床表现及实验室检查和AHTR相似,特别是这些患者输血以后可能产生同种免疫抗体,使交叉配血非常困难,增加了以后输血发生AHTR的风险;先天性溶血性疾病如遗传性球形红细胞增多症、葡萄糖-6-磷酸脱氢酶(G-6-PD)缺乏症、镰形细胞贫血可能表现为急性溶血,如果这些患者在输血时恰逢其慢性溶血加重,则难以和AHTR区别;微血管性溶血性贫血如溶血尿毒综合征、血栓性血小板减少性紫癜、红细胞机械性破坏(如心脏机械瓣膜损伤)等可能和AHTR混淆;阵发性睡眠性血红蛋白尿症(paroxysmal nocturnal hemoglobinuria,PNH)患者及某些感染患者也可能发生急性溶血,要注意和AHTR鉴别。

发生急性溶血反应时,实验室检查可能发现血细胞比容下降、血浆结合珠蛋白降低、乳酸脱氢酶(LDH)增高、血浆中出现游离血红蛋白,6~8小时后血清胆红素可能增高。

实验室检查包括核对血袋上的标签及所有交叉配血记录,并和以前的血型及抗体筛查记录进行比较。肉眼观察离心后的输血后标本,看血清中有无游离血红蛋白,并注意和输血前标本进行对比;直接抗球蛋白试验(direct antiglobulin test,DAT)如为阳性,则提示可能发生了溶血。对输血前和输血后的标本重复检测ABO及Rh血型,特别注意有无混合视野凝集现象,重复抗体筛查,将患者在过去24小时内输过的所有供者血液标本,分别和患者输血前及输血后的血液标本进行交叉配合试验。如所有检测均阴性,急性溶血反应的可能性不大。如果检测阳性或临床上高度怀疑溶血反应,则应进行进一步试验,如用抗体鉴定谱红细胞分别和输血前及输血后患者标本进行反应;采用增强红细胞抗原抗体反应的技术,如酶法、聚乙二醇(PEG)法或柱凝集法等;做红细胞放散试验,以确定有无红细胞致敏;检查输血操作及血液储存条件是否正确,血袋、与血袋相连的导管(俗称血辫)有无溶血;必要时还可以做红细胞多凝集试验。此外,还应该做血清游离血红蛋白定量试验、血清胆红素测定、尿血红蛋白及含铁血黄素、血清尿素氮、肌酐、外周血涂片检查、供者标本DAT,连续监测患者全血细胞计数,凝血试验等。

### (四)治疗

怀疑溶血反应时,应立即停止输血,维持静脉通道,核对患者姓名、性别、年龄、病室、床号、住院号,与交叉配血报告单上记录是否一致,通知输血科及患者主管医师进行紧急处理。抽取患者的血标本连同血袋中剩余的血液送输血科进一步检查。

AHTR的治疗措施取决于患者的临床表现。AHTR的轻重和患者输入的不相合血液量有关,患者输血时应该特别注意观察,及时发现问题并进行相应处理。一旦怀疑发生AHTR,应立即停止输血,更换输血器,使用生理盐水维持静脉通道。如果症状和体征轻微,只需要观察和一般的对症支持治疗。如果溶血反应严重,则应采取积极措施进行抢救。立即补液扩容,维持血容量、纠正低血压、防止急性肾衰竭,静脉输入生理盐水维持血压并将尿量维持在70~100ml/h,维持18~24小时。根据血压、心功能状况及尿量调整补液量及速度。使用血管活性药物如小剂量多巴胺[3~5g/(kg·min)]可治疗低血压并改善肾脏灌注,注意多巴胺的剂量不能过大,大剂量时会引起肾脏血管收缩,加重肾脏损害。利尿剂如呋塞米也可起到保护肾脏的作用,出现少尿或无尿的患者,可以静脉给予呋塞米。如果已经发生肾衰竭,则应限制入量,维持电解质平衡,必要时进行透析。关于凝血机制异常的处理,传统的DIC治疗以去除病因、支持治疗为主。根据需要,可输血小板、冷沉淀或新鲜冰冻血浆,这些血液成分仅限用于活动性出血患者。溶血反应发生DIC时,是否使用肝素尚无统一结论,肝素除可阻止凝血的发生外,还具有抗补体活性,但由于肝素可能会加重出血,特别是手术患者、有活动性出血的患者。因此,肝素在溶血反应所致 DIC 中的应用有争议。

大量血管内溶血发生时,可进行交换输血,即换血疗法。换血量一般是输入异型血量的 10 倍才能取得良好疗效,故要慎重对待交换输血,以免增加输血传播疾病风险,多数 AHTR 不需要交换输血。但是对于 ABO 血型不合引起的严重溶血反应,换血疗法可以降低病死率,应及早进行。如无条件换血也可进行血浆置换疗法以降低异型红细胞输注所致的抗体效价,一次置换 1~1.5 个血浆容量,置换液选用 AB 型血浆[2]。

### (五)预防

AHTR 多由差错所致,应正确确认受血者身份和血液制剂标签以及交叉配血记录,是预防 AHTR 的重点。加强整个输血过程的管理,确保从输血申请、标本采集、运送、接收、交叉配血、发血、到输血过程准确无误。

## 二、迟发性溶血反应

输血 24 小时后发生的溶血反应称为迟发性溶血反应(delayed hemolytic transfusion reaction, DHTR)。据报道其发生率约为 1:1900~1:12 000,较 AHTR 发生率高,但临床表现较轻微。患者通常没有症状,常见表现是在无临床出血的前提下,输血后患者的血红蛋白水平不见升高,或短暂升高,或发生不明原因的血红蛋白水平下降。也可表现为发热、寒战、黄疸,血红蛋白尿和肾功能损害,但很少见。DHTR 很少导致死亡。

### (一)病因及发病机制

DHTR 几乎都是回忆性抗体反应,机体第一次接触红细胞抗原时,初次抗体形成较迟,如抗 D 抗体出现于输血后至少 4~8 周,也可能 5 个月。抗体产生时,大多数输入的红细胞已不存在,一般不会发生溶血。随后,抗体水平逐渐下降,再次输血前抗体筛查试验及交叉配血可能阴性。输血后,患者对先前致敏的抗原产生回忆反应,在几天内产生大量抗体,使供者红细胞溶解。偶尔,输血后的初次免疫反应也可能导致 DHTR。DHTR 多由 Rh、MNS、Kidd、Duffy、Kell、Lewis、Diego 等[2]系统抗体引起,有些抗体如抗-E 及抗-Jk$^a$ 水平下降很快,致敏患者输血前检查常为阴性[3]。DHTR 的抗体性质多为 IgG 型,一般不激活补体,或者只能激活 C3,所产生的炎性介质水平很低,因此,DHTR 症状通常比急性溶血反应轻得多。

### (二)临床表现

DHTR 临床表现一般较轻,以血管外溶血为主,但也有致死的。溶血一般发生于输血后 3~10 天,表现为发热、贫血复发、黄疸,偶见血红蛋白血症及血红蛋白尿、肾衰竭、DIC。患者血液中可能出现输血前没有的抗体,DAT 阳性,随着不相合红细胞从循环中的清除,DAT 会转为阴性。

### (三)诊断

患者输血后出现发热、血红蛋白水平不升高或反而降低,或有轻度黄疸,应考虑 DHTR 的可能性,此时如检测出患者体内出现输血前没有的抗体,DAT 阳性,则可能发生了 DHTR。由于 DHTR 临床表现不典型,发生时间也往往和输血时间相距较久,因此常被临床忽视。对于输血无效或间隔期较短的患者,应考虑 DHTR 的可能性并进行相应检测,如发现输血后标本抗体效价明显增加或出现以前没有的抗体,则提示 DHTR。

### (四)治疗

DHTR 大多毋需治疗,及时明确诊断,避免继续输入不相合的血液,是有效治疗的保证。如出现类似 AHTR 症状,则按照 AHTR 处理。如果患者需要输血,则应输注相应抗原阴性的红细胞。

### (五)预防

为预防 DHTR,每次输血前应当检查患者的 ABO 及 Rh 血型。有输血史或妊娠史的患者,输血前应做不规则抗体筛查。由于很多患者不能准确提供输血史及妊娠史,国外一般对所有输血患者均做不规则抗体筛查,配血标本必须是输血前 48~72 小时采集的。对于输血前未进行抗体筛查的患者,输血前除用盐水介质交叉配血外,还必须采用能够检出 ABO 血型系统之外的有临床意义的血型抗体的方法,如凝聚胺法或微柱凝集法进行交叉配血。发生溶血反应后,应鉴定清楚患者血液中的抗体特异性,以后输血时应避免输入相应抗原阳性的红细胞。由于 DHTR 临床表现不典型,有时难以诊断,医师可能考虑不到溶血反应,为纠正贫血可能再次输入不相合的血液,这样可能引起 AHTR。

## 三、非免疫性溶血

机械瓣膜、体外循环、用小孔径输液针头快速输血可能引起红细胞破坏。血袋中误加蒸馏水或高渗葡萄糖等非等渗溶液,不适当的加温、冷冻等均可引起不同程度的溶血。输入大量 G6PD 缺乏的红细胞亦可发生急性溶血。此外,患者自身红细胞缺陷,如 PNH 患者的红细胞对补体非常敏感,输入不相合的血浆或白细胞时发生免疫反应可能激活补体,导致患者自身红细胞破坏。发生非免疫性溶血时也会出现血红蛋白尿,但很少出现 AHTR 的其他表现。输入已经溶解的红细胞可能引起高钾血症及一过性肾脏损害。

## 第三节　其他急性非感染性输血不良反应

除急性溶血反应外,急性非感染性输血不良反应还包括发热性非溶血性输血反应、变态反应、输血相关性急性肺损伤、输血相关性循环超负荷等。

### 一、非溶血性发热性输血反应

非溶血性发热性输血反应(febrile nonhemolytic transfusion reaction,FNHTR)指输血过程中或输血后1~6 小时内体温(口腔温度)超过 38℃,并较输血前升高 1℃,排除其他原因引起的发热。发热是很多输血反应的共同表现,如 FNHTR、细菌污染、急性溶血反应等,要注意鉴别。诊断 FNHTR,要排除其他合并发热的输血不良反应,如溶血反应、输入细菌污染的血液、输血相关性急性肺损伤等,患者的基础疾病也可能引起发热。

#### (一)病因及发病机制
发热的机制是致热原(IL-1、IL-6、TNF)通过前列腺素 E2 介导,作用于下丘脑体温调节中枢,引起体温升高。患者对输入的白细胞或血小板产生同种免疫抗体是发热反应的主要原因,最常见的是 HLA 抗体,少数患者血液中发现血小板、粒细胞特异性抗体。发热反应的另一个原因是输入的贮存血液中有细胞因子,特别是常温下保存的血小板。浓缩血小板中的白细胞会释放细胞因子,引起发热反应。发热反应的发生率随血小板贮存时间延长而增加,并与血小板中的白细胞数量有关。细胞因子出现于血浆中,血液储存前去除白细胞可减少细胞因子产生。输注新鲜血小板也可能减少发热反应。

#### (二)临床表现
FNHTR 多见于反复输血的患者,常发生于输血开始后 15 分钟到 1 小时内,体温可达 38~41℃,同时可伴寒战,头痛,全身不适,恶心呕吐。有些患者因输血前用了解热药而不出现发热。5%~10%的FNHTR 患者输血后 1~2 小时才出现症状。发热反应多见于粒细胞或血小板输注,多数反应不严重,一般在数小时内恢复,偶尔反应很严重甚至危及生命。FNHTR 发生率为 0.5%~3%,占所有输血不良反应的 43%~75%。有发热性非溶血性输血反应史的患者,第二次输红细胞时约 15%再次出现发热反应。随着白细胞去除技术的广泛使用,发达国家发热反应发生率已经大为下降。

#### (三)诊断
诊断 FNHTR 并没有特殊检查,应排除其他原因引起的发热,包括:患者本身患发热性疾病,如感染、肿瘤等;药物引起的发热,如两性霉素 B;溶血性输血反应;血液制品细菌污染;输血相关性急性肺损伤等。

#### (四)治疗
发生发热反应时应立即寻找原因,排除溶血反应及细菌污染,如不能排除,则应停止输血。确定为发热性非溶血性输血反应可用解热药如对乙酰氨基酚(扑热息痛)对症治疗,严重时解热药无效,可慎用糖皮质激素,哌替啶能缓解严重的寒战。在使用哌替啶时应密切观察,因为该药具有呼吸抑制作用。由于 FNHTR 过程中没有组胺释放,抗组胺药物无效。

#### (五)预防
输少白细胞的红细胞(欧洲标准 WBC<10^6/U)能够预防部分发热反应,有些白细胞滤器还可以去除某些细胞因子及补体,输滤除白细胞的血小板或单采少白细胞的血小板或新鲜血小板可减少发热反应。目前在发达国家已经全部或大部份应用贮存前白细胞过滤技术,我国部分医院及采供血机构也采用了白细胞过滤技术。输血前用解热药可以预防发热反应,但不提倡对所有输血患者常规给解热药物,以免影响对溶血反应、脓毒性输血反应或其他致命性输血反应的观察和及时处理。粒细胞不能用白细胞滤器过滤,输注前应常规给解热药。

### 二、变态反应

变态反应是较为常见的输血不良反应,发生率为 1%~3%。变态反应大多为症状轻微的皮肤局限性荨麻疹和瘙痒,也可以表现为以支气管痉挛、喘鸣、喉头水肿、低血压休克为主的严重变态反应。

#### (一)病因及发病机制
变态反应是患者血液中的 IgE 抗体与输入的供者血液中的抗原发生反应,导致肥大细胞、嗜碱性粒细胞脱颗粒,释放出过敏毒素,如组胺、嗜酸性粒细胞中性粒细胞化学趋化因子、酶、白三烯、前列腺素$D_2$、血小板活化因子、细胞因子等,引起皮肤、呼吸道、心血管、胃肠道过敏表现。变态反应的发生,与患者、献血者、血液制剂三方面均有关系[34]。严重反应与抗 IgA 抗体有关,IgA 缺乏者可能产生抗 IgA 抗体,IgA 水平正常者也可能出现 IgA 亚型或同种抗体,还有人认为它是一种自身抗体。抗 IgA 抗体可以自然产生,患者不一定有妊娠或输血史。虽然很多研究发现变态反应者血液中存在抗 IgA 抗体,但是抗 IgA 抗体并不能完全解释严重变态反应。美国献血者中 IgA 缺乏者占 0.34%,但严重变态反应发生率远低于抗 IgA 抗体的发生率。此外,变态反应还可能和抗其他血清蛋白抗体有关,如缺乏 IgG、结合珠蛋白、抗胰蛋白酶、转铁蛋白、C3、C4 等的患者可能产生相应抗体。其他可能引起变态反应的原因包括:供者血液中含有患者过敏的药物(如阿司匹林、青霉素)或食物及其他成分,患者被动输入 IgE 抗体,供者血液中 C3a、C5a 增高激活受者肥大细胞等。

### (二)临床表现

局部或全身皮肤瘙痒、荨麻疹、红斑、血管神经性水肿,重者出现支气管痉挛,喉头水肿,呼吸困难、发绀、过敏性休克,还可出现恶心呕吐、腹痛、腹泻症状。轻微变态反应发生率为 1%~3%,严重反应发生率为 1:(20 000~47 000)。严重变态反应占输血相关死亡的 3.1%。

### (三)治疗

病情轻微者,暂停输血,可口服抗组胺药如苯海拉明 25mg 或 50mg,并严密观察病情发展,如给抗过敏药后皮疹好转,可继续输血。如果患者合并面部或喉头水肿或低血压,则应立即停止输血,并静脉给予肾上腺素、补液、糖皮质激素和抗组胺药物,喉头水肿严重者应及时行气管插管或气管切开。如果患者出现严重支气管痉挛,应给予 $\beta_2$ 受体激动剂或氨茶碱治疗。

### (四)预防

输血前应询问过敏史,有血浆过敏史者,输血前可用抗组胺药物,反复出现变态反应者可用糖皮质激素进行预防,必要时输洗涤红细胞。对缺乏 IgA 且血中有抗 IgA 抗体者,应输注不含 IgA 的血液成分(缺乏 IgA 的献血者的血液或经过 2L 以上生理盐水充分洗涤的红细胞)。

## 三、输血相关性急性肺损伤

输血相关急性肺损伤(transfusion-related acute lung injury,TRALI)是指输血后 6 小时内发生的非心源性肺水肿[45],通常在输血后 1~2 小时出现。其发生率报道不一,一般认为约为 1:5000。目前 TRALI 已经成为输血相关死亡的首位原因,占输血相关死亡的 40% 以上。

### (一)病因及发病机制

TRALI 的危险因素包括吸烟、慢性酒精滥用、肝脏手术、休克、机械通气时高气道峰压、液体正平衡和 IL-8 水平较高。其发生机制尚不完全明确,目前常用"双重打击"学说解释。第一次打击如手术、感染或创伤等,将中性粒细胞预活化,其黏附至肺毛细血管内皮细胞;第二次打击是输入的血液中所含的抗白细胞抗体或生物反应调节剂对这些中性粒细胞进行活化,损伤内皮细胞,导致肺毛细血管通透性增加和肺水肿的形成。少数患者输注的血液可能同时造成这两次打击。

### (二)临床表现

TRALI 的特征性临床表现是在输血期间或在输注后的短时间内突然发生呼吸困难、低氧血症。症状通常发生在开始输血后的 1~2 小时,也可能延迟至输血后 6 小时出现。也有报道发生于开始输血后数分钟内[56]。常见的体征和症状包括低氧血症、胸片上出现肺部浸润影而心影轮廓正常、气管插管内有粉红色泡沫样分泌物(发生率约 56%)、发热(发生率约 33%)、低血压(发生率约 32%)、发绀(发生率约 25%)。所有异体血液成分均可导致 TRALI,尤其是血浆和血小板。

### (三)诊断

患者在输血期间或输血后短时间内发生低氧血症性呼吸功能不全都应当考虑是否存在 TRALI[67]。美国国家心肺血液研究所、TRALI 工作小组、加拿大 TRALI 共识会总结的 TRALI 诊断标准(表 50-2)。标准要求在输血时或输血后 6 小时内新出现的 ALI/ARDS(ARDS 为急性呼吸窘迫综合征)表现,并伴低氧血症、胸片异常。如果患者同时存在 ALI/ARDS 的其他危险因素(如误吸、肺炎、有毒物质的吸入、肺挫伤、外伤、烧伤和胰腺炎)且有明确的时间关系时,不能诊断为 TRALI,而应诊断为"疑似 TRALI"。诊断 TRALI 应排除其他原因所致呼吸困难和肺水肿,包括严重变态反应、循环负荷过重、脓毒性输血反应等。严重变态反应的呼吸困难及发绀与支气管痉挛及喉头水肿有关,而 TRALI 以肺水肿为主要表现;严重变态反应常伴皮肤红斑、荨麻疹、严重低血压,常发生于输血开始后数秒到数分钟内,患者一般不发热。循环负荷过重以呼吸困难、发绀、心动过速为主要表现,常伴血压增高,输注任何血液制剂时都可能发生,一般发生于输血后数小时内。脓毒性输血反应以发热、血压下降、循环衰竭为主要表现,而呼吸困难并不常见。供者血清和受者淋巴细胞交叉配型可以为诊断 TRALI 提供重要依据。

**表 50-2　输血相关急性肺损伤的诊断标准及可疑诊断标准**

| TRALI 的诊断标准 |
| --- |
| 1. ALI |
| (1)急性起病 |
| (2)低氧血症 PaO$_2$/FiO$_2$<300 或吸入空气情况下 SpO$_2$<90% |
| (3)正位胸片提示双肺浸润影 |
| (4)无左房高压的证据(如容量过负荷) |
| 2. 输血前不存在急性肺损伤 |
| 3. 输血过程中或输血后<6 小时发生 |
| 4. 无其他的急性肺损伤的致病因素 |

| 疑似 TRALI 的诊断标准 |
| --- |
| 1. 临床表现同 TRALI |
| 2. 同时存在其他的急性肺损伤的致病因素如吸入、肺炎、肺挫伤、溺水、休克、严重脓毒症、多发伤、烧伤、急性胰腺炎、心肺旁路、药物过量等 |

注:TRALI:输血相关急性肺损伤;ALI:急性肺损伤;PaO$_2$/FiO$_2$:动脉血氧分压/吸入气氧浓度;SpO$_2$:脉搏氧饱和度

### (四)治疗

怀疑 TRALI 时,应当立刻停止输血。对 TRALI/疑似 TRALI 患者的治疗以支持治疗为主。氧疗是最基本的治疗,以纠正低氧血症。病情不太严重的患者,可采用无创性的持续气道正压通气或双水平气道正压通气,也可能需要气管插管行有创性机械通气治疗或体外膜肺氧合治疗。70% ~ 80% 的 TRALI 或疑似 TRALI 患者需要通气支持。TRALI 患者常合并血容量不足和低血压,可通过液体复苏或血管活性药物保证终末器官灌注。早期经验性的利尿应谨慎,如果没有循环超负荷的证据,不建议使用利尿剂。糖皮质激素的有效性尚未得到前瞻性临床研究的证实,不推荐常规使用糖皮质激素治疗 TRALI。TRALI 患者治愈后肺功能可恢复到其基线水平,并且未来可安全接受输血。

### (五)预防

发生 TRALI 后,应对供者血液进行检查,TRALI 所涉及的供者,应拒绝或推迟其未来血小板单采、血浆单采,甚至全血献血。多产女性捐献的血液很可能含有抗白细胞抗体。也有报道采用血小板保存液替代血小板中的血浆、检测女性供者 HLA 抗体、输注去白红细胞、洗涤红细胞或保存时间较短的红细胞预防 TRALI,但预防效果不确切。

## 四、输血相关性循环超负荷

输血相关性循环超负荷( transfusion-associated circulatory overload,TACO)不是抗体介导的免疫反应。报道发生率不一,为 1%~10%。临床表现为输血过程中或输血后,突发呼吸困难、呼吸急促、心动过速、颈静脉怒张、咳血性泡沫痰、高血压和脉压增大等。

### (一)病因及发病机制

循环负荷过重多发生于老年人、婴儿、严重贫血患者。由于输血过量、速度过快,使血容量超出了心脏的负荷能力;或由于患者心肺功能受损、肾功能不全等,对血容量增加的耐受性差,容易发生急性心衰和肺水肿。

### (二)临床表现

表现为呼吸困难,端坐呼吸,发绀,心动过速,血压增高,肺水肿,应和 TRALI、严重变态反应进行鉴别。

### (三)治疗

患者发生循环负荷过重反应,应立即停止输血,让患者采取坐位,双下肢下垂,结扎止血带,减少静脉回流。一般 5~10 分钟轮流放松止血带。给予对症治疗,吸氧,利尿,必要时行静脉放血治疗。

### (四)预防

TACO 应以预防为主,输血前应考虑患者的心功能状况、液体出入量平衡情况,特别是老年人、婴幼儿患者。对容易发生循环负荷过重的患者,如心肺功能受损、肾衰的患者和婴儿要严格控制输血速度和输血量,输血时应输浓缩红细胞,输血速度宜慢,1ml/(kg·h),严密观察输血患者。

## 第四节　大量输血引起的不良反应

大量输血指 24 小时内输血量达到患者自身血容量,或 3 小时内输血超过患者血容量 50%。输血量超过 2 倍血容量时,容易发生大量输血相关并发症,包括代谢、体温调节、凝血功能障碍等。合并其他疾病如肝、肺、肾脏疾病的患者,对大量输血耐受性差。此外,失血患者发生低血容量性休克的严重程度和持续时间也可能对大量输血并发症有影响。

## 一、枸橼酸盐中毒

### （一）病因及发病机制

枸橼酸盐中毒（citrate toxicity）常发生于大量、快速输注血浆、全血或血小板过程中，特别是患者肝脏功能不全时。治疗性血液成分分离或献血者血液成分单采时也容易发生。

### （二）临床表现

表现为低钙血症，患者出现感觉异常，口周、肢端麻木、颤抖、头昏、全身振动感、恶心、焦虑、抽搐，严重者可出现惊厥、心律失常。

### （三）治疗

大量输血、特别是合并严重肝脏疾病的患者，或者是进行快速血液成分分离，如造血干细胞采集的患者，应考虑补钙。需要注意的是，在不能准确测定游离血钙浓度时，盲目补钙或经验性补钙可能会造成医源性高钙血症。对于一般患者，出现低钙症状时，应减慢输注速度，可口服含钙的牛奶制品。静脉补钙时，应注意避开输血通道，以免引起血液凝固。

## 二、体温过低

低体温（low body temperature）是大量输血较常见的并发症，多发生于新生儿及老年人。如果通过靠近心脏传导系统的导管输血，更容易发生低体温并发症。低体温影响肝脏对枸橼酸盐的代谢，加重低钙血症对心脏的不良影响，大量输注冷藏血液可能抑制心脏传导系统，引起心律失常甚至死亡。低体温可通过减慢酶反应速度引起凝血功能障碍、血小板功能异常。患者需要大量输血时，应使用专用加热器。

## 三、高钾血症及低钾血症

库存血中钾、氨增高，pH 降低，但成年患者一般不会发生高钾血症或酸中毒；婴儿血容量小，其电解质平衡和酸碱度易受输入的血液中所含电解质和 pH 值的影响，输入库存时间过久的血液，或因抗凝剂过量，抗凝剂分解等，可引起机体电解质及 pH 值紊乱，尤其是小婴儿肾脏保钠排钾及维持酸碱平衡的功能尚不成熟，可能出现高血钾，低血钙及酸中毒。输血患儿出现肌张力增高、震颤、手足抽搐等症状时应及时进行血钾、血钙、pH 检测，或心电图检查，如有高钾血症、低钙血症，应及时处理。大量输血患者应尽量选用新鲜血液。

库存血中红细胞内 $K^+$ 大量丢失，输入体内后 $K^+$ 重新进入红细胞，大量输入的枸橼酸盐代谢产生碳酸氢钠，可引起碱中毒，也造成 $K^+$ 向红细胞内转移，因此，输血后也可能出现低钾血症。

治疗应针对患者需要大量输血的病因，只要病因得以解除，一般不需要采取特殊措施预防或治疗高钾或低钾血症。对于病情较重的患儿，大量输血时应输入贮存时间短于 7~10 天的血液；如果输血量小，只需要减慢输血速度，有效期内的血液都可以使用。

## 四、大量输血所致凝血功能障碍

大量输血患者常合并凝血功能障碍，过去认为这是由于输入的血液中不含血浆或缺乏凝血因子造成的。对严重创伤患者的观察发现，输血量达到血容量 2~3 倍时，输血越多，越容易发生微血管出血。患者输入的红细胞中不含凝血因子，即使输入全血，库存血液中不稳定凝血因子如因子 V、Ⅷ 含量也很少。此外，库存血液中缺乏有活性的血小板。因此，大量输血患者可能会发生稀释性凝血因子、血小板缺乏，加重出血倾向。根据数学模型计算，输血量达到自身血容量时，患者自身血液成分（包括血小板、血浆凝血因子等）减少 65%，达到 2 倍血容量时，自身成分减少 85%。

通过对大量输血的患者进行研究，人们发现这些患者的血小板减少及低纤维蛋白原血症与凝血功能障碍密切相关，而血小板及凝血因子的缺乏和患者休克持续时间相关，这提示大量输血时的凝血功能障碍可能源于创伤或休克造成的 DIC，而不一定是稀释性凝血功能障碍。

大量输血虽然造成凝血因子及血小板的稀释，但按照输血量预防性补充凝血因子效果并不好。对于大量输血的患者，应根据出血情况、血小板计数、凝血酶原时间、活化部分凝血活酶时间、纤维蛋白原、纤维蛋白降解产物水平适当补充血小板及凝血因子，如血小板低于 $50×10^9/L$ 时，应考虑输血小板。

## 五、空气栓塞

空气栓塞目前非常少见，但一旦发生，其后果往往很严重，病死率会很高。开放系统加压输血或更换输血器或液体时可能造成空气栓塞，血液回收装置也有引起空气栓塞的报道。空气栓塞的临床表现包括咳嗽、呼吸困难、胸痛、休克。

怀疑空气栓塞时，应将患者置于左侧卧位，头的位置放低，以防气泡通过肺动脉瓣，可以试着抽出空气。随着输血、输液器具的改进,空气栓塞现在已经很少发生。使用输液泵、血液回收设备、成分分离、处理管道连接处时应小心,以防空气栓塞的发生。

# 第五节　迟发性非溶血性
# 输血不良反应

## 一、输血相关免疫调节

输血相关免疫调节(transfusion-related immuno-modulation,TRIM)是输血医学的研究热点之一,也一直是富有争议的课题。20世纪70年代,Opelz等发现,围术期输注异体血的肾移植患者,术后移植肾的存活率提高。由此,输注异体血导致免疫抑制的作用首次引起广泛关注。输血引起免疫抑制的机制尚不明确,目前认为和输入的白细胞有关,输入异体血后,受血者循环系统中淋巴细胞、辅助性T细胞/抑制性T细胞比例、B细胞功能和抗原提呈细胞的数量会发生变化。随着强效免疫抑制剂的应用,输血的免疫抑制作用对移植肾存活率的影响可忽略不计。20世纪80年代,Gantt首次提出输注异体血会促进恶性肿瘤复发转移,之后大量的回顾性研究证明,输血可促进肿瘤进展,可能因为输血削弱了机体的免疫功能所致。然而,目前尚无前瞻性随机对照临床研究证据。因此,输血是否增加恶性肿瘤术后复发率,有待进一步研究。同样,围术期输血是否会增加术后感染性并发症的发生率,目前仍有争议[7~9]。

## 二、输血后紫癜

输血后紫癜(post-transfusion purpura,PTP)非常少见,主要发生在有妊娠史或输血史的妇女。临床表现为输注含血小板的血液后5~10天出现严重血小板减少,出现紫癜、鼻出血、胃肠道出血,多见于女性。PTP发生机制是受者产生针对血小板特异性抗原(human platelet antigen,HPA)的同种抗体,多系抗HPA-1a抗体。HPA-1a阴性患者由于既往妊娠或输血致敏,再次输血时对血小板特异性抗原发生继发免疫反应。发生PTP时,不仅输入的血小板被破坏,患者自身血小板也被破坏,其原因可能是:患者血小板吸附了免疫复合物并被破坏,或产生了血小板自身抗体,或从供者血浆被动获得了抗原。

患者循环中检出针对某一常见血小板抗原(常

为HPA-1a/PLA1)的同种抗体,以及患者自身的血小板缺乏该抗原,即可诊断PTP[9,10]。注意鉴别药物性或免疫性血小板减少性紫癜。治疗采用大剂量静脉注射用人免疫球蛋白,患者血小板多于3~5天后恢复。如无效,可进行血浆置换,这是见效较快的治疗方法,可去除患者血液中的抗体和(或)免疫复合物,使血小板上升。PTP一般为自限性,患者多于21天内完全恢复,一般不会复发。另外,对既往发生过PTP的患者,应避免输入含HPA-1a抗原的血液。

## 三、输血相关性移植物抗宿主病

输血相关性移植物抗宿主病(transfusion-associated graft vs host disease,TA-GVHD)是最严重的输血并发症之一。常见于有免疫活性的T淋巴细胞输入有严重免疫缺陷的患者后,淋巴细胞不仅不能被免疫系统识别和清除,反而增殖并攻击受血者的组织细胞。当供血者和受血者(如直系亲属和二级亲属)的人类白细胞抗原(HLA)相近时,如受血者为HLA单倍型的杂合子而供血者为其中一种单倍型的纯合子。这种情况下,受血者并不能将供者的淋巴细胞视为异体物质,输入的淋巴细胞若未能被受血者的免疫系统识别和破坏,也导致TA-GVHD的发生。TA-GVHD的确切发生率不清楚,随着血液辐照和去白细胞处理的应用,以及新鲜血液和亲属定向献血应用的减少,TA-GVHD的发病率已大幅下降。日本1981—1986年TA-GVHD的发病率约为0.15%,而在2000年或2001年则未见相关病例报道[11]。TA-GVHD的危险因素(表50-3)。临床表现为发热、皮疹、肝炎、腹泻,继之出现全血细胞减少,甚至暴发性感染,病死率可达90%以上。发病见于输血后1~2周,也可见于输血3个月后。TA-GVHD至今仍无有效的治疗措施,故应侧重预防。对于造血干细胞移植、加强化疗或放射疗法的患者,应输注经γ射线(1500~3000cGy)辐照过的血液制剂(红细胞、血小板、粒细胞),以去除有免疫活性的淋巴细胞,同时不影响输血的疗效。最近,Fast等开展体外实验发现,与γ射线辐照相比,采用维生素B$_2$联合紫外线照射新鲜全血,不仅能有效灭活淋巴细胞,而且更能避免抗原呈递、细胞因子产生和T细胞激活,并进一步在TA-GVHD的动物模型上得到验证。因此,维生素B$_2$联合紫外线照射有望成为替代γ射线辐照的新方法,用于预防TA-GVHD发生。

表 50-3 输血相关性移植物抗宿主病的危险因素

1. 风险显著增加

先天性免疫缺陷

骨髓移植(异体和自体)

亲属间输血

子宫内输血

人类白细胞抗原(HLA)匹配的血小板输注

霍奇金病

接受嘌呤类似物治疗

2. 风险轻度增加

急性白血病

非霍奇金淋巴瘤

实体瘤接受加强化疗或放疗

换血疗法

早产儿

接受实体器官移植

3. 风险未知

健康新生儿

艾滋病患者

## 四、铁 过 载

每单位红细胞含铁约 100mg。长期输血的患者,特别是血红蛋白病患者、慢性再生障碍性贫血患者,体内不断有铁沉积。体内蓄积的铁开始储存在单核-吞噬细胞系统中,这些部位达到饱和后,铁即沉积于实质细胞中,称为含铁血黄素沉着症。若引起受累器官功能障碍,称为继发性血色病。

没有出血的患者,累计输血量达到 100~200U 时可能出现临床表现。铁过载会影响心脏、肝脏、内分泌器官的功能,引起这些器官功能障碍,出现肝功能损害、糖尿病、心律不齐、心功能不全、性功能减退等,严重者可能死于肝衰竭或心脏毒性。铁沉积在皮肤上可使皮肤色素沉着。

铁过载的治疗方法是去除体内多余的铁。对于贫血的患者,不能采用放血方法,皮下注射铁螯合剂去铁胺是目前较为有效的办法,也有口服去铁药物。由于口服胃肠道吸收差,现在多采用便携式输液泵加注射用水腹壁皮下注射,8~12 小时内注射完毕。去铁酮是最早用于临床的口服去铁剂,能够进入细胞将细胞内铁转运出细胞。最新上市的去铁剂是地拉罗司。由于该药可溶解于水,因此可以溶入苹果汁或橙汁空腹服用,与去铁胺疗效相当。

对于需要长期输血的患者,有人推荐输年轻红细胞,以减少输血量,延长输血间隔时间。据国外报道,输注年轻红细胞只能降低输血需求量的 12%~16%,而制备成本高,现已很少应用。

(秦 莉 韩 冰 孙浩睿)

## 参 考 文 献

1. Vamvakas EC, Blajchman MA. Transfusion-related mortality: The ongoing risks of allogeneic blood transfusion and the available strategies for their prevention. Blood, 2009, 113: 3406-3417.

2. 芦萌,翟晓,杨辉.输血不良反应的诊断和治疗//陈小伍于新法田兆嵩.输血治疗学.北京:科学出版社,2012:722-728

3. Chen C, Tan J, Wang L, et al. Unexpected red blood cell antibody distributions in Chinese people by a systematic literature review. Transfusion, 2016, 56(4): 975-979.

4. Savage WJ, Tobian AA, Fuller AK, et al. Allergic transfusion reactions to platelets are associated more with recipient and donor factors than with product attributes. Transfusion, 2011, 51: 1716-1722.

5. Toy P, Popovsky MA, Abraham E, et.al. Transfusion-related acute lung injury: definition and review. Crit Care Med, 2005, 33(4): 721-726.

6. Silliman CC, Boshkov LK, Mehdizadehkashi Z, et al. Transfusion-related acute lung injury: epidemiology and a prospective analysis of etiologic factors. Blood, 2003, 101: 454-462.

7. Kleinman S, Caulfield T, Chan P, et al. Toward an understanding of transfusion-related acute lung injury: statement of a consensus panel. Transfusion, 2004, 44: 1774-1789.

8. John F Butterworth IV, David C Mackey, John D Wasnick. Morgan & Mikhail's Clinical Anesthesiology. 5th ed. The United States: The McGraw-Hill Companies Inc., 2013.

9. Ronald D Miller. Miller's Anesthesia. 8th ed. Toronto: Elsevier, 2015.

10. Legler TJ, Köhler M, Mayr WR, et al. Genotyping of the human platelet antigen systems 1 through 5 by multiplex polymerase chain reaction and ligation-based typing. Transfusion, 1996, 36: 426-431.

11. Schroeder ML. Transfusion-associated graft-versus-host disease. Br J Haematol, 2002, 117: 275-287.

# 第五十一章
## 输血相关传染病

输血相关传染病（transfusion-transmitted diseases，TTD，简称输血传染病）和输血传播的感染（transfusion- transmitted infections，TTI），是指污染病原体的血液输入或种入到人体内而引起的疾病和感染。感染一般分为一过性感染（清除病原体）、隐性感染（亚临床感染）、显性感染（临床感染）、病原携带状态和潜伏感染五种。输血传染病通常指显性感染，故概念上输血传播的感染应包含输血传染病。例如我国在发布艾滋病病毒（HIV）感染流行情况时，同时还要单独报告其中含有的艾滋病（AIDS）患者数。但是"输血相关传染病"和"输血传播的感染"两术语往往被人们混用，主要是因为其病原体和传播途径相同，检测方法和预防控制措施也相同，所以一般不严格区分，只是在临床诊断和治疗时才加以区分。

## 第一节　输血相关传染病的种类

通过输血传播的疾病与感染已知有二十几种，其中最严重的是艾滋病，乙型肝炎和丙型肝炎。输血相关传染病的病原体及其引起的相关疾病如下（表 51-1）。

表 51-1　输血相关疾病与病原体

| | 英文简称 | 引起的输血相关疾病或感染 |
|---|---|---|
| 乙型肝炎病毒 | HBV | 乙型肝炎，HBV 感染 |
| 丙型肝炎病毒 | HCV | 丙型肝炎，HCV 感染 |
| 丁型肝炎病毒 | HDV | 丁型肝炎，HDV 感染 |
| 人类免疫缺陷病毒 1 型和 2 型 | HIV-1/2 | 艾滋病，HIV 感染 |
| 人类嗜 T 淋巴细胞病毒 Ⅰ型和Ⅱ型 | HTLV-Ⅰ/Ⅱ | 成人 T 细胞白血病/T 淋巴瘤（ATL）和 HTLV-Ⅰ 相关脊髓病（HAM）/热带痉挛性下肢瘫（TSP） |
| 梅毒螺旋体 | TP | 梅毒 |
| 巨细胞病毒 | CMV | 巨细胞病毒感染（CMV 感染） |
| Epstein-Barr 病毒 | EBV | 传染性单核细胞增多症，EBV 感染 |
| 人类微小病毒 B19 | PV B19 | 再障贫血危象，传染性红斑，胎儿肝病 |
| 疟原虫 | MP | 疟疾 |
| 西尼罗病毒 | WNV | 西尼罗病毒病，西尼罗热 |
| 埃博拉病毒 | Ebola Virus | 埃博拉出血热 |
| 变异克-雅病朊毒体 | Prp | 变异克雅病 |

## 第二节　输血相关传染病的预防和控制

### 一、严格筛选献血者

现在世界各国都规定必须对献血者严格筛查，这包括对献血者的既往医学史调查，一般体格检查和严格的血液检验。在调查询问中，应特别注意排除高危人群献血。血液检验涉及输血相关疾病的一些项目，我国目前规定有：乙型肝炎表面抗原（HBsAg）、丙型肝炎病毒抗体（抗-HCV）、艾滋病病毒抗体（抗 HIV-1/2）、梅毒试验和丙氨酸氨基转移酶（ALT）共 5 项。随着科学技术的发展，今后还将增加一些检验项目。最近国家卫生计生委已要求血站筛查血液增加核酸检测，并要求 2015 年年底前完成核酸检测全覆盖，以保障血液安全。

根据国际及国内的先进经验，输用由无偿献血者采集的血液时，受血者发生艾滋病和肝炎传播的危险性大大低于输注有偿献血者的血液。所以应大力提倡无偿献血，减少有偿献血。

### 二、加强采血和血液制品制备的无菌技术操作

采血、血液成分制备和血浆蛋白分离过程复杂，发生细菌和病毒污染的机会很多，一定要严格按照技术操作规程进行。凡是国家、国家卫生计生委、中国疾病预防控制中心、中国药典、国家食品药品监督管理局和中国药品生物制品检定所颁布的有关输血方面的法律法规与技术标准均必须遵循。1996 年年底之前我国单采血浆主要是用手工操作，要采两程血和回输两次红细胞，因此献血者可能发生感染的机会增多，故国务院发布的《血液制品管理条例》（1996 年 12 月 30 日）规定一律使用机器作单采血浆。

### 三、对血液制品进行病毒灭活

对血液制品的病毒灭活是保证输血安全的另一道防线。虽然对献血者严格筛选和血液加工中严格操作，可大大提高血液质量和安全度，但不能完全控制病毒传播，这是因为在病毒感染的初期，人体尚未产生相应抗体，或抗体水平甚低，未达到可检出水平，还受实验方法、试剂的敏感性和准确性限制，以及人为差错的影响。此外，还有些可引起输血传播的病毒与微生物，现在我们尚无检测的方法，或根本还没有发现。因此，在此情况下，对血液制品进行病毒灭活，可以最大程度上保证输血安全。已有资料表明，血清白蛋白经 60℃、10 小时加热可灭活病毒，无传播肝炎的危险性。Cohn 低温乙醇法制备的肌内注射免疫球蛋白一般也无传播肝炎的危险性。现规定所有血浆蛋白制品均须作病毒灭活或病毒去除才能保证输血安全。对血液中有形成分的病毒灭活方法仍在研究中，已见成效。应用光动力物质，以及变性病毒包膜和核酸的病毒灭活方法为目前研究热点。

### 四、严格掌握输血适应证

输血有可能发生一系列不良反应并传播相关疾病。据美国资料显示，采用血清学试验方法，每单位血传播病毒危险性估计如下：HIV 为 1/66.6 万，HCV 为 1/10.3 万，HBV 为 1/6.3 万，HTLV 为 1/64.1 万。随着病毒核酸检测的应用，美国每单位血液传播 HIV 和 HCV 的危险性均已降到 1/100 万以下，HBV 传播的危险性已降至 1/76.5 万。尽管如此，因输血仍有风险，所以在考虑对患者输血时，应当权衡利弊掌握输血适应证。在确定需要输血时要选择适当的血液成分或血液制品。一般认为自身输血是比较安全的，应当提倡。经验证明，库存血比新鲜血安全，例如 4℃保存 72 小时以上的血无传播梅毒危险，4℃保存 2 周以上的血，也可减少疟疾和 HTLV 感染传播的危险。

### 五、加强消毒制度和工作人员的自身防护

消毒是切断传播途径的重要措施之一，其目的是为了杀灭或消除存留在各种传播媒介上的病原体，以预防和控制传染病的发生。在医疗卫生防疫部门和输血系统工作的人员，特别是直接参加实验、手术、创伤处理和直接接触病原体的工作人员应特别注意自身防护，除了注意穿防护衣，戴防护镜、手套和防止尖锐物体刺伤外，应加强工作室和器械消毒工作，做好污染的废弃物处理。这不仅是为了保护工作人员自身，也是为了保护其他人，如献血者、受血者和周围人员。

消毒效果受很多因素的影响，如微生物的种类及污染程度，消毒剂的种类与剂量，消毒时的温度、湿度、酸碱度，干扰物质的存在与否，消毒物品的穿透条件等，应充分了解这些因素，以提高消毒效果。一般来讲，亲水病毒的耐力较亲脂病毒强。乙型

肝炎病毒对外界理化因子的耐力比艾滋病病毒强。对乙型肝炎病毒消毒现多用 2 % 戊二醛与含 5000~10 000ppm 有效氯的次氯酸钠。艾滋病病毒尽管感染人体的后果非常严重,但该病毒对外界抵抗力不强,加热 56℃、30 分钟、煮沸、高压消毒法均可灭活。HIV 对一般消毒剂如酒精、次氯酸钠、甲醛和戊二醛等均敏感。有些污染的物质和材料,如属一次性使用,最好进行焚烧处理,但要注意勿污染环境。对一次性使用的尖锐物体如针头等还应毁形处理。

# 第三节　输血相关艾滋病感染

艾滋病是获得性免疫缺陷综合征(acquired immunodeficiency syndrome,AIDS)的简称,是由人类免疫缺陷病毒(human immunodeficiency virus,HIV)引起的严重全身性传染病。临床表现为严重的免疫缺陷,常以淋巴结肿大、厌食、慢性腹泻、体重减轻、发热、疲乏等全身症状起病,逐渐发生各种机会性感染,继发性恶性肿瘤,精神与神经障碍而死亡。由于艾滋病病毒感染传播速度快,波及范围广,病死率极高,故称为"人类的新瘟疫""超级癌症",该病的预防和控制受到全世界的高度关注。

## 一、艾滋病的流行病学

### (一)艾滋病/HIV 感染的传播途径

AIDS 的传播途径有 3 种:性接触传播、血液传播和母婴传播。性接触传播包括异性间和同性恋间性接触传播;母婴传播包括母亲在围生期和母乳喂养对婴儿的传播。血液传播途径包括输注各种血液成分和血液制品、预防注射、静脉注射毒品、器官移植、人工授精、创伤、采血、拔牙和各种手术等,使 HIV 有可能进入人体血液。通过输血传播而发生的艾滋病称输血相关艾滋病。大量输血时传播 HIV 的几率可能更高。现在世界各国都非常重视预防与控制 HIV 输血传播。美国通过严格的 HIV 抗体检测和病毒核酸检测(NAT)后因输血发生 HIV 传播的危险性显著下降,窗口期也明显缩短。据我国国家卫生计生委发布,20 世纪末关于艾滋病区域分布和传播方式是:中国西南、西北地区以云南、广西、四川、新疆等省区流行情况较严重,主要因吸毒所致。中部以河南、安徽、河北、山西、陕西等省疫情较严重,主要因非法有偿采血所致。沿海地区及广东、上海、北京等城市主要是性传播。近年来,

我国艾滋病病毒的感染率和发病率有逐年上升趋势,主要以性接触传播为主,以输血传播者已极其罕见,其原因是我国各级政府加大投入,对献血者艾滋病病毒抗体进行核酸检测已经覆盖全国各级血站,极大地降低了通过输血传播艾滋病病毒的发生率。

HIV 感染的疾病进程分三期,即:①急性 HIV 感染期;②无症状 HIV 感染期;③艾滋病期。艾滋病属于 HIV 感染的最后阶段。由于"HIV 感染"与"艾滋病"的病原体相同,其流行病学调查与检测方法也相同,故在一般叙述时不严格区分,但在临床诊断治疗时,要对 HIV 感染的疾病进程进行分期诊断。

### (二)人类免疫缺陷病毒生物学特性

HIV 是一种带包膜的 RNA 反转录病毒,在分类上属反转录病毒科中的慢病毒亚科(lentivirinae)。HIV 已发现有 1 型和 2 型。HIV-1 型病毒呈球形,直径 100~120nm,为含 2 个拷贝的单股正链 RNA 病毒,基因组全长 9.8kb,含 *env*、*gag* 和 *pol* 3 个结构基因和 6 个调控基因。HIV-1 型流行于全世界,HIV-2 型流行于西非和散发世界局部地区。HIV-1(型)具有不同的亚型,分为三大组,即 M、O 和 N 组。M 组又分 A、B、C、D、F、G、H、J、K 共 9 个亚型,亚型之间序列的差异为 30%。HIV-2 型也可分出若干亚型。HIV 亚型在流行病学、临床诊断与治疗、药物筛选和疫苗研制上均有重要作用。

HIV 对外界抵抗力较弱。对热敏感,56℃ 加热 30 分钟可以灭活。100℃ 20 分钟煮沸可以杀灭。一般被 HIV 污染的器械和器具,经高温、蒸汽、煮沸均可杀灭。HIV 对化学品也十分敏感,常用的消毒剂有漂白粉、戊二醛、甲醛、次氯酸钠和 70% 酒精等。某些血浆制品可用有机溶剂/清洁剂(S/D)灭活 HIV 等病毒。HIV 对紫外线照射不敏感。

虽然 HIV 对外界抵抗力不强,但一旦感染人体,HIV 就在人体内大量复制,后果十分严重,而且难以治疗,所以特别应注意预防。

### (三)人类免疫缺陷病毒感染机制

HIV 感染的靶细胞有 CD4$^+$ T 细胞,B 淋巴细胞,骨髓细胞,单核巨噬细胞,神经胶质细胞等。HIV 对这些含 CD4 受体的细胞具有亲嗜性,通常 T4 细胞富含 CD4 受体。HIV-1 外膜蛋白 gp120 的 CD4 结合区在与 CD4 细胞结合时,除通过 CD4 受体外还需一些辅助因子,即第二受体。第二受体以 CXCR4

和 CCR5 最重要。在早期感染阶段,HIV-1 毒株主要是 M(巨噬细胞)嗜性的 NSI 毒株,在晚期感染阶段,HIV 毒株主要是 T 细胞嗜性的 SI 毒株。T 嗜性 HIV-1 进入靶细胞需要 CXCR4,而 M 嗜性 HIV-1 进入靶细胞需要 CCR5。第二受体基因在不同人种中遗传的突变率有明显差异。缺乏第二受体表达的人对 HIV-1 感染有一定抵抗力。根据专家研究,世界上不同人种的 CCR5 的突变频率存在差异,欧洲和美洲白人 2 个拷贝是突变型的占 1%~1.2%,而非洲和美洲黑人、亚洲人、美洲土著人中很少有 2 个拷贝是突变型的,而且 1 个拷贝的突变率(0~3.3%)也远低于白人(18%~19.7%)。这就解释了 CCR5 两个拷贝都是突变型者对 HIV 具有自然抵抗力的原因,他们不会被 HIV 感染。现在科学家正在研究合成封闭 CCR5 的化合物或者抗体来进行治疗。

HIV 感染细胞后,在两天内到达局部淋巴结,并在 5 天内进入血液循环,进而导致全身播散,到达脑部和淋巴组织器官。关于 HIV 感染后进程,过去认为 HIV 感染后,长期在人体细胞(CD4 细胞等)内潜伏,只有在感染的后期 HIV 才大量复制,进而导致 CD4 细胞大量死亡而引起艾滋病。但近几年来,一些学者认为,人体一经 HIV 感染,HIV 就高度复制,产生出来的 HIV 又被快速清除。HIV 在人体感染细胞内的半衰期为 2 天,每天产生或清除 HIV 平均约 $10^9$。这些学者还发现 HIV 感染者体内 CD4 淋巴细胞也呈快速消长和动态平衡。一个 HIV 感染者每天产生和清除 $1.8 \times 10^9$ 个 CD4 淋巴细胞。

随着疾病的进展,HIV 病毒载量不断增加,CD4 细胞数不断减少,病情加重,由无症状期进入艾滋病期。

### (四)流行情况

1981 年 6 月 5 日美国疾病控制中心(CDC)在 MMWR(发病率与死亡率周报)上首先报道了在美国加州男性同性恋患者中发现了艾滋病。1982 年美国报道 3 名血友病患者发生艾滋病,并有一例 17 个月的婴儿死于艾滋病,此婴儿出生后曾多次输血,包括输入以后发展成为艾滋病的献血者的 1 单位血小板,这是最早报道同输血相关的 AIDS 病例。

1. 全球流行情况 至 2013 年 6 月底,HIV 感染者估计约 6000 万人,已死亡 2600 万人,尚存活者约 3400 万人。有 2300 万,相当于 7 成感染者生活在撒哈拉以南非洲。

2. 我国流行情况见表 51-2。

表 51-2　我国 HIV/AIDS 流行情况($n$)

| | HIV 感染者/患者 | 其中 AIDS 患者死亡 | |
| --- | --- | --- | --- |
| 1985—1988 年(散发期) | 22 | 3 | |
| 1989—1994 年(局部流行期) | 1 752 | 62 | |
| 1995 年以后(广泛流行期) | | | |
| 1985—2015 年 3 月 31 日 （$n = 685\ 409$) | 311 057 | 210 935 | 163 417 |

## 二、艾滋病的临床表现

按我国 2001 年修订批准实施的《HIV/AIDS 诊断标准及处理原则》,HIV 感染的全过程包括急性 HIV 感染,无症状 HIV 感染和艾滋病三期。通常将急性感染期和无症状 HIV 感染期合称潜伏期,平均 8~10 年。感染全过程短则为半年,长则达 20 年以上。输血传播的 HIV 感染可短至 2~5 年。

### (一)急性人类免疫缺陷病毒感染期

多数急性 HIV 感染者有临床症状出现。从接触 HIV 到出现症状的时间一般为 2~4 周,但少数病例可长达 6 个月。症状类似于传染性单核细胞增多症,可能有发热、头痛、咽痛、乏力、皮疹、全身不适、厌食、呕吐、腹泻等症状。颈、腋及枕部有肿大淋巴结。也可能出现一些神经系统的症状。实验室检查外周血可见异型淋巴细胞、CD4 细胞计数和 CD4/CD8 比值有波动,但多半尚在正常范围。作血清检测,HIV 抗体最初为阴性,在感染后 3~4 周转为阳性,极少数可能延长至 3~6 个月后才出现抗体。在 HIV 抗体转阳之前的这一段时期叫 HIV 抗体窗口期。抗体窗口期为 22 天,最长可达 6 个月。如查血清 p24 抗原,可能在感染后 16 天查出,血浆 HIV-RNA 可在感染后 11 天查出。急性感染期的症状约持续 3 周左右。

此期的确诊标准:患者近期内有流行病学史和临床表现,加上血清 HIV 抗体与血浆 HIV RNA 阳性(+),或仅有 HIV 抗体阳性(须经确证试验证实)。

### (二)无症状人类免疫缺陷病毒感染期

此期平均 8~10 年。在急性 HIV 感染期后即进入 HIV 感染的无症状期。此期特点是无临床症状和体征,少数可查到全身淋巴结病(除腹股沟外,有两处淋巴结大)。此期血清 HIV 抗体阳性和 p24 抗原阴性,CD4/CD8 比值在正常范围。在这一时期中,CD4 T 细胞和 HIV 病毒在相互斗争中每天均大量破坏与新生,处于相对平衡之中。随着疾病的进展,CD4 T 细胞逐渐减少,HIV 病毒载量逐渐升高,平衡在逐渐打破。

此期的确诊标准:患者有流行病学史,无临床症状,HIV 抗体阳性(经确证)和 HIV-RNA 阳性中任何一项。

### (三)艾滋病期

此期也有人又分为艾滋病前期(CD4 T 细胞计数 200~350/µl)和艾滋病期(CD4 T 细胞<200/µl)。

主要表现为长期发热、持续全身淋巴结肿大(淋巴结直径>1cm)、慢性腹泻(多于 4~5 次/天),3 个月内体重下降<10%,体检可见全身浅表淋巴结肿大,各种感染,肝脾大,亦可出现神经系统症状和体征。实验室检查:HIV 抗体阳性,CD4 T 细胞数降至<350/µl,部分降至<200/µl,CD4/CD8 比值<1。HIV 抗体继续阳性,p24 抗原转阳。

此期的确诊标准:血清(血浆)HIV 抗体阳性(经确证)和血浆 HIV-RNA(阳性)中任何一项,CD4 T 细胞数<350/µl,甚至 CD4 T 细胞<200/µl,加临床明显 AIDS 体征与症状。

在这一时期,由于严重的免疫缺陷导致继发感染和恶性肿瘤发生。机会性感染表现为口腔念珠菌感染、卡氏肺炎、CMV 感染、弓形虫病、隐球菌脑膜炎,进展迅速的肺结核,反复发作的疱疹病毒感染,痴呆症等。恶性肿瘤常见于卡波西肉瘤、淋巴瘤等。此期患者平均存活期 0.5~2 年。

HIV 感染的三种临床结局:①HIV 感染的典型进展者:平均存活 8~10 年;②2~5 年快速进展者:其特点是病毒载量维持高水平,CD4 T 细胞计数下降快;③长期存活者:存活>15 年。可能与 HIV 毒株毒力弱,CD8 细胞抗病毒反应强,CD4 细胞上的 CCR5 受体表达降低等因素有关。

## 三、艾滋病感染的实验室诊断

### (一)检测方法

1. 人类免疫缺陷病毒病原检测

(1)病毒分离:用患者血清或体液接种于淋巴细胞作病毒培养,或用患者淋巴细胞与对 HIV 易感的淋巴细胞共同培养,分离出病毒。在分离过程中,定期检测培养细胞上清中的反转录酶活性或细胞中有无病毒抗原出现。若出现阳性还需作血清免疫印迹试验(WB)证实。一般来说,HIV 病毒培养的成功率较低,难度较大,只在特殊情况下用。

(2)p24 抗原检测:用 ELISA 法检测血清 HIV-1 p24 抗原,其窗口期比用第三代试剂检测 HIV 抗体窗口期缩短 6 天,即 p24 抗原检测的窗口期为 16 天。美国自 1996 年开始将 p24 检测应用于血液筛查,随着 HIV 病毒核酸检测(NAT)的开展,美国 FDA 和 AABB 已不再强制要求做 p24 抗原测定。

(3)HIV 病毒核酸检测(NAT):NAT 是一系列直接检测病原体核酸技术的总称,是对靶核酸直接扩增或对其附带信号扩增,使看不见的极微量核酸变成直观的光电或可视信号,进行检测分析。HIV NAT 有定性和定量两类,前者用于献血者血液检测和 HIV 感染的辅助诊断,后者常用于监测 HIV 感染者的病程进展和抗病毒治疗效果。

通常检测血细胞样品使用聚合酶链反应(PCR)技术;检测血浆或血清样品使用 RT-PCR(反转录聚合酶链反应)技术,或 TMA(转录介导的扩增系统)技术或荧光定量 PCR 技术。

使用 NAT 对血液检测,可使 HIV 感染的窗口期为 11 天。美国自 1999 年起,对献血者血液筛选已引入 NAT 项目。检测血清样品通常使用 ELISA 法检测为阴性的样品,6 份或 8 份混合作 NAT,已使每单位血输注后的 HIV 传播风险率降低至 1/100 万以下。

2. 人类免疫缺陷病毒抗体检测

(1)酶标法(ELISA):此方法原理是先将 HIV 抗原包被在酶标板底部,加入被检血清与之反应,洗涤后加入酶标记抗人 IgG(或酶标记 HIV 抗原),再经洗涤,加入底物显色。ELISA 试剂的发展经历了四代(表 51-3)。

表 51-3 检测 HIV 抗体的四代 ELISA 试剂比较 *

| | 组成和原理 | 窗口期 |
|---|---|---|
| 第一代 | 病毒裂解物—抗体—酶标抗人 IgG+底物<br>（包被）（血清）（试剂） | 6~8 周（45 天） |
| 第二代 | HIV 抗原—抗体—酶标抗人 IgG+底物<br>（包被）（血清）（试剂） | 4~5 周（30 天） |
| 第三代 | HIV 抗原—抗体—酶标 HIV 抗原+底物<br>（重组抗原）（血清）（重组抗原） | 约 3 周（22 天） |
| 第四代 | HIV 抗原抗体酶标抗原<br>p24 抗体<br>O 亚型抗体抗原单克隆抗体 }+底物<br>（包被）（血清）（试剂） | 约 2 周（16 天） |

注：* 敏感性：第四代>第三代>第二代>第一代

（2）颗粒凝集法（PA）：HIV 裂解抗原或重组抗原包被在载体上（红细胞，乳胶颗粒，明胶颗粒），使成致敏颗粒，加被检血清，如血清中有 HIV 抗体，可因抗原抗体桥联作用而发生颗粒凝集，肉眼即可判定。

（3）快速试验（RT）：该方法是在硝酸纤维素膜上预包被胶体金（或胶体硒）标记的 HIV（1+2）重组抗原，膜的检测区包被基因重组的 HIV（1+2）抗原，膜的对照区包被抗-HIV（单克隆抗体）。在检测时滴加血清样品，如血清含抗-HIV，则与标记胶体金（或胶体硒）的基因重组 HIV（1+2）抗原形成复合物，由于层析作用，复合物沿膜带移动，可与包被的基因重组 HIV（1+2）抗原形成双抗原夹心免疫复合物。如为阳性样品，可分别在检测区和对照区各形成一条红线；如为阴性，则只在对照区形成一条红线。其原理可简化为：

金标 HIV（1+2）抗原—抗体—重组 HIV（1+2）抗原。

（包被）　　　　　（样品）（包被）

快速法检测 HIV 抗体一般只需 10~30 分钟即可完成。

（4）免疫印迹法（WB）：在硝酸纤维素膜上转印有多种提纯的 HIV 抗原带，加入被检血清后，若血清中含有 HIV 抗体，即结合到相应的抗原带上，再加入酶结合物和底物可以显色，根据显色区带情况判定结果。

（二）人类免疫缺陷病毒感染后的血清学变化

发生 HIV 感染后大约 3 周，用第三代 ELISA 试剂即可测到 HIV 抗体。如怀疑接触 HIV 阳性物质可能被感染，可观察 3~6 个月，如 HIV 抗体检测为阴性则可能无感染。有研究发现，在医院一般条件下，通过被 HIV 污染的针头和针尖单纯一次性刺入皮肤而感染 HIV 的机会为 0.3%。另一调查表明，实验室人员刺破皮肤接触 HIV 污染血后，感染 HIV 的概率为 0.13%~0.5%。在 HIV 抗体出现以前，可以检测 HIV 抗原，或用 NAT 方法来检测 HIV-RNA，这样可分别在接触 HIV 后 16 天和 11 天左右证实是否发生感染。

HIV 感染的发生可分三阶段。初期阶段，感染后 6 天~6 周，感染者可能有非特异的急性病毒感染症状。在此阶段早期进行血样检测，最早出现 HIV RNA 阳性（11 天），以后 HIV p24 抗原阳性（16 天）和再后 HIV 抗体阳性（22 天）。一旦抗体出现，即使患者症状消失，抗体效价也可上升（图 51-1）。患者初期阶段症状可能持续 2~3 周，以后即转入无症状感染阶段（潜伏期），这一阶段平均 8~10 年，但因大量输血而发生感染者的，这一阶段可能缩短至 2~5 年。在此阶段中，HIV 抗体持续阳性，HIV-1 抗原（p24）转阴。最后，感染者进入艾滋病临床期（晚期），患者的 HIV 核心抗体可能消失，而包膜蛋白抗体长期存在，p24 抗原又转阳。

（三）人类免疫缺陷病毒抗体检测程序

1. HIV 抗体筛查试验　对血液检测一般使用 HIV-1/2 混合型 ELISA 试剂，如标本呈阴性反应，则作抗-HIV 阴性报告；如呈阳性反应，须用原有试剂加另一种试剂对原标本重复检测，按以下流程顺序检测和报告结果（图 51-2）。

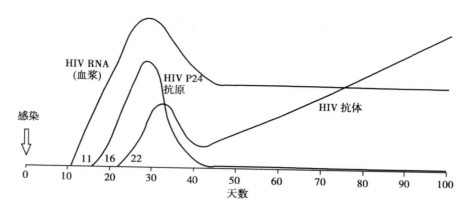

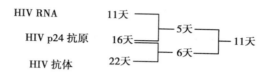

图 51-1　HIV 感染初期阶段的标志

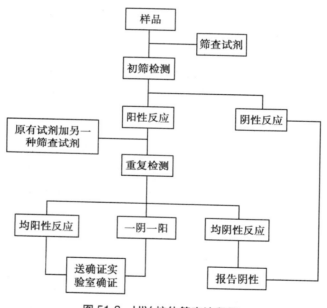

图 51-2　HIV 抗体筛查流程图

2. HIV 抗体确证试验　使用我国食品药品监督管理局注册批准,在有效期内的免疫印迹试验(WB)试剂。先用 HIV-1/2 混合型试剂进行检测,如果呈阴性反应,则报告 HIV 抗体阴性;如果呈阳性反应,则报告 HIV-1 抗体阳性;如果不满足阳性标准,则判为 HIV 抗体检测结果不确定。如果出现 HIV-2 型的特异性指示条带,需用 HIV-2 型免疫印迹试剂再做 HIV-2 抗体确证试验,如呈阴性反应,报告 HIV-2 抗体阴性;呈阳性反应则报告 HIV-2 抗体血清学阳性,并将样品送国家参比实验室进行核酸序列分析,流程见图 51-3。

确证试验结果的判定:①HIV-1 抗体阳性(+):至少有 2 条 env 带(gp41 和 gp160 / gp120)出现,或至少 1 条 env 带和 p24 带同时出现。②HIV-2 抗体阳性(+):应同时符合以下 2 条标准:①至少 2 条 env 带(gp36 和 gp140 / gp105);③符合试剂盒提供的阳性判定标准。③HIV 抗体阴性(-):无 HIV 抗体特异带出现。④HIV 抗体不确定(±):出现 HIV 抗体异常,但不足以判阳性。

确证试验结果,由 HIV 确证实验室填写"HIV 抗体确证检测报告单",报告 HIV 抗体阳性(+),HIV 抗体阴性(-)及 HIV 抗体不确定(±)。如确证为 HIV-2 抗体阳性,尚需将样品送国家参比实验室确证后尚可报告。筛查实验室检测标本为 HIV 抗体筛查试验重复阳性时,只能报告"HIV 抗体待复查"。

对实验室确证为"HIV 抗体不确定"的结果应每 3 个月抽血复测一次,连续 2 次,如带型不变,或仍为"不确定",则报告"阴性"。

## 四、艾滋病的治疗和预防

### (一)治疗

治疗方法包括抗病毒治疗,支持疗法,使用免疫调节药物,中药治疗,抗感染治疗和抗肿瘤治疗。其中抗病毒治疗现主张使用高效抗反转录病毒疗法(HAART)又称"鸡尾酒疗法",是目前已被证实的针对 HIV 感染最有效的治疗方法。为达到高效抗病毒作用,该疗法要求至少联合 3 种抗病毒药物,将血浆中的 HIV RNA 抑制在低水平或检测不出水平。

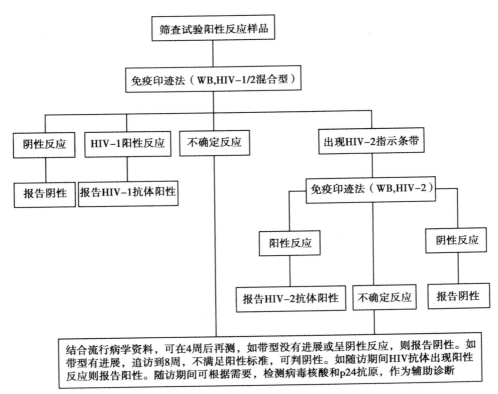

**图 51-3　HIV 抗体确证试验流程图**

HIV 复制周期包括黏附、融合、脱壳、反转录、整合、转录、翻译、装配与芽生释放等过程。HAART 可分为以下几种：①黏附抑制剂：阻止 HIV 的 gp120 与 CD4 细胞结合；②辅助受体抑制剂：包括 CCR5 拮抗剂和 CXCR4 拮抗剂；③融合抑制剂：抑制 gp41 介导的病毒包膜与宿主细胞膜的融合；④反转录酶抑制剂（RTI）抑制病毒基因组 RNA 反转录成 cDNA，包括核苷类反转录酶抑制剂（NRTI）和非核苷类反转录酶抑制剂（NNRTI）；⑤蛋白酶抑制剂：抑制 HIV 蛋白酶，即阻断 HIV 复制和成熟过程中的必需的蛋白质合成；⑥整合酶抑制剂：抑制 HIV 基因插入到宿主基因组中，从而抑制 HIV 以前病毒形式潜伏感染；⑦成熟抑制剂：抑制 HIV 颗粒的包装和释放。

现在已有的抗反转录病毒药物约有 30 种（经过美国 FDA 批准）：

1. 反转录酶抑制剂（RTI）　①核苷类反转录酶抑制剂（NRT）：齐多夫定（AZT，或称 ZDV）、去羟肌酐（ddI）、扎西他滨（ddc）、司他夫定（d4T）、拉米夫定（3TC）、阿巴卡韦（ABC）、恩曲他滨（FTC）。②非核苷类反转录病毒抑制剂（NNRT）：奈韦拉平（NVP）、地拉韦定（DLV）、依非韦伦（EFV）。③核苷酸类反转录病毒抑制剂：替诺福韦（TDF）。

2. 蛋白酶抑制剂（PI）　沙奎那韦（SQV）、茚地那韦（IDV）、利托那韦（RTV）、奈非那韦（NFV）、安普那韦（AMV）、阿扎那韦（ATV）、地瑞那韦（DRV）、洛匹那韦（LPV）、Tipranavir（TPV）、Fosamprenavir calcium（FPV）。

3. 融合抑制剂　恩夫韦地（enfuvirtide，T20）。

4. 整合酶抑制剂　Raltegravir（RAL）。

5. CCR5 受体拮抗剂　Maraviroc（MVC）。

6. 联合抑制剂　三协维（ABC+AZT+3TC），双汰芝（3TC + AZT），克力芝 Kaletra（LPV + RTV），Epzicom（ABC+3TC），Truvada（TDF+FTC），三药合片 Atripla（TDF+FTC+EFV）。

2013 年 6 月 30 日 WHO 发布的《使用抗逆转录病毒药物治疗和预防艾滋病病毒感染合并指南》新建议，鼓励所有国家对 CD4 细胞计数等于或低于 $500/mm^3$ 的 HIV 感染的成年人启动治疗，也就是说 HIV 感染者免疫系统仍强大时就开始治疗（以前建议是 CD4 细胞≤$350/mm^3$ 时开始治疗）。还有一个建议是每天一次和每次服一片固定剂量的合剂片，因合剂片更方便服用和安全，适用于成人、妊娠妇女、青少年和大龄儿童。

高效抗病毒治疗效果是：CD4 T 细胞上升，病毒载量下降到测不出(HIV RNA<50 拷贝/ml),提高生活质量,延长寿命,减少机会性感染和肿瘤发生。

缺点:HAART 药价昂贵(目前已有国产药,价格在下降),不良反应大,停药易复发,所以艾滋病疫苗研制仍是当前热点。

**(二)预防**

1. 预防血液传播　①戒毒,戒毒前不要共用注射器注射毒品。②对静脉吸毒实施标本兼治。一方面打击贩毒;另一方面提供戒毒和减少吸毒的社会环境及支持条件,如试用合适的替代品(美沙酮等),提供消毒注射器。③医院手术、注射、拔牙均需使用严格消毒的器具。④需防止理发、剃须、穿耳、纹身、修脚、刷牙时通过器具感染。⑤防止外伤时接触污染血液。⑥采血和输血应严格操作,所用器具应严格消毒。⑦对血源严格管理,提供无偿献血。⑧严格进行血液检验,加强血液检验质量控制。

⑨医护人员和实验室人员注意自我保护。加强对医护人员和血站人员的培训。

2. 预防性接触传播　①禁止卖淫嫖娼和性乱。②推广使用安全套预防艾滋病。③加强宣传活动,普及艾滋病预防知识。

3. 预防母婴传播　①发生 HIV 感染的妇女应避孕。已妊娠妇女应该寻求医疗机构帮助,进行服药预防。②当母亲有 HIV 感染时应停止母亲授乳,改换别的方式喂养婴儿。

4. 美国 CDC 对职业性接触艾滋病病毒后的预防建议:一般认为穿破皮肤接触 HIV 感染的血液而引起感染的危险性平均是 0.3%。但有多种情况增加此种危险性。预防疗法应立即开始,最好接触后 1~2 小时。虽然在 24~36 小时后预防效果可能不佳,但也不要放弃服药,如果无很大不良反应,预防疗法应持续服药 4 周(表 51-4)。

**表 51-4　美国 CDC 建议的预防 HIV 感染方法**

| 暴露方式 | 接触物 | 抗反转录病毒疗法预防处方 | 说明 |
|---|---|---|---|
| 穿破皮肤 | 危险性很大 | ZDV+3TC+IDV | 建议使用 |
| | 血液危险性大 | ZDV+3TC,±IDV | 建议使用 |
| | 危险性不大 | ZDV+3TC | 可提供 |
| | 沾血的体液,其他有传染性的体液或组织 | ZDV+3TC | 可提供 |
| | 其他体液(如尿) | | 不使用 |
| 黏膜 | 血液 | ZDV+3TC±IDV | 建议使用 |
| | 沾血的体液,其他有传染性的体液和组织 | ZDV,±3TC | 建议使用 |
| | 其他体液(如尿) | | 不使用 |
| 明显不完整的皮肤 | 血液 | ZDV+3TC,±IDV | 建议使用 |
| | 沾血的体液,其他有传染性的体液和组织 | ZDV,±3TC | 建议使用 |
| | 其他体液(如尿) | | 不使用 |

当发生 HIV 职业暴露时,应进行紧急处理。如皮肤有伤口,应当对局部反复轻轻挤压,尽可能挤出伤口处血液,用大量清水或盐水冲洗伤口,然后用消毒液(如 75% 乙醇,0.5% 碘伏,2000mg/L 次氯酸钠)消毒伤口,并包扎。对暴露物的传染性和受伤者暴露程度应进行评估,并及时报告上级部门,以及寻求医疗机构或艾滋病防治机构及时救治,根据情况确定是否服抗病毒药。医疗机构和实验室应备有洗眼装置或急救药箱。

## 第四节　输血相关病毒性肝炎

病毒性肝炎是由多种不同类型的肝炎病毒引起的以肝脏炎症为主的传染性疾病。病毒性肝炎在世界范围内广泛传播,严重威胁着人类健康。目前已知有甲、乙、丙、丁、戊型(即 A、B、C、D、E 型)五型肝炎。甲型与戊型肝炎通常经粪-口途径,即消化道传播,极少经血液途径传播。乙型、丙型、丁型肝炎主要经血液传播,故亦称输血相关肝炎(transfusion-related hepatitis,TRH)对庚型肝炎的研究从 1995 年以来报道不断增多,Abbott 公司的 Simons,Genelabs 公司的 Kim 以及美国疾病控制中心(CDC)的 Bradly 等,从 1995 年起陆续报道 GBV 肝炎或庚型肝炎。其后全世界有关研究报道甚多,但 HGV 的致病性至今尚未得到肯定。各型肝炎的特点比较如表 51-5 所示。

表 51-5 各型病毒性肝炎特点比较

| 肝炎类型 | 病毒特点 | | | | 抗原 | 抗体 | 传播方式 | 慢性化 | 肝衰竭 | 癌变 |
|---|---|---|---|---|---|---|---|---|---|---|
| | 名称 | 直径 | 基因组 | 囊膜 | | | | | | |
| 甲型肝炎 | HAV | 27nm | 线状正单股RNA 7.5kb | 无 | HAAg | 抗-HAV | 粪-口 | 无 | 罕见 | 无 |
| 乙型肝炎 | HBV | 42nm | 环状双股DNA 3.2kb | 有 | HBsAg HBcAg HBeAg | 抗-HBs 抗-HBc 抗-HBe | 血液、性接触、母-婴 | 5%~10% | 常见 | 有 |
| 丙型肝炎 | HCV | 30~60nm | 线状正单股RNA 9.4kb | 有 | HCAg | 抗-HCV | 血液、性接触、母-婴 | 约80% | 常见 | 有 |
| 丁型肝炎 | HDV | 36nm | 环状负单股RNA 1.7kb | 有 | HDAg | 抗-HDV | 血液、性接触、母-婴 | 与HBV重叠感染者易慢性化(>60%) | 多见 | 有 |
| 戊型肝炎 | HEV | 32nm | 线状正单股RNA 7.6kb | 无 | HEAg | 抗-HEV | 粪-口 | 无 | 少见(妊娠妇女多见) | 无 |

## 一、乙型肝炎及丙型肝炎的流行病学

### (一)乙型肝炎

乙型肝炎是由乙型肝炎病毒(HBV)引起的,其传染源主要是急性与慢性型肝炎患者,以及无症状HBV携带者。其传播途径是母婴传播、血液传播和性传播。HBsAg和HBeAg双阳性的母亲所生婴儿的HBV感染率高达95%;婴儿大部分在母亲分娩过程中感染,10%~20%可能来自宫内感染。我国人群中HBsAg携带率很高,主要是因HBV通过母婴传播。血液传播途径包括输血与输注血液制品,使用污染的注射器、刺伤、共用牙刷和剃刀、污染的外科器械及通过昆虫叮咬等方式,经微量血液也可传播。患者的唾液、精液、初乳、汗液、血性分泌物中均可能检查出HBsAg,故密切的生活接触和性接触是HBV传播的重要途径。某些人群有较高的HBV感染率,包括静脉吸毒者、肾透析患者、护理人员、感染者的性伴、男性同性恋者,以及精神障碍者与免疫损伤者。

乙型肝炎在全世界流行很广,东南亚与撒哈拉以南非洲一般人群HBV携带率为5%~15%。1992年我国肝炎调查显示,人群中乙型肝炎总感染率为60%,其中HBsAg阳性率为10%,抗-HBs阳性率为28%,抗-HBc阳性率为51%,也就是说大多数HBV感染者都已恢复,余下的HBsAg携带者占10%,由此推算全国有慢性HBsAg携带者人数1.2亿人以上。近几年来,由于乙型肝炎疫苗的广泛应用,HBsAg阳性率已明显下降。

### (二)丙型肝炎

丙型肝炎是由丙型肝炎病毒(HCV)引起的,并且也是全世界广泛流行的疾病。HCV属黄病毒科,分6个基因型及不同亚型。欧洲和美国一般人群与供血者中抗HCV阳性率为0.4%~1.8%,但在受血者、血友病患者及静脉吸毒者中HCV感染率都非常高。我国1994年第二次全国病毒性肝炎流行病学调查,结果显示我国丙型肝炎抗体流行率为3.2%,流行高峰区集中在15岁以上年龄段。长江南北诸省流行率分别为2.9%和3.5%,东部、中部和西部地区的流行率分别为2.6%、3.8%和3.1%。据分析,丙型肝炎流行的危险因素以医源性传播最明显。

在20世纪90年代初,由于我国手工法单采血浆的大发展,许多非法单采血浆站在对供浆者采血浆中造成HCV感染传播。据季阳等调查,1993—1994年我国20280名献血者首次检测抗-HCV的阳性率为13.5%(2741/20 280)。其中献全血者首次检测抗-HCV阳性率为6.5%(799/12 309);单采血浆献血者中首次检测抗-HCV的阳性率为24.4%(1942/7971)。所以采供血机构对献血者的严格管理和严格血液检验是至关重要的。

丙型肝炎的传播途径主要是血液传播,部分散发性HCV感染者传播途径还不十分清楚。血液传播包括输血和输注血液制品,一般注射、采血和手术过程中使用污染的器具,医务人员和实验室人员在手术与实验过程中接触污染血液,特别是有皮肤黏膜损伤时,很容易发生 HCV 感染。静脉吸毒人群由于共用注射器极易发生 HCV 感染。HCV 也可能通过母婴垂直传播和性接触传播,不过其传播率比 HBV 传播率低得多。

## 二、输血相关乙型肝炎和丙型肝炎的临床表现

按照我国制定的《病毒性肝炎防治方案》(2000年9月),病毒性肝炎临床可分为5型,即急性肝炎、慢性肝炎、重型肝炎、淤胆型肝炎、肝炎肝硬化。再结合病原学分型,即可作出临床诊断。在确定诊断时需要的资料有:①流行病学史;②症状;③体征;④肝功能(ALT);⑤病原学检测阳性。凡化验阳性,且流行病学史、症状和体征三项中有两项阳性,或化验及体征(或化验及症状)均明显阳性,并排除其他疾病者可诊断急性无黄疸性肝炎,凡符合急性肝炎诊断条件,血清胆红素>17.1μmol/L,或尿胆红素阳性,并排除其他原因引起的黄疸,可诊断为急性黄疸型肝炎。

急性肝炎病程超过半年,或原有乙型、丙型、丁型肝炎或 HBsAg 携带史,本次又因同一病原两次出现肝炎症状、体征及肝功能异常者可以诊断为慢性肝炎。发病日期不明或虽无肝病史,但肝组织病理学检查符合慢性肝炎,或根据症状、体征、化验及 B 超检查综合分析,亦可作出相应诊断。为反映肝功能损害程度,慢性肝炎临床上可分为轻度、中度和重度。B超检查可供慢性肝炎轻、中、重三度诊断的参考。

大多数慢性 HBV 或 HCV 感染者有一个亚临床初发感染而无明显症状和体征。少数发展为显性肝炎者,有黄疸、恶心、呕吐、腹部不适、疲乏、暗色尿和肝酶升高。急性丙型肝炎比急性乙型肝炎更趋缓和。少见情况下 HBV 和 HCV 感染可并发暴发性肝炎。慢性肝炎有一定比例进展为肝硬化、肝衰或肝癌。

HCV 感染后,有一定比例的患者不能清除病毒,变为慢性携带者持续若干年甚至终身。HBV 携带者除产生完整的病毒颗粒外,还产生大量非传染性包膜蛋白(HBsAg)。大概有 5% 感染 HBV 的成人变成慢性 HBsAg 携带者,而 95% 的感染者可以恢复痊愈,并产生保护性抗体(抗-HBs)。但是,大于 90% 的围生期感染的婴儿可成为 HBV 携带者,许多人进展为肝硬化和肝癌。我国人群中 HBsAg 慢性携带者约为 10%。

大多数一开始感染 HCV 的人成为 HCV 慢性携带者,其中约 85% 的人血清和肝脏中有 HCV RNA 持续存在多年至几十年。至少 50% 的 HCV 携带者有慢性肝脏疾病的生化学与组织学证据,可诊断慢性丙型肝炎,但大多数 HCV 感染者可长期无症状。估计,20% 的人在慢性 HCV 感染的 20 年内发展成肝硬化,1%~5% 的人在慢性感染持续 20 年之后发展成肝癌。

## 三、输血相关乙型肝炎及丙型肝炎的实验诊断

人体感染肝炎病毒即可产生相应抗体,这些相应的抗原-抗体系统可用多种血清学诊断方法加以检测。有关输血相关肝炎病毒的抗原抗体缩略术语如表51-6所示。

表51-6　乙型和丙型肝炎病毒抗原及其抗体的术语

| 英文缩略名 | 术语名称 | 英文缩略名 | 术语名称 |
| --- | --- | --- | --- |
| HBV | 乙型肝炎病毒(Dane 颗粒) | 抗-HBc | 乙型肝炎核心抗体 |
| HBsAg | 乙型肝炎表面抗原(澳大利亚抗原) | 抗-HBe | 乙型肝炎 e 抗体 |
| HBcAg | 乙型肝炎核心抗原 | HCV | 丙型肝炎病毒 |
| HBeAg | 乙型肝炎 e 抗原 | 抗-HCV | 丙型肝炎病毒抗体 |
| 抗-HBs | 乙型肝炎表面抗体 | | |

由于乙型肝炎病毒发现较早和研究得较深,所以对乙型肝炎感染检测的血清学方法建立的也较多,但最重要的检测项目还是 HBsAg。检测 HBsAg 方法经历了多次改进,起初是琼脂免疫扩散法,这种方法敏感性差,检测 HBsAg 的敏感性为 1000ng/ml。第二代方法为对流免疫电泳法,其敏感性比第一代方法提高 2~10 倍。第三代方法为反向被动血凝法(RPHA),可测出约 10~100ng/ml 的 HBsAg。20 世

纪80年代又建立了第四代的 ELISA 法和 RIA 法,使检出血清 HBsAg 水平提高到 0.1~1.0ng/ml。

对丙型肝炎病毒的检测是 1989 年后建立起来的。丙型肝炎检测方法经历了第一、二、三代方法的发展。

### (一)乙型肝炎的检测

1. HBV 血清标志的检测 HBV 感染后的特异性血清学标志包括 HBsAg、抗-HBs、HBeAg、抗-HBe、抗-HBc 和抗 HBc IgM 6 项。对这 6 项都有 ELISA 法与 RIA 法检测试剂,但通常都用 ELISA 法。

献血者的常规筛查,各国通常只规定检测 HBsAg,有些国家则检测 HBsAg 和抗-HBc 两项。检测 HBV 抗原的意义大于检测抗体。由于 HBsAg 检测的敏感性大于 HBeAg,一般说 HBeAg 阳性者其 HBsAg 也是阳性,而且 HBsAg 在血清中存在时间比 HBeAg 长,所以对献血者筛检通常不考虑检测 HBeAg。

检测献血者和血液制品 HBsAg,大多数国家现规定用敏感的酶联免疫吸附法(ELISA 或 EIA)可使检测 HBsAg 的敏感度达到 0.1~1ng/ml 水平,使因输血发生 HBV 感染或乙型肝炎者已大为减少。

抗-HBc 是否列为献血者血清常规检测项目,一直有争议。主张作抗-HBc 检测的理由是它可以排除一部分 HCV 感染者,这是由于 HCV 与 HBV 有交叉抗原抗体反应。随着 HCV 抗体特异性检测方法的建立,这一理由似乎已削弱。另一理由是一部分抗-HBc 阳性者的血可传播 HBV,引起受血者发生 HBV 感染或乙型肝炎。根据文献报道,确有一些高效价的抗-HBc 阳性献血者的血液有传染性。

一般认为抗-HBc 阳性高效价者,其 HBV DNA 检测可能一部分为阳性,如果抗-HBc 与抗-HBs 均阳性,则 HBV DNA 几乎测不出。主张不作抗-HBc 常规检测的理由是这一试验有相当多的假阳性,而作确证试验又比较困难。我国是 HBV 感染率甚高的国家,60% 以上的人群抗-HBc 阳性,这些人大多数只表示既往感染而并不是 HBV 携带者。此外,开展此项检查要大大增加经费和人力,并淘汰许多非 HBV 感染者。

2. HBV DNA 检测对 HBV 感染的检测方法,当前主要是检测 HBsAg 和 HBV DNA。在感染的第一个月内 HBV DNA 是检测不到的,约在 33 天后才出现低水平的 HBV DNA,比 56 天的 HBsAg 窗口期仅缩短 6~15 天(最多缩短 23 天)(图 51-4)。然而用 NAT 技术检测 HIV 和 HCV 则可大大缩短抗体出现前的窗口期(表 51-7)。看来 NAT 用于对献血者 HBV 筛查中的优势不如 HIV 和 HCV。但毕竟开展 HBV DNA 检测比 HBsAg 检测还是可以缩短窗口期的。

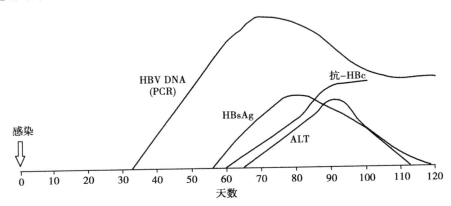

图 51-4 HBV 感染早期的标志

表 51-7 NAT 技术检测病毒的窗口期比较

| 窗口期 | HIV* | HCV | HBV |
|---|---|---|---|
| 从感染至抗体出现的天数 | 22 | 70 | 56 |
| NAT 减少的天数 | 10~15 | 41~60 | 6~15 |
| 病毒复制双倍的天数 | 1 | <1 | 4 |
| 病毒载量(病毒基因当量/ml) | 102~107 | 105~107 | 102~104 |

注:* HIV NAT 比 HIV p24 抗原检测减少了窗口期 3~8 天

## （二）丙型肝炎的检测

丙型肝炎是由丙型肝炎病毒引起的,具传染源主要是急性与慢性丙型肝炎患者及 HCV 携带者。据世界卫生组织估计,约有 1 亿人为慢性丙型肝炎病毒携带者。1980 年 5 月,美国 Chiron 公司 Choo 等首先从慢性非甲非乙型肝炎(NANBH)猩猩的血浆中,用分子克隆技术分离到一个能表达 NANBH 病毒特异性蛋白的 cDNA 克隆 5-1-1,将 3 个与 5-1-1 有共同 ORF 的重叠克隆连接起来,建立了 C-100 克隆,再将它与人超氧化物歧化酶(SOD)基因融合在酵母中重组表达,得到含 363 个氨基酸的 C100-3,并由此建立了第一代 HCV-RIA 与 ELISA 试剂。

随着对 HCV 基因序列的进一步研究,又研制出含有核心区(C 区)和非结构区(NS 区)基因产物的第二代与第三代 ELISA 试剂,使试剂的敏感性与特异性大大提高。由于丙型肝炎病毒 cDNA 克隆成功和 HCV 检测试剂的问世,丙型肝炎的研究与防治获

得突破性进展。

丙型肝炎病毒在受感染者血清及肝组织中数量少,用电镜不易看到,当前是通过微滤技术判断其大小。HCV 直径 30 ~ 60nm,沉降系数 140s,浮密度 1.1g/cm³。以 HCV-cDNA 分析,HCV 基因组为线形正单股 RNA,全长 9416bp,由编码区(9030bp)、5'-非编码区(332bp)和 3'-非编码区(54bp)组成。

编码区包括结构区和非结构区(NS)基因。结构基因分 C 区和 E 区,相应的编码产物是核心蛋白和包膜蛋白,由它们组装病毒颗粒。非结构基因分为 NS1、NS2、NS3、NS4、NS5 基因,相应的编码产物是 NS1、NS2、NS3、NS4、NS5 蛋白。现有各厂家 HCV 抗体检测试剂都根据基因结构选取编码的蛋白。图 51-5 表示美国几家大公司的第一、二、三代 HCV 抗体试剂的 HCV 抗原成分与 HCV 基因组的对应关系。

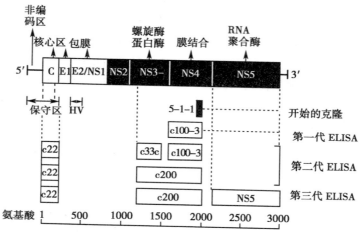

图 51-5 第一、二、三代 HCV ELISA 检测试剂的 HCV 抗原成分与 HCV 基因组的对应关系

由于 HCV 基因结构已经阐明,许多厂家或公司根据 HCV 基因结构用化学合成或基因工程法制造含不同 HCV 抗原成分的试剂。HCV ELISA 试剂和其相应的确证试剂也经历了第一、二、三代的发展(表 51-8)。

表 51-8 HCV 抗体的诊断试剂

| 试剂方法 | HCV 抗体筛查试剂 | HCV 抗体确证试剂 |
|---|---|---|
| 第一代 | ELISA-1:含 C100-3 重组蛋白 | RIBA-1:c100-1 和 5-1-1 重组蛋白 |
| 第二代 | ELISA-2:含核心区(Core),NS3 和 NS4 区重组蛋白和合成肽 | RIBA-2:含 c22-3,c33c,c100-3 和 5-1-1 重组蛋白 |
| 第三代 | ELISA-3:含核心区(Core),NS3、NS4 和·NS5 区重组蛋白和合成肽 | RIBA-3:含 c22p,c33c,5-1-1p,c100p 和 NS5 重组蛋白和合成肽 |

1989 年建立的第一代 HCV ELISA 试剂只含有 C100-3 抗原,然而 1991 年建立的第二代 HCV ELISA 试剂增加了核心区和 NS3 区抗原,使 HCV 抗体检测率提高 25% ~ 30%,抗体检出可提早 16 ~ 60 天。

1993 年建立的第三代 HCV ELISA 试剂,除加入表达的 NS5 抗原外,对其核心抗原及 NS3 抗原也进行了改进,应用现代的各种蛋白质提纯手段,使各种抗原的纯度更高,抗原活性更强。HCV 抗体的确证试剂第一、二代 RIBA-1,2 均为基因重组抗原。到第三代又作了改进。RIBA-3 保留了 NS3(C33c)表达抗原,而将 C22-3、C100-3 和 5-1-1 表达抗原改为合成肽,同时加入表达的 NS5,其敏感性与特异性也进一步提高。

HCV RNA 检测试剂已在一些国家开始用于献血者血液和原料混合血浆的筛查。HCV RNA 检测的窗口期仅有 12 天,比 HCV 抗体窗口期(平均 70 天左右)大大缩短(图 51-6)。在 HCV 感染后,至 ALT 升高与 HCV 抗体转阳前,HCV 感染者有一个长期高效价病毒血症期,病毒双倍复制也非常快(约 0.1 天)。所以 HCV NAT 技术已在许多发达国家用于对献血者和原料混合血浆的筛查。筛查时可将 100~500 份献血者血样大混合检测,其效率很高,也较经济实用。

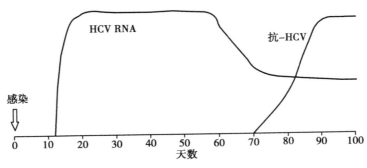

图 51-6　HCV 感染早期的标志

## (三)各项病毒性肝炎标志的意义

通过实验室检测可以鉴定以前肝炎病毒暴露的标志,并可鉴定 HBV 和 HCV 现在的传染性,这对筛查和诊断是有用的(表 51-9)。

表 51-9　乙型肝炎和丙型肝炎诊断的分子学与血清学试验

| | DNA | HBsAg | 抗-HBc 总抗 | IgM | 抗-HBs | HBeAg | 抗-HBe | 意义 |
|---|---|---|---|---|---|---|---|---|
| | + | - | - | - | - | - | - | 窗口期 |
| | + | + | +/- | +/- | - | +/- | - | 急性 HBV 感染早期/慢性携带者 |
| 病毒 HBV | + | + | + | + | - | + | - | 急性 HBV 感染 |
| | +/- | - | + | + | - | +/- | +/- | 感染恢复期早期/慢性携带者早期 |
| | +/- | + | + | | - | +/- | +/- | 慢性携带者* |
| | - | - | - | - | + | - | +/- | 感染痊愈期 |
| | - | - | - | - | + | - | - | 疫苗接种或感染痊愈 |
| | - | + | - | - | - | - | - | 感染痊愈或假阳性? |
| | RNA | 抗-HCV (EIA 筛查) | RIBA 5-1-1 | 试验 | (重组抗原) c100-3 | c33c | c22-3 | 意义 |
| | +/- | + | (未测定时) | | | | | 可能是急性或慢性 HCV 感染(RNA+时) |
| 病毒 | - | + | - | | - | - | - | 假阳性 |

续表

| | 试验的反应性 | | | | | | | 意义 |
|---|---|---|---|---|---|---|---|---|
| | DNA | HBsAg | 抗-HBc 总抗 | IgM | 抗-HBs | HBeAg | 抗-HBe | |
| HCV | +/- | + | - | | + | - | - | 可能是急性感染(RNA+时),或假阳性(RNA 阴性时) |
| | +/- | + | - | | - | + | + | △急性早期或慢性感染(RNA+时)△,假阳性或痊愈后期(RNA 阴性时) |
| | + | + | + | | + | + | + | 急性或慢性感染 |
| | - | + | +/- | | +/- | + | + | △HCV 痊愈△ |

注:*HBeAg 携带者传染性强,可能垂直传播;△抗-5-1-1 和抗-c100-3 的产生通常迟于抗-c33c 和抗-c22-3(血清转换期),当抗病毒治疗成功时,或发生免疫抑制时可能自地地消失

## 四、输血相关乙型肝炎和丙型肝炎的治疗和预防

### (一)治疗

急性乙型肝炎患者多数在 3 个月内能够康复,有 10%~40% 转为慢性乙型肝炎病毒感染或慢性乙型肝炎。急性丙型肝炎病毒感染患者如不积极治疗,75%~85% 转为慢性丙型肝炎病毒感染或慢性丙型肝炎,20 年后 5%~10% 转为肝硬化,又其中少数患者发展为肝癌。急性肝炎的治疗一般认为应适当休息和安排合理营养,适当补充维生素,必要时静脉注射葡萄糖,适当辅以药物治疗。对急性乙型肝炎一般不采用抗病毒治疗,但对急性丙型肝炎应及早进行抗病毒治疗,以降低患者转为慢性丙型肝炎的概率。

慢性乙型肝炎抗病毒治疗一般使用干扰素-α(IFN-α)加核苷类似物。核苷类似物包括:拉米夫定、恩替卡韦、恩曲他滨、替比夫定、克拉夫定、阿德福韦酯、替诺福韦等。慢性丙型肝炎抗病毒治疗,以往一般使用干扰素-α 加利巴韦林。使用长效干扰素(PEG IFN-α)治疗慢性乙型肝炎或慢性丙型肝炎的效果,优于普通干扰素,只需每周注射一次(皮下或肌内注射),疗程一般为 6~12 个月。无效者停药,有效者继续治疗。干扰素治疗的不良反应有:①类流感综合征;②骨髓抑制:表现为粒细胞及血小板计数减少;③神经精神症状:抑郁、焦虑、失眠;④皮疹、脱发;⑤诱发自身免疫性疾病等。所以有严重反应的患者应停药观察,用药期间应注意监测和随访。

近两年来,丙型肝炎治疗有了突飞猛进的发展,有许多治疗慢性丙型肝炎的特效药已经上市,有的药物治疗慢性丙型肝炎的有效率达到 90% 以上,甚至连肝硬化患者治疗也有一定效果。

治疗慢性丙型肝炎的新的抗病毒特效药,已知有索非布韦、达卡他韦、西甲普韦、博赛普韦、特拉普韦、阿孙普韦等。还有复方 Viekira Pak 和 Harvonk 等鸡尾酒复方药(表 51-10 和表 51-11)。这些药的不良反应较少。

这些新的特效药可以单独使用,也可以根据患者感染的 HCV 基因型选择使用,或配合使用干扰素和利巴韦林。疗程一般为 12~24 周即有明显疗效(表 51-10~表 51-12)。

表 51-10 近年来研制成功的治疗丙型肝炎的抗病毒特效药

| 药品通用名 | 适应证 | 作用机制 | 治疗期 | 效果(%) | 开发公司 |
|---|---|---|---|---|---|
| Sofosbuvir(索非布韦) | 丙型肝炎 1、2、3、4 型 | NS5B 聚合酶抑制剂 | 12/24 周 | 90.3% | 美国吉利德 |
| Daclatasvir(达卡他韦) | 丙型肝炎 1、2、3、4 型 | NS5A 蛋白酶抑制剂 | 12 周(无肝硬化)24 周(伴肝硬化) | 89%~100% | 日本、欧洲施贵宝 |
| Simeprevir(西甲普韦) | 丙型肝类 1b 型、1a 型 | NS3,4A 蛋白酶抑制剂 | 12 周 | 79.2% | 美国梅迪伟、强生 |

续表

| 药品通用名 | 适应证 | 作用机制 | 治疗期 | 效果(%) | 开发公司 |
|---|---|---|---|---|---|
| Boceprevir（博赛普韦） | 丙型肝类1型 | NS3,4A 蛋白酶抑制剂 | 24 周 | 68.5% | 美国默沙东 |
| Telaprevir（特拉普韦） | 丙型肝炎1型 | NS3,4A 蛋白酶抑制剂 | 12 周 | 68.5% | 美国强生等 |
| Ausnaprevir（阿孙普韦） | 丙型肝炎 | NS3 蛋白酶抑制剂 | 12 周 | 68.5% | 日本施贵宝 |

注:根据基因分型,以上各药品与干扰素、利巴韦林联用,效果可更好;一般认为索非布韦单用效果也很好;索非布韦的用法是:每日1片,每片400mg,空腹或随餐服用,一疗程12周

表 51-11 在部分国家或地区获准治疗丙型肝炎的"鸡尾酒"复方制剂

| | 适应证 | 成品或用法 | 批准时间 | 开发公司 |
|---|---|---|---|---|
| Viekira Pak（组合装） | 丙型肝炎1型 | ombitasvir+paritaprevir+ritonavir 早餐2片 dasabuvir 早、晚餐各1片 | 2014 年美国 | 艾伯雄（Abbvie） |
| Harvonk（复方制剂） | 丙型肝炎1型 | soforbuvir-ledipasvir 每日1片 | 2014 年美国 | 吉利德 |

表 51-12 Harvoni 治疗丙型肝炎的效果观察

| 患者 | | *Harvoni* 12 周（$n=109$） | *Harvoni* 24 周（$n=109$） |
|---|---|---|---|
| 基因型 | 1a 型 | 95%(82/86) | 99%(84/85) |
| | 1b 型 | 87%(20/23) | 100%(24/24) |
| 是否有肝硬化 | 否 | 95%(83/87) | 99%(85/86) |
| | 有 | 86%(19/22) | 100(22/22) |
| 治疗无效的方案 | | | |
| 干扰素+利巴韦林 | | 93%(40/43) | 100%(58/58)) |
| 蛋白酶抑制剂+干扰素+利巴韦林 | | 94%(62/66) | 98%(49/50) |

关于丙型肝炎治疗药物的价格。美国吉利德公司生产的索非布韦片和 Harvonk 复方片由于治疗丙型肝炎的效果好,不良反应小,因此受到世界各国的关注。索非布韦片的价格昂贵。在美国患者使用索非布韦治疗一疗程(12周,每天服1片400mg)需花费84 000美元,在英国大约为57 000美元,在德国大约为66 000美元。对于发展中国家的患者,如此昂贵的药费是不能接受的。目前,美国吉利德公司已同意根据一个国家的人均国民收入为基础来定价。该公司已同意在埃及市场上供应该药一疗程(12周)的价格为900美元。这一价格是美国市场价格的1%。该公司也将同意在印度低价出售。根据世界卫生组织(WHO)资料,印度有1200万慢性丙型患者;而根据世界银行报道,2009—2013年印度人均收入仅为1499美元,相比之下,美国人的收入高达53 143美元。所以在印度,索非布韦片的售价也将以美国的1%价格销售。目前这些新药还未在中国上市,中国患者只能出国治疗,已知我国现在已有一些患者到美国和印度医院治疗。很多出国治病患者因此而受益。

(二)预防

由于输血相关乙型肝炎中约有5%~10%,以及输血相关丙型肝炎中约有80%可发展为慢性肝炎,小部分还可能发展为肝硬化和肝癌,所以应特别重视采取预防和控制这两种肝炎的传播。综合起来预防对策大致有以下几方面:

1. 加强对献血者的血液筛查,包括仔细询问病史,做好体格检查和血液检验。检测 HBsAg 应当使用第四代 ELISA 试剂,其灵敏度达到 0.1~0.5ng/ml 水平。检测抗-HCV 应当使用第三代 ELISA 试剂。

献血者和供临床输用的血液应尽快开展病毒核酸检测。

2. 提倡无偿献血。许多学者报道受血者输用无偿献血者血液比输用有偿供血者血液引起的输血相关性肝炎发生率低。并已证明使用定期献血者血液（血浆）比较安全。

3. 使用一次性注射器和输血、输液器，对血液透析机应彻底消毒，所有被血液污染的物品和工作台面需彻底消毒处理。工作人员在进行血液检验时要戴手套。

4. 为防止血液检验不合格者献血，对所有采集的血液应留标本复查 HBsAg、抗-HCV 和抗-HIV。

5. 严格掌握输血适应证。由于输血及血液制品有传播肝炎的危险性，故决定对患者是否输血时应权衡利弊。

6. 所有的血浆蛋白制品都必须作病毒灭活。对细胞成分病毒灭活现仍处于实验阶段。一旦成熟应尽快应用。

7. 应用乙型肝炎疫苗和乙型肝炎免疫球蛋白预防。对于 HBsAg 和 HBeAg 阳性母亲所生婴儿在出生后尽快（在 24 小时内）注射乙型肝炎免疫球蛋白加乙型肝炎疫苗预防，以后在 1 个月末和 6 个月时再注射一次疫苗。也可对婴儿普种乙型肝炎疫苗 3 剂。如果夫妻间一方为 HBsAg 阳性，为防止夫妻间乙型肝炎传播，也可对 HBsAg 阴性的一方注射乙型肝炎疫苗。皮肤伤口或黏膜意外接触 HBsAg 阳性物质时，应尽快（7 天内）注射乙型肝炎免疫球蛋白预防，剂量为0.06ml/kg 体重，或 1 次 5ml，1 个月后再注射 1 次。

8. 为保护受血者，有条件时可在输血后 24 小时及 1 个月时各肌注乙型肝炎免疫球蛋白（HBIG）1次，成人 1 次注射 HBIG 5ml。但对经常输血的患者，最好注射乙型肝炎疫苗 3 次（0,1,6 个月末，重组乙型肝炎疫苗每次 10~20μg）作主动免疫，以期获得长期免疫。

9. 提倡自体输血和成分输血，并尽量减少输血和做到合理输血。

# 第五节　可能通过血液传播的其他疾病

## 一、输血相关梅毒

梅毒（syphilis）是由梅毒螺旋体（treponema pallidum）引起的以性接触传播为主的传染病，该病也可通过母婴传播和输血传播。传染过程分三期：一期梅毒，螺旋体在入侵部位繁殖，经 2~3 周的潜伏期，感染局部发生原发损害，即硬下疳。此期的后期螺旋体血症出现。二期梅毒发生在硬下疳后 6 周，潜伏期内螺旋体再次入血引起早发梅毒疹。受感染两年以内的早期梅毒主要表现为皮肤黏膜损害，分为一期和二期，如未彻底治疗，则经过潜伏后发展为晚期梅毒，称三期梅毒。晚期常有心脏、中枢神经、骨骼及眼部等处的病变。梅毒也可能潜伏多年，甚至终身无症状，有自愈倾向，但易复发。

梅毒传染过程的特点是周期性潜伏与再发，在不同发展阶段的病变和临床表现不同。

关于梅毒的确诊主要依靠实验室检查，分非特异性和特异性方法：非特异性检测方法：VDRL（性病研究实验室试验）；USR（不加热血清反应素玻片试验）；RPR（快速血浆反应素环状玻片试验）；TRUST（甲苯胺红快速血浆反应素试验）。特异性检测方法：TPHA（梅毒螺旋体血凝试验）；TPPA（梅毒螺旋体颗粒凝集试验）；FTA-ABS（荧光螺旋体抗体吸收试验）；TP-ELISA（梅毒螺旋体酶联免疫吸附试验）。

由输血传播的梅毒潜伏为 4 周~4.5 个月，平均9~10 周。受血者受血后不经第一期，直接进入第二期。通常表现为典型的二期梅毒疹。

梅毒螺旋体为厌氧寄生物，在体内能长期寄生和繁殖，具有较强的繁殖力和致病力，在离开人体后抵抗力却很弱。在干燥环境下 1~2 小时即死亡，在41.5℃可活 1 小时，41℃可活 2 小时，40℃可活 3 小时，39℃可活 4 小时，4℃可活 2~3 天，0℃可活 1~2天，在零下 78℃可活数年。对高温敏感，对低温耐受力较强。对常用化学消毒剂敏感。一般认为采集的血液 4℃冰箱内保存 3~6 天后即不会传播梅毒。

关于对献血者血液作梅毒试验的必要性目前尚无一致的看法，主张不作筛选的理由是：①梅毒螺旋体抵抗力低，将血液放 4℃冷藏 3~6 天后血不会传播梅毒。②血清学试验不可能预防所有的输血梅毒，这是因为第一期梅毒的早期（此时螺旋体血症是十分显著的），血清学试验常是阴性。③相当多的人心磷脂抗体试验阳性，他们的血液循环中并没有螺旋体（生物学假阳性）。但现在对献血者作梅毒筛选的理由也相当多。

虽然在发达国家中梅毒发生率不高，但全世界梅毒发生率在逐渐增加，我国近十几年来梅毒发病率也在上升。新鲜血液成分，特别是血小板，新鲜冰冻血浆和新生儿换血用的血液需求增加，因而增加了梅毒传播的危险性。梅毒筛选试验有助于排除HIV、HBV、HCV 感染的高危人群的献血者。在潜伏期的后期,抗体被查出时梅毒螺旋体就可能存在于血液中。英、美等国法律及欧洲药典对梅毒检测都有规定。我国也规定对每次所采的献血者血液必须检测梅毒。

## 二、输血相关疟疾

疟疾(malaria)是严重危害人类健康的寄生虫病,据世界卫生组织估计(1995 年),全球有 20 亿人口处于疟疾威胁之中,4 亿疟疾感染者,发病 1.2 亿,每年死于疟疾者约 200 多万人。我国疟疾感染也相当普遍,疟疾可通过输血传播已引起医学界和输血界的重视。在 20 世纪 90 年代,我国四川、河南、江苏和河北等省均有输血传播疟疾的报道。

疟疾是疟原虫(plasmodium)经按蚊传播的寄生虫病。疟原虫随蚊的唾液叮咬人体时注入人体后在肝细胞内寄生、繁殖,成熟后侵入红细胞繁殖,使红细胞破裂,发生溶血。临床上出现周期性寒战、发热、出汗、并有脾大和贫血。恶性疟疾尚可侵犯内脏引起凶险发作。

寄生于人体的疟原虫有 4 种,即间日疟原虫、三日疟原虫、恶性疟原虫和卵圆形疟原虫,其生活史基本相同,分无性与有性生殖两期,在人体内进行无性生殖(裂体增殖)和在蚊体内进行有性生殖(孢子增殖)。人类为其中间宿主,蚊虫为终末宿主。

疟疾初发后,肝细胞内的迟发性子孢子经过一定的潜伏期发育成熟而出现复发,间日疟和卵圆形疟常有复发,而三日疟、恶性疟和输血疟疾无红细胞外期,故无复发,但可有再燃。再燃是初发后,红细胞内疟原虫未完全消灭,经 1~3 个月又出现的临床发作。各型疟疾都可能再燃。

无症状携带者是输血传播疟疾的来源(尽管原虫密度可能很低)。输入带有疟原虫的血液引起的疟疾,症状与蚊传疟疾相似,但其潜伏期较短,一般为 7~10 天,个别达 1 个月。

疟原虫在室温或 4℃贮存的血液成分中,至少存活一周。疟原虫也能在带甘油的冷冻保存剂中存活,任何含红细胞的成分,均可能传播疟疾。据报道,血液贮存 2 周,疟疾传播就很少发生。

如何防止通过输血传播疟疾?其方法如下:①严格审查献血者疟疾史:美国推荐在疟疾流行区的旅游者如果未服抗疟药和现在仍无症状,则在回美国 1 年内不献血。从疟疾流行区来的其他人,或

曾患过疟疾的人,如果他们仍无症状和没有接受抗疟治疗时,则献血推迟 3 年。我国也规定 3 年内患过疟疾的人不得献血。②作血液疟原虫涂片检查:一般认为无多大价值,因为无症状的疟原虫携带者,其血液涂片很难找到疟原虫。因此需要探索更灵敏的检查疟原虫方法,这一工作国内外均已有一些探索报道。③作间接荧光抗体试验(IFA):这是一种敏感的试验,Conrad(1981 年)对一些怀疑传播疟疾的献血者反复作血涂片,未发现疟原虫,然而用间接荧光抗体试验可证明疟疾感染。由于该试验花费大,而且费事,并不适合于疟疾流行国家的群体筛选。这些国家目前唯一办法是用抗疟药治疗献血者和受血者。④服抗疟药物预防:在疟疾流行区使用有疟原虫的血也许不可避免,在此情况下就给受血者口服氯喹,每日 200mg,共 4 日,此药毒性低。20世纪 90 年代四川省规定对来自疟区的献血者服氯喹,0.6g 一次顿服。据报道,该法对防止输血疟疾和献血者疟疾都有很好的效果。

## 三、输血相关人类嗜 T 淋巴细胞病毒感染

### (一)流行病学

人类嗜 T 淋巴细胞病毒Ⅰ型和Ⅱ型(human T-cell lymphotropic virusis Ⅰ/Ⅱ, HTLV-Ⅰ/Ⅱ)是 20世纪 70 年代末和 80 年代初首先发现的感染人类的反转录病毒,由细胞介导传播。HTLV-Ⅰ在体内主要感染 CD4$^+$ T 淋巴细胞。母乳、精液、血液中存在 CD4$^+$T 淋巴细胞,所以 HTLV-Ⅰ的传播主要通过母乳喂养、性传播、输血和静脉吸毒共用注射针头等途径。

HTLV-I感染主要流行于日本南部、加勒比海地区、非洲中部、美洲中部和南部、巴布亚新几内亚和澳大利亚。近年来欧洲和中东一些国家也有 HTLV-I感染的报道;而美国、巴拿马、巴西、意大利、法国和瑞典等国 HTLV-II感染率较高。据报道,日本南部 HTLV-I的感染率为 8.1%,北部为 0.5%~1.2%,加勒比海地区 HTLV-I感染率为 2%~12%,美国 HTLV-I/II的感染率<1%。

HTLV-Ⅰ/Ⅱ与细胞增殖反应有关。对某些感染者可引起成人 T 细胞白血病和(或)淋巴瘤(ATL),也可能引起 HTLV-Ⅰ相关脊髓病(HAM)和热带痉挛性下肢瘫(TSP)。通过输血引起 HAM/TSP 已有报道,但输血引起 ATL 的情况尚无报道。

为了控制 HTLV-Ⅰ/Ⅱ输血传播,日本(1986)、美国(1988)、法国(1991)、荷兰(1993)、叙利亚

（1994）和瑞典（1994）先后实施了对献血者进行HTLV-Ⅰ/Ⅱ抗体筛查制度。近20年来又有不少国家和地区（包括我国港澳台）也将HTLV-Ⅰ/Ⅱ抗体检测纳入献血筛查项目。我国至今未将HTLV-Ⅰ/Ⅱ抗体检测列为献血者筛查项目，原因是流行病学调查资料还不充分，以及检测成本与效益的权衡问题未进行充分论证。

### （二）我国人群中人类嗜T淋巴细胞病毒感染率

人群中HTLV-Ⅰ/Ⅱ抗体阳性率高低与筛查、确证方法有重要关系。早些年的调查资料未用蛋白印迹法（Western blot，WB）确证，或甚至连免疫荧光法（immuno-fluorescent assay，IFA）都未使用，所以报道的一般人群中HTLV-Ⅰ/Ⅱ的感染率偏高，可靠性差。近十几年来因为WB和RIBA（recombinant immunoblot assay，RIBA）试剂问世，加上PCR方法应用，所以调查结果比较可靠。从我国人群调查结果看，HTLV感染流行地区主要在东沿海地区（表51-13）。

表51-13　我国人群中HTLV-Ⅰ/Ⅱ抗体流行率调查情况

| | 报道年份 | 调查地区 | 调查人群 | 调查人数 | 确证阳性 | | 筛查方法 | 确证方法 |
| --- | --- | --- | --- | --- | --- | --- | --- | --- |
| | | | | | 人数 | 占比（%） | | |
| 季阳等 | 2003 | 川新鲁浙鄂闽 | 献血者 | 12581 | 3 | 0.024 | ELISA、PA | WB |
| 黄如欣等 | 2002 | 福建 | 献血者 | 10512 | 1 | 0.01 | ELISA | WB |
| 曾毅等 | 1985 | 25省市 | 一般人群 | 10013 | 8 | 0.08 | IFA、PA | IFA |
| 庄文等 | 1999 | 闽、粤 | 献血者 | 3110 | 1 | 0.03 | ELISA、PA | WB |
| 尹红章等 | 2000 | 闽赣京桂 | 献血者 | 3413 | 4 | 0.1 | ELISA | WB |
| 张国忠等 | 2000 | 福建 | 献血者 | 1650 | 5 | 0.3 | ELISA | WB |
| 林毅胜等 | 2004 | 福建 | 献血者 | 5000 | 4 | 0.08 | ELISA | WB |
| 许莉萍等 | 2003 | 上海 | 献血者 | 4551 | 1* | 0.02 | ELISA | WB |
| 王文丽等 | 1999 | 京冀晋蒙 | 献血者 | 1929 | 0 | 0 | ELISA | WB |
| 唐荣才等 | 2003 | 江苏 | 献血者 | 9500 | 0 | 0 | ELISA | WB |
| 唐秋萍等 | 2004 | 海南 | 献血者 | 11000 | 0 | 0 | ELISA | WB |
| 赖丽君等 | 2004 | 澳门 | 献血者 | 25026 | 0 | 0 | ELISA | WB |
| 周平等 | 2009 | 湛江 | 献血者 | 5734 | 1 | 0.017 | ELISA | PCR |
| 孙淑君等 | 2008 | 海南 | 献血者 | 2500 | 1 | 0.04 | ELISA | WB |
| 曹盛等 | 2011 | 黔南 | 一般人群 | 7280 | 0 | 0 | ELISA | WB |
| 徐冬峰等 | 2013 | 宁德 | 献血者 | 10352 | 35 | 0.34 | ELISA | PCR、WB |
| 林铁辉等 | 2013 | 莆田 | 献血者 | 19874 | 20 | 0.1 | ELISA | WB |
| 刘炜等 | 2013 | 沈阳 | 献血者 | 9050 | 0 | 0 | ELISA | WB |
| 郭金金等 | 2013 | 北京 | 献血者 | 1696 | 0 | 0 | ELISA | PCR |
| 谢金镇等 | 2013 | 厦门 | 献血者 | 253855 | 43 | 0.017 | ELISA | PCR、WB |

注：*该份报告中有1例抗-HTLV阳性者不能确定分型，因此是否HTLV感染也不能确定

从表51-13可知，我国人群中HTLV-Ⅰ/Ⅱ感染情况调查显示，总的HTLV-Ⅰ/Ⅱ抗体阳性率很低，感染者均来自闽粤。曾毅报道的HTLV抗体阳性者均来自福建东南沿海，上海发现1例HTLV抗体阳性者不能定型，即非HTLV-Ⅰ型也非HTLV-Ⅱ型，因此是否真正HTLV感染不能确定。由于以往有些报道未做WB确证试验，所以报告的阳性率欠准确和偏高。近些年来季阳等对我国6省区12 581名献血者调查结果，抗-HTLV-Ⅰ阳性率为0.024%（WB确证）。查出的HTLV-Ⅰ感染者均来自福建（表51-14）。

表 51-14 我国 6 省区献血者血清 HTLV-Ⅰ/Ⅱ感染情况调查

| | 检测人数 | ELISA | PA | WB | 感染率 |
|---|---|---|---|---|---|
| | (n) | (+) | (+) | (+) | (%) |
| 四川 | 5009 | 19 | 1 | | 0 |
| 福建 | 2399 | 9 | 3 | 3 | 0.13 |
| 新疆 | 1572 | 18 | 0 | | 0 |
| 浙江 | 1029 | 7 | 0 | | 0 |
| 山东 | 1994 | 21 | 3 | | 0 |
| 湖北 | 578 | 1 | 0 | | 0 |
| 合计 | 12581 | 75 | 7 | 3 | 0.024 |

注:经测定分析,上表中 3 名 WB 阳性者均为 HTLV-1 Aa 亚型

### (三)人类嗜 T 淋巴细胞病毒血液传播的预防和控制

HTLV-Ⅰ/Ⅱ只感染淋巴细胞不存在于血浆中,故使用去细胞的血浆制品不会传播 HTLV。血液制品如全血、红细胞等,保存 14 天以上则 HTLV 不再有传播能力。对献血者和血液制品进行 HTLV-Ⅰ/Ⅱ筛查。鉴于 HTLV-Ⅰ/Ⅱ在我国一般人群中感染率很低,又主要局限于东南沿海地区(福建、广东),故建议可在 HTLV 流行区如福建莆田等局部地区先对献血者进行筛查,同时对全国各省区继续进行流行病学调查,并对 HTLV 感染者进行长期追访,了解感染后的疾病进程和预后,以便进一步分析是否应在全国对献血者进行 HTLV-Ⅰ/Ⅱ常规筛查。

### 四、输血相关巨细胞病毒感染

#### (一)流行病学及临床观察

巨细胞病毒(cytomegalovirus,CMV)属人疱疹病毒科,是一种广泛传播感染的 DNA 病毒,通过感染的体液,包括尿液,口咽分泌液、乳汁、血液、精液和宫颈液传播。CMV 抗体流行率在一般人群为 50%~80%,比率随年龄而增加,在经济欠发达地区和人口密集的都市,人群 CMV 感染率都较高,可高至 80%~100%。

对免疫系统健全的人,CMV 感染可以无症状,并可以潜在于组织与白细胞中许多年。感染可以是初发,也可以是潜伏感染再激活。引起的疾病类似单核细胞增多症,如咽痛、淋巴结肿大、淋巴细胞增多症、发热、病毒血症、病毒尿症和肝炎。子宫内感染可引起黄疸、血小板减少、脑钙化和运动障碍;先天感染可引起精神迟钝、耳聋,并可致死。

CMV 血清学阳性率在人群中很高,但对免疫正常的受血者是没有不良后果的,因此输血无须考虑。但是,对于以下几种有免疫系统损伤的患者应当避免输血传播 CMV,这包括:①母亲为 CMV 血清学阴性的低体重早产儿;②接受 CMV 阴性供者造血干细胞的受者(受者也为 CMV 血清学阴性时);③CMV 血清学阴性妊娠妇女,因为胎儿处于胎盘感染的危险之中;④子宫内输血的受血者。还有某些情况:①血清学阴性供者的器官移植到血清学阴性的受者时;②准备作自体或同种异体造血干细胞移植的血清学阴性者;③少数未发生 CMV 感染的 AIDS 患者。

#### (二)预防措施

1. 输用 CMV 抗体阴性血液。

2. 输注去除白细胞的血液,包括洗涤红细胞,冰冻甘油红细胞,以及用高效滤器移除白细胞。

3. 对有免疫抑制的器官移植患者使用 CMV 免疫球蛋白作预防性治疗,以及使用抗病毒药物预防。

### 五、通过血液传播的其他疾病和感染

尚有其他一些可能通过输血传播的疾病和感染,如弓形虫病、锥虫病、绦虫病、埃博拉出血热(Ebola hemorrhagic fever)、西尼罗病毒病(West Nile virus disease)、变异克-雅病(variant CJD,v-CJD)、科罗拉蜱热、莱姆病、人疱疹病毒 6 型和 8 型感染、微小病毒 B19 感染(parvovirus B19 infection)等,这些微生物引起的感染或疾病在我国发生率较低或尚未流行,或还不严重,但应注意其进展情况。

近几年来在美国流行的西尼罗病毒病(West Nile virus disease),或称西尼罗热(West Nile fever)是由西尼罗病毒(West Nile virus,WNV)引起的一种急性传染病,在 2002 年美国 39 个州报道 WNV 感染病例已达 4161 例(包括 284 例死亡),23 例同输血

相关,涉及红细胞、新鲜冰冻血浆和血小板。在 2003 年美国大约有 500 万份血液做了 WNV NAT 检测,约 1000 名献血者被确证为 WNV 病毒血症。因此,为保证输血安全,美国于 2003 年已将 WNV NAT 列为献血者筛查项目。用 NAT 筛查献血者 WNV 很有效,以后仅几例在美国发现传播,在加拿大则无传播报道。

此外,尚有许多病毒与微生物感染的疾病迄今没有被认识。我们应当高度重视输血可能传播疾病的危险性,采取有效对策积极预防和控制输血相关传染病的发生,以保护献血者、受血者和广大群众的健康。

（季　阳）

## 参考文献

1. Dodd RY, Stramer SL.Transfusion-transmitted infection//Murphy MF, Pamphilon DH and Heddle NM.Practical Transfusion Medicine.4th ed.New York:John Wiley and Sons Ltd,2013:132-143.

2. Fiebig EW, Busch MP. Infectious Disease Screening// Technical Manual.16th ed.AABB,2008:241-282.

3. Vengelen-Tyler V.Technical Manual.13th ed.American Association of Blood Banks.Bethesda.MD,601-634.

4. Standards for Blood Banks and Transfusion Services.25th ed. AABB.USA.

5. Busch Mp, kleimman SH.Nucleic acid amplication testing of blood donors for transfusion-transmitted infectious diseases. Transfusion,2000,40:143-146.

6. 全国艾滋病检测技术规范(2009 年修订版).中国疾病预防控制中心.北京,2009.

7. 杨成民,李家增,季阳.基础输血学.北京:中国科学技术出版社,2001.

8. 季阳,蔡辉.输血相关艾滋病研究进展.中国输血杂志, 2013,26(专刊):9-11.

9. 王陇德.艾滋病学.北京:北京出版社,2009.

# 第五十二章
# 血液免疫细胞治疗

用免疫细胞调节免疫系统功能的治疗方法,称为免疫细胞治疗。可以是用来增强免疫功能,或是抑制过激的免疫反应达到新的免疫平衡。临床上应用取得明显疗效的是免疫细胞对恶性肿瘤的治疗。通过提升免疫系统功能治疗恶性肿瘤的方法,称为恶性肿瘤的免疫治疗。包括调节患者自身的免疫功能和过继正常人的免疫功能,后者又称为过继性细胞免疫治疗。恶性肿瘤免疫治疗概念的提出是以免疫监视理论为基础的。方法上可以分为直接的或间接的,可以单独应用,也可以联合应用[1]。本章仅介绍到目前为止免疫细胞应用到恶性肿瘤疾病临床治疗的方法。

## 第一节 治疗性免疫细胞

### 一、免疫效应细胞

免疫细胞治疗的发展与免疫学、肿瘤学、细胞生物学、分子生物学、分子遗传学、基因工程的理论和技术的发展密切相关,从群体细胞治疗到单一细胞治疗,从不加工和修饰到加工和修饰的细胞治疗。

#### (一)自然杀伤细胞

自然杀伤细胞(nature killers,NKs)是遗传免疫系统重要的效应细胞,功能从遗传获得。具有分泌干扰素(interferons,IFNs)和细胞因子,清除转化和癌变的细胞,在免疫监视中具有重要的作用。NKs对靶细胞的杀伤的特异性和强度受到靶细胞表面配体的性质调节[2]。

1. 细胞来源从外周血或骨髓细胞中用单克隆抗体筛选或用多种细胞因子培养后获得。

2. 细胞成分大颗粒样淋巴细胞、用单克隆抗体标记呈 CD56(+)CD16(++~+++)。

3. 细胞制备用单克隆抗体直接筛选或体外培养扩增。

4. 临床治疗

(1)白血病:Miller 选择预后很差的成人急性髓细胞白血病(acute myelogenous leukemia,AML)19 例,在高剂量的氟达拉滨联合环磷酰胺(fludarabine/cyclophosphamide,Flu/Cy)预处理后给予有血缘关系人类白细胞抗原(human leukocyte antigen,HLA)半相合来源的 NKs 细胞和白细胞介素 2(interleukin-2,IL-2),5 例获得完全缓解(complete remission,CR),同时观察到受者体内白细胞介素 15(interleukin-15,IL-15)增高和供者 NKs 细胞的扩增。在低剂量的氟达拉滨联合环磷酰胺(Lo-Flu/Cy)组未能获得上述结果。该作者扩大病例数,将 IL-2 改用 IL-2-白喉毒素融合蛋白,减低受者体内的调节性 T 细胞,简称 Treg 细胞,提升了 NKs 细胞对难治性原发病的治疗效果[3]。

Rubnitz 报道 10 例儿童急性髓细胞性白血病(acute myeloid leukemia,AML)在获得 CR 后,给予 Flu/Cy 后接续给予杀伤抑制性受体-人类白细胞抗原(killer inhibitory receptor-human leukocyte Antigen,KIR-HLA)不匹配的 NKs 细胞和 IL-2,随访平均 964 天,所有儿童处于 CR 状态,无 GVHD 移植物抗宿主病(graft versus host disease,GVHD)的发生和无非血液学毒性,2 年无事件生存(event free survival,EFS)为 100%。作者认为这个方案是安全和有效的[4]。

Curti 选择 13 例平均年龄在 62 岁的老年高危 AML,在 Flu/Cy 预处理患者后给予分选的 HLA 半相合杀伤抑制性受体-配体(KIR-ligand KIR-L)不匹配的 CD56+CD3-的 NKs 细胞(平均 $2.7\times10^6$/kg)。无 NKs 细胞相关的毒性和 GVHD 发生,处于疾病活动状态 1/5 例获得暂时 CR,处于 CR 状态的 3/6 例无病生存>30 个月。输入同种异体 NK 细胞在受者体内有扩增,在第 10 天达高峰。过继性输注纯化的同种异体 NK 细胞对白血病细胞具有同种异体反应作用[5]。

（2）骨髓瘤：Szmania 报道 8 例有基因表达谱（gene expression profiling，GEP）缺陷的自体造血干细胞移植（autologous hematopoietic stem cell transplantation，AHSCT）后复发的骨髓瘤，预先给予硼替佐米单用或硼替佐米与 Cy 或 Flu 或地塞米松联用，然后给予 NKs 细胞（$1×10^8$/kg）和接续 12 天的 IL-2。其中，5 例接受自体 NKs 细胞，3 例接受 HLA 半匹配同胞 NKs 细胞。在以天计算的到下次治疗时间（time to next treatment at days，TTNT）的时间点 48 天时，3 例死亡，4 例疾病有进展而未死亡，1 例部分缓解（partial remission，PR）。接受同种异体 NKs 细胞，无 GVHD 出现。输入的 NKs 细胞在受者体内有扩增，并可进入骨髓组织[6]。

5. 不良反应 Shah 用表达有白细胞介素 15 和 4-BB 配体（IL-15/4-1BBL，4-1BB 为 CD137，是肿瘤坏死因子受体超家族成员 9）分子细胞系激活供者的 NKs，在 HLA 匹配的去-T 细胞造血干细胞移植后输给受者，5/9 例发生 GVHD，3 例为重度 GVHD，作者认为 NKs 输注促进了 T 细胞的同种异体反应性，首次报道同种异体造血干细胞移植（autologous hematopoietic stem cell transplantation，Allo-HSCT）后输注供者的 NKs 细胞引发 CVHD[7]。

针对肿瘤细胞表面分子的基因修饰的 NKs 细胞，在临床前期研究中。

### （二）T 淋巴细胞

T 淋巴细胞（T lymphocyte）是适应性免疫的主要效应细胞，在抗原的激发下发挥清除病原感染，排斥异己，消除肿瘤细胞的作用。

1. 抗 EB 病毒细胞毒性 T 淋巴细胞

（1）细胞来源：Allo-HSCT 供者淋巴细胞或器官移植受者淋巴细胞。

（2）细胞成分：CD3+CD8+ T 淋巴细胞。

（3）制备方法：用 EB 病毒感染的 B 细胞与供者或受者的淋巴细胞共同培养产生的针对 EB 病毒的细胞毒性 T 细胞（Epstein-Barr virus cytotoxic T cell，EBV-CTL）。

（4）临床治疗：器官移植后淋巴细胞增殖性疾病（post transplant lymphoproliferative disease PTLD），Khanna 1999 年首先报道用 EBV-CTL 治疗 3 例器官移植后 EBV 相关的淋巴细胞增殖病，疾病退缩[8]，开辟了治疗 PTLD 的新方法。

三个中心用 EBV-CTL 对 114 例 Allo-HSCT 患者进行 PTLD 的预防和治疗，治疗的 13 例 PTLD 中 11 例获得 CR；预防的 101 例患者，没有发生 EBV+

PTLD 和 GVHD[9]。总体分析 EBV-CTL 治疗 Allo-HSCT 后的 PTLD，>75% 的患者获得非常明显效果，并且没有 GVHD 不良反应发生[10,11]。

现在用基因修饰的方法，制备的钙依赖磷酸酶 A12 突变的 EBV-CTL（EBV calcineurin A mutation 12-CTL，EBV-CNA-12-CTL）获得对钙通道抑制剂 FK506 的抗性，使 EBV-CTL 的活性更强和作用更持久[12]。

2. 嵌合抗原受体再指引的 T 细胞

（1）细胞来源：T 淋巴细胞。

（2）细胞成分：CD3+CD8+ T 淋巴细胞。

（3）制备方法：制备嵌合抗原受体再指引的 T 细胞（chimeric antigen receptor T cell，CAR-T）是通过外源基因转染技术，把识别靶细胞相关抗原分子的单链抗体（scFv）序列和 T 细胞活化序列基因进行融合，然后转染到 T 细胞内，进行膜嵌合表达，这样通过 scFv 跨膜区分子将 T 细胞与靶细胞紧密的链接在一起，效应细胞与靶细胞密切交流和激发效应细胞杀灭靶细胞[13]。针对肿瘤细胞的 CAR-T 细胞制备技术在不断提升，效应细胞活性更强，不良反应更少[14]。CAR-T 技术是一个平台体系，只要能设计出来，就可以针对任何一个靶细胞分子和应用任何细胞作为效应细胞，进行目标操作[15]。

（4）临床治疗：白血病：2014 年 Grupp 用抗 CD19 分子的 CAR-T（CD19-CAR-T）细胞治疗 30 例复发的急性淋巴细胞白血病（acute lymphoblastic leukemia，ALL）患者，给予 CTL-019 CAR-T 治疗，输入的细胞为（0.76～20.6）$×10^6$/kg CTL-019 细胞。27 例（90%）获得 CR，其中包括 2 例是抗 CD19 和抗 CD3 分子双功能抗体商品名为 Blincyto（blinatumomab）治疗无效者，15 例为 Allo-HSCT 后复发者。6 个月无事件生存（event free survival EFS）为 67%（95% CI 51～88），整体生存（overall survival，OS）为 78%（95%CI 65～95）。在 6 个月时间点，CTL-019 细胞在患者体内存在率为 68%（95% CI 50～92）。CTL-019 细胞可以进入患者的骨髓组织，脑脊髓液中。主要不良反应为 73%（95%CI 57～94）患者出现无原发病复发的 B 型淋巴细胞再生不良和 27% 患者出现严重细胞因子释放综合征（severe cytokine-release syndrome，SCRS）。作者认为 SCRS 的出现与 CTL-019 细胞治疗时疾病负荷相关，抗 IL-6 抗体托珠单抗（tocilizumab）治疗有效。作者认为 CTL-019 细胞是治疗难治、复发 ALL 非常有效的治疗手段，是治疗上的突破[16]。CAR-T 与单克隆抗体结合治疗和

CAR-T 对实体肿瘤治疗处于临床前的研究阶段中。

3. γδT 细胞　γδT 细胞是嫁接遗传性免疫与适应性免疫的桥梁细胞,具有过渡性的表型和功能。

(1)细胞来源:外周血。

(2)细胞成分:CD3⁺CD2⁺CD4⁻CD8⁻。

(3)细胞制备:单克隆抗体筛选或体外培养扩增。

(4)临床治疗:恶性血液病:Wilhelm 对 4 例处于疾病状态的恶性血液病(T 细胞非霍奇金淋巴瘤(T cell non-Hodgkin lymphoma,T-NHL)、多发性骨髓瘤(multiple myeloma,MM)、继发性浆细胞白血病(AML)先进行 Flu/Cy 预处理,然后输入来自 HLA 半相合的 γδT 细胞(2.1×10⁶/kg)、唑来膦酸、IL-2 治疗,输注的供者 T 细胞在受者体内有扩增。3/4 例获得了 CR,结果显示 HLA 半相合来源的 γδT 细胞的治疗作用和安全性。作者认为这种类型的 T 细胞在治疗恶性血液病上具有潜在的作用,值得进一步扩大治疗研究[17]。

4. 侵袭肿瘤的淋巴细胞　免疫系统要消除肿瘤包块,T 淋巴细胞要进入到肿瘤组织中去,识别肿瘤和消除肿瘤。

(1)细胞来源:从肿瘤组织中分离出来。

(2)细胞成分:CD3⁺CD8⁺。

(3)细胞制备:用抗 CD3 的单克隆抗体和细胞因子培养扩增。

(4)临床治疗:Rosenberg 团队从 1980 年开始研究侵袭入肿瘤的淋巴细胞(tumor infiltrating lympho-cytes,TIL)[18,19],1988 年进入临床应用治疗恶性黑色素瘤[20,21],美国国立癌症研究院(National Cancer Institute,NCI)新药研究指导委员会对 TIL 的制备技术和临床治疗效果进行了肯定性的系统评价,认为 T 细胞治疗可以进入肿瘤治疗的主道(mainstream treatment for cancer)[22]。治疗的基本过程是从肿瘤组织中分离出淋巴细胞,体外用抗 CD3 抗体和细胞因子扩增 CD3⁺CD8⁺ T 细胞。采用 Flu/Cy [Flu 25mg/(m²·d),5 天;CY 60mg/(kg·d),2 天]对患者进行预处理后,输入 TIL,然后给予 IL-2。最新的报道,以 101 例转移性恶性黑色素瘤为对象前瞻性研究,随机进入 Flu/Cy 预处理组 51 例、进入 Flu/Cy +TBI(total body irradiation,TBI,全身照射)预处理组 50 例,两组均获得了 24% 的 CR 率,OS 均＞3 年(38.2 对 36.6 个月;事件发生率(hazard ratio,HR)1.11;95%CI 0.65~1.91;P =0.71)。此结果,一是充分显示了 TIL 治疗恶性黑色素瘤的有效性;二是

解决了在进行 TIL 治疗对患者进行预处理方案的争论,本研究显示不再需要加用 TBI,仅用 Flu/Cy 对患者进行 TIL 治疗时的预处理即可获得与加用 TBI 同样的治疗好效果[23]。不用 TBI,可以杜绝 TBI 的远期不良反应和使更多没有 TBI 条件的临床单位开展 TIL 的治疗。

其他实体肿瘤:从 TIL 中克隆出针对 KRAS G12D 基因突变的 HLA-C*08:02 位点限制的 CD8⁺ TIL 细胞治疗转移性结直肠癌 1 例,获得了 7 个肺部转移灶客观消退的好效果[24]。从 TIL 中再克隆出针对肿瘤突变基因的亚克隆 T 细胞,代表着在患者和肿瘤两个层面上的遗传指导下 T 细胞治疗的新趋势。

为了进一步提升 TIL 的治疗效果,Rosenberg 团队启动了把抗死亡受体-1 的单克隆抗体帕姆(pem-brolizumab)与 TIL 治疗结合的临床研究[23]。把抗免疫卡控点(immune check point)分子抗体与 T 细胞治疗结合,是免疫细胞治疗新的组合性治疗。

5. T 细胞受体　人工将编码某一特定抗原分子的 T 细胞受体基因转移入 T 淋巴细胞进行表达,此种 T 细胞携带两类 T 细胞受体,一类是天然表达的,一类是人工表达的。借此受体去识别表达特有抗原分子的肿瘤细胞,将其杀灭。

(1)细胞来源:从肿瘤组织,或者从外周血中分离出的 T 淋巴细胞。

(2)细胞成分:CD3⁺CD8⁺ T 细胞。

(3)细胞制备:先将编码某一特定抗原分子的 T 细胞受体基因转移入 T 淋巴细胞进行表达,再体外进行克隆性扩增。

(4)临床治疗:Rosenberg 团队 2006 年首先报道用表达有肿瘤相关抗原 MART-1 受体的 T 细胞治疗 15 例转移黑色素瘤,2 例获得了客观的肿瘤病灶的退缩,此种细胞在患者外周血中超过 10%,长达 1 年之久[25]。选择 HLA-*0201 个体基因型和肿瘤表达有癌胚系抗原(cancer germline antigen)NY-ESO-1 分子的转移性滑膜细胞肉瘤患者 18 名和难治性黑色素瘤患者 20 名,在 Flu/Cy 预处理下,给予表达有针对 NY-ESO-1 抗原受体(NY-ESO-1-reactive T-cell re-ceptor,NY-ESO-1 TCR)的自身 T 细胞(平均 5.5× 10¹⁰,范围 0.9~13×10¹⁰)和 IL-2 治疗。按实体瘤反应评价标准(response evaluation criteria in solid tumors,RECIST)评价,转移性滑膜细胞肉瘤 11/18 例有客观临床效果(objective clinical responses),3 年和 5 年的 OS 分别为 38%,14%;难治性黑色素瘤 11/

20 例有客观临床效果,3 年和 5 年的 OS 均为 33%。作者认为,其他治疗无效者的转移性滑膜细胞肉瘤和难治性黑色素瘤可以选用此种 T 细胞治疗[26]。

## 二、树突状细胞

树突状细胞(dendritic cell,DC)是重要的抗原递呈细胞,调节着适应性免疫反应的方向和强度[27]。DC 最大特点是,能刺激初始 T 淋巴细胞增殖活化,而 B 淋巴细胞和巨噬细胞仅能刺激已活化的或记忆性 T 淋巴细胞,因此 DC 是机体细胞免疫应答的始动者。

### (一)细胞来源

从外周血液中获得单核细胞,体外培养诱导成 DC。

### (二)细胞成分

外周血来源 DC 为 CD141$^+$(BDCA3$^+$);淋巴结来源 DC 为 CD1c$^+$(BDCA1$^+$)。

### (三)细胞制备

体外分选和培养扩增。

### (四)临床治疗

骨髓瘤:Richter 用雷那度胺(lenalidomide,LEN)和 α-半乳糖基神经酰胺装载的单个核细胞来源的树突状细胞(α-galactosylceramide-loaded monocyte-derived dendritic cells,α-GalCer-DC)治疗 6 例无症状的骨髓瘤(年龄 60～73 岁)。先给予 LEN(10mg/d),再进行 2 次血细胞分离机进行的外周血单个核细胞的收集,用临床级别的 α-GalCer(KRN7000,KHK)培养细胞,获得 a-GalCer-DC 细胞(CD209$^+$/CD83$^+$/HLA-DR$^+$)。a-GalCer-DCs 静脉输注与 LEN 联合应用 3 个疗程。3 例患者的肿瘤相关的单克隆免疫球蛋白明显减少。无>2 度的毒性出现。有效的病例患者的常态型 NKT(invariant nature killer T,iNKT,TCR-Vα24$^+$/Vβ11$^+$)亚型减少,活化型 NKT(NKG2D$^+$CD56$^+$NCRp46$^+$)亚型增加,作者认为 DC 治疗骨髓瘤的效果是通过激发了 NKT 细胞的细胞毒作用的结果[28]。本研究,一是提供了 DC 治疗无症状的骨髓瘤的有效性证据,二是对输注 DC 引发的体内免疫反应的效应细胞活化型 NKT 细胞的功能获得新的认知。

## 三、供者来源的淋巴细胞输注

为了预防或治疗 Allo-HSCT 后原发病的复发或供者造血再建不完全,可以采用供者来源的淋巴细胞输注(donor lymphocyte infusion,DLI)[29]。

### (一)细胞来源

用血细胞分离机从供者的外周血中富集出淋巴细胞为主的单个核细胞,多采用分离淋巴细胞的程序进行分离和富集。

### (二)细胞成分

单个核细胞占 70%～80%,其中 CD3$^+$ 淋巴细胞占 50%,分叶核细胞<20%。

### (三)细胞制备

不在体外加工,主要血型不合时去除红细胞。

### (四)临床治疗

一般按产品中含有的 CD3$^+$T 淋巴细胞计算,起始剂量控制在 $10^6$/kg 体重,观察 2 周,无 GVHD 时,可以提升剂量再次输注。作者不推介一次输注>$10^8$/kg 体重的 CD3$^+$ T 淋巴细胞,因为 DLI 相关的 GVHD 对症处理无效[29]。

1. 恶性血液病 Allo-HSCT 后原发病复发的预防或治疗　欧洲血液和骨髓移植慢性恶性疾病工作组(Chronic Malignancies Working Party of the European Society for Blood and Marrow Transplantation),回顾分析 500 例 DLI 治疗慢性粒细胞白血病移植后复发的效果,处于分子遗传或细胞遗传水平复发和 DLI 后无继发性 GVHD 者,5 年处于疾病缓解状态的生存率可以>50%,其效果与骨髓组织中残留 CD8$^+$ 细胞的数量>4%有关[30]。

日本学者报道 143 例成人 AML Allo-HSCT 后原发疾病复发者接受 DLI 治疗,1、2、5 年的 OS 分别是(32±4)%、(17±3)%、(7±3)%,其生存与 DLI 之前的疾病 CR 状态有关。显示 DLI 对移植后的复发有治疗作用[31]。德国学者发现 5-氮(杂)胞苷(5-AZA)与 DLI 联合应用可以提升治疗效果,其确切机制有待进一步研究[32]。

中国的北京学者用 DLI 治疗 HLA 半相合造血细胞移植(Haplo-HLA-HCT)复发的急性白血病,无 t(9:22)82 例患者,32 例(AML 16 例,ALL 16 例)仅用化学治疗,50 例(AML 29 例,ALL 21 例)化疗后加用 DLI。获得 CR 率分别为:单用化学治疗为 12.5%,加用 DLI 为 60.4%(P = 0.000);再次复发率,单用化学治疗组为 100%,加用 DLI 组 50%(P = 0.000);100 个月的无疾病生存(disease free survival,DFS)率,单用化学治疗组为 0%,加用 DLI 组 36%(P = 0.000);显示化疗联合 DLI 的良好治疗作用[33]。DLI 操作简单有效,已经成为预防和治疗 Allo-HSCT 后复发的常用方法。

2. 促进非恶性血液病 Allo-HSCT 后的造血完全

嵌合　降低预处理强度的 Allo-HSCT 与经典预处理强度下 Allo-HSCT 后造血再建动力学不一样,有部分病例会呈现部分嵌合的状态,需要用 DLI,促进完全嵌合造血再建。27 例儿童 Allo-HSCT 后部分造血嵌合患者收到 DIL 治疗,16 例治疗有效,其中 7 例(26%)获得完全嵌合造血,9 例(33%)嵌合造血比例提升。11 例(41%)治疗后造血嵌合比例未提升。无血缘关系 HLA 不相合间造血干细胞移植受者对 DLI 反应早和造血嵌合比例高,但是伴随有 DVHD 比例增加。有血缘关系 HLA 相合间造血干细胞移植受者对 DLI 无反应。作者认为 DLI 具有促进 Allo-HSCT 后造血完全嵌合的潜能[34],为非恶性血液病 Allo-HSCT 后造血重建不良的治疗提供了一种有效的方法。

### (五) 不良反应

DLI 可以出现 GVHD。去除 CD8[+]T 细胞的 DLI,可以降低 DLI 相关的 GVHD;DLI 后给予甲氨蝶呤(methotrexate,MTX)可以减少 DLI 相关的 GVHD。

### 四、细胞因子诱导的杀伤细胞

#### (一) 细胞命名

这是依据用多种细胞因子和抗体在体外培养外周血单个核群体细胞,诱导出它们的杀伤活性而命名为细胞因子诱导的杀伤细胞(cytokine-induced killer,CIK)[35,36]。

#### (二) 细胞成分

CD3[+]CD56[+]细胞群>35%。

#### (三) 细胞制备

分离出外周血单个核细胞,加入多种细胞因子(如 IL-2、IFNs、TNFs 等)和抗 CD3 的单克隆抗体培养。

#### (四) 临床治疗

1. AML　2012 年 Dong[38]用低剂量化疗联合 DC-CIK 治疗 23 例 AML,与对照组 21 例结果比较,有效率分别为 71.4%:39.0%。但是,二组中获得的 CR 数均相当,提升了 PR 率。

2. 复发 AML　2013 年 Wang[36]报道 2 例难治/复发的 AML 用自体的 CIK 治疗,有 1 例患者 4 个月内 2 次输注治疗,不成熟细胞明显减少。

3. 老年骨髓增生异常综合征转化的急性髓细胞白血病　2014 年 Wang 用极低剂量的地西他宾和自体 CIKs 治疗 2 例老年骨髓增生异常综合征转化的急性髓细胞白血病(myelodysplastic syndrome/acute myelogenous leukemia,MDS/AML),获得了良好

4. 自体造血干细胞移植后 CIK 作为辅助性免疫治疗　2012 年 Linn 入组的 13 例患者中,可评价的 11 例患者的结果显示:CIK 治疗对疾病的预后和转归无影响。但是,输注是安全的[40]。

#### (五) 不良反应

畏寒、发热(26.37%)常见,与 Allo-HSCT 结合应用出现 GVHD(14%)。有报道可出现心律失常。Schmeel 复习了 17 个研究 206 例患者(>10 种疾病和不同的状态),采用有 CIK-IL-2 参加的多种治疗方案的结果,作者认为 CIK 在增加对原发病的治疗和改善患者的全身状况是有益的。但是,CIK 作为一种合理治疗方法进入临床还需要进一步深入研究[41]。

尽管 CIK 对恶性血液病治疗作用的综述性的文章比较多,但是临床多个大宗病例 Meta 分析尚未出现,对实体肿瘤治疗有效病例就更少了。更需请读者注意的是 CIK 还处于临床研究的探索阶段,其疗效尚未得到公认,需要进行多地域、多中心、对照研究才能进行评价。

最后,本文作者必须说明的是:尽管免疫细胞治疗在临床注册实验治疗(clinical trial)上,取得了良好的治疗效果,但是,治疗性细胞作为特殊药品(smart drug)进入临床治疗和流通,必须遵照法律法规执行。

## 第二节　治疗性免疫调节性单克隆抗体

应用单克隆抗体蛋白或单克隆抗体融合蛋白,调节免疫细胞与肿瘤细胞交互反应的信号系统,阻断"负性"信号传递,解除抑制[42,43];或增加"正性"信号传递,增强对免疫效应细胞的活性激发,单用或联合应用都能明显提升免疫系统对多种实体肿瘤杀灭的深度和广度,提升治疗效果和延长患者的生存时间。

2009 年 Bashey 首次报道用抗 CTLA4 分子单克隆抗体易普利姆玛(ipilimumab)治疗 Allo-HSCT 后复发患者,3 例恶性淋巴系统疾病,CR 2 例,PR 1 例[44],结果显示,阻断免疫反应过程中的抑制分子 CTLA4 的作用,可以重新启动移植物抗白血病作用,为治疗移植后复发提出了一个新的方法。2012 年 Armand 报道对恶性弥漫性大 B 细胞性淋巴瘤(diffuse large B-cell lymphoma,DLBCL)在 AHSCT 后

用 pidilizumab 单抗阻断程序性死亡受体（programmed death 1 PD-1）信号传递治疗的 Ⅱ 期临床研究，AHSCT 后给予 3 个剂量的治疗。入组 66 例患者，毒性是温和的。在第一次治疗的第 16 个月时间点 PFS 是 0.72（90%CI 0.60～0.82），达到了本研究的第一终结点（the primary end point）；在 24 个高危患者中，完成挽救性化疗时正电子发射型断层扫描显像/计算机断层扫描显像（positron emission tomography/computed tomography，PET/CT 处于阳性患者，在第 16 个月时，PFS 是 0.70（90%CI 0.51～0.82）；在 AHSCT 后仍有可测量肿块的 35 例患者，在 pidilizumab 治疗后，OS 是 51%。治疗效果与外周血 PD-L1E 的 T 淋巴细胞（PD-L1E-bearing lympho-cytes）数目相关，提示 pidilizumab 体内靶向 PD-L1E 淋巴细胞，阻断 PD-1 分子介导的对 T 细胞免疫抑制。作者认为对 DLBCL，AHSCT 后接续 pidilizumab 治疗能进一步提升治疗效果，尤其是 AHSCT 后仍有残留疾病的患者获益更大，这样的组合是一个有发展前景的治疗策略[45]。

2014 年 Westin 报道针对抗 CD20 分子的单克隆抗体利妥昔（rituximab）治疗后复发的成人滤泡性淋巴瘤，采用 pidilizumab 单体联合利妥昔单抗，单中心、开放性、非随机的 Ⅱ 临床的结果。先给 Pidilizumab 3mg/kg、静脉，每 4 周 1 次，共给 4 次；在给 pidilizumab 后的第 17 天时间点给利妥昔单抗 375mg/m$^2$、静脉、每周 1 次，共 4 周。此时，若病情稳定（SD）或有好转，再给 12 个剂量的 pidilizumab，每 4 周给 1 个剂量。用治疗意向性（intention to treat，ITT）分析，OS 作为第一终结点。29 例患者有效率为 66%（19/29 例），其中 CR 率达到 52%（15/29 例），肿瘤退缩者为 86%（25/29 例），平均 PFS 是 18.8 月（95%CI 14.7 个月至还未到），19 例有效者的平均有效时间是 22.2 月（95%CI 13.9 个月至还未到）。患者对联合用药有很好耐受，没有自身免疫性和治疗相关的 3/4 级毒性，最常见的是 1 度贫血、疲劳、2 度的呼吸道感染。对于如此明显的治疗效果和低的不良反应，值得扩大研究[46]。

2015 年 Ansell 对接受强治疗（AHSCT 联合商品名为 Adcetrisbrentuximabvedotin Takeda）为抗 CD30 分子抗体偶联药物单耳他汀 E（monomethyl auristatin e，MMAE）后复发和难治的霍奇金淋巴瘤 23 例，给予抗 PD-1 分子单抗商品名为 Opdivo（nivolum-ab）（3mg/kg）每 2 周 1 次，直到出现 CR 或肿瘤进展或过多的毒性停止治疗。客观有效率为 87%（20/23

例），其中 17%CR，70%PR 和 13%SD。在 24 周时 PFS 为 86%。药物相关的毒性为 78%，其中 3 度以上为 22%。Opdivo 对复发和难治的霍奇金淋巴瘤有实质性的治疗效果和可接受的毒性[47]。

不良事件（adverse event，AE）：免疫卡控点抑制性（immune checkpoint inhibitor，ICI）抗体要比抗肿瘤性抗体的不良事件（immune related adverse event，IRAE）多和严重些，全身各个系统的症候和体征均有涉及。Chen 系统分析了 2 628 篇文章的 50 个临床实验报道，ICIs 单用为 54%，与其他方案联合应用为 46%，平均生活质量评分（mean living quality score）是 11.21 分（3.50～17.50）。平均 3/4 度的不良事件率为 21%（0～66%），58%（29/50 个）的研究中 irAEs 是可以耐受的。抑制 CTLA-4 的抗体的 3/4 度 AE 比其他阻断性抗体高些（P<0.001）。这些 irAE 是可以预防、治疗和逆转恢复的[48]。免疫调节性抗体开辟了肿瘤免疫治疗的新领域。

在恶性肿瘤性疾病的免疫治疗中 EBV-CTL、TIL、DLI、CAR-T、免疫调节性单克隆抗体是有比较好的效果和无基因毒性的，已经成为肿瘤治疗的主要方法之一[22]。

未来的发展，一是继续探索新的细胞治疗方法，二是从不同的角度探讨常规治疗、免疫细胞治疗、单克隆抗体治疗、细胞因子治疗的优化组合治疗[49]。

临床医学进入了精确诊断和治疗的新时代[50]。免疫细胞进入了个体化（personal）精确免疫治疗时代，要在精确医疗（precision medicine）思想的指引下，对合适的患者在合适的时间进行合适的免疫治疗[51,52]。

（郭坤元）

# 参 考 文 献

1. Topalian SL, Wolchok JD, Chan TA, et al. Immunotherapy: The path to win the war on cancer? Cell, 2015, 161(2): 185-186.

2. Knorr DA, Bachanova V, Verneris MR, et al. Clinical utility of natural killer cells in cancer therapy and transplantation. Semin Immunol, 2014, 26(2): 161-172.

3. Miller JS, Soignier Y, Panoskaltsis-Mortari A, et al. Successful adoptive transfer and in vivo expansion of human haploidentical NK cells in patients with cancer. Blood, 2005, 105(8): 3051-3057.

4. Rubnitz JE, Inaba H, Ribeiro RC, et al. NKAML: a pilot study to determine the safety and feasibility of haploidentical natural killer cell transplantation in childhood acute myeloid leukemia. J Clin Oncol, 2010, 28(6): 955-959.

5. Curti A, Ruggeri L, D'Addio A, et al. Successful transfer of al-loreactive haploidentical KIR ligand-mismatched natural killer cells after infusion in elderly high risk acute myeloid leukemia patients. Blood, 2011, 118(12): 3273-3279.

6. Szmania S, Lapteva N, Garg T, et al. Ex vivo-expanded natural killer cells demonstrate robust proliferation in vivo in high-risk relapsed multiple myeloma patients. J Immunother, 2015, 38 (1): 24-36.

7. Shah NN, Baird K, Delbrook CP, et al. Acute GVHD in patients receiving IL-15/4-1BBL activated NK cells following T-cell-depleted stem cell transplantation. Blood, 2015, 125 (5): 784-792.

8. Khanna R, Bell S, Sherritt M, et al. Activation and adoptive transfer of Epstein-Barr virus-specific cytotoxic T cells in solid organ transplant patients with posttransplant lymphoproliferative disease. Proc Natl Acad Sci USA, 1999, 96 (18): 10391-10396.

9. Heslop HE, Slobod KS, Pule MA, et al. Long-term outcome of EBV-specific T-cell infusions to prevent or treat EBV related lymphoproliferative disease in transplant recipients. Blood, 2010, 115: 925-935.

10. Bollard CM, Rooney CM, Heslop HE. T-cell therapy in the treatment of post-transplant lymphoproliferative disease. Nat Rev Clin Oncol, 2012, 9(9): 510-519.

11. Melenhorst JJ, Castillo P, Hanley PJ, et al. Graft versus leuke-mia response without graft-versus-host disease elicited by a-doptively transferred multivirus-specific T-cells. Mol Ther, 2015, 23(1): 179-183.

12. Ricciardelli I, Blundell MP, Brewin J, et al. Towards gene therapy for EBV-associated posttransplant lymphoma with ge-netically modified EBV-specific cytotoxic T cells. Blood, 2014, 124(16): 2514-2522.

13. Kowolik CM, Topp MS, Gonzalez S, et al. CD28 costimulation provided through a CD19-specific chimeric antigen receptor enhances in vivo persistence and antitumor efficacy of adop-tively transferred T cells. Cancer Res, 2006, 66 (22): 10995-10004.

14. Fry TJ, Mackall CL. T-cell adoptive immunotherapy for acute lymphoblastic leukemia. Hematology Am Soc Hematol Educ Program, 2013, 2013: 348-353.

15. Cheadle EJ, Gornall H, Baldan V, et al. CAR T cells: driving the road from the laboratory to the clinic. Immunol Rev, 2014, 257(1): 91-106.

16. Maude SL, Frey N, Shaw PA, et al. Chimeric antigen receptor T cells for sustained remissions in leukemia. N Engl J Med, 2014, 371(16): 1507-1517.

17. Wilhelm M, Smetak M, Schaefer-Eckart K, et al. Successful a-doptive transfer and in vivo expansion of haploidentical γδT cells. J Transl Med, 2014, 12: 45.

18. Yron I, Wood TA, Spiess PJ, et al. In vitro growth of murine T cells. V. The isolation and growth of lymphoid cells infiltrating syngeneic solid tumors. J Immunol, 1980, 125: 238-245.

19. Rosenberg SA, Spiess P, Lafreniere R. A new approach to the adoptive immunotherapy of cancer with tumor-infiltrating lymphocytes. Science, 1986, 233: 1318-1321.

20. Spiess PJ, Yang JC, Rosenberg SA. In vivo antitumor activity of tumor-infiltrating lymphocytes expanded in recombinant interleukin-2. J Natl Cancer Inst, 1987, 79: 1067-1075.

21. Rosenberg SA, Packard BS, Aebersold PM, et al. Use of tumor-infiltrating lymphocytes and interleukin-2 in the immu-notherapy of patients with metastatic melanoma. A preliminary report. N Engl J Med, 1988, 319: 1676-1680.

22. Weber J, Atkins M, Hwu P, et al. Immunotherapy Task Force of the NCI Investigational Drug Steering Committee. White paper on adoptive cell therapy for cancer with tumor-infiltra-ting lymphocytes: a report of the CTEP subcommittee on a-doptive cell therapy. Clin Cancer Res, 2011, 17 (7): 1664-1673.

23. Goff SL, Dudley ME, Citrin DE, et al. Randomized, prospective evaluation comparing intensity of lymphodepletion before adoptive transfer of tumor-infiltrating lymphocytes for patients with metastatic melanoma. J Clin On-col, 2016, 34(20): 2389-2397.

24. Tran E, Robbins PF, Lu YC, et al. T-Cell Transfer therapy tar-geting mutant KRAS in cancer. N Engl J Med, 2016, 375 (23): 2255-2262.

25. Morgan RA, Dudley ME, Wunderlich JR, et al. Cancer regres-sion in patients after transfer of genetically engineered lym-phocytes. Science, 2006, 314(5796): 126-129.

26. Robbins PF, Kassim SH, Tran TL, et al. A pilot trial using lymphocytes genetically engineered with an NY-ESO-1-reactive T-cell receptor: long-term follow-up and correlates with response. Clin Cancer Res, 2015, 21(5): 1019-1027.

27. Datta J, Terhune JH, Lowenfeld L, et al. Optimizing dendritic cellbased approaches for cancer immunotherapy. Yale J Biol Med, 2014, 87(4): 491-518.

28. Richter J, Neparidze N, Zhang L, et al. Clinical regressions and broad immune activation following combination therapy targeting human NKT cells in myeloma. Blood, 2013, 121 (3): 423-430.

29. Bachireddy P, Wu CJ. Understanding anti-leukemia responses to donor lymphocyte infusion. Oncoimmunology, 2014, 3 (3): e28187.

30. Radujkovic A, Guglielmi C, Bergantini S, et al. Donor lympho-cyte Infusions for Chronic myeloid leukemia relapsing after allogeneic stem cell transplantation: May we predict graft-ver-sus-Leukemia without graft-versus-host disease? Biol Blood Marrow Transplant, 2015, 21(7): 1230-1236.

31. Takami A, Yano S, Yokoyama H, et al. Donor lymphocyte infusion for the treatment of relapsed acute myeloid leukemia after allogeneic hematopoietic stem cell transplantation: a retrospective analysis by the adult acute myeloid leukemia working group of the Japan society for hematopoietic cell transplantation. Biol Blood Marrow Transplant, 2014, 20 (11): 1785-1790.

32. Steinmann J, Bertz H, Wäsch R, et al. 5-Azacytidine and DLI can induce long-term remissions in AML patients relapsed after allograft. Bone Marrow Transplant, 2015, 50(5): 690-695.

33. Yan CH, Wang JZ, Liu DH, et al. Chemotherapy followed by modified donor lymphocyte infusion as a treatment for relapsed acute leukemia after haploidentical hematopoietic stem cell transplantation without in vitro T-cell depletion: superior outcomes compared with chemotherapy alone and an analysis of prognostic factors. Eur J Haematol, 2013, 91(4): 304-314.

34. Haines HL, Bleesing JJ, Davies SM, et al. Outcomes of donor lymphocyte infusion for treatment of mIXed donor chimerism after a reduced-intensity preparative regimen for pediatric patients with nonmalignant diseases. Biol Blood Marrow Transplant, 2015, 21(2): 288-292.

35. Schmidt-Wolf IG, Negrin RS, Kiem HP, et al. Use of a SCID mouse/human lymphoma model to evaluate cytokine-induced killer cells with potent antitumor cell activity. J Exp Med, 1991, 174: 114-139.

36. Kaneko T, Fusauch Y, Kakui Y, et al. Cytotoxicity of cytokine-induced killer cells coated with bispecific antibody against acute myeloid leukemia cells. Leuk Lymphoma, 1994, 14(3-4): 219-229.

37. Dong M, Liang D, Li Y, et al. Autologous dendritic cells combined with cytokine-induced killer cells synergize low-dose chemotherapy in elderly patients with acute myeloid leukaemia. J Int Med Res, 2012, 40(4): 1265-1274.

38. Wang Y, Bo J, Dai HR, et al. CIK cells from recurrent or refractory AML patients can be efficiently expanded in vitro and used for reduction of leukemic blasts in vivo. Exp Hematol, 2013, 41(3): 241-252.

39. Wang H, Yang B, Chi X, et al. Ultra-low-dose decitabine combined with autologous cytokine-induced killer cells for elderly patients with acute myeloid leukemia transformed from myelodysplastic syndrome. Clin Ther, 2014, 36(7): 1104-1111.

40. Linn YC, Yong HX, Niam M, et al. A phase I/II clinical trial of autologous cytokine-induced killer cells as adjuvant immunotherapy for acute and chronic myeloid leukemia in clinical remission. Cytotherapy, 2012, 14(7): 851-859.

41. Schmeel FC, Schmeel LC, Gast SM, et al. Adoptive immunotherapy strategies with cytokine-induced killer (CIK) cells in the treatment of hematological malignancies. Int J Mol Sci, 2014, 15(8): 14632-14648.

42. Perez-Gracia JL, Labiano S, Rodriguez-Ruiz ME, et al. Orchestrating immune check-point blockade for cancer immunotherapy in combinations. Curr Opin Immunol, 2014, 27: 89-97.

43. Errico A. Immunotherapy: PD-1-PD-L1 axis: efficient checkpoint blockade against cancer. Nat Rev Clin Oncol, 2015, 12 (2): 63.

44. Bashey A, Medina B, Corringham S, et al. CTLA4 blockade with ipilimumab to treat relapse of malignancy after allogeneic hematopoietic cell transplantation. Blood, 2009, 113(7): 1581-1588.

45. Armand P, Nagler A, Weller EA, et al. Disabling immune tolerance by programmed death-1 blockade with pidilizumab after autologous hematopoietic stem-cell transplantation for diffuse large B-cell lymphoma: results of an international phase II trial. J Clin Oncol, 2013, 31(33): 4199-4206.

46. Westin JR, Chu F, Zhang M, et al. Safety and Activity of PD1 Blockade by Pidilizumab in Combination with Rituximab in Patients with Relapsed Follicular Lymphoma: a Single Group, Open-label, Phase 2 Trial. Lancet Oncol, 2014, 15 (1): 69-77.

47. Ansell SM, Lesokhin AM, Borrello I, et al. PD-1 blockade with nivolumab in relapsed or refractory Hodgkin's lymphoma. N Engl J Med, 2015, 372(4): 311-319.

48. Chen TW, Razak AR, Bedard PL, et al. A systematic review of immune-related adverse event reporting in clinical trials of immune checkpoint inhibitors. Ann Oncol, 2015, 26 (9): 1824-1829.

49. Hildebrandt M, Peggs K, Uharek L, et al. Immunotherapy: opportunities, risks and future perspectives. Cytotherapy, 2014, 16(40): S120-S129.

50. Collins FS, Varmus H. A new initiative on precision medicine. N Engl J Med, 2015, 372(9): 793-795.

51. Bluestone JA, Tang Q. Immunotherapy: Making the case for precision medicine. Sci Transl Med, 2015, 7(280): 280ed3.

52. Rosenberg SA, Restifo NP. Adoptive cell transfer as personalized immunotherapy for human cancer. Science, 2015, 348 (6230): 62-68.

# 第五十三章
## 血液制品临床应用

人血浆中尽管有300多种不同的蛋白质,目前世界仅有26种血液制品分离制备成为产品供应市场,用于治疗威胁生命的疾病和损伤,如出血、血栓、免疫、癌症、感染以及组织退化等。最重要的血液制品是免疫球蛋白类、凝血因子类、人血白蛋白、纤维蛋白胶和蛋白酶抑制剂等。其中一些已被WHO确定为卫生保健计划的必需药品,而列为基本药物目录,充分说明血液制品治疗疾病是有效的[1]。

随着科学技术和临床医学的发展,血液制品市场经历了三个阶段:1980年前人血白蛋白为市场驱动力,1985年后凝血因子为市场驱动力,1990年至今人静脉注射免疫球蛋白为市场驱动力,其使用量逐年上升。欧美国家如今以人静脉注射免疫球蛋白的需求决定原料血浆的采集量。

血液和血浆-两种不同的挽救生命的方式。每年我国都有近千万人因使用血液制品以此挽救生命或改善生命质量而重获健康。国外预测2015—2020年世界血液制品的市场增长是由于健康支出,基于血液制品的相关疾病治疗需求,包括免疫缺陷和凝血因子缺陷,血液制品市场的年均复合增长率为10.54%。此外,新的血液制品治疗的引入,超过200多种威胁生命的患病率不断攀升,多种慢性病、出血和免疫疾病诊断率提高,预防使用量上升,这些都是世界血液制品行业的驱动力[2]。

## 第一节 白蛋白的临床应用

### 一、白蛋白的分子结构

白蛋白是一条单一的多肽链,有584个氨基酸,分子量约为65~68kD,含大量的亲水性残基,使其具有极好的水溶性;另外白蛋白含有丰富的天冬氨酸和谷氨酸但缺乏色氨酸,系血浆蛋白中为数不多的不含糖的蛋白质之一。

白蛋白的结构中包含3个功能区和9个亚功能区,并由17个二硫键维持天然的四级结构,分子大小3.8nm×15nm。另外,白蛋白的溶解性很好,可制成高浓度的白蛋白溶液。

### 二、白蛋白的生物学功能

#### (一)胶体渗透压功能

白蛋白是唯一由肝脏合成的,并直接分泌到血液循环中。由于白蛋白的特殊的立体化学结构,穿越毛细管膜及维持胶体渗透压。其胶体渗透压与溶液内大分子的数目成正比,白蛋白提供的胶体渗透压占血浆总胶体渗透压的80%,大约25mmHg,比其他球蛋白大5倍,起调节组织与血管之间水分的动态平衡的主要作用。这是因为白蛋白是循环蛋白中最大的部分,保持绝大部分总渗透压,因此是血容量的主要保持者。危重患者有较低的血清胶体渗透压,这较低的胶体渗透压与增加危重患者的发病率和病死率是相关的,血清胶体渗透压15mmHg其相关的生存率为50%。

#### (二)结合和转运功能

蛋白的结构中带有19个负电荷,有助于结合生理和药物学物质,白蛋白的转运和结合功能包括内源性物质如胆红素、脂肪酸及激素,血液中全部胆红素都与白蛋白结合,胆红素被白蛋白结合后失去神经毒性,故输注白蛋白被用于新生儿溶血病的治疗。转运和结合外源性物质,如一些药物,因为在游离状态影响到它们的治疗活性。白蛋白作为一个"最适合"的药物携带者而占有突出的位置。

#### (三)新陈代谢功能

除了转运药物和内源性物质外,白蛋白还可以使一些小组分失去活性,如双硫键由于被白蛋白结合而无活性。另外,白蛋白的清除作用也起到去除自由基及防止脂质过氧化的作用。

### （四）酸碱平衡功能

在白蛋白分子上有许多电荷，于生理 pH 时有 19 个净负电荷，以及血浆中白蛋白数量大，意味着它是有效的血浆缓冲液。

### （五）抗氧化功能

在正常的生理情况下，有潜在的显著的清除自由基。

### （六）维持微血管完整性功能

白蛋白分子上的 19 个净负电荷排斥膜上其他负电荷的分子。

### （七）抗凝功能

白蛋白也有抗血液凝固作用，它似乎也发挥像肝素一样的能力。这两个分子的结构似乎也是相似的。

### （八）血清白蛋白的预测价值

危重患者改变了在血管内外空间白蛋白的分布，也改变了白蛋白的合成和分解率。血清白蛋白在各种各样的情况下，显示可靠的预测指标。

近来一些综述已指出血清白蛋白可能是死亡率的一个独立预报者，低白蛋白和发病率与病死率之间是相关联的。血清白蛋白浓度也许是早期患者的亚临床的标示物。

## 三、白蛋白的生理学

### （一）白蛋白的体内合成

血浆白蛋白浓度通过体内合成调节，它在胞内和胞外间隙的分布则以代谢来维持。白蛋白由肝细胞合成，一般认为在同一时间内只有 1/3～1/2 的肝细胞在进行合成，边合成边释放到血液循环和淋巴系统内。肝脏中不贮存白蛋白，健康人每天合成白蛋白的量相当于血液循环中白蛋白的 10%，绝对合成率每天每千克体重 0.2g。

### （二）白蛋白的分解

白蛋白半存活期约为 20 天，在正常情况下，合成率和分解率是相互平衡的。如输注过多的白蛋白或其他胶体液将抑制白蛋白合成。相反，如果胶体渗透压增加，白蛋白的代谢率也将增加，于是在白蛋白的合成和分解之间存在一个反馈调节。癌症、急性感染、手术后、烧伤等情况可导致白蛋白分解率增加（烧伤面积达 50% 时，白蛋白的分解率是正常的 2 倍）。另外，关于白蛋白聚合体的重要性还不清楚。

### （三）白蛋白的分布

70kg 体重的成年人在体内大约储有 300g 白蛋白，大约 40% 白蛋白分布于循环血管内，其余部分主要分布在肌肉，皮肤和内脏组织相联系的血管外空间。虽然肝脏是合成白蛋白的场所，但白蛋白贮存量最少，小于蛋白总贮存量的 1%，不同的血管外储池以不同速度与血管内白蛋白保持着平衡，每小时有相当于血管内总量 5% 的白蛋白进入血管外的组织间隙，通过淋巴系统重新返回血管内。也就是说，全部血管内白蛋白每天与血管外白蛋白交换一次。但这种血管内外白蛋白的交换平衡在病理情况下会有所改变。

## 四、白蛋白的临床适应证

### （一）失血、创伤及烧伤等引起的休克

人血白蛋白制品是无菌的蛋白胶体溶液，它是从健康人混合血浆中分离、纯化制备而来，有 5%、20% 和 25% 三种规格，用于补充血管内外人血白蛋白的缺乏。

人血白蛋白维持心血管系统的液体平衡，是防治休克的有效药物。对外伤性出血等急症患者，最重要的是血容量恢复而避免循环衰竭，此时人血白蛋白是理想的血容量扩充剂。这是使用人血白蛋白的主要临床指征，对轻症患者（血容量损失 <20%）仅输注晶体溶液或血浆代用品即可，对中等程度血容损失者（20%～50%）宜增加使用浓缩红细胞来维持患者血细胞比容至 0.35 以上，以利于恢复其血液携氧能力；对重症患者（血容量损失 50%～80%）则需加输 50g/L 人血白蛋白，使血浆蛋白维持在 52g/L 以上，对血容量损失 >80% 的患者，则需用新鲜全血和新鲜冰冻血浆（补充各种凝血因子），在输注 200g/L 人血白蛋白时，应同时补充适量的晶体溶液以防脱水。

烧伤患者损失了大量白蛋白，在烧伤后的 24 小时内可能会得益于大量人血白蛋白的应用。大面积烧伤后，人体内水分、盐类和蛋白等分布均发生一系列的变化。在休克期应给予适量的晶体溶液，并辅以一定量的人血白蛋白或血浆，目的是保持适当的血容量和稳定的血流动力学状态。

### （二）体外循环

在体外循环时，用晶体溶液和白蛋白作为泵的底液要比全血更安全更能为患者所接受，特别是在有明显的血液稀释时使用，为了使血浆胶体渗透压维持在标准水平上，需补充白蛋白。通常使用的方案是将白蛋白液和晶体溶液的剂量控制在使患者手术中的血细胞比容为 0.20，白蛋白 250～300g/L 为宜。

### （三）成人呼吸窘迫综合征

输注白蛋白可能改善本病,但肺毛细血管渗透压未见大幅度增加,控制休克患者的过度水合作用可能更重要。

### （四）颅压升高

对可能的脑水肿,使用25%白蛋白维持脑渗透压。

### （五）血液透析

长期进行血液透析的患者,可根据需要输注20%～25%人血白蛋白治疗血容量或渗透压的不足。通常,初始剂量不应超过100ml、20%～25%人血白蛋白溶液,并应仔细地观察患者有否循环负荷过重症状。

### （六）治疗性血浆交换

在单采血浆中,包括一次每千克体重交换大于20ml血浆或每周多次每千克体重交换大于20ml血浆的患者,联合白蛋白溶液作为替代液,用于大容量血浆交换。

### （七）急性肝衰竭

白蛋白溶液可以满足三个目的,稳定循环,纠正胶体渗透压不足及结合过量的血清胆红素。这种治疗方法由个人的情况来决定[3]。

### （八）急性肾炎

急性肾衰竭患者可显示对环磷酰胺或类固醇治疗是难治的。在一些情况下,可用100ml 20%～25%白蛋白溶液与适当的利尿剂联合使用。这种治疗,在一周内每天重复一次,以后患者可能对药物有满意的治疗。

### （九）悬浮红细胞

输注前,为避免低蛋白血症发生,通常用白蛋白溶液悬浮大容量的预先冰冻或已洗涤的红细胞浓缩液。如果必须,每升红细胞悬液应加入20～25g或更多的白蛋白溶液。

### （十）新生儿高胆红素血症

由于白蛋白有比较高的纯负电荷,许多药物和化合物可与它结合。在新生儿高胆红素血症中,应用白蛋白可以结合胆红素,降低脑核性黄疸的发生率。推荐剂量为250g/L的白蛋白10～15ml(每千克体重1g)在治疗中辅以交换输血,白蛋白可以增加每次交换输血去除胆红素的数量,以降低需求的交换输血次数。

## 五、白蛋白的不合理应用

白蛋白的使用固然可以改善低蛋白血症,但如果不纠正导致低蛋白血症的各种病理因素,则它的输用只能取得应急、短暂的疗效。这些情况包括营养不良,慢性肝炎、肝硬化、肾病综合征等引起的白蛋白缺乏。白蛋白也不应用于纠正营养性的低蛋白血症,因为白蛋白分子内缺乏一些必要的氨基酸以及白蛋白在体内降解需要几个星期。

## 六、白蛋白的使用及注意事项

### （一）静脉输注入白蛋白制品的选择

人血白蛋白作为各种操作步骤的添加液如心肺旁路术的泵液、红细胞浓缩物的悬浮液和一些固体器官的冷冻液。静脉输注的浓度取决于液体和患者的蛋白要求,在低血容量血症时,患者可选择5%白蛋白,而长期处于低血容量症和低蛋白血症时可选择20%或25%的白蛋白。

### （二）稀释

稀释度依使用蛋白、液体的要求、钠限定以及浓度而定,可以不稀释直接输注商品白蛋白或者用适合的静脉注射液进一步稀释。输注稀释白蛋白时一定要考虑渗透压特性及组合溶液的性质,当低渗液与红细胞混合时导致溶血,在体外,当红细胞与含有小于90mmol Na$^+$/L的人白蛋白溶液混合时,这种溶血现象就会发生。

由于有发生潜在的威胁生命的溶血症和急性肾衰竭,应避免用无菌注射用水稀释人白蛋白;当必须限定钠含量时,可选择5%葡萄糖注射液作稀释剂;当25%白蛋白用0.9%氯化钠注射液或5%葡萄糖注射液稀释时,稀释后的5%的白蛋白液大约与枸橼酸钠血浆等渗,因此可选择这些稀释剂进行白蛋白稀释。

### （三）输注速度

人血白蛋白制品不宜与氨基酸混合输注,因为这可能引起人血白蛋白沉淀,200～250g/L人血白蛋白是高渗溶液,它也不宜与红细胞混合使用。应根据患者的临床及血压的变化,调节静脉输注的速度。应参阅人血白蛋白制品厂家规定的特殊建议输注。当患者的血容量正常或轻度减少时,50g/L的人血白蛋白输注速度为2～4ml/min,而250g/L的人血白蛋白输注速度为1ml/min,儿童是成年人输注速度的1/4～1/2。在输注速度上应按临床状况和治疗目的来决定,对于多数适应证只能慢输注(125ml、200g/L的人血白蛋白,平均输注时间为2～2.5小时),其目的是避免突然增加血容量。因此,在治疗休克时,输注入血白蛋白剂量和速度应以患者临床状况的紧急和血压降低程度来决定。检查患者的循环状况包括周身体征、静脉压、动脉压等以此来决定停止或者加大人血白蛋白输注剂量。

#### （四）剂量

输注白蛋白的剂量取决于患者的状态,依据一些参数来决定,如脉搏、血压、休克的程度、血浆蛋白含量或胶体渗透压、血红蛋白或血细胞比容及肺充血。同样需要参阅制品厂家规定的特殊建议信息。治疗的持续时间一定要基于应答,但是在无急性出血时,其白蛋白剂量不应超过存在于正常总血浆体积内的理论值。

#### （五）贮存

白蛋白溶液的 pH 值为中性,它的钠离子含量与血浆相同或略低一些,但钾离子含量较低,不含任何防腐剂。白蛋白溶液是相当稳定的,在 2~8℃暗处,自血浆投产之日起有效期为 5 年。如果白蛋白贮存于室温下(不高于 30℃)可以保质 3 年。白蛋白在制备和贮存中有少量的二聚体和低聚体,这些聚体的功能和在体内的行为还不清楚。这些制品都是以玻璃瓶包装的。如果冰冻可导致瓶身产生裂纹,有可能进入细菌。因此,生产者应提醒使用者输注前检查白蛋白溶液,如果已冰冻或混浊应弃掉。一些生产者也建议白蛋白开启后 4 小时内使用完,未使用的部分应弃掉以减少污染的危险。

### 七、不良反应

临床上使用的白蛋白是相当安全的,低温乙醇法制备白蛋白成品都经过 60℃ 10 小时加热处理,灭活肝炎病毒和其他病毒,所以人白蛋白制品几乎无传播肝炎或其他传染性疾病的风险。输注白蛋白可能发生的不良反应如荨麻疹、发冷、发热或者血压下降等发生率比血浆低得多。据报道过敏发生率为0.011%,而降压发生率为 0.47% ~ 1.53%。尽管人白蛋白纯度很高,但偶尔仍有报道低血压发生。即使有反应,但绝大部分也是暂时的。

应避免过量注射白蛋白,如果人为地把血浆中白蛋白浓度提高到 55g/L,将引起高渗状态,细胞外液缺乏,导致白蛋白代谢增加,从而减少肝内合成。如果存在过多的细胞外液,过多的白蛋白注射将导致细胞内液上升可能引起肺水肿。如果连续输注过

多的白蛋白和晶体液可发生同样的作用。这些不良反应对心脏病患者更频繁和严重。因此,控制注射白蛋白的速度和注射量是重要的。应经常仔细地评估患者,计算出白蛋白替代治疗所需的剂量和输注速度,以减少这类不良反应的发生。

## 第二节　免疫球蛋白类制品的临床应用

被动免疫疗法的本质是免疫球蛋白(Ig)替代治疗,更准确地说,就是人免疫球蛋白的抗体疗法,即把免疫球蛋白所含的大量抗体输给受血者,使之从低或无免疫状态很快变为暂时免疫保护状态。早期的免疫预防概念,包括先天性或获得性免疫球蛋白缺陷预防使用 Ig 作为替代治疗。IgG 的临床应用包括易感人群抗感染的被动免疫预防,也包括健康个体(用于狂犬病、乙型肝炎、破伤风)和免疫缺陷的治疗和预防。最新研究表明:Ig 在治疗免疫抑制、受体封闭和自身免疫性疾病中已有应用。未来的展望包括 Ig 在药物毒性上的抢救和免疫应答的抗独特型抗体调节方面的应用。

### 一、血液中免疫球蛋白的种类

免疫球蛋白是一组存在于血液中的抗体蛋白,是由 B 细胞和浆细胞合成和分泌的高度特异性的糖蛋白,可存在于细胞表面或循环中。抗体的主要功能是对细菌感染有抵抗力。当然它们对病毒、寄生虫、真菌或病原体可能也有作用。

在人体内,人血浆免疫球蛋白可分为五个结构型或类型,每个都有特殊的结构和功能。它们分别命名为 IgG、IgM、IgA、IgD 和 IgE。这些 Ig 可能存在于血清(IgG、IgM),或外分泌(IgA)或与细胞结合(IgE)而呈现它的功能。大部分免疫球蛋白的受体存在于 B 细胞表面。表 53-1 列出了每一类型免疫球蛋白的主要特征。

IgG 有四个亚型即 IgG1、IgG2、IgG3 和 IgG4;IgA 和 IgD 也分别有两个亚型,这些差异是由 Ig 分子上氨基酸序列的不同所致。在一些情况下,是由 Ig 微小的抗原差异性造成的。

表 53-1 免疫球蛋白的主要特性

| | 成人平均浓度（mg/ml） | 相对分子质量 | 沉降系数 | 半衰期（天） | 重链 | 亚型 | 分布 |
|---|---|---|---|---|---|---|---|
| IgG（rG） | 1240 | 150 000 | 7 | 25 | γ | 4 | 44%在细胞外血管 |
| IgA（rA） | 280 | 170 000 | 7,10 | 6 | α | 2 | 外分泌 |
| IgM（rM） | 120 | 900 000 | 19 | 5 | μ | 1 | 80%在血管内 |
| IgD（rD） | 3 | 150 000 | 7 | 2.8 | σ | 2 | 73%在血管内 |
| IgE（rE） | 0.3 | 200 000 | 8 | 1.5 | ε | 1 | 外分泌 |

## 二、免疫球蛋白的浓度

血清中每一种免疫球蛋白的平均浓度都依年龄而发生改变，性别和种类仅有微小变化。出生时，体内所有类型的免疫球蛋白都存在，并有其功能。一些文献中列举的正常浓度依作者不同、使用的抗体纯度以及实验方法的准确性和灵敏性也有轻微的差异。Ig 的浓度通常以每百毫升的 mg 数表示（表 53-2）。Ig 浓度通常用单项免疫扩散法（RID）测定，免疫扩散技术仅测定总 Ig 而不能测定 Ig 的亚型。IgG 亚型可能用特异的 RID 板测定，但除 IgG 外，并不精确和敏感。IgG2、IgG3 和 IgG4 最好能用酶联免疫实验（ELISA）或放射免疫实验（RIA）测定。新近依据抗原-抗体反应的光分散原理使用免疫浊度发测定 Ig。其方法快速和准确，已有许多使用。

表 53-2 血浆和免疫球蛋白制品中免疫球蛋白类型的浓度

| | 血浆中平均浓度 | | 肌注（10%） | | 静注（5%） | |
|---|---|---|---|---|---|---|
| | mg/ml | 占总量% | mg/ml | 占总量% | mg/ml | 占总量% |
| IgG（所有亚型） | 11 | | 160 | | 50 | |
| IgG1 | 7.2 | 65 | 104 | 63 | 32 | 64 |
| IgG2 | 2.6 | 23 | 49 | 30 | 15 | 30 |
| IgG3 | 0.8 | 8 | 8 | 5 | 0~2 | 0~4 |
| IgG4 | 0.5 | 4 | 4 | 2 | 0.5~1.5 | 1~3 |
| IgM | 1.3 | | 0.3~0.7 | | 0.1~0.4 | |
| IgA | 2.7 | | 0.3~1.9 | | 0.0~0.7 | |

[125]I 标记 IgG 研究显示，肌内注射 IgG 后，从注射部位每天清除的 IgG 占注射剂量的 37%。血浆水平 2 天达最大值，相当于立即静脉注射同样剂量的 40%。

注射部位 IgG 损失率并不恒定，开始快，至少在连续 7 天内一直减少。也使用高浓度的抗 HBs 抗体研究了 IgG 的代谢情况，用很灵敏的放射免疫法观察抗 HBs 消失，通过计算已知 IgG 的半存活期为 19.7 天。

## 三、免疫球蛋白制品的药理学

人免疫球蛋白制品（IgG）已使用 50 余年。它包括两种类型，一种是普通免疫球蛋白制品，它是从一般人群（通常已经过多种抗原自然免疫）献血者的混合血浆为原料制备的；另一种是超免疫或特异性免疫球蛋白，它是从已知对某一特定抗原免疫具有高效价抗体血浆中制备的。这些高效价血浆经过对献血者的超免疫和筛选试验后，经单采血浆术采集获得。

低温乙醇法已经成功地从人血浆中分离和纯化 IgG，但制品中仍含有微量的 IgA 和 IgM。低温乙醇法分离的普通 IgG 制品含有高于 8%的聚合体，这些 IgG 聚合体能活化补体，如果静脉注射，可导致变态反应。肌内注射 IgG 时还有其他一些限制，包括仅能注射有限的剂量和注射后 IgG 再吸收的时间长，注射后 3 天才能达高峰值。因此，已发展了一些特殊技术来制备静脉注射的免疫球蛋白（IVIG）。这些技术能使 IVIG 保留完整的生物活性，并能很好地耐受静脉注射。液体剂型 IVIG,为了纯度和稳定性,常采用低 pH,这类制品在注射部位可能带来疼痛和红斑。冰冻干燥剂型的 IVIG 制品使用前可以立即重溶,为了避免上述反应,pH 应为 6.6。稳定的 IVIG 制品在体内的半存活期为 22 天。

为生产临床有效的 IVIG,较温和的分离方法是必要的,因为已知 IgG 分子完整功能包括抗原结合的 Fab 位点和效应活性的 Fc 位点,为避免会造成变性或变更分子与损害 IgG 功能的因素就显得重要。主要的 Fc 效应功能包括抗体介导、调理作用和吞噬作用,抗体依赖细胞毒性和补体协同的细胞溶解等。

## 四、免疫球蛋白制品的种类

用于被动免疫的制品有正常人免疫球蛋白（IMIG）,静脉注射免疫球蛋白（IVIG）,和特异性免疫球蛋白（HIG）。

### （一）正常人免疫球蛋白

国内亦称丙种球蛋白,如标签上无特殊注明者均属此种。它是从上千人份混合血浆中提纯制得的,含有多种抗体,其抗体谱（表 53-3）。而特异性抗体的含量则因不同批号而异。国内一般应用 100g/L 免疫球蛋白。至今,这种制品主要含 IgG,具有抗病毒、抗细菌和抗毒素的抗体,而 IgA 和 IgM 的含量甚微,正常人免疫球蛋白只能供肌内注射,禁止静脉注射。

**表 53-3　正常人免疫球蛋白对一些抗原的抗体谱**

| 病毒 | 细菌 | 毒素 |
| --- | --- | --- |
| 腺病毒,柯萨奇病毒 A9/A23/B1-5 型,巨细胞病毒,人肠道弧病毒,爱泼斯坦-巴病毒,甲型、乙型肝炎病毒,单纯性疱疹病毒,带状疱状/水痘病毒,流行性感冒甲、乙病毒,麻疹病毒,流行性腮腺炎病毒,骨髓灰质炎 1~3 型病毒,副流感病毒 1~3 型,轮状病毒,风疹病毒,痘病毒,蜱传播的脑炎病毒等 | 百日咳杆菌,醋酸钙不动细菌属,弗罗因德枸橼酸菌,大肠埃希菌,01、02、04、06、07、08、016、018、025、075 型流感嗜血杆菌,克雷伯杆菌属 K2、K8、K9、K21、K47 型,军团菌,肺炎链球菌属 1-6、6A、8、9N、12F、14、18C、19F、23F、25 型,奇形变形杆菌,铜绿假单胞菌 7 个血清型,沙门杆菌属 O 抗原,黏质沙雷菌,弗氏痢疾杆菌,溶血性链球菌所有 5 个血清型,鼠疫杆菌 03/09 型 | 白喉毒素,铜绿假单胞菌外毒素 A,葡萄球菌 a 溶血素,链球菌溶血素 O,破伤风毒素等 |

### （二）静脉注射免疫球蛋白

基于普通 IgG 制品中 IgG 聚合体具有自发激活补体活性或称抗补体活性,IVIG 的制备需应用一些特殊的技术,将 IgG 中聚合体去除或降低其抗补体活性,并保留其原始抗体活性,以适宜静脉注射。IVIG 是一个从 3000~10 000 份混合的健康人血浆中分离纯化的免疫球蛋白,含有大于 95% 的天然的 IgG,仅有微量的 IgA。加入的赋形剂以保证蛋白在贮存中的稳定性。

虽然所有的 IVIG 制品含 IgG(主要是单体 IgG,IgG 亚型的比例与正常人血浆相似),由于独特的制备过程和成分的差异性,可能反映其有效性、耐受性和不良反应。主要的分离方法,制品稳定性,病毒灭活和去除的差异性,可能使制品的抗体含量,亚型分布和电泳行为有显著的差别。

IVIG 的蛋白浓度(通常有 5% 或 10% 溶液)决定输注的体积负荷和输注的时间,这对一些患者可能是要考虑的,制品的储存温度从一个品牌到另一个品牌也是有变化的。钠、糖、氨基酸的存在意味着这些制品的渗透压可能高于生理性的渗透压。因此,要仔细考虑避免快速输注 IVIG 制品。其他可能影响 IVIG 的特性是 pH、IgA 含量、同种凝集抗体[4]。

### （三）特异性免疫球蛋白

它含有大量的特异性抗体,是预先用相应的抗原免疫或超免疫健康人后,从含有高效价的特异性抗体血浆制备的,故比正常的免疫球蛋白所含有特异性抗体高,对某些疾病的治疗要优于正常的免疫球蛋白（表 53-4）。

表 53-4  特异性免疫球蛋白

| | 缩写名称 | 主要用途 |
|---|---|---|
| 乙型肝炎免疫球蛋白 | HBIG | 预防乙型肝炎 |
| 狂犬病免疫球蛋白 | RIG | 预防狂犬病 |
| 破伤风免疫球蛋白 | TIG | 预防或治疗破伤风 |
| Rho(D)免疫球蛋白 | RhIG | 预防 Rh 溶血病 |
| 水痘-带状疱疹免疫球蛋白 | V-ZIG | 预防或减轻水痘 |
| 巨细胞病毒免疫球蛋白 | CMVIG | 预防或治疗巨细胞病毒感染 |

## 五、免疫球蛋白储存

免疫球蛋白从制备之日起在 2~8℃ 储存 3 年。冰冻可进一步使聚合,大多数的正常免疫球蛋白以液体剂型供临床使用。IVIG 大多为液体剂型,也有冻干剂型。免疫球蛋白制品在储存中可发生变化,研究证明这是由于制品中微量溶纤维蛋白酶所致。发生裂解后的制品临床疗效较差,因为注射后的 IgG 所含抗体的半寿期降低。这一现象可以通过仔细地控制分离过程的 pH 来达到制备稳定的 IgG 制品。因为在全血浆中即使有微量的溶纤维蛋白酶也很快地被天然存在的抑制剂所灭活,所以 IgG 制品中的碎片仅仅在分离后发生。实验已证实,2~4.5 年内每年抗体浓度减少率为 8% 左右,在相同时间内,制品中 IgG 分子没有发生任何裂解。

## 六、免疫球蛋白制品的临床应用

输注 IgG 是一种被动免疫疗法。被动免疫的一个重要方面是它的"直接作用",即抗体与抗原相互作用而起到直接中和毒素与杀死细菌和病毒的作用。

### (一)预防某些病毒和细菌感染

如预防麻疹、甲型肝炎、风疹等,可使用 IgG。当然注射 IgG 提供的免疫性仅是暂时的,并取决于注射的抗体量。在预防甲型肝炎时,单一剂量的 IgG(750mg)可保护大约 5 个月。

### (二)代替异种血清制品

可避免不良反应的发生,如抗破伤风免疫球蛋白。从筛选高效价献血者血浆中制备的超免疫球蛋白通常用于破伤风、水痘-带状疱疹、狂犬病和 CMV 感染等(表 53-5)。

表 53-5  不同种类的人免疫球蛋白制品的适应证

| | 推荐制品 | 保护模式 |
|---|---|---|
| 甲型肝炎 | IMIG | 暴露或暴露后预防 |
| 麻疹 | IMIG | 暴露或暴露后预防 |
| 风疹 | IMIG | 暴露或暴露后预防 |
| 免疫缺陷 | IMIG 或 IVIG | IgG 代替治疗 |
| ITP | IVIG | 控制出血 |
| 防止 Rho(D)致敏 | Rho(D)IG | 控制 Rho(D) |
| 乙型肝炎 | HBIG | 暴露后预防 |
| 水痘-带状疱疹 | VZIG | 暴露后预防 |
| 狂犬病 | RIG | 暴露后预防 |
| 破伤风 | TIG | 暴露后预防 |

### (三)抑制原发性免疫反应

Rho(D)的同种免疫预防可用 Rho(D)IgG。

### (四)替代治疗

免疫缺陷疾患(原发性低免疫球蛋白血症)和新生儿败血症可用 IMIG 和 IVIG。IVIG 能改善艾滋病产妇所生新生儿的生存率。

免疫缺乏症治疗的 IgG 常用剂量为 100mg/(kg·m),大约相当于 0.7ml/(kg·m)。治疗起始可以给予两倍或三倍剂量,时间通常为 3~5 天。最大剂量不应超过每周 20ml 或 30ml。

## 七、静脉注射免疫球蛋白的临床应用

除了肌注免疫球蛋白外,在过去 30 多年里,IVIG 并由最初仅用于免疫缺陷患者,发展到广泛用于多种疾病的预防和治疗。是一个抢救生命的血液制品。为什么 IVIG 那么有用,因为它含有许多对抗细菌、真菌和病毒的抗体,因为这些细菌和病毒可能侵袭先天性免疫缺陷的患者。IVIG 克服了肌注免疫球蛋白的缺点,而允许大剂量的输注,且不需要频繁输注,也无疼痛。静脉注射后,在血清中立即显示 IgG 达到的血清 IgG 浓度与直接输注的 IVIG 剂量相关。其半衰期 21～29 天。应注意,在免疫缺陷患者,个体间半衰期是有差异的。

**(一)静脉注射免疫球蛋白的性质**

1. 抗体谱　IVIG 是一种可供静脉注射的多价抗体制品,它含有献血者群体中正常存在的各种 IgG 抗体,对地方性疾病抗原的抗体,对肠道和呼吸道腐生菌和普遍存在的共生体的抗体,对引起新的流行病的病原体的抗体,以及对群体做免疫接种的抗原引起的抗体等,IVIG 中抗体种类可达上千万之多。这是 IgG 用于细菌和病毒感染治疗的主要基础。

IVIG 根本上不同于普通的药物,普通的药物只有一种或几种活性,而一克 IVIG 中约含 $4 \times 10^{18}$ 分子,有超过 $10^7$ 不同种类的特异性抗体。它可通过抗体补充和对免疫系统进行调节,对多种疾病进行特异性治疗。

一般药物有剂量限制。众所周知的抗生素使用是抑制细菌,然而,长期使用易产生耐药性。IVIG 则为人体内源 IgG 库的一部分而不是外来物质,IgG 的抗体中和病毒和毒素,Fc 片段介导的调节作用将其免疫复合物排出体外。

IVIG 也不应是最后的治疗选择,对一些疾病早期明智的用 IVIG 是必要的,IVIG 是宝贵的人源性生物药物。

2. IVIG 与 IMIG 性质的比较

(1)注射剂量:IMIG 经肌内注射,最大注射剂量约 1.6g,仅相当于受者自身 IgG 抗体总量的 2%～3%。而 IVIG 经静脉注射,其注射量最高可达 2g/kg 体重。

(2)利用率:IMIG 经肌内注射后,能够进入血液循环到达作用部位的量仅占注射剂量的 10%～40%。而 IVIG 经静脉注射,几乎 100% 可随血液循环到达靶部位。

(3)作用时间:IMIG 经肌内注射后,需 2～3 天后才达到血液中最高浓度,而 IVIG 经静脉注射后可即刻达到血液中最高浓度。

**(二)静脉注射免疫球蛋白作为免疫代替物**

IgG 是 Y 构型的双分子,它的免疫调节作用依赖于两条独立的分子结构,称为 Fab 和 Fc,依靠 Fab 片段,抗体干扰抗原反应,或参与基因型相互作用,Fc 片段介导的调节包括:构成和清除免疫复合物、

吞噬作用等。通常抗体触发免疫反应,但也控制免疫反应。外源性抗体在免疫过程中可以起类似的作用。

事实上,IVIG,特别是高剂量 IgG 可以明显地在某些慢性炎症和自身免疫紊乱中抑制有害免疫反应。因此,IVIG 被公认为免疫调节代替物。为达到免疫反应的作用,IVIG 制品必须包含完整的(7S)IgG 分子和在血液中维持足够的浓度。

**(三)静脉注射免疫球蛋白的作用机制**

IVIG 是一组有多种活性的免疫调节剂,并不是所有的机制在每一组治疗中都起作用。根据免疫调节学说,自身免疫疾病是个体免疫调节系统受到损害所致。正常个体之所以没有自身免疫的临床表现,是由于免疫网络的协同作用使自身免疫反应保持在低水平的结果。现有的证据表明,IVIG 有以下一些作用机制:

1. 单核-巨噬细胞系统暂时封闭学说　单核-巨噬细胞系统通过巨噬细胞表面的 Fc 受体和结合了抗原的 IgG 连接,随后将抗原-抗体免疫复合物颗粒吞噬、消除。

2. 免疫调节学说　IVIG 的免疫调节作用通过多层次实现。①大量的 IVIG 分子的输入,对受者机体 IgG 生成总量有反馈抑制作用。相应地使自身抗体的生成量也减少;②IVIG 中存在着多种针对自身抗体基因型抗原特异性的抗独特型抗体。这种抗体不仅能直接中和自身抗体,而且对自身抗体的生成有特异性的抑制作用。因为自身免疫性疾病患者不能生成他们自己的调节性抗独特型抗体。

3. 在免疫缺陷状态可能取决于直接丢失抗体的替代。

4. 在治疗一些感染疾病中能中和细菌、毒素和病毒　虽然目前对 IVIG 作用的确切机制仍未阐明,但对其可能的作用机制进行研究将有助于开辟 IVIG 临床应用的新领域。

**(四)IVIG 的临床适应证、剂量、输注方法及不良反应**

详见本书关于"静脉注射免疫球蛋白的临床应用"章节部分。

## 八、特异性免疫球蛋白的临床应用

**(一)乙型肝炎免疫球蛋白**

乙型肝炎免疫球蛋白(HBIG)是从含有高效价抗乙型肝炎表面抗体的混合血浆,经低温乙醇法分离纯化,并经多步病毒灭活方法处理制成的。静注

HBIG 是分离纯化后再经低 pH 孵育去除 IgG 多聚体。

　　HBIG 是提供立即有效的短期被动免疫。HBIG 与乙型肝炎疫苗同时注射,但要在不同的部位,不干扰疫苗形成抗体。

　　1. 适应证　所有出生于 HBsAg 阳性母亲的新生儿或出生在妊娠后 6 个月或 9 个月过程中接触乙型肝炎的母亲的新生儿;与乙型肝炎或乙型肝炎病毒携带者密切接触人群。在外科手术或透析过程中不能排除输注(或接触)HBsAg 阳性血液或血液成分的患者;预防肝移植后乙型肝炎的再复发。

　　2. 输注方法及剂量　肌注 HBIG 有三个规格,100IU/1ml、200IU/2ml 或 400IU/4ml。静注 HBIG 的规格为 2000 IU/40ml。肌注 HBIG,仅供肌内注射,不得用于静脉注射。

　　(1)母婴阻断:HBsAg 阳性母亲所生婴儿出生 24 小时内注射 HBIG 100IU,同时注射乙型肝炎疫苗的剂量及时间见乙型肝炎疫苗说明书或按医生推荐的其他适宜方案。

　　(2)预防乙型肝炎:一次注射量,儿童为 100IU,成人为 200IU;必要时,再间隔 3~4 周重复相同的剂量一次。

　　(3)意外感染 HBsAg:阳性血液者立即(最迟不超过 48 小时)按体重注射 8~10IU/kg,,隔月再重复注射相同剂量一次。

　　(4)预防肝移植后乙型肝炎再复发:采用 lamivudine(拉米夫定)与大剂量 HBIG 联合使用。在无肝期和手术后输注 HBIG 快速中和血液中乙型肝炎病毒,多次大剂量静注 HBIG(2000IU/40ml)直至 HBsAg 转阴,并维持抗 HBs 效价在 100 IU/L 以上。

### (二)破伤风免疫球蛋白

　　破伤风免疫球蛋白(TIG)是从含有高浓度破伤风抗体的混合人血浆,并经低温乙醇法分离纯化,经多步病毒灭活方法处理制成的。

　　在破伤风的危险很显著和基础免疫水平低下时,如果需要被动免疫,TIG 是可选择的制品。早期用 TIG 治疗可能避免死亡。

　　当破伤风类毒素与 TIG 同时注射时,应使用单独的注射器在不同部位注射。

　　1. 适应证

　　(1)预防:对破伤风芽孢杆菌引起伤口感染的人群、破伤风类毒素免疫反应不完全或者不知道是否免疫的人群,特别适于对破伤风抗毒素过敏者。

　　(2)治疗:临床表现破伤风症状,需要治疗者。

　　2. 注射方法和剂量　TIG 的规格为 250IU/2.5ml,仅供肌内注射,不得用于静脉注射。

　　(1)预防:儿童与成人接受相同剂量 TIG,同时在身体的对侧部位注射 250IU TIG 和 0.5ml 吸附的破伤风疫苗。对一些伤口外科未能满意处理,大面积烧伤如有损伤且超过 24 小时,或严重的感染风险,建议的剂量是 500IU TIG。

　　(2)治疗:对肌注 TIG 尚无一致的剂量,第一天治疗开始的参考剂量 3000~6000IU,随后每天 3000IU;在不同的身体部位注射,注射与治疗的间隔取决于临床情况。此外,也可用 TIG 从局部浸润到伤口以及肌内注射 TIG 来治疗临床破伤风。

### (三)狂犬病免疫球蛋白

　　狂犬病免疫球蛋白(RIG)是从含有高浓度狂犬病抗体的混合人血浆,经低温乙醇法分离纯化,并经多步病毒灭活方法处理制成的。

　　1. 适应证　RIG 主要用于被疯犬或者其他带病的动物咬伤或抓伤,以及粘液膜接触后,特别是损伤皮肤的人作为被动免疫。但 RIG 对于已有狂犬病相关症状的患者无效。如果可能,在皮肤损伤或接触的当天,除注射常规狂犬病疫苗免疫外,在注射第一针狂犬病疫苗的同时,增加注射 RIG 20IU/kg 体重,且最迟不超过 8 天。

　　2. 输注方法与剂量　尽快对损伤部位进行完全的清创术,使用总剂量一半的 RIG 浸润损伤部位,另一半剂量的 RIG 在被咬伤的人的背部肌内注射,不得用于静脉注射。WHO 建议单一剂量 20 IU/kg 体重,不得超过建议的剂量。若一次超过这以剂量的 RIG,治疗时可能干扰同时注射的狂犬病疫苗抗体应答。如果要求注射 RIG 剂量大于 10ml,应在 1~2 天多次注射,体重 20kg 以下的儿童注射量参见说明书,20kg 以上的人群注射 5ml。

### (四)Rh(D)免疫球蛋白

　　$Rh_0(D)$ 是含有高效价 $Rh_0(D)$ 抗体的混合人血浆,经低温乙醇法分离纯化,并经多步病毒灭活方法处理制成的。肌注 Rho(D) 有两个规格,200μg/ml(1000IU)和 300μg/1.5ml(1500IU)。

　　1. 作用机制　$Rh_0(D)$ 人免疫球蛋白具有干扰正常免疫反应的作用,最为典型的例子是 $Rh_0(D)$ 预防新生儿溶血症。Rh 阴性的母亲第一次怀 Rh 阳性胎儿,如未及时输注 $Rh_0(D)$ 预防,于分娩时渗漏到母亲血液循环中的 Rh 抗原可刺激母体免疫系统产生 $Rh_0(D)$ 抗体。以后再妊娠时,该 Rh 抗体进入 Rh 阳性胎儿血液循环内,破坏含 Rh 抗原的红细胞而引起胎儿严重溶血。如果在第一次分娩时及时给予注射 $Rh_0(D)$ 以中和进入的 Rh 抗原,则不会有抗体产生,防止母亲免疫系统对胎儿红细胞的作用而导致的溶血反应。$150\mu g\ Rh_0(D)$ 可中和 15ml Rh 阳性红细胞,当胎儿或母亲可能出血时,应为 Rh 阴性母亲注射 $Rh_0(D)$。

2. 适应证

(1)预防:①分娩 Rh 阳性新生儿的 Rh 阴性母亲,72 小时内完成注射;②在出生前妊娠 28 周和 34 周时分别注射一次;③羊膜穿刺后;④腹部壁创伤;⑤其他方式致敏时,如 Rh 阴性的人输注了 Rh 不相容的血液(全血或红细胞浓缩物)。

(2)治疗:静注 $Rh_0(D)$ 也用于治疗 ITP,$Rh_0(D)$ 在 20 世纪 80 年代已开始用于治疗 ITP 患者,$Rh_0(D)$ 的剂量要低于 IVIG,$Rh_0(D)$ 与 IVIG 对适当的 ITP 患者都显示相似的疗效,$Rh_0(D)$ 在一些胃脾切除手术的 Rh 阳性患者是有效的,已有研究指出 $Rh_0(D)$ 比 IVIG 对于 HIV 伴 ITP 患者治疗更有效。

3. 剂量 分娩后肌内注射 $300\mu g$(1500IU);(如果在妊娠期内,<20 周或更短,引产或自然流产后可肌内注射 $120\mu g$(600IU)。

4. 禁忌 不得用于婴儿或 Rh 抗原阳性人群注射,因为它将引起 Rh 阳性红细胞溶血。

### (五)水痘-带状疱疹免疫球蛋白

水痘及带状疱疹是由水痘-带状疱疹病毒(varicella-Zoster virus,VZV)感染所引起的,其自然感染仅发生于人与大猩猩。VZV 典型的潜伏期为 14~16 天,通常为 10~21 天;初次感染,可形成水疱,二次感染则会形成带状疱疹。

但是,对于早产儿或免疫力低下的儿童以及 HIV 感染、正接受肿瘤治疗、器官移植治疗等高危人群,感染 VZV 则可能引起病毒性肺炎、脑炎以及细菌重叠感染等严重的并发症,甚至会致命。免疫力低下的儿童以及由各种原因造成的免疫系统功能不健全的成年群体还可能出现皮肤或内脏的播散性疱疹,也可能导致死亡。而针对 VZV 的特异性免疫球蛋白,V-ZIG 在暴露于 VZV 后的短时间内应用,可以有效地避免或减轻水痘形成,并减轻带状疱疹引发的神经疼痛。

1. V-ZIG 的应用 使用 V-ZIG 的一个重要指标在于是否存在与水痘或带状疱疹患者的接触史,即 VZV 的暴露史。无论在任何情况下暴露,都应根据暴露时间的长短,决定是否需要立即使用 V-ZIG 进行治疗。

推荐使用 V-ZIG 的患者包括:免疫受损的患者;新生儿,其母亲分娩前后有水痘感染的体征和症状(如分娩 5 天前或分娩 2 天后);早产儿,在 28 周孕期以上出生,但在新生儿期间暴露于水痘,而其母亲也未进行接种预防;早产儿,在 28 周孕期以内出生,或者出生时体重不足 1kg,但在新生儿期间暴露于水痘,无论其母亲是否有该病史或者接种过;妊娠妇女。

通常使用 V-ZIG 越早,其保护效果越好。使用 VZIG 的最高暴露时限为 96 小时,最好不超过 120 小时。若超过,而仍在<10 天,VZIG 仅能起到减轻水痘症状的作用。

已知对于水痘带状疱疹病毒具有免疫力,如之前已经有水痘感染的病史或接种过水痘疫苗的患者,不适于应用 V-ZIG。

2. V-ZIG 的输注剂量

(1)根据患者体重给药,通常推荐剂量为 125IU/10kg,最大给药剂量为 625IU,最小给药剂量为 125IU。

(2)使用 V-ZIG 的不良反应较少,且强度弱。对于某些患者来说,伴随的相关不良反应一般为注射部位疼痛、头痛和出疹等。

### (六)巨细胞病毒免疫球蛋白(CMVIG)

巨细胞病毒(cytomegalo virus,CMV)属于疱疹病毒,可以引起一系列的紊乱,包括导致器官移植受者并发严重的疾病。尽管现有的抗病毒药物已经有效地降低与 CMV 相关的死亡率,但进行器官移植之后引起的并发症一般还是与 CMV 相关。也有部分研究表明,随着慢性排斥反应(闭塞性细支气管炎)的发展,会导致 CMV 感染或肺炎。

另外,在正常健康人中 CMV 还可引起单核细胞增多症;在免疫缺陷者如器官移植受者、获得性免疫缺陷综合征者及癌症患者中可引起严重的感染,甚至死亡。

1. CMVIG 的生产 目前人血浆来源的 CMVIG 国际上已批准生产,国内尚无同类产品问世。其临床治疗主要用于器官移植,静脉输注 CMVIG,患者血液中 CMVIG 浓度快速升高,可以减轻 CMV 感染的相关综合征,提高移植器官的存活率。

2. CMVIG 的应用 CMVIG 主要用于器官移植和免疫缺陷时 CMV 感染的预防和治疗。目前,一般仅在下列情况下推荐使用 CMVIG:

(1)CMV 肺炎:①在进行肺的活组织检查中,有迹象表明存在 CMV 疾病(如 CMV 包涵体);②呈现

CMV 感染所引起肺病的临床体征和症状;③CMV 感染:在血液中检测到 CMV DNA,确定已经受到 CMV 感染或通过培养从血液、尿样、器官活组织中分离出 CMV。

（2）顽固性的 CMV 疾病:①骨髓移植受者,完整的器官移植受者,HIV/AIDS 患者或其他免疫能力受到抑制的患者;②CMV 侵染器官所引起疾病的临床体征和症状;③CMV 感染:在血液中检测到 CMV DNA 确定已经受到 CMV 感染或者通过培养从血液、尿样、器官活组织中分离出 CMV;④具体进行治疗时,在应用 CMVIG 之前,选择一种或联合使用抗病毒药物治疗失败后。

3. CMVIG 的输注方法与剂量　一般对于肺炎患者的治疗:可在第 1、2 和 7 天通过静脉输注剂量 400mg/kg 体重的 CMVIG,再于第 14 天输注 200mg/kg 体重;对于肺炎和（或）其他器官的顽固性 CMV 感染,可每隔 1 天按 100mg/kg 的剂量静脉输注 CMVIG,持续 7 个剂量,即 14 天;对于不能耐受抗病毒药物的患者可每周（或每 2 周）采用剂量 150mg/kg 体重进行静脉输注,持续 4 个剂量。

而其所引起的不良反应主要为脸红、寒冷、肌肉痉挛、背痛、发热、恶心、呕吐。

## 第三节　凝血因子制品的临床应用

在某些病理情况下,机体由于缺乏某些凝血因子而造成出血。因此,凝血因子缺陷病补充治疗应根据已缺乏的凝血因子来选择特定的凝血因子浓缩剂。

血友病是由于生成一些凝血因子的蛋白缺乏而引起的,如凝血因子Ⅷ（FⅧ）缺乏成为甲型血友病、凝血因子Ⅸ（FⅨ）缺乏成为乙型血友病。由于编码这些凝血因子的基因在 X 染色体上,他们是 X 染色体相关的隐性特征,通常仅影响到男性,因为男性仅有一个 X 染色体。女性携带疾病的基因,称为携带者,这些女性可传给她们的儿子。但是女性很少受到影响,因为女性还有一个正常的 X 染色体。

FⅧ和 FⅨ是部分内源性凝血途径,这些血友患者可能有严重的、中等的和轻微型的出血疾病,其规定的血浆水平分别为 1% 或以下,2%~5% 和 6%~30%,其发病率甲型为 1∶5000 个出生的男性婴儿,乙型为 1∶30 000 个出生的男性婴儿。

凝血因子浓缩剂有传播病毒的危险,因此在制备过程中设计有去除病毒污染和结合一个病毒灭活步骤或双重病毒灭活以保证有效灭活脂包膜或非脂包膜病毒。至今所有血源性凝血因子浓缩剂都采取了病毒灭活并大规模生产。现在国内临床上使用的凝血因子浓缩剂都经国家病毒灭活认证和国家批签发,保证了凝血因子浓缩剂的安全性和有效性。

### 一、凝血因子缺陷病补充治疗的原则

在机体缺乏某些凝血因子而造成出血的病理情况下,临床上应根据所缺乏的凝血因子来决定治疗方案,或单独用纯化的血浆成分,或用新鲜血浆或新鲜全血。凝血因子的剂量通常是以国际单位（IU）计算的,一个 IU 是指 1ml 新鲜血浆中凝血因子的平均活性。

#### （一）凝血因子的代谢半存活期

为维持体内最低限度的凝血因子水平,无论是少量自发出血还是较大的创伤或手术出血,治疗时都应立即给予患者足够的凝血因子以保证完全止血,其后再补偿因凝血因子自身半衰期导致血浆内含量逐日降低的量。各种凝血因子的半衰期差异很大,如凝血因子Ⅱ为 3~4 天,凝血因子Ⅶ为 4~6 小时,凝血因子Ⅷ为 6~14 小时,凝血因子Ⅸ为 18~30 小时,凝血因子Ⅺ为 1~3 天,纤维蛋白原为 4~6 天等。凝血因子浓缩物通常应较快的输注,以便使它在体内代谢或在体外降解发生之前尽快达到最高的血浆凝血因子水平。

#### （二）凝血因子的循环内回收率

输入体内的凝血因子,都有一个明显的血管内外分配比例。例如静脉注射凝血因子Ⅷ后,注射量的 50%~80% 在循环内再现,其余部分则扩散到血管外间隙。以凝血因子Ⅷ为例,体内回收率按下列公示计算:

$$体内回收(\%)=\frac{血浆体积(ml)×测定升高的 FⅧ:C 水平(IU/ml)}{注射体积×已标记的 FⅧ:C 水平(IU/ml)}×100$$

凝血因子Ⅸ和纤维蛋白原在循环内的回收率则分别为 25%~50% 和 50%。

#### （三）抑制剂的存在

在一些患者血液中可能存在特定的凝血因子抑制剂或抗体,它可抑制输注的凝血因子的活性而达不到预期的止血效果。

### 二、凝血因子Ⅷ浓缩剂的临床应用

#### （一）人凝血因子浓缩剂

多数血液制品厂家使用多人份混合的新鲜冰冻

血浆(500~3000个单采血浆术收集的血浆)制备这个制品。以新鲜冰冻血浆得到的冷沉淀作为起始原料,然后采用不同的方法进一步用铝胶或DEAE-Sepharose FF吸附,甘氨酸或聚乙二醇或层析法纯化,并加入病毒灭活方法,而形成一体分离纯化工艺,最后经冰冻干燥制成。它是高比活性,高稳定性和可溶性的制品。另外,每瓶制品中凝血因子Ⅷ单位(IU)数是已知的,可准确计算输注的剂量,因是冻干制品,便于患者存放、重溶,可在家庭或工作场所时自己注射治疗。相对小的体积,在大手术后需大剂量输注时不致负荷过量,此外Ⅷ因浓缩剂不含血型物质,避免了因抗-A、抗-B存在而引起潜在的溶血发生。

1. 甲型血友病替代治疗所需 FⅧ期望水平的选择甲型血友病患者有效止血所需最低FⅧ水平30%~40%,轻度甲型血友病患者(FⅧ水平为5%~30%)通常能正常生活,仅在大创伤或手术后有出血;中度甲型血友病患者(FⅧ水平为2%~5%)可能有自发出血,但轻微创伤可导致大量出血;严重甲型血友病患者(FⅧ水平<1%)可出现自发出血,包括肌肉血肿等。大创伤和出血要求替代治疗,较大手术时应于术前将FⅧ提高到80%~100%,然后维持FⅧ 30%~40%以上5~7天,再依据手术类型额外维持FⅧ水平20%以上7~10天。通常输注剂量以单位计算,计算公式如下:

输注的剂量单位 =
希望提升的FⅧ(%)×体重(kg)×0.5

对小儿患者则宜在公式中采用0.67的数值来代替0.5,对血液中存在FⅧ抗体者要考虑加大注射剂量。

2. 注射FⅧ后在循环内消失 当输注血浆时,发现输注后患者血浆中立即有约82%期望的FⅧ活性,用冷沉淀时为70%,而使用FⅧ浓缩制剂时为60%。因为FⅧ在血浆中的生物半衰期为6~14小时。如果仅仅每24小时输注一次,FⅧ水平将降低到期望值的1/4。维持较高的FⅧ水平是很重要的,即手术后最好每12小时输注一次,及时补偿FⅧ的分解代谢量,以保持必要的止血水平。

3. 替代治疗时FⅧ浓缩剂的选择 FⅧ浓缩剂是治疗或预防先天性甲型血友病或获得性Ⅷ因子缺乏的首选,包括以下情况:①威胁生命的出血治疗;②大出血的治疗;③整形外科手术;④治疗已发生的抑制剂;⑤预防性治疗。

近年来,根据世界血友病联盟统计,世界上仅有20%以上甲型血友病患者能实际接受到FⅧ浓缩剂治疗,大多数甲型血友病患者仍然不能接受任何治疗和预防治疗,表明未来FⅧ浓缩剂增长需求将不断增加。

4. FⅧ补充治疗的并发症 甲型血友病患者长期输注FⅧ的主要并发症是乙型或甲型肝炎,另一并发症是产生FⅧ抗体,发生率约占输注患者的5%。此外,大量输注FⅧ时应对制品中残留的抗-A、抗-B可能引起的溶血反应有所警惕。目前FⅧ制品已经S/D法或60℃小时加热处理,灭活可能存在的病毒,成为一种安全的血液制品,但人凝血酶原复合物旁路疗法因有导致血栓栓塞的危险,故需谨慎输注。

**(二)凝血因子Ⅷ抑制剂(抗体)**

已经发现用凝血因子Ⅷ浓缩剂治疗血友病患者产生的凝血因子Ⅷ抑制剂为同种异体抗体。血友病患者产生凝血因子Ⅷ抗体的频率为6%,在凝血因子Ⅷ水平≤10%的血友病患者,其抗体频率为15%。输注用单克隆抗体纯化的凝血因子Ⅷ浓缩制剂的患者中,产生的抗体频率可能更高些。

存在凝血因子Ⅷ抗体的患者,输注凝血因子Ⅷ是难有疗效的,必须给予更高剂量的凝血因子Ⅷ才能有效。如果凝血因子Ⅷ抗体的效价小于20个Bethesda单位(B. U/ml),那么输注凝血因子Ⅷ浓缩制剂是有效的,抗体效价更高时,单独输注凝血因子Ⅷ浓缩制剂无效,但凝血因子Ⅷ抗体的血友病患者在输注凝血因子Ⅷ后,抗体效价可升高。

近来,FⅧ抑制剂的发展和治疗是医生与患者主要关心的,它由一些不同的因素,如疾病的严重性影响到抑制剂的发病率。

对治疗有高效价FⅧ抑制剂的难治性患者,引进凝血旁路制品如活化的凝血酶原复合物和重组活化的FⅦ因子,导致改进了有FⅧ抑制剂患者的急性出血,家庭治疗很大程度上改善患者的生命质量。

也有报道,用含有vWF的凝血因子Ⅷ浓缩剂治疗有FⅧ抑制剂的患者,对FⅧ抑制剂的发展和清除要优于纯的凝血因子Ⅷ浓缩剂,Ⅷ/vWF浓缩剂是治疗的选择[5]。

**(三)血管性血友病的替代治疗**

已确信血管性血友病(von willebrand,vWD)是最普通的遗传性出血疾病,约占总人口的1%。vWD有三个血型,分为为Ⅰ型、Ⅱ型和Ⅲ型。这种疾病的特征是出血时间延长,凝血因子Ⅷ(凝血活性和凝血因子Ⅷ相关抗原和vW辅因子活性降低。Ⅰ型是最温和的,最普通的,大约 80%,这些患者无论是凝血因子Ⅷ缺乏,还是出血时间异常,都可以通过注射DDAVP(0.3mg/kg)而纠正,能有效的预防和制止出血,仅有很少数的人要求凝血因子替代治疗。Ⅱ型大约 20%,其症状也是一般的,通常也需凝血因子输注。Ⅲ型是稀少的,但是很严重的,有关节和肌肉出血。Ⅲ型 vWD 患者有出血时,通常用特殊型的凝血因子Ⅷ浓缩剂,它应含有 vWD 即 vWF/FⅧ因子浓缩剂。这些Ⅲ型 vWD 患者需定期用这一类型的凝血因子来治疗出血。我国血液制品厂家对已有凝血因子Ⅷ浓缩剂产品,要测定其制品内的 vWF 因子的水平和活性,要不断提高其凝血因子Ⅷ浓缩剂中的 vWF 因子水平,并积累治疗 vWD 患者的经验。

### 三、人凝血酶原复合物的临床应用

#### (一)人凝血酶原复合物的制备

人凝血酶原复合物(PCC)含有凝血因子Ⅱ、Ⅶ、Ⅸ和Ⅹ及少量的内源性抗凝蛋白 C 和 S。

他们是采用 DEAE 纤维素或 EDAE-Sephadex A50 以及磷酸三钙,从血浆或 Cohn 上清Ⅰ中吸附上述的各种凝血因子而制成的。由于采用的吸附剂不同,其第Ⅸ因子或者他因子的含量可能不同,一般来说 PCC 每毫升含Ⅸ因子 20~25IU,比活性大于 0.61 IU Ⅸ因子/mg 蛋白质。PCC 在很大程度上去除了杂蛋白,因此减少了机体致敏性的危险。为减少 PCC 制备过程中微量凝血酶和致血栓活性生成的可能性,可加一定量的肝素来制止它,其肝素活性应小于 0.5IU/IUⅨ因子。PCC 在制备工艺过程中都加入病毒去除和病毒灭活步骤如 S/D 和冻干终品100℃ 30 分钟水浴灭活脂包膜和非脂包膜病毒,保证输注的安全性。

#### (二)人凝血酶原复合物(PCC)的临床应用

PCC 主要用于以下 3 种适应证:

1. 乙型血友病的替代治疗 甲型血友病和乙型血友病它们的临床表现相同,但是治疗方案不同,必须根据需要而补充相应的凝血因子浓缩剂。在治疗出血方面,对乙型血友病患者高纯凝血Ⅸ因子浓缩剂是首选的,如果无该制品,可使用 PCC。一般来说手术前给 PCC 的剂量,使血浆Ⅸ因子水平达到100%,并且在术前加以确认,术后给辅助剂量应等于初始剂量的一半,PCC 每 12~24 小时应重复输注一次。因为输注 PCC 时有形成血栓的潜在危险[6],有时建议肝素与 PCC 一起使用直接注射给患者或加入 PCC 中,以预防血栓并发症。

输注 PCC 的剂量与出血部位和严重程度有关。

2. 获得性凝血因子Ⅱ、Ⅶ、Ⅸ和Ⅹ缺乏 大多数文献指出下列临床状况可用 PCC 替代治疗:①肝病;②香豆素口服过量;③口服香豆素一般患者需要立即手术;④新生儿出血疾病;⑤新生儿和早产儿;⑥心脏手术。

使用 PCC 的剂量随所缺乏的凝血因子而异,一般输注 PCC 为 10~20IU/kg,随后因子Ⅷ缺乏者每隔6~8 小时,因子Ⅸ缺乏者每隔 12~24 小时,因子Ⅱ和因子Ⅹ缺乏者每隔 24~48 小时酌情减少用量,一般历时 2~3 天,在出血较大或大手术时可根据病情增加剂量。

3. 带有Ⅷ因子抑制剂的甲型血友病的出血治疗 多年以来,PCC 已经用于带有Ⅷ因子抑制剂的甲型血友病出血治疗。这种患者大约为甲型血友病的 20%,初期是使用未活化的 PCC,随后用活化形式的 PCC,无论是未活化还是活化的 PCC 都可以用于相似的适应证,但要考虑 PCC 旁路活性疗法,因有潜在的血栓栓塞的危险,故要谨慎输注。

### 四、纤维蛋白原浓缩剂的临床应用

#### (一)纤维蛋白原在血液凝固中的作用

纤维蛋白原在维持止血上起着一些关键的作用以及对有效的血液凝固形成是根本性的。在急性失血情况下,维持循环体积和组织灌注,而经常输注晶体液、胶体液和红细胞。血管内容积复苏是主要的,但经常导致剩余的一些凝血因子被稀释。此时,在大出血时,纤维蛋白原首先降到紧急的临界水平<1g/L,开始出现稀释性凝血障碍,低纤维蛋白原血症与增加发病率和死亡率是相关的[7]。

血浆中纤维蛋白原浓度 2~4g/L,它由肝脏合成,当肝脏受到严重损伤,则合成减少。半衰期 4天,每天代谢率大约 1/4。

纤维蛋白原有许多功能互动及在止血平衡中起关键作用:①它是纤维蛋白凝块形成的物质;②它结合血小板支持血小板聚集;③它有创伤愈合作用;④纤维蛋白凝块是血液凝固和纤维蛋白溶解系统的模板。

#### (二)纤维蛋白原浓缩剂

纤维蛋白原浓缩剂是从混合人血浆中分离和纯化的,并经巴氏灭活法或 S/D 法与 100℃ 30 分钟加热灭活病毒而制备的冻干制品。它不需要匹配血型,当临床需要时立即可得,可重溶到小的体积,其纤维蛋白原浓度至 20g/L,已报道在紧急出血时,

1~2分钟即可输注 8g 纤维蛋白原。

在大出血患者用纤维蛋白原浓缩剂替代似乎比频繁输血或血浆或冷沉淀更有效,因为输注纤维蛋白原浓缩剂(20mg/ml)提供 10 倍于新鲜冰冻血浆(2~3mg/ml)的利益。

在历史上,曾围绕着关注使用凝血因子浓缩剂发生血栓情况,对于纤维蛋白原也完全评价了潜在的血栓不良反应,从临床和药物警戒报道已证明纤维蛋白原浓缩剂无涉及显著的血栓情况。

### (三)纤维蛋白原浓缩剂的适应证

由于纤维蛋白原缺乏而导致出血性疾病,这些患者可用纤维蛋白原浓缩剂替代治疗而达到正常止血。

目前,纤维蛋白原浓缩剂在治疗和预防获得性出血的重要作用的认识正在增加。纤维蛋白原浓缩剂用于以下一些出血性疾病[8]:

1. 先天性纤维蛋白原减少或缺乏等。

2. 获得性纤维蛋白原减少 ①产后大出血;②弥散性血管的凝血;③创伤出血;④接近血浆纤维蛋白原临界值的患者。

### (四)纤维蛋白原的临界值和剂量

虽然对防止大出血正在增加体内血浆纤维蛋白原水平的重要性的认识,无论是输注冷沉淀还是纤维蛋白原浓缩剂的临界水平,目前还没有在不同临床状况下的一致的明确的证据。

2010 年公布了修改过的欧洲创伤指导建议,目标纤维蛋白原血浆浓度从早期低于 1g/L 提高到 1.5~2.0g/L。因为体外试验证明要求大于 2g/L 的纤维蛋白原浓度才能产生有效的血凝块形成,应特别重要考虑的是,纤维蛋白原的血浆浓度可能随患者和获得性出血的影响而有所差异。因此,增加纤维蛋白原水平应基于患者的个体化以及基于每个患者的出血量和纤维蛋白原血浆浓度来决定。

常常以黏性弹力试验指导允许的个人剂量来输注纤维蛋白原浓缩剂,已成功用于一些临床作为出血治疗,包括心血管外科,产后出血及创伤。

初始剂量建议一个 70kg 的患者输注 10U 的冷沉淀,或 2.0~4.0g 纤维蛋白原浓缩剂,随后的输注基于患者的出血状况来决定,以后公式可评估要求输注纤维蛋白原浓缩剂的剂量:

纤维蛋白原剂量 = 希望增加水平(g/L)× 血浆容积(L)

于是一位 70kg 的患者输注 3g 纤维蛋白原浓缩剂,总体上增加纤维蛋白原浓度 1g/L(假设每公斤

体重血浆容积 0.04 L)。

### (五)纤维蛋白原浓缩剂用法及不良反应

纤维蛋白原浓缩剂使用前,应按瓶签标示量加入 20~30℃注射用水,轻轻摇动使干粉溶解,溶后纤维蛋白原溶液不甚稳定,应立即经过有过滤装置的输血器输入静脉内,也不宜长时间放置以防止细菌生长。过去,纤维蛋白原制剂如果是从大混合血浆中分离制备又未能灭活病毒,输注后乙型肝炎的发病率为 20%,因此长时间无该制品供应。目前,国内纤维蛋白原制品已经 S/D 法或 60℃10 小时加热处理,灭活可能存在的病毒,已成为一个安全的血液制品。

在大多数情况下,输注纤维蛋白原浓缩剂不引起任何的不希望的反应,在个别情况下,可观察到变态反应及体温升高,是否需要处理取决于不良的本质和严重程度。

## 五、纤维蛋白胶制品的临床应用

纤维蛋白胶,又称纤维蛋白黏合剂,已经被许多外科医生认为是最理想的止血剂或黏合剂,它是一种天然的人源性产品,无组织毒性,几秒钟到几分钟内黏合,随后几天到几个星期被吸收,观察表明对局部组织生长和修复有作用。纤维蛋白胶有两个主要成分,在临床使用时,两个成分被分别吸到单独的注射器内。第一个成分主要为纤维蛋白原以 ⅩⅢ因子和纤维结合蛋白,第二个成分为人凝血酶和氯化钙。当两者溶液混合时,凝血酶使纤维蛋白原转变为纤维蛋白单体,进一步变为凝胶,此过程中因凝血酶使 ⅩⅢ 因子活化,在 3~5 分钟内纤维蛋白单体交链而增加了凝胶的强度和黏合力。凝血酶的浓度决定凝胶部分的形成速度,在大多数情况下,使用高浓度凝血酶(500IU/ml)特别利于止血,因使用此凝血酶浓度,几秒钟内凝胶即变硬。但临床上要使凝胶在几分钟内变硬时,有时要用低浓度凝血酶(4IU/ml),这个凝固速度可能对预先黏合多孔血管移植物是有用的。纤维蛋白胶的黏合强度直接与纤维蛋白原的浓度成正比。除了黏合和止血特性外,还发现这种胶由于纤维结合蛋白存在而能促进创伤愈合。目前,从混合人血浆制备的商品纤维蛋白胶已广泛在欧洲和美国使用多年,目前我国有商品用外科用人纤维蛋白胶,并提供临床使用。

纤维蛋白胶已被认为是一个重要的外科用药,已经报道了在许多领域使用,包括显微外科、神经外科、心脏外科、泌尿科、耳鼻喉科、眼科和妇科等。纤

维蛋白胶在心脏、血管外科使用最为广泛。

# 第四节 人抗凝血酶Ⅲ制品的临床应用

## 一、生理生化和作用机制

抗凝血酶Ⅲ（AT-Ⅲ）是肝脏合成的一个糖蛋白，它的分子量是 58kD，在血浆中浓度 1500mg/L，属于丝氨酸家族或丝氨蛋白酶抑制剂。它的功能是抑制蛋白水解酶。它是凝血酶及凝血因子Ⅻa、Ⅺa、Ⅸa、Ⅹa 等含丝氨酸的蛋白酶的抑制剂，它与凝血酶通过精氨酸-丝氨酸肽键相结合，形成 AT-Ⅲ凝血酶复合物而使酶灭活。人体内大约有 75% 的抗凝活性是来自 AT-Ⅲ。肝素可将这一反应加速千倍以上。

AT-Ⅲ是最有效的凝固的天然抑制剂以及在维持止血平衡上起着基本的作用，血浆中正常的 AT-Ⅲ水平是为 80%～120%，在正常生理情况下，其半衰期为 1.5～2.5 天。

## 二、浓缩剂的制备

AT-Ⅲ浓缩剂，如同其他血浆蛋白制品一样，是用肝素亲和层析法，从正常人混合血浆分离与纯化的，并在制备过程已经巴氏灭活法或纳米膜过滤和干热处理等多步灭活病毒，制成的无菌、无致热原、稳定的冻干制品，已广泛用于临床。市售每瓶 AT-Ⅲ浓缩剂含有标签上标示的以国际单位（IU）AT-Ⅲ功能活性，每瓶有 500IU、1000IU 等规格[9]。

## 三、先天性抗凝血酶Ⅲ缺乏

一般人群中估计发病率为 1/5000～1/2000，在曾发生血栓的患者中是 2%～3%。有两种不同型的 AT-Ⅲ缺乏，这取决于 AT-Ⅲ的活性和抗原的试验的结果都很低。他们成为Ⅰ型和Ⅱ型缺乏，活性和抗原的水平都以% 表示。不同实验室之间存差异，典型为 80%～120%。

Ⅰ型缺乏（数量缺乏）是 AT-Ⅲ的浓度和功能活性均衡的减少，Ⅱ型缺乏（质量的缺乏）是有正常的抗原蛋白水平，但他的功能活性降低。典型的 AT-Ⅲ缺乏的患者，AT-Ⅲ的水平介于 40%～60%。有 AT-Ⅲ缺乏的人增加静脉血栓的危险，一般来说，50% 有 AT-Ⅲ缺乏的人在一生中会发生血栓。大多数人在 30 岁之前发生血栓。

## 四、获得性抗凝血酶Ⅲ缺乏

与获得性 AT-Ⅲ缺乏相关的临床状况是：①AT-Ⅲ生成降低：急性和慢性肝病；②AT-Ⅲ丢失增加：肾病综合征、烧伤；③AT-Ⅲ被稀释：大量输血、血浆交换和体外循环；④AT-Ⅲ消耗增加：DIC、大手术、多部位创伤、严重败血症和严重的血栓等。

## 五、适应证和剂量

AT-Ⅲ浓缩剂主要用于预防和治疗由于先天性 AT-Ⅲ缺乏所造成的血栓栓塞，特别是用在 AT-Ⅲ缺乏患者在进行手术或者产科手术等患血栓栓塞高危时期。此外，AT-Ⅲ还可以用来治疗各种获得性的 AT-Ⅲ缺乏症，如肝功能不全、肾病综合征或 DIC 一起的获得性 AT-Ⅲ缺乏患者，其血浆 AT-Ⅲ活性水平 <50% 时，应及时输注 AT-Ⅲ浓缩制剂。治疗时，根据检测的患者体内 AT-Ⅲ活性值来确定用量，进行个性化治疗，肝素具有增强抗凝的作用，如在使用肝素时同时输注 AT-Ⅲ，需适量减少肝素的用量。

没有证据要高于 AT-Ⅲ的正常值以提供更大的保护。用 AT-Ⅲ浓缩剂替代治疗前，希望测定 AT-Ⅲ功能活性。已知注射 AT-Ⅲ 1IU/kg 可增加血浆 AT-Ⅲ活性 1.4%。应基于个人治疗前血浆 AT-Ⅲ水平来确定输注 AT-Ⅲ的剂量。为了增加 AT-Ⅲ水平到正常人血浆水平的 80%～120%，以下列公式计算出治疗的 AT-Ⅲ浓缩剂的剂量：

需要的 AT-Ⅲ浓缩剂的单位数（IU）=〔（期望 AT-Ⅲ达到的%-治疗前的基础 AT-Ⅲ %）×体重（kg）〕／1.4% 。

如果一个 70kg 体重的人，基础 AT-Ⅲ水平为 57%，为增加血浆 AT-Ⅲ水平至 120%，其是以输注 AT-Ⅲ后 30 分钟测定的活性来确定的初始 AT-Ⅲ的浓缩剂的总剂量：（120-57）×70/1.4＝3 150IU。

提供的剂量建议仅是一般指导，应基于每个患者的一些临床情况，对治疗的回答以及达到的实际的血浆 AT-Ⅲ水平来确定治疗剂量、维持剂量和剂量间隔。应注意，特别是在下次 AT-Ⅲ浓缩剂输注前，要维持血浆 AT-Ⅲ水平大于 80%。

## 六、临床应用的注意事项

1. 一般注意事项 治疗前，先了解是否有先天性 AT-Ⅲ缺乏引起静脉血栓形成的家族史，然后通过显色底物法、血液凝固时间法或免疫法（如交叉免疫电泳）实验确定体内 AT-Ⅲ的活性。免疫分析可能无法检测所有先天性 AT-Ⅲ 的缺乏。定期进行 AT-Ⅲ活性监测，调整用量，以确保治疗效果。在治疗出血，急性血栓形成，静脉肝素注射治疗并发症，手术等的患者时应增大检测 AT-Ⅲ 活性检测的频率。静脉注射时，不与其他药物或者稀释剂混合使用。

2. 常见的不良反应　主要有头晕、胸闷、恶心、发冷、呼吸急促、腹痛、荨麻疹等。

3. 输注注意事项　①通常静脉输注速度是 50~100IU/min，不要超过 100IU/min。②重溶后 4 小时内输注，不要冷藏。③仅由静脉输注。④重溶后，单独静脉输注 AT-Ⅲ，不要与其他制剂或稀释液混合。⑤对 AT-Ⅲ 有过敏的患者，不要输注 AT-Ⅲ。

# 第五节　重组血浆蛋白制品的临床应用

## 一、重组人凝血因子Ⅷ的临床应用

### （一）简介

重组人凝血因子Ⅷ（rFⅧ）是使用哺乳类细胞链，在无人源性或动物性蛋白情况下，经细胞培养而生产的 FⅧ 的糖蛋白，其培养液经一系列层析柱或亲和层析纯化步骤后，再经 S/D 灭活病毒和纳米膜过滤去除病毒，经冰冻干燥而制备的。

rFⅧ有与人 FⅧ 同样的生物学活性，其蛋白质结构与人 FⅧ 发现的重链和轻链也是相似的。

rvWF 与 rFⅧ 在细胞培养时共同表达，rvWF 有助于稳定 rFⅧ，它在最终的产品中 rvWF/1 IU rFⅧ的量小于 0.2 ng。这个数量的 rvWF 对一些 VWD 患者没有任何的相关的治疗效果。

rFⅧ 已经历了三代产品：第一代 rFⅧ 是由哺乳类细胞链生产的，有少量的人血蛋白作为稳定剂。第二代 rFⅧ 是无人血蛋白作为稳定剂。第三代 rFⅧ也无动物性蛋白质作为稳定剂。

### （二）制品

目前国外上市的 rFⅧ 有五种，均是用基因工程细胞株表达的，其中 Kogenate FS/Hel Ⅸ ate FS 为 BHK 细胞株表达，其他产品均由 CHO 细胞株表达，基本情况（表 53-6）。与人血浆来源的 FⅧ 不同，rFⅧ不含功能性 vWF。

表 53-6　重组凝血因子Ⅷ制品

| 产品 | 生产商 | 生产及病毒去除工艺 | 比活性（IU/mg） | 备注 |
|---|---|---|---|---|
| Advate | 美国 Baxter | 鼠源单抗亲和层析，S/D 法 | 4000~10 000 | 全长 rFⅧ，生产过程及配方均未添加入或动物源蛋白 |
| Recombinate | 美国 Baxter | 鼠源单抗亲和层析，S/D 法 | >4000 | 全长 rFⅧ，配方中添加了人血白蛋白作为稳定剂 |
| Kogenate FS/Hel Ⅸ ate FS | 美国 Bayer | 鼠源单抗亲和层析，S/D 法 | 2600~6800 | 全长 rFⅧ，细胞培养过程添加入源蛋白，配方中含蔗糖 |
| Xyntha | 美国 Wyeth（Pfizer） | 合成肽亲和层析，纳米过滤，S/D 法 | 5500~9900 | B 区缺失之 rFⅧ，生产过程及配方均未添加入或动物源蛋白 |

rFⅧ 制品都是冻干粉末，通常为白色、米白色至淡黄色粉末，无菌、无致热原。这些 rFⅧ 制品都配有注射用水，每瓶有 250、500 和 1000 IU 等多种规格。

### （三）适应证

rFⅧ 的适应证有：①甲型血友病患者出血的控制及预防；②甲型血友病患者外科手术预防出血。

### （四）输注方法及剂量

rFⅧ 制品用配套注射用水溶解后供静脉注射用，与血浆来源的 FⅧ 制品功能与疗效是相似的。

因为已知每公斤体重输注 IU FⅧ 能提高血液循环中 FⅧ 大约 2 IU/dl 的活性。

为确定输注 rFⅧ 剂量的计算公式：

输注剂量（IU）= 体重（kg）× 希望达到的 FⅧ 水平（%）× 0.5（IU/kg）

为达到止血目的所需要输注的 rFⅧ 剂量与出血类型及严重程度有关，一般性指导原则：

1. 轻度出血（表皮出血，早期出血）治疗　达到的 FⅧ 血浆水平 20~40IU/dl，每 12~24 小时输注一次。

2. 中度出血（肌肉内出血，口腔出血）治疗　达到的 FⅧ 血浆水平 30~60IU/dl，每 12~24 小时重复输注，3~4 天，直到止血。

3. 大出血（颅内出血，腹腔出血）治疗　达到的 FⅧ 血浆水平 80~100IU/dl，每 12~24 小时重复输注,3~4天,直到止血。

4. 外科手术治疗　达到的 FⅧ血浆水平 100IU/dl,术前 50IU/kg,核查患者血浆 FⅧ水平大约在 100IU/dl,维持输注,直至伤口愈合。

### (五) 注意事项

1. 制品保存　需要在原包装内 2~8℃保存、忌冻融,或保存在室温 25~28℃以下 3~6 个月均可,但需注意一旦在室温下放置后则不能再返回冰箱内保存;

2. rFⅧ输注后　FⅧ抗体指标如抗体水平低于 10BU/ml(效价/ml),可通过增加输注剂量以达到止血目的,如抗体效价大于 10BU/ml,则增加输注剂量也不能有效止血,此类患者需要选择其他替代方式治疗[10]。

## 二、重组人凝血因子Ⅸ的临床应用

### (一) 重组凝血因子Ⅸ

作为人血第Ⅸ因子的替代,rFⅨ是由 415 个氨基酸组成的单链糖蛋白,分子量在 55kD 左右,利用基因工程 CHO 细胞株悬浮培养,稳定表达生产。大量的定性研究表明 rFⅨ表达后的糖基化修饰与血浆来源的 FⅨ大致相同。第 155 位酪氨酸的硫化程度偏低,以及第 158 位丝氨酸的非磷酸化,可能是影响体内 rFⅨ回收的重要因素。

rFⅨ(商品名 BenefⅨ®)在 1997 年获批准在美国上市。FⅨ的市场相当大,BenefⅨ® 在 2010 年的销售额超过 6.4 亿美元。

### (二) 物理性状

重组的 FⅨ制品是无菌、无致热原的白色冻干粉末,以无菌的 0.234% 氯化钠注射液重溶后,应为无色清亮的溶液,不含防腐剂。

### (三) 适应证

控制或预防乙型血友病患的出血事件,包括在乙型血友病患进行外科手术时控制或预防出血。

### (四) 输注方法及剂量

重组的 FⅨ制品有四个规格,每瓶 250 IU、500 IU、1000 IU 和 2000 IU。

在临床研究中发现,注射之后血浆中检测得到的 rFⅨ水平,比血浆来源的高纯 FⅨ低 28% 左右。根据经验,输注 1IU/kg 的 rFⅨ预期可使血液循环中的 FⅨ水平升高 0.8IU/dl。计算公式如下:

输注剂量(IU)= 体重(kg)×欲增加的 rFⅨ水平(%)×1.2IU/kg

经验表明,对于年龄小于 15 岁的青少年,该公式中的系数要提高至 1.4IU/kg。对于某个患者,过往输注血浆来源 FⅨ的经验也可指导 rFⅨ剂量的确定,若需要可稍微上调,以达到所期望的临床效果。简而言之,FⅨ缺陷的严重性、出血的部位与程度、病患的临床及代谢情况,最终决定 rFⅨ输注的合适剂量和频率。对于手术治疗和危及生命的出血,建议利用 FⅨ活性试剂盒精确检测 FⅨ的补充治疗过程。

### (五) 不良反应

正像所有其他静注蛋白制品,输注 rFⅨ后可能产生以下的不良反应:头痛、发热、发冷、脸红、恶心、呕吐、昏睡或免疫反应的迹象。若有任何急性超敏反应的证据,输注应及时停止,并采取相应的治疗措施。

## 三、重组活化的凝血因子Ⅶ制品的临床应用

### (一) 简介

人凝血因子 FⅦ是分子量在 60kD 左右的维生素 K 依赖蛋白,在凝血过程中的作用极其重要,参与外源性凝血瀑布途径。与内源性凝血途径相比,外源性凝血途径简捷,且凝血过程快速。

甲型和乙型血友患者,分别输注 FⅧ和 FⅨ浓缩剂来达到止血和手术前输注预防出血。然而其中一些人,随后对这些浓缩剂产生中和抗体,随着时间的推移,并在这些患者体内抑制其凝血活性。

rFⅦa 是 FⅦ的活化型,在止血过程中可绕过 FⅧ和 FⅨ,不需 FⅧ和 FⅨ而引起血液凝固。这对一些有适当的中和抗体的患者是重要的。

rFⅦ与天然的人 FⅦ有相似的特性和功能,使用 rFⅦ的治疗启动外源性血液凝固途径。

FⅦ在血浆中含量很低,从血浆中分离纯化 FⅦ成本较高昂。作为替代,基因工程 BHK 细胞株可用于表达生产 rFⅦaI。丹麦的诺哥诺德公司(Novo Nordisk)致力于开发 FⅦ的重组产品多年,重组的活化 FⅦ-NovoSeven®(rFⅦa)在 1996 年获批准欧洲上市,我国目前已进口,注册商品名为"诺其"。

rFⅦa 制品是无菌的白色冻干粉末,以无菌注射用水重溶后,应为无色清亮的溶液,每毫升含 rFⅦa 30 000IU(0.6mg),不含防腐剂。杂质包括鼠源 IgG(<1.2ng/mg)或牛源 IgG(<30ng/mg),BHK 细胞或培养基蛋白。

### (二) 适应证

产生抑制剂的甲型或乙型血友患者;获得性血友患者或出生于 FⅦ缺乏的人。

### （三）输注方法和剂量

重组的活化 F Ⅶ 有三个规格，60 000IU（1.2mg），120 000IU（2.4mg）或 240 000IU（4.8mg）。静脉推注需在重溶后 3 小时内。

对于带抑制抗体的血友病，推荐剂量为每 2 小时输注 4500IU（90μg/kg），直至达到止血效果。在临床试验中，35～120μg/kg 的剂量被成功采用，针对出血的严重程度及止血的效果，剂量及输注间隔可调整。对于严重的出血，止血效果达到之后，每 3～6 小时应重复输注 rFⅦa。

### （四）不良反应

在参与临床研究的 298 个带抑制抗体的血友病患者，输注 rFⅦa 的耐受良好。表 53-7 是 ≥2% 的受试患者报道的不良反应，虽然可能，但不见得与 rFⅦa 的输注有关。

表 53-7　输注 rFⅦa 后患者的不良反应

|  | 总输注次数（$n=1939$） | 总人数（$n=298$） |
| --- | --- | --- |
| 发热 | 16 | 13 |
| 出血 | 15 | 8 |
| 血浆纤原下降 | 10 | 5 |
| 关节血肿 | 14 | 8 |
| 高血压 | 9 | 6 |

（刘文芳　李长清　王宗奎　马　莉　杜　晞）

## 参 考 文 献

1. Cheraghali AM, Abolghasemi H. Improving availability and affordability of plasma-derived medicines. Biologicals, 2010, 38（1）:81-86.

2. Robert P. Worldwide supply and demand of plasma and plasma-derived medicines. Iran J Blood Cancer, 2011, 3: 111-120.

3. JRozga J, Piątek T, Małkowski P. Human albumin: old, new, and emerging applications. Ann transpl, 2012, 18:205-217.

4. Siani B, Willimann K, Wymann S, et al. Isoagglutinin reduction in human immunoglobulin products by donor screening. Biologics in therapy, 2014, 4（1-2）:15-26..

5. Santagostino E. More than a decade of international experience with a pdFⅧ/VWF concentrate in immune tolerance. Haemophilia, 2013, 19（s1）:8-11.

6. 焦丽华, 赵辉, 余伟, 等. 人凝血酶原复合物致血栓形成机制及其评价方法. 中国输血杂志, 2009, 22（8）:701-703.

7. Levy JH, Welsby I, Goodnough LT. Fibrinogen as a therapeutic target for bleeding: a review of critical levels and replacement therapy. Transfusion, 2014, 54（5）:1389-1405.

8. Weinkove R, Rangarajan S. Fibrinogen concentrate for acquired hypofibrinogenaemic states. Transfusion Med, 2008, 18（3）: 151-157.

9. Woo CH, Patel N, Conell C, et al. Rapid warfarin reversal in the setting of intracranial hemorrhage: a comparison of plasma, recombinant activated factor VII, and prothrombin complex concentrate. World Neuro Surg, 2014, 81（1）110-115.

# 第五十四章
## 静脉注射免疫球蛋白的临床应用

静脉注射免疫球蛋白（intravenous immunoglobulin, IVIG）是从数万正常成人血浆中分离得到的抗体谱很广（$10^7$）的安全有效的免疫球蛋白浓缩制剂，能在短时间内使血液循环中的 IgG 水平高达健康人水平的 $3\sim6$ 倍，在体内半衰期一般为 $21\sim25$ 天。具有较好的抗感染和免疫调节效果。我国从 1979 年开始，华西医院儿科廖清奎等将国产 IVIG 用于临床，现今国内外研究和临床应用发展很快，现已成为治疗原发和继发性免疫缺陷病，多种免疫性疾病，感染性（特别是病毒）疾病，血液、神经、呼吸等多个系统疾病，干细胞、器官移植、ICU 等领域不可缺少的重要治疗手段。治疗剂量、疗程以个体化原则和 IVIG 的药代动力学特征选用。现推荐文献中常用的治疗方案供选择：每次应用 $400mg/kg\times3\sim5$ 天或每次应用 $1000mg/kg\times2$ 天或 $2000mg/kg\times1$ 天，以上方案多用于 ITP、川崎病等急性病患者。每次应用（$200\sim600$）$mg/kg\times1$ 天，每 $2\sim6$ 周一次，多用于免疫缺陷病、感染等需要维持治疗者。

## 第一节　人体免疫系统概述和静脉注射免疫球蛋白的特性

### 一、人体免疫系统组成和功能

#### （一）人体免疫系统的组成

由免疫器官、免疫细胞、免疫分子组成。免疫器官又由中枢免疫器官（骨髓、胸腺、法氏囊及类囊器官）、外周免疫器官（淋巴结、脾脏、黏膜相关淋巴组织和皮肤相关淋巴组织）组成。

免疫细胞包括：固有免疫的组成细胞、吞噬细胞、树突状细胞、NK 细胞、其他（嗜酸性粒细胞和嗜碱性粒细胞等）、适应性免疫应答细胞、T 细胞、B 细胞。免疫分子包括：膜型分子（TCR、BCR、CD 分子、黏附分子、MHC 分子、细胞因子受体），分泌型分子（免疫球蛋白、补体、细胞因子）。

#### （二）人体免疫系统的功能

免疫系统不仅可识别和清除非己的抗原（如病原生物），也可以识别和清除体内发生突变的肿瘤细胞、衰老死亡的细胞或其他有害的成分。其功能主要为：免疫防御：即抗感染免疫，主要指机体针对外来抗原（微生物及其毒素）的免疫保护作用，可防止外界病原体的入侵及清除已入侵的病原（如细菌、病毒、真菌、支原体、衣原体和寄生虫等）；免疫监视：随时发现和清除由于各种体内外因素而致的畸变、突变和癌变的组织细胞以及衰老、凋亡的细胞；免疫自稳：机体免疫系统存在极为复杂而有效的调节网络，通过自身免疫耐受和免疫调节两种主要的机制，实现免疫功能的相对稳定。

### 二、免疫球蛋白

免疫球蛋白就是具有抗体活性的免疫分子。它可以结合细菌、病毒、真菌等各种病原体、利于吞噬细胞吞噬、清除。还可以激活一系列免疫反应。

免疫球蛋白根据 Ig 的 H 链的抗原特异性，可将其分为 IgG、IgA、IgM、IgD、IgE 五类。同一类 Ig 分子的 H 链 C 区抗原特异性仍有差异，又可为若干亚类。如 IgG 可分 IgG1、IgG2、IgG3、IgG4 四个亚类。IgA 两个亚类、IgM 两个亚类。

IgG：它是血清 Ig 的主要成分、占全部免疫球蛋白的 75%，是唯一能通过胎盘的抗体。大多数抗菌、抗毒素抗病毒的抗体都属于 IgG，因此，在抗感染中起到主力军的作用。

IgA：在正常人血清中，IgA 的含量仅次于 IgG，占血清总量的 $10\%\sim20\%$。IgA 有单体、双体或更大的多聚体。在唾液、泪液、初乳、鼻和支气管分泌液、胃肠液、尿液、汗液等外分泌液中的 IgA 主要是双体，常称为分泌型 IgA。它是机体黏膜防御感染的重要因素。

IgM:在血清中 IgM 的含量不高,约占 Ig 总量的6%左右。IgM 为五聚体,是最大的 Ig,故称巨球蛋白。由于 IgM 有较多的抗原结合价,它在防止菌血症方面起重要作用。若 IgM 缺陷,往往容易发生败血症。IgM 是唯一在胎儿时期能产生的免疫球蛋白。儿童 1/2～1 岁时便达成人水平。母体的 IgM 不能通过胎盘,如果新生儿脐带血中 IgM 的含量升高(超过 300mg/100ml)表示胎盘期有感染。

IgD:在血清中含量很低,仅为 0.03mg/ml 左右。它是唯一能被血清蛋白酶降解的 Ig,在血清中不易存留,功能不清。

IgE:是正常人血清中含量最少的一种 Ig。IgE 的生物学功能主要是参与 I 型超敏反应,在抵抗肠道寄生虫感染方面也有一定的有利作用。

### 三、静脉注射免疫球蛋白

IVIG 是从每批次数万健康人血浆中分离提取的浓缩免疫球蛋白(主要为 IgG)制剂,每个健康成年人在日常生活中要接触很多种病毒、细菌等微生物和食物,环境中的很多抗原物,血浆中相应有很多种抗体,从数万人份血浆中提取的 IVIG 抗体谱很广,种类达 $10^7$ 之多[1,2],又能在短时间内使血液循环中的 IgG 水平高达健康人水平的 3～6 倍。在体内半衰期一般为 21～25 天。具有较好的抗感染效果和免疫调节效果。临床应用的潜力非常之大。IVIG 的作用机制主要有如下途径[3]:阻止补体结合、减少抗体产生及加速抗体代谢、调节细胞的增殖和凋亡、中和自身抗体、中和细胞因子、抑制细胞黏附作用、提高糖皮质激素受体的敏感性、抑制 T 细胞活化、影响抗体依赖细胞介导的细胞毒作用、阻止自身抗体的结合、抑制致热原生成等。

最初 IVIG 仅用于原发性和继发性免疫缺陷病的替代治疗。近年来用 IVIG 进行免疫治疗的疾病明显增多。随着 IVIG 用于预防和治疗的这些年来,发现 IVIG 不仅可重建机体对微生物的抵抗力,还可以改善自身免疫调控缺陷。拓宽了我们对感染性疾病的了解和对自身免疫性疾病的认识。IVIG 具有抗体的抗感染作用,由体内的浆细胞组成了抗感染作用第一道防线。它产生的抗体可以中和感染因子并促进调理作用及感染部位的吞噬作用。正常人血浆中有识别大量不同抗原的 IgG 存在。从上万份健康供血者血浆中分离出的 IVIG 就具有针对非自身抗原和自身抗原完整功能的正常抗体谱,可以对付大部分困扰人类的抗原物质。

### 四、静脉注射免疫球蛋白与肌注丙种球蛋白的比较

与肌内注射丙种球蛋白(IMIG)比较,IVIG 具有用量大,利用率高,起作用时间快,可用于很多疾病治疗的特点,其优势明显(表 54-1)。

表 54-1　IVIG 与 IMIG 的比较

|  | IMIG | IVIG |
| --- | --- | --- |
| 给药方法 | 肌注 | 静滴 |
| 可用量 | 每次 1.6g | 每次 2g/kg |
| 利用率(%) | 约 40 | 100 |
| 起作用时间(天) | 2～3 | 即刻 |
| 主要用途 | 预防 | 治疗、预防 |

### 五、静脉注射免疫球蛋白药物动力学

IVIG 的药物动力学较为复杂,文献报道,IVIG 静注 15 分钟达最高血药浓度,而后迅速下降,24 小时后降低 20%～30%,3 天下降 55%,7 天下降约 60%,约 28 天降到输药前水平[4]。(表 54-2)。

表 54-2　IVIG 注射时间与药物浓度的关系

|  | 15 分钟 | 24 小时 | 3 天 | 7 天 | 22～28 天 |
| --- | --- | --- | --- | --- | --- |
| 药物浓度 | 10g/L | 20%～30% | 50% | 60% | 恢复至原血浆水平 |

输入后早期 IgG 浓度快速降低的机制可能为:①血浆中已变性 IgG 被清除;②IgG 与体内存在的抗原结合成为免疫复合物被清除;③输入的 IgG 分布到血管外缺乏免疫球蛋白的体液中。

有研究表明 IgG 浓度越高,分解代谢也就越快[4]。因此,应用 IVIG 并非剂量越大效果越好。有研究用大剂量(1.0g/kg)IVIG 治疗 37 名 ABO 溶血新生儿患者与用中剂量 0.5g/kg IVIG 治疗 39 例 ABO 溶血新生儿患者的疗效相当[5]。文献报道用 1g/(kg·次)与 2g/(kg·次)两种剂量 IVIG 治疗 81 例川崎病患儿,疗效均好无较大差异[6]。用 IVIG0.25g/(kg·次),连续 3 天治疗 40 例婴儿手足口病,结论认为小剂量疗效显著[7]。于永峰[8]对 75 例重症手足口病(HFMD)合并脑炎,用大剂量 IVIG 1.0g/(kg·次)×2 天,A 组 25 例,中剂量 0.5g/(kg·次)×2 天,B 组 25 例,小剂量 0.2g/(kg·次)×2 天,C 组 25 例治疗,认为大剂量对迅速改善症状、缩短病程、阻止病情进展及降低危重并发症的发生率有较好的疗效。中剂量组和小剂量组疗效比较无统计学

意义。建议大剂量疗法 2g/（kg·次）仅限于常规治疗无效的紧急情况（如手术、分娩、脑出血等）或有糖皮质激素禁忌证的 ITP 患者。

这些研究都证明临床使用 IVIG，要严格掌握好适应证、选准用药时机和适宜的用药剂量以及其他辅助疗法的联合，才能达到治疗多种疾病的良好效果。

## 第二节　静脉注射免疫球蛋白治疗作用机制

IVIG 的作用机制尚未完全清楚，研究认为 IVIG 有结合补体，影响细胞凋亡，调节 T 淋巴细胞亚群、B 淋巴细胞、巨噬细胞、补体、树枝状细胞和其他效应细胞的作用，而这些细胞之间相互作用在免疫介导异常的疾病中起关键作用。目前的研究显示 IVIG 作用主要有如下几种途径[9]：

### 一、阻止补体结合

补体系统激活是抗体介导组织破坏的一种机制，主要是在补体激活过程中，形成膜攻击复合体（membrane attack complex，MAC），MAC 参与细胞溶解效应。皮肌炎是补体依赖的微血管病变，病理机制涉及补体 C3 的激活，MAC 在肌内膜毛细血管上的沉积。IVIG 可抑制补体摄取，阻止肌内膜毛细血管上 MAC（C5b-9）的形成、沉积。皮肌炎经 IVIG 治疗后肌肉活检可见内膜毛细血管上 C3b 和 C5b-9 数量减少。IVIG 还可能抑制细胞摄取补体片段 C3 和 C4，裂解 MAC 的形成和沉积，中断细胞溶解效应。

### 二、减少抗体产生及加速抗体代谢

IVIG 通过 IgG 的 F(ab')$_2$ 和 Fc 片段抑制人 IgE 的合成。特发性血小板减少性紫癜患者经过 IVIG 治疗后，抗血小板抗体的产生明显受到抑制。IVIG 加速内源性 IgG 包括病原性 IgG 的代谢。IVIG 与新生 Fc 段受体的饱和作用，促使内源性 IgG 逃逸保护机制，加速了抗体的分解代谢。特发性血小板减少性紫癜患者经过 IVIG 治疗后，血小板抗体的清除加速。

### 三、调节细胞的增殖和凋亡

IVIG 能抑制活化 T 淋巴细胞和 B 淋巴细胞的增殖，诱导淋巴细胞和单核细胞凋亡；IVIG 促使自身活化 T 细胞的凋亡，从而阻断活化 T 细胞诱导角质形成细胞凋亡，另一方面 IVIG 阻断 Fas 诱导角质形成细胞凋亡。

### 四、中和自身抗体

IVIG 含"抗独特型"抗体，可以结合和中和致病性抗体，在独特型—抗独特型网络中保持免疫内环境的平衡和稳定。此外，IVIG 含抗凝血因子Ⅷ抗体的抗独特型抗体，能结合和中和凝血因子Ⅷ抗体阳性血友病患者凝血因子Ⅷ抗体，降低凝血因子Ⅷ抗体的水平。

### 五、中和细胞因子

IVIG 在体外能抑制 Th1 细胞的产生，诱导 Th1 细胞因子拮抗剂和 Th2 细胞因子（如白细胞介素 4、白细胞介素 5）的产生，同时抑制 Th 细胞分化调节因子及核转录因子的产生，从而恢复体内 Th1/Th2 细胞因子的平衡。

### 六、抑制细胞黏附作用

整合素 $\beta_1$、$\beta_2$ 和 $\beta_5$ 通过与配体细胞外基质成分和血小板黏附蛋白等结合发挥黏附作用。整合素 $\beta_1$、$\beta_2$、和 $\beta_5$ 识别配体上特定的精氨酸-甘氨酸-天冬酰氨酸序列（Arg-Gly-Asp、RGD），IVIG 含抗-RGD，IVIG 与 RGD 结合后抑制了整合素 $\beta_1$、$\beta_2$、和 $\beta_5$ 与配体的结合，表明 IVIG 能抑制细胞的黏附作用，修饰局部炎性反应。

### 七、提高糖皮质激素受体的敏感性

IVIG 可以提高糖皮质激素受体的敏感性，协同糖皮质激素抑制淋巴细胞活化减轻免疫反应。大剂量 IVIG 和糖皮质激素联合治疗系统性硬皮病比单独使用类固醇或 IVIG 有更好的疗效，这主要是提高了糖皮质激素受体的敏感性。

### 八、抑制 T 细胞活化

细胞间黏附分子 I 是淋巴细胞功能相关抗原 I 的配体，IVIG 能下调细胞间黏附分子 I 的表达，细胞间黏附分子 I 与淋巴细胞功能相关抗原 I 结合受影响，淋巴细胞相关抗原 I 的表达也受抑制。由于淋巴细胞功能相关抗原 I 在 T 淋巴细胞活化和抗原递呈方面起关键作用，因此，IVIG 影响了抗原递呈和 T 细胞的活化作用。

### 九、影响抗体依赖细胞介导的细胞毒作用

IVIG 能结合自然杀伤细胞、巨噬细胞和中性粒

细胞表面 Fc 受体,通过饱和受体作用,一方面下调自然杀伤细胞、巨噬细胞和中性粒细胞表面 Fc 受体数量或与其自身抗体之间的亲和力,另一方面抑制自然杀伤细胞、巨噬细胞和中性粒细胞表面 Fc 受体的活化,从而抑制宿主局部组织的破坏。

### 十、阻止自身抗体的结合

IVIG 能阻止自身抗体的结合,促使吞噬细胞与靶抗原结合,从而触发对靶抗原的杀伤或破坏,抑制抗体依赖细胞介导的细胞毒作用。

### 十一、抑制致热原生成

IVIG 能抑制致热原的生成,起退热作用。而且可使增高的 TNF 和 TNF-y 下降,使中性粒细胞的趋化、吞噬、杀菌功能上升。

## 第三节　静脉注射免疫球蛋白质量保障

### 一、世界卫生组织制定的该制剂的质量标准

WHO 及各生产国家都制定有严格的生产 IVIG 的质量标准,WHO 制定的 IVIG 制剂的质量标准为:①IgG 单体分子>90%,Fab 和 Fc 段功能完整;②抗体具有与献血人群相似的抗病毒和抗细菌的抗体谱;③不含能激活补体的 IgG 多聚体和血管活性肽;④Ig 的生物半衰期正常;⑤IgG 四个亚类含量正常:IgG1 60% ~ 70% 、IgG2 14% ~ 28%、IgG3 4% ~ 8%、IgG4 2% ~ 6% ;⑥不传染肝炎病毒等疾病;⑦同种凝集素抗 A 和抗 B 含量低。

### 二、采浆站和献血者的管理

我国对采浆站和献浆者严格管理,以保证获得高质量的原料血浆。我国采浆只能在国家批准的采浆站进行,献浆者要满足国家对献浆者的健康要求,并定期对其进行监控指导和监测。对每一份血液必须进行以下几项法定的筛选检测:①乙型肝炎;②抗-HCV 抗体;③丙氨酸氨基转移酶( ALT );④梅毒;⑤抗 HIV 抗体。检测结果需符合法定的规定,目前我国已逐步开始增加核酸对相应病毒的检测,进一步保证了制剂的安全性。

### 三、正规的生产工艺,有效的病原体灭活处理

WHO 及各生产国家都制定有严格的生产 IVIG

的质量标准。我国规定在生产 IVIG 的过程中,生产厂家要对采浆站和献浆员严格管理,以保证获得高质量的安全的原料血浆,采用的低温乙醇法生产工艺过程中如 60℃,10 小时的巴氏灭活过程,对中间产品和终末产品进行 2 次以上灭活处理和严格病毒标志物检测,确保 IVIG 的质量安全[10]。

### 四、液体剂型的优势

#### (一) 产品稳定

液体剂型便于医务人员直观评价制品的内、外在质量。没有冻干等物理因素的影响,可避免 IgG 分子的聚合,产品具有良好的稳定性,且使用更加方便。

#### (二) 产品使用方便

减少了医务人员在使用冻干剂型时的溶解过程,减少了被污染的机会。

## 第四节　静脉注射免疫球蛋白的不良反应

IVIG 相对安全,输注的不良反应不多于 1% ~ 15%,多数不良反应症状较轻,严重不良反应罕见但可致命。目前报道大剂量使用 IVIG 的不良反应主要为[3]:

### 一、免疫球蛋白聚合物以及补体激活

该不良反应包括头痛、寒战、高热、过敏、恶心、呕吐、关节疼痛以及过敏性休克相关的低血压等,原因可能与 IgG 聚合物、IgG 二聚体以及补体途径的激活有关,这些聚合物甚至可以在没有抗原的情况下激活补体。停用 IVIG 或者减慢滴速,症状可以消退,使用阿司匹林、对乙酰氨基酚、抗组胺药或糖皮质激素可以预防该不良反应的发生。

### 二、中枢神经系统不良反应

#### (一) 急性无菌性脑膜炎

多出现在输注 IVIG 后 6 ~ 48 小时,主要症状为头疼、呕吐、意识障碍、脑膜刺激征阳性、脑脊液白细胞增高。其机制可能为 IVIG 引起的细胞因子释放、IgG 分子本身刺激脑膜引起炎症或其中的稳定剂造成刺激,与剂量有关,低剂量时未见发生,高剂量时的发生率可达 10%,尤其好发在有偏头疼病史的患者中。

（二）高黏滞综合征

表现为头痛、乏力、视物模糊、脑神经炎。所以对心血管病的老年人有心肌梗死、脑梗的危险。

### 三、肾不良反应

表现为一过性、短暂肾功能降低、停药后功能恢复。其机制可能同 IVIG 中的污染物造成 IgG 凝聚，或 IVIG 中的添加剂对肾小球和肾小管的功能有影响有关。

### 四、肺不良反应

轻者出现哮喘，支气管痉挛，呼吸困难，重者发生肺水肿。

### 五、血液学不良反应

免疫性溶血，短暂中性粒细胞减少，甚至 DIC。

### 六、感　染

有报道发生非甲非乙型肝炎若干例，但尚无 HIV、HBV、CMV 的病毒传播报道。

### 七、低　血　压

该不良反应罕见，表现为 IVIG 输注过程中血压忽然下降，可能与产品中存在的 IgG 二聚体相关。IgG 二聚体与 IgG 聚合物不同，并不激活补体，但可作用于血压。另一原因可能与巨噬细胞，单核细胞和中性粒细胞激活，随后释放血小板活化因子相关。

### 八、免疫球蛋白 A 缺陷者的过敏反应

IVIG 产品中含有少量 IgA，IgA 缺陷者输入后会产生抗-IgA 的 IgG 或 IgE 抗体，再次输入 IVIG 后即可能发生严重的，甚至致死性的过敏反应，尤其是在产生抗-IgA 的 IgE 抗体患者中。因此，曾有严重过敏史的患者应该选择 IgA 量低的 IVIG 产品。

### 九、其他不良反应

包括大剂量使用时容量超负荷和肺水肿，输血相关急性肺损伤（TRALI）、皮肤湿疹、关节炎、溶血性贫血、白血病减少以及病毒传播性疾病等。

### 十、不良反应的处理

多数 IVIG 不良反应经减慢注射速度而缓解或完全消失。推荐速度（0.4~0.5）mg/（kg·min），对有过敏病史的患者，治疗前可用阿司匹林或抗组胺

药物。如无效，可静脉注射氢化可的松 50~100mg。

## 第五节　静脉注射免疫球蛋白的临床应用

IVIG 在我国临床广泛应用已有 40 余年，是临床用量大的血液制品之一。除内科、外科、妇产科、儿科外，近年来特别受 ICU 病房、干细胞移植、器官移植科室（肝移植、肾移植等科室）的关注，用量明显逐年增加，各科应用 IVIG 的文献报道也很多，但符合循证医学原则的资料不多。各国近年所用指南对 IVIG 临床应用适应证的推荐等级也不一致[11]，用 IVIG 治疗的疾病上百种，为叙述方便，本文除按系统分别叙述外，拟从 IVIG 治疗效果将其分为疗效肯定的疾病（如原发性免疫缺陷症，川崎病，免疫性血小板减少性紫癜（idiopathic thrombocytopenic purpura，ITP）等，临床有一定效果的疾病（如感染性疾病，特别是病毒感染性疾病，免疫性疾病等）和可能有效的疾病依次介绍。

### 一、免疫缺陷病

免疫缺陷病（IDD）是免疫系统中任何一个成分因先天发育不全或后天损害而导致的免疫功能障碍所出现的疾病。免疫缺陷涉及免疫器官、免疫细胞、免疫分子或信号转导分子的缺陷，特别是免疫细胞发育障碍可致多种免疫缺陷病。

免疫缺陷病按病因不同分为原发性免疫缺陷病（PIDD，也称为先天性免疫缺陷病）和继发性免疫缺陷病（SIDD）两大类。按照缺陷的成分不同可分为细胞免疫缺陷、体液免疫缺陷、联合免疫缺陷、吞噬细胞免疫缺陷和补体免疫缺陷等。

适用 IVIG 治疗的是 B 细胞缺陷（占原发性免疫缺陷的 50%）和联合免疫缺陷（占原发性免疫缺陷的 10%~25%），IVIG 作为免疫制剂替代治疗出现[12-14]。

（一）原发性免疫缺陷病

原发性免疫缺陷病，是一种较为罕见的疾病，人群中发病率为 0.01%，以婴幼儿多见，目前已知 90 多种，其中体液免疫缺陷约占 50%，联合免疫缺陷约占 10%~25%，适应用 IVIG 治疗的有以下 5 种：

1. 先天性无 Ig 血症　IgG、IgA、IgM 均低，高峰发病年龄为 6~12 个月。

2. 婴儿暂时性低 Ig 血症　4~6 个月年龄发病，1 岁后逐渐恢复。

3. 遗传性选择性 IgA 缺乏症　多为单一类 Ig 水平低下，其他类 Ig 水平基本正常，尤其以选择性 IgA 缺陷最为常见。

4. 严重联合免疫缺陷症　这是一类 T 细胞和 B 细胞发育或功能缺陷引起的严重疾病，多见于新生儿和婴幼儿，临床表现复杂，预后较差。

5. 先天性 IgG 亚类缺陷症　正常人免疫球蛋白有 5 个亚类：IgG、IgA、IgM、IgE、IgD，该类患者可能有 1 个或多个亚类缺陷，根据患者情况可用 IVIG 治疗。依据药物动力学指导，IVIG 用法用量：（150～500）mg/（kg·次），每 3～4 周输 1 次。

### （二）继发性免疫缺陷病

1. 继发性免疫缺陷病（SIDD）　又称获得性免疫缺陷病（AIDD），是后天因素造成的，继发于其他疾病或某些理化因素所致的免疫功能障碍性疾病，可见于任何年龄人群，所引起免疫缺陷多为暂时的，病因去除后免疫功能可恢复。

（1）诱发继发性免疫缺陷病的常见因素：①感染：这是继发性免疫缺陷病常见原因；②恶性肿瘤：常进行性损害患者的免疫系统，特别在放化疗期间，免疫功能低下；③严重营养不良：蛋白质、脂肪、维生素等摄入不足，影响免疫细胞成熟，降低机体的免疫应答；④药物性免疫缺陷病：类固醇激素以及化疗药物对成熟的和非成熟的淋巴细胞、粒细胞和单核细胞等均有细胞毒性作用；⑤其他：放射治疗、创伤、烧伤、脾切除手术等均可引起继发性免疫缺陷。

继发性 Ig 缺陷或 Ig 亚类缺陷的继发性免疫缺陷病临床症状重者也适合用 IVIG 治疗：每次（150～500）mg/kg，每 3～4 周输 1 次。

对于 IgG 降低的原发或继发性免疫缺陷症，IVIG 作为替代性治疗，只要用量和用药时间恰当，疗效是肯定的。对于非 IgG 降低的原发或继发性免疫缺陷症，通过 IVIG 免疫调节机制，可提高患者免疫力，对减少感染机会等有一定临床效果。对遗传性 IgA 缺乏症，因其约 40% 的患者血中无 IgA，但有抗 IgA 抗体，若输 IVIG 不但不能提高患者体内 IgA 浓度（因为 IVIG 中 IgA 含量很低）而且可发生严重甚至致死性免疫反应（休克）。

## 二、感染性疾病的治疗和预防

IVIG 在短时间内使血液循环中的 IgG 水平高达健康人水平的 3～6 倍，通过以下多种免疫机制，对感染患者有一定治疗效果。IVIG 用于治疗感染的病例越来越多，特别是重症患者[15,16]。

### （一）IVIG 抗感染的机制

天然保护性抗体，通过调理抗体抵抗侵入体内的病原体，提高中性粒细胞吞噬和杀菌能力；中和毒性作用，调节 T 淋巴细胞和巨噬细胞免疫功能，提高 B 淋巴细胞功能；提高血清、呼吸道 IgG 水平，对抗细菌的粘附性，有助于清除细菌；对病毒和细菌感染引起的免疫缺陷状态有调节作用；激活补体系统的活性。

### （二）用于败血症等重症感染的治疗

IVIG 输注在短时间内可使患者血液循环中的 IgG 水平高达正常健康人水平的 3～6 倍，通过上述多种免疫机制，对患者发生治疗效果。IVIG 用于治疗感染的病例越来越多，特别是重症感染患者[17,18]。

廖清奎等[19,20]在 20 世纪 70 年代末率先在国内首用 IVIG 治疗感染性疾病 28 例，疗效显著。

研究 240 例重症感染患儿，分为对照组 120 例，观察组 120 例。所有患者进行 1～3 天的抗生素治疗，对照组患儿用免疫球蛋白进行治疗，观察组在运用原剂量免疫球蛋白治疗的基础上加用每次（0.2～0.3）g/kg 的 IVIG，每天注射一次连用 2 天。结果观察组临床有效率达到 93.33%，平均住院天数 15.4 天，对照组临床有效率 81.66%，平均住院时间为 23.2 天。说明观察组患儿静脉注射 IVIG 后临床疗效较为显著，有统计学意义（$P<0.05$）[21]。

研究 53 例重症感染患儿，随机分为观察组（27 例）和对照组（26 例）。观察组在常规治疗的基础上增加每次 IVIG（0.2～0.3）g/kg 连用 3 天。对照组仅用常规治疗。结果观察组有效率为 81.48%，平均住院天数为 8.2 天，对照组有效率 57.69%，平均住院天数 14.5 天[22]。

### （三）新生儿感染的治疗和预防

新生儿体内的抗体 IgG 主要在胎龄 32 周后经胎盘从母体获得。胎龄越小，IgG 越低。新生儿出生后会缺乏足够的特异性抗体，早产儿更是如此。当严重感染时，新生儿体内的 IgG 可被大量消耗，体内产生 IgG 及其亚类水平下降。已发现 IVIG 中含有抗 β 溶血性链球菌、大肠埃希菌及金黄色葡萄球菌等引起的新生儿败血症的几种常见病原体的抗体，这是 IVIG 治疗与预防新生儿败血症的重要前提[23]用量为每天 0.5g/kg，连续用 3～6 天。

预防性应用 IVIG 主要应用于早产儿、极低体质量儿、极低体质儿、小于胎龄儿及易于感染的高危儿，特别是早产儿和极低体质儿。研究 40 例早产儿出生后 1 小时应用 IVIG 500mg/kg，结果显示与对照组比较 IVIG 组的感染率为 42.5%,明显低于对照组的 80%,证实了 IVIG 在预防早产儿感染中的积极作用。对 24 例易感染水痘的新生儿出生即给予 IVIG 0.5g/(kg·次)与阿昔洛韦联合应用预防水痘的发生,取得了满意的结果[24]。研究对早产儿应用含抗 RSV 型抗体的 IVIG,IVIG 组的感染住院率为 8.7%,明显低于对照组的 22%,同时还观察 IVIG 组需要重症监护时间缩短 92.7%,气管插管持续时间下降 95.6%,明显降低了住院费用[25]。

### (四)重症肺炎、毛细支气管炎等呼吸道感染

将婴幼儿重症肺炎随机分为对照组和 IVIG 治疗组。治疗组每次用 IVIG(0.2~0.4)g/kg,连用 3~5天,结果发现治疗组在体温稳定时间、肺部啰音消失时间、平均住院天数方面都明显优于对照组[26]。研究 80 例重症肺炎患儿,随机分为观察组(40 例)、对照组(40 例)两组均按照婴幼儿重症肺炎诊疗常规进行综合治疗,原则为控制炎症、改善通气功能、对症治疗、防止和治疗并发症。观察组在此基础上每次加用静脉注射免疫球蛋白 0.4 g/kg,连用 3~5 天,结果表明观察组在发热、发绀消退、咳嗽、气促缓解、肺部啰音消失和肺部阴影吸收时间以及各种并发症控制时间均较对照组为短,有显著性差异(P<0.01 或 0.05)[27]。对 103 例重症肺炎治疗研究显示,每次使用 IVIG 0.4g/kg,连用 3 天,观察组总有效率为 96.08%,对照组总有效率为 73.08%,两组有明显差异(P<0.05)[28]。大量的临床试验证实,IVIG 的应用对重症肺炎、毛细支气管炎等呼吸道感染患者有降低体温、减缓发绀、气促和缩短肺部阴影吸收时间以及控制各种并发症等的作用[29-31]。

### (五)巨细胞病毒

巨细胞病毒(CMV)感染与机体免疫功能状态有关。约 25% 的患儿出生后有明显的先天性感染症状。免疫缺陷者,如 AIDS、器官移植、妊娠、肿瘤放疗和化疗、恶病质、外科手术等易发生 CMV 病毒感染。

研究证实,抗病毒治疗联合 IVIG(0.15~0.5)g/kg 每 2~3 周一次,治疗 CMV 肺炎可降低患者病死率,提高器官移植受者的治疗效果。用 IVIG 及抗病毒和对症治疗小儿巨细胞病毒性肝炎后,患者体内 CMV 病毒 DNA 拷贝数明显下降,疗效明显高于未应用 IVIG 治疗的患儿[32]。IVIG 也用在治疗由肠道病毒、水痘病毒、单纯疱疹病毒、CMV 病毒等引起的病毒性脑炎。研究每次用 IVIG 1.0g/kg,2 天治疗重症病毒性脑炎 64 例,证明使用 IVIG 能迅速改善临床症状、缩短病程、疗效明显[33]。

### (六)艾滋病

艾滋病(AIDS)是由人类免疫缺陷病毒(HIV)引起的一种严重的传染疾病。AIDS 的免疫学变化:

1. 淋巴细胞亚群变化　CD4[+] T 细胞减少,CD4[+]/CD8[+] 比例下降,正常人 CD4[+]/CD8[+] 之比为 1.75~2.1,而 AIDS 患者<1.0。

2. T 细胞功能下降　迟发型变态反应性皮试阴性。体外非特异性有丝分裂原刺激时,淋巴细胞转化降低。T 细胞的细胞毒作用降低。T 细胞产生的白细胞介素-2 和 γ 干扰素均减少。

3. B 细胞功能失调　有不同程度的免疫球蛋白升高及免疫复合物水平升高。出现自身抗体,如产生 RF、抗核抗体和抗淋巴细胞抗体等。

4. 自然杀伤细胞活性下降　AIDS 的主要传播途径:性接触、血源传播、母婴传播。

AIDS 的预防是按三个主要传播途径来进行的、要引起临床重视的是严格加强血液制品的生产、使用的管理和防止注射途径传播。定期输注 IVIG,(0.15~0.5)g/(kg·次),1 次/每 2~3 周,可增强患者免疫力,延长生存期。

### (七)手足口病

手足口病可由柯萨奇 A 组 16 型、肠道病毒 71 型等 20 多种病毒引起的一种急性传染病。多发于学龄前儿童,以三岁以下儿童最常见。患儿的主要临床表现为发热、手、足、口腔等部位出血皮疹、疱疹,容易继发细菌感染,大多数预后良好。重症患儿病情发展快,可出现脑炎、心肌损伤、肺水肿及肺出血等多器官功能障碍,严重者可导致呼吸、循环衰竭死亡。本病现无特效的治疗方法,利用 IVIG 中含有的多价抗原特异性 IgG 抗体来抑制未成熟 T 细胞的成熟和增殖,抑制细胞因子、炎性介质的分泌与产生,减轻炎症反应。同时还能提高患儿机体免疫力,阻断免疫病理损伤,有效降低全身多器官功能障碍的发生。且能明显缩短病程。将 220 例患者分成 2 组,每组 110 例,对照组采用利巴韦林加入 5% 葡萄糖注射液静脉滴注。实验组在此基础上再加 IVIG 0.4g/(kg·d)连用 2 天,结果实验组有效率为 94.55%,对照组有效率为 81.82%。实验组疗效高于对照组(P<0.05)[34]。在重症手足口病早期使用 IVIG(0.3~0.4)g/(kg·d)×3 天治疗,能改善临床症状,缩短发热时间和皮疹持续时间,比甲泼尼龙更有效、安全[35,36]。

## （八）其他病毒

其他如 ECHO 病毒、呼吸道合胞病毒、水痘-带状疱疹病毒、腺病毒、肝炎病毒、狂犬病毒、EB 病毒、T 淋巴细胞白血病、麻疹、病毒性脑炎、病毒性心肌炎等。临床均有报道,使用 IVIG 能收到良好疗效[37]。临床报道用大剂量 IVIG 治疗重症病毒性脑炎收到较好疗效[33]。运用 IVIG（0.2～0.4）g/（kg·次）×3 天治疗 43 例(治疗组 43 例、对照组 43 例)麻疹合并肺炎患儿。治疗组的治愈率为 93%,对照组治愈率为 65.1%,证明 IVIG 可以提高疗效[38]。

## 三、血 液 病

近年来 IVIG 用于治疗造血系统疾病的报道日益增多,临床前景越来越广阔。现将 IVIG 用于治疗急、慢性 ITP、免疫性粒细胞减少、自身免疫性溶血、新生儿溶血、干细胞移植与器官移植白血病、多发性骨髓病、纯红再障、输血后紫癜等的临床用法、剂量、疗效进行介绍。

### （一）特发性血小板减少性紫癜

特发性血小板减少性紫癜（ITP）是最早使用 IVIG 治疗的自身免疫性疾病。多年临床实践证实疗效可靠。主要用于治疗急性 ITP,此外还用于妊娠期 ITP(孕期 32 周开始用)、新生儿血小板减少、继发性血小板减少、血栓性血小板减少、需手术(如分娩、拔牙)的血小板减少者。IVIG 治疗机制目前认为是封闭巨噬细胞受体,以抑制巨噬细胞对血小板的结合和吞噬,在血小板上形成保护膜,抑制血浆中的 IgG 或免疫复合物与血小板结合,抑制自身反应使血小板抗体减少。

输用 IVIG 的剂量建议:每次 0.4g/kg ×5 天,或每次 1g/kg ×2 天,或每次 2g/kg ×1 天,以后间隔 4～6 周。研究证明每次用 IVIG 1g/kg×2 天治疗 ITP 优于 0.4g/（kg·次）×5 天。有报道认为对 IVIG 治疗 1g/（kg·次）×2 天无效的病例再加大剂量可能有效。

四川大学华西第二医院观察一组病例(儿童)证明,输注 IVIG 5 天后血小板由输注前的 $15×10^9$/L 上升到 $112×10^9$/L,但输后 1～2 周血小板开始下降,应注意配合其他方法继续治疗。

李建厂等采用个体化剂量静注 IVIG 联合地塞米松治疗 ITP 78 例。方法:重症 ITP 患儿均给地塞米松及每次给予 IVIG 0.4g/kg ×3 天后测外周血小板计数≥$100×10^9$/L 者停用 IVIG,继续用地塞米松;若<$100×10^9$/L 者,再继续用原剂量 IVIG 2 天。结果:治疗 3 天后,78 例患儿中,37 例血小板升至 $100×10^9$/L 以上,余 41 例继续治疗后,31 例升至 $100×10^9$/L 以上,个体化剂量 IVIG 联合地塞米松是治疗儿童重症 ITP 的有效办法[39]。

近年国内学者主张,当患者血小板明显减少[如低于（10～20）×$10^9$ 个/L],临床有严重出血可能,特别是有颅内出血可能者,IVIG 1g/（kg·d）×2 天或 2g/（kg·d）×1 天用于预防性输注,预防严重出血的发生;当患者已有颅内出血等严重出血者应尽早输注 IVIG(剂量同上)和大剂量地塞米松及足量血小板,以争取防止后遗症和治愈患者。

### （二）免疫性粒细胞减少

当中性粒细胞绝对计数<$2.0×10^9$/L 时称为粒细胞减少,<$0.5×10^9$/L 时称为重度粒细胞减少症,极易发生严重的难以控制的感染。

免疫性粒细胞减少的原因是:免疫介导的骨髓损伤,主要是通过自身抗体或 T 淋巴细胞的作用,抑制骨髓中前期细胞的生长,并加速破坏中性粒细胞使之减少。这类粒细胞减少大多由自身免疫疾病引起。临床几乎均发生严重感染。起病急骤,突然畏寒,高热,周身不适。肺、泌尿系、口咽部和皮肤是最常见的感染部位,黏膜可有坏死性溃疡。临床静注 IVIG 的作用是抗感染以及中和自身抗体起免疫调节作用。IVIG 用法用量同 ITP。对预防或治疗患者的感染有一定效果,对于提升中性粒细胞可能有效。

### （三）自身免疫性溶血,新生儿溶血症

理化因素或生物因素引起组织抗原变性或改变细胞代谢过程的基因表达,从而改变自身抗原的性质,诱导自身免疫应答。自身免疫性溶血是红细胞膜抗原变性、体内产生抗红细胞膜抗体,抗体与红细胞膜结合活化补体,激活巨噬细胞,使红细胞膜破坏加速,或是自身抗体促进补体与红细胞结合使红细胞寿命缩短引起溶血。临床上使用 IVIG 治疗自身免疫性溶血的机制可能是 IVIG 中的特异性 IgG 中和抗红细胞膜抗体,减少抗红细胞膜抗体的产生,加速了抗红细胞膜抗体的代谢。同时阻止补体结合,阻止吞噬细胞对致敏红细胞的吞噬。延缓、减少红细胞溶解效应。临床推荐 IVIG 用量:每次 1g/kg×4 天,有一定效果。

新生儿溶血病（HDN）系指母、婴血型不合而引起的同族免疫性溶血。以 ABO 血型不合最为常见,其次为 Rh 血型不合。ABO HDN 主要发生在母亲血型为 O 型,而新生儿血型为 A 或 B 型者。第一胎即

可发病,Rh HDN 通常发生在母亲是 Rh 阴性,新生儿血型为 Rh 阳性,通常不会发生在第一胎。母婴血型不合,母亲体内产生的抗胎儿红细胞抗原的免疫血型抗体 IgG,通过胎盘进入胎儿血循环,与胎儿红细胞表面的血型抗原结合,导致胎儿红细胞在单核-吞噬细胞系统被识别、清除、从而引起新生儿红细胞破坏、溶血。新生儿 HDN 的主要临床表现为高胆红素血症,如不及时治疗可能发生胆红素脑病,死亡率高,存活者可遗留严重后遗症。此外,还可合并重症贫血,甚至心力衰竭危及生命。光疗、白蛋白等治疗只能在一定程度上降低血清胆红素水平,并不能减少已产生的抗体水平,不能阻断溶血。目前国内外采用 IVIG 治疗 HDN,取得较好疗效。用 IVIG 治疗的机制可能是外源性 Ig Fc 片段可竞争性与巨噬细胞及 B 淋巴细胞的 Fc 受体结合,增加抑制性受体 Fcγ Ⅱ B 的表达,降低吞噬能力,抑制固有免疫。Fc 受体的阻断也能抑制抗体依赖性的细胞毒作用,从而阻断溶血过程,减少红细胞破坏、使胆红素产生减少。

辛玥等[40]将 92 例 ABO-HDN 患儿分为早期治疗和晚期治疗组。早期治疗组在新生儿出生后即行血型血清学试验确诊 HDN 患儿 45 例,确诊后即刻开始常规治疗加 IVIG 2g/kg,分 2~3 天静脉滴注;晚期治疗组在新生儿出现病理性黄疸后再进行血清学试验,确诊 HDN 患儿 47 例,确诊后给予常规治疗加 IVIG 2g/kg,分 2~3 天静脉滴注,两组治疗方法相同,结果不同。早期治疗组入院时血清总胆红素值较晚期治疗组明显偏低,差异有统计学意义($P<0.001$),住院治疗期间,早期治疗组总胆红素高峰值明显低于晚期组,差别有统计学意义($P<0.001$),两组胆红素高峰值较入院时胆红素值均有所增高,差异无统计学意义。所有患儿无一例换血治疗,研究证明,大剂量 IVIG 治疗可以有效阻断溶血过程,避免了血清胆红素的进一步增高,减少了发生胆红素脑病的危险性,同时避免了输血治疗。对 76 例新生儿 ABO 溶血患儿均给予常规治疗,中剂量组 39 例,加用单剂 IVIG 0.5g/kg;大剂量组 37 例,加用单剂 IVIG 1.0g/kg。结果两组患儿治疗前以及治疗后 24、48、72 天、胆红素值比较,差异无统计学意义($P>0.05$)。两组患儿游离抗体试验转阴率、需要换血人数、胆红素脑病发生人数、听力筛查通过率和住院天数比较,差异无统计学意义($P>0.05$)。结论认为单次大剂量 IVIG 治疗新生儿 ABO 溶血病与中剂量 IVIG 疗效相当[5]。

### (四)白血病

白血病是一组异质性克隆性疾病,系造血干细胞或祖细胞突变引起的造血系统恶性肿瘤。其主要表现为异常血细胞(即白血病细胞)在骨髓及其他造血组织中失控地增生,浸润各种组织,而正常造血功能受到抑制,正常血细胞生成减少,产生相应的临床表现,周围血细胞有质和量的变化[41]。

白血病分为急性白血病和慢性白血病两大类。

1. 急性淋巴细胞及粒细胞性白血病　急性淋巴细胞及粒细胞性白血病的治疗原则中,首要目标是要彻底清除体内白血病细胞,同时使正常造血功能恢复。化疗是实现这一目标的最主要手段。目前使用的化疗药物除肾上腺皮质激素外,几乎都有抑制造血功能的不良反应,并且对肝、肾、胃肠道也有毒性作用。必须加强支持治疗,防治感染和出血。在抗感染治疗中静脉滴注 IVIG 是有效的选择。其用量是每 400mg/kg,间隔 3 周。在用造血干细胞移植治疗急性淋巴细胞及粒细胞性白血病中,IVIG 在移植前的准备,预处理及移植后排斥反应的防治、难治性排斥的"挽救性治疗"和移植后感染并发症的防治及移植后低丙种球蛋白症的替代治疗,都发挥了积极作用,获得了良好的临床疗效。大剂量 IVIG 在造血干细胞移植中的作用机制[41]:①替换 1gG;②替换 1gG 亚类;③提高 1gG 含量水平;④调节细胞免疫;⑤促进炎症反应;⑥改善单核-吞噬细胞系统功能;⑦在急性移植物抗宿主病中干预细胞因子骤增。

2. 慢性淋巴细胞及粒细胞性白血病　在慢性淋巴细胞及粒细胞性白血病治疗中,使用 IVIG 的目的是对抗化疗、放疗引起的机体损伤。在骨髓移植中起免疫调节作用和替代治疗作用。特别是有低免疫 γ 球蛋白症、反复感染或自身免疫性疾病者,可定期给予 IVIG 治疗。根据病情不同,采用不同剂量,一般用量每次为 0.4g/kg,间隔 3 周。

## 四、干细胞移植与器官移植

IVIG 作为一种新的辅助疗法和免疫调控手段,正在成为器官移植临床应用的热点。器官移植临床已经越来越多的将其应用于移植前准备、预处理(脱敏疗法)及移植后排斥反应的预防、难治性排斥的"挽救性治疗"和移植后感染并发症的防治及移植后低丙种球蛋白血症的替代治疗。取得了良好的效果。IVIG 的作用机制目前认为已包括如下方面:①干扰抗体与靶细胞结合,封闭网状内皮细胞上的 Fc 受体;②大量 IgG 反馈性使抗体产生减少;③增强辅助性 T 细胞(Th)的作用、调节免疫反应,抑制 B 细胞产生和(或)使某些细胞因子产生减少;④IVIG 中含有大量抗个体基因型抗体,后者可抑制抗体产生,中和自身抗体;⑤中和抗原和毒素;⑥使循环系统中免疫复合物变为不可溶解而易被清除的物质;⑦阻断免疫复合物介导的炎症反应,抑制内皮细胞的活化,减少补体介导的损伤;⑧阻止血小板黏附于血管壁,降低血栓形成;⑧抑制白介素 1(interleukin-1,IL-1)的生成,起退热作用,且可降低患者过高的肿瘤坏死因子和 γ 干扰素水平;⑨增加中性粒细胞的趋化、吞噬和杀菌功能(原始免疫功能增强)。

### (一)骨髓移植[42]

IVIG 已被广泛用于同种异体骨髓移植,IVIG 的作用是减少巨细胞病毒(CMV)疾病的发生,这是骨髓移植后死亡的主要原因,还减少了移植相关感染和移植物抗宿主病(GNHD)的发生以及移植后持续性抗体产生不足。感染与 GVHD 的预防和治疗:每次用 IVIG 0.5g/kg,从移植后 7 天~3 个月,每周 1 次;持续性抗体产生不足:每次用 IVIG 0.5g/kg,每月一次至抗体水平正常。

### (二)肾脏移植

在肾脏移植中 IVIG 可同时发挥替代治疗和免疫调节两方面作用。目前主要用于脱敏疗法及治疗排斥反应、移植后低丙种球蛋白血症(HGG)和感染性并发症。

1. 脱敏疗法　IVIG 作为一种新的治疗手段,使等待移植的高免疫危险性患者等待移植的时间缩短,移植率和移植成功率提高。

人类白细胞抗原脱敏现状,正在等待肾脏移植的终末期肾病(ESRD)患者,如果群体反应性抗体(PRA)>20%,称为对人类白细胞抗原(HLA)致敏。致敏原因可能是在过去妊娠、输血、移植过程中接触到了 HLA。在肾脏移植等待名单上约 40% 的患者被测出不同程度的含有 HLA 抗体,称为预先致敏。等待再次肾脏移植的患者几乎 100% 测出含有 HLA 抗体。如果血清 PRA 大于一定标准(如欧洲标准 85%,美国标准 80%)认为对于 HLA 高度致敏。对 HLA 高度致敏者有两大不利之处,其一是获得交叉配型试验阴性移植物的可能性显著下降,等待移植时间延长,少者 4 年,8 年有的几乎不可能获得匹配器官。对这类患者采用脱敏疗法可能是能够获得移植的唯一希望。其二,即使此类患者最终接受移植手术,移植当时交叉配型试验阴性,术后发生急性排斥反应和移植肾失功的风险也显著增加,导致移植

物存活率明显下降。因此探索一种安全、有效的治疗方法,已成为移植领域紧迫需求。

2. 降低致敏程度治疗　采用减少抗 HLA 抗体从而提高移植比率的策略的这些治疗方法统称为"脱敏疗法",更确切地说应该是"抗体减少疗法"。过去脱敏疗法包括血浆置换、免疫吸附及环磷酰胺等药物应用,但感染高发、抗体迅速反弹和炎症损伤等原因致使上述疗法效果欠佳。目前,IVIG 治疗成为脱敏疗法的希望。因为 IVIG 治疗不但有免疫抑制作用,而且有免疫保护作用,能够改善移植物的存活率和移植受者的生存率。IVIG 脱敏疗法可以单独使用,也可联合血浆置换治疗;与此同时,使用抗 CD20 单克隆抗体利妥昔单抗、蛋白酶体抑制剂硼替佐米、新型单抗——补体 C5 抑制剂艾库组单抗可增强脱敏效果。在世界范围内对于 HLA 高度致敏的患者,尚未形成统一的治疗意见。IVIG 脱敏疗法的通常剂量是每次用 2g/kg,称为大剂量疗法。文献报道单中心 20 例 PRA 为(77±19)% 的高度致敏患者用 IVIG 2g/kg,每月 1 次,使用 2 次+利妥昔单抗(3 周 1 次,使用 2 次)脱敏治疗,结果显示 80% 的患者(16/20)通过脱敏疗法成功进行了肾脏移植,其中 10 例活体肾移植,6 例尸体肾移植,1 年移植受者生存率为 100%,移植物存活率为 94%,但有 50% 的患者术后发生急性排斥事件[43]。研究 76 例交叉配型试验阳性的致敏患者接受大剂量 IVIG(2g/kg,第 1 天和第 30 天)+利妥昔单抗(1g,第 15 天)脱敏治疗后,所有患者进行了肾脏移植。相对应的 IVIG 小剂量疗法,使用剂量为 0.1g/kg,该方法需联合血浆置换。29 例等待肾脏移植的 HLA 致敏患者接受小剂量 IVIG 0.1g/kg+血液透析(1 周 3 次),28 例使交叉配型试验转阴,成功进行肾脏移植,术后无超急性排斥反应发生。11 例(39%)发生急性 AMR,术后平均随访 22 个月,25 例(89%)肾脏仍有功能,平均血清肌酐浓度为 15mg/L。IVIG 脱敏疗法可使 HLA 高度致敏患者有机会成功进行肾移植手术,且移植后短、中期随访结果令人满意,长期结果有待进一步随访观察[43]。

3. 治疗排斥反应

(1)治疗排斥反应(AMR):由于脱敏疗法的出现,进行移植手术的人越来越多。这类患者移植术后发生 AMR 的可能性明显增加,而 AMR 是既独特又严重的排斥反应,抗体、B 细胞、浆细胞、补体系统等共同参与其中,AMR 是早、晚期移植肾损伤或失功的主要因素之一。运用标准免疫抑制疗法效果不

佳,而 IVIG 被证明具有这类功效,且逐渐成为治疗 AMR 的标准疗法。急性 AMR 占肾移植急性排斥反应的 20%~30%;应用大剂量 IVIG 治疗移植后急性 AMR 的主要优点:抑制 B 细胞活化和减少抗体的生成;可诱导抗炎症细胞因子和针对 HLA 的阻断性独特抗体产生;IVIG 通过抑制补体 $C_3$ 活化途径,显示独特的阻断补体介导的免疫损伤功能。目前 IVIG 治疗 AMR 的方法有大剂量 IVIG、小剂量 IVIG+血浆置换(PP)、小剂量 IVIG+PP+利妥昔单抗和 IVIG+利妥昔单抗或硼酸佐米或艾库组单抗等。有报道分别用 PP+IVIG+抗 CD20 单抗和大剂量 IVIG 治疗 AMR 的结果:PP+IVIG+抗 CD20 单抗组 12 例,大剂量 IVIG 治疗组 12 例,移植后 3 个月 DSA 水平前者显著低于后者;3 年移植物存活率,前者为 91.7%,后者为 50.0%。因此,对于治疗 AMR,PP+IVIG+抗 CD20 单抗比单独使用大剂量 IVIG 的效果可能更优[43]。

(2)治疗慢性抗体介导的排斥反应(CAMR):对 6 例 CAMR 儿童肾移植受者应用了 4 周疗程的 IVIG 治疗(每次剂量为 1g/kg 体质量),在末次 IVIG 输注后 1 周使用单剂量的利妥昔单抗($375mg/m^2$ 体表面积)。结果显示干预前患者 6 个月中肾小球滤过率(GFR)已经降低了 11~26(25)ml/(min·$1.73m^2$),而在抗体液免疫治疗后 6 个月因 GFR 水平上升了-14~30(21)ml/(min·$1.73m^2$),12 个月后上升了-14~23(19)ml/(min·$1.73m^2$)4 例患者的 GFR 水平得到改善或稳定;在 2 例治疗无反应的患者,其移植物肾小球病的评分显示最高,管周 C4d 沉积及间质炎症反应程度也最严重。该项研究显示:儿童肾移植受者 CAMR 能够采用 IVIG 联合利妥昔单抗进行治疗,成功率和安全性均高[43]。

(3)治疗激素抵抗的排斥反应:在肾脏移植受者中,激素抵抗的排斥反应是比较严重的并发症之一,这是移植领域的一大难题。有报道了 17 例发生急性排斥反应的肾移植受者接受总剂量 2g/kg IVIG 治疗的结果,其中 13 例是对于激素抵抗的排斥反应,4 例是对于抗淋巴细胞抗体治疗抵抗的排斥反应,治疗后 9 例排斥反应完全控制,5 例排斥反应严重程度降低;1 年随访,移植受者生存率为 94%,移植物存活率为 71%。因此,IVIG 治疗激素抵抗性或抗淋巴细胞抗体抵抗性排斥反应可以取得较好效果,使移植肾失功率下降[43]。

4. 防治移植后 HGG 和感染性并发症 肾脏移植受者接受强效免疫抑制剂治疗后可减少或避免发生排斥反应,但同时容易继发免疫缺陷,表现为 HGG(移植前 HGG 发生率为 5%,移植后 HGG 发生率升至 30%~45%)、血清 1gG 水平降低:血清 1gG 正常为 7000~16 000mg/L,轻度 HGG 血清 1gG 为 5000~7000mg/L,中度 HGG 血清 1gG 为 3500~5000mg/L,重度 HGG 血清 1gG<3500mg/L,这类患者发生机会性感染的危险增加,特别是移植后 6 个月内的低丙种球蛋白血症患者发生细菌、真菌及病毒感染十分普遍,如对 HGG 患者预先运用 IVIG 进行替代治疗,发生机会性感染的危险将显著降低。IVIG 对巨细胞病毒(CMV)和 BK 病毒、微小病毒 B19 感染有治疗效用。早期运用 IVIG 替代治疗可有效降低感染风险。一般推荐治疗方案是 500mg/kg 体质量,每月 1 次。

综上所述,IVIG 不仅可预防移植后感染,而且可有效调节移植受者的免疫功能,发挥防治排斥反应的作用,这种功能非常独特。目前,需要对 IVIG 在防治感染与防治排斥反应中发挥不同功能的确切机制、使用剂量与疗程、应用时机、与其他辅助疗法的联合应用及药物经济学等方面进行深入研究。

## 五、神经系统疾病

神经系统疾病系指神经系统的构成部分,包括脑、脊髓、周围神经和肌肉,由于已知的炎症、肿瘤、血管、外伤、代谢等因素所引起的疾病,也包括许多至今尚未找到原因的这些结构部位的疾病[41]。

近年有较多免疫介导的神经系统疾病用 IVIG 治疗,如吉兰-巴雷综合征、多灶性运动神经病等。临床运用 IVIG 治疗取得了较好的效果[44]。

### (一)吉兰-巴雷综合征

急性感染性多发性神经根神经炎,又称急性感染性脱髓鞘性、多发性神经根神经炎(ALDP)或称吉兰-巴雷综合征(GBS),是一种以运动损害为主的单相性自身免疫性周围神经病。主要累及脊神经根、脊神经和脑神经。在西方国家,吉兰-巴雷综合征是引起瘫痪的主要病症。在中国自从脊髓质炎基本消灭之后,已成为引起急性弛缓性瘫痪的最常见原因之一。临床典型表现为对称性、进行性、弛缓性瘫痪,可伴口咽、横膈等肌肉和脑神经麻痹,腱反射减弱或消失。末梢感觉异常是患者的初诊主述,进行性肌乏力在数小时内发展,或在数天到 4 周内快速加重。主要并发症为呼吸衰竭,自主神经功能紊乱以及血管栓塞。免疫病理机制随不同 GBS 变异型别而不同。主要的致病机制归咎于抗外周神经糖脂质成分抗体(例如 GM1、asialo-GM1、GD16)。研究发现 GM1 抗体阳性血清可阻断末梢神经传导而不影响神经传导介质释放。Miller-Fisher 变异型与 GQ16 抗体相关,抗体阳转血清能直接阻止神经传导介质的释放。抗体诱导补体系统激活,产生原炎症性多肽($C_{3a}$、$C_{5a}$)和膜攻击,导致神经损害。

目前尚无特效的治疗方法,多是以调节免疫为主的综合治疗。研究认为血浆置换(200～250) ml/kg,7～14 天和大剂量 IVIG 治疗 GBS 均有效。IVIG 的剂量为每次 0.4g/kg×5 天,若出现治疗相关波动,可再给予一个疗程 IVIG 治疗[45,46]。

### (二)慢性炎症性脱髓鞘性多发性神经病

慢性炎症性脱髓鞘性多发性神经病(C1DP)是一种慢性进展的自身免疫神经病。临床表现与吉兰-巴雷综合征(AIDP)不同的是起病隐袭,缓慢进展,数月或更长时间后症状达到高峰,病程长,很少累及呼吸肌。

当前治疗方法是针对调节异常的免疫反应。多年来,使用皮质类固醇激素治疗 CIDP 是唯一被证实有效的治疗方法,但长期使用有其固有的不良反应。因此,促进了 IVIG 和血浆置换疗法在 CIDP 方面的应用[47]。IVIG 对大部分患病期短(不超过 1 年)的慢性和所有的复发性 CIDP 患者有一定疗效。试验后期有规律的使用 IVIG 及时治疗可稳定病情,但不能避免复发,发病的自然规律不能改变。

IVIG 用法用量:每次 2g/kg×1 天,或每次 1g/kg×2 天或每次 0.48g/kg×5 天为一疗程,较急期患者可于 1 个月后重复使用,复发可多次使用。

### (三)多灶性运动神经病

多灶性运动神经病(MMN)被认为是 CIDP 的变异型。呈多病灶性,伴运动神经传导障碍和高效价抗神经苷酯(GM1)抗体。

临床使用大剂量 IVIG 治疗,90% 的 MMN 患者有效,1 周后症状改善,但仅可维持数周,必须周期治疗。使用剂量同 CIDP。

### (四)阿尔茨海默病

阿尔茨海默病(AD)是老年痴呆中最常见的一类,而在发展中国家的致死性疾病中排名第四。经典理论认为 AD 的发病机制是不可溶解的 β-淀粉样蛋白(Aβ)以及神经原纤维缠结(NFTS)的沉积。皮质萎缩、神经元丢失、特殊区域淀粉样沉淀、神经炎性斑块和 NFTS 是 AD 患者脑中神经病学特点的关键。主动和被动免疫疗法都已显示其对于清除斑块、转移 β-淀粉样物质以及促进 AD 动物模型的行

为能力有效[48]。

近年来的研究显示 IVIG 治疗 AD 病能使患者症状改善。2004 年 Dodel 等[49]做了一项包括 5 个 AD 患者的研究,他们每个月接受超过 3 天 IVIG 注射,用量 1.2g/(kg·d)×3 天,每月一次共 6 个月。结果治疗后 Aβ 有从中枢向外周血液系统转移迹象,即治疗 6 个月后脑脊液中 $A\beta_{1-42}$ 浓度显著减少,同时血清中其浓度增加,而 $A\beta_{1-42}$ 的浓度没有显著改变。IVIG 在 AD 中发挥作用可能是通过 IgG 分子或除 IgG 外的其他的免疫调剂:①天然的抗-Aβ;②依赖 IgG 的免疫调控作用。

### (五)强迫症和抽动症

用 IVIG 1g/(kg·次)×2 天和血浆置换(2 周中 5 次)均可明显减缓感染诱发的强迫症和抽动症。

## 六、自身免疫性疾病(AID)

自身免疫性疾病是机体免疫系统对自身成分发生免疫应答而导致的疾病状态。自身免疫性疾病的发病是多种原因所致机体免疫系统对自身抗原发生免疫应答,通过 Ⅱ、Ⅲ 或 Ⅳ 型超敏反应引起组织损伤。

自身免疫疾病的治疗目前仍以控制感染、免疫抑制、免疫调节及诱导免疫耐受等方法为主。在自身免疫性疾病中,输入大剂量的 IVIG 使人体短时间内 1g 量迅速升高,外源性 lg 通过 Fab 片段结合抗自身抗体,拮抗细胞因子,通过 Fc 段结合巨噬细胞、T 淋巴细胞、B 淋巴细胞和补体,从而起到免疫抑制的效果,体现了天然性自身抗体在健康人体内保持免疫自稳的功能。对于自身免疫性疾病,能起到多环节多靶点的治疗作用。部分自身免疫性疾病已在本章其他部分介绍过,不再重复。

### (一)川崎病

川崎病(KD)又称皮肤黏膜淋巴结综合征。其严重的并发症——冠状动脉性心脏病的发生率已超过风湿性心脏病而成为小儿主要后天性心脏病。病因及发病机制不明,似与感染、免疫紊乱有关,也可能有遗传背景,是一种以全身性小血管炎为主要病变的急性发热出疹性疾病。KD 的病理基础是全身性中小血管(包括毛细血管和静脉)免疫性炎症。在急性期血管壁有内膜水肿和炎症细胞浸润,渗出细胞中存在 IgA 浆细胞被认为是本病的特征。

目前 KD 病尚无特效治疗方法,一般以抗炎、抗凝和对症处理为原则。阿司匹林因其有抗炎、抗凝作用,并可预防冠状动脉损害的发生而被作为 KD

治疗的基础药物;而 IVIG 也是治疗 KD 的一个特别重要药物,对退烧缩短病程和预防或治疗心血管并发症有肯定疗效。每次应用 IVIG 2.0g/kg,单日一次比每次应用 0.4g/kg,连用 5 天能更快控制发热,减轻症状。对 56 例 KD 病用阿司匹林和 IVIG 治疗,结果:每次应用 IVIG 2.0g/kg,单次用药者退热时间为(1.0±0.1)天,每次应用 IVIG 0.4g/kg 的退热时间为(2.2±0.5)天,使用 IVIG 并加用阿司匹林治疗的 49 例,发生冠状动脉病变 10 例,病程 7 天内使用 IVIG 的 22 例,发生冠状动脉病变 2 例,病程 7~14 天使用 IVIG 的 27 例,发生冠状动脉病变 8 例。仅使用阿斯匹司林治疗的 7 例,发生冠状动脉病变 3 例[50]。对 281 例 KD 患儿均使用阿司匹林(30~50)mg/(kg·d)口服治疗,其中 180 例(64.1%)接受每次 IVIG 1g/kg ×2 天治疗,101 例(35.9%)接受 2g/kg 一次性给药方案。结果:269 例首次用 IVIG 后体温减退,属初始 IVIG 治疗敏感,为敏感组(95.7%),12 例对首次 IVIG 治疗无反应,为无反应组(4.27%),敏感组全身 WBC 计数、中性粒细胞百分比、ESR 都明显优于 12 例 IVIG 无反应组。对 IVIG 敏感组中有 65 例发生冠状动脉并发症,包括冠脉扩张和冠脉瘤,发生率为 24.2%。在 12 例对 IVIG 无反应组中,有 9 例出现冠脉并发症,发生率 75%,较敏感组显著增高($X^2 = 15.3, P < 0.01$),其他系统临床表现包括:腹泻,腹痛,肺炎,肝功能损害,心肌酶谱增高。敏感组 117 例,发生率 43.5%,无反应组 10 例,发生率 83.3%,差异有统计学意义($X^2 = 7.36, P < 0.01$)[51]。

### (二)哮喘和肾病

研究认为大剂量 IVIG 为激素无效时控制喘息的治疗方法。IVIG 可很快缓解毛细支气管炎的喘憋、咳嗽等症状,提示 IVIG 有助于感染控制,减轻肺部体征,从而减少哮喘发作[52]。

研究报道将 30 例溶血尿毒综合征(HUS)分为普通组 14 例、冲击组 16 例,冲击组在普通治疗的基础上早期联合每次应用 IVIG 400mg/kg×(3~5)天为一个疗程。冲击组病死率明显低于普通组,两组病死率比较有显著性差异($P < 0.05$)。其作用机制可能为:①中和毒性,消除潜在感染,提高机体免疫功能;②作用于巨噬细胞,抑制抗原递呈;③可抑制 T 细胞受体,抑制炎性因子分泌;④反馈抑制浆细胞分泌自身抗体;⑤抗独特型抗体与独特型决定簇结合,调节独特性免疫调节网络;⑥对 NK 细胞非特异性抑制及加强抑制 T 细胞免疫活性;⑦使可溶性循环

免疫复合物转为不溶性,被巨噬细胞吞噬、转移,从而抑制Ⅲ型变态反应;⑧与自身抗体竞争结合靶细胞的 Fc 受体。故 IVIG 可降低 HUS 死亡率,提高治愈率,成为治疗 HUS 的重要措施之一[53]。

### (三)重症肌无力(MG)

重症肌无力(MG)本病为一种自身免疫性疾病。患者肌神经接头处的乙酰胆碱受体(AChR)数量明显减少与肌无力和肌疲劳的程度密切相关。接头间信号传递阻滞引起肌无力;因信号传递位点减少随着反复神经刺激,发生乙酰胆碱生理性释放减少,引起肌疲劳[54]。

临床上对使用大剂量皮质激素、环孢素、硫唑嘌呤无效的顽固性重症肌无力患者,采用每次 IVIG 0.4g/kg ×5 天或每次 0.4g/kg,间隔 6 周治疗有效。

### (四)多发性硬化症

多发性硬化症(MS)是一种常见的非创伤性神经性疾病。本病在脑和脊髓的白质内引起损伤。中枢神经系统髓磷脂以及产生髓磷脂的少突胶质细胞的病变导致此病的神经性症状。临床上患者表现为视力丧失、运动功能减退、易疲劳性、知觉障碍、缺乏协调能力、认知损伤和尿道功能障碍等。

大量证据表明髓磷脂损伤是一种自身免疫反应的结果,免疫系统中的特定成分引发炎症反应,从而致使髓磷脂鞘的选择性损伤。

应用 IVIG 是现今治疗多种免疫调节性疾病的新型免疫调节药物。有作者将入院确诊的多发性硬化患者 60 例随机分为治疗组和对照组,每组 30 例。治疗组应用 IVIG 0.4mg/kg 静脉滴注 3~5 天,甲泼尼松 500~1000mg/d,加入 5% 葡萄糖 500ml 中静滴,4~6 小时滴完,连用 5 天,继之口服泼尼松 1mg/kg 晨顿服,7~10 天后逐渐减量(每周减 10mg)至停药,维生素 $B_1$ 100mg/d、维生素 $B_{12}$ 500μg/d 肌内注射,连续应用 2~4 周,对照组除不采用 IVIG 外,其他同治疗组相同。结果治疗组显效 23 例(75%),显著高于对照组 11 例(36.6%),$P < 0.01$。结论 IVIG 是治疗多发性硬化的有效药物[55]。

### (五)结缔组织疾病及皮肌炎

结缔组织病(CTD)是一组自身免疫性疾病,主要包括类风湿关节炎(RA)、系统性红斑狼疮(SLE)、系统性硬化病(SSC)、干燥综合征(SS)、皮肌炎(DM)。皮肌炎属于炎症性肌病,不同炎性肌病具有的共同肌肉病变特征发生于肢体近端,对称的肌无力。临床观察一些患者在一定时间内不同程度地对泼尼松敏感,也有患者对类固醇的不良反应十

分严重,而必须使用其他免疫抑制药物,但咪唑硫嘌呤、甲氨蝶呤或环孢素等也有相当大的毒性,这就促进了大剂量静脉注射免疫球蛋白的临床应用。研究认为[55],IVIG 可抑制 C3 对 C5 的转化酶作用:防止 C3bNEO 的形成;并能阻断 MAC 在肌内膜毛细血管上的形成及和沉积。因此,IVIG 对血管再生和局部缺血过程的逆转有重要作用,这已从反复肌肉活检中毛细血管和肌纤维直径的正常化中得以证实。IVIG 用法用量为每次 1g/kg,间隔 2~4 周。

### (六)系统性红斑狼疮

系统性红斑狼疮(SLE)是一种多发于青年女性的累及多脏器的自身免疫性的炎症性结缔组织病。其病因尚未肯定,大量研究显示遗传、内分泌、感染、免疫异常和一些环境因素与本病的发病有关。

本病治疗原则[41]一是个别化。由于 SLE 存在多种亚群,病情轻重不一,应根据每个患者的病情和过去治疗情况制订方案。第二个原则是要权衡风险/效果比。有很多药物可以控制 SLE,但均有不同程度的毒性,必须在控制病情活动和药物毒性之间寻求最适宜的药物种类、剂量和疗程。

大剂量静脉输注免疫球蛋白是一项强有力的辅助治疗措施,适用于狼疮危象、激素或免疫抑制剂治疗无效,合并全身严重感染和 SLE 患者妊娠伴有抗磷脂抗体综合征等情况。确有救急作用,能赢得抢救时机。剂量为 0.4g/(kg·d)×3~5 天作用机制尚未完全清楚,可能为封闭单核-吞噬细胞系统及 B 淋巴细胞;清除肾组织免疫复合物;充当活化补体成分的受体;与循环免疫复合物或感染性抗原形成不溶性免疫复合物等。

### (七)习惯性、自发性流产

习惯性流产的定义是 3 次及其以上的流产。这类患者以后分娩活婴率只有 50%～60%。患者中多有免疫异常。目前尚无一种有效方法可提高活婴率,许多报道认为使用 IVIG 可预防习惯性流产。

有研究在计划受孕患者的生理周期中的卵泡期内,按 0.4g/kg 体重剂量注射 IVIG。一旦诊断妊娠,则立即加大注射剂量,结果在 18 例接受治疗的患者中,有 14 例妊娠,5 例随后成功分娩,2 例渡过以前的流产时期后,至孕后期[56]。研究选择 23 名患有反复自然流产(RSA)的希腊女性用常规免疫法和 IVIG 治疗。结果有 20 位妇女(86.9%)分娩出成活的婴儿,3 位妇女再次流产。证实了传统免疫疗法加上 IVIG 治疗相结合的治疗方法提高了仅用传统免疫治疗难以医治的妇女的再生育力[56]。

### (八)散发性包涵体肌炎

散发性包涵体肌炎(IBM)是一种以肌细胞中有包涵体为主要病理特征的慢性肌病。分为散发性和遗传性。临床主要表现为无痛性肌乏力,近端或远端肌群均可受累。可能为自身免疫性疾病。

本病尚无特效治疗。糖皮质激素和其他免疫抑制剂疗效欠佳。近年来有研究报道静脉注射免疫球蛋白有一定疗效,但需进一步确证。每次给予 IVIG 2g/kg,每月 1 次共 6 次可阻止疾病进展,改善症状。

### (九)眼瘢痕性的类天疱疮

本病用常规免疫治疗无效,用 IVIG(2~3)g/(kg·次),连续 3 天,每 2~6 周重复一次。4 个疗程后获最大疗效。

### (十)视网膜脉络膜病

IVIG(1.2~1.6)g/(kg·次),每 4~8 周 1 次,1~4 年治疗有一定效果。

### (十一)难治性、特异反应性皮炎

每次用 IVIG 2g/kg ×3 天,治疗有一定效果。

## 七、其他可能的适应证

临床应用 IVIG 治疗有效的病种还有很多,如克罗恩病(Crohn)、慢性多发性肌炎、糖尿病自身免疫性多内分泌综合征、抗 MAGIg 病、散发性包涵体肌炎(IBM)、眼瘢痕性的类天疱疮、视网膜脉络膜病、难治性、特异反应性皮炎、自身免疫性幼红细胞减少症、系统性脉管炎、多发性硬化、口眼干燥综合征、溃疡性结膜炎、Felty 综合征、风湿舞蹈症、强迫症、抽动症、血友病、血管性血友病、幼年性糖尿病、巨噬细胞活化综合征、多发性运动神经病、慢性疲倦综合征、囊性纤维变、新生儿缺血缺氧性脑病、孤儿病毒、肠炎、湿疹、重型再障、纯红再障、输血后紫癜、伊文综合征、溶血性尿毒综合征、早产儿肺透明膜病、麻疹、神经肌肉疾病、多发性神经炎、脱髓鞘病、眼炎、结膜炎、视神经炎、视网膜炎、肠炎、湿疹等均有使用 IVIG 有效的报道。

(廖清奎　陈　剑　廖　芸　刘文芳)

## 参 考 文 献

1. Kaveri SV, Maddur MS, Hegde P, et al. Intravenous immunoglobulins in immunodeficiencies: more than mere replacement therapy. Clin Exp Immunol, 2011, 164(Suppl2): 2-5.
2. Kazatchkine MD, Kaveri SV. Immunomodulation of autoimmune and inflammatory diseases with intravenous immune globulin. N Eng l J Med, 2001, 345: 747-755.
3. 杨映,张传.静脉用免疫球蛋白在儿科应用的研究进展.医学综述,2010,16(14):2200-2203.

4. 鞠文东,黄峻,伍建辉,等.静脉输注大剂量丙种球蛋白的临床应用.中国医学文摘内科学,2001,22(1):131-134.

5. 廖景文.单剂量静脉注射用人血丙种球蛋白治疗新生 ABO 溶血的疗效观察.临床探讨,2013,51(13):138-140.

6. 王雪芳,刘纯义,刘文娟.不同剂量丙种球蛋白对川崎病患儿的疗效及对冠状动脉病变的影响.当代医学,2013,19(16):81-82.

7. 丁玲.小剂量丙种球蛋白治疗手足口病疗效观察.中外医学研究,2012,10(9):98.

8. 于永锋,初灵芝.不同剂量静脉注射人血免疫球蛋白治疗重症手足病合并脑炎疗效分析.中华妇幼临床医学杂志(电子版),2013,9(2):209-212.

9. 杨映,张传凯.静脉用免疫球蛋白在儿科应用的研究进展.医学综述,2010,16(14):2200-2203.

10. 廖芸,廖清奎,陈剑.静脉注射免疫球蛋白的临床应用.中华实用儿科临床杂志,2016,31(9):713-716.

11. 李玥.临床试验静脉注射免疫球蛋白的适宜性评价标准.药学服务与研究,2013,13(3):177-182.

12. Yong PL,Boyle J,Ballow M,et al.Use of intravenous immunoglobulin and adjunctive therapies in the treatment of primary immunodeficiencies:a working group report of and study by the Primary Immunodeficiency Committee of the American Academy of Allergy Asthma and Immunology.Clin Immunol,2010,135:255-263.

13. Jolles S,Kaveri SV,Orange J.Intravenous immunoglobulins:Current understanding and future directions.Clin Exp Immunol,2009,(Suppl1):68-70.

14. Notarangelo LD,Fischer A,Geha RS,et al.Primary immunodeficiencies:2009 update.J Allergy Clin Immunol,2009,124:1161-1178.

15. Tagami T,Matsui H,Fushimi K,et al.Intravenous immunoglobulin use in septic shock patients after emergencylaparotomy.J Infect,2015,71(2):158-166.

16. Di Rosa R,Pietrosanti M,Luzi G,et al.Polyclonal intravenous immunoglobulin:an important additional strategy in sepsis.Eur J Intern Med,2014,25(6):511-516.

17. Tagami T,Matsui H,Fushimi K,et al.Intravenous immunoglobulin use in septic shock patients after emergency laparotomy.J Infect,2015,71(2):158-166.

18. Di Rosa R,Pietrosanti M,Luzi G,et al.Polyclonal intravenous immunoglobulin:an important additional strategy in sepsis.Eur J Intern Med,2014,25(6):511-516.

19. 廖清奎,潘恩谭,罗春华.丙种球蛋白静脉注射剂在儿科临床应用 28 例.输血与血液学,1979,1:15-18.

20. 廖清奎,潘恩谭,罗春华.丙种球蛋白静脉输注剂在儿科临床应用 28 例.四川医学院学报,1978,10(1):68-71.

21. 宁银河.丙种球蛋白在儿科重症感染中的应用.医药论坛杂志,2013,34(6):122-123.

22. 方润婷,谢志超,袁庆春.静脉注射丙种球蛋白治疗儿科重症感染临床疗效观察.当代医学,2013,19(17):45-46.

23. 韩子明.静脉注射丙种球蛋白在儿童感染性疾病中的应用.实用儿科临床杂志,2009,24(9):646-648.

24. Huang Yc,Lin Ty,Lin T,et al.rrorhylazis of intrarenousinmunoglobulin and acycbvir in perinetalVaricel.Eur J Padiaer,2001,160(2):91-94.

25. Atkins JT,Karimi P,Morris BH,et al.Prophylaxis for respiratory syncytial virus with respiratory syncytial virus-immunoglobulin intravenous among preterm infants of thirty-two weeks gestation and less:reduction in incidence,severity of illness and cost.Pediatr Infect Dis J,2000,19(2):138-143.

26. 陈莹.丙种球蛋白静脉滴注佐治婴儿重症肺炎疗效观察.中国误诊学杂志,2008,8(1):30-33.

27. 吴凤栋,胡勇,陈坚强.丙种球蛋白对婴幼儿重症肺炎的辅助治疗作用.现代中西医结合杂志,2012,21(4):1527-1528.

28. 陈红丽.51 例重症肺炎患儿予丙种球蛋白治疗的临床探讨.中国医学指南,2013,11(29):401-402.

29. 吴凤栋,胡勇,陈坚强.丙种球蛋白对婴幼儿重症肺炎的辅助治疗作用.现代中西医结合杂志,2012,21(4):1527-1528.

30. Gueta I,Shoenfeld Y,Orbach H.Intravenous immune globulins(IVIg)treatment for organizing pneumonia in a selective IgG immune deficiency state.Immunol Res,2014,60(2-3):165-169.

31. Bayry J,Fournier EM,Maddur MS,et al.Intravenous immunoglobulin induces proliferation and immunoglobulin synthesis from B cells of patients with common variable immunodeficiency:a mechanism underlying the beneficial effect of IVIg in primary immunodeficiencies.J Auto immun,2011,36:9-15.

32. 陈奋华,王清文,潘思年.小儿巨细胞病毒性肝炎治疗的临床对照研究.医学综述,2004,18(1):76-79.

33. 盛放,王凯旋,李小兵,等.大剂量丙种球蛋白治疗小儿重症病毒性脑炎的疗效观察.浙江医学教育,2013,12(1):52-53.

34. 黄烈华.静脉注射丙种球蛋白联合利巴韦林治疗重症手足口病临床疗效分析.安徽医药,2013,17(4):668-669.

35. 李建明,林益敏,胡毅文,等.甲基泼尼松和静脉注射免疫球蛋白治疗重症手足口病 178 例临床分析.药物与临床,2013,10(27):71-73.

36. 陈泽鑫.静脉注射免疫球蛋白及地塞米松治疗重症手足口病疗效观察.当代医学,2014,20(22):120-121.

37. Rosca EC,Rosca O,Simu M.Intravenous immunoglobulin treatment in a HIV-1 positive patient with Guillain-Barrésyndrome.Int Immun Pharmacol,2015,29(2):964-965.

38. 郑福祥,陈林.丙种球蛋白联合痰热清注射液治疗小儿麻疹合并肺炎疗效观察.实用预防医学,2012,19（9）：1370-1371.

39. 李建厂,贾彦红,唐慎华,等.个体化剂量丙种球蛋白联合地塞米松治疗儿童重症特发性血小板减少性紫癜78例疗效观察.中华小儿血液与肿瘤杂志,2011,16（4）：180-182.

40. 辛玥,王静,穆青.大剂量静脉注射丙种球蛋白早期应用治疗新生儿溶血病的临床研究.天津医科大学学报,2012,18（3）：346-348.

41. 陈灏珠,林果为.实用内科学:人民卫生出版社,2013.

42. 陈勤奋.静脉注射免疫球蛋白的临床询证应用.上海医药,2010,31（2）：62-65.

43. 詹嘉铭,王祥慧.静脉注射用免疫球蛋白在肾脏移植中的应用进展.上海交通大学学报医学版,2012,32（8）：1092-1096.

44. Godoy DA Rabinstein A.Is a second cycle of immunoglobulin justified in axonal forms of Guillain-Barré syndrome. Arq Neuropsiquiatr,2015,73（10）：848-851.

45. 李海峰.静脉注射免疫球蛋白治疗吉兰-巴雷综合征的疗效与药代动力学有关.中国神经免疫学和神经病学杂志,2010,17（4）：301-302.

46. 王建,郑波,王庆松,等.双重滤过血浆置换与静脉注射免疫球蛋白治疗重型吉兰-巴雷综合征的疗效评价.成都医学院学报,2016,11（1）：69-72.

47. Gaebel K,Blackhouse G,Campbell K,et al.Intravenous immunoglobulin for the treatment of chronic inflammatory demy-elinating polyradiculoneuropathy：a systematic review and meta-analysis.Open Med,2010,4（3）：e154-66.

48. 杨芳,王双,孙志伟.阿尔茨海默病的免疫治疗策略及研究进展.生物技术通讯,2009,（4）：584-586.

49. Dodel RC,Du Y,Derboylu C.Intravenous immunoglobulims Contain antibodies against B-amyloid for the treatment of Alzheimey's disease.J Neurol Neurosurg Psychiatry,2004,75（10）：1172-1174.

50. 张世昌.静脉用丙种球蛋白治疗川崎病临床研究.医药论坛杂志,2010,31（7）：19-20.

51. 张雅媛,钱小青,李娟,等.丙种球蛋白无反应性川崎病相关因素及治疗探讨.中国免疫学杂志,2010,26（1）：1036-1038.

52. 黄柳一,赖静妮,岳智慧,等.白三烯调节剂及大剂量静脉用丙种球蛋白治疗儿童肾脏综合征并喘息性疾病的疗效.实用儿科临床杂志,2010,25（5）：347-348.

53. 王凤英,彭韶.静脉丙种球蛋白冲击治疗溶血尿素综合征.实用儿科临床杂志,2006,23（12）：1664-1665.

54. 罗伟汀.大剂量静注免疫球蛋白对危重重症肌无力的疗效观察.当代医学,2012,18（19）：11-13.

55. 秦永福,王雪芝.静脉注射免疫球蛋白治疗多发性硬化的疗效观察.河南科技大学学报医学版,2005,23（4）：257-258.

56. 植自勤,黄惠萍,黄小静.大剂量免疫球蛋白在封闭抗体阴性反复自然流产妊娠妇女中的应用.广州医药,2010,41（3）：33-34.

目前输血所用的血液,尤其是血细胞,主要来源于献血。在 20 世纪 70~80 年代,一个全新的生物工程学分支,基因工程(genetic engineering)取得了突破性的进展,利用基因重组蛋白工程技术可以生产各种重组人血液细胞生长因子,如重组人红细胞生成素(rHu-EPO)等。这一技术革命与免疫学,尤其是单克隆抗体技术共同催生了生物制药产业,并且推动了输血学和血液细胞生物学,尤其是造血干细胞技术的发展。希望并相信在不久的将来,各种血液细胞代用品也可以利用生物工程技术实现工厂化生产,并广泛应用于临床血液替代疗法,造福患者。

## 第一节 血液细胞发育概述

为了解这一领域进展,我们首先简述血液细胞发育定向分化及血液细胞生长因子,然后介绍重组基因工程及其重组血液细胞生长因子发展现状,最后我们以原研药和中国批准药品为主线介绍重组血液细胞生长因子类药品的临床应用。

### 一、血液细胞发育分化

血液细胞发育或造血(haemopoiesis、hemopoiesis 或 hematopoiesis,源于希腊语 αίμα,"血"和"制作")是指血液细胞成分的形成发育和定向分化过程。目前广泛接受的理论是所有血细胞的成分都来自于全能造血干细胞(haematopoietic stem cells,HSCs)。对于一个健康的成年人,每天大约产生 $10^{11}$~$10^{12}$ 新的血细胞以维持正常外周循环状态的稳定(详见第四章"血细胞生物学")。

#### (一)血液细胞发育成熟及定向分化

一个造血干细胞的成熟是它在特定的微环境内,改变基因表达,从而限制了该血细胞发展方向,使其接近和成为特定的血液细胞类型。每步发育依照一定顺序的变化使细胞更接近最终的细胞类型,并进一步限制了该细胞发展成为其他不同细胞类型的潜能。

一般认为骨髓中的造血干细胞和其他未分化血细胞的定向发育是由血液细胞发育(haemopoiesis)理论来解释。该理论认为集落刺激因子(colony stimulating factors,CSFs)和造血微环境(haematopoietic microenvironment)等其他因素确定该细胞遵循细胞分化的某个路径。目前还有另外一种观点,随机原理(stochastic theory),即未分化的干细胞发育为特定的血液细胞类型是随机地被确定的,即造血的微环境可以使一些细胞存活,而另一些细胞则执行细胞凋亡程序而死亡。这样通过调节不同细胞类型发育的平衡,骨髓可以调控最终所生产的不同类型的血液细胞数量[1]。图 55-1 为不同类型血细胞从造血干细胞发育到成熟血液细胞的过程(详见第四章"血细胞生物学")。

### 二、血液细胞生长因子

正常人体非常精准地调控着血液细胞发育定向分化,如红细胞和白细胞的生成,发生炎症时淋巴细胞的快速生成。血液细胞生长因子(haematopoietic growth factors or cytokines)是机体对造血干细胞的自我再生、增殖、分化、成熟及凋亡进行调控的关键物质[2,3]。图 55-2 表 55-1 为部分主要血液细胞生长因子,尤其是能够决定终末功能血液细胞类型的细胞生长因子[4]。

红细胞生成素(erythropoietin,EPO)是第一个被发现、确证的造血生长因子(hematopoietic growth factor,HGF)[5],随后人粒细胞刺激因子,又称集落刺激因子(colony-stimulating factors,CSFs)和血小板生成素(thrombopoietin,TPO)又先后被发现,并得到确证。血液细胞发育及其生长因子已成为研究热点领域。现将目前取得广泛共识的血液细胞发育相关的细胞生长因子研究结果总结如下,重点是那些已在产业化和临床应用上取得成功的血液细胞因子。

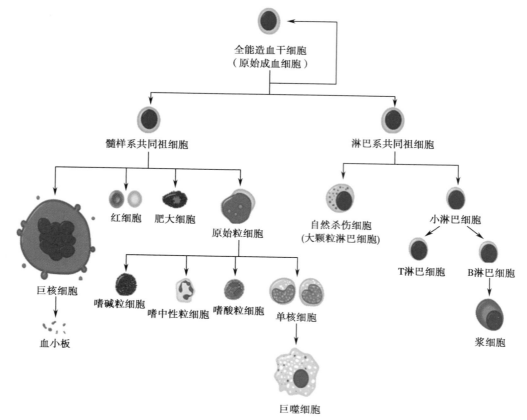

图 55-1 血液细胞发育和定向分化

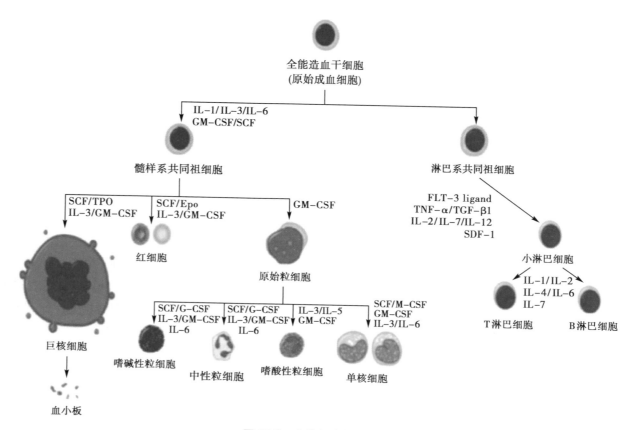

图 55-2 血液细胞生长因子

表 55-1 血液细胞发育相关的细胞生长因子

| 血液细胞发育 | 细胞生长因子 | 已产业化因子（原研药，研发者） | 中国产业化因子（首研药，研发者） |
|---|---|---|---|
| 血液干细胞系列 | SCF，IL-2，IL-3，IL-6，IL-7，IL-11 | SCF（Stemgen/Ancestim，Amgen/Biovitrium） | |
| 髓样系共同祖细胞（CMP） | SCF，IL-1，IL-3，IL-6，GM-CSF | | |
| 红细胞系列 | SCF，EPO，IL-3，GM-CSF | EPO（rHu-Epoietin-α/Epogen®/Procrit®/Eprex®， Amgen/JNJ；PEG-Epoietin-α/Aaranesp®，Amgen；rHu-Epoietin-β/Epogin/NeoRecormon® 日本中外制药/Roche；PEG-rHu-Epoietin-β/Mircera®，Roche） | EPO（重组人红细胞生成素，多家） |
| 白（粒）细胞系列 | G-CSF，GM-CSF，M-CSF，IL-3，IL-6，IL-5，SCF | G-CSF（rHuG-CSF/filgrastim/Neupogen®，Amgen；PEG-rHuG-CSF/SD01/Neulasta®，Amgen） GM-CSF（rHuGM-CSF/Sargramostim/Leukine®，拜耳公司 molgramostim） | G-CSF（重组人粒细胞集落刺激因子，多家；聚乙二醇化重组人粒细胞集落刺激因子，山东某公司） GM-CSF（重组人粒细胞巨噬细胞集落刺激因子，多家） |
| 巨核细胞（血小板）系列 | TPO，IL-11，IL-6，SCF，GM-CSF | IL-11（Oprelvekin®/Neumega/Adipogenesis inhibitory factor（AGIF），Wyeth） TPO/cMpl 受体（Romiplostim/AMG531/Nplate®，Amgen；Eltrombopag/Promacta®，GSK） | TPO（特比澳®，沈阳某公司） IL-11（多家，如百杰依等） |
| 淋巴系共同祖细胞（CLP） | IL-2，IL-7，IL-12，FLT-3 ligand，TNF-α，TGF-β，SDF-1 | | |
| 淋巴细胞系列 | SDF-1，FLT-3 ligand，TNF-α，TGF-β | | |

注：SCF=stem cell factor（造血干细胞因子）；IL=interleukin（白细胞介素）；EPO=erythropoietin（红细胞生成素）；GM-CSF=granulocyte macrophage-colony stimulating factor（粒细胞巨噬细胞集落刺激因子）；M-CSF=macrophage-colony stimulating factor（巨噬细胞集落刺激因子）；G-CSF=granulocyte-colony stimulating factor（粒细胞集落刺激因子）；TPO=thrombopoietin（血小板生成素）；AGIF=adipogenesis inhibitory factor（白细胞介素-11）；SDF-1=stromal cell-derived factor-1（基质细胞衍生因子-1）；FLT-3 ligand=FMS-like tyrosine kinase 3 ligand（FMS 样酪氨酸激酶-3-配体）or STK-1 ligand；TNF-α=tumour necrosis factor-alpha（肿瘤坏死因子-α）；TGF-β=transforming growth factor-beta（转化生长因子-β）；Stemgen/Ancestim 由美国 Amgen Inc. 在 1998 年研发成功，2008 年 12 月出售给瑞典公司 Biovitrium（现在的 Swedish Orphan Biovitrum）

## 第二节 血液细胞生长因子生物工程

自 20 世纪 70 年代，全新的生物工程分支——基因工程取得了突破性的进展，它极大地促进了血液细胞生长因子的科学技术研究，并在相应的学科，如血液病、输血学，甚至肾脏病和肿瘤学，取得巨大的进展，推进血液细胞生长因子的产业化，填补许多临床治疗方法的空白。

### 一、生物工程技术发展

基因工程，又称基因修饰（genetic modification）和 DNA 重组技术（recombinant DNA techniques），是以分子遗传学为理论基础，以分子生物学、微生物学和细胞生物学等现代生物技术为手段，按预先设计的蓝图用人为的方法将所需要的某一供体生物的遗传物质——目标 DNA 分子提取出来,在离体条件下用适当的工具酶进行修饰后,把它与作为载体的 DNA 分子连接起来,然后与载体一起导入某一更易生长繁殖的新的宿主细胞中,实现遗传物质的重新组合,并使目的基因在新的转基因生物(转基因工程菌或细胞或其他生物,如转基因鼠)内进行复制和表达,以改变生物原有的遗传特性,获得新品种、生产新产品,特别是药物,生物药或蛋白药。

目前开发的宿主细胞生产体系包括细菌,如大肠埃希菌( E. coli ),真菌/酵母菌( yeast ),昆虫细胞( insect cells ),植物细胞( plants ),哺乳类细胞( mammalian cells,如 CHO cell ),转基因动物( transgenic animals )。其中细菌[ 如大肠埃希菌( E. coli )],真菌/酵母菌( yeast ),哺乳类细胞( CHO cell )生产体系较成熟,有众多生物药产品产出。( 表 55-2)

**表 55-2　重组哺乳类蛋白载体体系**

| | 糖基化 | 生产周期 | 规模化产能 | 生产成本 | 产品质量 | 污染风险 | 血细胞因子代表产品 |
|---|---|---|---|---|---|---|---|
| 细菌( 如 E. coli ) | 无 | 短 | 高 | 低 | 低 | 内毒素( endotoxins ) | Filgrastim/Neupogen®,SCF/Ancestim® |
| 真菌/酵母菌 | 不正确 | 中度 | 高 | 中度 | 中度 | 低风险 | Sargramostim/Leukine® |
| 昆虫细胞 | 不正确 | 中度 | 高 | 中度 | 中度 | 低风险 | |
| 植物细胞 | 有不同 | 长 | 高 | 中度 | 低 | 低风险但环境污染 | |
| 哺乳类细胞( 如 CHO ) | 正确 | 长 | 低 | 很高 | 高 | 动物病毒 | Epogen® |
| 转基因动物 | 正确 | 很长 | 低 | 很高 | 高 | 动物病毒 | |

20 世纪 80 年代基因重组生物技术的飞速发展及其在实验血液学和临床输血学的广泛渗透,促使血液细胞生长因子生物工程取得了突破,血液细胞生长因子的克隆、重组生产进入一个崭新的时代。rHu-EPO、重组人粒细胞集落刺激因子( recombinant human granulocyte colony-stimulating factors, rHuG-CSF)和重组人粒细胞巨噬细胞集落刺激因子( recombinant human granulocyte-macrophage colony-stimulating factor, rHuGM-CSF )、重组人血小板生成素( recombinant human thrombopoietin, rHu-TPO )等重组蛋白产品相继问世,进入工业化生产和广泛临床应用。许多重组人血液细胞生长因子的问世填补了临床治疗空白,极大地延长患者的生命和改善了患者的生命质量。

在第一代生物技术药物(重组药物的一级结构与天然药物完全一致)成功基础上,第二代生物技术药物应用蛋白质工程技术创造出来天然不存在的新型重组蛋白药物。蛋白质工程是指通过蛋白质化学、蛋白质晶体学和动力学的研究获得关于蛋白质物理、化学等各方面的信息,以及在此基础上对编码该蛋白质的基因进行有目的的设计改造,并通过基因工程等手段将其进行表达和分离纯化。通过点突变、定向进化、融合蛋白、蛋白定点修饰等技术可以产生具有新功能的杂合蛋白、提高重组蛋白的活性、改善制品的稳定性、提高生物利用度、延长在体内的半衰期、降低制品的免疫原型等。如聚乙二醇化重组血液细胞生长因子已广泛地应用于临床。聚乙二醇( polyethylene glycol,PEG)是一类水溶性中性多聚体,具有良好的生物相容性、无毒性和无抗原性等优点。聚乙二醇化( PEGylation)是指用聚乙二醇与蛋白质、多肽等生物分子或脂质体等相结合,从而赋予原型药物新的药动学与药效学特征。如聚乙二醇化 rHuG-CSF,可延长 rHuG-CSF 在体内的作用时间。

血液细胞生长因子生物工程的研究进展,还集中在开发类似于天然分子的受体激动剂(包括化学小分子和生物大分子)以刺激骨髓生成红细胞、粒细胞和血小板。而在这个过程中,研究人员发现与天然生长因子相同或相似的受体激动剂可能会刺激机体产生抗药抗体,这些抗体可与天然生长因子发生交叉反应,导致血细胞减少或发育不良。因此,能够促进造血但又不会产生自身抗体的受体激动剂是目前研究的热点。

## 二、生物药相关药政监管发展

目前血液细胞生长因子药物的研发主要是通过两条药政注册途径实现的,新药和生物类似药( biosimilars)。重组血液细胞生长因子是生物药,它是以生物体内的有效物质(主要是蛋白质)为模板,利用生物工程方法生产的主要用于治疗的生物制品。其生产来源于特定细胞株,而其监管分类不同于化学药品,多以特定工程细胞株/菌株甚至生产线界定,因此非原创性新药注册应运而生。

尽管以重组血液细胞生长因子为代表的生物药填补许多临床治疗手段的空白,成为全球制药业的关键性增长因素,但是其高昂的价格也限制了自身的推广应用。因此世界各国政府积极鼓励生物制药产业发展,除原有的创新药品注册审批通道外,还积极建立"生物类似药(biosimilars)"的快速审批通道,以期在确保患者用药安全的基础上,简化注册审批程序和标准、降低生物类似药市场准入门槛、促进良性竞争、降低药品研发风险和成本,以更加实惠的价格让这些重要的药物惠及更多的患者。生物类似药注册则要求在可比性、相似性和互换性等方面与参比品相似。生物类似药品和参比品应具有相同的用药途径和适应证。生物类似药品在批准上市之前需进行互换性研究,包括临床前研究、药代动力学及药效学研究、剂量范围实验、临床试验和免疫原性评价。然而,评价生物类似药品和其参比品的生物等效性具有相当的难度,理论活性和实际所测得的活性存在较大差别,生物利用度和清除特征也可能存在差异,而且因为世界各国药政监管限制或市场优先权等因素使得生物类似药品在各个国家的上市情况不尽相同[6]。

不同于化学小分子药品,生物大分子药品的质量、安全和疗效等药学和临床特性与其生产的特定工程细胞株/菌株系甚至生产线相关。因此,在目前阶段其生产厂家和商品名对临床应用和药品安全监管具有一定的意义。

## 三、主要重组血液细胞生长因子生物工程发展

基因重组及蛋白质工程技术的发展是在解决重大而迫切临床需求的过程中取得。美国安进公司(Amgen Inc.)于1989年成功地研发了世界第一个重组血液细胞因子,重组人红细胞生成素(rHu-epoetin-α,rHu-EPO),取得了巨大的商业成功。继而安进公司研发成功其他血液细胞生长因子类产品,rHuG-CSF、血小板生成素肽类刺激剂、Nplate®和造血干细胞刺激因子(SCF),极大地促进生物制药产业发展和改善临床治疗效果。

### (一)重组人红细胞刺激因子

1. 重组人红细胞刺激因子(erythropoiesis-stimu-lating agents,ESA)包括重组人红细胞生成素(rHu-EPO)和聚乙二醇化重组人红细胞生成素(PEGrHu-EPO)等。

人红细胞生成素(erythropoietin,EPO),主要由成人肾脏内侧皮质、外侧髓质近曲小管间质或胎儿肝细胞分泌,于1977年被纯化成功。成熟的EPO是一种含唾液酸的酸性糖蛋白,分子质量为30.4kDa,核心是由165个氨基酸组成的多肽链。该多肽链有三个N-糖基化位点,分别为天冬酰胺基(Asn)24、Asn 28以及Asn 83号位点,还有一个O-糖基化位点丝氨酸126。唾液酸在维持EPO分子的酸性、阻断细胞表面半乳糖受体结合、防止EPO失活等方面起重要作用。EPO的主要生理功能是调节红细胞的生成。生理情况下,体内EPO水平维持恒定。当机体出现贫血或其他引起肾脏氧供减少的情况时,EPO分泌将会增加,刺激红细胞生成。缺氧诱导因子-1(转录因子复合物)是诱导EPO基因转录进而调控EPO表达最主要的调节因子[5]。

EPO是与位于骨髓红系祖细胞表面的特异性EPO受体结合而发挥生物学效应的。EPO受体是跨膜糖蛋白,属于细胞因子受体家族成员,分子质量为55kDa,通过糖基化和磷酸化修饰,分子质量可增至72~78kDa。EPO受体包括胞外区、跨膜区和胞内区。胞外区是与EPO结合的区域。胞内区具有两个由7~9个氨基酸残基组成的区域,这两个区域对EPO介导的蛋白酪氨酸激酶-2(janus tyrosine kinase-2,JAK-2)激活起重要作用。EPO生物学效应的发挥依赖EPO与其受体结合后诱导的JAK-2磷酸化,磷酸化的JAK-2通过JAK2/STAT5、PI3K-AKT、NF-κB等通路进一步激活,进而调节红细胞的生成。

近些年来研究发现,EPO受体除存在于骨髓红系祖细胞外,在其他细胞如血管内皮细胞、星形胶质细胞、神经元、心肌细胞、视网膜细胞、肾脏及乳腺上皮细胞等亦可见其表达。这提示EPO对造血系统以外的组织可能具有特异的生物学功能,如促血管生成作用、抗凋亡作用、抗炎作用等。目前认为,EPO是一种多器官、多系统的保护因子,具有保护神经、心脏、肾脏、视网膜等多种潜在的器官保护功能。目前,器官保护研究较为深入的有如下两个方面。

(1)神经保护作用:EPO及其受体在中枢和周围神经系统,如神经元、神经胶质细胞、海马细胞、脊髓和Schwann细胞等都可见表达。研究发现,EPO

能够通过血脑及血脊髓屏障,对脑、脊髓缺血的急性及延迟损伤均有保护作用。EPO 还可以促进 Schwann 细胞增殖,进而保护周围神经系统,具有治疗运动神经元变性和死亡所致疾病的可能,EPO 保护神经的机制和调节红细胞生成的机制相似,包括启动 JAK2/STAT5、PI3K-AKT 等信号转导通路。

（2）心脏保护作用:EPO 的心脏保护作用主要表现在对缺血性心脏疾病的影响。心脏发生急性缺血后,EPO 可阻止心肌细胞凋亡,减少氧化应激对心肌的损伤以及改善心肌血供。EPO 的心脏保护作用还可能与其促血管生成作用有关。研究发现,EPO 的心脏保护作用主要依靠 PI3K-AKT 信号通路。

另外,研究发现,EPO 受体在许多肿瘤细胞都有表达,如肝癌细胞、乳腺癌细胞、胰腺癌细胞、胃癌细胞、卵巢癌细胞、肾癌细胞、膀胱癌细胞、前列腺癌细胞等。EPO 和肿瘤细胞表面的 EPO 受体结合后,能否启动信号转导、促进肿瘤细胞增殖、增强肿瘤细胞的迁移及侵袭能力、抑制肿瘤细胞的凋亡等问题目前仍存在较大争议。而 EPO 能否增强肿瘤细胞对放疗、化疗的敏感性仍有待进一步研究[7-9]。

美国安进公司(Amgen Inc.)在前人的工作基础上进行重组人红细胞生成素(rHu-epoetin-α,rHuEPO-α)研究。1985 年,安进公司科学家林福坤博士(FK Lin PhD)应用基因重组技术,在中华仓鼠卵巢细胞(chinese hamster ovary cell,CHO)中插入人 *EPO* 基因,最后利用该 CHO 细胞表达体系获得重组人红细胞生成素 (rHuEPO-α,rHuEPO-alpha,EPO)[10]。1987 年,美国西北肾脏病中心临床试验证实,重组人红细胞生成素可以矫正晚期肾衰患者贫血[11]。1989 年,安进公司的第一个基因重组药物 rHuEPO-α(阿法依泊汀)获得美国食品药品监督管理局(FDA)的批准,商品名为 Epogen®,用于治疗慢性肾衰竭引起的贫血和 HIV 感染治疗的贫血。经随后的临床试验研究,该药品的适应证陆续增加,有恶性肿瘤或化疗导致的贫血、失血后贫血等。而在 1985 年,美国强生(Johnson & Johnson)公司通过商业合作协议,取得安进公司重组人红细胞生成素除透析及晚期肾衰患者贫血以外的美国市场和除日本与中国以外的国际市场的开发生产销售权。在美国市场,重组人红细胞生成素由安进公司贴牌生产,以 Procrit®商品名由强生公司子公司(Ortho Biotech)进行除透析及晚期肾衰患者贫血以外的市场销售;在国际市场,由安进公司授权,强生公司子公司(Janssen-Cilag)以 Eprex®为商品名开发生产销售重

组人红细胞生成素。

安进公司在其 Epogen®成功的基础上,继续研究开发第二代重组人红细胞生成素新产品,聚乙二醇化重组人红细胞生成素(darbepoetin-α)。该产品于 2001 年得到 FDA 的批准,商品名为 Aranesp®(阿法达贝泊汀),并于 2002 年初正式上市。Aranesp®是一种"聚乙二醇化"的 rHuEPO-α,即将 rHuEPO-α 的 N-糖链由 3 个延长至 5 个,唾液酸和氨基酸残基也因此增多。聚乙二醇化重组人红细胞生成素(darbepoetin-α)的半衰期延长至 rHuEPO-α 在体内作用时间的 3 倍。聚乙二醇化重组人红细胞生成素的成功示范引领生物药长效制剂的开发战略。

2. 重组人红细胞生成素-β 和聚乙二醇化重组人红细胞生成素-β(倍他依泊汀)　重组人红细胞生成素-β(rHu-epoetin-beta,rHuEPO-β)是日本中外制药公司(于 2001 年被瑞士罗氏公司 Hoffmann La Roche 收购)推出的重组人红细胞生成素,商品名为 Epogin®（日本中外制药公司)/NeoRecormon®(Roche),中国商品名罗可曼®。同美国安进公司的 Epogen®(rHuEPO-α)一样,NeoRecormon®是由 CHO 细胞表达体系获得重组人红细胞生成素。对 rHuEPO-α 和 rHuEPO-β 进行的比较实验发现,rHuEPO-α 和 rHuEPO-β 属异构体,在组成和效能方面都存在一定差异。等电聚焦实验发现 rHuEPO-α 具有 5 个特异性组件,而 rHuEPO-β 的特异性组件则在 rHuEPO-α 的基础上增加 1~2 个。采用体内生物测定方法对 EPO 含量进行测定,结果显示,rHuEPO-β 的 EPO 所占比例更高。而体外生物测定或免疫测定结果则显示 rHuEPO-α 和 rHuEPO-β 的 EPO 所占比例无明显差别。

瑞士罗氏制药有限公司继安进公司之后研发长效重组人红细胞生成素-β(PEGrHuEPO-β),并于 2007 年 11 月上市,商品名为 Mircera®(聚乙二醇倍他依泊汀),其本质为聚乙二醇化的 rHuEPO-β,通过聚乙二醇修饰的 rHuEPO-β 延长了药物作用时间。

3. 其他重组人红细胞生成素及其生物类似药　由于重组人红细胞生成素 Epogen® 和 Aranesp® 的研究开发在临床和商业领域取得了巨大的成功,临床上内生(或"虚拟")血液替代疗法和肿瘤化疗支持疗法的巨大需求,推动着重组人红细胞生成素的后续开发。糖基化是人红细胞生成素(EPO)等发挥生物学效应所必需的。糖基化这个翻译后过程受细胞类型和培养环境影响。重组人红细胞生成素具有多种高糖基化的形态,因而衍生出 α、β、δ 和 ω 等亚型

新药。

目前在国际市场上注册销售的重组人红细胞生成素类生物类似药品都是基于 rHuEPO-α

（Epogen®/Procrit®）研发而来的（表 55-3）。由于每种生物药品都是不同的，临床医师在更换生物类似药品时应仔细分析现有资料。

**表 55-3　重组人红细胞刺激因子及其生物类似药**

| 通用名 | 商标名 | 研发者/生产销售商 | 研发阶段 |
|---|---|---|---|
| **原研药** | | | |
| epoetin α | Epogen®, | Amgen/Amgen | 美国肾衰市场生产销售 |
| epoetin α | Procrit® | Amgen 生产/强生公司（Johnson and Johnson） | 美国肾衰以外市场销售 |
| epoetin α | Eprex®/ Erypo® | Amgen/Janssen-Cilag,JNJ | Amgen 授权 Janssen-Cilag,JNJ 在美国以外生产销售（德国为 Erypo） |
| epoetin α | ESPO®/利血宝® | Amgen 授权 Kyowa Hakko Kirin 生产，销售市场：日本，中国 | Amgen 授权 Kyowa Hakko Kirin 生产，销售市场：日本和中国 |
| Darbepoetin α | Aranesp® | Amgen | 全球生产销售 |
| Darbepoetin α | NESP ®/ Aranesp ® | Amgen/Kyowa Hakko Kirin 生产销售 | Amgen 授权 Kyowa Hakko Kirin 生产，销售市场：NESP ® 包括日本、韩国、新加坡、中国台湾、泰国及马来西亚；Aranesp ®，包括中国香港和澳门 |
| **其他新药** | | | |
| epoetin β | Epogin® | 日本中外制药（Roche） | 中国销售 2013 |
| epoetin β | NeoRecormon®, Recormon® | Hoffmann-La Roche | 全球生产销售 |
| PEG-epoetin β | Mircera®（Methoxypolyethyl-eneglycol-epoetin β） | Hoffmann-La Roche | 全球生产销售 |
| epoetin α | EPIAO | 沈阳三生制药股份有限公司，中国 | 中国销售 1998 |
| epoetin α | Espogen, | LG lifesciences South Kerea | 中国销售 2014 |
| epoetin α | Epocept | Lupin Pharmaceuticals,India | |
| epoetin α | Nanokine | Nanogen Pharmaceutical biotechnology,Vietnam | |
| epoetin delta | DYNEPO®* | Shire Plc,USA | Dynepo 的前期研发由 HMR 和 Aventis 完成，2002 年 Aventis 在欧洲获得许可证 |
| epoetin omega | Epomax | | |
| epoetin zeta | Retacrit | Hospira,USA | 2007 年 12 月在欧洲被批准；2014 年 12 月在美国提交审批 |
| epoetin zeta | Silapo | StadaR&D,Germany | 2007 年 12 月在欧洲被批准用于贫血，癌症和慢性肾衰竭 |
| **生物类似药** | | | |

| 通用名 | 商标名 | 研发者/生产销售商 | 研发阶段 |
|---|---|---|---|
| Biosimilar-Epo-α | Epoetin α Hexal | Hexal, Germany | 2007 年 8 月在欧盟批准用于贫血,癌症和慢性肾衰竭 |
| Biosimilar-Epo-α | Abseamed | Medice Arzneimittel Pütter, Germany | 2007 年 8 月在欧盟批准用于贫血,癌症和慢性肾衰竭 |
| Biosimilar-Epo-α | Binocrit | Sandoz, Austria | 2007 年 8 月在欧盟上市用于贫血和慢性肾衰竭 |
| Biosimilar-Epo-α | Erypro Safe | Biocon, India* | 2008 年预灌装注射器在印度上市 |
| Biosimilar-Epo-α | Epotin | Claris Lifesciences, India* | 生物类似药在印度上市 |
| Biosimilar-Epo-α | Epofer | Emcure, India* | 生物类似药在印度上市 |
| Biosimilar-Epo-α | Ceriton | Ranbaxy, India* | 生物类似药在印度上市 |
| Biosimilar-Epo-α | Relipoietin | Reliance Life Sciences, India* | 2008 年生物类似药在印度发布上市 |
| Biosimilar-Epo-α | Wepox | Wockhardt, India* | 2001 年生物类似药在印度发布上市 |
| Biosimilar | Epofit/Erykine | Intas Pharmaceuticals, India* | 2005 年生物类似药在印度发布上市 |

注:本表截至 2015 年 7 月已批准上市重组人促红素,包括新药和生物类似药审批通道所注册的药物。Sources:MikhailA,2013,GaBI Online 2011,drugfuture(MikhailA,2013);DYNEPO®在体育界备受关注因为其与人促红素极为相似,但常规尿检无法监测(Noblood Editorial Team,2015)(Noblood Editorial Team,2015)

4. 聚乙二醇肽(hematide, peginesatide, 商品名 OMONTYS®)这是由美国生物制药公司 Affymax Inc. 和日本武田药品工业公司(Takeda Pharmaceutical Company)合作研发的一种化学合成的聚乙二醇肽类红细胞生成刺激因子,可以结合和激活 EPO 受体,因此能产生红细胞生成刺激药物一样的治疗作用。该药于 2012 年 3 月 27 日通过美国食品药品监督管理局批准,用于治疗接受透析的慢性肾脏病(chronic kidney disease,CKD)患者贫血,但因致命性过敏反应(fatal anaphylaxis),开发商于 2013 年 2 月 25 日召回该药品[12]。

### (二)重组人粒细胞集落刺激因子和重组人粒细胞巨噬细胞集落刺激因子

人粒细胞集落刺激因子(G-CSF)由活化的单核细胞、成纤维细胞、内皮细胞等分泌,具有两种形式,均为单体,一种由 174 个氨基酸组成,另一种则由 177 个氨基酸组成,分子质量为 18～22kDa,二者分子结构完全一致,但生物学活性存在差异。G-CSF 最主要的生理作用是特异性刺激和调节粒系祖细胞的增殖、分化、成熟和功能活化。G-CSF 通过与效应细胞表面的特异 G-CSF 受体结合而发挥生物学效应。一般认为,JAK-STAT 途径是 G-CSF 信号传递的主要途径。目前有观点认为,G-CSF 的动员效应与造血祖细胞表面是否有 G-CSF 受体无关,而是通过影响造血干/祖细胞表面黏附分子的表达及功能,特异性地诱导粒系祖细胞的增殖、分化及成熟,并抑制造血干/祖细胞的凋亡,以及下调骨髓微环境内皮细胞黏附分子的表达,促进基质金属蛋白酶释放及降解细胞外基质起作用的。

人粒细胞巨噬细胞集落刺激因子(GM-CSF)主要由活化的 T 细胞、内皮细胞、单核细胞及成纤维细胞等分泌,是由 127 个氨基酸组成的单体,分子质量为 18～30kDa。GM-CSF 的生理作用广,且为非特异性,对几乎各系中、晚期造血祖细胞均有直接、间接或者协同的刺激效应,尤其是对粒细胞-巨噬细胞集落形成单位,不但可促使其增殖、分化、成熟,而且对中性粒细胞的功能活化也具有重要的调节作用[13]。

目前被批准用于临床的重组人粒细胞集落刺激因子(rHuG-CSF)类产品,主要有美国安进公司生产的 Neopogen®(rHuG-CSF, Filgrastim, 中文名非格司亭)及 Neulasta®(Pegfilgrastim, 中文名聚乙二醇化非格司亭),法国 Sanofi 公司生产的 Leukine®(Sargramostim, rHuGM-CSF, 中文名为沙格司亭)。

1. 重组人粒细胞集落刺激因子及聚乙二醇化重组人粒细胞集落刺激因子 继世界第一个重组血液细胞因子——重组人红细胞生成素 Epogen® 研发成功后,安进公司研发成功第二个血液细胞生长因子类重磅炸弹产品——重组人粒细胞集落刺激因子

(filgrastim, recombinant human granulocyte-colony stimulating factor, rHuG-CSF)。它是由大肠埃希菌(*E. coli*)表达系统生产的一种含有 175 个氨基酸的非糖基化蛋白,分子质量为 18.8kDa。除大肠埃希菌表达所必需的 N-蛋氨酸外,filgrastim 的氨基酸序列和天然 G-CSF 相同。filgrastim 于 1991 年 2 月获得 FDA 批准,商品名 Neupogen®,其适应证为肿瘤化疗引起的中性粒细胞减少症。

安进公司继而研究开发第二代长效 rHuG-CSF 新产品,聚乙二醇化重组人粒细胞集落刺激因子(Pegfilgrastim,SD01,中文名聚乙二醇化非格司亭)。该产品于 2002 年 1 月得到美国 FDA 的批准,商品名为 Neulasta®,并于 2002 年初正式上市。Neulasta 是一种"聚乙二醇化"rHuG-CSF,是通过对 Filgrastim 进行聚乙二醇化修饰而成,含有一个与 N-蛋氨酸残基相连的聚乙二醇分子(分子质量为 20kDa)。Pegfilgrastim 的分子质量为 39kDa,聚乙二醇修饰可使亲水基团增大而不易通过肾脏清除,其半衰期也因此延长至 15~80 小时,而促进粒细胞生成的能力大大优于第一代 filgrastim。截至目前绝大多数相关领域的临床研究都是使用 Filgrastim 和 Pegfilgrastim 完成的。

2. 重组人粒细胞巨噬细胞集落刺激因子 重组人粒细胞巨噬细胞集落刺激因子(rHuGM-CSF),又称集落刺激因子 2(colony stimulating factor2,CSF2),通用名为 sargramostim 或 molgramostim。Sar-gramostim(沙格司亭)是由美国 Immunex 公司(2002 年并入安进公司)研发成功,是一种在酵母表达系统生产出来的 rHuGM-CSF,含有 127 个氨基酸的糖蛋白,含有 3 个主要的分子基团,分子质量分别为 19.5kDa、16.8kDa 和 13.3kDa。Sargramostim 的氨基酸序列与天然人粒细胞巨噬细胞集落刺激因子的差异在于前者的 23 号位点的亮氨酸取代。Sargramostim 于 1991 年 3 月取得美国 FDA 批准,商品名 Leukine ®,用于促进急性髓细胞白血病(acute myeloid leukemia,AML)诱导化疗后的粒细胞恢复、自体外周血干细胞移植后的干细胞动员以及自体或异性骨髓移植后的骨髓功能重建等。2002 年随 Immunex 公司并入安进公司,Sargramostim(Leukine®)依反垄断法规被分流至德国 Schering AG 的美国分公司 Berle,2009 年转手美国 Genzyme 公司,现为法国 Sanofi 公司生产销售。

3. 其他重组人粒细胞集落刺激因子和重组人粒细胞巨噬细胞集落刺激因子及其生物类似药 rHuG-CSF 的研究开发在临床和商业领域取得的巨大成功,以及临床上内生(或"虚拟")血液替代疗法和肿瘤化疗支持疗法的巨大需求,推动着 rHuG-CSF 的后续开发。截至 2015 年 7 月,已批准上市和在研的 rHuG-CSF 和 rHuGM-CSF,包括新药和生物类似药注册审批通道所命名的不同国家和公司研发或生产的所有相关药物共有十余种(表 55-4)。

**表 55-4 重组人粒细胞刺激因子和重组人粒细胞巨噬细胞刺激因子**

| 通用名 | 商标名 | 研发者/生产销售商 | 研发阶段 |
|---|---|---|---|
| 原研药 | | | |
| Filgrastim,rh-G-CSF(E. coli) | Neupogen® | Amgen/Amgen | 全球销售(1991) |
| Pegfilgrastim, PEG-rh-G-CSF/Filgrastim,(E. coli) | Neulasda® | Amgen /Amgen | 全球销售(2002) |
| Pegfilgrastim, PEG-rh-G-CSF,(E. coli) | Neulastim® | Amgen /Amgen 授权 Roche 在美国以外市场生产销售 | Amgen 授权 Roche 在美国以外市场生产销售(2002) |
| Sargramostim,rh-GM-CSF(Yeast),molgramostim | Leukine® | Immunex ( now Amgen )/拜耳公司( Berlex/Schering AG/Bayer ( 2006 )/Genzyme ( 2009 )/Sanofi | Sanofi 全球生产销售(1991) |

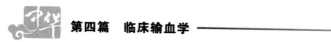

续表

| 通用名 | 商标名 | 研发者/生产销售商 | 研发阶段 |
|---|---|---|---|
| 其他新药 | | | |
| TBO-filgrastim rh-G-CSF | GRANIX® | Sicor 生物/Teva 制药 | 2012/8/29 批准上市 |
| lipegfilgrastim PEG-N-G-CSF/ PEG-filgrastim, （E. coli） | Lonquex® | Teva 制药/Teva 制药 | 2013/8/8 批准上市 |
| 生物类似药 | | | |
| Biosimilar-Filgrastim,rh-G-CSF | Accofil | Accord HealthCare | 2014 年 9 月在欧盟批准用于中性粒细胞减少症 |
| Biosimilar | Nivestim® | 美国 Hospira/美国 Hospira | 生物仿制药在欧盟市场销售,2010 年 6 月批准用于癌症,造血干细胞移植和中性粒细胞减少 |
| Biosimilar | Grastofil | Apotex,Canada | 生物仿制药于 2013 年 10 月在欧盟批准用于中性粒细胞减少症,2015 年 2 月向美国 FDA 送交简化的生物类似药物注册申请 |
| Biosimilar | Tevagrastim | Teva Generics,Ireal | 2008 年 9 月在欧盟批准用于癌症,造血干细胞移植和中性粒细胞减少症 |
| Biosimilar | Biograstim | CT Arzneimittel, Germany | 生物仿制药在欧盟市场销售,2008 年 9 月批准用于癌症,造血干细胞移植和中性粒细胞减少症 |
| Biosimilar | Filgrastim Hexal | Hexal, Germany | 生物仿制药在欧盟市场销售,2009 年 2 月批准用于癌症,造血干细胞移植和中性粒细胞减少症 |
| Biosimilar | Ratiograstim | Ratiopharm, Germany | 生物仿制药在欧盟市场销售,2008 年 9 月批准用于癌症,造血干细胞移植和中性粒细胞减少症 |
| Biosimilar | Nufil | Biocon,India | 生物仿制药在印度上市 |
| Biosimilar | Filgrastim | Cadila Pharmaceutical,India | 2013 年 10 月,生物仿制药在印度获批 |
| Biosimilar | Fegrast | Claris Life Sciences,India | 生物仿制药在印度上市 |
| Biosimilar | Grafeel | Dr Reddy's Laboratories,India | 生物仿制药在印度上市 |
| Biosimilar | Neukine | Intas Biopharmaceuticals India | 生物仿制药于 2004 年 7 月在印度获得批准 |
| Biosimilar | Religrast | Reliance Life Sciences,India | 生物仿制药于 2008 年在印度获得批准 |

续表

| 通用名 | 商标名 | 研发者/生产销售商 | 研发阶段 |
|---|---|---|---|
| Biosimilar | Zarzio | Sandoz, Switzerland | 生物仿制药在欧盟市场销售, 2009 年 2 月批准用于癌症, 造血干细胞移植和中性粒细胞减少症; 2014 年 3 月获得日本核准; 2014 年 7 月通过缩写生物仿制药途径向美国 FDA 提交申请 |
| Biosimilar | Emgrast | Gennova Biopharmaceuticals (Emcure), India | 生物仿制药于 2010 年 3 月在印度得到批准 |
| Biosimilar | Filgrastim | Lupin, India | 生物仿制药于 2013 年 3 月在印度得到批准 |
| Biosimilar | Filgrastim | USV, India | 生物仿制药于 2013 年 6 月在印度得到批准 |
| Biosimilar | Grastofil | Stada Arzneimittel, Germany | 生物仿制药于 2013 年 10 月从 Apotex 获得授权。预计将于 2014 年在所有欧盟国家上市 |

Sources: GaBI Online 2011, drugfuture[1] (GaBI Online 2011, drugfuture)

### （三）重组人巨核细胞/血小板生长因子类药品

重组人巨核细胞/血小板生长因子类药品的研发主要是围绕着这两个靶点——人血小板生长因子和白细胞介素 11。

人血小板生成素（thrombopoietin, TPO），又称为巨核细胞生长发育因子（megakaryocyte growth and development factor, MGDF），是特异性血细胞生长因子中最晚被确证、纯化并克隆成功的，是调节巨核细胞和血小板生成最主要的特异调节因子。TPO 是由 332 个氨基酸残基构成的糖蛋白，由活性结构域（位于 N-末端侧区）和非活性结构域（位于 C-末端侧区）组成，分子质量为 35~38kDa。TPO 主要由肝细胞生成，也可由肾小管细胞和骨髓间质细胞产生。TPO 最主要的生理作用是，特异性刺激巨核系祖细胞增殖、分化，促进巨核细胞成熟和血小板生成，并可抑制早期祖细胞的凋亡，维持造血祖细胞的长期存活。TPO 是与其受体 cMpl 结合而发挥生物学效应的。TPO 介导的信号发生与 EPO、G-CSF 介导的相似，TPO 与 cMpl 膜外部分结合，引起 cMpl 二聚化，二聚化的 cMpl 优先与 JAK2 作用，随后启动一系列信号通路，包括 JAK2/STAT5、RAS/MAKP、PI3K/Akt 等。JAK2/STAT5 与细胞增殖有关，MAKP 则参与细胞分化和细胞凋亡。

cMpl 激动剂的生理作用与 TPO 一样，但机制有所差异。目前临床应用的 cMpl 激动剂有 Romisplostim 和 Eltrombopag 两种。Romisplostim 与 cMpl 结合，随后启动 JAK2/STAT5、MAKP 以及 Akt 等途径进行信号转导。Eltrombopag 不会与 TPO 竞争其 cMpl，后续的信号转导通过 JAK2/STAT5 和

MAKP 途径，但不通过 Akt 途径[14,15]。

IL-11 是可促进巨核细胞产生、分化和成熟，以及促进血小板生成的细胞因子。研究显示，IL-11 引起的巨核细胞集落形成或血小板生成有可能由 TPO 介导，IL-11 和 TPO 具有协同作用，且是通过 SCF/c-kit 的相互作用而介导的[16]。

目前已批准用于临床的内生性血小板替代疗法的人血小板生长因子类药品主要有美国安进公司生产的 Romiplostim（商品名 Nplate®）和英国葛兰素史克公司（Glaxo Smith Klin, GSK）生产的 eltrombopag（商品名 Promacta® 和 Revolade®），以及中国沈阳某公司生产的重组人血小板生成素（rHu-TPO, 商品名特比澳®）。

1. 重组人血小板生成素（rHu-TPO）不同于重组人红细胞生成素 Epogen 和 rHuG-CSF, 安进公司研发重组人巨核细胞/血小板生长因子类药品的努力较为曲折。最早进入临床研究的促血小板生长因子有全长分子的 rHu-TPO 和聚乙二醇修饰的重组人巨核细胞生长发育因子（PEG-rHuMGDF）。1994 年 TPO 被克隆成功, rHu-TPO 问世。重组人血小板生成素是一种完全糖基化的蛋白，由中华仓鼠卵巢细胞产生，具有与内源性 TPO 相同的氨基酸序列和结构。PEG-rHuMGDF 在大肠埃希菌中表达并经聚乙二醇修饰而成。临床试验研究显示, rHu-TPO 和 PEG-rHuMGDF 可以增加外周血小板计数、缩短血小板减少的恢复时间，同时还可提高健康献血者的血小板采集量。然而，在 PEG-rHuMGDF 临床试验中发现健康志愿者可以很快产生抗药中和抗体，而且该中和抗体可以与内源巨核细胞/血小板生长因子

发生交叉反应并导致血小板缺乏症[17,18]。因此,安进公司于1998年9月终止了该产品的研发[19]。目前,国外尚无获准上市的重组人巨核细胞/血小板生成因子类药品。

中国沈阳某公司于1995年开始重组人血小板生成素(rHu-TPO)的研究,该药由中华仓鼠卵巢细胞进行生产。临床研究显示,该药可以减少实体瘤放疗、化疗后血小板降低程度和持续时间,促进血小板恢复,尽管有3例(3/81,3.7%)于用药第14、21天或第21、28天受试者血清抗体检测阳性,但该抗体不具有中和rHu-TPO的活性。中国食品与药品监督管理局于2005年5月批准国产重组人血小板生成素(rHu-TPO),用于实体瘤放疗、化疗导致的血小板减少症,商品名特比澳。我国因此成为国际上第一个临床应用rHu-TPO的国家。

2. 人血小板生成素受体cMpl激动剂 目前,cMpl激动剂已有获准上市的临床产品,如安进公司研发的Romisplostim(商品名Nplate®)以及英国葛兰素史克公司(GSK)研发的Eltrombopag(商品名Promacta®)。

(1)罗米司汀:人血小板生成素受体cMpl多肽类激动剂罗米司汀(romisplostim,AMG531/Nplate®),是一种在大肠埃希菌中由重组DNA技术合成的人血小板生成素类似的Fc-肽融合蛋白。该融合蛋白分子含有两个完全相同的单链亚基,由免疫球蛋白IgG1 Fc结构域构成,其C-末端与含有去两个cMpl结合域的多肽共价结合。Romisplostim于2008年被美国FDA批准,商品名Nplate®,用于治疗对糖皮质激素、免疫球蛋白或脾切除术反应欠佳的慢性特发性(免疫性)血小板减少性紫癜(Idiopathic/Immune thrombocytopenia,ITP)。

(2)艾曲波帕:艾曲波帕(eltrombopag)是由美国Ligand Pharmaceuticals公司与英国葛兰素史克公司(GSK)合作研发的一种化学合成的小分子cMpl激动剂,为人血小板生成素非肽类模拟物。它作用于人cMpl的跨度区域,启动信号转导通路,最终诱导骨髓祖细胞来源的巨核细胞增殖和分化[20]。Eltrombopag在2008年11月获美国FDA批准上市,由葛兰素史克公司(GSK)生产销售,商品名为Promacta®(美国市场)和Revolade®(欧盟市场),其适应证为对糖皮质激素、免疫球蛋白或脾切除术反应欠佳的慢性特发性血小板减少性紫癜(ITP)。

3. 重组人白细胞介素-11及其衍生物 人白细胞介素-11(IL-11)于1990年被发现和正式命名,随后成功克隆出其基因并进行重组蛋白的表达。作为一种细胞因子,IL-11在造血系统的主要作用是促进巨核细胞的产生、分化和成熟,以及促进血小板生成,此外还具有非造血系统的作用,如调节肠系膜上皮生长、诱导合成急性期蛋白、抑制脂肪形成和炎症因子生成以及促进破骨细胞增殖和神经再生等。研究显示,IL-11引起的巨核细胞集落形成或血小板生成有可能由TPO介导,IL-11和TPO具有协同作用,且是通过SCF/c-kit的相互作用而介导的[16]。此类产品中获准用于临床的有美国Genetics Institute/Wyeth研发的重组人白细胞介素-11(rHuIL-11)和中国北京某公司等研发的注射用rHuIL-11衍生物。

美国Genetics Institute/Wyeth研发的rHuIL-11是一种在大肠埃希菌中表达生产出来的、含有178个氨基酸的多肽,于1997年被美国FDA批准用于治疗化疗引起的血小板减少症,以降低血小板输注需求,商品名Oprelvekin®。临床试验显示,Oprelvekin与G-CSF联用安全性好,但能否与GM-CSF安全联用尚不清楚。近年来,研究人员试图扩展Oprelvekin®的临床应用范围。研究显示,IL-11可以升高血管性假血友病因子(von Willebrand factor,vWF)的水平。血管性血友病(von Willebrand disease,vWD)患者有望从Oprelvekin®治疗中获益。丙型病毒性肝炎患者使用Oprelvekin®后血小板计数可以升高,肝功能可得到改善。

中国北京某公司等研发的注射用rHuIL-11衍生物是通过对人IL-11的结构进行改建而成的。国产rHuIL-11衍生物已完成临床研究,于2003年被我国食品与药品监督管理局批准上市,用于治疗恶性肿瘤放疗、化疗后的血小板减少症。

（四）重组人干细胞因子

现有的重组人干细胞因子(rMetHu-SCF,Ancestim),又称c-kit ligand和肥大细胞生长因子(mastcell growth factor),是安进公司在大肠埃希菌中表达生产出来的,含有166个氨基酸的无糖基化水溶性多肽,即加以修饰的人体内源性干细胞因子(stem cell factor)。重组人造血干细胞生长因子的临床开发不算十分理想,仅在澳大利亚等少数国家注册销售,商品名为Stemgen®,用于与非格司亭联合使用为肿瘤患者动员外周造血祖细胞(autologous peripheral blood progenitor cell,PBPC)以便后期骨髓移植。2008年12月,安进公司将Stemgen®(Ancestim)转售瑞典公司Swedish Orphan Biovitrum AB[21,22]。

## 四、中国重组血液细胞生长因子生物工程

中国重组血液细胞生长因子产业是自1992年从国外进口重组人红细胞生成素（rHuEPO-α）Epogen®（美国安进公司）/ESPO®"利血宝"（日本协和麒麟公司）开始的。由于重组人红细胞生成素Epogen®在贫血领域的优良效果，其临床应用率稳步上升。1997年初，我国沈阳某公司研发的第一个国产重组人红细胞生成素产品获得中国食品与药品监督管理局（CFDA）的批准，商品名"益比奥®"，并在当年的下半年正式投产上市。由此，中国重组血液细胞生长因子产业逐步发展起来。

中国食品药品监督管理总局于2015年3月正式出台《生物类似药研发与评价技术指导原则》，因此在我国生物药的研发可以通过两条药政注册途径实现——新药和生物类似药。现行《药品注册管理办法》第12条规定：包括非原创产品在内的所有生物制品按照新药申请程序注册。《药品注册管理办法》附件三规定了各类生物制品需提供的药学研究资料，涉及了从药学研究综述到制品处方以及稳定

性研究等方面的内容；在质量研究方面，厂商还需提供与国内外已上市产品的比较资料。《生物类似药研发与评价技术指导原则》则为生物类似药提供另外一条科学地简化的注册审批通道，降低不必要的研发成本和风险，促进良性竞争。就药学技术资料要求而言，生物类似药的研究内容与创新性产品并无很大不同，只是更加强调与已上市产品的比较性研究。但至今为止中国重组血液细胞生长因子产品都是按照新药申请程序注册，尚未有相关产品通过生物类似药申请程序注册。

中国血液细胞生长因子质量标准遵循《中华人民共和国药典》。执行标准将由《中华人民共和国药典》2010年版三部向2015年版过渡。《中华人民共和国药典》2010年版三部中仅列注射用重组人促红素（CHO细胞）、重组人促红素注射液（CHO细胞）、重组人粒细胞刺激因子注射液和注射用人粒细胞巨噬细胞刺激因子等，包括相关药品的基本要求、制造、检定、保存运输、有效期及使用说明[23]。现在中国批准上市的重组血细胞生长因子药物品种很多（表55-5）。

表55-5　中国批准的重组血液细胞生长因子药物

| 通用名 | 来源性质 | 商标名 | 原研者 | 其他开发商 | 批准日期（年） | 适应证 |
|---|---|---|---|---|---|---|
| 造血干细胞系-重组人造血干细胞刺激因子 | | | | | | |
| 血红细胞系-重组人促红素 | | | | | | |
| 重组人促红素注射液（CHO细胞） | rHu-Epo-α（CHO Cell） | ESPO 利血宝 | 日本麒麟鲲鹏（中国）生物药业有限公司 | 日本麒麟鲲鹏（中国）生物药业有限公司 | 2001 | 施行透析时的肾性贫血 |
| 重组人促红素注射液（CHO细胞） | rHu-Epo-α（CHO Cell） | 益比奥 | 沈阳三生制药有限责任公司 | 沈阳三生制药有限责任公司 | 1998 | 1. 肾功能不全所致贫血，包括慢性肾功能衰竭进行透析及非透析治疗者 2. 外科围术期的红细胞动员 3. 治疗非骨髓恶性肿瘤应用化疗引起的贫血，不用于治疗肿瘤患者由其他因素（如：铁或酸盐缺乏、溶血或胃肠道出血）引起的贫血 |

续表

| 通用名 | 来源性质 | 商标名 | 原研者 | 其他开发商 | 批准日期（年） | 适应证 |
|---|---|---|---|---|---|---|
| 注射用重组人促红素（CHO 细胞） | rHu-Epo-α（CHO Cell） | 怡宝 | 上海凯茂生物医药有限公司 | 上海凯茂生物医药有限公司 | 1998 | 肾功能不全所致贫血，包括慢性肾衰竭进行血液透析、腹膜透析治疗和非透析患者 |
| 重组人促红素注射液（CHO 细胞） | rHu-Epo-α（CHO Cell） | 济脉欣 | 华北制药金坦生物技术股份有限公司 | 华北制药金坦生物技术股份有限公司 | 2000 | 肾功能不全所致贫血，包括透析及非透析患者 |
| 重组人促红素注射液（CHO 细胞） | rHu-Epo-α（CHO Cell） | 环尔博 | 北京四环生物制药有限公司 | 北京四环生物制药有限公司 | 2000 | 同上 |
| 重组人促红素注射液（CHO 细胞） | rHu-Epo-α（CHO Cell） | 依普定 | 山东科兴生物制品有限公司 | 山东科兴生物制品有限公司 | 2000 | 同上 |
| 重组人促红素注射液（CHO 细胞） | rHu-Epo-α（CHO Cell） | 赛博尔 | 深圳赛保尔生物药业有限公司 | 深圳赛保尔生物药业有限公司 | 2001 | 肾功能不全所致贫血，包括：<br>1. 慢性肾衰竭进行透析及非透析治疗者<br>2. 外科围术期的红细胞动员<br>3. 治疗非骨髓恶性肿瘤应用化疗引起的贫血，不用于治疗肿瘤患者由其他因素（如：铁或酸盐缺乏、溶血或胃肠道出血）引起的贫血 |
| 注射用重组人促红素（CHO 细胞 | rHu-Epo-α（CHO Cell） | 依倍 | 成都地奥九泓制药厂 | 成都地奥九泓制药厂 | 2002 | 肾功能不全所致贫血，包括慢性肾衰竭进行血液透析、腹膜透析治疗和非透析患者 |
| 重组人促红素注射液（CHO 细胞） | rHu-Epo-α（CHO Cell） | 佳林豪 | 山东阿华生物药业有限公司 | 山东阿华生物药业有限公司 | 2003 | 1. 肾功能不全所致贫血，包括慢性肾衰竭进行透析及非透析治疗者<br>2. 外科围术期的红细胞动员<br>3. 治疗非骨髓恶性肿瘤应用化疗引起的贫血，不用于治疗肿瘤患者由其他因素（如：铁或酸盐缺乏、溶血或胃肠道出血）引起的贫血 |
| 重组人促红素注射液（CHO 细胞） | rHu-Epo-α（CHO Cell） | 雪达升 | 哈药集团生物工程有限公司 | 哈药集团生物工程有限公司 | 2005 | 用于肾功能不全所致贫血，包括透析及非透析患者 |

续表

| 通用名 | 来源性质 | 商标名 | 原研者 | 其他开发商 | 批准日期（年） | 适应证 |
|---|---|---|---|---|---|---|
| 重组人促红素注射液（CHO 细胞） | rHu-Epo-α（CHO Cell） | 依博 | 深圳新鹏生物工程有限公司 | 深圳新鹏生物工程有限公司 | 2005 | 肾功能不全所致贫血,包括慢性肾衰竭行血液透析治疗及非透析者治疗 |
| 重组人促红素注射液（CHO 细胞） | rHu-Epo-α（CHO Cell） | 宁红欣 | 山西威奇达光明制药有限公司 | 山西威奇达光明制药有限公司 | 2005 | 同上 |
| 重组人促红素-β 注射液（CHO 细胞） | rHu-Epo-β（CHO Cell） | 罗可曼Recormon | 瑞士Roche Pharma（Schweiz）Ltd | 德国 Roche Diagnostics GmbH | 2013 | 因慢性肾衰竭所致贫血,包括行血液肾透析,腹膜透析和非透析治疗者;治疗非骨髓恶性肿瘤应用化疗引起的贫血 |
| 重组人促红素-β 注射液（CHO 细胞） | rHu-Epo-β（CHO Cell） | Espogen阿司伯根 | 韩国 LG Life Sciences,Ltd. | 韩国 LG Life Sciences,Ltd. | 2014 | 用于慢性肾衰竭（CRF）伴有贫血的治疗（继发性贫血,需要输血的贫血患者） |

血粒细胞系-重组人粒细胞集落刺激因子

| 通用名 | 来源性质 | 商标名 | 原研者 | 其他开发商 | 批准日期（年） | 适应证 |
|---|---|---|---|---|---|---|
| 重组人粒细胞刺激因子注射液 | rHu-G-CSF（E. coli） | 惠尔血 | 日本协和发酵麒麟（中国）制药有限公司 | 日本协和发酵麒麟（中国）制药有限公司 | 2001 | 1. 促进骨髓移植后中性粒细胞计数增加。<br>2. 癌症化疗引起的中性粒细胞减少。包括恶性淋巴瘤、小细胞肺癌、胚胎细胞瘤（睾丸肿瘤、卵巢肿瘤等）、神经母细胞瘤等。<br>3. 骨髓异常增生综合征伴发的中粒细胞减少症<br>4. 再生障碍性贫血伴发的中粒细胞减少症<br>5. 先天性,特发性中粒细胞减少症 |
| 重组人粒细胞刺激因子注射液 | rHu-G-CSF（E. coli） | 立生素 | 北京双鹭药业股份有限公司 | 北京双鹭药业股份有限公司 | 1998 | 1. 癌症化疗等原因导致中性粒细胞减少症。癌症患者使用骨髓抑制性化疗药物,特别在强烈的骨髓剥夺性化学药物治疗后,注射本品有助于预防中性粒细胞减少症的发生,减轻中性粒细胞减少的程度,缩短粒细胞缺乏症的持续时间,加速粒细胞数的恢复,从而减少合并感染发热的危险性。 |

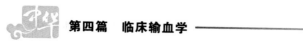

续表

| 通用名 | 来源性质 | 商标名 | 原研者 | 其他开发商 | 批准日期（年） | 适应证 |
|---|---|---|---|---|---|---|
| | | | | | | 2. 促进骨髓移植后的中性粒细胞数升高<br>3. 骨髓发育不良综合征引起的中性粒细胞减少症；再生障碍性贫血引起的中性粒细胞减少症；骨髓增生异常综合征伴中性粒细胞减少症；周期性中性粒细胞减少症 |
| 重组人粒细胞刺激因子注射液 | rHu-G-CSF（E. coli） | 金磊赛强 | 长春金赛药业有限责任公司 | 长春金赛药业有限责任公司 | 1998 | 同上 |
| 重组人粒细胞刺激因子注射液 | rHu-G-CSF（E. coli） | 吉粒芬 | 杭州九源基因工程有限公司 | 杭州九源基因工程有限公司 | 1998 | 同上 |
| 重组人粒细胞刺激因子注射液 | rHu-G-CSF（E. coli） | 特尔津 | 厦门特宝生物工程股份有限公司 | 厦门特宝生物工程股份有限公司 | 2003 | 同上 |
| 重组人粒细胞刺激因子注射液 | rHu-G-CSF（E. coli） | 赛格力 | 上海三维生物技术有限公司 | 上海三维生物技术有限公司 | 1998 | 1. 促进骨髓移植后中性粒细胞计数增加。<br>2. 癌症化疗引起的中性粒细胞减少。包括恶性淋巴瘤、小细胞肺癌、胚胎细胞瘤（睾丸肿瘤、卵巢肿瘤等）、神经母细胞瘤等。<br>3. 骨髓异常增生综合征伴发的中粒细胞减少症<br>4. 再生障碍性贫血伴发的中粒细胞减少症<br>5. 先天性，特发性中粒细胞减少症 |
| 重组人粒细胞刺激因子注射液 | rHu-G-CSF（E. coli） | 洁欣 | 江苏吴中医药集团有限公司苏州中凯生物制药厂 | 江苏吴中医药集团有限公司苏州中凯生物制药厂 | 1999 | 1. 癌症化疗等原因导致中性粒细胞减少症。癌症患者使用骨髓抑制性化疗药物，特别在强烈的骨髓剥夺性化学药物治疗后，注射本品有助于预防中性粒细胞减少症的发生，减轻中性粒细胞减少的程度，缩短粒细胞缺乏症的持续时间，加速粒细胞数的恢复，从而减少合并感染发热的危险性。<br>2. 促进骨髓移植后的中性粒细胞数升高 |

| 通用名 | 来源性质 | 商标名 | 原研者 | 其他开发商 | 批准日期（年） | 适应证 |
|---|---|---|---|---|---|---|
| | | | | | | 3. 骨髓发育不良综合征引起中性粒细胞减少症;再生障碍性贫血引起中性粒细胞减少症;骨髓增生异常综合征伴中性粒细胞减少症;周期性中性粒细胞减少症 |
| 重组人粒细胞刺激因子注射液 | rHu-G-CSF（E. coli)) | 吉赛欣 | 华北制药金坦生物技术股份有限公司 | 华北制药金坦生物技术股份有限公司 | 1999 | 同上 |
| 重组人粒细胞刺激因子注射液 | rHu-G-CSF（E. coli) | 瑞血新 | 深圳新鹏生物工程有限公司 | 深圳新鹏生物工程有限公司 | 1999 | 同上 |
| 重组人粒细胞刺激因子注射液 | rHu-G-CSF（E. coli) | 瑞白 | 齐鲁制药有限公司 | 齐鲁制药有限公司 | 1999 | 同上 |
| 重组人粒细胞刺激因子注射液 | rHu-G-CSF（E. coli) | 里亚金 | 哈药集团生物工程有限公司 | 哈药集团生物工程有限公司 | 2000 | 同上 |
| 重组人粒细胞刺激因子注射液 | rHu-G-CSF（E. coli) | 津恤力 | 石药集团百克（山东）生物制药有限公司 | 石药集团百克（山东）生物制药有限公司 | 2000 | 同上 |
| 重组人粒细胞刺激因子注射液 | rHu-G-CSF（E. coli) | 白特喜 | 山东科兴生物制品有限公司 | 山东科兴生物制品有限公司 | 2001 | 同上 |
| 重组人粒细胞刺激因子注射液 | rHu-G-CSF（E. coli) | 欣粒生 | 北京四环生物制药有限公司 | 北京四环生物制药有限公司 | 2002 | 1. 促进骨髓移植后中性粒细胞计数增加。<br>2. 癌症化疗引起的中性粒细胞减少。包括恶性淋巴瘤、小细胞肺癌、胚胎细胞瘤(睾丸肿瘤、卵巢肿瘤等)、神经母细胞瘤等。<br>3. 骨髓异常增生综合征伴发的中粒细胞减少症<br>4. 再生障碍性贫血伴发的中粒细胞减少症<br>5. 先天性,特发性中粒细胞减少症 |
| 重组人粒细胞刺激因子注射液 | rHu-G-CSF（E. coli) | 泉升 | 山东泉港药业有限公司 | 山东泉港药业有限公司 | 2002 | 1. 癌症化疗等原因导致中性粒细胞减少症。癌症患者使用骨髓抑制性化疗药物,特别在强烈的骨髓剥夺性化学药物治疗后,注射本品有助于预防中性粒细胞减少症的发生,减轻中性粒细胞减少的程度,缩短粒细胞缺乏症 |

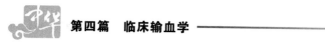

续表

| 通用名 | 来源性质 | 商标名 | 原研者 | 其他开发商 | 批准日期（年） | 适应证 |
|---|---|---|---|---|---|---|
| | | | | | | 的持续时间,加速粒细胞数的恢复,从而减少合并感染发热的危险性。<br>2. 促进骨髓移植后的中性粒细胞数升高<br>3. 骨髓发育不良综合征引起的中性粒细胞减少症;再生障碍性贫血引起的中性粒细胞减少症;骨髓增生异常综合征伴中性粒细胞减少症;周期性中性粒细胞减少症 |
| 重组人粒细胞刺激因子注射液 | rHu-G-CSF<br>（E. coli） | 特尔津 | 厦门特宝生物工程股份有限公司 | 厦门特宝生物工程股份有限公司 | 2003 | 同上 |
| 重组人粒细胞刺激因子注射液 | rHu-G-CSF<br>（E. coli） | 保力津 | 成都生物制品研究所有限责任公司 | 成都生物制品研究所有限责任公司 | 2005 | 同上 |
| **聚乙二醇化重组人粒细胞集落刺激因子** | | | | | | |
| 聚乙二醇化重组人粒细胞集落刺激因子注射液 | PEG-rHu-G-CSF<br>（E. coli）） | 津优力 | 石药集团百克（山东）生物制药有限公司 | 石药集团百克（山东）生物制药有限公司 | 2011 | 非髓性恶性肿瘤患者接受抗肿瘤药治疗时,在可能发生有临床意义发热性中性粒细胞减少性骨髓抑制时,使用本品以降低发热性中性粒细胞减少引起的感染发生率。本品不用于造血干细胞移植的外周血祖细胞的动员 |
| **重组人粒细胞巨噬细胞刺激因子** | | | | | | |
| 重组人粒细胞巨噬细胞刺激因子 | rHu-GM-CSF<br>（E. coli） | 尤尼芬 | 海南通用同盟药业有限公司 | 海南通用同盟药业有限公司 | 1998 | 1. 预防和治疗肿瘤放化疗后引起的白细胞减少症<br>2. 治疗骨髓造血功能障碍及骨髓增生异常综合征<br>3. 预防白细胞减少可能潜在的感染并发症<br>4. 使感染引起的中性粒细胞减少恢复加快 |
| 注射用重组人粒细胞巨噬细胞刺激因子 | rHu-GM-CSF<br>（E. coli） | 特尔立 | 厦门特宝生物工程股份有限公司 | 厦门特宝生物工程股份有限公司 | 1998 | 同上 |

| 通用名 | 来源性质 | 商标名 | 原研者 | 其他开发商 | 批准日期（年） | 适应证 |
|---|---|---|---|---|---|---|
| 注射用重组人粒细胞巨噬细胞刺激因子 | rHu-GM-CSF（E. coli） | 格宁 | 佛山市瀚宇生物制药有限公司 | 佛山市瀚宇生物制药有限公司 | 1998 | 同上 |
| 注射用重组人粒细胞巨噬细胞刺激因子 | rHu-GM-CSF（E. coli） | 里亚尔 | 哈药集团生物工程有限公司 | 哈药集团生物工程有限公司 | 1999 | 用于治疗肿瘤患者因化疗或放疗引起的白细胞减少 |
| 注射用重组人粒细胞巨噬细胞刺激因子 | rHu-GM-CSF（E. coli） | 赛皑尔 | 长春生物制品研究所有限责任公司 | 长春生物制品研究所有限责任公司 | 2000 | 1. 预防和治疗肿瘤放化疗后引起的白细胞减少症 2. 治疗骨髓造血功能障碍及骨髓增生异常综合征 3. 预防白细胞减少可能潜在的感染并发症 4. 使感染引起的中性粒细胞减少恢复加快 |
| 注射用重组人粒细胞巨噬细胞刺激因子 | rHu-GM-CSF（E. coli） | 吉爱姆 | 安徽江中高邦制药有限责任公司 | 安徽江中高邦制药有限责任公司 | 2000 | 同上 |
| 注射用重组人粒细胞巨噬细胞刺激因子 | rHu-GM-CSF（E. coli） | 吉洛因 | 中国医学科学院医学生物学研究所 | 中国医学科学院医学生物学研究所 | 2001 | 同上 |
| 注射用重组人粒细胞巨噬细胞刺激因子 | rHu-GM-CSF（E. coli） | 赛源 | 长春金赛药业有限责任公司 | 长春金赛药业有限责任公司 | 2001 | 同上 |
| 注射用重组人粒细胞巨噬细胞刺激因子 | rHu-GM-CSF（E. coli） | 健白 | 北京北医联合药业有限公司 | 北京北医联合药业有限公司 | 2002 | 同上 |
| 注射用重组人粒细胞巨噬细胞刺激因子 | rHu-GM-CSF（E. coli） | 迪利升 | 辽宁卫星生物制品研究所有限公司 | 辽宁卫星生物制品研究所有限公司 | 2003 | 同上 |
| 巨核细胞系-重组人促血小板生成素 | | | | | | |
| 重组人血小板生成素 | rHu-TPO（CHO） | 特比澳 | 沈阳三生制药有限责任公司 | 沈阳三生制药有限责任公司 | 2005 | 本品适用于治疗实体瘤化疗后所致的血小板减少症,适用对象为血小板低于 $50\times10^9/L$ 且医生认为有必要升高血小板治疗的患者。本品用于特发性血小板减少性紫癜(ITP)的辅助治疗,适用对象为血小板低于 $20\times10^9/L$ 的糖皮质激素治疗无效(包括初始治疗无效、或有效后 |

续表

| 通用名 | 来源性质 | 商标名 | 原研者 | 其他开发商 | 批准日期（年） | 适应证 |
|---|---|---|---|---|---|---|
| | | | | | | 复发而再度治疗无效）的未接受脾切除治疗的患者。本品仅用于血小板减少及临床状态具有增加的出血风险的患者,不应用于试图使血小板计数升至正常数值的目的 |
| 重组人白介素 11 rHu-IL-11（ ) | | | | | | |
| 注射用重组人白介素-11 | rHu-Intrerleukin-11 | 迈格尔 | 北京双鹭药业股份有限公司 | 北京双鹭药业股份有限公司 | 2003 | 用于实体瘤、非髓性白血病化疗后Ⅲ、Ⅳ度血小板减少症的治疗;实体瘤及非髓性白血病患者,前一疗程化疗后发生Ⅲ/Ⅳ度血小板减少症（即血小板数不高于 5.0×$10^9$)者,下一疗程化疗前使用本品,以减少患者因血小板减少引起的出血和对血小板输注的依赖性。同时有白细胞减少症的患者必要时可合并使用重组人粒细胞刺激因子 |
| 注射用重组人白介素-11 | rHu-Intrerleukin-11 | 依星 | 成都地奥九泓制药厂 | 成都地奥九泓制药厂 | 2003 | 同上 |
| 注射用重组人白介素-11 | rHu-Intrerleukin-11 | 吉巨芬 | 杭州九源基因工程有限公司 | 杭州九源基因工程有限公司 | 2003 | 同上 |
| 注射用重组人白介素-11 | rHu-Intrerleukin-11 | 巨和粒 | 齐鲁制药有限公司 | 齐鲁制药有限公司 | 2003 | 用于实体瘤和白血病放、化疗后血小板减少症的预防和治疗及其他原因引起的血小板减少症的治疗 |
| 注射用重组人白介素-11 | rHu-Intrerleukin-11 | 特尔康 | 厦门特宝生物工程股份有限公司 | 厦门特宝生物工程股份有限公司 | 2005 | 用于实体瘤、非髓性白血病化疗后Ⅲ、Ⅳ度血小板减少症的治疗;实体瘤及非髓性白血病患者,前一疗程化疗后发生Ⅲ/Ⅳ度血小板减少症（即血小板数不高于 5.0×$10^9$)者,下一疗程化疗前使用本品,以减少患者因血小板减少引起的出血和对血小板输注的依赖性。同时有白细胞减少症的患者必要时可合并使用重组人粒细胞刺激因子 |

续表

| 通用名 | 来源性质 | 商标名 | 原研者 | 其他开发商 | 批准日期（年） | 适应证 |
|---|---|---|---|---|---|---|
| 注射用重组人白介素-11 | rHu-Intrerleukin-11 | 欣美格 | 上海中信国健药业股份有限公司 | 上海中信国健药业股份有限公司 | 2005 | 同上 |
| 注射用重组人白介素-11 | rHu-Intrerleukin-11 | 百杰依 | 山东阿华生物药业有限公司 | 山东阿华生物药业有限公司 | 2008 | 同上 |

注：本表截至 2015 年 7 月中国国家食品药品监督管理总局已批准上市重组血液细胞生长因子药物，包括新药和生物类似药审批通道所注册的药物。rHu-Epo（CHO Cell）：recombinant human erythropoietin injection，由高效表达人红细胞生成素基因的中国仓鼠卵巢细胞（CHO Cell）体系，经细胞培养、分离和高度纯化后获得的重组人促红素冻干而成；rHu-G-CSF（E. Coli）：recombinant human granulocyte colony-stimulating factor，由高效表达人粒细胞巨噬细胞集落刺激因子基因的大肠杆菌，经发酵、分离和高度纯化后获得的重组人粒细胞巨噬细胞刺激因子冻干而成；PEG-rHu-G-CSF：PEGylated recombinant human granulocyte colony-stimulating factor；rHu-GM-CSF（E. Coli）：recombinant human granulocyte/macrophage colony-stimulating factor，由高效表达人粒细胞巨噬细胞集落刺激因子基因的大肠杆菌，经发酵、分离和高度纯化后获得的重组人粒细胞巨噬细胞刺激因子冻干而成；rHu-Intrerleukin-11：recombinant human interleukin-11

## 第三节　重组血液细胞生长因子相关药物的临床应用

重组血液细胞生长因子，自 20 世纪 90 年代起已有多种产品及其衍生物用于临床（表 55-6），并取得了公认的良好效果，同时也出现了不同的不良反应。为临床治疗相关疾病提供了新的有效手段和积累了重要的经验。

表 55-6　临床应用的主要血液细胞生长因子

| 血液细胞 | 主要血液细胞生长因子 |
|---|---|
| 造血干细胞 | SCF（rHu-SCF） |
| 红细胞 | EPO（rHuEPO-α，rHuEPO-β…） |
| 白细胞 | G-CSF（rHu-CSF） |
| | GM-CSF（rHuGM-CSF） |
| 血小板 | TPO/MGDF（rHu-TPO） |
| | TPO mimetics-peptides，chemical compounds |
| | Interleukin 11（rHuIL-11） |

重组血液细胞生长因子是生物药，它以生物体内的有效物质，特别是蛋白质，为模板利用生物工程方法生产的主要用于治疗的生物制品。它们作用机制清晰，疗效好且无毒性作用；但立体结构复杂，其生产源于特定细胞株，生产过程长而复杂，药品质量监控相对不易；其监管分类不同于化学药品，多以特定工程细胞株/菌株甚至生产线界定；其

不良事件/反应较少且具有规律性，主要有靶标特异反应（多为副作用）、非靶标特异反应（多与免疫原性及其免疫相关反应相关，含种属特异性）和药品质量相关不良反应；其风险因素与药品本身属性及其适应证相关；其安全风险表现多数可在临床研究中发现；小概率反应和药品质量相关不良反应（感染和免疫原性及其免疫相关反应）可由质量风险管控系统和上市后临床应用及药品安全警戒体系发现。因此，在目前所掌握的数据基础上，根据生物药质量安全监管的重点目标药物、高危患者人群、关键环节进行监管，以便保护患者生命健康。在本章节，药品信息（特别是药品说明书和临床治疗指南或共识）取自于各国药政监督管理当局和专业期刊及网站（包括 blood、drugfuture、wikipedia、百度、医脉通等）。

### 一、重组人红细胞生成素

重组人红细胞生成素（rHuEPO-α 和 darbepoetin-α）的研发成功填补了巨大的临床治疗空白，形成一个巨大的药品市场。众多公司追随美国安进公司开发了许多重组人红细胞生成素（erythropoietin，EPO）类生物药（表 55-7），包括非原创性新药和生物类似药（参见本章第二节："血液细胞因子生物工程"）。在本节，我们将以如下原研药和中国批准药品为主线介绍此类药品的临床应用。其他类似药品请参阅该药品说明书。

表 55-7　重组人红细胞生成素类代表药品

| 国际原研药或主要新药 | 中国批准药品 |
|---|---|
| 重组人红细胞生成素（EPO） | rHuEpoetin-α/Epogen®/Procrit®/Eprex®，Amgen/JNJ<br>ESPO®/利血宝®，Amgen/日本麒麟鲲鹏<br>Darbepoetin-α/Aranesp®，Amgen | 重组人红细胞生成素（CHO 细胞）（国产和进口）无长效制剂 |

注：JNJ，Johnson & Johnson；ESPO ®/利血宝®，Amgen/日本麒麟鲲鹏（中国），Amgen 授权日本麒麟鲲鹏（Kyowa Hakko Kirin 生产销售，销售市场限于日本和中国）

### （一）临床应用

目前，重组人红细胞生成素（EPO）的临床应用范围较广，包括药品处方标示内用途（on-label use）和处方标示外用途（off-label use）。目前临床应用主要是药品处方标示内用途，近年来，处方标示外用途正逐渐减少。本类药品主要用于治疗慢性肾衰竭引起的贫血、HIV 感染治疗的贫血、恶性肿瘤或化疗导致的贫血、失血后贫血等。但在中国批准的适应证与原研药略有不同：

1. 适应证　国产重组人红细胞生成素（CHO 细胞）：①肾功能不全所致贫血，包括透析及非透析患者；②外科围术期的红细胞动员；③治疗非骨髓恶性肿瘤应用化疗引起的贫血。但不用于治疗肿瘤患者由其他因素（如：铁或叶酸盐缺乏、溶血或胃肠道出血）引起的贫血。

原研药-重组人红细胞生成素（Epoetin-α/Epogen®/Procrit®）：①治疗慢性肾功能不全所致贫血，包括透析及非透析患者；②接受齐多夫定治疗的获得性免疫缺陷综合征患者；③姑息性化疗引起的贫血患者；④围术期失血风险高的择期非心血管手术患者。但不用于治疗仅接受除姑息性化疗以外疗法（如激素替代、生物制品、放疗）的肿瘤患者。

美国和欧洲针对肿瘤患者重组人红细胞生成素应用指南也存在一定差异。在美国，仅有接受姑息性化疗后出现骨髓抑制的贫血患者可以使用，而欧洲的某些国家则允许没有接受化疗或放疗的癌性贫血患者使用。

原研药-聚乙二醇化重组人红细胞生成素（darbepoetin-α/Aranesp®）：①治疗慢性肾功能不全所致贫血，包括透析及非透析患者；②姑息性化疗引起的贫血患者。

2. 处方标示外用途

（1）骨髓增生异常综合征：骨髓增生异常综合征（myelodysplastic syndrome，MDS）是一组异质性疾病，以病态造血、外周血细胞数减少及高风险向急性白血病转化为特征。MDS 可为原发，亦可继发于化疗、放疗或环境因素。美国国家综合癌症网络（National Comprehensive Cancer Network，NCCN）及美国临床肿瘤学会/美国血液病学会（American Society of Clinical Oncology/American Society of Hematology，ASCO/ASH）制定的指南，建议采用重组人红细胞生成素治疗 MDS，且在使用重组人红细胞生成素治疗 MDS 前需测定患者的内源性 EPO 水平[24,25]，然而该用途尚未获得美国食品药品管理局批准写进重组人红细胞生成素的药品说明书中。2014 年 11 月，中华医学会血液学分会在《骨髓增生异常综合征诊断与治疗专家共识（2012）》的基础上，结合近年来 MDS 领域的最新临床研究成果和国内的实际情况，达成骨髓增生异常综合征诊断与治疗中国专家共识（2014 年版）。MDS 患者自然病程和预后的差异性很大，治疗宜个体化。应根据 MDS 患者的预后分组，同时结合患者年龄、体能状况、治疗依从性等进行综合分析，选择治疗方案。MDS 患者可按预后分组系统分为两组：相对低危组（IPSS-低危组、中危-1 组；IPSS-R-极低危组、低危组和中危组；WPSS-极低危组、低危组和中危组）和相对高危组（IPSS-中危-2 组、高危组；IPSS-R-中危组、高危组和极高危组；WPSS-高危组和极高危组）。低危组 MDS 患者的治疗目标是改善造血、提高生活质量，高危组 MDS 治疗目标是延缓疾病进展、延长生存期和治愈。其中针对 MDS 患者支持治疗：支持治疗最主要目标为提升患者生活质量。包括输血、EPO、G-CSF 或 GM-CSF 和祛铁治疗。

1）成分输血：一般在血红蛋白（hemoglobin，Hb）<60g/L 或伴有明显贫血症状时可给予红细胞输注。患者为老年、机体代偿能力受限、需氧量增加时，可放宽输注指征。血小板（platelet）<10×10⁹/L 或有活动性出血时，应给予血小板输注。

2）造血生长因子：G-CSF/GM-CSF 推荐用于中性粒细胞缺乏且伴有反复或持续性感染的 MDS 患者。

输血依赖的相对低危组 MDS 患者可采用 EPO±

G-CSF 治疗。治疗前 EPO 水平<500U/L 和红细胞输注依赖较轻(每月<4U)的 MDS 患者的 EPO 治疗反应率更高[26]。

(2)再生障碍性贫血:再生障碍性贫血(aplastic anemia)表现为全血细胞减少,主要治疗依赖于抗胸腺细胞球蛋白/抗淋巴细胞球蛋白联合环孢素 A 免疫抑制治疗或行造血干细胞移植。应用重组人红细胞生成素治疗可促进贫血的恢复[27]。

(3)早产儿贫血和缺血缺氧性脑病:贫血在早产儿尤其是极低出生体重儿和低出生体重儿中甚为常见。内源 EPO 产生不足以及频繁抽血检验导致的医源性失血是早产儿贫血的主要原因。目前,新生儿科专家采用限制性输血策略和重组人红细胞生成素治疗早产儿贫血。

(4)其他适应证:EPO 还用于治疗同种异体造血干细胞移植后的原发性迟发型持久性贫血、自体血储存和骨科手术、因宗教信仰拒绝接受异体输血的患者、婴儿红细胞膜异常相关性溶血和镰状细胞贫血。由于具有神经保护作用,EPO 还可用于治疗脑型疟疾。

**(二)药品不良反应及安全风险管理**

1. 已报告的不良反应包括　①一般反应:少数患者用药初期可出现头疼、低热、乏力等,个别患者可出现肌痛、关节痛等。绝大多数不良反应经对症处理后可以好转,不影响继续用药,极个别病例上述症状持续存在,应考虑停药。②过敏反应:极少数患者用药后可能出现皮疹或荨麻疹等过敏反应,包括过敏性休克。因此,初次使用本品或重新使用本品时,建议先使用少量,确定无异常反应后,再注射全量,如发现异常,应立即停药并妥善处理。③心脑血管系统:血压升高、原有的高血压恶化和因高血压脑病而有头痛、意识障碍、痉挛发生,甚至可引起脑出血。因此在红细胞生成素注射液治疗期间应注意并定期观察血压变化,必要时应减量或停药,并调整降压药的剂量。④血液系统:随着血细胞比容增高,血液黏度可明显增高,因此应注意防止血栓形成。⑤肝脏:偶有谷草转氨酶(glutamic-oxaloacetic transaminase,GOT)、谷丙转氨酶(glutamic-pyruvic transaminase,GPT)的上升。⑥胃肠:有时会有恶心、呕吐、食欲缺乏、腹泻等情况发生。

2. 禁忌证　①未控制的重度高血压患者。②对本品或其他红细胞生成素制剂过敏者。③合并感染者,宜控制感染后再使用本品。

3. 注意事项　①本品用药期间应定期检查血细胞比容(用药初期每星期 1 次,维持期每两星期 1 次),注意避免过度的红细胞生成(确认血细胞比容在 36%以下),如发现过度的红细胞生长,应采取暂停用药等适当处理。②应用本品有时会引起血清钾轻度升高,应适当调整饮食,若发生血钾升高,应遵医嘱调整剂量。③对有心肌梗死、肺梗死、脑梗死患者,有药物过敏病史的患者及有过敏倾向的患者应慎重给药。④治疗期间因出现有效造血,铁需求量增加。通常会出现血清铁浓度下降,如果患者血清铁蛋白低于 100ng/ml,或转铁蛋白饱和度低于 20%,应每日补充铁剂。⑤叶酸或维生素 $B_{12}$ 不足会降低本品疗效。严重铝过多也会影响疗效。

4. 特殊人群　妊娠及哺乳期妇女用药尚不清楚;高龄患者应用本品时,要注意监测血压及血细胞比容,并适当调整用药剂量与次数。

5. 药物相互作用　尚不清楚。

6. 药物过量　可能会导致血细胞比容过高,引起各种致命心血管系统并发症。

**(三)临床研究进展**

重组人红细胞生成素(EPO)改善贫血疗效确切,尤其是对于已被批准的适应证。目前临床研究的重点在于探讨重组人红细胞生成素治疗的新适应证、现有适应证安全性和远期疗效的风险效益平衡、能够获得最大益处病人群体、最佳给药方案,以及卫生经济学评价,包括成本效益分析和医从性分析。临床工作者应根据患者具体情况,跟踪相关临床研究,制订个性化治疗方案。

1. 新的适应证

(1)骨髓增生异常综合征(MDS):东部肿瘤协作组(ECOG)2009 年公布了 erythropoietin(EPO)治疗 MDS 的一项Ⅲ期临床试验结果。该试验是一项前瞻性随机对照研究,研究目的主要有两个,第一是比较 EPO 治疗和支持治疗在纠正 MDS 患者贫血或减少红细胞输注量方面的效果;第二是评估加用 G-CSF 或增加 EPO 剂量是否可以提高低剂量 EPO 治疗无反应者的疗效。EPO 的起始剂量为 150U/(kg·d)(皮下注射),对此剂量无反应者加用 G-CSF,同时将 EPO 的剂量提高至 300U/(kg·d)。1997—2004 年,该研究共纳入 118 名患者,有效数据 110 例。结果显示,和支持治疗相比,EPO 治疗可以显著提高红细胞反应率(单用 EPO 的有效率为 36%,加用 G-CSF 后为 46.6%,而支持治疗组的有效率仅为 9.6%)。治疗组和对照组的总生存期及白血病转化率无显著性差异。对 EPO 治疗反应良好者和无反应者的中位生存时间分别为5.5年和2.3年,二者有显著性差异。此外,对EPO治疗反应良好的患者其体力、情感及功能状况均有明显改善。EPO治疗MDS的不良反应发生率相对较低,治疗组中有13例患者出现一过性3级血小板减少症(其中有7名患者治疗前的血小板计数<70 000/L),1名患者出现了充血性心功能不全,还有1名患者出现深静脉血栓形成。从上述结果可以看出,MDS患者可以从造血生长因子治疗中获益,且无明显不良反应[28]。

有一项采用darbepoetin-α治疗MDS的Ⅱ期临床试验,该研究共纳入206名患者,其中有144名患者入组前未使用过EPO,其余62名曾使用过EPO。Darbepoetin-α的起始剂量为500μg,每3周1次,反应欠佳者提高至每2周1次。该研究根据入组前是否使用过EPO进行分层分析。治疗后血红蛋白(Hb)浓度升高20g/L或不用输血者疗效判定为优,Hb浓度升高(10~20)g/L或输血量减少50%者疗效判定为良。治疗13周后,49%入组前未使用过EPO的患者和26%入组前使用过EPO的患者疗效为优,53~55周后上述比例分别提高至59%和34%。有5%患者(10例)出现疾病进展,2%的患者出现了血栓栓塞性事件,此外还有24名患者出现了可能与血栓形成有关的疾病,本组患者未发生肺栓塞。5%的患者出现了高血压,其中治疗后Hb浓度超过130g/L者占10%,Hb浓度未达到治疗目标者占3%。该研究结果表明,低危MDS患者可以从darbepoetin-α治疗中获益。研究认为,Darbepoetin-α治疗MDS的疗效和安全性还需进一步研究,此外,影响疗效的因素也需进一步分析。

(2)再生障碍性贫血(aplastic anemia,AA):研究显示,与单纯应用抗淋巴细胞球蛋白/抗胸腺细胞球蛋白(ALG/ATG)和环孢素A(cyclosporin A,CsA)的序贯强化免疫抑制治疗相比,联合造血生长因子(hematopoietic growth factor,HGF)即并用粒细胞巨噬细胞集落刺激因子(GM-CSF)、红细胞生成素(EPO)或粒细胞集落刺激因子(G-CSF)的疗效显著优于前者。早期感染率、死亡率降低,有效率提高,且血常规、骨髓象恢复速度加快,成分输血脱离时间及骨髓造血祖细胞体外培养均有优势。因此,在ALG/ATG和CsA强化免疫抑制的基础上联合HGF治疗重度再生障碍性贫血(severe aplastic anemia,SAA),可降低早期死亡率、感染率,并获得较高的疗效[27]。

(3)早产儿贫血和缺血缺氧性脑病:研究显示,与非限制性输血策略相比,限制性输血策略的临床获益更大。有一项研究将451例极低出生体重儿按Hb维持浓度随机分为2组,Hb维持浓度的高低是根据新生儿出生天数、呼吸机依赖程度以及医源性采血的来源(包括外周静脉和中心静脉)确定的。研究显示,两组的死亡率无显著性差异(P>0.05),高Hb组为74%,低Hb组为69.7%。经超声检查证实的脑损伤发生率分别为16.0%和12.6%,两组亦无显著性差异(P>0.05)。该研究认为,维持高Hb浓度意味着需要多输血,但患儿实际获益并不大。另有一项对照研究显示,对接受重症监护且Hb浓度在70~90g/L的患儿而言,采用限制性输血策略可以减少44%的输血,与非限制性输血组相比,多器官功能衰竭发生率和病死率相近[29]。

关于EPO使用时机的研究已取得一定进展,但早期使用和晚期使用EPO的临床获益程度是否存在差异目前尚无定论。有一项荟萃分析包含了27项临床研究,共纳入2 219名早产儿,结果显示,早期使用EPO可以减少输血总量和输血次数,然而出现3级视网膜病变的风险则显著提高。另一项荟萃分析包含的28项研究,共纳入1 302名早产儿,结果显示,晚期使用EPO对减少每个患儿的输血次数和红细胞输注总量的意义并不显著。最近有一项随机双盲对照研究比较了早期(8天以内)和晚期(18~28天)使用EPO在纠正贫血和减少输血需求方面的差异,共纳入262名早产儿或低体重儿,结果显示,早期使用EPO有减少红细胞输注的趋势,但与晚期使用EPO相比并无显著性差异,反而显著提高了早产儿贫血的发生风险[29]。

神经保护作用是EPO在新生儿领域的一个研究热点。研究显示,新生儿大剂量使用EPO是安全的,用药后血清药物浓度峰值和动物实验所测定的有效血药浓度相当。EPO治疗缺血缺氧性脑病的效果受疾病的严重程度、性别等因素的影响,但是否受EPO剂量的影响尚不明确。该领域的第1项临床研究共纳入167名中重度缺血缺氧性脑病早产儿,随机分入EPO治疗组(n=83)和保守治疗组(n=84),主要研究终点事件发生率分别为43.8%和24.6%。EPO可以提高中度缺血缺氧性脑病患儿的远期疗效,但对重度患儿无帮助。EPO可以降低女性患儿的神经发育功能障碍发生率,但对男性患儿无影响。EPO剂量对终点事件发生率无影响[30]。有一项以366名低出生体重儿和出生孕周30周的早产儿为对象的回顾性研究探讨了 EPO 剂量与早产儿贫血的关系,对 82 名患儿在出生后 12 个月进行了神经发育情况的评估。多因素线性回归分析显示,EPO 治疗和智力发育指数存在量效关系。智力发育指数的影响因素包括 6 周内 EPO 使用剂量、性别、产前使用激素超过 48 小时和母乳喂养[29]。

2. 药品安全风险效益平衡热点问题

(1)单纯红细胞再生障碍性贫血:单纯红细胞再生障碍性贫血(pure red cell anemia,PRCA)是一种 EPO 长期使用产生的极为少见但严重的不良反应。首次报告于 1996 年,多见于慢性肾脏病患者,未见癌症患者的报告。rHu-EPO 具有很弱的免疫原性,可产生中和性抗药抗体(IgG),更重要的是它们同时可以中和内源性 EPO,从而导致原有贫血加重,骨髓象显示红细胞系发育不良或缺如,白细胞系和巨核细胞系则不受影响。PRCA 很可能是由于生产质量问题所导致[31-33]。

(2)慢性肾病贫血治疗与血栓栓塞性疾病和脑卒中:慢性肾病或终末期肾病患病人群非常之大,贫血的发病率甚高。研究显示,Hb 浓度降低可增加慢性肾病患者的病死率,纠正慢性肾病或终末期肾病引起的贫血意义重大。慢性肾病患者使用 EPO 可以提高 Hb 浓度,减少输血需求,提高生命健康质量。但是,过高的 Hb 浓度将会增加血栓栓塞性并发症的发生率。近年发表的几个随机对照试验对指南的更新产生了重大影响。

1)"血细胞比容正常化试验"(normal hematocrit trial):是一项开放随机对照试验,主要研究终点事件包括死亡和急性心肌梗死发生。该试验研究了不同目标血细胞比容对上述研究终点事件的影响,共纳入 1233 名患有充血性心功能不全或缺血性心脏病的肾透析患者[eGFR = 15 ~ 50ml/(min · 1.73m$^2$)],所有患者均接受 Epoetin-α 皮下注射,其中 618 名患者随机分入高血细胞比容组(目标 42%),另外 615 名则分入低血细胞比容组(目标 30%)。该试验因安全问题提前终止。高血细胞比容组内的终点事件发生风险比低血细胞比容组内显著增加(HR 1.3,95%CI 0.9~1.9)[34]。

2)CHOI 研究:"慢性肾功能不全患者的血红蛋白矫正与健康产出试验(the Correction of Hemoglobin and Outcomes in Renal Insufficiency Trial,CHOIR)"是一项开放随机对照试验,主要研究终点事件包括病死、急性心肌梗死发生、充血性心功能不全住院以及脑卒中。该试验研究了不同目标 Hb 浓度对上述

研究终点事件的影响,共纳入 1432 名慢性肾功能不全患者[eGFR = 15 ~ 50ml/(min · 1.73m$^2$)],所有患者均接受 Epoetin-α 皮下注射,其中 715 名患者随机分入高 Hb 组(目标 135g/L),另外 717 名则分入低 Hb 组(目标 113g/L)。该试验因安全问题提前终止。在约 16 个月研究期间,主要终点事件共发生 222 例次,其中高 Hb 组主要终点事件发生风险比低 Hb 组增加 34%,两组发生率具有显著性差异(P = 0.03)[35]。

3)CREATE 研究:"早期 Epoetin-β 治疗贫血降低心血管病风险研究(Cardiovascular Risk Reduction by Early Anemia Treatment with Epoetin β,CREATE)",一项在欧洲进行的研究内容与上述 CHOIR 研究相似的大宗临床试验。研究对象为 3~4 期的慢性肾病患者,使用的是 Epoetin-β。高、低 Hb 组的治疗目标分别为(130~150)g/L 和(105~115)g/L。结果显示,两组患者心血管事件发生率无显著性差异,而该药对健康相关生命质量有所改善(general health 和 vitality)。但在高 Hb 组中,需透析的患者较多(127 vs 111,P = 0.03),且出现高血压和头痛的比例也较高[36]。

基于 CHOIR 和 CREATE 研究结果,美国 FDA 要求 EPO 药品说明书加注黑框警告,并将 EPO 治疗 Hb 目标值降低为(100~120)g/L[37]。

4)TREAT 研究:"Arenesp 疗法减低心血管事件临床研究"(the Trial to Reduce Cardiovascular Events with Aranesp Therapy,TREAT),一项随机双盲安慰剂对照临床试验。该试验共有 4038 名 2 型糖尿病、慢性肾病或贫血患者入组,其中 2012 名随机患者治疗目标为 130g/L,对照组有 2026 名患者(目标为 90g/L)。主要研究终点事件是病死、心血管事件发生及病死、终末期肾病发生。结果显示,darbepoetin-α 治疗能够显著改善健康相关生命质量(FACT-fatigue score,疲劳度量),但不会降低终点事件的发生率,还可能增加脑卒中发生率[38]。

上述 3 大项 EPO 临床研究(CHOIR、CREATE 和 TREAT)显示,高 EPO 剂量、高 Hb 与心血管不良反应增加相关。因此,2011 年 6 月美国 FDA 建议对 EPO 治疗慢性肾病引起的贫血时采取更加保守的剂量[39]。2012 年 8 月,肾脏病:改善全面健康产出贫血指南[Kidney Disease:Improving Global Outcomes(KDIGO)Anemia Guideline]发布。该指南建议:对慢性肾病无透析患者仅在患者 Hb 浓度低于 100g/L 时,并兼顾其他因素,考虑贫血治疗;慢性肾病无透

析患者的贫血治疗应开始于患者 Hb 浓度 90~100g/L，以防其低于 90g/L；如患者 Hb 较高可改善健康相关生命质量时，EPO 疗法可以用于目标 Hb 浓度为（100~115）g/L[40]。目前公布的主要慢性肾脏病相关贫血的治疗指南或共识还有：KDOQI 慢性肾脏病贫血治疗指南（2006）[41]。

（3）肾移植贫血与 EPO 治疗：奥地利透析与移植登记研究 2009 年的分析报告探讨了 darbepoetin-α 治疗对肾移植患者 10 年生存率的影响。结果显示，1794 例肾移植患者中，EPO 治疗使 Hb 达到 140g/L 以上组的 10 年生存率要显著低于对照组（57% vs 78%，P<0.001）[42]。

"肾脏移植患者贫血矫正与肾功能不全研究（Correction of Anemia and Progression of Renal Insufficiency in Transplant Patients，CAPRIT）"，一项进行了 2 年的多中心开放随机临床试验，探讨了 EPO 治疗对伴有移植肾脏中度功能不全贫血的肾移植患者肾功能的影响。结果显示，EPO 治疗使 Hb 达到 130g/L 以上能够显著减缓慢性移植肾功能不全恶化速率，和改善健康相关生命质量，而心血管事件发生率低且与低 Hb 组相似[43]。肾移植患者可能是慢性肾脏病中特殊的群体，能够从 EPO 治疗中获益，但其机制尚未明了。

（4）癌症和化疗贫血治疗与血栓栓塞性疾病等风险：肿瘤相关贫血（cancer related anemia，CRA），肿瘤患者在其疾病的发展过程中以及治疗过程中发生的贫血，甚为常见。中国贫血调查（2008 年）报告肿瘤患者中伴有贫血的约占 35.0%，大部分肿瘤相关贫血患者未得到治疗（87.6%），接受纠正贫血者标准为 Hb<80g/L，其中接受输注红细胞悬液者约 10.83%，接受过 EPO 治疗者仅 1.59%[44]。在欧美地区，肿瘤患者中伴有贫血的超过 40%，40%（实体肿瘤），80%（白血病）[45]，放化疗总发病率高于 50%（40%~90%）[46]，其中肺癌患者发病率最高，且贫血发病率随着放化疗疗程数增加而加重，如在欧洲第一个化疗疗程约为 19.5%，第五个疗程为 46.7%。某些化疗药品可能导致造血系统损伤或肾损伤，从而减少体内 EPO，如顺铂制剂[47,48]。约 39.0% 肿瘤相关贫血患者得到治疗，接受纠正贫血者标准为 Hb<100g/L，EPO 治疗为主要手段[49]。EPO 治疗可以减少输血频率和输血量[50,51]，并且改善患者健康相关生命质量[52]。

近些年，临床研究人员特别关注肿瘤患者使用 EPO 存在降低总生存率、促进发生血栓栓塞性事件

和肿瘤进展的风险。临床研究呈现 EPO 治疗与总生存率降低相关的研究有 BEST 和 PREPARE 研究（乳腺癌）、ENHANCE 和 DAHANCA-10 研究（头颈部肿瘤）以及 AMGEN103 研究（濒危）[53-57]。有三个主要荟萃分析（meta analysis）——2008 年发表的 Bennett 分析，2009 年发表的 Bohlius 和 Tonnelli 分析，显示 EPO 能够显著增加死亡率相对风险比，分别为 1.17、1.15 和 1.1。Bennett 分析同时显示 EPO 用于治疗癌症相关贫血的临床产出比治疗化疗相关贫血的更糟糕（HR 1.29，95% CI 1~1.67 对 HR 1.09，95% CI 0.99~1.19）。值得注意是这三个分析所收集的患者的 EPO 治疗目标是药品说明书标识外疗法，而且其目标 Hb 水平设定是>120g/L[58-60]。2010 年 Glaspy 发表的荟萃分析主要收集的患者的 EPO 治疗目标 Hb 水平设定是<120g/L。该荟萃分析结果显示，EPO 对总生存率和疾病进展无显著影响[61]。这些主要荟萃分析中，Bennett 和 Tonnelli 分析还显示 EPO 能够显著增加血栓栓塞性事件相对风险比，分别为（RR 1.95，95% CI 1.27~2.24 和 RR 1.57，95% CI 1.31~1.87）。另外一个 Glaspy 发表的包括 6 个临床试验的荟萃分析显示，患者的 Hb 水平超过 120g/L 或在 14 天内 Hb 水平增加超过 1g/L 时，患者发生静脉血栓栓塞性疾病的风险增加[62]。2007 年，美国 FDA 肿瘤药物专家委员会（Oncologic Drug Advisory Committee，ODAC）总结发现患者发生静脉血栓栓塞性疾病的风险与 EPO 治疗的目标 Hb 水平相关。目标水平是 130g/L 时，血栓栓塞性疾病的相对风险比（RR）是 0.7，目标水平是（130~140）g/L 时，RR 是 1.7，目标水平是>150g/L 时，RR 是 1.9[63]。

现有荟萃分析呈现出矛盾结论，其可能的原因有：首先，各个荟萃分析所收录的患者具有不均一性（有的肿瘤患者并没有接受化疗，而有的患者对 EPO 治疗反应欠佳）；其次，肿瘤的治疗方案存在差异；再次，大多数肿瘤临床研究并非将疾病进展作为主要或次要的研究终点，且界定疾病进展的方法也不一样。上述荟萃分析得出的矛盾结论说明，为了明确 EPO 治疗对肿瘤的影响，必须进行系统的前瞻性临床试验。

目前关于肿瘤患者使用 EPO 存在肿瘤进展的风险尚无定论，特别是目前尚未发现肿瘤细胞表面存在 EPO 受体的确切证据[64,65]。鉴于上述风险，2010 年 2 月 16 日，美国 FDA 向 EPO 生产商发函，要求启动一项针对 EPO 的风险管理方案（Risk Evaluation and Mitigation Strategies，REMS），以保证 EPO 类药物的安全使用。美国 Amgen 公司在 2010 年 3 月 24 日启动了 EPO APPRISE 肿瘤项目[66]，并得到美国 FDA 的批准。该项目规定，所有开具处方的医师和医疗机构的项目管理人员都需完成培训项目，处方医师需每隔 3 年参加 1 次，美国 FDA 要求培训人员在培训时应向参加人员介绍 EPO 的相关进展，包括独立的临床试验、在研临床试验和荟萃分析得出的结论。强调肿瘤患者使用 EPO 会降低总生存率和促进肿瘤进展，在使 Hb 浓度达到正常水平的治疗过程中，存在出现心血管疾病、脑卒中以及血栓栓塞性事件的风险。

目前公布的主要肿瘤相关贫血的治疗指南或共识有：中国《EPO 治疗肿瘤相关性贫血专家共识》（2010-2011 版）[44]；国际 NCCN 指南、ASH/ASCO、ESMO 指南（NCCN，2010[67,68]），美国和欧洲针对肿瘤患者的 EPO 应用指南存在一定差异。在美国，仅有接受姑息性化疗后出现骨髓抑制的贫血患者可以使用，而欧洲的某些国家则允许没有接受化疗或放疗的癌性贫血患者使用。美国临床肿瘤学会制定的指南建议，只有当 Hb 浓度接近或低于 100g/L 时才考虑使用 EPO，而欧洲的指南则建议接受化疗或放疗的患者在出现贫血相关症状时可启动 EPO 治疗，两部指南都将 Hb 治疗目标浓度定位 120g/L。美国 FDA 建议，当 Hb 浓度接近 120g/L 或 2 周内 Hb 浓度升幅超过 10g/L 时应减少 EPO 的用量，Hb 浓度超过 120g/L 时应停用[69]。

## 二、重组人粒细胞集落刺激因子和重组人粒细胞巨噬细胞集落刺激因子

重组人粒细胞集落刺激因子（rHuG-CSF）研发的成功填补了巨大的临床治疗空白，形成一个巨大药品市场。众多公司相继开发了许多 rHuG-CSF 和重组人粒细胞巨噬细胞集落刺激因子（rHuGM-CSF）类生物药，包括非创新类新药和生物类似药。在本节我们将如下原研药和中国批准药品为主线介绍此类药品的临床应用（表 55-8）。其他类似药品请参阅该药品说明书为准。

表 55-8 重组人粒细胞集落刺激因子类代表药品

| | 国际原研药或主要新药 | 中国批准药品 |
|---|---|---|
| 重组人粒细胞集落刺激因子（rHuG-CSF） | Filgrastim/Neupogen®，Amgen（非格司亭/惠尔血®，安进/日本协和发酵麒麟）PEG-rh-G-CSF/Pegfilgrastim/Neulasda®，Amgen（安进） | 重组人粒细胞集落刺激因子（rHu-G-CSF（E.coli）/国产和进口）聚乙二醇化重组人粒细胞集落刺激因子（PEG-rHuG-CSF（E.coli）/多家） |
| 重组人粒细胞巨噬细胞集落刺激因子（rHuGM-CSF） | GM-CSF（rHu-GM-CSF/Sargramostim/Leukine®，拜耳公司 molgramostim） | 重组人粒细胞巨噬细胞集落刺激因子 rHu-GM-CSF（E.coli）/多家 |

### （一）适应证

重组人粒细胞集落刺激因子提高中性粒细胞计数的疗效确切，可用于预防或治疗化疗引起的中性粒细胞减少症、促进造血干细胞移植后骨髓造血功能的恢复、提高先天性及获得性中性粒细胞减少症患者的粒细胞计数、动员造血干细胞或增加健康献血者的粒细胞采集量。本类药品在中国批准的适应证与原研药相似。

1. 重组人粒细胞集落刺激因子适用于 ①癌症化疗等原因导致中性粒细胞减少症；癌症患者使用骨髓抑制性化疗药物，特别在强烈的骨髓剥夺性化学药物治疗后，注射本品有助于预防中性粒细胞减少症的发生、减轻中性粒细胞减少的程度、缩短粒细胞缺乏症的持续时间、加速粒细胞数的恢复，从而减少合并感染发热的危险性。②促进骨髓移植后的

中性粒细胞数升高。③骨髓发育不良综合征引起的中性粒细胞减少症、再生障碍性贫血引起的中性粒细胞减少症、先天性/特发性中性粒细胞减少症、骨髓增生异常综合征伴中性粒细胞减少症、周期性中性粒细胞减少症。

2. 聚乙二醇化重组人粒细胞集落刺激因子适用于 非髓性恶性肿瘤患者接受抗肿瘤药治疗时，在可能发生有临床意义发热性中性粒细胞减少性骨髓抑制时，使用本品以降低发热性中性粒细胞减少引起的感染发生率。本品不用于造血干细胞移植的外周血祖细胞的动员。

3. 重组人粒细胞巨噬细胞集落刺激因子适用于 ①预防和治疗肿瘤放疗或化疗后引起的白细胞减少症。②治疗骨髓造血功能障碍及骨髓增生异常综合征。③预防白细胞减少可能潜在的感染并发

症。④使感染引起的中性粒细胞减少的恢复加快。

### （二）药品不良反应及安全风险管理

1. 已报告的不良反应　①肌肉骨骼系统：有时会有肌肉酸痛、骨痛、腰痛、胸痛的现象。②消化系统：有时会出现食欲缺乏现象，或肝脏谷丙转氨酶、谷草转氨酶升高。③其他：有人会出现发热、头疼、乏力及皮疹，碱性磷酸酶（alkaline phosphatase，ALP）、乳酸脱氢酶（lactate dehydrogenase，LDH）升高。④极少数人会出现休克、间质性肺炎、成人呼吸窘迫综合征、幼稚细胞增加。

2. 禁忌证　①对粒细胞集落刺激因子过敏者以及对大肠埃希菌表达的其他制剂过敏者禁用。②严重肝、肾、心、肺功能障碍者禁用。③骨髓中幼稚粒细胞未显著减少的髓性白血病患者或外周血中检出幼稚粒细胞的骨髓性白血病患者。

3. 注意事项　①本品应在化疗药物给药结束后24～48小时开始使用。②使用本品过程中应定期每周监测血相2次，特别是中性粒细胞数目变化情况。③对髓性细胞系统的恶性增殖（急性粒细胞性白血病等）本品应慎重使用。④长期使用本品的安全有效性尚未建立，曾有报道可见脾脏增大。⑤虽然本品临床试验未发生过敏反应病例，但国外同类制剂曾发生少数过敏反应（发生率＜1/4000），可表现为皮疹、荨麻疹、颜面水肿、呼吸困难、心动过速及低血压，多在使用本品30分钟内发生，应立即停用，经抗组织胺、皮质激素、支气管解痉剂和（或）肾上腺素等处理后症状能迅速消失。这些病例不应再次使用致敏药物。⑥本品仅供在医生指导下使用。

4. 特殊人群　①孕期安全性尚未建立。当证明妊娠妇女用药潜在利益大于对胎儿的潜在危险后，应予以使用。②哺乳期妇女用药前应停止哺乳。③儿童患者慎用，并给予适当监测；由于该药对新生儿和婴幼儿的安全性尚未确定，建议不用该药。每日用药的4个月～17岁患者未发现长期毒性效应，其生长、发育、性征和内分泌均未改变。④老年患者的生理功能比较低下，需观察患者的状态，注意用量及间隔，慎重给药。其安全性和有效性尚未建立。

5. 药物相互作用　尚不完全清楚，对促进白细胞释放药物（如锂剂）应慎用。

6. 药物过量　当使用本品超过安全剂量时，会出现尿隐血、尿蛋白阳性、血清碱性磷酸酶活性明显提高，但在五周恢复期后各项指标均可恢复正常。当注射本品剂量严重超过安全剂量时，会出现食欲

减退、体重偏低、活动减弱等现象，出现尿隐血、尿蛋白阳性；肝脏出现明显病变。这些变化可以在恢复期后消除或减轻。

### （三）临床研究进展

目前临床研究的重点在于探讨rHuG-CSF（包括rHUMG-CSF）治疗的新适应证、对现有适应证安全性和远期疗效的风险效益平衡、能够获得最大益处病人群体、最佳给药方案，以及卫生经济学评价，包括成本效益分析和医从性分析。临床工作者应根据患者具体情况，跟踪相关临床研究，制订个性化治疗方案。

一项回顾性研究分析显示，56例严重感染的重度再生障碍性贫血（severe aplastic anemia，SAA）患者接受粒细胞输注联合G-CSF治疗；47名患者接受了抗胸腺细胞球蛋白/抗淋巴细胞球蛋白和环孢素A作为免疫抑制治疗。输血的粒细胞组分的中值数为18（范围3～75），30天、90天和180天的存活率分别为89%（50/56）、70%（39/56）和66%（37/56）。在侵袭性真菌感染的31例患者中，30天、90天和180天的存活率分别为87%（27/31）、58%（18/31）和52%（16/31）。在25名患有难治性重症细菌感染的患者中，30天、90天和180天的存活率分别为92%（23/25），84%（21/25）和84%（21/25），存活率与造血恢复相关，并认为粒细胞输注与G-CSF联合可以是用于治疗患有SAA患者严重感染的辅助疗法[70]。

卫生经济学研究显示，不同rHuG-CSF治疗成本-效益比也存在一定差异。

美国大学卫生系统联合会（University Healthy System Consortium，UHC）在标准临床实践基础上建立一个成本-效益模型，对rHuG-CSF预防性使用进行了经济学分析，结果显示，与非格司亭（filgrastim）相比，聚乙二醇化非格司亭（pegfilgrastim）的费用更低，疗效更显著。

另有一项利用医疗保险理赔数据的回顾性研究比较了沙格司亭（sargramostim/leukine ®）、非格司亭和聚乙二醇化非格司亭对住院风险和相关费用的影响，结果表明，对具有化疗引起中性粒细胞减少症发生风险的患者而言，与非格司亭和聚乙二醇化非格司亭相比，沙格司亭可以降低感染相关性住院率和医疗费用。然而，该研究并没有对沙格司亭的处方标示外用途进行细分[71]。

## 三、重组人巨核细胞/血小板 生长因子类药品

重组人巨核细胞/血小板生长因子类药品的研

发主要是围绕着这两个靶点——白细胞介素-11 和人血小板生长因子,形成 3 类药品:重组人白细胞介素-11(rhIL-11),如美国 Genetics Institute/Wyeth 研发成功重组人白细胞介素-11(rHuIL-11),商品名 Oprelvekin®;重组人血小板生成素(rHu-TPO),仅有中国沈阳某公司研发的重组人血小板生成素(rHu-TPO),商品名特比澳®;TPO 受体激动剂,包括美国安进公司研发成功的 Romisplostim,商品名 Nplate® 和葛兰素史克公司研发成功 Eltrombopag,商品名 Promacta®。

重组人白细胞介素-11、重组人血小板生成素和

人血小板生成素受体 cMpl 多肽类激动剂的研发,成功填补了临床治疗空白。众多公司相继开发了许多重组人巨核细胞/血小板生长因子类药品,包括非创新类新药和生物类似药。在本节我们将以如下原研药和中国批准药品为主线介绍此类药品的临床应用。其他类似药品请参阅该药品说明书。这些药品主要用于治疗:①实体瘤放疗、化疗导致的血小板减少症(rHuIL-11 和 rHu-TPO)[72]。②特发性血小板减少性紫癜(ITP)(rHuIL-11,rHu-TPO 和 cMpl 激动剂)。这些药品的主要临床应用及其研究进展(表55-9)。

#### 表 55-9　重组人巨核细胞/血小板生长因子类代表药品

|  | 国际原研药或主要新药 | 中国批准药品 | 适应证 |
| --- | --- | --- | --- |
| 重组人白介素-11(rhIL-11) | Oprelvekin®/Neumega/Adipogenesis inhibitory factor(AGIF),Wyeth | 重组人白细胞介素-11/立生素,多家开发商 | 用于实体瘤、非髓性白血病化疗后 Ⅲ、Ⅳ 度血小板减少症的治疗 |
| 重组人血小板生成素(rHu-TPO) | n/a | 重组人血小板生成素(CHO)/特比澳 | 治疗实体瘤化疗后所致的血小板减少症;ITP 辅助治疗;糖皮质激素治疗无效未接受脾切除治疗的患者 |
| TPO 受体激动剂 | Romiplostim/Nplate®,Amgen | n/a | 治疗对糖皮质激素、免疫球蛋白或脾切除术反应欠佳的慢性 ITP |
| TPO 受体激动剂 | Ehmmbopag/Promacta®,GSK | n/a | 治疗对糖皮质激素、免疫球蛋白或脾切除术反应欠佳的慢性 ITP |

注:ITP 慢性特发性(免疫性)血小板减少性紫癜

#### (一)重组人白细胞介素-11

1. 适应证　本类药品在中国批准的适应证与原研药相似。①用于实体瘤、非髓性白血病化疗后 Ⅲ、Ⅳ 度血小板减少症的治疗。②实体瘤及非髓性白血病患者,前一疗程化疗后发生 Ⅲ/Ⅳ 度血小板减少症(即血小板数≤50×10⁹)者,下一疗程化疗前使用本品,以减少患者因血小板减少引起的出血和对血小板输注的依赖性。③同时有白细胞减少症的患者必要时可合并使用重组 rhG-CSF。

2. 不良反应及药品安全风险管理

(1)已报告不良反应:除了化疗本身的不良反应外,重组人白细胞介素-11 的大部分不良反应均为轻至中度,且停药后均能迅速消退。约有 10% 临床患者在观察期间有下列一些不良事件出现,包括乏力、疼痛、寒战、腹痛、感染、恶心、便秘、消化不良、瘀斑、肌痛、骨痛、神经紧张及脱发等。其中大部分事件的

发生率与安慰剂对照组相似,发生率高于安慰剂对照组的临床不良反应包括:①全身性:水肿、头痛、发热及中性粒细胞减少性发热。②心血管系统:心动过速、血管扩张、心悸、晕厥、心房颤动及房扑。③消化系统:恶心、呕吐、黏膜炎、腹泻、口腔念珠菌感染。④神经系统:眩晕、失眠。⑤呼吸系统:呼吸困难、鼻炎、咳嗽次数增加、咽炎、胸膜液渗出。⑥其他:皮疹、结膜充血、偶见用药后一过性视力模糊。

此外,弱视、感觉异常、脱水、皮肤褪色、表皮剥脱性皮炎及眼出血等不良反应在治疗组患者中的发生率也高于安慰剂对照组,但统计处理不能确定这些不良反应事件的发生与重组人白细胞介素-11 的使用有关联性。除了弱视的发生治疗组(10 例,14%)显著高于对照组(2 例,3%)外,其他一些严重的或危及生命的不良反应事件的发生率在两组间大致相当。两名患者在观察期间发生猝死,研究人员

认为患者死亡的原因可能部分与用药有关。这两名患者均使用了大剂量环磷酰胺进行化疗,当时仍每日使用利尿剂,且均伴有严重的低钾血症( < 3.0mEq/L)。因此,猝死的发生与重组人白细胞介素-11 的使用之间的关系仍无法确定。实验室检查中,用药组患者最常见的化验指标异常为因血浆容量的扩张引起的 Hb 浓度降低。血浆容量的扩张还引起白蛋白等其他一些血浆蛋白如转铁蛋白和 γ-球蛋白浓度的降低。血钙浓度也出现相应降低,但无临床表现。每日皮下注射给药,重组人白细胞介素-11 可以引起血浆纤维蛋白原浓度升高 2 倍,其他一些急性期蛋白的血浆浓度也相应升高。停药后这些指标均可恢复正常。此外,健康受试者中,观察到重组人白细胞介素-11 可以引起血浆中以正常多聚体形式存在的 von Willebrand 因子(vWF)的浓度升高。

(2)禁忌证:同类产品国外曾发生严重过敏反应。因此对重组人白细胞介素-11 及本品中其他成分过敏者禁用,对血液制品、大肠埃希菌表达的其他生物制剂有过敏史者慎用。

(3)注意事项:本品不宜在化疗过程中使用。化疗结束后,应间隔 24~48 小时方可使用本品。使用本品过程中应定期检查血相(一般隔日一次),注意血小板数值的变化。在血小板升至 $100×10^9$/L 时应及时停药。器质性心脏病患者,尤其充血性心衰及心房颤动、房扑病史的患者慎用。使用期间应注意毛细血管渗漏综合征的监测,如体重、水肿、胸腹腔积液等。该药仅供医嘱或在医生指导下使用。

(4)特殊人群:①目前对妊娠期妇女尚没有合适的临床对照试验。因此,除非临床意义超过对胎儿的潜在危险,妊娠期一般不宜使用。②尚不能确定重组人白细胞介素-11 是否可以从母乳中分泌,因此哺乳期妇女应慎重使用。③儿童用药:儿童使用本品的疗效及安全性尚未确定。④老年用药:一般同成人用药量。

(5)药物相互作用:未发现在使用重组人白细胞介素-11 的同时使用 G-CSF 对两者疗效产生任何不良影响。目前尚未对重组人白细胞介素-11 与其他一些药物之间的相互作用进行评价。根据已有的体外和动物试验数据,重组人白细胞介素-11 与 P450 药酶的一些已知底物之间不会有相互作用。

(6)药物过量:可引起水钠潴留、心房颤动等毒副作用,应减量使用或停药,并严密观察。

3. 临床研究进展　目前临床研究的重点在于探讨重组人白细胞介素-11 治疗的新适应证。关于

重组人白细胞介素-11( oprelvekin 和其他 rHuIL-11 衍生物)的疗效、安全性以及性价比的对比研究,目前尚未见报道。临床工作者应根据患者具体情况,跟踪相关临床研究,制订个性化治疗方案。

新的适应证:

(1)血管性血友病:血管性血友病( von Willebrand disease,vWD)是仅次于血友病的最常见遗传性出血性疾病。其特点为自幼即有出血性倾向、出血时间延长和凝血因子Ⅷ含量减低。血管性血友病因子( von Willebrand factor,vWF)是凝血因子Ⅷ的大分子量部分,也即Ⅷ R 缺失所致。由于本病缺乏这种因子以致血小板的黏附聚集功能发生障碍,出血时间延长。血管性血友病的遗传方式为常染色体显性遗传,个别亚型呈隐性遗传。男女均可发病,双亲均能传递,有的患者双亲可无出血症状。本病多在儿童期发生出血倾向,少数患者至成年以后才出现临床症状。本病的出血症状与典型的血友病相似,但程度稍轻,不过也有较严重的。病情可随年龄增长而减轻。研究显示,重组人白细胞介素-11 可以升高 vWF 的水平。

(2)丙型病毒性肝炎相关性血小板减少症:对丙型病毒性肝炎相关性血小板减少症,重组人白细胞介素-11( oprelvekin)亦显示出一定的治疗效果。研究显示,每天 50g/kg 的重组人白细胞介素-11 可以提高上述患者的血小板计数,使肝功能得以改善。更为早期的一项研究采用重组人白细胞介素-11 治疗丙型病毒性肝炎相关性肝硬化,结果也显示重组人白细胞介素-11 能够提高血小板计数和降低转氨酶水平。

### (二)重组人血小板生成素

1. 适应证　重组人血小板生成素(rHu-TPO)目前仅在中国被批准,其适应证如下:①治疗实体瘤化疗后所致的血小板减少症,适用对象为血小板低于 $50×10^9$/L 且医生认为有必要升高血小板治疗的患者。②特发性血小板减少性紫癜(ITP)的辅助治疗,适用对象为血小板低于 $20×10^9$/L 的糖皮质激素治疗无效(包括初始治疗无效或有效后复发而再度治疗无效)的未接受脾切除治疗的患者。③仅用于血小板减少及临床状态具有增加的出血风险的患者,不应用于试图使血小板计数升至正常数值的目的。

2. 不良反应及药品安全风险管理

(1)已报告的不良反应:本药品较少发生不良反应,偶有发热、肌肉酸痛、头晕等,一般不需处理,多可自行恢复。个别患者症状明显时可对症处理。本

品在Ⅲ期临床试验中未见严重不良反应。在311名受试者中有12例（3.86%）共18例次出现与rHu-TPO用药有关的轻微不良反应，其中发热4例、寒战2例、全身不适1例、乏力2例、膝关节痛2例、头痛2例、头晕3例、血压升高2例，症状大多轻微，无须特殊处理。实验室检查rhTPO对化疗后Hb和白细胞计数的恢复无影响，对血小板形态、血小板聚集功能、凝血功能、肝肾等脏器功能无显著影响。74名患者在治疗周期接受了抗体动态监测，3名患者（4%）于给药后第21天和第28天的血清中监测出低滴度（1∶5）非中和性抗rHu-TPO抗体，未发现对rHu-TPO升高血小板的作用造成影响。

（2）禁忌证：对本品成分过敏者；严重心、脑血管疾病者；患有其他血液高凝状态疾病者，近期发生血栓病者；合并严重感染者，宜控制感染后再使用本品。

（3）注意事项：本品过量应用或常规应用于特异体质者可造成血小板过度升高，必须在三甲医院并在有经验的临床医师指导下使用；本品适用对象为血小板低于$50×10^9$/L且医生认为有必要升高血小板治疗的患者；本品应在化疗结束后6～24小时开始使用；使用本品过程中应定期检查血相，一般应隔日一次，密切注意外周血小板计数的变化，血小板计数达到所需指标时，应及时停药。

3. 临床研究进展　目前rHu-TPO在国外尚无获准上市，因此rHu-TPO的临床研究结果都来自中国。rHu-TPO主要用于治疗实体瘤放疗、化疗导致的血小板减少症和特发性血小板减少性紫癜（ITP）。然而，特比澳®的长期疗效和安全性还需要进一步验证。临床工作者应根据患者具体情况，跟踪相关临床研究，制订个性化治疗方案。现将主要临床研究归纳如下：

现有临床研究显示，特比澳®疗效良好，可以减少实体瘤放疗、化疗后血小板降低的程度和持续时间，并能促进血小板恢复、减少血小板输注，同时具有良好的安全性。2013年，吴全睿等汇总rHu-TPO特比澳®Ⅱ/Ⅲ期和补充多中心临床试验资料，以评价rHu-TPO治疗实体肿瘤患者化疗后血小板（platelet，PLT）减少症的临床疗效和安全性。3个试验共入组受试者276例，其中Ⅱ期试验入组63例，Ⅲ期试验入组154例，补充临床试验入组59例；其后剔除5例、脱落41例，共有230例纳入符合方案（pre-protocol，PP）数据；所有患者均经组织学或细胞学证实患有实体肿瘤。将所有临床试验数据合并并

进行疗效和安全性分析。结果：意向性治疗人群（intention-to-treat，ITT）数据集及PP数据集均显示出非常显著的一致性变化（以ITT集数据为例）。与对照周期相比，rHu-TPO治疗可显著减轻化疗对血小板损伤的程度、缩短损伤和恢复时间、大幅提高血小板恢复水平。rHu-TPO还可降低血小板输注患者的比例、减少血小板输注例次和输注量；补充试验中，血小板输注患者比例减少更为显著。用药前后Hb含量和白细胞计数变化、肝肾功能、凝血功能的差异均无统计学意义（$P>0.05$）。276名患者中仅出现11例次不良反应，多为发热（6例）或寒战（2例），仅有1例患者产生低滴度非中和性血清抗rHu-TPO抗体。结论：实体肿瘤患者化疗后给予国产rHu-TPO可显著减轻化疗对血小板的损伤程度、缩短损伤和恢复时间、大幅提高血小板水平、降低患者血小板输注的例次和数量，且无严重不良反应[73,74]。

2004年，rHu-TPO治疗慢性难治性特发性血小板减少性紫癜的多中心临床试验完成并发表。该项多中心临床试验评价了特比澳®对慢性难治性ITP的疗效和安全性。82名慢性难治性ITP患者接受特比澳1μg/kg皮下注射，每天1次，疗程14天。用药5天、7天和15天后，血小板计数分别升高。停药后血小板计数逐渐下降，但仍明显高于治疗前，并维持1～2周，近期有效率85.3%。在安全性方面，仅3名患者出现轻微不良反应，1名患者在给药第21天和28天的血清中检测出低效价抗TPO抗体，但不具有中和活性。该研究认为特比澳®可一过性升高慢性难治性ITP患者的血小板计数，不良反应轻微[75,72]。2010年，rHu-TPO治疗特发性血小板减少性紫癜的多中心随机对照临床试验发表，该项试验主要是评价了特比澳®对糖皮质激素无效的ITP疗效和安全性。140名目标患者随机开放分为试验组（73例）和对照组（67例），治疗后试验组患者血小板计数显著高于对照组，试验组患者显效率和有效率显著高于对照组，停药后血小板计数逐渐下降，但停药后14天仍然维持在$50×10^9$/L。不良事件发生率为34.3%（试验组）vs 26.2%（对照组）。rHu-TPO相关不良事件发生率为13.6%，多为轻度嗜睡、头晕、短暂性视野缺损、过敏样反应和乏力。研究结论：rHu-TPO是一种治疗慢性ITP的疗效确切、较为安全的药物[76]。

### （三）人血小板生长因子受体cMpl激动剂

人血小板生成素（thrombopoietin，TPO）是与其受体cMpl结合而发挥生物学效应的。cMpl激动剂

的生理作用与 TPO 一样,但机制有所差异。目前,国际上已获准上市并临床应用的 cMpl 激动剂有 romisplostim 和 eltrombopag 两种。但这两种药尚未获得中国注册。

Romisplostim(罗米司汀)是美国安进公司研发成功并于 2008 年被美国食品药品管理局批准用于治疗对糖皮质激素、免疫球蛋白或脾切除术反应欠佳的慢性特异性血小板减少性紫癜(ITP),商品名 Nplate®。Romisplostim 与 cMpl 结合,随后启动 JAK2/STAT5、MAKP 以及 Akt 等途径进行信号转导而产生血小板生成素(TPO)生物学效应[77]。Romisplostim 的给药方式为皮下注射,起始剂量 1g/kg。研究显示,健康志愿者接受 romisplostim 治疗后,其血小板计数呈剂量依赖性升高,始于第 5 天,第 12~15 天达到高峰。Romisplostim 的不良反应有关节痛、眩晕、肌痛、骨髓网硬蛋白沉积、严重出血和血栓栓塞性事件等。

Eltrombopag 适用于糖皮质激素、免疫球蛋白或脾切除术反应欠佳的慢性 ITP,商品名 Promacta®。它是一种化学合成的小分子 cMpl 激动剂,为 TPO 非肽类化学模拟物。它作用于人 cMpl 的跨度区域。Eltrombopag 不会与 TPO 竞争其 cMpl,后续的信号转导通过 JAK2/STAT5 和 MAKP 途径,但不通过 Akt 途径,最终诱导骨髓祖细胞来源的巨核细胞增殖和分化[78,79]。Eltrombopag 为口服剂型,每天 1 次,需空腹服用,食物和药物会影响其吸收,推荐起始剂量为 50mg/d,亚裔患者及肝功能中度或重度损害患者起始剂量为 25mg/d。Eltrombopag 主要排泄途径为粪便和尿液,在健康受试者中的半衰期为 21~32 小时。Eltrombopag 的不良反应包括骨髓网硬蛋白沉积、撤药后出血倾向、肝脏毒性等。在开始 eltrombopag 治疗前、剂量调整期及确定稳定剂量之后均需对血清谷丙转氨酸、谷草转氨酸和胆红素进行监测。剂量调整期应每隔 2 周监测 1 次肝功能,剂量稳定后每月复查 1 次,出现异常时 3~5 天需再次复查,谷丙转氨酸正常值上限 3 倍及合并谷丙转氨酶持续升高、合并直接胆红素升高或出现肝损害的临床症状时应立即停药。

Romisplostim 和 eltrombopag 属限制性流通药物,如 romisplostim/Nplate®,所有用药患者必须在 Nplate® NEXUS 项目登记,经具有专门培训资历的注册医师开具处方,方可购买使用该类药物[80]。

目前临床研究的重点在于探讨人血小板生成素受体 cMpl 激动剂治疗的新适应证、对现有适应证安全性和远期疗效的风险效益平衡、能够获得最大益处病人群体、最佳给药方案以及卫生经济学评价,包括成本效益分析和医从性分析。临床工作者应根据患者具体情况,跟踪相关临床研究,制订个性化治疗方案。

（史晋海　岳志华　蔡丽娟）

## 参 考 文 献

1. Alenzi FQ, Alenazi BQ, Ahmad SY. The haemopoietic stem cell: between apoptosis and self renewal. The Yale Journal of Biology and Medicine, 2009, 82(1): 7-18.
2. Metcalf D. Hematopoietic cytokines. Blood, 2008, 111: 485-491.
3. Rang HP, Dale MM, Ritter JM. Rang & Dale's pharmacology. Edinburgh: Churchill Livingstone, 2007.
4. Lodish HF. Molecular cell biology. 5th ed. New York: W. H. Freeman and Co., 2003: 973.
5. Jelkmann W. Erythropoietin after a century of research: younger than ever. Eur J, 2007, 78(3): 183-205.
6. Mikhail A, Farouk M. Epoetin Biosimilars in Europe: Five Years On. Adv Ther, 2013, 30(1): 28-40.
7. Cariou A, André S, Claessens YE. Extra-hematopoietic effects of erythropoietin, Cardiovasc Hematol Disord Drug Targets, 2008, 8(3): 173-178.
8. Merchionne F, Dammacco F. Biological functions and therapeutic use of erythropoiesis-stimulating agents: perplexities and perspectives. British Journal of Haematology, 2009, 146(2): 127-141.
9. Todaro M, Turdo A, Bartucci M, et al. Erythropoietin activates cell survival pathways in breast cancer stem-like cells to protect them from chemotherapy. Cancer research, 2013, 73(21): 6393-6400.
10. Lin FK, Suggs S, Ch L, et al. Cloning and expression of the human erythropoietin gene. Proc. Natl. Acad. Sci. USA, 1985, 82(22): 7580-7584.
11. Eschbach JW, Egrie JC, Downing MR. Correction of the anemia of end-stage renal disease with recombinant human erythropoietin. Results of a combined phase I and II clinical trial. N. Engl. J. Med., 1987, 316(2): 73-78.
12. FDA. Recall Recall Firm Press Release.
13. Semerad CL, Christopher MJ, Liu F. G-CSF potently inhibits osteoblast activity and CXCL 12 mRNA expression in the bone marrow. Blood, 2005, 106(9): 3020-3027.
14. Broudy VC, Lin NL. AMG531 stimulates megakaryopoiesis in vitro by binding to Mpl. Cytokine 2004, 25: 52-60.
15. Nakamura T1, Miyakawa Y, Miyamura A. A novel nonpeptidyl human c-Mpl activator stimulates human megakaryopoiesis and thrombopoiesis. Blood, 2006, 107(11): 4300-4307.

16. Du X，Williams DA.Interleukin-11：review of molecular，cell biology，and clinical use.Blood，1997，89：3897-3908.

17. Li J，Yang C，Xia Y.Thrombocytopenia caused by the development of antibodies to thrombopoietin. Blood，2001，98（12）：3241-3248.

18. Basser RL，O´Flaherty E，Green M，et al，Development of pancytopenia with neutralizing antibodies to thrombopoietin after multicycle chemotherapy supported by megakaryocyte growth and development factor，Blood，2002，99：2599-2602.

19. Liebman HA，Pullarkat V.Diagnosis and management of immune thrombocytopenia in the era of thrombopoietin mimetics.Hematology Am Soc Hematol Educ Program，2011：384-90.

20. Imbach P，Crowther M.Thrombopoietin-receptor agonists for primary immune thrombocytopenia.N Engl J Med，2011，365（8）：734-741.

21. Stemgen Ⓡ（ancestim），Sobi web/Healthcare Professionals/Products alphabetical list.

22. Amgen，Biovitrum to Acquire Kepivance（R）and Stemgen（R）and Exclusively License Kineret（R）from Amgen，Amgen Web/Investors/News&Events/Press Release，2015/07/30.

23. 国家药典委员会.中华人民共和国药典.北京：中国医药科技出版社，2010.

24. Rodgers III GM，Becker PS，Blinder M，et al.NCCN Cancer and Chemotherapy Induced Anemia Clinical Practice Guidelines in Oncology.JNCCN，2012，10（5）：628-653.

25. Rizzo JD，Brouwers M，Hurley P，et al.American Society of Clinical Oncology/American Society of Hematology Clinical Practice Guideline Update on the Use of Epoetin and Darbepoetin in Adult Patients With Cancer.Journal of Clinical Oncology，2010，28（33）：4996-5010.

26. 中华医学会血液学分会.骨髓增生异常综合征诊断与治疗中国专家共识（2014).中华血液学杂志，2014，35（11）：1042-1048.

27. 何广胜，邵宗鸿，张益枝，等.序贯强化免疫抑制并用造血生长因子治疗重型再生障碍性贫血.中华血液学杂志，2001，22（4）：177-181.

28. Greenberg PL，Sun Z，Miller KB.Treatment of myelodysplastic syndrome patients with erythropoietin with or without granulocyte colony-stimulating factor：results of a prospective randomized phase 3 trial by the Eastern Cooperative Oncology Group（E1996).Blood，2009，114（12）：2393-2400.

29. Whitsett CF.The role of hematopoietic growth factors in transfusion medicine. In：Transfusion Therapy Clinical Principles and Practice，Mintz，PD（Ed)，Bethesda，MD AABB Press.3rd Edition，2011：584-626.

30. Zhu C，Kang W，Xu F.Erythropoietin Improved Neurologic Outcomes in Newborns With Hypoxic- Ischemic Encephalopathy，Pediatrics，2009，124（2）：2393-2400.

31. Peces R，de la Torre M，Alca′zar R.Antibodies against recombinant human erythropoietin in a patient with erythropoietin-resistant anemia.N Engl J Med，1996，335：523-524.

32. Rossert J，Casadevall N，Eckardt KU.Anti-erythropoietin antibodies and pure red cell aplasia.J Am Soc Nephrol，2004，15：398-406.

33. Schrijvers D，Samblanx HD，Roila F.On behalf of the ESMO Guidelines Working Group，Erythropoietin-stimulating agents in the treatment of anaemia in cancer patients：ESMO Clinical Practice Guidelines for use. Annals of Oncology，2010，21（Supplement 5）：v244-v247.

34. Besarab A，Bolton WK，Browne JK，et al. The effects of normal as compared with low hematocrit values in patients with cardiac disease who are receiving hemodialysis and epoetin.N Engl J Med，1998，339（9）：584-590.

35. Singh AK，Szczech L，Tang KL，et al. Correction of anemia with epoetin-α in chronic kidney disease. N Engl J Med，2006，355（20）：2085-2098.

36. Drüeke TB，Locatelli F，Clyne N，et al.Normalization of hemoglobin level in patients with chronic kidney disease and anemia.N Engl J Med，2006，355（20）：2071-2084.

37. Mitka M，FDA sounds alert on anemia drugs.JAMA，2007，297（17）：1868-1869.

38. Pfeffer MA，Burdmann EA，Chen CY，et al.A trial of darbepoetin α in type 2 diabetes and chronic kidney disease.N Engl J Med，2009，361（21）：2019-2032.

39. Winkelmayer WC.Against treating all patients alike：lessons from an FDA advisory committee meeting.J Am Soc Nephrol，2011，21（1）：1-2.

40. Kidney Disease：Improving Global Outcomes（KDIGO）Anemia Work Group.KDIGO Clinical Practice Guideline for Anemia in Chronic Kidney Disease.Kidney Int Suppl，2012，2：279-335.

41. KDOQI National Kidney Foundation.KDOQI Clinical Practice Guidelines and Clinical Practice Recommendations for Anemia in Chronic Kidney Disease.Am J Kidney Dis，2006，47：S11-145.

42. Heinze G1，Kainz A，Hörl WH，Oberbauer R. Mortality in renal transplant recipients given erythropoietins to increase haemoglobin concentration：cohort study. BMJ，2009，339（23）：4018.

43. Choukroun G，Kamar N，Dussol B，et al.Correction of postkidney transplant anemia reduces progression of allograft nephropathy.J Am Soc Nephrol，2012，23（2）：360-368.

44. 陆舜.肿瘤相关性贫血临床实践指南.中国抗癌协会临床肿瘤学协作专业委员会（CSCO)，2014.

45. Knight K，Wade S，Balducci L.Prevalence and outcomes of anaemia in cancer：a systematic review of the literature. Am J

Med,2004,116( 7) :11-26.

46. Tas F,Eralp Y,Basaran M,et al.Anaemia in oncology prac-
tice:relation to diseases and their therapies. Am J Clin
Oncol,2002,25(4):371-379.

47. Wilson J,Yao G,Rafferty J,et al.A systematic review and e-
conomic evaluation of epoetin alpha, epoetin β and
darbepoetin alpha in anaemia associated with cancer, espe-
cially that attributable to cancer treatment. Health Technol
Assess,2007,11(13):1-202.

48. Groopman J,Itri L.Chemotherapy-induced anemia in adults:
incidence and treatment.J Natl Cancer Inst,1999,91(9):
1616-1634.

49. Ludwig H,Belle S,Barrett-Lee P,et al.The European Cancer
Anaemia Survey (ECAS) :a large multinational, prospective
survey defining prevalence, incidence and treatment of
anaemia in cancer patients. Eur J Cancer, 2004, 40 (15):
2293-2306.

50. Littlewood TJ, Baretta E, Nortier JW, et al.Effects of erythro-
poietin α on hematologic parameters and quality of life in
cancer patients receiving nonplatinumchemotherapy: results
of a randomised,double-blind, placebo controlled trial.J Clin
Oncol,2001,19(11):2865-2874.

51. Vansteenkiste J,Pirker R,Massuti B,et al.Double-blind,pla-
cebo controlled,randomised phase III trial of darbepoetin α
in lung cancer patients receiving chemotherapy.J Natl Cancer
Inst,2003,95(10):762-763.

52. Bohlius J,Wilson J,Seidenfeld J,et al.Recombinant human
erythropoietins and cancer patients:updated meta-analysis of
57 studies including 9353 patients.J Natl Cancer Inst,2006,
98(10):708-714.

53. Leyland-Jones B,Semiglazov V,Pawlicki M,et al.Maintaining
normal haemoglobin levels with epoetin α in mainly non-ane-
mic patients with metastatic breast cancer receiving first-line
chemotherapy:a survival study,J Clin Oncol,2005,23(25):
5960-5972.

54. FDA press release:FDA receives new data on risks of anemia
drugs consistent with previous data on tumor growth and
death.

55. Henke M,Laszig R,Rube C et al.Erythropoietin to treat head
and neck cancer patients with anemia undergoing radiothera-
py:randomised double-blind,placebo-controlled trial.Lancet,
2003,362:1255-1260.

56. Overgard J,Hoff C,San Hansen H,et al.Randomized study of
the importance of novel erythropoiesis stimulating protein
(Aranesp) for the effect of radiotherapy in patients with pri-
mary squamous cell carcinoma of the head and neck
(HNSCC)/the Danish Head and Neck Cancer Group DAH-
ANCA 10.Eur J Cancer Suppl,2007:5.

57. Goldberg P. Study finds more deaths on Aranesp arm in

cancer anemia study, no benefit seen. Cancer Lett, 2007,
33:1.

58. Bennett CL,Silver SM,Djulbegovic B,et al.Venous thrombo-
embolism and mortality associated with recombinant erythro-
poietin and darbepoietin administration for the treatment of
cancer-associated aemia.JAMA,2008,299(8):914-924.

59. Bohlius J,Schmidlin K,Brillant C,et al.Recombinant human
erythropoietin stimulating agents and mortality in patients
with cancer:a meta-analysis of randomised trials. Lancet,
2009,373:1532-1542.

60. Tonelli M, Hemmelgarn B, Reiman T, et al. Benefits and
harms of erythropoiesisstimulating agents for anemia related
to cancer:a meta analysis.CMAJ,2009,180:62-71.

61. Glaspy J,Crawford J,Vansteenkiste J,et al.DErythropoiesis-
stimulating agents in oncology:a study-level meta-analysis of
survival and other safety outcomes, Br J Cancer, 2010, 102
(2):301-315.

62. Glaspy J,Osterborg A,Ludwig H ,et al.Evaluation of the as-
sociation between (Hb) events and safety outcomes in
cancer patients with chemotherapy induced anemia:an inte-
grated analysis of patient-level data from 6 randomized, pla-
cebo controlled trials of darbepoetin. Eur J Cancer Suppl,
2007,5( 4):147-148.

63. 2007 Oncologic Drug Advisory Committee (ODAC) Meeting
Information Package. Darbepoetin α (BLA # 103951) and
Epoetin α (BLA # 103234).53.54.

64. Osterborg A,Aapro M,Cornes P.Preclinical studies of eryth-
ropoietin receptor expression in tumour cells:impact on clini-
cal use of erythropoietic proteins to correct cancer-related a-
naemia.Eur J Cancer,2007,43:510-519.

65. Fandrey J,Dicato M.Examining the involvement of erythro-
poiesis-stimulating agents in tumor proliferation
(erythropoietin receptors, receptor binding, signal transduc-
tion), angiogenesis, and venous thromboembolic events. On-
cologist,2009,14 (suppl):34-42.

66. Darbepoetin A AHFS Monograph for Professionals.

67. NCCN Clinical Practice Guidelines.Cancer- and chemotherapy-
induced anemia.V2.2010.

68. Schrijvers D,Samblanx HD,Roila F.On behalf of the ESMO
guidelines working group,erythropoietin-stimulating agents in
the treatment of anaemia in cancer patients:ESMO Clinical
Practice Guidelines for use. Annals of Oncology, 2010, 21
(5):244-247.

69. Aapro MS, Link H. September 2007 Update on EORTC
Guidelines and Anemia Management with Erythropoiesis-
Stimulating Agents, the Oncologist, 2008, 13 (suppl 3):
33-36.

70. Wang H,Wu Y,Fu R,et al.Granulocyte transfusion combined
with granulocyte colony stimulating factor in severe infection

patients with severe aplastic anemia: a single center experience from China.PloS One,2014,9(2):e88148.

71. Mark L,Heaney ML,Toy EL,et al.Comparison of hospitalization risk and associated costs among patients receiving sargramostim,filgrastim,and pegfilgrastim for chemotherapy-Induced neutropenia.Cancer,2009,115(20):4839-4848.

72. 中国抗癌协会临床肿瘤学协作组.2014年肿瘤化疗所致血小板减少症诊疗中国专家共识.中华肿瘤杂志,2014,36(11):876-879.

73. 白春梅,邹晓阳,赵永强,等.重组人血小板生成素治疗化疗诱导的重度血小板减少的临床研究.中华医学杂志,2004,43(5):397-400.

74. 吴全睿,赵永强,储大同,等.重组人血小板生成素治疗肿瘤患者化疗后血小板减少症的疗效和安全性:Ⅱ/Ⅲ期及补充多中心随机对照临床试验的汇总分析.中国肿瘤生物治疗杂志,2013,20(6):645-953.

75. 赵永强,王庆余,翟明,等.重组人血小板生成素治疗慢性难治性特发性血小板减少性紫癜的多中心临床试验.中华内科杂志,2004,43(8):608-610.

76. 王书杰,杨仁池,邹萍,等.重组人血小板生成素治疗特发性血小板减少性紫癜的多中心随机对照临床试验.血栓与止血学,2010,15(4):149-154.

77. Broudy VC,Lin NL.AMG531 stimulates megakaryopoiesis in vitro by binding to Mpl.Cytokine,2004,25(2):52-60.

78. Nakamura T,Miyakawa Y,Miyamura A,et al.A novel non-peptidyl human c-Mpl activator stimulates human megakaryopoiesis and thrombopoiesis.Blood,2006,107(11):4300-4307.

79. ImbachP,Crowther M.Thrombopoietin-receptor agonists for primary immune thrombocytopenia.N Engl J Med,2011,365(8):734-741.

80. Amgen press office.Biovitrum Biovitrum to Acquire Kepivance(R)and Stemgen(R)and Exclusively License Kineret(R)from Amgen.

# 第五十六章

## 输血相关循证医学

循证医学是 20 世纪末期逐渐在临床医学领域内发展起来的新兴学科,其核心思想是"任何医疗卫生方案和决策的确定都应遵循客观的临床科学研究产生的最佳证据"。

循证医学是最好的临床证据与临床实践及患者的价值观相结合。循证医学创始人之一 Sackett[1] 曾经定义循证医学为"慎重、准确和明智地应用当前所能获得的最好的研究依据,同时结合医师的个人专业技能和多年临床经验,考虑患者的价值和愿望,将三者完美地结合制订出患者的治疗措施"。它与传统医学最大的区别在于,循证医学强调任何医疗决策应建立在最佳科学研究证据基础上。由此可见,要实施循证医学,必须要有临床流行病学基础、高素质的临床医师以及最佳的临床证据。所以,如何寻找证据、如何评价证据是我们在实施循证医学实践过程中的重点。

## 第一节 查找证据

### 一、检索输血相关文献

随着信息技术的飞速发展,我们能获得的医学信息的途径及数量也在与日俱增。如何从海量的数据中筛查出能给予我们帮助的研究是一项既重要又困难的事情。我们将文献检索归纳为以下三个步骤:提出临床问题,选择数据库,设计检索式。本节就以上三个步骤分别进行说明。

#### (一)提出临床问题

要做好循证医学,提出好的问题是第一步。构建良好的问题有助于研究者或临床医师将有限的精力集中在直接相关的证据上,从而提高针对性。那么如何构建一个良好的问题呢? 要构建出一个良好的问题主要包括 P、I、C、O 四个部分,即所谓的 PICO 原则[2]:

P 即 patient,指临床问题针对的患病人群;

I 即 intervention,指干预措施,包括暴露因素、治疗方法等;

C 即 comparison,指对照措施,包括与干预措施进行对比的任何处理因素;

O 即 outcome,指评价指标,包括有效性、不良反应等任何临床相关的结局指标。

下面我们以输血作为例子来进行一个临床问题的构建。根据 PICO 原则,我们分别指出 P 即需要进行输血的患者,I 限制性输血策略,C 开放性输血策略,O 死亡率,因此该临床问题可以表述为:在需要进行输血的患者中,与开放性输血策略相比,限制性输血策略能否降低患者病死率? 这种提问方式能够提高临床问题的针对性,有助于提高文献的检索的效率,也能够使研究者或临床医师更清楚、更准确、更快速地进行决策。

#### (二)选择数据库

在进行循证医学过程中,选择恰当的数据库能够起到事半功倍的作用。下面我们就常用数据库进行简单介绍。

1. MEDLINE 数据库(Pubmed)是由美国国家医学图书馆提供的使用最为广泛的免费数据库,同时还包括 In Process Citations 和 OLDMEDLINE 数据库。In Process Citations 数据库每日收录由 MEDLINE 期刊出版商提供的未规范化处理的数据,当该数据被标引主题词、文献类型等相关信息后,即转入 MEDLINE 数据库,同时在该数据库中被删除。OLDMEDLINE 数据库是指在 1950 年至 1965 年间发表的相关生物医学文献,其间的数据无医学主题词以及摘要记录。

2. Cochrane 图书馆来自于 Cochrane 协作网,是由 Wiley InterScience 公司出版发行,主要与临床研究证据密切相关。其主要包括以下几部分内容:

(1) Cochrane Database of Systematic Reviews,CD-

SR:该数据库主要收录 Cochrane 各个专业组在 Cochrane 协作网上注册并发表的计划书与系统评价;

(2)Database of Abstracts of Reviews of Effects, DARE:该数据库主要收录非 Cochrane 协作网成员发表的普通系统评价,主要用于检索是否存在类似的非 Cochrane 系统评价;

(3)The Cochrane Central Register of Controlled Trials,CENTRAL:该数据库是由 Cochrane 协作网各中心人员通过计算机和手工检索出随机对照研究或对照研究,并按照一定的格式提交至 Cochrane 协作网对照试验注册中心进行统一管理;

(4)The Cochrane Methodology Register,CMR:该数据库主要收录对照研究的方法学文献。

3. EMBASE 是由 Elsevier 公司提供的针对生物医学以及药理学领域的数据库。其范围覆盖了药学、临床医学、基础医学、生物医学、预防医学等相关专业,其中以药学所占比例最大,是循证医学检索中重要的数据库之一。

4. 中国知网 CNKI 该数据库由中国学术期刊电子杂志社、同方知网技术有限公司主办,是基于《中国知识资源总库》的全球最大的中文知识门户网站,包括期刊、学位论文、会议论文、报纸、年鉴、工具书等源数据库,同时具有知识的整合、集散、出版和传播功能。CNKI 是目前全球信息量最大、最具价值的中文网站,也是中文文献检索的常用数据库。

5. 万方数据库由万方数据公司开发,涵盖期刊、会议纪要、论文、学术成果、学术会议论文的大型专业学术数据库。其涵盖了理、工、农、医、人文五大类 70 多个类目共 7600 种科技类期刊全文,是检索中文文献的重要数据库之一。

### (三)设计检索式

在进行检索式设计时,需要首先了解以下两个方面的内容:

1. 逻辑运算符 逻辑运算符包括 AND、OR 和 NOT。AND 指必须包括所有元素,即各个部分的交集。例如当我们检索"红细胞输注 AND 小儿患者"时,可以检索出红细胞输注在小儿患者中的应用;而 OR 指包括任意一个或多个元素,即各部分的全集。例如当我们检索"红细胞输注 OR 小儿患者"时,检索结果可能包括红细胞输注在老年患者中的应用或者丙泊酚在小儿患者中的应用等;NOT 指排除一个元素。例如当我们检索"红细胞输注 NOT 小儿患者"时,检索结果应该为非小儿患者的红细胞输注。

在逻辑运算符中,当我们需要扩展检索范围时,应当采用 OR;而当我们需要缩小检索范围时,则应当使用 AND 或者 NOT。

2. 主题词检索 所谓主题词即是指规范化的受控文献检索语言,其词条可以在美国国立医学图书馆编制的医学主题词列表(medical subject headings,MeSH)中查询。采用主题词进行的检索即是主题词检索。主题词检索对于明确词义、扩大或缩小检索范围、提高文献检索的查全率和查准率来说非常重要。然而不同的数据库其主题词可能会有些许的不同,在进行文献检索时需要留意。

由于数据库中最新文献(例如 In Process Citations 中的文献)和较为久远的文献(例如 OLD-MEDLINE 中的文献)并没有对应的主题词。因此,在检索过程中,提供自由词检索对于提高文献的查全率来说非常重要。所谓自由词即是指未规范的文献检索语言,它可以是主题词的同义词、近义词或者主题词的不同拼写方式等。

在明确了上面两点后,我们来具体说一说如何设计检索式。首先,我们需要将临床问题拆分为四个部分,即患病人群(P)、干预措施(I)、对照措施(C)、评价指标(O)。然后采用不同的检索词描述患病人群,即进行患病人群的主题词和自由词检索。再用 OR 连接相关检索词,即完成对患病人群的检索。同样的方法继续检索干预措施、对照措施和评价指标。然后检索我们所需要的试验设计类型,例如随机对照研究、队列研究、回顾性研究等。关于试验设计类型的检索式可以参考各个循证医学中心网站。最后使用 AND 连接以上五个部分即完成检索式的设计。在实际运用过程中,可根据研究者可用时间、实际检索数目以及对查全查准率的要求,对以上五个部分进行取舍,可以只采用一个或者多个部分进行检索。

## 二、循证医学常用统计学指标

循证医学中常用效应量来进行统计学分析。效应量是由因素引起的差别,指临床上有意义的观察指标的改变量,是单个研究结果的综合指标,根据数据的类型和研究性质的不同而不同。

### (一)计数资料的效应量

1. 相对危险度(relative risk,RR) 是前瞻性研究中的常用指标,其意义是两组事件率的比值,说明前者是后者的多少倍,是表明暴露与事件关联强度的常用指标之一。需要说明的是,RR 只有在队列研究和随机对照试验中才有可能获得。

$$RR = \frac{a/a+c}{b/b+d}$$,当 RR = 1 时,表示比较的组间没有差异,暴露因素与该事件无关(表 56-1)。

**表 56-1　常见计数资料的研究结果**

|  | 发生 | 未发生 |
|---|---|---|
| 暴露 | $a$ | $c$ |
| 非暴露 | $b$ | $d$ |

当评价结局指标为不利事件时,例如病死率、患病率等,RR<1 表明暴露因素降低不利事件发生率,是疾病的保护因素,且 RR 越小,其保护的作用就越大;反之,RR>1 表明暴露因素增加不利事件的发生率,是疾病有害因素,且 RR 越大,其有害的作用就越大。

当评价结局指标为有利事件时,例如有效率、治愈率等,RR<1 表明暴露因素降低有利事件发生率,是疾病的有害因素,且 RR 越小,其有害的作用就越大;反之,RR>1 表明暴露因素增加有利事件的发生率,是疾病的保护因素,且 RR 越大,其保护的作用就越大。

2. 率差(ratio difference,*RD*)　指干预(暴露)组和对照组间事件率的绝对差值。在队列研究和随机对照研究中可以计算 *RD*。

$$RD = \frac{a}{a+c} - \frac{b}{b+d}$$(表 56-1),当 *RD* 等于 0 时,表示组间没有差异。需要说明的是,*RD* 与 RR 的意义类似,但是 *RD* 的等效值为 0,而 RR 的等效值为 1。

3. 比值比(odds ratio,OR)　又称优势比、机会比,是测量疾病与暴露强度联系的一个重要指标,是指某组中某事件的比值与另一组该事件的比值之比。

所谓比值(odds)是指某事件发生的可能性,为某个样本中发生某事件的概率与未发生该事件概率的比值。例如,100 名患者中有 80 名患者治愈,那么在这个样本中治愈的比值为 80/100:20/100=4:1 或 4。

在病例对照研究中,只能获得暴露比值比,OR =

$$\frac{病例组暴露非暴露比值}{非病例组暴露非暴露比值} = \frac{\frac{a/a+b}{b/a+b}}{\frac{c/c+d}{d/c+d}} = ad/bc$$(表 56-1)。

在队列研究或随机对照研究中,可以获得发病

比值比,OR = $$\frac{暴露组发病比值}{非暴露组发病比值} = \frac{\frac{a/a+c}{c/a+c}}{\frac{b/b+d}{d/b+d}} = ad/bc$$

(表 56-1)。

OR 表示的意义与 RR 类似。当 OR = 1 时,表示比较的组间没有差异。当评价结局指标为不利事件时,OR<1 表示暴露可能会降低结局风险;但当评价结局指标为有利事件时则相反。

**(二)计量资料的指标**

1. 加权均数差(Weighted mean difference,WMD)　指试验组和对照组均数的差值。它消除了多个研究间绝对值大小的影响,以原有的单位真实反映了试验效应的大小。主要用于 Meta 分析中所有具有相同连续性结局变量和相同度量单位的研究(例如身高、体重等)。在计算 WMD 时需要知道每个原始研究的均数、标准差和样本量。每个原始研究均数差的权重均由其效应估计的精确性决定。

当 WMD = 0 时,表明两组间差异无统计学意义。当 WMD>0 时,可认为该指标试验组均数大于对照组,即试验因素可增加该指标均数;当 WMD<0 时,可认为该指标试验组均数小于对照组,即试验因素可减少该指标均数。

2. 标准化均数差(standardized mean difference,SMD)　指两均数的差值除以合并标准差所得的值。它不仅消除了多个研究间绝对值大小的影响,还消除了多个研究测量单位不同的影响,尤其适用于单位不同或均数相差较大的资料的汇总分析。但是由于 SMD 是一个没有单位的数值,因此,对 SMD 分析结果的解释需要慎重。

# 第二节　评价证据

对于已经筛查出的研究文献而言,其研究质量如何,是其能否为我们临床所应用的重要考虑因素之一。因此,医务工作者在进行循证医学过程中,需要掌握好文献质量和证据质量的评价方法。本节就从单个研究质量的评价以及研究证据质量的评价两个方面来详细阐述。

## 一、随机对照试验的质量评价

就目前而言,随机对照试验(randomized controlled trial,RCT)质量的评价方法最为成熟。因此,本节就如何评价随机对照试验的研究质量进行

具体说明。

## （一）偏倚的概念及分类

说到研究质量，就不得不提偏倚。一篇研究的研究质量高低取决于该研究偏倚风险控制的好坏。所谓偏倚就是指研究的结果或推论偏离于真实值，导致高估或低估干预效应。偏倚是一种系统误差，无法通过统计学方法来消除，只能通过完善方法学来减少。所以，完善的方法学能够提高研究质量，增强研究结果的可信度。根据偏倚的来源可以将偏倚分为以下六类[3]：

选择偏倚——各试验组间基线特征的系统性差异；

实施偏倚——各试验组间提供的治疗或暴露因素的系统性差异；

测量偏倚——各试验组间检测结局数据的系统性差异；

减员偏倚——各试验组间从研究中撤出的系统性差异；

报告偏倚——各试验组间报告与未报告的系统性差异；

其他偏倚——以上未提及的偏倚，例如交叉试验中的沾染、学术造假等。

因此，对一篇研究进行质量评价，即是对其研究方法进行方法学评估，其本质是对研究偏倚风险的评价。偏倚风险低的研究其研究质量高，而偏倚风险高的研究其研究质量低。

## （二）偏倚风险评估表

目前随机对照试验（RCT）较为客观的质量评价方法是 Cochrane 协作网推荐使用的偏倚风险评估表[4]。该表由七个部分构成，每个部分可评价为低风险、高风险或未知风险。偏倚风险评估表所包含的七个部分内容及相应评价原则如下所述：

1. 随机序列的产生（选择偏倚） 若研究采用真随机方法，例如随机数字表、随机序列生成器、抛硬币、摇骰子、抽签等，则评价为低风险；若研究采用假随机方法，例如根据生日、入院日期、住院号入组，根据受试者、临床医师意愿入组或根据检查结果入组等，则评价为高风险；若研究未具体说明随机方法，则评价为未知风险。

2. 隐蔽分组（选择偏倚） 如研究采用中心序列分配、连续编号的具有相同外观的药物容器或连续编号的不透光的密闭信封等方法，则评价为低风险；若采用开放性的随机序列表、缺乏保护措施的信封或未采取隐蔽方式分配随机序列则评价为高风险；若研究未说明是否采用隐蔽分组，则评价为未知风险。

3. 对研究者和受试者实施盲法（实施偏倚）对研究者和受试者施盲，且不可能破盲或未实施盲法，但对结果无影响，则评价为低风险；若因未对研究者和受试者实施盲法或盲法实施不完全导致结果受影响，则评价为高风险；若研究未报告是否对研究者和受试者实施盲法，则评价为未知风险。

4. 对结局评价者实施盲法（测量偏倚） 对结局评价者施盲，且不可能破盲或未实施盲法，但对结果无影响，则评价为低风险；因未对结局评价者实施盲法或盲法实施不完全导致结果测量受影响，则评价为高风险；若研究未报告是否对结局评价者采用盲法，则评价为未知风险。

5. 不完整数据（减员偏倚） 若研究无数据丢失或丢失数据在各干预组上数量均衡或已使用恰当的方法对数据进行了处理，则评价为低风险；若丢失数据在各干预组上数量不均衡或丢失数据对结果产生明显影响，则评价为高风险；若研究未报告是否存在失访数据或失访数据对结果影响不清楚，则评价为未知风险。

6. 选择性报告（报告偏倚） 可获得研究计划，并按照预先拟定的计划报告或无法获得研究计划，但报告了所有期望的结局，则评价为低风险；若并非所有预先设定的结局都被报告或一个至多个主要结局指标按照未预定的方式报告，则评价为高风险；若研究提供的信息不足，则评价为未知风险。

7. 其他偏倚 若存在其他偏倚风险，例如与特定的研究设计相关的偏倚来源（交叉研究设计中的沾染）或学术造假等，则评价为高风险；若不存在任何其他偏倚风险，则评价为低风险；若研究提供的信息不足，则评价为未知风险。

一般来说，当一篇研究的所有评价结果均为低风险时，可以认为该研究的偏倚风险低，即研究质量高。当其一项或多项评价指标为高风险时，则认为该研究的偏倚风险高，即研究质量低。当然，并非所有偏倚风险高的研究其研究质量都低。例如比较手术与药物疗效的研究，由于其在实施盲法上的限制，其实施偏倚都高，然而并不能仅因此一项就认定该研究质量低。我们可以更客观地将其表述为高质量的研究，但存在实施偏倚。

## 二、证据质量的评价分级

当我们检索到相关的研究文献后，如何将这些研究证据应用于我们的工作中呢？哪些研究的证据质量更高呢？目前大多数研究者在对于证据质量的理解仍旧停留在经典的循证金字塔上。该金字塔将证据质量等级按以下顺序排列:系统评价>随机对照研究>队列研究>病例对照研究>病例报告>临床经验>动物研究。然而事实上,有相当多的随机对照研究的研究质量并不可靠,其真正应用于临床的价值并不比一些回顾性研究的价值高。因此,更为客观的一种证据质量评价体系 GRADE 分级(grading of recommendations assessment, development and evaluation)目前被广泛应用。下面我们就来详细阐述 GRADE 分级评价体系。

### (一)GRADE 分级简介

在 GRADE 分级评价体系中,将证据质量分为高、中、低和极低。当证据质量为高时,则说明目前的研究结果可靠,未来进一步的研究很难改变目前的结果;当证据质量为中等时,提示未来更为可靠的研究可能改变目前的结果;当证据质量为低时,则提示未来更为可靠的研究很有可能改变目前的结果;而当证据质量为极低时,则说明目前的研究结果非常不可靠。同时,在 GRADE 分级评价体系中,由随机对照研究得到的证据的初始质量被评定为高质量,而由观察性研究得到的证据的初始质量被评定为低质量。当研究中存在偏倚风险,结果不一致、结果不精确、结果存在间接性以及发表偏倚时,证据质量等级可能下降一个或多个。而当研究结果的效应量足够大、存在量效反应关系以及合理的混杂增加效应的可信度时,证据质量的等级可能增加一个或多个。因此,通过 GRADE 分级评价体系,我们可以看到,观察性研究得出的证据并不一定比随机对照研究得出的证据质量等级低。

### (二)GRADE 分级评价体系评价方法

1. 降低证据质量等级的情况

(1)偏倚风险:当纳入的研究存在较多的偏倚风险时,我们综合这些结果后得到的证据质量级别就可能会降低。随机对照研究偏倚风险的评估方法在上面已经提到,不再赘述。而对于观察性研究的偏倚风险评估主要从以下四个方面来进行考虑:纳入标准是否合理;暴露和结果的测量是否存在缺陷;混杂因素是否充分控制;随访是否完整。通过以上问题,我们可以充分评估证据中是否存在偏倚风险,当证据中存在多个问题时,证据质量的等级可能会降低 2 级。

(2)结果不一致性:当各个研究间存在下列所述的三种情况时,可考虑存在结果的不一致:点估计值在各个研究间变异较大;可信区间在各个研究间无重叠;异质性检验提示异质性较大,但无合理解释。

因此,当研究间存在以上一个或多个情况时,我们可以将证据质量等级降低 1 到 2 级。

(3)结果不精确:结果的不精确性主要通过效应量的 95% 可信区间以及样本量来确定。当可信区间的上下限所代表的真实值不同时,可考虑存在结果的不精确。或者当研究样本量没有达到最优信息样本量(optimal information size,OIS)时,也应考虑存在结果的不精确。所谓 OIS 是指有足够检验效能的单个试验所需的病例数。

(4)间接性:当各个结果间存在间接性比较时,证据质量等级可能下降 1 到 2 级。间接性比较主要来自以下四个方面:①人群差异:例如将成年人的临床研究结果应用于小儿患者时或者将没有合并症的患者的研究应用于存在合并症的患者身上时。②干预措施的差异:例如某些在大型医院进行的临床研究应用于社区医院时。③替代结果:研究者应当关注与患者密切相关的临床结局指标。例如在进行骨质疏松症治疗时,应当关注治疗后病理性骨折的发生率,然而有些临床研究使用了骨密度的改变来作为替代结局指标。当研究中出现替代结果时,可以认为结果间存在间接性。④间接比较:例如有研究发现 A 药的治疗效果优于 B 药,而 B 药的研究效果优于 C 药,因此推断 A 药的治疗效果优于 C 药。这种间接性比较的概念与上面三种不同,但都可能降低证据质量。

(5)发表偏倚:当获得的研究文献均为小样本量或受于某厂商赞助时,应当考虑该问题可能存在发表偏倚。因为某些临床问题的早期研究中,阴性结果并不容易发表。

2. 增加证据质量等级的情况

(1)效应量足够大:在足够严谨的方法学下进行的临床研究,其结果提示效应量足够大时,例如 $RR>2$ 或者 $<0.5$ 时,可以考虑证据质量增加一个等级;当效应量非常大时,例如 $RR>5$ 或者 $<0.2$ 时,可以考虑证据质量增加 2 个等级。

(2)存在量效-反应关系:当研究结果发现存在剂量效应关系时,则高度提示研究前假定的因果关系的可信度较高。这种量效关系会增加我们对观察性研究结果的信息,从而提高证据质量等级。

(3)合理的混杂增加效应的可信度:由于在观察性研究中我们无法去校正未测量的因素对研究结果所产生的影响,因此我们会认为观察性研究的证据质量较低。但是这种混杂因素有可能导致明显的低估治疗效果,因此,如果在明显低估治疗效果的情况下,仍然存在疗效上的差异的话,这样的证据质量可以提高1个等级。例如,在某种治疗干预措施的观察性研究中,发现三甲医院患者的治愈率高于社区医院患者治愈率,然而三甲医院患者的病情很有可能比社区医院患者的病情更严重。因此,这种混杂因素在某种程度上可能导致不利于三甲医院的治疗效果的研究。

### (三) GRADE 分级评价体系的局限性

虽然 GRADE 分级能够最客观的对证据质量进行评价,但是在评价过程中仍然避免不了人为主观因素。同时,GRADE 分级评价体系主要是针对预防和干预性研究来进行的,对于诊断性研究以及卫生体系方面的问题仍然不够完善。

### 三、如何读懂 Meta 分析结果

Meta 分析结果(图 56-1),该图大致可以分为 3 个部分,左上部分为纳入研究的结果、效应量及可信区间和合并后的结果、总效应量及可信区间,左下部分为异质性检验结果和总效应值的假设检验统计量,右侧部分为森林图。森林图是以统计指标和统计分析方法为基础,用数值运算结果绘制出的图型。它在平面直角坐标系中,以一条垂直的等效线(横坐标刻度为 1 或 0)为中心,用平行于横轴的多条线段描述了每个被纳入研究的效应量和可信区间(confidence interval, CI),用一个棱形(或其他图形)描述了多个研究合并的效应量及可信区间。它非常简单和直观地描述了 Meta 分析的统计结果,是 Meta 分析中最常用的结果表达形式。

在 Meta 分析的结果中,读者主要可以获得两个方面的信息,一是干预的有效性,二是纳入研究间的异质性。

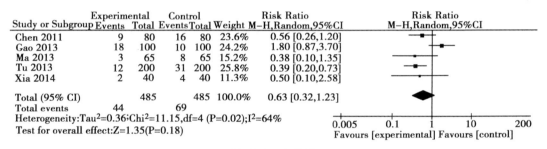

图 56-1　森林图

### (一) 有效性的判定

在 Meta 分析的结果中,我们可以看到纳入的每一项研究的数据及效应量(图 56-1),纳入的每项研究依次显示试验组事件数、试验组总数、对照组事件数、对照组总数、权重以及 RR 值。其中,RR 值后面方括号内的数值代表该研究结果 95% 的可信区间。当可信区间包含 1 的时候,认为试验组和对照组无差异。图中 total(95%CI)一项显示的是将纳入研究的数据进行合并以后的结果。当其可信区间包含 1 的时候,认为试验组和对照组总的效应量无差异。

上述结果以森林图的形式,在右侧更为直观的表示出来。森林图中的竖线为等效线(在刻度为 0 或 1 处),每项研究对应的点代表该研究效应量的值,横线代表该研究效应量的可信区间(图 56-1)。当横线与等效线相交时,说明试验组和对照组效应量相等。当横线落于等效线左侧且不相交时,说明试验组的效应量小于对照组效应量。若该评价结果为不利事件(如死亡率等)时,则说明试验组干预措施为该指标的保护因素。若该评价结果为有利事件

(如治愈率)时,则说明相对于对照组而言,该试验组的干预措施为该指标的有害因素。图中 total(95% CI)一项对应的菱形图像代表纳入研究的合并效应量及可信区间。若该菱形图像与等效线相交,则说明纳入研究的试验组和对照组的合并效应量相等,即两组间无差异。若该菱形图像落于等效线左侧且不相交时,说明试验组的合并效应量小于对照组的合并效应量,其意义如前所述。

总效应量在组间是否有差异还可以通过 Meta 分析结果左下部分 $Z$ 对应的 $P$ 值来评价。$Z$ 即代表总效应值的假设检验统计量。当其对应的 $P$ 值 > 0.05 时,即代表试验组总效应量与对照组总效应量之间无差异,即菱形图像与等效线相交。当其对应的 $P < 0.05$ 时,即代表试验组总效应量与对照组总效应量之间有差异,但该差异究竟是增大效应量还是减少效应量,还需要结合森林图来分析。

### (二) 异质性的判定

1. 异质性的来源　由于纳入的研究来自不同的时间、不同的地域,针对不同的人群,采用了不同

的研究方法和统计学方法,因此研究之间难免存在差异,这种差异称为异质性。根据其来源的不同,可以分为临床异质性、方法学异质性和统计学异质性。

临床异质性指研究参与者的不同、干预措施的不同或评价指标的不同导致的差异。方法学异质性是指试验设计的不同、测量方法的不同或对结局指标定义的不同导致的差异。统计学异质性是以数据为基础,通过统计学方法估计治疗效应的变异。统计学异质性可以理解为纳入的各研究的可信区间重合的程度越小,则各研究间的统计学异质性越大。临床异质性、方法学异质性和统计学异质性相互独立又相互关联。例如临床异质性或方法学异质性可能导致统计学异质性,但是存在统计学异质性的时候,可能不存在临床异质性和方法学异质性。只有排除了研究间的异质性后做出的 Meta 分析结果才是可靠的结果。

2. 异质性的解读 Meta 分析中通常采用 $Q$ 检验和 $I^2$ 统计量来进行异质性检验。$Q$ 检验,当 $P$ 值 $<0.05$ 时,认为研究间存在统计学异质性。$I^2$ 统计量,当 $I^2=0$ 时,表明没有观察到研究间的异质性,随着 $I^2$ 统计量增大,表明研究间的异质性越大。通常简单认为,当 $I^2>50\%$ 时,研究间存在比较明显的异质性。统计结果在 Meta 分析结果的左下部分 Heterogeneity 中显示。

通常读者可以通过 $Q$ 检验来确定研究间是否存在异质性,通过 $I^2$ 统计量来评估研究间异质性的大小。但是,当纳入研究过少时,可能会出现假阴性结果,此时可以通过提高检验水准来增大检验效能,例如 $\alpha=0.1$。当纳入研究过多或存在发表偏倚时,则有可能出现假阳性结果。因此,在对异质性进行解读时,需要结合 $Q$ 检验和 $I^2$ 统计量进行综合评估。

当纳入研究间存在明显的异质性时,说明各研究间的数据不适合进行合并,需要对该异质性来源进行分析,可以采用亚组分析、敏感性分析、Meta 回归、随机效应模式等,若仍不能找到异质性来源,可放弃 Meta 分析,仅对研究结果采用描述性分析。

## 第三节 输血领域循证医学的热点

### 一、不同输血策略

在现代医学中,输血是治疗贫血和出血的重要手段之一。其中,红细胞悬液的输注能增加患者的携氧能力,从而在患者氧耗增加时,提供足够的氧

供。然而,输血也存在着许多的风险,例如感染。全球范围内,由于输血导致的乙型肝炎病毒感染率为 1/100 000~1/400 000;丙型肝炎病毒的感染率为 1/1 600 000~1/3100 000;HIV 的感染率为 1/1 400 000~1/4 700 000。根据 WHO 资料显示,在低收入的发展中国家,由于输血导致的 HIV 感染是高收入国家的 2300 倍[5]。同时,血液制品昂贵的价格也是不能忽略的一个现实问题。

因此,目前大多数学者推荐限制性输血策略,即当患者血红蛋白浓度降低至某个值时,再考虑输血治疗。但是,限制性输血策略是否真的比开放式输血策略更有优势呢?Carson[5] 曾在 2012 年就该问题发表了一项系统评价。下面我们就以该系统评价为例,从循证医学的角度来对该问题进行分析。

#### (一)限制性输血策略能否减少输血患者总人数?

共有 17 项研究比较了在限制性输血策略与开放性输血策略下的用血总人数。结果发现限制性输血策略的确能够减少输血患者的总人数(图 56-2)(RR 0.61,95%CI 0.52~0.72),即限制性输血策略能够减少 39% 的患者使用血液制品。

除开盲法以外,在纳入的 17 项研究中,只有两项研究偏倚风险控制得较好,研究结果可靠性较高,而该研究结果也提示限制性输血策略能够减少输血患者的总人数。

在对纳入的 17 项研究进行异质性分析发现,研究间存在较大的异质性($P<0.000 01$,$I^2=93\%$)。其中 5 项研究结果显示限制性输血策略与开放性输血策略相比,在减少输血患者总人数上无差异。而其余的 12 项研究均提示限制性输血策略能够减少输血患者的总人数。其中两项研究的效应值远远大于其他研究。究其原因可能是该两项研究的对照组无论患者血红蛋白高低、无论患者临床表现如何,均予以输血治疗。同时,作者还发现研究结果间效应值的差异可能跟不同研究采取的不同的输血指征有关。当试验组和对照组输血指征的差值在 20g/L 时,其研究结果的效应值要大于差值小于 20g/L 的研究。

因此,限制性输血策略能够减少输血患者的总人数。但应该注意不同研究中,试验组和对照组的不同输血指征对研究结果的效应值的影响。

#### (二)限制性输血策略能否降低患者病死率及缩短住院日?

共有 5 项研究比较了限制性输血策略和开放性输血策略下的住院死亡率,虽然单个研究均未提示

两组间存在显著差异,但经过数据合并分析后发现,与开放性输血策略相比较,限制性输血策略能够降低23%的住院死亡率(RR 0.77,95%CI 0.62~0.95)(图56-3)。

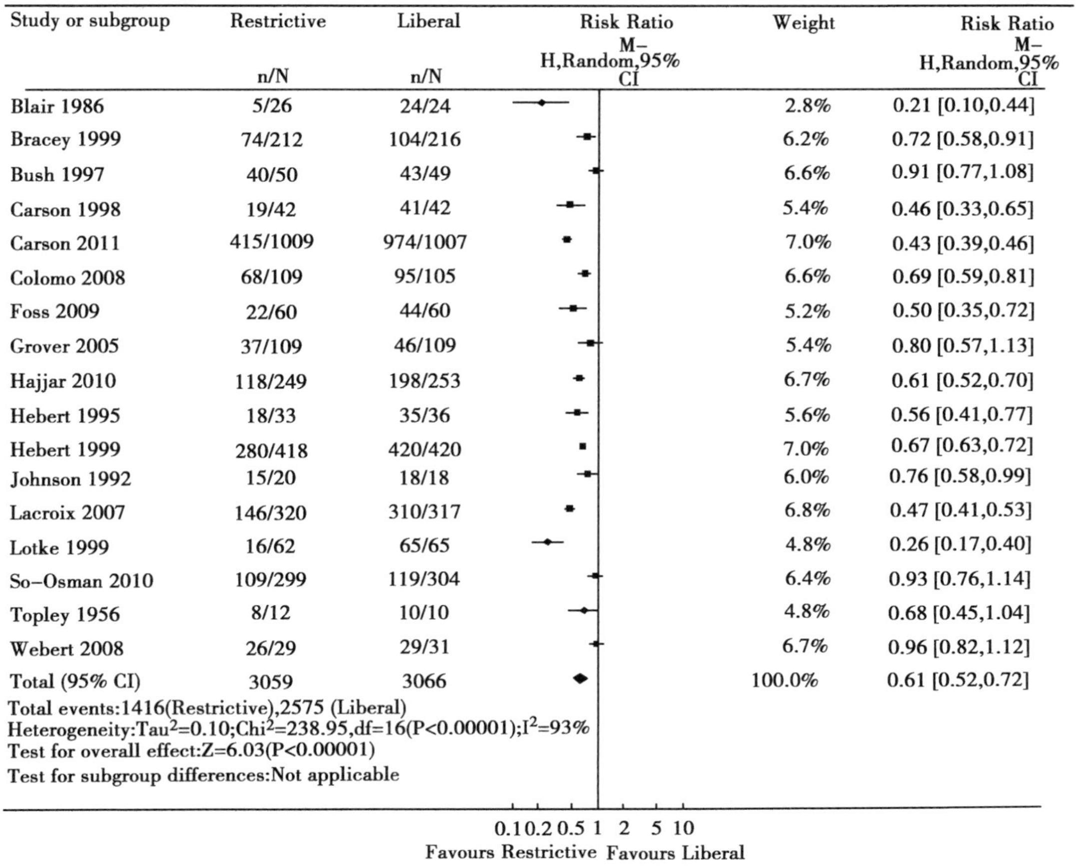

| Study or subgroup | Restrictive n/N | Liberal n/N | Risk Ratio M-H,Random,95% CI | Weight | Risk Ratio M-H,Random,95% CI |
|---|---|---|---|---|---|
| Blair 1986 | 5/26 | 24/24 | | 2.8% | 0.21 [0.10,0.44] |
| Bracey 1999 | 74/212 | 104/216 | | 6.2% | 0.72 [0.58,0.91] |
| Bush 1997 | 40/50 | 43/49 | | 6.6% | 0.91 [0.77,1.08] |
| Carson 1998 | 19/42 | 41/42 | | 5.4% | 0.46 [0.33,0.65] |
| Carson 2011 | 415/1009 | 974/1007 | | 7.0% | 0.43 [0.39,0.46] |
| Colomo 2008 | 68/109 | 95/105 | | 6.6% | 0.69 [0.59,0.81] |
| Foss 2009 | 22/60 | 44/60 | | 5.2% | 0.50 [0.35,0.72] |
| Grover 2005 | 37/109 | 46/109 | | 5.4% | 0.80 [0.57,1.13] |
| Hajjar 2010 | 118/249 | 198/253 | | 6.7% | 0.61 [0.52,0.70] |
| Hebert 1995 | 18/33 | 35/36 | | 5.6% | 0.56 [0.41,0.77] |
| Hebert 1999 | 280/418 | 420/420 | | 7.0% | 0.67 [0.63,0.72] |
| Johnson 1992 | 15/20 | 18/18 | | 6.0% | 0.76 [0.58,0.99] |
| Lacroix 2007 | 146/320 | 310/317 | | 6.8% | 0.47 [0.41,0.53] |
| Lotke 1999 | 16/62 | 65/65 | | 4.8% | 0.26 [0.17,0.40] |
| So-Osman 2010 | 109/299 | 119/304 | | 6.4% | 0.93 [0.76,1.14] |
| Topley 1956 | 8/12 | 10/10 | | 4.8% | 0.68 [0.45,1.04] |
| Webert 2008 | 26/29 | 29/31 | | 6.7% | 0.96 [0.82,1.12] |
| Total (95% CI) | 3059 | 3066 | | 100.0% | 0.61 [0.52,0.72] |

Total events:1416(Restrictive),2575 (Liberal)
Heterogeneity:Tau²=0.10;Chi²=238.95,df=16(P<0.00001);I²=93%
Test for overall effect:Z=6.03(P<0.00001)
Test for subgroup differences:Not applicable

0.1 0.2 0.5 1 2 5 10
Favours Restrictive　Favours Liberal

图 56-2　限制性输血策略对比开放性输血策略下输血总人数

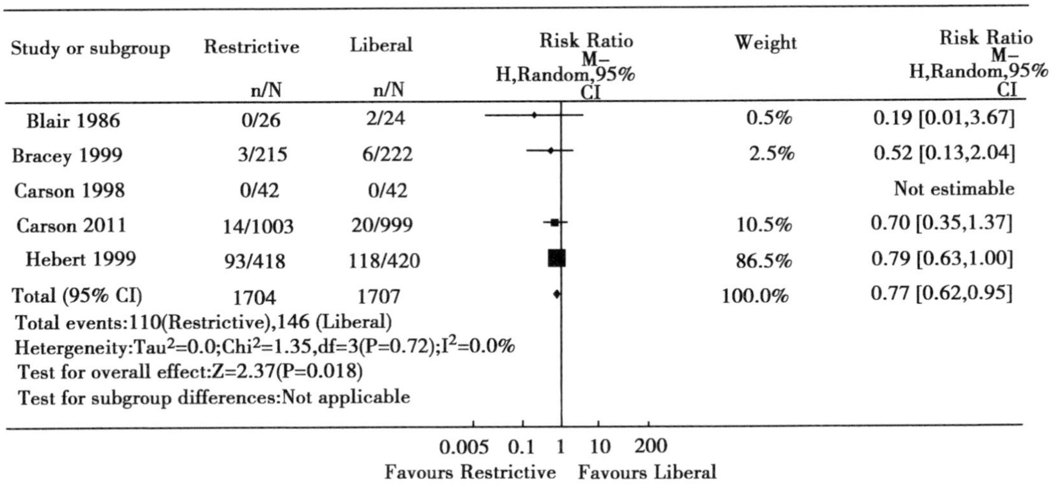

| Study or subgroup | Restrictive n/N | Liberal n/N | Risk Ratio M-H,Random,95% CI | Weight | Risk Ratio M-H,Random,95% CI |
|---|---|---|---|---|---|
| Blair 1986 | 0/26 | 2/24 | | 0.5% | 0.19 [0.01,3.67] |
| Bracey 1999 | 3/215 | 6/222 | | 2.5% | 0.52 [0.13,2.04] |
| Carson 1998 | 0/42 | 0/42 | | | Not estimable |
| Carson 2011 | 14/1003 | 20/999 | | 10.5% | 0.70 [0.35,1.37] |
| Hebert 1999 | 93/418 | 118/420 | | 86.5% | 0.79 [0.63,1.00] |
| Total (95% CI) | 1704 | 1707 | | 100.0% | 0.77 [0.62,0.95] |

Total events:110(Restrictive),146 (Liberal)
Hetergeneity:Tau²=0.0;Chi²=1.35,df=3(P=0.72);I²=0.0%
Test for overall effect:Z=2.37(P=0.018)
Test for subgroup differences:Not applicable

0.005 0.1 1 10 200
Favours Restrictive　Favours Liberal

图 56-3　限制性输血策略对比开放性输血策略下住院死亡率

另有 11 项研究比较了限制性输血策略和开放性输血策略下 30 天患者的死亡率,结果发现两组间无显著统计学差异(RR 0.85,95%CI 0.70~1.03)(图56-4)。

共有 8 项研究比较了限制性输血策略和开放性输血策略下患者的住院时间,结果发现,两组间无显著统计学差异(MD 0.11,95%CI -0.16~0.38)(图56-5)。

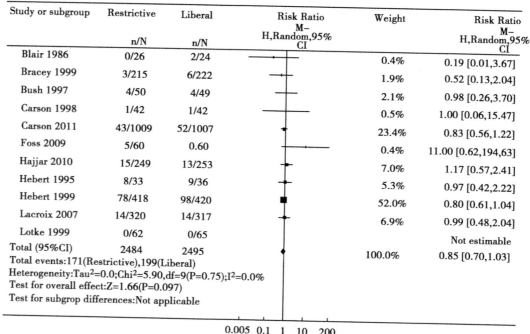

| Study or subgroup | Restrictive n/N | Liberal n/N | Risk Ratio M-H,Random,95% CI | Weight | Risk Ratio M-H,Random,95% CI |
|---|---|---|---|---|---|
| Blair 1986 | 0/26 | 2/24 | | 0.4% | 0.19 [0.01,3.67] |
| Bracey 1999 | 3/215 | 6/222 | | 1.9% | 0.52 [0.13,2.04] |
| Bush 1997 | 4/50 | 4/49 | | 2.1% | 0.98 [0.26,3.70] |
| Carson 1998 | 1/42 | 1/42 | | 0.5% | 1.00 [0.06,15.47] |
| Carson 2011 | 43/1009 | 52/1007 | | 23.4% | 0.83 [0.56,1.22] |
| Foss 2009 | 5/60 | 0.60 | | 0.4% | 11.00 [0.62,194,63] |
| Hajjar 2010 | 15/249 | 13/253 | | 7.0% | 1.17 [0.57,2.41] |
| Hebert 1995 | 8/33 | 9/36 | | 5.3% | 0.97 [0.42,2.22] |
| Hebert 1999 | 78/418 | 98/420 | | 52.0% | 0.80 [0.61,1.04] |
| Lacroix 2007 | 14/320 | 14/317 | | 6.9% | 0.99 [0.48,2.04] |
| Lotke 1999 | 0/62 | 0/65 | | | Not estimable |
| Total (95%CI) | 2484 | 2495 | | 100.0% | 0.85 [0.70,1.03] |

Total events:171(Restrictive),199(Liberal)
Heterogeneity:Tau²=0.0;Chi²=5.90,df=9(P=0.75);I²=0.0%
Test for overall effect:Z=1.66(P=0.097)
Test for subgrop differences:Not applicable

0.005 0.1 1 10 200
Favours Restrictive  Favours Liberal

图 56-4　限制性输血策略对比开放性输血策略下 30 天患者死亡率

| Study or subgroup | Restrictive N | Mean(SD) | Liberal N | Mean(SD) | Mean Difference IV,Random,95% | Weight | Mean Difference IV,Random,95%CI |
|---|---|---|---|---|---|---|---|
| Bracey 1999 | 212 | 7.5(2.9) | 216 | 7.9(4.9) | | 12.8% | -0.40 [-1.16,0.36] |
| Bush 1997 | 50 | 10(6) | 49 | 11(9) | | 0.8% | -1.00 [-4.02,2.02] |
| Carson 1998 | 42 | 6.4(3.4) | 42 | 6.3(3.4) | | 3.5% | 0.10 [-1.35,1.55] |
| Carson 2011 | 1009 | 4 (3.9) | 1007 | 3.7(3.4) | | 72.5% | 0.30 [-0.02,0.62] |
| Foss 2009 | 60 | 17(12.9) | 60 | 18.4(14.4) | | 0.3% | -1.40 [-6.29,3.49] |
| Hebert 1999 | 418 | 34.8(19.5) | 420 | 35.5(19.4) | | 1.1% | -0.70 [-.3.33,1.93] |
| Johnson 1992 | 20 | 7.9(4.3) | 18 | 7.6(1.9) | | 1.7% | 0.30 [-1.78,2.38] |
| So-Osman 2010 | 299 | 9.6(5) | 304 | 10.2(7.4) | | 7.3% | -0.60 [-1.61,0.41] |
| Total (95% CI) | 2110 | | 2116 | | | 100.0% | 0.00 [-0.16,0.38] |

Heterogeneity:Tau²=0.0;Chi²=6.28,df=7(P=0.51):I²=0.0%
Test for overall effect:Z=0.80 (P=0.42)
Test for subgroup differences:Not applicable

-10 -5 0 5 10
Favours Restrictive  Favours Liberal

图 56-5　限制性输血策略对比开放性输血策略下患者平均住院日

在评价住院患者病死率的 5 项研究($P>0.05$,$I^2=0\%$)及 30 天死亡率的 11 项研究($P>0.05$,$I^2=0\%$)结果间,均未发现明显的异质性。评价患者住院日的 8 项研究间也未见明显异质性($P>0.05$,$I^2=0\%$)。

因此,限制性输血策略能够降低住院患者死亡率,但并不减少患者住院日及远期死亡率。

（三）限制性输血策略能否减少患者感染?

共有 6 项研究比较了限制性输血策略和开放性输血策略下患者感染的发生率,结果显示两组间无显著统计学差异(RR 0.81,95%CI 0.66～1.00)(图 56-6)。

纳入的 6 项研究间未见明显异质性($P>0.05$,$I^2=12\%$)。

因此,与开放性输血策略相比较,限制性输血策略并未减少患者感染。

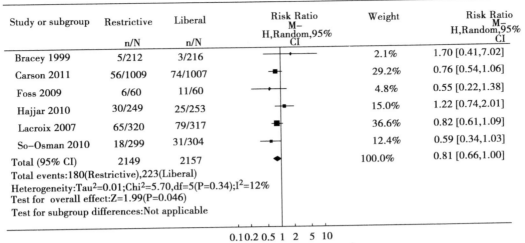

| Study or subgroup | Restrictive n/N | Liberal n/N | Risk Ratio M-H,Random,95% CI | Weight | Risk Ratio M-H,Random,95% CI |
|---|---|---|---|---|---|
| Bracey 1999 | 5/212 | 3/216 | | 2.1% | 1.70 [0.41,7.02] |
| Carson 2011 | 56/1009 | 74/1007 | | 29.2% | 0.76 [0.54,1.06] |
| Foss 2009 | 6/60 | 11/60 | | 4.8% | 0.55 [0.22,1.38] |
| Hajjar 2010 | 30/249 | 25/253 | | 15.0% | 1.22 [0.74,2.01] |
| Lacroix 2007 | 65/320 | 79/317 | | 36.6% | 0.82 [0.61,1.09] |
| So-Osman 2010 | 18/299 | 31/304 | | 12.4% | 0.59 [0.34,1.03] |
| Total (95% CI) | 2149 | 2157 | | 100.0% | 0.81 [0.66,1.00] |

Total events:180(Restrictive),223(Liberal)
Heterogeneity:Tau$^2$=0.01;Chi$^2$=5.70,df=5(P=0.34);I$^2$=12%
Test for overall effect:Z=1.99(P=0.046)
Test for subgroup differences:Not applicable

0.1 0.2 0.5 1 2 5 10
Favours Restrictive Favours Liveral

图 56-6 限制性输血策略对比开放性输血策略下患者感染率

### (四)总结

综合目前的研究认为,限制性输血策略能够减少输血患者的总人数并减少住院死亡率,但在远期死亡率、平均住院日及感染率上并无明显优势。目前一致认为,血红蛋白浓度低于 70g/L 时,患者需进行输血治疗[7]。而血红蛋白浓度在(70~100)g/L这段"灰色区域"时,何时应该输血,输多少血都是不确定的,这在不同的研究采用的不同的输血指征就可以看出来。同时,血液制品作为昂贵的医疗资源,减少不必要的输注,也能够为社会及家庭节省不必要的开销,降低医疗费用的支出。因此,与开放性输血策略相比,限制性输血策略更具有优势。

但是如何限制、限制多少是目前我们还不能准确回答的问题。在今后的研究中,怎样能够给患者制订个体化的输血方案是我们研究的重点。只有当我们把握好限制的"度"的时候,患者才能真正从限制性输血策略中受益。

### 二、红细胞悬液的存储时间与病死率的关系

目前关于红细胞悬液存储时间与患者预后关系的研究有很多,根据 Christophe L 的系统评价[6]可以发现,与输血相关死亡率的随机对照研究并不多。其中一篇 Kor DJ 的研究发现,在 ICU 给予机械通气的患者中,输注新鲜红细胞悬液(储藏 3~5 天)与常规红细胞悬液(储藏 21~36 天)后,两组患者的死亡率无明显差异。该研究有比较明显的局限性。首先研究只纳入了 100 名患者,样本量较小;其次,该研究并未将死亡率作为主要研究结果指标进行研究。更多的关于血液储藏时间与死亡率的研究是回

顾性的研究。在 Pettila 的一项多中心的回顾性观察性研究中,共纳入 757 名患者,研究结果发现,使用平均储藏时间为 7.5 天的红细胞悬液的患者死亡率明显低于使用平均储藏时间为 17.6 天的红细胞悬液的患者。在心脏手术中,Koch CG 使用平均储藏时间为 11 天的红细胞悬液患者的住院死亡率及 1年后死亡率分别比使用平均储藏时间为 20 天的红细胞悬液患者低 1.1% 和 3.6%。而在更多的回顾性研究中,并没有发现红细胞悬液的存储时间与患者的病死率之间有明显的关系。

由于各个研究间从纳入人群,到输血的指征、输血的量,以及结局指标的评价都存在有较大的异质性,因此我们很难将所有的数据进行合并。因为这样合并出来的结果极为不可靠。所以,我们还需要大量的高质量的研究来证实两者之间的关系。

### 三、输血与肿瘤复发

肿瘤的复发与输血是否存在一定的关系目前还暂无定论。通过 Wang 的系统评价[7]我们可以发现,在行膀胱癌根治术后,围术期输血的患者其术后肿瘤复发的可能性比未输血的患者高 1.14 倍。纳入的 3 篇研究根据 Newcastle-Ottawa Scale 评分均为高质量研究,研究结果的一致性高,通过漏斗图也未见有明显的发表偏倚。虽然每项研究结果的效应量并不够大,但是研究所纳入的样本量均大于 360 例,其中一项研究的样本量达到了 2895 例。因此,这样的研究结果可靠性较高。而在另外一篇关于胃肠道肿瘤患者输血 Li L 的系统评价[8]中,我们可以看到相似的结论。在合并了 5 篇研究结果后发现,在胃

肠道肿瘤术后的患者中,输血患者肿瘤复发的可能性是非输血患者的 1.82 倍。然而在这 5 篇纳入的研究中,有一篇研究纳入的病例数不足 200 例,同时研究者并未对纳入的研究进行质量评价。因此,胃肠道肿瘤患者肿瘤复发与输血的关系的可靠性还有待论证。

虽然目前关于输血与肿瘤复发的研究比较多,但是绝大多数研究都是回顾性研究,这样的研究混杂因素太多。因此,输血是否会增加肿瘤复发的风险还需要进一步的前瞻性随机对照研究来更进一步证实。

随着信息化时代的到来,大量的临床医学证据在快速更新,而作为临床医师如何利用循证医学知识来筛选评价出最好的临床证据,并将患者价值和临床医师的专业技能完美地整合以制订出最适合的治疗措施是未来临床医师应当具备的专业能力。同样的,在输血这个临床热点问题上,目前的临床研究还存在很多局限性。如何制订出个体化的输血策略、异体输血的远期并发症以及肿瘤患者能否进行自体输血都是亟待我们回答的临床问题。而在回答这些问题时,充分利用循证医学的知识能够让我们的研究更贴近临床,为患者提供真正有用的临床证据。

(杨 磊　廖 刃)

## 参 考 文 献

1. 李幼平.循证医学.北京:高等教育出版社,2003.
2. 杨克虎.系统评价手册.北京:人民卫生出版社,2010.
3. 张天嵩,钟文昭.实用循证医学方法学.长沙:中南大学出版社,2012.
4. Higgins JPT, Green S.Cochrane Handbook for Systematic Reviews of Interventions Version 5.1.0.Baltimore, MD:The Cochrane Collaboration,2011.
5. Carson JL, Carless PA, Hebert PC.Transfusion thresholds and other strategies for guiding allogeneic red blood cell transfusion.Cochrane Database Syst Rev,2012,18:4.
6. Christophe L, Jean-Louis V.Relationship between red cell storage duration and outcomes in adults receiving red cell transfusions:a systematic review.Critical Care,2013,17:66.
7. Wang YL, Jiang B, Yin FF, et al. Perioperative blood transfusion promotes worse outcomes of bladder Cancer after radical cystectomy:A systematic review and meta-analysis. PLoS One,2015,10 (6):e0130122.
8. Li L, Zhu D, Chen X, et al. Perioperative allogenenic blood transfusionis associated with worse clinical outcome for patients undergoing gastric carcinoma surgery:A meta-analysis.Medicine (Baltimore),2015,94(39):e1574.

# 第五十七章

## 中医与输血

中医学与输血医学,两个学科间看似关联度不高,实则互补性极强,其主要体现在:①临床输血为传统中医补上了一些短板,当今国内中医院广泛开展成分输血就是有力佐证;②现代中医为临床输血也补上一些短板,至少可在减少输血、节约血液资源、降低输血风险等方面发挥独特作用。

中医对"血"的有关认知与现代医学对"血液"的相关认识大体相近,部分差异仍很大,有待深入研究、融合。中医血学说,是研究血的生成、运行、功能及其与脏腑、经络、精、气、津液相互关系的理论。中医认为:血是循行于脉中而富有营养的红色液态物质,是构成人体和维持人体生命活动的基本物质之一。脉是血液运行的管道,血液循脉行于全身,故又将脉称为"血府"。血逸脉外,形成出血,称为"离经之血"。血行脉中,不逸脉外,主要依赖气的推动和固摄之作用。气与血是人体内两大基本物质,具有互根互用的关系。气属阳,血属阴。气为血之帅,血为气之母。气能生血、行血、摄血;血能养气、载气。

本章主要以寻求中医学与输血医学之间的互补性为切入点,主要从以下几方面进行初步探讨:①从中医角度应如何解读各种成分输血的临床作用?②中医药干预对减少、避免各种成分输血能起到什么作用?③中医药干预对常见输血不良反应和输血传播疾病能起到什么作用?④从中西医结合角度探寻造血奥秘,对促进机体造血、研发"人造血"又有何启发[1-6]?

## 第一节 中医与红细胞输血

从全血输血到红细胞输血,对贫血患者的临床救治所起到的重要作用不容置疑。然而,其独特的临床作用该如何从中医角度解读?在临床实践中,特别是血液资源紧缺的当下,借助现代中医辨病辨证分析和中医药干预,能否减少或避免红细胞

输血[7-11]?

### 一、中医对贫血的解读

贫血,是现代医学根据血液检测结果所定义的临床表现,指红细胞数量或血红蛋白浓度低于正常参考值。传统中医并无"贫血"一说,现代中医将其归属"血虚"、"虚劳"等范畴[9-15]。

血虚,是指体内血液不足,不能营养与滋润脏腑、组织、器官的病理状态。血虚的形成主要与以下两方面有关:①血损过多,新生之血补充不及,如各种急性或慢性失血;或温热久羁,耗损营血,或误用汗、吐、下之法,耗津伤血;或用药不慎,直接损伤营血。②生化不及,如饮食营养摄取不足;或脾胃虚弱,运化无力,则水谷精华太少,血液生化乏源;或化生血液之功能减退,如气虚,脏腑功能减退,则即使有源也难生化成血液[8,9]。

虚劳,又称为虚损,是以脏腑亏损,气血阴阳虚衰,久虚不复成劳为主要病机,是以五脏虚证为主要表现的多种慢性虚弱证候之总称。辨证时,应以气、血、阴、阳为纲,五脏虚证为目。施治时,补血需兼补气。《脾胃论》:"血不自生,须得生阳气之药,血自旺矣"[8,9]。

然而,现代中医对贫血患者的诊治,多采用辨病辨证分析法,即:在借助现代医学诊断技术明确贫血性疾病诊断基础上,再根据传统中医四诊进行辨证分析,例如:先明确缺铁性贫血的诊断,再四诊参合进行辨证分析。

临床上,评估贫血患者是否需要输注红细胞改善病情时,同样可借助现代中医辨病辨证分析法:有些患者尽管贫血程度可能已很严重,但其气血运行、组织器官供氧状态仍较好,临床上则可暂不输血或减少输血量。在辨病辨证原则下施以中医药干预,紧急情况下还可酌情选择能快速静脉注射的补气活血、回阳救逆类中药针剂,如北芪针、人参针、参脉

针、参附针等,从而避免或减少红细胞输血[7-11]。

## 二、红细胞输注之补血载气功效

急性大出血,因快速、大量失血导致组织器官供血供氧严重不足,患者可出现虚脱、失血性休克。在此危及患者生命安全紧急时刻,同种异体红细胞输血无疑是最快、最有效的救治措施。

血脱证,又称气随血脱证,是中医所指的因急性大出血引起的血脱、气脱之危急重症。此时快速输注红细胞则可能帮患者转危为安。中医认为:血为气之母,血能载气、固气、防脱。血能养气,血足气旺,血为气的生成和功能发挥创造条件;血能载气,血为气之守,血运载气输布全身。《张氏医通·诸血门》:"气不得血,则散而无统"。红细胞输血及时为急性失血患者补充红细胞,提升血液运载氧气及其他物质的能力,迅速改善组织器官缺血缺氧状态,让虚脱的机体以快速恢复。因此,可用中医"补血载气"之功效诠释这一临床作用[8-10,16-18]。

## 三、补气活血改善组织血氧供给

现代医学认为,评估贫血患者是否需要输注红细胞,外周血红细胞计数值及血红蛋白含量仅可作为参考,关键要看患者组织器官缺血缺氧的严重程度。例如:某些慢性失血性贫血(如缺铁性贫血),尽管患者贫血非常严重,却可能并不需要输注红细胞;而某些原有心脑血管基础病的贫血患者,尽管贫血程度并不严重,但由于重要组织器官缺血缺氧严重,则应及时输注适量红细胞[1,2,10-11]。

影响组织器官供血供氧的因素主要有:①循环血液中红细胞的数量;②红细胞中氧合血红蛋白的含量;③血红蛋白与氧的结合效率;④组织微循环的运行状态;⑤氧合血红蛋白释放氧的效率。红细胞输血,主要对环节①起作用,对②③④⑤环节作用甚微。红细胞中的血红蛋白,能否有效与氧结合、携氧输送到组织器官并高效释氧进入组织细胞,都直接影响着对组织器官的供氧。如果,能有效提升或改善②③④⑤环节,改善肺循环,提升呼吸氧合效益,增加单个红细胞携氧量;促进体循环,增加单个红细胞运氧频次;改善组织微循环,调节氢离子及2,3-二磷酸甘油酸(2,3-diphosphoglycerate,2,3-DPG)浓度,提升氧合血红蛋白解离释放氧效率,改善组织器官血氧供给:那么,则可以减少或避免红细胞输血[10,16-20]。

中医药干预,在增强肺顺应性、提高肺活量、改善肺微循环、减轻肺水肿、促进气体交换、增强心肌活力、促进体循环、扩充血容量、消除炎症水肿、改善组织微环境、调节电解质酸碱平衡等方面,都有其独特的优势,补气活血法是代表之一[10,11]。

## 四、中医药干预减少红细胞输血

中医认为:血是循行于脉中而富有营养的红色液态物质,脉是血液运行的管道。血循脉,运行周身,内至脏腑,外达枝节,周而复始,起着营养和滋润的作用。血的运行,需要动力,而这种推动力,就是气。血属阴,主静、主守;气属阳,主动、主攻。气为血之帅,血为气之母,血非气不运,气随血而脱。若气的推动无力、温煦不足,则可见血运迟缓、四肢发凉、面色无华等症。若血亏损,气失运载,则散而无统,可见气少息微、大汗淋漓、便溏尿清等症。气血与五脏紧密关联,心主血脉,肺朝百脉,肝主疏泄,脾主统血,肾主生血。心气推动、肺气宣降、肝气疏泄,均是推动血液运行的要素。脾气统摄、肝气藏血,是固摄掌控血液运行的要素。《温病条辩》:"故善治血者,不求之有形之血,而求之无形之气[3,5-6,8-12]。"

红细胞输血,为贫血患者及时补充"有形之血",可起到"补血载气"之功效。然而,换个视角,根据"有形之血不能速生,无形之气所当急固"之中医理论,从"无形之气"切入,施以"补气固脱、回阳救逆",仍有望为贫血患者改善病情。在中国古代,由于缺乏输血技术,无法为急性大出血患者输注红细胞,只能采用独参汤、参附汤、参脉汤、八珍汤等救急,据文献记载,确能起到一定的救治作用。随着可便捷静脉注射的中药针剂问世,在一时无法获得红细胞制剂输注的紧急情况下,如边远山区、稀有血型、疑难配型等,中医"补气固脱、回阳救逆"法仍不失为一种有效的救治措施[9-10,18-20]。

综上所述,根据中医气血相关理论和临证实践经验,酌情进行中医药干预,可有效减少或避免红细胞输血。

## 五、失血性贫血的辨证要点

对失血性贫血患者进行辨证分析时,应重点关注"失血"病情。对平素身体健康者,因突发外伤发生紧急大出血,出现急性失血性贫血,即使检测外周血的血红蛋白浓度相对较高,如:检测数值虽高于90g/L(属轻度贫血),但也可能因瞬间失血速度过快,组织器官难以在短时间内代偿适应,缺血缺氧表现严重,此时,紧急输注红细胞应作为可选救治措施之一。相反,对慢性失血性贫血患者,如长期痔疮小量出血所致的缺铁性贫血,即使血红蛋白浓度很低,如:检测数值虽低于60g/L(属重度贫血),甚至30g/L(属极重度贫血),但因失血速度缓慢,病程长,组织器官已逐步代偿适应,缺氧表现较轻,此时,应慎重权衡利弊,尽可能避免红细胞输血[1,2,10]。

因此,对失血性贫血,评估是否需要进行红细胞输血、是否适合进行中医药干预,其辨证分析应把握的要点是:失血所致组织器官缺血缺氧的严重程度。若属气随血脱,脏腑濡养顿失,机体虚脱有阴阳离决之生命危险,那么,紧急输注红细胞,补血载气、固气防脱,就是最佳选择;相反,对病情稳定的慢性失血性贫血患者,则应优先选择中医药干预或现代医学其他抗贫血治疗方案,尽可能避免红细胞输血[10-12,16-20]。

### 六、慢性贫血的辨证要点

慢性贫血性疾病的种类很多,除上述慢性失血性贫血外,常见的有:慢再生障碍性贫血、营养性贫血、恶性贫血、遗传性贫血、骨髓增生异常综合征、慢性白血病、慢性病性贫血等,其共同的特点是:贫血多为渐进性加重,组织器官对缺血缺氧的代偿适应能力较强。换言之,尽管患者贫血程度较重,但对贫血的耐受较好,权衡输血安全风险,选择同种异体红细胞输血的处理可能不妥当。为改善组织器官缺血缺氧状态,酌情选择中医药干预或中西医结合处理可能更妥。在辨病辨证分析基础上,可酌情选择补气活血生血、健脾益气统血、疏肝理气藏血、宣肺通气活血、温肾健髓养血等各法,减少或避免红细胞输血[10-15]。

## 第二节　中医与粒细胞输血

兴起于20世纪90年代的粒细胞输血,临床至今已罕用。针对粒细胞输血的临床作用,本节重点探讨:如何充分利用中西医结合互补优势,帮助粒细胞缺乏患者改善病情。

### 一、中医对粒细胞缺乏的解读

当年,推动粒细胞输血应用于临床的主要原因是:①面对粒细胞缺并发重度感染患者,临床缺乏有效的控制感染手段;②血细胞单采分离技术普及,采供血机构能制备出较高纯度的粒细胞制剂;③血液辐照技术能有效预防因输注同种异体粒细胞制剂

所致的输血相关移植物抗宿主病(transfusion associated graft versus host disease, TA-GVHD)。然而,随着临床预防与控制感染技术的进步以及促粒细胞生长因子生物制剂问世,近年来粒细胞输血在临床少的罕有应用[1,2,21,22]。

粒细胞缺乏患者,发生被细菌、病毒、真菌及其他微生物多重感染的风险极高。对患者进行严格的隔离保护,是预防感染最有效的手段。患者一旦发生感染,则应及时有效地进行联合抗感染处理,粒细胞输血是选项之一。上述都是被动应对的临床措施,主动防范则应是帮助患者提升自身粒细胞数量和质量,增强自身的抗感染能力。在主动防御方面,中医有其独特的优势[23,24]。

粒细胞缺乏,是现代医学根据实验室检测结果所定义的临床表现。传统中医并无"粒缺"一说,现代中医可则将其归属"虚劳"、"温病"等范畴。本病所见虚证为本,或因虚致病,因病成劳;或因病致虚,久虚不复成劳。其病机变化虽多,但不外气血亏虚、阴阳失调、五脏受损,虚、热、瘀、湿为其主要病理表现。温病,是感受温邪所致热病的总称,临床表现以发热、热象偏盛、易化燥伤阴为主。本病所见热证,"外感发热"与"内伤发热"并存,且因个体差异、病程不同,两者占比也不同[23-25,58,59]。

### 二、粒细胞输血之扶正祛邪功效

粒细胞可游离于血管内和血管外,具有吞噬、消化、清除体内病原细菌、病毒、真菌等作用。这一特性,与传统中医所述的营气和卫气的作用很相似,应属于正气的范畴。因此,可用中医治法"扶正祛邪"来诠释粒细胞输血的临床作用。通过快速为患者血液输注补充粒细胞扶扬正气,通过粒细胞清除体内的各种病原体祛除邪气[25-27]。

正气,是一身之气相对邪气时的称谓,指人体内具有抗病、驱邪、调节、修复等作用。从人体功能而言,正气也可理解为是维持脏腑功能正常的能力。邪气,泛指各种致病因素,包括六淫、疠气、虫兽伤、寄生虫、七情内伤、饮食失宜、痰饮、瘀血、结石等。其中,来自人体外部的致病因素称之为外邪;产生于人体内部的病理性代谢产物、致病因素则称之为内邪。扶正,即扶助、提升人体之正气,增强机体抗邪、抗病的能力;祛邪,即祛除邪气,排除或削弱病邪的侵袭和损害[5,25-27,59]。

综上所述,从理论上推导:粒细胞输血确实具备中医之扶正祛邪功效,对提升粒细胞缺乏患者的抗

感染能力有利;但是,在临床实践中却发现,输注同种异体粒细胞制剂后:①实际能帮助患者提升抗感染能力的疗效欠佳;②引发多种输血不良反应及输血传播疾病的概率很高;③在一定程度上还会抑制患者自身粒细胞的生成。用中医解读,则是扶正气未果、驱外邪不力、引内邪新生,这也为如何改进制备粒细胞制剂技术、扬长避短、更好发挥粒细胞输血扶正祛邪作用,提出了新的挑战。

### 三、固本培元增强抗感染能力

粒细胞输血的本意,旨在增强患者的抗感染能力。能否通过其他方法解决问题、谋求相同功效呢?

明清时代,一批中医学者从实践中发现并撷取了"治疗八法"中温法与补法之精粹,创立了培元固本治法,开启了中医学与现代医学免疫学、内分泌学、单核-吞噬细胞系统、体液学、营养学、基因学说等接轨之趋势。固本培元,义有所分。本,有先天之本和后天之本;元,也应有先天之元和后天之元。先天之元,通常是指肾气。后天之元,多指脾胃之气。综观历代医家应用,培元侧重于人体之元气和脾胃之气;固本侧重于人体之肾元,尤以肾阴关要。中医与免疫方面联系较紧密的概念,属肺、脾、肾三脏所主的卫气、肺气、脾气、肾气[27,28,59]。

清代温病学家叶天士论:"温邪上受,首先犯肺",揭示了肺卫在机体抗感染方面的前卫作用。现代医学研究表明:临床上肺气虚患者血 CD3、CD4、CD8 均低于正常水平;CD4/CD8 比值紊乱,以偏高为主。用补益肺气法治疗后,患者不仅自觉症状得以改善,且 CD3、CD4、CD8 比值均显著增高,过高或过低的 CD3、CD4、CD8 比值能得以双向纠正。结果提示:患者体液免疫紊乱有一定程度的改善,机体细胞免疫功能和抗病能力得以增强。

借用现代医学研究成果:肺巨噬细胞吞噬病菌,通过溶菌酶使细菌崩解,再经过呼吸道纤毛运动将病理性代谢物质排出。若从中医角度解读,则均可归属为肺之宣发肃降功能。固本培元法,应不拘一格,既然当初是受中西医结合启发而创立,那么,未来更应沿着此方向深入探寻中西医融合之道,粒细胞输血、提升抗感染能力是切入点之一[23-29]。

### 四、中医药干预减少粒细胞输血

通过输入外源性粒细胞,快速为粒细胞缺乏患者血液中增加粒细胞数量、清除体内病原,以达到控制感染的目的。由此可见,提升患者粒细胞数量不

是目标,是方法与过程,控制感染才是目标[1-2,21-22]。

尽管,随着现代医药技术进步,各种抗感染新药不断问世,临床抗感染手段越来越多。但是,在预防控制感染和提升患者自身抗病能力方面,中医药干预仍具有独特优势。仅以本病为例,单纯针对粒细胞减少这一问题,采用中药复方或单药提升粒细胞数量的研究及报道就有很多。例如:临证研究发现,采用单味中药升麻就可提升患者外周血粒细胞数量。

如何评估患者的抗病能力或抗感染能力,尚无标准可参照,临床上也难以准确把握和量化。外周血粒细胞计数仅可作为提示性指标之一。若采用中医体质或症候量表评估,或许更为妥当。然而,在体质调养方面,未病先防、已病防变、瘥后防复,中医治未病优势明显。借助中医药干预,帮助粒细胞缺乏患者增强体质、增强自身抗感染能力,则可减少或避免粒细胞输血[23-29,58,70]。

### 五、粒细胞缺乏的辨证要点

粒细胞缺乏,是需要通过现代医学检测才能观察到的一个临床表现,传统中医四诊无法察觉。这一指标提示:患者自身抵抗力极低,属中医之"本虚",且易"复感外邪",容易被外来细菌、病毒、真菌及其他病原体感染,也容易发生条件致病菌感染。

正常情况下,存在于人体肠道内的益生菌,如大肠埃希菌、某些真菌等,是机体生理活动所需,不会致病。但是,当患者处于粒细胞缺乏状态时,这些益生菌或平时潜伏体内并不致病的病毒,如 EB 病毒,则因机体条件变化而引发严重复合感染,如同时并发大肠埃希菌性败血症、真菌性肺炎、EB 病毒性肝炎等。

对本病进行辨病辨证分析时,应注意:尽管患者此时处于粒细胞缺乏的状态,病情严重,但尚未发生严重感染。因此,"本虚"是应把握的要点,不可被各种表象迷惑,固本培元、补气养血、调和营卫应作为主要治则[23-29,58-59,70]。

### 六、重症复合感染的辨证要点

粒细胞缺乏患者,一旦并发感染,通常多为重症复合感染,可能既有球菌、杆菌等多种病菌的感染,也合并有病毒、真菌、甚至寄生虫等感染。临床处置时相当棘手,尽管临床上现在可选择的抗感染新药很多,且可以借助药敏试验指导用药,高昂的费用也能承担,但是,事倍功半、顾此失彼是常态。各种强

力抗菌药、抗病毒药、抗真菌药的应用又可能引发毒副作用等新问题。在此须特别强调：对粒细胞缺乏患者，控制感染最有效的措施，就是防范于未然、预防感染、避免被感染；在未被感染前，严格隔离保护、及时固本强体。

粒细胞缺乏并发重症复合感染时，热毒炽盛、外感发热与内伤发热并举、温病症候突出。但是，在辨病辨证分析时，应特别注意到"本虚标实"这个基本点。患者自身抗病能力弱，中性粒细胞缺乏，盲目套用应对"外感温病"之中医治法、盲目实施高强度联合抗感染治疗，则可能事与愿违，不仅无法获得预期疗效，而且还会伤及本就虚弱的体质，加重病情。因此，本病不适用"急则治标、缓则治本"之原则，更适用"标本同治"之原则，消补并用、护本清标。若能充分利用中医固本和西医抗感染治标之各自优势、中西结合、取长补短，肯定比选择单一手段好[21-29,58,59,70]。

# 第三节　中医与血小板输血

自 20 世纪 90 年代引进血小板单采技术后，国内血小板输血从无到有，到广泛普及，到如今开始出现"滥用"问题。中医药干预能否帮助临床避免预防性血小板输注、减少治疗性血小板输注，是本节重点探讨的内容[1,2,30,31]。

## 一、中医对血小板减少的解读

传统中医对出血性疾病的认识，受"四诊"观察能力所限，只能对肉眼可见的出血，如鼻出血、牙龈出血、咯血、吐血、便血、尿血、紫斑等进行思辨、认知。血小板减少是现代医学借助仪器检测所察觉到的与出血关系密切的临床表现，传统中医并无相关论述，而现代中医根据血小板减少与出血性疾病的联系，将其归属"紫癜"、"血证"等范畴[6,31-35]。

血小板数量减少，是影响出血的主要因素之一，却不是决定性因素。出血发生与以下三个因素关系密切：①血管内皮损伤；②凝血因子缺乏；③血小板数量不足。血液运行于血管内，如果没有血管内皮的损伤，即使血小板数量或凝血因子含量低，通常也不会逸出血管外，发生出血。例如：临床常见的免疫性血小板减少性紫癜（ITP）和血友病，尽管发生出血的风险高，但如果没有血管损伤，出血仍不会发生。因此认为，因素①血管内皮损伤是出血发生的决定性因素[1,2,32,33,39]。

当然，因外伤或内源性毒素导致血管内皮受损时，血液中的血小板和凝血因子，可以通过启动凝血和纤溶系统，及时修复受损的血管内皮。如果体内缺乏足够的血小板和凝血因子形成血栓、阻止血液逸出血管外，则出血难以被终止。洞察出血发生各因素的作用，则为中医药干预以减少血小板输注找到切入点[31]。

出血，与传统中医"热、气、瘀"的概念关系紧密。中医认为：血热妄行、灼脉伤络、气不摄血、血不循经、溢于脉外；血行不畅、瘀血阻络、热毒内生，脉灼气滞。借助现代医学有关弥散性血管内凝血（disseminate intravascular coagulation, DIC）病理机制，便于理解上述中医认知。DIC 发生时，循环血液中的病原体、内毒素、肿瘤细胞、组织因子、药物或毒物等弥漫损伤血管内皮，从而诱发血管内出现弥散性凝血、微血栓弥散形成，从而又引发弥漫性纤维蛋白溶解，病理性纤溶亢进又进一步损伤血管内皮……形成恶性循环。血小板计数进行性减少只是 DIC 病理进程中的表象。消除诱因，才可能终止 DIC 之恶性循环。若盲目输注血小板，则只会加重 DIC 病情[6,9,31,35]。

## 二、血小板输血之补血宁络功效

因血小板少而出血不止，及时为患者进行治疗性血小板输注，是临床最佳应急处理措施。其目的并非提升血小板数，而是通过加强血管修复能力而实现止血。通过输注血小板，以求在受损血管内皮处形成局部血栓，从而实现及时止血和日后修复受损血管的目标。

根据上述认知，用中医诠释其功效，可分为两部分：①输注血小板，显然属"补血"范畴；②在受损血管内皮处形成血栓，起到止血及修复血管的作用，当属"宁络"范畴。因此认为，血小板输血之中医功效是"补血宁络"。

对于血小板计数低但尚无明显出血表现的患者，仍存有潜在的、未能被察觉的血管内皮损伤可能。但可能由于自身血小板数量少，这些隐性受损的部分血管内皮未能被及时修复，从而成为发生大出血的严重隐患。因此，补血宁络仍适用于中医对预防性血小板输注作用的诠释[6,9,31,35]。

## 三、清热凉血减少血小板被破坏

自身血小板数量为何会减少？除生成不足外，就是被破坏太多。破坏血小板的因素不被消除或对血小板保护不利,输注血小板就难以有效提升患者血液中的血小板数量,或仅能短暂提升。换个角度看问题,如消除了血小板被破坏因素或对血小板保护到位,那么,冒着输血安全风险为患者输注血小板或许就没有必要。例如:免疫性血小板减少性紫癜(ITP)、血栓性血小板减少性紫癜(thrombotic thrombocytopenic purpura,TTP)、诱因未除的弥散性血管内凝血(DIC)……盲目输注血小板不仅不能提升血小板计数,反而可能加重病情。

导致血小板被破坏的原因很多,因病而不同。例如:ITP 患者体内存在抗血小板自身抗体;TTP 患者存在不明原因诱发的广泛病理性微血栓形成;DIC 患者有明确诱因引发弥散性血管内凝血……但是,从中医角度观察,通常都有"血热"这么一个共性,临证施以"清热凉血"法进行干预多能有效改善病情、减轻出血,或起到止血或预防出血的作用,部分患者可见血小板计数回升。以国家名老中医梁冰教授为代表的中医学者已发表大量相关文献。

清热,或能有效清除体内破坏血小板之热毒;凉血,或能有效为血小板提供保护。或者,清热凉血还存在交集、协同之作用。由于缺乏充分的循证医学证据,现只能根据临证观察和相关文献报道加以推论[31-35,59,64,65]。

## 四、中医药干预减少血小板输血

因血小板数量少而发生出血是否需要进行治疗性血小板输注,或因潜在发生出血风险高是否需要进行预防性血小板输注?进行临床评估时,综合权衡利弊得失是首要原则,仅以血小板计数减少的严重程度作为判断依据,既不妥,也不科学。特别在评估预防性血小板输注方面,更应引起高度重视。例如,临床常见:尽管 ITP 患者的血小板计数非常低,甚至<5×10⁹/L,但短期内发生大出血者几乎没有;很多患者在接受预防性血小板输注后,血小板计数不升反降。

前文已述,出血的发生与血管内皮损伤、凝血因子缺乏和血小板数量不足都有关,血管内皮损伤是决定性因素。中医药干预不仅应谋求如何保护血小板和减少被破坏,而且还应谋求如何保护血管内皮和修复受损部位。围绕前文已述的中医"热、气、瘀"概念,根据辨病辨证分析具体情况,至少可从清热凉血、益气摄血、活血化瘀等角度切入,求得止血、预防出血之疗效,从而减少或避免血小板输注。

中医认为:外邪入里,热毒内蕴,气虚血瘀,瘀血化热,灼脉伤络,气不统血,热血妄行,血不归经,溢于脉外,则可见出血、紫斑。热则寒之、虚则补之、瘀则散之;清热凉血,守血循脉,补气摄血,统血归经,理气活血,散瘀通络;热散气统,气血调和,血运畅通,安于脉中,则可止血和预防出血[31-35,59,65]。

## 五、血小板减少相关出血的辨证要点

临床上有很多出血情况,与患者外周血中血小板减少密切相关。如:严重外伤、大创面手术出血,体内正常储备的血小板被大量丢失或快速消耗,而自体又无法在短时间内代偿生成补充,此时紧急实施治疗性血小板输注是最快、最有效的止血措施。然而,临床上也有很多出血情况,虽伴有血小板计数低,但输注血小板并不能改善出血或可能加重病情,如前文所述的 ITP、TTP、DIC 情况,则此时可能不宜输注血小板。

因此,对血小板减少相关出血的情况,应首先查明导致血小板计数低和出血的原因,再评估是否可实施血小板输注。在选择中医药干预、进行辨病辨证分析时,应注意把握以下要点:①坚持中西医结合,借助现代医学手段,明确诊断、查明病因,在辨病前提下进行辨证分析;②四诊参合辨证分析应纳入现代医学检测结果,如血小板计数、凝血功能、骨髓象等要素;③辨证施治时应注意到,出血表现及血小板计数低是"标"而不是"本";④谨慎评估出血风险及危急程度才能更好确立施治大原则,如:是急则治标、缓则治本,或是标本同治,或是重本轻标[31-35,59,65,70]。

## 六、原发性血小板减少性紫癜的辨证要点

目前,临床对血小板减少性紫癜一类患者的诊断名称使用较混乱,缺乏统一规范,有诊断为原发性血小板减少性紫癜(primary thrombocytopenic purpura)的;也有诊断为免疫性血小板减少性紫癜(immunologic thrombocytopenic purpura)的,英文缩写为 ITP;也有诊断为特发性血小板减少性紫癜(idiopathic thrombocytopenic purpura)的,英文缩写也为 ITP。或许,选用不同诊断名称是刻意与后续治疗方案保持更好的一致性。值得引起关注的问题是:三个不同的诊断名称相应所指代的疾病,还是有一定的区别。例如,免疫性血小板减少性紫癜就非常明确地表达其病因是免疫因素;而特发性血小板减少性紫癜则可能涵盖更多未知病因。选用原发性血小板减少性紫癜作为诊断名称,主要体现与继发性的

区别,两者应分别采用不同的治疗方案。

临床常见,许多原发性血小板减少性紫癜的患者并无紫癜、紫斑、皮肤黏膜出血等出血表现,可能仅有"血小板计数低"这个检测指标型临床表现。因此,对本病进行中医辨证时:①应借助现代医学检测手段,参照血小板计数值减低程度,在辨病前提进行辨证分析;②四诊合参,仍是辨证分型的主要依据;③评估是否需要输注血小板补血宁络,应纳入辨证分析范畴[32-35]。

## 第四节　中医与血浆输注

血浆输注,国内临床至今仍很热衷,或许是因为凝血因子生物制剂供应不足,或许是临床应用确实能有效为患者改善多种病情。难道血浆输注的作用仅仅是补充凝血因子这么简单? 从中医角度去审视其临床疗效,又能带来什么启发与思考[1,2,36,37]?

### 一、中医对凝血因子缺乏的解读

现代医学研究表明:多数凝血因子在肝脏合成,少数在骨髓、组织、内皮或巨核细胞合成。凝血因子缺乏可分为获得性和先天性两类,前者多与原发病导致肝损害、骨髓造血功能障碍有关;后者则与遗传基因缺陷有关。输注血浆或注射凝血因子制剂只能起到短暂补充的作用,是"治标不治本"的临床应急措施。对获得性患者而言,对原发病控制、恢复肝脏及骨髓等再生凝血因子能力才是临床治疗的重点。对先天性患者而言,采取综合措施防范出血才是临床处理的关键。

对凝血因子的认识,是现代医学研究发现的成果,传统中医对此没有认知。根据现代医学对凝血因子缺乏相关疾病的认知,现代中医将其归属"血证"、"虚劳"、"鼓胀"、"先天禀赋不足"等范畴[6,9,38-40]。

### 二、血浆输注之引血归经功效

众所周知,血浆制剂中富含凝血因子。然而,认为血浆输注仅能起到替代补充凝血因子的作用是片面的、局限的,也不科学。冰冻保存的血浆中,除富含被重点关注的部分凝血因子外,还含有大量未被关注的或被忽视的大量其他有效成分。血浆输注、血浆置换用于 TTP 的救治并能获得肯定疗效,就是最有力佐证和最好的启发:对改善病情起到重要作用的,并非输入血浆中的凝血因子,而恰恰是至今仍

未探明的血浆其他成分[41-44]。

出血发生的决定性因素,是血管内皮损伤。然而,机体对受损血管内皮进行修复,需要多种凝血因子的参与。如果血液中的凝血因子缺乏,则在血管受损部位难以形成血栓进行止血、受损血管内皮也难以被修复。因此认为,在止血和修复血管内皮方面,血浆输注与血小板输血作用类似,也具有"补血宁络"之中医功效。

然而,血浆制剂除富含凝血因子外,还富含多种无机物、有机物及蛋白质等成分,如镁离子、糖类、磷脂、氨基酸、激素、维生素、酶、铜蓝蛋白、结合珠蛋白、血红素结合蛋白、运铁蛋白、脂蛋白、清蛋白、球蛋白、补体等。需要输注血浆补充凝血因子的患者,其原发基础病情通常都较严重、各种病理性改变和紊乱错综复杂都有待综合调整平衡。人工肝技术的成功应用则提示:血浆输注除具有补充凝血因子作用外,或许对患者血液组分病理性改变和紊乱可起到有效的综合调整平衡作用。借用中医抽象概念解读,则可将其归属"引血归经"之功效[6,9,40,41]。

### 三、疏肝健脾促进凝血因子生成

中医认为:肝藏血、养血、调血,脾生血、统血、摄血。《内经·灵枢·决气》:中焦受气取汁,变化而赤,是谓血。肝、脾是中焦所囊括的两个主要脏系。结合现代医学研究成果分析,促进自身凝血因子生成的关键在于如何调和"肝、脾"两系的各种矛盾。疏肝健脾法,是临证常用治则之一。

现代医学研究揭示多数凝血因子主要合成于肝脏,从微观角度为中医关于"肝藏血"理论进行了佐证和诠释。中医认为:肝藏血,是指肝具有贮藏血液、调节血量和防止出血的功能,其生理意义主要体现在以下五个方面:①肝贮藏足量血液,化生和涵养肝气,使之冲和畅达、疏泄有度;②可根据人体生理需求调节分配各部位血量;③濡养肝脏及其形体官窍,并使其功能正常;④保障育龄期女性月经来潮;⑤肝阴主凝、肝气主摄,从而发挥凝血和防止出血之功能。肝主疏泄,肝气疏通、畅达全身气机,促进精血津液运行输布、脾胃之气升降、胆汁分泌排泄及情志舒畅。脾为后天之本,主运化、统血,化生、充实人体生命所需的精气血津液。因此认为,疏肝健脾可促进自身凝血因子生成[5,6,34,51,52]。

### 四、中医药干预减少血浆输注

血浆输注在国内广泛应用,血浆制剂呈现供不

应求的局面。在临床应用中,所谓不合理输注的占比究竟有多大、对合理性的评判又是否科学、合理,近年来一直争议很大。输注血浆的目的是什么:①补充外源性凝血因子?②帮助修复受损血管内皮?③帮助改善病理性血液组分失衡?④预防出血或降低出血风险?⑤帮助患者改善其他相关病情?

为减少或避免血浆输注,选择中医药干预可从以下两方面寻找切入点:一方面,针对上述血浆输注的作用,通过辨病辨证施治,施以疏肝理气、滋阴养血、健脾生血、补气统血、清热祛湿、凉血宁络等治法,避免盲目输注血浆;另一方面,可借用中医思维模式,打破血浆输注仅能补充凝血因子的固有思维,以临床需求和疗效为指引,提升血浆制剂的产品质量。如:研发出灭活病毒、脱水高浓血浆或冻干粉剂等,扬长避短,充分发挥血浆输注之"补血宁络"、"引血归经"等中医功效,科学规范新血浆制剂的临床应用行为,从而减少盲目输注血浆[1,2,36-44]。

### 五、获得性凝血因子缺乏的辨证要点

既然是获得性凝血因子缺乏,有效治疗、控制原发基础病才是治本之道,输注血浆补充外源性凝血因子只是治标之策。选择中医药介入进行干预时,应紧紧围绕原发基础病变这个"本"进行辨病辨证分析、序贯展开施治,而不要被出血表现、凝血因子缺乏这些表象迷惑或影响。必要时,急则治标是可取的,通过血浆输注补血宁络、引血归经,快速有效地止血、改善病情。但应注意到"本虚标轻"是多数此类患者的共同特征,坚持中西医结合,借助现代医学检测手段,明确原发病诊断,在辨病基础上进行四诊参合、辨证分析,施治以"重本轻标"为大原则[6,9,38,40]。

### 六、先天性凝血因子缺乏的辨证要点

先天性凝血因子缺乏,如甲型血友病,是遗传基因缺陷所致,现代中医将此类病症均归属"先天禀赋不足"的范畴。至今为止,现代医学基因治疗仍处在基础实验研究阶段,凝血因子替代治疗仍是临床用于治标的主要手段。

中医对先天禀赋缺陷类病症的干预,重在后天体质调养、预防出血及出血发生后的对症处理。因此,对本病辨证时:①借助现代医学检测手段,明确遗传性疾病的诊断是前提;②体质辨识、日常调养纠偏、预防出血是重点;③出血发生后,治标为先,也应坚持在辨病基础上四诊参合、对症处理,具有"补血

宁络"、"引血归经"功效的血浆输注治法,应纳入辨证施治分析中[6,9,39,40]。

## 第五节　中医与白蛋白输注

生物制剂人血白蛋白,广义上仍属临床输血研究的范畴。白蛋白输注的临床作用相对较单纯,而与此相关的中医研究文献很多。本节主要从中西医结合角度,围绕内科常见肝性和肾性低蛋白血症进行相关探讨[48-50]。

### 一、中医对低蛋白血症的解读

低蛋白血症,是根据现代医学检测结果所定义的临床表现,血浆中白蛋白含量较少、血液胶体渗透压减低,则患者可出现颜面肿胀、下肢水肿、腹水、胸腔积液、心悸、心包积液等临床表现。尽管传统中医对白蛋白相关问题没有认知,但借助四诊参合和思辨分析,对水肿、腹水、胸腔积液、心悸等现象的认知很多。现代中医,在借鉴现代医学对低蛋白血症与相关疾病关系研究成果的基础上,结合传统中医与之关联的理论与假说,将与低蛋白血症相关的水泛病症归属"水肿"、"鼓胀"、"心悸"等范畴[6,9,45-54]。

### 二、白蛋白输注之调通水道功效

白蛋白输注的主要临床作用是:通过快速增加患者循环血液中白蛋白含量,短暂提升血液胶体渗透压,将漏出血管、离散分布于细胞内或组织间隙、积聚于脏腔内的水液,吸纳回收入循环血液,从而起到扩充血容量、消除细胞组织水肿及脏腔积液的作用。也由此可见,输注白蛋白所能起到的作用,是将漏出液回收入循环血液。要减少体内过多的水液,仍需要通过尿液、汗液、粪便等途径排出体外。换言之,如果人体水液的排泄功能有障碍,单纯依赖白蛋白回收漏出液,则难以消除水肿和积液。

中医对"水肿"、"鼓胀"、"心悸"等水泛病症进行施治,特别注重从调和气、血、津、液及脏腑矛盾入手,以"调通水道"治则,消除水泛病症。传统中医没有白蛋白这一概念,但根据白蛋白的生理功能,则可理解为:白蛋白或许正是中医所言"气"体内精微物质的成分之一,或许可归属"营气"之范畴。然而,从输注白蛋白、提高胶体渗透压、回收漏出液入血、再通过排泄系统将多余水液排出体外的整个过程看,将输注白蛋白之中医功效归属"调通水道",可能更贴切[6,9,45-54]。

### 三、养肝固肾升留血浆白蛋白

肝功能受损,白蛋白合成不足;肾功能及结构异常,白蛋白丢失过多,是导致低蛋白血症的主要病因。这也为寻求中医药干预,指明了方向。借助中医养肝优势,则可谋求增加肝对白蛋白的合成;借助中医固肾优势,则可谋求减少肾对白蛋白的丢失。合成增多,丢失减少,自身血浆白蛋白含量提高,则能减少或避免外源性白蛋白输注。

《素问·水热穴论》:肾者,谓之关也。关门不利,故聚水而从其类也。上下溢于皮肤,故为胕肿……肾者牝藏也,地气上者属于肾,而生水液也。故曰至阴。勇而劳甚,则肾汗出,肾汗出逢于风,内不得入于藏腑,外不得越于皮肤,客于玄府,行于皮里,传为胕肿。

现代医学实验研究表明:肝纤维化大鼠肝细胞生成白蛋白的功能降低,细胞外胶原生成率显著增加,而后者的改变主要与细胞内外的胶原降解活性降低有关。含扶正化瘀中药成分的血清,具有促进肝纤维化大鼠肝细胞向正常肝细胞生理功能转化的作用;扶正化瘀方,有良好的抗肝纤维化作用,可抑制肝星状细胞增殖及胶原生成,促进肝细胞合成白蛋白。

养肝固肾,增加白蛋白合成、减少白蛋白丢失、升留血浆白蛋白,不仅有理论与实验研究支撑,而且大量临证实践报道有效[45-47,51-54]。

### 四、中医药干预减少白蛋白输注

中医认为:脾游溢精气,上输于肺,输布后天之水。肺主宣发肃降,宣发卫气,司腠理开合,调节汗液排泄,肃降水液,下行于膀胱。心主血脉,肾主水,心肾两虚,则水液津血代谢失常。水停气滞,久致血运不畅,瘀血内阻。《素问·经脉别论》:饮入于胃,游溢精气,上输于脾,脾气散精,上归于肺,通调水道,下输膀胱。

由此可见,中医药干预不仅有望通过调和肝系、肾系之矛盾,而且还有望通过调和脾系、肺系、心系及气血、阴阳等多层次、多维度的矛盾,施以生血、利水、祛湿、消肿等综合治法,促进白蛋白生成、减少白蛋白耗损,通调水道、消除水泛,实现减少或避免白蛋白输注的目标[3,5,6,9,40]。

### 五、肝性低蛋白血症的辨证要点

肝性低蛋白血症,其本因是肝脏受损、白蛋白合成功能障碍。输注外源性白蛋白只能是用于救急的"治标"之策,不可持续。对肝硬化腹水等肝性低蛋白血症患者,现代医学也主张应严格掌控白蛋白输注指征。因此,对此类患者辨证施治时,仍应坚持中西医结合,借助现代医学检测手段,明确诊断,探明病因病机,在辨病前提下四诊参合进行辨证分析,重在治本,护肝养血、调通水道,兼顾治标,酌情输注白蛋白,改善低蛋白血症及腹水等病情,但切不可被这些表象迷惑干扰,重标轻本。有关肝性低蛋白血症及腹水的中医治法及文献报道海量,上述建议仅供参考[9,43-52]。

### 六、肾性低蛋白血症的辨证要点

肾性低蛋白血症,其本因是肾脏功能及结构受损、血浆白蛋白随排尿丢失。输注外源性白蛋白,同样是应急"治标"之策,不可持续。对低蛋白血症的肾性水肿患者,现代医学同样主张严格掌控白蛋白输注指征。因此,对此类患者辨证施治时,仍应坚持中西医结合,借助现代医学检测手段,明确诊断,探明病因病机。在辨病前提下四诊参合进行辨证分析,重在治本,健脾固肾、祛湿利水,消除蛋白尿;兼顾治标,酌情输注白蛋白,改善水肿、低蛋白血症等病情,但切不可被这些表象迷惑干扰,重标轻本。有关肾性低蛋白血症、水肿、蛋白尿的中医治法及文献报道更多,上述观点仅供参考[9,48-50,53]。

## 第六节 中医与输血并发症

输血并发症,是输血不良反应与输血传播疾病的总称,指因输血导致受血者出现用原发基础病不能解释的新症状、体征及其他临床表现,如溶血、发热、过敏、病毒感染等。为探讨中医药干预输血并发症之道,本节试从热、毒、营、血等角度切入[55-59]。

### 一、中医对输血并发症的解读

输血,直接将异体血液(成分)注入患者血管内。对看重人体是相对封闭、独立运行、自我完善之体系的传统中医而言,这些强行注入体内的非己异物,则可从"外邪入里"角度探究。事实也是如此,在输血治疗对患者病情发挥正面有效作用的同时,也带来更为复杂多样、不可预测的负面损害效应。现代医学将这些负面效应分为两大类:输血不良反应和输血传播疾病,其中,有部分输血并发症正被关注、研究,仍有许多未被关注或仍未知。

清代医家叶天士,将《内经》卫气营血之生理概念加以引申,结合临证实践,将外感温热病的证候、病机,创造性地概括为卫分、气分、营分、血分四个层次和阶段,创新建立了"卫气营血辨证"法。这一中医诊断方法,看来很适用于探寻中医药如何干预输血并发症。

异体血液制剂中,除含有对患者有益的成分外,也带有多种有害物质、病原、病毒等,通过静脉输注,直接进入患者脉管内。参照卫气营血辨证,则可将这一病理现象解读为:"外邪"、"热毒"直接侵入"营分"、"血分"。尽管,这与传统中医对"外感温热病"所认知的从卫分逐渐传入气分、营分、血分的传变规律有很大区别,但是,仍有很多类同。因此,卫气营血辨证法,仍值得借鉴和应用。

传统中医所讲的营分证,是指温邪内陷、劫伤营阴、心神被扰所表现的证候。温邪入营,灼伤营阴,热窜血络,病情加重,则由营入血。血分证,是指温热病邪深入血分,热盛动血、耗阴、动风所表现的证候,是温热病恶化的最后阶段。其病变涉及心、肝、肾三脏,病证有热盛动血、热极生风、热伤阴血、虚风内动。

借助现代医学对输血并发症的研究成果,参照传统中医对温热病及卫气营血的认知,则可从"热、毒、营、血"角度寻求中医药干预输血并发症之切入点[55-70]。

## 二、凉血清热对溶血性输血反应的作用

现代中医,将免疫性溶血性贫血归属"急黄"、"虚黄"等范畴。尽管溶血性输血反应的病因与其不同,但诱发溶血的病理过程基本相同,因此,也可将急性溶血性输血反应归属"急黄"范畴,慢性溶血性输血反应归属"虚黄"范畴加以研究。

急则治标,缓者治本。急性溶血性输血反应,来势凶猛,病情危急,临床救治处理时,非常重视在以下环节快速发挥作用:①稳定红细胞膜,以避免或减少新的溶血发生;②阻断病理性抗原、抗体、补体结合,终止免疫性溶血反应;③清除非免疫性有害物质,避免其继续破坏红细胞;④清除血管内溶血释放的游离血红蛋白等有害物质,避免或减少对重要组织器官的损害;⑤预防和处理溶血引发的其他并发症,如:DIC、急性肾衰竭、高钾血症、酸中毒等。

针对上述情况,溶血发生在血管内,其热、毒肯定聚集于营、血,则可以"清营泻热、凉血解毒"对之。急性溶血性输血反应突发时,煎煮传统汤药费

时,主张选择可便捷使用的静脉注射中药针剂、口服剂、灌肠剂等。现代临床药理等研究揭示,许多中药制剂对稳定红细胞膜、抑制免疫反应、中和清除毒素等方面都有其独特的作用。对慢性溶血性输血反应,个体化、针对性更强的传统汤药则不会受急救时间制约,中医药干预的独特作用则更为突出[13,55,56,59,64,65]。

## 三、滋阴清热对非溶血性发热性输血反应的作用

非溶血性发热性输血反应(non-hemolytic febrile transfusion reactions,NHFTR),是个相对较笼统的医学概念,除溶血性输血反应所致的发热外,涵盖了其他所有输血不良反应所致的发热。正因为此,尽管采用了分类处理,但阐述其病因、病机仍欠清晰,从而对临床处理的指导性差。发生NHFTR时,临床通常仍采用简单的"降温"、"退热"等对症处理措施,盲目使用糖皮质激素的情况呈"泛滥"趋势。

对"发热"病证,中医有独特的认知,主要分"外感发热"和"内伤发热"两大类。结合现代医学知识进行中医思辨,NHFTR的发热应是外感、内伤兼有之,个体差异则可能具体表现在两者轻重占比的不同。

紧接的问题是:①外感何邪? 输注血液制剂中引起患者发热的相关免疫蛋白、白细胞抗体、变性蛋白、细菌性热原……均可视之为"热邪";②邪在何处? 如前文所述,邪直入营分、血分;③内伤何在? 温邪内陷、劫伤营阴、心神被扰;邪入血分,热盛动血、耗阴动风,伤及心肝肾三脏。

综上所述,针对不同个体情况,在辨病前提下,四诊合参、辨证分析,以滋阴清热为治则,酌情调整滋阴、清热比重,不失为中医药干预非溶血性发热性输血反应之良策[55-60,64,65]。

## 四、清热解毒对输血相关过敏反应的作用

过敏反应,因接触过敏原而起。根据接触途径不同,过敏原可分五类:①吸入式过敏原;②食入式过敏原;③接触式过敏原;④注射式过敏原;⑤自身组织抗原。临床应对措施主要有:①避免接触过敏原;②清除已接触的过敏原;③阻断过敏反应发生;④抑制过敏反应发展;⑤减轻过敏反应对机体的损害;⑥脱敏治疗。很显然,因输血引发过敏反应的过敏原属于注射式过敏原,直接经静脉输注入患者血

液中。其过敏原主要为血液制剂中的蛋白成分,难以被清除、排出体外。

现代中医认为,过敏原属"热毒",宜选用清热解毒法对之。结合现代医学知识进一步诠释:清热,以谋求阻断过敏反应之形成过程,抑制过敏反应之剧烈程度;解毒,以谋求清除过敏原,减轻过敏反应对机体的损害。

与前述病证同理,热毒直入营血,因此,临证辨病辨证施治时,应着重清营分血分之热、解营分血分之毒;强力清热解毒的同时,应兼顾滋阴养营、理气活血。对病情危急的即发型输血相关过敏反应,主张首选糖皮质激素等现代医学救治手段处置。对病情和缓的迟发型输血相关过敏反应,则主张优先考虑中医药干预。中西结合,优势互补,酌情搭配,切不可偏废[55-60,65]。

### 五、养阴清热对血小板输注无效的作用

导致血小板输注无效(platelet transfusion refractory,PTR)的原因很多,主要分免疫性和非免疫性两大类。对免疫性因素所致 PTR 的实验与临床研究文献报道较多,而对非免疫性的研究报道甚少。针对不同原因所致的 PTR,临床应对的措施也大不相同。因此,临床在处理 PTR 时,切不可一律按免疫性应对。

多次输注同种异体血小板,可介导患者免疫产生 HLA-Ⅰ 相关抗血小板抗体。据报道,HLA-Ⅰ 类抗体是导致 PTR 最常见的免疫因素。选择 HLA 配型相合的血小板输注,似乎是唯一有效的应对措施办法,但在临床上可操作性差。免疫性 PTR 的发病机制,与 ITP 有许多相似之处。因此,探索中医药介入,或能开辟新的途径。

益气养阴、凉血清热,具有双向调控免疫作用,是中医临证施治 ITP 最常用且有肯定疗效的治法之一。因此认为,养阴清热法,也可作为探索中医药干预 PTR 的切入点[30-35,64,65]。

### 六、疏肝泄热对输血传播肝炎的作用

尽管血液安全检测技术日益进步,但输血传播疾病风险究竟降低了多少却难以评价。因为,对捐献血液常规病原检测的项目很少,仅限于乙型肝炎病毒、丙型肝炎病毒、艾滋病病毒和梅毒螺旋体病原。就输血传播乙型肝炎、丙型肝炎而言,至今仍缺乏有效根治手段,仍主要依靠增强体质和自身抗病毒能力,长期保护肝功能,防范肝组织结构发生病变

等辅助性手段。然而,在体质调养、护肝防变方面,中医药明显具有优势。

五行学说将人体五脏分别归属五行。木有生长、升发、舒畅、条达的特性,肝喜条达而恶抑郁,有疏通气血、调畅情志的功能,故以肝属木。病毒性肝炎,因外感湿热疫毒所致,湿热郁蒸,壅塞肝胆,内蕴中焦,疏泄失常。由此可见,湿热疫毒是病毒性肝炎患者体内存在的主要病理物质。

输血传播病毒性肝炎与临床常见病毒性肝炎相比没有本质区别,只是受感病毒来源不同而已。中医药干预病毒性肝炎,不仅历史悠久,而且临证实践、基础实验与理论研究的成果丰硕,均可借用于本病。疏肝泄热法,是其中代表之一[67,69]。

## 第七节　中医与促进造血

至今为止,成分输血在临床所起到的作用仍是替代治疗,治标而不治本。相对而言,帮助患者恢复造血功能,促进自体生成所需血液成分,则可视为治本之道。造血干细胞移植是临床输血技术的延伸,是以帮助患者恢复自身造血为目标。现代中医在相关领域的研究成果,又为促进造血开启了许多新思路。未来"人造血"的研发,能否借鉴中医谋求治本之思维模式,走出替代治疗、局限于治标的思维怪圈?中西医融合,或能开辟新的临床输血发展方向[70-77]。

### 一、中医对造血功能的解读

中医认为,血是构成人体和维持人体生命活动的基本物质之一。《素问·调经论》:"人之所有者,血与气耳。"水谷精微和肾精是血液化生的基础,在脾胃、心、肺、肾等脏腑的协同作用下,经一系列气化过程而得以化生为血液。《诸病源候论·虚劳精血出候》:"肾藏精,精者,血之所以成。"肾精充足,则可化为肝血以充实血液。《张氏医通·诸血门》:"精不泄,归精于肝而化清血。"肾主骨生髓,肾藏精,精生髓,髓居于骨中称骨髓;肾精充足,骨髓生化有源。《素问·阴阳应象大论》:"肾生骨髓。"

在古今中医认知指引下,结合大量现代医学相关研究成果,不难感知:若仅从骨髓造血干细胞角度去认识人体造血功能,是非常局限和片面的。临证可见:骨髓造血功能低下时,自体髓外造血则明显代偿活跃。更何况,血液中众多成分,如淋巴细胞、白蛋白、球蛋白、凝血因子等,并非在骨髓内生成。因

此,借鉴中医对"血"的抽象认知,或能为现代输血医学开辟促进自体造血、减少同种异体输血开启新思路。例如,研发"人造血",能否针对患者自身生成某种血液成分所短缺的物质,通过生物工程技术,体外人造供给或体内人为促成[3-9,70-77]。

## 二、健脾补肾对促进红细胞生成的作用

中医认为:营气和津液,是血液化生的主要物质基础,都是由脾胃运化传输饮食水谷精微所产生;故此,脾胃是血液生化之源。脾胃运化功能的强健与否、饮食水谷营养的充足与否,均直接影响着血液的化生。精髓是化生血液的基本物质之一。肾精充足,则髓化生血液有源;肾气充沛,则促进脾胃运化。健脾补肾,则能促进机体红细胞生成。

现代医学研究表明:人体红细胞生成,所需的主要造血原料,如铁、叶酸、维生素 $B_{12}$ 等,均依赖日常饮食经胃肠消化吸收补充;所需的红细胞生成素,则是由肾脏产生。胃肠消化吸收功能障碍、肾功能障碍,则可导致缺铁性贫血、营养性贫血、恶性贫血、肾性贫血、慢性病性贫血等贫血性疾病。上述研究成果,从微观科学角度佐证了中医对血液化生的认知[3-15,66,70-77]。

## 三、补中益气对促进白细胞生成的作用

中医认为:人身之气,简称为"气",是构成人体各脏腑组织并运行于全身的精微物质,由先天之精和水谷之精所化生,融合吸入之自然界清气而生成;相对"邪气"而言,又称为"正气",具有防御、抗邪、调节、康复等作用。以先天之精化生者为"元气",由水谷之精化生者为"谷气"。行于脉中为"营气",与津液调和,共注脉中,化成血液。行于脉外为"卫气",布达肌表,防御外邪入侵。谷气与自然界清气相聚于胸中为"宗气",分布于脏腑、经络者为脏腑之气、经络之气。

现代医学研究表明:外周血中的白细胞,主要由粒细胞、单核细胞、淋巴细胞等组成,不仅可在血管内,而且还能游离出血管外,发挥清除病原体、毒素、坏死组织、癌变细胞等作用;这恰好与传统中医所描述的营气、卫气等气的作用非常接近。现代中医大量相关研究揭示,补中益气、扶正祛邪等治法,不仅可有效提升患者循环血液的白细胞计数,而且还具有提升自身抗感染、抗衰老、抗肿瘤等抗病能力。

补中益气法能促进自体白细胞生成,是目前中西医结合研究观察到促进自体造血的苗头。中医认

为,气是机体中的精微物质。那么,白细胞是否属于这类精微物质,或其载体之一?"人造血"又能否以"气"这类精微物质为切入点深入进行研究[3-9,23-29,70-77]?

## 四、滋阴固肾对促进血小板生成的作用

血小板由骨髓中发育成熟的巨核细胞产生。尽管巨核细胞的成熟受哪些因素调控、又如何分割成血小板的机制尚未探明。但是,临床诊疗中可见:ITP 存在骨髓巨核细胞增多且成熟障碍的病理现象,应用糖皮质激素治疗则通常多有效,外周血中血小板计数可增加,骨髓中巨核细胞成熟度可改善。然而,值得重点关注的是:自身糖皮质激素主要由肾上腺皮质生成。

中医认为,肾主骨生髓,肾精充足则髓化生血有源。根据上述现代医学知识推论:肾上腺皮质激素或许正是传统中医所指的肾精之一。查阅现代中医辨病辨证施治 ITP 的临证与基础相关研究,选用凉血清热、滋阴固肾等治法并取得良好疗效的文献明显居多,从而进一步佐证滋阴固肾法可促进血小板生成的推论[3-9,31-35,70-77]。

## 五、疏肝健脾对促进凝血因子和白蛋白生成的作用

现代医学研究表明:凝血因子和白蛋白主要在肝脏内合成;肝功能受损,则可导致凝血因子缺乏、低蛋白血症。然而,肝脏合成凝血因子和白蛋白的原料又从何来?

中医认为:肝主藏血,脾主生血统血;肝主疏泄,脾主运化。肝与脾的生理联系主要表现于藏血与统血、疏泄与运化的相互协同关系。脾气健旺,生血有源,统血有权,肝有所藏;肝气舒畅,藏血充足,调血有度,促脾运化。

脾主运化,将胃肠消化吸收的精微物质输布到其他脏腑,分别化生为精、气、血、津液。结合现代医学对凝血因子和白蛋白生成研究探明的生理机制进行思辨,或可解读为:肝系统是凝血因子和白蛋白合成及储藏的场所,脾系统则是其合成所需生产原料的供应链。由此再引发新的思考:中医抽象描述的这些精微物质究竟是什么?可以通过生物技术工程体外"人造"吗[3-9,45-54,68-77]?

（崔徐江）

## 参考文献

1. 崔徐江.临床输血//高峰.输血与输血技术.北京:人民卫生

出版社,2003,133-179.

2. 胡丽华.临床输血//胡丽华.临床输血学检验.第 3 版.北京:人民卫生出版社,2012,156-178.

3. 周霭祥.传统医学中的血液学//邓家栋,杨崇礼,杨天楹,等.邓家栋临床血液学.上海:上海科学技术出版社,2001,12-22.

4. 韩立京.中医学与输血学关系探讨.光明中医,1998,13(79):10-11.

5. 吴华强.精气血津液神//孙广仁.中医基础理论.北京:中国中医药出版社,2002,124-155.

6. 李明富,李胜涛.气血津液病证//周仲瑛.中医内科学.北京:中国中医药出版社,2003,392-480.

7. 崔徐江.红细胞输注//江朝富,崔徐江,汪传喜.现代成分输血与临床.天津:天津科学技术出版社,2003,63-134.

8. 吴丽丽,史亚飞.气血失常//吴伟康,徐志伟.中西医结合病理生理学.北京:科学出版社,2003,53-72.

9. 成肇智,气血津液辨证//季绍良,成肇智.中医诊断学.北京:人民卫生出版社,2002,122-133.

10. 崔徐江.中医对减少红细胞输血作用初探.中国输血杂志,2010,23(2):156-159.

11. 陈震,周俊,韩聚强.中医对减少红细胞输血作用的研究.中国医学装备,2014,11(9):28-30.

12. 陈艳红,李达,胡永珍.参芪四物汤减少重度贫血患者输血的临床研究.中国输血杂志,2010,23(3):235-237.

13. 王栋范,崔徐江,杨淑莲,等.自身免疫性溶血性贫血//葛志红,李达,崔徐江,等.血液科专病中医临床诊治.第 3 版.北京:人民卫生出版社,2013,29-43.

14. 王栋范,吴占河,崔徐江,等.遗传性贫血//葛志红,李达,崔徐江,等.血液科专病中医临床诊治.第 3 版.北京:人民卫生出版社,2013,44-74.

15. 王沁,崔徐江,潘习龙,等.巨幼细胞性贫血//葛志红,李达,崔徐江,等.血液科专病中医临床诊治.第 3 版.北京:人民卫生出版社,2013,75-94.

16. 熊旭东,王左,吴大正.参附青注射液对重症失血性休克大鼠的血流动力学研究.上海中医药大学学报,1994,8(1):44-46.

17. 徐德生,孙平龙.参附青注射液对休克犬血压、心脏血流动力学的影响.中国实验方剂学杂志,1998,4(5):41-43.

18. 闫润红,任晋斌.来复汤"救脱"作用的现代药理研究.中药药理与临床,1997,13(5):392-394.

19. 孙许宝,韩清民.黄芪注射液联合当归注射液对急性失血性休克患者围术期血乳酸水平和氧代谢的影响.湖北中医学院学报,2006,8(2):23-24.

20. 孙许宝,方坚,赵秋生.参附注射液联合多巴胺注射液对急性失血性休克患者围术期血流动力学和组织代谢的影响.河北中医,2006,28(11):809-811.

21. 陈会友.白(粒)细胞输注//江朝富,崔徐江,汪传喜.现代成分输血与临床.天津:天津科学技术出版社,2003,196-229.

22. 虞积仁.粒细胞输注的再评价.中华内科杂志,1996,35(9):581.

23. 宾冬梅,崔徐江,李松林,等.白细胞减少和粒细胞缺乏//葛志红,李达,崔徐江,等.血液科专病中医临床诊治.第 3 版.北京:人民卫生出版社,2013,407-434.

24. 李君,王茂生,范华,等.白细胞减少症中医诊疗经验辑要.天津中医药,2013,30(12):732-734.

25. 闫平慧,杨金生.扶正祛邪的思考与实践.中国中医基础医学杂志,2005,11(4):308,265.

26. 李俊莲.扶正祛邪治则理论探讨.中华中医药杂志,2005,11(5):275-276.

27. 张茂,吴小玫,李永柏.试论扶正祛邪与免疫的关系.重庆医科大学学报,2002,27(3):357-358.

28. 项长生,汪幼一.固本培元派的形成和发展.中华医史杂志,2001,31(4):247-251.

29. 韩冠先.升麻治疗粒细胞减少症.中医杂志,2006,47(3):175.

30. 汪传喜.血小板输注//江朝富,崔徐江,汪传喜.现代成分输血与临床.天津:天津科学技术出版社,2003,134-195.

31. 崔徐江.试论中医对减少血小板输注的作用.中国输血杂志.2010,23(1):72-74.

32. 王栋范,宾冬梅,李振波,等.原发性血小板减少性紫癜//葛志红,李达,崔徐江等.血液科专病中医临床诊治.第 3 版.北京:人民卫生出版社,2013,307-334.

33. 李振丽.特发性血小板减少性紫癜//梁冰.血液病.北京:人民卫生出版社,2002,279-304.

34. 李杰芬.血证//吴伟康,徐志伟.中西医结合病理生理学.北京:科学出版社,2003,135-144.

35. 吴维海,刘清池,武大勇,等.凉血解毒法治疗难治性慢性血小板减少性紫癜38 例.中医杂志,2005,46(7):515.

36. 阎赢,宫继武,李淑萍,等.六省市 36 所医院血浆临床使用合理性评价.医院,2009,(10):28-31.

37. 聂咏梅.血浆及其衍生物的输注//江朝富,崔徐江,汪传喜.现代成分输血与临床.天津:天津科学技术出版社,2003:229-271.

38. 沈迪.获得性凝血因子异常//邓家栋,杨崇礼,杨天楹,等.邓家栋临床血液学.上海:上海科学技术出版社,2001,1431-1441.

39. 张广舫.血友病//梁冰.血液病.北京:人民卫生出版社,2002,334-340.

40. 莫穗林,严灿.津液代谢失常//吴伟康,徐志伟.中西医结合病理生理学.北京:科学出版社,2003,73-87.

41. 包成鑫.血液成分和理化性质//邓家栋,杨崇礼,杨天楹,等.邓家栋临床血液学.上海:上海科学技术出版社,2001,23-37.

42. 张森,郭德先,潘菊梅,等.血浆置换治疗血栓性血小板减少性紫癜.中国急救医学,2004,24(7):537-537.

43. 王永勤,潘留兰,贾胜男,等.人工肝支持系统临床应用的研究进展.吉林大学学报:医学版,2014,(2):460-464.

44. 姜楠,王建锋,韩炜,等.人工肝支持系统的现状和发展.中华消化外科杂志,2013,12(8):637-640.

45. 黄象安,孙利红,宋崇顺,等.扶正健肝方对白蛋白所致免疫性肝纤维化大鼠的影响.中国中药杂志,2006,31(22):1890-1893.

46. 刘绍能,姚乃礼.莪术颗粒对大鼠白蛋白肝纤维化模型的预防作用.中药药理与临床,2001,17(1):26-27.

47. 张秋云,丁相海,刘绍能,等.调肝颗粒剂对大鼠人血白蛋白肝纤维化模型的治疗作用.中西医结合肝病杂志,2008,18(6):347-349.

48. 孙世光,余明莲,王建民,等.人血白蛋白的临床应用误区及其对策.解放军药学学报,2009,(4):366-368.

49. 袭晓红,鲍引娟,涂志澄.人血白蛋白的临床应用分析.实用药物与临床,2008,11(2):95-96.

50. 安友仲.合理应用人血白蛋白——正确认识生理物质在病理过程中的作用.中国临床营养杂志,2008,16(1):1-4.

51. 刘平,王晓玲,刘成海,等.扶正与化瘀影响肝星状细胞活化、胶原生成及肝细胞白蛋白生成的配伍作用研究.上海中医药大学学报,1999,13(3):46-50.

52. 刘平,季光,洪嘉禾,等.肝纤维化大鼠肝细胞生成蛋白与胶原的变化及中药药物的影响.肝脏,1997,2(3):152-156.

53. 张艳枫,张伟宏,霍东增.从《内经》论肾性水肿的辨证论治.河北中医,2009,31(8):1171-1171.

54. 曾慧莲.肾病蛋白尿辨治四法.浙江中医杂志,2009,44(3):188.

55. 王琳.输血不良反应与输血传播疾病//胡丽华.临床输血学检验.第3版,北京:人民卫生出版社,2012,203-228.

56. 何青峰."输血并发症"的中医病因病机及防治探讨.四川中医,2009,27(2):28-29.

57. 崔徐江,杨柳青,李达.对输血不良反应认知及预防的调查研究.中国输血杂志,2006,19(3):239-242.

58. 王连荣.发热//吴伟康,徐志伟.中西医结合病理生理学.北京:科学出版社,2003,96-110.

59. 刘燕平.卫气营血辨证//季绍良,成肇智.中医诊断学.北京:人民卫生出版社,2002:168-171.

60. 崔徐江.输血相关急性肺损伤//江朝富,汪传喜,付涌水.输血不良反应及输血传播疾病.广州:广东科技出版社,2004,72-82.

61. 崔徐江,江朝富,汪传喜,等.血小板分离机洗涤单个供者血小板工艺的研究.中国输血杂志,2002,15(4):234-236.

62. 汪传喜,江朝富,田兆嵩,等.洗涤血小板制剂临床应用研究.临床输血与检验,2003,5(3):164-166.

63. 马金平,杨和军.血小板输注无效的病因和对策.中国输血杂志,2012,25(9):906-911.

64. 郭慧君,朱金华,刘春花,等.不同滋阴中药对小鼠诱发性肺肿瘤发生及抗肿瘤免疫功能的影响.中国实验方剂学杂志,2012,18(13):226-229.

65. 张建良,卢芳国.清热解毒中药免疫调节作用的研究进展.中医药导报,2012,18(12):87-89.

66. 何敬,史哲新.用中医"治未病"思想看待慢性输血依赖性血液病患者的除铁治疗术.天津中医药,2010,27(3):226-227.

67. 宋家驹.补阳还五汤加味治疗慢性乙型肝炎肝纤维化临床观察.河北中医,2004,26(7):523-525.

68. 任进余,雷成多.清肝冲剂与补肾冲剂治疗慢性丙型肝炎疗效的对比研究.中国中西医结合杂志,2001,21(9):645-648.

69. 祁秀兰.扶正祛邪法治疗巨细胞病毒感染.辽宁中医杂志,2002,29(7):406.

70. 陈群,吴丽丽.虚实病机//吴伟康,徐志伟.中西医结合病理生理学.北京:科学出版社,2003,88-95.

71. 孙长勇,王茂生,杨淑莲,等.中医药在造血干细胞移植中的应用进展.中国中西医结合杂志,2008,28(3):283-285.

72. 李全,马鸣飞.中医药在造血干细胞移植治疗急性白血病中的应用体会.中国医药学报,2002,17(2):101-104.

73. 张翔,叶宝东,周郁鸿.中医药联合造血干细胞移植治疗恶性血液病进展与思路.中华中医药学刊,2012,30(11):2525-2528.

74. 吴顺杰.中医药配合造血干细胞移植治疗血液病思路探讨.上海中医药杂志,2011,45(2):27-29.

75. 李达,吴顺杰,江志生,等.中药序贯介入造血干细胞移植治疗血液病2例.中医杂志,2006,47(3):208-209.

76. 许春娇,翦新春,成洪泉,等.黄芪对兔骨髓基质细胞增殖和向成骨细胞分化的影响.中南大学学报,2004,29(4):489-491.

77. 徐重明,汪自源.细胞因子与造血功能及其中医药科研思路的思考.实用中医内科杂志,2005,19(4):317-317.

# 第五十八章
## 实体器官移植患者的输血治疗

实体器官移植是指通过手术的方法,将供者有活力的器官植入受者,从而代替其体内因损伤而丧失功能、病态的或衰竭的器官。实体器官移植可分为自体移植、同种同基因移植、同种异基因移植和异种移植。

现代器官移植发展迅速,随着移植技术的日新月异、移植免疫学的发展、新型免疫抑制剂的应用、强效的抗细菌、抗真菌、抗病毒药物的不断问世及有效综合治疗水平的不断提高包括输血技术的进展,实体器官移植已经取得很大进展,不仅实体器官移植的种类增多,完成例数迅猛增加,而且受者的生存率得到显著提高。自 1954 年 Murray 等首次实施同卵双胞胎兄弟间的肾移植获得成功以来,20 世纪 60 年代末期成功进行了肝、心脏和胰腺移植,20 世纪 80 年代开始了肺和肠移植手术。20 世纪 60 年代发现免疫抑制药物及其临床应用,对器官移植发展起了巨大的推动作用,器官移植已成为多种疾病最有效的治疗方式。在过去 20 年中,终末期器官衰竭的人数不断增加。目前在美国,超过 114 000 名患者在等待接受器官移植,其中肝脏和肾脏移植的平均等待时间分别为 15 个月和 5 年以上。器官移植的总量在美国呈逐年增加的趋势,据统计从 1998 年 1 月 1 日到 2016 年 12 月 31 日,美国的肾脏移植为 405 339 例,肝移植为 147 842 例,心脏移植为 65 700 例,肺移植为 33 353 例,肾-胰联合移植为 22 122 例,胰移植为 8346 例,小肠移植为 2805 例,心-肺联合移植为 1199 例。根据美国器官获取与移植网络(Organ Procurement and Transplantation Network,OPTN)统计,美国器官移植自 2012 年以来增长了 19.8%,2016 年达到了 33 606 例,已经连续第四年创新高,器官移植总数比 2015 年增加了 8.5%[1]。器官移植的成功,不仅需要明确的策略而且需要多学科参与的移植团队的协调和沟通。输血服务不仅在移植之前而且在移植期间和之后提供合适的相容

性检测和输血支持。移植可能需要的技术服务包括但不局限于提供巨细胞病毒阴性的血液成分、血液辐照、大量输血支持、ABO 亚型分型和免疫血液学检测等,输血服务应充分了解和满足移植团队的需求[2]。

目前在美国,实体器官移植和输血方面已达成以下共识:①避免有意的移植前输血;②避免在肾脏和心脏移植受者中出现人类白细胞抗原(human leukocyte antigen,HLA)同种免疫;③在肝移植期间密切监测不同程度的出血;④在常规器官移植中,无必要输注辐照血液成分[3]。

本章主要讨论实体器官移植和输血的相关问题,包括移植中的免疫血液学以及实体器官移植的输血策略和方法。

## 第一节　实体器官移植中的免疫血液学

器官移植涉及复杂的免疫反应。器官移植术后可能发生抗体介导的超急性排斥反应或细胞、体液免疫引起的排斥反应。根据不同的器官,ABO 和(或)HLA 相容性是移植成功和移植物长期存活的重要因素之一。

### 一、ABO 血型免疫屏障

在实体器官移植中,ABO 血型系统是最重要的主要组织相容性抗原。因为 ABO 抗原在移植物的内皮细胞上表达,表达在器官血管内皮上的 ABO 抗原构成强大的组织相容性屏障,供者 ABO 抗原和受者血浆之间的主要不相容性可导致移植器官的急性体液排斥反应并影响移植的效果。

在标准的器官移植实践中,器官移植必须与 ABO 相容,因为 A 或 B 抗原表达在大多数实体器官的血管内皮细胞上,能与受者体内相应的抗 A 和

（或）抗 B 抗体结合，从而激活补体，导致血管内皮损伤，造成移植物血管内广泛血栓形成、器官缺血以及排斥反应的发生。在器官移植中，预防 ABO 配型错误，如同输血是保证患者安全的一个基本要素。在移植前，ABO 相容性验证是移植中心强制性检查表的组成部分。美国移植中心的器官获取与移植网络的管理机构（OPTN/UNOS）要求对移植受者及供者候选人的 ABO 血型进行两次单独检测，并将数据录入国家匹配系统[12-34]。当创伤受害者在采样前接受大量未经交叉配合的 O 型红细胞，可能导致模糊或不正确的血型分型。如果创伤是致命的，血库可能不知道随后从受害者捐献的器官血型。因此在这种情况下，血型分型要谨慎。如果不确认最好报告为血型未知，使器官募捐机构可以再次与血库核实。

随着实体器官移植的广泛开展，器官来源严重短缺，使得能够受益于器官移植的患者的数量受到限制。为了能扩大这项技术的受益范围，有时也可在实施包括血浆置换的方案后，进行 ABO 不相容的器官移植。

## 二、人类白细胞抗原同种免疫

HLA 检测是实体器官移植的一个重要组成部分。检测的范围根据移植的类型而不同，如肾移植在 ABO 相容的前提下，常规需要 HLA-A、B、DR 等 3 个位点，6 个抗原配合，胰肾联合移植或胰腺移植时需要 HLA-Ⅰ类抗原相匹配。预先形成的 HLA 抗体可引起超急性排斥反应，可以通过阳性淋巴细胞交叉配型来预测，当检测发现供者的淋巴细胞不与受者血清反应，再进行移植则可避免不相容。受者存在预先形成与供者淋巴细胞反应的 HLA 抗体通常是肾移植的禁忌证[12,45]。

HLA 抗体对抗肾脏和心脏移植物能够导致排斥反应。肾移植受者在等待期间常规检测 HLA 抗体。在肾脏和心脏移植前，患者血清和供者淋巴细胞之间进行 HLA 交叉匹配以避免不相容。相容的器官在具有广泛 HLA 同种免疫的患者中很难找到。因此，当肾脏和心脏移植候选人和受者需要输血，尤其是正在使用心脏辅助装置的心衰患者在获得可供移植的心脏之前，应使用去除白细胞的血液成分[6]。

目前对于存在 HLA 抗体的患者，主要采取两种方法来降低 HLA 抗体导致免疫排斥反应的发生率，包括大剂量免疫球蛋白静脉滴注和血浆置换联合小剂量免疫球蛋白静脉滴注。在移植前 4 个月开始静脉滴注大剂量免疫球蛋白，至交叉实验阴性为止，术

后一个月再给予一次。血浆置换联合小剂量免疫球蛋白静脉滴注主要用于活体肾移植患者，术前和术后隔日一次，给药次数取决于移植前体内的 HLA 抗体的效价[4]。

## 三、ABO 和 HLA 不相容移植

为了扩大可以接受器官移植和加速重症患者的手术人群，目前采用几种措施来避免 ABO 和 HLA 免疫屏障。可以通过利用患者体内 ABO 抗体减少的情况（见下文）、采用 ABO 抗原减弱的器官，或通过使用额外的免疫调节措施抑制 ABO 抗体，移植 ABO 不相容的器官[7]。在这些病例中，输血服务和临床移植医生应制订措施以避免使用含有抗将来或当前器官的抗-A 或抗-B 富含血浆的血液成分。

新生儿由于体内的免疫系统尚未发育完全，出生后几个月不产生 ABO 抗体或抗体效价很低。由于新生儿心脏供者的稀有，对严重心脏病的小婴儿可实施 ABO 不相容心脏移植，患儿因缺乏产生抗-A 或抗-B，可显著提高移植率和接受心脏婴儿的存活率[8]。由于受者针对移植物 ABO 血型抗原的 B 淋巴细胞明显缺失[9]，造成抗移植物 ABO 血型的抗体显著降低，可引起 ABO 正反定型的不一致。

$A_2$ 亚型个体的红细胞和器官内皮细胞表达 A 抗原数量是 $A_1$ 型个体的 20%。ABO 不相容移植经常使用 $A_2$ 型或 $A_2B$ 型的肾移植给 O 型或 B 型受者，并且通常不采取任何额外的免疫抑制治疗[10]。美国 UNOS 要求对所有 A 型器官捐献者进行 $A_1$ 亚型分型，去寻找其中大约占 20% 的 $A_1$ 抗原阴性的供者[3]。

ABO 或 HLA 不相容的肾脏移植可通过血浆置换以减少预先形成的供者抗体以及静脉内注射免疫球蛋白和免疫抑制药物抑制体液免疫系统[11,12]。患者护理的关键要素之一是在移植前后对 ABO 或 HLA 抗体效价进行一系列检测。相对于常规相容性移植，这些脱敏疗法可使移植物存活率的比率在可接受范围。

尽管 ABO 不相容的肝移植的速发体液排斥反应不如肾脏那样敏感，但由于不利于移植物存活，应避免采用该方法。虽然如此，仍有小部分 $A_2$ 型不相容的肝移植获得成功[13]。为了挽救某些处在严重肝病的终末期并预计在短时间内可能死亡的患者，若一时无 ABO 血型相容的供者肝脏可供移植，可采用一系列免疫抑制措施的完全 ABO 不相容的肝移植[14,15]。

## 四、具有同种异体抗体的受者

具有红细胞同种异体抗体的患者进行同种异体肝移植时,由于可能需要输注大量的血液,因此比其他类型移植更具有挑战性。针对这样的患者,优选方案是在术中和术后提供足量相应抗原阴性的红细胞。对于具有低效价抗体(例如<1∶8)的患者或者是不能提供足量针对相应抗原阴性的红细胞,最可行的方案是在手术开始和结束时输注预订指定数量相应抗原阴性的红细胞。如果在手术期间,由于失血导致同种异体抗体被稀释,抗体检测试验阴性,可以使用交叉配合的抗原阳性的血液。由于同种异体抗体会被重新合成或从体液重新进入血管内,手术快结束时大约最后 6 个单位应输注相应抗原阴性的红细胞以避免临床上显著的术后溶血[16]。此外还可采用的策略是在术前行血浆置换术以去除临床意义显著的低滴度抗体,然而由于 IgG 主要位于血管外,这种方法可能成功,也可能无效[2]。

## 五、RhD 阴性的受者

RhD 阴性且不具有抗-D 同种异体抗体的实体器官移植受者可能对临床医生和输血服务造成特殊挑战。因为妊娠可能发生在同种异体器官移植后,大多数临床医生会向有生育潜力的女性提供 RhD 阴性红细胞。如果输注 RhD 阳性血小板,则注射 Rh 免疫球蛋白以预防血小板浓缩物中红细胞同种异体免疫。

对所有接受实体器官移植的 RhD 阴性患者,由于部分这样的患者术后可能需要输血或少数需要进行第二次移植,合理的方案是输注 RhD 阴性的红细胞以避免被 D 抗原致敏。由于术后这些患者需要接受免疫抑制治疗,因此不相容性输血的 D 免疫在移植过程中发生的比率比较低,为了保障 RhD 阴性血液的供应,有些方案选择输注 RhD 阳性的红细胞给 RhD 阴性男性和没有生育潜力的 RhD 阴性女性,前提是这些患者在输血前没有检测到抗-D,并且过去从未产生抗-D。如果术前红细胞订购的量太多(例如 10 个单位红细胞),一些方案也限制 RhD 阴性的血液提供给有生育能力的女性[16]。如果 RhD 阴性患者输了 RhD 阳性的红细胞,应考虑何时开始提供 RhD 阴性红细胞。如果术后仍需输血,合理的方案是术后第二天或第三天输注 RhD 阴性红细胞,这将有助于保护患者在即将发生的回忆性抗-D 免疫应答之前,免于出现临床意义的免疫性溶血,尽管剩余

的 RhD 阳性细胞的溶血仍可能发生并且在临床上显而易见。RhD 阴性并且接受 RhD 阳性器官移植的患者一般不需要注射 Rh 免疫球蛋白。

## 六、"过客"淋巴细胞抗体

"过客"淋巴细胞(passenger lymphocytes)是指随供者器官植入而进入受者体内的淋巴细胞。最常见于 O 型移植物移植给非 O 型患者,少见于 A 或 B 型人的器官移植给 AB 型患者。

ABO 不相容的移植中,大约有 40% 的肝移植受者和 10% 的肾移植受者,移植物中的淋巴细胞会产生针对受者自身 A 或 B 抗原的 IgG 抗体[4]。移植后 1~2 周,患者的直接抗球蛋白实验转为阳性,有时这些抗体还会突然引起明显的溶血反应,此抗体一般能持续几周。免疫球蛋白分型证明这些抗体来源于供者,而非患者自身的抗体。这种由"过客"淋巴细胞产生的同种抗体引起的被动溶血,常发生在心脏移植后,其次是肝移植和肾移植后,在其他内脏移植中罕见。这种现象在免疫抑制剂环孢素或他克莫司代替硫唑嘌呤使用后概率更高。如果在移植后出现不明原因的血红蛋白降低,应考虑"过客"淋巴细胞抗体的可能,输血时应选择与受者和供者均匹配的血液,同时给予糖皮质激素、血浆置换及利妥昔单抗等治疗。据报道,在移植患者中使用抑肽酶与对照组相比能显著降低失血量(60%)和红细胞输注量。不过,抑肽酶因毒性太大,目前国内外均已停止使用。

供者"过客"淋巴细胞除产生抗 A 抗体或抗 B 抗体,也可产生 ABO 血型以外的红细胞抗体。已有产生 Rh 和其他血型抗体的报道,并可能引起一过性溶血性反应[17,18]。当已知供者体内存在有临床意义的红细胞同种抗体,则接受该器官移植的受者只能输注相应抗原阴性的红细胞[4]。

## 七、输血相关移植物抗宿主病的低风险

输血相关移植物抗宿主病(transfusion associated graft versus host disease,TA-GVHD)是指免疫缺陷或免疫移植的患者,不能清除所输入血液中具有免疫活性的淋巴细胞,使其在体内植活、增殖,将患者的组织器官识别为非己物质,作为靶目标进行免疫攻击、破坏的一种输血并发症。

器官移植后,患者要接受免疫抑制治疗来预防排斥反应。偶尔 TA-GVHD 的发生来自供者器官的淋巴细胞,这提示需考虑器官移植的患者输血是否

也会发生 GVHD。血液辐照在器官移植受者中没有必要,除非患者有其他的指征如移植后患有淋巴细胞增生性疾病或移植后出现来源于供者的 GVHD。

# 第二节　实体器官移植和输血

器官移植是治疗终末期器官功能衰竭的有效方法。器官移植输注血液制品主要用于改善血红蛋白水平或促进凝血,或有时两者兼而有之。器官移植是否输血取决于以下因素:患者的临床状况、移植器官的类型、移植中心的临床经验及抗纤溶药物的使用等。即使相同的实体器官移植,不同医疗机构间血液成分的用量区别也很大。有助于减少血液使用的因素包括:改进外科手术技巧、提高器官保存技术和麻醉管理,以及更好地术中监测凝血状态和药物治疗纤维蛋白溶解等。表 58-1[19] 和表 58-2[4] 为国外学者分别统计的不同实体器官移植中血液成分使用量及在非肝脏器官移植中平均血液成分使用量的数据。

表 58-1　不同实体器官移植中血液成分使用量(U)

|  | 红细胞 | 新鲜冰冻血浆 | 血小板 |
| --- | --- | --- | --- |
| 肾脏 | 0~1 | – | – |
| 肝脏(85%) | 3 | 6~12 | 2 |
| 肝脏(15%) | 20 | 30 | 6 |
| 心脏 | 2~4 | 1~6 | 1 |
| 带有左心室辅助装置的心脏/心脏-肺脏 | 8 | 12 | 2 |
| 胰腺 | 1~2 | – | – |

注:1U 为 450ml 全血制备的红细胞[19]

表 58-2　非肝脏器官移植中平均血液成分使用量(U)

|  |  | 红细胞 | 血浆 | 血小板 |
| --- | --- | --- | --- | --- |
| 心脏首次 |  | 1 | 1~3 | 1~4 |
| 再次胸骨切开术 |  | 1~2 | 1~6 | 1~8 |
| 置放辅助装置后(使用抑肽酶) |  | 8 | 13 | 12 |
| 肺脏 | 单侧 | 2 | 1 | 2 |
|  | 双侧 | 6 | 4 | 6 |
| 胰腺 |  | 2 | 0 | 0 |
| 肾脏 |  | 1 | 0 | 0 |

注:1U 为 450ml 全血制备的红细胞[4]

## 一、血液预订计划

每个输血服务部门应建立用于器官移植的血液预定计划。表 58-3 为美国实体器官移植时不同器官典型交叉配血的红细胞订单[3]。肝移植患者由于常存在大量出血的可能,对血液使用量不能精确预测,但也可根据患者的风险来定制交叉配血的初始数量。对于一些患有肝癌或代谢性疾病的患者,如果移植时肝功能和凝血功能良好,初步预订 10 个单位的红细胞即可。而儿科肝移植受者血液的预订根据小儿的体表面积,对于新生儿预订 5 个单位交叉配合的红细胞较为适合。

表 58-3　实体器官移植交叉配型的红细胞预定量

| 器官经典红细胞预定量(U) | |
| --- | --- |
| 肝脏(成人) | 10~20(随风险大小变化) |
| 肝脏(小儿) | 5~10(随体型大小变化) |
| 心脏 | 4~6 |
| 心肺 | 4~6 |
| 单肺 | 2 |
| 双肺 | 6 |
| 肾脏 | 0~2 |
| 胰腺 | 0~2 |

## 二、移植前输血

1973 年 Opelz[20] 等报道了移植前输血能改善尸体肾移植物的存活。输注来自潜在肾供者的血液(以一些受者对他们潜在的供者致敏为代价)是诱导耐受性的常见方法。一些研究结果显示输血是有益的,主要原因在于供者和受者具有相同的 HLA-DR 抗原。然而血液成分中的白细胞被认为介导这种免疫抑制作用,证据是输注冰冻融化的红细胞并未改善移植物的存活。

随着免疫抑制治疗的快速进展,输血的免疫调节效果已变得微不足道。由于 HLA 检测技术的改进和安全免疫抑制剂及靶向治疗的发展,输血用于移植免疫调节的方案显著减少。最近的研究结果表明,输血和非输血移植器官受者的存活率没有差异[21]。目前通常方案是对器官移植的受者不再有意输血,而是根据病情需要决定是否输血。此外,对输血传播疾病风险认识的提高和同种异体免疫关注度的降低也是减少术前有意输血的原因。红细胞生成素的使用也大大减少了肾衰竭患者所需的输血[3]。

### 三、实体器官移植中的自体输血

在实体器官移植中采用血液回收机回收血液，已经证明不仅对减少异体血液输注有效，而且安全性高。成人肝移植中，通常术中所使用红细胞总量的1/3~1/2来自自体血液回收，这对于大量输血患者的治疗至关重要。血液回收也适用于既往有手术或其他原因出血病史的复杂心脏移植患者。临床医生应注意自体血液回输不能够补充血小板、自体血液洗涤后不包含凝血因子。输血科（血库）医生应意识到，如果预订的红细胞和血小板、血浆量之间明显不平衡，就代表患者使用了大量自体回收的红细胞。

对于部分需要移植的患者也可以分术前几个时段进行自体血液收集，例如部分肝移植患者患有淀粉样变性或其他代谢性疾病，具有良好的血液功能，当血细胞比容和凝血因子足够，红细胞和血浆可以预先冷冻。一些心肺移植患者经过仔细评估，也可耐受术前血液自体预存。由于器官短缺，部分儿科肝移植方案采用其父母或家庭其他成员的肝左叶作为小儿患者的供肝。这些供者可在术前预存自己的血液和（或）实施稀释性自体输血。活体相关的肾供者通常不需要输血。

### 四、实体器官移植中巨细胞病毒阴性血液成分的使用

巨细胞病毒（cytomegalovirus，CMV）感染在免疫受损的患者中可引起严重的并发症，是导致实体器官移植受者死亡的主要原因之一。有效的抗病毒治疗减少了移植受者CMV感染的发生率[22]。长期以来，细胞血液成分被认为是CMV感染的潜在载体，对有风险的患者建议采取预防措施。目前虽然CMV通过输血感染的概率非常低，但是对于器官移植的受者为CMV血清学阴性的患者和（或）受者的器官来自CMV血清学阴性的供者通常建议使用CMV阴性的血液成分。

当CMV血清阴性移植受者接受来自CMV血清阳性的移植物，CMV感染的主要风险来自供者。在这种情况下，相对于输注未检测CMV的血液制品，给心脏和骨髓移植患者输注CMV血清阴性的血液产品不会降低其CMV感染率[23,24]。虽然理论上有感染另外一株CMV的可能，但此条件下的频率和临床意义尚未知。在接受CMV血清阳性器官的患者，没有证据表明输注CMV减少风险的血液成分有预防CMV感染的优势。

如果准备做器官移植的患者CMV抗体为阴性，则应输注CMV抗体阴性的血液成分或输注去除白细胞的血液成分以降低CMV传播的风险。美国的一项调查（183家医院参加）发现，实体器官移植中预防输血相关的CMV感染方案存在差异，约三分之二的医疗机构认为输注去除白细胞的血液成分和输注CMV抗体阴性的血液成分有利于降低CMV感染风险（该调查没有区分基于供者或受者的血清学状态）[25]。目前临床上还是迫切需要安全、有效的CMV疫苗。

### 五、实体器官移植中去除白细胞血液制品的使用

去除白细胞血液制品在实体器官移植中的应用具有两面性。在20世纪70至80年代初，通常认为肾移植前输血可提高移植肾的存活率，但发现输注冰冻融化的去白细胞的红细胞并未能改善肾移植物存活，说明血液成分中的白细胞可能有益于诱导免疫耐受和延长同种异体移植物的存活。另一方面，受者输入供者的血液可能导致同种免疫反应，这有可能影响移植预后。因此对移植患者是否提供去除白细胞的血液成分必须权衡利弊。HLA同种异体免疫对心脏和肺移植物的存活有不利影响，因此移植前应输注去除白细胞的血液成分。然而，肝同种异体移植存活不受HLA同种免疫的影响。仅在肾移植受者中证实非白细胞减少的输血对同种异体移植物存活起到有益免疫调节效应，而且在供者与受者HLA单倍型相同时效果更明显。但目前随着新型和高效免疫抑制药物的使用，输血所起的免疫调节效应在临床上的意义明显降低[4]。

### 六、异体供者传染性疾病的检测

存在于供者器官同种异体移植物中的病毒可以传染给受者。国外已有关于被人类免疫缺陷病毒1型（human immunodeficiency virus-1，HIV-1）感染的供者肾脏、心脏、肝脏、胰腺、骨和皮肤同种异体移植物传播HIV-1的报道。大多数所报道的感染受者是发生在1985年开展器官和组织供者HIV-1抗体筛选之前；或者是由于新近感染HIV-1的供者，其处于抗体检测转为阳性之前的窗口期[2]。此外，还有来自同种异体移植物的丙型肝炎病毒（hepatitis C virus，HCV）、乙型肝炎病毒（hepatitis B virus，HBV）、克雅二氏病 CJD（Creutzfeldt-Jakob disease，CJD）、细菌和真菌传播疾病的罕见实例报道[2,3]。因此，与血液成分一样，只有在传染病检测完成后并且结果被认为是可接受时，才可使用同种异体移植物。

在 2002 年[26]，报道了一例西尼罗病毒（West Nile virus，WNV）通过输血进入器官供者体内，此后该供者携带的 WNV 病毒又通过器官移植传染给 4 名受者的案例。其中 1 名肾移植受者和 1 名心脏移植受者发生脑炎，后均康复；另 1 名肾移植受者发生脑炎而死亡；还有 1 名肝移植受者发生发热，最终康复。美国负责监督国家移植计划的健康资源和服务管理机构不要求检测器官供者的 WNV，但对 WNV 感染迹象的供者，建议推迟利用其器官的时间，考虑临近移植前对其进行 WNV 核酸检测；如果受者怀疑有 WNV 感染，也应检测。

自 20 世纪 80 年代中期开始筛查输血传播的传染性疾病以来，尤其对于多次输血的受者而言，由输血导致的感染风险已经显著降低。20 世纪 80 年代的报道主要集中在 CMV 传播的感染，而最近的报告则集中在 WNV 传播的感染[27]。目前，关于移植患者输血相关传染病的发生率尚无明确报道，可能是

由于不能明确是否输血导致感染，尤其是存在长潜伏期（例如肝炎）的感染，也可能是因缺乏完善的病例上报系统。已证实输注血浆、红细胞、全血和血小板都可能导致输血引起的感染。

美国食品和药品管理局发布了一项关于用于移植人体组织供者筛查和检测的指导文件[28]。该文件要求所有用于移植人体组织器官的供者进行 HIV-1、HIV-2、HCV 抗体以及乙型肝炎表面抗原检测，并确保检测结果阴性。对于未存有输注前标本的预期供者，此文件提供了判定随后获得的供者样品能否用于传染性疾病的检测标准。该文件还规定凡有下列情况之一者，标本不能用于传染性疾病的检测：①供者在捐赠器官前 48 小时内输注的血液或胶体液的量>2L；②供者在移植前 1 小时内输注的晶体液的量≥2L；③供者在移植前 48 小时内输注的胶体液或血液量与前 1 小时内输入的晶体液的量之和≥2L。另外，捐赠器官前 48 小时输注的胶体液与前 1 小时输注的晶体液之和超过 1 个血浆容量的预期供者，其血标本也不能用于传染性疾病的检测。美国目前相关机构对供者血液、器官和组织传染性疾病检测项目的要求（表 58-4）[3]。

表 58-4　美国相关机构对供者血液、器官和组织传染性疾病检测项目的要求

| 检测指标 | | FDA | | HRSA |
| --- | --- | --- | --- | --- |
| | | 血液 | 组织 | 器官 |
| HIV | 抗 HIV-1 抗体，抗 HIV-2 抗体 | 要求 | 要求 | 要求 |
| | HIV 核酸检测 | 要求 | 要求 | 不要求 |
| HCV | 抗 HCV 抗体 | 要求 | 要求 | 要求 |
| | HCV 核酸检测 | 要求 | 要求 | 不要求 |
| HBV | 乙型肝炎表面抗原 | 要求 | 要求 | 要求 |
| | 抗乙型肝炎核心抗原抗体 | 要求 | 要求 | 要求 |
| HTLV | 抗 HTLV-I 抗体，抗 HTLV-II 抗体 | 要求 | 要求 | 不要求 |
| WNV | WNV 核酸检测 | 要求 | 不要求 | 不要求 |
| 梅毒 | 梅毒抗体 | 要求 | 要求 | 要求 |
| CMV | 抗 CMV 抗体 | 不要求 | 要求 | 要求 |
| 衣原体 | 沙眼衣原体核酸检测 | 不要求 | 要求 | 不要求 |
| 淋病 | 淋病奈瑟菌核酸检测 | 不要求 | 要求 | 不要求 |

注：FDA：美国食品和药品管理局；HRSA：健康资源和服务部，引自 Mintz PD. Transfusion Therapy：Clinical Principles and Practice. 3rd ed. Bethesda：AABB Press，2011：349

详细了解供者既往史，对于保证供者血液各项检测指标的准确性至关重要。如短时间输注大量的

液体，会导致供者体内部分检测指标因过度稀释而出现假阴性。

## 七、肝 移 植

我国是世界上肝脏疾病发病率最高的国家之一,导致终末期肝病发病率不断增高,肝移植是有效治疗终末期肝脏疾病的重要手段。自 1963 年 Staral 等开展了世界首例人体肝移植、1967 年肝移植获得成功、1977 年中国大陆开展了首例肝移植尝试以来,肝移植在我国已取得蓬勃发展,目前已经发展成为治疗各种终末期肝脏疾病的常规手术方式,肝移植术后移植肝及受者存活率逐渐达到世界先进水平。

肝移植输血的一个重要特点是用血量个体差异较大,输血量可能会因医疗机构的移植经验、病例的复杂程度以及患者的自身状况的不同而异。随着外科学、麻醉学及输血医学的技术进步,肝移植手术的输血量已较早期有明显减低,目前多数肝移植手术过程中仍需输入超过 10 单位的红细胞[29]。与其他实体器官移植相比,肝移植仍是输血量最大的手术。

肝移植患者因基础肝病常伴有贫血、凝血功能异常。导致贫血原因包括脾功能亢进、溶血、肾功能不全和叶酸缺乏等。移植患者大多存在凝血功能障碍和出血倾向。如急性肝衰竭的患者具有低水平的凝血因子;肝硬化患者通常由于脾肿大和肝脏产生的血小板生成素异常而引起血小板减少。血小板功能由于肝衰竭、肝肾综合征中的尿毒症或贫血而减弱。一些患者由于高水平的Ⅷ因子和低水平的纤溶蛋白而出现高凝状态综合征。肝移植手术术前除常规血型鉴定外,还需做好凝血功能的评估以及用血种类(包括悬浮红细胞、新鲜冰冻血浆、血小板、冷沉淀等)和数量的评估。手术中出血量与手术方式及技巧、出凝血功能及基础病等有关。术中血液回收可以减少在手术期间所需的血液量。术后应尽量避免输血,有研究表明大量输血会增加术后并发症发生概率,导致生存率的降低;输血量越少,存活率越高[30]。国内有报道肝移植患者人均总用血量 3 334ml,其中术前、术中和术后分别占 4.3%、53.4% 和 42.3%[31]。肝移植过程常包括如下阶段,第一阶段即肝脏摘除前期,手术程序为夹紧手术区域的主要血管,横断血管和胆管连接处,取出肝脏,该阶段通常需要 4~8 小时。在此阶段,肝脏的血管和胆道连接处的门静脉、胆管、肝动脉和下腔静脉被解剖和暴露,肝脏与隔膜和腹膜后分离,因缺少保护而易出血。第二阶段即肝脏摘除期,供者和受者肝上下腔静脉和门静脉端吻合,冲洗肝脏以除去大部分保存液,该阶段通常需要 1~1.5 小时。第三阶段即再灌注阶段,松开夹紧的大血管以恢复门静脉血流,重新吻合肝动脉和胆管的连接。如果进展顺利,第三阶段可在 2~4 小时完成。

肝脏是具有来自肝动脉和门静脉的双重血液供应血管丰富的器官。因此,肝脏手术和移植可能与出血风险显著相关。在肝切除或移植手术过程中预防失血的策略包括流入控制或组合的流入和流出闭塞。然而,所有这些策略都有可能在供血闭塞后约 1 小时发生肝脏缺血和不可逆损伤的风险。已有间歇性流入阻塞和缺血预处理等方案来解决此问题。

为了应对术中可能出现的出血问题,肝移植团队使用一系列方案以满足患者的输血和止血需要。外科医生使用氩气刀进行止血。此外,在部分患者中可使用两种外科技术来改善血流动力学。如果移植肝的解剖结构清晰,则可采用所谓的"背驮式"原位肝移植,即在全肝切除时保留其下腔静脉,在无肝期时,下腔静脉血液可回流至心脏,减轻了血流动力学变化并减少了输血量。一些外科医生在无肝阶段使用静脉旁路手术阻断腔静脉引起的低血压,也可以减少出血及输血量。这种灌注分流技术使下腔静脉和门静脉血液回流至锁骨下静脉,从而改善心输出量。

在肝移植中,通常在实验室监测指导下进行输血和止血治疗。手术期间患者病情和凝血功能通常变化快。根据患者的临床出血情况,结合血细胞比容、血小板计数、凝血酶原时间、活化部分凝血活酶时间、纤维蛋白原水平等实验室结果,指导临床进行输血治疗。血栓弹力图(thrombelastography,TEG)是一种用于在手术室和(或)实验室开展体外可视化全血凝固的手段,可用来指导输血和其他止血措施。当术中松开夹闭供者肝脏血管的手术钳时,肝脏可释放肝素或肝素样物质,加上体内凝血因子水平较低,导致凝血时间延长。通过 TEG 的角度和幅度能反应体内血小板数目和(或)纤维蛋白原水平影响凝血块形成速率和强度。相对于其他方法,TEG 测试有两大优势:首先,纤维蛋白溶解可能在无肝期期间或附近发展的并发症,使用 TEG 可以在 20~60 分钟内检测,比其他方法例如球蛋白裂解(长达 2 小时)更快;其次,可以将药物加入到 TEG 血液样品中,以评估其对患者的治疗效果。此外,使用 TEG 对患者标本进行检测可预测通过鱼精蛋白或肝素酶导致的抗纤溶制剂($\varepsilon$-氨基己酸和肝素)的失活情况。在美国约三分之一的医疗机构将 TEG 检查作为常规检测来指导输血和其他止血措施。

## 八、肾　移　植

ABO 相容性是决定肾移植预后最重要的因素。由于 ABH 抗原在不同细胞上表达量不同，所以移植 ABO 不相容的组织会与受者的 ABO 抗体持续接触。特别重要的是 ABH 抗原在血管内皮细胞上的表达，因为移植物中的血管供应是排斥的常见部位。由于超急性排斥反应导致肾移植的失败率很高，传统上避免 ABO 不相容的肾移植。由于器官供应的不足，为了增加潜在的供体库，目前对于具有低效价抗-A 的 B 型和 O 型受者使用非 $A_1$ 型的 A 型器官已被接受[32,33]。针对具有更高抗-A 效价的 ABO 不相容供者，多采用利妥昔单抗、脾切除术、血浆置换与静脉内免疫球蛋白注射以及其他治疗的不同组合方案以从患者血液中去除 ABO 抗体和降低对移植器官排斥反应。

对受者和供者常规检测 ABO 和 HLA-A、HLA-B 和 HLA-DR 抗原，此外也常进行 HLA-C 和 HLA-DQ 分型。术前需要进行受者血清和供者淋巴细胞之间的交叉配型。美国 ASHI 认证的实验室标准要求使用比常规淋巴细胞毒性更敏感的方法进行交叉配型，例如延长孵育时间、洗涤、用抗人球蛋白（antihuman globulin，AHG）试剂增强或采用流式细胞术[34]。流式细胞术是预测早期急性排斥和移植功能延迟恢复的最敏感的方法，而早期急性排斥和移植功能延迟恢复是慢性排斥（如果结果为阳性）和长期同种异体移植物存活（如果结果为阴性）的强预测因子[35]。由于 HLA 抗体反应是动态的，所以用于交叉配型的血清通常在潜在致敏受者手术 48 小时内获得，并且冰冻保存用于后续检测。与未分化或 T 淋巴细胞交叉配型不相容是肾移植的禁忌证。

肾移植受者术前要避免不必要的输血，因为多次输血可能产生针对 HLA-Ⅰ类抗原的同种异体抗体。HLA 抗体与移植的肾反应，导致更高的急性排斥反应和较差的长期移植物存活率。自从使用去白细胞的血液成分和在慢性肾病中使用红细胞生成素以来，已经降低了同种异体免疫的风险。

## 九、其他实体器官移植

对于肝、心脏、肺和心/肺移植，供者的选择仍然主要关注 ABO 相容性，并且在移植前需要确定供者和受者之间的 ABO 相容性。然而对于婴幼儿心脏或肝移植受者具有低水平的 ABO 血型抗体与 ABO 不相容的心脏或肝脏移植，已有成功的案例[36,37]。尽管并不要求，但推荐对上述器官的潜在受者进行 HLA 分型。此外除非紧急情况，否则当受者已经表现出预致敏情况时，应当在移植前提供交叉配合。虽然 HLA 相容性程度与在心脏、肺、小肠和肝移植后移植物存活相关，但是通常不对这些方案进行前瞻性 HLA 匹配。胰腺移植通常遵循与肾移植相同的指南。

尽管器官移植患者生存率逐步改善，但器官供应的不足要求输血领域的专家在如何突破 ABO 和 HLA 组织不相容的免疫屏障方面研发出更多创新性技术和方法，这些技术方法将超越传统意义上的输血临床服务。

输血领域的专家通过采用实验室及临床新技术和新方法来预防和逆转移植物排斥，这将超越传统意义上的输血临床服务。

（陈　青）

## 参 考 文 献

1. https://www.unos.org/data/［2017 0124］.
2. Roback JD，Combs MR，Grossman BJ，et al. AABB Technical Manual.18th ed. Bethesda，MD：AABB Press，2014：491-493，773-784.
3. Mintz PD.Transfusion Therapy：Clinical Principles and Practice.3rd ed.Bethesda：AABB Press，2011：339-350.
4. EC Rossi，TL Simon，EL Snyder，et al. Rossi's Principles of Transfusion Medicine.4th ed.Philadelphia：Lippincott Williams & Wilkins，2009：604-611.
5. McCullough J.Transfusion Medicine.4th ed.Blackwell Publishing Ltd，2016：457-459.
6. McKenna DH Jr，Eastlund T，Segall M，et al.HLA alloimmunization in patients requiring ventricular assist device support.J Heart Lung Transplant，2002，21：1218-1224.
7. Gloor JM，Stegall MD.ABO incompatible kidney transplantation.Curr Opin Nephrol Hypertens，2007；16：529-534.
8. West LJ，Karamlou T，Dipchand AL，et al.Impact on outcomes after listing and transplantation，of a strategy to accept ABO blood-group-incompatible donorhearts for neonates and infants.J Thorac Cardiovasc Surg，2006，131：455-461.
9. West LJ.B-cell tolerance following ABO incompatible infant heart transplantation.Transplantation，2006，81：301-307.
10. Bryan CF，Nelson PW，Shield CF，et al.Longterm survival of kidneystransplanted from live A2 donors to O and B recipients.Am J Transplant，2007，7：1181-1184.
11. Jordan SC，Peng A，Vo AA.Therapeutic strategies in management of the highly HLA-sensitized and ABO-incompatible

transplant recipients. Contributions Nephrol, 2009, 162: 13-26.

12. Montgomery RA, Locke JE, King KE, et al. ABO incompatible renal transplantation: A paradigm ready for broad implementation. Transplantation, 2009, 87: 1246-1255.

13. Skogsberg U, Breimer ME, Friman S, et al. Adult ABO-incompatible liver transplantation, using A2 and B donors. Xenotransplant, 2006, 12: 154-159.

14. Heffron T, Welch D, Pillen T, et al. Successful ABO-incompatible pediatric liver transplantation utilizing standard immunosuppression with selective postoperative plasmapheresis. Liver Transplant, 2006, 12: 972-978.

15. Egawa H, Ohdan H, Haga H, et al. Current status of liver transplantation across ABO blood type barrier. J Hepatobiliary Pancreat Surg, 2008, 15: 131-138.

16. Dzik WH. Solid organ transplantation//Petz LD, Swisher SN, Kleinman S, et al. Clinical practice of transfusion medicine. New York: Churchill Livingstone, 1996: 783-806.

17. Ramsey G. Red cell antibodies arising from solid organ transplants. Transfusion, 1991, 31: 76-86.

18. Yazer MH, Triulzi DJ. Immune hemolysis following ABO-mismatched stem cell or solid organ transplantation. Curr Opin Hematol, 2007, 14: 664-670.

19. Sarkar RS, Philip J, Yadav P. Transfusion medicine and solid organ transplant Update and review of some current issues. Med J Armed Forces India, 2013, 69(2): 162-167.

20. Opelz G, Mickey MR, Sengar DPS, Terasaki PI. Effect of blood transfusions on subsequent kidney transplants. Transplant Proc, 1973, 5: 253-259.

21. Aalten J, Bemelman FJ, van den Berg-Loonen EM, et al. Prekidney-transplantblood transfusions do not improve transplantation outcome: A Dutch national study. Nephrol Dial Transplant, 2009, 24: 2559-2566.

22. Torres-Madriz G, Boucher HW. Immunocompromised hosts: Perspectives in the treatment and prophylaxis of cytomegalovirus disease in solid-organ transplant recipients. Clin Infect Dis, 2008, 47: 702-711.

23. Preiksaitis JK, Rosno S, Grumet C, et al. Infections due to herpes viruses in cardiac transplant recipients: Role of the donor heart and immunosuppressive therapy. J Infect Dis, 1983, 147: 974-981.

24. Bowden RA, Sayers M, Flournoy N, et al. Cytomegalovirus immune globulin and seronegative blood products to prevent primary cytomegalovirus infection aftermarrow transplantation. N Engl J Med, 1986, 314: 1006-1010.

25. Smith D, Lu Q, Yuan S, et al. Survey of current practice for prevention of transfusion-transmitted cytomegalovirus in the United States: Leucoreduction vs cytomegalovirus seronegative. Vox Sang, 2010, 98: 29-36.

26. Iwamoto M, Jernigan DB, Guasch A, et al. Transmission of West Nile virus from an organ donor to four transplant recipients. N Engl J Med, 2003, 348: 2196-203.

27. Mezochow AK, Henry R, Blumberg EA, Kotton CN. Transfusion transmitted infections in solid organ transplantation. Am J Transplant, 2015, 15(2): 547-554.

28. Food and Drug Administration. Rockville, MD: CBER Office of Communication, Training, and Manufacturers Assistance. Guidance for industry: Screening and testing of donors of human tissue intended for transplantation, 1997.

29. 沈中阳. 关于肝移植围术期的用血原则. 中国危重病急救医学, 2006, 18(7): 389-390.

30. Chidananda SM. Blood transfusion practices in liver transplantation. Indian J Anaesth, 2014, 58(5): 647-651.

31. 刘景汉, 周俊, 卢发强, 等. 100 例肝移植患者围术期输血疗效分析. 中国医师杂志, 2006, 8(7): 908-910.

32. Bryan CF, Winklhofer FT, Murillo D, et al. Improving access to kidney transplantation without decreasing graft survival: Long-term outcomes of blood group A2/A2B deceased donor kidneys in B recipients. Transplantation, 2005, 80(1): 75-80.

33. Tyden G, Donauer J, Wadstrom J, et al. Implementation of a protocol for ABO-incompatible kidney transplantationa——three-center experience with 60 consecutive transplantations. Transplantation, 2007, 83(9): 1153-1155.

34. Standards for accredited laboratories. Mt. Laurel, NJ: American Society for Histocompatibility and Immunogenetics, 2009.

35. Bryan CF, Baier KA, Nelson PW, et al. Longterm graft survival is improved in cadaveric renal retransplantation by flow cytometric cross matching. Transplantation, 2000, 66: 1827-1832.

36. HeffronT, Welch D, Pillen T, et al. Successful ABO-incompatible pediatric liver transplantation utilizing standard immunosuppression with selective postoperative plasmapheresis. Liver Transpl, 2006, 12: 972-978.

37. Ketheesan N, Tay GK, Witt CS, et al. The significance of HLA matching incardiac transplantation. J Heart Lung Transplant, 1999, 18: 226-230.

# 第五十九章
## 血液代用品概述

血液代用品从广义上来说应包括血液两个主体成分即血浆代用品和三种血细胞代用品。但是血浆代用品从 1881 年 Shwar 提出生理盐水可以代替血浆,此后瑞士学者 Bischo 首次将生理盐水输给产后大出血的患者取得成功起。第一次世界大战期间出现了胶体代血浆明胶和聚乙烯吡咯烷酮(polyvinyl pyrrolidone,PVP)。此后又有右旋糖酐(dextran)及近代的羟乙基淀粉(hydroxyethyl starch,HES)。这些血浆代用品的发明与应用已有 100 多年的历史,在世界范围内已经实现了产业化而专有名称之为血浆扩容剂(plasma expander)[1]。因此,本章旨对血细胞代用品,主要是红细胞和血小板代用品作一概述。

## 第一节 研究背景

任何一项研究领域或一个研究课题的出现,都取决于社会发展的需要和科技发展诸多条件的可能。血液代用品研究的兴起,也正是人类健康和生命保障的需要与当前科技发展水平能为推动此项研究提供必要条件为基础而得以发展的。输血是现代临床医疗不可缺少而又极其重要的治疗和抢救手段,尤其是战伤和创伤急救中首选的救命措施。但是随着临床输血的长期实践和相关科技水平的快速发展,以及人民生活水平的提高和老龄化日趋加速而对输血应用的品种和输血技术的要求亦发生了空前的变化。研究调查表明,当前临床输血面临的关键问题,一是"血源短缺";二是输血不当可能存在的风险;三是天然血液难以适应战伤和意外伤害的血液保障;四是输血对急性心脑血管等缺血缺氧疾病的治疗效果尚有局限[2]。因此,研究开发安全、有效、能适应临床输血日益提高的要求的血液代用品,特别是对红细胞和血小板的代用品,对当前临床输血是一个良好的补充。近期 Scientific Report 刊登了血红蛋白类携氧剂用于杀伤肿瘤细胞和提高肿瘤化/放疗疗效的报告,作者提出这可能是肿瘤治疗一个新的有效手段,给肿瘤患者带来新的希望[3]。

### 一、血液供应缺口日益凸显

血液是人类生命与健康之源,也是国家重要的战略资源。中外众多的事实和教训多次反复地警醒我们,血液安全不但关系到人民的生命健康,而且也关系到社会的稳定乃至国家的安全。

近年来,人们对健康服务的需求逐渐提高。临床对血液的需求量日益增大,我国年增长率在 10% 以上[4]。近几年临床用血短缺的现象时有发生。2015 年统计数据显示,我国 2014 年血液采集供应量约为 4500 吨,而临床用血实际需求量在 6500 吨左右,供需缺口接近 30%[5]。我国千人献血人数在 2015 年升至近 10 人[6],但与发达国家相比差距还很大。国家卫生主管部门和广大输血服务与临床工作者还在为血液开源节流作出努力,同时也在大力促进血液代用品研究作为健康创新工程和战略性新兴产业列入国家科技与产业发展规划。美国有关专家预计,血液代用品仅在美年均经济效益约为 25 亿美元,将为临床用血提供重要的补充。

### 二、输血不当可能存在的风险

临床输血治疗也像其他药物一样,既有利于防治疾病、减轻患者痛苦,同时如果用药不当会出现各种各样的不良反应。而输血更是典型的双刃剑,其有利的方面在于,疗效上往往立竿见影甚至起死回生,但如果用血不当,也会产生诸多不良反应甚至可能危及生命或危害终生。当前输血存在的重要风险在哪里?诸多报告显示主要是集中在非感染性风险和感染性风险。前者主要表现在错配血型而发生的溶血性反应。美国报告在 76 例输血死亡中 63% 是输错血型导致的死亡,其中有 85% 由于 ABO 血型不合所致[7]。英国在1996—2010年监测8 117例输血不良反应中，血型错误的输血有2 837例（占35%）[8]。我国输错血型也是输血死亡的主要原因，虽然概率很低，但仍时有发生。而输血相关移植物抗宿主反应，虽然发生率也极低，但其病死率高达90%~100%！特别是对骨髓移植和早产儿输血以及接受近亲血液等患者高危人群更是重大威胁。关于输血相关肺损伤，美国FDA 2007年的报告显示，其死亡率占当年所有输血相关死亡病例的65%。一般的发热反应和过敏反应，美日报告分别为1/500和1/250。而传染性风险，虽然近十多年由于检测试剂的进步与DNA检测方法的应用，其发生率大大降低。但至目前为止仍不能完全避免输血引起的HIV和HCV感染，在世界先进水平仍分别为1/250万与1/114.9万[9]。其他如梅毒、疟疾、巨细胞病毒等引起的输血感染亦未完全根除。另外，通过血液途径传染的病毒或寄生虫还在不断增加，如尼罗河病毒、寨卡病毒和查加斯·巴加里或其他寄生虫等。而血液代用品均经过病毒灭活和去除血型抗原物质，不存在上述传染性风险，也无血型抗原抗体反应之忧，这将有利于减少甚至消除临床输血目前存在的上述重大风险之患。

### 三、天然血液难以适应战/创伤急救

据世界卫生组织统计，全球每年由创伤导致的死亡人数超过600万人，预计到2020年这一数字将上升到850万以上。从2000—2012年全世界发生7级以上地震有260次；死于交通意外事故超过120万人；受伤人数达1620多万。自然灾害和战争导致的创伤对人类健康和生命造成重大威胁，已成为人类死亡原因除疾病外的另一主因。

在战伤和创伤中，失血性休克是导致死亡的一个主要原因。而输液和输血复苏是首选的急救措施，对挽救伤者的生命发挥了不可替代的作用。但是，在抢救中时间就是生命。据王正国院士等报告，战伤者在伤后30分钟内的死亡人数占60%，立即死亡者占40%；而意外创伤中有30%~50%的死亡也发生在伤后12小时之内。前者抢救最佳时机只有10分钟，后者也只是6小时[10]（图59-1）。

很显然，输血确是最有效的抢救手段。但在救命有效时间上靠天然血液是很难实现的。血液代用品在室温下可保存一年以上，可作为一般架上药品随需随用又无须配型，极有利于及时抢救使用。

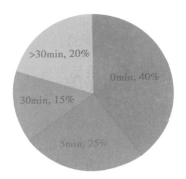

图59-1　战伤死亡时间分布

### 四、血液代用品潜在用途广

目前研发的红细胞代用品实际上是一种良好的携供氧剂，因此国际上称之为血红蛋白类携氧载体（hemoglobin-based oxygen carriers，HBOCs）。近十多年来诸多报告其用于治疗心脑血管等缺血缺氧性疾病和肿瘤，均显示了可喜的效果[11-14]。杨成民等[15]先后以HBOCs用于治疗急性心肌梗死、体外循环中心功能保护和视网膜低灌等实验研究中，均初步取得了展现良好前景的结果（详见第六十章"红细胞代用品"）。

## 第二节　血液代用品研发简史及种类

从20世纪初期开始，几乎与ABO血型被发现的同时，人们就开始思考和探索开发能替代血液部分功能的血液代用品。但由于科学技术发展水平的限制，有关血液代用品开发的研究都一直停留在人们的梦想中，或只有少数学者进行启蒙性的探索。直到20世纪80年代，由于多种病毒特别是艾滋病毒等能通过输血传染给人类事实得到确认，极大地推动了人类开发血液代用品的意愿和研究热情。

如前所述，本章所说的血液代用品不包括血浆代用品，主要是指红细胞代用品和血小板代用品。而白细胞功能和抗原性极为复杂，另从抗细菌感染来说，由于种种有效的抗生素的出现，临床治疗中对白细胞的输注极少，因此，迄今极少有白细胞代用品研究的报告。目前国内外主要是研制红细胞和血小板代用品。血小板代用品目前主要是针对代替血小板生理止血，目前还处于实验室研究阶段；而红细胞代用品主要是针对替代红细胞携供氧、增加血容量和调节胶体渗透压的生理功能。由于红细胞代用品是目前研究最多、进展相对较快，同时也是最接近临

床应用的血液功能替代制品,因此其通常被认为是目前国际上所说的狭义的血液代用品。

# 一、血液代用品发展简史

## (一)红细胞代用品[16]

早在 1934 年,Amberson 等曾用牛血红蛋白支撑 Locke-Ringer 溶液给狗、猫、兔换血,他们发现上述溶液除有携供氧能力外,还有足够的胶体渗透压。但进一步研究表明,输入这种液体也会引起凝血活性增高,出现弥散性血管内凝血和肾脏明显损害,甚至导致动物死亡。20 世纪 50 年代到 60 年代初,Earnshaw、佐野、日高等先后模拟红细胞的携氧功能和正常人血液成分,研制出人工血红蛋白组氨酸钴制剂的“人工血液”。稻均等把这种“人工血液”与右旋糖酐(dextran)等给猫输注作比较试验,前者有延长存活时间的作用;作离体蛙心脏灌流试验也发现有增强心肌收缩力的效应,但在生理条件下释氧效果欠佳,故不能作为血液代用品应用。Rabiner 等经过长期研究,首次阐明红细胞膜破解所得的血红蛋白溶液引起毒性反应的原因是红细胞膜基质颗粒和水溶性磷脂物质。1967 年他和 Doclye 等率先研制出无基质血红蛋白(stroma-free Hb,SFH)。他们的实验研究表明,这种 SFH 溶液没有凝血活性,对肾脏无明显损害,对肝肺亦无显著副作用。因此给狗换血至血细胞比容 3% 时,动物仍能存活一定时间而血流动力学变化不大。Bunn 和 Jandi 于 1967 年研制出交联血红蛋白,延长血红蛋白在血液循环中的半衰期。Benesch 在 1972 年解决了 5-磷酸吡哆醛(PLP)或 2,3-DPG 与血红蛋白的结合,降低了血红蛋白与氧的结合力。另外一些学者在血红蛋白纯化、交联或与大分子物质结合等方面进行了开创性研究,为血红蛋白作为红细胞代用品展示了良好的前景。1978 年,Suritsky 等将 SFH 溶液试用于人体,8 位受试者各输入 250ml,另外两名志愿者输入等量的 5% 人血浆白蛋白溶液作为对照。他们发现在输注 SFH 溶液 1 小时后,受试者的肌酐清除率由 8.88g/h 下降为 4.38g/h,同时伴随尿量急剧减少,这些病变虽在两小时后消失,但提示人们对 SFH 的急性毒性反应需要进一步研究。

1966 年,Clark 和 Gollan 发现美国 3M 公司生产的氟碳化合物 FX-80(含氟丁基四氢呋喃)对氧的溶解度为水的 20 倍,携氧能力也超过天然血红蛋白,小白鼠浸入上述氟碳化合物溶液中能靠液体呼吸获得足够的氧,使动脉血氧合良好,这为采用人工合成化合物研制红细胞代用品开辟了一条新途径。1970 年日本绿十字公司在此基础上研制出第一代氟碳血液代用品(fluosol-DA,F-DA)。1979 年在日本首先获得批准试用于健康志愿者并获得成功。之后在美国、加拿大被批准临床定向试用。1983 年,前苏联又研制出新的氟碳化合物乳剂,命名为“Ftorasan”。我国于 1982 年研究成功“Ⅱ号氟碳辅剂”。1992 年,美国 Riess 等报告 Alliance 药物公司研制出新一代溴化氟碳化合物乳剂(Oxygent™),与 F-DA 相比,它增加了 5 倍氧携带量并有 X 线不透性,特别易于从机体内排出,对肺功能无损害。另外,Thoolen 等于 1993 年报告杜邦公司开发出一种氟碳乳剂(Therox)。

1990 年,美国 Somatogen 公司 Haffman 等采用基因工程技术以大肠埃希菌表达研制出基因重组人血红蛋白(rHb1.1)[17]。这种 rHb1.1 被改变一小部分氨基酸序列,阻止了四聚体的血红蛋白降解为二聚体,并保持合适的与氧结合力。Barcroft 等(1923 年)提出、T. M. S. Chang(1957 年)首先研制出包囊的血红蛋白(encapsulated Hb),称之为“人工红细胞”(artificial red blood cell);此后,Toyada(1965 年)、Kitajima 等(1991 年)、Satoh 等(1992 年)和 Tsuchida 等(1994 年)在血红蛋白微囊化技术方面又进行了大量研究。

1990 年起,美国食品药品管理局(FDA)先后批准了 Northfield 公司聚合人 Hb 溶液、Biopure 公司聚合牛 Hb 溶液、Alliance 药物公司氟碳溴化物乳剂、Somatogen 公司重组 Hb 溶液等五种红细胞代用品开始Ⅰ期临床试用,1999 年他们完成或接近完成了Ⅲ期临床试用研究。1999 年 9 月 27~29 日,FDA 在美国主持召开了临床应用安全和效果讨论会。加拿大 Hemosol 公司研制出聚合一醛化人 Hb 溶液于 1996 年被批准Ⅰ期临床试用,1999 年完成Ⅱ期临床试用并开始Ⅲ期临床试用。在中国 20 世纪 60~70 年代,由中国科学院上海有机化学研究所与陈惠孙等合作研究成功称之为“白色血液的红细胞代用品”曾经完成Ⅱ期临床研究;杨成民等从 1992 年开始开展以人脐带血为主的人源性聚合 Hb;苏志国等制备 PEG 修饰牛 Hb,陈超等从事聚合猪 Hb;黄宇彬等开启人工细胞型等红细胞代用品研究。

## (二)血小板代用品

血小板的主要生理功能是参与正常的止血过程,另外还具有参与炎症与免疫调节、支持内皮完整和促进组织修复的功能。临床上主要是在因血小板数量减少和血小板功能障碍引起的大出血的情况下进行血小板输注。在临床输血中,血小板输注一般占到输血总人数 20%左右。目前用于临床输注的通常是在 22℃左右震荡保存或者是在超低温(-80℃)条件下保存的血小板。由于血小板通常保存周期很短,容易发生病毒和细菌感染。因此,对于血小板代用品的研究是血液代用品领域的研究热点之一。血小板代用品的研究始于 20 世纪 80 年代,最早由欧洲和日本等地区开展这方面的工作。到目前为止,血小板代用品的研发主要是基于血小板在一期止血过程中的黏附与聚集功能开展的,其策略是模拟血小板止血功能和物理力学特性提出不同类型的血小板代用品方案。目前,血小板代用品尚处于临床前实验研究阶段,尚未见有临床试用的报道。

## 二、血液代用品的种类

### (一)红细胞代用品

目前红细胞代用品主要分为合成化合物、天然血红蛋白类携氧载体和人工红细胞三大类(图 59-2)。

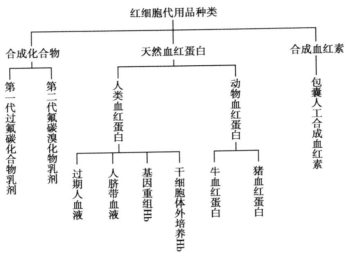

图 59-2　红细胞代用品种类

1. 氟碳化合物乳剂　氟碳化合物(perfluorocarbon,PFC)是一类通过化学合成产生、具有良好氧气溶解能力的生物惰性化合物,其分子量通常在 450~500kDa 之间。PFC 对氧气有很好的溶解特性,有液态氧之称。1966 年,有两位研究人员通过实验证实了实验小鼠在常压条件下可以在 PFC 溶液中自由呼吸而存活,这就开启了 PFC 作为氧载体用于血液代用品的医学研究。

如上所述,1970 年,日本绿十字公司研制出了第一代氟碳类乳剂型红细胞代用品并于 1979 年获批试用于健康志愿者,取得了较好的效果,之后在美国和加拿大陆续被批准临床定向试用。到 1984 年,日本绿十字公司又研制出一种氟碳类乳剂(FMIQ),其在冰箱内的保存周期可达 1 年以上,并有一定时间的 X 射线不透过性。美国 Alliance 药物公司在 1992 年也研制出新一代的溴化氟碳化合物乳剂(Oxygent™),这种新型氟碳化合物与日本绿十字公司的产品相比,其携氧量增加了 5 倍并具有显著的 X 射线不透过性,又易于从机体内排出,对肺功能没有明显损伤作用。1993 年,美国杜邦公司也开发出

了一种氟碳乳剂(Therox)。此外,中国和前苏联也在 20 世纪 80 年代研制出 PFC 乳剂,投入临床试用均获得了较好的效果。

此类红细胞代用品由于乳剂制备和保存困难、临床不良反应较大、体内代谢时间过长等原因。国际上多数已将其用于缺氧性疾病治疗和离体器官保存领域的研究。

2. 血红蛋白类制品　这一类红细胞代用品是当前国内外研究的主攻方向,约占总体研究的 90%,也是血液代用品研发领域中进展最大的一个热点。从它的来源和主要功能,人们已经习惯称之为血红蛋白类携氧载体(hemoglobin-based oxygen carriers,HBOCs)。

与氟碳类化合物乳剂相比,HBOCs 接近人体正常红细胞向组织器官供养的方式,也更符合人体的生理需求,如氧解离曲线与天然红细胞相似(均呈 S型)。早在 20 世纪 30 年代,Amberson 等人就已经开始利用血红蛋白溶液作为红细胞代用品的研究。近几十年来,随着蛋白分离纯化技术、化学改性技术以及相关评价手段的不断完善和深入,血红蛋白溶液

作为红细胞代用品的研发已经取得了重大的突破和进展,相关作用机制及安全性研究都逐渐被揭示,HBOCs已经成为当今红细胞代用品的主流研究方向。到了20世纪90年代,随着生命和材料科学的飞速发展,基于基因工程技术和药物载体制备技术的重组血红蛋白和血红蛋白包囊化研究逐渐兴起并逐步深化。1990年,美国Somatogen公司Haffman等人以大肠埃希菌为表达载体研制出rHb1.1。与天然血红蛋白相比,rHb1.1的一小部分氨基酸序列被改变,四聚体结构较为稳定并具有合适的氧结合力。在血红蛋白包囊化方面,Barcroft在1923年最早进行这方面的研究探索;到1965年,T. M. S. Chang因在国际上首次制备出具有红细胞形态的人工红细胞而被誉为"人工细胞之父"。到20世纪末,日本

Shushida等和中国黄宇斌等世界各国学者在血红蛋白微囊化方面进行了大量研究并初步研制出包囊化人工红细胞(artificial red blood cell)型的红细胞代用品。另根据Hb从红细胞分离纯化后易于分解和丢失氧结合力调节物质2,3-DPG以及在机体内半衰期太短等问题,Baxter公司、Biopure公司、Northfield公司、Hemosol公司、中国的杨成民和陈超等人分别先后研发出双阿司匹林内交联血红蛋白和戊二醛分子间交联的不同分子量的红细胞代用品[15]( 表59-1)。这类制品的理化性质、特点和潜在临床用途等在本书第六十章"红细胞代用品"中已有详述。

**(二)血小板代用品**

目前血小板代用品主要有三大类(图59-3),详见第六十一章"血小板代用品"。

表59-1 几种血红蛋白类红细胞代用品

| 制品简称 | 原料来源 | 修饰方式 | 公司 |
|---|---|---|---|
| Polyheme | 人血 | 戊二醛交联、PLP修饰 | 美国Northfield公司 |
| Poly-Bovine Hb | 牛血 | 戊二醛交联 | 美国Biopure公司 |
| Heolink™ | 人血 | 开环棉子糖交联、PLP修饰 | 加拿大Hemosol公司 |
| DCLHB | 人血 | 双阿司匹林分子内交联 | 美国Baxter公司 |
| rHb1.1 | 重组血红蛋白 | 大肠埃希菌表达、分子内交联 | 美国Somatogen公司 |
| PEG-Hb | 牛血 | PEG共价结合 | 美国Enzon公司 |
| PHP | 人血 | 聚氧乙烯共价结合 | 美国Ajinomoto/Apex公司 |

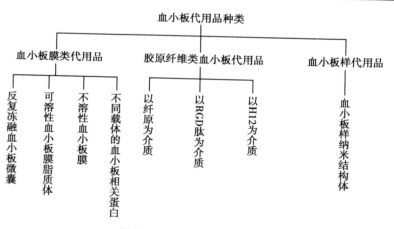

图59-3 血小板代用品种类

# 第三节 临床试用产品及其不良反应

自1989年起美国FDA已先后批准5家主要代表性的HBOCs制品投入临床研究,其制备工艺

理化性质不尽相同[18-20]( 表59-2)。各公司对其产品的临床研究均有报告。Natanson[21]和Silverman[22]分别在2008年和2009年在JAMA和Transfusion杂志上做了综合性报告。其统计表明,HBOCs制品对失血性休克和临床围术期失血者治疗均取得了可喜的结果,救治总存活率达

90%左右,与对照组无统计学差异,但其不良反应发生率明显高于对照组(表59-3)。这正是美国FDA最终没有批准这些公司的产品上市申请的主要原因。而南非在2001年、俄罗斯在2011年先后批准 Biopure 公司产品 HBOC-201 用于急性或恶性贫血治疗。

表59-2　国外投入临床研究的 HBOCs 产品的理化特性

|  | Hemopure | HemoAssist | Hemospan | Polyheme | Hemolink |
|---|---|---|---|---|---|
|  | 聚合牛 Hb | 内聚人 Hb | 人 Hb-PEG | 聚合人 Hb | 聚合人 Hb |
| 血红蛋白浓度(g/L) | 120~140 | 100 | 43 | 100 | 100 |
| $P_{50}$(mmHg) | 40 | 32 | 4~6 | 20~22 | 39 |
| 胶体渗透压(mmHg) | 25 | 42 | 50 | 20~25 | 26 |
| 黏度(cp) | 1.3 | 1.2 | 2.5 | 1.9~2.2 | N/A |
| 平均分子量(kDa) | 250 | 64 | 95 | 150 | 32~500 |
| 高铁血红蛋白(%) | <10 | <5 | <10 | <5 | N/A |
| 半衰期(h) | 19 | 6~12 | 20 | 24 | 14~20 |
| 保质期(年) | 3 | 1+ | 1.25 | 1+ | N/A |
| 储存温度(℃) | 2~30 | <5 | −20 | 4~8 | N/A |

表59-3　几种 HBOCs 产品临床试用病死率及主要不良反应统计[22]

| | Baxter (n=1009) | | Biopure (n=1326) | | Hemosol (n=401) | | Northfield (n=1080) | | Sangart (n=130) | |
|---|---|---|---|---|---|---|---|---|---|---|
| | 实验组 (504) | 对照组 (505) | 实验组 (708) | 对照组 (618) | 实验组 (209) | 对照组 (192) | 实验组 (623) | 对照组 (457) | 实验组 (85) | 对照组 (45) |
| 死亡数 | 78 | 61 | 25 | 14 | 1 | 4 | 73 | 39 | 2 | 0 |
| 占比(%) | 15.5 | 12.1 | 3.5 | 2.3 | 0.5 | 2.1 | 11.7 | 8.5 | 2.4 | 0.0 |
| 高血压 | 76 | 38 | 166 | 59 | 113 | 75 | N/A | N/A | 7 | 1 |
| 占比(%) | 15.1 | 7.5 | 23.4 | 9.5 | 54.1 | 39.1 | N/A | N/A | 8.2 | 2.2 |
| 充血性心力衰竭 | N/A | N/A | 0 | 1 | 0 | 2 | 17 | 20 | N/A | N/A |
| 占比(%) | N/A | N/A | 0.0 | 0.2 | 0.0 | 1.0 | 2.7 | 4.4 | N/A | N/A |
| 心肌梗死 | 6 | 1 | 14 | 4 | 14 | 7 | 29 | 2 | 2 | 0 |
| 占比(%) | 1.2 | 0.2 | 2.0 | 0.6 | 6.7 | 3.6 | 4.7 | 0.4 | 2.4 | 0.0 |
| 急性肾衰 | 1 | 3 | 10 | 4 | 2 | 2 | N/A | N/A | N/A | N/A |
| 占比(%) | 0.2 | 0.6 | 1.4 | 0.6 | 1.0 | 1.0 | N/A | N/A | N/A | N/A |

很显然,表59-3内所列不良反应显示,HBOCs试用组在高血压、心肌梗死、胃肠不适等发生率明显高于对照组。至于引起这些不良反应发生的原因,目前尚无统一定论。但多数学者分析认为其主要原因如下:一是现有的 HBOCs 输入后迅速大量结合血液循环或血管内皮细胞内的舒张因子一氧化氮(NO)而引起血管收缩、血压升高等不良反应;二是由于血红蛋白的自氧化反应所产生活性氧、自由基对组织器官的损伤作用。因此,有关血红蛋白类红细胞代用品临床毒副作用产生的机制及其解决方案已经成为目前血液代用品研究领域的热点问题。

## 第四节　目前研究热点

目前国内外诸多学者,围绕 HBOCs 制品在临床研究中出现的不良反应和模拟正常人红细胞的生理功能主要研究的热点问题有如下几个方面：

## 一、降低或控制心血管活性反应

研究证实，HBOCs 在临床前实验研究和临床试用中出现的心血管活性反应，如心率加快、血管收缩、血压持续升高和胃肠不适等安全隐患主要由于四聚体或多聚体血红蛋白对血管舒张因子 NO 的结合速度和能力远超过正常红细胞所引起[23]。HBOCs 输入后，不仅能迅速地降低循环血流中的 NO 含量水平，而且小分子血红蛋白能通过血管内皮屏障而结合血管内皮细胞间隙的 NO，从而引起血管收缩、平滑肌痉挛，进一步导致高血压和胃肠疼痛等不良反应的出现。据此，中国香港黄炳镠等采用先以 NO 封住 Hb 分子上结合 NO 的巯基位点；美国 Enzen 公司、Sargan 公司和中国苏志国等以 PEG 在巯基位点上修饰 Hb 而形成 PEG-Hb 复合物[24-27]；Alayash 等合成出结合珠蛋白（hyptoglobin）的血红蛋白复合物[28,29]。这些途径均初步解决了 HBOCs 制品引起的血管活性反应导致的毒副作用问题。PEG-Hb 还增加了 HBOCs 制品的分子量和分子半径，PEG 又形成了 HBOCs 制品外围的亲水层，有利于延长其在血循环内的半衰期和降低异性蛋白的免疫原性，更具有安全保障。

## 二、降低或消除血红蛋白的 氧化应激反应

这里所说的氧化应激反应，也就是本文所提到的由于血红蛋白自氧化所产生的氧自由基等所引起的心肌受损等严重不良反应。正常红细胞内除有 95% 左右的 Hb 外，还含有相适应量的过氧化物歧化酶（superoxide dismutase, SOD）、过氧化氢酶（catalase, CAT）等还原酶体系，在生理条件下始终保持氧化与还原的平衡，临床输正常红细胞不会引起上述氧化应激反应。学者们以此推理用仿生学理念创造了各种抗 HBOCs 制品输入机体后导致的氧化应激反应的有效途径。加拿大 Chang 等率先将牛血红蛋白与牛红细胞中的 SOD 和 CAT 形成聚合血红蛋白复合物（polyHb-SOD-CAT）[30]。他的研究结果表明有效地达到了预定的目的。Hsia 等合成出血红蛋白与抗氧化剂聚合一氧化氮化合物的复合物[31]；杨成民、刘嘉馨、黄炳镠等在 HBOCs 溶液中加入适当的小分子抗氧化剂[32]，这些措施均在动物实验中得到了预想的效果，可有效解决自由基引起的氧化应激的不良反应。

## 三、适当降低和优选合适的剂量

人所共知，任何药物的安全与疗效均与使用剂量直接相关。HBOCs 制品 1989 年开始试用临床时，由于当时的 HBOCs 制品的平均分子量偏大（400~600kDa），为了能维持正常的生理渗透压，只好把所用 HBOCs 浓度定为 12%~14%[33]。而对持续出血的患者，一次连续输用量高达 4000ml/人以上，个别达 10 000ml/人[34]。使用中发现这种浓度的超大分子物质溶液黏度高、血液流变学和血流动力学效果不良，而且在长时间保存中易于出现不溶微粒。此后把浓度逐渐降低，由 10%、8%、6% 以至最低降至 4.2%[35-37]。现有研究结果表明，这种措施与高浓度相比并无显著性差异。杨成民等根据近代临床输血理念的变化，将 HBOCs 剂型配方浓度降至 2%，辅以胶体代血浆达到维持扩容的良好效果[5]，其抗大失血性休克（失血量大于 60%）实验大鼠输注后 72 小时存活率达 80% 以上，比单纯羟乙基淀粉复苏液的抗休克疗效高一倍以上，可更适于医院外战伤和创伤患者的抢救。无疑，这种举措在保证必要疗效的前提下也将有利于降低不良反应和制品成本。

## 四、降低平均分子量

从胶体代血浆如右旋糖酐（dextran）、羟乙基淀粉（hydroxyethyl starch, HES）、明胶等长期临床实践证明，其制品平均分子量由高向中分子量发展，如 HES 于 20 世纪 60 年代起由美国发明的 Hemospan 其平均分子量为 600kDa，而至 80 年代德国制品降为 200kDa（羟乙基淀粉），以至本世纪初进一步降至 130kDa（万汶）；中国研究成功的 HES 制品 706 代血浆的平均分子量为 40kDa，而用于改善微循环障碍的制品平均分子量只有 20kDa。这些中分子量胶体代血浆受到了临床医师的好评，其抗失血性休克效果好，不良反应特别是过敏反应低，循环内半衰期也比较适当。

## 五、增加血红蛋白类携氧载体的 生理功能

根据红细胞的主要生理功能，除了向组织器官有效供氧外，还要带走排泄废物二氧化碳。Bian 等据此在 PolyHb-SOD-CAT 基础上，于近年又加入碳酸酐酶（carbonic anhydrase, CA）而聚合成 polyHb-SOD-CAT-CA 的多功能复合物[38]。他们研究报告表明，这种复合化合物除能有效的保持给缺氧组织器

官供氧功能外,也可能防止由抗自由基引起的毒副作用,同时还能携带二氧化碳通过肺排出而有利于预防酸中毒。

## 第五节 展 望

通过如此众多科技工作者的创新和艰辛努力,从已有的各家研究结果报告表明,可以预计在近几年内将可能会有更安全、更有效的新一代血红蛋白类红细胞代用品成功用于临床研究,也可能得到研究者所在国政府批准有针对用途的上市。这将为解决目前临床输血所存在的"血源短缺"、"输血风险"和战创伤急救等提供重要的补充和有利条件。而血小板代用品,其多种类型中的一种也有可能进入临床研究。但是,从血液的全部功能来说,现有的科技水平所限使得在漫长的历史时期不可能研究成功能完全代替正常人红细胞和血小板的代用品。因此,它只能是临床输血所需制品的一个重要补充。但是,血液代用品在降低临床输血风险、增强对缺血性组织器官的供氧效果、特别是立足对战创伤患者的急救方面具有其独特的优势。由此,这仍显示血液代用品研发不失为医学科学中的战略性前沿课题,其发展的前途是十分诱人而又充满艰难和光明的!

就血液代用品研究长河中所出现而且尚待研究解决或有争论的瓶颈难题,如 HBOCs 的 $P_{50}$[39-41]、平均分子量及其分布[42-44]、磷脂残留量等标准要求,理化质量检测指标与生物效应之间的相关性,临床前药理学与毒理学评价所需的实验动物模型和参比物质,现有解决血管活性、氧化应激反应[45-47]等技术措施的机制和长期效果,产业化中工程问题,临床前研究设计以至药物制剂与剂型以及血小板代用品临床前研究中诸多复杂课题等等问题[48],仍是摆在从事此项研发的科学家们面前十分艰难复杂的挑战!当然这些挑战也正是促使血液代用品创新以致取得革命性变化的动力和有利条件。我们坚信人类将在此领域一定会取得更加重大的科学性的突破和开发出更多更好的产品,造福于需要输血或缺氧疾病治疗的患者。

(杨成民 黄炳镠 陈 刚 周文涛)

## 参考文献

1. Farrugia A.Safety of plasma volume expanders.J Clin Pharmacol,2011,51(3):292-300.
2. 杨成民.血液代用品研究进展与输血医学.中国输血杂志,2010,23(S1):3-A1-010.
3. Luo ZY,Zheng MB,Zhao PF,et al.Self-monitoring artificial red cells with sufficient oxygen supply for enhanced photodynamic therapy.Scientific Reports,2016,6:23393.
4. Yang CM.The Experimental research and prospects of human-derived HBOCs for the treatment of myocardial infarction and other ischemic diseases.Chengdu:The 14^th International Symposium on Blood Substitutes and Oxygen Therapeutics,2013.
5. Yang CM.Some thoughts on R&D HBOCs in China.Lund:Towards Novel Blood Transfusion Therapies,2015.
6. 央视新闻.世界献血者日:2015 年我国人口献血率达千分之十.中国民生经济网[2016-06-14].
7. Garratty G.Advances in red blood cell immunology 1960-2009.Transfusion,2010,50:526-535.
8. SHOT. Serious hazards of transfusion annual report.Manchester,UK,2010.
9. 陈小伍,于新发,田兆嵩.输血治疗学.北京:科学出版社,2012.
10. Wang ZG.Demands for blood substitutes in the care of serious injury.Chengdu:the 14^th International Symposium on Blood Substitutes and Oxygen Therapeutics,2013.
11. Osarogiagbon UR,Choong S,Belcher JD,et al.Reperfusion injury pathophysiology in sickle transgenic mice.Blood,2000,96(1):314-320.
12. Murayama C,Kawaguchi AT,Ishikawa K,et al.Liposome-encapsulated hemoglobin ameliorates Tumor hypoxia and enhances radiation therapy to suppress Tumor growth in mice.Artif Organs,2012,36(2):170-177.
13. Muir WW,Ilangovan G,Zweier JL,et al.Vital organ tissue oxygenation after serial normovolemic exchange transfusion with HBOC-201 in anesthetized swine.Shock,2011,35(6):597-603.
14. Mullon J,Giacoppe G,Clagett C,et al.Transfusions of polymerized bovine hemoglobin in a patient with severe autoimmune hemolytic anemia.N Engl J Med,2000,342(22):1638-1643.
15. YangCM.The Experimental research and prospects of human-derived HBOCs for the treatment of myocardial infarction and other ischemic diseases.Chengdu:The 14^th International Symposium on Blood Substitutes and Oxygen Therapeutics,2013.
16. 杨成民,李家增,季阳.基础输血学.北京:中国科学技术出版社,2001.
17. Zuckerman SH,Doyle MP,Gorczynski R,et al.Preclinical biology of recombinant human hemoglobin,Rhb1.1.Artificial Cells,Blood Substitutes,and Biotechnology,1998,26(3):231-257.
18. Chen JY,Scerbo M,Kramer G.A review of blood substitutes:examining the history,clinical trial results,and ethics of hemoglobin-based oxygen carriers.Clinics,2009,64(8):

803-813.

19. Winslow RM. Hemoglobin modification. In：Winslow RM, editor. Blood Substitutes. London：Academic Press, 2006：341-353.

20. Leytin V, Mazer D, Freedman J, et al.Hemolink™, an o-raffinose cross-linked haemoglobin-based oxygen carrier, does not affect activation and function of human platelets in whole blood in vitro.British J Haematol, 2003, 120：535-541.

21. Natanson C, Kern SJ, Lurie P, et al. Cell-free hemoglobin-based blood substitutes and risk of myocardial infarction and death：a meta-analysis.JAMA, 2008, 299（19）：2304-2312.

22. Silverman TA, Weiskopf RB.Hemoglobin-based oxygen carriers：current status and future directions. Anesthesiol, 2009, 111（5）：946-963.

23. Cabrales P, Friedman JM.HBOC vasoactivity：interplay between nitric oxide scavenging and capacity to generate bioactive nitric oxide species. Antioxidants & Redox Signaling, 2013, 18（17）：2284-2297.

24. Stowell CP, Levin J, Winslow RM, et al.Progress in the development of RBC substitutes.Transfusion, 41（2）：287-299.

25. Wang QQ, Sun LJ, Su ZG, et al.Reversible protection of Cys-93（β）by PEG alters the structure and function properties of the PEGylated hemoglobin. Biochimica et Biophysica Acta, 2014, 1844（7）：1201-1207.

26. Winslow RM.Targeted $O_2$ delivery by low-P50 hemoglobin：a new basis for hemoglobin-based oxygen carriers. Artificial Cells, Blood Substitutes, and Immobilized Biotechnology, 2005, 33（1）：1-12.

27. Kim D, Malavalli VA, Rober M, et al. Oxidation and haem loss kinetics of poly（Ethylene Glycol）conjugated haemoglobin（MP4）：dissociation between in vitro and in vivo oxidation rates.Biochemical J, 2006, 399（11）：463-471.

28. Cooper CE, Schaer DJ, Alayash AI, et al.Haptoglobin binding stabilizes hemoglobin ferryl iron and the globin radical on tyrosine β145. Antioxidants & Redox Signaling, 2013, 18（17）：2264-2273.

29. Buehler PW, Abraham B, Alayash AI, et al.Haptoglobin preserves the CD163 hemoglobin scavenger pathway by shielding hemoglobin from peroxidative modification. Blood, 2008, 113（11）：2578-2586

30. Chang TM.Red blood cell replacement, or nanobiotherapeutics with enhanced red blood cell functions? Artif Cells Nanomed Biotechnol, 2015, 43（3）：145-147.

31. Hsia CJ, Ma L.A hemoglobin-based multifunctional therapeutic：polynitroxylatedpegylated hemoglobin. Artif Organs, 2012, 36（2）：215-220.

32. Chen G, Duan Y, Liu J, et al.Antioxidant effects of vitamin C on hemoglobin-based oxygen carriers derived from human cord blood. Artif Cells Nanomed Biotechnol, 2016, 44（1）：

56-61.

33. Eastman AL, Minei JP.Comparison of hemoglobin- based oxygen carriers to stored human red blood cells. Critical Care Clinics, 2009, 25（2）：303-310.

34. Napolitano LM. Hemoglobin-based oxygen carriers：first, second or third generation? human or bovine? where are we now? Critical Care Clinics, 2009, 25（2）：279-301.

35. Vandegriff KD, Winslow RM.Hemospan：design principles for a new class of oxygen therapeutic.Artificial Organs, 2009, 33（2）：133-138.

36. Jonathan S, Moallempour JM, Lim JC.HBOC-201, hemoglobin glutamer-250（bovine）, hemopure（Biopure Corporation）. Expert Opinion on Biological Therapy, 2008, 8（9）：1425-1433.

37. Weiskopf RB, Silverman TA. Balancing potential risks and benefits of hemoglobin-based oxygen carriers. Transfusion, 2013, 53（10）：2327-2333.

38. Bian Y, Chang TM. A novel nanobiotherapeutic poly-[ hemoglobin-superoxide dismutase-catalase-carbonicanhydrase ] with no cardiac toxicity for the resuscitation of a rat model with 90 minutes of sustained severe hemorrhagic shock with loss of 2/3 blood volume. Artif Cells Nanomed Biotechnol, 2015, 43（1）：1-9.

39. Song BK, Nugent WH, Moonmassat PF, et al.Effects of a hemoglobin-based oxygen carrier（HBOC-201）and derivatives with altered oxygen affinity and viscosity on systemic and microcirculatory variables in a top-load rat model. Mirovascular Research, 2014, 95（9）：124-130.

40. Hare GM, Harrington A, Liu E, et al.Effect of oxygen affinity and molecular weight of HBOCs on cerebral oxygenation and blood pressure in rats. Can J Anesth, 2006, 53（10）：1030-1038.

41. Young MA, Lohman J, Malavalli A, et al.Hemospan improves outcome in a model of perioperative hemodilution and blood loss in the rat：comparison with hydroxyethyl starch.J Cardiothorac Vasc Anesth, 2009, 23（3）：339-347.

42. Zhou W, Li S, Hao S, et al.An optimal polymerization process for low mean molecular weight HBOC with lower dimer.Artificial Cells, Nanomed, Biotechnol, 2015, 43（3）：148-151.

43. Gould SA, Moore EE, Moss GS, et al. The first randomized trial of human polymerized hemoglobin as a blood substitute in acute trauma and emergent surgery.the American College of Surgeons, 1998, 187（2）：113-120.

44. Vallelian F, Garcia-Rubio I, Schaer DJ, et al.Spin Trapping combined with quantitative mass spectrometry defines free radical redistribution within the oxidized hemoglobin：haptoglobin complex. free radical biology and medicine, 2015, 85（8）：259-268.

45. Dorman SC, Kenny CF, Harrington JP.Role of redox potential

of hemoglobin-based oxygen carriers on methemoglobin reduction by plasma components. Artificial Cells. Blood Substitutes and Immobilization Biotechnology, 2002, 30(1):39-51.

46. Pedro C, Marcos I. Blood substitutes: evolution from noncarrying to oxygen and gas-carrying fluids. American Society for Artificial Internal Organs J, 2013, 59(4):337-354.

47. Linberg R, Conover CD, Shorr RG. Hemoglobin based oxygen

carriers: how much methemoglobin is too much? Artificial Cells, Blood Substitutes and Immobilization Biotechnol, 1998, 26(2):133-148.

48. Wei YP, Li CL, Zhang L, et al. Inhibition of methemoglobin formation in aqueous solutions under aerobic conditions by the addition of amino acids. International J Biological Macromolecules, 2014, 64(3):367-275.

# 第六十章
## 红细胞代用品

红细胞代用品作为整体血液代用品研究中一个主体部分,已经过了几十年艰苦曲折的研究历程。在有关科学技术方面获得了诸多创新或突破,并已取得了为医学界所高度关注的重大进展,体现了红细胞代用品进一步发展的光明前景,同时也表明还面临着不少瓶颈问题有待继续奋斗研究解决[1]。

目前医学认为正常人红细胞的主要生理功能,一是通过血液循环给机体组织器官提供氧气和运送二氧化碳经肺排出体外;二是参与免疫反应的调控,包括清除免疫复合物、调节补体活性、增强巨噬细胞的吞噬作用和调控淋巴细胞等;三是参与调节血液酸碱平衡。而近几十年研究的红细胞代用品主要为血红蛋白类制品,它目前只能代替红细胞给缺氧机体组织器官供氧和调节胶体渗透压的功能,故国际上称之为血红蛋白类携氧剂(Hemoglobin-based oxygen carriers,HBOCs)。近几年为克服血红蛋白在携供氧的同时产生自由基所带来的氧化应激以及清除一氧化氮(NO)所引起的血管活性血压升高等不良反应[2],不少学者包括中国学者正采用不同途径来研究解决这一共性的瓶颈技术[3-5]。Chang 等在血红蛋白复合物中又引入碳酸酐酶,从而为这类制品增加运走机体代谢废物二氧化碳的功能,他们称之为具有三种功能的红细胞代用品[6]。

红细胞代用品的类型本书第五十九章血液代用品概述中,已对其品种及其发展历程作了撰述。目前国外研究血红蛋白类红细胞代用品约占总体研究类型的90%,故本章仅就这类制品的类型、制备工艺、理化性质、生理功能、特性及其临床潜在用途等分别予以描述。

## 第一节　血红蛋白类红细胞代用品性质、特点和临床潜在用途

### 一、理化性质

不同类型 HBOCs 的理化性质,由于所用血源、制备工艺、结构等不同而有差异。国外已投入Ⅲ期临床试用的四种代表性制品(表60-1)就反映出这些主要区别[7]。但根据临床应用要求,能确保制品应用的安全有效并能长期有效保存,对这类制品在关键指标上应有统一的要求。为此美国 FDA 于 1997 年对 HBOCs 制品的共性质量要求提出了指南[8,9],近期又将发布修改的指南文件。各国研究单位根据本国的相关法规并参考这些指导性文件及自己的研发经验和制品的类型,在申报临床试用时都提出了 HBOCs 制品的理化质量标准及其检测方法的报批稿[10]。中国医学科学院输血研究所与中国香港新行健医药科技有限公司合作研究并共同提出了 HBOCs 制品理化质量标准及其检测方法学研究的报批稿。

表 60-1　国外四种投入Ⅲ期临床试用的 HBOCs 制品的主要物理化学特性比较

| | HBOC-201 | HemAssis | Hemospan | Polyheme |
|---|---|---|---|---|
| 血红蛋白浓度(g/L) | 120~140 | 100 | 43 | 100 |
| $P_{50}$(mmHg) | 40 | 32 | 4~6 | 20~22 |
| 胶体渗透压 COP(mmHg) | 25 | 42 | 50 | 20~25 |
| 黏度(cp) | 1.3 | 1.2 | 2.5 | 1.9~2.2 |

续表

|  | HBOC-201 | HemAssis | Hemospan | Polyheme |
|---|---|---|---|---|
| 平均分子量(kDa) | 250 | 64 | 95 | 150 |
| 高铁血红蛋 MetHb(%) | <10 | <5 | <10 | <5 |
| 活体半衰期(小时) | 19 | 6~12 | ~20 | 24 |
| 保质期(年) | 3 | 1+ | 1.25 | 1+ |
| 储存温度(℃) | 2~30 | < 5 | −20 | 4~8 |
| 临床试验入组人数 | >1100 | >900 | >1200 | >1100 |

注:1mmHg = 0.133kPa

## 二、作用机制与特点

### (一)作用机制

HBOCs 是一类经过修饰的人源性、动物源性或基因重组的血红蛋白(Hb)的产物,具有对人体组织器官输送氧气的功能。研发 HBOCs 的主要目标是将其定位为能替代人体红细胞携供氧功能的一种携氧载体,旨在输注后能避免因失血所造成的组织器官缺血缺氧或低血容量性休克等病理反应。而这种制品对机体组织供氧作用的效果,是根据 Hb 与氧的结合力来衡量,而这个结合力是以 Hb 与氧结合达50%的氧饱和度(SO$_2$)时所呈现的氧分压以 P$_{50}$ 来表示。正常人红细胞 Hb 的 P$_{50}$ 为 25~28mmHg。目前国际上从事 HBOCs 制品研究的学者对 HBOCs 的 P$_{50}$ 标准要求尚无统一共识。多数学者推举 HBOCs 的 P$_{50}$ 应仿人正常 Hb 的 P$_{50}$ 或稍高为好(25~40mmHg),其理由是这样可提升制品氧解离速率,从而促进氧气对缺氧区域的供应,能迅速及时的避免或缓解组织因缺血缺氧而引起的系统性病理变化[11-13]。如 HBOCs-201、PolyHeme 和 PolyAssisi 等就是这一观点的代表性制品。这些制品的 P$_{50}$ 差别取决于血红蛋白修饰的位置、模式以及 Hb 的来源。然而与此观点相反的学者认为血红蛋白对氧结合力低(P$_{50}$ 高)的 HBOCs 制品易在血循环大小动脉中释放大量氧气,导致反射性、自控调节性的系统性血管收缩,从而引起血压升高等不良反应[14]。加之 HBOCs 中的小分子量(<64kDa)的无基质 Hb 可通过血管内皮细胞屏障扩散至血管间隙并清除具有扩张血管作用的 NO,从而更加重了上述不良反应。因此,他们主张开发高结合力(低 P$_{50}$)的 HBOCs 制品。如 Sangart 公司研制的 Hemospan 就是其代表,其 P$_{50}$ 只有 4~6mmHg。他们还认为这样能增加对微循环氧的供应,又能增加功能毛细管密度,改善失血区域的血流。但作者实验研究结果表明:对 HBOCs 制品

的 P$_{50}$ 标准要求不应笼统的认为高或低就是好的结论,应根据 HBOCs 制品的临床适应证而优选合适的 P$_{50}$ 值。

### (二)制品特点

1. HBOCs 制品便于产业化生产 世界卫生组织(WHO)就血液可用性所作的调查研究发现,一个国家的收入水平对献血率有显著影响,收入较高的国家,其献血率也相对较高。全球一半的临床用血液采集自高收入国家,而这些国家的人口却只占世界 18%。大部分发展国家除了血液供应量不足之外,亦因人口老化致使血液需求量渐增。据 WHO 的研究统计,在发展国家中,76%以上的输血案例是 65 岁以上的患者。因此,HBOCs 的研究成功并产业化被视为解决血液短缺的一个有效补充途径[15,16]。

2. HBOCs 制品已经过病毒灭活 目前 HBOCs 制品无已知的输血相关传染病之患。虽然,随着献血的规范化和检测技术的进步,对捐赠所得的血液进行常规病毒筛查使得通过输血而感染传染性疾病的概率大幅减少,但目前仍不可能完全消除。经输血感染人类免疫缺陷病毒(HIV)和丙型肝炎病毒(HCV)的概率在发达国家仍分别维持在 1/230 万和 1/114.9 万左右。而且部分病毒的传染风险仍然偏高,例如:巨细胞病毒和人类疱疹病毒经输血感染的概率仍分别为 1/10~1/30 和 1/200。此外,每当有新病毒出现时,血液筛查就要增加相应的检测项目和方法,以致相关单位需投入更多成本来增加和完善检测技术[17]。

3. HBOCs 制品无血型问题,无须输用前"合血" 输血前必须做献血者与受血者血液之间的配型试验,先不说其繁琐而不适应战时或意外灾害引起的创伤急救之需,就从目前交叉配血错判仍然是发生输血的严重并发症的重要原因。虽然出现配血错判的概率极低,但是一旦发生就将可能引起致命之灾!截至目前,错误配血仍是输血直接引起致死亡的首

要原因[18]。由于 HBOCs 已将载有血型抗原的细胞基质剔除，使得患者在使用前无须进行交叉配血试验，不但不存在错配血型的风险，更可避免因配血而延误输血抢救治疗时机。

4. HBOCs 粒子尺寸属于纳米级　比正常人红细胞小百倍以上，易于通过红细胞不能或不易通过的障碍性微循环小血管，并能增加功能毛细血管密度，黏度又低，从而可迅速及时地给缺血缺氧组织器官供氧，达到及时有效输血救治的目的。

5. HBOCs 保存有效期长　现有血液体外保存技术，库存血在 4℃ 的储存环境下的有效储存期最多是 48 天；但 HBOCs 的保质期则可至 1 到 3 年不等（表 60-1），像一般架上常备药品一样随用随取，为战/创伤急救赢得了宝贵的时间。此外，库存血的效用也有人质疑，主要是因为库存血内的 2,3-二磷酸甘油酸（2,3-diphosphoglycerate，2,3-DPG）会随储存时间延长而逐渐流失，增加血红蛋白的氧亲和力，氧解离曲线左移，$P_{50}$ 减小，使其不易向组织有效供氧[19,20]。然而，通过对血红蛋白进行修饰，HBOCs 不但可较长时间储存且不损害其供氧的功能。

6. HBOCs 制品经得起长途运输而无变质之忧　朝鲜战争期间，原军委国家卫生计生委中心血库的血液从沈阳经火车运至丹东，再由改造后备有冰箱的汽车运至志愿军基地战地血库，途径几百公里颠簸振荡，肉眼检查全部有不同程度的溶血，而 HBOCs 制品系稳定大分子液体，不会出现这种情况。

上述 HBOCs 制品的特点，只是相对而言，但它的生理功能远不能与正常人红细胞相比。因此，对需要输血的患者，在正常情况下，仍首选输用全血或红细胞等成分制品。

## 三、临床潜在用途

根据国内外众多学者对 HBOCs 制品的临床前药理与毒理学研究，特别是从 1989 年开始，先后经美国、英国、瑞典、南非、俄罗斯等国家主管部门批准投入 III 期临床试用的几种代表性制品（表 60-1）所得结果报告，对 HBOCs 制品的临床用途或潜在用途可归纳为四类主要适应证：一是战伤或创伤与其他原因引起的失血性休克及并发症；二是治疗恶性或急性贫血；三是用于肿瘤患者；四是心脑血管等缺血性疾病。

### （一）治疗失血性休克

失血性休克是现代战伤和意外伤害造成死亡的主要原因之一。在朝鲜战争中，我志愿军从第一线抢回来的伤员中绝大部分在现场死于失血性休克，美国在这次交战中伤员为 103 284 名，仅在 1950 年 9 月至 10 月的一个月内就有伤员 10 000 名[21]。全世界发生的意外灾害对人类生命也带来极大的威胁，自 2001 年至 2013 年全球发生 7 级以上地震就有 260 次，我国 2008 年发生的四川汶川特大地震造成 87 150 人死亡，受伤人数达 374 643 人。由于意外灾害引起的创伤死亡已由 20 世纪初期占世界总死亡人数的第七位至 21 世纪初飙升至第三位（图 60-1）。王正国等报告，在现代化战争中伤员死于伤后 30 分钟者占 60%，当场死亡者占 40%；意外创伤中伤员死于伤后 1 小时者亦达 34%~50%，前者抢救的最佳时间只有 10 分钟，后者也只有 6 小时[22]。很显然这是目前依靠人血保障是很难实现及时挽救这些宝贵生命的目的。另外，美国在越战中从本土采血经空运至战地后的保存有效期只有 9 天，从而造成极大的浪费。HBOCs 制品其特点可长期保存、易于运输，像架上药品一样按需取用，而且在用前不需交叉配血，能在最佳时间内用于抢救治疗。从疗效看，近期朱宏莉等研发的猪源性 HBOCs，对放血 65% 的雄性大鼠休克模型采用 6% 浓度的制品还输后 24 小时存活率达 100%，比 6% 羟乙基淀粉注射液（HES130/0.4）高一倍以上；杨成民、刘嘉馨课题组以 2% 人源性 HBOCs 制品配以 4% 胶体代血浆同法还输给失血 ≥60% 的大鼠休克模型，在还输后 72 小时存活率亦高达 80% 以上，较之 HES130/0.4（万汶产品）亦高出 1 倍[23]。美国 Nantasan 和 Silverman 等分别报告临床试用于大出血手术或其他创伤患者 3900 和 4000 多例，其存活率近 90%，与对照组人红细胞制品等比较均无统计学差异[24,25]。这些足以显示 HBOCs 制品对用于失血性休克患者的救治具有很好的优势。

### （二）用于急性或严重贫血治疗

HBOCs 制品是来自天然的血红蛋白携氧剂，它的携氧能力与正常红细胞内的 Hb 相似（1.3 mlO₂/gHb），但向组织器官供氧效果由于粒子小，血流动力学好而远大于红细胞内的 Hb。2001 年 4 月，南非批准美国 Biopure 公司 HBOCs-201 制品用于治疗急性贫血患者，有 88% 的患者减少或延迟输注异体红细胞[26,27]。2011 年 7 月，俄罗斯亦批准该制品用于急性贫血的治疗。Weiskopf 等总结分析了 HBOCs 制品用于急性贫血或严重贫血患者治疗的结果，与不输用 HBOCs 而又无血如边远地区或血型不合或由于宗教信仰拒绝输血者比较其存活率,他们认为在这种情况下 HBOCs 的应用应是有益的选择[28,29]。加拿大 Powanda 与 Chang 等采用他们创新研发的新一代 HBOCs 制品(PolyHb-SOD-Cat)(图 60-2)用于防治严重缺血性休克引起的大鼠脑缺血所导致的脑水肿,取得了良好效果[30]。他们将休克模型大鼠行双侧颈总动脉阻断 60 分钟后,再用他们的上述制品进行灌注 7 分钟未发现大鼠有脑水肿发生,与空白(sham)对照组比较无明显区别,而又显著优于单纯

的聚合血红蛋白(PolyHb)。另外,D'Agnillo 与 Chang 等又采用大鼠肠道失血再灌注模型,在缺血 30 分钟后,分别以 PolyHb-SOD-Cat 和 PolyHb 再灌注,实验结果表明,前者未见有明显的自由基产生,而后者却有较多氧自由基的出现(图 60-3)。这表明他们新研发的血红蛋白与超氧化物歧化酶(SOD)及过氧化氢酶(Cat)有防止或降低由于氧自由基所引起的肠道损伤而导致的菌群失调和内毒素血症等不良反应。

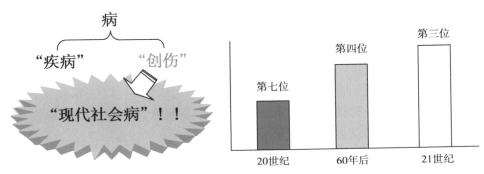

图 60-1 创伤引起的死亡占人类总死亡排序变化

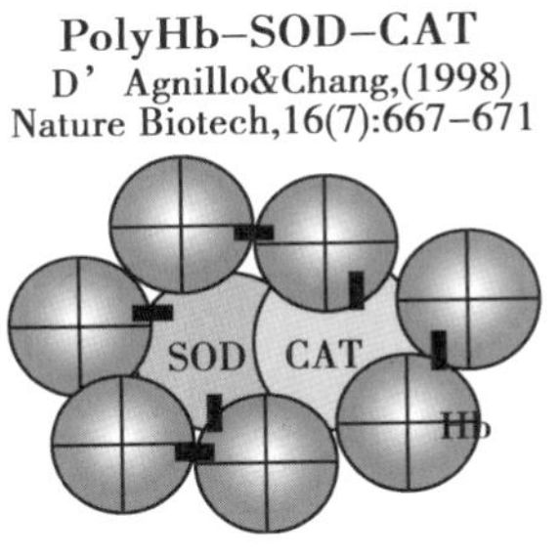

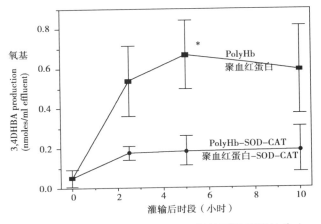

图 60-2 PolyHb-SOD-Cat 制品

图 60-3 PolyHb 和 PolyHb-SOD-CAT 两种产品给失血后的大鼠缺血模型再灌注后所产生自由基损伤的比较图.
(引自 Razack,D'Agnillo & Chang(1997))

## (三)用于恶性肿瘤患者

据报告,预测全球癌症病例呈现迅速增长趋势。由 2012 年新增 1400 万人,至 2025 年可增至 1900 万人,至 2035 年增至 2 500 万人[31]。2012 年新增患者中死亡者为 820 万人,而当年中国新增癌症患者为 307 万人,死亡人数为 220 万人,分别占全球总量的 21.9%和 26.6%[32]。

对肿瘤化疗和放疗的治疗技术虽日趋成熟,但无法手术的实体肿瘤患者接受放化疗后的存活率只较 30 年前轻微增长。手术切除肿瘤仍然是延长患者存活时间的有效治疗方法,但即使进行了肿瘤切除术,仍要面对肿瘤复发和转移对患者长期生存的影响。更何况,不少类型的实体瘤的可切除率极低,而无法切除的个案的预后也仍然较差。

由于肿瘤生长速度快、血管网形成贫乏,实体肿瘤的血管形成异常导致肿瘤微环境缺氧,进而促使肿瘤的生长减慢和代谢受抑。这些细胞因为长期处于缺氧的环境,渐渐对标准的化疗和放疗产生耐药性,且在治疗后很快会复发。此外,肿瘤切除手术的应激损伤很难避免地会对组织造成缺血和缺氧。研究显示,严重缺氧与治疗耐受和肿瘤进展、血管新生及转移有关,文献亦显示肿瘤处于缺氧状态的患者,其预后较差且肿瘤的侵袭性较强。因此,通过对缺

氧的肿瘤组织进行供氧可视为加强肿瘤对治疗的敏感性和减低转移机会之有效方法。而纳米级的HBOCs正是良好的携氧载体,众多学者报告在进行放疗或化疗前,输注 HBOCs 对肿瘤组织中的缺氧组织进行靶向性供氧[33]。

1. HBOCs 用于放疗与化疗增敏　Teicher 等报告了以 HBOCs 作为肿瘤放疗与化疗辅助治疗的临床前研究成果。他们曾进行一系列的研究来证明 HBOCs 可增加肿瘤组织内缺氧组织的氧分压,并探讨增加肿瘤的氧合是否可以增强肿瘤对放疗与化疗的敏感性[34-36]。研究是对呼吸正常空气(21%氧气)或卡波金(Carbogen,95%氧气和5%二氧化碳混合气体)的动物,以组织氧分压测定仪直接测量其肿瘤内的氧分压,结果显示给予血红蛋白溶液可增加肿瘤化放疗的治疗效果(图60-4、图60-5)。Linberg 等利用 PEG 共轭修饰的牛源血红蛋白可增加 UMR-106 恶性骨肉瘤和 LL2 肺癌细

胞的组织氧压,并促进恶性骨肉瘤和人类 PC-3 前列腺癌的放疗敏感性(图60-6、图60-7)。HBOCs 对乳腺癌、鳞状细胞癌等动物模型均有明显的化放疗增敏效用[37,38]。除此之外,Dai 等人又报道联合使用 PEG-Hb 与顺铂(cisplatin)与单独使用顺铂相比,前者的肿瘤体积大为减少[39]。2013 年,Liu 等人对一种新开发的 HBOCs 产品——OC89 进行研究,利用肝细胞癌(HCC)大鼠模型探讨 OC89 对以顺铂为基础的经动脉化疗栓塞法(transcatheter arterial chemoembolization,TACE)的增敏作用。研究结果亦显示,注射 OC89 后,肿瘤内的低氧分压区域(氧分压 0~10mmHg)由 74.1% 显著下跌至 24.6%。同时,与高剂量顺铂联合使用后,可发现肿瘤生长在治疗后第 21 天受到显著抑制;在细胞水平上显示,与单纯以顺铂为基础的 TACE 疗法相比,合并使用 OC89 可更有效地提升肿瘤细胞凋亡指数并抑制肿瘤细胞增殖[40]。

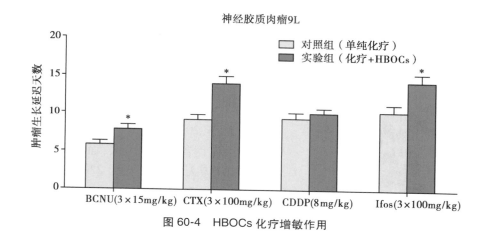

图 60-4　HBOCs 化疗增敏作用

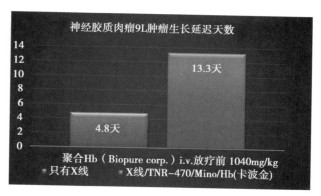

图 60-5　HBOCs 放疗增敏作用

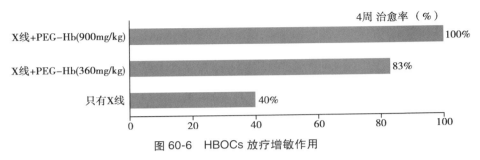

图 60-6　HBOCs 放疗增敏作用

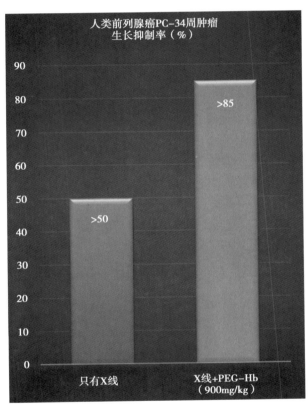

图 60-7　HBOCs 放疗增敏作用

2. 抑制肿瘤的研究进展　肿瘤患者在围术期常需要进行输血治疗，但又如先前所提及的，手术过程中输血可导致患者产生免疫调节反应而促进肿瘤生长。近期，临床前研究亦证实胰腺癌小鼠经静脉注射库存血中提取的血浆成分后，可导致胰脏肿瘤重量显著增加。虽然这种现象在学术界尚有争论，但科学界对肿瘤患者在围术期内进行输血治疗是否会诱发肿瘤的进展仍然引起了关注，并做了进一步研究。直到 2013 年，Lo 等人报告了利用 Polyheme 代替库存血，可舒缓胰脏癌小鼠因输血而引致的肿瘤转移，表明 Polyheme 既能取代术中丢失的血液，起到运输氧气的作用，同时降低肿瘤复发和转移的风险[41]。同样重要的是，越来越多的研究证据证

明，组织缺血及缺氧可使循环中的内皮祖细胞（endothelial progenitor cells，EPCs）和调控性 T 细胞（Treg）迅速增加[42]。内皮祖细胞透过为初生血管提供结构性支持和释放促血管新生细胞因子，因而在肿瘤血管新生和早期肿瘤生长扮演重要角色[43]。Li 等人利用大鼠原位肝癌模型，研究一新型携氧载体 HBOCs-YQ23 能否透过减轻因肝切除手术引起的缺血再灌注损伤，而达到抑制肿瘤转移的目的[44]（见图 60-8）。为此，科研人员先在大鼠体内建立原位肝癌模型。两星期后，进行部分肝叶切除术，切除带肿瘤的肝叶并模拟手术过程引发的肝脏缺血再灌注损伤。在手术前 1 小时及再灌注后即刻分别静脉注射 YQ23 200mg/kg。结果显示，YQ23 不但可增加

肝脏组织的氧合状态,更可显著减低循环中的内皮祖细胞和调控性 T 细胞的数量。在肝切除术后 4 周,亦发现 YQ23 能抑制肝内转移和肺转移,同时伴随肿瘤的血管新生减少。

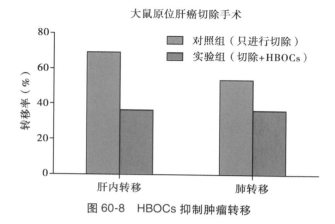

图 60-8　HBOCs 抑制肿瘤转移

### (四)用于心脑血管等缺血性疾病治疗

由心脑血管疾病引起的死亡人数,在全世界仍呈上升趋势,第三世界国家年上升率更高。全球每年有 700 万心脏病患者,死亡率为 50%,其中心源性猝死者救治成功率在美国为 8%~10%,在中国目前为 1% 左右。2015 年中国心脏大会报告,一年内全国发生心血管疾病患者高达 360.5 万人,约占世界总发患者数的 1/5。死亡 220.5 万,已成为人类健康生命的第一杀手。因此,研发出安全有效的防治心脑血管疾病药物是全球性共同奋斗的最热点课题之一。HBOCs 制品是天然的良好载氧剂,又是纳米级创新药物,其有效粒子半径一般均小于 100nm,只相当于正常红细胞半径 1/100~1/1000,因此,它易于通过正常红细胞不能通过或难以通过的微循环障碍性小血管,从而能迅速有效的给缺血缺氧组织器官供氧;又能增加功能毛细血管密度,有利于建立侧支循环,更能达到改善微循环障碍的目的。它可能是

防治心脑血管等缺血性严重疾病的一种有效药物。杨成民等近几年将 HBOCs 用于治疗"急性心肌梗死"、"视网膜低灌"、"缺血心肌的功能保护"、"心脏移植中供体心脏保存"等实验研究中均初步取得了明显效果或有良好的苗头(图 60-9~图 60-14)[45-47],现正进行深入研究。

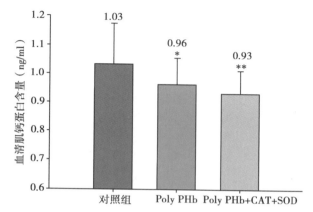

图 60-9　用于治疗大鼠心梗中,各组血清肌钙蛋白含量比较(P<0.05)

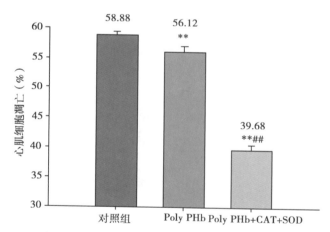

图 60-10　用于治疗大鼠心梗中,各组心肌细胞凋亡比较(P<0.05 与 P<0.01)

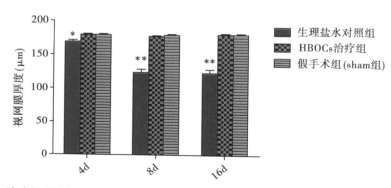

图 60-11　治疗视网膜低灌中,各组实验大鼠的视网膜厚度在 3 个不同时间的变化情况(P<0.01)

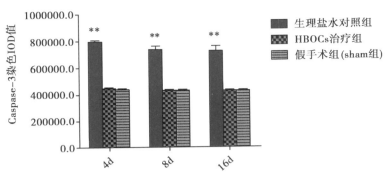

图 60-12 在治疗视网膜低灌中,HBOCs 对大鼠视网膜外层组织的半胱天冬酶-3(Caspase-3)释放量比较(P<0.01)

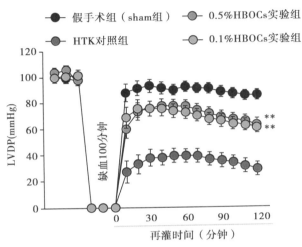

图 60-13 用于心缺血心功能实验中,再灌注期间大鼠心脏 LVDP 变化情况(P<0.01)

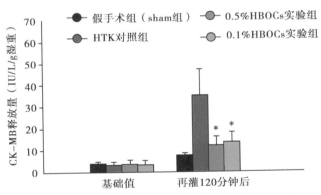

图 60-14 用于心缺血心功能保护实验中,再灌后 120 分钟血清肌酸激酶同工酶(CK-MB)释放情况 P<0.05

关于 HBOCs 制品在临床前研究和临床试用中发现的不良反应,正是美国 FDA 未批准 HBOCs 制品上市的主要原因,也是当前众多学者对 HBOCs 制品进一步研究所面临的重大挑战和机遇。国内外已采用多种途径针对这些不良反应发生的机制与解决对策进行深入研究,并已取得了良好的进展(详见本书第五十九章"血液代用品概述")。

（黄炳镠 杨成民 刘恩行）

# 第二节 化学修饰型血红蛋白类红细胞代用品

## 一、类 型

在血液代用品的研制中,化学修饰,尤其是聚乙二醇(PEG)修饰血红蛋白具有十分重要的地位。由于血红蛋白直接作为血液代用品会产生血红蛋白尿现象和肾衰竭,近几十年的研究基本上围绕如何通过对血红蛋白的改造来克服对人体的毒副作用。除了分子内交联和分子间聚合外,一个行之有效的方法就是用聚乙二醇修饰血红蛋白。这样做一方面通过增大了血红蛋白的尺寸避免血红蛋白尿现象和肾损伤;另一方面通过聚乙二醇的屏蔽作用避免动物血红蛋白作为人血液代用品可能出现的免疫原性,能够利用丰富的动物血源。此外,聚乙二醇修饰具有延长被修饰蛋白质在血液中半衰期的特点,这对血液代用品来说也是十分重要的。

图 60-15 是聚乙二醇修饰血红蛋白的一个典型代表。PEG 分子与血红蛋白的表面链接,像血红蛋白分子伸出的手臂,构成一种类似于章鱼的结构。血红蛋白分子的四聚体之间有一个内部交联键,用来稳定四聚体结构不被破坏。很明显,聚乙二醇修饰的血红蛋白有更大的分子体积,更好的分子结构稳定性,能够有效避免血红蛋白尿现象和肾衰竭现象的发生。采用不同分子量的 PEG 或者控制 PEG 与血红蛋白偶联的数量,可以制备不同分子体积的产品。

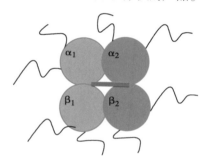

图 60-15　聚乙二醇修饰的血红蛋白

## 二、制　备　方　法

图 60-16 是聚乙二醇修饰血红蛋白制备红细胞

代用品的基本流程。图中的牛是原料来源的一个代表。新鲜采集的牛血进入流程的第一部分,即血红蛋白的分离纯化。血红蛋白的分离纯化对于以血红蛋白为基础的红细胞代用品至关重要。以较低的成本制备出极高纯度的血红蛋白是具有挑战性的研究。红细胞代用品中血红蛋白的浓度高达 100g/L,而该红细胞代用品的输入量可能超过 1000ml。红细胞代用品的临床用量较大,其溶液中残留微量杂蛋白可能对患者造成意想不到的伤害。研究表明,血红蛋白类红细胞代用品的副作用,如肾毒性及某些细胞因子的诱导产生等,皆与血红蛋白溶液中所含的血红细胞基质,如细胞膜碎片、血红蛋白以外的杂蛋白等有关。另外,血红蛋白在与氧结合后,即使在 −25℃ 条件下无载氧活性的高铁血红蛋白(MetHb)仍能缓慢形成,在高于 0℃ 时 MetHb 的生成速度则更快。血红蛋白的生产成本可以说占据了红细胞代用品总成本的大部分,因此,如何快速、高效、低成本地规模制备血红蛋白,是红细胞代用品研究中必须解决的首要课题。

血红蛋白的制备过程主要包括红细胞的获取、洗涤、释放血红蛋白、分离细胞碎片、杂质去除及血红蛋白的进一步纯化。牛血红细胞的分离可以参考从人血中离心分离红细胞的方法。为除去夹带的血浆组分,还要用缓冲溶液对红细胞清洗 2~3 遍。红细胞内血红蛋白含量高于 90%,可以采用甲苯、pH 变性等化学方法或均质、超声以及渗透压等物理方法使红细胞释放血红蛋白。接下来要将细胞碎片(血影)从血红蛋白溶液中除去,采用的方法有离心、过滤或膜分离。经过上述一系列操作,可以制备纯度大于 90% 血红蛋白。如果要达到更高的纯度,则需要采用色谱层析技术[48]。

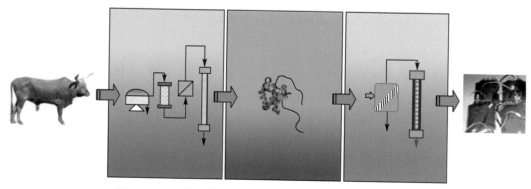

图 60-16　化学修饰(聚乙二醇修饰)血红蛋白的制备流程

纯化后的血红蛋白进入流程的第二步,即图 60-16 的中间部分。这里虽然只是画了一个修饰分子,但里面的反应还是很复杂的。除了纯化的血红蛋白,第二步的原料还有用于血红蛋白分子内部交联的交联剂(通常是双阿司匹林 DBBF)以及原料聚乙二醇。

分子内交联通常是流程第二步中的第一个反应。血红蛋白分子的四个亚基靠非共价键链接,直接进行 PEG 修饰可能会破坏四个亚基之间的非共价键。双阿司匹林(3,5-二水杨酸-二延胡索酸,DBBF)可以在脱氧状态下定点交联血红蛋白两个 α 亚基 99 位的赖氨酸,从而稳定了血红蛋白四聚体结构,使其不容易解聚为二聚体,而且这种交联剂的可控性强、产物组成相对均匀。

在完成了血红蛋白分子内交联后,下面的重点就是聚乙二醇修饰。聚乙二醇在化工领域是一种重要产品,具有重大的应用价值。在生物领域,由于其具有较好的生物兼容性,也获得了广泛的应用。它最常见的分子式[图 60-17(A)]。分子的两端各有一个羟基,分子的中间是两个碳一个氧的重复单元。其中的醚键和两端的羟基都是亲水性基团。因此,聚乙二醇的亲水性很好。两端的羟基是可以反应的基团。但如果直接将这种常规的聚乙二醇用来修饰蛋白质,可能会出现一端连接一个蛋白质另一端连接另一个蛋白质的交联现象。由于蛋白质上可以反应的基团常常多于 2 个;例如牛血红蛋白有 46 个赖氨酸残基和 2 个半胱氨酸残基,人血红蛋白有 44 个赖氨酸残基和 6 个半胱氨酸残基,从而生成蛋白质-PEG-蛋白质-PEG-的聚集体,导致沉淀。这是修饰蛋白质不愿意看到的情况。因此人们找到了另一种 PEG 分子,称之为单甲氧基聚乙二醇(mPEG)[图 60-17(B)]。mPEG 一端的羟基已经被甲氧基覆盖,失去了直接反应的功能,而另一端的羟基却可以经过活化与蛋白质发生反应,这样就避免了传统聚乙二醇两端的羟基可以和两个蛋白质反应形成交联的现象。单甲氧基聚乙二醇的制备比常规的双羟基聚乙二醇要复杂,成本自然也高。不过,由于其只有一个反应端头,更适合于分子修饰的应用。在蛋白质修饰领域提到的聚乙二醇,大都指的是这种单甲氧基聚乙二醇。聚乙二醇中间的重复单元,也就是环氧乙烷的分子数量,决定聚乙二醇的分子量。高聚合度 PEG 具有高分子量。市面上销售的单甲氧基聚乙二醇,最早的产品分子量主要是 2 000 和 5 000。后来由于聚乙二醇修饰技术的发展对分子量提出更

高的要求,于是出现了 1 万、2 万、3 万甚至 4 万的分子量的聚乙二醇。

$$HO-(CH_2-CH_2-O)_{n-1}-CH_2-CH_2-OH$$

(A)PEG

$$CH_3O-(CH_2-CH_2-O)_{n-1}-CH_2-CH_2-OH$$

(B)mPEG

**图 60-17 用作蛋白质修饰的聚乙二醇分子式**
注:(A)聚乙二醇;(B)单甲氧基聚乙二醇

需要指出的是,由于人工合成聚合物的局限性,很难合成分子量绝对均一的聚合物。因此,聚乙二醇常常有一定的分子量的分布。例如,分子量为 5000 的聚乙二醇,实际上是分子量大约为 4900 到 5100 的一个分布,所谓 5000 只不过是一个平均的分子量。分子量更大的聚乙二醇,其尺寸分布会更广。一般说来,开展聚乙二醇修饰蛋白质的研究必须要重视原料质量。原料中的杂质可能会干扰修饰的结果,而分子量分布过广也会导致被修饰的蛋白质产物尺寸分布更广。对于实际生产过程而言,聚乙二醇原料的质量控制是非常重要的。

聚乙二醇修饰剂的制备关键还在于对末端羟基的活化。由于蛋白质是非常容易变性的大分子,必须在常温常压的温和条件下和 PEG 分子进行偶联。但 PEG 的羟基反应活性过低,必须对其进行活化。将其转变成活泼的基团,如醛基、环氧基、琥珀酸亚胺酯等。这一部分由于内容较多,就不在这里赘述,感兴趣的读者可以参考有关文献[49]。

将活化后的单甲氧基聚乙二醇和分子内交联的血红蛋白溶液在常温下混合,两者之间就发生交联反应,生成聚乙二醇修饰血红蛋白,或者称为聚乙二醇-血红蛋白偶联物。其实偶联物这一名字更为准确,但是由于聚乙二醇修饰是一个技术平台,人们常常愿意把产物称之为修饰物而不是偶联物,以强调蛋白质本身是生物活性主体,而聚乙二醇则起的是辅助作用。

图 60-18 是用聚乙二醇修饰血红蛋白的反应示意图,表示了两种聚乙二醇修饰血红蛋白的策略。第一种是在液相中,将聚乙二醇和血红蛋白放入反应釜中搅拌反应,称之为液相聚乙二醇化[图 60-18(A)]。这种方法速度比较快、简单,但是缺点是产物不均一,获得的产物有单修饰、二修饰、三修饰甚至多修饰的反应产物。这是由于蛋白质上氨基酸的数量很多。作为血红蛋白修饰,常常使用

的是赖氨酸、半胱氨酸残基和 N 末端与聚乙二醇反应。前面提到,牛血红蛋白有 46 个赖氨酸残基、2 个半胱氨酸残基,此外还有四个 N 末端,因此可能会有多个反应产物生成。相比之下,固相反应产物就简单得多。通过控制反应条件,可以获得单一修饰的产物[图 60-18(B)]。其中的方法是先用固

相介质例如色谱填料吸附血红蛋白,再将聚乙二醇修饰剂加入。由于固相介质的空间屏蔽效应,一个 PEG 分子偶联到血红蛋白后,第二个 PEG 就难以接近,因而避免了不均匀修饰产物的出现。当然,固相反应也有缺点,例如步骤比较复杂、反应产物量少、速度慢。

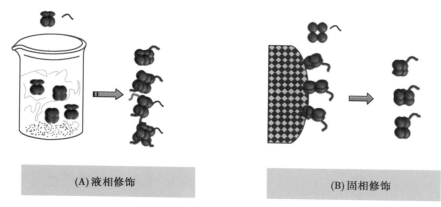

(A)液相修饰　　　　(B)固相修饰

图 60-18　聚乙二醇修饰血红蛋白

制备流程(图 60-16)的最后一步是对修饰产物进行分离纯化。无论采用什么修饰反应策略,反应产物都是一个混合物。其中除了产物以外,还有未被修饰的血红蛋白、未反应的 PEG、反应过程中的副产物等等。由于用于血液代用品,必须进行分离纯化。膜分离和色谱是最常用的手段。膜分离能够有效去除反应混合物中的低分子量杂质。当所用的 PEG 分子量比较低的情况下也可以用膜分离去除未反应的 PEG。色谱的分离能力很强,例如离子交换色谱就可以很容易将未反应的血红蛋白与修饰血红蛋白分开,也可以将未反应的 PEG 分开。如果要分离修饰度不同的修饰产物,则要对色谱分离过程进行优化,例如可以通过疏水性的不同将不同修饰度的产物分开。对纯化后的修饰产物还要进行各种物理化学和生物学的分析,确认各种分析检测指标合格,再对溶液进行配方调整和灌装。

## 三、结构与理化特性

到目前为止,聚乙二醇修饰血红蛋白的研究大部分是以牛血红蛋白为原料。这里除了牛血红蛋白来源丰富之外,还有一个重要的因素,就是牛血红蛋白在稳定性上要优于人血红蛋白和猪血红蛋白。从结构上讲,牛血红蛋白和人血红蛋白都是由四个亚基($\alpha_1\alpha_2\beta_1\beta_2$)构成,形状是一个接近于球体的分子,直径 5.5nm,分子量约 64.5kDa。从氨基酸序列上讲,牛血红蛋白和人血红蛋白的同源性都大于

85%,但是在红细胞中,人血红蛋白是通过细胞内高浓度的二磷酸甘油酸(2,3-DPG)来稳定其结构并调节其载氧功能。一旦脱离了红细胞进入溶液,没有了高浓度 2,3-DPG 的稳定作用,由四个亚基构成的人血红蛋白($\alpha_1\alpha_2\beta_1\beta_2$ 四聚体)就很容易解离为 2 个 $\alpha\beta$ 二聚体。猪血红蛋白也有类似的情况,需要 2,3-DPG。相比之下,牛血红蛋白不需要 2,3-DPG,其载氧功能可以通过氯离子调节,溶液中有氯化钠的存在就可以实现载氧。

即使其四聚体结构相对稳定,牛血红蛋白还需要先进行双阿司匹林(DBBF)分子内交联来稳定,以免在 PEG 修饰过程中以及后续的储存中裂解。美国 Baxter 公司对 DBBF 交联血红蛋白做了大量的研究[50],证明这个反应发生在血红蛋白的分子内部,能够有效地防止裂解成为两个 $\alpha\beta$ 亚基。他们试图将这种分子内交联的血红蛋白发展成为一种血液代用品,为此开展了一系列的动物试验,证实了该产品能够起到红细胞代用品的作用。在此基础上他们开展了临床试验。但是当产品用到人体上的时候,情况发生了变化。特别是 III 期临床时出现了问题,患者出现明显的血管收缩、血压升高副作用,临床试验被迫中断,影响很大。因为人们都对该产品的临床十分期待,认为该产品的制备机制很清楚,也很容易制备,动物实验效果也没有问题,有希望成为一种优秀的红细胞代用品。失败的原因推测为产品的分子量还不够大,容易结合血管舒张因子 NO 共同透过

血管壁,导致血管内 NO 浓度降低,使血管收缩,血压升高。

应该指出的是,早期分子内偶联的血红蛋白是来自于人血的人血红蛋白。因为人们认为动物血虽然来源丰富,但存在着免疫原性。随着聚乙二醇修饰技术的发展,PEG 修饰牛血红蛋白不仅明显增加产物的分子量,而且使动物血红蛋白的免疫原性大大降低,因而成为化学修饰血红蛋白制备红细胞代用品的研究热点。

表 60-2 是采用多角度激光散射技术测量的 PEG 修饰血红蛋白的分子量变化。其中 Mn、Mw、Mz 分别代表数均分子量、重均分子量和 Z 均分子量。PEG5K、PEG10K 和 PEG20K 分别代表 PEG 修饰剂的分子量为 5 千、1 万和 2 万。表格中的数据是采用这三种 PEG 修饰血红蛋白后的分子量和分散系数。单个 PEG-Hb 表示的是单修饰的产物,即一个蛋白质上只有一个 PEG。可以看出,测量得到的分子量不是简单的血红蛋白和 PEG 分子量的加和。例如单个 PEG-Hb(PEG5K),测量的分子量为 99.73kDa,远大于血红蛋白 67.81kDa 和 5kDaPEG 相加的 72.81kDa。这说明 PEG 修饰产生了更大的表观分子量。有研究表明聚乙二醇在水溶液中每个乙基氧单元可以结合水分子,所以表观分子量会增大。在有聚乙二醇存在的情况下,修饰后蛋白质的电泳行为和色谱行为都有很大变化。

表 60-2　聚乙二醇修饰血红蛋白的分子量变化

| 项目 | 天然血红蛋白 | 单个 PEG-Hb（PEG5K） | 单个 PEG-Hb（PEG10K） | 单个 PEG-Hb（PEG20K） |
|---|---|---|---|---|
| Mn(kDa) | 67.81 | 99.73 | 119.74 | 156.92 |
| Mw(kDa) | 67.84 | 100.52 | 120.16 | 157.44 |
| Mz(kDa) | 67.91 | 100.58 | 119.96 | 158.27 |
| Polydispersity(Mw/Mn) | 1.000±0.004 | 1.007±0.012 | 1.000±0.017 | 1.003±0.017 |
| Polydispersity(Mz/Mn) | 1.001±0.003 | 1.008±0.014 | 1.000±0.030 | 1.008±0.027 |

注:多角度激光散射法测量

## 四、生理作用及其作用机制

表 60-3 显示了有关 PEG 修饰血红蛋白的三个生理指标的变化,一个是 $P_{50}$,一个是 Hill 系数,另一个是高铁血红蛋白(MetHb)。$P_{50}$ 指的是当纵坐标氧饱和度(oxygen saturation)为 0.5 的时候所对应的横坐标的氧分压(oxygen partial pressure),表示血红蛋白对氧的亲和力,是确定氧传递与释放到组织的一项重要指标。从红细胞提取的天然牛血红蛋白的 $P_{50}$ 为 28.52mmHg。与天然牛血红蛋白相比,分子内交联产物的 $P_{50}$ 最为接近,为 24.09mmHg,而血红蛋白经过 PEG 修饰后,$P_{50}$ 都下降为 17.78~18.66,表明对氧分子的结合更为紧密,释放氧的能力有所下降。

表 60-3　血红蛋白生理活性表征

| 样品 | $P_{50}$(mmHg) | Hill 系数 | MetHb(%) |
|---|---|---|---|
| 天然血红蛋白 Natural Hb | 28.52 | 2.52 | 3.31 |
| 内交联产物 DBBF-Hb | 24.09 | 2.04 | 7.24 |
| PEG 修饰产物 1(PEG5K) | 17.78 | 1.34 | 18.25 |
| PEG 修饰产物 2(PEG10K) | 18.35 | 1.35 | 16.83 |
| PEG 修饰产物 3(PEG20K) | 18.66 | 1.56 | 16.54 |

Hill 系数表示氧饱和度曲线的形状。天然牛血红蛋白的 Hill 系数为 2.25,PEG 修饰产物的 Hill 系数都发生了下降,为 1.34~1.56。Hill 系数是衡量血红蛋白结合氧后亚基间协同性的经验指数。该系数下降表明偶联物中血红蛋白亚基间的协同性下降。这可能是由于聚乙二醇修饰后对血红蛋白分子产生了空间位阻效应,阻碍了血红蛋白从 T 态向 R 态转变,导致亚基间的协同效应减弱以及氧释放能

力下降。

还有一个问题是高铁血红蛋白（MetHb）的生成。MetHb 不具备携氧功能，在体内会产生一些毒副作用。修饰后产物 MetHb 含量增加很多，也是该产物的一个缺点。

### 五、化学修饰型血红蛋白的进展

20 世纪 70 年代，美国罗杰斯大学的弗朗克戴维斯（Frank Davis）教授发明了聚乙二醇修饰蛋白质技术[51]，获得了美国科学基金会的资助，在业界产生了重要的影响。聚乙二醇修饰克服了非人体来源蛋白质在给人体使用时出现的免疫原性，延长了该蛋白质在体内的半衰期。这一项技术也引起风险投资人的重视。戴维斯教授的学生阿巴邱斯基（Abu-chowski）找到了一些投资人，建立了美国安贞（Enzon）公司，力图推动聚乙二醇修饰技术的产业化。安贞公司成立后所开发的几个产品中，就有聚乙二醇修饰牛血红蛋白，被称之为血液代用品。其分子结构如前面的图 60-15 所示，采用分子量 5000 的 mPEG，修饰率为 10，即一个血红蛋白上修饰了 10 个 PEG[52]。尽管这个产品只是具有输送氧功能的一种液体，更准确地说法应该是红细胞代用品，或者称为载氧剂，但却不如血液代用品的名字响亮。这个项目立项后很被投资人看好，被认为有非常巨大的市场，能给公司带来巨大的效益。然而，随着研发工作的深入，动物实验和临床实验表明，聚乙二醇修饰的血红蛋白和其他形式的血红蛋白衍生物一样，也存在着一些副作用，如腹部疼痛。此外，血红蛋白作为血液代用品的一些深层次的科学问题并没有解决。安贞公司的经济状况也出现了问题。公司的高层决策人做了艰难的取舍，终止了聚乙二醇修饰血红蛋白的项目，转而将重点放在其他药用蛋白质特别是基因工程药物蛋白质的聚乙二醇修饰上。

虽然安贞公司退出了血液代用品的竞争，但聚乙二醇修饰在血液代用品上的应用研究并没有停止。在专家们看来，聚乙二醇修饰技术仍然是最具潜力的血液代用品技术。美国纽约阿尔伯特爱因斯坦医学院、美国加州大学圣地亚哥分校、中国科学院过程工程研究所、北京凯正生物工程有限公司等单位继续推进聚乙二醇修饰血红蛋白的研究。美国加州大学圣地亚哥分校在血液代用品研究上获得过多方的支持，被认为是国际上最具实力的研究单位之一。他们对聚乙二醇修饰情有独钟。一些科学家成立了美国桑格（Sangart）公司，专门从事一种 MP4 血

液代用品的研究[53]，采用与纽约阿尔伯特爱因斯坦医学院相似的技术[54]，对牛血红蛋白表面进行巯基衍生后偶联聚乙二醇。该产品一度被认为是非常有希望的携氧剂，用于治疗脑梗死或缺血状态。我国从 20 世纪 90 年代开始研究 PEG 修饰血红蛋白，解决了血红蛋白在分离纯化和修饰中的不稳定性，获得了高纯度、高收率的 PEG 化血红蛋白，实现了制备规模的中试放大，得到企业的支持和发展[55]，并于 2003 年进入临床试验，是迄今为止我国唯一被批准进入临床试验的红细胞代用品。在此基础上设计研制了以人血清白蛋白替代 PEG 进行血红蛋白的修饰[56]，并对修饰位点的保护做了深入的研究[57]。

2009 年纳坦逊（Charles Natanson）等人在 JAMA 上发表的综述文章[58]，对血红蛋白为基质的血液代用品是沉重的打击。一些血液代用品公司受到很大影响，甚至无法继续生存。尽管如此，桑格公司的科学家仍然坚信聚乙二醇修饰血红蛋白有重大的医学应用，并且在 2013 年获得了一笔新的融资。

科学的道路不平坦，失败也是常有的事，挫折并不能否定科学技术原理。作为一项重大的药用蛋白质长效化技术，聚乙二醇修饰仍然值得我们深入思考、学习、应用和发展。

（苏志国　索晓燕）

## 第三节　交联型血红蛋白类红细胞代用品

血红蛋白 αβ 亚基接触有两类：一类是 α 和 β 亚基之间的接触，这类接触被称为装配接触，其接触面积较大，较为稳定，当血红蛋白从脱氧形式变为氧合形式时他们保持不变；另一类是和之间的接触称为滑动接触，由氢键和盐桥起着稳定作用，当血红蛋白因氧合作用而发生构象变化时，这些接触也发生改变，由于滑动接触易受盐、pH、温度等的影响，这种作用力容易断裂，造成血红蛋白容易解聚成 2 个 αβ，直接输入人体具有很强的毒性。因此人们在设计 HBOCs 分子时，主要通过稳定血红蛋白四聚体并增加分子量或者分子半径的手段来克服天然血红蛋白的缺点，其中设计交联型红细胞代用品主要考虑稳定血红蛋白四聚体或者增加聚合血红蛋白的分子量。由此，交联型血红蛋白主要分为两类：分子内交联型和分子间交联型。分子内交联型的制备主要以特殊结构的小分子——如吡哆醛衍生物、双阿司匹林等，插入到血红蛋白的空穴中在分子内将血红蛋

白和交联。分子间交联型的制备是利用醛基和胺基基团反应成希夫碱这个反应将多个血红蛋白互相交联起来的,血红蛋白表面有多个赖氨酸残基,然后利用多醛基分子——如戊二醛、氧化棉籽糖、氧化腺嘌呤等,能够将多个血红蛋白聚合起来。目前为止,只有交联型血红蛋白类红细胞代用品成功在南非和俄罗斯上市。

## 一、分子内交联血红蛋白

美国 Baxter 公司研发并设计的 DCLHb 由双阿司匹林交联人过期血 Hb 分子 $\alpha$-亚基上的 Lys 残基（Lys$\alpha_1$99 和 Lys$\alpha_2$99）制得(图60-19),其 Hb 浓度大约为 100g/L,$P_{50}$ 约为 32mmHg,是一种研究较为成熟的稳定的四聚体[59]。其 pH(37℃)为 7.4,胶体渗透压为 42~44mmHg。

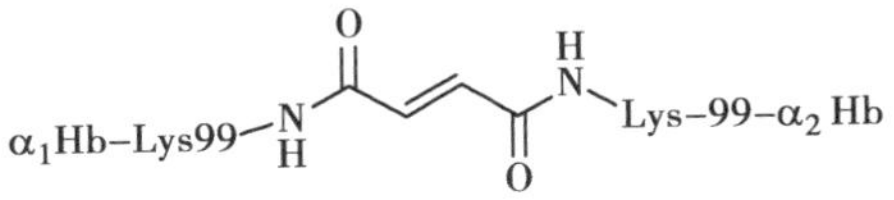

$$\alpha_1 Hb\text{-}Lys99\text{-}N\!-\!\overset{O}{\underset{H}{\parallel}}\!\cdots\!\overset{O}{\underset{H}{\parallel}}\!-\!N\text{-}Lys\text{-}99\text{-}\alpha_2 Hb$$

图 60-19　DCLHb 修饰位点

Baxter 公司针对 DCLHb 进行了一系列的临床前及临床研究,实验表明 DCLHb 可以有效恢复失血性休克引起的血压降低和血液循环。DCLHb 临床前实验主要涉及心肌损伤、血管活性、黄疸以及其对胃肠道、肝脏等组织的影响。临床前研究显示 DCLHb 可以改善并且维持心肌梗死和休克状态下机体主要组织器官的灌注。但在灵长类动物如猕猴中,输入 DCLHb 后大约 1.3% 心肌受到损伤,主要表现为胞质肿胀,左心室隔膜肌纤维空泡化,然而其对猪心肌没有不良影响。1993 年,Hess 等研究发现,猪失血性休克模型中输入 DCLHb 会使其肺循环血管阻力(PVR)以及体循环血管阻力(SVR)升高一倍[60],这种现象与心输出(CO)的下降有关,事实上,这些指标的变化基本类似于采用游离的未经修饰的无基质血红蛋白复苏。在后续研究中,低剂量的 DCLHb(4ml/kg)能造成猪肺动脉高血压,进一步使研究者意识到 DCLHb 用于失血性休克的缺陷。

1997 年,Baxter 公司经 FDA 批准进行了两项Ⅲ期临床试验,评估 DCLHb 能否成功用于创伤失血性休克的治疗。一项主要研究 DCLHb 能否代替血液用于院前复苏,另一项在院内进行研究比较其与红细胞(RBC)的有效性。在 FDA 的批准下,来自美国的 850 名患者随机单盲的分为两组,在院前复苏 1 小时期间输入 DCLHb 或生理盐水 500ml,RBC 根据

需要输入,其相比于生理盐水组死亡率过高而终止[61]。1998 年,美国 112 名重度创伤患者以同样方案进行治疗,28 天内 DCLHb 组 24 名患者死亡,死亡率 46%,生理盐水组 8 名患者死亡,死亡率 17%,其不良症状主要有高血压、心律失常,氧化应激,脂肪酶、肝脏酶、淀粉酶等异常升高,以及胰腺损伤引起的胃肠功能紊乱[62,63]。同时 Baxter 公司在欧洲启动了另一项研究,目的在于评估 DCLHb 能否降低由组织缺氧引起的多器官功能衰竭(mul-tiple organ failure,MOF),121 名重度创伤失血性休克患者输入多达 1000ml 的 DCLHb 或其他标准复苏液。然而,DCLHb 并没有显著减少器官衰竭率以及在复苏过程中出现的其他安全性问题,该研究提前终止[64]。

尽管 DCLHb 研发者采用了多种动物模型来支持他们的设计理念,但后来都被终止,这为后来其他 HBOCs 的临床研究提供了深刻教训。值得注意的是,DCLHb 给药引起的血管收缩的机制在创伤临床试验之前已被阐明。血管阻力的增加主要是由 NO 的清除引起,此外,内皮素的过多释放也会造成血管收缩。尽管 DCLHb 研究已被终止,但采用血红蛋白氧载体治疗创伤等相关的机制已被阐明,这就为 HBOCs 的进一步发展提供了理论基础。

中国香港新意康公司同样采用双阿司匹林交联 Hb 形成单个四聚体血红蛋白后使用 NO 封住巯基,使其不能清除 NO 从而防止引起高血压,同时加入小分子抗氧化剂 N-乙酰半胱氨酸(N-acetyl-L-cysteine,NAC)修饰血红蛋白解决其引起的氧化应激等问题,该产品目前已经完成临床前安全评价,已被英国批准进入Ⅰ期临床研究。

## 二、分子间交联血红蛋白

早期研究发现聚合血红蛋白可解决四聚体血红蛋白存在的问题:可以延长血管内保留时间并降低胶体渗透活性;单个四聚体血红蛋白分子可扩散进入血管壁内层的细胞间隙结合 NO,引起血管收缩从而引发高血压等不良反应,但聚合后的血红蛋白分子量较大,可以减弱其输注后引起的血管收缩等副作用。

过期人血和动物血常作为制备血红蛋白类氧载体(hemoglobin based oxygen carriers,HBOCs)的主要原料。纯化后的过期人血无免疫原性,大量输入不会激活补体,但其来源有限并且以人 Hb 为原材料制备 HBOCs 可能会鼓励有偿献血。与过期人血相比,动物血红蛋白来源广泛。牛 Hb 与人 Hb $\alpha$ 亚基和 $\beta$

亚基的氨基酸序列同源性分别为 88% 和 84%，1 次或 2 次治疗不会引起明显的免疫应答，但多次输入可能引起免疫反应。而牛 Hb 可能携带朊病毒，使用时存在感染疯牛病的风险，严重限制了其应用。以过期人血和牛 Hb 为原材料研发的 HBOCs（PolyHeme、Hemolink、HBOC-201）已进入或完成 Ⅲ 期临床研究。此外，猪 Hb 也可作为生产 HBOCs 的原料。猪 Hb 相比于牛 Hb 氧亲和力更高，与人 Hb 具有高度的同源性，空间结构非常相似，猪器官常作为临床异种器官移植的一种研究供体，且其资源丰富价格低廉，具有良好的开发前景。

## （一）PolyHeme 制品

PolyHeme 是美国 Northfield 实验室用过期人血经过红细胞溶解和一系列的过滤得到纯化的人 Hb，用吡哆醛分子内交联[图 60-20（A）]，再用 Chang 的 1971 戊二醛分子间聚合的基本方法，形成 Hb 聚合体[图 60-20（B）]。产品中 Hb 浓度大约为 140g/L，$P_{50}$ 约为 20mmHg，含 85% 聚合 Hb，15% 左右四聚体 Hb，二聚体 Hb 含量 <1%。其胶体渗透压为 20~25mmHg，高铁血红蛋白含量小于 8%。

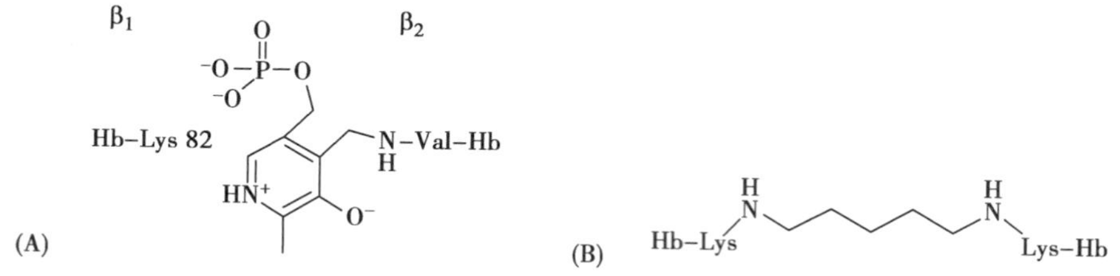

图 60-20　PolyHeme 修饰位点

PolyHeme Ⅱ 期临床评价证实，在急性失血时，输入 PolyHeme 与输入少量的血液能同样有效的维持总 Hb 浓度[65]。PolyHeme 在美国已经完成了 Ⅲ 期临床试验，用于外科创伤失血，30 天内相比于对照组 9.6% 的死亡率，PolyHeme 组的死亡率为 13.4%，然而，PolyHeme 在一定程度上减少了异体血的输入。PolyHeme 用于院前外伤治疗的研究，计划论证在受伤现场和转入医院的过程中 PolyHeme 用于治疗严重外伤出血患者，提高患者存活率的安全性和有效性[66]。

Gould 等研究证实正常人体内输入 PolyHeme 1U（约 50g Hb）不存在安全性问题[67]，在此基础上，Moore 等在 FDA 的批准下，在创伤性患者中采用梯度剂量评估其安全性[68]，39 名患者在急性失血后分别输入 1U（$n=14$）、2U（$n=2$）、3U（$n=15$）或 6U（$n=8$）PolyHeme 代替 RBC 用于初始复苏。尽管输入 6U（300g）PolyHeme 的患者组，其 RBC（Hb）值从（2.9±1.2）% 升至（7.5±1.2）%，各组患者的体温、平均动脉压（MAP）、心率（HR）和血清肌酸酐在 72 小时内未发生明显变化。同时检测患者静脉和动脉血液中氧含量，评估其携氧能力，发现患者从 RBC 氧摄取率为（27±16）%，从 PolyHeme 氧摄取率为（37±13）%，在失血后的初始 24 小时内，23 例（59%）患者避免了 RBC 输注。然而，因 PolyHeme 制品存在某些安全性等问题而未被 FDA 批准上市。

## （二）Hemopure（HBOC-201）制品

Hemopure（HBOC-201，Biopure 公司），采用超纯的牛 Hb，用戊二醛做交联剂，进行分子内和分子间交联形成聚合牛血红蛋白溶液（HBOC-201）（图 60-21）。HBOC-201 在等渗乳酸林格液中 Hb 浓度为 130g/L。其血浆清除时间根据输入剂量的变化而变化，研究发现，剂量为 45g 时，血浆中消除半衰期大约为 20 小时[69]。与人 Hb（$P_{50}=27$mmHg）相比，HBOC-201（$P_{50}=38$mmHg）具有较低的氧亲和力，能够有效向组织供氧。其平均分子量为 250kDa，高铁血红蛋白含量 <10%，四聚体血红蛋白含量 <2%，内毒素含量 <0.5EU/ml，渗透压 300mOsm/kg，pH 7.4±0.05，胶体渗透压为 25mmHg，黏度为 1.3cp。

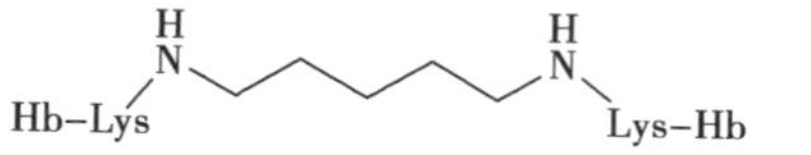

图 60-21　HBOC-201 修饰位点

在 FDA 的批准下 HBOC-201 在大约 800 名受试者中完成了 22 项 Ⅰ 期，Ⅱ 期，Ⅲ 期临床试验[70]。其中最重要的四项临床试验是整形外科手术、非心脏病患者外科手术、心肺转流术以及动脉瘤再建。

HBOC-201 规模最大的 Ⅲ 期临床试验是整形外科手术，688 例患者随机单盲的分为治疗组和对照组（HBOC-201 组，$n=350$；浓缩红细胞组，$n=338$），术后观察 6 周[71]。HBOC-201 组的患者 1 天避免异体 RBC 输入比例为 96.3%，7 天为 67%，六周内

59%的患者避免了红细胞输入。两组中的电解质、酸碱成分、白蛋白、总胆红素、碱性磷酸酶、乳酸脱氢酶、γ-谷氨酰转移酶没有明显差异;但在 HBOC 组谷丙转氨酶和谷草转氨酶都暂时性的升高,最后逐渐恢复至正常水平;HBOC 组中脂肪酶瞬时升高 5% ~ 11%,RBC 组大约升高 1% ~ 2%,这些指标的升高与肝衰竭或胰腺炎无关。同时,HBOC 组中肌酸激酶和肌钙蛋白也呈增加趋势,但与心肌梗死无关。研究发现患者同时接受 HBOC-201 和 RBC 两种治疗剂时,出现不良症状的概率远大于单独采用 HBOC-201。同时发现,输入 3U 以上红细胞的患者与少于 3U 患者相比,更易产生副作用。HBOC-201 组中,主要的不良症状包括皮肤和巩膜色调异常、胃肠痉挛、血压升高、肝脏酶和脂肪酶水平升高等。整个实验中 HBOC-201 组有 10 名患者死亡,而 RBC 组为 6 例,SEEC 评估认为死亡病例与这两种治疗剂无关。

Ⅱ 期肾动脉瘤、腹主动脉瘤再建手术中 72 名患者随机单盲的分为两个组:HBOC-201(n=48)和异体血红细胞 RBC(n=24)[72]。结果表明,HBOC-201 组的患者在术后 28 天内不输 RBC 的比率为 27%。HBOC-201 组 25% 的患者,RBC 组 13% 的患者输入了超过 5U 的 RBC。HBOC-201 并没有减少总红细胞输注,但是推迟了初始红细胞输入时间。两组的肺动脉压、肺动脉楔压以及氧输送指数无明显差异,唯一有明显区别的是 HBOC-201 组 MAP 升高明显,且 10% 的患者出现皮疹等不良症状,其原因尚未完全查明。

Ⅲ 期心脏外科手术术后治疗中[73],98 名患者随机双盲的分为两组(HBOC-201 组,n=50 和 RBC 组,n=48)。在术后 72 小时内两组的患者分别接受最大 3 个 U 的 HBOC-201 或 RBC,72 小时之后,RBC 组满足所有后续输血需求。在 HBOC 组中,34% 的患者在治疗期间没有接受异体 RBC 输入,HBOC 输入使每位患者平均降低 0.47 个 URBC 需求。HBOC 组术后 1、2、3 天平均血浆血红蛋白相比于基础水平有所增加,6 小时时又恢复到基线。术后 1 天 HBOC 组中高铁血红蛋白水平为(3.58±0.55)%、第 2 天为(4.56±0.25)%且其心脏指数(CI)明显下降。两组中心率、肺动脉楔压、氧输送指数、耗氧指数或动脉氧分压没有差异。

HBOC-201 已被成功地用于成年人外科急性贫血,进而减少异体 RBC 输血;在大脑中动脉闭塞脑缺血模型中,HBOC-201 能够向脑组织有效供氧,疗效优于 RBC,在缺血再灌注过程中对脑组织有保护

作用;也可作为红细胞的替代物用于乳房切除和结肠切除手术;由于其较高的组织氧输送能力,可被用于急性组织缺血,如肢体缺血、镰刀状细胞性贫血综合征以及在整形外科手术中改善血流灌注;HBOC-201 可用于红细胞不可获得或者具有宗教信仰或患有自身免疫性溶血性贫血病的患者[74]。

2001 年 4 月,HBOC-201 在南非批准用于急性贫血的治疗,88% 的患者减少或延迟了异体 RBC 输血;在英国作为整形外科手术贫血时血液代用品的申请已被提交至监管部门[75];2011 年 7 月获准在俄罗斯用于急性贫血的治疗。

### (三) Hemolink 制品

加拿大 Hemosol 公司采用氧开环棉子糖作为交联剂,分子内共价交联形成稳定的四聚体,然后氧开环棉子糖与四聚体表面的氨基酸反应,分子间聚合形成 128 ~ 600kDa 大小的聚合物,最终的产品 Hemolink 包括约 40% 的四聚体和约 55% 的聚合物[76](图 60-22),胶体渗透压为 26mmHg。

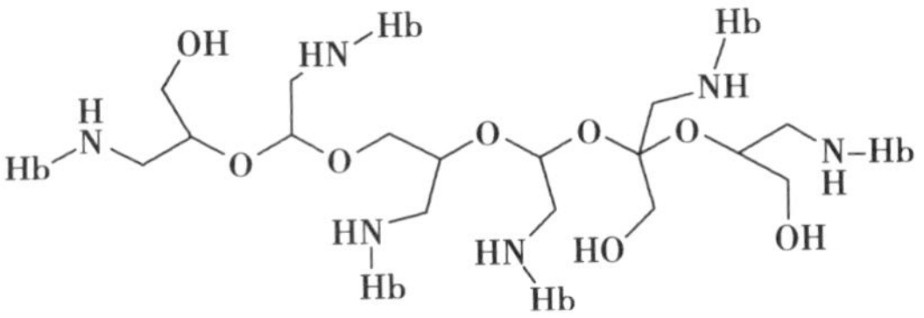

图 60-22 Hemolink 修饰位点

将该产品静脉输入大鼠引起平均动脉压升高,在正常和原发性高血压大鼠中,MAP 分别增加了 19% ~ 20% 和 16% ~ 28%[77]。在一项 14 天注射 Hemolink[5~30ml/(kg·d)]的大鼠试验中,观察到与剂量相关的体重下降,皮肤上出现短暂的色素沉着,肝脏和肾上也出现了色素沉着,在另一项 14 天反复注射最大量[103ml/(kg·d)]狗的试验中出现类似的结果[78]。在这些研究中,天冬氨酸转氨酶、肌氨酸磷酸激酶、淀粉酶及总胆红素水平均呈上升趋势。

在 Ⅱ 期心脏手术临床试验中,患者在术后 5 天内输入多达 4U Hemolink,相比于羟乙基淀粉,RBC 的输入明显减少。目前该产品已进入 Ⅲ 期临床研究,在冠状动脉旁路移植手术中用于术中自体同源血的稀释显著的降低了患者对配体输血的需求[79]。Hemolink 用于失血性休克和局部组织灌注仍有限制,在 2003 年,研究人员发现 Hemolink 治疗组与对照组相比心脏副作用发生率升高,随后 Hemosol 停止了心脏外科 Ⅱb 期研究[80]。输入 Hemolink 引起

血管收缩的反应机制目前仍未确定,Hb 结合 NO 是目前研究最为广泛也最为大众所认可的。NO 清除可增加内皮素的释放,增强肾上腺素受体的活性,降低血管壁剪切力。输入聚合 Hb 肺部和体循环血管阻力的增加主要由未被聚合的 Hb 四聚体分子引起。据报道,Gould 等用四聚体 Hb 含量<1% 的聚合血红蛋白溶液,即使输入 10U 的体积也不会引起血管收缩;而输入含量<36% 的四聚体 Hb 的聚合血红蛋白溶液,较大体积时能够引起明显的血管收缩和平滑肌收缩。此外,高铁血红蛋白的生成在临床上也可引起不良症状如胰腺炎和皮疹。

### (四)戊二醛聚合猪血红蛋白制品

由中国国家微检测工程技术研究中心、西北大学和陕西佰美基因股份有限公司合作开发聚合猪血红蛋白(polymerized porcine hemoglobin, pPolyHb),是以猪血为原料,进行分子内和分子间交联形成 pPolyHb。产品 Hb 浓度为(105±5)g/L,平均分子量为(600±50)kDa,内毒素<1.0EU/ml,渗透压 300～330mOsm,pH 7.4±0.05。产品引入抗自由基系统,采用独特的戊二醛交联技术,可有效减轻或避免血压升高、自由基损伤等不良反应。

大鼠等容量换血实验,以拟定速度 0.3ml/min 从大鼠股静脉输入受试品,同时以同样的速度从大鼠股动脉放血,直至大鼠内源性血红蛋白低于 20g/L。结果显示 pPolyHb 能维持血流动力学稳定,同时可有效纠正由于大量失血所造成的酸碱失衡,相对于临床常用的血浆代用品万汶,pPolyHb 提高了血氧含量和组织氧供,大鼠 14 天存活率明显优于万汶[81]。产品经过改进,目前 14 天存活率可达到 100%。模拟院外大出血导致失血性休克的急救开展大鼠抗重度失血性休克实验,失血量(60±5)%,结果显示 pPolyHb 可有效恢复大鼠血压、心率等血流动力学指标并纠正缺氧导致的酸碱失衡;在微循环方面,能够有效舒张血管,恢复肠系膜微循环血流,动物可长期存活。产品良好的携氧/释氧能力和显著的抗休克功效,为临床抗休克治疗的应用提供了良好的依据。

安全性方面,大鼠和 Beagle 犬的急性毒性实验,截至动物实验结束,各组动物未见死亡或濒死,体重、摄食量、一般状态等均未见明显异常;大体解剖第 15 天未见可能与人红细胞代用品注射液(修饰猪血蛋白)相关肉眼改变;组织病理学检查第 15 天未见可能与人红细胞代用品注射液(修饰猪血蛋白)相关的病理学改变。大鼠长期毒性实验,高剂量组个别动物体重略有降低,各剂量组雄、雌鼠摄食量略

有降低,各组动物未见死亡或濒死,未见其他明显异常改变,大体解剖观察均未见明显异常改变。Beagle 犬的长期毒性实验仍在进行中。

药代动力学方面,已完成了大鼠、兔子的初步药代动力学研究,获得了血药浓度-时间曲线、半衰期、表观分布容积、清除率等多项药代动力学参数,同时制备出了聚合猪血红蛋白的抗体,正在建立免疫标记法和放射性标记法以研究聚合猪血红蛋白在动物体内的分布及代谢情况。

免疫学方面,由于聚合猪血红蛋白属于异源蛋白,其免疫原性和免疫毒性是评价产品安全性的重要组成部分。静脉多次攻击不同剂量的聚合猪血红蛋白,采用间接酶联免疫吸附测定(enzyme-linked immunosorbent assay, ELISA)方法检测,结果显示产品不刺激特异性抗体产生。结合急毒、长毒实验,连续静脉给药一周、二周均无特异性抗体的产生。同时,实验期间大鼠的体重呈正常增长趋势,体温一直保持在正常范围内,健康状况良好,未观察到异常的免疫反应。除开展常规免疫反应评估之外,还重点开展特殊免疫毒理研究,包括炎症介质及细胞因子的级联反应研究、免疫细胞的激活和呼吸爆发等,全面评估产品的免疫安全性。目前的体内外实验显示,与阳性对照组(金黄色葡萄球菌和大肠埃希菌)和阴性对照组(生理盐水、BSA、PBS)相比,产品不刺激巨噬细胞和中性粒细胞产生炎症反应;正常动物注射产品后,并不引起炎症因子表达的升高;结合休克模型,在复苏 0 小时,炎症因子产生最高,之后逐渐下降至恢复到基础值[82]。

### (五)戊二醛聚合人血红蛋白制品

中国医学科学院输血研究所与天津协和生物科技发展研究所共同以人胎盘血或人脐血血红蛋白为原料,进行聚合血红蛋白类红细胞代用品与纳米氧载体研究。其制品正进行大鼠失血性休克模型、大鼠急性心肌梗死模型的动物实验和新型心脏停搏液等临床前研究。该课题组采用不同比例的上述聚合血红蛋白与中分子量羟乙基淀粉再加入微量小分子抗氧剂组成了红细胞代用品和有携氧功能的新一代血浆代用品,对失血量 60% 的大鼠休克模型作等量回输研究,结果显示,被试动物 72 小时的存活率为 80% 以上,比对照组 6% 羟乙基淀粉(万汶)高 1 倍左右;急性心肌梗死大鼠模型的治疗效果表明,心肌坏死、心肌细胞凋亡、各种标志酶释放量及心肌病理学等各项检测结果均显著优于对照组(P<0.01 或<0.05);在心脏直视手术中所用的心脏停搏液内加入

0.1%的上述纳米载氧体,室温下停搏 100min 后复灌 2 小时,心肌酶肌酸激酶(CK-MB)、乳酸脱氢酶(LDH)、肌钙蛋白 I(cTnI)等酶的释放量、心肌梗死面积;病理学检测心肌细胞的玻璃样变性、脂肪变性以及坏死和心肌细胞凋亡率均显著小于国外同类产品的心脏停搏液。

### (六)其他制品

Chang 和 Bian[83,84] 在他们原有 Poly-[Hb-SOD-CAT]制品研究的基础上,又偶联了红细胞中另外一种重要的酶组分-碳酸酐酶(carbonic Anhydrase,CA),形成了一种可溶性纳米级 poly-[Hb-SOD-CAT-CA]新制品。该制品兼具红细胞特有的三种生理功能:携供氧、清除氧自由基以及运输二氧化碳。他们在失血 2/3 的失血性休克大鼠模型中,等量还输上述制品,90 分钟后,被试动物 100% 成活,而且更能有效的保持血液内的 $PCO_2$ 水平,同时,检测血液 $PO_2$、血浆乳酸盐、肌钙蛋白等指标均无明显变化。Chang 等称此项制品为全功能的红细胞代用品[85]。

(陈 超 朱宏莉 严坤平)

## 第四节 细胞(包囊)型 红细胞代用品

### 一、研究背景

与正常生理细胞不同,成熟的红细胞没有细胞核和细胞器,而富含血红蛋白。利用生物工程技术,将血红蛋白装载在封闭的结构中,即具有红细胞的雏形,能够实现类红细胞的功能。Chang 早在 1957 年就尝试将血红蛋白用聚合物膜包裹起来,接着在 1964 年利用尼龙、火棉胶、聚血红蛋白等多种材料将血红蛋白包裹在微囊内,提出了"人工红细胞"的概念[86,87]。与化学改性血红蛋白相比,这种模拟红细胞的胞体结构从理论上讲具有以下优点:①由于它没有经过化学修饰,能够更好地保持血红蛋白的功能;②可包裹携氧效应调节因子,降低血红蛋白的氧亲和力,从而增强携氧能力;③可同时加入各种酶体(如高铁血红蛋白还原酶),模拟天然红细胞的携氧代谢系统;④血红蛋白经包裹后,降低了整体的胶体渗透压,可以实现高浓度血红蛋白的灌输;⑤可对微囊膜的成分进行调整,使其在循环系统中具有较长的半衰期;⑥微囊膜避免了血红蛋白与血液的直接接触,可以减轻灌注游离血红蛋白溶液后观察到的毒性反应。

近年来化学修饰型血红蛋白在临床试验中出现的血压升高、免疫抑制、心肌损伤等副作用,使人们重新认识到红细胞在传输氧气、维持体内代谢平衡和组织器官正常运转的结构基础和生理意义,深入研究氧载体结构与毒性来源的关系,同时对新一代血液代用品产品的设计理念和定位产生了转变。而另一方面微纳米结构载体在生物医用领域得到广泛的应用,其设计的灵活性和智能化使其成为体用药物载体的不二选择。Chang 将细胞型氧气载体视为下一代红细胞代用品的研究方向,在其工作的基础上,以微纳米结构为载体,以红细胞的结构特点为设计参考,逐渐成为当前红细胞代用品的研究重点。血红蛋白担载方式的多样化,也使得细胞(包囊)型红细胞代用品具有了更加广泛的含义,当前一般泛指通过微纳米结构担载血红蛋白作为氧载体的体系。根据载体材料与血红蛋白的结合方式不同,我们将细胞(包囊)型红细胞代用品分为微囊型红细胞代用品和复合型红细胞代用品,下面就两种类型的结构特点予以简单概述,并针对目前研究比较活跃的代表性产品,围绕他们的制备方法、结构和理化特性、生理作用和机制、研究进展等分别进行介绍。

### 二、纳米囊型红细胞代用品

仿照红细胞的结构特点,通过先进的生物工程技术,将血红蛋白包裹在各种膜材的微纳米结构中,最大限度地保留了血红蛋白原有的结构与功能,同时也可以包裹调节因子以及酶体系,具有完全类红细胞的胞体结构,是红细胞代用品设计的理想模型。但在制备纳米囊性红细胞代用品过程中,涉及很多产品质量控制及体内安全性等问题,具有较化学修饰血红蛋白复杂的配方组成和制备工艺,当前以脂质体和高分子微囊产品发展最为成熟。

#### (一)脂质体

磷脂可以在水相中组装成脂质体,脂质体由于其类细胞的结构与组成,被认为是一种包裹血红蛋白的理想材料。日本早稻田-庆应大学课题组在脂质体包裹血红蛋白做出了杰出的工作,他们以天然存在的脂质为基础,通过筛选和改性,确定了卵磷脂、胆固醇、负离子脂质和聚乙二醇化脂质等混合组分为膜材,包裹血红蛋白、调节因子、还原剂等,并通过后期挤出、超滤、灭菌等工序,解决了包裹效率、蛋白活性维持、蛋白泄漏、颗粒聚集融合及体内相容性等诸多问题,制备出粒径均一、稳定、高蛋白含量的脂质体颗粒(图 60-23)。

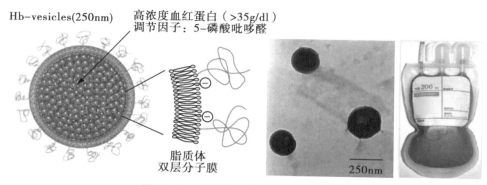

图 60-23　脂质体包裹血红蛋白结构[88]

其制备的 HbV（hemoglobin-vesicles）具有以下优势：①血红蛋白在脂质体中的浓度达到 350~400g/L，得到的脂质体分散液为 100g/L，接近于人体血液血红蛋白的浓度；②优化后的磷脂可有效抑制血小板活化和补体活化，减轻免疫反应；③聚乙二醇（PEG）修饰提高了产品的血液相容性和体内循环半衰期，产品在室温可以存储 1 年以上，且保持性能基本不变；④脂质体的胞体结构避免了血红蛋白分子带来所有毒副作用；⑤尺寸为 250nm 的 HbV 颗粒在血浆中可以均匀分散且可通过较窄的毛细血管；⑥HbV 被单核-吞噬细胞系统捕获后，可以在血液循环过程中迅速降解而不发生溶血。其将 HbV 产品分散于 5% 重组人血清白蛋白中制成的血液代用品在失血性休克、血液稀释、换血等大量动物模型中都取得了良好的复苏效果，且未出现第一代血液代用品相关的毒副作用[88]，目前其制造工艺已初步形成，正在寻求风险公司的投资以实现大规模生产和临床试验。

### （二）高分子纳米囊

高分子微囊用于血红蛋白载体具有生物相容性好、可设计性强以及易于规模化生产等特点，特别是近年来生物可降解聚合物的发展，具有可体内降解、无免疫反应等优势，用于包裹血红蛋白具有巨大的应用前景。

Chang 在 20 世纪 90 年代开始用生物可降解的聚乳酸（PLA）、聚（乳酸-羟基乙酸）（PLGA）、氰基丙烯酸异丁酯、磷脂等材料通过乳化成球或乳液聚合的方法得到亚微米结构担载血红蛋白，蛋白的携氧能力和协同效应都得到很好的保持[87]。进一步地，

Chang 等人选用两亲性共聚物 PEG-PLA 通过双乳液法纳米包裹血红蛋白（HbP），通过优化组成可以将血红蛋白在大鼠体内的循环半衰期由 1.3 小时提高到 16 小时[89]，体内灌输 1/3 血液体积的 HbP 分散液，不会对肾、肝、脾等器官产生永久损伤[90-92]。Chang 等人还尝试以 PEG-PLA 纳米囊同时包裹血红蛋白和红细胞酶体（图 60-24），膜层良好的通透性可以使葡萄糖、氧气等小分子自由通过，具有完全仿生红细胞的结构[93]。我国在生物可降解聚合物微囊包裹血红蛋白方向也做了大量深入的研究，处于国际领先水平[94-96]。

通过改变聚合物的亲疏水比例，可以在水溶液中自聚集成类脂质体的中空囊泡结构，为红细胞代用品的设计提供了新的途径。Palmer 首先尝试用聚乙二醇-聚丁二烯（PEG-PBD）、PEG-PLA、PEG-PCL 等生物相容性的材料通过自组装手段制备了包裹血红蛋白的高分子囊泡（polymersome encapsulated hemoglobin，PEH），证明其可以实现在体内循环状态下的有效载氧[95,96]。景遐斌和黄宇彬课题组详细研究了生物可降解的聚肽、聚酯类材料在水溶液里的自组装行为，并探索发展了多种无损包裹血红蛋白的技术，得到了多种包裹血红蛋白的胶囊产品，并对其协同携氧能力、高铁血红蛋白含量、体外稳定性及血液相容性等性能进行了大量的优化研究[99-101]。进一步地，将胶囊产品与血浆代用品（羟乙基淀粉，HES）联用，制备成了 HbV/HES 复苏液，在大鼠血液稀释-换血模型进行液体灌输，不仅起到了很好的扩容供氧作用，而且有效避免了游离血红蛋白引起的肾毒性（图 60-25）。

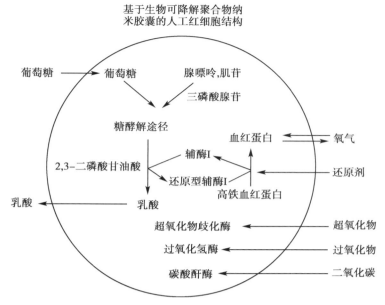

图 60-24　生物可降解共聚物制纳米红细胞结构[93]

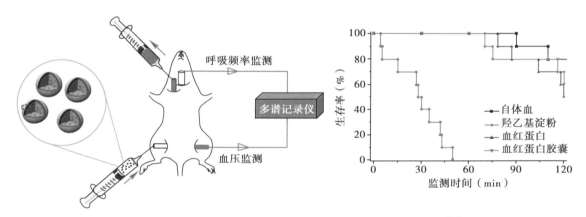

图 60-25　高分子囊泡包裹血红蛋白产品及大鼠换血模型结果[99]

### 三、复合型红细胞代用品

在纳米囊型红细胞代用品的实际应用中,由于血红蛋白是物理包裹在纳米囊内,都出现了不同程度的泄漏,而游离血红蛋白的产生增加了体内灌输的风险。研究人员尝试了多种手段来提高纳米囊的稳定性,如优化包裹技术,交联、键合高分子量聚合物等,Chang 等人还尝试将多聚血红蛋白包裹在高分子纳米球中,用以避免游离血红蛋白的泄漏[89]。而近年来随着微纳米制备技术的发展,为了彻底避免游离血红蛋白的产生,人们尝试将血红蛋白固定在载体中,作为微结构的一部分,兼具化学修饰血红蛋白和纳米囊型红细胞代用品的特点,出现了一系列新型的血红蛋白载体,呈现出巨大的研究发展前景,其中以胶束、层层自组装和纳米凝胶结构研究较为深入。

### (一)胶束键合型

高分子材料通过自组装形成微纳米级别的胶束,引入功能化基团可以实现血红蛋白的固载。法国 Leclerc 小组先后报道了用物理吸附或者化学键合的方法将血红蛋白担载在纳米颗粒表面,得到血红蛋白载体(图 60-26)[102,103]。研究表明,通过物理吸附,1ml 的纳米颗粒溶液可以担载 2.1mg 的血红蛋白,而通过化学键合,可以将血红蛋白的担载量增加 9 倍。他们还通过激光闪光光解的方法研究了血红蛋白结合气体的能力,很好地证明了蛋白被担载后并无性能上的损伤。此外,黄宇彬等以生物降解高分子材料为基础,合成了多种功能化三嵌段共聚物,通过水相自组装得到具有核-壳-冠结构的胶束,利用血红蛋白与胶束表面的功能性基团的化学反应,制备出担载血红蛋白的胶束,具有反应温和高效、粒径可调、避免血红蛋白泄漏等优点,血红蛋白含量可以达到 60% 以上[104,105]。

## （二）层层组装复合结构

由于血红蛋白表面带有电荷和众多反应基团，利用静电相互作用或者特异性的化学反应也有可能与其他材料组装成纳米结构，此种技术手段相对更为简便，所得的产物粒径形貌可控，蛋白含量也较高。例如，李峻柏等人以碳酸锰微球为模板，通过血红蛋白表面氨基与肝素二醛的希夫碱反应层层沉

积，去除模板后得到血红蛋白纳米囊（图 60-27），具有良好的生物相容性与携氧能力。进一步地，他们通过血红蛋白（Hb）与碳酸钙（$CaCO_3$）共沉淀的方法得到 $Hb/CaCO_3$ 复合纳米球，再利用血红蛋白与戊二醛的成希夫碱反应交替沉积，然后在表面键合 PEG 以避免血红蛋白与血液直接接触，最终去除模板后得到了蛋白含量高达 $1.36g/cm^3$ 的血红蛋白纳米球[106,107]。

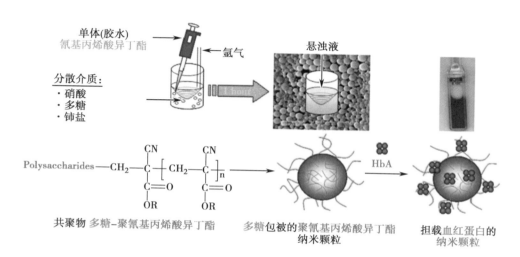

图 60-26　聚合物胶束表面负载血红蛋白[103]

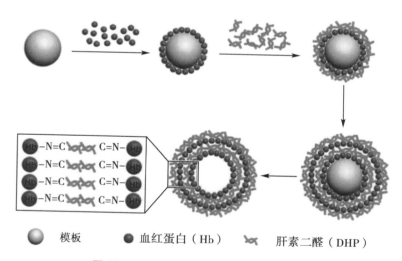

图 60-27　LBL 技术制备血红蛋白微囊[106]

Baöumler 等人通过血红蛋白与碳酸钙共沉淀的方法首先得到了 $Hb/CaCO_3$ 复合微球，再经戊二醛交联并去除 $CaCO_3$ 模板后可以得到无载体的交联血红蛋白纳米球（图 60-28），其结构性能与多聚血红蛋白类似，但其形貌更为均一，尺寸与天然红细胞接近，经静脉注射后可以在体内循环 4 天以上[108]。进一步地，经表面吸附白蛋白，可以得到一种高氧亲和

力、低免疫原性的红细胞代用品，其蛋白含量可以达到红细胞的 80%，经离体肾组织灌输后，与游离血红蛋白溶液相比，未引起血管收缩等毒副作用，是一种极具潜力的红细胞代用品产品[109]。

利用血红蛋白的电荷性质，吴道澄等人还利用磺基丁二酸二辛基钠盐、改性阳离子淀粉和牛血红蛋白通过反向胶束法制备得到包裹血红蛋白的纳米

粒子,尺寸在100nm左右,蛋白担载量达到62%,其携氧能力与红细胞相近,在大鼠致死性休克模型中,其复苏效果与全血相当,而且有效避免了缺血导致的肺部损伤[110]。

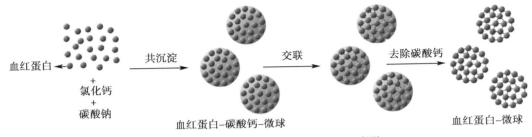

图60-28 共沉淀法制备血红蛋白微球[108]

### (三)微凝胶负载血红蛋白

水凝胶是一类具有三维网络结构的材料,具有在水溶液中可逆溶胀收缩的性质,有利于包载蛋白、细胞等,而且其可以通过引入多种刺激响应性来调节凝胶的渗透能力。Palmer等人通过脂质体包裹成凝胶单体N-异丙基丙烯酰胺(NIPAM)和牛血红蛋白,利用NIPAM的原位光引发聚合,得到具有温度敏感的微凝胶,同时将蛋白键合在凝胶内,通过温度变化来诱发PNIPAM水凝胶纳米粒的膨胀和收缩,进而调节氧气传输速率。进一步地,Palmer等人用同样的方法将牛血红蛋白键合在pH敏感的聚丙烯酰胺(PAAM)水凝胶中,可以得到高氧亲和力的氧载体,通过改变体系的pH值可以调节血红蛋白的交联程度,进而影响血红蛋白的携氧能力[111,112]。

(黄宇彬 李 彬 任凯旋)

# 第五节 基因重组型血红蛋白类红细胞代用品

## 一、类 型

目前正在研究的、最有希望的红细胞代用品是血红蛋白载氧体(hemoglobin-based oxygen carriers,HBOCs)。利用基因工程技术在细胞中表达的人重组血红蛋白(recombinant hemoglobin,rHb)制备基因重组型血红蛋白载氧体(recombinant hemoglobin-based oxygen carriers,rHBOCs)是红细胞代用品研究的一种重要方法。

重组型血红蛋白载氧体除了具有化学修饰的血红蛋白载氧体的优点之外,还具有以下优点:①所表达的重组蛋白质和人血红蛋白有完全一样的序列;②可以发酵生产,血红蛋白来源不受限制;③无病源微生物污染;④重组血红蛋白分子大小均一;⑤能够

通过重组技术将突变引入蛋白质,表达的重组血红蛋白性能更有利于制备载氧药物,有更低的副作用。

作为载氧体的重组血红蛋白,一般认为需要有以下特征:①更大的分子量,防止透过血管内皮细胞向外渗透;②适宜的氧亲和力$P_{50}$,有利于血红蛋白载氧体对氧的运输和在需氧组织释放;③降低NO和氧合血红蛋白双加氧反应的速率,降低对NO的清除作用(NO scavenging)和诱发高血压的作用;④提高对自身氧化(autoxidation)和氧化作用的抗性,阻止氧自由基的产生[113]。

极少数人由于遗传缺陷携带有变异的珠蛋白基因,可导致血红蛋白病。人们很早就收集血红蛋白基因变异及其相关的血液病数据,数据库HbVar(http://globin.bx.psu.edu/hbvar)收集了超过1000种地中海贫血病和其他血红蛋白基因变异的序列、它们引起的生化改变以及相应的病理表现数据[114]。可以从这个基因库中选择需要的突变作为设计模型进行试验和进一步改进。

血红蛋白的晶体结构早已解析清楚,人们对血红蛋白每个氨基酸所起的作用也有了较深刻的了解。因此,可以用定点突变的方法获得性能优良的重组型血红蛋白作为制备载氧体的材料。

## 二、制备方法简介

大肠埃希菌由于培养相对简单,成本低廉,有许多分子生物学工具,血红蛋白也不需要翻译后修饰,因此有许多重组血红蛋白的研究是利用大肠埃希菌进行的。

酵母表达系统由于不产生内毒素,可进行大规模低成本发酵,也是表达人血红蛋白的优良系统。早在1991年,Wagenbach等人就在酵母 S. cerevisiae 中表达血红蛋白,产量达到了总蛋白的3%~5%[115]。最近的研究使得血红蛋白在酵母中的产量

得到了大幅提升,最高达到了总蛋白质的 7%[116]。

自从 20 世纪 90 年代以来,用转基因动物(如转基因小鼠、猪)作为生产人血红蛋白的平台也已研制成功[117]。这种方法的特点是:在转基因动物红细胞中可以同时表达人和该种动物的血红蛋白,形成杂合血红蛋白。用转基因植物表达人血红蛋白也有少量报道[118]。

## 三、结构与理化特性

用重组技术可以在血红蛋白引入突变。由于突变位置不同,变异类型不同,所引起的血红蛋白构象变化和功能变化也不同。

### (一)血红蛋白分子聚合增加血红蛋白分子量

用定点突变的方法引入半胱氨酸残基,可以形成分子间二硫键使血红蛋白聚合,增大分子量。Baudin-Creuz 和同事构建了带有和 Hb Ta-Liβ83(EF7)Gly→Cys 同样突变的血红蛋白,能够在两个血红蛋白四聚体之间通过 β 珠蛋白之间的两个二硫键,形成分子量为 129kDa 稳定的有八个亚基的二聚体[119]。其氧亲和力、自身氧化速度接近 HbA。在高浓度的还原剂存在时,这两个二硫键能被还原。在正常血浆浓度的还原剂情况下,不会分解。

Fronticelli 等构建了重组产量较高的人 α-珠蛋白和牛 β-珠蛋白组成的杂合重组血红蛋白($\alpha_H \beta_{Bv}$):Hb Minotaur。为了获得更大的分子量,他们在 Hb Minotaur 进行氨基酸置换:人 α-珠蛋白的 α1Val 被甲硫氨酸取代,α104Cys 被丝氨酸取代;牛 β-珠蛋白 β9Ala 被半胱氨酸取代,β93Cys 被丙氨酸取代。牛 β-珠蛋白 β9Ala→Cys,在血红蛋白是向外暴露的,有益于形成分子间二硫键。这样的置换产生的多聚血红蛋白被命名为 Hb Polytaur($\alpha_H^{V1M+C104S}$ $\beta_{Bv}^{A9C+C93A}$)。Hb Polytaur 分子量为 500kDa,在生理条件下对氧的亲和力和 HbA 接近[120,121]。

除了用引入二硫键形成多聚体增加血红蛋白分子量外,较早用重组技术构建的血红蛋白 rHb1.1,在前后相连的两个 α 亚基之间插入一个甘氨酸残基,形成融合蛋白。因为血红蛋白 αβ 二聚体结合比 αα 或 ββ 之间的结合更紧密,α 珠蛋白的融合蛋白和两个 β 珠蛋白结合后不容易解聚成为二聚体,可以延长在血液系统中的循环时间[122]。

### (二)血红素空腔修饰和血红蛋白表面氨基酸的变异引起 $P_{50}$ 变化

血红蛋白对氧亲和力($P_{50}$)强弱是决定传递和释放氧能力的关键指标。有些人认为低氧亲和力有

利于血红蛋白载氧体在需氧组织释放氧;另外的人则认为低氧亲和力可使氧在小动脉末端过早释放,从而引起血管自动收缩形成高血压。因此,现在对血红蛋白氧载体最佳对氧的亲和力大小仍没有定论[123]。

血红蛋白四聚体每个亚基都是折叠成八条 α-螺旋的构型,除结合血红素的两个组氨酸残基外,形成血红素空腔的疏水氨基酸残基的侧链也能够影响底物的结合。如果对这些氨基酸用基因工程的手段进行改变,就可以得到氧亲和力不同的血红蛋白。将 β-珠蛋白血红素空腔远端 E11 螺旋有疏水侧链的 Leu28,与带有同样电荷、但是极性的天冬氨酸置换,这个置换的氨基酸残基能够增强和氧的相互作用,所得到的变异的血红蛋白氧亲和力是 HbA 的 10 倍[124]。

置换血红蛋白位于 $\alpha_1\beta_2$ 或 $\alpha_1\beta_2$ 亚基界面的氨基酸残基能引起对氧低亲和力 T-状态和高亲和力 R-状态平衡的改变,诱导整个血红蛋白构象的变化。这类突变普遍造成重组血红蛋白对氧亲和力比 HbA 低,亚基之间的协同性变高。Hb Presbyterian(βAsn108Lys)和 Hb Yoshizuka(βAsn108Asp)是人群中天然存在的变异,其突变位于 $\alpha_1\beta_2$ 界面和血红蛋白的中央空穴。它们的氧亲和性比 HbA 要低,血红蛋白亚基之间的协同性也高。Hb Presbyterian 的 lys 带有正电荷,别构效应剂氯离子的浓度增加能使该血红蛋白对氧亲和力增大。Hb Yoshizuka 带有 Asp 负电荷,氧亲和力对氯离子浓度变化不敏感。重组血红蛋白 αVal96Trp 的氧亲和力对氯离子浓度也不敏感[125]。20 世纪 90 年代,Somatogen 公司重组血红蛋白载氧体产品 rHb1.1 就是带有 Hb Presbyterian(βAsn108Lys)突变,对氧的亲和力($P_{50}$ = 17.2torr)比 HbA 的低($P_{50}$ = 4.5torr)[122]。

### (三)血红素空腔周边氨基酸变异降低 NO 双加氧反应速率

氧合血红蛋白 NO 双加氧反应是 NO 清除的主要方式,也是形成高铁血红蛋白的重要原因。利用基因工程技术设计和筛选有低 NO 双加氧速率($k'_{NOD}$)的血红蛋白是重组血红蛋白载氧体研究的一个重要工作。

血红素空腔远端的组氨酸(E7)容许配体进入并限制在这个腔的内部,被 Leu(B10)、Phe(CD1)、Val(E11)和 Leu(G8)包围。如果用大的芳香族或脂肪族侧链氨基酸苯丙氨酸、色氨酸与这些氨基酸残基置换,血红素口袋的背部就会被这些的大的氨

基酸残基填满,使得要进入的配体分子不能接近 His(E7)。配体 NO 的结合以及 NO 双加氧反应都会受到抑制。对于 α-珠蛋白而言,在 B10 位用大的芳香族侧链氨基酸置换降低 $k'_{NOD}$ 的效果会比在 E11 和 G8 位进行氨基酸置换效果要好,但是对于 β-珠蛋白就正好相反。试验中得到对 β-珠蛋白 NO 双加氧反应速率降低最多的突变就是在 E11 用色氨酸将缬氨酸置换[126,127]。

对一个血红蛋白而言,在 α-珠蛋白和 β-珠蛋白环绕血红素的氨基酸多个位点同时进行突变效果会更大。Baxter 公司设计的血红蛋白 rHb2.0 就是在多个位点同时进行置换降低了 NO 双加氧反应速率的成功例子[111,124]。rHb2.0 在 α-珠蛋白有两个突变 α(Leu29Trp/His58Gln),在 β-珠蛋白有一个突变 β(Val67Trp)。HbA 的 $k'_{NOD} = 75 \mu M^{-1}S^{-1}$,rHb2.0 的 $k'_{NOD} = 2 \mu M^{-1}S^{-1}$,NO 双加氧速率降低的效果十分明显。

### (四)重组人 SOD-Hb 融合蛋白降低血红蛋白载氧体的氧化毒性

在红细胞中,血红蛋白自氧化产生毒性很强的超氧阴离子($O_2^-$)可由超氧化物歧化酶(superoxide dismutase,SOD)催化形成毒性较小的 $H_2O_2$,接着由过氧化氢酶(catalase)转化为无毒的氧气和水。无基膜的血红蛋白载氧体分子在血液中,由于血浆中这两种酶很少而不能解毒,这是引起副作用的主要原因之一。

瑞典学者 Bülow 等将人的超氧化物歧化酶 2 基因(MnSOD)和人 α-珠蛋白基因用一个丙氨酸残基作为 Linker 连接起来表达,形成一个 SOD-Hbα 融合蛋白。如果在同一个细胞中也表达 β-珠蛋白,就能自动组装成 SOD-Hb 融合蛋白[128]。

SOD-Hb 融合蛋白的 SOD 部分确实能对自己血红蛋白部分的氧化起到保护作用。体外实验证明,SOD-Hb 融合蛋白自氧化时间速率常数(0.1 小时)只有 HbA 的 56%(0.18 小时)。用黄嘌呤-黄嘌呤氧化酶超氧化物生成系统检验血红蛋白铁氧化成四价铁的抗性,在同样的条件下,SOD-Hb 融合蛋白对铁氧化成四价铁的抗性有明显提高。

## 四、生理作用及其作用机制

Fronticelli 和同事用小鼠动物模型研究了重组表达的分子量为 500kDa 的 Hb(Polytaur)的性能。将其注入小鼠后,Hb(Polytaur)在循环系统中的滞留半衰期(3 小时)是人血红蛋白 HbA 的 5 倍。高容

量交换输血后,白蛋白对照组和 Hb Polytaur 组小鼠平均动脉压升高(比交换输血前分别增加 11mmHg 和 16mmHg),但都比癸二酰交联的血红蛋白(增加 25mmHg)对照组明显要低。这个结果可以用 Hb Polytaur 分子量大,不会通过血管壁渗透到血管床诱导 NO 清除引起血压升高解释。Hb(Polytauer)组比白蛋白对照组有更高的动脉压也许是由于有不到 10% 的血红蛋白没有聚合的原因。他们也利用小鼠大脑中动脉阻塞模型研究了 Hb(Polytaur)对暂时性脑缺血的作用。结果显示,Hb(Polytaur)处理比对照梗死体积减小 20%,这种减少的原因可能是 Hb(Polytaur)能更有效地供氧[121]。

rHb2.0 是第二代重组血红蛋白载氧体,是 rHb1.1 的改进产品。rHb2.0 的血红蛋白通过 PEG 的化学修饰,平均分子量提高到 128～256kDa。rHb2.0 对 NO 的反应速率比 rHb1.1 有近 30 倍的降低(表 60-4)。

用大鼠失血休克模型研究 rHb2.0 对血管收缩和供氧影响的试验证明,用 rHb2.0 复苏并没有进一步引起全身血管收缩。另一个用仓鼠动物模型进行重度失血休克复苏实验比较了 rHb2.0 与 rHb1.1 改善微循环状况能力的区别。用 rHb2.0 复苏重度失血的仓鼠后,平均动脉压(MPA)较 rHb1.1 要低,但小动脉直径明显比 rHb1.1 对照组大。用 rHb2.0 处理的仓鼠功能性毛细血管密度(FCD)也明显高于 rHb1.1 组[129]。这说明 rHb2.0 处理组没有出现血管收缩的情况,微血管系统恢复也好。总之,rHb2.0 低 NO 清除能力降低了引起高血压的作用,有利于微循环系统恢复。

表 60-4　rHb1.1 和 rHb2.0 的性能

|  | rHb1.1 | rHb2.0 |
| --- | --- | --- |
| $P_{50}$(mmHg) | 32 | 31 |
| 分子量 | 64 | 128~256 |
| $K'_{NOD}$($\mu M^{-1}S^{-1}$) | 60 | 2.5 |
| 分子内交联 | 两个 α 融合蛋白 | 两个 α 融合蛋白 |
| 分子间交联 | 无 | 基于 PEG 修饰 |
| 浓度(g/L) | 50~100 | 50 |
| 黏度(cp) | 1.9 | 2.4 |
| 半衰期(h) | 2 | 大幅延长 |
|  | 终止研发 | 终止研发 |

注:$K'_{NOD}$=NO 和氧合血红蛋白进行双加氧反应的速率;主要数据见文献[131]

## 五、代表性产品研究进展
### （包括临床试验）

rHb1.1 和 rHb2.0 分别是美国 Somatogen 公司和 Baxter 公司的产品，也是到目前为止进行了临床试验的重组血红蛋白载氧体产品。其他重组血红蛋白载氧体产品临床试验尚未见报道。

rHb1.1 在临床Ⅰ期人体安全性评价试验中，没有肾毒性，但显示出典型的血红蛋白载氧体产品的副作用：使用后外周血管阻力增加，血压显著增高，在失血性和创伤性休克治疗中有增加出血的可能[130,132]。该公司已停止了 rHb1.1 的研究工作。

rHb2.0 在 rHb1.1 的基础上进行了改进，产品的安全性和有效性较 rHb1.1 有所改善，Ⅰ期临床试验表现了较好的效果。但 Baxter 公司仍然在 2003 年终止了 rHb2.0 的研发[133,134]。

血红蛋白载氧体的许多毒副作用都和血红素介导的 NO 清除作用及氧化毒性有关。被氧化的血红素高价铁不仅不能运输氧，而且会产生毒性极大的氧自由基。如果能还原高价铁而不产生有害的分子，这对血红蛋白载氧体的研究和开发有重大的意义。血红蛋白四价铁血红素可以接受来自外源电子供体的电子，转回三价状态。血红蛋白 α-珠蛋白和 β-珠蛋白的电子传递途径不同：α-珠蛋白 C 螺旋第 7 位置的酪氨酸 αTyr42，既靠近血红素，又向外表面暴露，有氧化还原活性，是电子传递的"辅助因子"。但在 β-珠蛋白相应的位置是一个没有氧化还原活性的苯丙氨酸（βPhe41，C7），因此 β-珠蛋白没有这条电子还原途径[135]。

近年来，通过置换酪氨酸与 β-珠蛋白相关位点的氨基酸残基构建电子传递途径成为重组血红载氧体研究的新的方向。Cooper 和同事将 α-珠蛋白的"电子载体"Tyr42 用缬氨酸置换，将 β-珠蛋白的 βPhe41 用酪氨酸取代，得到了血红蛋白 αTyr42Val/βPhe41Tyr[136]。βPhe41Tyr 突变不仅在 β-珠蛋白开辟了一条电子通路，同时也降低了本身双加氧酶活性约 20%，提高了自身亚硝酸还原酶速率三倍。体外试验证明，αTyr42Val/βPhe41Tyr 抗氧化能力强，能大幅降低脂质过氧化反应的速率和对血红素的氧化降解。由于自身 NO 双加氧化酶活性降低和亚硝酸还原酶活性增加，NO 的生物可用量增多。缺点是血红素从 βPhe41Tyr 亚基脱落增加。

在欧洲有携带这种突变的家族（Hb Mequon），发现这种突变的原因是由于一位女士用对乙酰氨基酚（acetaminophen）治疗病毒病时出现溶血。但她没有贫血病症状，氧亲和力也正常。她的家人也没有人有血液病[137]。

总的来说，在 β-珠蛋白引入酪氨酸残基既能使血红蛋白降低氧化毒性，又不带来其他不良反应。带有这种突变的血红蛋白有潜力成为血红蛋白载氧体产品开发的重要原料。

（王子元）

## 参 考 文 献

1. 杨成民，李家增，季阳.基础输血学.北京：中国科学技术出版社，2001.

2. Cabrales P, Friedman JM. HBOC vasoactivity: interplay between nitric oxide scavenging and capacity to generate bioactive nitric oxide species. Antioxidants & Redox Signaling, 2013,18(17):2284-2297.

3. Chen G, Duan Y, Liu J, et al. Antioxidant effects of vitamin C on hemoglobin-based oxygen carriers derived from human cord blood. Artif Cells Nanomed Biotechnol, 2016,44(1):56-61.

4. Chang TM. Red blood cell replacement, or nanobiotherapeutics with enhanced red blood cell functions? Artif Cells Nanomed Biotechnol, 2015,43(3):145-147.

5. Hsia CJ, Ma L. A hemoglobin-based multifunctional therapeutic: polynitroxylated pegylated hemoglobin. Artif Organs, 2012,36(2):215- 220.

6. Bian Y, Chang TM. A novel nanobiotherapeutic poly-[hemoglobin-superoxide dismutase-catalase-carbonic anhydrase] with no cardiac toxicity for the resuscitation of a rat model with 90 minutes of sustained severe hemorrhagic shock with loss of 2/3 blood volume. Artif Cells Nanomed Biotechnol, 2015,43(1):1-9.

7. Chen JY, Scerbo M, Kramer G. A review of blood substitutes: examining the history, clinical trial results, and ethics of hemoglobin-based oxygen carriers. Clinics, 2009,64(8):803-813.

8. FDA. Guidance for industry: efficacy evaluation of hemoglobin- and perfluorocarban-based oxygen carries. 1997.

9. Fratantoni JC, Mcintosh CL. Red Blood Cell Substitutes: Evolution of Approaches to Demonstrating Efficacy. Artificial Cells, Blood Substitutes, and Biotechnology, 1999,27(1):1-9.

10. 王军志.生物技术药物研究开发和质量控制.北京：科学出版社，2007.

11. Song BK, Nugent WH, Moon-Massat PF, et al. Effects of a hemoglobin-based oxygen carrier (HBOC-201) and derivatives with altered oxygen affinity and viscosity on systemic and microcirculatory variables in a top-load rat model. Mirovascular Research, 2014,95(9):124-130.

12. Hare GM, Harrington A, Liu E, et al. Effect of oxygen affinity and molecular weight of HBOCs on cerebral oxygenation and

blood pressure in rats. Can J Anesth, 2006, 53（10）: 1030-1038.

13. Young MA, Lohman J, Malavalli A, et al. Hemospan improves outcome in a model of perioperative hemodilution and blood loss in the rat: comparison with hydroxyethyl starch. J Cardiothorac Vasc Anesth, 2009, 23（3）: 339-347.

14. Winslow RM. Hemoglobin modification. In: Winslow RM, editor. Blood Substitutes. London: Academic Press, 2006: 341-353.

15. Chengmin Yang. Some Thoughts on R&D HBOCs in China. Lund, Sweden: Towards Novel Blood Transfusion Therapies, 2015.

16. 央视新闻. 世界献血者日: 2015年我国人口献血率达千分之十. 中国民生经济网: 2016-06-14.

17. Manchester, UK, SHOT. Serious Hazards of Transfusion Annual Report 2010.

18. Garratty G. Advances in red blood cell immunology 1960 to 2009. Transfusion, 2010, 50（3）: 526-53.

19. D'Alessandro A, Liumbruno G, Grazzin G, et al. Red blood cell storage: the story so far. Blood Transfus, 2010, 8（2）: 82-88.

20. Hamasaki N, Yamamoto M. Red blood cell function and blood storage. Vox Sanguinis, 2000, 79（4）: 191-197

21. 雷二庆, 李芳, 栾建凤. 野战输血史研究. 北京: 军事医学科学出版社, 2013.

22. Zhengguo Wang. Demands for Blood Substitutes in The Care of Serious Injury. Chengdu, China: The 14th International Symposium on Blood Substitutes and Oxygen Therapeutics, 2013.

23. Li Y, Yan D, Hao S, et al. Polymerized human placenta hemoglobin improves resuscitative efficacy of hydroxyethyl starch in a rat model of hemorrhagic shock. Artif Cells Nanomed Biotechnol, 2015, 43（3）: 174-179.

24. Natanson C, Kern SJ, Lurie P, et al. Cell-free hemoglobin-based blood substitutes and risk of myocardial infarction and death: a meta-analysis. JAMA, 2008, 299（19）: 2304-2312.

25. Silverman TA, Weiskopf RB. Hemoglobin-based oxygen carriers: current status and future directions. Anesthesiology, 2009, 111（5）: 946-963.

26. Levy JH. The use of haemoglobin glutamer-250（HBOC-201）as an oxygen bridge in patients with acute anaemia associated with surgical blood loss. Expert Opin Biol Ther, 2003, 3（3）: 509-517.

27. Mer M, Hodgson E, Wallis L, et al. Hemoglobin glutamer-250（bovine）in South Africa: consensus usage guidelines from clinician experts who have treated patients. Transfusion, 2016, 56（10）: 2631-2636.

28. Weiskopf RB, Beliaev AM, Shander A, et al. Addressing the unmet need of life-threatening anemia with hemoglobin-based oxygen carriers. Transfusion, 2016.

29. Weiskopf RB, Silverman TA. Balancing potential risks and benefits of hemoglobin-based oxygen carriers. Transfusion, 2013, 53（10）: 2327-2333.

30. Powanda DD, Chang TMS. Cross-linked polyhemoglobin-superoxide dismutase-catalase supplies oxygen without causing blood brain barrier disruption or brain edema in a rat model of transient global brain ischemia-reperfusion. Artificial Cells, Blood Substitutes, and Biotechnology, 2002, 30（1）: 23-37.

31. WHO. Cancer Control Snapshot in 2015.

32. Chen W, Zheng R, Baade PD, et al. Cancer Statistics in China, 2015. CA Cancer J Clin, 2016, 66（2）: 115-132.

33. Luo Z, Zheng M, Zhao P, et al. Self-Monitoring Artificial Red Cells with Sufficient Oxygen Supply for Enhanced Photodynamic Therapy. Scientific Reports, 2016: 6.

34. Teicher BA, Herman TS, Hopkins RE, et al. Effect of oxygen level on the enhancement of tumor response to radiation by perfluorochemical emulsions or a bovine hemoglobin preparation. Int J Radiat Oncol Biol Phys, 1991, 21（4）: 969-974.

35. Teicher BA, Herman TS, Hopkins RE, et al. Effect of a bovine hemoglobin preparation on the response of the FSaIIC fibrosarcoma to chemotherapeutic alkylating agents. J Cancer Res Clin Oncol, 1992, 118（2）: 123-128.

36. Teicher BA, Schwartz GN, Alvarez Sotomayor E, et al. Oxygenation of tumors by a hemoglobin solution. J Cancer Res Clin Oncol, 1993, 120（1）: 85-90.

37. Teicher BA, Ara G, Herbst R, et al. PEG-hemoglobin: effects on Tumor oxygenation and response to chemotherapy. In Vivo, 1997, 11（4）: 301-311.

38. Murayama C, Kawaguchi AT, Ishikawa K, et al. Liposome-encapsulated hemoglobin ameliorates Tumor hypoxia and enhances radiation therapy to suppress Tumor growth in mice. Artif Organs, 2012, 36（2）: 170-177.

39. Dai M, Yu M, Han J, et al. PEG-conjugated hemoglobin combination with cisplatin enforced the antiangiogeic effect in a cervical tumor xenograft model. Artif Cells Blood Substit Immobil Biotechnol, 2008, 36（6）: 487-497.

40. Liu XB, Cheng Q, Geng W, et al. Enhancement of cisplatin-based TACE by a hemoglobin-based oxygen carrier in an orthotopic rat HCC model. Artif Cells Nanomed Biotechnol, 2014, 42（4）: 229-236.

41. Lo KK, Bey EA, Patra B, et al. Hemoglobin-based oxygen carrier mitigates transfusion-mediated pancreas cancer progression. Annals of Surgical Oncology, 2013, 20（6）: 2073-2077.

42. Clambey ET, McNamee EN, Westrich JA, et al. Hypoxia-inducible factor-1 alpha-dependent induction of FoxP3 drives regulatory T-cell abundance and function during inflammatory hypoxia of the mucosa. Proc Natl Acad Sci U S A, 2012, 109（41）: E2784-2793.

43. Peters BA, Diaz LA, Polyak K, et al. Contribution of bone

marrow-derived endothelial cells to human tumor vasculature. Nat Med,2005,11(3):261-262.

44. Li CX,Wong BL,Ling CC,et al. A novel oxygen carrier "YQ23" suppresses the liver tumor metastasis by decreasing circulating endothelial progenitor cells and regulatory T cells. BMC Cancer,2014,14(1):293.

45. Wei L,Wu RB,Yang CM,et al. Cardioprotective effect of a hemoglobin-based oxygen carrier on cold ischemia/reperfusion injury.Cardiology,2011,120(2):73-83.

46. Li T,Liu J,Yang Q,et al. Polymerized placenta hemoglobin improves cardiac functional recovery and reduces infarction size of isolated rat heart. Artif Cells Blood SubstitImmobil Biotechnol,2009,37(1):48-52.

47. Wei L,Wu RB,Yang C M,et al. Polymerised placenta haemoglobin attenuates cold ischaemia/reperfusion injury in isolated rat heart. Microvascular research,2011,82(3):430-438.

48. Lu XL,Zhao DX,Su ZG. Purification of hemoglobin by ion exchange chromatography in flow-through mode with PEG as an escort.Artif Cells Blood SubstitImmobil Biotechnol,2004,32(2):209-227.

49. 马光辉,苏志国.聚乙二醇修饰药物:概念、设计和应用.北京:科学出版社,2016.

50. Barve A,Sen AP,Saxena PR,et al. Dose response effect of diaspirin crosslinked hemoglobin(DCLHb)on systemic hemodynamics and regional blood circulation in rats.Art.Cells,Blood Subs.Immob.Biotech,1997,25(1-2):75-84.

51. Abuchowski A,McCoy JR,Palczuk NC,et al. Effect of covalent attachment of polyethylene glycol on immunogenicity and circulating life of bovine liver catalase. J Biol Chem,1977,252(11):3582-3586.

52. Nho K,Glower D,Bredehoeft S,et al. PEG-bovine hemoglobin:safety in a canine dehydrated hypovolemic-hemorrhagic shock model. Biomat. Art. Cell &Immob. Biotech,1992,20(2-4):511-524.

53. Vandegriff KD,Malavalli A,Wooldridge J,et al.MP4,a new nonvasoactive PEG-Hb conjugate.Transfusion,2003,43(4):509-516.

54. Manjula BN,Tsai AG,Intaglietta M,et al.Conjugation of multiple copies of polyethylene glycol to hemoglobin facilitated through thiolation:In? uence on hemoglobin structure and function.Protein J,2005,24(3):133-146.

55. 邓凯.人血液代用品研究获突破性进展.光明日报(第一版),1999-11-23.

56. Lu XL,Zheng CY,Shi XD,et al.Conjugate of bovine hemoglobin and human serum albumin as a candidate for blood substitute:Characteristics and effects on rats.Blood Subs and Biotech,2005,33(2):83-99.

57. Wang Q,Sun L,Ji S,et al. Free Val-1(α) and Lys-95(β)

markedly improve structural and functional properties of the acylation chemistry based PEGylated hemoglobin. Biochim Biophys Acta,2014,1844(7):1201-1207.

58. Natanson C,Kern SJ,Lurie P,et al. Cell-free hemoglobin based blood substitutes and risk of myocardial infarction and death:meta-analysis.JAMA,2008,299(19):2304-2312.

59. Lamy ML,Daily EK,Brichant JF. Randomized trial of Diaspirin Cross-Linked hemoglobin solution as an alternative to blood transfusion after cardiac surgery. Anesthesiology,2000,92(3):646-656.

60. Hess JR,Macdonald VW,Brinkley WW.Systemic and pulmonary hypertension after resuscitation with cell-free hemoglobin.J Appl Physio,l 1993,74(4):1769-1778.

61. Chen JY,Scerbo M,Kramer G.A review of blood substitutes:examining the history,clinical trial results,and ethics of hemoglobin-based oxygen carriers. Clinics(Sao Paulo),2009,64(8):803-813.

62. Baxter Healthcare Corporation.Baxter ends U.S.trauma study of HemAssist(DCLHb);European trauma and U.S.surgery trials continue on track[press release].[Online].Deerfield,IL:PRNewswire;[updated,1988 March 31;cited 2007 April 27]

63. Alayash Al. Blood substitutes:why haven't we been more successful?.Trends Biotechnol,2014,32(4):177-185.

64. Kerner T,Ahlers O,Veit S.DCLHb for trauma patients with severe hemorrhagic shock:The European 'on-scene' multicenter study.Intensive Care Med,2003,29(3):347-349.

65. Gould SA,Moore EE,Hoyt DB,et al. The first randomized trial of human Polymerized hemoglobin as a blood substitute in acute trauma and emergent surgery.J Am Coll Surg,1998,187(2):113-122.

66. Gould SA,Moore EE,Hoyt DB,et al.The life sustaining capacity of human Polymerized hemoglobin when red cells might be unavailable. J Am CollSurg,2002,195(4):445-455.

67. Gould SA,Sehgal LR,Sehagl HL,et al. The development of hemoglobin solutions as red cell substitutes-hemoglobin solutions.Transfus Sci,1995,16(1):5-17.

68. Moore EE. Blood Substitutes:The Future Is Now. Journal of the American College of Surgeons.2003,196(1):1-17.

69. Hemopure package insert information.Available from:http://www.hboclab.com/pdf/Hemopure Package Insert.pdf[Last accessed 12 July 2008].

70. Hemopure website. Available from:http://www.biopure.com[Last accessed 12 July 2008].

71. Food and Drug Administration presentation to Blood Products Advisory Committee:NMRC RESUS protocol using HBOC-21.December 14,2006. Available from:http://www.fda.gov/ohrms/dockets/ac/06/slides/2006-4270S _ 4. ppt[Last

accessed 12 July 2008].

72. La MuragliaGM,O'Hara P,Baker WH.The reduction of the allogenictransfusion requirement in aortic surgery with a hemoglobin-based solution.J VascSurg,2000,31(2):299-308.

73. Levy JH,Goodnough LT,Greilich PE.Polymerized bovine hemoglobin solution a replacement for allogeneic red blood cell transfusion after cardiac surgery：results of a randomized, double-blind trial.J ThoracCardiovascSurg,2002,124（1）：35-42.

74. Mervyn Mer, Eric Hodgson, Lee Wallis, Barry Jacobson, Lewis Levien, Jacques Snyman, Martin J. Sussman, Mike James, Antoine van Gelder, Rachel Allgaier, and Jonathan S. Jahr. Hemoglobin glutamer-250（bovine）in South Africa：consensus usage guidelines from clinician experts who have treated patients,Transfusion,2016,56（10）:2631-2636.

75. Hemopure website. Available from：http：//www.biopure.com [Last accessed 12 July 2008].

76. Cheng DC.Safety and efficacy of o-raffinose cross-linked human hemoglobin（Hemolink）in cardiac surgery.Canadian Journal of Anaesthesia,2001,48(4 Suppl):41-48.

77. Lieberthal W, Fuhro R, Freedman JE. O-raffinose crosslinking markedly reduces systemic and renal vasoconstrictor effects of unmodified human hemoglobin.J Pharmacol ExP Ther,1999,288(3):1278-1287.

78. Biro GP,Greenburg GA.Safety toxicology evaluation of o-raffinose crosslinked hemoglobin Solution by daily repeated infusions in rats and dogs.Crit Care Med,1999,27(1):A173.

79. Greenburg AG, Mazer CD.The use of an oxygen therapeutic as an adjunct to intraoperative autologous donation to reduce transfusion requirements in patients undergoing CABG surgery. Presented at the American College of Surgeons Clinical Congress,San Francisco,CA,2002.

80. Whitley D, Patterson R, Greenburg AG.Cell-free hemoglobin preserves renal function during normothermic ischemia.J Surg Res,1998,77(2):187-191.

81. Zhu HL,Dang XD,Yan KP.Pharmacodynamic Study of Polymerized PorcineHemoglobin（pPolyHb）in a Rat Model of Exchange Transfusion. Artificial Cells Blood Substitutes and immobilization Biotechnology,2011,39（3）:119-126.

82. Zhu WJ,Xin JG,Xie ZL.Study of the inflammatory response of immunocytes to polymerized porcine hemoglobin（pPoly-Hb）. Artificial Cells, Nanomedicine, and Biotechnology, 2015,1-8.

83. Bian Y,Chang TM.A novel nanobiotherapeutic poly-［hemoglobin-superoxide dismutase-catalase-carbonic anhydrase］with no cardiac toxicity for the resuscitation of a rat model with 90 minutes of sustained severe hemorrhagic shock with loss of 2/3 blood volume. Artificial Cells Nanomedicine&Biotechnology,2015,43（1）:1-9.

84. Chang TMS（2017）Translational feasibility of soluble nano-biotherapeutics withenhanced red blood cell functions.Journal Artificial Cells, Nanomedicine and Biotechnology 45（open access online）.

85. Guo C, Gynn M, Chang TM. Extraction of superoxide dismutase, catalase, and carbonic anhydrase from stroma-free red blood cell hemolysate for the preparation of the nanobiotechnological complex of polyhemoglobin-superoxide dismutase-catalase-carbonic anhydrase. Artificial Cells Nanomedicine & Biotechnology,2015,43（3）:157-162.

86. Chang TM.Semipermeable Microcapsules.Science 1964,146（3643）,524-525.

87. Chang TM. Artificial cells：biotechnology, nanomedicine, regenerative medicine, blood substitutes, bioencapsulation, cell/stem cell therapy.Singapore：World Scientific Publishing Co.Pte.Ltd,2007.

88. Tsuchida E,Sou K,Nakagawa A,et al.Artificial Oxygen Carriers, Hemoglobin Vesicles and Albumin-Hemes, Based on Bioconjugate Chemistry. Bioconjugate Chem, 2009, 20（8）:1419-1440.

89. Chang TM,Powanda D &Yu,WP.Analysis of polyethyleneglycol-polylactide nano-dimension artificial red blood cells in maintaining systemic hemoglobin levels and prevention of methemoglobin formation.Artif Cells,Blood Substitutes & Biotechnology,an International Journal,2003,31（3）231-248.

90. Liu ZC,Chang TM.Long-term Effects on the Histology and Function of Livers and Spleens in Rats after 33% Toploading of PEG-PLA-nano Artificial Red Blood Cells.Artificial Cells, Blood Substitutes and Biotechnology,2008,36（6）:513-524.

91. Chang TM. Biodegradable polymeric nanocapsules and uses thereof.7498045B2,2009-03-03,2009.

92. Chang TM. Therapeutic applications of polymeric artificial cells.Nat Rev Drug Discov,2005,4（3）:221-235.

93. MengFT,Ma GH,Liu YD,et al.Microencapsulation of bovine hemoglobin with high bio-activity and high entrapment efficiency using a W/O/W double emulsion technique. Colloid Surf B-Biointerfaces,2004,33（3-4）:177-183.

94. Zhao J, Liu CS, Yuan Y, et al. Preparation of hemoglobin-loaded nano-sized particles with porous structure as oxygen carriers.Biomaterials,2007,28（7）:1414-1422.

95. Li B, He S, Qi Y, et al. Insight into the fabrication of polymeric particle based oxygen carriers.International Journal of Pharmaceutics,2014,468（1-2）:75-82.

96. Rameez S, Alosta H, Palmer AF. Biocompatible and biodegradable polymersome encapsulated hemoglobin：a potential oxygen carrier.Bioconjugate Chem.2008,19（5）:1025-1032.

97. Arifin DR,Palmer AF.Polymersome encapsulated hemoglobin：A novel type of oxygen carrier.Biomacromolecules 2005,6（4）:2172-2181.

98. Li B, QiY, HeS, et al.Asymmetric copolymer vesicles to serve as a hemoglobin vector for ischemia therapy.Biomaterials Science,2014,2（9）:1254.

99. Sun J, Huang Y, Shi Q, et al.Oxygen Carrier Based on Hemoglobin/Poly（l-lysine）-block-poly（l-phenylalanine）Vesicles.Langmuir,2009,25（24）:13726-13729.

100. Li B, Chen G, Meng FB, et al. A novel amphiphilic copolymer poly（ethylene oxide-co-allyl glycidyl ether）-graft-poly（epsilon-caprolactone）: synthesis, self-assembly, and protein encapsulation behavior. Polym Chem, 2012, 3（9）:2421-2429.

101. Gao W, Bian Y, Chang TM.Novel Nanodimension artificial red blood cells that act as O2 and CO2 carrier with enhanced antioxidant activity:PLA-PEG nanoencapsulated PolySFHb-superoxide dismutase-catalase-carbonic anhydrase. Arti? cial Cells, Nanomedicine, and Biotechnology, 2013, 41（4）, 232-239.

102. ChauvierreC, Marden MC, VauthierC, et al.Heparin coated poly（alkylcyanoacrylate）nanoparticles coupled to hemoglobin:a new oxygen carrier.Biomaterials,2004,25（15）:3081-3086.

103. Baudin-CreuzaV, ChauvierreC, DominguesE, et al.Octamers and nanoparticles as hemoglobin based blood substitutes. Biochimica et Biophysica Acta（BBA）-Proteins & Proteomics,2008,1784（10）:1448-1453.

104. Shi Q, Huang Y, Chen X, et al.Hemoglobin conjugated micelles based on triblock biodegradable polymers as artificial oxygen carriers.Biomaterials,2009,30（28）:077-5085.

105. Li B, LiT, Chen G, et al. Regulation of conjugated hemoglobin on micelles through copolymer chain sequences and the protein's isoelectric aggregation. Macromol Biosci, 2013,13（7）:893-902.

106. Duan L, Yan X, Wang A, et al. Highly loaded hemoglobin spheres as promising artificial oxygen carriers. ACS Nano, 2012,6（8）,6897-6904.

107. Jia Y, Cui Y, Fei JB, et al.Construction and evaluation of hemoglobin-based capsules as blood substitutes.Adv Funct Mater,2012,22（7）:1446-1453.

108. Xiong Y, Steffen A, Andreas K, et al.Hemoglobin-based oxygen carrier microparticles:synthesis, properties, and in vitro and in vivo investigations. Biomacromolecules, 2012, 13（10）:3292-3300.

109. Xiong Y, Liu ZZ, GeorgievaR, et al.Nonvasoconstrictive hemoglobin particles as oxygen carriers. ACS Nano, 2013, 7（9）:7454-7461.

110. Gao W, Sha B, Zou W, et al.Cationic amylose-encapsulated bovine hemoglobin as a nanosized oxygen carrier.Biomaterials,2011,32（35）:9425-9433.

111. Patton JN, Palmer AF. Engineering temperature-sensitive hydrogel nanoparticles entrapping hemoglobin as a novel type of oxygen carrier. Biomacromolecules, 2005, 6（4）:2204-2212.

112. Patton JN, Palmer AF. Physical properties of hemoglobin-poly（acrylamide）hydrogel-based oxygen carriers:? Effect of reaction pH.Langmuir,2006,22（5）,2212-2221.

113. Varnado CL, Mollan TL, Birukou I, et al.Development of recombinant hemoglobinbased oxygen carriers.Antioxid Redox Signal,2013,18（17）:2314-2328.

114. Giardine B, Borg J, Viennas E, et al.Updates of the HbVar database of human hemoglobin variants and thalassemia mutations.Nucleic Acids Res, 2014, 42（Database issue）:1063-1069.

115. Wagenbach M, O'Rourke K, Vitez L, et al.Synthesis of wild type and mutant human hemoglobins in Saccharomyces cerevisiae.Biotechnology（NY）,1991,9（1）:57-61.

116. Martínez JL, Liu L, Petranovic D, et al.Engineering the oxygen sensing regulation results in an inhanced recombinant human hemoglobin production by Saccharomyces cerevisiae.Biotechnol Bioeng,2015,112（1）:181-188.

117. Behringer RR, Ryan TM, Reilly MP, et al.Synthesis of functional human hemoglobin in transgenic mice.Science, 1989, 245（4921）:971-973.

118. Dieryck W, Pagnier J, PoyartC, et al. Human haemoglobin from transgenic tobacco.Nature, 1997, 386（6620）:29-30.

119. Baudin-Creuza V, Chauvierre C, Domingues E, et al. Octamers and nanoparticles as hemoglobin based blood substitutes. Biochim Biophys Acta, 2008, 1784（10）:1448-1453.

120. Fronticelli C, Koehler RC, Brinigar WS.Recombinant hemoglobins as artificial oxygen carriers. Artif Cells Blood SubstitImmobil Biotechnol,2007,35（1）:45-52.

121. Bobofchak KM, Mito T, Texel SJ, et al. A recombinant polymeric hemoglobin with conformational, functional, and physiological characteristics of an in vivo O2 transporter. Am J Physiol Heart Circ Physiol,2003,285（2）:549-561.

122. Looker D, Abbott-Brown D, Cozart P, et al.A human recombinant haemoglobin designed for use as a blood substitute. Nature, 1992, 356:258-260.

123. Mackenzie CF, Bucci C. Artificial oxygen carriers for trauma:myth or reality.Hosp Med,2004,65（10）:582-588.

124. Fronticelli C, Bellelli A, Brinigar WS. Approaches to the engineering of hemoglobin-based oxygen carriers. Trans Alt in Trans Med,2004,5:516-520.

125. Maillett DH, Simplaceanu V, Shen TJ, et al.Interfacial and distal-heme pocket mutations exhibit additive effects on the structure and function of hemoglobin. Biochemistry, 2008, 47（40）:10551-10563.

126. Birukou I, Maillett DH, Birukova A, Olson JS. Modulating

distal cavities in the α and β subunits of human HbA reveals the primary ligand migration pathway.Biochemistry,2011,50(34):7361-774.

127. Olson JS,Foley EW,RoggeC,et al.NO scavenging and the hypertensive effect of hemoglobin-based blood substitutes.Free Radic Biol Med,2004,36:685-697.

128. Grey M,Yainoy S,Prachayasittikul V,et al.FEBS J,2009,27136(21):6195-6203.

129. Hermann J,Corso C,Messmer KF.Resuscitation with recombinant hemoglobin rHb2.0 in a rodent model of hemorrhagic shock.Anesthesiology,2007,107(2):273-280.

130. Spahn DR,Kocian R.Artificial $O_2$ carriers:status in 2005.Curr Pharm Des,2005,11(31):4099-4114.

131. Burhop KE,Doyle MP.The development and preclinical testing of a second generation recombinant hemoglobin solution,rHb2.0 for injection.In:Messmer K,BurhopKE,Hutter J,editors.Microcirculatory Effects of Hemoglobin Solutions.Basel:Karger,2004,48-64.

132. Viele MK,Weiskopf RB and Fisher D.Recombinant human hemoglobin does not affect renal function in humans:analysis of safety and pharmacokinetics.Anesthesiology,1997,86:848-858.

133. Silverman TA,WeiskopfRB.Hemoglobin-based oxygen carriers:current status and future directions.Transfusion,2009,49(11):2495-515.

134. Napolitano LM.Hemoglobin-based oxygen carriers:first,second or third generation? Human or bovine? Where are we now? Crit Care Clin,2009,25(2):279-301.

135. Reeder BJ,Grey M,Silaghi-DumitrescuRL,et al.Tyrosine residues as redox cofactors in human hemoglobin:implications for engineering nontoxic blood substitutes.Biol Chem,2008,283(45):30780-30787.

136. Silkstone GG,Silkstone RS,Wilson MT,et al.Engineering tyrosine electron transfer pathways decreases oxidative toxicity in hemoglobin:implications for blood substitute design.Biochem J,2016,473(19):3371-3383.

137. Burkert LB,Sharma VS,PisciottaAV,et al.Hemoglobin M equon beta 41 (C7) phenylalanine leads to tyrosine.Blood,1976,48(5):645-651.

# 第六十一章
## 血小板代用品

血小板主要的生理作用是参与正常的止血功能,除此之外,血小板还具有参与炎症、免疫调节及支持内皮完整性、促进组织创面修复的功能。临床输注血小板,主要用于治疗因血小板减少或血小板功能障碍引起的出血或潜在的严重大出血。如用于创伤失血、手术等急性止血,及血液病、恶性肿瘤的放化疗等导致血小板减少的预防性止血。

目前用于临床输注的血小板主要是($22\pm2$)℃振荡保存的浓缩血小板,保存期短(5~7天),且常温保存导致病毒和细菌感染的风险较高。同时,血小板输注存在血源性传染病传播的风险,大量输注易引起血小板输注无效,还可能导致输血相关急性肺损伤等。而血小板代用品具有以下优势:①一般情况下,保存期较长(>6个月),储运方便,输注前不需配型,可用于院前创伤急救、灾害救援等紧急情况下的出血治疗;②可以对血小板输注无效的患者进行止血治疗,如血小板多次输注产生血小板抗体的患者、正在服用抗血小板药物的患者及患有血小板相关疾病的患者;③在靶向损伤血管止血的同时,可以作为药物的载体,携带药物如抗生素进行抗菌治疗。因此,血小板代用品的研发成为输血领域的研究热点之一。

本章主要介绍血小板代用品研究的理论依据,血小板代用品的种类与研发现状,血小板代用品的性能参数。

## 第一节　血小板代用品研究的理论依据

血小板代用品的研究建立在对血小板参与生理止血过程的分子机制深入了解的基础上,主要模拟血小板在止血过程中发挥的黏附、聚集和释放功能。

### 一、血小板参与的止血过程

血小板在生理止血过程中发挥作用大致可分为两个阶段:初期止血,主要是创伤发生后,血小板迅速黏附、聚集在受损血管内皮处,形成较松软的止血栓子;二期止血,主要是在形成初期止血栓的部位进一步形成纤维蛋白凝块。这期间,活化血小板催化凝血酶形成,凝血酶催化纤维蛋白原转变为纤维蛋白单体。同时,凝血酶激活凝血因子ⅩⅢ(FⅩⅢ,纤维蛋白稳定因子),使纤维蛋白单体相互连接形成不溶于水的纤维蛋白多聚体,并彼此交织成网,血小板栓子通过纤维蛋白网的形成而得到加固(图61-1)。目前血小板代用品的研发主要依据血小板在一期止血过程中的黏附与聚集功能。

血小板的黏附与聚集功能同血小板表面的糖蛋白密切相关。参与黏附和聚集的血小板膜糖蛋白主要是:GpⅠb-Ⅸ-Ⅴ复合物、GpⅠa-Ⅱa复合物、GPⅡb/Ⅲa复合物。GpⅠb-Ⅸ-Ⅴ复合物是血管性血友病因子(von Willebrand factor,vWF)受体。正常情况下血小板不能与血管内皮组织结合,血管受损后,血液中游离的vWF首先与血管内皮下暴露的胶原结合,以致vWF的构象改变,构象发生改变的vWF可以与GpⅠb-Ⅸ-Ⅴ复合物的GpIbα亚基结合,使血小板正确定位于血管的出血点,形成初始黏附,导致血小板缓慢向前滚动,同时发生形态改变,通过血小板表面胶原受体GpⅠa-Ⅱa与胶原结合,形成稳定黏附。GPⅥ能够与胶原蛋白结合刺激血小板释放多种活性物质,血小板形状改变和聚集的信号转导,促进血小板活化。GPⅡb/Ⅲa复合物是纤维蛋白原受体,活化血小板的GPⅡb/Ⅲa复合物会暴露出纤维蛋白原结合位点,通过纤维蛋白原的"桥联"作用使血小板聚集,促进血液凝固,并使凝血瀑布反应局限于出血部位(图61-2)[1]。总之,血小板主要借助GpⅠb-Ⅸ-Ⅴ复合物和GpⅠa-Ⅱa复合物黏附于损伤血管内皮,借助活化的GPⅡb/Ⅲa复合物与纤维蛋白原结合产生聚集反应。

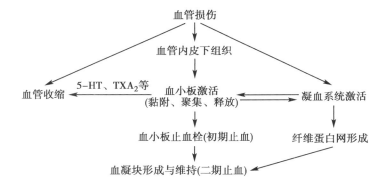

初期止血

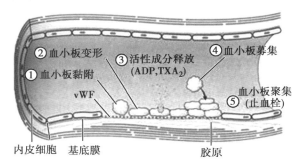

二期止血

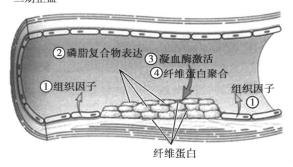

图 61-1　血小板参与的初期止血和二期止血过程

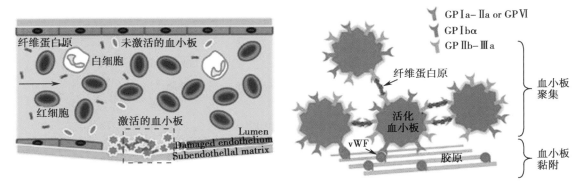

图 61-2　血小板的黏附与聚集

## 二、血小板代用品研发策略与相关品种

血小板代用品的研发策略主要是模拟血小板黏附的血小板膜类代用品、模拟血小板聚集的胶原纤维类代用品。另外,合成血小板颗粒的大小、形状及柔韧性对合成血小板在体内的存留时间、与损伤内皮黏附的强度密切相关。因此,血小板代用品新的研发策略是模拟血小板功能及其物理、力学特性的血小板样代用品。

自20世纪80年代末美国、欧洲、日本等地区先后开展了血小板代用品的研制工作。目前大多数血小板代用品均处在实验研究阶段,虽然少数产品进入了临床前和临床研究阶段,但没有任何一种血小板代用品应用于临床。

# 第二节 血小板膜类代用品

早在20世纪50年代,研究者就已认识到血小板形态的完整与否对于保持其止血功能并非至关重要,血小板来源的物质有一定止血功能。20世纪80年代末的研究进一步证实了血小板细胞膜碎片具备一定程度的止血功能。因此,早期的血小板代用品设计就是根据血小板膜的止血特性研制的反复冻融血小板膜微囊、可溶性血小板膜脂质体(plateletosomes)和不溶性血小板膜(infusible platelet membranes,IPM)。随着基因重组及蛋白表达技术的发展,逐渐将主要介导血小板特异黏附的重组糖蛋白Ⅰb α(rGPⅠbα)和重组糖蛋白Ⅰa-Ⅱa(rGPⅠa-Ⅱa)连接到特定基质(如聚合白蛋白、脂质体)上制备血小板代用品。重组糖蛋白具有免疫原性,连接到基质上的蛋白活性会受空间位阻的影响,且用于静脉输液费用较高。因此,随着对血小板受体与血小板糖蛋白肽段结合域的深入了解,血小板代用品的制备主要采用糖蛋白多肽配基,而不是整个糖蛋白。多肽合成相对简单,呈单分散性,能够结合到不同的基质表面上。因此,研究与vWF或胶原特异结合的小分子多肽受到关注,是目前血小板膜类代用品研究的重点方向。血小板膜类代用品的种类(表61-1)。

表61-1 血小板膜类代用品的种类

| | 名称 | 作用分子 | 基质 | 配基 | 研究阶段 |
| --- | --- | --- | --- | --- | --- |
| 血小板膜成分 | 反复冻融血小板膜微囊 | 乙醛交联冻干血小板 | | | 1975年~临床前研究 商品名:Stasix™ |
| | 可溶性血小板膜脂质体(plateletsomes) | 包含至少15种不同血小板膜蛋白 | 脂质体 | | 1983年~ |
| | 不溶性血小板膜(infusible platelet membranes,IPM) | 主要由蛋白、磷脂和少量的胆固醇组成 | 600nm微球 | | 1996年~Ⅱ期临床 商品名:Cylex™ |
| 重组血小板糖蛋白 | rGPⅠbα-AMS | 重组血小板糖蛋白Ibα链的水溶性片段(rGPⅠbα) | 白蛋白微球 240nm | vWF | 1999年~ |
| | rGPⅠbα-liposomes | 重组血小板糖蛋白Ibα链的水溶性片段(rGPⅠbα) | 脂质体 500~600nm | vWF | 1999年~ |
| | rGPⅠba-vesicle | 重组血小板糖蛋白Ibα链的水溶性片段(rGPⅠbα) | 磷脂微球 800nm | vWF | 2002年~ |
| | rGPⅠa/Ⅱa-polyAlb | 重组血小板膜糖蛋白(rGPIa-IIa) | 聚白蛋白颗粒 180nm | 胶原 | 2001年~ |
| | rGPⅠa/Ⅱa-Ⅰbα-liposomes | 同时装载rGPⅠbα和rGPⅠa-Ⅱa | 脂质体 800~900nm | vWF 胶原 | 2001年~ |
| vWF和胶原结合肽 | VBP、CBP修饰脂质体 | vWF结合肽(VBP):TRYLRHPQSWVHQI,胶原结合肽(CBP):-[GPO]₇- | 脂质体 150nm | vWF,胶原 | 2012年~ |

## 一、以血小板膜成分为主的血小板代用品

### （一）反复冻融血小板膜微囊

反复冻融血小板的研究可以追溯到1950年，根据重悬冻干血小板的前凝血活性和止血活性，用于治疗血小板减少或血友病患者，但治疗效果不佳。主要原因是血小板膜糖蛋白与止血功能是密切相关的，但在冻干过程中导致血小板膜糖蛋白的结构改变和不完整，损害了血小板的止血功能。到了1970年，发现血小板膜的超微结构可以通过乙醛交联保持完整，并且这些被固定的血小板具有止血功能。膜交联后冻干的血小板保存了新鲜血小板的形态，膜蛋白的反应性仅有轻微下降，能够与vWF黏附，不能在腺苷二磷酸（adenosine diphosphate，ADP）或胶原的诱导下聚集。采用兔、大鼠血小板减少模型和犬的术前模型研究其在体内的作用效果，结果表明这种冻干被固定的血小板能够缩短出血时间[2]。例如，在血小板减少的兔模型中，输入冻干血小板能够明显使兔耳的出血时间从900秒缩短到234秒，接近新鲜血小板的水平（177秒）。战场环境下，血小板不能及时供应，因此该产品最初的临床应用目标是阻止战伤伤员大失血或失血性休克的发生。后来，英特格雷联公司（entegrion Inc.）将制备技术转向规模化生产，商品名为Stasix™。Hawksworth等[3]研究表明，采用猪肝Ⅲ级损伤非控失血模型，输入Stasix组的存活率为80%，对照组（生理盐水）存活率为20%；输入Stasix组的失血指数（g/kg）为（22.2±3.5），显著低于对照组（34.7±3.4）；凝血功能参数和血栓弹力图参数显示Stasix组与对照组没有显著差别，但Stasix组存活的动物中有1例检测到血栓形成。目前的研究主要集中在血小板的固定和冻干血小板的储存，及减少生物性污染和免疫副作用方面。同时，该产品的稳定性是影响其走向临床的主要因素。

### （二）可溶性血小板膜脂质体

血小板膜脂质体（plateletsomes）最初合成用于研究血小板表面糖蛋白的结构与功能，通过反向超声或脱水在脂质体膜中重建分离的血小板膜糖蛋白。Plateletsomes是包含至少15种不同血小板膜蛋白（包括GPⅠb、GPⅡb/Ⅲa和GPⅥ/Ⅲ）的脂质体[4]。体外plateletsomes对血小板聚集没有影响，然而输入血小板减少大鼠体内后能使大鼠尾部的出血时间缩短42%。虽然该产品表现出良好的止血特性，但其主要局限性是使用天然血小板制备platelet-

somes，原料来源受限并具有生物污染的风险，1993年之后相关研究逐渐减少。

### （三）不溶性血小板膜

不溶性血小板膜（infusible platelet membranes，IPM）采用新鲜或过期的浓缩血小板制备而成，制备过程分为以下四步：①差速离心将浓缩血小板混合，离心去除血浆；②冻融和洗涤：冻融使血小板破裂，离心洗涤去除细胞内成分。除去细胞内残留和上清中的介质能够降低副作用；③低热灭菌：IPM相当稳定，可以通过加热的方法灭活病原微生物而不影响其止血的活性，杜绝了病原微生物污染的风险；④超声处理冷冻干燥：超声制备成0.6μm的微球。按配方比例加入蔗糖和白蛋白之后进行冻干。该产品在4℃可以稳定保存2年。

1. 体外研究　IPM主要由蛋白、磷脂和少量的胆固醇组成。IPM中检测不到细胞质成分，α颗粒和致密颗粒（如聚核苷酸磷酸化酶（polynucleotide phosphorylase，PNPase），因子V和血清素）。血清素与其他免疫调节介质同血小板输注不良反应相关；含有血小板糖蛋白GPⅠb和GPⅡb/Ⅲa，保留部分GPⅠb-Ⅸ-V受体，能够与vWF结合；白细胞抗原（human leucocyte antigen，HLA）HLAⅠ/HLAⅡ在血小板裂解过程中丢失，因此没有免疫原性，可以反复输注，克服了反复输入血小板后的血小板输注无效；含有高浓度的血小板第三因子（platelet factor 3，PF3），能够通过凝血因子Va-Xa激活凝血素。体外研究表明IPM具有促凝活性，缩短肝素化全血的凝血时间。

2. 临床前研究　输入-65℃储存6个月的IPM能够显著降低血小板减少兔的出血时间。IPM（2mg/kg）输入血小板减少兔体内6h后仍能缩短出血时间，24小时后则检测不到止血作用。IPM具有剂量依赖性。输入4mg/kg的IPM能够使血小板减少兔的出血时间从900秒缩短到450秒。

3. 毒性和血栓形成　IPM不引起血栓形成。正常志愿者输入IPM是耐受的，对生化或凝血指标没有影响，没有免疫原性。有些报道IPM存在天然血小板抗原，IPM制作过程中可能形成新抗原。低热灭菌处理使IPM引起感染的风险较低。短时间内输入大量的IPM能够损害照射过犬的循环和呼吸系统，主要是由制备过程中的血清素引起的。

4. 临床评估　产品IPM Cyplex™由Cypress Bioscience Incorporated（San Diego，CA，USA）生产。

（1）Ⅰ期临床：正常志愿者输入IPM前口服阿

司匹林,30～40 分钟输入 6mg/kg IPM,结果出血时间缩短,无 IPM 抗体。

(2)Ⅱ期临床:31 个血小板计数低于 $50×10^9/L$ 的黏膜出血患者,分别给单一剂量(6mg/kg,4mg/kg,2mg/kg)IPM 或标准血小板。输入 IPM 后,17/26(65%)的患者停止失血,对照组输入血小板后 3/5(60%)患者停止失血。

(3)Ⅲ期临床:FDA 没有批准,因为疗效不确切,并不是对所有输入 IPM 的患者都有效[5]。

总之,IPM 是有效、安全和可耐受的,并且没有血栓原性、免疫原性和毒性,但在临床实验中很难明确该产品对凝血过程和血小板功能的影响。目前研究更关注的是 IPM 输入之后的多种并发症。

5. IPM 优于常规浓缩血小板的方面　①半衰期长,易于储存;②降低病毒和细菌传播;③降低 HLA I 抗原表达;④采用过期的血小板制备,原料易得;⑤降低血小板输注无效的发生;⑥降低红细胞和白细胞数目(红细胞和白细胞常促进抗体形成);⑦降低血清素和细胞因子等导致的副作用;⑧无须配型。

## 二、以不同基质为载体的重组血小板糖蛋白

重组血小板糖蛋白(rGPⅠbα 和 rGPⅠa-Ⅱa)研究策略主要是采用聚合物修饰或未修饰的白蛋白颗粒、脂质体作为生物可溶性和生物降解性载体携带重组血小板膜蛋白片段 rGPⅠbα 和 rGPⅠa-Ⅱa 复合物。

GPⅠbα 可以通过 vWF 介导与血管内皮胶原的初始黏附。Takeoka S 等采用粒径 240nm±10nm 的白蛋白微球(alubmin microspheres,AMS),表面修饰与 vWF 结合的重组血小板糖蛋白Ⅰbα 链的水溶性片段(rGPⅠbα)。AMS 上连接约 2500～25 000 个 rGPⅠbα,加入瑞斯托霉素(ristocetin)后,在 vWF 存在的情况下可以诱导血小板聚集。另外,rGPⅠbα-AMS 在低血小板浓度的条件下($4.0×10^7/ml$)能够增强瑞斯托霉素诱导的血小板聚集。瑞斯托霉素诱导的血小板聚集反应依赖于 vWF 与血小板的结合,因此该研究初步证明了 rGPⅠbα-AMS 与 vWF 的结合活性。Nishiya T 等采用循环流动小室,检测 rGPⅠbα-脂质体(rGPⅠbα-liposomes)与固定在表面上的 vWF 的结合能力[6]。结果表明 rGPⅠbα-liposomes 与 vWF 的黏附特性与天然血小板相似,与受体密度和剪切力密切相关。在高密度 rGPⅠbα 和 vWF 的情况下,rGPⅠbα-脂质体在 vWF 表面连续滚动黏附;而在低密度 rGPⅠbα 和 vWF 的情况下,rGP

Ⅰbα-脂质体仅在 vWF 表面短暂黏附。随着剪切力的增加,rGPⅠbα-脂质体与 vWF 的黏附增加。因此,在高剪切力作用下 vWF 强度才最强,才能充分发挥 rGPⅠbα-脂质体的黏附作用。然而在低剪切力作用下,rGPⅠbα 的黏附作用不能有效发挥。由此研究者开始探讨由血小板糖蛋白 GPⅠa-Ⅱa 介导的黏附。

GPⅠa-Ⅱa 是胶原受体,能够直接与胶原结合。Teramura Y 等将重组血小板膜糖蛋白Ⅰa-Ⅱa(rGPⅠa-Ⅱa)连接到聚白蛋白(polyAlb)颗粒上,粒径 180nm。静脉注射 rGPⅠa-Ⅱa-polyAlb 到血小板减少小鼠体内,能显著降低出血时间。Nishiya T 等[7]的研究表明,rGPⅠa-Ⅱa 修饰脂质体(rGPⅠa-Ⅱa-liposome)在低剪切力、缺少可溶性 vWF 的条件下能够与胶原强黏附。Wade 等[8]采用原子力显微镜研究了聚合白蛋白微球共价连接 rGPⅠa-Ⅱa(rGPⅠa-Ⅱa-poly Alb)的黏附特性,结果显示此颗粒与胶原的黏附是天然血小板的 52%。结果提示,单独采用 rGPⅠbα 与 vWF 结合介导与胶原的黏附或单独采用 rGPⅠa-Ⅱa 与胶原结合黏附不足以达到天然血小板的黏附效果,rGPⅠbα-vWF 和 rGPⅠa-Ⅱa-胶原的协同作用可能发挥更强的黏附作用。

基于这一推论,Nishiya T 等[7]研究了脂质体同时连接胶原和 vWF 结合的糖蛋白,在低和高剪切力作用下均能获得稳定黏附。在脂质体上同时装载 rGPⅠa/Ⅱa 和 rGPⅠbα(rGPⅠa/Ⅱa-Ⅰbα-lipo-somes),随着剪切力增加(从 600/s 增加到 2400/s)黏附增加。同时,随着 rGPⅠa/Ⅱa、rGPⅠbα 在脂质体上数目的增加,黏附增加。在高剪切力、可溶性 vWF 存在下,rGPⅠa/Ⅱa-Ⅰbα-liposomes 能够与胶原瞬间形成不可逆黏附,黏附效果显著优于单独装载 rGPⅠbα 的脂质体。在没有可溶性 vWF 存在下,随着剪切力的增加,与胶原的黏附降低,作用效果类似单独装载 rGPⅠa/Ⅱa 的脂质体。在低剪切力作用下,rGPⅠa/Ⅱa-Ⅰbα-liposomes 的黏附主要由 rGPⅠa/Ⅱa 起作用,而在高剪切力作用下 rGPⅠa/Ⅱa 与 rGPⅠbα 发挥协同作用。由于重组蛋白的空间位阻效应影响与 vWF 和胶原的黏附活性,及制备成本较高,自 2003 年之后,此类血小板代用品研究逐渐减少。

## 三、以不同基质为载体的血管性血友病因子和胶原结合多肽

由于 rGPⅠbα 和 rGPⅠa-Ⅱa 的免疫原性及空

间位阻对蛋白活性和装载量的影响。研究与 vWF 或胶原特异结合的小分子多肽受到关注[9]。采用 vWF 结合肽(vWF-binding peptide,VBP)序列 TRYL-RHPQSWVHQI,在流动状态下可以同 vWF 结合。此多肽序列来源于凝血因子 FⅧ的 C2 区域(位点:2303~2332),可以同 vWF 形成复合物,随后被凝血酶(或因子Ⅹa)催化剪切,在凝血瀑布中激活。胶原结合的多肽(collagen-binding peptide,CBP)是 7 个重复的甘氨酸(G)-脯氨酸(P)-羟脯氨酸(O)组成的三肽(-[GPO]₇-),对纤维状胶原蛋白有很高的特异性结合力,但对血小板胶原受体亲和性很小,从而避免了系统激活体内的血小板。采用双层流动小室(parallel plate flow chamber,PPFC),在流动状态下,VBP 修饰的脂质体能够与 vWF 包被的表面以剪切力依赖的方式黏附。在可溶性 vWF 存在的情况下,可以同胶原包被的表面黏附。CBP 修饰的脂质体以剪切依赖的方式黏附于包被胶原的表面。当用 VBP 和 CBP 共同修饰脂质体时,对 VWF/胶原的黏附能力增强,且在低-高剪切力下比单独采用 VBP 或 CBP 修饰的脂质体黏附能力更强,VBP 和 CBP 具有协同作用[9]。对比 rGPⅠbα 和 CBP 共同修饰的脂质体,用 VBP 和 CBP 共同修饰的脂质体具有更高的黏附

能力,提示采用多肽解决了重组蛋白的空间位阻效应导致的黏附降低。VBP 和 CBP 可修饰多种颗粒表面,两种肽的比例可在研究中进一步优化。

## 第三节　胶原纤维类血小板代用品

血小板以活性依赖的方式通过血小板糖蛋白Ⅱb/Ⅲa(GPⅡb/Ⅲa)与纤维蛋白原(fibrinogen,Fg)桥联而聚集。依据 Fg 介导活化血小板聚集的理论,采用 Fg 或 Fg 模拟肽修饰颗粒表面的合成血小板类似物,有可能诱导活化的血小板聚集。根据这一推测,最早设计的血小板代用品是 Fg 或 Fg 多肽片段(精氨酸-甘氨酸-天冬氨酸,RGD)表面修饰的红细胞。纤维蛋白原的多个序列均可以成为 GPⅡb/Ⅲa 的识别位点,如纤维蛋白原 Aα 链上以 RGD 为基础的序列⁹⁵RGDF⁹⁸,⁵⁷²RGDS⁵⁷⁵和纤维蛋白原 γ 链 C-末端⁴⁰⁰HHLGGAKQAGDV⁴¹¹(H12)。RGD 相关肽可以和多种细胞类型的很多整合素结合,而 H12 与 GPⅡb/Ⅲa 的结合更特异,因此以 H12 为代表的胶原纤维类血小板代用品是目前研究的热点,其载体选用乳胶微球、脂质体、PEG 修饰白蛋白及纳米聚合物等。纤维胶原类血小板代用品的种类(表 61-2)。

表 61-2　胶原纤维类血小板代用品的种类

| | 名称 | 作用分子 | 基质 | 研究阶段(年) |
|---|---|---|---|---|
| 纤维蛋白原 | 纤维蛋白原交联红细胞 | 纤维蛋白原 | 红细胞 | 1992~ |
| | 纤维蛋白原包裹的白蛋白微囊 | 人纤维蛋白原 | 白蛋白微囊 3.5~4.5μm | 1999~ Ⅱ期临床 商品名:Synthocytes™ |
| | | 聚合人纤维蛋白原 | 白蛋白微囊 | 1995~ Ⅲ期临床 商品名:Fibrinoplate™ |
| RGD 肽 | RGD 共价交联的红细胞(thromboerythrocytes) | RGD | 红细胞 | 1992~ |
| | RGD-conjugated latex beads | RGD | 人血清白蛋白修饰的橡胶珠 1μm | 2003~ |
| | RGD-liposomes | RGD | 脂质体 150nm | 2004~ |
| | PLGA-PLL-PEG-RGD 纳米颗粒 | RGD | PLGA-PLL-PEG 170nm | 2009~ |
| H12 肽 | H12-latex beads | H12 | 乳胶微球 200nm | 2003 |
| | H12- polyAlb H12-PEG-ployAlb | | 聚白蛋白 200~300nm | 2005—2007 |

续表

| 名称 | 作用分子 | 基质 | 研究阶段(年) |
|---|---|---|---|
| H12-liposomes | | 脂质体 | 2005—2010 |
| H12-PEG-liposomes | | 200~300nm | |
| H12-(ADP)-liposomes | | 脂质体 | 2009~ |
| H12-(ADP)-vesicles | | 200~300nm | |
| H12-PLGA-SiO₂ 纳米片 | | PLGA-SiO₂ 3μm×160nm | 2009~ |

## 一、以纤维蛋白原为介质

### (一)纤维蛋白原交联的红细胞

研究证实纤维蛋白原共价交联的红细胞具备一定的止血功能。制备方法是以微量甲醛处理红细胞,再加入适量的纤维蛋白原形成交联的红细胞。一个红细胞可结合 58~1400 个分子的纤维蛋白原[10]。研究表明纤维蛋白原交联的红细胞能够参与血小板的体外聚集,聚集性的增加依赖纤维蛋白原的密度。同样,这种交联纤维蛋白原的红细胞能够在少量血小板存在的条件下被动参与止血。在血小板减少大鼠尾部出血实验中,注射 $1 \times 10^9$ 的纤维蛋白原交联红细胞 1 小时之后,能够使出血时间从 18 分钟缩短到 5 分钟。即便是每个红细胞表面接合 58 个 Fg 的纤维蛋白原交联红细胞也能使出血时间明显缩短。纤维蛋白原交联红细胞的主要优点是在止血位点的红细胞膜可以提供凝血表面,红细胞膜微颗粒能够支持前凝血素活性。缺点在于理论上红细胞的尺寸会带来不利影响。正常情况下,红细胞在血管中是层流体系,中间流速快,靠近管壁流速减慢,形成梯度。血小板被驱动到接近管壁层流,从而使血小板更容易发挥止血功能。如果纤维蛋白原交联红细胞与红细胞相似,层流将阻碍其接近血管壁。

### (二)纤维蛋白原包裹的白蛋白微囊

1999 年,Levi M 等[11]报道了一种纤维蛋白原包裹的人白蛋白微囊(fibrinogen-coated albumin microcapsules,FAMs,称为 Synthocytes)作为血小板代用品。Synthocytes 是将 10%的人白蛋白溶液喷雾干燥形成微囊。通过控制离子条件和 pH 值将人纤维蛋白原固定到白蛋白微囊表面。微囊直径为 3.5~4.5μm。其中白蛋白含量为 20mg/ml,纤维蛋白原的含量为 2%。血小板减少症的兔静脉输入 Synthocytes 后,能显著降低创面的出血时间和出血量,但作用效果仅能维持 3 小时,8~24 小时后已检测不到其止血活性,止血效应呈量效依赖性。在兔静脉血栓模型中,Synthocytes 无促进血栓形成的作用。Syn-thocytes 能够与活化血小板发生相互作用,促进 5-羟色胺的释放,与血小板共同完成聚集。Synthocytes 能增强促血小板聚集因子(如 ADP)的释放,此微囊表面的纤维蛋白能够与 GP Ⅱ b/Ⅲ a 相互作用激活血小板,促进 ADP 分泌,增强血小板聚集。该产品由英国诺丁汉 Andaris 公司生产(Andaris Group Ltd,Nottingham,UK),已进入 Ⅱ 期临床研究阶段。

另外一种纤维蛋白原包裹的白蛋白微囊称为 thrombospheres(hemosphere,Irvine,Calif,USA),平均粒径 1.2μm。对于正常白兔,该产品不会缩短血小板的存活时间,也不会引起血栓。与 synthocytes 相比,thrombospheres 有更长的止血效果,注射 72 小时后仍有效。然而其作用机制不明,血液中检测不到 thrombospheres 时仍有止血效果。

另一个产品是 fibrinoplate ( Advanced Therapeutics & Co. ,Anaheim CA),是聚合人纤维蛋白原包裹的人白蛋白微囊,此产品进入了 Ⅲ 期临床,受试患者血小板计数低于 $30 \times 10^9$,结果与白蛋白微球相比可缩短出血时间。下一步计划是申请 FDA 批准。

### (三)纤维蛋白原脂质体

同样的方法,Nishiya 等研究了纤维蛋白原包裹脂质体对血小板聚集的作用。在流动小室中,随着剪切力的增加(600~2400/s),Fg-脂质体(Fbg-liposomes)与血小板一起流过胶原包被的平板,血小板在胶原表面的覆盖从 8.61%±0.79%升高到 19.87%±1.76%。此外,通过血小板聚集仪测定,Fbg-liposomes 以剂量依赖的方式增加血小板聚集。

采用纤维蛋白原制备的血小板代用品有以下缺点:①人血纤维蛋白原是不稳定的,因此纤维蛋白原的纯化程序很复杂。同时,纤维蛋白原的稳定性降低了其包裹产品的储存期。②纤维蛋白原的来源问题存在一定的局限性,采用牛来源的纤维蛋白原会带来生物相容性和免疫原性的问题,人源的纤维蛋白原则来源受限。③存在传播传染性疾病的风险。因此,该类产品的研究逐渐减少。

## 二、以精氨酸-甘氨酸-天冬氨酸肽为介质

受体与配基间的相互作用是许多细胞与细胞、细胞与蛋白相互作用的重要方式。血小板包含五个整合素受体,整合素受体多含有RGD识别基序,在血小板黏附和聚集过程起重要作用。大多数RGD结合域定位于血小板糖蛋白GPⅡb/Ⅲa上。12~30个串联的RGD合成肽能够与活化血小板上的GPⅡb/Ⅲa结合,由此作为RGD类血小板代用品的研究依据。

### (一)精氨酸-甘氨酸-天冬氨酸共价交联的红细胞

利用化学交联剂将RGD共价交联在红细胞膜上制备RGD共价交联红细胞(称为thromboerythrocytes)[12],交联过程不会改变红细胞的渗透脆性和变形能力,能够加强ADP诱导的血小板聚集。Thromboerythrocytes不能与没有激活的血小板发生相互作用,但可以在流动小室内低流速或静止情况下与黏附在胶原表面的血小板结合,并促进血小板聚集。体内最初报道提示thromboerythrocytes能够缩短豚鼠耳部的出血时间,但是输入2%浓度的thromboerythrocytes不能缩短血小板减少的灵长类动物出血时间。

因为thromboerythrocytes只能聚集预先活化的血小板,患者体内活性血小板的数目很难检测,从而不能确定thromboerythrocytes的治疗效果。并且基于红细胞的血小板代用品设计由于没有足够的同型红细胞,导致此产品应用的可行性较差。虽然使用的红细胞来源于万能输血者,有可能改善其应用性,但同型血输注仍是临床输血的基本要求,因此红细胞作为构建血小板代用品的载体仍有很大局限性。为了改善这种局限性,一些研究者通过覆盖红细胞表面的血型抗原制作通用性红细胞(universal donor-like RBCs)或将A、B型血改造为O型,或通过干细胞技术产生通用型红细胞。这些研究正在进行中,但在扩大生产,有效性和安全性方面没有定论。因此,研究者开始考虑采用合成的非生物材料颗粒基质代替红细胞。

### (二)RGD共价交联的微球/脂质体

Takeoka等[13]将RGD连接到人血清白蛋白修饰的橡胶珠上,制备成直径为1μm的微球(RGD-conjugated latex beads),体内实验表明其具有促血栓形成的作用。研究表明脂质体和人工合成的RGD肽段结合后(RGD-liposomes)能提高血小板在受损部位的黏附和聚集能力,可以同活化的血小板相互作用,促使血小板释放内部活性物质,增强血小板活性。

### (三)PLGA-PLL-PEG-RGD纳米颗粒

止血纳米颗粒聚乳酸乙醇酸-聚左旋赖氨酸(poly(lactic-co-glcolic acid)-poly(L-lysine),PLGA-PLL),粒径大小为170nm,通过PEG臂末端连接RGD肽[14]。PEG连接体一般选用PEG 1500和PEG 4600,末端多肽可以是RGD、RGDS和GRGDS。PEG4600与GRGDS连接的纳米颗粒在体外能够引起血小板强烈聚集,如PLGA-PLL-PEG-RGD(图61-3)[14]。当采用大鼠股动脉损伤出血模型,以20ml/kg输入0.5ml时,4600-GRGDS能够快速止血。在大鼠肝损伤模型中,静脉输入该纳米颗粒可以减少失血,提高大鼠的存活率[15]。

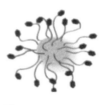

　　　　　PLGA-PLL
～～　　　PEG 1500 or 4600
●　　　　RGD moiety

图61-3　PLGA-PLL-PEG-RGD模式图

## 三、以H12为介质

RGD相关肽可以同多种细胞类型的整合素结合,从而增加了与静息血小板的相互作用。而H12与活化血小板GPⅡb/Ⅲa的结合更具特异性,与静息血小板的作用更小。因此以H12为基础的血小板代用品是目前研究的热点。

### (一)H12乳胶微球

最初的研究是将H12连接到重组人血清白蛋白包裹的乳胶微球上(H12-latex beads),粒径200nm左右。在流动状态下能够促进黏附在胶原表面的活化血小板形成血栓,与未活化的血小板不发生相互作用。

### (二)H12聚白蛋白颗粒

Okamura Y等将H12连接到聚白蛋白颗粒(H12-polyAlb/H12-PEG-ployAlb)上,形成具有生物相容性和生物降解性的H12-conjugated polyAlb(H12-polyAlb),粒径(260±60)nm。在体外血小板减少的流体内,H12-polyAlb能够在胶原固定的平板上增强活化血小板血栓的形成。在白消安注射大鼠

致血小板减少模型中,H12-polyAlb 输入后能够对鼠尾出血进行有效止血。根据出血时间和输入的数量,20 个 H12-polyAlb 相当于 1 个血小板。随后,Okamura Y 等[16] 将 H12 通过 PEG 连接到粒径为 (200±80) nm 的白蛋白微球上,制备 H12-PEG-polyAlb 血小板代用品。与 H12-polyAlb 相比,H12-PEG-polyAlb 在体外更稳定,在体内的半衰期更长,更能显著缩短血小板减少大鼠尾部的出血时间。

### (三)H12-脂质体

研究表明 H12-脂质体(H12-liposomes)可聚集到血管损伤部位。采用冷冻超薄切片术和免疫金染色研究人血小板与 H12-liposomes 相互作用的超微结构。结果表明 H12-liposomes 能够与凝血酶活化的血小板结合,并像纤维蛋白原一样介导血小板间的桥联,形成广泛聚集[17]。H12 通过 PEG 连接磷脂微球(H12-PEG-vesicles)可以增强生物相容性和磷脂微球在体内外的稳定性,并以剂量依赖的方式缩短血小板减少大鼠尾部出血时间。H12-PEG-vesicles 不与未激活的血小板发生相互作用,优先与活化血小板表面的 GP Ⅱ b/Ⅲ a 受体结合,有利于血小板在出血位点聚集。

### (四)H12-(ADP)-脂质体

2003 年,Okamura Y 研究团队开始将 H12 连接到粒径为 0.22~0.26μm 的聚白蛋白和脂质体微球上,能够诱导血小板聚集,但只能诱导活化的血小板聚集,血小板栓子形成较小。进一步的设计是在 H12 修饰脂质体内负载血小板激动剂 ADP,在损伤部位介导血小板聚集的同时释放 ADP 诱导血小板活化,增强内皮损伤处血小板的聚集反应(图 61-4)[18]。研究表明 H12-(ADP)-liposomes 静脉注入大鼠体内后,易于靶向血管损伤部位,并以聚集依赖的方式释放 ADP。在白消安诱导的兔血小板减少模型中,具有明显的止血活性,缩短出血时间。在正常兔体内对循环血小板无激活或聚集作用。ADP 释放依赖于膜的性质,随着膜层数量的降低和膜流动性的增加而增加。在白消安诱导的大鼠血小板减少模型中证实 H12-(ADP)-liposomes 能够释放 ADP 而扩大止血作用[19]。在兔肝脏失血后等容红细胞输注造成的急性血小板减少模型中,H12-(ADP)-liposomes 静脉输注后的止血作用与富血小板血浆(platelet-rich plasma,PRP)的止血效果相当,显著降低兔的死亡率。但当出现严重血小板降低时(25 000/μl),H12-(ADP)-liposomes 的止血作用不能达到 PRP 的作用效果,H12-liposomes 也能降低兔的死亡率,但其止血作用较弱。

在安全性方面,组织学检测证实 H12-(ADP)-liposomes 聚集在肝部的出血位点,在肺、肾和肝均未检测到血栓,提示 H12-(ADP)-liposomes 安全性较好[18]。药代动力研究表明,H12-(ADP)-liposomes 注射后可在血液循环中保留 24 小时仍结构完整,主要分布到在肝和脾。注射后 7 天后 H12-(ADP)-liposomes 消失。脂质体包囊内的 ADP 代谢为尿囊素,尿囊素是啮齿类动物 ADP 的最终代谢产物,通过尿液排出。胆固醇则主要通过粪便排出。预测 H12-(ADP)-liposomes 在人体的半衰期为 96 小时。以上结果提示 H12-(ADP)-liposomes 作为合成的血小板代用品具有合适的药代动力学特性和可接受的生物降解性质[20]。

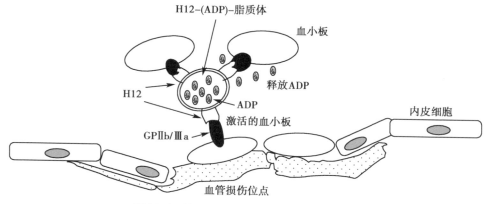

图 61-4 H12-(ADP)-脂质体的作用模式图

# 第四节　血小板样代用品

血小板的生物学特性及其物理和力学特性均影响血小板的止血功能。血小板的大小和形态决定了血小板在贴近血管壁的位置层流,从而有利于血小板在流动状态下与损伤血管内皮黏附。当血小板与损伤血管内皮黏附后诱导血小板活化,发生形变伸出伪足和凸起,进一步促进黏附和聚集,发挥止血功能。因此,近年来对血小板代用品的研究策略一方面是模拟完整的血小板止血生物学特性,即黏附和聚集;另一方面的尝试是,除了模拟血小板生物学功能外,侧重于模拟血小板形态、大小、柔韧性等物理力学特性,使之更接近于天然血小板。

## 一、模拟血小板的黏附和聚集功能

在 150nm 的脂质体表面同时修饰三种多肽:vWF 结 合 肽 ( the von Willebrand factor binding peptide, VBP; TRYLRHPQSVHQI )、胶原结合肽 ( collagen-binding peptide, CBP; [ GPO ]₇) 和纤维蛋白原模拟肽 ( fibrinogen-mimetic peptide, FMP; GRGDS),来模拟血小板完整的黏附和聚集功能(图 61-5)[21]。通过调节 VBP 与 CBP 的密度和比例获得在不同剪切力下的黏附特性,通过调节 FMP 的密度增强促进血小板聚集的特性。采用小鼠鼠尾出血模型检测其止血功能,结果表明,三种多肽共同修饰的脂质体比 VBP/CBP-脂质体和 FMP-脂质体结构具有更高的止血效率。

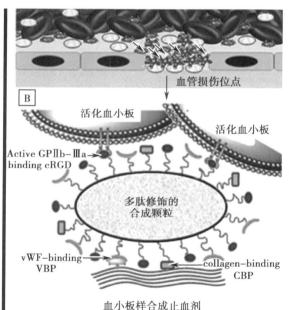

图 61-5　模拟完整血小板功能的血小板代用品设计

注:A. 血小板在损伤位点黏附和聚集的分子机制;B. 合成的血小板模拟颗粒,含有 vWF 结合肽(TRYL-RHPQSWVHQI)、胶原结合肽(-[ GPO ]₇-)和纤维蛋白原模拟肽(环状 RGD 或 H12 肽)

## 二、模拟血小板的形态与力学特性

### (一) H12-PLGA-SiO₂ 纳米片

片层形状的载体具有更大的接触面积,应该比球形载体具有优势。因此 Okamura Y[22]采用自组装单层技术 ( self-assembled monolayer, SAMs ) 将 H12 连接到可生物降解材料聚乳酸乙醇酸[ poly ( D , L-lactide-co-glycolide ), PLGA ]圆盘状纳米片上,形成 H12-PLGA 纳米片,直径约 160nm 的薄层结构。在流动状态下,H12-PLGA 纳米片诱导黏附于胶原上,促进活化血小板聚集,聚集速度是 H12-PLGA 微球的两倍,且呈二维扩展方式,提示 H12-PLGA 的片层结构比球状结构更有助于发挥止血功能。

### (二)血小板样纳米颗粒

血小板具有向损伤血管壁迁移的特性。血小板的大小、形状和柔韧性对血小板功能的发挥具有重要作用。受此启发,Modery-Pawlowski 等[23]设计并评价了具有模拟血小板功能(向损伤血管部位迁移,特异性黏附,在损伤部位聚集)的纳米粒子。

1. PLNs 的制作过程如下(图 61-6)[23]

(1)制备 PLNs 空心微球:首先制备球形聚苯乙烯纳米颗粒(polystyrene,PS),然后交叉包裹聚烯丙胺氢氯化物[poly(allylaminge hydrochloride),PAH]和牛血清白蛋白(bovine serum albumin,BSA),共四层形成 PS-PAH/BSA。PAH 为多聚阳离子,BSA 为多聚阴离子。随后与四氢呋喃(tetrahydrofuran,THF)和异丙基醇(isopropyl alcohol,IPA)共孵育去掉 PS 核,形成具有一定柔韧性的盘状(PAH/BSA)₄空心胶囊,粒径 200nm。

(2)将多肽连接到 PLNs 上:分别将胶原结合肽(CBP)、vWF 结合肽(VBP)和纤维蛋白原模拟肽(FMP)连接到 PLNs 上,从而模拟血小板向损伤部位迁移、黏附、聚集的生理功能。为了防止体内多肽从 PLNs 上脱落,多肽均采用共价偶联到 PLNs 上。同时,为了避免 BSA 非特异性相互作用,增加三种多肽各自的特异性和敏感性,通过化学方法将三种多肽在 PLNs 表面分别形成树状结构。即 PLNs 与羰二咪唑(carbonyldiimidazole,CDI)反应,形成多个羧基端,再同多肽的 N 端连接,形成树状结构。

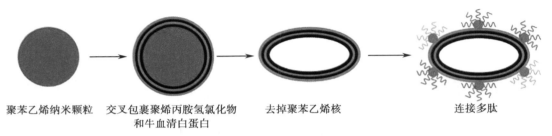

聚苯乙烯纳米颗粒　　交叉包裹聚烯丙胺氢氯化物　　去掉聚苯乙烯核　　　连接多肽
　　　　　　　　　　和牛血清白蛋白

**图 61-6　血小板样纳米颗粒的制作过程**

2. PLNs 的功能　PLNs 模拟了血小板的四个功能:①圆盘形态;②力学柔韧性;③生物物理学与生物化学介导的聚集;④多种配体介导与 vWF 和胶原黏附,并能特异的向活化血小板聚集。PLNs 在体外流动情况下具有增加结合表面积、位点的选择性黏附和血小板聚集特性。采用小鼠尾部出血模型,PLNs 可聚集到损伤部位,出血时间缩短到 65%,有效模拟天然血小板的止血功能。PLNs 的生物化学和生物物理学参数的设定在模拟血小板及其止血功能方面非常重要。

# 第五节　血小板代用品性能参数

为了更好的模拟血小板功能,血小板代用品的性能参数主要包括生物学功能参数和物理力学参数。

## 一、血小板代用品的止血功能参数

### (一)配体特异性

对于合成血小板颗粒诱导的血小板聚集,颗粒表面配体与活化血小板相互作用的特异性能够减少血栓形成的风险。合成血小板颗粒与循环静息血小板受体结合能导致血小板非目标性聚集,还可能导致系统血小板激活。RGD 基序是很多细胞外基质蛋白的保守区域,识别多种整合素受体,缺少与 GP Ⅱb/Ⅲa 整合素结合的特异性,从而增加了与静息血小板的相互作用,目前已很少采用 RGD 肽用于血小板代用品设计。然而,修饰的 RGD 肽,如环化 RGD 肽可以限制构象的灵活性,优化侧面残基可以增加与特定整合素结合的特异性[24]。与 RGD 相比,采用环 RGD 肽序列 cycle-CNPRGDY(-OEt)RC 对活化血小板 GP Ⅱb/Ⅲa 具有更高的亲和性和选择性。研究表明,RDG 环肽不能结合静息的血小板。采用脂质体作为基质颗粒,在其表面修饰多个拷贝的环形 RGD 肽能够促进活化的血小板聚集,对静息血小板没有作用。在 RGD 肽侧面加入残基可以产生更有效结合构象,体外诱导活化血小板更强烈的聚集(GRGDS>RGDS>RGD),不与静息血小板作用。当静脉注射 PLGA-PLL-PEG-RGD 纳米颗粒,随着 RGD 侧链残基的加入,出血时间缩短,表明侧链残基的加入增加了 RGD 的生物活性,提高了体内的止血功能[14]。

### (二)连接体长度

连接体的长度决定 RGD 与血小板表面受体的接近程度,增加构象的灵活性,增加二级结构的形成。与短的 PEG 1500 相比,PEG 4600 用于构建 PLGA-PLL-PEG-RGD 纳米颗粒,在体外诱导更强的血小板聚集,体内动脉损伤出血时间也显著缩短。对于大多数脂质体形式的多肽(VBP,CBP 和环形 RGD),一般连接 DSPE-PEG₂₀₀₀[25]。

## （三）配体和受体密度

配体密度对于模拟血小板黏附和聚集功能非常重要。在可溶性 vWF 存在的情况下，rGP Ibα 脂质体以密度依赖的方式结合到胶原固定的表面上。在高剪切力条件下（1200 和 2400/s），胶原固定表面黏附 rGP Ibα 脂质体的数目随 rGP Ibα 密度的增加而增加，高 rGP Ibα 密度的脂质体随剪切力的增加而增加，而低 rGP Ibα 密度随剪切力的增加黏附降低。同样，rGP Ia-IIa 脂质体也以 rGP Ia-IIa 密度依赖的方式与胶原黏附。更高密度的靶向 vWF 和胶原的配体是初始黏附和随后稳定黏附的重要条件。

对于 PLGA-PLL-PEG 纳米颗粒的优化，增加 GRGDS 多肽在纳米颗粒上的组成，可显著降低使用剂量[26]。然而在剂量依赖的副作用方面，高密度（GRGDA-NP100）比低密度（GRGDS-NP1）显著，如与 GRGDS-NP1 剂量 40mg/kg 计量相比，GRGDA-NP100 5mg/kg 剂量应用于大鼠肝损伤模型，可提高 1 小时存活率，降低出血量；而 GRGDA-NP100 剂量为 20mg/kg 或 40mg/kg 时能显著降低动物 1 小时的存活率。GRGDA-NP100 的副作用归因于 GP IIb/IIIa 受体在活化血小板表面的饱和度，能够抑制血小板间相互作用，因此阻止血小板聚集诱导抗凝。Coller 等也发现了同样的现象，当 Thromboerythrocytes 表面覆盖高浓度的纤维蛋白原时，会失去诱导血小板聚集能力。以上研究提示合适的配体密度是发挥止血功能的重要因素。

## （四）配体的协同作用

vWF 和胶原配体具有协同血小板黏附的作用，因此血小板代用品通常将这两种配体共同连接到同一基质上。与 VBP 脂质体或 CBP 脂质体相比，在不同剪切力作用下（5dyn/cm²、30dyn/cm² 和 55dyn/cm²）这两个肽共存的 VBP/CBP 脂质体显著增加对 vWF 和胶原的黏附。由于胶原结合区域在低剪切力作用下起主要黏附作用，而 vWF 结合域在高剪切力作用下起主要黏附作用，因此 vWF 和胶原合适的比例是发挥最大黏附作用的关键。在考虑将多种配体连接到同一基质上发挥协同作用时，需要考虑配体之间由于空间位阻造成的功能抑制。如 Okamura Y 等将 H12 与 rGP Ibα 共同连接到乳胶珠上（H12/rGP Ibα-latex beads），但 rGP Ibα 的空间位阻效应抑制了 H12 的功能[27]。而 H12-latex beads 和 rGP Ibα-latex beads 混合应用后，在各种剪切力作用下均能够介导血小板黏附并聚集在胶原表面。特别是高剪切力作用下，两者混合应用可发挥协同作用，血小板血栓形成能力优于单独使用 H12-latex beads 或 rGP Ibα-latex beads。

# 二、血小板代用品的物理与力学参数

## （一）合成血小板的尺寸和形状

血小板的大小和形状决定了血小板的血流动力学特性。血小板粒径 1~2μm，双面凸起呈圆盘形状。血小板的粒径决定了在血管内靠近血管壁层流，圆盘形则有利于血小板在血管壁附着。因此，合成血小板代用品应该同天然血小板的大小和形状相似，从而有利于在流动状态下与损伤血管内皮发生相互作用，发挥止血功能。Charoenphol 等[28]研究证实，与纳米级的颗粒相比，模拟血小板大小 2~5μm 的球形颗粒具有更高的向血管壁层流的特性。Fujita 等研究了不同尺寸 rGP Ibα-白蛋白微球在微动脉中的运动形态，结果表明较大尺寸直径（1900±400）nm 比小尺寸直径（240±50）nm 在 1500/s 剪切力下更接近血管壁层流。并且大颗粒在接近血管壁的侧面滚动，从而有利于合成血小板与内皮的黏附。Gentile 等制作了多种形状的二氧化硅颗粒并研究它们在层流中的表现，具有圆盘形状的颗粒比半球形和球形颗粒更靠近边缘流动。然而，Modery-Pawlowski[23]采用层层技术合成的血小板样纳米颗粒（PLNs），通过微流道系统体外研究 PLNs 的黏附特性，结果表明 200nm 的黏附特性优于 1μm 和 2μm，具有柔韧性的空心形 PLN 优于圆盘形和球形。尽管体外研究对 PLNs 的尺寸有争议，但体内研究表明，小尺寸的 PLNs 止血作用更强。在小鼠尾横切实验中，静脉输入 200nm 的 PLNs 比其他尺寸的 PLNs 止血时间更短。微米级的 PLNs 止血能力降低可能与大尺寸的颗粒更易于被单核-吞噬细胞系统（mononuclear phagocytic system, MPS）清除，导致在血管内的停留时间缩短有关。

药代动力学和生物体内分布对止血药的效能很关键。静脉注射后，合成血小板应该在血管内存留足够长时间使其在损伤血管处聚集，同时在体内的半衰期要合理，从而降低血栓形成的风险。颗粒的循环时间依赖于粒径大小、形状和柔韧性。纳米颗粒在循环中很快被肝窦和脾红髓内的巨噬细胞清除。PLGA-PLL-PEG-RGD 纳米颗粒的体内生物分布也是如此，约 70% 的颗粒在输入 5 分钟内被肝巨噬细胞清除[14]。

静息血小板是光滑的圆盘形，活化的血小板会伸出伪足、内颗粒释放形成类星形的不规则形状。血小板在聚集的过程中发生碰撞，活化血小板的星形形状可能会增加碰撞频率，减少静电排斥，从而增加血小板间的相互作用，利于聚集。因此星形有可能成为未来合成血小板的设计形状。虽然目前合成血小板还没有这么复杂的形状，但新生的宏观和纳米微观制作技术有希望制作复杂的形状。

### （二）合成血小板的力学特性

Akeoka 等研究 rGP Ⅰbα-脂质体具有类磷脂膜流动性。膜的流动性影响膜的柔韧性，从而影响膜的变形性。在循环小室中检测脂质体颗粒对 vWF 的黏附，结果表明颗粒的滚动速率与膜的流动性直接相关，软的脂质体滚动速度慢，有利于黏附，而硬的脂质体滚动速度快。这种效果可能是由于变形性更强的颗粒在流动状态下呈扁平，增加了与表面的接触面积，从而黏附增强。天然血小板也有类似的现象。另外，研究报道柔韧性更强的颗粒因为降低了被吞噬的作用，导致体内循环时间延长[29]。合成血小板被体内清除主要依赖于粒径在巨噬细胞接触位点的弯曲度，粒径低弯曲比高弯曲更难被吞噬，例如高长宽比（high aspect ratios，AR）的蠕虫样粒径（AR>20）。狭长形的颗粒能更好地在流动状态下附着，从而在体内循环时间更长[30]。易弯曲的微粒比刚硬的、交联微粒在体内循环时间更长，推测是膜的柔韧性抑制了巨噬细胞的吞噬。

以上研究明确了在单一颗粒基质上达到物理、力学和生物参数的可行性，从而制作更有效的合成血小板颗粒。同时，随着纳米技术的发展，以纳米材料为基质的血小板代用品研究成为新一代血小板代用品研究的重点方向。基于纳米材料的可塑性，使血小板代用品在形状、柔韧性方面有更广阔的改造空间，更接近于天然的血小板。另外，基于纳米材料的载药特性，设想可以将抗生素负载在纳米血小板代用品颗粒上，从而在实现损伤血管止血的同时，减少伤口感染的风险。

在优化血小板代用品设计方面除了考虑膜介导的生物学相互作用，优化形状和尺寸参数，优化力学特性以确保最佳效果等方面。还要考虑血小板代用品在体内的安全性，减少免疫原性、合适的体内循环时间（特别是预防性输注的情况）和安全的生物降解特性。合成血小板需要考虑的性能参数如下：①有效模拟天然血小板的生物特性。稳定黏附到血管基质蛋白上（如模拟与 vWF 和胶原的黏附）；促进活化血小板聚集（如模拟 Fg-GP Ⅱb/Ⅲa 相互作用）；间接增强凝血过程。②有效模拟天然血小板的物理和力学特性。双凸面的圆盘形状和 2-5μm 大小实现有效边流；可变形性和柔韧性利于细胞与细胞、细胞与管壁之间发生相互作用。③减少免疫反应，减少巨噬细胞的清除，保留合适的体内循环时间，选用安全的生物降解材料。④负载或释放生物活性剂，如血小板活化剂（如 ADP）、凝血因子和抗生素。

人工合成的血小板代用品尽管缺乏完整血小板的许多功能特性，只能部分的代替或行使正常血小板的止血功能。但由于其具有易贮存、易运输、免疫原性低、可反复输入等优点，可望解决血小板制品对血源的依赖和潜在的血源性污染等问题，特别适合需要反复输注血小板的特殊患者，及满足战争、自然灾害等极端条件下的输血需求。目前还没有血小板代用品应用于临床，主要是由于血小板代用品的安全性问题。此外需要考虑，血小板代用品在血管损伤位点发挥止血作用的同时是否增强循环系统血小板的聚集活性，即促进血栓形成的不良反应。随着对血小板代用品研究的不断深入，这些问题有望得到进一步解决。

（周 虹 赵敬湘）

## 参考文献

1. Chan LW, White NJ, Pun SH. Synthetic Strategies for Engineering Intravenous Hemostats. Bioconjug Chem, 2015, 26（7）：1224-1236.
2. Bode AP, Lust RM, Read MS, et al. Correction of the bleeding time with lyophilized platelet infusions in dogs on cardiopulmonary bypass. Clin Appl Thromb Hemost, 2008, 14（1）：38-54.
3. Hawksworth JS, Elster EA, Fryer D, et al. Evaluation of lyophilized platelets as an infusible hemostatic agent in experimental non-compressible hemorrhage in swine. J Thromb Haemost. 2009, 7（10）：1663-1671.
4. Rybak ME, Renzulli LA. A liposome based platelet substitute, the plateletsome, with hemostatic efficacy. Biomater Artif Cells Immobilization Biotechnol, 1993, 21（2）：101-118.
5. Vostal JG, Reid TJ, Mondoro TH. Summary of a workshop on in vivo efficacy of transfused platelet components and platelet substitutes. Transfusion, 2000, 40（6）：742-750.
6. Kitaguchi T, Murata M, Iijima K, et al. Characterization of liposomes carrying von Willebrand factor-binding domain of platelet glycoprotein Ibalpha：a potential substitute for platelet transfusion. Biochem Biophys Res Commun, 1999, 261（3）：784-789.
7. Nishiya T, Kainoh M, Murata M, et al. Reconstitution of

adhesive properties of human platelets in liposomes carrying both recombinant glycoproteins Ia/IIa and Ib alpha under flow conditions：specific synergy of receptor-ligand interactions. Blood,2002,100(1):136-142.

8. Wada T,Okamura Y,Takeoka S,et al.Deformability and adhesive force of artificial platelets measured by atomic force microscopy.J Biorheol,2009,23(1):35-40.

9. Ravikumar M,Modery CL,Wong TL,et al.Mimicking adhesive functionalities of blood platelets using ligand-decorated liposomes.Bioconjug Chem,2012,23(6):1266-1275.

10. Agam G,Livne AA.Erythrocytes with covalently bound fibrinogen as a cellular replacement for the treatment of thrombocytopenia.Eur J Clin Invest.1992,22(2):105-112.

11. Levi M,Friederich PW,Middleton S,et al.Fibrinogen-coated albumin microcapsules reduce bleeding in severely thrombocytopenic rabbits.Nat Med.1999,5(1):107-111.

12. Coller BS,Springer KT,Beer JH,Mohandas N,Scudder LE,Norton KJ,West SM.Thromboerythrocytes.In vitro studies of a potential autologous,semi-artificial alternative to platelet transfusions.J Clin Invest,1992,89(2):546-555.

13. Takeoka S,Okamura Y,Teramura Y,et al.Function of fibrinogen gamma-chain dodecapeptide-conjugated latex beads under flow.Biochem Biophys Res Commun,2003,312(3):773-779.

14. Bertram JP,Williams CA,Robinson R,et al.Intravenous hemostat：nanotechnology to halt bleeding.SciTransl Med,2009,1(11):11-22.

15. Shoffstall AJ,Atkins KT,Groynom RE,et al.Intravenous hemostatic nanoparticles increase survival following blunt trauma injury.Biomacromolecules,2012,13(11):3850-3857.

16. Okamura Y,Fujie T,Maruyama H,et al.Prolonged hemostaticability of poly(ethylene glycol)-modified polymerized albumin particles carrying fibrinogen γ-chain dodecapeptide. Transfusion,2007,47:1254-1262.

17. Suzuki H,Okamura Y,Ikeda Y,et al.Ultrastructural analysis of thrombin-induced interaction between human platelets and liposomes carrying fibrinogen γ-chain dodecapeptide as a synthetic platelet substitute. Thromb Res,2011,128(6):552-559.

18. Nishikawa K,Hagisawa K,Kinoshita M,et al.Fibrinogen γ-chain peptide-coated,ADP-encapsulated liposomes rescue thrombocytopenic rabbits from non-compressible liver hemorrhage.J Thromb Haemost,2012,10(10):2137-2148.

19. Okamura Y,Katsuno S,Suzuki H,et al.Release abilities of adenosine diphosphate from phospholipid vesicles with different membrane properties and their hemostatic effects as a platelet substitute. J Control Release, 2010, 148(3):
373-379.

20. Hashimoto M,Taguchi K,Ogaki S,et al. Pharmacokinetic properties of single and repeated injection of liposomal platelet substitute in a rat model of red blood cell transfusion-induced dilutional thrombocytopenia.J Pharm Sci,2015,104(11):3968-3976.

21. Modery-Pawlowski CL,Tian LL,Ravikumar M,et al.In vitro and in vivo hemostatic capabilities of a functionally integrated platelet-mimetic liposomalnanoconstruct. Biomaterials, 2013,34(12):3031-3041.

22. Okamura Y,Fukui Y,Kabata K,et al.Novel platelet substitutes：disk-shaped biodegradable nanosheets and their enhanced effects on platelet aggregation. Bioconjug Chem,2009,20(10):1958-1965.

23. Anselmo AC,Modery-Pawlowski CL,Menegatti S,et al.Platelet-like nanoparticles：mimicking shape, flexibility, and surface biology of platelets to target vascular injuries. ACS Nano,2014,8(11):11243-11253

24. Srinivasan R,Marchant RE,Gupta AS.In vitro and in vivo platelet targeting by cyclic RGD-modified liposomes. J Biomed Mater Res A,2010,93(3):1004-1015.

25. Modery CL,Ravikumar M,Wong TL,et al.Heteromultivalent liposomal nanoconstructs for enhanced targeting and shear-stable binding to active platelets for site-selective vascular drug delivery.Biomaterials,2011,32(35):9504-9514.

26. Shoffstall AJ,Everhart LM,Varley ME,et al.Tuning ligand density on intravenous hemostatic nanoparticles dramatically increases survival following blunt trauma.Biomacromolecules, 2013,14(8):2790-2797.

27. Okamura Y,Handa M,Suzuki H,et al. New strategy of platelet substitutes for enhancing platelet aggregation at high shear rates：cooperative effects of a mixed system of fibrinogen gamma-chain dodecapeptide or glycoprotein Ibalpha-conjugated latex beads under flow conditions.J Artif Organs,2006,9(4):251-258.

28. Charoenphol P,Huang RB,Eniola-Adefeso O.Potential role of size and hemodynamics in the efficacy of vascular-targeted spherical drug carriers. Biomaterials, 2010, 31(6):1392-1402.

29. Merkel TJ,Jones SW,Herlihy KP,et al.Using mechanobiological mimicry of red blood cells to extend circulation times of hydrogel microparticles.Proc Natl AcadSci U S A,2011,108(2):586-591.

30. Arnida,Janát-Amsbury MM,Ray A,et al. Geometry and surface characteristics of gold nanoparticles influence their biodistribution and uptake by macrophages.Eur J Pharm Biopharm,2011,77(3):417-423.

# 第六十二章
## 血浆代用品

血浆是血液中的液体成分，约占血液总体积的55%。血浆主要成分是水，占总体积的90%，其中溶解的物质主要是血浆蛋白，还包括葡萄糖、无机盐离子、激素以及二氧化碳等。血浆的主要功能是运载血细胞，同时也是运输代谢废物的主要媒介。

广义上的血浆代用品(plasma substitute)是指能代替血浆中的某些成分或者在一定程度上代替血浆的功能，即输入血管后在一定时间内维持乃至增加血容量，从而维持循环血量，发挥运载血细胞为机体供氧供能的作用，因此血浆代用品又称血浆扩容剂(plasma expander)。狭义上的血浆代用品是一种高分子量的胶体溶液，通过胶体渗透压的作用扩张循环血量。广义上的血浆代用品按相对分子质量大小可分为两大类，即晶体液(crytalloids)和胶体液(colloids)。

血浆代用品主要用于纠正或预防血浆、全血容量缺乏引起的循环功能不全。临床上主要用于大量失血或失液所致的低血容量、休克等紧急情况，用以扩充血容量、改善微循环，从而提高患者的生存率。血浆代用品还可用于麻醉后预扩容(血液稀释)、体外循环预充液，起到节约用血，降低输血风险的作用。

## 第一节 晶 体 液

晶体液的主要成分是水和电解质，是小分子的溶液，溶质颗粒直径小于1nm。临床上晶体液是在血液和体液丢失后，用以纠正水和电解质缺乏的基本复苏液之一。其主要作用是补充功能性细胞外液，维持机体内环境相对稳定(如pH和晶体渗透压)，增加肾小球滤过率，在一定程度上补充循环血容量并维持尿量。

输入晶体液后，电解质和水分可按照体液成分在血管内外分布，大部分晶体液很快从血管内渗出到血管外组织间隙，25%分布于血管内，75%分布于血管外。因此，当晶体液用于补充失血量、扩充血管

容量时，临床输入的容量是失血量的2~3倍。

晶体液又有等渗和高渗之分。正常人血浆的渗透压为280~320mOsm/L，高于正常人血浆渗透压320mOsm/L则称之为高渗。临床上常用的等渗晶体液主要有生理盐水、林格液、乳酸林格液和醋酸钠林格液，其渗透压均在正常人血浆渗透压范围内。临床应用的高渗晶体液主要是7.5%的氯化钠溶液，其渗透压为2400mOsm/L。

### 一、生 理 盐 水

#### (一)理化性质

为0.9%的氯化钠溶液(normal solution, NS)，含$Na^+$和$Cl^-$各154mmol/L，pH 5.0，渗透压为308mOsm/L。$Na^+$的含量与血浆相近，但$Cl^-$的含量比细胞外液高出50%。

#### (二)药理作用

可补充体内的$Na^+$和$Cl^-$，调节体内水分和电解质的平衡，维持体液正常的渗透压。作为血浆扩容剂，主要用于低血容量患者的血容量扩充，维持循环血容量和渗透压稳定。输注后很快渗出到组织间隙，经肾脏随尿迅速排出体外。

#### (三)不良反应

$Cl^-$含量超过细胞外液，输入过多可导致高氯性酸中毒(hypercholoremic metabolic acidosis, HCMA)。大量使用还会加剧组织炎症反应。

### 二、复方氯化钠溶液

#### (一)理化性质

又称林格液(Ringer's solution, RS)，含$Na^+$ 147mmol/L、$Ca^{2+}$ 2.5mmol/L、$Cl^-$ 156mmol/L、$K^+$ 4mmol/L，pH 5.5，渗透压312mOsm/L。氯离子含量高于细胞外液，其他电解质成分接近细胞外液。

#### (二)药理作用

同生理盐水一样，用于维持循环血容量和渗透

压稳定。

### （三）不良反应

氯离子含量超过细胞外液,同生理盐水一样,大量输注可引起高氯性酸中毒。含有钙离子,有助于促进凝血,但大量输注(>3L)有可能缩短凝血时间,引起机体明显的高凝状态。

## 三、乳酸林格液

### （一）理化性质

乳酸林格液(lactated Ringer's solution,LRS)含 $Na^+$ 130mmol/L、$K^+$ 4mmol/L、$Ca^{2+}$ 1.5mmol/L、$Cl^-$ 109mmol/L、乳酸 28mmol/L,pH 6.5,渗透压272mOsm/L。其电解质成分更接近细胞外液,只是钠离子浓度及渗透压偏低。

### （二）药理作用

作为血浆扩容剂,主要用于低血容量患者的血容量扩充,维持液体容量,调节电解质及酸碱平衡。含有乳酸,输入后1~2小时内经肝脏氧化,终末代谢产物为碳酸氢钠,可部分纠正代谢性酸中毒。

### （三）不良反应

钠离子浓度及渗透压偏低,大量输入后,在维持血管有效循环血容量的同时,会导致组织液生成相对增多,引起间质水肿,故有脑水肿的患者慎用;含钙离子,同林格液一样存在干扰凝血的可能;还有一些药物如头孢羟唑等能和钙结合而不能与乳酸林格液相容,因此要注意用药禁忌;有肝功能不全时,乳酸降解速度减慢,延缓酸中毒的纠正速度;大量使用会引起高乳酸血症,也能够激活炎症细胞,加剧组织炎症反应和内皮细胞功能障碍。

## 四、醋酸林格液

### （一）理化性质

为避免乳酸蓄积的不良反应,1979年美国某公司推出醋酸林格液(acetated Ringer's solution,ARS),商品名为勃脉力A(Plasmalyte A,Baxter),即以醋酸盐代替乳酸盐。它是一种不含钙的复方电解质溶液,含 $Na^+$ 140mmol/L、$K^+$ 5mmol/L、$Mg^{2+}$ 2mmol/L、$Cl^-$ 98mmol/L、醋酸根 27mmol/L,葡萄糖酸根23mmol/L,pH 7.4,渗透压308mOsm/L。电解质组成接近细胞外液。各种晶体液与血浆组成的比较(表62-1)。

表 62-1 各种晶体液与血浆成分的对比

| | $Na^+$ mmol/L | $K^+$ mmol/L | $Ca^{2+}$ mmol/L | $Mg^{2+}$ mmol/L | $Cl^-$ mmol/L | $HCO_3^-$ mmol/L | 醋酸盐 mmol/L | 乳酸盐 mmol/L | 葡萄糖 mmol/L | pH | 渗透浓度 mOsm/L |
|---|---|---|---|---|---|---|---|---|---|---|---|
| 血浆 | 136~146 | 3.8~5.0 | 4.6~5.5 | 1.3~2.1 | 100~106 | 23~27 | | 0.1~2 | 3.9~6.0 | 7.4 | 280~310 |
| NS | 154 | | | | 154 | | | | | 5 | 308 |
| RS | 147 | 4 | 4.5 | | 156 | | | | | 5.5 | 311 |
| LRS | 130 | 4 | 2.7 | | 109 | | | 27.7 | | 6.5 | 272 |
| ARS | 140 | 5 | | 2 | 98 | | 27 | | 23 | 7.4 | 308 |

同以上三种晶体液相比,醋酸林格液具有以下优势:①醋酸林格液的pH值与正常血浆相同(pH 7.4),重症患者使用,无须重新调配酸碱性,大量补液不易酸中毒;②醋酸林格液所含钠离子和氯离子更接近血浆,输注后不会发生高氯性酸中毒;③醋酸林格液含有生理浓度的镁离子和钾离子,大量补液不会造成镁离子和钾离子含量降低;④醋酸林格液不含钙离子,在输血前后应用不会发生凝血;⑤醋酸林格液中不含有乳酸根,大量补液不会导致乳酸堆积,可以安全应用于因乳酸代谢活动削弱而不能耐受乳酸盐的患者;⑥醋酸在细胞内与辅酶A结合生成乙酰辅酶A,直接进入三羧酸循环,不会增加肝脏负担。

### （二）药理作用

作为血浆扩容剂,主要用于低血容量患者的血容量扩充,补充水和电解质,并作为碱化剂在一定程度上纠正代谢性酸中毒。其葡萄糖酸根和醋酸根在体内经氧化后最终代谢为二氧化碳和水。

### （三）不良反应

醋酸具有扩血管效应,快速大量输注对心血管系统有抑制作用。

## 五、高 渗 盐

### （一）理化性质

高渗盐(hypertonic saline solution,HS)是指所含钠离子浓度超过生理浓度的晶体溶液,钠离子含量通常为 250~1200mmol/L,浓度为 3%~7.5% 的氯化钠溶液。目前临床复苏常用的高渗氯化钠多为 7.5% 的氯化钠溶液,其中钠含量为 1232mmol/L,可产生 2450mOsm/L 的渗透压,相当于正常血浆渗透压的 8 倍。

### (二)药理作用

1. 迅速扩充血容量 高渗氯化钠静脉输入后,2~5 分钟即可导致血钠离子浓度快速升高,大幅度提高血浆渗透压,从而形成跨膜渗透梯度,吸引细胞内水、组织间隙液体进入体循环,导致血容量扩充,起到"自身输液"的作用。若按 4ml/kg 输入 7.5% 氯化钠溶液,血浆容量可扩充 20%,大约有 400~800ml 的组织间液和细胞内液进入血管。一般认为,细胞脱水不超过 15% 属于生理可耐受范围,是安全的。高渗氯化钠溶液可通过减轻组织细胞水肿而发挥防治肺水肿、脑水肿等并发症的作用。在合并脑水肿的失血性休克患者治疗中,脱水与输液是一对矛盾。高渗氯化钠溶液不仅可以扩容,而且能脱水,减轻脑水肿。其脱水作用与甘露醇相似,但作用时间比甘露醇短。由于钠离子进入机体后很快渗出到组织间隙,因而高渗氯化钠输入后扩容的作用维持时间较短。

2. 改善微循环 高渗氯化钠可通过以下途径改善微循环:①高渗状态可使肿胀的血管内皮细胞皱缩,毛细血管内径恢复正常,从而降低流体静压力,舒通微循环,改善组织灌流。②高渗氯化钠溶液可直接松弛血管平滑肌,扩张小血管及毛细血管前括约肌,使外周阻力及微循环阻力降低。同时高渗氯化钠溶液能降低肾上腺素、去甲肾上腺素和血管紧张素浓度,解除血管痉挛,降低外周阻力,改善微循环。③高渗氯化钠溶液能除去毛细血管中嵌塞的中性粒细胞。休克时,中性粒细胞黏附于血管内皮,形成毛细血管嵌塞,是引起不可逆性休克的重要因素之一。高渗氯化钠溶液的高渗透压可引起中性粒细胞皱缩,有利于中性粒细胞变形及在毛细血管中流动。另外,高渗氯化钠能抑制中性粒细胞和血管内皮细胞表面黏附分子的表达,抑制两者发生稳定的黏附。

3. 增加心肌收缩力,提高心输出量 高渗氯化钠溶液可直接作用于心肌细胞,增强心肌收缩力,且这种心脏效应不受交感神经阻滞的影响。高渗溶液增强心肌收缩力的机制尚未完全明了,其可能的机制:①细胞外渗透压的升高使心肌细胞膜张力增高,激活离子通道,细胞膜对钙离子的通透性增加,胞浆

内钙离子含量升高;②高渗溶液输入后引起心肌细胞脱水,加之血浆高浓度的钠离子,使细胞内钠负荷增加,刺激细胞膜的钠钙交换过程,心肌细胞摄钙离子增加;③高渗溶液可降低血清中心肌抑制因子的含量以增强心肌收缩功能。

4. 改善机体免疫功能,减轻炎症反应 高渗氯化钠溶液能有效地减少中性粒细胞在组织中的扣押,抑制中性粒细胞的激活,抑制内皮细胞黏附分子的表达。对肺泡巨噬细胞具有免疫调理作用,上调肺泡巨噬细胞的抗炎效应。

### (三)不良反应

使肥大细胞释放组胺,引起血压下降;迅速扩容稀释血浆导致钾离子浓度下降;刺激静脉内皮细胞导致静脉损伤;影响凝血功能。

# 第二节 胶 体 液

在晶体液逐渐发展并不断完善的同时,胶体液逐步进入医学界,成为不可替代的液体治疗手段之一。

胶体液是溶质颗粒直径介于 1~100nm 的大分子物质,不易通过毛细血管壁,其颗粒存留在血管内产生胶体渗透压,将液体存留于血管内,从而增加并有效维持血容量。临床上常用的天然胶体主要是人血白蛋白。人工胶体主要包括:①明胶类血浆代用品。经不断改良,目前在临床中应用的主要产品为脲联明胶(如:海脉素,haemaceel)和琥珀酰明胶(如:佳乐施,gelofusine)。②右旋糖酐类血浆代用品。主要为中分子量(重均分子量 70 000)、低分子量(重均分子量 40 000)和小分子量(重均分子量 20 000)右旋糖酐。③羟乙基淀粉类血浆代用品。研发历程分为三个阶段:高分子量高取代级、中分子量中取代级、中分子量低取代级。

## 一、人血白蛋白

### (一)理化性质

白蛋白(albumin,Alb)是由 585 个氨基酸残基构成的单链多肽,分子量为 66 458Da,分子中含 17 个二硫键,不含有糖的组分。在体液 pH 7.4 的环境中,白蛋白为负离子,每分子可以带 200 个以上的负电荷。

白蛋白由肝实质细胞合成,在血浆中的半衰期为 15~19 天,是血浆中含量最多的蛋白质,占血浆总蛋白的 40%~60%。在健康人体内,70%~80% 的

血浆胶体渗透压由白蛋白维持。白蛋白具有维持血浆胶体渗透压、结合并输运血液中小分子物质、抗氧化、抗凝以及免疫调节等生理功能。白蛋白作为血浆代用品主要发挥其维持血浆胶体渗透压的作用。

人血白蛋白(human serum albumin, HSA)制剂是由健康人血浆经低温乙醇蛋白分离法提取,并经病毒灭活处理制成。理论上,每克白蛋白在血管内可与18ml的液体结合。人血白蛋白制剂的浓度主要为5%和25%。5%的人血白蛋白溶液是等渗溶液,称为等渗白蛋白,是最常用的天然胶体液。25%的人血白蛋白溶液是高渗溶液,称为高渗白蛋白。

### (二)药理作用

1. 维持血浆胶体渗透压　扩充血容量研究显示,静脉输注等渗白蛋白,15分钟内可将3.5倍体积的水分吸入血液循环,可有效维持血容量和心搏量,提高内环境的稳定性。等渗白蛋白不引起组织间液向血管内转移,一般输入1L的等渗白蛋白溶液后,血浆容量可增加500~1000ml;25%是高渗白蛋白,显著吸纳组织间液到体循环,更适合水肿患者。在血管通透性正常的情况下,如果输入高渗白蛋白溶液100ml,1小时后可使血管内容量增加400~500ml。等渗白蛋白不会引起组织间液向血管内显著的液体流动,所以能更好的稳定人体内环境,对于心功能不好的患者也可减少心衰风险的发生。在美国,比起高渗白蛋白,等渗白蛋白在扩容方面更受临床医师欢迎。

2. 抗炎作用　有证据表明,白蛋白的硫氢基可根据其氧化还原状态介导炎性细胞的调节信号。因此,25%的白蛋白可调控休克复苏后的中性粒细胞与内皮细胞相互作用,从而减轻肺损伤。对猪失血性休克模型进行液体复苏的研究发现,与人工胶体和晶体相比,5%的白蛋白不激活中性粒细胞,可有效抑制炎症反应。白蛋白还可增加细胞内谷胱甘肽的水平并影响转录因子 NF-κB 的活化。

### (三)不良反应

人血白蛋白引起的不良反应多出现在输注过程中,不良反应类型主要为全身过敏反应和心脏损害,其他不良反应还包括热原样反应、精神障碍、肾功能损害、喉头水肿、心律失常、消化道出血、急性溶血、腮腺肿大等。

### (四)研发历程与临床应用

白蛋白溶液用于液体复苏源自20世纪40年代,在二战中挽救了无数伤员生命,很长时间被认为是对患者最有益的液体。然而,在1998年之后,白蛋白在临床的应用出现争议。1998年,Cochrane 创伤组在英国医学杂志上发表了纳入30项随机对照研究(randomized controlled trail, RCT),共计1 419名患者的荟萃分析(Meta 分析)。研究结果表明,无论是伴有低血容量、烧伤或是低蛋白血症的重症患者,使用白蛋白治疗非但不降低病死率,而且与非白蛋白或晶体液扩容治疗相比,总体病死率增加[1]。同期发表的科学述评提出,在重症患者存在的全身炎症反应的状态下,白蛋白的扩容作用可能并不与其在健康受试者体内的扩容效果相一致。炎症反应引起的毛细血管通透性增加会使血浆白蛋白溢出至组织间隙,不仅在一定程度削弱了其扩容作用,相反还可能产生有害的影响[2]。该文章的发表引起巨大波澜,美国食品和药物管理局(Food and Drug Administration, FDA)根据此结论发出使用白蛋白的警告,全球白蛋白处方量明显减少[3]。不过,随后又有多达22篇的文章发表,一致反对 Cochrane 的研究结论。其中 Wilkes 等人对更多随机对照研究(55个研究3504个病例)进行了荟萃分析,结果显示采用白蛋白进行液体复苏并不增加重症患者的死亡风险。直至2004年,在新英格兰杂志上发表的一项在欧洲开展的名为 SAFE(Saline versus Albumin Fluid Evaluation)的多中心对照、随机双盲临床实验,成为白蛋白效果评价的一个重要的里程碑。该研究结果证实,与生理盐水相比,4%白蛋白扩容治疗并不增加重症患者28天病死率[4]。至此,白蛋白用于重症患者扩容治疗的安全性得以肯定,美国 FDA 也因此撤销了对白蛋白的警告。2011年,Cochrane 创伤小组重新进行了一项纳入38项随机对照实验、共计10 842例受试者的荟萃分析[5],结果表明,无论用于容量不足或是低蛋白血症的重症患者,白蛋白是安全的,但与生理盐水比较并不显著降低此类患者的死亡率。2012年更新的荟萃分析再次得出了相同的结果[6]。

到目前为止,对于脓毒症患者并无大样本、随机对照研究来证实白蛋白作为容量复苏液的安全性报道。在 SAFE 的亚组分析中发现对于脓毒症患者,使用白蛋白有更好的生存率,但差异无统计学意义[7]。Delaney 采用 Meta 分析方法比较了白蛋白与其他复苏液对脓毒症患者的治疗效果,该研究纳入了17项临床研究论文,分析结果提示,白蛋白复苏与脓毒症患者的死亡率降低具有相关性[8]。对于创伤伴脑损伤患者,SAFE 研究的创伤亚组分析显示,接受4%白蛋白组比生理盐水组有较高的死亡风险。因此,在2012年欧洲重症医学会制定的"重症患者胶体治疗共识"[9]中,推荐白蛋白可用于严重脓毒症患者的复苏治疗(推荐级别:2B),对于脑损伤患者不选用白蛋白(推荐级别:1C)。

在白蛋白用于烧伤患者的研究中,Navickis 的 Meta 分析结果提示,烧伤 24 小时内输入白蛋白与烧伤患者死亡率降低有关,应用白蛋白还可以显著降低腹膜间隔间室综合征[10]。2012 年,我国全军烧伤专业常务委员会就烧伤患者白蛋白的使用问题进行了深入研讨,达成共识如下[11]:①严重烧伤患者应早期联合使用晶体液与胶体液,胶体液应首选血浆;如血浆来源不足,可用白蛋白代替,推荐使用 5% 等渗白蛋白。②对需要营养支持的烧伤患者,白蛋白不应作为能量底物补充。对已经补充足够能量和营养底物但仍出现低蛋白血症者,可使用白蛋白。血清白蛋白浓度低于 30g/L 应补充白蛋白,建议使用 10% 以上高渗白蛋白。当血清白蛋白浓度达到 35g/L 以上时,应停止补充白蛋白。

总之,白蛋白用于液体复苏的历史可谓是一波三折。在 1940—1998 年,白蛋白除了价格昂贵以外,被认为是有效、可选择使用的复苏液。在 1998—2004 年,研究认为输入白蛋白有害。目前对白蛋白的认识是除不适合应用于严重创伤性脑损伤的治疗外,仍可作为有效的血浆代用品应用于临床。然而,目前没有明确的数据支持白蛋白比价格便宜的晶体液有更好的治疗效果[12]。

## 二、明　胶

明胶(gelatins)是一种蛋白质,是以动物(牛、猪)的皮、骨、肌腱中的胶原经水解后提取的多肽产物。目前用于临床的明胶制剂主要是脲联明胶(polygeline,聚明胶肽)和琥珀酰明胶(modified fluid gelatin,改良液体明胶)。

脲联明胶是由牛骨猪骨明胶蛋白经热降解后生成明胶水解蛋白,再经过尿素交联而成的一种多肽。代表产品是德国 Schmidt-Thome 公司 1962 年开发的 Haemaccel(海脉素,又名血代),和武汉某生物医药公司生产并于 1992 年正式应用于临床的菲克雪浓。

琥珀酰明胶是由牛胶原经水解和琥珀酰化而成的琥珀酰化明胶聚合物。代表产品是德国 Tourtelotte 公司 1952 年开发的 4% 的琥珀酰明胶,商品名 Gelofusine(佳乐施,又名血安定)。

### (一)海脉素

又名血代、聚明胶肽、血脉素,为 3.5% 尿素交联的多肽。

1. 理化性质　重均分子量 Mw 35 000(5000 ~ 50 000);电解质:$Na^+$ 145mmol/L,$Cl^-$ 145mmol/L,$K^+$ 5.1mmol/L,$Ca^{2+}$ 6.26mmol/L;胶体渗透压:27mmHg;晶体渗透压:280mOsm/L。pH:7.1 ~ 7.3。

2. 药理作用

(1)扩容作用:该产品在血管内半衰期为 4 ~ 6 小时。70% 为大分子成分,在血管内起到提高血浆胶体渗透压、扩充循环血容量、改善组织灌注的作用;30% 为小分子成分,会迅速离开血液循环,渗透到血管外的组织间隙,因此可补充功能性细胞外液和机体所需的电解质,不会造成组织脱水。

(2)改善微循环:可引起血液稀释、降低血液黏度,从而改善微循环。

(3)对凝血功能的影响:对凝血系统影响小、对出凝血时间及血小板功能无明显影响、仅有血液稀释作用。不干扰血型鉴定。

(4)对肾功能的影响:具有渗透性利尿作用。

(5)体内代谢过程:在血液和肝脏中代谢,代谢产物为未活化的氨基酸。主要由肾脏排泄,2 小时后排泄 30%,12 小时后排泄 45%,48 小时后肾脏的总排泄量为 85%,小肠仅排泄 10% ~ 12%。

3. 不良反应

(1)最主要的不良反应是过敏反应。

(2)含钙、钾较多,因此输注过脲联明胶的管道不应该再用于输血。不能与加有抗凝剂的全血或血浆混合,但肝素化的血可与本品混合。

(3)本品中的钙剂可能与强心苷类药物有协同作用,增加强心苷的毒性,从而增加循环衰竭的危险。因此,使用强心苷的患者应禁用。

(4)可导致暂时性红细胞沉降速率加快。

### (二)佳乐施

又名血安定,含 4% 琥珀酰明胶。

1. 理化性质　数均分子量 Mn 22 300(18 000 ~ 26 600);电解质:$Na^+$ 154mmol/L,$Cl^-$ 120mmol/L;胶体渗透压:33.3mmHg;晶体渗透压:274mOsm/L;相对黏度:1.9(与 0.9% W/V NaCl 相比);pH:7.4±0.3。

2. 药理作用

(1)扩容效果:该产品输入后并不吸收细胞外间隙的水分,其容量效应相当于所输入量,即不会产生内源性扩容效应。静脉输入后能增加血浆容量,使静脉回流量、心排血量、动脉血压和外周灌注增加。但由于分子量相对较低,大多数明胶输入后几分钟内经尿排出。因此,扩容效率(70% ~ 80%)和容量维持时间(2~4 小时)有限,不能与右旋糖酐或羟乙基淀粉相比。

（2）改善组织氧供:该产品相对黏稠度与血浆相似,大量输入后虽然减少血细胞比容,影响血液携氧能力;但同时降低了血液相对黏稠度,从而改善微循环,减少心脏负荷,使心排血量增加,心肌耗氧量不增加,加快血液流速。总体效果是在血细胞比容不低于 25%~30%的情况下增加了氧的运输。

（3）对肾功能的影响:该产品所产生的渗透性利尿作用有助于维持休克患者的肾功能。分子量小,不会造成肾脏堵塞和蓄积。

（4）对凝血功能的影响:大量输入后除了因血液稀释影响凝血功能外,不影响血小板和红细胞功能。不干扰交叉配血。

（5）体内代谢过程:该产品在血液循环的消除呈现多项消除曲线,在血管内停留时间 2~4 小时,半衰期约 4 小时,20 小时内约 95%经肾脏排出,5%从粪便排出,极少储存在单核吞噬细胞系统及其他组织中,3 天内可完全从血液中清除。

3. 不良反应　主要为过敏反应,发生率较海脉素低。

（三）研发历程与临床应用

与很多早期医学的发展一样,明胶的发现和运用也与战争密不可分。在第一次世界大战期间,人们便从动物胶原的降解产物中发现了明胶,平均分子量为 60~80kDa,但因凝点高于室温,未应用于临床。1915 年,Hogan 对明胶进行了深入研究,同样发现这种明胶难以灭菌,凝点高于室温,且黏稠度大。直到 1944 年才制备出 5%的明胶溶液,通过水解作用降低了明胶的黏稠度,实现了明胶溶液的流动性。二战期间,使用明胶溶液对 50 名患者进行补液,成功实现了液体复苏。1949 年之后,通过化学方法将大分子明胶变成了较小分子量的明胶,即为现在所普遍使用的明胶的基础。1951 年,氧化多聚明胶研发成功,它由肽类通过乙二醛相互交联制备,分子量介于 10~40kDa 之间,现已废弃。1962 年聚明胶肽(脲联明胶)问世,它由牛骨明胶经热降解而成,分子量介于 5~50kDa,后被广泛应用于临床。

早期聚明胶肽的代表是海脉素,由于过敏反应发生率较高,已退出全球市场。现在所使用的聚明胶肽与早期相比,无论是工艺上还是配方上,都经历了许多完善和改良。目前我国市场上应用聚明胶肽的主要产品是菲克雪浓。菲克雪浓是用健康牛骨、猪骨的明胶蛋白经热降解后生成明胶水解蛋白,再经尿素交

联而成的一种多肽,平均分子量为 27 500~39 500,渗透压、pH、相对黏度都与血浆一致,扩容效果确切,不在体内蓄积,易于清除,半衰期为 4~6 小时,并含有与血清相当浓度的电解质,不会引发容量治疗产生的电解质紊乱。

琥珀酰明胶是由牛胶原经水解和琥珀酰化制成的新一代明胶类血浆代用品。琥珀酰化学修饰加载了大量的负电荷,其负电荷与毛细血管内皮细胞的负电荷相互排斥,增加了空间结构和扩容效果,延长了在血管内的停留时间,避免肾脏将其迅速排除体外。代表产品是德国 Tourtelotte 公司 1952 年开发的佳乐施,国外自 20 世纪 70 年代起广泛应用于外科手术、低血容量休克以及危重患者的复苏,国内于 20 世纪 80 年代起开始用于临床。

明胶类血浆代用品具有价格便宜,便于储存(在室温下可储存 2~3 年),对凝血功能干扰小,体内无蓄积,对肾功能影响小等优点。但明胶来源于动物蛋白,在体内为异种蛋白,与肥大细胞或嗜酸性粒细胞作用,发生一系列活性反应,引起血管活性物质,如组胺、慢反应物质等释放,严重者导致休克,美国 FDA 于 1978 年停止使用明胶。

## 三、右旋糖酐

右旋糖酐(dextran)又称葡聚糖。系蔗糖经肠膜状串珠菌(Leuoonostoc mesenteroides)发酵生成的一种高分子葡萄糖聚合物,经精制而成。

（一）理化性质

右旋糖酐的分子式为$(C_6H_{10}O_5)_n$,主要由 D-吡喃式葡萄糖单体以 $\alpha(1,6)$糖苷键首尾脱水缩合连接形成的一条线性长分子链的化合物,同时还含有不同比例的 $\alpha(1,2)$、$\alpha(1,3)$、$\alpha(1,4)$糖苷键连接而成的分支结构。右旋糖酐结构具有多样性,随着生产菌株或发酵条件的不同,化学结构会有差别。国外具有代表性的右旋糖酐商业生产菌株 L. M. NRRL B-512F,生产的右旋糖酐主链由 95%的 $\alpha(1,6)$糖苷键连接,支链由约占 5%的 $\alpha(1,3)$糖苷键连接(图 62-1)[13]。

用于临床的右旋糖酐,所含 $\alpha(1,6)$链率在 95%左右。从维持血容量的效果来看,右旋糖酐的 $\alpha(1,6)$链率越高,在机体内越难被降解,维持扩容效果更持久。但含 $\alpha(1,6)$链率接近 100%时,溶解度很差,不适于配制成制剂。从免疫学方面的研究表明,含 $\alpha(1,6)$链率在 95%左右的右旋糖酐具有较低的临床副作用。

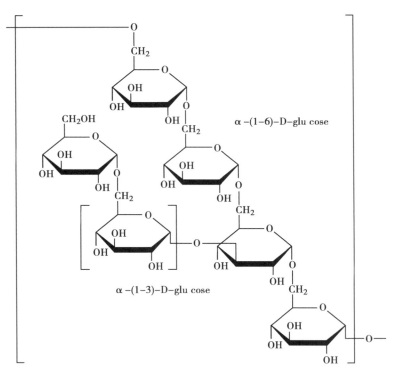

图 62-1 右旋糖酐的分子结构

根据右旋糖酐相对分子量大小的不同，一般将右旋糖酐划分为高分子、中分子、低分子和小分子右旋糖酐。高分子右旋糖酐重均分子量在 90kDa 以上，特性黏度>26.1，比旋度为+190°；中分子右旋糖酐重均分子量在 50~90kDa 之间，特性黏度 19.1~26.1，比旋度为+190°~+200°；低分子右旋糖酐重均分子量在 25~50kDa 之间，特性黏度 16.0~19.0，比旋度为+190°~+200°；小分子右旋糖酐重均分子量在 10~25kDa 之间，特性黏度 10.6~15.9，比旋度在+190°以上。目前临床上常用的右旋糖酐主要是重均分子量 70kDa、40kDa 和 20kDa 的品种，即右旋糖酐 70（Dextran 70）、右旋糖酐 40（Dextran 40）和右旋糖酐 20（Dextran 20）。

1. 右旋糖酐 70　右旋糖酐 70 分子大小约为 40Å，与血浆蛋白、球蛋白分子的大小十分相近。在生理盐水中 6% 的右旋糖酐 70 与血浆的胶体特性（如渗透压和黏度）相同。代表产品是 RescueFlow，1998 年由瑞典 Biophausia 公司研制，已获准在 10 余个国家销售，目前未进入我国市场，但其作为血浆代用品的优良特性受到国内研究者的关注。

RescueFlow 的主要成分为 7.5% 氯化钠和 6% 右旋糖酐 70，又称高渗氯化钠右旋糖酐 70 注射液（hypertonic saline dextran，HSD）。

重均分子量（Mw）为 64 000~76 000，10% 大分子重均分子量不得大于 185 000，10% 小分子重均分子量不得小于 15 000。6% 右旋糖酐 70 的胶体渗透压为 59mmHg。pH：4.0~7.0。

2. 右旋糖酐 40　重均分子量（Mw）为 32 000~42 000，10% 大分子重均分子量不得大于 120 000，10% 小分子重均分子量不得小于 5 000。

临床应用的主要制剂为 6%、10% 的右旋糖酐氯化钠注射液（含氯化钠 0.9%）或右旋糖酐葡萄糖注射液（含葡萄糖 5%）。10% 右旋糖酐 40 胶体渗透压为 170mmHg。

3. 右旋糖酐 20　重均分子量（Mw）为 16 000~24 000，10% 大分子重均分子量不得大于 70 000，10% 小分子重均分子量不得小于 3500。

临床应用的主要制剂为 6%、10% 的右旋糖酐氯化钠注射液（含氯化钠 0.9%）或右旋糖酐葡萄糖注射液（含葡萄糖 5%）。

（二）药理作用

右旋糖酐分子量大小与其生物学效应密切相关（图 62-2）[14]。随着分子量的增大，结合水的能力下降，胶体渗透压下降，但在肾的清除速率减慢，于血管内的停留时间延长，从而有较好的维持血容量作用。随分子量的降低，对红细胞的解聚能力增强，提高了红细胞的流动性，对微循环具有较好的改善作用。

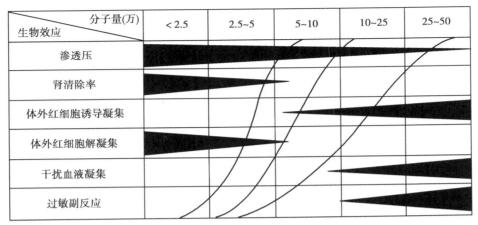

**图 62-2　右旋糖酐的分子量与其生物效应关系图**
注:三条曲线代表高、中、低(Mw:4 万、7 万和 10 万)分子量的右旋糖酐制品

因此,右旋糖酐分子量不同,其临床作用效果与用途也有差异。一般中分子右旋糖酐用于补充血容量,如右旋糖酐 70 是国际上公认的血浆代用品之一,扩容维持时间长,在临床上主要发挥其扩充血容量的作用。低、小分子右旋糖酐(如右旋糖酐 40,右旋糖酐 20)进入人体后能够解除红细胞和血小板聚集,降低血液黏度,从而改善微循环。亦有扩充血容量作用,但作用较中分子右旋糖酐短暂。因此,临床上低、小分子右旋糖酐除了用于扩容外,较多应用于各种休克所致的微循环障碍、弥散性血管内凝血、心绞痛、急性心肌梗死及其他周围血管疾病等。小分子右旋糖酐尚有较强的利尿作用,有利于预防休克后的急性肾衰竭,但不宜用于严重肾病患者。

右旋糖酐在循环中存留时间与其分子量大小及肾小球膜的通透性有关。分子量小于 2 万的右旋糖酐分子能自由通过肾小球,排出速度随分子量的增加而降低。右旋糖酐主要通过肾脏排出,输入 1 小时后,中、低、小分子右旋糖酐分别自尿中排出为 30%、50%、70% 左右;24 小时后分别排出 60%、70%、80% 左右。少部分在体内的葡聚糖酶作用下分解代谢,最终产物二氧化碳和水,由肺排出体外。

临床常用右旋糖酐类血浆代用品药理作用如下:

1. 高渗氯化钠右旋糖酐 70　HSD 在低血容量复苏治疗中的使用剂量一般为 4ml/kg,不超过 8ml/kg。输入量过多易引起高钠血症和高氯性酸中毒。

(1)扩充血容量:每克右旋糖酐 70 结合水量 20~25ml(白蛋白为 18ml/g),可以起到等容量扩充血容量的作用。HSD 的扩容作用主要来自于高渗盐,HSD 输入后可大幅度提高血浆渗透压,促使细胞内水分及组织间液进入血循环,使血浆容量迅速扩充,扩增的容量可为输入体积的 2~3 倍。右旋糖酐 70 的主要作用是通过其胶体渗透压维持并延长高渗盐的扩容作用时间,相互发挥协同效应。

(2)改善心功能:HSD 可增强正性心肌收缩力,使心率加快,在血容量已获得迅速有效扩充的基础上,使心输出量迅速提高,可基本恢复到创伤失血性休克前的水平,并能快速大幅度提高动脉压,以保证重要脏器的血流量。HSD 增强心肌收缩力的机制是,由于 HSD 输入后引起细胞脱水,细胞内 $Na^+$ 浓度大幅度升高,促进细胞 $Na^+$-$Ca^{2+}$ 交换,$Ca^{2+}$ 向细胞外转移,细胞外液 $Ca^{2+}$ 含量的增加导致心肌正性收缩力增强;另外,HSD 能降低血清中心肌抑制因子的含量以增强心肌收缩功能。HSD 增加心率的作用可能是通过交感神经的兴奋作用间接引起。

(3)改善微循环:HSD 可直接作用于血管平滑肌而扩张小血管及毛细血管前括约肌,使外周阻力及微循环阻力降低,增加脏器微循环的血流量,增加排尿量。研究认为 HSD 扩张毛细血管是通过调控血管内皮细胞体积以及高渗透压减轻血管内皮细胞肿胀发挥作用。HSD 中的右旋糖酐还能抑制血小板黏附性和聚集性,能提高红细胞变形性,降低血液黏度,加快血液流动,有利于改善微循环。此外,HSD 还能降低肾上腺素、去甲肾上腺素和血管紧张素浓度,解除血管痉挛,降低外周阻力而改善微循环。

(4)抗炎作用:HSD 的抗炎作用主要来自于高渗盐,降低中性粒细胞的反应性,抑制中性粒细胞 CD11b 的表达,尽快使损伤的单核细胞得到恢复;可以抑制白细胞、内皮细胞促炎/促凝因子上调,从而减少休克并发症的发生。

(5)维持内环境稳定,纠正代谢紊乱:HSD 输入休克机体后,可产生高渗-肺-迷走神经效应,其机制可能是通过其中的高渗盐刺激肺内一种特异性"容积渗克分子感受器"产生神经冲动,通过肺的传入神经传导至中枢神经系统的血管运动中枢,而产生体循环的血流动力学反应。另外,HSD 对创伤失血性休克时出现的酸中毒有明显的缓冲作用,使 pH 值迅速恢复,降低组织的氧耗,提高组织的氧摄取,减轻组织缺氧及细胞水肿。

(6)减轻脑损伤:HSD 能明显减轻脑水肿,降低颅内压,增加脑血流量,改善脑部氧输送。改善创伤性脑损伤后白细胞的早期活性,改善缺血/再灌注后延迟的神经损伤。明显提高失血性休克合并创伤性脑损伤患者的存活率。

2. 右旋糖酐 40

(1)扩充血容量:每克右旋糖酐 40 结合水量为 30ml。10%右旋糖酐 40,较高的浓度和较低的分子量使之具有较高的胶体渗透压,扩容效应开始时为输入量的 2 倍,血管内半衰期为 2 小时,于输入后 1~3 小时内扩容作用最强,4 小时后逐渐降低,故应快速输注才能达到满意的扩容效果。

(2)疏通微循环及预防血栓形成:在正常情况下,红细胞带负电荷,互相排斥,红细胞借此得以流动。休克时,细胞静电下降,斥力减弱而易聚集。低分子右旋糖酐能覆盖于红细胞、血小板及血管内膜表面,增强了红细胞电荷,防止红细胞凝集,同时抑制血小板的黏附和聚集,防止血栓的形成;低分子右旋糖酐的扩容效果几乎是输入量的 2 倍,较强的扩容作用造成血液稀释,降低血液黏稠度和血细胞比容,加快血液流动,从而改善微循环,防止休克后期发生的弥散性血管内凝血;能够通过降低凝血因子Ⅷ、血管性血友病因子( von Willebrand factor,vWF)和糖蛋白Ⅱb/Ⅲa 受体活性而抑制血小板聚集,预防血栓形成。

(3)预防急性肾衰竭:低分子右旋糖酐能增加肾血流,改善循环及组织含氧量。约在 48 小时内通过尿排出,能均衡地保持肾脏良好的血流灌注,故可以用来预防急性肾衰竭。具有渗透性利尿作用。

3. 右旋糖酐 20　临床药理作用与右旋糖酐 40 相似。由于分子量小,排泄更快,扩充血容量作用比右旋糖酐 40 更短暂。但其改善微循环,防止血栓形成的作用优于右旋糖酐 40。由于结合水能力更强,胶体渗透压较高,在肾小管内形成高渗状态,从而有较强的利尿作用。

(三)不良反应

右旋糖酐的分子量分布比较分散,其中的大分子是引起不良反应的主要因素(图 62-1)。分子量增大,诱导红细胞聚集能力增强,过敏反应升高。主要的不良反应如下:

1. 过敏反应　在输入右旋糖酐引起的不良反应中,危害性最大的是严重过敏症。临床上应用的右旋糖酐没有免疫原性,不会导致抗体的产生。但糖和其他食物中含有的右旋糖酐,在不同个体的血浆内会产生不同浓度的右旋糖酐反应抗体( dextran-reacting antibodies,DRA)。输入右旋糖酐后,与 DRA 相互作用,促使机体释放血管活性物质,产生过敏反应。过敏反应一般在最初输注 20~30ml 时发生,所以在开始输入药物的 5~15 分钟内必须缓慢滴入,并严密观察过敏反应。休克状态下输入右旋糖酐过敏反应发生减少,可能是与内源性儿茶酚胺浓度升高及休克状态的免疫抑制有关。新生儿几乎不发生过敏反应,很可能的原因是体内没有 DRA。HSD 对血清 IgG、IgM 和补体 C3 浓度没有明显影响,提示 HSD 不会引起广泛的过敏反应。

2. 加快血沉,影响血型鉴定　重均分子量 6 万以上的右旋糖酐会促进体内红细胞聚集,加快血沉速度,引起假阳性血凝集反应而影响血型测定。重均分子量 4 万以下者可使已经聚集的红细胞解聚,减慢血沉速度。而重均分子量在 4 万~6 万时不影响血沉。

3. 损害凝血功能　输入右旋糖酐可诱导产生血管性血友病综合征,降低抗血友病球蛋白和抗血管性假性血友病球蛋白等血浆因子含量,从而使血小板的黏附与聚集功能降低;右旋糖酐可降低血浆蛋白浓度,促进纤溶作用,引起凝血功能紊乱,特别是高分子量的右旋糖酐。对于 HSD 输入后对凝血功能的影响在临床研究中存在争议。有研究报道,虽然 HSD 治疗组患者的血压较高,但没有出血量明显增加的现象。然而最近的研究报道,给失血性休克患者早期输入一个剂量(4ml/kg)的 HSD 会损害凝血功能,导致纤溶亢进[15]。

4. 损害肾功能　右旋糖酐本身没有化学毒性,诱发肾功能障碍的原因可能源于胶体的高渗性质,使肾小管上皮细胞肿胀和空泡化导致肾小管堵塞。一般在肾功能正常、右旋糖酐未高剂量输注的情况下不易发生肾功能损害。但存在肾脏疾病、低尿量时,输入大量右旋糖酐容易引发严重肾功能不全和急性肾衰竭。

(四)研发历程与临床应用

右旋糖酐主要是蔗糖经微生物发酵产生的一种

胞外多糖。在自然界中,右旋糖酐普遍存在于许多微生物及微生物所分泌的黏液之中。直到 1986 年才把它真正确定为葡聚糖,由于它溶于水且具有强烈的右旋特性,故称之为右旋糖酐。1930 年开始研究右旋糖酐的结构,右旋糖酐作为血容量扩充剂的研究则始于第二次世界大战末期。1942 年瑞典率先对右旋糖酐进行研究,1944 年作为血浆代用品首先在瑞典上市,之后逐渐在欧美等国家相继生产应用。美国于 1952 年通过 FDA 认可,我国于 1952—1956 年对其进行研究并投产,日本和前苏联也于 1956 年前后开始投产。随之确定了其作为血浆代用品的应用地位。虽然由于右旋糖酐具有较高的过敏反应及其他副作用,在一些国家(如德国)已退市。但随着右旋糖酐生产的不断完善,质量不断提高,右旋糖酐仍在多个国家,如俄罗斯、中国、东欧、斯堪的纳维亚半岛(特别是瑞典)等地区应用。

在国内,右旋糖酐 20、40 和 70 原料及葡萄糖、生理盐水注射液已写入《中国药典》。在临床中应用较多的是右旋糖酐 40 葡萄糖或生理盐水注射液,用于扩充血容量,治疗低血容量休克。另外,右旋糖酐 40 的血液稀释、降低血液黏度作用,在体外循环和外科手术中常用作血液稀释剂。鉴于右旋糖酐 40 在改善微循环方面的优势,在临床上也多用于防治心绞痛、急性心肌梗死、冠状动脉供血不足、脑血栓形成等疾患。近年来研发的复方右旋糖酐 40 产品(商品名瑞怡定)含有钙、钾和乳酸,输入后除了扩容作用外,还可以补充电解质,维持水和电解质平衡,稳定内环境。同时改善心肌供血,降低心肌损害。

右旋糖酐 70 的主要产品是 HSD。随着容量复苏理念的更新,近年来提出了限制性液体复苏的策略,并已在临床治疗中推广应用,其主要措施是在救治早期输注有限的液体,既可通过液体复苏适当地恢复组织器官的血流灌注,又不至于过多扰乱机体的代偿机制和内环境。自此,越来越多的研究推荐在休克早期应用小容量复苏。HSD 是国际上研究最为成熟,最早上市并应用的小容量血浆扩容剂,已获准在 14 个国家上市,另有巴西、墨西哥、阿根廷和捷克等国自行研制上市。近年来欧美国家相关羟乙基淀粉生产企业的市场运营使羟乙基淀粉占据了我国血浆代用品市场的大部分份额,致使 HSD 未进入我国市场。目前,在我国已完成 HSD 的临床研究,正在申报新药证书。HSD 的主要特点是体积小、用量少、重量轻、起效快,运输保障需求低,不引起体内代谢紊乱,因此特别适合军队、自然灾害等出现大批伤员情况下的紧急救治,及创伤失血患者的院前急救。

## 四、羟乙基淀粉

羟乙基淀粉(hydroxydthyl starch, HES)是现在临床上广泛使用的一类人工合成的胶体溶液。HES 是富含高分子支链的玉米淀粉或土豆淀粉,经轻度水解、糊化,并在碱性条件下,通过烯氧键进行羟乙基化或羟乙基取代,使葡萄糖亚单位与羟乙基基团连接。这种连接增加了淀粉在水中的溶解度,同时也不同程度抑制淀粉酶对淀粉的水解,大大延长在血管内的停留时间,使其扩容效应维持 4~8 小时。

### (一)理化性质

羟乙基取代主要在脱水葡萄糖基的 C2、C3 和 C6 位置上(图 62-3)。HES 的理化性质与 HES 的浓度、摩尔质量、摩尔取代度(molar substitution, MS)和取代方式(C2/C6 比例)密切相关。

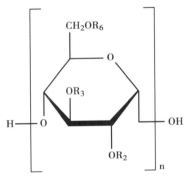

**图 62-3 羟乙基淀粉的结构式**
注:$R_2$、$R_3$、$R_6$ = H 或者 $CH_2CH_2OH$,其中 $R_6$ 也可能是 1,6 糖酐键的分支点

1. **浓度** HES 浓度主要影响初始容量效应,6% HES 溶液在体内是等渗溶液,可以 1:1 地取代丢失的血液,10% HES 溶液是高渗溶液,相当于 1:1.145 的容量效应。

2. **摩尔质量** HES 系高分子化合物,由分子质量不同的微粒组成多分散性溶液,其摩尔质量限度控制在一定范围内。HES 摩尔质量单位为"g/mol"。如 HES 130,其摩尔质量限度宜控制在质(重)均摩尔质量为 110 000~150 000g/mol,10%大分子部分质(重)均摩尔质量应不大于 380 000g/mol,10%小分子部分质(重)均摩尔质量应不小于 15 000g/mol。

3. **摩尔取代度与取代方式** 淀粉中葡萄糖单

位 C2、C3、C6 三个位置上的羟基均可被羟乙基取代,取代的程度称为"取代度",指被羟乙基取代的葡萄糖分子占总葡萄糖分子的比例。例如 MS0.4 可以描述为每 10 个葡萄糖亚基含有 4 个羟乙基残基。作为药品使用的 HES,通常摩尔取代度都小于 1。

取代方式常常用 C2/C6 的摩尔比来衡量,它是葡萄糖 C2 和 C6 位上羟乙基基团物质的量(单位为"摩尔")的比率。C2 位置空间位阻小,最容易进行羟乙基反应,因此 C2/C6 比例大于 1。

通常使用与 HES 的药代动力学具有高度相关性的参数描述 HES 制剂,例如 6% HES 130/0.4,6% 代表 HES 溶液的浓度,130 代表 HES 的平均摩尔质量是 130 000g/moL,0.4 代表摩尔取代度。

### (二)药理作用

1. 影响羟乙基淀粉发挥作用的主要因素 HES 分子呈多分散性,溶液的分子大小呈正态分布,其分子量从几千到几百万不等。作为一种多分散胶体溶液,HES 输入体内后,由血清 α-淀粉酶水解,重均摩尔质量不断下降。溶液中高摩尔质量的 HES 不断水解,补充中摩尔质量的 HES,而中摩尔质量的 HES 可有效维持血浆胶体渗透压,发挥扩容作用。当中摩尔质量的 HES 水解为低摩尔质量的 HES(摩尔质量小于 70 000,即肾阈值)时,可被肾小球滤过排出。所以在体内的羟乙基淀粉是处在水解、补充、排除的动态平衡过程中(图 62-4)[16],分子量 50 000~70 000 的 HES 可以通过肾排出,大分子被 α-淀粉酶水解成小分子后经肾排出。

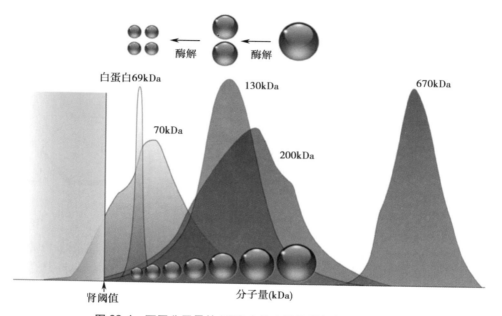

图 62-4 不同分子量的 HES 在体内的代谢与肾脏排泄过程

α-淀粉酶对 HES 的降解能力取决于 HES 的摩尔取代度和 C2/C6 比例。摩尔取代度越高,被相应淀粉酶降解的数量越少,在体内停留的时间越长,半衰期越长。α-淀粉酶的活性主要依赖于羟乙基在葡萄糖分子的位置(C2,C3,C6),C2 位羟乙基基团的取代使 HES 对淀粉酶的抵抗能力最强。因此,C2/C6 比例越高,其被降解越慢,停留时间越长,扩容时间越长[17]。常用 HES 的扩容作用(表 62-2)[18]。

由此可见,溶液浓度决定 HES 的扩容强度,摩尔质量和摩尔取代度决定 HES 在体内的消除半衰期,C2/C6 的摩尔比则决定 HES 在体内代谢的速度。摩尔质量低的 HES(<70kg/mol),因在肾阈值范围内,从肾脏排泄快,扩容效果差。而 HES 的平均摩尔质量越大,摩尔取代度越大,C2/C6 比越大,在血管中驻留时间越长。但相应的,也越容易在体内积蓄,损伤肾功能。同时,摩尔质量高的 HES 可降低血小板与内皮细胞的黏附功能,从而引发凝血机制受损。HES 的摩尔质量越高,取代度或 C2/C6 比值越大,对凝血效应的影响越大。所以适当的摩尔质量和羟乙基化程度是 HES 溶液有效性和安全性的关键因素。

2. 药理作用

(1)扩容、提高血浆渗透压和改善血流动力学:HES 具有较强的扩容效应,能够快速、持续纠正低血容量,显著改善血流动力学参数,保证体循环和微循环的灌注,维持器官氧供和正常功能。

表 62-2 不同 HES 的扩容作用

| | HES 70/0.5 | HES 130/0.4 | HES 200/0.5 | HES 200/0.5 | HES 200/0.62 | HES 450/0.7 |
|---|---|---|---|---|---|---|
| 浓度(%) | 6 | 6 | 6 | 10 | 6 | 6 |
| 摩尔质量(kg/mol) | 70 | 130 | 200 | 200 | 200 | 450 |
| 取代度 | 0.5 | 0.4 | 0.5 | 0.5 | 0.62 | 0.7 |
| C2/C6 比 | 4:1 | 9:1 | 6:1 | 6:1 | 9:1 | 4.6:1 |
| 扩容强度(%) | 100 | 100 | 100 | 130 | 100 | 100 |
| 扩容时间(h) | 1~2 | 2~3 | 3~4 | 3~4 | 5~6 | 5~6 |

（2）改善血液流变学、降低全血黏度和改善微循环：HES 溶液可以减少红细胞聚集，降低血液黏度从而明显降低血管阻力，使静脉血回流增加和心排血量增多。最终结果是提高了血液流动性，有利于组织灌注和氧合。

（3）防止和堵塞毛细血管渗漏：HES 具有合适大小及形状，通过分子塞作用减少血清蛋白渗漏，减轻组织水肿，并且能抑制炎性介质表达，防止中性粒细胞黏附而起到维持血管内渗透压的作用。临床研究发现围术期应用 HES 进行液体复苏，不仅具有扩容作用，且中分子量的 HES 可减少毒血症患者的毛细血管渗漏，对器官缺血/再灌注损伤有保护作用，其原因是一定相对分子质量的 HES 堵住了受损区域。

（4）调控炎性介质和减轻炎症反应：HES 可作用于中性粒细胞和内皮细胞，参与炎症反应的多个环节，其抗炎作用与抑制中性粒细胞与内皮细胞的黏附、迁移、趋化，抑制中性粒细胞的呼吸爆发及炎症因子释放等有关，从而对感染和非感染引起的炎性反应造成的毛细血管渗漏、组织器官的损害有保护作用。可减轻组织氧化应激损伤和炎症反应[19]。

（5）体内代谢过程：HES 在体内的存留时间取决于分子量大小、取代度和 C2/C6 比。如 10%HES 130/0.4 的清除率是 10% HES 200/0.5 的 5 倍，是 6%HES 450/0.75 的 23 倍[20]。约 70%的 HES 通过肾排泄，少部分 HES 被肝、脾和淋巴结的单核-吞噬细胞系统（mononuclear phagocytic system，MPS）捕获，逐渐被单核-吞噬细胞系统中的蛋白酶分解代谢或重新分配到血液循环中，很小一部分通过胆汁清除。极少量参与代谢，产生二氧化碳后经呼吸排出体外。

（三）不良反应

1. 损害凝血功能　　HES 对凝血功能有损害作用，会引起出血时间延长。其作用机制主要包括：①血液中的 HES 可以结合血管性血友病因子和凝血因子Ⅷ复合体（von Willebrand factor/factor Ⅷ，vWF/FⅧ），使其失活或加快消除，从而影响凝血功能。② HES 会降低血小板糖蛋白Ⅱb/Ⅲa（glycoprotein Ⅱb/Ⅲa，GPⅡb/Ⅲa）受体的表达与活化，损害血小板凝血功能。目前的研究认为各种 HES 产品对凝血功能的影响没有显著区别。

2. 肾损伤　　HES 由淀粉酶水解后主要经肾脏排泄。首先，HES 大分子被近端肾小管细胞重吸收引起空泡性肾病变（空泡形成，细胞肿胀）。这种非特异的组织学病变在输入右旋糖酐、甘露醇、蔗糖、甚至乳酸林格液的时候也会发生。再次，未滤过的 HES 使血管内胶体渗透压增加，协同肾小球小动脉内低的灌注压导致肾小球滤过能力下降或停止。还可以反射性引起肾小动脉痉挛，肾脏缺血，肾小管坏死。还可能导致肾小管管壁破裂，管腔内原尿外渗入肾间质，引起肾间质水肿，肾内压力增加，最终导致急性肾衰竭。

3. 过敏反应　　由于 HES 分子与糖原很相似，因此过敏反应发生率比较低。长期大量输入高取代级的 HES 溶液，使 HES 分子积聚于真皮的单核-吞噬细胞中，从而引起皮肤瘙痒的过敏反应。

（四）研发历程与临床应用

HES 按分子量划分，有低分子量 HES（Mw 40 000~70 000）、中分子量 HES（Mw 130 000~200 000）和高分子量 HES（Mw 450 000~800 000）。按取代程度划分，有低取代级 HES（MS 0.3~0.5）和高取代级 HES（MS 0.5~0.7）。为了达到有效性和安全性的统一，早期的高分子量、低分子量 HES 或高取代度的 HES 逐渐被中分子量低取代度的 HES 取代。其发展过程分为三个阶段（表 62-3）[21]。

表 62-3 羟乙基淀粉制剂及其理化性质

| 产品名称 | 浓度(%) | 摩尔质量 kg/mol | 取代度 | C2/C6 比 | 胶体渗透压(mmHg) | 溶质 | 生产厂家 |
|---|---|---|---|---|---|---|---|
| 第一代 Hetastarch | | | | | | | |
| Hespan | 6% | 600 | 0.75 | 4:1~5:1 | 26 | 生理盐水 | B. Braun Medical,Inc,Irvine,CA |
| Hextend | 6% | 670 | 0.75 | 4:1 | 31 | 平衡盐 | Hospira,Inc,Lake Forest,IL |
| 第二代 Hexastarch | | | | | | | |
| EloHEX | 6% | 200 | 0.62 | 9:1 | 25 | 生理盐水 | Fresenius Kabi,Bad Homburg,Germany |
| Pentastarch | | | | | | | |
| Pentaspan | 10% | 200 | 0.4~0.5 | 4:1~5:1 | 66 | 生理盐水 | Dupont Pharma,Inc,Mississauga,ON,Canada |
| Hemohes | 6% | 200 | 0.4~0.5 | 4:1~5:1 | 30~35 | 生理盐水 | B. Braun Medical,Inc,Irvine,CA |
| Rhoehes | 6% | 70 | 0.5 | 3:1 | 30 | 生理盐水 | B. Braun Medical,Inc,Irvine,CA |
| 第三代 Tetrastarch | | | | | | | |
| Voluven | 10% | 130 | 0.38~0.45 | 9:1 | 70~80 | 生理盐水 | Fresenius Kabi,Bad Homburg,Germany |
| Vetstarch, | 6% | 130 | 0.38~0.45 | 9:1 | 36 | 生理盐水 | Abbott Animal Health,Abbott Park,IL |
| Voluven Volulyte | 6% | 130 | 0.38~0.45 | 9:1 | 36 | 平衡盐 | Fresenius Kabi,Bad Homburg,Germany |

为了达到较长的扩容时间,第一代 HES 的特点是高分子量(450 000~670 000)、高取代度(MS:0.75),称之为 Hetastarch,主要产品有 Hespan 和 Hextend。Hespan 为 6% HES 450/0.75,由美国杜邦公司生产,是最早注册的羟乙基淀粉溶液,虽然和 5%白蛋白的扩容效应相同,但其降解速度慢,24 小时内经肾脏排出 39%,17~26 周才能完全排出。另外,Hespan 对凝血系统有影响,在体内蓄积,并且价格昂贵,限制了它在临床上的应用。Hextend(6% hetastarch in lactated electrolyte injection, balanced HES 670/0.75)是以复方电解质溶液为溶剂的 6% HES 670/0.75 溶液,由正常生理水平的钙、钠和略低于正常生理水平的钾、镁离子组成。这些阳离子均与氯离子结合存在,在治疗体液和电解质失衡中发挥重要作用,氯离子在红细胞内氧和二氧化碳交换时发挥缓冲作用。Hextend 溶液中含有葡萄糖形式的碳水化合物,产生血糖,提供能量,可以帮助减少肝糖原损耗。乳酸盐浓度为 28mmol/L,乳酸根阴离子发挥碱性作用,减轻失血引起的酸中毒。目前该产品仍在美国的临床治疗中应用,特别是在美国军方应用,2014 年美军的战术战伤救治指南(Tactical Combat Casualty Care, TCCC)中指出,在血液不能提供的情况下,首选 Hextend 胶体液进行液体复苏[22]。

1980 年,第二代 HES,称之为 Hexastarch 或 Pentrastarch,代表产品 Haes-steril(羟乙基淀粉 HES 200/0.5),由德国某公司研发,该产品占据欧洲市场 70%以上。与其他胶体溶液相比,羟乙基淀粉在改善血流动力学方面,是血浆代用品中作用最强、扩容时间最长而且最平稳的一种。浓度为 6%的羟乙基淀粉,其峰值血浆扩容效力为 100%。输入后可维持 4 小时的平台期,6 小时仍有 70%。相对第一代 HES,其平均分子质量和摩尔取代度都有所降低,因此其副作用也大大减少。

1999 年,中分子量低取代度的第三代 HES 130/0.4(Tetrastarch)问世,代表产品为德国某公司生产的 6%HES 130/0.4(Voluven ®,万汶),先后在欧洲及许多亚洲、非洲国家上市,2005 年在中国上市,2007 年 12 月美国 FDA 批准在美国上市。与羟乙基淀粉相比,虽然分子质量和取代度下降,但 C2/C6 从 5:1 增加至 9:1,因此扩容效果并不比羟乙基淀粉差。由于 HES 药代动力学和分子量分布的改进(分子量下降,分子量分布更窄,图 62-5)[13],其对肾功能与凝血功能的影响减少。羟乙基淀粉使用的主要顾虑是对肾功能的影响,尤其是中度到高度肾功能不全的患者,用量一般不超过 500ml。而万汶分子量较小,可以完全从肾脏清除而无组织蓄积,在同类产品中肾清除最快。

在不同国家,临床对 HES 品种的选择有所不同。在美国市场上 HES 主要是高分子量、高取代度产品(如 Hextend),其他国家则更倾向于中分子量和低取代度的第二代和第三代 HES 产品。在我国临

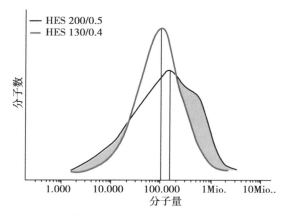

图 62-5　HES 的分子量分布

床上应用的 HES 产品主要为国产的 706 代血浆、HES 130/0.4 氯化钠注射液（天晴宁）、6%羟乙基淀粉 200/0.5 氯化钠注射液，及进口的羟乙基淀粉与万汶。我国于 20 世纪 70 年代初，在亚洲首先研发成功 706 代血浆，为含 6%HES 的氯化钠溶液，重均分子量 25 000～45 000，取代度为 0.77～0.99，是国产最早的 HES 制品。该产品分子质量小，扩容效率低，取代度高，不易在体内清除，对肾功能影响较大，因此在临床上的应用已经逐渐减少。但 706 代血浆价格便宜，在国内医院中应用仍占一定份额。

研究人员发现，在改进 HES 分子本身的同时，溶剂的变化同样能影响 HES 溶液的特性。以复方电解质溶液为溶剂的 Hextend 在美国问世后，人们开始了对更加符合人体生理特征的人工胶体的研究。2005 年 12 月，以醋酸取代乳酸的复方电解质 HES 130/0.42（Tetraspan）在德国成功上市，并开始在欧洲推广使用。另一种以醋酸平衡盐为溶剂的 6%HES 130/0.4（Volulyte⑧）也即将在欧盟批准上市。乳酸代谢依赖良好的肝功能，而醋酸在其他器官也能代谢。用醋酸取代乳酸后，避免了过多的乳酸在体内聚集形成的乳酸性酸中毒，因此，使用醋酸复方电解质为溶剂的 HES 在休克复苏时有明显优势。另外，小容量复苏（高渗盐，高渗盐/胶体复合物）是近十年来液体治疗的发展方向之一，由于体积小，用量少，扩容能力强，非常适合灾害、军事斗争等出现大批伤员情况下的院前救治；同时高渗盐有利于减轻组织水肿，特别是脑水肿，在合并颅脑损伤的患者中显示出良好的作用。目前高渗盐/HES 产品主要为国内生产的高渗氯化钠羟乙基淀粉 40（商品名"霍姆"4.2%氯化钠+6%HES），霍姆是我国具有自主知识产权的化学药品，目前已获得中国、澳大利亚、土耳其、越南、朝鲜、乌克兰、欧洲专利组织及美

国等国家的专利授权。另外，德国某公司生产的 HES 200/0.5 高渗氯化钠注射液（商品名"贺苏"）也已在临床应用。由此羟乙基淀粉的基础溶液的选择逐步由单一的生理盐水转向高渗氯化钠、乳酸钠林格、醋酸钠林格等，呈现了多样性。

## 第三节　血浆代用品的临床选择

血浆代用品主要用于失血（如：创伤）、失血浆（如：烧伤）、严重感染（如：感染性休克、脓毒症）等导致的低血容量治疗，也用于自体输血的血液稀释、体外循环容量扩充等，起到节约用血，降低输血风险的作用。

理想的血浆代用品应具有以下特点：①输入血管后能存留适当时间，发挥扩充血容量，维持血流动力学稳定的作用；②与血浆有相似的渗透压、电解质、黏稠度和 pH 值，维持内环境稳定；③能改善微循环和组织氧合；④不影响止血或凝血，不使红细胞发生凝集或溶血，对凝血因子和血小板无不良影响，不影响交叉配血，不妨碍造血功能或血浆蛋白合成；⑤利于排泄或在体内代谢，无持久的蓄积作用，不会引起任何器官功能的持久性损害；⑥无过敏和类过敏反应；⑦无毒性、无抗原、无致热原及无致癌、致畸和致突变等副作用；⑧原材料易得，生产工艺简便，理化性质稳定，可以长期保存，价格比较合理等。目前血浆代用品的研究和应用已经历了几十年的发展，但仍存在很多不足，其有效性与安全性远没有达到理想状态。不同血浆代用品种类的理化性质、药理作用及不良反应等决定了其在临床不同病症中的适用性。

### 一、晶体液与胶体液的特点比较

从历史上看，大量等渗晶体液复苏的概念起源于 Shires、Moss 和 Cervera 等人在 20 世纪 60 年代中后期的开创性工作，这一复苏策略在越南战争中得到了广泛的应用。70～80 年代，认识到大量生理盐水输注会引起高氯性酸中毒，增加病死率，人们用乳酸林格液取代了生理盐水作为休克复苏的首选液体。在接下来的数十年中，一旦出现失血性休克，立即输注大量乳酸林格液一直是创伤失血休克的标准液体复苏治疗方案。随着大容量晶体液复苏在创伤休克中普遍应用，由其带来的一些危害引起了人们的密切关注。越来越多的证据表明输注大量的晶体溶液可引起组织水肿的增加，对细胞代谢和免疫功

能也会带来不利的影响,最终增加了多脏器功能障碍综合征的发生,增加了病死率。考虑到大容量晶体液复苏的不良后果,胶体液出现在人们的视线中,于 20 世纪 90 年代早期逐步确立了胶体液的地位。胶体液可使组织间液回收至血管内,使循环血量增加到 1~2 倍,并维持较长的扩容时间。与晶体液相比具有用量少、扩容能力强、水肿程度轻等优点。但大多数胶体液均在一定程度上影响凝血、引起肾损伤、过敏反应等。在随后进行的大量动物和临床试验研究中,采用晶体液还是胶体液进行液体复苏的争论持续了近 30 年。晶体液支持者强调其价廉,电解质组成与内环境相似,在足量情况下可有效扩容,

无肾功能损害,不影响凝血功能。反对者则强调,晶体液在血管中作用时间短,输入后很快转移到组织间隙及细胞内,如果要维持有效血容量,需要大量输入,从而导致高氯性酸中毒、高乳酸血症、组织水肿及肺水肿等并发症。胶体液支持者认为,胶体在血管内存留时间较长,能有效维持血容量,显著改善血液循环和组织灌注;反对者则认为胶体液对凝血功能和肾功能有影响,且有发生过敏反应的风险。目前综合系统评价和大规模随机对照研究结果表明,胶体液对改善危重患者的生存率并不优于晶体液。晶体液和胶体液在液体复苏治疗中的优缺点（表 62-4）。

表 62-4　等渗晶体液和胶体液的优缺点比较

| | 优点 | 缺点 |
| --- | --- | --- |
| 晶体液 | 足量输注可迅速有效扩容<br>理化性质与细胞外液相近,保护肾功能<br>副作用少<br>成本低,容易获得,易于储存 | 液体用量大,需补充失血量的 2~3 倍<br>血浆扩容作用有限,约 30min<br>扩容效能及持久性差,只有一过性血流动力学稳定<br>仅有 20%~30% 的液体存留在血管内,大部分液体转移至组织间隙及细胞内,将增加组织水肿、肺水肿或脑水肿的机会 |
| 胶体液 | 扩容效能强大<br>扩容时间长 2~6h<br>所需液体量少,缩短复苏时间<br>改善血流动力学<br>组织水肿轻 | 可能引起毛细血管渗漏<br>可能引起肾功能损害<br>可能对凝血产生干扰<br>可能引起过敏反应<br>成本高 |

## 二、不同胶体液的特点比较

人血白蛋白是从健康人血液中分离得到的天然胶体溶液,从理论上来讲,天然胶体是最为理想的血浆扩容剂,除有效维持血容量外,能有效维持内环境的稳定性。然而,人血白蛋白来源于人血,除了存在血源性传染病风险外,更主要的问题是来源受限,价格昂贵。

人工胶体类血浆代用品主要有三种:明胶、右旋糖酐和羟乙基淀粉。三种人工胶体液在在中国和欧洲已广泛使用,而在美国使用的人工胶体液主要是羟乙基淀粉和右旋糖酐。不同种类人工胶体其来源、分子结构、理化性质等决定了药效与不良反应的差异。胶体的扩容能力由扩容强度和扩容维持时间决定。扩容强度指输入后血容量增加情况,由渗透压决定;扩容维持时间指输入胶体在血管内的半衰

期,由胶体在体内的降解速率和肾脏排出速率决定。如:明胶分子量较小,很快经肾脏排出,因此其扩容能力较差。但明胶不会在肾脏蓄积,对肾脏的影响也较小,且有利尿作用。不同人工胶体血浆代用品的药理作用比较（表 62-5）。

## 三、血浆代用品的临床选择

### （一）血浆代用品应用的共识或推荐意见

液体复苏是低血容量患者的首要治疗措施。尽管液体治疗无处不在,但选用何种液体,如何应用一直存在争论。复苏液选择的主要依据是维持血管容量、改善组织灌注、减轻间质水肿。由于所有复苏液均能够或多或少的扩充血容量,因此复苏液的选择更多依赖于复苏液的安全性和有效性,及是否提高患者的长期存活率。

表 62-5　明胶类、右旋糖苷类、羟乙基淀粉类人工胶体血浆代用品的药理作用比较

| | 明胶类 | 右旋糖酐类 | 羟乙基淀粉类 |
|---|---|---|---|
| 血流动力学 | 扩容维持时间短<br>峰值血浆扩容效能仅为70%，而且2h后仅为35%，要多次输注才能维持血容量达到满意效果 | 扩容维持时间长<br>以右旋糖酐70为例，峰值血浆扩容效力为100%。维持3~4h | 扩容维持时间长<br>以HES 200/0.5为例，峰值血浆扩容效力为100%。维持3~4h |
| 凝血功能 | 不改变红细胞和血小板功能，对凝血影响小 | 改变凝血因子Ⅷ和血小板的特性而影响血凝 | 可同时抑制内源性凝血功能和血小板功能 |
| 蓄积作用 | 在人体内可完全被代谢 | 有蓄积，但可逐渐排泄 | 在体内蓄积与HES的摩尔质量和取代度有关 |
| 过敏反应 | 发生率高（0.05%~1.0%），由异源蛋白输入人体所致 | 发生率高（0.07%~0.1%），受体血浆存在DRA所致 | 发生率低（<0.06%）<br>由真皮下网状内皮细胞积聚造成皮肤瘙痒 |
| 肾脏毒性 | 对肾脏没有损害 | 轻度损害肾功能 | 可能严重损害肾功能 |

随着晶体液和胶体液在临床中的大量应用，针对复苏液的安全性和有效性研究开展了大规模的临床随机对照试验及荟萃分析，根据研究结果，对当前临床最为常用的晶体液（生理盐水和平衡盐）和胶体液（人血白蛋白、羟乙基淀粉、右旋糖酐和明胶）在安全性及有效性方面提出了具有广泛共识的意见。

2012年欧洲重症医学学会（The European society of intensive care medicine, ESICM）胶体液复苏共识中提出[23]，建议在严重脓毒症治疗中不使用高分子量≥200kDa和（或）取代级>0.4的HES（推荐级别1B），对存在急性肾损伤风险的患者不使用高分子量≥200kDa和（或）取代级>0.4的HES（推荐级别1C）；对于严重脓毒症、存在急性肾损伤风险的重症患者和存在出血风险的患者，HES 130/0.4应仅用于临床试验，不用于常规临床治疗（推荐级别2C）；建议严重脓毒症患者的液体复苏治疗可以考虑使用白蛋白（推荐级别2C）；对于脑损伤患者，不要使用白蛋白（推荐级别1C）；对于存在肾衰竭或出血风险的患者不使用明胶（推荐级别2C）；对于器官供体不使用HES或明胶（推荐级别1C）；对于将来任何新型胶体，只能在患者安全性得以确立后方可进入临床使用（推荐级别1C）；应对现有人工胶体（如HES和明胶）的使用剂量限制进行评估（推荐级别1B）。

2012年，美国危重病学会（Society of Critical Care Medicine, SCCM）对脓毒症和脓毒性休克治疗指南（Surviving sepsis campaign guidelines for manage-ment of severe sepsis and septic shock, SCC）进行修订[9]，新指南推荐使用晶体液对严重脓毒症和脓毒性休克患者进行初始液体复苏（推荐级别1B）；避免使用HES对严重脓毒症和脓毒性休克患者进行液体复苏（推荐级别1B）；重度脓毒症和脓毒性休克需大量晶体液时可加用白蛋白进行液体复苏（推荐级别2C）；脓毒症导致的组织低灌注并怀疑低血容量时，初始液体负荷试验至少给予30ml/kg晶体液（可部分为白蛋白等效液），部分患者可能需要快速大量补液（1C）。与2008年颁布的指南相比，2008年指南推荐应用天然（人工）胶体或晶体液进行液体复苏，但没有证据支持哪一种类型液体更好。然而在2012年的新指南中强烈建议使用晶体液对严重脓毒症患者进行初步液体复苏，避免使用HES。初始液体复苏的量也由30分钟给予至少1000ml晶体液或300~500ml胶体液改为至少30ml/kg晶体液。2008年指南没有明确提及应用白蛋白在治疗中的作用。新指南提出对于严重脓毒症和脓毒性休克的初步复苏治疗患者可以增加白蛋白的使用。

2014年，斯堪的那维亚临床指导原则推荐晶体液而不是胶体液用于重症急性循环衰竭患者的复苏治疗[24]。主要原则：对于一般的ICU患者：①推荐使用晶体液复苏而不用HES（强）；②建议使用晶体液复苏而不用白蛋白（弱）；③建议使用晶体液复苏而不用明胶（弱）。对于脓毒症患者：①推荐使用晶体液复苏而不用HES（强）；②建议使用晶体液复苏而不用白蛋白（弱）；③建议使用晶体液复苏而不用

明胶(弱)。对于创伤患者:推荐使用晶体液复苏而不用胶体(强)。对于烧伤患者:没有推荐意见。

澳大利亚和新西兰对ICU患者的液体复苏策略在2007—2013年期间不断改变,晶体液的用量不断增加,特别是平衡盐;而胶体液的使用不断下降,特别是明胶[25]。在晶体液中,目前的观点认为生理盐水与代谢性酸中毒相关,并增加敏感患者的急性肾损伤(acute kidney injury, AKI),特别是糖尿病性酮酸症患者。平衡盐的风险较小,对这些患者考虑使用平衡盐而不使用生理盐水。目前的研究支持使用平衡盐,特别是对输入生理盐水容易产生副作用的人群[26]。

目前,关于晶体液和胶体液在危重症患者复苏中的作用仍有很多争议,但现在的观点认为,晶体液,特别是平衡盐溶液似乎更具优势。白蛋白的应用有所针对性,如作为脓毒症和脓毒性休克患者的辅助治疗对患者有益,却禁止用于创伤性脑损伤的患者。HES的作用明显受到质疑。明胶与右旋糖酐虽然没有证据表明比其他胶体有害,也没有证据表明有益。由于理论上的副作用及研究证据缺乏,建议不使用右旋糖酐和明胶。

虽然目前的相关共识和指南倾向于使用晶体液,但胶体不会很快退出临床应用,一是源于人们对胶体复苏的信赖:快速、持久、液体负荷量少,并相信这些作用是有益的。二是目前没有确实证据表明胶体复苏是有害的,对胶体复苏共识仍存在质疑之声。质疑除了针对文献检索中存在选择性偏移,病历选择和处理是否恰当外,引起最多争议的是以病死率为终点的系统评价指标,指出胶体复苏在死亡率上并不优于晶体。但病死率是一个相对不敏感的指标。其他指标,如并发症在重症患者中发生率较高,是比病死率更敏感的指标,且并发症可导致住院时间延长及费用增加,因此有学者以并发症发生率作为指标来评价胶体对于重症患者的有效性。争议会长期存在,随着进一步大规模、严格规范的临床研究结论,复苏液的安全性、有效性会逐渐清晰,进一步指导针对不同病情的复苏液选择。

**(二)血浆代用品在血液稀释及体外循环中的应用**

1. 血液稀释手术和创伤失血处理　首先是补充血容量,而不是急于输血,只要血红蛋白不低于70g/L,多数患者能够耐受正常血容量的贫血和血液稀释。一般情况,当失血量达到20%~30%时,只需输入晶体液或胶体液,失血40%时需要补充红细胞。

血液稀释是目前临床倡导的中等以上手术替代输血,减少输血风险,保障患者安全的重要措施。

临床上采用的血液稀释技术主要包括:①急性等容量血液稀释,即在麻醉前或诱导麻醉后进行采血,同时补充等效容量的晶体液和胶体液(3∶1),在一定时候进行自体血回输;②急性高容量血液稀释,即术前快速输注一定量的晶体液或胶体液(扩充血容量达20%~25%),不采集自体血,术中出血用等量胶体液补充,尿液及手术蒸发的水分用等量的晶体液补充,从而使血容量始终保持在相对高容的状态;③急性非等容血液稀释,为避免前负荷过大造成急性左心衰,在麻醉前抽取循环血容量15%左右的血液,随后快速补充采集血量2~2.5倍的晶体液和胶体液(1∶2),以达到血液稀释的目的。

血液稀释采用晶体液还是胶体液为宜的问题尚无定论。晶体液的扩容能力较小、维持时间短、保持稳定的循环作用差,以及大量晶体液进入组织间隙后,影响术后体液回吸收,尤其当肺毛细血管受损时,肺水的产生会加重病情恶化。故一些学者认为,血液稀释的目的是为了扩充血容量,胶体液是一个合理的选择。胶体液扩容效果好,持续时间长,能保持血流动力学稳定,增加组织氧合,使术中血管内细胞成分丢失相对或绝对减少。但另一些学者认为,大手术时细胞外液减少,液体向"第三间隙"转移分布,既要补充术前丢失量和每日维持量,还要补充第三间隙丢失量和失血量,因此需要输入晶体液,故建议晶体与胶体按一定比例联合输注。针对血液稀释液的选择,中华麻醉学分会发表2014年麻醉手术期间液体治疗专家共识,共识建议麻醉手术期间液体生理需要量、术前禁饮食所致液体缺失量及术中液体再分布量采用晶体液进行补充,术中失血引起的血流动力学不稳采用胶体液进行补充。临床常用晶体液主要有5%葡萄糖液、乳酸林格液和醋酸林格液,对于严重颅脑损伤、脑水肿和严重肝脏功能受损患者不宜选用乳酸林格液,可给予最接近血浆成分和理化特性的醋酸林格液。胶体液主要选用明胶(主要为琥珀明胶(商品名佳乐施®,Gelofusine)和脲联明胶(商品名海脉素®,Haemercel)和羟乙基淀粉。指出非严重脓毒症患者,非严重肾功能损害患者,麻醉期间采用羟乙基淀粉、琥珀明胶等人工胶体是合理与有益的,不推荐对严重肾功能损害患者使用羟乙基淀粉溶液。

2. 体外循环预充液　用适量的恰当预充液是启动体外循环的前提。虽然在过去的三十多年里发表了大量不同预充液的比较研究,但是目前人们对于哪种预充液最具优势没有一致意见。

晶体液的优点在于:①比胶体液能更有效的扩大外室容量,易于控制和易消除体外循环中的气体;②可被肾脏快速清除,不影响肾功能;③产生过敏反应的风险低,价格便宜。缺点在于降低机体的胶体渗透压,促进液体从血管内转移到血管外,引起患者肺水肿。许多晶体预充液选择添加白蛋白弥补其不足。

胶体液作为预充液主要是用以维持一定的胶体渗透压,避免渗透压过低对机体的损伤。与危重症患者补充血容量不同,体外循环是一个临时性急性血液稀释的过程,患者并没有原发或持续的血容量丢失。所以在体外循环领域胶体液的选择上,主要考虑胶体产品维持胶体渗透压的效果(扩容强度)和安全性,而对它扩容持续时间(半衰期和代谢速度)的要求并不很高。临床上,成人患者主要以羟乙基淀粉和明胶类人工胶体预充为主,小儿患者以白蛋白和血浆等天然胶体为主。人工胶体作为预充液使用时需要考虑对凝血功能、肾功能、过敏反应及其他不良反应的影响。

(周 虹 赵敬湘)

## 参考文献

1. Cochrane Injuries Group Albumin Reviewers.Human albumin administration in critically ill patients:systematic review of randomised controlled trials.BMJ,1998 Jul 25,317(7153):235-240.

2. Berger A. Why albumin may not work. BMJ, 1998, 317(7153):240.

3. Jones D,McEvoy S,Merz TM,et al.International albumin use:1995 to 2006.Anaesth Intensive Care,2010,38(2):266-273.

4. Finfer S,Bellomo R,Boyce N,et al.SAFE Study Investigators. A comparison of albumin and saline for fluid resuscitation in the intensive care unit. N Engl J Med, 2004, 350(22):2247-2256.

5. Alderson P,Bunn F,Li Wan Po A,et al.Human albumin solution for resuscitation and volume expansion in critically ill patients.Cochrane Database Syst Rev,2011,(10):1208-1210.

6. PerelP,Roberts I.Colloids versus crystalloids for fluid resuscitation in critically ill patients. Cochrane Database Syst Rev,2012,6:567-571.

7. Finfer S,McEvoy S,Bellomo R,et al.Impact of albumin compared to saline on organ function and mortality of patients with severe sepsis.Intensive Care Med,2011,37(1):86-96.

8. Delaney AP,Dan A,McCaffrey J,et al.The role of albumin as a resuscitation fluid for patients with sepsis:a systematic review and meta-analysis. Crit Care Med, 2011, 39(2):386-391.

9. Dellinger RP,Levy MM,Rhodes A,et al.Surviving Sepsis Campaign:international guidelines for management of severe sepsis and septic shock, 2012. Intensive Care Med, 2013, 39(2):165-228.

10. Navickis RJ,Greenhalgh DG,Wilkes MM.Albumin in Burn Shock Resuscitation:A Meta-Analysis of Controlled Clinical Studies.J Burn Care Res,2014 Nov 25.

11. 柴家科,夏照帆,胡大海,等.烧伤患者白蛋白使用专家共识.解放军医学杂志,2012,10(37):925.

12. Finfer S.Reappraising the role of albumin for resuscitation. Curr Opin Crit Care,2013,19(4):315-320.

13. Ertmer C,Rehberg S,Van Aken H,et al.Relevance of non-albumin colloids in intensive care medicine. Best Pract Res Clin Anaesthesiol,2009,23(2):193-212.

14. 孙云德.右旋糖酐概述.医药工业,1983:42-44.

15. Delano MJ,Rizoli SB,Rhind SG,et al.Prehospital Resuscitation of Traumatic Hemorrhagic Shock with Hypertonic Solutions Worsens Hypocoagulation and Hyperfibrinolysis.Shock,2015,44(1):25-31.

16. Niemi TT,Miyashita R,Yamakage M.Colloid solutions:a clinical update.J Anesth,2010,24(6):913-925.

17. Jungheinrich C,Neff T.Pharmacokinetics of Hydroxyethyl Starch.Clinical Pharmacokinetics,2005,44(7):481-499.

18. Boldt J,Suttner S.Plasma substitutes.Minerva Anestesiol,2005,71(12):741-758.

19. Chen G,You G,Wang Y,et al.Effects of synthetic colloids on oxidative stress and inflammatory response in hemorrhagic shock:comparison of hydroxyethyl starch 130/0.4,hydroxyethyl starch 200/0.5,and succinylated gelatin.Crit Care,2013,17(4):R141.

20. Westphal M,James MF,Kozek-Langenecker S,et al.Hydroxyethyl starches:different products-different effects.Anesthesiology,2009,111(1):187-202.

21. Glover PA,Rudloff E,Kirby R.Hydroxyethyl starch:a review of pharmacokinetics, pharmacodynamics, current products, and potential clinical risks, benefits, and use. J Vet Emerg Crit Care(San Antonio),2014,24(6):642-661.

22. Butler FK,Holcomb JB,Schreiber MA,et al.Fluid Resuscitation for Hemorrhagic Shock in Tactical Combat Casualty Care:TCCC Guidelines Change 14-01-2 June 2014.J Spec Oper Med,2014,14(3):13-38.

23. Reinhart K,Perner A,Sprung CL,et al.Consensus statement of the ESICM task force on colloid volume therapy in critically ill patients. Intensive Care Med, 2012, 38(3):368-383.

24. Perner A,Junttila E,Haney M,et al.Scandinavian clinical

practice guideline on choice of fluid in resuscitation of critically ill patients with acute circulatory failure. Acta Anaesthesiol Scand, 2015, 59 (3) : 274-285.

25. Hammond NE, Taylor C, Saxena M, et al. Resuscitation fluid use in Australian and New Zealand Intensive Care Units be-tween 2007 and 2013. Intensive Care Med, 2015, 41 (9) : 1611-1619.

26. Lira A, Pinsky MR. Choices in fluid type and volume during resuscitation : impact on patient outcomes. Ann Intensive Care, 2014, 4 (1) 1-13.

# 索 引